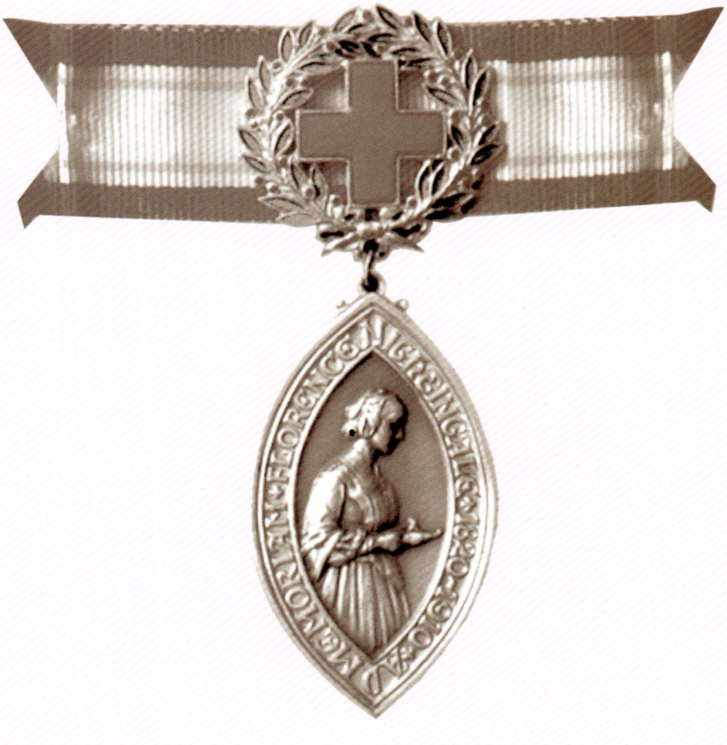

中华当代护理大全

（全5册）

主编　王春生　曾熙媛　顾美仪

江西科学技术出版社

图书在版编目（CIP）数据

护理实践与管理（全3册）/ 成翼娟，王建荣，钱培芬主编．
-- 南昌 ： 江西科学技术出版社， 2012.12
（中华当代护理大全 / 王春生， 曾熙媛，顾美仪主编 ； 2）
ISBN 978-7-5390-4700-3
Ⅰ．①护… Ⅱ．①成… ②王… ③钱… Ⅲ．①护理学 Ⅳ．① R47
中国版本图书馆 CIP 数据核字（2013）第 004891 号

国际互联网（Internet）地址：http://www.jxkjcbs.com
选题序号：KX2011065　图书代码：D11072-101

中华当代护理大全

主　编：王春生　曾熙媛　顾美仪

护理实践与管理（上）

分册主编：成翼娟　王建荣　钱培芬

出版发行　江西科学技术出版社

地　　址　南昌市蓼洲街 2 号附 1 号　邮编 330009
电话：（0791）86623491　86639342（传真）
印　　刷　江西千叶彩印有限公司
经　　销　各地新华书店
开　　本　890 毫米 ×1250 毫米　1/16
印　　张　319　**彩页印张**　4.5
字　　数　8070 千
版　　次　2015 年 5 月第 1 版　2015 年 5 月第 1 次印刷
书　　号　ISBN 978-7-5390-4700-3
定　　价　1580.00 元（全 5 册）

全书主编

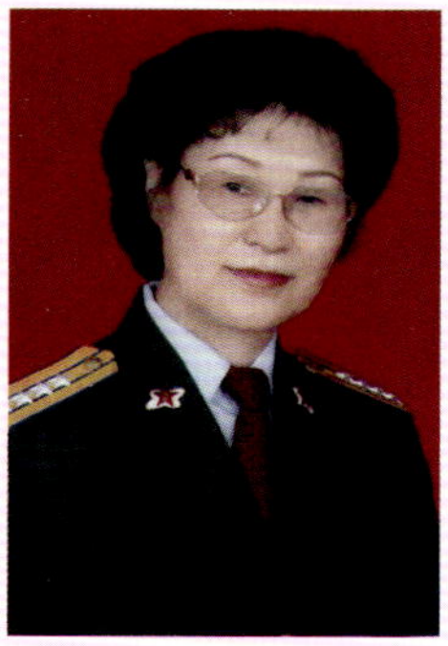

王春生 1935年3月出生，辽宁省大连市人；大学专科毕业，主任护师；1951年参加中国人民解放军，1988年被授予专业技术大校军衔；曾任空军总医院护理部主任。

从事临床护理、护理教育、护理管理等护理工作50年。历任空军总医院护士长、护校教员、军医、护理部主任、院党委常委，空军护理专业委员会主任、顾问，空军科学技术委员会委员，全军护理专业委员会第四届、第五届副主任，第六届顾问、常委。从1987年起,先后担任中华护理学会内科专业委员会主任，常务理事，中华护理学会第二十二届秘书长、第二十三届理事长，卫生部继续教育委员会护理学科组委员，卫生部卫生专业技术资格考试专家委员会副主任兼护理专业委员会主任，中国科学技术协会第六届全国委员会委员。曾荣立三等功两次，2002年被中国科学技术协会评为“全国先进工作者”，2006年被评为空军总医院建院50周年“先进个人”。曾入选《中国专家大辞典》《世界优秀专家人才名典》《中国人才辞典》。

撰写论文与著作40余篇、部，发表的论文有《中国护理事业的发展》《国内外护理模式研究的现状》等，主编的专著有《当代健康护理精要》等，任《实用护理丛书》编委会主任，并为多部专著作序。

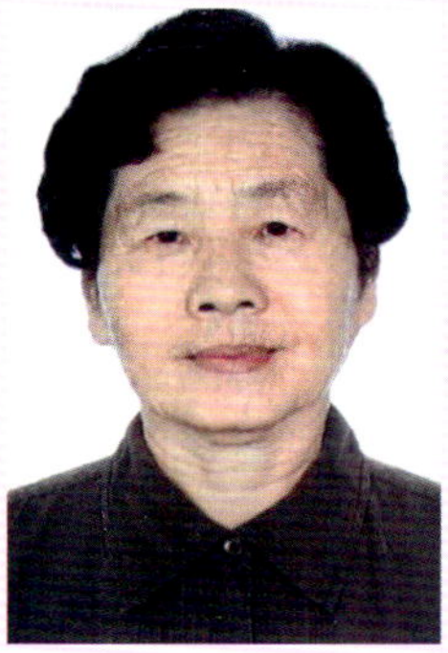

曾熙媛（兼《中华当代护理大全》第二卷主审） 1933年7月出生，北京市人，满族；大学专科毕业，主任护师；曾任卫生部北京医院护理部主任。

从事护理工作50年。曾在陕西机床厂职工医院从事医疗保健工作并兼任院长11年。历任卫生部北京医院护士长、科护士长、护理部主任。从1983年起，先后担任中华护理学会外科专业委员会秘书、主任，学术工作委员会主任、常务理事；中华护理学会第二十一届副理事长、第二十二届理事长，卫生部继续教育委员会护理学科组组长，中国科学技术协会第五届全国委员会委员。曾荣获北京市文教卫生系统“先进个人”、全国卫生文教系统“先进工作者”荣誉称号。荣获第三十七届“南丁格尔奖”，享受国务院“政府特殊贡献津贴”。

发表论文与撰写著作30篇、部，发表的论文有《中国的护理现状与展望》《中医临床护理实践》《中国的护理变革》等，主编的专著有《老年护理学》《护理心理学》《整体护理理论研究与实践》等，并为多部专著作序。

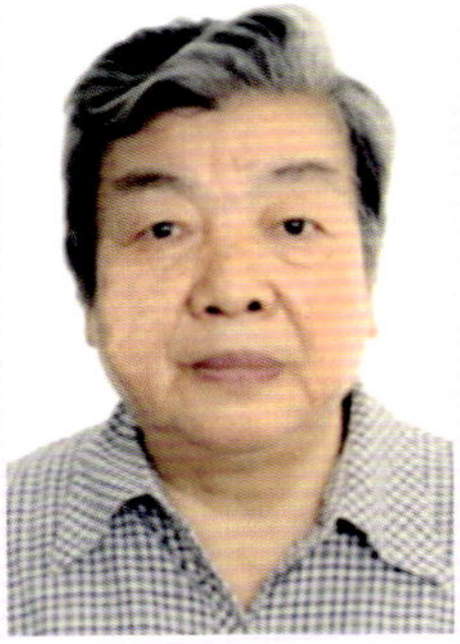

顾美仪 1933年12月出生，上海市人；大学专科毕业，主任护师；曾任北京友谊医院护理部主任。

从事护理工作51年。曾先后在上海同济医院、武汉同济医院、北京中苏友谊医院（现北京友谊医院）从事临床护理和医疗、护理管理工作。历任护士长、科护士长、护理部主任、护校校长。1982年之后，连任两届中华护理学会北京分会理事长；从1983年起，先后担任中华护理学会第十九届、第二十届副理事长，中华护理学会第二十一届理事长，第五届、第六届《中华护理杂志》主编，卫生部医学科学委员会委员、第四届中国科协全国委员会委员、北京市护理专业高级职称评委主任委员、香港卫生护理专业人员协会名誉顾问等职务。曾荣获北京市“先进工作者”、北京市卫生系统“先进个人”等殊荣，享受国务院“政府特殊贡献津贴”。

发表多篇论文，担任护士晋升自学考试丛书《外科护理》副主编，参与撰写《医院护理管理》《医院管理学》《护理管理学》等专著。

第二卷主审

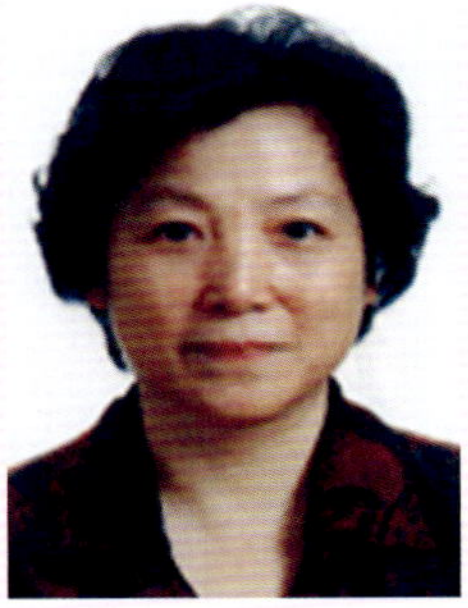

翁素贞 1949年4月出生，浙江余姚人；大学本科学历，主任护师；现担任上海市护理学会理事长,《上海护理》杂志主编，中华护理学会常务理事，上海市科学技术协会委员。

曾在解放军南京军区总医院从事临床护理工作23年。先后担任内、外科护士长，护理部副主任，并兼任上海市护理学会秘书长、副理事长。其间，积极开展适应现代医学发展需求的专业护士培训，组织上海“护理科技奖”和“优秀护理论文”评审工作，组建上海护理学会继续教育基地，促成了在上海开设护理本科成人自学考试等。倡导创办了全国发行的学术期刊《上海护理》杂志。2007年《上海护理》杂志成为中国科技论文统计源期刊(中国科技核心期刊)。

在国内外期刊上发表论文30余篇，担任主审、主编的专著共6部。

第二卷主编

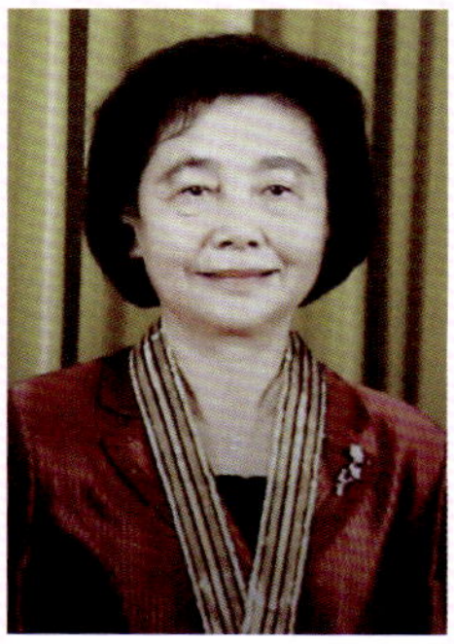

成翼娟 1949年4月出生，四川绵阳人，大学专科学历，主任护师，教授，硕士研究生导师；曾任四川大学华西医院护理部主任（1995—2011年）、护理学院院长（2007—2011年）；现为四川大学华西医院医院管理研究所特聘教授，四川省护理学会理事长，四川省护理学会护理管理专业委员会主任委员。

1968年开始从事护理工作，曾在内科、外科、妇科、儿科，传染科、五官科等专科工作。在职期间，曾任四川大学华西医院护理部副主任（主持工作）；华西护理学院副院长。并兼任中华护理学会第二十四届、第二十五届常务理事，中华护理学会第25届护理行政管理专业委员会副主任委员，第二十五届、第二十六届灾害护理专业委员会副主任委员；《中国护理管理》杂志副主编；曾获“四川省科技进步奖”“中华护理学会科技奖”等奖项五项。2013年荣获第四十四届“南丁格尔奖”。

在各种期刊杂志发表论文146篇，其中第一作者38篇；主编论著及国家规划教材6本，参编教材及论著15本。

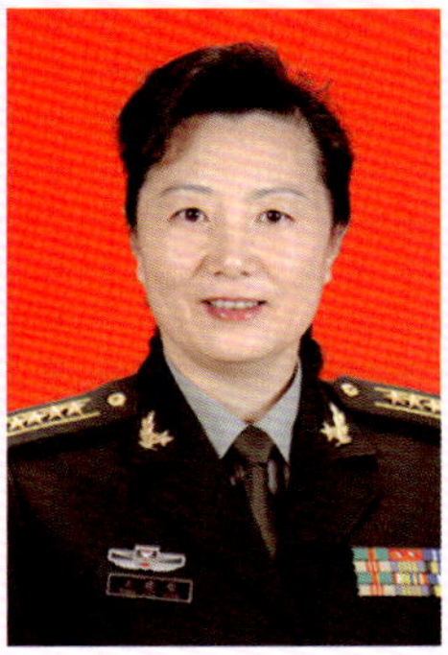

王建荣 1957年9月出生，山西人；南开大学高级工商管理学硕士（EMBA），主任护师、教授、博士生导师；现任解放军总医院护理中心主任。

1971年参军，1978年至今在解放军总医院从事护理工作。先后在普通外科、肝胆外科、心血管外科专科工作，历任护士长、护理部副主任、护理部主任。曾兼任第二十三届中华护理学会副秘书长，第二十四届、第二十五届中华护理学会副理事长。现兼任解放军护理学专业委员会主任委员、北京市护理学会副会长、《中华护理杂志》副主编。荣获“巾帼建功标兵”等荣誉称号，荣获军队“科技进步”“医疗成果”“教学成果”，“中华护理学会科技奖”等奖项共10项。

发表文章与论文百余篇，发表的论文有《建设和发展军队护理学科的思考》《确立ICU护士护理技能体系的研究》《临床护理过程质量评价指标体系的建立》等；担任主编的专著7部，如《基本护理技术操作规程与图解》《输液治疗护理实践指南与实施细则》《重症监护工作指南》等。

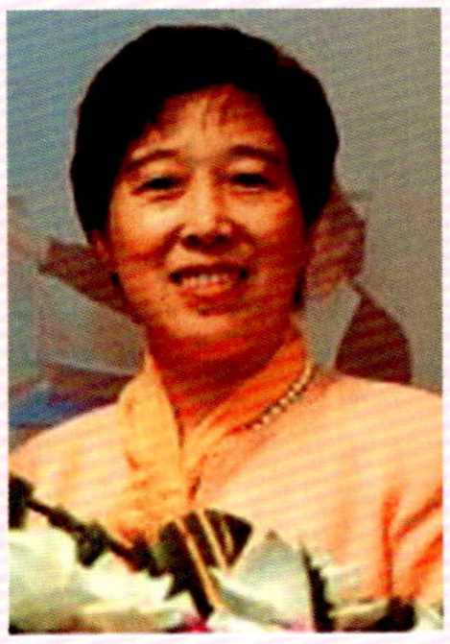

钱培芬　1955年3月出生，浙江宁波市人；大学本科学历，主任护师，硕士生导师；曾任上海交通大学医学院附属瑞金医院护理部主任，现为上海高级护理培训中心主任。

主要从事护理管理、护理教育、护理科研、医院感染控制和儿科专科护理等课题的研究。曾担任上海市护理学会副理事长、卫生部临床路径技术审核专家、中华医学会医疗事故技术鉴定专家、上海市医学会医疗事故技术鉴定专家、上海市护理质控专家、上海市黄浦区科协常委、《中华护理杂志》等专业期刊副主编或委员。荣获全国“护理科技进步奖”三等奖、上海市“护理科技进步奖”二等奖，以及上海市“第二医科大学院长奖”等奖项。

在专业期刊上发表论文数十篇，如《4种存放条件下微酸性电解水稳定性和杀菌效果的观察》等；主编《医院感染监控与管理》《重症护理学》等专著48部。

第二卷副主编

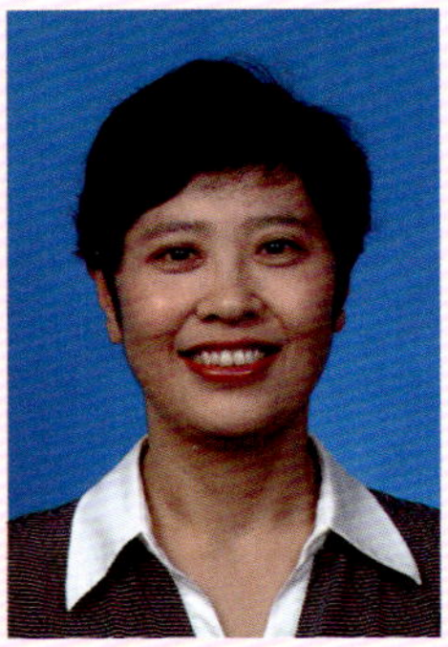

丁炎明　1960年8月出生，北京市人；大学本科学历，主任护师，硕士研究生导师；现任北京大学第一医院护理部主任。

现兼任中华护理学会副秘书长，第二十四届、第二十五届中华护理学会外科专业委员会主任委员，第二十四届、第二十五届中华护理学会造口伤口失禁专业委员会主任委员，教育部高等学校护理学专业教学指导委员会专家，全国卫生专业技术资格考试专家委员会委员，北京护理学会继续教育工作委员会主任委员，中华医学会医疗事故技术鉴定专家库成员，北京护理工作者协会专家库成员，《中华护理杂志》副总编辑。荣获北京市卫生系统“先进个人”，北京市“爱国立功标兵”荣誉称号。

以第一作者在核心期刊发表论文40余篇，担任主编的专著30余部。

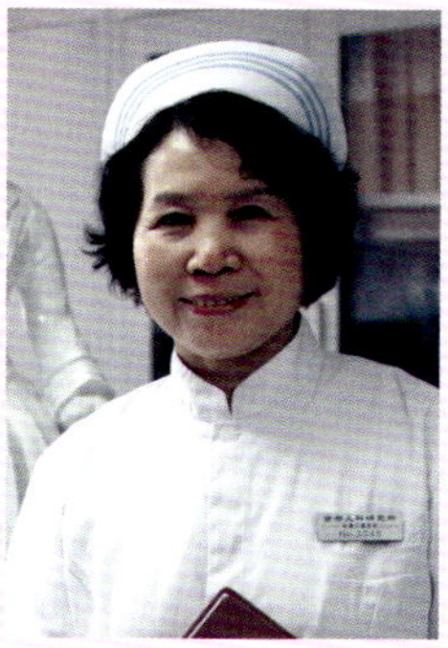

马秀芝　1947年6月出生，山东省济南市人；大学专科学历，主任护师；曾任首都儿科研究所附属儿童医院护理部主任，现任北京京都儿童医院护理部主任。

1965年开始从事临床护理、护理管理与医疗工作。历任护士长、门诊部主任、护理部主任等职务。曾兼任中华护理学会常务理事、儿科专业委员会主任委员，北京市护理学会常务理事、儿科专业委员会主任委员等职务。现担任全国卫生专业技术资格考试专家委员会委员，全国继续医学教育委员会学科组成员，《中国实用护理杂志》《中国护理管理杂志》《护理研究杂志》等杂志编委。曾荣获“北京市经济技术创新标兵”“首都优秀护士”“北京市优秀护理干部”“防非典优秀共产党员”等称号。

曾参与编写各级儿科护理考试大纲，发表专业论文16篇，主编《中华儿科护理“三基”训练手册》《儿科护理常规》，参与编写《临床医疗护理常规》《临床技术操作规范护理分册》等专著。

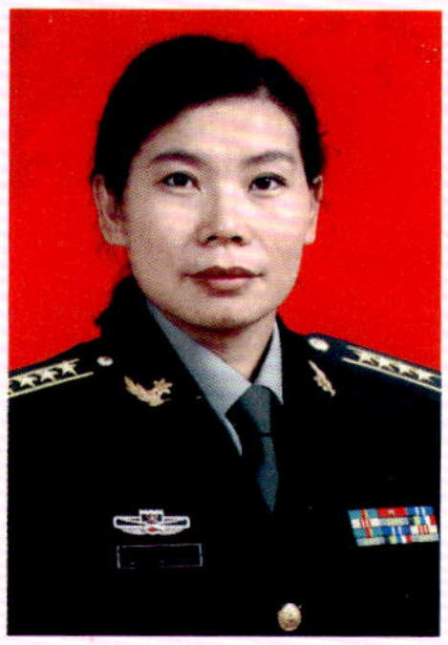

马燕兰　1965年9月出生，四川省眉山市人；毕业于解放军医学院，博士，主任护师，硕士生导师；现任解放军总医院护理部副主任、解放军总医院第一附属医院护理部主任。

1990年起，在解放军总医院肝胆外科、普通外科监护室从事护理工作，先后担任护理部助理员、外科总护士长、护理部副主任。现兼任北京护理学会理事、学术委员会副主任委员，解放军危重症医学专业委员会护理学组主任委员，《中华现代护理杂志》《解放军护理杂志》编委等职务。荣获军队“医疗成果奖”二等奖、军队“科技进步奖”二等奖、军队“教学成果奖”一等奖等奖项。

以第一作者在多种专业期刊上发表论文30余篇；主编《重症监护工作指南》《耳鼻咽喉头颈外科实用护理技术》等专著5部。

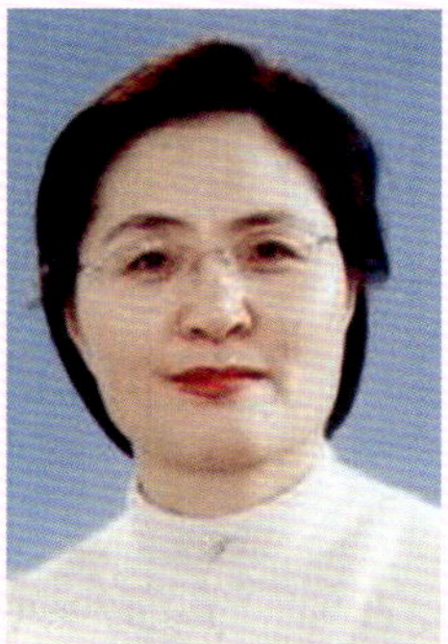

王立新　1955年10月出生，北京人；香港理工大学护理系本科毕业，学士学位，主任护师；曾任北京妇产医院护理部主任，现为北京五洲妇儿医院护理部主任。

从事妇产科及新生儿护理工作40年。曾在新加坡国立大学医院进修两年。在全国举办了多批新生儿复苏、新生儿护理、母乳喂养、妇产科护理培训，多次参加世界卫生组织有关助产技术、新生儿护理、护理管理的培训，积累了丰富的工作经验。曾兼任中华护理学会妇产科专业委员会的主任委员，现担任国家卫生和计划生育委员会新生儿复苏专家、母乳喂养专家。

在专业期刊发表多篇论文，担任主编、副主编的专著共7部，如《实用产科护理技术》《新生儿护理》《母乳喂养》《妇产科护理》等，参与了专著《新生儿复苏》的翻译工作。

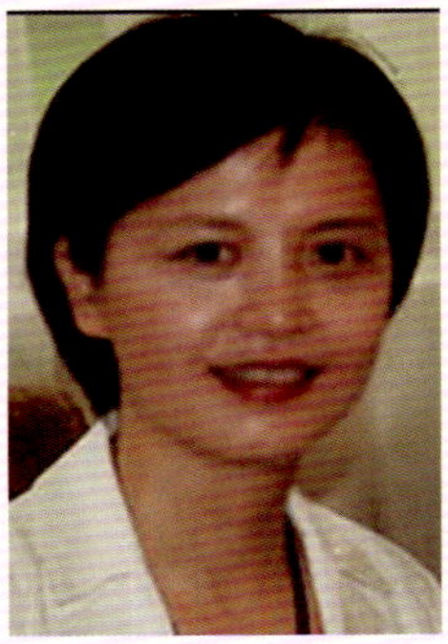

叶志弘　1965年出生，浙江人；护理学博士，主任护师，博士生导师；现任浙江大学医学院附属邵逸夫医院护理副院长。

自1995年以来，在邵逸夫医院从事护理管理、护理质量管理、护理职业环境方向的临床、科研与教学工作。现兼任邵逸夫医院党委委员、浙江大学医学院护理系主任、护理学位点负责人、浙江省护理学会副理事长、浙江省护理学会行政护理委员会主任委员。

主持国家自然科学基金1项，浙江省科技厅科研项目3项，参加省部级项目3项。其中1项为浙江省教育厅重点项目，荣获"省部级科技奖"2项、"中华护理学科技奖"2项、"中国医院管理协会科技进步奖"2项。发表具有国内领先水平的论文百余篇。

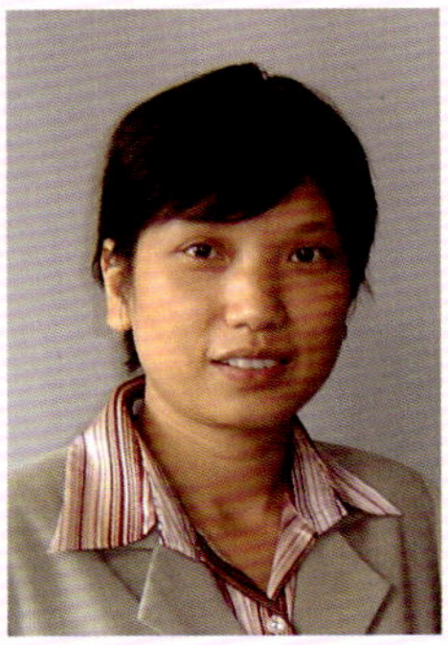

刘素珍　1965年1月出生，重庆市潼南县人；泰国清迈大学毕业，研究生学历，硕士学位，教授，硕士生导师；现任四川大学华西护理学院社区护理与慢性病教研室主任。

主要研究方向：社区护理、老年护理和灾害护理。先后主持或参与科研项目20余项。四川省卫生厅护理学学术带头人。先后担任四川省护理学会理事、社区护理专业委员会副主任委员、主任委员。荣获四川省"医学会科技奖"一等奖，"中华护理学会科技奖"三等奖。

在核心期刊和统计源期刊上发表学术论文50余篇，担任主编或参编的专著、教材共20种。

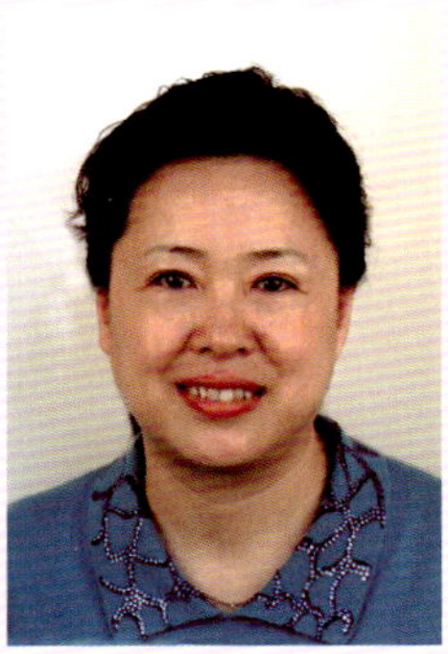

许冬梅　1956年出生，大学专科学历，主任护师；曾任北京回龙观医院护理部主任。

现担任中华护理学会精神科护理专业委员会主任委员，中国心理卫生协会护理心理专业委员会副主任委员，中华医学会、北京医学会医疗事故鉴定专家库成员，北京市职称高评委专家，北京医学会伦理委员会成员，北京社区护士培训专家库成员，北京首发基金科研项目评审专家库成员，并担任多种杂志的编委。

在护理专业核心刊物上发表科研论文10余篇，担任主审、主编的专著多部，如《精神障碍护理学》《精神科护理学》；参与编写多部教材，如《临床心理护理指导》《社区护理学》《精神疾病社区护理》《北京市社区护士培训教材》等。

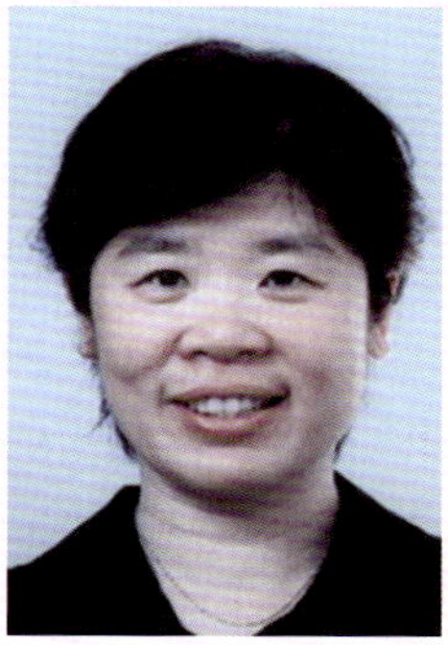

孙　红　1963年4月出生，江苏人；大学专科学历，副主任护师；现任中国医学科学院北京协和医院护理部副主任、保健医疗部总护士长。

1983年开始，在北京协和医院工作至今，在中国医学科学院北京协和医院ICU、急诊科从事护理工作，先后担任护士长、总护士长。现兼任北京护理学会重症专业委员会主任委员、中华护理学会重症专业委员会副主任委员、护理行政管理专业委员会委员等职务。荣获中国医学科学院“青年岗位能手”、中国科协“全国防治非典优秀工作者”、北京协和医院“优秀员工”等称号。

发表论文20余篇，如《经口气管插管不同固定方式的效果比较》《急诊分诊标准的制定与实施》等；参与编写的专著10余部，如《医院临床护理质量安全评审指南》《护理人员奥运全科培训教材》《急危重症护理学（第三版）》等。

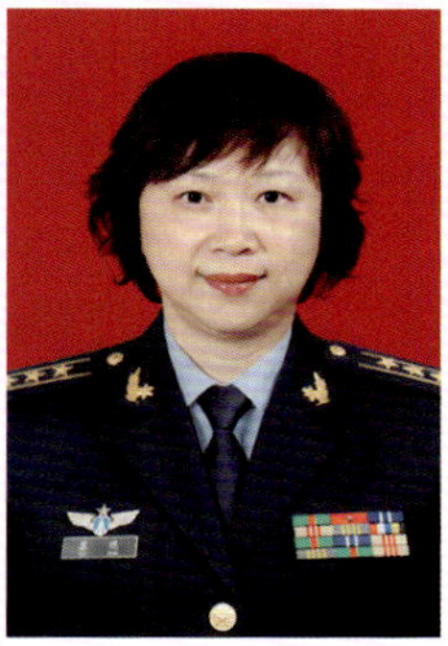

苏　迅　1965年9月出生，天津市人；硕士研究生，主任护师，硕士生导师，大校军衔；现任空军总医院护理部主任。

历任空军总医院神经内科护士长、护理部助理员、护理部副主任。现兼任中华护理学会理事、信息产业工作委员会副主任委员，中华护理学会消毒供应专业委员会委员、灾害护理委员会专家组成员，全国心理卫生协会护理专业委员会副秘书长，北京护理学会理事，全军护理专业委员会常务委员、内科护理专业委员会副主任委员，空军护理专业委员会主任委员，《中华护理杂志》《中国护理管理》《解放军护理》等7种期刊编委。荣获军队“科技进步奖”二等奖3项，荣立三等功两次。

主要研究方向为内科护理、护理管理和航空护理。在统计源期刊上发表论文60余篇。担任主编或参编的专著多部，如《外周中心静脉导管技术与管理》《应急护理学》《临床航空医学进展2010》等。

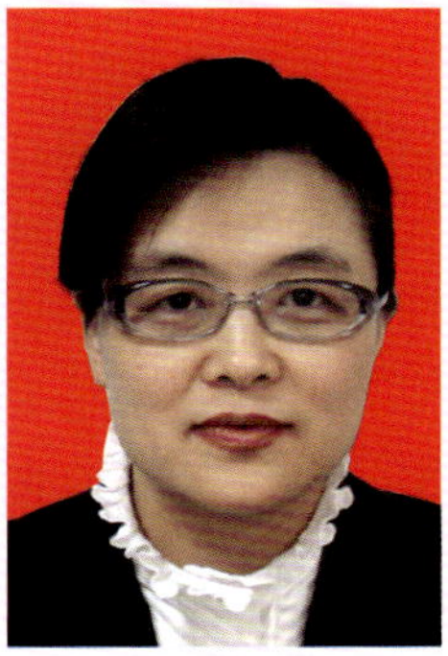

李　红　1968年11月出生，湖南省长沙市人；中国协和医科大学护理学院护理学硕士，首都经济贸易大学工商管理学院管理学硕士，英国巴斯大学人文与健康学院卫生学在读博士，主任护师；现任福建省立医院副院长。

现兼任中华护理学会重症护理专业委员会副主任委员，福建省护理学会副理事长、急救专业委员会主任委员，福建省医学会健康管理学分会主任委员、中国医院协会护理管理专业委员会副主任委员、福建省护理质量控制中心主任等职务。曾主持多个护理科研项目，荣获福建省“科技进步奖”“中华护理学会科技进步奖”“运盛青年科技奖”等奖项。曾被授予“全国三八红旗手”“全国卫生系统护理专业巾帼建功标兵”等荣誉称号10余项。

发表论文50余篇，其中SCI论文3篇。出版《临床护理实践手册》《临床护理三基实践指导》《重症医学专科护士实践手册》等多部著作。

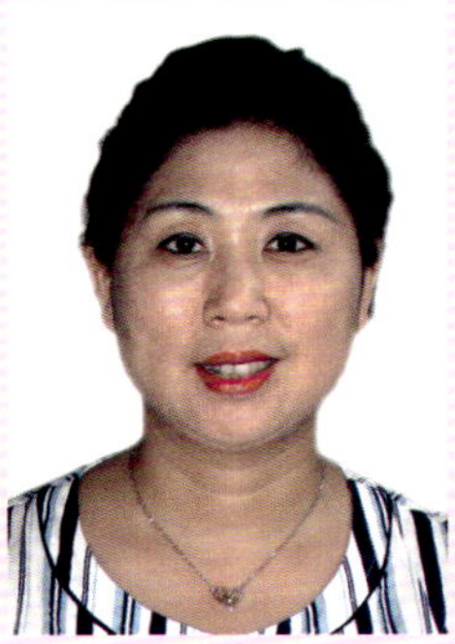

李春梅　1964年5月出生，北京市人；本科学历，主任护师；现任首都医科大学附属北京地坛医院护理部主任。

主要研究方向：内科及传染病护理与护理管理。曾担任第二十五届、第二十六届中华护理学会传染科护理专业主任委员。现兼任首都医科大学护理学院地坛护理学系主任，世界卫生组织艾滋病治疗与关怀综合管理合作中心技术委员会治疗与关怀专家。主持研究首都医学发展基金课题（2007-3053）《慢性乙型病毒性肝炎患者自我管理干预模式的实践与探讨》，主要负责第三轮中国全球基金艾滋病项目《北京地区医疗场所护士中开展HIV/AIDS预防教育和反歧视综合防治培训》等。获北京市防治非典工作“先进个人”、北京市“奥运巾帼奉献奖”、北京市“三八红旗奖”等荣誉奖项。

在专业期刊发表论文数十篇，主编专著4部，如《内科疾病护理记录书写评析》《实用传染科护理及技术》。

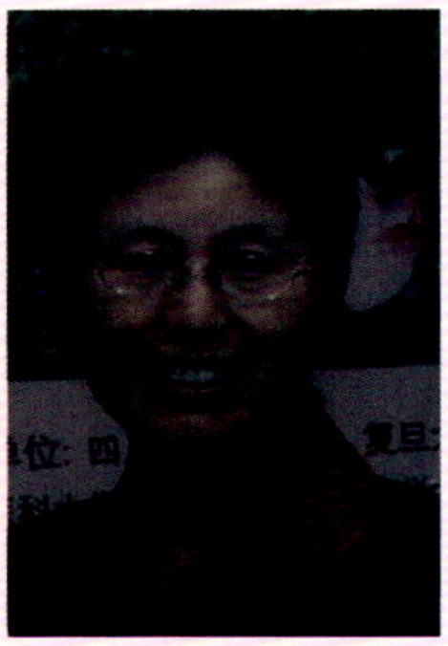

李继平　1954年5月出生，重庆市人；毕业于加拿大曼尼托巴大学护理学院，护理学学士，教授，护理博士、硕士生导师；曾任四川大学华西医院护理部主任、四川大学护理学院院长，现任四川大学华西医院护理学科主任。

现兼任中华护理学会副理事长、中华护理学会国际合作工作委员会副主委、全国医学专业学位研究生教育指导委员会委员、中国医学教育慕课联盟理事、卫生部高等医学教育教材建设委员会理事；四川省学术和技术带头人、四川省护理质控中心副主任、四川省护理学会常务理事等职务。先后被聘请担任《中华护理教育》副主编，《中华现代护理杂志》副总编辑，《中华护理杂志》《中国护理管理》《护理研究》《解放军护理杂志》等杂志的编委。国家级精品课程“护理学基础”项目负责人，教育部护理特色专业建设项目负责人，卫生部专科护理建设项目负责人。荣获省级“科技进步奖”及“教学成果奖”一、二、三等奖共8项。

发表学术论文100余篇，主编国家21世纪本科教材《社区护理》，国家“十一五”“十二五”规划教材《护理管理学》以及护理本科教材《护理人际关系与沟通教材》《护士礼仪》等。

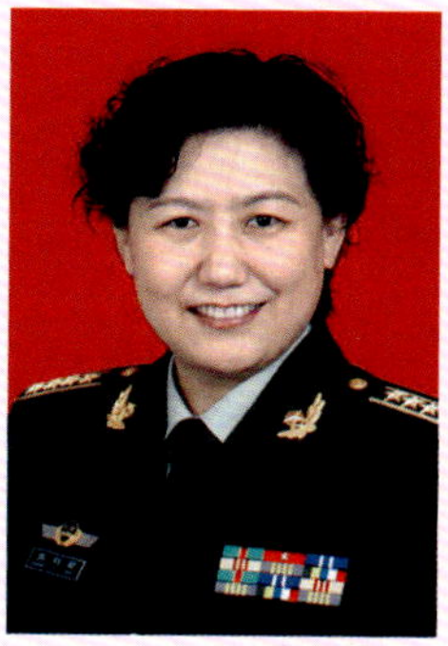

张利岩　1958年2月出生，吉林省双辽县人；北京大学医学部研究生学历，主任护师，硕士研究生导师；曾任中国武警总医院副院长兼护理部主任。

1974年参军，在解放军第304医院从事外科护理工作，1987年调入武装警察部队总医院从事护理管理工作至今。

现兼任中华护理学会副理事长，解放军护理学专业委员会副主任委员，中国心理卫生协会护理专业委员会副主任委员，武警部队护理学专业委员会主任委员，《中华护理杂志》等10余种专业杂志编委。中国国际救援队第一位女性首席医疗官。荣立二等功两次、三等功两次，荣获第四十三届“南丁格尔奖”。荣获军队“科技进步奖”、武警部队“科技进步奖”、“中华护理学会科技奖”二等奖，共5项。

以第一作者在核心期刊上发表论文30余篇，担任主编的专著36部，如《护士执业资格考试历年考点串讲与例题精选》《基础护理操作技术规范 》《自理与康复能力训练手册》《护士基础礼仪规范》《压疮护理风险管理手册》等。

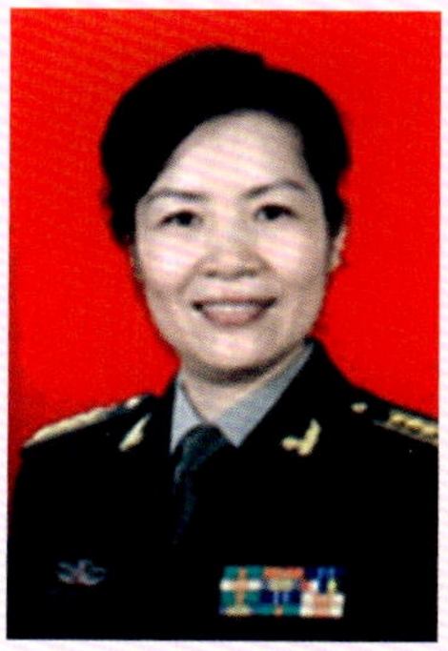

张玲娟　1964年1月出生，浙江省海宁市人；博士学位，教授，博士生导师，主任护师；现任第二军医大学附属长海医院护理部主任。

主要从事护理人力成本、肿瘤、烧伤患者生存质量、高级护理实践等方面的研究。曾赴加拿大McGill大学、新加坡K·K妇产医院研修。现兼任中华护理学会女科技工作者专家库成员，中华护理学会信息产业委员会副主任委员、护理行政管理委员会委员，上海市护理学会常务理事、管理专委会主任委员，担任《中华烧伤杂志》等5种杂志编委。2009年被卫生部、全国妇联、总后卫生部授予全国“巾帼建功标兵”等荣誉称号。

以第一作者或通讯作者在核心期刊上发表论文60余篇，其中SCI论文4篇；担任主编的专著4部，如《妇产科护理查房》《ICU护理教学查房》等，担任副主编的专著6部。

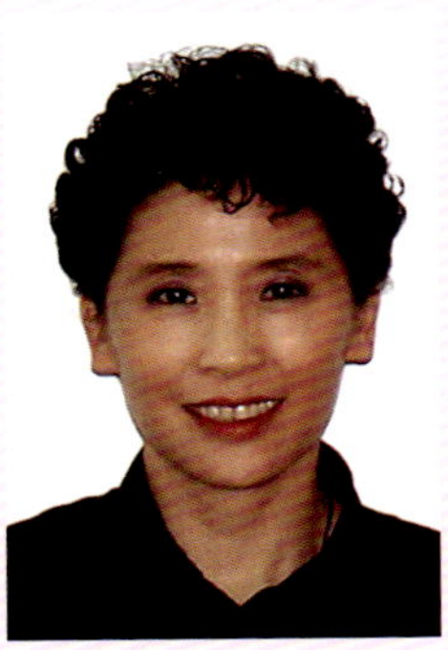

郑一宁　1958年6月出生，北京市人；大学本科学历，学士学位，主任护师、副教授、硕士生导师；现任首都医科大学附属北京友谊医院护理部主任。

先后在首都医科大学附属北京友谊医院急诊科、血液科、综合科从事护理工作，担任护士长、科护士长、护理部主任。现兼任首都医科大学附属北京友谊医院护理教研室主任、中华护理学会副理事长、中华护理学会行政管理委员会副主任委员、北京护理学会副理事长、北京市护理质量控制与改进中心主任、多种护理类杂志副主编和编委等职务。负责主持的“前馈控制与护理安全盲点关系的研究”课题、“医院质量管理与评价应用研究”课题分别荣获中华医院管理学会“医院管理科研基金”二等奖。2007年被授予“首都十大白衣天使”“北京市‘三八’红旗奖章”“全国卫生系统先进工作者光荣称号”“中国医院协会第一届护理管理先进个人”等殊荣。多次参加国际、国内护理管理及护理专业学术会议和国际管理培训。

先后在《中华护理杂志》《中华医院管理杂志》等国家级专业期刊上发表多篇科研学术论文。撰写多部护理相关书籍。

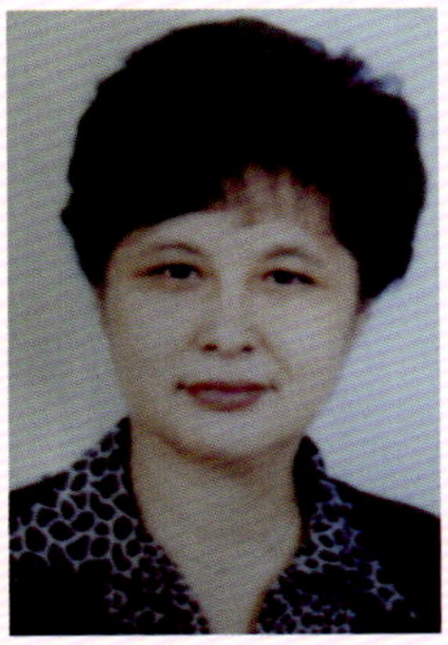

郑　萍　1954年12月出生，北京市人；大学本科学历，主任护师，硕士生导师；曾任北京中医药大学东直门医院护理部主任。

从事护理工作已41年，具备扎实的中、西医护理基础知识与技能。曾公派赴德国koziting医院工作与学习两年。历任北京中医药大学东直门医院内科、外科、妇科、急诊科护士长；曾担任第二十五届中华护理学会副理事长，中华护理学会中医、中西医结合护理专业委员会主任委员，第三届中华中医药学会护理分会主任委员等职务。荣获北京卫生系统、中国科协抗击非典“先进个人”，中华中医药学会“全国首届百名优秀中医护理标兵”、卫生部、总后勤部、全国妇联“护理岗位巾帼标兵”等荣誉称号。

发表《2型糖尿病病人抑郁状态及护理干预研究进展》《中医护理技术对混合痔患者术后疼痛的影响》等多篇论文。

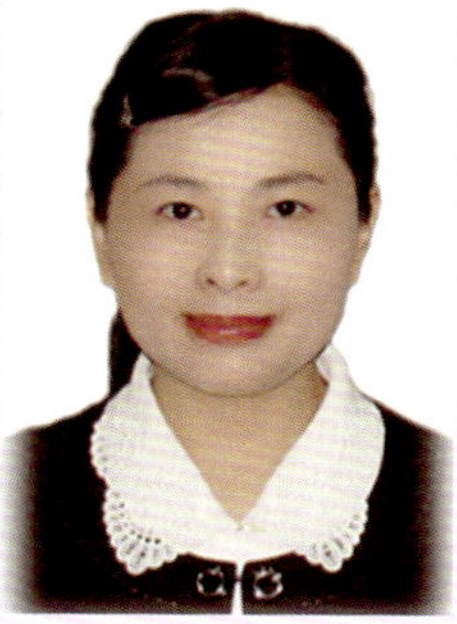

胡秀英　1965年1月出生，四川省成都市人，日本千叶大学毕业，博士，教授，博士生导师；现任四川大学华西医院护理部主任、四川大学华西护理学院院长。

1983年至今在四川大学华西医院工作。主要专业方向：老年护理和护理管理。现兼任中华护理学会老年专业委员会副主任委员，四川省护理学会第八届理事会理事、老年护理专业委员会主任委员。四川省第十批卫生厅学术技术带头人。负责科研课题“中国老年人健康综合评价体系研究”等10余项，荣获教育部“科技进步奖”二等奖、“中华护理学会科技奖”二等奖等6项奖，荣获“首届四川省最美护士”（冠军）荣誉称号。

在国内外专业期刊上发表论文50余篇，主编《老年护理学》《灾害护理学》等专著10余部。

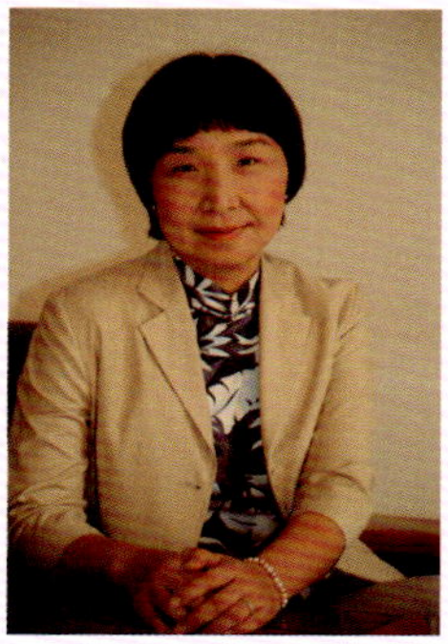

赵　红　1967年8月出生，北京市人；博士，教授，硕士生导师；现任职于北京协和医学院护理学院。

曾在北京协和医院妇产科从事护理工作5年。现兼任中华护理学会社区专业委员会副主任委员、灾害护理专业委员会委员、外事工作委员会委员。2009年荣获北京市“优秀教师”荣誉称号。

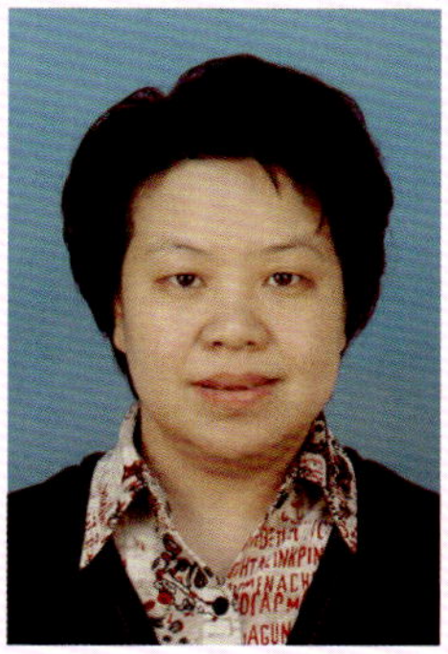

高凤莉　1967年1月出生，天津市人；北京协和医学院毕业，博士，主任护师；现任首都医科大学附属北京朝阳医院护理部主任。

1989年8月至2010年9月，先后担任北京协和医院护理部副主任、医院感染办公室副主任、医务处副处长，协和医科大学护理学院副院长；2010年9月至2013年2月，任清华大学清华长庚医院护理部主任。现兼任中国医院管理协会医院感染管理专业委员会委员、北京护理学会医院感染专业委员会主任委员、《中华现代护理杂志》副主编。

曾在《护理教育》《护理管理》等专业期刊发表论文30余篇；担任《实用专科护士丛书　急诊分册》主编，担任《临床技术操作规范——护理分册》《北京协和医院护理管理手册》等专著副主编。

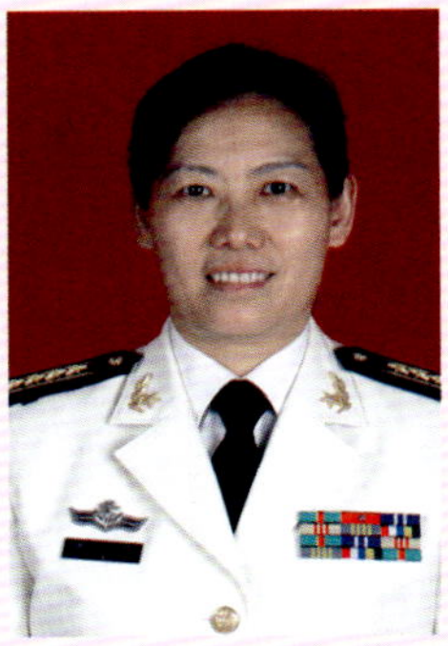

黄叶莉　1963年3月出生，浙江省诸暨市人；北京大学护理学院研究生，大校军衔，主任护师，硕士生导师；曾任海军总医院护理部主任。

1983年参加工作。曾在第四军医大学、海军总医院从事护理工作，先后担任急诊科护士长，呼吸内科、神经内科护士长，门诊部护士长。现兼任中华护理学会常务副秘书长、常务理事，决策咨询工作委员会主任委员，护理行政管理专业委员会副主任委员，北京护理学会理事，全军护理专业委员会副主任委员，海军护理专业委员会主任委员，《中华护理杂志》《中国护理管理》等专业期刊编委。荣获军队“科技进步奖”二等奖。荣立个人三等功1次。

发表学术论文70余篇，主编《护师资格考试全真模拟与解析》《护理实训教材·基础护理分册（第三版）》等专著12部。

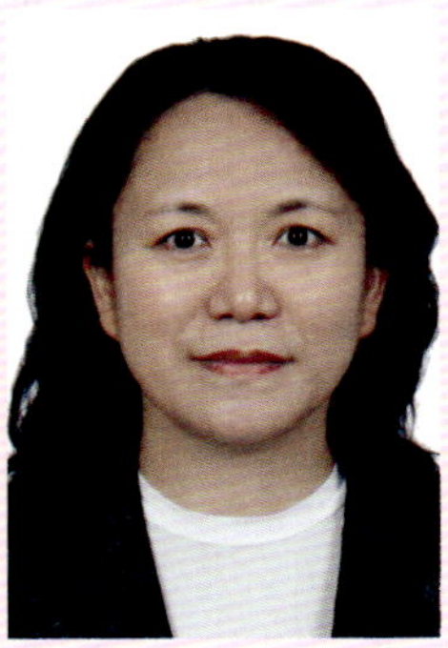

曹作华（兼《中华当代护理大全》编审委员会总秘书）　1963年4月出生，天津市人；在第二军医大学获得医学（护理）学士学位，在河南大学获得文学硕士学位；编审，中华护理杂志社社长助理，《中华护理教育》杂志编辑部副主任。

于1978年参军入伍，在空军总医院从事临床护理及护理管理工作近20年。其间，在新加坡国立大学医院学习工作两年。之后，在《中华护理杂志》《中华护理教育》杂志从事编辑工作10余年。

作为第一作者在核心期刊发表护理类学术论文10篇，如《脑卒中患者多器官衰竭的特点及护理》《脑梗死运动性失语患者的语言康复训练》《护理排班方式与责任制护理》《护理论文标准化方面的常见问题与对策》等；发表编辑类学术论文10余篇，如《科技期刊编辑的组稿策略》《学术期刊重点报道的配置》《专家审稿中的问题与对策》等。参与撰写《外科术后病人家庭护理》等专著。

《中华当代护理大全》

编审委员会名单

顾　问

李秀华　中华护理学会理事长，主任护师

主　任

王春生　中华护理学会第二十三届理事长，主任护师

曾熙媛　中华护理学会第二十二届理事长，主任护师，“南丁格尔奖章”获得者

顾美仪　中华护理学会第二十一届理事长，主任护师

副主任（按姓氏笔画排列）

王建荣　中华护理学会第二十四届、第二十五届副理事长，解放军总医院护理中心主任，主任护师

成翼娟　四川省护理学会理事长，四川大学华西医院护理部原主任，教授，“南丁格尔奖章”获得者

孙　红　中华护理学会副理事长，北京护理学会理事长，北京医院副院长，主任护师

李小妹　西安交通大学医学部护理系主任，教授

沈　宁　中国协和医科大学护理学院首任院长，教授

张振路　广东省护理学会理事长，主任护师

钱培芬　上海交通大学医学院附属瑞金医院护理部原主任，主任护师

翁素贞　上海市护理学会理事长，主任护师

郭桂芳　北京大学护理学院院长，教授

委　员（按姓氏笔画排列）

丁炎明　北京大学第一医院护理部主任，主任护师

于　萍　广东省护理学会秘书长，副主任护师

马秀芝　首都儿科研究所附属儿童医院护理部原主任，主任护师

马燕兰　解放军总医院护理部副主任、解放军总医院第一附属医院护理部主任，主任护师

王立新　北京妇产医院护理部原主任，主任护师

尹一桥　澳门镜湖护理学院院长，教授

叶志弘　浙江大学医学院附属邵逸夫医院副院长，主任护师

刘素珍　四川大学华西护理学院社区护理与慢性病教研室主任，教授

安力彬　大连大学护理学院院长，教授

许冬梅　北京回龙观医院护理部原主任，主任护师

孙　红　中国医学科学院北京协和医院护理部副主任，副主任护师

孙宏玉　北京大学护理学院副院长，教授

序

随着现代医学的快速发展和医学护理模式的转变，人们对健康的认识和重视程度提高，对以人为本的优质护理服务的要求也越来越高，时代对护理的建设与发展也提出新的要求。在实现国家富强、民族振兴、人民幸福的中国梦的新形势下，全国护理工作者承担着更多的责任。

近二十年来，在护理教育、护理科研、护理实践、护理管理、护理技术、护理设备等方面，展现出许多新理论、新成果、新经验。为此，组织全国知名护理专家、教授共同编纂一部大型护理工具书，以适应现代化医院建设和护理专业自身发展的需要，已是当务之急。

《中华当代护理大全》这部书突出展示了护理学学科全面发展水平。特别是第一次将我国港、澳、台地区护理教育与科研的发展历程、现状与未来发展趋势编入这部书中，对相互借鉴、促进交流与发展很有意义；第一次将军事医学护理和中医护理学教育编入这部书中，如实地反映了中华当代护理发展的水平。

这部书得到全国多个省市自治区，多家三级甲等医院和多所护理院校的领导和省护理学会领导的大力支持。在新老护理专家、教授的努力下，在传承、发展、改革、创新的思想指导下，将这部书打造成为填补大型护理工具书空白的精品，为护理事业的发展做出了贡献。

我相信，《中华当代护理大全》的出版，必将有益于广大护理工作者开阔视野、提高理论水平和专业技能，也将会对中华护理事业的发展产生重要影响。

愿全国护理工作者再接再厉，为提升护理专业水平、多编著护理专业精品必备书而努力。

2014年8月18日

李秀华　中华护理学会理事长、全国政协委员

前 言

应江西科学技术出版社多次邀约，由我牵头，偕同中华护理学会第二十二届理事长曾熙媛、第二十一届理事长顾美仪和中国协和医科大学护理学院首任院长沈宁教授，经精心策划，缜密组织，反复研究，编纂一部全面反映我国20年来护理学学科发展，体现护理新观念、新成就、新技术、新方法，具有权威性、科学性、先进性、实用性、可读性的大型工具书《中华当代护理大全》。

全书共3卷5册。第一卷《护理教育与科研》1册，分上、下篇；第二卷《护理实践与管理》3册，分上、中、下册，18篇；第三卷《护理技术与设备》1册，分上、中、下篇。

为了高质量编纂，并使其具有权威性，成立了《中华当代护理大全》编审委员会与编辑委员会。先后召开过3次工作会议，部署了各个阶段的编撰任务，力求将《中华当代护理大全》打造成精品书。

这些专家、教授、学者来自全国50余家大型综合性三级甲等医院和20余所大学的护理学院。全书主审、主编、副主编、委员绝大多数担任省、市护理学会理事长、副理事长、院长或校长、副院长或副校长、护理部主任等职务，她们具有丰富的临床实践经验与教学经验。

《中华当代护理大全》编审委员会由王春生、曾熙媛、顾美仪任主任，曹作华编审任总秘书。三卷分别成立了编辑委员会：第一卷由李小妹、郭桂芳任主编，沈宁任主审；第二卷由成翼娟、王建荣、钱培芬任主编，曾熙媛、翁素贞任主审；第三卷由张振路、孙红任主编，顾美仪任主审。编审委员会和编辑委员会会议上，要求严格按照编纂计划、体例和宗旨撰写书稿，强调质量第一，以近20年来护理的发展为重点，凸显“新”和“全”的特点。

《中华当代护理大全》这部大型工具书的编撰人员队伍和内容覆盖面，在中华护理界都是空前的。经过4年的团结协作，在江西科学技术出版社的有力保障和中华护理界同仁的艰苦努力下，《中华当代护理大全》终于与广大护理科技工作者见面了。这是值得庆祝的事！

《中华当代护理大全》是我国护理界一部全面、新颖而且实用的大型工具书，适用于各护理学院、学校、各类医院、疗养院、门诊部、卫生所，各护理科研机构、图书馆、各护理学术期刊使用和广大护理科技工作者查阅。如有不足之处，亦期望读者批评指正，不吝赐教。

王春生

2014年8月28日

王春生　第二十三届中华护理学会理事长

第二卷《护理实践与管理》

编辑委员会名单

（上）

主　审　曾熙媛　翁素贞

主　编　成翼娟　王建荣　钱培芬

副主编（按姓氏笔画排列）

丁炎明　马秀芝　马燕兰　王立新　叶志弘　刘素珍　许冬梅　孙　红　苏　迅
李　红　李春梅　李继平　张利岩　张玲娟　郑一宁　郑　萍　胡秀英　赵　红
高凤莉　黄叶莉　曹作华　彭美慈

委　员（按姓氏笔画排列）

马　莉　王淑君　方进博　叶志霞　朱　为　任　珍　刘万芳　刘立捷　刘　钰
刘　霞　杨晓媛　李中惠　李建菊　李菲菲　李斯俭　李惠娥　宋淑梅　宋锦平
张玉侠　张金梅　张袆博　张春燕　张恩华　张琳琪　陈建军　易祖玲　周小波
周宇彤　胡建军　郝宝莲　赵艳伟　钟秀玲　袁　丽　钱火红　徐丽华　徐国英
徐群利　郭丽英　高　歌　唐　晟　涂　艳　黄燕波　韩　杰　韩　琳　程　云
蔺惠芳　冀　琨　魏红云

编　者（按姓氏笔画排列）

丁向霞　万方园　于丽根　马伟光　孔文亚　戈晓华　王　君　王　洋　王　莹
王　琦　王　薇　王文娟　王丽娟　王学娟　王美灵　王梓熙　付凤齐　冉　敏
冯　佳　包志英　叶　磊　叶子溦　宁亚丽　申文武　石　丽　边牡丹　龙　纳
乔爱珍　任兴华　全英玲　关玉霞　刘　坤　刘　畅　刘小冬　刘占肖　刘春梅
刘祚燕　刘淑贤　刘逸文　刘雪芳　刘喜梅　刘智平　刘鹭燕　吕桂芬　孙　红
孙　燕　孙爱荣　师子秋　朱怡芳　朱娜娜　许瑞华　邢俊华　闫　茗　何　庆
余旻虹　吴　迪　吴冬梅　吴佳玲　吴晓琴　吴琳娜　宋书梅　应迎娟　张　琳
张　瑶　张　慧　张广清　张剑锋　张维毅　张雪梅　张瑞美　李　卡　李　宇
李　丽　李　芸　李云平　李世英　李东文　李冬竹　李卉青　李江华　李国英
李海燕　李艳琳　李彩宏　李惠聪　杨　玲　杨　捷　杨　颖　杨丽珠　汪巧娅
汪郭亮　沈　瑛　连素娜　邱　群　陆秋香　陈　星　陈　茜　陈　静　陈　龑
陈凤姣　陈忠兰　陈晓阳　陈燕芬　单芦莹　周　红　周　颖　周　燕　周学萍
周彩萍　屈文妍　岳树锦　欧　庆　武仁华　郑　娇　姚秋丽　姜　旸　施盛莹
赵礼婷　赵秀芳　赵秋利　倪国玉　夏季清　徐　滔　谈锦艳　郭丹红　钱丽娅
顾　晴　高　青　高　鹏　崔玉敏　梁　斌　梅繁勃　淳雪丽　符雪彩　黄　浩
黄　培　黄建业　傅雪琴　彭　娜　彭又涛　温弗乐　程　军　程　宏　程凌燕
舒　婷　董玉玉　蒋　杨　蒋　艳　蒋　超　韩　迪　韩文军　韩佳凝　韩淑珍
廖晓静　赫晓莉　潘瑞丽　颜小威　穆莉莉　薄海欣　糜琛蓉

《护理实践与管理》前言

护理学是一门实践性很强的学科。临床护理实践正在发生着巨大的变化，其理论体系在不断完善，其结构体系在不断细分，其实践领域在不断拓宽和深化。

特别是近年来国外先进护理理念的引入、国内临床护理工作的重心也从过去医院单纯的疾病护理延伸、拓展至社区、家庭保健护理，临床护理实践在不断地变化。因此，相关的临床护理需要更新理论、更新观念，更新工作重点。

临床护理为了适应各专科、专病的发展，为了适应医学模式的转变，以及服务理念、服务技术、质量管理、专业内涵的改变，需要及时全面地了解和总结临床护理实践与管理的历史与现状、理论与实践、各种专科护理技术发展的现状与趋势。因此，我们组织编撰《中华当代护理大全·护理实践与管理》卷具有深远的意义。

本卷《护理实践与管理》分上、中、下册，共18篇。全面系统总结了近20年来临床护理学学科的新理论、新技术、新观念、新成就以及新方法。

上册：共4篇，系统地阐述了内科临床护理、外科临床护理、妇产科临床护理、儿科临床护理的理论知识、护理措施以及新技术。

中册：共8篇，系统地阐述了眼科临床护理、耳鼻咽喉科临床护理、口腔科临床护理、皮肤科临床护理、传染科临床护理、精神心理卫生护理、老年护理、急危重症护理的理论知识、护理措施以及新技术。

下册：共6篇，系统地阐述了传统医学护理、军事护理、社区护理、灾害护理、护理管理、医院感染预防与控制的理论知识、护理实践的进展。

全书各篇独立，结构完整。以传统临床专科疾病患者护理为主线，诠释各系统的疾病病因与发病机制、临床表现、诊断与辅助检查、治疗原则以及临床护理措施，突出体现近年来护理新技术的临床应用，急危重症的新理念以及传统医学护理、现代军事医学护理、社区护理、灾害护理、护理管理、医院感染预防与控制的发展近况及新理念。疾病护理措施则强调以患者为中心、以健康指导为手段，对患者全身心的护理。力求抓住各领域的特点，集中反映我国临床护理实践与管理的发展历程与现状，以及临床护理延伸与拓展的新理论、新技术。

本卷《护理实践与管理》编撰者来自全国各地医院的护理专家以及部分护理院校的教授（包括香港地区）。由于编撰者众多，需要统筹与协调的问题较多，但是各位编撰者依然彼此通力合作，克服困难。在此，感谢总主编中华护理学会第二十三届理事长王春生精心的筹划，主审第二十二届中华护理学会理事长曾熙媛、上海市护理学会理事长翁素贞细致的审定。对于参与全书编撰人员的辛勤付出，表示深深的谢意！

由于能够参考与收集的资料有限、加之编者水平与能力的限制，难免造成内容不全或观点片面。如存在疏漏之处，恳请各位读者或护理界的同仁不吝赐教。

主编：成翼娟　王建荣　钱培芬

2014年8月30日

目录

第1篇　内科临床护理

第三章 消化系统疾病患者的护理

第四章 血液系统疾病患者的护理

第2篇 外科临床护理

第3篇　妇产科临床护理

第4篇　儿科临床护理

第四章　住院儿童的护理

第五章　儿童营养

第六章　新生儿及新生儿疾病的护理

第七章　营养障碍疾病患儿的护理

第十五章 免疫缺陷及缔组织病患儿的护理

第十六章 遗传性疾病患儿的护理

第十七章 传染性疾病患儿的护理

第十八章 寄生虫病患儿的护理

第十九章 小儿外科疾病患儿的护理

第二十章 急性中毒和常见急症患儿的护理

中华当代护理大全
第二卷
（上）

第1篇

内科临床护理

NEIKE LINCHUANG HULI

第 1 篇

第一章

循环系统疾病患者的护理

第一节　心力衰竭患者的护理

一、慢性心力衰竭

【概述】

慢性心力衰竭（chronic cardiac insufficiency），是指心脏任何结构和功能的改变引起心室充盈或射血能力受损所伴随的一种复杂的临床表现，它是各种形式心脏病的一种并发症或终末阶段。

（一）病因

先天或后天获得性的心肌、心瓣膜、心包、大血管或冠脉结构异常，导致血流动力学功能不全，是慢性心功能不全的基础病因。其中慢性心力衰竭的主要病因为冠心病和高血压。

心脏有规律的、协调的收缩与舒张是保证心输出量的主要前提，其中收缩是决定心输出量的最关键因素，也是血液循环动力的来源。因此心力衰竭发病的中心环节主要是收缩性减弱，但也可见于舒张功能障碍，或两者兼而有之。

（二）临床表现

心力衰竭的表现主要为“充血”，其次是周围组织灌注不足。临床表现为呼吸困难、乏力、运动耐量下降，持续瘀血引起的各脏器功能改变，如消化道瘀血引起食欲缺乏、恶心、呕吐，肝瘀血引起纳差、上腹饱胀、黄疸，肾脏瘀血引起尿少、肾功能减退等。

（三）辅助检查

（1）X 线检查：心影大小及外形为心脏病的病因诊断提供重要的参考资料，依据心脏扩大的程度和动态改变也间接反映心脏功能状态。

（2）超声心动图检查：比 X 线更准确地提供各心腔大小变化、心瓣膜结构及功能情况。

（3）放射性核素检查：有助于判断心室腔大小，还可以反映心脏舒张功能。

（4）实验室检查：血清胆红素和丙氨酸氨基转移酶可略增高，可有轻度氮质血症。尿常规可有轻度蛋白尿，少量透明或颗粒管型和少量红细胞。

（5）心电图检查：进一步了解心肌缺血或梗死、心律失常、电解质紊乱等病情程度。

（四）治疗原则

治疗目的是改善症状，提高生活质量和延长寿命，防止心衰的进一步加重。治疗原则包括去除或缓解基本病因；消除心力衰竭的诱因；改善生活方式；避免应用非甾体类抗炎药、Ⅰ类抗心律失常药及大多数钙拮抗剂；密切观察病情，嘱患者随诊。

【护理措施】

（一）基础护理

（1）绝对卧床休息，限制活动量，并保持病室环境安静舒适、空气新鲜，冬天注意保暖，防止着凉。

（2）密切观察病情及生命体征变化，遵医嘱进行心电图、血压、血氧监测并做记录。遵医嘱予利尿、扩血管等药物，并观察药物的不良反应。

（3）低盐（每日食盐摄入量限制在2.5~5g）、低脂、高维生素、易消化饮食、少量多餐、不宜过饱。

（4）对于长期卧床的患者，加强皮肤护理，保持床单位整洁，防止压疮发生。协助患者肢体被动活动或进行按摩，预防静脉血栓形成。保持大便通畅，嘱其排便时勿用力，必要时给予缓泻剂。

（5）准确记录24h出入量，每日水分摄入量＜ 1 500ml，同时严格控制输液速度。

（6）呼吸困难时，给予半卧位，持续低流量吸氧3~4L/min。如发生急性肺水肿应给予端坐位，两腿下垂，减少回心血量，减轻肺水肿，给予高流量吸氧6~8L/min，湿化瓶内加入35%的酒精。

（7）加强心理护理，给予精神安慰。病情稳定后鼓励患者自主活动或下床行走，避免深静脉血栓形成。

（二）专科护理

（1）呼吸困难护理：呼吸困难是左心衰竭的最早、最常见的症状，主要包括劳力性呼吸困难、端坐呼吸和夜间阵发性呼吸困难，是由急性或慢性肺瘀血和肺活量减低所引起。发作时应协助患者采取半卧位或端坐位，必要时双腿下垂，以减少回心血量，严重时遵医嘱给予扩血管药物（如硝酸甘油）、利尿剂（如氢氯噻嗪、呋塞米等）、正性肌力药（如多巴胺、洋地黄类等）、血管紧张素转化酶抑制剂类、血管紧张素Ⅱ受体阻滞剂、β－受体阻滞剂等。

（2）用药护理：应用洋地黄药物者，注意观察药物的毒性反应，每次给药前询问有无恶心、呕吐、头晕、视力模糊、黄（绿）视等，心率如低于60次/min或有严重胃肠道及神经系统毒性反应时，停药并通知医生，不可轻易加量或减量。一旦诊断为中毒，应立即停药，轻者停药后可自行缓解，重者可根据心律失常类型给予利多卡因、阿托品、临时起搏器等治疗。

（三）健康指导

（1）控制血压、降低血脂、适度运动、戒烟戒酒。

（2）避免各种诱因，如控制感染、治疗心律失常，纠正贫血、电解质紊乱等。

（3）嘱患者按时服药，定期门诊、复诊。

二、急性心力衰竭

【概述】

急性心力衰竭（acute cardiacinsufficiency），是指由于器质性心脏病发展到心肌收缩力减退，使心脏不能将回心血量全部排出，心搏出量减少，引起肺静脉瘀血，动脉系统严重供血不足的一组综合征。

（一）病因

急性弥漫性心肌损害引起的心肌收缩无力，急性起病的机械性阻塞引起心脏负荷加重，排血受阻、心脏容量负荷加重，心室舒张受限以及严重的心律失常等原因，使心排血量在短时间内急剧下降，甚至丧失排血功能，引起急性心功能不全。常见于急性心肌炎、心肌梗死、严重心瓣膜狭窄、大量心包积液、快速异位心律等。

（二）临床表现

根据心脏排血功能减退程度、速度和持续时间不同以及代偿功能的差别，表现为呼吸困难、口唇青紫、大汗淋漓、四肢湿冷、乏力、烦躁、气促、咯粉红色泡沫痰，甚至晕厥、休克、心脏骤停。

（三）辅助检查

（1）X线检查：早期上肺静脉充盈、肺门血管影模糊、小叶间隔增厚；肺水肿时表现为蝶形肺门；严重肺水肿时，满肺为弥漫的大片阴影。

（2）有创性血流动力学检查：对急性重症心力衰竭患者必要时采用床边放置心脏漂浮导管，经中心静脉插管直至肺小动脉，直接反映左心功能。

（四）治疗原则

首先应根据病因给予相应的处理，其次可给予其他辅助治疗，如静脉推注氨茶碱缓解支气管痉挛，减轻呼吸困难；应用洋地黄制剂降低左心房压，改善左心室充盈；静脉泵入硝普钠减轻心脏前后负荷，降低血压；静脉推注利尿剂减轻水肿等。

【护理措施】

（一）基础护理

（1）协助患者采取坐位，双腿自然下垂，上身前倾，以减轻心脏负担，减少回心血量，同时横膈下降，使肺活量增加，缓解呼吸困难。

（2）患者往往有濒死感，精神紧张，心率加快，心脏负担加重，对患者十分不利。护士应态度和蔼，安慰患者，增加患者的安全感，消除其紧张情绪。

（3）立即给患者高流量吸氧4~6L/min，保持病室安静舒适、空气新鲜，冬天注意保暖，防止着凉。

（4）密切观察病情变化，监测心率、心律、脉搏、呼吸及血压等，并做记录。

（5）严格掌握输液速度，以15~20滴/min为宜，同时准确记录24h出入量。

（6）遵医嘱给予利尿、强心剂和扩血管药物，并注意药物引起的不良反应。

（7）保持大便通畅，排便时勿用力，便秘者给予缓泻剂。

（二）专科护理

急性肺水肿的护理：急性肺水肿是急性左心功能不全的主要临床表现，多由突发严重的左心室排血不足或左心房排血受阻引起肺静脉及肺毛细血管压力急剧升高所致。因此治疗急性肺水肿应立即给予降低左心房、左心室压，增加左心室心搏量、减少循环血量、减少肺泡内渗出，保证气体交换、去除诱因等。具体为保持患者镇静，协助患者取半卧位或坐位，双腿下垂，给予高流量氧气吸入，必要时使用无创呼吸机，遵医嘱使用扩冠、利尿及洋地黄制剂等治疗，以缓解临床症状。

（三）健康指导

（1）嘱患者注意自我保护，避免过度劳累、兴奋、激动。一旦因突然烦躁发生气急，应迅速送往附近医院急救。

（2）嘱患者注意保暖，预防感冒，避免各种诱发因素。

（3）嘱患者按时服药，定期门诊、复诊。

（于丽根　宋书梅）

第二节　心律失常患者的护理

一、窦性心律失常

【概述】

窦性心律失常（sinus arrhythmia），是由窦房结冲动形成过快、过慢、不规律或窦房结冲动传导障碍导致的心律失常。

（一）病因

窦性心律失常常见病因为冠心病、心肌病、心肌炎，也可见于结缔组织病、电解质紊乱、药物作用等，在健康或自主神经功能失调患者中也不少见，部分病因不明。

病理基础主要为窦房结全部或部分破坏、周围神经节神经炎症或退行性变等。

（二）临床表现

轻重不一，可呈间歇性发作。多数以心率缓慢致心、脑、肾等脏器血供应不足引起的症状为主，如乏力、头晕、记忆力减退、反应迟钝、心悸等，严重者可有短暂黑朦、晕厥，甚至阿－斯综合征（A–Adams syndrome）发作。

（三）辅助检查

（1）心电图检查：心电图是诊断心律失常最原始的工具，也是确诊心律失常的重要依据。

（2）动态心电图监测：记录 24h 的心电图变化，可能记录到心律失常的发作。

（3）电生理检查：记录同一时间不同部位的心脏电活动，可确定心律失常的性质及起源部位，是更明确病因的检查方法。

（四）治疗原则

针对病因治疗，无症状者可定期随访，密切观察病情。心率缓慢显著或伴随症状者给予药物或起搏器治疗。

【护理措施】

（一）基础护理

（1）休息：有血流动力学改变的心律失常患者应适当休息，注意劳逸结合，避免劳累，严重心律失常者应卧床休息。

（2）饮食：给予富含纤维素的食物，以防便秘，避免饱餐及摄入刺激性食物。

（3）病情观察：给予持续监测心率、心律变化，观察生命体征，及早发现危险征兆。

（4）抢救配合：准备抢救仪器及各种抗心律失常药物，做好抢救准备。

（5）用药护理：应用抗心律失常药物时，密切观察药物的效果及不良反应，防止毒副反应的发生。

（6）心理护理：做好心理护理，缓解患者紧张情绪。

（二）专科护理

做好介入治疗的相关护理，患者如需要实施心脏起搏器安置术，则按照心脏起搏治疗的护理措施进行护理。

（三）健康指导

（1）教育患者采取健康的生活方式，使其生活规律、劳逸结合、情绪稳定。

（2）积极防治原发疾病，调节自主神经功能失调，避免各种诱发因素。

（3）正确选择食谱，应选择低脂、易消化、清淡、富含营养的饮食，少量多餐，避免刺激性食物。戒烟、酒，不饮浓茶、咖啡。

（4）嘱患者按时服药，不可随意增减剂量、更改服药时间及撤换药物，如有不良反应及时就医。

（5）适当休息与活动，保持大便通畅，加强锻炼，预防感染。

（6）教会患者自我监测脉搏和心律的方法，每次测量时间不少于 1min，并做记录。发现异常及时就医。

（7）嘱患者定期就诊，定期检查心电图，及早发现病情变化，随时调整治疗方案。

（8）安装永久起搏器的患者，应随身携带诊断卡。护士需向患者讲解自我监测与家庭护理的方法。

二、房性心律失常

【概述】

房性心律失常，是由心房引起的心动频率和节律的异常。房性心律失常包括房性期前收缩、房性心动过速、心房扑动、心房颤动。

（一）病因

房性心律失常可发生于无器质性心脏病患者，也可见于一些心脏病患者。病因主要包括心肌梗死、心力衰竭、风湿性心脏病、冠心病、高血压性心脏病、心肌病等。电生理基础表现为传导折返。

（二）临床表现

其临床表现依据患者的心率、基础心脏情况以及是否伴有基础病而异。部分患者可无症状，大多数可出现心悸、胸闷、头晕、胸痛、乏力、血压下降甚至晕厥、休克。

（三）辅助检查

（1）心电图检查：心电图是确诊心律失常的重要依据。

（2）电生理检查：电生理是更明确病因的检查方法，通过记录同一时间不同部位心脏的电活动，可确定心律失常的性质及起源部位。

（3）动态心电图监测：可记录24h的心电图变化，可能记录到心律失常的发作。

（四）治疗原则

应根据患者临床症状综合考虑。房性早搏一般不需药物治疗，若频繁发生，并引起阵发性房性心动过速，可用β-受体阻滞剂、维拉帕米、地尔硫卓或使用Ⅰ类抗心律失常药。心房扑动、心房颤动需转律时，可用普罗帕酮、胺碘酮。减慢心室率可用β-受体阻滞剂、维拉帕米及强心苷类。房颤、房扑急性发作的处理：首次发作24h内自动转复可能性大，对新发房性心律失常且无血栓形成、病窦、慢快综合征者，可选用同步直流电复律、射频消融术，但注意给予复律前后的抗凝治疗。持续时间越长，自动转复的机会越小，可根据情况选药物转复或电转复。

【护理措施】

（一）基础护理

（1）创造良好的休息环境，并协助做好生活护理。注意劳逸结合，避免劳累，严重心律失常者应卧床休息。

（2）给予富含纤维素的食物，以防便秘，避免饱餐及摄入刺激性食物。

（3）病情观察：予连续监测心率、心律变化，测量生命体征，及早发现危险征兆。

（4）用药护理：应用抗心律失常药物时，密切观察药物的效果及不良反应，防止毒副反应的发生。

（5）做好健康宣教及心理护理，给患者以安慰，消除患者焦虑、恐惧情绪。

（6）准备抢救仪器及各种抗心律失常药物，做好抢救准备。

（二）专科护理

电复律护理：见心脏电复律护理措施。

（三）健康指导

（1）教育患者采取健康的生活方式，生活规律，劳逸结合，情绪稳定。

（2）积极防治原发疾病，调整自主神经功能，避免各种诱发因素。

（3）正确选择食谱，避免刺激性食物。戒烟、酒，不饮浓茶、咖啡。

（4）嘱患者按时服药，不可随意增减剂量、更改服药时间及撤换药物，并注意观察药物有无副作用，如有不良反应及时就医。

（5）适当休息与活动，保持大便通畅，加强锻炼，预防感染。

（6）教会患者自我监测脉搏和心律的方法，每次测量时间不少于1min。发现异常及时就医。

（7）嘱患者定期就诊，复查心电图、X线片等，及早发现病情变化，随时调整治疗方案。

三、室性心律失常

【概述】

室性心律失常，是起源于心室的心律失常，是常见的心律失常，包括室性早搏、室性心动过速、心室颤动等。

（一）病因

室性心律失常常见于冠心病、心肌病、瓣膜病、药物反应、感染、电解质紊乱等。电生理机制主要由传导折返机制引起。

（二）临床表现

临床表现与发作持续时间、心率、年龄、基础疾病、心功能密切相关。常表现为心悸、胸闷、气急、胸痛、头晕、黑蒙、晕厥、休克，甚至出现阿–斯综合征、猝死。

（三）辅助检查

（1）心电图检查：心电图是确诊心律失常的重要依据。

（2）运动试验：可诱发各种类型的室性快速性心律失常，有助于间歇发作性心律失常的诊断。

（3）动态心电图监测：可记录 24h 的心电图变化，可能记录到心律失常的发作。

（4）电生理检查：可确定心律失常的性质及起源部位。

（四）治疗原则

室扑、室颤的处理：室扑、室颤均为致命性心律失常，如不治疗，3~5min 内可致命。室扑是室颤的前奏，而室颤是导致心源性猝死的常见心律失常，也是病危时常见的心律改变，一旦发生应立即给予电除颤。预防复发的方法为植入除颤复律起搏器或长期口服胺碘酮。室性心动过速可予射频消融术治疗，有部分患者因药物引起心动过速，应立即停用该类药物，电解质紊乱者应及时纠正电解质。

【护理措施】

（一）基础护理

（1）有血流动力学改变的心律失常患者应适当休息，注意劳逸结合，避免劳累，严重心律失常者应卧床休息。

（2）护理人员操作时宜轻、宜稳，减少刺激，避免引起患者情绪波动，加重病情。

（3）饮食：给予富含纤维素的食物，以防便秘，避免饱餐及摄入刺激性食物。

（4）病情观察：给予持续心电监护，连续监测心率、心律变化，及早发现危险征兆，及时测量生命体征。

（5）抢救配合：准备抢救仪器及各种抗心律失常药物，做好抢救准备。

（6）用药护理：应用抗心律失常药物时，密切观察药物的效果及不良反应，防止毒副反应的发生。

（二）专科护理

（1）非同步电除颤术护理：依照心脏电复律护理措施护理。

（2）导管射频消融治疗护理：依照导管射频消融治疗快速性心律失常护理措施护理。

（三）健康指导

（1）向患者讲解心律失常发生的原因及常见诱发因素，如情绪紧张、过度劳累、急性感染、寒冷刺激、不良生活习惯等。避免着凉，预防感冒。

（2）稳定的情绪：保持平和稳定的情绪，精神放松，防止过度紧张。精神因素中紧张的情绪尤其易诱发心律失常。避免从事紧张的工作及驾驶员工作。

（3）生活要规律，养成按时作息的习惯，保证睡眠。

（4）养成按时排便的习惯，保持大便通畅。

（5）饮食要定时定量，节制性生活，不饮浓茶不吸烟。

（6）教会患者自我监测的方法，及时发现异常及时采取措施。

（7）嘱患者定期复诊，复查心电图、血电解质、肝功能、甲状腺功能等，用药后应观察用药效果，适当时调整用药剂量。

四、房室传导阻滞

【概述】

房室传导阻滞（atrioventricular block），是指由于房室传导系统某个或多个部位的不应期异常延长，激动自心房向心室传导的过程中，出现传导速度延缓或部分甚至全部激动不能下传的现象。按传导阻滞症状的不同分为一度、二度、三度房室传导阻滞。

（一）病因

房室传导阻滞常见病因有心肌炎、急性下壁及前壁心肌梗死、原因不明的希－浦系统纤维化、慢性冠心病、心脏外科手术损伤、先天畸形、高血钾、洋地黄类药物，以及缺氧、迷走神经功能亢进等。

传导系统或心肌退行性变，如原因不明的心脏支架退行性变、原因不明的传导系统纤维化，其他病变引起的心肌纤维变性、退行性变也会导致传导阻滞。

（二）临床表现

一度房室传导阻滞很少有症状，二度及三度房室传导阻滞则可有心脏停顿或心悸感，严重者可出现头晕、乏力、运动耐量减少、短暂意识丧失、晕厥，甚至出现阿－斯综合征。

（三）辅助检查

（1）心电图检查：心电图检查是确诊心律失常的重要依据。

（2）动态心电图监测：可记录24h的心电图变化，可能记录到心律失常的发作。

（四）治疗原则

对无症状及未影响血流动力学的传导阻滞无需特殊治疗。对有明显症状且影响了血流动力学的则应首先去除病因，接下来的治疗可分为药物治疗和非药物治疗两方面。

药物治疗缓慢心律失常，一般选用增强心肌自律性和（或）加速传导的药物，如异丙肾上腺素、阿托品。

非药物治疗包括机械方法兴奋迷走神经、人工心脏起搏器。心室率缓慢影响血流动力学的二度、三度房室传导阻滞，特别是阻滞部位在房室束分支以下，或发生急性心肌梗死后，均有人工心脏起搏器治疗指征。

【护理措施】

（一）基础护理

（1）二度、三度房室传导阻滞患者应卧床休息，创造良好的休息环境，并协助其做好生活护理。

（2）密切观察生命体征变化，如有不适，立即处理。

（3）遵医嘱给予持续心电、血压、血氧监护，一旦发现心律失常立即报告医生，做紧急处理。

（4）饮食要定时定量，不宜过饱，避免情绪波动，戒烟、酒，不食辛辣刺激性强的食物以及饮浓茶、咖啡等。保持大便通畅。

（5）遵医嘱给予增快心率及促进传导的药物（如阿托品、异丙肾上腺素）并观察用药后的反应。同时注意电解质的平衡。

（6）做好健康宣教及心理护理，消除患者焦虑、恐惧情绪。

（7）备好抢救药品。备好心脏起搏器，准备随时安装起搏器。

（二）专科护理

人工心脏起搏器的护理：依照心脏起搏治疗护理措施护理。

（三）健康指导

（1）积极治疗各种器质性心脏病，纠正自主神经功能失调。

（2）避免情绪波动，戒烟、酒，不饮浓茶、咖啡。

（3）坚持服药，不得随意增减药物剂量或中断治疗。

（4）加强锻炼，增强体质，预防感染。

（5）定期随访，检测心电图，随时调整治疗方案。

（6）安装了人工心脏起搏器的患者应随身携带诊断卡。

五、心脏电复律

【概述】

心脏电复律（cardioversion），指用外加的高能量脉冲直接或经胸壁作用于心脏，使全部或大部分心肌细胞在瞬间同时除极，造成心脏短暂的电生理活动停止，然后由最高自律性的起搏点（通常为窦房结）重新主导心脏节律的治疗过程，从而使多种快速心律失常转变为窦性心律。

在极短暂的时间内给心脏通强电流，引起所有心脏自律细胞在瞬间同时除极化，并使所有可能存在的折返通道全部失活，使具有最高自律性的窦房结恢复主导地位，从而控制心搏，使心律转为窦性。

1. 适应证

（1）非同步电除颤：心室颤动、心室扑动。

（2）同步电复律：心房颤动、室性心动过速经药物治疗无效或临床情况严重者（如心肌梗死、阿－斯综合征、心力衰竭等）、阵发性室上性心动过速常规治疗无效而伴血流动力障碍者、心房扑动等。

2. 禁忌证

洋地黄药物中毒引起的心律失常、室上性心律失常伴完全性房室传导阻滞、伴病态窦房结综合征、复律后又复发、阵发性心动过速反复频繁发作者、近期有动脉栓塞或心房内存在血栓未接受抗凝治疗者。

3. 并发症

常见并发症为低血压、心律失常、急性肺水肿、栓塞、心肌损害、皮肤灼伤。

【护理措施】

（一）基础护理

（1）做好术前准备及心理护理，备好各种抢救器械和药品，当日晨禁食。

（2）患者平卧于硬板床上，吸氧，建立静脉通道，充分暴露胸壁。

（3）术前常规做心电图。

（二）专科护理

（1）连接除颤器导线，接通电源，检查同步性能，选择 R 波较高导联进行示波观察。

（2）遵医嘱缓慢静脉推注安定（地西泮）或咪唑安定（咪达唑仑），至患者入睡。

（3）电极板上涂导电糊或包盐水纱布，按要求放置电极板，分别置于胸骨右缘第二肋间及左腋前线第五肋间。

（4）遵医嘱选择除颤电击能量：房扑、室速 50~100J，室上速 100~200J，房颤 100~200J，室颤 200~360J。

（5）所有人员不得接触患者、病床以及与患者相连接的仪器设备，以免触电。

（6）放电。如不成功，可增加电能量，再次电击，一般不超过 3 次。

（7）电击后立即叫醒患者并进行常规导联心电图检查，继续进行心电、血压、呼吸和意识的监测。

（8）室颤时，不需麻醉，尽快实施非同步电击除颤。

（9）除颤完毕，关闭除颤器，擦拭电极板，充电备用。

（三）健康指导

（1）保持健康的生活方式，生活规律，劳逸结合，情绪稳定，适当休息与活动，保持大便通畅。

（2）积极防治原发疾病，纠正自主神经功能失调，避免各种诱发因素。

（3）正确选择食谱，应选低脂、易消化、清淡、富含营养的食物，避免刺激性食物，戒烟、酒，不饮浓茶、咖啡。

（4）嘱患者按时服药，不可随意增减剂量、更改服药时间及撤换药物，有不良反应及时就医。

（5）嘱患者定期就诊，检测心电图，及早发现病情变化。随时调整治疗方案。

六、埋藏式心脏复律除颤器

【概述】

埋藏式心脏复律除颤器（implantable cardioverter defibrillator），是一种能自动检测室性心动过速和心室颤动并行电击的装置，有助于安全、有效地治疗恶性快速室性心律失常。

1. 适应证

主要适用于快速室性心动过速伴血流动力障碍、电生理检查容易诱发恶性室性心律失常又无合适的药物防治的患者，以及心室颤动复苏后的猝死高危者。

2. 禁忌证

不适用于原因不明的反复晕厥、电程序刺激不能诱发出快速室性心律失常者，以及频繁发作的室速或室颤患者。

3. 并发症

术后常见并发症为皮下血肿、皮肤压迫性坏死、感染、慢性心脏穿孔、电极脱位、导线折断等。

【护理措施】

（一）基础护理

（1）向患者介绍安装目的、方法及术后注意事项，消除患者紧张心理，使患者主动配合治疗。

（2）术前手术部位备皮，练习床上大小便，配合医生进行相关检查（如血常规、凝血功能等）。

（3）手术当日术前禁食 4~6h。遵医嘱术前 30min 静脉滴注抗生素。

（4）术后卧床 24h，伤口处压沙袋 4~6h，观察伤口有无出血、血肿、疼痛情况等。

（5）第二天换药后可下床活动，避免患肢外展活动。

（6）监测体温变化，抗生素应用 3 天，预防感染。

（7）观察除颤器工作情况，定期程控检查，发现异常及时处理。

（二）健康指导

（1）注意埋置部位防护，避免患者抓或挠。

（2）患者需远离高压电路、磁铁和微波炉等具有电磁场的环境，在就医过程中，要避免理疗及 MRI 检查。

（3）嘱患者坚持按时服药，随身携带急救卡片，定期复查仪器情况。

（4）教会患者自测脉搏，尤其是在安置初期及电池使用寿命将尽时，如有异常及时通知医生查明原因。

（5）术后要穿着柔软宽松的衣服，避免对伤口或除颤器造成压迫。除颤器置入处避免撞击，沐浴时勿用力揉搓。

（6）术后逐渐恢复日常生活和工作，6 个月内患肢不能抬举大于 2.5 kg 的重物。

七、人工心脏起搏治疗

【概述】

人工心脏起搏（artificial cardiac pacing），是通过人工脉冲发生器，用特定频率的脉冲电流，经过导线和电极刺激心脏，代替心脏的起搏点带动心脏搏动的治疗和诊断方法。主要用于治疗缓慢心律失常，也可用于治疗快速心律失常。

心肌对各种形式的微电流刺激可产生收缩反应。人工心脏起搏的作用机制就是通过起搏器发放一定形式的电脉冲，经过导线和电极的传递，刺激心肌使心脏兴奋和收缩。

1. 永久性起搏应用指征

（1）任何阻滞部位的三度房室传导阻滞。

（2）病窦综合征导致的有症状的心动过缓。

（3）双分支或三分支阻滞伴二度 II 型房室传导阻滞。

2. 并发症

术后常见并发症为起搏器皮下血肿、皮肤压迫性坏死、感染、膈肌刺激、胸大肌刺激、慢性心脏穿孔、电极脱位、导线折断等。

【护理措施】

（一）基础护理

（1）向患者介绍安装目的、方法及术后注意事项，消除患者紧张心理，使患者主动配合治疗。

（2）术前手术部位备皮，练习床上大小便，配合医生进行相应检查（如血常规、凝血功能等）。

（3）手术当日术前禁食 4~6h。遵医嘱术前 30min 静脉滴注抗生素。

（4）术后绝对卧床 24h，必须搬动时注意平稳，避免患肢外展活动，第二日可床边活动。

（5）伤口处沙袋压迫 4~6h，同时观察伤口有无出血、感染情况。第二日协助医生完成伤口换药。

（6）术后进行心电监护，观察心率、心律变化及有无心率低于起搏心率等异常情况；观察心电图，以了解有无电极移位等并发症，出现异常应及时通知医生处理。

（7）术后监测体温情况，遵医嘱应用抗生素 3 天，预防感染。

（8）术后宜清淡、高维生素、易消化饮食。卧床进食时注意保护伤口，避免食物、水污染伤口。

（9）保持大便通畅，必要时给予缓泻剂或开塞露等药物，防止因用力排便发生意外。

（二）健康指导

（1）教会患者自测脉搏，以便自我监测起搏器功能，出现不适症状时应随时就诊。

（2）远离高压电路、电磁、磁铁和微波炉等具有电磁场的物品，就医时要避免进行物理治疗及 MRI 检查。

（3）嘱患者随身携带急救卡片，乘坐飞机等交通工具应携带起搏器诊断卡。

（4）嘱患者定期复查仪器情况，长期门诊随访应两头紧中间松，电池接近耗尽时应及时住院更换。

八、导管射频消融治疗快速性心律失常

【概述】

射频消融是通过心脏电生理技术在心内标测定位后，将导管电极置于引起心律失常的病灶处或异常传导径路区域，应用射频电流，使该区域心肌坏死或损坏，达到治疗顽固性心律失常的目的。

射频电流是一种能够转换为电能量的电流形式，它以高频低功率双极方式释放，在局部组织产生阻抗性热效应，使心肌细胞脱水，形成范围小、边界清楚的圆形或卵圆形的凝固性坏死，不破坏周围正常组织，自律性和传导性均能发生改变，从而使心律失常得以根治。

1. 适应证

房性心律失常、房室结折返性心动过速、房室折返性心动过速、室性心动过速。

2. 并发症

常见为完全性房室传导阻滞、血栓形成与栓塞、主动脉瓣穿孔、出血、心肌损害、心脏压塞。

【护理措施】

（一）基础护理

（1）向患者介绍目的、方法以及术后注意事项，消除患者的紧张心理，使患者主动配合治疗。

（2）术前手术部位备皮，练习床上大小便，配合医生进行相应检查（如血常规、凝血功能等）。

（3）手术当日术前禁食 4~6h。房颤患者遵医嘱术前 30min 静脉滴注抗生素。

（4）术后卧床，静脉伤口患肢制动 6h，动脉伤口弹力绷带包扎，沙袋压迫 4~6h，观察伤口有无出血、血肿、疼痛等情况。

（5）第二日可下床活动，注意观察伤口情况。

（6）监测体温变化，房颤患者术后应用抗生素 3 天，预防感染。

（7）监测心率变化，发现异常及时报告医生。

（二）健康指导

（1）保持健康的生活方式，生活规律，劳逸结合，情绪稳定，适当休息与活动，保持大便通畅。

（2）正确选择食谱，避免刺激性食物，戒烟、酒。

（3）教会患者自测脉搏，如有不适及时就医。

（于丽根　宋书梅）

第三节　心脏瓣膜病患者的护理

一、二尖瓣膜疾病

【概述】

二尖瓣膜疾病主要包括二尖瓣狭窄、二尖瓣关闭不全、二尖瓣脱垂。单纯二尖瓣狭窄占风心病的 25%，二尖瓣狭窄伴有二尖瓣关闭不全占 40%。虽然在预防链球菌感染中青霉素的应用，使风湿

热及风湿性瓣膜病的发病率下降，但二尖瓣膜疾病仍是我国主要的瓣膜病，尤其二尖瓣狭窄的发病率明显高于其他心瓣膜疾病，约有 2/3 的患者为女性。50% 的患者无急性风湿热史，但多有反复链球菌感染史。二尖瓣关闭不全除有 1/3 的患者是缘于风湿性损害外，任何导致二尖瓣瓣叶、腱索、乳头肌及左心室的结构和功能异常的因素，都是二尖瓣关闭不全的原因。

（一）病因

二尖瓣膜疾病最常见病因为风湿热。炎症反复发作致瓣膜发生融合粘连，瓣叶与腱索增厚、钙化，使瓣膜僵硬，瓣口狭窄、变形。

（二）临床表现

临床症状主要与瓣口狭窄、关闭不全的程度有关，也和左心房压力升高程度与速度、有无心律失常和感染等并发症及心肌状态有关。主要表现为劳力性呼吸困难、端坐呼吸、乏力、咳嗽、痰中带血或血痰，晚期可出现胸腹水、心力衰竭等。

（三）辅助检查

（1）X 线检查：轻者可无明显异常。严重时左心房和左心室明显增大。

（2）心电图检查：轻者可正常，严重者可出现左、右心室肥大及 P 波增宽且呈双峰形，晚期有心房颤动。

（3）超声心动图检查：诊断二尖瓣膜疾病重要的无创检查方法。

（4）右心导管检查：可以准确判断二尖瓣膜疾病的轻重，并可以判断是否是合并冠状动脉疾病。

（四）治疗原则

二尖瓣膜疾病的患者可药物治疗及外科手术治疗，同时积极预防和治疗活动期风湿性疾病。

【护理措施】

（一）基础护理

（1）保持病室内环境整洁，空气清新，定时开窗通风，保持适宜的温度、湿度。

（2）评估患者的一般状况及病变程度，定时监测生命体征变化。密切观察病情变化及血栓栓塞的各种临床表现。

（3）遵医嘱应用抗凝及洋地黄类药物，定期复查血药浓度，防止出血及药物中毒，及时调整药物用量。

（4）做好基础护理，定时巡视，及时满足患者的生活需要。

（5）讲解疾病的有关知识及预防保健知识，做好心理护理，解答患者提出的问题，缓解患者紧张情绪。

（二）专科护理

二尖瓣球囊扩张术护理：依照心瓣膜病的介入治疗护理措施护理。

（三）健康指导

（1）休息，症状不明显时可做轻体力工作，伴心功能不全及风湿活动时应卧床休息，保持室内空气新鲜，温度、湿度适宜，一般室温 18~22℃，湿度 50%~60%。

（2）观察药效及药物副作用，出现胃肠道症状、心律失常等应及时就诊。

（3）加强体育锻炼，增强抵抗力，防止呼吸道感染。

（4）饮食上给予高热量、高蛋白质、易消化的食物，多食用蔬菜、水果，保持大便通畅，心功能不全者应限制钠盐及水分摄入，少食多餐。

（5）嘱患者定期就诊，调整药物用量，避免自行减量或停药。

（6）如需拔牙或做其他手术，术前应用抗生素预防感染。

二、主动脉瓣膜疾病

【概述】

主动脉瓣膜疾病主要包括主动脉瓣狭窄、主动脉瓣关闭不全。单纯的风湿性主动脉瓣狭窄几乎不存在，大多伴有主动脉关闭不全和二尖瓣的损害。主动脉瓣关闭不全常是由主动脉瓣及（或）主动脉根部疾病所致。

（一）病因

由风湿热造成的瓣叶损害最多见。主要是炎症造成瓣膜粘连、纤维化、瓣叶变硬、缩短、变形，导致瓣叶狭窄或（和）关闭异常。

（二）临床表现

早期可无明显症状，后期可出现心悸、劳力性呼吸困难、胸痛、晕厥、疲乏、肝脏瘀血、肿大、胸腹水等。

（三）辅助检查

（1）X线检查：可见左心房和左心室明显增大。

（2）心电图检查：重者可出现左心室肥大和劳损，亦可见束支传导阻滞。

（3）超声心动图检查：是诊断和评价主动脉瓣膜疾病的重要的无创检查方法。

（四）治疗原则

避免过度的体力劳动，可使用洋地黄类药物、利尿剂以及血管扩张剂，以助于防止心功能的恶化。也可采用介入及手术治疗，人工瓣膜置换术是治疗主动脉瓣关闭不全的主要手段。

【护理措施】

（一）基础护理

（1）保持病室内环境整洁，空气清新，定时开窗通风，保持适宜的温度、湿度。

（2）密切观察患者病情变化，给予持续的心电、血氧、血压监测。

（3）减少活动，活动时尽量做到有人陪伴，做好基础护理，满足患者的日常生活需要。

（4）遵医嘱应用抗凝及洋地黄类药物，定期复查血药浓度，防止出血及药物中毒，及时调整药物用量。

（5）讲解疾病的有关知识及预防保健知识，做好心理护理，解答患者提出的问题，缓解患者紧张情绪。

（二）健康指导

（1）避免过度的体力劳动及剧烈运动。

（2）加强体育锻炼，增强抵抗力，预防感染性心内膜炎。

（3）遵医嘱服药，避免自行减量或停药。

（4）饮食上给予高热量、高蛋白质、易消化的食物，多食用蔬菜、水果，保持大便通畅，心功能不全者应限制钠盐及水分摄入，少食多餐。

（5）如需拔牙或做其他手术，术前应用抗生素以防感染。

（6）嘱患者定期就诊和复查超声心动图。

三、三尖瓣膜疾病

【概述】

三尖瓣膜疾病主要包括三尖瓣狭窄、三尖瓣关闭不全。单纯的三尖瓣狭窄损害较轻，且极为少见，常伴三尖瓣关闭不全、二尖瓣和主动脉瓣损害，单纯的三尖瓣关闭不全远较三尖瓣狭窄多见。

（一）病因

三尖瓣膜疾病常见病因为风心病、先天畸形等，病理主要为腱索融合缩短，可合并三尖瓣关闭不全及其他任何瓣膜的损害同时存在。

（二）临床表现

主要有疲乏、水肿、腹水及全身不适等。

（三）辅助检查

（1）X线检查：可见右心房、右心室增大。

（2）心电图检查：可显示右心室肥厚劳损、右心房肥大。

（3）超声心动图检查：诊断三尖瓣膜疾病的重要的无创检查方法。

（四）治疗原则

严格限制钠盐摄入，改善心功能。必要时行瓣膜置换术或介入成形术。

【护理措施】

（一）基础护理

（1）保持病室内环境整洁，空气清新，定时开窗通风，保持适宜的温度、湿度。

（2）密切观察患者病情变化，必要时给予持续的心电、血氧、血压监测。

（3）减少活动，活动时尽量做到有人陪伴，做好基础护理，满足患者的日常生活需要。

（4）讲解疾病的有关知识及预防保健知识，做好心理护理。

（5）心功能不全患者应控制钠盐及水分摄入，少食多餐。

（二）健康指导

（1）劳逸结合，适当进行体育锻炼。预防链球菌感染。

（2）保持良好的心态，避免紧张、激动。

（3）饮食宜清淡，避免刺激性食物，限制钠盐摄入，适当控制饮水量。

（4）嘱患者按时服药，定期就诊。

（5）如需拔牙或做其他手术，术前应用抗生素以防感染。

四、心瓣膜病的介入治疗

【概述】

经皮球囊导管瓣膜成形术（percutaneous catheter balloon valvuloplasty），是用介入手段对狭窄的瓣膜进行扩张解除狭窄，以治疗瓣膜狭窄病变的方法。目前主要用于二尖瓣和肺动脉瓣狭窄的病例，其中以二尖瓣成形术应用最广泛。

1. 适应证

（1）二尖瓣膜口面积 $< 1.5cm^2$，中至重度单纯瓣膜狭窄，无钙化，瓣下结构正常，无瓣膜关闭不全。

（2）左心房内无附壁血栓。

（3）有明确的症状，无风湿因子活动。

（4）曾做过分离手术后又狭窄者。

2. 禁忌证

（1）二尖瓣狭窄伴中重度二尖瓣或主动脉反流，主动脉瓣狭窄。

（2）瓣下结构病变严重。

（3）有附壁血栓及栓塞史者。

（4）合并其他心内畸形。

3. 并发症

心瓣膜病并发症主要有心律失常、心脏压塞、体循环栓塞等。

【护理措施】

（一）基础护理

（1）做好术前解释工作，调节患者的紧张情绪，争取患者的配合。

（2）术前完善各项检查，评估瓣膜狭窄程度及弹性。

（3）行碘过敏试验，双腹股沟备皮，术前 4~6h 禁食。

（4）术后严密观察患者的生命体征，卧床 12~24h，并嘱患者患肢制动，沙袋压迫 4~6h，同时观察足背动脉搏动情况。

（5）给予持续心电、血压、血氧监测，观察有无心包填塞等并发症出现。

（二）健康指导

（1）保持健康的生活方式，生活规律，劳逸结合，情绪稳定，适当休息与活动，保持大便通畅。

（2）积极防治原发疾病，避免各种诱发因素。正确选择食谱，避免刺激性食物，戒烟、酒。

（3）劳逸结合，适当进行体育锻炼。

（4）按时遵医嘱服药，避免自行减量或停药。

（5）嘱患者定期就医和复查超声心动图。

（于丽根　宋书梅）

第四节　冠状动脉粥样硬化性心脏病患者的护理

一、心绞痛

【概述】

心绞痛（angina pectoris），指冠状动脉供血不足引起心肌急剧或短暂的缺血、缺氧所致的临床症状。

（一）病因

心绞痛可能是冠状动脉痉挛、冠状循环小动脉病变、交感神经活动过度、心肌代谢异常等原因导致心肌血供和氧供不足，引起疼痛。

（二）临床表现

阵发性胸骨后压榨性、闷胀性或窒息性疼痛，可放射至心前区与左上肢，多于劳动或情绪激动、饱食、受寒时发生，持续数分钟，休息或含服硝酸酯制剂后消失。

（三）辅助检查

（1）实验室检查：查心肌酶、肌钙蛋白、白细胞计数等。

（2）心电图检查：诊断心肌缺血的最常用方法。

（3）放射性核素检查：评估心肌存活性最可靠的方法。

（4）超声心动图检查：除外主动脉夹层，评估心脏整体和局部功能，观察室壁运动及心室射血分数。

（5）冠状动脉造影检查：显示冠状动脉粥样硬化性病变最有价值的有创性检测手段。

（四）治疗原则

发作时立即停止活动，一般患者症状即可缓解。平时注意避免各种诱发因素，如情绪激动、饱餐、寒冷、过劳、高血压、高脂血症等。

可应用硝酸酯制剂、抗血小板药物、β－受体阻滞剂、钙离子拮抗剂等药物治疗，以及介入和外科手术治疗。

【护理措施】

（一）基础护理

（1）保持病室内环境整洁，空气清新，定时开窗通风，保持适宜的温度、湿度。

（2）密切观察患者病情变化，必要时给予持续的心电、血氧、血压监测。

（3）给予持续低流量吸氧，改善心肌氧供情况。

（4）患者卧床期间，做好基础护理，满足基本生活需要。

（5）给予低热量、低盐、低脂、高纤维素饮食，禁忌烟酒及刺激性食物，避免饱餐，保持大便通畅。

（6）遵医嘱用药，观察药物疗效及副作用。

（7）做好心理护理，缓解患者的紧张情绪。

（二）专科护理

疼痛护理：疼痛发作时，应立即停止活动，协助患者安静卧床休息，吸氧、心电监护，并给予安慰，减轻紧张情绪。必要时可用镇静剂、行床旁心电图、抽血查心肌酶等。卧床期间协助满足患者生活需要。遵医嘱给药并观察药物疗效及副作用。

（三）健康指导

（1）健康的生活方式，生活规律，劳逸结合，保持情绪稳定，保持大便通畅。

（2）合理安排运动，保持经常、适度的体力劳动或进行步行、慢跑、太极拳等有氧运动，以增进身心健康。

（3）正确选择食谱，选低盐、低脂、易消化、清淡、富含营养的饮食，少量多餐，避免刺激性食物。戒烟、酒，不饮浓茶、咖啡。

（4）嘱患者按时服药，不可随意增减剂量、更改服药时间及撤换药物，如有不良反应要及时就医。

（5）教会患者识别急性心肌梗死的先兆症状，如心绞痛发作频繁、程度加重、持续时间延长，应立即就诊。

（6）嘱患者定期门诊检查，调整治疗方案，及早发现病情变化。

（7）嘱患者外出时随身携带硝酸甘油，并告知硝酸甘油的使用和保存方法。

二、心肌梗死

【概述】

心肌梗死（myocardial infarction），是在冠状动脉病变的基础上，发生冠状动脉血供急剧减少或中断，使相应的心肌严重而持久地急性缺血所致的部分心肌急性坏死。

（一）病因

心肌梗死发病原因常见于在冠状动脉粥样硬化病变的基础上继发血栓形成。

冠状动脉粥样硬化、栓塞、痉挛等，造成管腔严重狭窄和心肌血供不足，而侧支循环未充分建立。在此基础上，一旦血供进一步急剧减少或中断，使心肌严重而持久地急性缺血达 1h 以上，即可发生心肌梗死。

（二）临床表现

根据梗死的部位、面积、发展速度与原心脏功能情况等不同，症状有轻有重，主要表现为剧烈疼痛并伴有向左肩放射，同时伴有濒死感，以及发热、恶心、呕吐、心律失常、心力衰竭、低血压、低血容量休克等症状。

（三）辅助检查

（1）实验室检查：查心肌酶、肌钙蛋白、白细胞计数等。

（2）心电图检查：心肌梗死诊断和定位的重要方法。

（3）放射性核素心肌显影检查：可显示梗死的部位和范围，有助于判断心室功能及心肌是否存活。

（4）超声心动图检查：除外主动脉夹层病变，评估心脏整体和局部功能，观察室壁运动及心室射血分数。

（5）冠状动脉造影检查：显示冠状动脉粥样硬化性病变最有价值的有创性检测手段。

（四）治疗原则

及早发现，及早住院，加强住院前的就地处理。保护和维持心脏功能，挽救濒死的心肌，防止梗死面积的扩大，缩小心肌缺血范围，及时处理心律失常和各种并发症。

【护理措施】

（一）基础护理

（1）保证病室安静，协助患者卧床休息，给予持续低流量吸氧 2~3L/min。

（2）给予持续心电、血压、血氧监测及观察体温、脉搏、呼吸的变化，准确记录出入量。

（3）做好危重患者的护理工作。患者卧床期间，护士协助完成各项生活护理，满足患者基本生活需要。

（4）给予低脂、低盐、易消化饮食，每餐不宜过饱，少量多餐。禁烟、酒、浓茶、咖啡。保持大便通畅，可食用富含纤维的蔬菜、水果，适当饮水，必要时服缓泻剂，防止大便用力而突发意外。

（5）加强患者心理护理，帮助其放松心情，避免刺激，谢绝探视，预防交叉感染。

（6）解除疼痛，遵医嘱给予药物治疗，注意观察药物疗效及副作用。

（7）常见并发症的护理，如心力衰竭、心律失常、心脏骤停等，可依照相关护理措施进行护理。

（8）备好抢救物品及药品，如发现异常应及时与医生联系。

（二）专科护理

（1）心源性休克护理：根据休克原因分别处理，如补充血容量，应用正性肌力药、血管扩张剂，纠正酸中毒、电解质紊乱，必要时行有创血压、血流动力学监测。

（2）介入治疗护理：可依照冠状动脉粥样硬化性心脏病的介入诊断与治疗的护理措施护理。

（三）健康指导

（1）指导患者建立健康的生活方式，生活规律，注意休息，劳逸结合，保持心情愉快，情绪稳定，避免过度紧张。

（2）根据气候及时增减衣服，避免着凉感冒。

（3）应选用低盐、低脂，富含营养、易消化的饮食，少食多餐，避免过饱，多食蔬菜水果。避免刺激性食物，戒烟、酒，不饮浓茶、咖啡。

（4）保持大便通畅，必要时服用缓泻剂。

（5）根据情况进行适当的体育锻炼，做到循序渐进，如步行、慢跑、太极拳等有氧运动，以增进身心健康。

（6）嘱患者按时服药，不可随意增减剂量、更改服药时间及撤换药物，出现不适及时就医。

（7）嘱患者定期就诊，调整治疗方案，及早发现病情变化。

（8）嘱患者外出时随身携带硝酸甘油，并告知硝酸甘油的使用和保存方法。

三、冠状动脉造影术 .

【概述】

冠状动脉造影术是通过影像学的方法确定冠状动脉有无病变，以及为冠心病的诊治和研究提供可靠依据的介入性诊断技术。介入治疗是利用现代高科技手段进行的一种微创性治疗——在医学影像设备的引导下，通过特制的导管、导丝等精密器械，用各种方法扩张狭窄的冠状动脉，从而达到解除狭窄、改善心肌血供的治疗方法。

1. 适应证

（1）不明原因的胸痛。

（2）高度怀疑为冠心病，但药物治疗效果不好的疾病。

（3）心绞痛症状不重，但其他检查提示多支心脏血管病变。

（4）不稳定心绞痛，ST 段抬高，心肌梗死。

（5）有症状，但经冠心病其他检查不足以确诊。

（6）作为血管成形术的术前准备。

2. 禁忌证

（1）不明原因的发热及未被控制的感染。

（2）严重的贫血及出血。

（3）造影剂过敏。

（4）主要脏器功能衰竭。

（5）电解质紊乱尚未被纠正。

（6）洋地黄中毒。

（7）未被控制的高血压。

3. 并发症

冠状动脉造影术并发症主要有出血、血肿、血管迷走反射、冠脉血栓形成、假性动脉瘤、肾功能损害、术后低血压等。

【护理措施】

（一）基础护理

（1）向患者和家属进行术前宣教，取得理解和配合，消除紧张情绪。

（2）术前 4h 禁食，不禁水和药。

（3）术前行相应检查，如心电图、血常规、血型、凝血、肝肾功能、心肌血清生化标记物等。

（4）术前做碘过敏试验，试验前详细询问患者有无药物过敏史。

（5）穿刺部位在股动脉，要进行会阴部备皮；穿刺部位在桡动脉，要保持局部皮肤清洁。

（6）术前协助患者练习床上使用便器。

（7）对于肾功能异常者术前 12h 进行水化治疗。

（8）术前给予安定 10mg 肌内注射。

（9）术后嘱患者患侧肢体保持伸直，避免弯曲。同时注意观察足背动脉搏动情况、皮肤颜色及温度的变化，如发现动脉搏动消失、皮肤苍白、发凉或肢体肿胀时，应及时通知医生，进行处理。

（10）对于行桡动脉术者，应嘱其患肢抬高并减少活动，随时注意患肢皮肤温度及有无肿胀情况。常规 6h 后撤除压迫器。

（11）给予低流量吸氧 2~3L/min，遵医嘱行心电、血压、血氧监测，行床旁心电图，密切观察生命体征的变化。

（12）术后予补液 1 000~1 500ml 或嘱患者多喝水，以加速造影剂代谢、排出。

（13）观察局部伤口有无渗血、红肿、疼痛等情况。保持伤口敷料清洁、干燥，敷料污染时应及时更换。留置鞘管时，应注意鞘管周围有无渗血，常规术后 4~6h 内监测活化部分凝血酶时间＜ 50~70s 时，通知导管室医生拔除鞘管。拔除鞘管后用砂袋加压包扎 6h，绷带包扎 24h。

（14）下肢股动脉伤口行封堵术或缝合术者，术后患肢制动 6h，并遵医嘱用砂袋压迫 6h，12~24h 拆除绷带。

（15）对于持续抗凝、抗血小板治疗的患者，密切观察有无出血倾向，发现异常及时通知医生。

（16）定时巡视患者，做好基础护理，满足患者的生活需要。

（17）做好心理护理，消除患者紧张、焦虑的情绪。为患者创造一个安静、舒适、整洁的休养环境。

（18）饮食应以低盐、低脂、清淡、易消化的半流食为主。尽量不食易胀气的食品，如牛奶、甜食等。

（二）健康指导

（1）坚持药物治疗，不可随意增减药物，控制好血压、血脂、血糖，做好冠心病的二级预防。

（2）以低盐、低脂、清淡、易消化、高纤维素饮食为主，勿暴饮暴食。

（3）严格戒烟、限酒，起居规律，情绪稳定，劳逸结合，适当进行有氧运动，保持大便通畅。

（4）根据气候随时增减衣物，注意保暖，预防感冒。

（5）嘱患者定期门诊复诊。

（于丽根　宋书梅）

第五节　原发性高血压患者的护理

【概述】

原发性高血压是指原因不明的，以体循环动脉收缩压和（或）舒张压的持续增高为主要表现的临床综合征，又称作高血压病。其诊断标准为收缩压≥ 140mmHg 和（或）舒张压≥ 90mmHg，即可诊断为高血压。

（一）病因

原发性高血压的病因和发病机制尚不清楚，现认为与遗传因素、环境因素等多种因素有关。流行病调查表明，原发性高血压病因常与肥胖、饮酒、高钠饮食、遗传、年龄、性别以及长期精神紧张等因素相关。

原发性高血压的发病机制：可因交感神经系统活性亢进，儿茶酚胺浓度升高，小动脉收缩增强；肾脏水钠潴留，全身血流自身调节使外周血管阻力和血压升高；肾素－血管紧张素－醛固酮系统（RAAS）激活；细胞膜离子转运异常；血管内皮系统生成、激活与释放的各种血管活性物质；胰岛素抵抗所致的高胰岛素血症等病理生理变化，参与发病均使血压升高。

（二）临床表现

多数患者起病缓慢，早期可无症状，查体时常发现血压升高。也可有头痛、头晕、颈项板而紧、疲劳、心悸、失眠等症状，劳累、紧张后加重。血压长期持续升高，可造成脑、心、肾等器官以及眼底血管的损伤，产生相应表现。

急性或急进型高血压，舒张压持续≥ 130mmHg，头痛、视力模糊、眼底出血渗出或乳头水肿，肾脏损害突出，持续蛋白尿、血尿、管型尿，病情发展迅速，如不及时降压，预后很差，常死于肾衰竭、心衰竭、脑卒中。

（三）辅助检查

（1）实验室检查：尿常规，血常规，血脂、血糖、肝肾功能。

（2）24h 动态血压监测：有助于判断血压升高的严重程度，了解血压昼夜节律，指导用药。

（3）心电图、超声心动图检查：有助于了解心肌劳损情况。

（4）眼底检查：有助于对高血压严重程度的了解。

（四）治疗原则

降低血压，使血压降至正常范围，防止或减少靶器官并发症，降低病死率及病残率。目前一般血压控制目标＜ 140/90mmHg。糖尿病肾病合并高血压者，血压控制目标＜ 130/80mmHg。

【护理措施】

（一）基础护理

（1）病情观察：密切观察病情变化，了解患者头痛、头晕、失眠等症状有无减轻，及早发现高血压危象和心、脑、肾等靶器官受累的现象。

（2）休息原则：注意劳逸结合，保证睡眠，病房保持安静，谢绝探视。

（二）专科护理

（1）动态监测血压变化：注意了解患者自觉症状变化，及早发现高血压危象的表现。

（2）休息：要提供舒适、安静的睡眠环境，必要时使用镇静剂。午后控制水分的摄入，以减少夜尿次数。科学地安排治疗、检查的时间，避免干扰睡眠。

（3）适量运动：坚持适当活动可预防和控制高血压，要确定运动的方式、强度、时间和频率，应从轻度或中等强度的运动开始，逐渐增加运动量。

（4）饮食护理：限制钠盐摄入，世界卫生组织（WHO）建议每人每日食盐量不超过6g；减少膳食脂肪，补充适量优质蛋白质；维持足够的钾、钙的摄入；避免食用刺激性饮料，限制饮酒，每天不应超过50g白酒。

（5）症状护理：①头痛、头晕：除因高血压疾病本身所致的头痛外，部分患者在接受扩血管治疗后会产生头痛和直立性低血压等症状。首先要评估患者头痛的情况，如头痛程度、持续时间，是否伴有恶心、呕吐、视物模糊等伴随症状；患者改变体位时，动作要缓慢，从卧位到站位前先坐一会儿。卧床休息时将头部抬高，起床活动时头晕应立即坐下或躺下；血压不稳定或症状加重时必须卧床休息；尽量减少或避免引起或加重头痛的因素；监测血压，发现血压变化时，立即同医生联系。②恶心、呕吐：创造安静环境，充分休息，保证睡眠。患者呕吐时，协助患者采取坐位或侧卧位，头偏向一侧。呕吐后协助患者清洁口腔，必要时遵医嘱使用止吐药物。③意识紊乱：患者应绝对卧床休息，密切监测心电图、血压、生命体征及神志变化，建立通畅的静脉通道，及时遵医嘱给予扩血管、脱水、降压等处理，备好抢救药物。监测尿量，必要时留置导尿管以监测每小时的尿量。对于躁动患者要加强保护性措施。④乏力：评估患者心功能状态和活动能力，根据患者心功能情况制订合理的活动计划，督促患者动静结合，循序渐进增加活动量。嘱患者一旦出现心慌、呼吸困难、胸闷等情况应立即停止活动，保证休息，并以此作为最大活动量的限制指征。⑤高血压危象：绝对卧床休息，避免一切不良刺激，保证良好的休息环境，持续监测血压和遵医嘱定时服用降压药，保证血药浓度。严密观察患者病情和血压变化，防止血压过度下降引起肾、脑或冠脉缺血。

（三）健康指导

（1）保持规律的生活方式和情绪稳定：保证睡眠，控制饮食，按时服药，劳逸结合。避免情绪激动，指导患者用松弛的方法平息激动的情绪。

（2）注意适度保暖：因为寒冷使血管收缩导致血压升高，所以冬天应适当保暖。

（3）指导患者学会观察血压，教会家属或患者正确使用血压计测量血压——选择符合计量标准的水银柱血压计或国际标准检验合格的电子血压计。使用大小合适的袖带，固定体位测量血压（肱动脉平心脏）。测量前患者至少安静休息5min，30min内无剧烈活动，以便及时掌握患者血压的动态变化，正确判断降压效果，及时调整用药。

（4）适量运动：运动可以促进血液循环、降低胆固醇、促进肠蠕动、预防便秘、改善睡眠。对不同年龄、体质的患者制订不同的运动方案。

（5）正确服药：指导患者认识降压药物的治疗作用和副作用，遵医嘱服药，为了用药安全，嘱咐患者定期复诊，在医生的指导下合理用药。

（6）预防便秘：患者要养成每天大便的习惯，增加蔬菜、水果、高纤维食物的摄取量。每日施行腹部肌肉收缩运动，促进肠蠕动，使大便能定时排出。必要时给予通便药物。

（7）急症处理：教会患者突发血压升高时，应全身放松，静卧休息，立即舌下含服硝苯地平10mg或其他降压药物，稍觉缓解后即到医院就诊。如出现心前区疼痛或一侧肢体麻木、无力、口角歪斜以及夜尿增多、少尿等，应及时就诊。

（顾　晴　宋书梅）

第六节　病毒性心肌炎患者的护理

【概述】

心肌炎（myocarditis），是指心肌组织的局限性或弥漫性的急性、亚急性或慢性炎症，或变性坏死，多是全身性疾病在心肌的炎症表现。心肌炎按其病因不同，可分为感染性、过敏或变态反应、理化因素或药物所致三大类心肌炎。感染性心肌炎依其感染的不同病原体又可分为细菌、病毒、真菌、立克次体、螺旋体或寄生虫性心肌炎等，其中，病毒性心肌炎最为多见。

病毒性心肌炎（viral myocarditis）可发生于各年龄段人群，青少年发病较多，小儿也不少见，无季节性，多为散发病例，也可爆发流行。

（一）病因

各种病毒都可引起病毒性心肌炎，但以引起肠道、上呼吸道感染的病毒最多见。绝大多数病毒性心肌炎是由柯萨奇病毒、艾柯病毒和脊髓灰质炎病毒引起。

一般认为，早期可能是病毒直接损伤心肌，病毒在心肌细胞内繁殖引起心肌细胞溶解、坏死、水肿、单核细胞浸润。后期则为自身免疫损伤，病毒感染后诱发机体产生自身免疫反应，造成心肌细胞的自身免疫损伤而发病。炎症迁延不愈、心脏扩大、心肌纤维化则形成慢性心肌炎、心肌病。

（二）临床表现

轻者可无明显症状，重者可并发严重心律失常、心力衰竭、心源性休克。

（1）发病前 2~3 周常有病毒感染症状，如发热、咽痛、咳嗽、肌肉酸痛、急性胃肠炎等症状。

（2）心脏受累症状可有心悸、气短、夜间心率增快，严重者可有劳力性及夜间呼吸困难等急性左心衰竭症状甚至发生心源性休克，也可出现严重心律失常、晕厥，甚至猝死。

（三）辅助检查

（1）血清学检查：CK、AST、LDH 增高。血清病毒中和抗体、血凝抑制抗体 3 周后可出现成倍增长。

（2）血常规检查：白细胞增多，红细胞沉降率加快，C- 反应蛋白增加。

（3）X 线检查：可有心影增大或正常。明显增大者多伴有心包积液，此时，心影呈球形或烧瓶状，心搏动明显减弱。

（4）心电图检查：ST–T 变化，主要表现有 ST 段抬高或压低，T 波低平或倒置；心律失常是急性心肌炎较有特征的心电图异常，多为暂时性的，可有窦房结、房室结、心室内传导阻滞，尤其是一度、二度Ⅱ型和三度房室传导阻滞。异位节律以室性期前收缩最常见，且是心肌炎的唯一表现。

（5）超声心动图检查：心肌炎的超声心动图检查无特异性。可检出心脏扩大，局限性或广泛的心脏搏动减弱，心功能减退及心包积液等。

（6）核素心室造影检查：2/3 的患者可见到左室射血分数降低。

（7）病毒学检查：在急性期从心内膜、心肌、心包或心包穿刺液等组织中检测出病毒、病毒基因片段或病毒蛋白抗原。

（四）治疗原则

抗病毒尚无特效药。心肌炎的治疗针对两方面：病毒感染和心肌炎症。对原发病毒感染，用干扰素或干扰素诱导剂预防和治疗心肌炎。改善心肌营养、代谢的药物可能有益。

【护理措施】

（一）基础护理

（1）休息：急性期必须卧床休息，无并发症可卧床休息 1 个月，合并心力衰竭严重者可休息 6~12 个月，直至症状消失。避免一切不良刺激，以消除患者紧张情绪，使之能正确对待疾病，积极地配合治疗及护理。

（2）饮食护理：严格遵照低热量、低盐的原则，少食多餐，避免刺激性食物。心功能代偿良好的患者予普食或低盐饮食。心功能代偿不全者，应予清淡、易消化、减少胃肠胀气的饮食，同时限制钠盐及水的摄入。水肿患者饮水量限制在 1 500ml 以内。

（二）专科护理

（1）观察病情变化：密切观察患者体温、心率、血压、心律变化并做记录。

（2）监护：对合并心律失常、心力衰竭或心源性休克等患者给予高流量吸氧 4~6L/min。持续心电监护，密切测量血压、心律、心率等生命体征。如有异常立即报告医生，并协助处理，避免发生心搏骤停。

（3）心理护理：加强有关疾病和治疗知识的教育，避免患者出现悲观、失望、忧虑、沮丧等情绪，同时做好家属的工作，提供患者情感支持，给予理解和关照。

（三）健康指导

指导患者及家属合理休息、适当锻炼、加强营养。教会患者及家属监测脉率、节律，如发现异常或有胸闷、心悸等不适症状，应及时复诊。告诫患者注意保暖、预防呼吸道感染和定期复诊的重要性。

（顾　晴　宋书梅）

第七节　心肌疾病患者的护理

一、扩张型心肌病

【概述】

扩张型心肌病（dilated cardiomyopathy,DCM），简称“扩心病”。以不明原因的单侧或双侧心室扩大、心室收缩功能减退、伴或不伴充血性心力衰竭、心律失常为主要表现的最常见的一种心肌病。

（一）病因

扩张型心肌病的病因尚未明了。但多认为可能与病毒感染（尤其柯萨奇B病毒）、自身免疫、遗传、交感神经系统失调以及营养代谢障碍、氧化代谢缺陷、酒精中毒、血硒降低等因素有关。

扩张型心肌病发病机制：可能是病因作用下导致心肌损伤、纤维化、弥漫性心肌功能丧失，使残存心肌扩张、变薄及代偿性肥大，间质纤维化，心室几何形态改变，引起二尖瓣或三尖瓣反流及心室扩张。上述病理过程导致心室收缩功能明显下降，表现为射血分数降低。舒张功能减退发生于本病后期。

（二）临床表现

30~50岁发病率最高，男性多于女性，以无明显原因的充血性心衰、心律失常、动脉栓塞、猝死为主要临床特征。多数起病缓慢，早期症状为乏力、疲劳、劳力性呼吸困难、心悸，进而端坐呼吸、夜间阵发性呼吸困难、腹胀、下肢肿胀。肺动脉栓塞、严重的心律失常可发生在疾病的任何阶段，且为心衰加重、晕厥、猝死的主要因素。

（三）辅助检查

（1）X线检查：早期显示心影轻度扩大，心胸比 < 60%，多为左心室增大，后期显示“大而静”的心影，肺常瘀血。胸腔积液也多见。

（2）心电图检查：多显示心室肥大或肥大合并心肌劳损；ST-T改变，以ST段压低，T波低平或双相或倒置为主要表现；多种心律失常并存是扩张型心肌病心律失常的特点。

（3）超声心动图检查：常被描述为“腔大”、“壁薄”、“口小”三大特点。

（四）治疗原则

目前尚缺乏根本治疗，主要还是对症治疗，缓解症状，改善生活质量，保护心肌，延长生存时间。

【护理措施】

（一）基础护理

（1）卧床休息：根据患者心功能不全的程度制订活动标准。

（2）饮食护理：选择清淡、易消化、低脂肪、富于营养的饮食。心功能不全的患者应低盐饮食，每日摄盐2g以下，增加维生素、蛋白质、微量元素的摄入，减轻心脏负担。少量多餐，避免饱餐、吸烟。不要饮用酒、浓茶、咖啡等刺激性饮料，以免诱发心律失常；服用利尿剂者应鼓励多进食含钾丰富的食物，如橘子、香蕉等。

（二）专科护理

（1）用药护理：每次给洋地黄类药物前数脉搏。如心率 < 60次/min或心率 > 120次/min，如出现心律失常、恶心、呕吐、腹泻、黄绿视、头痛等洋地黄中毒症状，应立即停药，报告医生。利尿剂可排出机体潴留的过多液体，减轻心脏前、后负荷，改善心功能，但可引起味觉异常、口干、表情淡漠等。利尿期间应观察患者有无乏力、四肢痉挛、脱水现象，准确记录24h出入量，及时复查血电解质浓度，防止水、电解质失衡。

（2）监护：重症可出现心肌梗死，应行心电监护，及时发现心律、心率的变化，备齐抢救药物及仪器并放于床边，协助医生采取有效措施进行抢救治疗。

（3）心理护理：本病患者大多为中年男性，病程长，迁延不愈，反复住院治疗，医疗费用较大，严重影响生活和工作，患者常产生忧虑、挫折、抑郁、愤怒等消极情绪，因此应加强沟通，进行有关疾病和治疗知识的教育，避免患者出现悲观、失望、忧虑、沮丧等情绪，同时做好家属的工作，提供患者情感支持，给予理解和关照。

（三）健康指导

（1）睡眠充足：保证睡眠，避免过度疲劳。避免发热、疼痛、寒冷、饮食不当，以免加重病情。

（2）饮食原则：清淡饮食，改善营养状况，忌暴饮暴食，戒烟、酒。

（3）预防病情变化：心力衰竭者避免过度劳累，注意保持大便通畅。心律失常发作时，患者有胸闷、心悸、心脏停搏感、周身不适等症状，如有症状及时就诊。

（4）心理支持：做好家属的工作，提供患者情感支持，给予理解和关照。对患者多关心体贴，常给予鼓励和安慰，帮助其消除悲观情绪，增加治疗信心。

二、肥厚型心肌病

【概述】

肥厚型心肌病（hypertrophic cardiomyopathy，HCM），是一组原因不明的以心肌非对称性肥厚、心室腔变小、左心室血液充盈受阻、舒张期顺应性降低为基本病理特征的心肌病。依据临床、形态学及血流动力学特征可分为两类：一类为有左室流出道梗阻的，称为梗阻性肥厚型心肌病；另一类为无流出道梗阻的，称为非梗阻性肥厚型心肌病。

（一）病因

本病病因不明，55% 的患者有明确的家族史，故又称为家族性肥厚型心肌病，多认为本病为一种遗传障碍，系常染色体显性遗传病。对散发病例的病因还缺乏了解。

本病主要病理改变为心室肌肥厚，心脏的重量增加。肥厚的心室顺应性减退导致心室舒张功能障碍，早期收缩功能多正常，当肥厚主要发生在室间隔左室流出道部分时，则形成“流出道梗阻”，使左心室前向射血减少，出现低血压、晕厥，心肌需氧量超过冠状动脉血供，可导致心肌供血不足，而出现心绞痛。心肌纤维排列紊乱，舒张末期心室压增高，儿茶酚胺分泌亢进可诱发心律失常。

（二）临床表现

本病发病率较低，主要为儿童、青少年及成年人，婴儿也有发病。多见于男性。

有否症状取决于左心室流出道压力阶差程度以及肥厚心室肌的顺应性。轻者可无症状，严重者丧失活动能力。患者大多 30~40 岁出现症状。表现为呼吸困难、心绞痛、头晕与晕厥、心悸、猝死。

（三）辅助检查

（1）X 线检查：50% 的患者心影增大，典型者呈球形，多不伴主动脉扩张。

（2）心电图检查：60% 以上的患者提示左心室肥大改变，ST–T 改变见于 80% 以上的患者，病理性 Q 波，左心房波形异常，部分患者合并预激综合征。

（3）超声心动图检查：超声心动图检查是本病的主要诊断手段。基本特征是非对称室间隔肥厚，左心室心腔缩小，左心室游离壁运动增强，室间隔运动相对减弱；二尖瓣前叶在收缩期前移；左室舒张功能减退。

（4）心内膜心肌活检：可出现心肌纤维增粗、排列紊乱等肥厚型心肌病的病理表现。

（四）治疗原则

弛缓肥厚的心肌，改善心肌顺应性，降低心肌收缩力，减轻左室流出道狭窄，以纠正心衰和血流动力学异常；抗心律失常及维持正常的窦性心律，预防猝死。

【护理措施】

（一）基础护理

（1）休息：保持情绪稳定，避免劳累、提取重物、突然站立或屏气，避免饱餐、寒冷刺激，戒烟、酒，防止诱发心绞痛。

（2）吸氧：对有胸闷、胸痛、头晕、心悸等症状的患者，遵医嘱给予持续吸氧 2~4L/min。疼痛发作时立即停止活动，卧床休息，安慰患者，解除紧张情绪。遵医嘱应用 β－受体阻滞剂或（和）钙通道阻滞剂。

（二）专科护理

（1）观察病情变化：评估有无左、右心功能不全表现，严格控制输液量及滴速，必要时记录 24h 出入量，警惕诱发心力衰竭。发生头晕、黑朦时，应立即下蹲或平卧，平卧时抬腿，防止晕厥发生。

（2）监护：观察心律、心率的变化，备齐抢救药物及仪器并放于床边，便于进行抢救和治疗。使用 β－受体阻滞剂或钙通道阻滞剂者，应注意有无心动过缓等发生。

（3）心理护理：加强有关疾病知识的教育，避免患者出现悲观、失望、忧虑、沮丧等情绪，同时做好家属的工作，提供患者情感支持，给予理解和关照。

（三）健康指导

（1）嘱患者避免可诱发或加重流出道梗阻的活动，如长跑运动、剧烈的竞技运动，即使无症状亦应避免。

（2）指导患者低钠饮食。

（3）嘱患者注意保暖，坚持服药，定期门诊检查。

三、限制型心肌病

【概述】

限制型心肌病（restrictive cardiomyopathy），是一组以心室壁变硬、顺应性下降为主要改变的特殊类型的心肌病，其特征为原发性心肌及心内膜纤维化，或是心肌的浸润性病变，引起心脏充盈受阻的舒张功能障碍。

（一）病因

限制型心肌病病因不明。可能与心内膜受病毒或寄生虫感染同时累及心内膜下心肌，形成内膜及内膜下心肌纤维化；自身免疫，营养不良，含 5– 羟色胺食物摄入过多；嗜酸粒细胞增多变性，机体对其产生变态反应，损伤心内膜，或嗜酸粒细胞对心内膜及内膜下心肌直接产生的毒性有关。

（二）临床表现

起病较缓慢，早期可有发热，逐渐出现乏力、头晕、气急。病变以左心室为主者有左心衰竭和肺动脉高压的表现，如气急、咳嗽、咯血、肺底部出现啰音，肺动脉瓣区第二音亢进等。病变以右心室为主者有右心室回血受阻的表现，如颈静脉怒张、肝大、下肢水肿、腹水等。心脏搏动常减弱，浊音界轻度增大，心音低，心率快，可有舒张期奔马律及心律失常。也可存在心包积液、内脏栓塞。

（三）辅助检查

（1）X 线检查：心影扩大、可见心内膜钙化影及心包积液征。

（2）心电图检查：可见二尖瓣型 P 波，心房颤动、房室传导阻滞及束支传导阻滞。亦可有 ST-T 波异常改变及异常 Q 波。低电压，心房或心室肥大。

（3）超声心动图检查：显示心室腔正常或缩小，左右心房扩大，下腔静脉和肝静脉显著增宽，心肌、心内膜结构超声回声密度异常，心室顺应性差，舒张功能减退，收缩功能正常或减弱。二尖瓣、三尖瓣反流，可见心包积液。

（4）心内膜心肌活检：对明确诊断及鉴别诊断有较高价值。

（四）治疗原则

尚无有效的药物治疗方法，以控制心力衰竭症状为主，对症治疗。

【护理措施】

（一）基础护理

休息原则是避免劳累，保持患者情绪稳定。参考肥厚型心肌病的基础护理。

（二）专科护理

依照肥厚型心肌病专科护理措施护理。

（三）健康指导

告知患者及家属日常生活中不宜劳累，防止感染。积极预防并发症并及时就医。

（顾　晴　宋书梅）

第八节　感染性心内膜炎患者的护理

【概述】

感染性心内膜炎（infectire endocarditis，IE），是指微生物直接感染并伴有赘生物形成的心内膜或邻近的大动脉内膜的炎症。

（一）病因

感染性心内膜炎多发生在原有心脏病的基础上，以风湿性心瓣膜病（风心病）最多见，占感染性心内膜炎患者的 50% 左右，其次为先天性心脏病、瓣膜脱垂、退行性心瓣膜病和梗阻性肥厚型心肌病。也可发生在原无心脏病者，这主要与静脉药物依赖者增加有关。自身瓣膜感染性心内膜炎最常见的病原体为：链球菌，约 65%，以草绿色溶血性链球菌为多见；葡萄球菌占 25%，以凝固酶阳性者占多数；而其他革兰阴性需氧杆菌、真菌、衣原体、支原体少见。常见的感染途径为心脏手术，其他手术操作如拔牙、扁桃体摘除、尿道手术、人工流产和血液透析的动静脉瘘等也可为细菌侵入的途径。另外，吸毒者用不洁器具静脉推注麻醉药品，也是造成感染性心内膜炎日渐增多的原因。

心瓣膜损害如瘢痕或狭窄产生跨瓣的高速血流漩涡，使心内膜损伤，当一过性菌血症或真菌血症时，病原微生物在此附着，形成赘生物。赘生物形成是感染性心内膜炎的病理学标志。赘生物由纤维素、血小板和病原微生物及少量炎性渗出物所组成，进而引起瓣膜功能障碍、破坏或阻塞，或瓣周炎症扩张到其邻近结构形成瓣周脓肿。当赘生物脱落随血流可产生心外并发症—栓塞现象，甚至出现免疫复合物介导的疾病如肾小球肾炎等。

（二）临床表现

（1）急性感染性心内膜炎：起病急，高热、寒战，全身毒血症状明显。短期内可迅速出现心力衰竭或加重。赘生物脱落可产生栓塞和转移性脓肿，皮肤可出现瘀斑和紫癜样出血性损害。

（2）亚急性感染性心内膜炎：表现较为隐匿。可有全身不适、疲倦、低热、体重减轻等症状。出现心脏杂音或杂音改变，心力衰竭和心律失常的体征出现或加重。还可有栓塞和血管损伤现象，以脑、脾、肾、肠系膜和四肢栓塞最为多见。

（三）辅助检查

（1）血培养：血培养是诊断感染性心内膜炎的主要标准之一，是确诊感染性心内膜炎的微生物学方法。

（2）超声心动图和经食管超声心动图检查：诊断感染性心内膜炎的主要手段。

（四）治疗原则

及早应用抗生素可以提高治愈率。应用抗生素原则为选敏感、大剂量的杀菌剂，疗程要足够，必要时合并应用抗生素。

外科手术主要方式有瓣膜置换术、瓣膜修补术。

【护理措施】

（一）基础护理

（1）休息：嘱患者多休息，适量活动。

（2）高热的护理：加强高热及基础护理，注意观察体温波动状况，并及时通知医生。注意保暖，及时补充水分。

（二）专科护理

（1）病情观察：观察皮肤瘀斑等外周体征的发生、发展情况。严密观察心力衰竭的早期表现，以及脑栓塞相应局灶性神经症状，如有发生及时通知医生。

（2）用药护理：应用抗凝药时观察皮肤、口腔黏膜、消化道有无出血，观察有无颅内压力增高迹象。进行注射后应延长按压针眼时间。应用抗生素时注意保证用药及时、用量准确，观察体温波动情况及二重感染的征象。

（3）心理护理：由于本病病程长，易反复，患者常有悲观、焦虑的不良情绪，对治疗缺乏信心。护士应积极与患者沟通，消除其紧张情绪，增强患者治疗信心。

（三）健康指导

感染性心内膜炎是不常见而致命的疾病，引起感染性心内膜炎的病原体常与口腔、消化道和泌尿生殖道的侵入性操作相关，应用抗生素可以进行有效的预防。患者在日常生活中要注意预防感冒及其他细菌、病毒等的感染，防止发病。

（顾　晴　宋书梅）

第九节　心包炎患者的护理

一、急性心包炎

【概述】

急性心包炎是心包脏层和壁层的急性炎症，可分为纤维蛋白性心包炎和渗出性心包炎。

（一）病因

心包炎可由感染、免疫反应、创伤和肿瘤等引起，也可原因不明诱发心包炎。多继发于全身性疾病，以心肌梗死、尿毒症和肿瘤等疾病较为多见。近年来，由于抗生素药物的广泛应用，细菌性和风湿性心包炎已明显减少，而急性非特异性心包炎渐趋增多。

（二）临床表现

1. 症状（轻症可无症状）

（1）全身症状：症状差异较大。感染性心包炎患者，多有毒血症状，如发热、畏寒、多汗、困乏、食欲不振等。非感染性心包炎患者的毒血症状较轻，肿瘤患者可无发热。

（2）心前区疼痛：主要见于纤维蛋白性心包炎阶段。疼痛部位在心前区或胸骨后，并向左肩、臂放射，可随呼吸、咳嗽、吞咽、体位改变而加重疼痛。

（3）心包积液压迫症状：有上腹胀痛、呕吐、下肢浮肿、呼吸困难等。当动脉血压显著下降时，可有面色苍白、烦躁不安等症状。大量心包积液者可有激惹性咳嗽。

2. 体征

（1）心包摩擦：急性纤维蛋白性心包炎的典型体征，常出现于胸骨左缘第三、四、五肋间隙。但当心包积液增多，摩擦音可减弱甚至消失。

（2）心包积液：心包积液量超过 300ml 或积液发生较迅速时，可出现下列体征：①心包积液本身体征：心浊音界扩大。有时在胸骨左缘第三、四肋间隙可闻舒张早期附加音，亦称心包叩击音。②心包填塞征：心率加快，脉搏细弱，动脉收缩压下降，脉压减少，重者可出现休克。慢性心包填塞时，肝颈静脉回流征阳性。可出现奇脉。③左肺受压征：左肩胛的内下方有一浊音区，并伴有语颤增强及支气管性呼吸音，亦称 Ewart 氏征。

（三）辅助检查

（1）化验检查：化脓性心包炎者白细胞计数及中性粒细胞明显增高。

（2）X 线检查：成人心包积液 < 300ml 时，X 线征象不多，难以发现。积液≥ 300ml 时，心影形态可因体位不同而改变，并有上腔静脉明显扩张及心膈角变钝的表现。当心包积液 > 1 000ml 时，外形呈三角形或烧瓶状，心缘弓形的正常界限消失。

（3）超声心动图检查：此检查无创、迅速可靠、简单易行。

（4）心电图检查：急性心包炎时，可出现广泛的心肌损伤型心电图改变。

（5）核素扫描：可显示心腔大小。

（四）治疗原则

（1）一般治疗：急性期应卧床休息，呼吸困难者取半卧位，吸氧，胸痛明显者可给予镇痛剂。

（2）病因治疗：根据不同的病因进行相应治疗，无特异性。无特异性病因时可用激素治疗。结核性应抗结核治疗，化脓性需切开引流，全身和局部应用大剂量抗生素。尿毒症性行血透，肿瘤性行化疗等。

（3）解除心包填塞：可施行心包穿刺术抽液减压。

【护理措施】

（一）基础护理

（1）急性心包炎患者应卧床休息，给予氧气吸入，并保持情绪稳定。出现心包填塞的患者会出现强迫体位，应提供患者可趴俯的床尾小桌，并加床栏保护患者，以防坠床。

（2）饮食上给予高热量、高蛋白、富含维生素、易消化的半流食或软食。如有水肿，应限制钠盐摄入。

（二）专科护理

（1）疼痛护理：注意观察疼痛的性质和程度，必要时应通知医生，按医嘱给予镇痛剂或镇静剂。心包炎累及胸膜引起的疼痛，局部可放置冰袋，减少咳嗽和变换体位以使疼痛减轻。干性纤维蛋白性心包炎，可取左侧卧位，减少胸膜摩擦，减轻疼痛。

（2）病情观察：密切观察呼吸、血压、脉搏、心率、面色等变化。出现心包填塞的症状，应立即帮助患者取坐位，身躯前俯，并及时通知医生，备好心包穿刺用品，协助进行心包穿刺抽液。如不能缓解症状，应考虑心包切开引流。

（3）药物治疗的护理：观察药物的疗效及可能出现的毒副作用。

（4）心包穿刺的护理：心包穿刺术既用于诊断，又可以帮助明确心包积液性质及病原，解除心包填塞症状，是一项重要的治疗措施。①心包穿刺术的术前准备：协助医生做超声波检查，确定积液的多少，并可指导选择穿刺进针的部位、深浅和方向；向患者做好解释，争取患者合作，必要时给予镇静剂；术前准备好各种试管，包括培养皿及酒精灯等，以便留取标本送检，并做好抢救物品的准备。②术中协助医生完成各项操作，进行持续心电监护，并将穿刺针尾部与心电监护胸前导联连接，密切观察患者面色、表情、呼吸及血压情况。③术后密切观察患者面色、表情、呼吸，嘱患者平卧位或半卧位休息 4~6h，定期测量血压，直至平稳。进行连续心电监护，密切注意心率、心律变化及有无奇脉情况。给予氧气吸入，记录患者液体出入量。术后常规应用抗生素 3~5 天，以预防感染。

（5）心理护理：患者常因发生呼吸困难而精神紧张，甚至产生恐惧心理，陪护人员应守护在旁，给予解释和安慰，消除其不良心理因素，取得患者的配合。

在行心包穿刺抽液治疗前，向患者做好解释工作，通过讲解此项治疗的意义、过程、术中及术后配合事项，争取患者理解，减轻恐惧不安情绪。护士可在手术中陪伴患者，给予支持、安慰。

（三）健康指导

（1）心包炎患者应注意充分休息，加强营养。

（2）继续进行药物治疗，教会患者如何正确服药及观察药物疗效和副作用。

（3）大多数心包炎可以治愈。结核性心包炎病程较长，鼓励患者坚持治疗；而急性非特异性心包炎则易复发，部分可演变为慢性缩窄性心包炎。

（4）嘱患者定期门诊复诊。

二、缩窄性心包炎

【概述】

缩窄性心包炎是由于心包慢性炎症所导致心包增厚、粘连甚至钙化，使心脏舒张、收缩受限，心功能减退，引起全身血液循环障碍的疾病。多数由结核性心包炎所致。急性化脓性心包炎迁延不愈而形成者约占 10%，其他亦可由风湿、创伤、纵隔放疗等引起，占极少数。

（一）病因

部分缩窄性心包炎是由急性心包炎发展而来，在急性阶段起病隐匿，难于发现，故在就诊时就已成为缩窄性心包炎而失去原有的病理特征，使病因常难确定。病因中以结核性占首位，其次为化脓性、创伤性。目前认为非特异性、尿毒症性、红斑狼疮性心包炎也可引起缩窄性心包炎，肿瘤性、放射性和心脏直视手术引起缩窄性心包炎者在逐年增多，偶有血吸虫、阿米巴等寄生虫感染、心包异物、乳糜性心包炎、胆固醇性心包炎以及透析治疗、肾移植和抗凝治疗后心包积血引起缩窄性心包炎的报道。

缩窄性心包炎发病机制：缩窄性心包炎的心脏外形一般在正常范围或偶有缩小，心包病变常累及心外膜下心肌，严重时导致心肌萎缩、纤维变性、脂肪浸润和钙化。心包失去弹性而由坚硬的纤维组织代替，形成了一个大小固定的心脏外壳压迫心脏，限制了心腔的舒张期充盈量而使静脉压升高。由于心包呈匀称性缩窄，四个心腔的舒张压同等升高，相当于肺小动脉嵌压，加之静脉压升高，在心室舒张早期，血液异常迅速地流入心室，然而在心室舒张的中晚期心室扩张突然受到失去弹性的心包的限制，充盈受阻，心室腔内压力迅速上升，血液冲击心室壁并形成漩涡而产生振动，使听诊时可闻及舒张早期附加音，即心包叩击音。实际上缩窄性心包炎心室的全部充盈在舒张早期完成，在呼吸时胸腔压力变化不能传到心包腔和心腔内。因此，当吸气时，周身静脉和右房压不下降，由静脉进入右房的血液不增加，这和正常人及心脏压塞时的情况相反。由于心室充盈异常，静脉压升高，心排量下降，代偿性心率加快，当增加体力活动时，心率不能进一步加速，心排量不能适应身体需要，临床上出现呼吸困难和血压下降；同时肾脏水钠潴留，进一步增加静脉压，临床上则出现肝大、下肢水肿、腹水和胸腔积液等。出现缩窄性心包炎时，心肌收缩功能一般正常或接近正常，但对于严重者或病情晚期，由于心包里浅表冠状动脉受压引起心肌缺血、心肌纤维化、心肌萎缩，可使收缩功能减退，此时做心包切除术多效果不佳。

（二）临床表现

1. 症状

主要为腹胀、下肢水肿、呼吸困难或端坐呼吸、疲乏、食欲缺乏等。

2. 体征

（1）血压低、脉搏快，1/3 的患者出现奇脉，30% 的患者有心房颤动。

（2）静脉压明显升高，即使利尿后静脉压仍保持较高水平。颈静脉怒张。

（3）心脏视诊见收缩期心尖回缩，舒张早期心尖搏动。触诊有舒张期搏动撞击感。叩诊心浊音界正常或扩大。胸骨左缘 3~4 肋间听到心包叩击音，无杂音。

（三）辅助检查

（1）心电图检查：QRS 波低电压、T 波平坦或倒置，两者同时存在。心电图的改变提示心肌受累的范围和程度。

（2）X 线检查：心包钙化是曾患过急性心包炎的最可靠的 X 线征象，在大多数缩窄性心包炎患者中均可见到，常呈不完整的环状。X 线透视见心脏搏动减弱或消失，以心包最厚处明显。还可见肺门影增宽、肺水肿、胸膜增厚或有胸腔积液。

（3）超声心动图检查：超声心动图虽然可见心包增厚，但没有特异性指标用于诊断缩窄性心包炎。

（4）CT 与 MRI 检查：CT 检查对心包增厚具有相当高的特异性和分辨力，可评估心包的形状及心脏大血管的形态，是对可疑的缩窄性心包炎有价值的检测手段。MRI 可清楚显示缩窄性心包炎的特征性改变，能准确测量其厚度，判断其累及范围，并能显示心脏舒张功能受限所引起的心脏大血管形态及内径的异常改变。

（5）实验室检查：可有轻度贫血。

（6）心导管检查：有助于对疑有缩窄性心包炎的确诊检查。

（四）治疗原则

心包剥离术是治疗缩窄性心包炎的有效方法，术后 90% 的患者症状明显改善，恢复劳动力。

内科疗法主要是减轻患者症状及手术前准备。术前数周应休息，进低盐饮食，有贫血或低蛋白血症者可小量输血或给予人血白蛋白。腹水较多者应适量放水和给予利尿药。术前 1~2 天开始用青霉素，结核病例术前数天就应开始用抗结核药。

【护理措施】

（一）基础护理

（1）遵医嘱用药，补充电解质，纠正低蛋白血症。

（2）加强营养，选择高蛋白、高维生素、低盐饮食，必要时从静脉补充蛋白质。

（3）适当限制患者活动量，预防心衰。

（二）专科护理

（1）术前护理：补充营养，如有水肿，宜给予低盐、高蛋白饮食。取半卧位，限制活动。注意呼吸和血液循环情况，必要时给氧。预防上呼吸道感染。长期低盐饮食需应用利尿药者，应注意水、电解质和酸碱平衡。观察尿量，记录24h出入量。

（2）术后护理：①清醒后取半卧位，高流量给氧。②生命体征监测及洋地黄药物应用：术后常规给予洋地黄药物治疗，改善心功能。密切观察生命体征的变化，每1~2h测量血压、脉搏、呼吸，持续心电监护，以便及时发现心律失常。③静脉输液量与速度的控制：心包剥离后，心脏舒张和收缩功能改善，脉压升高，动脉压差增大，静脉压下降，静脉回流量增加，瘀滞在组织内的体液回纳入血循环，故静脉补液时应严格控制输液速度和输液量。一般成人每日输液＜1 500ml，速度＜40滴/min。监测中心静脉压（CVP）1次/2h，记录24h出入量。根据中心静脉压、尿量和血清电解质的变化，调节入量并及时补充电解质，维持水电解质平衡。④体位及引流管的护理： 患者清醒、生命体征平稳后应取半卧位，有利于排痰和改善呼吸。保持各种引流管的通畅，记录引流液的性质和量。对术前有腹水的患者，应定期测量腹围，以了解腹水吸收情况。⑤肺部并发症的预防：术前劝患者戒烟，术后鼓励及帮助患者进行有效的咳嗽、咳痰，并常规雾化吸入，合理应用抗生素。鼓励患者早期在床上活动、进食，术后第二天即可进低盐流质。⑥ 疼痛护理：可采用镇痛泵行术后镇痛，通过连续泵入小剂量镇痛药物以达到缓解疼痛的目的。护士应定期观察镇痛泵的使用情况，防止泵管打折、扭曲或脱出。

（三）健康指导

及早施行手术，可使疾病痊愈或改善。故应向患者及其家属讲明手术治疗的重要性，使患者及早接受手术治疗。坚持遵医嘱服药1.5~2年，定期复查，了解心功能情况。绝对戒烟。

（顾　晴　宋书梅）

第十节　主动脉和周围血管病患者的护理

一、主动脉夹层

【概述】

主动脉夹层（aortic dissection, AD），指主动脉壁中层撕裂、分离，使主动脉壁内形成血肿，并沿血管纵向延伸。主动脉夹层是主动脉有关疾病的最常见的死亡原因。

（一）病因

目前通常认为主动脉夹层是一种遗传和环境因素共同作用引起的疾病。马凡综合征、Ehlers-Danlos综合征、家族性胸主动脉瘤等遗传性疾病均可引起主动脉壁结缔组织的改变，从而引发主动脉夹层。主动脉夹层发病最重要的病理、生理机制为主动脉壁结缔组织病变，加之内膜破裂、出血形成血肿并剖开中层，进而形成夹层及破裂。高血压、动脉粥样硬化和增龄为重要的促发因素。妊娠、心血管诊疗和心脏外科手术等也是其致病因素。

（二）临床表现

疼痛为本病突出而特征性的症状，约 96% 的患者有突发、急起、剧烈而持续且不能耐受的疼痛。疼痛部位有时可提示撕裂口的部位，如前胸痛，90% 以上在升主动脉；痛在颈、喉、颌或脸也强烈提示升主动脉夹层；若为肩胛间最痛，则 90% 以上在降主动脉；背、腹或下肢痛也强烈提示降主动脉夹层。极少数患者仅主诉胸痛，可能是升主动脉夹层的外破口破入心包腔而致心脏压塞的胸痛。

（三）辅助检查

（1）X 线及心电图检查：一般均无特异性诊断价值，但可提示进一步做确诊检查。心电图是主动脉夹层与急性心梗鉴别的重要手段。

（2）生化指标检查：主动脉夹层患者平滑肌肌球蛋白重链、可溶性弹性蛋白片断、D- 二聚体、C- 反应蛋白均高于健康人及其他疾病患者，对诊断有一定的提示意义。

（3）超声心动图检查：可识别真、假腔或查获主动脉的内膜裂口下垂物。经食道超声检测更具优势。

（4）CT 血管造影、螺旋 CT 及磁共振血管造影检查：均有很高的决定性诊断价值。

（5）数字减影血管造影检查：对Ⅲ型的主动脉夹层的诊断价值可与主动脉造影媲美。

（6）主动脉逆行造影检查：为术前确诊、判定破口部位及假腔血流方向，并制订介入或手术必须进行的检查。

（四）治疗原则

本病应经影像学评估确定所属类型而后制订治疗方案，忌用抗凝及溶栓治疗。DeBakey Ⅰ型者，应果断实施急诊手术。DeBakey Ⅱ、Ⅲ型患者采取内科治疗。随着血管腔内介入技术的迅速发展，使一部分 DeBakey Ⅱ、Ⅲ型患者得以治愈。

【护理措施】

（一）基础护理

（1）确诊后立即进行生命体征、心电监护，密切观察症状及病情变化，保持病室的安静状态。

（2）患者要绝对卧床，协助患者进行生活护理。

（3）保持患者的床单干净、干燥，并给予定时翻身，预防压疮。

（二）专科护理

（1）对患者的疼痛情况及休克的情况进行密切的观察和护理。疼痛与休克的加重与缓解都是病情变化的重要指标之一。应严密观察疼痛的部位、性质、时间、程度，并在使用强镇静剂后，观察疼痛是否改善。缓解疼痛常用吗啡或哌替定，注意两次用药间隔 4~6h，以防成瘾及不良反应。

（2）对患者的生命体征进行观察，患者有高血压的表现时应给予降压治疗，改善患者的心脏情况。注意保持患者的心情平静，避免情绪激动。

（3）患者在排尿和排便时不可用力，保持大便通畅。饮食应以高维生素、易于消化等为主，多喝水，如患者出现大便困难，可遵医嘱给药物改善。

（4）心理护理：出现剧烈疼痛时易导致患者焦虑恐惧、精神紧张、烦躁不安等表现。护理人员应给予安抚，为患者进行关于疾病、主治医生、设备、治疗方法、环境等方面的介绍，使其对本病有所认识，积极配合治疗。

（5）并发症的观察：如患者有尿量减少、腰痛、血尿、急性肾衰竭等表现时，为肾动脉阻塞；如患者出现呕吐、恶心、腹胀、腹泻等表现，为累及肠系膜上动脉，要及时进行对症治疗。

（三）健康指导

（1）要注意休息，劳逸结合，避免剧烈活动。

（2）饮食应为低脂类，丰富的蔬菜、粗纤维食物等，以保证大便通畅。

（3）患者要保持平和的心情，避免情绪激动。

（4）教会患者进行脉搏、心率、血压等的测量。

（5）遵医嘱坚持服药，控制血压，不擅自调整药量。

（6）嘱患者定期复诊，若出现胸、腹、腰痛症状及时就诊。

（7）注意天气变化，及时增减衣物，避免受凉感冒引起的咳嗽而增加腹压。

（8）护理人员应和患者的家属进行沟通，让其在治疗中给予积极的配合，利于患者康复。

二、闭塞性周围动脉血管粥样硬化

【概述】

闭塞性周围动脉血管粥样硬化是指周围的大、中动脉由于阻塞性动脉粥样硬化病变而致肢体血供受阻，表现为肢体缺血症状。

（一）病因

病因迄今不清楚。吸烟、糖尿病使发病率有明显的增加，常影响远端血管，如胫动脉、腓动脉；高血压、高脂血症和高半胱氨酸血症也可使发病增加，并且病变广泛易钙化；纤维蛋白原、C-反应蛋白增高也可增加发病率。

发病机制：动脉内膜粥样斑块形成，逐渐发展使血管管腔狭窄以致闭塞，也可因斑块内出血，或表面血栓形成而使血流突然中断，血管壁的病变和血流动力学的影响形成血管局部瘤样扩张。当肢体处于休息状态时，减少的血流尚能应付低耗氧需要，当肢体运动和承受负荷时，耗氧量增加，即出现氧的供求矛盾，诱发缺血症状。

（二）临床表现

1. 症状

典型症状是间歇性跛行和静息痛。指在持续活动后出现下肢肌肉的疼痛、痉挛或无力，短时休息可缓解，表现为典型的“行动—疼痛—休息—缓解”的重复规律，每次能行走的距离亦大致相等。临床上最多见的是股-腘动脉狭窄所致的小腿疼痛性间歇性跛行，如疼痛出现于臀部、股部，提示狭窄病变在主—髂动脉。踝、趾间歇跛行则为胫动脉、腓动脉病变。动脉严重狭窄以致闭塞时，肢体在静息状态下也可出现疼痛等症状，称为静息痛。多见于夜间肢体处于平放状态时，可能与丧失了重力性血液灌注作用有关，若将肢体下垂可使症状减轻，更严重时肢体下垂也不能缓解症状，患者丧失行走能力，并可出现水肿、坏疽、溃疡。

2. 体征

血管狭窄部位可闻及杂音，狭窄远端动脉搏动减弱或消失。单纯收缩期杂音提示血管狭窄，如出现连续性杂音则表明狭窄的远端舒张压很低，侧支循环形成不良。缺血的肢体皮温降低，皮肤变薄、苍白、发亮，汗毛脱落，趾甲变厚。

肢体位置改变测试：从肢体高位移向下垂到肢体转红时间＞10s，表浅静脉充盈时间＞15s，则表明动脉有狭窄及侧支形成不良。如将肢体上抬呈 60°，在 60s 时间内即出现明显的肢体苍白，也提示有动脉狭窄。

（三）辅助检查

（1）节段性血压测量：踝动脉压与肱动脉压的比值可小于 1，如果此比值＜0.5，则表明有严重狭窄。

（2）活动平板符合试验：以患者出现肢体缺血症状为观察终点的负荷量来客观评价患肢的血供状态，由于有量化指标，适用于患者的随访观察。

（3）脉搏容积描记：一般作两侧肢体的比较，记录每一次脉搏搏入肢体的血量，如有动脉狭窄肢体的血量搏入量减少，与健侧肢体比较有明显差距。

（4）Doppler 血流速率曲线分析：随着动脉狭窄程度的加重，血流速率曲线进行性趋于平坦，结合二维超声显像则结果更可靠。

（5）动脉造影检查：可直接显示动脉闭塞的确切部位、程度以及侧支循环形成的情况。

（四）治疗原则

（1）积极干预与发病相关的危险因素，戒烟、控制糖尿病、控制高血压及高血脂。应用抗血小板凝聚药物，消除高凝状态。加强患肢保护，预防感染、避免各种损伤。

（2）促进侧支循环形成，坚持步行锻炼，避免使用缩血管药物，积极治疗合并症。

（3）血管重建：缺血性症状急剧加重，出现静息痛并有致残危险者，可采用导管介入治疗和手术治疗。

【护理措施】

（一）基础护理

（1）保持患肢皮肤清洁，涂敷润肤膏保湿，注意保暖并防止其受凉或外伤。

（2）睡眠或休息时抬高床头，以增加下肢血流灌注，缓解肢痛症状。

（3）选择合适的鞋袜，避免紧小的鞋袜影响局部血，造成皮肤损伤，如患肢有感染或外伤应迅速处理，防止截肢的后果。

（4）调整饮食，控制体重，宜选择低热量、低糖及低脂食物，多摄取维生素 C，促进溃疡愈合。

（二）专科护理

（1）用药护理：注意观察药物不良反应，如使用抗凝药物时应注意不要随意调整抗凝药物，定期监测出凝血时间，注意观察有无出血倾向。

（2）心理护理：本病由于是慢性病合并疼痛不适，活动受限，使患者生活自理能力降低，易出现焦虑、情绪低落，而对残疾的恐惧可加重其不适。应及时了解患者恐惧的感受，积极主动地指导患者促进血流循环，重点介绍足部护理。鼓励患者参与步行锻炼，配合饮食和药物治疗。

（三）健康指导

（1）应积极治疗原发病，控制血压、降血脂、控制血糖，肥胖患者应减轻体重。

（2）适当运动可促进侧支循环建立，但走路步伐不宜过快，不能搬动重物，以免引起缺血症状发作。

（3）注意患肢保温，脚部保持干燥清洁，穿合适的鞋袜，避免损伤。

（4）饮食清淡，多食水果蔬菜、豆类食品。禁食高脂油腻、不易消化及刺激性食物，戒烟。

（顾　晴　宋书梅）

第 二 章

呼吸系统疾病患者的护理

第一节 上呼吸道感染患者的护理

一、急性上呼吸道感染

【概述】

急性上呼吸道感染是指鼻腔、咽或喉部急性炎症的概称。大多为病毒感染所致，少数为细菌感染，免疫功能低下者易感。通常病情轻、病程短、可自愈、预后良好。

（一）病因

本病 70%~80% 由病毒感染， 20%~30% 由细菌感染。淋雨、受凉、气候多变、过度劳累等可降低呼吸道的防御能力，使病毒迅速繁殖；接触携带病原体的患者或其污染的手和用具可诱发感染。

（二）临床表现

普通感冒主要表现为鼻部症状，如打喷嚏、鼻塞、流清水样鼻涕，也可伴咳嗽、咽干、咽痒或咽部烧灼感，甚至鼻后滴漏感，严重者出现发热、畏寒、头痛的症状。急性病毒性咽炎和喉炎主要表现为咽痒、灼热感。急性疱疹性咽峡炎主要表现为明显发热、咽痛。急性咽结膜炎症状主要是发热、咽痛、畏光、流泪。急性咽扁桃体炎起病急，咽痛明显，发热、畏寒，体温大于 39℃，咽部充血明显，扁桃体肿大。

（三）辅助检查

（1）血液检查：细菌感染时白细胞总数和中性粒细胞比例均升高，病毒感染白细胞计数无明显变化。

（2）病原学检查：免疫荧光法、酶联免疫吸附法、血清学诊断、病毒分离鉴定确定病毒类型。

（四）治疗原则

（1）对症治疗，解热镇痛。

（2）有细菌感染者予抗菌药物治疗。

（3）抗病毒药物治疗。

（4）中药治疗改善症状，缩短病程。

【护理措施】

（一）基础护理

（1）注意呼吸道隔离，病室应保持适宜的湿度、温度及通风。给予易消化、高热量、富含维生素、流质或半流质饮食，鼓励患者多饮水，不能进食者应适当补充液体及电解质。

（2）高热患者应卧床休息，少活动，减少机体消耗，注意保暖。加强口腔护理，保持口腔清洁，预防口臭、舌炎、口腔溃疡的发生。

（3）高热患者在退热过程中出汗较多，应及时擦干汗液，更换被服，使患者感觉舒适，防止受凉。

（二）专科护理

（1）观察患者的意识、生命体征变化、鼻塞、咽部胀痛及声嘶等情况。高热时对其进行物理降温，必要时予以药物降温。

（2）缓解躯体不适，对症处理。

（三）健康指导

（1）环境适宜，经常通风，保持室内空气新鲜。

（2）疾病流行季节尽量少去公共场所。

（3）患者应积极参加体育锻炼，增强机体抵抗力及耐寒能力，适时注射流感疫苗。

（4）避免患者受凉、淋雨、过度劳累，保持身心愉快。

二、急性气管炎与急性支气管炎

【概述】

急性气管炎与急性支气管炎是由感染、物理、化学因素刺激或过敏反应等引起的气管支气管黏膜的急性炎症。

（一）病因

病变一般见于气管、总支气管、肺叶支气管黏膜，严重者蔓延至细支气管和肺泡，引起微血管坏死和出血，损害严重者纤毛上皮细胞损伤、脱落。炎症消退后可恢复正常。

（二）临床表现

初期通常有上呼吸道感染症状，全身症状较轻微。早期痰量不多， 2~3 天后可由黏液性转为黏液脓性。若受凉、吸入冷空气或刺激性气体，往往咳嗽加剧或诱发咳嗽，若伴有支气管痉挛，可有哮鸣和气急。

（三）辅助检查

（1）X 线检查：无异常或仅有肺纹理增深。

（2）血液检查：细菌感染时白细胞总数和中性粒细胞比例均升高，病毒感染白细胞计数无明显变化。

（3）痰涂片、痰培养、血清学检查：可发现病原体。

（四）治疗原则

（1）有全身症状时，注意休息和保暖。

（2）遵医嘱使用镇咳药。

（3）若出现发热、脓性痰和重症咳嗽，予以抗生素治疗。

【护理措施】

（一）基础护理

（1）保持室内清洁，空气流通及适宜的温度、湿度。

（2）鼓励患者多饮水，给予营养丰富的食品，避免刺激性食物和饮料。

（二）专科护理

（1）急性期发热对症处理，并记录用药后效果。

（2）咳嗽剧烈者予以止咳药，痰液黏稠不易咳出者，予以雾化吸入、拍背、体位引流等。

（三）健康指导

（1）经常通风，保持室内空气新鲜。

（2）患者应增强体质，预防感冒。避免刺激及接触过敏原。

（3）鼓励患者进行呼吸功能锻炼，加强自我保健。

三、慢性支气管炎

【概述】

慢性支气管炎是指由于感染或非感染因素引起气管、支气管黏膜及其周围组织的慢性非特异性炎症。本病是一种常见病、多发病，随年龄增长，患病率增高。

（一）病因

病因尚不完全清楚，可能与下列因素有关。

（1）有害气体和有害颗粒。

（2）感染因素：病毒、细菌等。

（3）其他因素：免疫、年龄、气候等。

（二）临床表现

咳嗽，以晨间咳嗽为主，伴咳痰，白色黏痰或浆液泡沫痰，偶见带血。部分可伴有支气管哮喘，若伴有肺气肿，表现为劳动或活动后气急。

（三）辅助检查

（1）X 线检查：无异常，反复发作后引起支气管壁增厚。

（2）血液检查：细菌感染，白细胞增高。

（3）痰液检查：可培养致病菌。

（四）治疗原则

（1）控制感染：对症应用抗生素。

（2）镇咳祛痰：干咳者应用镇咳药物。

（3）平喘：有气喘者加用解痉平喘药。

（4）缓解期治疗：戒烟、增强体质、预防感冒。

【护理措施】

（一）基础护理

（1）提供安静舒适的休息环境，经常通风，冬季注意保暖。

（2）予以高热量、高蛋白、高维生素、易消化的饮食。

（3）鼓励下床活动，病重者卧床休息。

（4）发热患者做好口腔护理。鼓励多饮水，必要时静脉补液。

（二）专科护理

（1）观察咳嗽咳痰情况，指导患者正确留取痰标本，准确记录痰液颜色、性状、量、气味及咳嗽频率、程度。

（2）协助患者排痰，体位引流，必要时吸痰，保持呼吸道通畅。

（3）根据病情，予以敏感的抗生素。指导雾化吸入，以解除支气管痉挛及湿化痰液，同时观察用药后疗效。

（4）体温过高者遵医嘱予以物理及药物降温。

（三）健康指导

（1）对慢性支气管炎反复发作者，在冬春季节予以预防性注射，增加机体免疫力。

（2）嘱患者平时加强体育锻炼，增强机体抗病能力，进行呼吸锻炼，加强个人防护。

（赵艳伟）

第二节 肺部感染性疾病患者的护理

一、细菌性肺炎

【概述】

细菌性肺炎（bacterial pneumonia），是指细菌引起肺实质的炎症。常见的细菌有肺炎链球菌、流感嗜血杆菌、卡他莫拉菌、金黄色葡萄球菌、肺炎克雷白杆菌、铜绿假单胞菌等。

（一）病因

免疫功能受损（如受寒、饥饿、疲劳等），或进入下呼吸道的病原菌毒力较强或数量较多时，易发生肺炎。

肺炎链球菌肺炎典型的病理变化分为 4 期：早期主要为水肿液和浆液析出，中期为红细胞渗出，后期有大量白细胞和吞噬细胞聚集，肺组织实变，最后为肺炎吸收消散。

（二）临床表现

起病多急骤，高热、寒战，全身肌肉酸痛，可有患侧胸部疼痛，咳嗽或深呼吸时加剧。痰少，可带血或呈铁锈色，偶有恶心、呕吐、腹痛或腹泻。

（三）辅助检查

（1）周围血常规检查：WBC 计数（10~20）$\times 10^9$ / L，中性粒细胞多在 80% 以上，并有核左移，细胞内可见中毒颗粒。

（2）痰液检查：痰培养 24~48h 可以确定病原体。

（3）X 线检查。

（四）治疗原则

抗感染治疗是细菌性肺炎治疗的最主要环节。选用抗生素应遵循抗菌药物治疗原则，即对病原体给予针对性治疗：根据本地区流行病学资料，先行经验性治疗，再根据病情演变和病原学检查结果进行调整。

【护理措施】

（一）基础护理

（1）环境要求：环境清洁安静，空气清新。室内每日通风，避免患者直接吹风，保持适宜的温度、湿度，防止空气干燥，气管纤毛运动降低，痰液更不易咳出。

（2）休息与活动：急性期患者卧床休息，以减少组织氧的消耗，病情缓解后逐渐增加机体活动量，以活动后不感到心慌、气急、劳累为原则。

（3）饮食护理：给予清淡易消化的高热量、高维生素、高蛋白质或半流质饮食，鼓励多饮水，每日 1000~2000ml，以补充液体，稀释痰液。

（4）心理护理：由于起病急、病情重，患者及家属常焦躁不安，病情危重者甚至有恐惧心理，护士应多与患者沟通，鼓励其说出心里的感受，给予关心和尊重，给患者以安全感和信任感。

（二）专科护理

1. 高热护理

（1）观察病情：观察体温以及脉搏、呼吸、血压变化情况，尤其是儿童、老年人、久病体弱者。

（2）保暖：寒战时可用热水袋、添加被褥予以保暖，同时注意患者安全，使用热水袋时避免烫伤；遵医嘱使用异丙嗪及地塞米松等药物，观察药物作用、副作用及疗效。

（3）降温护理：高热时可物理降温，如酒精擦浴，冰袋（冰帽）冰敷，或遵医嘱给退热药，在降温过程中注意观察体温和出汗情况，儿童注意防止惊厥，若过度出汗应及时补充水分，以防脱水或电解质紊乱。

（4）及时补充营养及水分：发热时机体分解代谢增加，鼓励患者多饮水，失水明显或暂不能进食者遵医嘱静脉补液。

2. 口腔清洁

高热时口腔黏膜干燥，机体抵抗力下降，易引起口腔干裂、溃疡等，应及时进行口腔清洁，保持口腔湿润、舒适。

3. 皮肤清洁

护士应协助大量出汗者进行温水擦浴，及时更换衣服和被褥。

4. 促进排痰

指导患者有效咳嗽，采取翻身、拍背、雾化吸入，遵医嘱予患者祛痰剂等方法促进排痰。

5. 改善呼吸

有低氧血症的患者给予氧气吸入，以提高血氧饱和度，改善呼吸困难。

6. 胸痛的护理

评估疼痛的部位、性质、程度等，患者胸痛常随呼吸、咳嗽而加重，可采取患侧卧位，或用多头带固定胸廓减轻疼痛，必要时遵医嘱予止疼药。

7. 用药的护理

抗感染治疗是肺炎最主要的治疗环节，遵医嘱尽早、足量应用有效抗感染药物，并注意观察疗效及毒副作用。

8. 中毒性休克护理

重症肺炎出现中毒性休克时，严密观察病情，及早发现休克征象，及时抢救。迅速给予高流量吸氧，改善组织缺氧状态。尽快建立两条及以上静脉通道并保持通畅，遵医嘱给予扩容剂、血管活性药物等，以维持有效血容量，恢复组织灌注，改善微循环功能，控制感染，注意防止液体溢出血管外引起局部组织坏死和影响疗效。

（三）健康指导

（1）预防指导：向患者宣传肺炎的基本知识，告知其病因及诱因，患者应避免受凉、淋雨、吸烟、酗酒及过度劳累。

（2）生活指导：指导患者摄入足够的营养物质，情绪稳定，生活规律，充分休息，劳逸结合，适当锻炼，增强体质。

（3）用药指导：告知肺炎治疗药物的疗效、用法、疗程、副作用，指导患者遵医嘱按时服药，勿自行停药或减量，定期复诊。

二、病毒性肺炎

【概述】

病毒性肺炎是由多种不同种类的病毒侵犯肺实质而引起的肺部炎症，通常由上呼吸道病毒感染向下蔓延所致，常伴气管炎及支气管炎。多见于冬春季节。婴幼儿、老年人、免疫力差者易感染发病。

（一）病因

引起病毒性肺炎的病毒以呼吸道合胞病毒、流行性感冒病毒、腺病毒为常见，另外还有副流感病毒、巨细胞病毒、人类免疫缺陷病毒、高致病性禽流感病毒等。

吸入性感染从上呼吸道开始，气道上皮组织遭到广泛破坏，黏膜坏死发生溃疡，黏液增加，细支气管堵塞。气道的防御功能降低，细菌容易吸附、寄生，故常招致细菌感染。肺炎可为局灶性或广泛弥漫性，病变吸收后可残留肺纤维化，甚至结节性钙化。

（二）临床表现

各种病毒感染起始症状各异，而临床表现一般较轻，与支原体肺炎的症状相似，起病缓慢，如头痛、乏力、发热、咳嗽，并咳少量黏痰或血痰。

（三）辅助检查

（1）实验室检查：包括血、尿常规等。

（2）病原学检查：对病毒的分离培养和鉴定是确诊病毒性肺炎的最可靠的方法。血清学检测是目前临床诊断病毒感染的重要方法。

（3）胸部 X 线检查：可见肺纹理增多，小片状浸润或广泛浸润，病情严重者显示双肺弥漫性结节性浸润，但大叶实变及胸腔积液者均不多见。

（四）治疗原则

（1）抗病毒治疗。

（2）对症处理和支持疗法。

（3）预防继发细菌感染和并发症的发生。

【护理措施】

（一）基础护理

（1）环境与休息：安置患者于清洁、安静、舒适的病室，注意通风，保持一定的温度、湿度。护士要尽量使各种操作集中进行，以免影响患者休息。

（2）口腔护理：协助生活不能自理者清洁口腔，以使其感到舒适、增进食欲。根据患者病情选择适合的漱口液。

（3）营养护理：提供适合患者口味的高蛋白、高热量、高维生素、易消化的流质或半流质饮食。嘱患者多饮水，注意出入量要保持平衡，防止高热后大汗，液体丢失过多。对于老年人，补充液体要观察其尿量的变化，以防影响心功能。对于进食困难或有吞咽功能障碍者，应尽早给予鼻饲，进食时注意防止吸入性肺炎发生。

（4）观察病情变化：密切观察咳嗽、咳痰情况、生命体征、尿量及意识等；如发现高热患者体温骤降至正常体温以下、脉搏细速、脉压变小、呼吸浅快、烦躁不安、面色苍白、四肢厥冷、尿量减少（< 30ml/h）等病情变化，应立即告知医生，及时采取救治措施。

（5）用药护理：遵医嘱使用药物，注意观察疗效和不良反应。

（6）心理护理：护士应主动询问和关心患者的需求，鼓励患者说出内心感受，与患者进行积极有效的沟通。

（二）专科护理

（1）维持呼吸道通畅：嘱患者尽量患侧卧位，以利于痰液的引流。气急发绀者用鼻导管给氧，纠正组织缺氧，改善呼吸困难。

（2）高热护理：患者应卧床休息，以减轻头痛、乏力、肌肉酸痛症状；定时监测体温；保持口腔、皮肤清洁；了解血常规、电解质等变化，在患者大量出汗、食欲缺乏及呕吐时，应密切观察有无脱水现象；注意观察患者末梢循环情况，高热而四肢厥冷、发绀等提示病情加重。

（3）咳嗽、咳痰的护理：鼓励患者多饮水，指导患者有效的咳嗽、咳痰，遵医嘱给予祛痰药和雾化吸入，无力咳痰者给予吸痰，并严格执行无菌操作。

（4）休克性肺炎的护理：给予去枕平卧位，保持脑部血氧供应，密切观察病情变化、意识状态、血压、脉搏、呼吸、尿量、体温、皮肤黏膜色泽及温度、湿度。遵医嘱给予合理氧疗，出现末梢循环衰竭时，应迅速建立两条及以上静脉通路，以补充血容量，保证正常组织灌注。

（5）呼吸道隔离：交叉感染是造成病情恶化或死亡的重要原因之一。机体抵抗力低的患者极易继发细菌感染，应注意隔离。

（三）健康指导

（1）疾病知识指导：向患者及家属介绍病毒性肺炎的病因及诱因，嘱流感高发季节减少公共场所活动。

（2）生活指导：指导患者注意休息，劳逸结合，生活有规律性，提供足够的营养物质。适当参加体育锻炼，增强机体抵抗力。患有慢性病、长期卧床、年老体弱者，应注意经常改变体位、翻身拍背，痰液引流，并注射肺炎疫苗。

（3）做好用药指导：遵医嘱按时服药，了解药物的作用、用法、疗程和不良反应。

三、肺炎支原体肺炎

【概述】

肺炎支原体肺炎是由肺炎支原体引起的急性呼吸道和肺部的急性炎症，常同时有咽炎、支气管炎和肺炎。支原体肺炎约占非细菌性肺炎的1/3，病死率低，约为1.4%。

（一）病因

支原体是介于病毒和细菌之间的最小病原微生物，革兰染色阴性，会引起小范围流行。发病机制尚未十分明确，基本倾向于支原体直接侵入学说、免疫学发病机制、呼吸道上皮细胞吸附学说和神经病毒作用等。

（二）临床表现

大多数感染者仅累及上呼吸道。潜伏期2~3周，潜伏期过后，表现为畏寒、发热，伴有乏力、头痛、咽痛、咳嗽、食欲减退、腹泻、肌肉酸痛、全身不适、耳痛等症状。偶伴胸骨后疼痛，少数有关节痛和关节炎症状。

（三）辅助检查

（1）X线胸片检查：约1/5有少量胸腔积液。

（2）病原学检查：肺炎支原体的分离较困难，难以广泛应用，无助于早期诊断。

（3）实验室检查：包括血、尿常规，肝功、肾功以及血清学检查，血清学检查是确诊肺炎支原体感染的最常用的检测手段。

（4）其他检查：冷凝集实验、单克隆抗体免疫印迹法、多克隆抗体间接免疫荧光测定、固相酶免疫技术 ELISA 法等。

（四）治疗原则

（1）早期使用适当抗生素可减轻症状，缩短病程至 7~10 天。

（2）对剧烈咳嗽者，应适当给予镇咳药。

【护理措施】

（一）基础护理

保持室内空气新鲜，给患者提供合适的营养饮食，做好生活护理。

（二）专科护理

（1）咳嗽、咳痰的护理：遵医嘱予患者雾化吸入、叩背、体位引流、吸痰等，维持呼吸道通畅。伴呼吸困难者遵医嘱予以氧疗。

（2）高热护理：遵医嘱予患者物理降温或药物降温，同时监测体温变化，出汗较多者适当补液。

（3）胸痛的护理：协助患者取舒适卧位，避免诱发和加重疼痛的因素，必要时予以止痛药。

（三）健康指导

（1）疾病知识指导：向患者及家属介绍支原体肺炎的病因及诱因，注意休息，保持呼吸道通畅，经常翻身更换体位。应定期开窗通风，保持室内空气流通。

（2）生活指导：预防支原体肺炎，一定要多到户外活动，进行身体锻炼，以增强体质。

（3）做好用药指导：遵医嘱按时服药，了解药物的作用、用法、疗程和不良反应。

四、肺炎衣原体肺炎

【概述】

肺炎衣原体肺炎的病原为肺炎衣原体，主要引起呼吸道和肺部感染，人类是肺炎衣原体的唯一宿主。肺炎衣原体的感染是世界性的，随着年龄的增加，感染率迅速上升，青壮年为 50%~60%，老年可达 70%~80%，四季均可流行。

（一）病因

肺炎衣原体常在儿童和成人中引起上呼吸道和呼吸道感染。感染方式可能为人与人之间通过呼吸道分泌物传播，发病机制基本不清楚。

（二）临床表现

轻症可无明显症状。青少年常有声音嘶哑、干咳伴发热、咽痛等症状，可持续数周之久，成年人肺炎多较严重，特别是老年人往往必须住院和进行呼吸支持治疗。持续性咳嗽是本病的主要特点。

（三）辅助检查

（1）X 线胸片检查：无特异性。

（2）实验室检查：血白细胞正常或稍高，红细胞沉降率（ESR）加快。

（3）病原学检查：以气管或鼻咽吸取物做细胞培养，肺炎衣原体阳性。微量免疫荧光试验是国际上最常用的肺炎衣原体血清学检测方法。

（四）治疗原则

（1）加强护理和休息，保持呼吸道通畅。

（2）抗生素治疗：四环素和红霉素为首选抗生素。但存在治疗失败的情况，尤其是使用红霉素治疗者，通常再治疗疗效良好。

（3）支持治疗，提高机体抵抗力。

【护理措施】

（一）基础护理

给患者提供安静舒适的环境，最好是单间，防止交叉感染。病情较重者做好生活护理。

（二）专科护理

（1）维持呼吸道通畅。

（2）高热护理：密切监测体温变化，可采用温水擦浴、冰敷等物理降温措施，必要时遵医嘱用退热药物，观察药物疗效及副作用。

（3）咳嗽、咳痰的护理：鼓励患者多饮水，指导患者有效地咳嗽、咳痰，遵医嘱给予祛痰药、镇咳药和雾化吸入，无力咳痰者给予吸痰，并严格执行无菌操作。

（4）隔离：防止交叉感染。

（三）健康指导

（1）疾病知识指导：向患者及家属介绍衣原体肺炎的病因及诱因，注意休息，保持呼吸道通畅，经常翻身更换体位。发病期间要注意隔离，以防传染给他人。

（2）生活指导：告知患者，在空气不流通的地方，空气中漂浮物浓度比较高，极易生成衣原体微生物，应定期开窗通风，保持室内空气流通及环境清洁卫生。多喝温水，饮食以易消化、营养丰富的食物为宜。多开展户外活动，进行身体锻炼，尤其应加强呼吸运动锻炼，以改善呼吸功能。

（3）做好用药指导：遵医嘱按时服药，了解药物的作用、用法、疗程和不良反应。

五、肺脓肿

【概述】

肺脓肿（lung abscess）是指由多种病原菌引起肺实质坏死的肺部化脓性感染。本病可见于任何年龄，男性青壮年及年老体弱有基础疾病者多见。

（一）病因

肺脓肿的主要病原体是细菌，常为上呼吸道和口腔的定植菌，根据不同病因和感染途径，肺脓肿可分为吸入性、继发性、血源性三种类型。在肺脓肿形成过程中，坏死组织中残存的血管失去肺组织支持，管壁损伤，部分可形成血管瘤，此为反复中、大量咯血的病理基础。

（二）临床表现

急性肺脓肿患者，发病急骤，畏寒、高热，伴有咳嗽、咳少量黏液痰或黏液脓性痰，典型痰液呈黄绿色、脓性，有时带血，厌氧菌感染时痰带腥臭味。炎症累及胸膜，可出现患侧胸痛。病变范围大时，可有气急伴精神不振、全身乏力和食欲减退。约1/3的患者有不同程度的咯血。慢性肺脓肿患者还有贫血、消瘦等慢性消耗症状。

（三）辅助检查

（1）实验室检查：包括血、尿常规等。

（2）痰细菌学检查：气道深部痰标本细菌培养可有厌氧菌和（或）需氧菌存在。

（3）影像学检查：X线胸片早期可见大片浓密模糊浸润阴影，边缘不清或团片状浓密阴影。CT能更准确定位及发现体积较小的脓肿。

（4）纤维支气管镜检查：有助于明确病因、病原学诊断及治疗。

（四）治疗原则

（1）抗生素治疗。

（2）痰液引流：缩短病程，提高疗效。

（3）手术治疗：应严格掌握适应证。

【护理措施】

（一）基础护理

（1）环境要求：肺脓肿患者痰量多且伴臭味，予患者固定带盖容器吐痰用并定时清洗，同时注意开窗通风，维持室内空气清新。

（2）休息与活动：高热、中毒症状明显者应卧床休息，毒血症状缓解后可以适当活动。

（3）饮食：鼓励患者多饮水，进食高热量、高蛋白、高纤维素等营养丰富的食物，增加食欲，定时监测体重。

（4）卫生：肺脓肿患者由于高热时间长，咳大量脓臭痰，以及抗生素的大量使用，利于细菌繁殖及诱发真菌感染，嘱患者保持口腔卫生，生活不能自理者予以口腔护理，遵医嘱使用适合的漱口液。

（5）心理护理：应指导患者正确对待本病，同时主动询问和关心患者，并积极进行疏导，帮助患者树立治愈疾病的信心，以促进患者早日康复。

（二）专科护理

1. 病情观察

观察痰的颜色、性状、气味等，准确记录24h排痰量。注意保持呼吸道通畅，做好痰液引流，避免发生脓痰窒息，如发现血痰，应及时向医生报告，痰中血量较多时，密切观察生命体征及神志的变化。准备好抢救药物和用品，嘱患者取患侧卧位，头偏向一侧，警惕大咯血或窒息的发生，必要时于床旁备负压吸引器。

2. 寒战、高热的护理

（1）观察病情：密切监测生命体征，尤其是儿童、老年人、久病体弱者。

（2）保暖：寒战时可用热水袋、添加被褥的方式予以保暖，使用热水袋时避免烫伤；遵医嘱使用异丙嗪及地塞米松等药物。

（3）降温护理：高热时可物理降温，如酒精擦浴，冰袋（冰帽）冰敷，或遵医嘱使用退热药。儿童注意防止惊厥。

（4）及时补充营养及水分：发热时机体分解代谢能力增强，患者消化吸收功能降低，给予高热量、易消化的流食或半流食，鼓励患者多饮水，失水明显或暂不能进食者遵医嘱静脉补液。

3. 咳嗽、咳痰的护理

肺脓肿患者通过咳嗽可以排出大量脓痰，因此，应指导患者有效咳嗽、经常活动及变换体位，以利痰液的排出；嘱患者多饮水，使痰液稀释而易于排出。

4. 胸部物理治疗的护理

可采用体位引流、胸部叩拍等协助患者排痰，对脓痰甚多且体质虚弱的患者应做监护，年老体弱、呼吸困难明显者或在高热、咯血期间的患者不宜行体位引流。

5. 胸痛的护理

评估疼痛的部位、性质、程度等，患者胸痛常随呼吸、咳嗽而加重，可采取患侧卧位，或用多头带固定患侧胸廓减轻疼痛，必要时遵医嘱予止疼药。

6. 用药的护理

遵医嘱使用抗生素、祛痰药、支气管扩张剂等药物，注意观察药物疗效及副作用。

（三）健康指导

（1）疾病预防指导：患者应彻底治疗口腔、上呼吸道慢性感染病灶如龋齿、化脓性扁桃体炎等，以防止病灶分泌物吸入肺内，诱发感染。重视口腔清洁，经常漱口，多饮水，预防口腔炎的发生。

（2）疾病知识指导：教会患者有效咳嗽、体位引流的方法，保持呼吸道通畅。指导慢性病、年老体弱患者的家属经常为患者翻身、叩背，促进痰液排出，疑有异物吸入时要及时清除。抗生素治疗非常重要，为防止病情反复，应遵从治疗计划。

（3）识别并发症，及时就诊：患者有高热、咯血、呼吸困难等表现时应警惕大咯血、窒息的发生，必要时立即就诊。

（赵艳伟）

第三节　慢性阻塞性肺疾病患者的护理

【概述】

慢性阻塞性肺疾病（COPD），指具有气流受限特征的可以预防和治疗的疾病，包括慢性支气管炎和肺气肿。我国 40 岁以上人群中，患病率约为 8.2%，男性为 12.4%，高于女性的 5.1%，农村为 8.8%，高于城市的 7.8%。

（一）病因

慢性阻塞性肺疾病的病因包括遗传因素、气道高反应性、吸烟、职业粉尘、化学物质、大气污染、感染、冷空气导致支气管纤毛运动减弱等。

慢性阻塞性肺疾病是多种机制如慢性炎症、蛋白酶和抗蛋白酶失衡、氧化应激和气道重塑等参与的一类疾病。

（二）临床表现

慢性咳嗽、咳痰通常为首发症状，咳嗽呈间歇性，合并感染时痰量增多，常有脓性痰。气促或呼吸困难为典型症状，早期仅于劳累时出现，后逐渐加重，以致日常活动甚至休息时也感气短。

（三）辅助检查

（1）肺功能检查：判断气流受限的客观指标。

（2）胸部 X 线检查：早期胸片无明显变化，后出现肺纹理增多、紊乱等改变。

（3）胸部 CT 检查：HRCT 检查可辨别小叶中心型或全小叶型肺气肿及确定肺大泡的大小和数量。

（4）血气检查：$FEV_1 < 40\%$ 预计值者及具有呼吸衰竭或右心衰竭临床征象者。

（5）其他检查：红细胞压积、痰培养。

（四）治疗原则

（1）药物治疗：主要有支气管舒张剂、糖皮质激素及其他祛痰药、抗氧化剂、疫苗。

（2）氧疗：稳定期进行长期家庭氧疗，可经鼻导管吸入氧气，流量 1~2L/min，吸氧持续时间每天多于 15h。

【护理措施】

（一）基础护理

（1）保持室内空气新鲜，温度、湿度适宜。冬季注意保暖，避免直接吸入冷空气。

（2）饮食以高热量、高蛋白、易消化、丰富维生素的流食、半流食为宜，少食多餐，避免辛辣刺激，少吃产气食品。鼓励患者多饮水。必要时予以静脉补液。

（3）急性期卧床休息，呼吸困难时抬高床头，取半卧位或坐位。恢复期可适当增加活动量。

（二）专科护理

1. 维持呼吸道通畅

（1）评估呼吸状态，指导患者采取合适体位，以利于肺的扩张。

（2）指导患者有效咳嗽，无效的咳嗽会导致疲倦、胸痛、呼吸困难、支气管痉挛加重。

（3）体位引流：根据病情选择合适的时间及引流部位，一般以清晨醒后引流效果最佳。为防止胃食管反流、恶心、呕吐，头低位引流应在饭后 1~2h 进行。

（4）胸部叩拍：将手掌微曲成碗口状，在吸气和呼气时沿支气管走向叩击胸壁，从上往下或从下往上，拍 1~5min。高龄或皮肤易破者可用薄毛巾或其他保护物包盖在扣拍部位。

（5）气道湿化：慢性阻塞性肺疾病患者痰液黏稠度明显高于正常而难于咳出，可采用雾化器湿化。另外，鼓励患者每天液体入量 2 000~2 500ml，保持分泌物稀薄。

2. 保证有效气体交换

（1）药物治疗：可遵医嘱使用如支气管扩张剂、茶碱类、β－受体激动剂、胆碱受体拮抗剂、祛痰药等，并积极控制感染。慢性阻塞性肺疾病急性加重期多与细菌或病毒感染有关，可对症抗感染治疗。密切观察药物疗效及副作用。

（2）氧疗：指导患者持续低流量吸氧，吸入氧浓度为25%~30%，吸氧流量为1~2L/min，每天持续15h以上。告知患者氧疗的重要性，鼓励患者坚持氧疗，密切观察氧疗后患者症状有无改善。

3. 控制性呼吸技术训练

控制性呼吸技术训练可帮助恢复膈肌正常位置和功能，从而减轻呼吸困难和焦虑，包括缩唇呼吸、腹式呼吸等方法。

4. 促进活动耐力

帮助患者逐渐适应日常活动，以便完成日常动作。合理安排每日活动时间，活动时用腹式呼吸或缩唇呼吸，保证氧气供应，活动后充分休息。

（三）健康指导

根据气候的变化随时增减衣服，避免受寒，避免接触感冒人员，积极预防上呼吸道感染，戒烟，并应避免烟尘吸入。多食高维生素（如绿叶蔬菜、水果）、高蛋白（如瘦肉、豆制品、蛋类）、粗纤维（如芹菜、韭菜）的食物，少食动物脂肪以及胆固醇含量高的食物（如动物内脏）。选择适合自己的运动，以不感到疲劳为宜，注意劳逸结合。坚持呼吸锻炼，配备家庭氧疗设施，必要时予以低流量吸氧。

（赵艳伟）

第四节　支气管哮喘患者的护理

【概述】

支气管哮喘（bronchial asthma）简称哮喘，是由多种细胞（如嗜酸性粒细胞、肥大细胞、T淋巴细胞、中性粒细胞、气道上皮细胞等）和细胞组织参与的气道慢性炎症性疾病。我国患病率为1%~4%，其中儿童患病率高于青壮年，城市高于农村，老年人群的患病率有增高趋势。

（一）病因

本病的病因还不十分清楚。目前认为哮喘是多基因遗传病，受遗传因素和环境因素双重影响。哮喘的发病机制非常复杂，变态反应、气道炎症、气道反应性增高和神经等因素及其相互作用被认为与哮喘的发病关系密切。

（二）临床表现

典型表现为发作性呼气性呼吸困难或发作性胸闷和咳嗽，伴有哮鸣音。严重者呈强迫坐位或端坐呼吸，甚至出现发绀等；干咳或咳大量白色泡沫样痰，严重者可出现心率加快、奇脉、胸腹反常运动和发绀。

（三）辅助检查

（1）实验室检查：血常规有无嗜酸性粒细胞增高、中性粒细胞增高。

（2）动脉血气分析。

（3）特异性变应原的检测。

（4）痰液检查。

（5）肺功能检查：在哮喘发作时，有关呼气流速的全部指标均显著下降。

（四）治疗原则

目前无特效的治疗方法。为控制症状，尽可能保持肺功能正常，减轻治疗不良反应，防止不可逆气道阻塞致死亡，主要是脱离变应原及药物治疗。

【护理措施】

（一）基础护理

有明确过敏原者，应尽快脱离过敏原。保持室内清洁、空气流通。病室不宜摆放花草，避免使用皮毛、羽绒或蚕丝织物。

1. 缓解紧张情绪

多巡视患者，给予心理疏导和安慰，这对减轻哮喘发作的症状和控制病情有重要意义。

2. 病情观察

观察哮喘发作的前驱症状，哮喘发作时，观察患者意识状态和呼吸频率、节律、深度等，监测呼吸音、哮鸣音变化，严重发作时，如经治疗病情无缓解，做好机械通气准备工作。

3. 保持呼吸道通畅

（1）补充水分：哮喘急性发作时，患者呼吸增快，常伴脱水、痰液黏稠，应鼓励患者每天饮水 2 500~3 000ml，以补充丢失的水分、稀释痰液。重症者应建立静脉通道，遵医嘱及时、充分补液，纠正水、电解质和酸碱平衡紊乱。

（2）促进排痰：痰液黏稠者可定时给予雾化吸入。指导患者进行有效咳嗽、协助叩背有利于痰液排出。无效者可用负压吸引器吸痰。

4. 饮食护理

大约 20% 的成年患者和 50% 的患儿可因不适当饮食而诱发或加重哮喘。应提供清淡、易消化、足够热量的饮食。若能找出与哮喘发作有关的食物，如鱼、虾、蟹、蛋类、牛奶等，应避免食用。某些食物添加剂如酒石黄、亚硝酸盐（制作糖果、糕点中用于漂白或防腐）也可诱发哮喘发作，应当引起注意。戒酒、戒烟。

5. 口腔与皮肤护理

哮喘发作时，患者常会大量出汗，应每天以温水擦浴，勤换衣服和床单，保持皮肤的清洁、干燥和舒适。协助并鼓励患者咳嗽后用温水漱口，保持口腔清洁。

（二）专科护理

1. 氧疗护理

重症哮喘患者常伴有不同程度的低氧血症，应遵医嘱给予鼻导管或面罩吸氧，哮喘严重发作药物治疗无效时可行机械通气。

2. 用药护理（观察药物疗效和不良反应）

（1）β2⁻受体激动剂：指导患者遵医嘱用药，避免出现耐药性。指导患者正确使用雾化吸入器，以保证药物的疗效。用药过程中观察有无心悸、骨骼肌震颤、低血钾等不良反应。

（2）糖皮质激素：吸入药物治疗，少数患者可出现口腔念珠菌感染、声音嘶哑或呼吸道不适，指导患者喷药后必须立即用清水充分漱口以减轻局部反应和胃肠吸收。口服用药宜在饭后服用，以减少对胃肠道黏膜的刺激。指导患者遵医嘱用药，不得自行减量或停药。

（3）茶碱类：静脉推注时浓度不宜过高，速度不宜过快，注射时间宜在10min以上，以防中毒症状发生。其不良反应有恶心或呕吐等胃肠道症状、心律失常、血压下降和兴奋呼吸中枢作用，严重者可致抽搐甚至死亡。用药时监测血药浓度可减少不良反应的发生。合用西咪替丁（甲氰米胍）、喹诺酮类药物等可影响茶碱代谢而使其排泄减慢，应加强观察。茶碱缓（控）释片有控释材料，不能嚼服，必须整片吞服。

（4）其他药物：色苷酸钠及尼多酸钠，少数患者吸入后可有咽喉不适、胸闷，偶见皮疹，孕妇慎用。抗胆碱药吸入后，少数患者可有口苦或口干感。酮替芬有镇静、头晕、口干、嗜睡等不良反应，对高空作业人员、驾驶员、操纵精密仪器者应予以强调药物的副作用。

3. 雾化吸入护理

定量雾化吸入器及干粉吸入器的使用需要患者协调呼吸动作，正确使用是保证吸入治疗成功的关键。应向患者介绍雾化吸入器及干粉吸入器的使用方法，医护人员演示后，指导患者反复练习，直至患者完全掌握。对不易掌握雾化吸入器吸入方法的儿童或重症患者，可在雾化吸入器上加储药罐，可以简化操作。

（三）健康指导

（1）疾病知识指导：指导患者增加对哮喘的激发因素、发病机制、控制目的和效果的认识，以提高患者在治疗中的依从性。通过知识指导，患者可以有效地控制哮喘的发作，能坚持日常工作和学习。

（2）避免诱发因素：针对个体情况，指导患者有效控制可诱发哮喘发作的各种因素，如避免摄入易引起过敏的食物；避免强烈的精神刺激和剧烈运动；避免持续地喊叫等过度换气动作；不养宠物；避免接触刺激性气体及预防呼吸道感染；戴围巾或口罩避免冷空气刺激；在缓解期应加强体育锻炼、耐寒锻炼及耐力训练，以增强体质。

（3）自我监测病情：指导患者识别哮喘发作的先兆表现和病情加重的征象，学会哮喘发作时进行简单的紧急自我处理方法。

（4）用药指导：哮喘患者应了解自己所用各种药物的名称、用法、用量及注意事项，了解药物的主要不良反应及如何采取相应的措施来避免。指导患者或家属掌握正确的药物吸入技术，与患者共同制订长期管理、防止复发的计划。

（5）心理社会指导：精神心理因素在哮喘的发生发展过程中起重要作用，培养良好的情绪和战胜疾病的信心是哮喘治疗和护理的重要内容。应给予心理疏导，使患者保持有规律的生活和乐观情绪，积极参加体育锻炼，最大程度保存劳动能力，可有效减轻患者的不良心理反应。

（赵艳伟）

第五节　慢性肺源性心脏病患者的护理

【概述】

慢性肺源性心脏病（chronic pulmonary heart disease）简称慢性肺心病，是由于肺组织、肺血管或胸廓的慢性病变引起肺组织结构和（或）功能异常，产生肺血管阻力增加，肺动脉压力增高，使右心室扩张和（或）肥厚，伴或不伴右心功能衰竭的心脏病，并排除先天性心脏病和左心病变引起者。慢性肺心病是我国呼吸系统的常见病，患病年龄多在 40 岁以上，男女无明显差异，但有地区差异，东北、西北、华北的患病率高于南方地区，农村高于城市。吸烟者比不吸烟者患病率明显增高。冬春季节和气候骤变时，易出现急性发作。

（一）病因

本病按原发病的部位不同，主要分为三类：①支气管、肺疾病：最多见为慢性阻塞性肺疾病。②胸廓运动障碍性疾病：较少见。③肺血管疾病：慢性血栓栓塞性肺动脉高压等。另外，原发性肺泡通气不足及先天性口咽畸形、睡眠呼吸暂停综合征等均可引起肺动脉高压，从而发展成慢性肺心病。

发病机制：引起右心室扩大、肥厚的因素很多。肺功能和结构的不可逆改变是先决条件，发生反复的气道感染和低氧血症，导致一系列体液因子和肺血管的变化，使肺血管阻力增加，肺动脉血管的结构重塑，产生肺动脉高压，继而引起心脏病变和心力衰竭及重要器官的损伤。

（二）临床表现

本病病程缓慢，临床上除原有肺、胸疾病的各种症状和体征外，主要是逐步出现肺、心功能衰竭以及其他器官损害的表现。按其功能可分为代偿期与失代偿期。代偿期主要表现为咳嗽、咳痰、气促，活动后可有心悸、呼吸困难、乏力，活动耐力下降。失代偿期主要表现为呼吸衰竭和右心衰竭，如呼吸困难加重、颈静脉怒张、心率增快等。主要并发症有肺性脑病、酸碱失衡及电解质紊乱等。

（三）辅助检查

1. 实验室检查

（1）血液检查：红细胞及血红蛋白可升高，全血黏度及血浆黏度增加；合并感染时白细胞计数增高，中性粒细胞增加。

（2）血气分析：慢性肺心病代偿期可出现低氧血症或高碳酸血症。呼吸衰竭时 $PaO_2 < 60mmHg$，$PaCO_2 < 50mmHg$。

2. 影像学检查

（1）X 线检查：可有肺动脉高压症，右心室增大等，皆为诊断慢性肺心病的主要依据。

（2）超声心动图检查：右室流出道内径≥ 30mm、右心室内径≥ 20mm、左右心室内径比值< 2、右肺动脉内径或肺动脉干及右心房增大等，可诊断为慢性肺心病。

3. 其他肺功能检查

对早期或缓解期慢性肺心病患者有意义。痰细菌学检查可指导急性加重期慢性肺心病患者的抗生素选用。

（四）治疗原则

（1）急性加重期：积极控制感染，保持呼吸道通畅，纠正缺氧和二氧化碳潴留，控制呼吸衰竭和心力衰竭。积极处理并发症。

（2）缓解期：原则上采用中西医结合的综合治疗措施，增强免疫功能，去除诱发因素，减少或避免急性加重期的发生。

【护理措施】

（一）基础护理

1. 保持呼吸道通畅

对于神志清楚的患者，鼓励其深呼吸和有效咳嗽，体弱、长期患病者应定时更换体位，拍背排痰，神志不清者予吸痰。

2. 活动无耐力

与心、肺功能减退有关。在心肺功能失代偿期，应绝对卧床休息，协助其采取舒适体位，如半卧位或坐位，以减少机体耗氧量，促进心肺功能的恢复。对于卧床患者，应协助其定时翻身、更换姿势，依据患者的耐受能力指导患者在床上活动，鼓励患者进行呼吸功能锻炼，提高活动耐力。代偿期以量力而行、循序渐进为原则，鼓励患者进行适量活动。

3. 病情观察

观察患者的生命体征及意识状态；注意有无发绀、呼吸困难及其严重程度；观察有无心悸、胸闷、腹胀、尿量减少、下肢水肿等右心衰竭的表现，准确记录出入量；定期监测动脉血气分析，密切观察患者有无头痛、烦躁不安、神志改变等肺性脑病的表现。

（二）专科护理

1. 体液过多（与心输出量减少、肾血流灌注量减少有关）

（1）皮肤护理：注意观察全身水肿情况、有无压疮发生。因肺心病患者常有营养不良、身体下垂部位水肿的状况，若长期卧床，极易形成压疮。应指导患者穿宽松、柔软的衣服，定时更换体位。

（2）饮食护理：给予高纤维素、易消化、清淡的饮食，防止因便秘、腹胀而加重呼吸困难。避免含糖高的食物，以免引起痰液黏稠。如患者出现水肿、腹水或尿少时，应限制钠盐摄入。因碳水化合物可增加二氧化碳生成量，加重呼吸负担，故一般食物中碳水化合物的含量应≤ 60%。少食多餐，减少用餐时的疲劳，进餐前后漱口，保持口腔清洁，促进食欲。必要时遵医嘱静脉补充营养。

2. 用药护理

对二氧化碳潴留、呼吸道分泌物较多的重症患者慎用镇静剂、麻醉药、催眠药，如必须用药，使用后注意观察是否有抑制呼吸和咳嗽反射的情况出现。应用利尿剂后易出现低钾、低氯性碱中毒而加重缺氧，过度脱水引起血液浓缩、痰液黏稠不易排出等不良反应，应注意观察及预防。使用排钾利尿剂时，督促患者遵医嘱补钾。利尿剂尽可能在白天给药，避免夜间频繁排尿而影响患者睡眠。使用洋地黄类药物时，遵医嘱准确用药，注意观察药物毒性反应。应用血管扩张剂时，注意观察患者心率及血压情况。使用抗生素时，注意观察感染控制的效果、有无继发性感染。

3. 潜在并发症护理（肺性脑病）

（1）休息和安全：患者应绝对卧床休息，呼吸困难者取半卧位，对于有意识障碍者予床栏及约束带进行安全保护，必要时需专人护理。

（2）病情观察：定期监测动脉血气分析，密切观察病情变化，患者出现头痛、烦躁不安、表情淡漠、神志恍惚、精神错乱、嗜睡和昏迷等症状时，及时通知医生并协助处理。

（3）吸氧护理：持续低流量、低浓度给氧，氧流量 1~2L/min，防止高浓度吸氧抑制呼吸、加重二氧化碳潴留和导致肺性脑病。

（三）健康指导

（1）疾病知识指导：使患者和家属了解疾病发生、发展过程及防治原发病的重要性，减少反复发作的次数。积极防治原发病，避免和防止各种可能导致病情急性加重的诱因。坚持家庭氧疗等。

（2）增强抗病力：加强饮食营养，以保证机体康复的需要。病情缓解期，患者应根据肺、心功能及体力情况进行适当体育锻炼和呼吸功能锻炼，如散步、气功、太极拳、腹式呼吸、缩唇呼吸等，以改善呼吸功能，提高机体免疫功能。

（3）定期门诊随诊：告知患者及家属病情变化的征象，如体温升高、呼吸困难加重、咳嗽剧烈、咳痰不畅、尿量减少、水肿明显或发现患者神志恍惚、表情淡漠、嗜睡、躁动、口唇发绀加重等，均提示病情变化或加重，需及时就医诊治。

（赵艳伟）

第六节　肺血栓栓塞症患者的护理

【概述】

肺血栓栓塞症（PTE）是指来自静脉系统或右心的血栓阻塞肺动脉或其他分支所致疾病，常常是许多疾病的一种严重并发症。肺血栓栓塞是肺栓塞最常见的类型，通常临床上所称的肺血栓栓塞症即指肺栓塞。全球每年确诊的肺栓塞和深静脉血栓形成的患者约有数百万人。

（一）病因

肺栓塞大多数是由发生在下肢周围静脉，包括股静脉、腘静脉和腓肠肌深静脉中的深静脉血栓所致，故深静脉血栓形成往往是肺栓塞的前兆。肺栓塞发生后，肺血管完全或部分阻塞，通向远端肺组织的血流可全部阻断或减少，因而对呼吸和血流动力学产生影响。

（二）临床表现

本病主要症状有呼吸困难、气短、胸痛、晕厥及咯血等。如反复发作或多发性小栓子散在两肺时，可逐渐引起肺动脉高压，晚期可出现右心衰竭。

（三）辅助检查

（1）一般项目：白细胞计数、血沉、乳酸脱氢酶可有升高，但无特异性。

（2）血浆 D- 二聚体：是交联纤维蛋白在纤溶系统下产生的可溶性降解物质，其敏感度较高，但特异性较低，仅为 30%~40%。

（3）动脉血气分析及肺功能：发生肺栓塞后常有低氧血症，生理无效腔增大。

（4）心电图检查：主要表现为急性右心室扩张和肺动脉高压。

（5）胸部 X 线检查：常见改变有浸润阴影。

（6）肺动脉造影：诊断肺栓塞的经典方法，但为有创性检查，应严格掌握适应证。

（7）其他检查：CT 和 MRI 检查，超声心动图。

（四）治疗原则

（1）对症治疗：改善低氧血症、止痛、舒张支气管，纠正休克和心力衰竭等。

（2）特异性治疗：溶栓、抗凝、手术以预防再栓塞发生。

【护理措施】

（一）基础护理

（1）保持病室空气新鲜，环境清洁舒适。急性期患者应绝对卧床休息，减少搬动。对伴有下肢深静脉血栓者，应患肢制动，不要过度屈曲，不能按摩、热敷，以免栓子脱落，可抬高患肢，促进静脉回流。

（2）给予低盐、清淡、易消化、富含维生素的饮食，少食多餐，保持大便通畅，必要时可给予缓泻剂或开塞露，以免下肢血管内压力突然升高而使血栓脱落。

（3）心理护理：本病发病急，持续胸闷、胸痛、呼吸困难给患者带来濒死感，患者易产生焦虑、恐惧情绪。针对这一心理特点，护士要运用语言技巧进行疏导、安慰、解释、鼓励，同时加强宣教工作，提高患者对疾病的认识，以最佳的心理状态配合治疗。

（二）专科护理

1. 溶栓和抗凝治疗前后的护理

（1）治疗前：提供安静舒适的房间，遵医嘱予患者吸氧；予患者心电、血压、血氧监测；评估患者病史，近期用药及近 12h 内有无血尿、大便潜血，有无溶栓禁忌证，12h 内有无动静脉穿刺点；予患者建立两条静脉通路，作为溶栓和抢救治疗用。

（2）治疗后：溶栓后，下肢深静脉血栓松动，极易脱落，要绝对卧床休息两周，卧床期间所有外出检查要平车接送。要避免引起腹压增加的因素，如剧烈咳嗽等。对于出血的观察和预防：观察穿刺点有无出血、渗血，观察患者有无口腔黏膜出血、鼻出血、牙龈出血等；观察患者的神志变化，尤其是老年高血压患者，及时观察患者有无颅内出血状况。

2. 用药护理

遵医嘱给予患者抗凝、溶栓及其他治疗，观察疗效及副作用，如抗生素类药物引起的各种反应、溶栓药引起的出血现象、血管扩张药引起的体位性低血压等。对胸痛较严重、影响呼吸的患者，应遵医嘱给予止痛处理。

（三）健康指导

高血压、高血脂、糖尿病患者的血液处于高凝状态，易形成血栓。应指导此类患者将血压、血糖、血脂控制在正常范围，控制体重，忌烟酒，预防或减少血栓形成。保证每日饮水量，多饮水可降低血液黏稠度。多食高纤维食物、素食、水果、蔬菜等，保持大便通畅。对高龄、肥胖、长期卧床的患者，应注意被动或主动运动，不宜长期处于同一体位。指导患者认识此病的临床表现、常规用药及注意事项，嘱其如有不适及时就诊。

（赵艳伟）

第七节　原发性支气管肺癌患者的护理

【概述】

原发性支气管肺癌为起源于支气管黏膜或腺体的恶性肿瘤，简称肺癌。世界卫生组织 2003 年公布的资料显示，肺癌无论是发病率（120 万 / 年）还是死亡率（11 万 / 年），均居全球癌症首位。

（一）病因

肺癌的病因和发病机制尚未完全清楚，研究表明与下列因素有关：吸烟、大气污染、职业因素、饮食、遗传因素、基因改变、某些肺疾病。

（二）临床表现

近 5% 的肺癌患者无症状，仅在 X 线胸片检查时发现。绝大多数患者可或多或少表现出与肺癌有关的症状与体征，可按部位分为支气管 – 肺局部、肺外胸内扩展、胸外转移和肺转移性胸外表现四类。临床症状有：刺激性干咳、咯血、声音嘶哑、上腔静脉阻塞综合征、胸水、骨痛及病理性骨折等。

（三）辅助检查

（1）影像学检查：① X 线检查：胸部普通 X 线检查是发现肺癌最重要的方法之一，在肺癌的普查和诊断中占重要位置。可通过透视或正侧位胸片发现肺部阴影。中央型肺癌多为一侧肺门类圆形阴影，边缘大多毛糙，有时有分叶表现或为单侧不规则的肺门部肿块。周围型肺癌早期为局限性小斑片状阴影，边缘不清，逐渐形成圆形或类圆形，边缘有毛刺。② CT 检查：可以发现普通 X 线检查所不能发现的病变，CT 易识别肿瘤有无侵犯临近器官。③磁共振（MRI）：在明确肿瘤与大血管之间的关系分析上优于 CT，但在发现小病灶（< 5mm）方面则不如 CT 敏感。

（2）细胞学检查：痰细胞学检查对肺癌诊断有很大意义。

（3）纤维支气管镜：广泛应用于中央型和周围型病变的诊断。

（4）针吸细胞学检查：可经皮或经纤维支气管镜进行针吸细胞学检查，还可在 B 超、CT 或 X 线引导下进行。

（5）其他检查：活组织检查、剖胸探查、核医学检查、肿瘤标记物检查。

（四）治疗原则

（1）化疗和放疗：化疗应使用标准方案，联合用药可有限增加生存率；放疗通常一个疗程 2~4 周，也可用于无症状患者作为预防性治疗。

（2）有机组合手术：对于可耐受手术的局限性病变患者，首选手术，还可联合化疗和放疗。

（3）免疫和中草药的综合治疗：有一定的免疫调节和抑制肿瘤生长的作用。

（4）靶向治疗：以肿瘤组织或细胞中所具有的特异性分子为靶点，进行药物治疗。

【护理措施】

（一）基础护理

（1）环境要安静舒适，晚期患者需卧床休息，呼吸困难者取半坐位。

（2）给予高蛋白、高热量、高维生素、易消化饮食。注意食物的色、香、味，以增进食欲。化疗期间可予清淡饮食。

（3）病情观察：密切观察患者生命体征，注意观察化疗、放疗的副作用，如出现声音嘶哑、食欲缺乏、恶心、呕吐、头晕、白细胞减少、血小板减少等症状，应通知医生及时处理。白细胞减少者，注意防止交叉感染。

（4）心理护理：鼓励患者树立战胜疾病的信心，配合化疗、放疗或手术治疗。随时了解患者思想情况，严格交接班，以防患者发生意外。

（二）专科护理

（1）护理操作：静脉滴注化疗药物，注意用药剂量、方法，选择适宜的血管，避免药液外渗，造成组织坏死。

（2）做纤维支气管镜和活组织检查、胸腔穿刺、胸腔积液离心沉淀脱落细胞检查等时，护士应向患者做好宣教，做好术前准备及术中配合工作，标本及时送检。

（3）如咳嗽、胸痛可适当镇咳、镇痛；气憋、气喘伴胸腔积液者可抽胸腔积液，给氧缓解症状；咯血者保持呼吸道通畅，适当使用止血药；全身乏力、食欲缺乏、消瘦、恶病质可给予支持疗法；化疗反应需对症处理。

（三）健康指导

（1）休养环境要舒适安静，避免空气污染。宣传吸烟对健康的危害，提倡不吸烟或戒烟，并注意避免被动吸烟。对肺癌高危人群要定期进行体检，及早发现肿瘤，及早治疗。

（2）指导患者加强营养支持，注意饮食搭配，科学进餐。多食新鲜水果及蔬菜，保证足够的热量，保持排便通畅，每日饮水不少于 1 500ml。

（3）合理安排作息，适当活动，以加强机体免疫力，增强抗病能力。根据气候变化及时增减衣服，避免上呼吸道感染。

（4）督促患者坚持化疗或放射治疗，讲解化疗药物的副作用，嘱患者定期检测血象。若患者出现呼吸困难、疼痛等症状不缓解或加重时，应及时到医院诊治。

（5）给予患者及家属心理上的支持，使之正确认识肺癌、身心放松，增强治疗信心，更好地配合治疗。

（潘瑞丽）

第八节 特发性肺间质纤维化患者的护理

【概述】

特发性肺间质纤维化（IPF）是一种原因不明的、进行性的、局限于肺部的以纤维化样伴蜂窝状改变为特征的疾病。近 20 年，5 年生存率 < 50%，与恶性肿瘤无异。

（一）病因

本病病因不明。危险因素包括：吸烟、病毒（巨细胞病毒、丙型肝炎病毒、EB 病毒）感染、职业或环境暴露（金属粉尘、纺织粉尘等）。

（二）临床表现

呼吸困难（劳力性呼吸困难并进行性加重）、咳嗽咳痰（继发感染时出现黏液脓性痰或脓痰），全身症状有消瘦、乏力、食欲缺乏等。

（三）辅助检查

（1）血液检查：晚期患者因缺氧导致血液红细胞和血细胞比容增加。

（2）高分辨 CT 检查：CT 扫描结果的典型表现对本病的诊断有相当高的敏感性和特异性。

（3）肺功能测定：诊断本病的基本检查之一。

（4）其他检查：纤维支气管镜、外科肺活检、普通胸片。

（四）治疗原则

（1）糖皮质激素：作为治疗的主要手段，一般主张使用泼尼松。但仅有 10%~30% 的患者病情稳定或改善，使用糖皮质激素无效者应减量或停用。

（2）免疫抑制剂：一般应用于激素治疗无反应或因不良反应不能接受激素治疗的患者，主要为环磷酰胺。

（3）机械通气：近半数患者需要机械通气，但未能改善预后。

（4）肺移植：理论上是一种治疗，但仅有个别成功病例报道。

【护理措施】

（一）基础护理

（1）为患者提供安静、舒适的休养环境，根据患者的情况给予舒适的卧位、半卧位或端坐位。减少探视人员，避免交叉感染。

（2）急性期患者应绝对卧床休息，给予中流量吸氧 3~5L/min，血氧饱和度维持在 90% 以上。疾病缓解期根据情况鼓励患者进行室内活动并间断吸氧。疾病恢复期如果体力允许指导患者进行室外活动。

（3）缺氧导致机体能量消耗增加，应为患者提供高蛋白、高热量、高纤维素、易消化的饮食，经常变换食谱，注意少食多餐。进餐时可以吸氧，避免进餐时气短而导致食欲下降。

（4）病情观察：注意患者咳嗽、咳痰情况，应指导患者正确留取痰培养标本并及时送检。监测患者生命体征、呼吸深浅度等，重症患者应用心电监护，监测血氧饱和度，必要时进行动脉血气分析，观察有无二氧化碳潴留，以调整用氧浓度。

（5）心理护理：由于本病多数呈慢性过程，预后不良。医护人员要主动与患者建立有效的沟通，并争取家属及工作单位对患者的支持，从而帮助他们树立信心、调整心态，积极配合治疗。

（二）专科护理

（1）对于咳嗽、咳痰明显的患者，应遵医嘱给予祛痰止咳药，不宜选用强力镇咳药，以免抑制呼吸中枢，影响排痰。必要时予以雾化吸入。对气短加重者，应告诫其持续吸氧，以改善静息状态下呼吸困难和活动后的喘息情况。

（2）对于发热患者，应遵医嘱给予头置冰袋、温水擦浴等物理降温措施或解热镇痛药。根据医嘱给予有效的抗生素，进行抗感染治疗。

（3）患者出现胸闷、憋气、呼吸困难等呼吸衰竭症状时，遵医嘱予以不同方式的吸氧，注意气道湿化。对于重度呼吸衰竭的患者可应用机械通气治疗。

（4）用药护理：治疗此病最重要的药物是糖皮质激素，糖皮质激素药物治疗期间应注意以下事项：严格遵医嘱坚持服药，告诫患者切记不要随意停药或减量，如要减药必须在医护人员的监护下进行；应进食钙、钾含量较高的食物，避免参加剧烈活动，否则易造成病理性骨折；注意口腔护理；这期间，由于机体抵抗力低，容易加重或诱发各种感染，因此，应严格执行无菌操作，尽量避免留置尿管等侵袭性操作，严密观察激素的副作用，及时向患者做好解释工作，解除患者对激素的不安心理。

（三）健康指导

（1）居住环境要舒适安静，空气新鲜。指导患者及家属识别与自身疾病有关的诱发因素，应避免吸烟及接触二手烟、避免接触刺激性气体及减少呼吸道感染等易使本病反复发作及加重的因素。

（2）为患者及家属讲解氧疗知识、用药及药物副作用知识，使患者在出院后仍能继续进行吸氧治疗，遵医嘱服药。

（3）合理安排生活起居，注意休息，避免过度劳累。患者可选择适合自己的运动，如散步、打太极拳等。

（4）多食高维生素（如绿叶蔬菜、水果），高蛋白（如瘦肉、豆制品、蛋类），粗纤维（如芹菜、韭菜）的食物，少食动物脂肪以及胆固醇含量高的食物（如动物的内脏）。

（5）鼓励患者进行呼吸锻炼，掌握活动的方法及原则。如有不适及时就医。

（潘瑞丽）

第九节　胸膜疾病患者的护理

一、胸腔积液

【概述】

胸膜腔是位于肺与胸壁之间的一个潜在腔隙，正常情况下，脏层胸膜和壁层胸膜表面之间有一层很薄的液体，在呼吸运动中起润滑作用。任何使胸腔内液体形成过快或吸收过缓的因素，均可造成胸腔积液。

（一）病因

胸腔积液常见病因有感染性、肿瘤性、免疫损伤性、物理性、化学性等因素，多由于毛细血管净水压增加、血浆胶体渗透压降低、毛细血管通透性增加、淋巴回流受阻引起。

（二）临床表现

胸腔积液可根据积液性质和病理发展阶段的不同而有不同的临床表现。按积液性质可分为血性（患者有明显的胸腔内出血，严重者除胸闷、气促外，有休克表现）、乳糜性（胸腔积液中含淋巴乳糜液，患者常有胸闷、气促、乏力、体重减轻、脂溶性维生素缺乏）、胆固醇性和脓性等。按病理演变可分为纤维蛋白性、浆液纤维蛋白性、化脓性等。

（三）辅助检查

（1）影像学检查：包括 X 线检查、B 超检查、CT 检查、MRI 检查、PET 检查。

（2）胸腔穿刺术和胸液检查：包括肉眼检查、显微镜检查、生化检查、免疫学检查、细菌学检查等。

（3）经皮针刺胸膜活检术。

（4）胸腔镜检查。

（四）治疗原则

（1）积极治疗原发病，如结核性胸腔积液应积极抗结核治疗。

（2）胸腔穿刺和抽液：不仅是诊断需要，也是治疗的必要手段，可减少胸膜粘连。

（3）脓胸患者积极控制感染：尽可能选择广谱抗生素，急性期以静脉给药为主，剂量要足够充分。

【护理措施】

（一）基础护理

（1）体位：大量胸腔积液患者，呼吸困难或体温升高的，应卧床休息，遵医嘱给氧，待胸腔积液吸收或体温恢复正常后，应鼓励患者活动，以增加肺活量。患者应根据病情采取适当体位，一般为半坐位或者侧卧位，以减少胸水对健侧肺的压迫。

（2）营养支持：根据情况给予高热量、高蛋白、高维生素、易消化的饮食，发热患者可给予流食、半流食，并注意观察患者营养状况。

（3）生活护理：鼓励患者经常漱口，以增进食欲；高热者给予口腔护理，并及时更换被服。

（4）病情观察：观察患者呼吸频率、节律、体温变化、血氧、血气、胸痛程度等情况。

（二）专科护理

（1）呼吸功能锻炼：指导患者学会腹式呼吸、缩唇呼吸，保持呼吸道通畅。

（2）高热、胸痛患者的护理：遵医嘱予高热患者温水擦浴、物理降温或者药物降温；胸痛患者应指导其患侧卧位，必要时使用胸带，减少胸部活动，减轻疼痛。

（3）用药护理：遵医嘱用抗生素，并观察药物疗效及副作用。

（4）留置胸腔引流管的护理：保持引流管通畅，注意安全，防止管路脱出。同时观察引流液的量、性状等。

（三）健康指导

告知患者应劳逸结合，逐渐增加活动量，避免过度劳累；嘱患者加强营养，增强身体抵抗力；向患者解释本病的特点及病情，介绍所用治疗方法及药物，告知患者定期复查。

二、自发性气胸

【概述】

胸膜腔为脏层胸膜与壁层胸膜之间的密闭腔隙。因受肺脏向心回缩力的作用，胸腔呈现负压，低于大气压 0.29~0.49kPa（3~5cmH_20）。当胸膜因病变或外伤破裂时，胸膜腔与大气沟通，气流便进入胸腔，形成胸膜腔积气，称为气胸。自发性气胸分为两种：原发性气胸和继发性气胸。原发性气胸又称特发性气胸，指肺部常规 X 线检查未发现明显病变的健康者所发生的气胸，多见于 20~40 岁青壮年，男性较多。继发性气胸常继发于肺脏各种疾病，多见于 40 岁以上的人群。

（一）病因

原发性气胸是由胸膜下微小疱或肺大疱的破裂所致。病变常位于肺尖部。这些肺大疱往往是支气管或肺部炎症愈合后的纤维组织牵拉或通气不畅引起，或肺组织先天性发育不全所致。继发性气胸常并发于肺或胸膜疾病的基础上，形成肺大疱或直接损伤胸膜所致。常为慢性阻塞肺病或肺弥漫性纤维化疾病（矽肺、慢性肺结核、弥漫性肺间质纤维化、囊性肺纤维化等）并发代偿性肺大疱时，引流小气道炎症狭窄、扭曲，肺泡内压急骤升高，导致大疱破裂，引起气胸。金黄色葡萄球菌、厌氧菌、革兰阴性杆菌等引起的肺化脓性炎症溃破入胸腔、形成脓气胸，肺癌、肺结核空洞侵蚀胸膜亦可引起气胸。

（二）临床表现

1. 症状

（1） 呼吸困难：严重程度与发生快慢，气胸类型、肺萎陷程度和基础肺功能有密切关系。

（2）胸痛： 常为尖锐持续性刺痛或刀割痛，吸气时加重，多在前胸、腋下部，可放射至肩、背、上腹部。持续性胸痛提示纵隔气肿存在，在严重呼吸困难时疼痛常被掩盖。

（3）刺激性干咳：由气体刺激胸膜产生，多不严重，无痰或偶有少量血丝痰，可能来自肺破裂部位。

2. 体征

（1）呼吸增快、发绀：多见于张力性气胸，如有大汗、四肢厥冷、血压下降等休克表现，应警惕血气胸的存在，需注意贫血貌、胸腔积液体征等表现。

（2）气管、心脏向对侧移位：左侧气胸时心脏浊音界消失，右侧气胸时肝上界消失。颈、胸部，甚至头及腹部可有皮下气肿出现。

（3）胸部体征：患侧呼吸运动减弱，肋间膨出，叩诊呈鼓音，呼吸音明显减弱或消失。当少量胸膜腔积气时，患侧呼吸音减弱可能是唯一的疑诊气胸的体征。

（三）辅助检查

（1）X线检查：诊断气胸的重要方法。X线胸片可见患侧透光度增强，内无肺纹理，肺被压向肺门，呈高密度影，外缘呈弧形或分叶状。如胸腔有积液或积血，可见气液平面。

（2）CT检查：比X线检查更敏感、准确，表现为胸膜腔内出现极低密度的气体影，伴有肺组织不同程度的萎缩改变。

（3）血气分析：可提示不同程度低氧血症。

（4）胸腔内压测定：将气胸分为三种类型：闭合性气胸，交通性气胸，张力性气胸。

（四）治疗原则

（1）一般疗法：气胸患者应绝对卧床休息，少讲话、减少肺活动，有利于破裂口的愈合和气体吸收。适用于首次发作，肺萎缩在20%以下，不伴有呼吸困难者，仅卧床休息，每日可吸收胸腔内气体容积的1.25%。如经1周治疗肺仍不膨胀者，则需要采用其他疗法。

（2）排气疗法：适于呼吸困难明显者，或肺压缩程度较重者，尤其是张力型气胸患者。①气胸机穿刺抽气法。②胸腔闭式引流术：通常采用两种方法将导管插入气胸腔。一种是经套管针插管术，另一种是肋间切开插管术。

（3）胸膜粘连术。

（4）胸腔镜下治疗气胸：目前认为寻找气胸病因、指导合理治疗方法的选择，胸腔镜检最为理想。

（5）剖胸手术：由于本病易复发，消除病灶是治愈气胸最有效的措施。剖胸手术可以消除肺的裂口，又可从根本上处理原发病灶（如肺大疱、肺结核或肺癌穿破等），或通过手术确保胸膜粘连。

【护理措施】

（一）基础护理

（1）在舒适安静的环境下卧床休息，避免用力和屏气动作，保持大便通畅，两天以上未解大便应采取有效措施。患者应戒烟，并积极预防上呼吸道感染。

（2）平时注意补充营养，摄入充足的蛋白质、维生素，不挑食，不偏食，适当摄取粗纤维素食物，以增强机体抵抗力。

（3）观察患者呼吸、脉搏、血压及面色变化，观察患者胸痛、咳嗽、呼吸困难的程度，及时与医生联系并采取相应措施。

（二）专科护理

（1）根据病情准备胸腔穿刺术、胸腔闭式引流术的物品及药物，并及时配合医生进行有关处理。

胸腔闭式引流术后应观察创口有无出血、漏气、皮下气肿及胸痛情况，若伤口敷料有渗血渗液应及时更换，避免感染。

（2）尽量避免咳嗽，必要时遵医嘱给止咳剂。对于胸痛剧烈的患者，可给予相应的止痛剂。及早给予氧气吸入，遵医嘱合理氧疗。

（三）健康指导

（1）生活规律，戒烟酒，多选用高蛋白、高热量、高纤维素、低脂肪饮食，加强营养。

（2）保持心情愉快、情绪稳定，进行适当的体育锻炼，避免剧烈运动，避免抬、举重物，避免屏气。

（3）保持大便通畅，可鼓励患者适当多饮水，多吃青菜、香蕉等食物。必要时用开塞露、缓泻剂。

（4）坚持呼吸锻炼，以改善肺功能。积极预防上呼吸道感染，避免剧烈咳嗽，尽量减少在公共场所活动。嘱患者如突发胸痛或有干咳、呼吸困难等症状时及时就诊。

（潘瑞丽）

第十节　睡眠呼吸暂停低通气综合征患者的护理

【概述】

睡眠呼吸暂停低通气综合征（sleep apnea hypoventilation syndrome, SAHS）指由于某些原因而致上呼吸道阻塞，睡眠时有呼吸暂停，伴有缺氧、打鼾、白天嗜睡等症状的一种较复杂的疾病。好发于肥胖者、老年人。

（一）病因

本病与下列因素有关：性别、年龄和肥胖因素；上呼吸道疾病因素，如鼻息肉等；肌肉因素，如气道肌肉张力改变等；神经、体液及内分泌因素；先天性因素，如颈短、颅面畸形等；种族及遗传因素；酒精与药物，神经系统的损害。

（二）临床表现

睡眠呼吸暂停低通气综合征患者睡眠时会打鼾，打鼾与呼吸暂停间歇交替发作，呼吸暂停严重者会出现窒息后憋醒、白天嗜睡和困倦的情况。由于夜间反复出现的呼吸暂停及低氧血症，久之可影响患者全身各脏器功能，出现各种远期并发症，如肺动脉高压、肺心病、心律失常等。

（三）辅助检查

（1）临床上以每晚睡眠 7h 中发生 30 次以上呼吸暂停，或每小时睡眠发作 5 次以上呼吸暂停，或呼吸紊乱指数 > 5 为诊断标准。

（2）睡眠呼吸监护。

（3）身高、体重：计算体重指数（BMI）= 体重（kg）/ 身高^2（m）。

（4）体格检查。

（5）血细胞计数，特别是红细胞计数、血细胞比容（HCT）、红细胞平均体积（MCV）、红细胞平均血红蛋白浓度（MCHC）。

（6）其他检查：血气分析、肺功能检查、心电图。

（四）治疗原则

（1）一般治疗：戒烟、减肥、睡前禁饮酒。

（2）呼吸机治疗。

（3）手术治疗。

（4）严重者无法适应呼吸机治疗或不适宜腭垂腭咽成形术者考虑气管切开和造瘘术。

（5）口腔正畸及使用矫治器减轻打鼾。

【护理措施】

（一）基础护理

（1）严密观察病情变化。特别是在零点以后，更应加强巡视，注意观察心率、心律、血压及血氧饱和度变化，防止患者夜间猝死。

（2）减少白天的睡眠时间，注意睡眠情况，出现呼吸暂停时唤醒患者。

（3）控制饮食，多食水果、蔬菜。戒烟、禁酒，指导患者侧卧睡眠等。

（4）加强安全保护，防止外伤。

（二）专科护理

（1）给予低流量吸氧。病情严重者给予 BiPAP 呼吸机辅助呼吸。

（2）加强 BiPAP 呼吸机管理，注意面罩有无漏气，保护受压部位的皮肤。

（三）健康指导

（1）生活规律，戒烟、酒。服用镇静安眠药可加重呼吸暂停症状，应嘱患者尽量避免此类药物。

（2）进行适当的体育锻炼。

（3）合理膳食，坚持减肥。

（4）遵医嘱使用呼吸机。

（潘瑞丽）

第十一节　呼吸衰竭患者的护理

一、急性呼吸衰竭

【概述】

呼吸衰竭是由各种原因导致严重呼吸功能障碍，从而引起动脉血氧分压（PaO_2）降低，伴或不伴有动脉血二氧化碳分压（$PaCO_2$）增高而出现一系列病理生理紊乱的临床综合征。它是一种功能障碍状态而不是一种疾病，可因肺部疾病引起也可能是各种疾病的并发症。

（一）病因

所有可导致肺泡换气不足、通气血流比失调及右向左分流的病因均可导致呼吸衰竭，继而引起酸中毒，影响其他器官正常代谢。

（二）临床表现

患者常有慢性肺部疾病病史，或导致呼吸衰竭的急症如窒息、药物过量、创伤等，皮肤湿冷出汗，以颜面为主。伴呼吸急促，最初脉搏快而强，随病情发展而减弱但不规则。

（三）辅助检查

（1）血气分析：若 PaO_2 < 60mmHg、$PaCO_2$ > 60mmHg 且碳酸氢根离子正常时，动脉血气分析提示呼吸衰竭，此时 pH 值也降低。

（2）胸部 X 线：用于诊断肺脓肿、肺不张、气胸、浸润、渗出等。

（3）心电图：可发现有无心律失常。

（4）白细胞计数：助于诊断潜在感染，血培养、痰培养、革兰染色可识别病菌。

（5）异常的血红蛋白、血细胞比容减少是失血的征象，提示血液携氧能力下降。

（6）肺动脉导管：用于鉴别急性呼吸衰竭是肺源性还是心源性，还可监测治疗效果。

（四）治疗原则

（1）氧疗，必要时予以机械通气。

（2）药物治疗：支气管扩张剂用于开放气道，抗生素控制感染，皮质类固醇抗炎，连续静脉滴注正性肌力药可增加心输出量，维持正常血压。限制液体入量，使用利尿剂减轻液体负荷及水肿症状。

【护理措施】

（一）基础护理

（1）密切观察患者病情变化，监测生命体征，准确记录 24h 出入量。

（2）如果未插管，让患者取最有利于呼吸的体位，置呼叫器位于最易于触到的位置。机械通气的患者应定时予以翻身、拍背，防止压疮。

（3）留置胃管的患者每日给予口腔护理，留置尿管的患者每日行会阴冲洗消毒。

（二）专科护理

（1）插管后听诊肺部，以检查是否误将气管插管插入食管或左右支气管。避免因误吸、迷走神经反射而引起心动过缓、心律失常和低血压。妥善固定气管插管，防止脱出。

（2）机械通气患者按需予以吸痰，保持呼吸道通畅，在未确定呼吸机报警原因的情况下，不要频繁吸引。吸引时严格无菌技术操作，同时观察吸引物的颜色、量及性状，如有异常及时通知医生。

（3）气管插管患者每日更换插管处胶布，气管切开者每日气管切开处换药，保持伤口敷料清洁干燥。

（4）对于插管且神志清醒的患者要提供与外界交流的方法，可使用手势、表情、交流板等。向患者和家属解释所有的操作过程。

二、慢性呼吸衰竭

【概述】

慢性呼吸衰竭是指由各种原因引起肺通气和换气功能严重障碍，以致静息条件下也不能维持足够的气体交换，导致缺氧伴（或不伴）二氧化碳潴留，从而引起一系列生理功能和代谢紊乱的临床综合征。

（一）病因与发病机制

慢性呼吸衰竭的病因包括：呼吸道阻塞性疾病、肺组织的病变、胸廓胸膜的病变、肺血管疾病、神经中枢和呼吸肌疾病。发病机制为：通气不足、通气 / 血流比例失调、肺动 – 静脉样分流、弥散障碍、耗氧量增加。

（二）临床表现

呼吸困难，表现为节律、频率、深度的改变。发绀，主要在口唇、甲床、耳垂出现。二氧化碳潴留使外周体表静脉充盈、皮肤充血、温暖多汗、血压升高、心率加快。严重缺氧和酸中毒会导致外周循环衰竭、血压下降、心律失常、心脏停搏。急性缺氧可出现精神错乱、狂躁、昏迷、抽搐等。慢性缺氧表现为智力、定向力障碍。严重呼吸衰竭患者出现肝、肾功能异常。

（三）辅助检查

（1）动脉血气分析：可确诊呼吸衰竭，并反映呼吸衰竭的性质和程度。

（2）血清电解质检查：检查钾、钠、氯等离子浓度，了解有无电解质紊乱。

（四）治疗原则

（1）加强呼吸支持，包括保持呼吸道通畅。

（2）对病因及诱发因素的治疗。

（3）对其他脏器功能的监测和支持。

【护理措施】

（一）基础护理

（1）密切观察病情变化：评估并记录患者呼吸次数、呼吸频率及其他生命体征。观察患者有无呼吸困难的症状，注意患者神志改变。监测动脉血气分析。

（2）协助患者采取合适卧位：有助于肺扩张及减少呼吸做功。

（3）提供营养支持：患者因长期慢性病程导致能量消耗增加而营养不良，造成呼吸肌疲劳、机体免疫力降低，影响疾病恢复。应鼓励患者进食或鼻饲高蛋白、高脂肪、低碳水化合物、富含多种维生素及微量元素的食物，必要时行胃肠外营养。

（4）预防受伤：缺氧和二氧化碳潴留会导致患者意识障碍；人工气道、机械通气可造成患者气道及肺部损伤；长期卧床或营养不良易造成长期受压部位皮肤损伤。每天对患者进行全面、系统的评估，经常给患者更换体位，注意固定气管插管或气管切开管。保持皮肤、床单的清洁干燥，经常按摩受压部位。帮助患者进行四肢锻炼。

（二）专科护理

1. 保持呼吸道通畅

注意及时清理口咽部的分泌物，可经鼻或口腔吸痰。对于痰多而黏稠、咳出困难者，应鼓励并帮助其咳嗽，经常翻身拍背，协助痰液排出。遵医嘱予以祛痰药以助于痰液稀释。对于病情危重者，准备气管插管或气管切开建立人工气道。

2. 合理氧疗

（1）缺氧不伴二氧化碳潴留，予以高浓度吸氧，氧浓度在 90% 以上。

（2）缺氧伴二氧化碳潴留，氧疗原则为低流量吸氧。

（3）机械通气：机械通气可维持合适的通气量，改善肺的氧合功能，维护心血管功能稳定。对于机械通气的患者，应做好生活护理，防止压疮等并发症，保持呼吸道通畅。

（潘瑞丽）

第十二节　急性呼吸窘迫综合征患者的护理

【概述】

急性呼吸窘迫综合征（acute respiratory distress syndrome, ARDS）是指心源性以外的各种肺内外致病因素导致的急性、进行性、缺氧性呼吸衰竭。上海 ARDS 协作组调查的结果表明其死亡率接近 70%。

（一）病因

急性呼吸窘迫综合征的常见病因可分为两大类，即直接损伤如肺误吸胃内容物、溺水等和间接损伤如休克、创伤、药物等。

（二）临床表现

典型症状为呼吸急促，并可呈进行性加快，最快可达 60 次 /min 以上。呼吸困难逐步明显，可有不同程度咳嗽、少痰，晚期可咳出典型的血性痰。缺氧明显，患者烦躁不安、心率加快，出现顽固性低氧血症，可有低血压和休克的表现。

（三）辅助检查

（1）外周血白细胞计数：急性呼吸窘迫综合征早期外周血白细胞常呈短暂的、一过性下降。

（2）动脉血气分析。

（3）X线检查：发病 5 天以上，两肺或其大部呈均匀密度增加，“磨玻璃样变”、“支气管气相”明显。

（4）病原学检查：严重的感染是本病的首位高危因素，宜尽早采取有关标本进行细菌培养和药敏试验。

（四）治疗原则

去除病因、抗感染、改善氧合和组织氧供，纠正水、电解质紊乱和酸碱失衡以及支持治疗，为肺损伤的自然修复争取时间。

【护理措施】

（一）基础护理

（1）卧床休息，呼吸困难时抬高床头，取半卧位或坐位。恢复期逐渐增加活动量。

（2）病室需每日通风换气，保持室内空气新鲜，温度、湿度适宜。

（3）饮食以高热量、易消化的流食、半流食为宜，鼓励患者多饮水。

（4）加强口腔护理，保持口腔湿润、舒适。

（5）观察病情变化，如神志、呼吸深度及频率、音调、口唇和甲床的颜色。监测血氧变化。

（6）指导患者正确留取痰标本，同时观察痰的颜色、性状、气味等。排痰困难者可行雾化吸入或体位引流。

（7）指导患者进行有效地咳痰，学会腹式呼吸。

（8）危重病会引发患者和家属的焦虑。护士应注意观察患者的焦虑程度，更多地陪伴患者，向他们解释各种治疗程序及治疗仪器、管道等的作用。提供简单的沟通方法，如利用写字板。

（二）专科护理

1. 氧疗

一般高浓度吸氧，使 PaO_2 > 60mmHg，或 SaO_2 > 90%。多数患者需机械通气给氧。

2. 机械通气的护理

早期机械通气是纠正和改善顽固性低氧血症的关键手段。

（1）机械通气期间的病情观察：应观察患者的生命体征，如呼吸、脉搏、血压和体温情况，注意患者的神志。另外注意听诊双肺呼吸音，观察皮肤颜色、湿度等，准确记录 24h 出入量。

（2）生活护理：做好口腔护理，保持会阴清洁，定时翻身。

（3）人工气道管理：妥善固定人工气道，预防意外拔管，松紧适宜，应给患者头部足够的活动范围；加强湿化，定时翻身、拍背，吸引呼吸道分泌物，保持呼吸道通畅。

（4）预防院内感染：吸痰时无菌操作，严格呼吸治疗器械及管道的消毒，选有效的抗生素，充分湿化呼吸道，定期更换呼吸机管道。

（5）控制致病因素：积极治疗肺内肺外感染，纠正休克，充分引流感染灶，合理使用抗生素。

（三）健康指导

休养环境要舒适安静，每日通风换气，保持空气新鲜。根据气候的变化随时增减衣服，避免受寒，避免接触感冒人员，预防上呼吸道感染。戒烟，并减少被动吸烟。多食高维生素、高蛋白、粗纤维的食物，少食动物脂肪以及胆固醇含量高的食物。避免剧烈运动，可选择适合自己的运动，如散步、打太极拳等，注意劳逸结合。坚持呼吸锻炼，配备家庭氧疗设施，必要时低流量吸氧。

（潘瑞丽）

第三章

消化系统疾病患者的护理

第一节 胃食管反流病患者的护理

【概述】

胃食管反流病（gastroesophageal refiux disease,GERD），是指胃、十二指肠内容物反流到食管引起的泛酸、胃灼痛等症状和食管黏膜的损害，以及口咽、喉、气道等食管以外组织的损害。在总体人群中，15%~44% 的人每个月发生 1 次反流症状，10%~14% 的人每周发生 1 次，4%~7% 的人每天发生 1 次。反流症状的发生频率无性别差异。40 岁后胃食管反流病的发病率逐年上升。年平均死亡率为 0.1/10 万。

（一）病因

胃食管反流病是慢性疾病，最常见的病因是一过性下食管括约肌的松弛导致酸性胃内容物反流。其他病因包括腹压骤然增加超过了下食管括约肌的压力、食管裂孔疝、胃排空延迟、硬皮病、精神压力、吸烟、胃窦部的幽门螺杆菌的感染等。

（二）临床表现

反流症状如反酸、反食、嗳气，食管刺激症状如胃灼痛、胸痛、吞咽疼痛，食管外刺激症状如咳嗽、气喘、咽喉炎、口腔溃疡、副鼻窦炎，严重者可并发食管穿孔。

（三）辅助检查

（1）钡餐检查：反流性食管炎患者的食管钡餐检查可显示下段食管黏膜皱襞增粗、不光滑，可见龛影或伴有狭窄等，食管蠕动可减弱。

（2）胃镜检查：可显示不同程度的反流性食管炎。内镜检查结合病理活检有利于明确病变性质。

（3）食管 pH 监测：pH ＜ 4 的时间百分比，可以用于区分病理性与生理性反流，最常用于判断临床症状与反流事件的相关性。

（4）奥美拉唑试验性治疗：对具有胃食管反流病症状的患者每天予以奥美拉唑 40mg，共为期 14 天的试验性治疗，观察其治疗反应。该试验性治疗对胃食管反流病诊断的阳性预测率值为 68%，阴性预测率值为63%。如果患者具有胃食管反流病的典型症状且奥美拉唑治疗有效，则基本可以诊断胃食管反流病。

（四）治疗原则

增强抗反流的防御机制，减轻反流物的刺激和加强食管黏膜的抵抗力。

【护理措施】

（一）基础护理

（1）需要改变的生活方式：抬高床头15~20cm，餐后不应立即卧床，睡前至少2h不饮水，以减少胃食管反流；应停用或者禁用对食管和胃动力有抑制作用的药物，以减少反流；避免穿紧身衣，治疗咳嗽和便秘，以免增加腹压而诱发反流。

（2）饮食调节：尽量减少摄入高脂肪食物、巧克力、咖啡因、柑橘类水果、酒精和番茄制品，避免因胃排空减慢而发生反流。

（二）专科护理

用药的护理：质子泵抑制剂（PPI），应于早餐前30~60min单次给药，如果需要每天两次给药，则第二次给药应安排于晚餐前30~60min。质子泵抑制剂应避免与H2受体阻断剂或前列腺素同服，以免降低质子泵抑制剂的结合，从而降低效果。促动力药应于餐前30min服用。

（三）健康指导

（1）疾病知识指导：告知患者易引起胃食管反流的因素，以减少胃食管反流；指导患者采取积极的生活方式，如戒烟戒酒、控制饮食量、选择低脂饮食等；遵医嘱规律服药。

（2）康复指导：胃食管反流病是一种需要长期治疗的慢性疾病。维持治疗的目的是：防止疾病复发；预防糜烂性食管炎的并发症。

（徐　滔　高凤莉）

第二节　食管癌患者的护理

【概述】

（一）病因

食管癌的确切发病原因和发生的自然史仍不清楚，但已确认食管癌变是一个多阶段进行性发展的过程。一般认为食管癌可能是多种因素所致的疾病，如亚硝胺类化合物、真菌、3,4–苯并芘、微量元素的缺乏、饮食习惯、食管慢性炎症、生活环境污染、食管固有疾病发生癌变等。

（二）临床表现

（1）早期症状：大口进硬食时有轻微的哽咽感、吞咽时食管疼痛且伴有胸骨后闷胀隐痛不适感、吞咽后食管内异物感。

（2）中期症状：吞咽困难、呕吐、胸背疼痛、体重减轻。

（3）晚期症状：呼吸系统症状、神经麻痹症状、转移现象、恶病质。

（三）辅助检查

（1）食管吞钡X线检查：早期食管癌的X线表现可为局限性黏膜皱襞增粗和断裂、局限性血管壁僵硬；局限的、小的充盈缺损；小龛影。晚期食管癌的X线表现，一般为充盈缺损、食管狭窄和梗阻。

（2）脱落细胞学检查：这是一种简便易行的诊断方法。将带网气囊的食管细胞采集器吞入胃内，然后给气囊充气，慢慢将气囊拉出，食管黏膜表面的细胞随带网气囊拖出，检查脱落细胞，早期病例阳性率可达90%。

（3）纤维食管镜检查：对临床高度怀疑而又不能明确诊断的患者，应尽早作食管镜检查，可直接观察病变的部位、范围及形态，并可采取活体组织作病理学检查。

（4）其他检查：放射性核素检查有助于对食管癌早期的诊断；CT检查可了解食管癌向腔外扩展的情况和有无纵隔、腹内或淋巴转移等。

（四）治疗原则

以手术为主，辅以放射、化学药物等综合治疗。

（1）手术治疗：手术是食管癌的首选方法。适用于全身情况良好、无明显远处转移的患者。

（2）放射疗法：与手术疗法综合应用，于术前照射缩小癌肿及转移的淋巴结，可使癌肿周围的小血管和淋巴管缩小，提高切除率，减少术中癌细胞的播散。对术中切除不完全的病变，术后2~4周再予以放射治疗；也有单纯放射疗法，用于不能手术、无极度吞咽困难、一般情况尚好的患者；上段食管癌患者多采用放射治疗。

（3）化学药物治疗：可使晚期食管癌患者症状缓解，常与其他疗法联合使用，以提高疗效。

【护理措施】

参见食管癌外科护理部分。

（徐 滔 高凤莉）

第三节 胃炎患者的护理

胃炎是由多种不同病因引起的胃黏膜急性和慢性炎症。按临床发病的缓急分为急性胃炎和慢性胃炎两大类型。

一、急性胃炎

【概述】

（一）病因

急性胃炎是胃黏膜的急性炎症，其主要病变是胃黏膜的糜烂和出血，常称为急性糜烂出血性胃炎。多由急性应激反应、药物、胆汁反流和幽门螺杆菌感染引起。

（二）临床表现

常有上腹痛、腹胀、恶心、呕吐和食欲缺乏，重者可有呕血、发热、脱水、酸中毒，甚至休克。部分患者可无症状。药物和应激性急性胃炎者，有时以突然黑便和（或）呕血为首发症状。

（三）辅助检查

胃镜检查：根据病因和症状作出诊断，并经胃镜获得确诊。

（四）治疗原则

去除病因，给予安静、禁食、补液、解痉、止吐等对症支持治疗，以后可予流质或半流质饮食。

【护理措施】

（一）基础护理

（1）休息：患者应卧床休息，对出血的患者尤其应强调卧床休息。严重疾病引起的急性应激导致出血的患者，往往情绪紧张、恐惧，护士应作心理疏导，使患者适应其实际的健康状况，解除恐惧心理，保证身心两方面得以充分地松弛和休息。

（2）严密观察病情变化：对于出血量较多的患者，定时评估患者的体温、脉搏、呼吸、血压和意识程度，观察和记录呕吐物和大便的量及性质，并做好抢救准备。

（3）保持呼吸道通畅：对呕吐较严重的患者，应将其头歪向一侧，以利于口腔、气道分泌物及呕吐物的流出，防止误吸。

（4）饮食护理：一般进无渣、温热半流质饮食。如少量出血可给牛奶、米汤等流质饮食以中和胃酸，并有利于黏膜的修复。急性大出血者应禁食。

（二）健康指导

向患者及家属讲明病因，如是药物引起，应告诫今后勿用该药，如非用该药不可，必须同时服用制酸剂以防止该药被胃黏膜吸收。劝告嗜酒者戒酒。使患者及家属了解本病为急性病，应及时治疗及预防复发，防止发展成慢性胃炎。

二、慢性胃炎

【概述】

（一）病因

幽门螺杆菌是慢性胃炎最主要的病因，慢性胃体炎、急性胃炎的内源性或外源性胃黏膜损伤因子的持续存在亦是慢性胃炎的病因。

（二）临床表现

慢性胃炎的症状无特异性，有中上腹痛或不适、食欲缺乏、嗳气、反酸、恶心等功能性消化不良症状。症状常与进食有关。有胃糜烂者可有少量或大量消化道出血，长期少量出血可引起缺铁性贫血。恶性贫血者常有全身衰弱、疲软、神情淡漠、隐性黄疸，消化道症状一般较少。

（三）辅助检查

（1）胃镜及组织检查：这是最可靠的确诊方法，可取活检以进一步证实为何种类型胃炎。

（2）胃酸分泌功能测定：非萎缩性胃炎胃酸分泌正常，有时可以升高，自身免疫性萎缩性胃炎胃酸分泌明显降低，甚至无胃酸分泌，胃液分泌量也极少，往往在给予酸分泌刺激后，亦不见胃液和胃酸分泌。

（四）治疗原则

去除病因，给予适当的饮食，选择适宜的药物。

【护理措施】

（一）基础护理

（1）休息：平时生活要有规律，注意劳逸结合，避免过度疲劳，急性发作时应卧床休息。

（2）饮食指导：嘱患者注意饮食卫生，养成良好的饮食习惯，如定时进餐，少量多餐，宜选择富有营养又易消化的食物，避免食用过冷过热、粗糙和刺激性食物，养成细嚼慢咽的习惯，使食物和唾液充分混合以帮助消化。对缺乏胃酸者可酌情给予酸性食物，如山楂、食醋等。

（三）健康指导

向患者及家属讲解其病因，指导如何防止诱发因素，强调饮食调理对防止疾病反复发作的重要性。叮嘱家属在饮食方面为患者创造必要的条件。嗜烟酒患者应对其进行病因教育，与患者共同制订戒烟酒计划，并督促其付之行动。向患者介绍常用药物的名称、药物作用、服用的剂量和方法及疗程时间。出院时叮嘱其定期门诊复诊。

三、特殊类型胃炎

（一）感染性胃炎

一般人多患幽门螺杆菌引起的感染性胃炎。但是，当机体免疫力下降时，如艾滋病患者、长期大量使用免疫抑制剂者、严重疾病晚期患者等，可发生各种细菌（非特异性细菌和特异性细菌如结核、梅毒）、真菌和病毒（如巨细胞病毒）所引起的感染性胃炎。其中急性化脓性胃炎病情凶险，该病常见致病菌为甲型溶血性链球菌、金黄色葡萄球菌或大肠杆菌，化脓性炎症常源于黏膜下层，并扩展至全层胃壁，可发生穿孔，内科治疗多无效而需紧急外科手术。

（二）化学性胃炎（病）

胆汁反流、长期服用非甾体类消炎药（NSAIDs）或其他对胃黏膜损害的物质，可引起以胃小凹增生为主、炎症细胞浸润很少为组织学特征的反应性胃黏膜病变。胃大部切除术后失去了幽门的功能，含胆汁、胰酶的十二指肠液长期大量反流入胃，由此而引起的残胃炎和吻合口炎是典型的化学性胃炎（病），该病治疗上可予促胃肠动力药和吸附胆汁的药物（如硫糖铝、铝碳酸镁或考来烯胺），严重者需做 Rous-en-Y 转流术。

（三）Menetrier 病

本病特点是：

（1）胃体、胃底皱襞粗大、肥厚，扭曲呈脑回状。

（2）胃黏膜组织病理学见胃小凹延长扭曲、深处有囊样扩张，伴壁细胞和主细胞减少，胃黏膜层明显增厚。

（3）胃酸分泌减少。

（4）低蛋白血症（因蛋白质从胃液丢失引起）。

本病多见于 50 岁以上的男性。诊断时注意排除胃黏膜的癌性浸润、胃淋巴瘤及淀粉样变性等。因病因未明，目前无特效治疗，有溃疡形成时予抑酸药，伴有幽门螺杆菌感染者宜根除幽门螺杆菌，蛋白质丢失持续而严重者可考虑胃切除术。

（四）其他类型胃炎

嗜酸细胞性胃炎、淋巴细胞性胃炎、非感染性肉芽肿性胃炎（如胃克罗恩病、结节病）、放射性胃炎（放射治疗引起）、充血性胃病（如门脉高压性胃病）等。痘疮样胃炎表现为内镜下见胃体或（及）胃窦有多发性的小隆起，其中央呈脐样凹陷，凹陷表面常有糜烂，活组织病理学检查见胃黏膜以淋巴细胞浸润为主。痘疮样胃炎多与幽门螺杆菌感染或服用 NSAIDs 有关，但亦有病因不明者。

【护理措施】

（一）基础护理

（1）休息：平时生活要有规律，注意劳逸结合，避免过度疲劳，急性发作时应卧床休息。

（2）饮食指导：嘱患者注意饮食卫生，养成良好的饮食习惯，如定时进餐，少量多餐，宜选择富有营养又易消化的食物，避免食用过冷过热、粗糙和刺激性食物，养成细嚼慢咽的习惯，使食物和唾液充分混合以帮助消化。对缺乏胃酸者可酌情予酸性食物，如山楂、食醋等。

（二）健康指导

（1）注意适当休息、锻炼，保持生活规律：生活不规律、工作过于劳累、精神高度紧张、睡眠不足，是慢性胃炎发生的重要原因。每个人可根据自己的工作性质，制作一份作息时间表，尽可能保持生活规律。如司机，中午往往不能返回驻地按时就餐，那么就可时常准备些面包、饼干之类的食品放在身边，中午时就可按时吃饭。

（2）保持精神愉快，乐观：精神抑郁、情绪低沉，顾虑重重，往往会引起或加重各类胃炎。大家都有这方面的生活经验，当发生争吵或同家人、同事闹别扭时，吃饭是不会香的，并常有腹胀感。这是因为当发生上述事情时，人的注意力转移，对食物的兴趣下降，各种消化腺分泌减少，胃肠蠕动也相应减少。这时若进食，食物往往不易完全消化，患者就产生腹胀不适等症状，当胃肠活动发生障碍时，则出现腹痛。所以，在进餐时，注意力应放在食物上，避免谈及不愉快或关系个人切身利益的事情。

（3）饮食卫生：谈到胃，就必然要联系到饮食。慢性胃炎患者，要避免暴饮暴食、酗酒，注意凉拌菜的卫生。存在上腹不适等症状时，要防止摄入有刺激性的食物，如生蒜、生大葱、芥末等，以免加重病情。养成细嚼慢咽的习惯，定时定量。

（4）自我按摩：这里是指用手掌揉摩应穴位。按摩腹部，能促进胃肠蠕动和排空，使胃肠分泌腺功能增强、消化能力提高，并有解痉止痛作用。具体方法为：用手掌或掌根鱼际部在剑突与脐连线之中点（中脘穴）部位作环形按摩，节律中等，轻重适度。每次 10~15min，每日 1~2 次。

（5）气功：这是一种防治胃病的有效的保健方法。气功有使人放松和安静的作用，可调节大脑皮层的功能状态，抑制兴奋灶。对精神因素引起的胃炎效果最好。慢性胃炎患者，可练内养功或放松功。具体方法可提供给患者有关的参考书籍，最好是在气功师指导下进行 。

（陆秋香　高凤莉）

第四节　消化性溃疡患者的护理

【概述】

消化性溃疡（peptic ulcer），通常指发生在胃及十二指肠的慢性溃疡，本病也发生在与酸性胃液接触的其他部位，包括食管下端，胃肠吻合术后的吻合口及其附近肠襻和含有异位胃黏膜的 Meckel 憩室。消化性溃疡以胃溃疡和十二指肠溃疡最常见。无论胃溃疡还是十二指肠溃疡均以男性发病率为高。据统计，国内男女十二指肠溃疡发病率为（4.4~6.8）:1，胃溃疡为（3.6~4.7）:1。

（一）病因

胃酸在消化性溃疡的发病因素中占有重要地位，传统的“无酸，无溃疡”的理念至今依然沿用不衰。另外，幽门螺杆菌感染也是消化性溃疡发生的重要因素。

（二）临床表现

临床表现不一，少数患者可无症状，或以出血、穿孔等并发症为首发症状。但多数消化性溃疡有慢性发展过程、周期性发作和节律性上腹痛的特点。其发作多在秋冬和冬春之交，并与不良精神刺激、情绪波动、饮食失调等有关。

（三）辅助检查

（1）胃镜和胃黏膜活组织检查：确诊消化性溃疡的首选检查方法。胃镜检查可直接观察溃疡部位、病变大小、性质，并可在直视下取活组织做病理检查和幽门螺杆菌检查。

（2）X 线钡餐检查：适用于对胃镜检查有禁忌或不愿接受胃镜检查者。溃疡的 X 线直接征象是龛影，对溃疡诊断有确诊价值。

（3）幽门螺杆菌检测：其结果可作为选择根除幽门螺杆菌治疗方案的依据。

（4）粪便隐血试验：隐血试验阳性提示溃疡有活动。

（四）治疗原则

治疗的目的在于消除病因、控制症状、愈合溃疡、防止复发和避免并发症。

（1）降低胃酸的药物治疗：包括抗酸药和抑制胃酸分泌药两类。

（2）保护胃黏膜治疗：常用的胃黏膜保护剂包括硫糖铝和枸橼酸铋钾。

（3）根除幽门螺杆菌治疗：对于幽门螺杆菌阳性的消化性溃疡患者，应首先给予抗幽门螺杆菌治疗。

（4）手术治疗：对于大量出血经内科治疗无效、急性穿孔、瘢痕性幽门梗阻、胃溃疡疑有癌变及正规治疗无效的顽固性溃疡可选择手术治疗。

【护理措施】

(一)基础护理

(1)休息：对溃疡有活动、粪便隐血试验阳性的患者，嘱其卧床休息。一般溃疡患者要避免过度劳累，注意劳逸结合。

(2)严密观察病情变化：观察腹痛的部位与程度、大便性状，对突发性腹痛剧烈的患者，应注意有无穿孔并发症；大便呈柏油样或呕血说明消化道出血量较大，应及时报告医生。

(3)饮食护理：定时进餐、少量多餐，使胃内经常保持食物存在，起到稀释胃液、中和胃酸的作用，避免粗糙、酸辣等刺激性食物，有利于溃疡愈合。有营养不良症状的患者宜进食富有营养但又易消化的食物，鼓励患者与家属参与饮食计划的讨论与制订。

(二)专科护理

通过资料的收集，了解患者疼痛的特点，如有典型的节律，可按其特点指导缓解疼痛的方法，如十二指肠溃疡是空腹痛或午夜痛，指导患者准备制酸性食物在疼痛前进食或服用抗酸药物防止疼痛发生。局部热敷或针灸止痛均可采用。

(三)健康指导

消化性溃疡是常见慢性病，但病情不严重，疼痛不厉害往往不被患者或家属重视，即使到医院就诊，亦只对症处理，很少能坚持长期、全面的治疗。患者多因消化道出血住院。护士应加强对患者的健康教育，如向患者及家属介绍溃疡病的病因、诱发因素，讲解有规律地生活及饮食调理对疾病痊愈的重要作用。

(徐 滔 高凤莉)

第五节 胃癌患者的护理

【概述】

胃癌在我国为常见的癌肿之一，居消化道肿瘤首位，在所有肿瘤中居第三位。不同人种，不同国家和地区胃癌的发病率有明显区别。日本、哥斯达黎加为高发国家，美国、西欧等发病较低。而我国西北地区发病率最高，华东、中南和西南地区最低。全国平均年死亡率约为16人/10万人口。男女之比为(2~3):1，多见于中老年人，40~60岁为高发年龄。

(一)病因

胃癌的病因不明，现代医学界认为可能与外界因素(环境、饮食)和内部因素(遗传、癌前情况)有关。

（二）临床表现

（1）早期胃癌：多数无症状，部分类似慢性胃炎表现。

（2）进展期胃癌：上腹痛是胃癌最早出现的症状。进而出现食欲减退、消瘦、体重进行性下降、软弱无力。当患者出现易饱感，提示胃壁受累；胃贲门癌累及食管下段时可出现吞咽困难；胃窦癌引起幽门梗阻可有恶心、呕吐；溃疡性胃癌有出血时可出现黑便甚或呕血，转移至身体其他脏器可出现相应的症状。

（3）并发症：少数患者可出现胃出血、幽门梗阻、穿孔等。

（三）辅助检查

（1）X 线钡餐检查：诊断胃癌的重要方法之一。特别是钡餐、空气双重对比方法，可显示黏膜细微的变化，可检查出直径 < 1cm 的早期胃癌，正确率达 90% 以上。

（2）纤维胃镜检查：对胃癌的诊断有重要价值。可直接观察病变的颜色、性状、部位及范围，根据需要，可同时取活检进行病理检查。对早期发现 < 0.5cm 的微小胃癌很有帮助。合用胃液细胞学检查可提高诊断的准确率。

（3）实验室检查：多数患者有大便潜血试验阳性；胃液分析胃酸减低或缺失。

（4）其他检查：B 超及 CT 检查也有助于诊断和分期。

（四）治疗原则

及早发现、及早诊断和及早治疗，是提高胃癌疗效的关键。手术是首选的方法，辅以化疗、放疗及免疫治疗等以提高疗效。

根治性手术是切除胃的全部或大部，大、小网膜和区域淋巴结，并重建消化道。晚期癌肿浸润并广泛转移者，行姑息性切除术、胃空肠吻合术以解除症状。

【护理措施】

（一）基础护理

（1）心理护理：尊重患者，鼓励患者表达情绪和意愿。介绍手术的必要性和成功的案例，增强患者的信心，取得患者和家属的配合。

（2）饮食护理：增加营养摄入，达到机体营养需求。少量多餐，已出现营养不良症状的患者宜进食富有营养但又易消化的食物，必要时进行肠内肠外营养支持。

（3）有幽门梗阻的患者术前应安置胃管，温盐水洗胃，减轻胃黏膜肿胀，防止术后并发症出现。

（4）化疗的护理：化疗是胃癌治疗的重要手段，易导致恶心、呕吐、脱发等不良反应，护理人员应密切观察，及时报告和处理不适症状。增加患者的舒适度，保证治疗的顺利进行。

（二）健康指导

（1）患者应避免过度劳累，注意劳逸结合，逐步增加活动量，提高机体活动力。

（2）少食多餐，循序渐进，维持机体的营养需求和水电平衡。

（3）遵医嘱定期复查。注意观察有无并发症出现，嘱患者一旦病情出现反复应及时就医。

（徐　滔　高凤莉）

第六节　肠结核和结核性腹膜炎患者的护理

一、肠结核

【概述】

肠结核是结核杆菌侵犯肠壁引起的慢性特异性感染。临床上常有腹痛及腹部压痛、排便异常、腹部肿块和全身中毒症状。患者多为青壮年，女性发病略多于男性。

（一）病因

肠结核多数由人型结核杆菌引起，少数可感染牛型结核菌致病。感染途径主要有：

（1）胃肠道感染：结核杆菌侵犯肠道的主要途径。

（2）血行播散：肠外结核灶经血行播散侵犯肠道。

（3）直接蔓延：临近结核病灶的脏器如女性盆腔结核直接蔓延而侵犯肠壁。

（二）临床表现

肠结核一般起病缓慢，病程长。早期症状不明显。80% 以上的患者有慢性腹痛，多为右下腹，并伴有肠功能紊乱，表现为腹泻和便秘交替。全身症状可表现为结核病的毒血症状，如午后低热、盗汗、乏力、消瘦、月经失调等。晚期患者常伴有肠梗阻、结核性腹膜炎，偶见急性肠穿孔。

（三）辅助检查

（1）X 线检查：X 线钡餐造影和钡灌肠检查对肠结核的诊断有很高的价值。肠结核的 X 线表现主要是肠黏膜皱襞粗乱、增厚、溃疡形成。

（2）电子结肠镜检查：可观察整个结肠及回盲部，帮助确定病变范围及性质。

（3）结核菌素试验：实验结果为强阳性则提示体内有结核菌感染。

（4）实验室检查：半数以上有不同程度的贫血，多数患者红细胞沉降率增快。

（四）治疗原则

抗结核药物治疗及对症治疗。抗结核药物治疗应遵循“早期、联合、规律、适量、全程”的治疗原则。

【护理措施】

（一）基础护理

（1）休息与环境：应尽量卧床休息，减少活动。休息能降低代谢，减少毒素的吸收，减轻毒血症状。避免潮湿及拥挤的居住条件，以阳光充足、空气新鲜的环境为宜。要加强卫生监督，提倡用公筷进餐，牛奶应经过灭菌消毒。

（2）营养：提供高蛋白、高热量、高维生素、易消化饮食，如新鲜蔬菜、水果、鲜奶及蛋黄等。保证营养可增强抗病能力。

（3）病情监测：定时监测体温、脉搏，密切注意腹痛、腹胀等情况。对骤起急腹痛要考虑腹腔内其他结核病灶破溃或穿孔所致的并发症，应及时报告医生作紧急处理。

（4）心理护理：由于抗结核治疗效果缓慢，患者往往因发热、腹痛等症状而紧张不安，因此应及时掌握患者的心理动态，为患者解除痛苦，让其保持心情舒畅，并对患者进行卫生宣教，普及结核病的防治知识，使患者树立治疗信心，主动配合医护人员进行治疗，争取疾病尽早痊愈。

（二）专科护理

（1）高热护理：以物理降温为主，必要时遵医嘱予以药物治疗。出汗时做好皮肤护理，谨防大量出汗引起的水电解质失衡。

（2）腹痛和腹胀的护理：腹痛时可用热敷、局部按摩等方法。腹胀严重时可采用肛管排气或开塞露通便等。必要时遵医嘱予以药物治疗。

（3）用药观察：使用抗结核药物常有恶心、呕吐等胃肠道反应。有些药物还可影响患者的听力及肝肾功能，应向患者做好药物宣教，并定期检查患者的听力及肝肾功能，如有异常及时报告医生调整药物及药量。对应用激素治疗的患者要注意预防感染，监测血糖、血压、大便潜血状况，预防骨质疏松等激素引起的副作用。

（三）健康指导

对肺结核、肠结核、肠系膜淋巴结结核、输卵管结核病的早期诊断与积极治疗，是预防本病的重要措施。根据患者原发病的不同，对其进行有关消毒、隔离、生活安排及定期复查等方面的知识教育。指导其遵医嘱坚持服药，不要因为症状改善而自行停止治疗，直到彻底治愈，同时告知药物有关副作用。注意营养与休息，尤其在结核病活动期，应保证休息，增加休息时间。定期复查，便于医生及时了解病情变化，有利于治疗方案的调整。

二、结核性腹膜炎

【概述】

结核性腹膜炎是结核杆菌引起的慢性弥漫性腹膜炎症，又称腹膜结核，是腹内结核最常见的类型。发病以 20~40 岁人群最多，占患病总数的 61.5%~78.5%。女性多于男性。

（一）病因

结核性腹膜炎是由体内的结核病灶扩散，使结核杆菌累及腹膜所致。其感染途径常见腹腔内结核病灶直接蔓延到腹膜，如肠结核、肠系膜淋巴结结核等。女性生殖系统结核是本病较多见的原因，少数由血行播散所引起。

（二）临床表现

结核性腹膜炎由于其原发病灶、感染途径、病理类型不同，病变活动性和机体反应性不一，从而使临床表现有很大差异。多数缓慢起病，少数以急性腹痛、高热而急骤起病。主要是结核病的全身毒血症状。腹壁有揉面感。约 2/3 的患者有腹痛，呈持续性隐痛或钝痛。排便以腹泻常见。起病后患者可有不同程度的腹胀，多为结核的毒血症和胃肠功能紊乱引起，少数为腹水、肠梗阻所致。

（三）辅助检查

（1）X 线检查：腹部 X 线平片有时能见到钙化影。

（2）腹腔积液检查：可供诊断参考。

（3）结核菌素试验：结果为强阳性对结核病的诊断有一定的帮助。

（4）腹腔镜检查：确诊结核性腹膜炎最可靠的手段。腹腔镜下可见腹膜色泽改变（潮红或灰白）、粟粒小结节、纤维束带、腹膜粘连、网膜萎缩、腹腔积液等肉眼病理改变。

（5）实验室检查：50%~60% 的患者可有轻度至中度贫血，分类淋巴细胞增高，血沉增快及 CA125 显著升高。

（6）其他检查：B 超检查、CT 检查、核素扫描等。

（四）治疗原则

抗结核药物治疗及对症治疗。抗结核药物治疗应遵循“早期、联合、规律、适量、全程”的治疗原则。

【护理措施】

（一）基础护理

（1）休息与环境：应尽量卧床休息，减少活动。休息能降低代谢，减少毒素的吸收，减轻毒血症状。避免潮湿及拥挤的居住条件，以阳光充足、空气新鲜的环境为宜。

（2）营养：提供高蛋白、高热量、高维生素、易消化饮食，如新鲜蔬菜、水果、鲜奶及蛋黄等。保证营养可增强抗病能力。

（3）病情监测：定时监测体温、脉搏，密切注意腹痛、腹胀等情况。对骤起急腹痛要考虑腹腔内其他结核病灶破溃或穿孔所致的并发症，应及时报告医生作紧急处理。

（4）心理护理：由于抗结核治疗效果缓慢，患者往往因发热、腹痛等症状而紧张不安，因此应及时掌握患者的心理动态，为患者解除痛苦，让其保持心情舒畅，并对患者进行卫生宣教，普及结核病的防治知识，使患者树立治疗信心，主动配合医护人员进行治疗，争取疾病尽早痊愈。

（二）专科护理

（1）高热护理：以物理降温为主，必要时遵医嘱予以药物治疗。出汗时做好皮肤护理，谨防大量出汗引起的水电解质失衡。

（2）腹水的护理：准确记录出入量，每日定时测量腹围。患者腹水量多时可采用半卧位，配合医生做好腹水穿刺放腹水治疗，必要时应用腹带。做好穿刺部位的护理，妥善固定管路，观察穿刺部位有无红肿、渗液，并认真记录引流液的量和性状。

（3）腹痛和腹胀的护理：腹痛时可用热敷、局部按摩等方法。腹胀严重时可采用肛管排气或开塞露通便等。必要时遵医嘱予以药物治疗。

（4）用药观察：使用抗结核药物常有恶心、呕吐等胃肠道反应。有些药物还可能影响患者的听力及肝肾功能，应向患者做好药物宣教，并定期检查患者的听力及肝肾功能，如有异常及时报告医生，调整药物及药量。对应用激素治疗的患者要注意预防感染，监测血糖、血压、大便潜血，预防骨质疏松等激素引起的副作用。

（三）健康指导

对肺、肠、肠系膜淋巴结结核、输卵管结核病的早期诊断与积极治疗，是预防本病的重要措施。根据患者原发病的不同，对其进行有关消毒、隔离、生活安排及定期复查等方面的知识教育。指导其按医嘱坚持服药，不要因为症状改善而自行停止治疗，直到彻底治愈，同时告知药物有关副作用。嘱患者注意营养与休息，尤其在结核病活动期，应保证休息，增加休息时间。嘱患者定期复查，便于医生及时了解病情变化，有利于治疗方案的调整。

（徐　滔　高凤莉）

第七节　炎症性肠病患者的护理

一、溃疡性结肠炎

【概述】

溃疡性结肠炎是一种病因未明的慢性结肠炎性疾病，表现为黏膜和黏膜下层有慢性炎症细胞浸润和多发性溃疡形成，本病可发生于任何年龄，以青壮年多见，男性略多于女性。

（一）病因

（1）遗传因素：炎症性肠病发病的一个重要特点（或“突出现象”）是患者亲属的发病率明显高于普通人群。溃疡性结肠炎患者亲属的发病率比普通人群约高 15 倍，是由复杂的多基因所调控。

（2）免疫学说：本病被认为是自身免疫性疾病。多数学者认为是因肠黏膜的正常防御功能削减，导致免疫调节失常而引起的组织破坏和炎性病变。

（3）感染：感染是本病的诱发因素。

（4）精神因素：溃疡性结肠炎为身心疾病，抑郁与焦虑对本病的发生和复发有影响。

（二）临床表现

本病的主要症状为腹泻伴脓血便，腹泻次数与病变的严重程度和广泛程度有关。重症患者可因频繁腹泻而出现水和电解质紊乱，便血也属常见。腹痛为本病的另一重要症状，其部位多在左下腹和下腹部。直肠受累时可伴有里急后重。其他症状还有腹胀、乏力、消瘦、发热等。

（三）辅助检查

（1）实验室检查：粪便中多可见大量红、白细胞。血沉增快、C- 反应蛋白增高常反映病变的活动性。

（2）电子结肠镜检查：最重要的诊断方法，可确定病变的范围。

（3）免疫学检查：活动期 IgG、IgM 一般可稍增高。淋巴细胞毒性实验被认为有诊断价值。

（4）结肠钡剂检查：可观察黏膜形态。

（四）治疗原则

本病的治疗原则是根据每个患者的具体情况，如病情的轻重、并发症的有无和病期不同等确定合理的治疗方案。常用的药物有柳氮磺胺吡啶和肾上腺糖皮质激素。对于并发癌变、肠梗阻、肠穿孔和内科不能控制的结肠大出血、急性结肠扩张等可进行手术治疗。

【护理措施】

（一）基础护理

（1）休息：急性发作期和重症患者需卧床休息。轻症患者要求生活有规律，注意劳逸结合，可以适当从事轻体力的工作，以减轻心理压力，有利于疾病的康复。

（2）心理疏导：要使患者具备一个良好的心理素质，自信心可提高患者治疗的主动性，使其配合治疗。由于本病的病程长，大多数患者易神经过敏，抑郁或焦虑，思想顾虑太重，应通过心理疏导加强患者战胜疾病的信心，对疾病康复具有重大意义。

（3）饮食护理：建议患者及家属食用质软、易消化、少纤维又富有营养的食物，保证患者每日摄入所需热量，同时应避免食用刺激性食物或牛奶、乳制品。急性发作期和暴发型患者应进食无渣流质或半流质饮食，禁食冷饮、水果及富含纤维素的蔬菜。病情严重的患者应禁食并给予胃肠外营养，使消化道得以休息，以利于减轻炎症，控制症状。贫血者应遵医嘱给予治疗。

（二）专科护理

（1）灌肠的护理：溃疡性结肠炎的患者应使用小量保留灌肠，要尽可能地延长灌肠液在肠道内的时间，灌肠前嘱患者排便 1 次，选择较细的肛管，灌肠液温度适宜（39~41℃），肛管插入深度 15~20cm，液体进入速度宜缓慢。灌肠后嘱患者卧床休息，臀下垫软枕避免液体排出。

（2）腹泻的护理：①急性发作期或重症患者腹泻次数每日可达 10~20 次，为减少胃肠蠕动及体力消耗，护士应为患者安排安静、舒适的休息环境，保证患者的身心皆得以休息。同时嘱患者注意保暖。②观察粪便的量、性状及排便次数，并做记录。如排便次数多，并有脱水及电解质紊乱的情况，应及时报告医生，共同商讨补液措施。③保持肛门及周围皮肤的清洁和干燥，手纸要柔软，擦拭动作要轻柔，以减少机械刺激，便后使用清水清洗肛门及周围皮肤，减少排泄物刺激而引起的不适，清洗后涂抹软膏保护皮肤。

（三）健康指导

本病病因未明，病程长，排便次数多往往给患者带来精神上的困扰。应指导患者及家属正确认识实际健康状况，从休息、饮食及合理用药等多方面控制病情的发展并逐步使症状得以缓解。由于用药时间长，必须把药物的性能、每日服用的剂量、用法、药物的副作用向患者及家属作出解释，以利于患者出院后能正确用药。有贫血或营养不良的患者，必须在科学的指导下合理地饮食。对各种可能出现的并发症做适当的说明，嘱患者若出现病情变化及时到医院就诊，以免耽误病情。

二、克罗恩病

【概述】

克罗恩病是一种病因不明的慢性非特异性胃肠道肉芽肿性炎症，可侵犯胃肠道任何部位，而以末段回肠和邻近结肠为多见，常呈节段性分布。临床上以腹痛、腹泻、腹块、肠梗阻和瘘管形成等为主要表现，伴有发热、营养障碍及其他肠外表现。多发于青壮年，高发年龄为20~30岁，男性稍多于女性。

（一）病因

尚未发现明确的致病因子，多项研究显示与环境、遗传和免疫反应异常相关。

（二）临床表现

临床表现随病变部位、程度和严重度而异。累及末段回肠常出现的典型症状为：腹痛，腹泻，腹块，瘘管形成，肛门－直肠周围病变，发热，营养障碍，其他肠外表现（关节炎、结节性红斑、皮肤溃疡、脾脏增大、杵状指等），癌变（发生率约为3%）。

（三）辅助检查

（1）血、粪便检查：不同程度的贫血，见于70%以上的患者，活动期白细胞增高、血沉加快、C-反应蛋白增高。大便潜血多阳性。

（2）X线检查：重要的诊断手段，有经验的放射科医生可使诊断正确率达到90%左右。

（3）内镜检查：结肠镜可用于早期诊断克罗恩病，判断术后有症状者有无复发及不典型增生。

（四）治疗原则

克罗恩病的治疗目标主要是控制发作、维持缓解、防止并发症。治疗方法上掌握“分级、分期、分段治疗”的原则。

【护理措施】

（一）基础护理

（1）休息：处于活动期的患者应卧床休息，尽量减少不必要的活动。

（2）饮食护理：应进易消化、富营养、高维生素的饮食。病情严重者宜禁食，可予胃肠外营养。贫血、营养缺乏者，予以补充维生素B_{12}、叶酸、白蛋白和输血。

（二）专科护理

瘘管的护理：肠瘘后排出的肠液中含有大量消化酶，造成肠瘘周围组织糜烂、感染和出血。肠穿孔可致腹腔内脓肿、脓毒败血症，患者抵抗力低，容易使感染扩散，危及生命。吸引疗法可使肠液不外溢，不使周围组织糜烂、防止感染，一般用双腔管做负压吸引。要准确记录24h引流量及其性质，保持瘘口周围皮肤清洁干燥，及时更换潮湿敷料。瘘口周围的皮肤，可涂一层薄的氧化锌软膏，其附着力强，并有收敛和抗消化液腐蚀的作用。

（三）健康指导

参见“溃疡性结肠炎”的健康指导。

（徐　滔　高凤莉）

第八节 大肠癌患者的护理

【概述】

大肠癌包括盲肠癌、结肠癌与直肠癌，为我国九类常见癌症之一。由于人们生活习惯的改变，大肠癌的发病率呈上升趋势，研究表明，大肠癌的发生与环境、饮食和遗传因素具有相关性。

（一）病因

（1）饮食因素：一般认为高动物蛋白、高脂肪和低纤维素饮食是导致大肠癌高发的因素；煎炸腌制食品和啤酒，均可提高结肠与直肠癌的危险度。增加纤维素的摄入，可以起到有效的保护作用。

（2）遗传因素：约 20% 的大肠癌患者患病与遗传有关，一级亲属大肠癌患病率明显高于二级亲属。

（3）疾病因素：肠道慢性炎症、息肉和腺瘤，血吸虫病，胆囊疾患和胆囊切除均可增加大肠癌的发病率。

（二）临床表现

肉眼可见的直肠持续出血和排便习惯的改变，是大肠癌常见的表现。

（三）辅助检查

（1）体格检查：肛门指检是体检中必不可少的检查，可以发现肿块大小及其周围情况，有无固定等。直肠指检一般能了解距肛门 7~8cm 内的病变，70%~80% 的直肠癌可经肛门指检发现。

（2）结肠镜检查：结肠镜的应用是结肠肿瘤诊断的一项重要进展，提高了早期诊断率，已广泛用于对高危人群的筛检。

（3）CT 检查：CT 可观察到肠壁的局限增厚、凸出，有时较早期患者难与良性者鉴别。

（4）实验室检查：粪便隐血试验、癌胚抗原测定是诊断大肠癌常用的实验室检查方法。

（四）治疗原则

采用外科手术治疗、化学治疗和放射治疗的综合治疗方案。

【护理措施】

（一）基础护理

（1）严密观察病情变化：直肠癌根治术创面较大、出血较多，要注意伤口渗出及引流情况，监测血常规变化，必要时给予心电监护。

（2）预防伤口感染：保持床单清洁，如有污染，及时更换。造瘘口与伤口之间要妥善隔离开。肛门部切口可用高锰酸钾溶液（1∶5000）坐浴。

（二）专科护理

造口的护理：造瘘口于术后即可使用，要指导患者和家属学会自我管理。

（1）皮肤护理：用清水清洗造口处周围皮肤，若出现皮肤发红，要使用硼锌糊涂抹。

（2）正确使用造口产品：造口底盘 3~5 天更换 1 次，发现底盘颜色变白时需及时更换；造瘘袋可重复使用，注意及时清理，避免感染和异味。

（3）适当活动：掌握活动强度，避免增加腹压。

（三）健康指导

（1）保持良好的饮食习惯，多进食果蔬、富含粗纤维的食物。

（2）有家族病史者应定期体检筛查。

（3）造口患者出院后应加强对造口的照顾。合理饮食，预防便秘、腹胀、腹泻等情况发生。

（4）养成定期排便的习惯，建立社交、工作的信心。

（5）遵医嘱定期复查。

（徐　滔　高凤莉）

第九节　功能性胃肠病患者的护理

一、功能性消化不良

【概述】

一般将消化不良定义为一组持续或反复发作的，包括上腹痛或不适、上腹饱胀感、嗳气、恶心、呕吐等症状的疾病，经检查排除可能引起这些症状的器质性疾病，这一临床综合征则称为功能性消化不良（functional dysplasia，FD）。功能性消化不良是相当常见的疾病，女性患病概率略高于男性并随年龄增长而增加，至60岁开始略有下降。

（一）病因

（1）胃运动与感觉功能：胃运动与感觉功能障碍是功能性消化不良发病的重要生理基础，而胃排空延缓、近端胃容受性下降和胃敏感性增高是目前用于反映胃运动与感觉功能障碍的重要指标。

（2）幽门螺杆菌：理论上，幽门螺杆菌感染在胃黏膜产生的炎性介质有可能影响胃运动和感觉功能。但多数研究表明，幽门螺杆菌感染在本病发病机制中不起重要作用。

（3）精神因素：精神因素与本病有密切关系，影响可能是多方面的。精神测验发现，代表焦虑、神经过敏、抑郁等精神心理障碍因子的评分中，功能性消化不良组明显高于对照组。

（二）临床表现

腹痛和腹部不适。疼痛和腹部不适多位于下腹部，特别是左下腹，也可游走，发生于脐周或其他部位。疼痛多为钝痛、胀痛和绞痛。排便习惯改变表现为性状和（或）次数异常，患者可有腹泻、便秘、腹泻便秘交替的现象，有时伴有排便过程不适感（费力、急迫、排便不尽感）。

（三）辅助检查

本病为排除性诊断，检查项目的选择及次序的安排应遵循既不漏诊又避免过多检查给患者带来经济负担和精神压力的原则。对患者应仔细询问详细的病史并做体格检查。胃镜是对患者首诊检查优先考虑的检查方法。常用的胃功能检查包括：胃排空（核素扫描、不透X线标志物）、胃感觉功能、胃测压、胃电图等。

（四）治疗原则

治疗的目的是帮助患者减轻顾虑、减轻症状、提高生活质量。根据不同的诱因选择合适的方案及药物，治疗方法根据药物的作用机制可分为：抗酸药、抑酸药、促动力药、调节感觉药、黏膜保护剂、抗抑郁药、根除幽门螺杆菌药治疗等。

【护理措施】

（一）基础护理

（1）严密观察病情变化，给予对症治疗，缓解疼痛，减轻焦虑。

（2）向患者解释疾病的性质以消除顾虑。

（二）专科护理

（1）提供膳食和生活方式的指导意见。

（2）对焦虑、失眠者给予适当镇静剂作为治疗基础。

（3）对各种作用机制的药物给予正确的服药指导，以更好地发挥药效。

（三）健康指导

（1）饮食以清淡为主，尽量少食油腻食品及不消化食品。

（2）注意生活起居，应冷暖适宜，特别要注意防寒，生活中要远离寒性食品。

（3）情绪对食物消化也有很大的影响，因此要保持乐观的情绪。

（4）适当的体育锻炼能增进体质，对战胜疾病是有益的。

二、肠易激综合征

【概述】

肠易激综合征（irritable bowel syndrome,IBS）是一种以腹部不适或腹痛、排便习惯和（或）大便性状改变为特征的功能性胃肠病，腹部症状与排便习惯改变有明确相关性，症状可持续或间歇发作，但各种检查未发现生化学和形态异常。这是一种十分常见的疾病，女性的发病率是男性的 1.1~2.6 倍，女性患者中多见排便困难和大便干结症状，而男性患者以腹泻和稀便为主要症状。

（一）病因

（1）心理因素：IBS 患者精神异常，发病率高，可有焦虑、抑郁和睡眠习惯改变等，相当多的患者有负性事件的发生，如失业、家人死亡和婚姻破裂等，类似负性事件是造成心理异常的重要原因，心理因素可造成胃肠道动力或感觉功能异常。

（2）内脏感觉功能异常：IBS 患者存在内脏高敏感性，可影响整个消化道。

（3）胃肠运动紊乱：腹泻型患者口－盲肠食物通过时间显著短于正常人，而便秘型患者延长，后者结肠高幅度蠕动性收缩减少。

（4）肠道感染：肠道急性细菌感染后，10%~30% 的患者发展为 IBS，病原体包括弯曲杆菌、志贺菌和沙门菌等。

（5）其他因素：食物因素和家庭遗传因素。

（二）临床表现

腹痛和腹部不适。疼痛和腹部不适多位于下腹部，特别是左下腹，也可游走，发生于脐周或其他部位。疼痛多为钝痛、胀痛和绞痛。排便习惯改变表现为性状和（或）次数异常，患者可有腹泻、便秘、腹泻便秘交替的现象，有时伴有排便过程不适感（费力、急迫、排便不尽感）。

（三）辅助检查

首先要排除器质性疾病，最重要的检查是结肠镜，其他检查还有：血，尿，便常规，粪便细菌培养，血生化（血糖、肌酐、甲状腺功能），血沉，腹部B超等，必要时再考虑系统检查。

（四）治疗原则

饮食治疗、药物治疗及心理治疗的协同治疗。

【护理措施】

（一）基础护理

（1）休息：调整生活方式，鼓励患者加强锻炼。

（2）心理指导：应加强与患者的沟通，了解患者的心理状态，并使用患者能够理解的语言，向患者进行充分的解释，使患者真正了解肠易激综合征的发病因素、病程特点等。同时给予心理疗法，包括松弛疗法、催眠疗法、认知－行为疗法和动态心理疗法等，必要时请精神科专家参与会诊。

（3）饮食护理：便秘患者需要增加纤维素、多聚糖、果糖、山梨醇或乳糖的摄入量，而腹泻患者则要减少这些食物的摄入。

（二）专科护理

（1）饮食调节：一般以易消化、低脂肪、含适量蛋白质的食物为主，多吃新鲜的蔬菜水果，避免摄入过冷、过热、高脂肪、高蛋白及刺激性食物，限制不耐受的饮食。

（2）腹泻的护理：腹泻时应保护肛门及周围皮肤的清洁和干燥，手纸要柔软，擦拭动作要轻柔以减少机械刺激，便后使用清水清洗肛门及周围皮肤，减少排泄物刺激而引起的不适，清洗后涂抹软膏以保护皮肤。

（3）便秘护理：养成定时排便的习惯；保证饮食中纤维素的含量和充足的水分摄入，进行适当的运动；协助或指导患者使用简易通便法，如开塞露；指导患者正确使用缓泻剂，但应告知患者长期使用缓泻剂的危害，以免产生依赖；必要时给予灌肠。

（三）健康指导

（1）疾病知识指导：心理因素和内脏感觉功能异常是本病的主要影响因素，故应加强与患者的心理沟通，了解发病的原因，寻找适合的治疗手段。膳食结构合理，减少因饮食引起的相关症状。

（2）放松心情，多做深呼吸，多去户外活动。

（3）注意生活饮食，少吃对肠胃刺激性强的食物。

（4）适当食用一些能有效调整肠道菌群的食物，如酸奶等。

（徐　滔　高凤莉）

第十节 慢性腹泻患者的护理

【概述】

腹泻是消化系统疾病的一种常见症状，指原来的大便习惯发生改变，每日排便量达 200g 以上，次数超过 3 次，粪便稀薄，水分超过粪便总量的 85%，或含脂肪，或带有不消化食物，有时带黏液或脓血，可伴腹痛、里急后重、肛周不适、失禁等症状。症状严重者可导致消瘦、水电解质紊乱。病程短于 4 周者称急性腹泻，病程超过 4 周者称慢性腹泻。

（一）病因

慢性腹泻的病因有肠源性、胃源性、肝胆源性、胰源性、肿瘤性、药源性、功能性、全身疾病性等。肠源性慢性腹泻又可分为感染性肠道炎症、非感染性肠道炎症、小肠吸收不良等类型。

根据慢性腹泻的发病机制，可将腹泻分为渗透性、分泌性、渗出性和胃肠道运动功能异常 4 种类型。慢性腹泻从病理生理角度，可将腹泻发病机制分为：①肠腔内存在大量不能吸收、有渗透活性的溶质；②肠腔内电解质的过度分泌；③炎症所致病理渗出物大量渗出；④肠道运动功能异常。

（二）临床表现

慢性腹泻是临床上的一种常见症状。表现为大便次数增多、便稀，甚至带黏冻、脓血，持续两个月以上。小肠病变引起腹泻的特点是腹部不适，多位于脐周，并于餐后或便前加剧，无里急后重，大便量多、色浅，次数可多可少；结肠病变引起腹泻的特点是腹部不适，位于腹部两侧或下腹，常于便后缓解或减轻，排便次数多且急，粪便量少，常含有血及黏液；直肠病变引起的腹泻则常伴有里急后重。

腹泻的伴随症状有腹痛、发热、里急后重、贫血消瘦等。

（三）辅助检查

（1）粪便检查：是否有出血、脓细胞、原虫、虫卵、脂肪滴等。

（2）血液检查：血红蛋白、白细胞及其分类等，有助于慢性腹泻的诊断。

（3）小肠吸收功能测定：显示肠道吸收不良。

（4）X 线及内窥镜检查：检出病变位置、运动功能状态及有无胆石等。

（5）B 超检查。

（6）小肠黏膜活组织检查。

（7）血浆激素和介质测定：对分泌性腹泻的诊断具有重要意义。

（8）内镜检查：结肠镜检查和活检可以发现结肠肿瘤、炎症性肠病、放射性肠炎、缺血性肠炎和肠道特异性炎症等。

（四）治疗原则

（1）病因治疗：针对不同类型腹泻采取相应治疗。

（2）对症治疗：纠正腹泻所引起的失水、电解质紊乱和酸碱平衡失调，注意止泻药的合理应用。

【护理措施】

（一）基础护理

（1）休息：急性发作期和重症患者要卧床休息。为其提供安静的休养环境，保证患者有充足的睡眠时间，以减少机体能量消耗，从而缓解症状，促进康复。轻症患者要求生活有规律，注意劳逸结合，可适当从事工作，以减轻心理压力，有利于疾病的康复。

（2）观察病情：注意观察大便的颜色、性状和量。严重腹泻时，应观察血压、体温、脉搏、呼吸、神志，并做详细记录，留大便送检。

（3）禁忌：慎用止泻药，腹泻仅仅是各种疾病的一个症状，其病因多种多样，食物中毒、细菌感染、肝胆胰功能不全等均可引起腹泻。比如肠道感染所引起的腹泻是肠道受到细菌毒素的刺激而作出的反应，它可排除毒物及细菌毒素，具有保护作用，不能用止泻药，而应首先给予抗菌治疗，但剧烈而持久的腹泻，将导致脱水和电解质紊乱，必要时要遵医嘱予止泻药。由于腹泻可造成大量胃肠分泌液损失，致使水、电解质代谢及酸碱平衡紊乱，故应让患者卧床休息，鼓励饮水，吃流质或半流质等少渣食物，如牛奶、粥、细挂面等。凡富含纤维素的蔬菜水果等不应食用，以防刺激肠蠕动加重腹泻，为防止由此引起的体内维生素 C 缺乏，可让患者饮果汁及西红柿汁等。同时还要注意饮食卫生，防止胃肠道感染。腹泻严重者应禁食，观察其出入量，必要时遵医嘱从静脉补充水分及营养。

（4）心理护理：慢性腹泻患者因病程较长，已多次甚至多年治疗未见明显好转，对治病已丧失信心。有鉴于此，护理工作者要针对患者的心理状态自始至终做好心理护理，做他们的知心人，减轻他们的痛苦及焦虑，并介绍目前治疗该类疾病的经验和有效措施，使患者能安心地配合治疗和护理，以获得满意疗效。

（5）注意事项：注意肛周皮肤的护理，由于腹泻排便次数多，患者肛门周围皮肤常因粪便刺激发生炎症，故每次便后应用软纸擦拭、温水清洗，并涂以四环素软膏或紫草油。长期腹泻的患者可应用保护膜。

（二）专科护理

1. 饮食护理

指导患者进食质软、易消化、少纤维又富有营养的食物，保证患者每日摄入所需的热量。

（1）供给高热量、优质蛋白质及多种维生素。

（2）注意补充电解质，以纠正电解质紊乱。患者由于腹泻，电解质的丢失明显，必须加以补充，以保持电解质的平衡。

（3）采用低脂、少渣饮食，避免食用刺激性、油炸食品及乳制品等。

（4）为了减轻肠道负担，补充营养时应循序渐进，少量多餐。切不可操之过急，以免适得其反。

2. 药物护理

炎症性肠病的患者应用柳氮磺胺吡啶（维柳芬）和 5- 羟基水杨酸（颇得斯安）治疗，可减轻和减少腹泻、腹痛的发作。应用肾上腺皮质激素，可作口服、静脉滴注或保留灌肠。由于慢性腹泻病程长，用药疗程长，必须把药物性能、每日服用剂量、用法、药物副作用向患者及家属解释清楚，出院后嘱患者根据医生要求服药，不能自行减量或加量。长期应用激素时不良反应较多，要让患者定期复诊，观测血象变化，避免感染。

3. 肠内或胃肠外营养支持治疗的护理

营养不良是该类患者较突出的并发症。因此，通过肠内或胃肠外途径补充机体所需的各种营养成分是必要的。遵医嘱静脉补液、葡萄糖、人血白蛋白、血浆、电解质、复方氨基酸等。临床上要素膳食主要经过口服、管饲、造瘘三种方式给予，应根据患者的情况给予不同的营养膳食，并注意并发症的发生。

4. 灌肠护理

中药保留灌肠是中西医结合治疗慢性腹泻的独特方法之一。在首次操作前必须向患者讲解灌肠前要排便以及灌肠时变更卧位的要求。灌肠时间选在午睡前，患者取左侧卧位，将涂有液状石蜡的肛管轻轻插入直肠约 15cm，将预先煎好温度不超过 39℃的约 300ml 中药，缓倒入灌肠器。灌肠过程中仔细观察患者的情绪变化，药液流完后，稍等数分钟后拔管，清洁肛门，帮助患者取胸膝卧位，使药液渐渐进入结肠，再依次取俯卧位、仰卧位和左、右侧卧位，每种体位约 5min，共需 25min，使药液均匀到达病变部位。

（三）健康指导

（1）疾病知识指导：指导患者积极治疗引起其腹泻的各种病因，如高血压、糖尿病、高脂血症等；采取积极的生活方式，如多与家人、朋友沟通交流，在可能的情况下积极参与社会活动，避免情绪激动或过度悲伤；饮食起居有规律，限制烟酒。

（2）出院指导：本病的诱因很多，易复发。注意饮食卫生，不吃生冷变质食物，不暴饮暴食，少摄入易引起腹泻的食物。注意保暖，避免腹部受凉。适当运动，增强体质。

（关玉霞　陆秋香）

第十一节　便秘患者的护理

【概述】

便秘（constipation）是指粪便在结肠内停留时间太久，水分含量降低，变干变硬，以致粪便不易排出。正常人的排便习惯因人而异，由 1~3 天 1 次，到每天 1~3 次。如果较原来排便习惯有较明显的延迟，粪便坚硬而不易排出，即可称为便秘。

便秘可描述为以下三种障碍中的一种，即排便次数减少、排便困难、粪便过硬。但这三种症状在每个患者身上的主要表现程度存在差异。便秘由于其依据不同而有不同的分类：若胃肠道无器质性病变而发生便秘者，称为功能性便秘或原发性便秘；若伴有器质性病变，称为器质性便秘或继发性便秘。

（一）病因

（1）器质性便秘常由于直肠和肛门病变、结肠病变、肌力减退、内分泌、代谢疾病、药物和化学品、神经系统疾病引起。

（2）功能性便秘常因单纯性便秘、肠易激综合征引起。

（二）临床表现

便秘是多种疾病的一种症状，而不是一种病。常见症状是排便次数明显减少，每 2~3 天或更长时间 1 次，无规律，粪便干硬。长期便秘会影响脾胃的运行，造成大肠的传导失常，产生大量毒素堆积，继发肠胃不适、口臭、色斑等其他症状。直肠便秘，粪便坚硬、粗大，粪便可附有黏液。结肠便秘则粪便呈球状。

（三）辅助检查

（1）粪便检查。

（2）内镜检查：对疑有器质性大肠病变的患者，可根据临床表现估计病变部位的高低，选用直肠镜、乙状结肠镜或电子结肠镜进行检查。

（3）X 线钡餐检查：钡餐检查适用于了解钡剂通过胃肠道的时间、小肠与结肠的功能状态。

（4）肛门直肠测压：测定对充气的感觉阈值和肛门括约肌张力，有助于了解神经肌肉病变情况。

（5）肠道动力测定：利用不透 X 线的钡条或钡囊、核素等方法检测通过肠道的时间，以及利用结肠测压了解便秘是否由于肠道动力障碍引起。

（四）治疗原则

对于原因明确的继发性便秘，应积极治疗原发病。对于原发性便秘，可采用综合治疗，包括药物治疗、生物反馈训练和手术治疗。

【护理措施】

（一）基础护理

（1）预防为主：饮食中必须有适量的纤维素。主食不要过于精细，要适当吃些粗粮。每天要吃一定量的蔬菜与水果。早晚空腹吃 1 个苹果或每餐前吃香蕉 1~3 个。晨起空腹饮 1 杯淡盐水或蜂蜜水，配合腹部按摩或转腰，让水在肠胃内振动，加强通便作用。全天都应多饮凉开水以助润肠通便。

（2）进行适当的体力活动，加强体育锻炼。

（3）养成定时排便的习惯。

（4）保持心情舒畅，生活要有规律。

（5）预防便秘的并发症：①引起肛肠疾患：便秘时，排便困难，粪便干燥，可直接引起或加重肛肠疾患，如直肠炎、肛裂、痔等。②胃肠神经功能紊乱：便秘时，粪便潴留，有害物质吸收可引起胃肠神经功能紊乱而致食欲缺乏、腹部胀满、嗳气、口苦、肛门排气多等。③形成粪便溃疡：较硬的粪块压迫肠腔，使肠腔狭窄及盆腔周围结构改变，阻碍了结肠扩张，使直肠或结肠受压而形成溃疡，严重者可引起肠穿孔。④易患结肠癌：可能是因便秘而使肠内致癌物长时间不能排出所致，据资料表明，严重便秘者约有 10% 患者会罹患结肠癌。⑤诱发心、脑血管疾病发作：临床上关于因便秘用力而增加腹压，屏气使劲排便造成的心、脑血管疾病发作有逐年增多趋势。

（二）专科护理

（1）药物护理：适当应用开塞露，开塞露在有便意但排不出时应用；复方芦荟、通便灵胶囊的应用；番泻叶 5~10g 加 500ml 水，温火熬 3~5min，约 100ml，口服，每周两次；麻仁润肠丸，1 天 3 次；口服香油 20~30ml，1 天 3 次，泻药不能长期服用。

（2）大量不保留灌肠的护理：水温调节至 39~41℃。操作过程中密切观察患者的反应。当出现脉速、心慌等症状时，立刻停止操作。

（3）生物反馈疗法：生物反馈疗法是近年来不断应用的新型方法。该疗法借助声音和图像反馈刺激大脑，训练患者正确控制肛门外括约肌舒缩，从而缓解便秘。该法具有无痛苦、无创伤性和无不良反应的特点，便秘症状缓解率高。生物反馈疗法不仅是一种物理治疗方法，且有一定的心理治疗作用，用于治疗出口梗阻型便秘效果更佳。

（三）健康指导

1. 健康的生活方式

（1）膳食指导：常吃富含膳食纤维的食物，鼓励患者多饮水。

（2）排便指导：指导患者养成每日按时排便的习惯，一旦有便意就立刻上厕所，卧床患者给接便器。

（3）运动指导：病情允许时适当增加活动量，卧床患者根据病情可活动四肢，在床上取坐位或半坐位。

（4）腹部按摩：两手相叠揉腹，以肚脐为中心，顺时针揉 50~100 次。

（5）用热水洗脚，热水加上双手搓揉按摩可刺激足部血液循环，促进肠蠕动。

（6）心理指导：帮助患者消除紧张因素，克服焦虑，保持乐观情绪。

2. 正确使用通便药

患者可运用温和的缓泻剂促进排便，常用的有酚酞片、比沙可啶肠溶片和西沙比利、番泻叶等。一般缓泻剂于口服后 6~8h 起效，故服药时间以睡前为佳，以达到次晨起床后或早餐后排便的目的。但缓泻剂不能长期使用，否则可能因肠道失去自行排便的功能而加重便秘。

（关玉霞　陆秋香）

第十二节　脂肪性肝病患者的护理

一、非酒精性脂肪肝

【概述】

非酒精性脂肪肝（nonalcoholic fatty liver disease,NAFLD）是一类肝组织学改变，与酒精性肝病相类似，但无过量饮酒史（摄入酒精量 < 40g/ 周）的临床病理综合征。近年来，非酒精性脂肪肝的发病率逐年升高，并被认为是隐蔽性肝硬化的主要原因之一，它包括单纯性脂肪肝、脂肪性肝炎、脂肪性肝纤维化、脂肪性肝硬化四种病理类型，因此非酒精性脂肪肝的积极防治可阻止慢性肝病的进展，改善患者的预后。

（一）病因

非酒精性脂肪肝的危险因素：临床流行病学研究显示，肥胖、高脂血症、高血糖及高胆固醇血症与脂肪肝的发生密切相关。

（二）临床表现

非酒精性脂肪肝的临床表现随病因和肝脏脂肪、炎症浸润程度的不同而不同。多数患者无明显症状，只是在体检时发现，中重度脂肪肝患者有类似慢性肝炎的表现，可有食欲缺乏、疲倦乏力、恶心、呕吐、体重减轻、肝区或右上腹隐痛等。肝肿大是许多非酒精性脂肪肝患者的唯一体征，如发现患者有慢性肝病或者血小板减少提示严重肝疾病或肝硬化的存在，其并发症多为腹水、食管静脉曲张出血。

（三）辅助检查

（1）肝脏酶学改变：非酒精性脂肪肝的 ALT、AST 通常仅为轻度到中度的升高，AST/ALT 的比率通常 < 1，这与酒精性脂肪肝显著不同。当有肝纤维化、肝硬化病变时，这个比率升高。ALP、GGT 通常正常，即便升高，其幅度也较酒精性脂肪肝小得多。

（2）B 超检查：最简单的粗略评估肝脏脂肪病变的检查方法。

（3）CT 检查：检测肝脏脂肪浸润程度的一种灵敏而无创的技术。

（4）MRI 检查：诊断肝脏脂肪病变最敏感和最客观的方法之一，肝脏脂肪病变程度可以通过信号衰减程度的变化来衡量。

（5）肝活检：确诊非酒精性脂肪肝并能提供重要预后信息的一种重要检查手段，可以据此明确肝脏的组织学损伤与其他检查结果或者影像学表现之间的关系。

（四）治疗原则

（1）一般治疗：脂肪肝的一般治疗主要包括节制饮食、增加有氧锻炼，改变不良生活方式。

（2）药物治疗：治疗脂肪肝的药物很多，主要有降脂性药物、护肝去脂药和中医中药。

【护理措施】

（一）基础护理

（1）饮食：控制脂肪肝的主要办法是调整饮食结构，控制饮食，限制胆固醇、饱和脂肪、糖类及酒精的摄入，增加抗氧化维生素及富含纤维素的食物，饮食治疗的总目标是降低已升高的血脂水平，满足营养上的合理需求，以维持体重的标准水平。

（2）运动：运动可增强心肺功能、增加能量消耗，促进游离脂肪和碳水化合物的利用，减少脂肪堆积；促进胰岛素分泌以及糖、脂肪的代谢，从而减轻体重；促进多余脂肪的分解，阻止脂肪性纤维化等并发症的发生。鼓励患者有氧运动与无氧运动相结合。

（3）戒除不良生活习惯：吸烟对血脂有不良影响，甘油三酯与吸烟呈正相关，而嗜酒者往往出现甘油三酯增高，酒精中间代谢产物对肝脏有直接损害作用。所以，所有脂肪肝患者均应戒烟，对于肝内脂肪沉积及轻度脂肪肝患者，饮酒量应控制在 50ml/d 内，中度脂肪肝患者及重度脂肪肝患者要求戒酒。

（4）心理干预：为避免患者对非酒精性脂肪肝认识不足而采取无所谓的态度，首先，应帮助患者了解疾病的相关知识，使患者对疾病有个了解；其次，告诉患者不治疗会引起一系列的并发症，引导患者积极配合治疗；最后，纠正患者认识上存在的某些误区，如快速减肥、过度限制饮食、滥用减肥与降脂药物等，因为这些不但不能治疗脂肪肝，反而提高肝纤维化发生的概率。

（二）专科护理

（1）腹水的护理：①少量腹水的患者取平卧位，以增加肝、肾血流量；大量腹水的患者应取半卧位，以减轻呼吸困难。注意预防压疮的发生。②遵医嘱严格限制水、钠的摄入，向患者及家属讲明限制水、钠的摄入有利于腹水消退。③准确记录每天的出入液量，定期测量腹围和体重，以观察腹水消长情况，并教会患者正确的测量和记录方法。④遵医嘱使用利尿剂，并注意观察电解质及酸碱平衡情况。

（2）腹腔穿刺放腹水的护理：①术前护理：向患者说明操作过程和注意事项，测量生命体征、腹围、体重，排空膀胱以免穿刺时损伤。②术中护理：监测生命体征，观察有无不适反应，术毕用无菌敷料覆盖穿刺部位，用腹带加压压迫，防止腹内压骤然下降。③术后护理：监测生命体征，并观察穿刺部位有无渗液，记录腹水量、颜色、性质，及时将标本送检。

（三）健康指导

（1）饮食指导：①为避免剩余的热量转化为脂肪，应适当控制热量的摄入。②以清淡、低脂食物为主，多吃新鲜蔬菜、水果、藻类及富含优质蛋白质的食物。③控制高脂肪、高胆固醇类食物如肥肉、蛋黄、动物内脏等的摄入量。④少吃甜食，主食粗细搭配，不暴饮暴食。⑤戒酒及改变不良饮食习惯。⑥热能控制不能骤减，应循序渐进，以免引起不适。

（2）运动指导：适量的运动十分必要，运动以不感到疲劳为度。运动可以促进血液循环、促进肝脏的新陈代谢，增加机体热能的消耗和排出代谢产物，起去脂保肝的作用。运动方式有散步、慢跑、游泳、骑自行车、打羽毛球、上下楼梯、爬坡、做广播体操、跳绳等。其中，步行是最好的运动，因为步行自始至终都是有氧运动，而且最符合人体特点。

进行运动要注意以下几点：①运动强度应循序渐进，锻炼过程中一旦有呼吸困难、面色苍白、恶心、呕吐等反应应立即停止。②根据运动后劳累程度和心率变化选择适当的运动量，一般运动中稍稍出汗，呼吸加快，运动后有轻度疲劳感，心率在5~10min内恢复到运动前水平，就说明运动适量。③以运动持续20~30min，运动后疲劳感于10~20min内消失为宜。④一般最好每天坚持运动15~20min，最长不应超过60min，或每周运动3~5次，每次运动20~30min。

（3）定期门诊指导：①定期复查血脂、肝功能及做肝脏B超检查。②在医生指导下根据情况选用不同的药物。③可进行中医辨证施治。④注意药物的毒副作用，以免加重对肝功能的损害。

二、酒精性肝病

【概述】

酒精性肝病（alcoholic liver disease，ALD）是长期大量饮酒所致的肝脏疾病。初期通常表现为脂肪肝，进而可发展成酒精性肝炎、酒精性肝纤维化和酒精性肝硬化。酗酒时可诱发广泛肝细胞坏死甚或肝功能衰竭。本病是我国常见的肝脏疾病之一，严重危害人民健康。

（一）病因

肝是酒精代谢、降解的主要场所。酒精性肝病发病以酒精对肝直接毒性作用为基础。有三部曲之称的酒精性肝病的病理改变：脂肪肝、酒精性肝炎、肝硬化。

（二）临床表现

（1）酒精性脂肪肝患者一般没有症状，有时可有乏力、倦怠、食欲缺乏、腹胀、恶心、呕吐等表现，还会有肥胖、肝脏肿大等体征。

（2）酒精性肝炎患者发病前往往曾短期内大量饮酒，临床表现除了有酒精性脂肪肝的症状外，还有发热、腹痛、腹泻等，且有明显的体重减轻。患者可有贫血和中性粒细胞增多、转氨酶升高、血清胆红素增高等表现。

（3）酒精性肝硬化患者早期无症状，中后期可出现体重减轻、食欲缺乏、腹痛、乏力、发热、尿色深、齿龈出血等症状。肝硬化失代偿期可出现黄疸、腹水、水肿、上消化道出血等症状，实验室检查可有贫血、白细胞和血小板下降、人血白蛋白降低、球蛋白增高等表现。

由于酒精性肝炎是组织病理学诊断，因此临床表现轻重不一，可无症状、或黄疸，也可死于并发症。常由脂肪肝发展而来，也可与肝硬化重叠。

（4）并发症：①肝功能衰竭：发病后病情急剧恶化，临床表现与重症肝炎相似，常并发肝昏迷、上消化道出血、肾功能衰竭和继发感染而死亡。②肝内胆汁淤积：黄疸颜色较深，肝明显肿大，腹痛发热，胆红素和血清磷酸酶明显增高，谷草转氨酶轻或中度增高。③酒精中毒高脂血症溶血综合征：即黄疸、高血脂和溶血性贫血。为酒精性肝炎的一种亚型，停止饮酒后，症状可消失。④酒精性低血糖：酗酒后出现血糖过低，患者表现为心悸、出汗、神志丧失等症状，静脉注射葡萄糖后可缓解。

（三）辅助检查

肝脏酶学改变、影像学检查、B 超检查、CT 检查可出现脂肪肝或肝硬化的相应表现。

（四）治疗原则

（1）营养疗法：本病患者应摄取高蛋白和富含维生素、热量、镁、锌的营养膳食。

（2）皮质类固醇激素的应用：对重症患者肯定有疗效，对并发有肝性脑病患者可显著降低病死率，但对轻症患者效果不明显。

（3）丙基硫脲嘧啶：研究报道，酒精代谢期间肝脏氧耗量增加。甲状腺切除和丙硫氧嘧啶可以减轻缺氧对中央静脉周围的损伤。

（4）秋水仙碱：一种胶原和前胶原合成的抑制剂，它的应用可能指出了一条新的治疗途径。

【护理措施】

（一）基础护理

（1）病情观察：观察患者生命体征是否平稳，这是最基本、最重要的临床要求，要全面地掌握病情，给予其合理、严格、准确到位的护理。因为患者均患病多年，处于肝功能失代偿期，存在肝硬化的一个或多个并发症：抵抗力降低，可合并感染，水、电解质紊乱，尤其是上消化道出血等危及生命的并发症，所以要求必须严格测量血压、心率、体温、呼吸频率，准确记录出入量，及早发现危险征兆，防止病情加重。

（2）戒酒：饮酒可导致多种疾病的发生，其中以伤害肝脏为甚，是酒精性肝病的根本原因，故而在疾病的治疗过程中及疾病康复后，都必须绝对禁止饮酒。在临床上，因不能戒酒使疾病复发以及病情恶化的情况也不少见，应引以为戒。若能彻底戒酒，消除病因，则可提高治疗效果，促进疾病康复，防止疾病复发、恶化或他变。

（3）饮食：肝病患者应多食素食，以清淡、忌油腻、富营养、易消化为原则，少食多餐，禁忌生冷、甜腻、辛热及生痰助湿之品。食盐有凝滞助水之弊，因而对酗酒者，应主张低盐、少盐饮食。有出血倾向者，更应忌酒、烟及辛热炙搏之品；湿浊之征明显者，肥甘油腻尤当所忌；若出现精神障碍、神志不清者，应严格控制肉食，供应新鲜流质食物。

（4）休息：酒精性肝病的患者要注意休息，做到起居有节、劳逸适量。根据病情的不同阶段掌握动静结合的关系，急性期应采取“以静为主，静中有动”的原则，以休息为主，限制过多的活动；稳定期应采取“动静结合，动静适度”的原则，做到生活自理，适当休息；恢复期应采用“以动为主，动中有静”的原则，活动量循序渐进，以无疲乏感为度，避免劳累过度，耗伤气血。

（5）锻炼：平时锻炼身体，能够增强体质，减少或防止疾病的发生。在患病过程中，应根据病情的缓急轻重以及体质强弱的不同，选择适当的锻炼方法。

（二）专科护理

（1）腹水的护理：①少量腹水的患者取平卧位，以增加肝、肾血流量；大量腹水的患者应取半卧位，以减轻呼吸困难。注意预防压疮的发生。②遵医嘱严格限制水、钠的摄入，向患者及家属讲明限制水、钠的摄入有利于腹水消退。③准确记录每天的出入液量，定期测量腹围和体重，以观察腹水消长情况，并教会患者正确的测量和记录方法。④遵医嘱使用利尿剂，并注意观察电解质及酸碱平衡情况。

（2）腹腔穿刺放腹水的护理：①术前护理：向患者说明操作过程和注意事项，测量生命体征、腹围、体重，排空膀胱以免穿刺时损伤。②术中护理：监测生命体征，观察有无不适反应，术毕用无菌敷料覆盖穿刺部位，用腹带加压压迫，防止腹内压骤然下降。③术后护理：监测生命体征，并观察穿刺部位有无渗液，记录腹水量、颜色、性质，及时将标本送检。

（3）心理护理：患者均存在较长的病史，经反复住院治疗，心理负担重，存在焦虑、抑郁情绪，对疾病治疗及生活失去信心，不仅降低治疗中的配合度，而且可因出现自主神经功能紊乱，使临床表现更加复杂。因此，护理工作者需关心体贴患者，除做好临床护理工作外，尽量多抽出时间看望患者，勉励患者保持乐观情绪，动员患者以坚强的毅力克服精神上和躯体上对酒的依赖。鉴于酒精性肝硬化患者还存在酒精对神经系统的损伤，例如酒精戒断状态，因为具有神经系统抑制作用的酒精减少或缺乏而诱发，临床表现为心慌、出汗、恶心、呕吐、手抖、步态不稳、健忘、反应迟钝、贫血、末梢神经麻痹等一系列的反应，应给予特殊的护理。在药物治疗的基础上，积极为患者做思想工作，首先，使患者在思想上认识到过量饮酒的危害性，使患者积极配合治疗。掌握患者情绪变化的特点，做好解释工作，耐心讲解戒酒方面的知识，同时关心体贴患者，尽量满足患者的合理要求，并帮助患者消除其负面情绪。动员患者家属配合医护人员对患者进行严密监督，不给患者有接触酒类的机会，防止患者复饮。建立医护人员和患者的联系渠道，把关怀延伸到患者出院后，对患者按时随访，防止患者恢复饮酒。

（三）健康指导

（1）疾病知识指导：酒精性肝病呈慢性过程，应指导和帮助患者及家属掌握本病的有关知识，以利于患者自我监测病情变化，进行自我护理。帮助患者保持乐观情绪，学会自我调节、自我控制，对疾病不轻视、不畏惧，对于保持肝功能稳定具有重要意义。遵循饮食治疗原则，严格限制饮酒。

（2）休息与活动：注意劳逸结合，避免过度劳累和精神紧张。在肝功能代偿期，可适当参加工作，从事一定的家务劳动，但应避免繁重的体力劳动和持续的劳累；若处于肝功能失代偿期，则要基本卧床休息，可根据自己的承受能力进行一些床上肢体锻炼及床边活动。有腹水及下肢水肿时则要尽量卧床，并准确记录出入液量及准确测量腹围，以便更好地监测病情变化。

（3）戒酒：①从每天减少 50g 白酒，到每天用 1 瓶啤酒或半瓶啤酒逐渐替换下来，以免导致戒断症状。比如酒量大的老酒民，酒量为 500g 的，每天减 50g，到第 10 天，就喝 1 瓶啤酒，第 11 天就喝半瓶啤酒，以后就戒了。②保持酒量逐渐递减，每天以减少前一天饮酒量的 1/3 为妥，在 1~2 个月内完全戒除。③由饮高浓度酒改为饮低浓度酒，但饮酒量不增加，逐渐过渡到戒酒。

（4）防治戒酒综合征要从以下几方面入手：①家人及医护人员要认识戒断症状。②静脉补充水分、热量、电解质和维生素。③对呕吐及少食者可补充糖、钾和 B 族维生素。④对烦躁不安者可给予安定等镇静药物；对于有震颤、抽搐症状者，可给予安定、20% 的硫酸镁；对出现精神症状者，可给予氟哌啶醇等控制症状。⑤做好护理和心理疏导工作。⑥加强营养支持，给予高热量、高蛋白、高维生素和低脂饮食，尤其要注意补充 B 族维生素。⑦必要时给予脂肪乳及复方氨基酸。

（关玉霞　陆秋香）

第十三节　肝硬化患者的护理

【概述】

肝硬化（cirrhosis of liver）是一种由不同病因引起的慢性、进行性、弥漫性肝病。病理特点为广泛的肝细胞变性坏死、再生结节形成、结缔组织增生，正常肝小叶结构破坏和假小叶形成，致使肝内血循环紊乱，加重肝细胞营养障碍。临床上早期可无症状，后期以肝功能损害和门静脉高压表现为主，并有多系统受累，晚期可出现消化道出血、肝性脑病、继发性感染等并发症。在我国，本病的年平均发病率为 17 人 /10 万人口，发病高峰年龄为 35~48 岁，男女比例为（3.6~8）:1。

（一）病因

引起肝硬化的病因很多，我国以病毒性肝炎最常见，国外以酒精中毒居多。

（1）病毒性肝炎：以乙型为主，其次为丙型、丁型病毒性肝炎；甲型和戊型病毒性肝炎一般不发展为肝硬化。

（2）酒精中毒：长期大量饮酒，每天摄入酒精 80g 达 10 年以上，酒精及其中间代谢产物乙醛直接引起酒精性肝炎，并发展为肝硬化。酗酒所致的长期营养失调也对肝脏起一定损害作用。

（3）胆汁淤积：长期肝内胆汁淤积或肝外胆管阻塞时，高浓度、高压力的胆酸和胆红素的毒性作用可引起肝细胞变性、坏死和纤维组织增生，形成原发性或继发性胆汁性肝硬化。

（4）循环障碍：慢性充血性心力衰竭、缩窄性心包炎、肝静脉或下腔静脉阻塞等致肝脏长期瘀血，肝细胞缺氧、坏死和结缔组织增生，最后发展为瘀血性肝硬化。

（5）药物或毒物：长期服用甲基多巴、四环素、双醋酚丁等药物或长期接触四氯化碳、磷、砷等化学毒物，可引起中毒性肝炎，最终演变为肝硬化。

（6）遗传和代谢障碍：由于遗传或先天性酶缺陷，致使代谢产物积聚于肝，引起肝细胞坏死和结缔组织增生。

（7）营养失调：食物中长期缺乏蛋白质、维生素，以及蛋白丢失性肠病，可引起吸收不良和营养失调，肝细胞脂肪变性、坏死，降低肝脏对其他致病因素的抵抗力。

（8）血吸虫病：这是流行于我国长江流域的一种寄生虫病，长期或反复感染后，虫卵沉积于肝脏汇管区，引起结缔组织增生，导致肝纤维化和门脉高压。

（9）其他病因：临床上还有一些肝硬化病例发病原因难以确定，称为隐源性肝硬化。

（二）临床表现

肝硬化起病隐匿，病程发展比较缓慢，可潜伏 3~5 年或更长时间。临床上将肝硬化分为肝功能代偿期和失代偿期，但两期界限常不明显。

1. 代偿期

症状较轻，早期以乏力、食欲减退为主要表现，可伴有上腹部不适、恶心、腹胀、腹泻、厌油腻等，经休息或治疗可缓解，因劳累、酗酒或伴发病而加重。肝脏轻度肿大，质地偏硬，可有轻度压痛。脾脏轻或中度肿大。肝功能正常或轻度异常。

2. 失代偿期

症状显著，主要为肝功能减退和门静脉高压引起的症状和体征。

（1）肝功能减退的临床表现：①全身症状和体征：一般状况及营养状况较差，乏力、消瘦，面色灰暗黝黑、皮肤干枯粗糙，可有舌炎、口角炎、水肿、不规则发热等。②消化系统症状和体征：食欲减退，甚至厌食，进食后上腹饱胀、恶心、呕吐，稍进油腻食物即可引起腹泻。可有腹痛，肝区隐痛常与肝大累及包膜有关，脾大、脾周围炎可引起左上腹疼痛。肝细胞有进行性或广泛性坏死时可出现黄疸。③出血倾向和贫血：由于肝脏合成凝血因子减少、脾功能亢进和毛细血管脆性增加，导致凝血功能障碍，出现鼻出血、牙龈出血、皮肤紫癜和胃肠出血倾向。由于肠道吸收障碍、营养不良、胃肠道失血及脾功能亢进等因素，患者可有不同程度的贫血。④内分泌失调：雌激素增多、雄激素和糖皮质激素减少。由于雌、雄激素平衡失调，男性患者表现为性欲减退、睾丸萎缩、毛发脱落、乳房发育；女性患者可出现月经失调、闭经、不孕等。部分患者出现蜘蛛痣，主要分布在面颈部、上胸、肩背和上肢等上腔静脉引流区域；手掌大小鱼际和指端腹侧部位皮肤发红，称为肝掌，肝掌和蜘蛛痣的形成与雌激素增多有关。肾上腺皮质功能减退，表现为面部和其他暴露部位皮肤色素沉着。肝功能减退时，肝脏对醛固酮及抗利尿激素的灭活作用减弱，导致体内醛固酮及抗利尿激素增多，水钠潴留导致尿少、水肿，并促进腹水形成。

（2）门静脉高压症的临床表现：门静脉高压症的三大临床表现是脾大、侧支循环的建立和开放、腹水。①脾大：脾脏因长期瘀血而肿大，一般为轻或中度肿大，上消化道大出血时脾脏可暂时缩小。

晚期脾大常出现白细胞、红细胞、血小板计数减少，称为脾功能亢进。②侧支循环的建立和开放：门静脉压力高达 1.96 kPa（200 mmH_2O）以上时，来自消化器官和脾脏的回心血液流经肝脏受阻，使门腔静脉交通支充盈扩张，血流量增加，建立起侧支循环。临床上重要的侧支循环有：食管下段和胃底静脉曲张，曲张的静脉一旦破裂即引起上消化道出血，临床上表现为呕血、黑便，严重者可有周围循环衰竭的表现，诱发因为进食粗糙坚硬食物导致的机械损伤或恶心、呕吐、剧烈咳嗽等使腹腔内压力增高；腹壁静脉曲张，重新开放的脐静脉与附脐静脉、腹壁静脉等连接；痔静脉曲张，形成痔核，破裂时引起便血。③腹水：肝硬化肝功能失代偿期最突出的临床表现。腹水出现前，常有腹胀，饭后较明显。大量腹水时腹部膨隆，可出现呼吸困难、心悸、脐疝。部分患者伴有胸水，称为肝性胸水，为腹水经膈淋巴管或经瓣膜开口进入胸腔所致。腹水形成的主要原因有：门静脉压力增高，使腹腔脏器毛细血管床静水压增高，组织液回吸收减少而漏入腹腔；人血白蛋白降低，低于 30g / L 时，血浆胶体渗透压降低，促使血管内液外渗；肝静脉回流受阻时，肝淋巴液生成增多，超过胸导管引流的能力，淋巴液自肝包膜和肝门淋巴管渗出至腹腔；抗利尿激素及继发性醛固酮增多而引起水钠重吸收增加；肾脏因素，有效循环血容量不足致肾血流量减少，肾小球滤过率降低，排尿减少。

（3）肝脏情况：早期肝脏增大，表面平滑，质中等硬；晚期肝脏缩小，表面不平可呈结节状，质地坚硬。一般无压痛，但在肝细胞进行性坏死或炎症时可有压痛。

3. 并发症

（1）上消化道出血：本病最常见的并发症。由于食管下段或胃底静脉曲张破裂，多突然发生大量呕血和黑便，出血量大可并发出血性休克或诱发肝性脑病，病死率很高。

（2）感染：由于患者抵抗力低下、门腔静脉侧支循环开放等因素，增加细菌侵入繁殖而并发各种感染，如肺炎、胆道感染、大肠杆菌败血症、自发性腹膜炎等。

（3）肝性脑病：晚期肝硬化最严重的并发症，也是最常见的死亡原因。

（4）原发性肝癌：肝硬化患者如果短期内出现肝脏迅速增大、持续性肝区疼痛、腹水增多呈血性、不明原因的发热等，应考虑并发原发性肝癌，需作进一步检查。

（5）肝肾综合征：又称功能性肾衰竭，表现为少尿或无尿、氮质血症、稀释性低钠血症和低尿钠，但肾脏无明显器质性损害。主要由肾血管收缩导致肾皮质血流量减少、肾小球滤过率下降等因素引起。

4. 电解质和酸碱平衡紊乱

在出现腹水和其他并发症后，电解质紊乱趋于明显，常见的电解质紊乱有：①低钠血症：因长期低钠饮食、长期利尿或大量放腹水等致钠丢失，抗利尿激素增多使水潴留超过钠潴留而致稀释性低钠。②低钾低氯血症与代谢性碱中毒：进食少、呕吐、腹泻、长期应用利尿剂或高渗葡萄糖液、继发性醛固酮增多等，均可促使或加重血钾和血氯降低；低钾低氯血症可导致代谢性碱中毒，诱发肝性脑病。

（三）辅助检查

（1）血常规检查：代偿期正常，失代偿期常有不同程度的贫血，脾功能亢进时白细胞和血小板计数减少。

（2）尿常规检查：代偿期正常，失代偿期可有蛋白尿、血尿和管型尿，有黄疸时尿中可出现胆红素，尿胆原增加。

（3）肝功能检查：代偿期正常或轻度异常，失代偿期明显异常。

（4）免疫功能检查：血清 IgG 增高显著，IgA、IgM 亦增高；T 淋巴细胞数低于正常；乙型、丙型和丁型肝炎病毒标记呈阳性反应；部分患者可出现非特异性自身抗体，如抗核抗体、抗平滑肌抗体等。

（5）腹水检查：腹水一般为漏出液，并发自发性腹膜炎、结核性腹膜炎或癌变时腹水性质发生相应变化。

（6）B 超检查：可显示肝脏大小和形态，脾大，门静脉高压时可见门静脉、脾静脉直径增宽，有腹水时可见液性暗区。

（7）食管 X 线钡餐检查：食管静脉曲张时，显示虫蚀样或蚯蚓状充盈缺损；胃底静脉曲张时，显示菊花样充盈缺损。

（8）电子内镜检查：可观察静脉曲张的部位和程度，对于并发上消化道出血者，内镜检查不仅能明确其出血的原因和部位，还能同时进行止血治疗。

（9）放射性核素检查：可见肝摄取核素稀疏、脾核素浓集现象。

（10）肝穿刺活组织检查：如有假小叶形成，可明确诊断为肝硬化。

（11）腹腔镜检查：可直接观察肝脾情况，直接对病变明显处作穿刺活组织检查，对鉴别肝硬化、慢性肝炎和原发性肝癌以及明确肝硬化的病因有很大的帮助。

（四）治疗原则

目前尚无特效治疗，对代偿期患者应重视早期诊断，加强病因治疗及一般治疗，以缓解病情和延长代偿期；对失代偿期患者主要是对症治疗、改善肝功能和处理并发症，有手术适应证者慎重选择时机进行手术治疗。

【护理措施】

（一）基础护理

1. 休息和体位

代偿期患者应注意劳逸结合，可从事较轻体力的工作，活动以不感到疲劳为原则。失代偿期患者以卧床休息为主，目的是降低肝脏的代谢活动，增加肝脏的血流量，以利于肝脏功能的恢复。

2. 饮食

高热量、高蛋白质、高维生素、易消化饮食，血氨增高时应限制或禁食蛋白质，待病情好转后再逐渐增加摄入量。

（1）对于无腹水和食管胃底静脉曲张的肝功能代偿期患者，可采用高热量、高蛋白质、高维生素、易消化的普食或软饭，少用刺激性调味品，少油腻。每天 4~5 餐，以利于提高营养摄入量。其中所谓的高热量饮食是指热量供给高于正常的 500~1 000kcal/d。高蛋白饮食指蛋白供应量为 90~150g/d，其中优质蛋白应占 2/3，主要有瘦肉、蛋、禽、豆制品等。

（2）有食管下段和胃底静脉曲张者宜食用高热量、高蛋白质、高维生素的软饭或少渣的软饭。饭一定要细软，避免粗糙、坚硬及带骨刺的鸡、鱼等食物，以防硬物划破曲张的静脉引起消化道出血。一旦出血立即禁食。

（3）有腹水者则要采用低盐或无盐饮食，钠的摄入限制在500~800mg/d（氯化钠1.2~2g/d），少食含钠食物，如咸肉、酱菜、酱油、含钠味精等。谷物、瓜茄、水果含钠较少。

3. 皮肤护理

肝硬化患者出现全身水肿、腹水、黄疸时，因皮肤瘙痒、干燥及活动减少、机体抵抗力下降等易致皮肤受损，因此要注意对皮肤的护理。保持对皮肤的清洁，每日给予温水擦浴，避免用力擦拭和使用刺激性的肥皂或沐浴液，水温不应过高；衣服宜柔软、宽松；床铺要平整、洁净，定时更换体位，以防局部组织长期受压、皮肤损伤，发生压疮；皮肤瘙痒时勿搔抓，可涂抹止痒剂，以免皮肤破损和继发感染。

4. 病情观察

观察生命体征、尿量等情况，注意有无并发症的发生，出现异常情况及时通知医生，以便采取紧急措施。

（二）专科护理

（1）腹水的护理：①少量腹水的患者取平卧位，以增加肝、肾血流量；大量腹水的患者应取半卧位，以减轻呼吸困难。注意预防压疮的发生。②遵医嘱严格限制水、钠的摄入，向患者及家属讲明限制水、钠的摄入有利于腹水消退。③准确记录每天的出入液量，定期测量腹围和体重，以观察腹水消长情况，并教会患者正确的测量和记录方法。④遵医嘱使用利尿剂，并注意观察电解质及酸碱平衡情况。

（2）腹腔穿刺放腹水的护理：①术前护理：向患者说明操作过程和注意事项，测量生命体征、腹围、体重，排空膀胱以免穿刺时损伤。②术中护理：监测生命体征，观察有无不适反应，术毕用无菌敷料覆盖穿刺部位，用腹带加压压迫，防止腹内压骤然下降。③术后护理：监测生命体征，并观察穿刺部位有无渗液，记录腹水量、颜色、性质，及时将标本送检。

（三）健康指导

（1）疾病知识指导：肝硬化呈慢性过程，应指导和帮助患者及家属掌握本病的有关知识，以利于患者自我监测病情变化，进行自我护理。帮助患者保持乐观情绪，学会自我调节、自我控制，对疾病不轻视、不畏惧，对于保持肝功能稳定具有重要意义。遵循饮食治疗原则，严格限制饮酒。

（2）休息与活动：注意劳逸结合，避免过度劳累和精神紧张。在肝功能代偿期，可适当参加工作，从事一定的家务劳动，但应避免繁重的体力劳动和持续的劳累；若处于肝功能失代偿期，则要基本卧床休息，可根据自己的承受能力进行一些床上肢体锻炼及床边活动；若有腹水及下肢水肿时则要尽量卧床，并准确记录出入液量及准确测量腹围，以便更好地监测病情变化。

（3）用药指导：要遵医嘱用药，不可擅自停药，更不可加大剂量或滥用药物。对标明有肝脏副作用的药物更要慎用或禁用，以免加重肝损害。并要严格定期复查肝功能及各项相关指标。

（关玉霞　陆秋香）

第十四节　原发性肝癌患者的护理

【概述】

原发性肝癌（primary carcinoma of the liver）是指自肝细胞或肝内胆管细胞发生的癌，为我国常见的恶性肿瘤之一，其死亡率在消化系统恶性肿瘤中列第三位，仅次于胃癌和食管癌。我国每年约有 11 万人死于肝癌，占全球肝癌死亡数的 45%。本病可发生于任何年龄，以 40~49 岁为最多，男女之比为（2~5）∶1。

（一）病因

原发性肝癌的病因尚未明确，目前认为可能与以下因素有关：

（1）病毒性肝炎：原发性肝癌患者中约 1/3 有慢性肝炎史，肝癌高发区人群的乙型肝炎表面抗原（HBsAg）阳性率高，肝癌患者血清 HBsAg 阳性率显著高于健康人群，提示乙型肝炎病毒与肝癌发病有关。近年来的研究发现，丙型病毒性肝炎亦与肝癌的发病有关。

（2）肝硬化：原发性肝癌中肝硬化者占 50%~90%，多数为乙型或丙型病毒性肝炎发展成大结节性肝硬化，肝细胞恶变可能在肝细胞再生过程中发生。在欧美国家，肝癌常发生在酒精性肝硬化的基础上。

（3）黄曲霉毒素：黄曲霉素的代谢产物黄曲霉毒素 B1 有很强的致癌作用，流行病学调查发现，在粮油、食品受黄曲霉毒素 B1 污染严重的地区，肝癌发病率也相应增高，提示黄曲霉毒素 B1 与肝癌的发生有关。

（4）饮用水污染：根据肝癌高发区江苏启东报道，饮池塘水的居民比饮井水的居民肝癌发病率、死亡率高。

（5）其他因素：某些化学物质如亚硝胺类、偶氮芥类、有机氯农药等均是可疑的致癌物。此外，遗传、嗜酒也是肝癌的重要危险因素。

（二）临床表现

原发性肝癌起病隐匿，早期无典型症状和体征，经甲胎蛋白（AFP）普查检出的早期肝癌称为亚临床肝癌。出现症状而就诊者大多处于中晚期，其主要表现如下：

（1）症状：肝区疼痛；恶性肿瘤的全身性表现：患者可出现食欲减退、乏力、进行性消瘦、发热等症状，晚期患者可呈恶病质。转移灶症状：肝癌可向肺、胸腔、骨、脑等处转移。

（2）体征：肝大、黄疸、肝硬化征象。

（3）并发症：

①肝性脑病：常为肝癌终末期的并发症，约 1/3 的患者因此而死亡。

②上消化道出血：约占肝癌死亡原因的 15%。肝癌常因合并肝硬化或门静脉、肝静脉癌栓导致门静脉高压，引起食管胃底静脉曲张破裂出血；也可因胃肠道黏膜糜烂、凝血功能障碍等而出血。

③肝癌结节破裂出血：约 10% 的患者死于肝癌结节破裂出血，表现有急性腹痛和腹膜刺激征等。

④继发感染：肝癌患者长期卧床、机体抵抗力下降、长期放疗或化疗导致白细胞减少，容易并发各种感染，如肺炎、败血症、肠道感染等。

（三）辅助检查

1. 肿瘤标记物检测

（1）甲胎蛋白（AFP）：当前诊断肝癌最特异的标志物。广泛用于肝细胞癌的普查、诊断、判断疗效及预测复发。目前多采用放射免疫法（RIA）或 AFP 单克隆抗体酶免疫（EIA）快速测定法检测血清 AFP 含量。肝细胞癌 AFP 增高者占 70%~90%。

（2）其他肝癌标志物的检测：对肝癌诊断具有较高价值的有 γ-谷氨酰转移酶（γ-GT）及其同工酶Ⅱ（GGTⅡ），AFP 阴性者此酶阳性率为 72.7%。血清岩藻糖苷酶（AFu），M2 型丙酮酸激酶（M2-PyK），同工铁蛋白（AIF），α-抗胰蛋白酶（AAT），甲胎蛋白异质体（Fuc-AFP）等。酶学检查阳性率及特异性均逊于 AFP，但对 AFP 阴性的患者，酶学检测对诊断有意义。异常凝血酶原（AP），人们发现肝癌细胞具有合成和释放异常凝血酶原的功能，资料表明异常凝血酶原对原发性肝癌有较高的特异性。

2. B 超检查

目前肝癌影像学诊断的首选方法。可显示直径 > 2cm 的肿瘤，广泛应用于肝癌的普查，有利于早期诊断。

3. CT 检查

肝癌的 CT 图像通常表现为低密度病灶，其阳性诊断率在 90% 以上，对肝癌的鉴别诊断具有价值。

4. MRI 检查

可清晰显示肝癌的内部结构及血管的浸润情况，定位准确，小肝癌的检出率达 80% 以上。

5. 选择性肝动脉造影

能显示直径在 1cm 以上的癌肿，小肝癌的阳性率可达 87%。术前造影可帮助确定肿瘤位置，预估切除范围。

6. 核素扫描

常用 γ 照相机或单光子发射计算机断层仪，多选用标记肿瘤的放射性核素 Ga-67 和 Yb-169 等。

7. 肝穿刺活组织检查

在超声或 CT 引导下用细针穿刺癌结节，吸取癌组织进行检查，阳性者可确诊。

（四）治疗原则

1. 手术治疗

手术切除仍是目前治疗原发性肝癌的最好方法，对于诊断明确，肝功能代偿良好，无明显黄疸、腹水或远处转移，心、肺和肾功能良好，能耐受手术者，应不失时机争取手术切除。主要手术方法是肝叶切除。严重肝硬化者不能作肝叶切除。

对不能作肝叶切除的患者可采用如下方法：①肝动脉插管注射抗癌药物，如氟尿嘧啶、环磷酰胺、丝裂霉素 C 等，其疗效优于全身化疗。②肝血流阻断术，即肝动脉结扎术或栓塞术、门静脉分支结扎术等。③液氮冷冻、激光治疗等。对无远处转移者应创造条件作肝移植术。

2. 化学治疗和放射治疗

化学药物治疗常用的药物有氟尿嘧啶、阿霉素、丝裂霉素、依托泊苷和甲氨蝶呤等。

【护理措施】

（一）基础护理

（1）肝癌患者的病情易产生变化，如肝性脑病、消化道出血、继发性感染等，应做好病情的观察，早期发现异常，有助于及时治疗。

（2）肝癌患者应摄取足够的营养，宜采用高蛋白和高热量饮食，采取少量多餐的办法。选择患者喜爱的食物种类、烹调方式。如患者已处于恶病质或经口进食不能摄入足够的营养素时，应予以肠内或肠外静脉营养支持。

（3）应注意肝癌患者水、电解质的平衡，注意体重的变化并做记录；观察并记录出入量；每日记录腹围和水肿程度；观察电解质不平衡的症状，若有异常应马上告诉医生，并做紧急处理；若患者伴有腹水和水肿，应给予低钠饮食，并时常检查血钠及血钾。

（4）应注意评估肝癌患者疼痛的程度，适时地给予止痛剂。

（5）帮助减轻放疗和化疗后的不适，鼓励患者多卧床休息。可含冰水、柠檬汁和嚼口香糖以减轻口干等不适。注意保持照射部位干燥，避免照射部位直接暴露于阳光下。穿着宽松的衣物，避免衣物过紧磨伤皮肤，以维护放射部位皮肤的健康。

（三）健康指导

鼓励患者多吃蛋白质丰富的食物和新鲜蔬菜、水果。食物以清淡、易消化为宜，如有腹水、水肿，应避免摄入过多的盐。可用适量缓泻剂以保持大便通畅，预防血氨升高。对患者给予情绪上的支持，鼓励患者及家属共同面对疾病、相互扶持，树立战胜疾病的信心，配合治疗。

嘱患者（家属）注意有无水肿、体重减轻、出血倾向、黄疸、疲倦等，如有，应及时就诊。定期复查，了解疾病的发展变化。

（关玉霞　陆秋香）

第十五节　肝性脑病患者的护理

【概述】

肝性脑病（hepatic encephalopathy,HE）又称作肝昏迷（hepatic coma），是严重肝病引起的、以代谢紊乱为基础、中枢神经系统功能失调的综合征，以意识障碍、行为失常和昏迷为主要临床表现。门静脉高压、门－腔静脉侧支循环形成，从而使大量门静脉血绕过肝流入体循环，这是脑病发生的主要机制，称为门体分流性脑病。

（一）病因

各种类型的肝硬化引起的肝性脑病可达70%，尤其以病毒性肝炎后肝硬化为多见，也可由门体分流手术引起。小部分肝性脑病是由于重症病毒性肝炎、中毒或药物所致的急性或暴发性肝功能衰竭引起。

肝性脑病的发生常有明显的诱因，常见诱因有：上消化道出血、高蛋白质饮食、大量排钾利尿和放腹水、使用镇静催眠药和麻醉药、便秘、感染、尿毒症、低血糖、外科手术等。

（二）临床表现

一般根据意识障碍程度、神经系统表现和脑电图改变，将肝性脑病分为四期：

（1）一期（前驱期）：轻度性格改变和行为异常，如欣快激动、淡漠少言、衣冠不整、随地大小便，应答尚准确，但吐字不清且较慢。可有扑翼样震颤，脑电图多正常。此期历时数天或数周，有时症状不明显，易被忽视。

（2）二期（昏迷前期）：以意识错乱、睡眠障碍、行为异常为主要表现。定向力、理解力、记忆力、计算力下降，对时间、地点、人物的概念混乱，言语不清，书写障碍，睡眠时间倒错，昼睡夜醒，甚至有幻觉、恐惧、狂躁而被视为一般精神病。有神经系统体征，如扑翼样震颤、肌张力增高、腱反射亢进、巴宾斯基征阳性，脑电图异常。

（3）三期（昏睡期）：以昏睡和精神错乱为主，大部分时间患者呈昏睡状态，能唤醒，醒时尚可应答，但常有神志不清和幻觉。各种神经体征持续存在或加重，仍有扑翼样震颤，脑电图异常。

（4）四期（昏迷期）：神志完全丧失，不能唤醒。患者呈浅昏迷甚至深昏迷。扑翼样震颤无法引出，各种反射消失，脑电图明显异常。

以上各期的分界不很清楚，可出现重叠或交叉。病情发展或经治疗好转时，程度可进级或退级。

（三）辅助检查

（1）血氨：慢性肝性脑病尤其是门体分流性脑病患者多有血氨增高现象；急性肝性脑病血氨多正常。

（2）脑电图检查：典型改变为节律变慢，二、三期出现4~7次/s的δ波，昏迷时出现1~3次/s的高波幅δ波。

（3）心理智能测验：主要用于早期肝性脑病，尤其是轻微肝性脑病的诊断，有数字连接试验、木块图试验、数字符号试验等。

（四）治疗原则

目前尚无特效疗法，常采用综合治疗措施。

（1）消除诱因：慎用或禁用镇静剂、安眠药、麻醉药等，使用这些药物会诱发或加重肝性脑病。应防治感染、上消化道出血，避免快速利尿和放腹水，纠正水、电解质和酸碱平衡紊乱等。

（2）减少肠内毒物的生成和吸收。

（3）促进有毒物质的代谢清除。

（4）对症治疗：对暴发性肝功能衰竭者，治疗直接针对多器官功能衰竭和损伤肝脏的功能支持。患者应置于重症监护病房，头部抬高20°~30°，保持低温32~33℃。对重度肝性脑病，必要时进行气管插管以降低呼吸骤停的危险。加强脑细胞功能的保护和给予甘露醇防止脑水肿，继发于脑水肿的颅内高压，是三期、四期肝性脑病患者常见并发症，可导致患者死亡或不可逆脑损伤，注意早期识别和处理。

（5）其他治疗：如减少门体分流、人工肝、肝移植。

【护理措施】

（一）基础护理

1. 病情观察

密切观察并记录患者的生命体征、瞳孔大小、对光反射、意识状态及行为表现等，观察患者的思维、认知情况，以判断意识障碍的程度；安慰患者，并给予情感支持，切忌伤害他们的人格和嘲笑他们；患者清醒时向其讲解出现意识障碍的原因；如有烦躁不安要加强护理，以防出现意外伤害。

2. 合理饮食

（1）热量：以碳水化合物为主，可口服葡萄糖、果汁、面条、稀饭等。昏迷患者以鼻饲 25% 的葡萄糖液供给热量，不仅减少体内蛋白质分解产生氨，还有利于促进氨与谷氨酸结合形成谷氨酰胺而降低血氨。

（2）蛋白质：肝性脑病患者应限制蛋白质的摄入，在发病开始数天内禁食蛋白质，神志清楚后，可逐渐增加蛋白质摄入量，每天 20g，以后每 3~5 天增加 10g，但短期内不能超过 40~50g/d，以植物蛋白为宜。植物蛋白因富含支链氨基酸和非吸收性纤维而被肠菌酵解产酸，有利于氨的排出和通便。

（3）脂肪：因脂肪可延缓胃的排空，增加有毒物质的吸收，增加肝脏负担，应尽量少摄入。

（4）维生素：应选择富含维生素的食物，并适量补充钙、锌、镁、铁等矿物质。不宜摄取维生素 B_6，因其可使多巴在外周神经处转为多巴胺，影响多巴进入脑组织，减少中枢神经系统的正常传导递质。

（5）水、电解质和酸碱平衡：肝性脑病患者多有水潴留倾向，水不宜摄入过多，一般每天入量为尿量加 1 000ml，对可疑脑水肿的患者，尤应限制。除肾功能障碍者，钾应补足，但钠盐要限制。正确记录出入量，按需要测定血钠、钾、氯、血氨、尿素等。

（二）专科护理

（1）避免和消除诱发因素，减少有毒物质的生成和吸收。①避免应用镇静催眠药、麻醉药等，烦躁不安或抽搐者，可注射安定，忌用水合氯醛、吗啡、硫喷妥钠等药物。②避免快速利尿和大量放腹水，及时处理严重的呕吐和腹泻，以防止有效循环血容量减少、大量蛋白质丢失及低钾血症，避免加重肝脏损害和意识障碍。③预防感染，卧床患者易发生吸入性肺炎、压疮、口腔感染，要加强皮肤护理、口腔护理，防止皮肤、呼吸系统及泌尿系统感染。发生感染时，应遵医嘱及时、准确地应用抗生素，以有效控制感染。④防止大量输液，过多液体可引起低血钾、脑水肿等，从而加重肝性脑病。⑤保持大便通畅，防止便秘，积极预防和控制上消化道出血，及时清除肠道内积血、食物和其他含氮物质。可口服或鼻饲 33% 的硫酸镁 30~60ml 导泻，也可使用生理盐水或弱酸性溶液灌肠。禁用肥皂水灌肠，因其为碱性，可增加氨的吸收。⑥避免发生低血糖。低血糖时减少能量生成，脑内去氨活动停滞，氨的毒性增强。

（2）用药护理：①新霉素不宜长期应用，一般不宜超过 1 个月，因其可引起听力和肾功能损害。②应用谷氨酸钾或谷氨酸钠时，要注意观察患者的尿量、腹水的程度以及电解质情况。③应用精氨酸时，滴注速度不宜过快，以免引起流涎、呕吐、面色潮红等反应。因精氨酸呈酸性，含氯离子，不宜与碱性溶液配伍使用。④乳果糖在肠内产气较多，可引起腹胀、腹痛、恶心、呕吐等，应用时应从小剂量开始。⑤大量输注葡萄糖的过程中，必须警惕低钾血症、心力衰竭和脑水肿。

（三）健康指导

（1）疾病知识指导：向患者及家属介绍肝脏疾病和肝性脑病的有关知识，指导其认识并避免肝性脑病的各种诱发因素，如限制蛋白质的摄入、不滥用损肝药物、保持大便通畅、避免各种感染、戒烟酒等。

（2）照顾者指导：使患者家属了解肝性脑病的早期征象，以便患者发生肝性脑病时能及时被发现，及时得到诊治。家属要给予患者精神支持和生活照顾，帮助患者树立战胜疾病的信心。

（3）用药指导：指导患者按医嘱规定的剂量、用法服药，了解药物的主要不良反应，并定期复诊。

（关玉霞　陆秋香）

第十六节　胰腺炎患者的护理

一、急性胰腺炎

【概述】

急性胰腺炎（acute pancreatitis，AP）是多种病因导致胰酶在胰腺内被激活后引起胰腺组织自身消化、水肿、出血甚至坏死的炎症反应。临床上通常具有急性上腹痛和血清胰酶增高的表现。病情轻重不等。大多数患者为轻型，以胰腺水肿为主，病情有自限性，病程 1 周内，预后良好，可为初次发作或反复发作，常与病因有关。少数患者病情较重，发展为胰腺出血坏死，伴腹膜炎、休克以及各种并发症。死亡率高。

（一）病因

急性胰腺炎的病因较多，常见的病因有胆道疾病、酗酒、暴饮暴食、创伤和手术等。国外引起胰腺炎的原因主要为酒精中毒，而我国与此不同，主要是由于胆结石致胰液引流不畅而后反流而使胰腺发炎。急性胰腺炎从病变程度上可分为急性水肿型胰腺炎和急性出血坏死型胰腺炎。

（二）临床表现

急性胰腺炎临床表现的轻重与其病因、病情的严重程度、治疗是否及时等因素有关。

1. 症状

（1）腹痛：95% 的急性胰腺炎患者有腹痛，多呈突然发作，与饱餐和酗酒有关（与酗酒有关的急性胰腺炎的临床症状常出现在酒后 12~36h）。腹痛性质为持续性刀割样，腹痛以上腹为主，50% 的患者腹痛多向肩背部放射，呈“一”字样分布，患者自觉上腹及腰背部有“束带感”。

（2）发热：多为中度发热，少数为高热，一般持续 3~5 天。

（3）恶心呕吐：发病之初即出现，其特点是呕吐后不能使腹痛缓解。

（4）黄疸：急性出血性胰腺炎出现的较多。黄疸的出现多由于同时存在胆管结石嵌顿。

2. 体征

（1）轻症急性胰腺炎患者主要有腹部的深压痛，但与患者自觉症状不成比例；重症急性胰腺炎患者可出现腹肌紧张、压痛、反跳痛等腹膜刺激征。刺激征可局限于左上腹，也可累及整个腹腔。

（2）10%~20% 的患者可在其上腹部扪及包块。

（3）大多数患者有持续 24~96h 的假性肠梗阻。

（4）少数出血坏死型胰腺炎，血液、胰酶及坏死组织穿过筋膜与肌层深入腹壁时，可见两侧肋腹皮肤呈灰紫色斑，称之为 Grey-Turner 征；而脐周皮肤青紫称作 Cullen 征，多提示预后差。

（5）由于渗出液的炎性刺激，可出现胸腔反应性胸水。以左侧为多见，可引起同侧的肺不张，出现呼吸困难。

（三）辅助检查

（1）血常规检查：多有白细胞增多及中性粒细胞核左移。

（2）血、尿淀粉酶测定：血清淀粉酶一般在起病后 6~12h 开始升高，48h 后开始下降，持续 3~5 天。血清淀粉酶超过正常值 3 倍即可诊断为本病；尿淀粉酶升高较晚，常在发病后 12~14h 开始升高，持续 1~2 周逐渐恢复正常，但尿淀粉酶受患者尿量的影响。

（3）血清脂肪酶测定：血清脂肪酶常在病后 24~72h 开始升高，持续 7~10 天，超过 1.5U/L 时有意义。

（4）C- 反应蛋白（CRP）：C- 反应蛋白是组织损伤和炎症的非特异性标志物，在胰腺坏死时，CRP 明显升高。

（5）其他生化检查：可有血钙降低，低血钙程度与临床严重程度平行，若低于 1.5mmol/L，则预后不良。暂时性血糖升高较常见，持久的空腹血糖高于 10mmol/L 反映胰腺坏死。此外，可有血清 AST、LDH 增加，人血白蛋白降低。

（6）影像学检查：腹部 X 线平片可见“哨兵袢” 和“结肠切割征”，为胰腺炎的间接指征。

（四）治疗原则

治疗原则为减轻腹痛、减少胰腺分泌、防治并发症。多数患者属于轻症急性胰腺炎，经 3~5 天积极治疗多可治愈。重症胰腺炎必须采取综合性治疗措施，积极抢救。

（1）非手术治疗：包括解痉止痛、控制饮食和胃肠减压、应用抗生素、胰酶抑制剂、给予抗胆碱药物、激素应用、中药治疗、抗休克。

（2）手术治疗：①适应证：重型胰腺炎伴严重休克，弥漫性腹膜炎，腹腔内渗液多，肠麻痹，胰周脓肿及消化道大出血者；胆源性胰腺炎明确者，或合并胆源性败血症者；病情严重，非手术治疗无效，高热不退及中毒症状明显者；上腹外伤，进行性腹痛，淀粉酶升高，疑有胰腺损伤者，应立即手术探查；多次反复发作，证实十二指肠乳头狭窄或胰管狭窄及结石者；并发脓肿或假性胰腺囊肿者。②手术方法：胰包膜切开及引流，适用于胰腺肿胀明显者，可减轻胰腺的张力，有助于改善胰腺血运和减轻腹痛；病灶清除术；胰腺切除；持续腹腔灌洗；胆道手术。

【护理措施】

（一）基础护理

（1）体位护理：绝对卧床休息，可取屈膝侧卧位，剧烈疼痛而辗转不安者注意防止坠床。

（2）饮食护理：禁食期间口渴时可含漱或湿润口唇，一般不能饮水。腹痛和呕吐基本缓解后可由小量低脂、低糖流质开始，逐步恢复到普食，但忌油腻食物和饮酒。

（3）口腔护理：禁食期间加强口腔护理，预防口腔感染和呼吸道感染，必要时给予雾化吸入，以保持口腔和呼吸道的湿润及通畅。

（4）皮肤护理：对于长期卧床的患者，要注意皮肤护理，每2~3h翻身1次。翻身时要注意室温的调整。

（5）病情观察：严密观察病情变化，注意监测生命体征，及时观察患者有无腹痛加剧等症状，注意观察患者有无出血倾向，有无脉速过快或过慢、出冷汗、血压下降等休克表现及腹胀、肠麻痹、脱水等症状，发现异常及时报告医生。

（二）专科护理

（1）疼痛的护理：①观察患者疼痛的性质、强度、部位及伴随症状，及时发现和处理异常情况。②提供安静舒适的休息环境，减少不良刺激因素和心理压力。③教会患者一些放松和转移注意力的技巧，如深呼吸、听音乐、与病友交谈等，有利于缓解疼痛。④对疼痛严重者，遵医嘱给予镇痛药物，可采用患者自控镇痛（PCA），即应用特制泵，连续性输入止痛药。患者可自行控制，增强患者自主能力及对疼痛的控制能力。

（2）胃肠减压的护理：①胃肠减压期间应禁食水，一般应停服药物。如需胃内注药，则注药后应夹管并暂停减压0.5~1h。适当补液，加强营养，维持水、电解质的平衡。②妥善固定：胃管固定要牢固，防止移位或脱出，尤其是外科手术后胃肠减压，胃管一般置于胃肠吻合的远端，一旦胃管脱出应及时报告医生，切勿再次下管。③保持胃管通畅：维持有效负压，每隔2~4h用生理盐水10~20ml冲洗，保持管腔通畅。④观察引流液颜色、性质和量，并记录24h引流液总量。观察胃液颜色，有助于判断胃内有无出血情况。引流装置应每日更换1次。

（3）营养支持的护理：①肠内营养：重症胰腺炎患者的肠内营养要严格遵循浓度从低到高、用量从小到大、速度从慢到快的原则。在寒冷季节，注意肠内营养液的温度调控，密切观察，预防并发症的发生。全营养混合液（TNA）的配制应在无菌操作下进行，根据医嘱，由专人在严格的空气层流室的净化台上进行配制，以确保全营养混合液的质量。在应用全营养混合液期间，需进行严密监护，初期应遵医嘱每6h监测血糖、尿糖1次，每1~2天监测血电解质。定期监测肝、肾功能，及时准确地帮助患者留取各种标本并送检。准确记录24h出入量。以输液泵控制滴速，将预定1天内输注的液体量均匀地在24h输入。②肠外营养：临床上一般肠外营养（PN）2~3周才转为肠内营养（EN）。但长期PN所致导管相关感染发生率达17%，因此每天应检查置管部位有无感染征象、消毒插管处皮肤，更换无菌敷料。去除原有敷料时，注意勿扭拉导管。检查局部有无红肿及分泌物，并覆盖无菌纱布，再用胶布条或透明敷贴密封周围，以防导管入口处敷料污染而引起逆行感染。输液完毕后，静脉导管用1∶5 000的肝素盐水封闭。输液管道每天更换1次，置管接头用络合碘消毒，并防止空气进入导管。更换的接头处要旋紧，外面用无菌纱布包裹，胶布固定。深静脉营养通路不可用于输血、给药等其他用途。

（4）心理护理：腹痛患者易引起紧张、焦虑、恐惧心理，护士应予同情、安慰与支持，向患者讲述疼痛知识及腹部疼痛过程，使患者心中有数，并教患者分散注意力的技巧，如听音乐等，使大脑皮层兴奋灶转移以缓解疼痛。患者卧床、禁食时间长，住院时间久，易产生焦虑、烦躁心理，护士要与患者多沟通，耐心听取患者倾诉，认真解答患者问题。护士应及时讲解急性胰腺炎的预后，强调配合治疗的重要性。

（5）急性胰腺炎手术护理：①术前护理：包括心理护理、营养支持、控制血糖、肠道准备等。②术后护理：手术后护理工作量大、持续时间长，患者应进监护室由专人护理，并使用气垫床。③T形引流管路的护理：保持无菌，防止污染，外接的消毒引流瓶、管子应定期更换。观察并准确记录引流物的性状、颜色及量。④胃管的护理：妥善固定，维持管道的正常位置，防止滑脱。⑤尿管的护理：妥善固定，观察并准确记录尿液的颜色、性状及量，预防泌尿系统感染。⑥伤口的护理：观察有无渗液、有无裂开，按时换药，并发胰外瘘时要注意保持负压引流通畅，并用氧化锌糊剂保护瘘口周围皮肤。⑦营养支持的护理：患者需长时间禁食、留置胃管，又有多根引流管，机体消耗比较大，因此要注意及时补充营养，使机体达到正氮平衡，以利于组织修复。

营养支持分三个阶段：第一阶段完全胃肠外营养，为2~3周，以减少对胰腺分泌的刺激；第二阶段肠道营养，采用经空肠造瘘口灌注要素饮食，为3~4周；第三阶段逐步恢复到经口进食。做好TPN、EN的护理，防止并发症发生。使用深静脉输注静脉营养时，严格无菌操作。进行肠道内营养者，给予肠内营养液时要注意温度、浓度和速度适宜。

（三）健康指导

（1）做好基础护理，满足患者的生活需求。定时更换体位，预防压疮、呼吸系统等并发症。

（2）防治术后并发症：及时发现并发症，如休克、多器官功能衰竭、大出血、胰外瘘、胰腺脓肿或假性囊肿等。

（3）补充胰岛素：胰腺部分切除后，可能会引起内、外分泌缺失，如过去有隐性糖尿病者，术后症状往往加剧；或因胰液缺乏，出现脂性腹泻等。前者应根据化验报告，遵医嘱补充胰岛素；后者注意调节饮食，遵医嘱补充胰酶制剂。

二、慢性胰腺炎

【概述】

慢性胰腺炎（chronic pancreatitis，CP）是由不同原因导致的胰腺实质进行性损害和纤维化，常伴钙化、假性囊肿及胰岛细胞减少或萎缩，最终导致胰腺内、外分泌功能永久性丧失。主要表现为腹痛、消瘦、营养不良、腹泻或脂肪痢，后期可出现腹部包块、黄疸和糖尿病等。可用中西医药物治疗。

（一）病因

慢性胰腺炎多因胆道疾病、慢性酒精中毒、自身免疫、营养因素等引起。西方国家慢性胰腺炎以慢性酒精中毒为主，占70%~80%，而我国则以胆道疾病为主。

（二）临床表现

慢性胰腺炎的临床表现轻重不一。因胰腺有较大储备代偿功能，轻度慢性胰腺炎可无明显临床症状或仅有轻度消化不良症状，而中度慢性胰腺炎可有多种临床表现，主要有三方面症状与体征：一是由慢性胰腺炎本身或急性发作所引起的，如腹痛、腹胀、腹部包块或黄疸等；二是胰腺外分泌和内分泌功能不全的表现，如腹泻、吸收不良、食欲缺乏、消瘦等；三是慢性胰腺炎并发症的表现，如腹水、感染、溃疡出血等，这三方面症状与体征又相互交叉影响。

1. 症状与体征

（1）腹痛：主要临床症状。饮酒诱发的胰腺炎常在醉酒后 12~48h 期间发病，出现腹痛。胆源性胰腺炎常在饱餐之后出现腹痛。

（2）恶心、呕吐：常与腹痛伴发。

（3）腹胀。

（4）腹泻。

（5）腹膜炎体征。

2. 并发症

（1）糖尿病：慢性胰腺炎最常见的是合并糖尿病。

（2）假性囊肿：可在胰腺实质内或胰腺表面，这种慢性胰腺炎并发症主要表现为腹痛、低热、上腹部包块，少数有黄疸。

（3）脾静脉血栓形成。

（4）消化性溃疡。

（5）胰腺癌。

（三）治疗原则

治疗的基本原则是去除病因，并以控制症状、改善胰腺功能和治疗并发症为重点；强调以个体化治疗为原则的治疗方案；注意兼顾局部治疗与全身治疗，进行病因治疗和对症治疗、保守治疗和手术治疗相结合的综合治疗。

（1）非手术治疗：急性胰腺炎的初期、轻型胰腺炎及尚无感染者均应采用非手术治疗。①禁食，鼻胃管减压。②补充体液，防治休克。③解痉止痛。④抑制胰腺外分泌及使用胰酶抑制剂。⑤营养支持。⑥抗生素的应用。⑦中药治疗。⑧腹腔渗出液的处理。

（2）手术治疗：胰腺脓肿、胰腺假性囊肿和胰腺坏死合并感染是急性胰腺炎严重威胁生命的并发症。急性胰腺炎的手术治疗指证包括：①诊断不确定。②继发性的胰腺感染。③合并胆道疾病。④虽经合理支持治疗，但临床症状继续恶化。

【护理措施】

（一）基础护理

（1）体位护理：协助患者卧床休息，选择舒适的卧位。有腹膜炎者宜取半卧位，利于引流和防止炎症扩散。

（2）饮食护理：胰腺分泌具有强烈的刺激作用并可使腹痛加剧。因此，饮食上一般以适量的优质蛋白、丰富的维生素、低脂无刺激性半流质或软饭为宜，如米粥、藕粉、脱脂奶粉、新鲜蔬菜及水果等。每日脂肪供给量应控制在 20~30g，避免粗糙、干硬、胀气及刺激性食物或调味品。少食多餐、禁止饮酒。对伴糖尿病患者，应按糖尿病饮食进餐。

（3）口腔护理：禁食期间加强口腔护理，预防口腔感染和呼吸道感染，必要时给予雾化吸入，以保持口腔和呼吸道的湿润及通畅。

（4）皮肤护理：对于长期卧床的患者，要注意皮肤护理，每 2~3h 翻身 1 次。翻身时要注意对室温的调整。

（5）病情观察：严密观察病情变化，注意监测生命体征，及时观察患者有无腹痛加剧等症状，注意观察患者有无出血倾向，有无脉搏细速、出冷汗、血压下降等休克表现及腹胀、肠麻痹、脱水等症状，发现异常及时报告医生。

（二）专科护理

疼痛护理：绝对禁酒、避免大量进食肉类食品、服用大剂量胰酶制剂等均可使胰液与胰酶的分泌减少，缓解疼痛。护理中应注意观察疼痛的性质、部位、程度及持续时间，以及有无腹膜刺激征。协助患者取舒适卧位以减轻疼痛。适当应用非麻醉性镇痛剂，如阿司匹林、吲哚美辛、布洛芬、对乙酰氨基酚等非甾体抗炎药。对腹痛严重、确实影响生活质量者，可酌情使用麻醉性镇痛剂，但应避免长期使用，以免导致患者对药物产生依赖性。给药 20~30min 后需评估并记录镇痛药物的效果及副作用。

（三）健康指导

（1）帮助患者及家属了解慢性胰腺炎的诱发因素，如进食过量油腻食物、饮酒等的危害。

（2）尽量进食植物油，少进食动物油脂，如动物内脏、蛋黄、坚果等。

（3）禁酒，因酒精能促进胰液及胃酸的分泌，易诱发慢性胰腺炎急性发作。

（4）生活要有规律，按时进餐，保证充足的睡眠。

（5）告知患者若突然出现腹痛、恶心、呕吐时应及时就诊。

（6）遵医嘱服药，定期复查。

（关玉霞　陆秋香）

第十七节　胰腺癌患者的护理

【概述】

胰腺癌（cancer of pancreas,pancreatic cancer）是常见的消化道恶性肿瘤之一。腹痛及无痛性黄疸为胰头癌的常见症状。在我国，胰腺癌已成为导致我国人口死亡的十大恶性肿瘤之一。就胰腺癌的发生部位而言，仍以胰头部位最多见，约占 70%，胰体次之，胰尾部更次之，有的头体、尾部均有，属于弥漫性病变或多中心性病变。

（一）病因

胰腺癌的病因至今仍未完全明确。从临床资料中分析，发现下列因素可能与胰腺癌的发生有一定关系。

（1）吸烟：大量的研究支持胰腺癌与吸烟之间有密切联系。

（2）糖尿病：实验研究表明，胰岛素在体外或体内能促使胰腺癌细胞生长；高浓度胰岛素能使胰岛素样生长因子 -1 受体活化，产生包括细胞周期进程改变的生长促进效应。

（3）慢性胰腺炎：流行病学和分子流行病学的研究大多支持慢性胰腺炎可以发展为胰腺癌。

（4）饮酒：不同种族饮酒后其胰腺癌发病率亦有不同。

（二）临床表现

胰腺癌出现临床症状时，常已至晚期，所以病史多不会很长。

1. 症状

（1）上腹胀满或胀痛不适、腹痛：胰腺癌患者常有不同程度的上腹胀满、胀痛或难以描述的不适等感觉，此种表现常出现较早。

（2）黄疸：在病程的某一阶段可有黄疸，一般胰头癌黄疸较多见，且出现较早。

（3）体重减轻：在消化道肿瘤中，胰腺癌所造成的体重减轻最为突出，以胰体尾癌较多。

（4）消化道症状：乏力与食欲缺乏甚为常见，可伴有腹泻、便秘、腹胀、恶心等胃肠道症状。

2. 体征

（1）体格检查早期一般无明显体征。典型胰腺癌患者可见消瘦、黄疸、上腹部压痛。晚期可于上腹部触及结节状、质硬之肿块，如黄疸伴有胆囊肿大，则为胰头癌的重要依据。由于胆汁淤积，常可扪及肝脏肿大，如癌肿压迫脾静脉或脾静脉血栓形成时，可扪及脾大。

（2）晚期胰腺癌病例可出现腹水，并可在左锁骨上或直肠前陷凹扪及坚硬及肿大的转移淋巴结。

3. 并发症

可并发胆管梗阻、十二指肠梗阻等症状。肿瘤导致的脾静脉梗阻可引起脾肿大和局限性门静脉高压症，引起胃出血或食管静脉曲张。其他并发症有：①体重减轻。②症状性糖尿病。③血栓性静脉炎。④精神症状。

（三）辅助检查

（1）血、尿淀粉酶：可有一过性升高；尿胆红素阳性。

（2）生化检查：胆道梗阻时血清总胆红素和直接胆红素、碱性磷酸酶升高，转氨酶可轻度升高。少数患者空腹或餐后血糖升高。

（3）血清中肿瘤相关抗原的检测：血清癌胚抗原、胰胚抗原、糖类抗原 CA19–9 等血清学标记物水平可升高，其中 CA19–9 是最常用的辅助诊断和随访项目。

（4）B 超检查：可以发现 2cm 以上的胰腺及壶腹部肿块、胆囊增大、胆管扩张。同时可观察有无肝脏及腹腔淋巴结肿大。近年来内镜超声的应用提高了诊断率。

（5）X 线钡餐造影：钡餐检查可发现十二指肠曲扩大，局部黏膜皱襞异常、充盈缺损、不规则、僵直等；十二指肠低张造影或气钡双重造影可提高确诊率。

（6）经十二指肠镜逆行胰胆管造影（ERCP）：可直接观察十二指肠乳头部的病变，造影可显示胆管或胰管的狭窄或扩张，并能进行活检。检查的同时可在胆管内植入支撑管，达到减轻黄疸的目的。

（7）经皮肝穿刺胆道造影（PTC）：可显示胆道的变化，了解胆总管下段的狭窄程度。造影后置管引流胆汁可减轻黄疸。其缺点是可能并发胆瘘、出血等。

（8）组织细胞病理学检查：收集胰液查找癌细胞。

（四）治疗原则

胰腺癌的治疗仍以争取手术根治为主。对不能手术根治者常作姑息性短路手术、化学疗法、放射治疗。

（1）手术治疗：胰腺癌早期缺乏明显症状，大多数病例确诊时已是晚期，手术切除的机会少。

（2）化疗：手术后可以辅助化疗。

（3）其他方法：第三军医大学大坪医院，应用胰头神经丛长效止痛剂（亚甲蓝 0.2g，普鲁卡因 3g，加水至 100ml）注射，针对切断术治疗晚期胰腺癌或慢性胰腺炎引起的疼痛有缓解效果，一般可缓解 3~6 个月。

【护理措施】

（一）基础护理

（1）心理护理：由于患者对胰腺癌的治疗不了解，可能会导致其情绪沮丧，因此，主管护士应认真地进行入院及住院评估，确定护理问题及制订护理计划。向患者讲解综合治疗的程序、方法及效果，争取患者及家属的积极配合。

（2）营养支持：晚期胰腺癌患者都有食欲下降、厌油腻食物的症状，应鼓励患者选择高碳水化合物、高蛋白、高维生素及低脂肪饮食。必要时给予深静脉输注全合一营养、人体白蛋白及全血，以保持水、电解质平衡，并纠正低蛋白血症和贫血。

（3）皮肤护理：晚期胰腺癌患者大多数有梗阻性黄疸，皮肤黄染呈棕色，有皮肤瘙痒症。主管护士应向患者解释瘙痒的原因，嘱其尽量避免抓痒，以免抓破皮肤引起感染，并常用温水沐浴，穿柔软棉、丝织内衣。在患者睡前遵医嘱给予适量镇静剂以保证睡眠。

（4）病情观察：观察生命体征、腹部体征等情况，注意有无并发症的发生，出现异常情况及时通知医生，以便采取紧急措施。

（二）专科护理

1. 疼痛的护理

中晚期顽固性疼痛严重影响绝大多数患者的生活质量，甚至导致患者拒绝治疗或产生自杀心理倾向。控制疼痛能明显提高患者生活质量、延长其生存时间，因此，选择有效的镇痛方法，成为胰腺癌姑息治疗和护理中不可缺少的组成部分。

（1）遵医嘱合理使用镇痛药：中晚期顽固性持续疼痛可使痛阈降低，加大了止痛难度，也增加了药物不良反应发生的可能性。所以必须根据医嘱正确掌握药物的种类、剂量、给药途径和给药时间。遵循世界卫生组织推荐的“三步阶梯方案”，按时、尽量无创、足量给药，以减轻患者的痛苦。在正确评估疼痛分级的基础上，严格遵循该方案的基本原则并予以实施，可使 90% 的癌症疼痛得以控制。

（2）缓解抑郁情绪：研究发现癌症疼痛患者的抑郁症状明显高于不伴有癌症疼痛的患者，而疼痛的心理效应又可影响冲动的传递过程、疼痛反应、镇痛效应以及疼痛的原发因素，显著加重疼痛程度并干扰药物、手术或放疗的镇痛疗效。胰腺癌的抑郁伴发率高达 98%，显著高于其他消化道肿瘤。因此，缓解患者的抑郁情绪是控制疼痛的基础。护士应根据医嘱合理使用抗抑郁药物，并通过加强教育增加患者的服药依从性。除药物外，心理干预也是缓解抑郁情绪的重要手段。有研究表明，针对性地进行心理治疗和松弛疗法治疗，帮助患者恰当评价自身疾病，可达到改善抑郁状况、促进康复的目的。护士需要耐心听取患者的倾诉，从中获得第一手临床资料，分析疼痛原因，并以同情、安慰、鼓励的语言和举止消除患者的不良情绪，提高其疼痛的阈值。对于具有明显精神不安、焦虑、沮丧、愤怒等不良情绪的患者，护士还可与患者及其家属一起探究原因，耐心劝解、及时疏导，使之掌握自控能力。必要时请心理医生辅助治疗。

（3）音乐疗法：癌症疼痛的非传统护理措施随着医学模式的转变逐步渗透到疼痛护理的工作中，大部分患者会主动接受一些非传统疼痛护理措施，其中，音乐疗法与常规的止痛方法联合使用，可增强常规方法的止痛效果。因为音乐能使个体的身体放松、心情平静，得到安慰，从而提高患者自身对疼痛控制的能力。音乐有镇痛作用是因为大脑皮质上的听觉中枢与痛觉中枢位置相邻，音乐刺激造成大脑听觉中枢兴奋，从而有效抑制相邻的痛觉中枢，降低疼痛；同时音乐还可以使血液中的内啡肽含量增加，加强镇痛作用。此外，音乐疗法能很好地减轻机体自主神经系统和躯体对伤害性刺激的应激反应，使心率、血压下降，提高痛阈。

（4）提供指导和信息支持：指导患者进行疼痛的自我管理是保证疼痛控制有效性的关键，尤其是采用自控镇痛者。对于自控镇痛者，护士必须向患者及家属讲授有关疼痛评估、给药时机、仪器操作方法、药物止痛作用及特点、副作用评价等方面的知识，使其能完全掌握并正确应用。

2. 胰腺癌手术护理（详见本卷第二篇外科临床护理第一章第十三节）

3. 肠内或胃肠外营养支持治疗的护理

营养不良是该类患者较突出的并发症。因此，通过肠内或胃肠外途径补充机体所需的各种营养成分是必要的，如遵医嘱静脉补液、葡萄糖、人血白蛋白、血浆、电解质、复方氨基酸等。临床上营养要素主要经过口服、管饲、造瘘这三种方式给予，应根据患者的情况给予不同的营养膳食，并注意并发症的发生。

（三）健康指导

饮食宜少量多餐，予以高蛋白、高糖、低脂肪饮食，补充脂溶性维生素。定期监测血糖、尿糖，发生糖尿病时给予药物治疗和控制饮食。定期化疗或放疗。化、放疗期间定期复查血常规，若出现骨髓抑制现象，应暂停放、化疗。每 3~6 个月复查 1 次，若出现进行性消瘦、贫血、乏力、发热等症状，应及时就诊。

（关玉霞　陆秋香）

第十八节　上消化道出血患者的护理

【概述】

上消化道出血是指屈氏韧带以上的消化道，包括食管、胃、十二指肠或胰胆等病变引起的出血，胃空肠吻合术后的空肠病变出血亦属这一范围。上消化道出血是常见的急症，病死率高达 8%~13.7%。临床上分为三类：慢性隐性出血、慢性显性出血、急性大量出血。近十几年来，由于急诊内镜、选择性腹腔动脉造影和放射性核素锝（99mTc）腹部扫描的广泛应用，对出血部位和病因一般能迅速作出诊断。

（一）病因

上消化道大量出血的病因很多，常见有消化性溃疡、急性胃黏膜损害、食管胃底静脉曲张和胃癌。在临床上也应考虑一些少见或罕见的病因，以免造成漏诊与误诊。上消化道大量出血的病因可归纳如下：

1. 上胃肠道疾病

（1）食管疾病：如食管炎。

（2）胃十二指肠疾病：消化性溃疡，急性胃炎（非甾体消炎药，如阿司匹林、保泰松、吲哚美辛等或嗜酒引起的急性胃黏膜损害），慢性胃炎，胃黏膜脱垂，胃癌，急性胃扩张，十二指肠炎，卓－艾（Zollinger–Ellison）综合征，胃手术后病变（胆汁反流性吻合口炎与残胃炎、缝线引起吻合口与残胃黏膜糜烂、残胃癌）。

（3）空肠疾病：空肠克罗恩病、胃肠吻合术后空肠溃疡。

2. 门静脉高压

（1）结节性肝硬化、血吸虫病性肝纤维化、胆汁性肝硬化等。

（2）门静脉阻塞：门静脉炎、门静脉血栓形成、门静脉受邻近肿块压迫。

（3）肝静脉阻塞综合征（Budd–Chiari 综合征）。

3. 上胃肠道邻近器官或组织的疾病

（1）胆道出血：胆管或胆囊结石，胆道蛔虫病，胆囊或胆管癌，术后胆总管引流管造成的胆道受压坏死，肝癌、肝脓肿或肝动脉瘤破入胆道。

（2）胰腺疾病累及十二指肠：胰腺癌，急性胰腺炎并发脓肿溃破。

（3）动脉瘤破入食管、胃或十二指肠：主动脉瘤，肝或脾动脉瘤破裂。

（4）纵隔肿瘤或脓肿破入食管。

4. 全身性疾病

（1）血液病：白血病、血小板减少性紫癜、血友病、弥散性血管内凝血及其他凝血机制障碍。

（2）尿毒症。

（3）血管性疾病：动脉粥样硬化、过敏性紫癜、遗传性出血性毛细血管扩张（Rendu–Osier–Weber 病）、弹性假黄瘤等。

（4）结缔组织病：结节性多动脉炎、系统性红斑狼疮或其他血管炎。

（5）应激性溃疡，败血症，创伤、烧伤或大手术后，休克，肾上腺糖皮质激素治疗后，脑血管意外或其他颅脑病变，肺气肿与肺源性心脏病，急性呼吸窘迫综合征，重症心衰等引起的应激状态。

（二）临床表现

（1）呕血和（或）黑便：上消化道出血的特征性表现。出血部位在幽门以上者常有呕血和黑便；在幽门以下者可仅表现为黑便。但是出血量少而速度慢的幽门以上部位的病变可仅见黑便；而出血量大、速度快的幽门以下部位的病变可因血液反流入胃引起呕血。呕血及黑便的颜色、性质与出血量、速度有关。呕血呈现红色或血块提示出血量大且速度快，血液在胃内停留时间短，未经胃酸充分混合即呕出；呕血呈棕褐色咖啡渣样，则表明血液在胃内停留时间长，经胃酸作用形成正铁血红素所致。柏油样黑便，黏稠而发亮，是因血红蛋白中铁与肠内硫化物作用形成硫化铁所致；当出血量大且速度快时，血液在肠内推进快，粪便可呈暗红色甚至鲜红色，需要与下消化道出血鉴别；反之，空肠、回肠的出血量不大，血液在肠内停留时间较长，也可表现为黑便，需与上消化道出血鉴别。

（2）出血量400ml以内可无症状；出血量中等可引起贫血或进行性贫血、头晕、软弱无力，突然起立可产生晕厥、口渴，肢体冷感及血压偏低等；大量出血达全身血量的30%~50%（1500~2500ml）即可产生休克，表现为烦躁不安或神志不清、面色苍白，四肢湿冷、口唇发绀、呼吸困难、血压下降至监测不到、脉压缩小（脉压 < 3.33~4kPa）及脉搏快而弱（脉率 > 120次/min）等，若处理不当，可导致死亡。

（3）氮质血症：上消化道大量出血所引起。

（4）发热：中度或大量出血，于24h内发热，多在38.5℃以下，持续数日至1周不等。

（5）体征：消瘦，左锁骨上凹。淋巴结肿大、上腹包块者多见于胃癌；蜘蛛痣、脾大、腹水者多见于门脉高压胃底食管静脉曲张破裂；黄疸、胆囊肿大、剧烈上腹痛，呕血呈条状血块，提示肝外型胆道出血；皮肤黏膜出血提示有全身性疾病，如皮肤黏膜尤其颜面、上肢皮肤及口腔、鼻咽部黏膜有毛细血管扩张和毛细血管瘤（见于遗传性出血性毛细血管扩张症）。

（三）辅助检查

（1）实验室检查：包括血常规、血型、出凝血时间、大便或呕吐物的匿血试验（有条件可行放射性核素或免疫学匿血测定法），肝功能及血肌酐、尿素氮检查等。有条件应测血细胞压积。

（2）内镜检查：在急性上消化道出血时，电子胃镜检查安全可靠，是当前首选的诊断方法。

（3）选择性动脉造影：当消化道出血，但经内镜和X线检查未能发现病变时，应做选择性动脉造影。该项检查对肠血管畸形、小肠平滑肌瘤等有很高的诊断价值，而且，可通过导管滴注血管收缩剂或注入人工栓子止血。

（4）X线钡剂造影：尽管内镜检查比X线钡剂造影的诊断价值要高，但并不能取而代之。因为在活动性出血后不宜过早进行钡剂造影，否则会因按压腹部而引起再出血。

（5）放射性核素扫描：经内镜及X线检查阴性的病例，可做放射性核素扫描。

（6）吞棉线试验：一般用普通白线，吞下一端后30min，取出后根据染血距门齿部位来判断出血所在。

（四）治疗原则

1. 非手术治疗

（1）迅速补充血容量：大出血后，患者血容量不足，可处于休克状态，此时应首先补充血容量。在着手准备输血时，立即静脉滴注5%~10%的葡萄糖溶液。注意不要一开始单独输血而不输液，因为患者急性失血后血液浓缩，血较黏稠，此时输血并不能更有效地改善微循环的缺血、缺氧状态。因此主张先输液，或者紧急时输液、输血同时进行。

（2）药物止血：组胺H_2受体拮抗剂和抗酸剂在上消化道出血发病中起重要作用，因此抑制胃酸分泌及中和胃酸可达到止血的效果；灌注去甲肾上腺素可以刺激α－肾上腺素能受体，使血管收缩而止血；垂体加压素使内脏小血管收缩，从而降低门静脉压力，以达到止血的目的。

（3）内镜下止血法：内镜下直接对出血灶喷洒止血药物。①高频电凝止血：电凝止血必须确定出血的血管方能进行，决不能盲目操作。②激光止血：近年可供作止血的激光有氩激光（argonlaser）及石榴石激光（Nd.YAG）两种。③局部注射血管收缩药或硬化剂：经内镜用稀释浓度即 1/10 000 肾上腺素作出血灶周围黏膜下注射，使局部血管收缩，周围组织肿胀压迫血管，起暂时止血作用。或局部注射硬化剂如 1% 的十四烃基硫酸钠，使血管闭塞。内镜直视下放置缝合夹子，把出血的血管缝夹止血，伤口愈合后金属夹子会自行脱落，随粪便排出体外。

（4）气囊填塞：一般用三腔二囊管或四腔二囊管填塞胃底及食管中、下段止血。其中四腔二囊管专有一管腔用于吸取食管囊以上的分泌物，以减少吸入性肺炎的发生。食管囊和胃囊注气后的压力要求在 4.67~5.33kPa(35~40mmHg)，使之足以克服门脉压。初压可维持 12~24h，以后每 4~6h 放气 1 次，视出血活动程度，每次放气 5~30min，然后再注气，以防止黏膜受压过久发生缺血性坏死。

2. 手术治疗

食道胃底静脉曲张大量出血，内科治疗无效时，应考虑外科手术治疗。

【护理措施】

（一）基础护理

环境安静，温度、湿度适宜，注意保暖。

（1）病情观察：①观察血压、体温、脉搏、呼吸的变化。②在大出血时，每 15~30min 测 1 次脉搏、血压，有条件者使用心电血压监护仪进行监测。③观察神志，末梢循环情况，尿量、呕血及便血的色、质、量。④有头晕、心悸、出冷汗等休克表现时，及时报告医生对症处理并做好记录。

（2）体位护理：出血期间绝对卧床休息，采取平卧位，头偏向一侧，防止因呕血引起窒息。为呕血者抬高床头 10°~15°，或保持患者头侧位，防止血液吸入呼吸道。

（3）饮食护理：严重呕血或明显出血时，必须禁食。如不继续出血，给予少量、温热、流质、易消化的饮食。病情稳定后，指导患者要定时定量，少食多餐，避免进食粗糙、生冷、辛辣等刺激性食物，同时禁烟酒、浓茶、咖啡。

（4）口腔护理：每次呕血后，嘱患者及时做好口腔护理，减少口腔中的血腥味，以免再次引起恶心、呕吐，同时能增加患者的舒适感。

（5）皮肤护理：保持皮肤清洁及床单清洁、干燥，呕血、便后及时清洁。

（6）心理护理：多与患者及其家属沟通，消除患者紧张情绪。

（二）专科护理

（1）建立静脉通道，宜选择粗大血管，根据生命体征适当加快补液速度，在心率、血压基本平稳后可减慢速度，以免补液量大引起肺水肿或再次出血。补液过程中注意晶体和胶体的搭配。

（2）监测血常规、肝肾功能及粪便潜血结果，注意患者肠鸣音是否活跃。

（3）备好抢救车以及负压吸引器、麻醉机等各种抢救仪器。

（4）进一步明确是否消化道出血，需与鼻出血、吞咽血液、咯血及服用某些药物所致的黑便现象相区别。

（5）初步估计出血量。出血量约 20ml 时，便潜血试验可为阳性；出血量达 50~70ml 时，可表现为黑便；出血量为 1 000ml 时，粪便为鲜红色。潜血可持续 1 周阳性，黑便可持续 1~3 天。

（6）遵医嘱正确使用止血药及各种抢救用药，必要时输全血。

（7）及时清理患者的呕吐物或黑便，以减少不良刺激。随时开窗通风，保持空气清新、床单整洁。

（8）如果需要做内镜下止血、下三腔二囊管或手术治疗，则应做好相应准备。上消化道出血使用三腔二囊管护理：①若患者清醒，应向患者说明置三腔二囊管的目的及方法，争取患者合作，并通知家属。②准备好隔离衣、手套、测压的三腔二囊管、50ml注射器、绷带、滑轮、1kg左右的沙袋或替代品（如塑料包装的盐水或葡萄糖）、剪刀、液状石蜡、血压计、听诊器、抢救车（备各种急救药品和用品）、心电监护仪等。③插管前先让患者口服30ml液状石蜡以润滑口腔及食道，并用液状石蜡充分润滑管路以免插管时损伤黏膜。④配合医生插管，同时应立即建立静脉通道，保证足够的液体灌注，并遵医嘱给予止血药，必要时输血。⑤协助患者取仰卧位，将头偏向一边，以免呕吐物吸入气管引起肺炎或窒息。⑥检查三腔二囊管，确定无漏气且气囊均匀后依照置胃管方法测量管长度，置入55~60cm。先充胃囊（充气150~200ml，压力维持在50~70mmHg），充好后向上提，遇阻力固定再充食管囊（充气120~150ml，压力维持在35~50mmHg）。测压可使用气囊压力表或血压计。⑦胃囊和食管囊充好后在鼻腔外缘的管壁上作标记，以便脱出时可及早发现。将三腔二囊管与患者口唇呈45°，持续牵引，拉力为10N。⑧严密监测生命体征，观察并记录抽吸出的胃内容物、胃肠减压量以及粪便次数、量、颜色等，以判断有无继续出血。⑨置管期间保持鼻黏膜的清洁湿润，及时清理分泌物和结痂，并可将液状石蜡滴入鼻腔，减少置管对鼻黏膜的刺激。做好口腔护理。保持床单清洁、干燥。定时或排便后为患者清洗臀部，预防频繁血便或局部受压引起的皮肤损伤。⑩置管期间保持胃管引流通畅，每日更换引流袋。

（11）置管期间，床旁备剪刀，如插管向外移位，应立即剪断，以防气囊压迫气管引起窒息。

（12）向患者及家属宣教三腔二囊管的重要性，以免患者自己拔出三腔管，造成窒息死亡。

（13）在放置三腔管24h后应放气15~20min再注气加压，以免食管、胃底黏膜受压过久引起缺血、坏死。以后隔一段时间放1次气。放气顺序为先食管囊后胃囊，充气顺序为先胃囊后食管囊。

（14）三腔管放置48~72h，若无活动性出血，可先抽出气囊内的气体，再继续观察12h，在胃管内无血性内容物或粪便转黄后，可考虑拔管。拔管前先让患者口服30ml液状石蜡润滑管壁，以免拔管时损伤黏膜造成再次出血。先放掉食管囊的气体，再放胃囊的气体，然后缓缓拔除三腔二囊管。拔管后仍要监测患者生命体征，观察有无再出血。

（15）对于昏迷的患者，可将气囊放气后，继续保留三腔管，以便从胃管内注入高热量、流质饮食和药物。

（16）出血征兆的观察：①监测生命体征：心率、血压。②注意患者的描述：烦躁、恶心、咽痒、头晕等。③注意观察患者腹部体征：腹部闷胀，疼痛或绞痛发作。

（三）健康指导

告知患者应保持良好的心态和乐观情绪，正确对待疾病；注意饮食卫生、合理安排作息时间；适当的体育锻炼，增强体质；禁烟、浓茶、咖啡等对胃有刺激性的食物；在好发季节注意饮食卫生，注意劳逸结合；对一些可诱发或加重溃疡病症状，甚至易引发并发症的药物应忌用，如水杨酸类、利血平、保泰松等。

（关玉霞　陆秋香）

第十九节 下消化道出血患者的护理

【概述】

下消化道出血是指距十二指肠悬韧带50cm以下的肠段，包括空肠、回肠、结肠以及直肠病变引起的出血，习惯上不包括痔疮、肛裂引起的出血在内。其临床表现以便血为主，轻者仅粪便潜血试验阳性或黑粪，出血量大则排出鲜血便，重者出现休克。

（一）病因

引起下消化道出血的病因很多，常见病因如下：肠道恶性肿瘤、息肉病变、炎症性肠病、血管性疾病、憩室病变、肛管疾病、全身性疾病、医源性出血。全身性疾病多由于感染性疾病、血液系统疾病、寄生虫病、维生素C或维生素K缺乏引起。

（二）临床表现

下消化道出血量小者可无临床症状，或仅在检查粪便潜血试验时才发现。小量而反复的出血可引起贫血，大量而持续的出血则引起休克。由于病因很多，其临床表现也不一致。

（1）肠道肿瘤：直肠、结肠癌在未发生大出血之前多数已有明显症状，如大便习惯和粪便形状改变、腹胀、腹痛等，10%~20%的病例可发生急性大量出血。

（2）肠息肉：一般为少量或中等量反复多次出血，血液附在粪便表面。个别病例出血量大，色较鲜红。

（3）肠道炎性疾病：慢性溃疡性结肠炎并发大出血者较少见。约4%的患者出血前已有腹泻、黏液血便或脓性大便史。多发于20~50岁，多有排便后腹痛缓解的特点。

（4）结肠憩室：过去认为结肠憩室很少发生出血，除非同时伴有憩室炎，但近年来证实无炎症时也可出血，并被认为系老年人下消化道出血的常见原因之一。憩室出血多为急性，出血量远多于血管发育不良。

（5）结肠血管发育不良：临床表现为便血，出血量一般不多，但易反复发作。约15%的病例可有大量出血等现象，罕有导致休克者。

（6）肠道血管畸形：肠道血管畸形除下消化道出血外多无临床特征，诊断主要依靠内窥镜检和血管造影。

（7）结肠缺血性疾病：由于肠道血管病变或血液灌注不良所致。如伴发感染，则有发热、腹痛、腹泻和结肠、直肠少量至大量出血等现象，称为缺血性结肠炎。

（8）门静脉高压罕见部位的静脉曲张：门脉高压症引起的静脉曲张最多见于食管及胃底，偶可发生于自空肠至直肠的罕见部位。曲张的静脉破裂可引起下消化道大出血，同时有肝脾肿大等门脉高压症表现。

（三）辅助检查

（1）实验室检查：包括血常规、血型、出凝血时间、大便或呕吐物的潜血试验。

（2）纤维结肠镜检查：内窥镜检查目前已广泛应用于肠道出血的诊断，具有直视的优点，并能在检查过程中作活检及小息肉摘除等治疗，也可发现轻微的炎性病变和浅表溃疡。在急性出血期间仍可进行该项检查，但对于严重出血伴休克病例宜稍推迟，待病情稳定后再进行。内窥镜检查发生假阳性的机会要比双对比造影发生假阳性的机会少得多。

（3）钡灌肠和结肠双对比造影：钡灌肠不能显示结肠内微小病灶，在注入钡剂后，自肛管通过气囊注气 1 000ml 左右，在透视下观察肠曲扩张，满意后即可拔除肛管，让患者做数次 360° 翻转，使结肠形成良好的双对比显影，采用分段摄片的方法，包括直肠侧位，乙状结肠仰卧、俯卧及斜位片，一般摄片 10~15 张，除能显示病变轮廓外，还能观察结肠的功能改变，后者是内窥镜检无法观察到的。

（4）选择性血管造影：近年来已广泛应用于消化道出血的检查，该项检查对肠血管畸形、小肠平滑肌瘤等出血性病变有很高的诊断价值，尚可通过导管滴注血管收缩药物或注入人工栓子止血。

（四）治疗原则

下消化道出血治疗主要针对病因，大出血时应积极抢救。

（1）一般急救措施：及时补充血容量。

（2）止血治疗：采用凝血酶、内镜下止血、血管活性药物、动脉栓塞治疗、紧急手术治疗等措施。

（3）针对病因治疗：针对不同的病因选择药物治疗、内镜治疗或择期外科手术治疗。

【护理措施】

（一）基础护理

（1）病情观察：①观察血压、体温、脉搏、呼吸的变化。②在大出血时，每 15~30min 测 1 次脉搏、血压，有条件者使用心电血压监护仪进行监测。③观察患者神志、末梢循环、尿量、呕血及便血的色、质、量。④患者有头晕、心悸、出冷汗等休克表现时，及时报告医生对症处理，并做好记录。

（2）体位护理：出血期间绝对卧床休息至出血停止。起床或改变体位时要注意安全，防止坠床。

（3）饮食护理：严重出血时，必须禁食；如不继续出血，给予少量温热流质易消化的饮食；病情稳定后，嘱患者饮食要定时定量、少食多餐，避免进食粗糙、生冷、辛辣的刺激性食物，同时禁烟酒、浓茶、咖啡。

（4）口腔护理：每次呕血后，嘱患者及时做好口腔护理，减少口腔中的血腥味，以免再次引起恶心、呕吐，同时能增加患者的舒适感。

（5）皮肤护理：保持皮肤清洁及床单清洁、干燥，呕血、便后及时清洁。保持肛周皮肤清洁干燥，手纸要柔软，擦拭动作要轻柔，以减少机械性刺激，便后用碱性肥皂及温水清洗肛周，减少酸性排泄物及消化酶引起的局部刺激和不适，必要时涂抗生素软膏保护皮肤，还可每晚用高锰酸钾溶液坐浴，并注意观察有无肛瘘发生。

（6）心理护理：多与患者及其家属沟通，消除患者紧张情绪。

（二）专科护理

（1）建立静脉通道，宜选择粗大血管，根据生命体征适当加快补液速度，在心率、血压基本平稳后可减慢速度，以免补液量大引起肺水肿或再次出血。补液过程中注意晶体和胶体的搭配。

（2）监测血常规、肝肾功能及粪便潜血结果，注意患者肠鸣音是否活跃。

（3）备好抢救车及负压吸引器、呼吸机等各种抢救仪器。

（4）初步估计出血量。出血量约 20ml 时，粪便潜血试验可为阳性；出血量达 50~70ml 时，可表现为黑便；出血量为 1 000ml 时，粪便为鲜红色。潜血可持续 1 周阳性，黑便可持续 1~3 天。

（5）遵医嘱正确使用止血药及各种抢救用药，必要时输全血。

（6）及时清理患者的黑便，以减少不良刺激。随时开窗通风，保持空气清新及床单整洁。

（三）健康指导

（1）应在医生指导下积极治疗原发病，如消化性溃疡等。

（2）生活要有规律。饮食要定时有节制，切忌暴饮暴食，忌烟、酒，不要饮用浓茶和咖啡。

（3）注意药物的使用，应尽量少用或不用对胃有刺激性的药物，如必须使用时，应加用保护胃黏膜的药物。

（4）嘱患者定期体检，以期发现早期病变，及时治疗。在出现头晕等贫血症状时，应尽早上医院检查。

（关玉霞　陆秋香）

第四章

血液系统疾病患者的护理

第一节　贫血患者的护理

一、缺铁性贫血

【概述】

缺铁性贫血（iron deficeney anemia,IDA），是指由于体内储存铁消耗殆尽，不能满足正常红细胞生成的需要而发生的贫血。在红细胞生成受到限制之前，体内的储存铁已耗尽，此时称为缺铁。其特点是骨髓及其他组织中缺乏可染铁，血清铁蛋白及转铁蛋白饱和度均降低，呈现小细胞低色素性贫血。据世界卫生组织调查，缺铁性贫血发病几乎遍及全球，发病人口占人口的10%~20%。任何原因造成的体内铁含量不足或缺乏都称为铁缺乏症。铁缺乏是营养物质缺乏中很常见的一种。缺铁性贫血在国内外均属常见病、多发病。

（一）病因

造成缺铁的病因可分为铁摄入不足和丢失过多。①铁需求增加：婴儿或青少年快速成长、妊娠、接受红细胞生成素治疗等均可造成铁需求增加。②铁丢失增加：比急性失血更常见的是身体的慢性失血，最常见的有鼻出血和痔疮出血，其他失血的原因如胃及小肠溃疡，大肠息肉或肾、膀胱肿瘤引起的血尿，以及女性月经过多，治疗真性红细胞增多症而接受放血治疗。每天 > 20ml 的红细胞丢失即超过正常饮食摄入的铁量。③铁摄入、吸收或利用减少：见于饮食含铁量不足，因疾病致铁吸收不良（克罗恩病等）、外科手术后铁吸收障碍（胃切除术后）、急慢性炎症疾病等。

铁是人体必需的微量元素，存在于所有生存的细胞内，铁除参与血红蛋白合成外，还参与体内的一些生物化学过程。如缺乏，将影响细胞的氧化还原功能，造成多方面的功能紊乱。

含铁酶的活性下降，影响细胞线粒体的氧化酵解循环，使更新代谢快的上皮细胞角化变性，消化系统黏膜萎缩，胃酸分泌减少。缺铁时，骨骼肌中的2,3-磷酸甘油脱氢酶减少，易引起运动后乳酸堆积增多，使肌肉功能及体力下降。含铁的单胺氧化酶对一些神经传导剂（如多巴胺、去甲肾上腺素及5-羟色胺等）的合成、分解起着重要的作用。缺铁时，单胺氧化酶的活性降低，可使患儿神经及智力发育受到影响。缺铁时过氧化氢酶和谷胱甘肽过氧化物酶的活性降低，易致细胞膜氧化损伤，红细胞的变形性差，寿命缩短。此外，缺铁时血小板的黏附功能降低，抗凝血酶Ⅲ和纤维蛋白裂解物增加，严重时可影响止血功能。发育中的红细胞需要铁、原卟啉和珠蛋白以合成血红蛋白。血红蛋白合成不足易造成低色素性贫血。

（二）临床表现

缺铁性贫血的临床表现由贫血、缺铁的特殊表现及缺铁的基础疾病所组成。

（1）贫血的症状：发生隐伏，症状进展缓慢，患者常能很好地适应，并能继续从事工作。常见症状有头晕、头痛、乏力、易倦、心悸、活动后气短、眼花、耳鸣等。

（2）非贫血症状：儿童生长发育迟缓或行为异常，表现为烦躁、易怒、上课注意力不集中及学习成绩下降。异食癖是缺铁的特殊表现，也可能是缺铁的原因，其发生机制不清。患者常控制不住地仅进食一种“食物”，如冰块、黏土、淀粉等。使用铁剂治疗后症状可消失。

（3）缺铁的特殊表现：口角炎、舌乳突萎缩、舌炎，严重的缺铁可有匙状指甲（反甲）、食欲减退、恶心及便秘。

（4）体征：除皮肤黏膜苍白，毛发干枯，口唇角化，指甲扁平、失光泽、易碎裂外，约 10% 缺铁性贫血患者脾脏轻度肿大，其原因不清楚，脾脏内未发生特殊的病理改变，在缺铁纠正后可消失。少数严重贫血患者可见视网膜出血及渗出。

（三）辅助检查

（1）血常规：呈小细胞低色素性贫血，平均红细胞体积（MCV）< 80fl，平均红细胞血红蛋白量（MCH）< 27pg，平均红细胞血红蛋白浓度（MCHC）< 320g/L。血片中可见红细胞体积小，中央淡染区扩大，网织红细胞计数多正常或轻度增高，白细胞和血小板计数可正常或减少。

（2）骨髓检查：骨髓涂片呈现增生活跃或明显活跃，以红系增生为主，红系中以中、晚幼红细胞为主，其体积小，核染色质致密，胞浆少，边缘不整齐，有血红蛋白形成不良的表现，粒系和巨核系正常。铁粒幼细胞极少或消失，细胞外铁缺少。

（3）生化检查：血清铁降低（< 8.95μmol/L），总铁结合力增高（> 64.44μmol/L），转铁蛋白饱和度降低（< 15%），血清铁蛋白低于 12μg/L。其他检查有大便潜血、尿常规、肝肾功能、胃肠 X 线、胃镜及相应的生化、免疫学检查等。

（四）治疗原则

去除导致缺铁的病因。补充铁剂，血红蛋白恢复正常后，应维持治疗 3~6 个月。

【护理措施】

（一）基础护理

（1）休息与活动：轻度贫血患者可以适当活动，日常生活可以自理，但不宜进行剧烈运动和重体力劳动。活动时若出现头晕、眼花症状，立刻去枕平卧，以增加头部循环血量，缓解头晕症状，预防意外发生。重度贫血患者，多存在慢性出血性疾病，体质虚弱，应卧床休息，做好细致生活护理。患者更换体位时，应动作缓慢并有护士在床边保护，防止因体位变化而发生晕厥、摔伤。

（2）营养：给予高蛋白、高维生素、高铁质食物，纠正偏食的不良习惯，指导患者食用铁含量高的食物，如动物肝脏、瘦肉、鸡肉、豆类、紫菜、海带等。增加维生素 C 含量，多食新鲜蔬菜和水果，以利于铁剂的吸收。

（3）心理护理：主动关心、照顾患者，做好有关疾病及治疗的宣传教育。多与患者沟通交流，了解患者的心理状态，特别是对于久病的重症患者，要及时发现其情绪上的变化，给予有针对性的心理疏导和帮助，去除不健康的心态，使其能够安心治疗。

（二）专科护理

（1）口腔护理：使用软毛牙刷刷牙，进食后使用生理盐水或洗必泰溶液漱口，清除口腔内的食物残渣。口腔溃疡时，每日口腔护理2~3次，局部外涂口腔溃疡散。

（2）用药护理：指导患者正确服用铁剂。铁剂应与食物同服，维生素C可促进铁的吸收，与果汁同服效果更佳，但铁剂忌与茶同服。服液体铁剂时需用吸管，服药后漱口，防止造成牙齿着色。使用铁剂治疗前，向患者说明口服铁剂后粪便可呈黑色，粪便潜血试验阳性，避免产生疑惑。注射铁剂治疗时，备好肾上腺素，严密观察患者有无头晕、发热、面部潮红、荨麻疹等过敏反应。

（三）健康指导

预防缺铁性贫血的发生要重视在易感人群中开展防治缺铁的卫生知识普及教育，人体处于青少年生长期、妇女妊娠期、哺乳期时，机体需铁量增加，饮食中需有含铁丰富的食物，如动物肝脏、瘦肉、豆类、海带、木耳、紫菜等，动物性食物中的铁易于吸收。指导患者养成平衡膳食的习惯，向患者及家属讲解贫血纠正后，仍需维持服药治疗的重要性和时间，提高患者自我保健意识，预防缺铁性贫血。

二、巨幼细胞性贫血

【概述】

巨幼细胞性贫血（megaloblastic anemia，MA）是由于叶酸和（或）维生素B_{12}缺乏，细胞核DNA合成障碍引起骨髓和外周血细胞异常的贫血。其特点为细胞核发育障碍、细胞分裂减慢、与胞质的发育不同步，呈现形态与功能均不正常的巨幼改变。

（一）病因

巨幼细胞性贫血的发生主要是由于叶酸和（或）维生素B_{12}缺乏。

（1）叶酸缺乏的原因：①摄入减少：多为偏食、食物加工不当，如烹调时间过长或温度过高，破坏大量叶酸所导致。②需要量增加：生长期的婴儿、儿童，妊娠期、哺乳期的妇女，慢性感染，甲状腺功能亢进，肿瘤等消耗性疾病患者对叶酸的需要量增加。③吸收障碍：腹泻、小肠炎症、肿瘤、手术及某些药物影响叶酸的吸收。④药物的影响：如甲氨碟呤、氨苯喋啶、乙胺嘧啶等，可干扰叶酸的利用。⑤叶酸排出增加：血液透析、酗酒可促进叶酸排出。

（2）维生素B_{12}缺乏的原因：①摄入减少：维生素B_{12}存在于动物蛋白质中，肉类与内脏含量最丰富。完全素食者，因摄入减少，导致维生素B_{12}缺乏。②吸收障碍：内因子缺乏、恶性贫血、胃切除、胃酸和胃蛋白缺乏、肠道疾病、药物影响等。③利用障碍：先天性钴胺素传递蛋白缺乏，引起维生素B_{12}输送障碍。④需要量增加：甲亢、寄生虫感染、婴儿期、地中海贫血等。⑤排出增加：肝脏疾病、肾脏疾病。

由于叶酸缺乏，DNA 合成障碍，DNA 复制延迟，而 RNA 合成影响不大，所以细胞内 RNA/DNA 比值增大，造成细胞体积增大，骨髓中红系、粒系和巨核系细胞发生巨幼变，分化成熟异常，在骨髓中过早死亡，导致全血细胞减少。DNA 合成障碍也累及黏膜上皮组织，影响口腔和胃肠道功能。维生素 B_{12} 缺乏还可引起神经精神异常。

（二）临床表现

（1）贫血：起病缓慢，常有面色苍白、乏力、耐力下降、眩晕、头昏、心悸等贫血症状。重者全血细胞减少，反复感染和出血，少数患者可出现轻度黄疸。

（2）胃肠道症状：反复发作的舌炎、舌面光滑、乳突及味觉消失。食欲缺乏、腹胀、腹泻及便秘偶见。

（3）神经系统和精神症状：表现为对称性远端肢体麻木、深感觉障碍、下肢步态不稳、行走困难。小儿及老年人常表现出脑神经受损的精神异常、抑郁、嗜睡或精神错乱。部分巨幼细胞性贫血患者的神经系统症状可发生于贫血之前。

（三）辅助检查

（1）血常规：呈大细胞贫血，MCV、MCH 均增高，MCHC 正常。轻者红细胞计数正常或轻度升高，重者全血细胞减少。血涂片中可见红细胞大小不等，中性粒细胞核分叶过多，可有 5 叶或 6 叶以上的分叶。

（2）骨髓检查：骨髓增生活跃，红系细胞增生明显增多，各系细胞均有“巨幼变”，以红系细胞最为显著。红系各阶段细胞均较正常大，胞质比胞核发育成熟（核浆发育不平衡），巨核细胞体积增大，分叶过多。

（3）生化检查：血清维生素 B_{12} < 74pmol/L，血清叶酸 < 6.8nmol/L，红细胞叶酸 < 227nmol/L。胃酸降低，血清间接胆红素可稍增高。

（四）治疗原则

治疗基础疾病，去除病因。叶酸缺乏者补充叶酸，维生素 B_{12} 缺乏者肌内注射维生素 B_{12}。

【护理措施】

（一）基础护理

（1）休息与活动：根据病情适当休息，重度营养不良或有明显神经系统症状的患者，应绝对卧床休息，做好生活护理，卧床期间保持皮肤清洁，定时沐浴，更换内衣。按摩受压部位，床单保持清洁、干燥，防止压疮的发生。经治疗症状缓解后可以适当活动，注意安全，预防意外跌倒。

（2）营养：给予富含叶酸、维生素 B_{12} 和易消化的饮食，如新鲜蔬菜、水果、动物肝脏肾脏、瘦肉等，纠正偏食的不良习惯和不正确的烹调习惯。

（3）病情观察：观察贫血的症状是否减轻，神经系统症状是否改善。对于有精神、神经系统病变的患者，要给予保护和精心的照顾，预防意外伤害、跌倒的发生。

（4）心理护理：主动关心、体贴患者，做好有关疾病治疗及自我护理知识的宣传教育。特别是对于有精神、神经系统症状的患者，更要给予关注，及时发现其情绪上的变化，做好心理疏导，消除不良心理，使患者能够安心治疗。

（二）专科护理

（1）口腔护理：详见缺铁性贫血的口腔护理。

（2）胃肠道症状护理：严重者遵医嘱给予药物对症处理，减轻胃肠道症状。患者可以进流食，少吃多餐，注意营养平衡。

（3）输血护理：严重贫血、血红蛋白低于 50g/L、合并心力衰竭时，进行输血治疗。输血时，速度不宜过快，观察有无输血反应和低钾血症的发生。

（三）健康指导

（1）对长期禁食、偏食的患者，进行营养知识的教育，使其了解膳食结构合理的重要性，改变不良生活习惯，多吃新鲜的蔬菜、水果，掌握正确的烹调方法。

（2）改变不良生活习惯，预防营养性巨幼细胞性贫血发生。恶性贫血患者需进行终身补充治疗，告知患者应定期监测血象，不可随意停药。

三、再生障碍性贫血

【概述】

再生障碍性贫血（apastic anemia，AA）简称“再障”，是一种由物理、化学、生物或不明因素作用，使骨髓造血干细胞的数量减少和骨髓微环境受损，造成骨髓造血功能下降或衰竭的疾病。分为急性再生障碍性贫血和慢性再生障碍性贫血。

（一）病因

多数患者病因不明，以药物、化学物质、物理因素（主要是 X 射线、γ 射线）、病毒感染最为常见。

再生障碍性贫血的发病机制较为复杂，随着医学技术的进步，认为其发生与造血干细胞缺陷、造血微环境的异常及免疫介导因素有关。①造血干细胞缺陷（种子学说）：包括量与质的异常。②造血微环境异常（土壤学说）：造血微环境为造血细胞的增殖、分化提供适当的条件，而再生障碍性贫血患者可能在造血微环境条件上存在异常。③免疫异常（免疫学说）：免疫细胞与造血细胞关系密切，二者来自共同的干细胞。造血细胞增殖、分化需要 T 细胞、单核吞噬细胞等参与。再生障碍性贫血患者免疫细胞表现异常，外周血淋巴细胞绝对值减少，抑制性 T 细胞相对增多。约 50% 的患者辅助性与抑制性 T 细胞比值下降。

（二）临床表现

急性再生障碍性贫血起病急，病情进展迅速，表现为严重的感染和出血，进行性贫血。感染表现为持续发热、体重下降、食欲缺乏、严重的系统性感染。出血以皮肤、黏膜、呼吸道、消化道出血为主，严重的发生颅内出血。慢性再生障碍性贫血起病慢，病程长，以贫血为主要表现，常出现上呼吸道感染，少见严重感染和内脏出血。

（三）辅助检查

（1）血常规：急性再生障碍性贫血呈重度全血细胞减少。重症正细胞正色素性贫血，网织红细胞百分数多在 0.005 以下，且绝对值 $< 15\times10^9$/L；白细胞明显减少，中性粒细胞绝对值 $< 0.5\times10^9$/L，淋巴细胞比例明显增高；血小板计数 $< 2\times10^9$/L。慢性再生障碍性贫血也呈全血细胞减少，但达不到

急性再生障碍性贫血的程度。

（2）骨髓检查：急性再生障碍性贫血多部位骨髓增生重度低下，粒系、红系及巨核细胞明显减少且形态大致正常，淋巴细胞及非造血细胞比例明显增高，骨髓小粒均空虚。慢性再生障碍性贫血多部位骨髓增生减低，可见较多脂肪滴，粒系、红系及巨核细胞减少，淋巴细胞及网状细胞、浆细胞比例增高，多数骨髓小粒空虚。骨髓活检显示造血组织均匀减少。

（3）骨髓核素显像：应用硫化 99 m 锝或氯化 111 铟进行全身骨髓 γ 照相，可以反映造血组织减少的程度和部位。再障患者在正常骨髓部位的放射性摄取减低甚至消失。

（四）治疗原则

（1）支持治疗：控制感染，纠正贫血，控制出血，必要时给予保护性隔离。

（2）造血干细胞移植。

（3）免疫抑制剂治疗：①环胞素 A：治疗重型再生障碍性贫血。②抗淋巴细胞球蛋白（ALG）或抗胸腺细胞球蛋白（ATG）：治疗急性再生障碍性贫血，用药前做过敏试验，静脉滴注。

（4）雄性激素：司坦唑醇 2mg，每日 3 次，疗程至少 1 年。

（5）中医中药：国内治疗慢性再障常用雄激素和中药补肾治疗。

【护理措施】

（一）基础护理

（1）休息与活动：急性再生障碍性贫血患者应绝对卧床休息，并给予生活护理和预防压疮的护理。慢性再生障碍性贫血，贫血不很严重者，可以适当活动。

（2）营养：给予高蛋白、高维生素、易消化的食物，如鸡肉、牛羊肉、蛋、鱼、动物肝脏、水果蔬菜等，有出血倾向或高热的患者可以进半流食或流食。有消化道出血者应禁食，给予静脉营养。

（3）病情观察：观察患者的意识状态、生命体征，监测血象；观察有无出血倾向，包括皮肤有无出血点、瘀斑，牙龈出血，鼻出血，有无便血和血尿；观察患者有无头痛、视物模糊等颅内出血症状；观察贫血的程度和伴随症状；观察有无感染的症状，监测体温。

（4）心理护理：急性再生障碍性贫血患者因疾病进展快、疗效不明显，容易悲观、出现恐惧心理。慢性再生障碍性贫血患者因病程长、药物不良反应多而易对疾病治疗失去信心。护士应多与患者沟通，了解患者的需求和心理状态，介绍疾病治疗的相关知识，取得患者和家属的理解和支持。

（二）专科护理

（1）预防出血：①嘱患者穿着质地柔软的衣服，领口及袖口不宜过紧，床单保持清洁、干燥，床单平整，协助卧床患者翻身，要注意避免拖、拽患者。②各项护理操作要轻柔，静脉穿刺时，避免止血带捆扎时间过长。各种局部注射，用力按压注射部分 5~10min。③嘱患者用软毛牙刷刷牙，血小板 $< 2\times10^9/L$ 时，用生理盐水棉球擦拭口腔，勿用牙签剔牙。④保持口唇、鼻黏膜的湿润，使用复方薄荷油外涂，不要养成挖鼻孔的不良习惯。⑤进食软食，不吃油炸、过硬及刺激性强的食物。保持大便通畅，饮食中富含纤维素，大便干燥时使用开塞露、甘油灌肠剂，口服缓泻剂（如麻仁润肠丸），避免用力排便、咳嗽而引发颅内出血。⑥教会患者自我监测是否有出血倾向，发现异常及时告知医护人员。⑦遵医嘱输入机采血小板。

（2）预防感染：①居住环境整洁，空气新鲜。②限制探视人数，探视人员接触患者时应戴口罩。③患者应避免去人多的公共场所，外出时戴口罩。④保持皮肤清洁，定时沐浴、更换衣服。⑤保持口腔清洁，进食后使用洗必泰溶液（氯己定溶液）漱口。口腔黏膜有白斑时，使用4%的碳酸氢钠溶液漱口。口腔黏膜有脓性分泌物或血痂时，使用1.5%的双氧水（过氧化氢）漱口。⑥保持会阴部及肛周皮肤的清洁，每日清洗会阴部，使用1∶5000的高锰酸钾溶液坐浴1次，每次15~20min。⑦注意饮食卫生，勿吃变质、不清洁的食物，预防消化道感染。

（3）用药护理：遵医嘱用药，观察药物疗效及不良反应。

（4）造血干细胞移植护理（见本章中的第十一节造血干细胞移植护理）。

（三）健康指导

（1）介绍再生障碍性贫血相关的疾病知识、药物治疗过程及坚持服药的重要性；嘱患者坚持服药，定期复查，避免服用对血液系统有损坏的药物。

（2）保持居住环境清洁，空气新鲜，注意个人卫生，养成良好的生活习惯，预防各种感染。避免去公共场所，外出戴口罩。

（3）指导患者学会自我监测及识别感染、出血的表现。出现感染及出血症状及时到医院就诊。

（4）介绍造血干细胞移植的相关知识，便于患者接受造血干细胞移植。

（5）宜选用高蛋白、高维生素饮食，注意食物要新鲜、清洁，易消化。

四、溶血性贫血

【概述】

溶血性贫血（hemolytic anemia,HA）是指由于红细胞过早、过多地遭受破坏而发生的贫血。通常根据红细胞被破坏的原因，溶血性贫血可分为遗传性和获得性两大类。遗传性溶血性贫血主要是由于红细胞本身的缺陷，获得性溶血性贫血均为外来因素引起。

（一）病因

（1）红细胞内在缺陷所致的溶血性贫血：①红细胞膜异常：遗传性球形细胞增多症、遗传性椭圆形细胞增多症、遗传性棘细胞增多症。②红细胞内酶缺乏：葡萄糖－6－磷酸脱氢酶缺乏、丙酮酸激酶缺乏。③遗传性血红蛋白病：异常血红蛋白病、海洋性贫血。④获得性细胞膜锚连膜蛋白异常：阵发性睡眠性血红蛋白尿症。

（2）红细胞外在因素所致的溶血性贫血：①免疫因素：新生儿溶血性贫血、血型不合的输血反应、自身免疫性溶血性贫血、药物性免疫性溶血性贫血。②物理与机械因素：大面积烧伤、心瓣膜钙化狭窄、微血管病性溶血性贫血、行军性血红蛋白尿。③化学因素：苯肼、蛇毒等。④感染因素：见于疟疾、支原体肺炎、传染性单核细胞增多症。

（3）按异常红细胞破坏场所的不同，溶血分为血管内溶血和血管外溶血：①血管内溶血：见于血型不合的输血、阵发性睡眠性血红蛋白尿等。②血管外溶血：见于遗传性球形细胞增多症、温抗体自身免疫性溶血性贫血。③原位溶血：见于巨幼细胞性贫血、骨髓增生异常综合征，其本质也是一种血管外溶血。

溶血性贫血的发病机制：取决于红细胞受到的破坏、血红蛋白的降解过程和红系造血的代偿能力。①红细胞受到破坏，寿命缩短：红细胞膜的正常结构是保持红细胞的可变性、柔韧性和稳定性的重要条件，因此红细胞膜的缺陷是溶血发生的主要机制。②血红蛋白的不同降解途径：血型不合的输血、阵发性睡眠性血红蛋白尿发生时，红细胞因结构完整性受到破坏，可发生血管内溶血，同时形成血红蛋白尿。血管外溶血时，由单核－吞噬细胞系统，主要是脾脏破坏红细胞。③骨髓中红系造血代偿性增生：溶血时循环红细胞减少，可引起骨髓红系造血系统代偿性增加，甚至粒系、红系比例倒置，红细胞生成可增加十倍以上。外周血可以出现大量的网织红细胞和有核红细胞，部分红细胞含有核碎片。

（二）临床表现

溶血性贫血的临床表现与溶血的速度、程度和溶血场所有关，一般分为急性和慢性溶血两种。

（1）急性溶血起病急，常见于血型不合的输血，可有严重的腰背及四肢酸痛，伴头痛、呕吐、寒战，随后出现高热、面色苍白、黄疸，严重者可有周围循环衰竭。由于溶血产物引起肾小管细胞坏死和管腔阻塞，导致急性肾衰竭。

（2）慢性溶血起病慢，症状较轻，有贫血、黄疸、肝脾肿大，患者由于长期的高胆红素血症，可并发胆石症和肝功能损害等病症。

（三）辅助检查

（1）红细胞破坏增加的检查：血清胆红素水平增高，尿胆原增高，粪胆原增高，血清结合珠蛋白降低，血浆游离血红蛋白增高，含铁血黄素尿阳性，红细胞畸形、破碎细胞增多，单核－吞噬细胞吞噬红细胞现象，红细胞寿命测定（红细胞寿命缩短）。

（2）红细胞代偿性增生的检查：网织红细胞增多，血液中出现幼红细胞且大红细胞增多，骨髓幼红细胞明显增生。

（3）明确溶血原因，进行 Coombs 试验。

（四）治疗原则

多数溶血性贫血目前尚无根治方法可以用来去除病因，治疗可应用肾上腺糖皮质激素、免疫抑制剂，还可进行脾切除。输新鲜血是缓解患者症状重要的治疗方法。

【护理措施】

（一）基础护理

（1）休息与活动：急性溶血的患者或贫血严重时，应卧床休息，做好生活护理，保持皮肤清洁，床单位干燥整洁，预防发生压疮。慢性溶血及轻度贫血的患者，可以适当活动，注意安全，预防发生意外跌倒。

（2）营养：给予高蛋白、高维生素、易消化的饮食。伴有急性肾衰竭的患者，给予高热量、高维生素、低蛋白饮食，同时注意控制水及盐的摄入量。

（3）病情观察：观察患者的体温、脉搏、呼吸、血压、意识状态，观察有无黄疸、血红蛋白尿等。急性溶血时，要注意观察发热、寒战、腰背疼痛、尿量及尿的颜色，记录出入量。观察血象及贫血症状。

（4）心理护理：急性溶血发作时伴随一系列症状，患者会产生紧张、恐惧心理。护士应给予安慰和细致的照顾，缓解患者紧张、恐惧等不良心理反应，讲解疾病的相关知识，增强患者治疗疾病的信心。护士应耐心倾听患者的感受，了解其需求，帮助患者解决问题，使患者能够获得安全感。

（二）专科护理

（1）用药护理：对使用肾上腺糖皮质激素治疗的患者，应为其具体讲解激素治疗的重要性以及药物的不良反应，告知患者药物的不良反应在停药后可以逐渐消失。使患者明白坚持服药的意义，不可自行停药。对于服用免疫抑制剂的患者，为其讲解预防感染的措施，教会患者自我识别感染的征象。

（2）输血护理：急性溶血和慢性溶血贫血严重时，输血是一种重要的治疗方法。但对自身免疫性溶血的患者，输血反而会加重溶血，此类患者应输入新鲜的、经过生理盐水洗涤的红细胞。输血治疗中，须严格执行安全输血规范，输血速度不宜过快，观察有无输血反应的发生。

（三）健康指导

溶血性贫血的急性发作通常是存在诱因的，如感染、药物、食物等，应尽量明确患者溶血的诱因，告知患者在日常生活中预防感染、避免接触或食用可能造成感染的药物或食物。教会患者识别溶血的表现，如观察尿色、巩膜有无黄染等。使患者明白坚持服药的重要性，能遵医嘱服药，按时复诊。

五、阵发性睡眠性血红蛋白尿

【概述】

阵发性睡眠性血红蛋白尿（paroxysmal nocturnal hemoglobinuria,PNH）是一种后天获得性造血干细胞基因突变引起的溶血性疾病。异常血细胞缺乏一组通过糖肌酸磷脂连接在细胞表面的膜蛋白，导致细胞性能发生变化。临床上常有慢性贫血及血管内溶血发作，溶血严重时则有血红蛋白尿。

（一）病因

阵发性睡眠性血红蛋白尿是一种后天获得性造血干细胞疾病，致病因素可能有化学、放射线或病毒感染等，以致染色体突变，产生异常干细胞株，其增殖、分化生成的红细胞、粒细胞和血小板存在共同的缺陷，间歇性发生血管内溶血。

（二）临床表现

（1）贫血：常为中度、重度贫血。但发生缓慢，患者常有较好的适应能力，所以往往血红蛋白低，但仍能活动。

（2）血红蛋白尿：典型的血红蛋白尿呈酱油色或浓茶色。一般持续 2~3 天，可不加处理自行消退，重者持续 1~2 周，甚至更长时间。有些患者的血红蛋白尿频繁发作，也有些患者偶然发作或数月发作 1 次，另有一些患者虽然尿色不深，但尿潜血持续阳性。血红蛋白尿发作时，可有发冷、发热、腰痛、腹痛等。

（3）血栓形成：国内发生率较低，为 5.3%。主要发生在肢体静脉，很少累及内脏血管。静脉比动脉多见，一般症状较轻。

（4）出血：约 1/3 的阵发性睡眠性血红蛋白尿患者有轻度出血表现，如皮肤、牙龈出血，女性患者也可月经过多。个别患者有大量鼻出血、眼底出血、术后大出血等。极个别患者可发生致死性的严重出血，如脑出血、消化道出血等。

（5）黄疸与肝脾肿大：不到一半的阵发性睡眠性血红蛋白尿患者有轻度黄疸，多数患者没有肝脾肿大。约 1/4 的阵发性睡眠性血红蛋白尿患者只有轻度肝肿大。不到 15% 的患者有轻度脾肿大。

（6）常见合并症：①感染：容易继发感染，特别是呼吸道和泌尿道感染，感染又可诱发血红蛋白尿发作。感染往往是阵发性睡眠性血红蛋白尿致死的主要原因。②贫血性心脏病：严重者可致心力衰竭。③胆石症：阵发性睡眠性血红蛋白尿作为长期溶血病，可合并胆石症。④肾衰竭：阵发性睡眠性血红蛋白尿患者由于长期血管内溶血，导致肾内有含铁血黄素沉着，患者因血红蛋白尿反复发作而引起肾功能减退，在血红蛋白尿严重发作期，可发生急性肾衰竭。⑤其他合并症：皮肤有含铁血黄素沉着，长期应用肾上腺糖皮质激素可发生继发性糖尿病，少数患者可合并肿瘤。

（三）辅助检查

（1）血常规：大多数患者有不同程度的贫血，合并白细胞和血小板减少，网织红细胞常增高。

（2）骨髓检查：增生活跃或明显活跃，红系增生旺盛，极个别患者有某种程度的病态造血。

（3）特殊检查：酸化血清溶血试验（Ham 试验）、糖水试验、蛇毒因子溶血试验、补体溶血敏感试验、异常血细胞的检测和定量。

（四）治疗原则

（1）造血干细胞移植是唯一可以治愈阵发性睡眠性血红蛋白尿的方法。

（2）应用肾上腺糖皮质激素治疗。

（3）对症治疗，如纠正贫血、血栓、感染、肾衰竭等。

【护理措施】

（一）基础护理

（1）休息与活动：严重贫血、急性溶血发作、合并感染、急性肾衰竭的患者，均应卧床休息，同时做好基础护理。轻度、中度贫血的患者，可适当活动，注意安全，预防意外受伤和跌倒。

（2）营养：给予高蛋白、高维生素、易消化的饮食，可以选择谷物、动物肝脏、瘦肉、蛋类、鱼、新鲜绿叶蔬菜、水果等。血红蛋白尿发作时，避免食用酸性食物，有利于碱化尿液。

（3）病情观察：观察体温、脉搏、呼吸、血压、意识状态的变化，观察尿量和颜色，观察有无感染、出血倾向等。

（4）心理护理：患者因排血红蛋白尿易产生恐惧心理，护士应安慰患者，讲解疾病过程和治疗途径，消除患者的紧张和恐惧。多与患者交流、沟通，了解其心理变化，及时给予疏导、帮助。

（二）专科护理

（1）用药护理：对于使用肾上腺糖皮质激素治疗的患者，要按时、足剂量给药，观察血糖的变化。使用雄激素治疗时，注意监测肝、肾功能的变化。应用抗凝治疗时，要监测凝血因子、凝血时间和凝血酶的动态变化，观察有无出血倾向。

（2）血红蛋白尿：观察尿色和尿液酸碱度的变化，观察有无发冷、发热、腰背酸痛等伴随症状，准确记录尿量。

（3）输血护理：阵发性睡眠性血红蛋白尿患者输入洗涤红细胞时，输血速度不宜过快，观察有无输血反应。严格执行安全输血规范。

（4）预防感染的护理：保持皮肤的清洁，注意口腔卫生，用餐后使用洗必泰溶液漱口，预防口腔黏膜溃疡。保持会阴及肛周的清洁，预防感染。

（三）健康指导

鼓励患者坚持治疗，改善机体一般情况，提高生活质量。教会患者自我观察病情变化的方法，学习观察尿色的变化，能够了解巩膜黄染、贫血以及急性溶血时的伴随症状，如发冷、发热、腰背酸痛等表现，如有发生及时到医院就诊。预防感冒，注意个人卫生、口腔卫生，不吃生冷和不干净的食物，防止感染，避免诱发血红蛋白尿发作。

（李冬竹　宋书梅）

第二节　白细胞减少症和粒细胞缺乏症患者的护理

【概述】

由于各种病因导致白细胞数持续低于 4×10^9/L 者称为白细胞减少症（leukopenia）。外周血中性粒细胞绝对值，成人低于 2×10^9/L，10 岁及 10 岁以上的儿童低于 1.8×10^9/L，10 岁以下的儿童低于 1.5×10^9/L 时，称为中性粒细胞减少（neutropenia）；当中性粒细胞严重缺乏，低于 0.5×10^9/L 时，称为粒细胞缺乏症（agranuloctrtosis）。

（一）病因

（1）原发性或遗传性：如慢性原发性粒细胞减少症，慢性原发性免疫性粒细胞减少症，婴儿或幼儿的遗传性、先天性或体质性粒细胞减少症等。

（2）继发性：①某些感染，如细菌、病毒、立克次氏体等。②化学或物理因素：达到一定剂量的药物或化学物、电离辐射等。③血液病：如巨幼细胞性贫血、缺铁性贫血、再生障碍性贫血、阵发性睡眠性血红蛋白尿症、多发性骨髓瘤、急性白血病或骨髓增生异常综合征。④脾功能亢进。⑤结缔组织病：如系统性红斑狼疮等。⑥恶性肿瘤：如癌症骨转移。⑦内分泌疾病。⑧恶病质和衰弱状态。⑨过敏性休克和对异体蛋白反应早期。

（二）临床表现

白细胞减少症起病隐匿，多有乏力、头晕、失眠、低热及反复感染表现，也可无症状。

粒细胞缺乏症起病急骤，可出现寒战、高热、全身酸痛、咽部红肿疼痛、口腔黏膜坏死性溃疡及严重的白血症、脓毒血症等，死亡率高。

（三）辅助检查

（1）血常规：白细胞减少、中性粒细胞减少、淋巴细胞百分率相对增高。

（2）骨髓检查：白细胞减少症者，粒系增生不良或成熟障碍。粒细胞缺乏者，粒系增生极度低下或原、早幼粒细胞增多，成熟粒细胞缺乏。

（四）治疗原则

去除病因。抗感染治疗，升粒细胞药物治疗，应用免疫抑制剂，造血干细胞移植。

【护理措施】

（一）基础护理

（1）休息与活动：轻度白细胞减少症者，可以进行适当活动。白细胞低于（1~1.5）$\times 10^9$/L 时，应卧床休息，并进行保护性隔离。

（2）营养：给予高蛋白、高维生素、易消化的饮食，对于口腔黏膜溃疡、食欲差的患者，可以进流食，少量多餐。

（3）病情观察：观察患者的体温、脉搏、呼吸、血压、意识变化等，观察药物的不良反应和疗效，记录 24h 出入量。

（4）心理护理：患者接受保护性隔离时，因限制家属探视易产生孤独、恐惧，护士应关心、体贴患者，多与患者沟通，了解患者的需求和心理活动，进行心理疏导，以便患者能配合医护人员的治疗与护理。

（二）专科护理

（1）高热护理：观察体温变化，体温高于 38.5℃时，给予物理降温，观察体温是否下降和排汗量，及时补充水分，警惕发生低血容量并发症。做好高热的基础护理。

（2）预防感染：粒细胞缺乏者应给予保护性隔离。注意口腔卫生，进餐后用洗必泰溶液漱口。有口腔黏膜溃疡者，每日口腔护理两次，局部外涂口腔溃疡散。保持会阴及肛周皮肤的清洁，排便后清洗肛门，每日使用 1∶5 000 的高锰酸钾溶液坐浴。

（3）用药护理：观察药物的不良反应，使用造血生长因子后，可出现发热、肌肉酸痛、骨痛等；免疫抑制剂可导致感染加重、肝功能受损等。使用药物治疗期间应密切观察患者的情况，若出现不良反应，及时通知医生，给予相应的治疗。

（三）健康指导

介绍疾病知识，并告之患者急性粒细胞缺乏症应及时早期治疗，可有明显的治疗效果。教会患者预防感染的措施，如皮肤、口腔、会阴、肛周的清洁护理方法，保持居住环境的清洁及空气新鲜，避免去公共场所，外出戴口罩。预防感冒，随天气的变化增减衣服，防止发生继发性感染。给予患者高蛋白、高维生素、易消化的饮食，根据患者的个体状况，选用适宜的流食、半流食，注意饮食卫生，预防消化道感染。嘱患者遵医嘱服药，不可自行停药，定期复诊。如出现发热等感染征象及时到医院就诊治疗。

（李冬竹　宋书梅）

第三节　骨髓增生异常综合征患者的护理

【概述】

骨髓增生异常综合征（myelodysplastic syndromes,MDS）是一种源于造血干细胞水平损伤的克隆性疾病。常同时或先后累及红细胞、白细胞及巨核细胞系造血祖细胞，引起周围血红细胞、粒细胞及血小板减少。部分患者可进展为急性白血病。

（一）病因

50 岁以上骨髓增生异常综合征患者多病因不明，年轻人多系继发性骨髓增生异常综合征，常与烷化剂、放射性核素及含苯的有机溶剂密切接触有关。各种致癌物亦可导致本病发生。

骨髓增生异常综合征在致病因素作用下，引起患者造血干细胞损伤，使之发生克隆性病变。异常克隆细胞增生不能分化成熟，比正常细胞有生长优势，有时代替正常细胞，在骨髓形成病态造血。患者的骨髓微环境也发生变化，如基质纤维炎症反应，以及所谓的未成熟前体细胞骨髓位置异常等。

（二）临床表现

最常见的为缓慢进行性贫血症状，包括面色苍白、乏力、活动后心悸、气短，老年人贫血常使原有的慢性心、肺疾病加重。粒细胞缺乏严重，可降低患者的抵抗力，表现为反复发生的感染及发热。血小板降低可导致皮肤瘀斑、鼻出血、牙龈出血及内脏出血，可伴有肝脾肿大，少数患者可有淋巴结肿大。

（三）辅助检查

（1）血常规和骨髓检查：50%~70% 的患者全血细胞减少，也可表现为一系或二系的血细胞减少。骨髓增生多明显活跃，偶有极度活跃及增生低下者。有病态红细胞、病态粒细胞和病态巨核细胞生成。

（2）骨髓组织活检：有无网状、胶原纤维增多及其变化程度。

（3）骨髓核素显像。

（4）骨髓细胞遗传学分析。

（四）治疗原则

（1）一般治疗：对症治疗。

（2）促造血治疗：应用骨髓刺激药物、造血生长因子、免疫抑制剂。

（3）化疗。

（4）造血干细胞移植：异基因造血干细胞移植是唯一治愈骨髓增生异常综合征的方法。

【护理措施】

（一）基础护理

（1）休息与活动：严重贫血及血小板低、有出血倾向的患者，应绝对卧床休息。轻度贫血的患者，可以适当活动，但避免剧烈运动。

（2）营养：给予高蛋白、高维生素及富含纤维的易消化饮食。化疗期间给予清淡的半流质、流质食物，每日饮水 2 000ml 为宜。

（3）病情观察：观察患者体温、脉搏、呼吸、血压、意识状态的变化。有出血倾向的患者，密切观察皮肤瘀斑的变化，注意有无出血的表现，发现异常，及时通知医生。

（4）心理护理：本病病程长、治疗效果差，并可向白血病转化，患者会出现焦虑、悲观、烦躁等情绪。护士应主动关心患者，多与患者沟通，给予患者心理安慰。做好有关疾病治疗、检查、护理的解释工作，减少身心刺激，给予患者安全感和信任感。为患者讲解疾病治疗的新方法、新进展，以及治疗成功的病例，使患者有治疗疾病的信心。

（二）专科护理

1. 预防感染的护理

（1）保持病室清洁，空气新鲜，每日通风换气两次。限制探视人员，探视患者需戴口罩。

（2）保持皮肤清洁，定期沐浴或温水擦浴，更换衣服，床单清洁、干燥、无皱褶。

（3）加强口腔护理，进食后使用洗必泰溶液漱口，清除口腔内食物残渣。有口腔黏膜溃疡者，溃疡局部外涂口腔溃疡散或紫外线照射治疗。

（4）保持会阴部及肛周皮肤的清洁，每日清洗会阴部，每日用 1∶5 000 的高锰酸钾溶液坐浴 1 次。排便后，清洁肛周皮肤。肛周皮肤破溃时，可用紫外线照射破溃处。

（5）注意饮食卫生，预防消化道感染。遵医嘱预防及治疗感染。

2. 预防出血的护理

（1）血小板计数 $< 2\times10^9$/L 时，应卧床休息，预防因意外跌倒、受伤而导致出血。

（2）病室温度、湿度适宜，保持口唇、鼻黏膜的湿润。可使用复方薄荷油涂口唇、鼻腔，预防因干裂而引发出血。

（3）使用软毛牙刷刷牙，不用牙签剔牙，预防牙龈出血。

（4）不吃刺激性强、油炸、过硬、带刺的食物，避免损伤消化道黏膜导致出血。

（5）保持大便通畅，可给予富含粗纤维的新鲜蔬菜，如韭菜、芹菜等，必要时遵医嘱服用缓泻剂。

（6）各种穿刺、注射后，穿刺局部用力压迫止血。

3. 用药护理

（1）雄性激素类药物：主要不良反应有痤疮、毛须增多、声音变粗、女性患者停经伴男性化、肝功能受损等。向患者解释停药后上述不良反应可逐渐消失，消除患者的心理负担，使其配合治疗，同时要监测肝功能的变化。

（2）造血生长因子及干扰素：不良反应有发热，肌肉、关节疼痛，可遵医嘱给予对症处理。

（3）应用化疗药物要准时、准剂量给药，注意外周静脉保护，减少静脉炎的发生并避免化疗药物渗出。若发生化疗药物外渗，应及时做处理，可以冷敷，局部普鲁卡因加地塞米松封闭，多磺酸粘多糖软膏外涂。

4. 造血干细胞移植的护理（见本章中的第十一节造血干细胞移植护理）。

（三）健康指导

（1）介绍本病的相关知识、药物治疗过程，以及治疗过程中需要做的检查。使患者明白疾病治疗的长期性和连续性，并能够坚持治疗。

（2）教会患者预防感染的措施，如皮肤、口腔、肛周、会阴的清洁护理方法，居住环境的清洁、消毒方法。避免去公共场所，外出时戴口罩，注意洗手，预防上呼吸道感染。

（3）教会患者自我观察局部出血的方法，学会预防局部出血的措施，如鼻黏膜、牙龈、口腔黏膜、皮肤、肛周等。

（4）嘱患者食用高蛋白、高维生素、富含粗纤维、易消化的饮食。化疗后及血小板低时，勿吃刺激性强、油炸、过硬的食物。

（5）嘱患者适当休息和活动，活动时注意安全，预防意外受伤和跌倒。

（6）遵医嘱按时复诊。若出现发热、出血倾向，要及时就诊。

（李冬竹 宋书梅）

第四节 白血病患者的护理

一、急性白血病

【概述】

急性白血病（acute leukemia，AL）是一类以造血干细胞为来源的恶性克隆性血液系统疾病。其特点为体内有大量白血病细胞无控制地增生，出现于骨髓和许多器官及组织，并进入外周血。临床以感染、出血、贫血和髓外组织器官浸润为主要表现，病情进展迅速，自然病程数周至数月。一般根据白血病细胞系列归属分为急性髓系白血病（acute myeloid leukemia，AML）和急性淋巴细胞白血病（acute lymphoblastic leukemia，ALL）。

（一）病因

人类白血病的病因尚不完全清楚，但许多因素与其发病有关。

（1）病毒因素：由C型反转录RNA病毒引起鸡、鼠、猪等动物白血病已经证实，而由病毒引起的人类白血病仅见于成人T细胞白血病，成人T细胞白血病是由人类T淋巴细胞病毒－I（HTLV-I）引起的。

（2）电离辐射：电离辐射有致白血病作用。多为急性淋巴细胞白血病、急性粒细胞白血病和慢性粒细胞白血病。

（3）化学物质：苯致白血病的作用已经肯定，烷化剂和细胞毒药物也可诱发白血病。肿瘤或结缔组织病化疗后可引起白血病，以急性髓系白血病为主。治疗银屑病的药物，如乙双吗啉、乙亚胺均是极强的致染色体畸变物质，可引发急性白血病，且以急性早幼粒细胞白血病为主。

（4）遗传因素：家族性白血病占白血病例总数的7‰。同卵双胎同时发生白血病的比例为25%。有些属染色体异常遗传性疾病常伴发白血病发病。

某些血液病可互相转化，最终可能发展为急性白血病，如慢粒白血病、骨髓增生异常综合征、淋巴瘤、多发性骨髓瘤、真性红细胞增多症、原发性血小板增多症、骨髓纤维化、阵发性睡眠性血红蛋白尿等。

（二）临床表现

1. 急性髓系白血病（大部分患者以发热、出血等表现急性起病）

（1）贫血：以疲乏和皮肤苍白为最常见的症状和体征。多数为轻中度贫血，老年人或病史较长的患者可发生严重贫血、出血、心血管和呼吸道症状。

（2）感染、发热：常见的感染为呼吸道炎症，以肺炎、咽峡炎、扁桃体炎多见，可有皮肤、肛周、尿道、鼻窦等部位的感染。发热也可由白血病本身所致，即肿瘤性发热，但发生率低于感染。

（3）出血：以皮肤出血点、瘀斑、鼻出血、口腔出血、眼底出血、月经过多最为常见。严重者可有内脏出血，以消化道出血、泌尿道出血较常见，如发生颅内出血，可迅速致死。伴发弥散性血管内凝血、纤溶亢进者，常有大片深紫色皮肤瘀斑、口腔黏膜大血疱、穿刺及注射部位渗血不止及血不凝固等表现。

（4）白血病细胞浸润的表现：包括肝、脾、淋巴结肿大，齿龈增生，皮肤病变，骨痛，中枢神经系统白血病，原粒细胞瘤，白血病视网膜病变等。

2. 急性淋巴细胞白血病

起病急骤的病例首发症状为高热、进行性贫血、出血倾向明显、骨关节痛。起病缓慢的病例首发症状为进行性乏力、虚弱、苍白、劳动后气短、食欲缺乏、体重减轻，身体某处疼痛、肿胀，然后表现为急骤症状：①贫血。②出血可以是早期表现。③发热。④组织器官浸润：淋巴结，肝、脾肿大，骨关节痛，中枢神经系统白血病，睾丸白血病。

（三）辅助检查

（1）血常规：白细胞计数增高，血小板减少，低于 60×10^9 /L，有不同程度的正细胞、正色素性贫血。血涂片检查原始细胞和（或）幼稚细胞占 30%~90%。

（2）骨髓检查：骨髓增生极度活跃或明显活跃，白血病细胞极度增生，占有核细胞的 20%~90%，多数在 50% 以上。

（3）细胞化学：协助形态学鉴别各类白血病。

（4）免疫学检查：检查白血病细胞免疫学标志。

（5）染色体和分子生物学检查：检查染色体和融合基因。

（四）治疗原则

（1）营养支持治疗：防治感染、纠正贫血、防治高尿酸血症。

（2）化学治疗：目前主要的治疗手段，治疗过程分为诱导缓解治疗、巩固强化治疗和维持治疗三个阶段。

（3）造血干细胞移植：清除残留在患者体内白血病细胞的有效方法。

【护理措施】

（一）基础护理

（1）休息与活动：进行性贫血、感染、血小板低于 2×10^9 /L 的患者，应绝对卧床休息，做好生活护理及预防压疮的护理。病情缓解者，可以适当进行床边活动及室外活动，休养环境要清洁、空气新鲜、舒适，温度、湿度适宜。

（2）营养：给予高蛋白、高维生素、高热量、易消化的饮食。对于口腔溃疡、高热、化疗后胃肠道反应严重者应给予清淡、易消化的半流食或流食。因消化道出血而禁食者或食欲差进食少者，应给予静脉营养。

（3）心理护理：急性白血病起病急骤，病情进展迅速，在短时间内患者不能接受，护士要给予心理支持，避免不良刺激。观察患者的情绪反应，耐心解答治疗、护理中的问题，同时做好家属的心理疏导，预防不良事件的发生。

（4）病情观察：观察患者体温、脉搏、呼吸、血压、意识状态的变化；观察贫血有无进行性加重；观察有无局部出血倾向，如皮肤、黏膜有无出血点、瘀斑及鼻出血，观察患者有无血尿、黑便、月经过多以及颅内出血的表现。发现异常及时通知医生，进行对症处理。

（二）专科护理

（1）预防感染：参见本章中再生障碍性贫血的专科护理。

（2）预防出血：参见本章中再生障碍性贫血的专科护理。

（3）用药护理：①诱导化疗时，遵医嘱按时、准确用药，治疗中注意外周静脉的保护，密切观察，预防因化疗药物外渗而造成皮下组织的损伤。可以做中心静脉置管，保证用药安全。②观察化疗不良反应，对于有胃肠道症状，恶心、呕吐严重不能进食者，给予静脉营养支持。③记录 24h 出入量，指导患者饮水，每日饮水 2 000ml，预防高尿酸血症。

（4）输血护理：严格执行安全输血规范，输血速度不宜过快，观察有无输血反应的发生。

（三）健康指导

（1）介绍疾病相关知识，使患者及家属知道所患疾病治疗的长期性和连贯性，明白坚持治疗的重要性，并能够自觉配合治疗。

（2）饮食指导，给予高蛋白、高维生素饮食，注意营养均衡，多吃新鲜水果、蔬菜，不吃刺激性、过硬的食物。注意饮食卫生，预防消化道感染。

（3）居室要空气清新，定时通风，嘱患者保持个人卫生，勤换内衣。外出时戴口罩，避免去人多的公共场所。生活规律，保证足够的睡眠。

（4）预防感冒，教会患者预防感染的措施，如预防口腔黏膜、上呼吸道、肛周等感染，使患者能识别感染的征象。

（5）教会患者观察常见的出血表现和预防出血的措施，如出现出血、发热及骨骼疼痛，应及时就诊治疗。

（6）嘱患者遵医嘱服用药物，不可擅自停药或停止治疗，坚持定期复查。

二、慢性髓细胞白血病

【概述】

慢性髓细胞白血病（chronic myelogenous leukemia,CML）是一种造血干细胞克隆性增生性疾病，以骨髓髓系增生，外周血白细胞增多及脾脏肿大为主要特征。90%以上的患者骨髓细胞中存在特征性的费城染色体（Ph染色体）和（或）BCR-ABL融合基因。中位生存期3~4年。

（一）病因

慢性髓细胞白血病病因尚不清楚，少数患者发病与辐射有关。本病是具有特殊的、获得性染色体异常的肿瘤性疾病，费城染色体（Ph染色体）和（或）BCR-ABL融合基因是致病的基础。异常的BCR/ABL融合蛋白具有超乎正常的酪氨酸激酶活性，干扰造血干细胞和（或）祖细胞一系列的细胞增生、凋亡和黏附信号，从而造成血细胞增生失控、抗凋亡以及不成熟细胞提前释放至外周血中，导致慢性髓细胞白血病的发生。

（二）临床表现

多数患者慢性起病，常无症状或因偶然体检发现白细胞增高或左上腹包块而查出本病。

常见症状有乏力、食欲减退、腹部胀满、盗汗、体重下降，脾大甚至巨脾。白细胞过高时可有头晕、呼吸困难、出血或栓塞等白细胞瘀滞症状出现。半数患者经3~4年，由慢性期进入加速期或急变期，表现出发热、骨痛、贫血、出血、髓外浸润等症状。

（三）辅助检查

（1）血常规：白细胞数增高，血涂片可见粒系各阶段不成熟细胞，以中、晚幼粒细胞为主。嗜酸、嗜碱性粒细胞比例增加，血小板正常或增高，血红蛋白正常或轻度降低。

（2）骨髓检查：骨髓增生明显或极度活跃，三系均增生，以粒系为主，粒系以中、晚幼粒和杆状粒细胞最为突出。

（3）其他检查：骨髓活检、染色体、融合基因检查。

（四）治疗原则

治疗原则：对症治疗、化疗、异基因造血干细胞移植、急变期按急性白血病治疗。

【护理措施】

（一）基础护理

（1）休息与活动：慢性期患者应注意休息，适当活动。急变期及疾病晚期患者应卧床休息。

（2）营养：给予高蛋白、高热量、高维生素的饮食，食欲减退、化疗期间饮食要清淡，选择易消化半流食或流食，少吃多餐。

（3）心理护理：参见急性白血病的心理护理。

（4）病情观察：密切观察病情进展情况，如不明原因的发热，脾脏迅速肿大，贫血突然加重，出血倾向加剧等，及时通知医生。

（二）专科护理

（1）预防感染、出血：参见本章中再生障碍性贫血的护理中预防感染、出血的护理。

（2）用药护理：化疗患者的用药护理参见急性白血病护理中的用药护理。对于应用干扰素治疗的患者，要观察其用药后的反应，体温升高时，可遵医嘱给予退热对症处理。

（3）输血护理：须严格执行安全输血规范，输血速度不宜过快，观察有无输血反应的发生。

（4）造血干细胞移植护理：见本章中的第十一节造血干细胞移植护理。

（5）巨脾压迫症状护理：慢性髓细胞白血病常因巨脾而压迫消化道，引起饱胀、沉重感，餐后不适加重，协助患者调整体位以缓解症状，餐前、餐后限制液体摄入量，以避免胃饱胀不适。避免进食干硬、油腻的食物，少吃多餐，有利于胃内食物排空，减轻症状并预防消化道出血。巨脾患者存在脾损伤的危险，帮助患者采取舒适卧位，注意避免剧烈活动、弯腰和突然改变体位。

（三）健康指导

参见急性白血病的护理措施中健康指导的内容，针对伴有巨脾的患者，教会其自我减轻消化道压迫症状、预防消化道出血和脾脏损伤的方法。

三、慢性淋巴细胞白血病

【概述】

慢性淋巴细胞白血病（chronic lympocytic leukemia，CLL）是B系淋巴细胞抵抗凋亡，在淋巴组织、骨髓、外周血中克隆性蓄积，最终致正常造血衰竭的血液肿瘤。

（一）病因

病因不明。接触化学物质和射线、吸烟、病毒感染、自身免疫性疾病可能为引发慢性淋巴细胞白血病的高危因素。

（二）临床表现

慢性淋巴细胞白血病起病隐匿，进展缓慢，往往无自觉症状，70%~80%的患者因检查身体发现血常规异常而确诊。

疾病早期可出现疲乏、盗汗，晚期出现低热、消瘦和贫血、出血、感染等症状。浅表淋巴结肿大最常见，随着病情进展，淋巴结可由小变大，由局部到全身。患者可有轻、中度的肝、脾大。少数患者可并发自身免疫性贫血。

（三）辅助检查

（1）血常规：白细胞 $> 10 \times 10^9/L$，淋巴细胞占50%以上，绝对值 $\geqslant 5 \times 10^9/L$，呈正常成熟小淋巴细胞，有时可见少数幼淋巴细胞。随着病情发展，红细胞、血红蛋白、血小板逐渐减少。

（2）骨髓检查：有核细胞增生活跃，淋巴细胞显著增多，占40%以上，以成熟淋巴细胞为主。

（3）其他检查：免疫分型检查、免疫球蛋白检查、Coombs试验、淋巴结活检等。

（四）治疗原则

临床无明显症状和体征，长期稳定，淋巴细胞倍增时间较长者，可不予治疗。其他方法可采取化疗、干扰素治疗。

【护理措施】

（一）基础护理

（1）休息与活动：参见慢性髓细胞白血病护理中的休息与活动护理。

（2）营养：参见慢性髓细胞白血病护理中的营养护理。

（3）心理护理：参见急性白血病护理中的心理护理。

（4）病情观察：密切观察病情恶化的表现，表现为浅表淋巴结由小变大，由局部到全身。

（二）专科护理

（1）预防感染、出血：参见急性白血病护理中的预防感染、出血护理。

（2）用药护理：参见急性白血病护理中的用药护理。

（3）输血护理：参见急性白血病护理中的输血护理。

（三）健康指导

参见急性白血病护理中的健康指导内容。

（李冬竹　宋书梅）

第五节　淋巴瘤患者的护理

【概述】

恶性淋巴瘤（lymphoma）是一种源于血液淋巴系统的恶性肿瘤。按肿瘤细胞特征、疾病起病方式、淋巴结组织器官的累及率、病程进展以及对治疗反应的不同，将淋巴瘤分为霍奇金淋巴瘤（hodgkins lymphoma,HL）和非霍奇金淋巴瘤（non-hodgkins lymphoma,NHL）两大类。

我国淋巴瘤的发病率男性多于女性，以 20~40 岁多见，城市的发病率高于农村。

（一）病因

淋巴瘤的病因尚不完全清楚，可能与病毒感染、免疫缺陷、化学因素有关。

（二）临床表现

（1）霍奇金淋巴瘤：起病隐匿，进展缓慢，年轻人最多见。表现为无痛性、进行性淋巴结肿大，可伴有肝脾肿大、盗汗、乏力、皮肤瘙痒，晚期有贫血、发热、恶病质等。

（2）非霍奇金淋巴瘤：属全身性疾病，可累及任何组织和器官。其临床表现可分为淋巴结受累、结外组织和器官受累，全身可表现为发热、盗汗和体重下降。淋巴结受累主要表现为淋巴结肿大，可为浅表淋巴结肿大和深部淋巴结肿大，浅表淋巴结肿大表现为无痛性、质韧、孤立或融合，常见于颈部、腋下和腹股沟等区域。深部淋巴结肿大常位于纵隔、腹膜后及盆腔等，位于纵隔的淋巴结肿大可引起压迫症状。

（三）辅助检查

（1）病理活检：淋巴结活检并测定其免疫分型。

（2）血常规及白细胞分类。

（3）骨髓涂片及骨髓活检。

（4）其他检查：肝肾功能，红细胞沉降率，血清乳酸脱氢酶，IgG、A、M，腹部 B 超，胸、腹、盆腔 CT 等。

（四）治疗原则

治疗原则：采用化疗、局部放疗、自体造血干细胞移植等治疗手段。

【护理措施】

（一）基础护理

（1）休息与活动：病情较轻者注意休息，适当活动。病情危重者，严重感染、有出血倾向等的患者应卧床休息。

（2）营养：给予高蛋白、高热量、高维生素、易消化的饮食，多食新鲜水果、蔬菜。化疗期间和食欲差时，应避开化疗时间，给予清淡、高营养的流食或半流食，可少吃多餐。

（3）心理护理：因疾病引起高热、压迫症状可使患者紧张不安，化疗、放疗后的不良反应也可使患者产生痛苦、焦虑等心理反应。病情危重，治疗效果差时，患者易对治疗失去信心。护士应主动与患者沟通，了解其需求和心理状态，减轻焦虑等不良心理反应。要给患者及家属讲解疾病的相关知识和治疗过程，同时，给予家属心理支持，使其配合医护人员共同做好患者的安抚工作，积极配合治疗。

（二）专科护理

（1）病情观察：观察患者体温、脉搏、呼吸、血压、意识状态的变化，观察淋巴结肿大的部位、严重程度，以及相应器官的压迫症状，如咳嗽、气促、窒息、腹痛、腹泻、疼痛等。出现异常及时通知医师，并在床旁备好急救物品。

（2）预防感染、出血：参见急性白血病护理中的预防感染、出血护理。

（3）用药护理：参见急性白血病护理中的用药护理。

（4）造血干细胞移植护理：参见造血干细胞移植护理。

（三）健康指导

参见急性白血病护理中的健康指导内容。

（李冬竹　宋书梅）

第六节　多发性骨髓瘤患者的护理

【概述】

多发性骨髓瘤（multiple myeloma，MM）是单克隆浆细胞在骨髓内异常增生，产生单克隆免疫球蛋白，并导致多发性溶骨性损害的一种最常见的浆细胞病。主要症状有骨痛、骨折、贫血、高血钙、肾脏损害及易感染等。本病好发于老年人，约占血液恶性肿瘤的 10%。

（一）病因

多发性骨髓瘤的病因还不明确，放射线、化学物质、病毒感染和遗传倾向等可能起一定作用，但尚缺乏足够的证据。

（二）临床表现

多发性骨髓瘤的常见症状有：

（1）骨骼症状：骨痛，局部肿块，病理性骨折，可合并瘫痪。

（2）免疫力下降：反复细菌性肺炎和（或）尿路感染，败血症，病毒感染以带状疱疹多见。

（3）贫血：正细胞正色素性贫血，少数合并白细胞减少和（或）血小板减少。

（4）肾功能损害：轻链管型肾病是导致肾衰竭的最常见原因。

（5）高钙血症：有呕吐、乏力、意识模糊、多尿或便秘。

（6）高黏滞综合征或淀粉样变性等。

（三）辅助检查

（1）X 线检查：可见典型的凿孔样溶骨性损害、弥漫性骨质疏松或骨折。脊椎、颅骨、胸廓、骨盆和长骨近端是最常受累的部位。有骨痛而 X 线未见异常应进行 CT 或 MRI 检查。

（2）骨髓检查：骨髓瘤细胞增生占有核细胞总数的 10%~15% 以上。

（3）血常规：几乎每例均有正常细胞、正色素性贫血。

（4）血清蛋白电泳：约 80% 可有单克隆免疫球蛋白（M 蛋白）。

（5）24h 尿检查：可有尿轻链。

（四）治疗原则

治疗原则：无症状骨髓瘤可以观察治疗，每 3 个月复查 1 次；有症状的多发性骨髓瘤或无症状但已出现骨髓瘤相关器官功能衰竭的骨髓瘤应尽早化疗；年龄≤ 65 岁，适合自体干细胞移植者，避免使用烷化剂和亚硝基脲类药物。

【护理措施】

（一）基础护理

（1）骨折患者应卧床休息：患者应睡硬板床，尽量减少不必要的搬动和颠簸。应加强皮肤护理，保持皮肤清洁，每 2~3h 轴线翻身 1 次，并注意保持肢体的功能位。移动患者身体时动作缓慢，顺应患者的运动方向，防止扭曲身体。

（2）严密观察病情变化：监测体温变化及各系统有无感染的征象，观察骨痛变化及有无病理性骨折出现，记录 24h 出入量。

（3）保持病室及患者个人卫生：病室每日至少通风两次，减少探视人次。做好患者口腔、鼻腔、会阴、肛周及皮肤的护理工作。指导患者养成良好的卫生习惯，以减少发生感染的机会。

（4）营养护理：贫血患者应多吃铁、叶酸含量丰富的食物以促进造血，适当补充膳食纤维以保持大便通畅，化疗期间少食多餐，避免油腻。

（二）专科护理

1. 骨痛的护理

稳定患者情绪，给予安抚、疏导，转移患者对疼痛及疾病预后的注意力，使其积极配合治疗。疼痛剧烈时，可以用红外线照射或热敷，每次热疗时间为15~30min，每天3~5次，温度以不烫手为度。护理人员可使用大鱼际肌或拇指指腹在疼痛周围进行适当力度的环行按摩，严禁扣、捶、压。遵医嘱给予药物镇痛，指导患者正确服用骨磷口服剂，空腹服用效果佳。

2. 高血钙、肾衰竭的护理

给患者多饮水，必要时遵医嘱补液、碱化尿液，增加钙的排出。每天观察尿量并保持尿量在3 000ml以上。

3. 贫血的护理

为了便于医务人员观察病情，告知患者不要涂口红、染指甲。按照医生要求进行日常活动，一般贫血严重者要绝对卧床休息，贫血症状轻、病情稳定者可适当活动。嘱患者避免突然站起或者坐起，起床时要稍坐片刻再活动，蹲位或坐位（如：上厕所）过久要缓慢扶持起立，以免出现一过性脑缺血而导致晕厥。在促红细胞生成素治疗过程中注意监测患者血压情况。必要时给患者输血治疗。

4. 化疗的护理

化疗药物治疗常见不良反应有胃肠道反应、骨髓抑制、便秘、周围神经病等。

（1）胃肠道反应：主要表现为没有食欲、恶心、呕吐、腹胀等。在化疗期间，鼓励患者尽可能进食。如果长时间处于空腹状态，不仅会加重胃肠道反应，还会影响肾脏功能。保持口腔清洁卫生以促进食欲。避免浓厚的调味品以及油煎、太油腻、太甜的食品。可以允许患者根据自己的口味选择饮食，要新鲜可口、多样化。建议早餐提前，晚餐延后，中间添加少量食物。有研究表明，血液中的化疗药物会刺激人体肠壁上的嗜铬细胞释放5–羟色氨，能够直接或者间接引起恶心、呕吐，而精神恐惧、焦虑等情绪会影响体内这种物质水平的变化，所以可指导患者通过与病友聊天、听音乐、看书报杂志等方法分散注意力。同时应该避免进食5–羟色氨含量高的食物，如香蕉、核桃、茄子等。

（2）骨髓抑制：保持患者床单位整洁，帮助患者养成良好的个人卫生习惯，做好患者头发、皮肤、指甲、口腔、会阴、肛门部的护理工作。尽可能减少探视，不要将外来衣物放在病床上，以减少外来病菌带来的感染。在探视中，探视者和患者都应戴好口罩。病房内每天上午、下午各开窗通风1次，每次15~30min。保持大便通畅，避免因为便秘导致肛裂诱发感染。嘱患者生吃水果时一定要洗干净，并且削皮后再吃。不吃剩饭、不吃街头摊位售卖的食物，预防肠道感染。保持每天的饮水量在2000ml以上，预防泌尿系统感染。观察体温变化。遵医嘱给予升白细胞的药物，白细胞低于1×10^9/L时，给予保护性隔离。

（3）便秘：嘱患者养成规律的排便习惯，每天定时上厕所，最好选择在一天中较充裕的时间。多吃一些含纤维素的食品，如香蕉、芹菜、绿叶菜等。忌食浓茶、咖啡、韭菜、蒜、辣椒等刺激性食物，少吃荤腥油腻的食物。每天保证2 000ml以上的饮水量，可以避免大便干燥。必要时给予缓泻剂或通便药。

（4）周围神经病：协助患者生活，嘱患者不要接触水果刀等锐利的器具，防止划伤自己。不要自己去调试洗脚水，请他人帮忙，防止脚部烫伤。冬天不要触摸暖气管，防止手部烫伤。剪指甲的时候不要剪得太短。对于肢体麻木和疼痛的患者，护理人员可以协助其活动脚腕，轻揉患者的小腿和脚掌。适当补充B族维生素、维生素C、维生素E，可以预防和改善周围神经病，告知患者在日常饮食中也应该加强对这些物质的补充。

（三）健康指导

告之家属及患者骨骼损伤的程度、部位，鼓励采取相应的措施预防骨折。除发生脊柱压缩性骨折或盆骨骨折需卧床休息外，鼓励患者适当活动，以防骨质进一步疏松。家具摆放整齐，不可有障碍物。光线强弱适当，若地面阴暗或过于光滑，注意搀扶，不可让患者单独沐浴，以防滑跌。下肢骨损伤较重者用手杖，腰痛或脊椎骨受损严重者使用腰托支撑。睡硬板床，床铺要求平、稳，不可摇晃。冬季盖被不可过重过紧，棉絮应松软。患者穿有齿平跟鞋，走路平缓，转身弯腰缓慢，不可到人群密集处，不可负重，不可搂抱婴幼儿，预防幼儿突发性撞击。

患者应尽可能多活动，避免骨质疏松加重。建议患者在化疗间歇期进行适宜的运动项目，如散步、打太极拳和做健身操等，但要注意运动的强度和时间。

（余旻虹　宋书梅）

第七节　骨髓增生性疾病患者的护理

一、真性红细胞增多症

【概述】

骨髓增生性疾病（myeloproliferative disease, MPD）是指骨髓组织持续增殖而引起的一组疾病的统称，增生的细胞可以红细胞、粒细胞或巨核细胞为主，也可以原纤维细胞及成骨细胞为主。临床上有红细胞质和量的改变，肝脾肿大，常并发出血、血栓及髓外化生等。真性红细胞增多症（polycythemia vera, PV）简称“真红”，是一种克隆性的以红细胞异常增殖为主的慢性骨髓增生性疾病。

（一）病因

真性红细胞增多症的病因还不明确，红系增生并非缺氧引起，红细胞寿命也正常。红细胞异常克隆增殖引起全血容量增多和血黏滞度增高，导致全身血管扩张和血流缓慢，引起血管和神经系统症状。

（二）临床表现

起病隐匿，偶在血常规检查时发现。常见体征有面部、鼻、耳、唇、手掌和结膜充血，视网膜和口腔黏膜也充血。3/4 的患者有脾肿大、2/3 有肝大、1/3 有高血压。主要临床表现有：

（1）血管神经系统表现：早期有头痛、头昏、头胀、耳鸣、眩晕、健忘、肢体麻木、乏力等。严重者可出现盲点、复视和视力模糊等，可有心绞痛和间歇性跛行。

（2）血栓形成和栓塞症状：可出现脑梗死、心肌梗死、血栓性静脉炎、肺栓塞，肠系膜、肝、脾和门静脉也可发生。

（3）出血症状：常见鼻出血、牙龈出血和皮肤黏膜瘀点、瘀斑等。

（4）组胺增高的表现：消化性溃疡高于正常人 4~5 倍，可引起消化道出血。皮肤瘙痒也常见，10% 的患者伴有荨麻疹。

（三）辅助检查

（1）血常规：红细胞数大多（7~10）$\times 10^{12}$/L，血红蛋白 180~240g/L，约半数血小板增多达（450~1 000）$\times 10^{9}$/L。

（2）骨髓检查：粒系、红系、巨核系细胞增生活跃或明显活跃，尤以红细胞为甚。

（四）治疗原则

选择有效药物抑制恶性克隆，预防并减少血栓栓塞，使红细胞维持在正常范围，延缓或降低骨髓纤维化及白血病等远期并发症的发生。

【护理措施】

（一）基础护理

（1）皮肤黏膜护理：患者皮肤和黏膜显著红紫，以面颊、唇、舌为甚，眼结膜显著充血。因此要保护皮肤黏膜，给予必要的生活照料，告诫患者不要揉擦眼球。

（2）休息：保持病室安静，嘱患者绝对卧床休息，减轻症状。

（3）饮食护理：根据患者情况供给低盐低脂的清淡饮食，并注重食物多样化及色、味、香俱全，以增进食欲。

（4）病情观察：注意有无突发意识障碍、肢体活动障碍、心前区不适、呼吸困难等各系统栓塞表现。

（二）专科护理

（1）静脉放血的护理：放血的过程中注意观察患者的生命体征及自觉症状。因采血针头粗大，所以放血结束后为防穿刺处渗血，一般局部压迫 20~30min。

（2）红细胞单采术的护理：要求患者在采集前多饮水，且勿进高脂饮食。采集过程中监测患者生命体征，观察有无口周、四肢发麻或抽搐等低钙表现，遵医嘱给予补钙治疗。

（3）高血钙、肾衰竭的护理：给患者多饮水，必要时遵医嘱补液、碱化尿液，增加钙的排出，观察尿量并保持尿量在 3 000ml/d 以上。

（4）溶栓治疗期间的观察：进行出血评估，观察大小便颜色，常规潜血试验，询问有无不明原因的关节肿痛。平时操作中注意注射部位有无青紫或血肿，观察患者神志、瞳孔变化，有无肢体麻木、血压忽然升高等颅内出血现象。

（5）化疗的护理：化疗药物治疗常见不良反应有胃肠道反应、骨髓抑制等。其护理参见多发骨髓瘤专科护理中的化疗的护理。

（三）健康指导

告知患者自我观察病情变化，如有头晕、肢体疼痛、麻木，甚至脑梗死等症状，及时通知医生。按时注射干扰素， 其作用机理是抑制造血细胞的增殖作用，同时可以抑制血小板衍生因子（PDGF）以减少骨髓纤维组织增生。口服别嘌呤醇及碱性药，多饮水利尿，每日饮水 3 000ml 左右，预防高尿酸血症。

指导患者加强营养，保持乐观情绪，防止着凉，预防感冒，定期复查血常规。告知患者需长期服药治疗，自我观察病情变化，定期复诊。

二、原发性血小板增多症

【概述】

原发性血小板增多症（primary thribocythemia）是骨髓增生性疾病，其特征为有出血倾向及血栓形成，外周血血小板持续明显增多，功能异常。发病率不高，多见于40岁以上的中年人。

（一）病因

病因不明，也属于多能干细胞克隆性疾病，导致骨髓巨核细胞持续明显增殖。出血机理是由于血小板功能缺陷，黏附聚集功能减退。

（二）临床表现

起病缓慢，临床表现轻重不一，约20%的患者无症状。轻者仅有头昏、乏力，重者可有出血和血栓形成。出血常为自发性，可反复发作，以胃肠道出血常见，也可见鼻出血、牙龈出血、血尿、皮肤瘀斑。血栓发生率较出血少，国内统计约30%的患者有动静脉血栓形成。肺、脑、肾、脾、肠系膜栓塞可引起相应临床表现。

（三）辅助检查

（1）血常规：血小板计数多在（100~300）$\times 10^9$/L，最高可达2 000 $\times 10^9$/L。白细胞数可正常或增高，红细胞正常或轻度增高。

（2）骨髓检查：有核细胞尤其是巨核细胞显著增生，原及幼巨核细胞增多。

（3）出凝血实验：出血时间延长，凝血酶原时间延长。

（四）治疗原则

要求血小板减少至正常或接近正常，以预防血栓或出血的发生。

【护理措施】

（一）基础护理

（1）预防出血：保持病室设施安全。嘱患者避免磕碰、避免外伤，任何有创操作后，要延长按压时间，保持大便通畅。

（2）休息：保持病室安静，嘱患者卧床休息，以减轻症状。

（3）饮食护理：指导患者进食少渣或较软的食物，若有胃肠道出血，遵医嘱给予流食，必要时禁食。

（4）病情观察：严密观察患者有无出血表现，如黑便、便血或呕血，皮肤瘀斑面积，脑出血表现等；注意有无各系统栓塞表现，如突发意识障碍、肢体活动障碍、心前区不适、呼吸困难等。

（二）专科护理

1. 血小板单采术的护理（参见真性红细胞增多症的专科护理部分）。

2. 抗凝药使用的观察（参见真性红细胞增多症的专科护理部分）。

3. 化疗的护理

化疗药物治疗常见不良反应有胃肠道反应、骨髓抑制、口腔溃疡等。

（1）胃肠道反应：其护理参见多发骨髓瘤专科护理中的化疗护理。

（2）骨髓抑制：其护理参见多发骨髓瘤专科护理中的化疗护理。

（3）口腔溃疡：嘱患者保持口腔清洁，三餐后及睡前用洗必泰漱口液含漱，必要时加用紫外线照射治疗。

（三）健康指导

参见真性红细胞增多症的健康指导部分。

（余旻虹　宋书梅）

第八节　紫癜性疾病患者的护理

一、过敏性紫癜

【概述】

过敏性紫癜（anaphylactoid purpura）也称为出血性毛细血管中毒症，属于一种毛细血管变态反应性出血性疾病。临床特点除紫癜外，常有皮疹、血管神经水肿、关节炎、腹痛及肾炎等症状。本病主要见于儿童及青年。

（一）病因

由于机体对某些物质过敏，发生变态反应而引起毛细血管的通透性和脆性增高。过敏原可由多种因素引起，与本病发生有关的因素有感染、药物、食物、其他自然界过敏原。以上各因素引起自身免疫反应，免疫复合物损害小血管，发生广泛的毛细血管炎，导致皮下组织、黏膜、内脏器官出血及水肿。

（二）临床表现

起病前1~3周有上呼吸道感染史，可有乏力、低热、纳差等前驱症状。首起症状以皮肤紫癜最常见，高出皮面，下肢及臀部多见。约50%的病例有腹痛，严重时可合并消化道出血。关节症状多见于膝、踝，呈游走性红、肿、痛反复发作。肾脏病变主要表现为血尿、蛋白尿、水肿、高血压。

（三）辅助检查

（1）血常规：白细胞计数轻度至中度增高，伴嗜酸性粒细胞增高。

（2）免疫球蛋白：50%的病例血清IgA增高。

（3）尿常规：可见红、白细胞，管型。

（四）治疗原则

去除病因，控制感染，停止接触可能致敏的任何物质，给予抗组胺类药物、肾上腺皮质激素、免疫抑制剂治疗。

【护理措施】

（一）基础护理

（1）休息：保持病房清洁、整齐，定时通风，为患者创造良好的休养环境。单纯性紫癜可适当活动，肾型、胃肠型及关节型患者均需卧床休息。

（2）病情观察：注意观察患者紫癜的分布，有无消退及增多；观察患者腹痛及呕吐情况，有便血者注意出血的量；观察尿色、尿量及尿比重的变化；观察有无头痛、胸闷、心悸等情况。

（3）营养护理：指导患者进食维生素丰富、清淡、易消化的流质或半流质饮食，少量多餐，勿食易过敏食物，如鱼、虾、蟹、蛋、牛奶、蚕豆、菠萝等。忌食辛辣食品，要注意避免进食粗糙、坚硬等对胃肠道有机械性刺激的食物。肾型紫癜患者应给予低盐饮食，胃肠型紫癜患者如出现剧烈腹痛、呕血或便血时应禁食。

（二）专科护理

（1）皮肤护理：保持患者床单位的整洁，给予宽松柔软的棉布衣服，防止紫癜受压破损。保持患者皮肤清洁，清洗时勿过分用力，避免皮肤损伤，如有破损及时给予处理。护理时动作轻柔，尽量减少有创操作，静脉穿刺止血带切勿太紧，避免用力揉搓、拍打。有创操作后延长局部压迫的时间。

（2）关节肿痛的护理：向患者及家属解释肿痛的原因，使其配合治疗。嘱患者减少活动，帮助患者采取舒适的体位，尽可能保持患肢的功能位，注意保暖。对于关节疼痛的患者可采取非药物止痛措施，如松弛术、皮肤刺激疗法、分散注意力。疼痛严重者可按医嘱给予止痛药物，观察其疗效及不良反应。

（3）胃肠道出血的护理：消化道出血患者应卧床休息，给予舒适的体位，出血严重者给予禁食。呕吐者注意保持呼吸道通畅，防止窒息的发生，呕吐后及时清洁患者口腔，保持口腔清洁，并及时更换被服。注意观察患者呕吐及出血的次数、性状、量、颜色并准确记录，及时留取大便标本。监测患者生命体征，记录 24h 出入量，根据医嘱给予静脉补液和输血，并观察其疗效。

（4）肾损害的护理：注意观察患者尿量、尿颜色的变化，准确记录 24h 出入量，晨起监测空腹体重，监测患者血压。

（5）用药观察：注意观察激素副作用。

（三）健康指导

向家属及患者告知过敏性紫癜的影响因素，指导其脱离过敏原。讲解疾病转归及预后。对于肾型患者应告知其避免劳累及饮食应注意的事项。过敏性紫癜患者恢复期仍需注意休息，饮食可适当增加蔬菜品种。嘱患者按医嘱用药，尤其是激素应按要求逐渐减量，并定期复诊。

二、特发性血小板减少性紫癜

【概述】

特发性血小板减少性紫癜（idiopathic thrombocytopenic purpura, ITP）是指无明显外源性病因引起的血小板减少，但大多是由于免疫反应引起的血小板破坏增加的较为常见的出血性疾病，其特点是血小板寿命缩短、骨髓巨核细胞增多。

（一）病因

多数患者的病因未明。目前认为，特发性血小板减少性紫癜是由免疫性血小板破坏增加和血小板生成减少两方面机制所致。

（二）临床表现

常表现为皮肤与黏膜出血，也可无任何出血表现。皮肤可有紫癜及瘀斑，可发生于任何部位。黏膜出血程度不一，常见鼻及牙龈出血，女性可表现为月经过多。口腔及黏膜出血次之，偶可发生血尿及胃肠道出血，但关节和视网膜出血少见。出血症状一般与血小板计数有关，当外周血小板计数 $< 20\times10^9/L$ 时，可并发严重的出血症状。

（三）辅助检查

（1）血常规：急性型血小板减少严重，常低于 $20\times10^9/L$。慢性者血小板一般为（30~80）$\times10^9/L$。

（2）骨髓检查：骨髓巨核细胞数正常或增多。慢性型增多显著，急性型幼巨核细胞增多，但产生血小板巨核细胞均明显减少。

（3）血小板抗体测定：80%~90% 血小板相关抗体 IgG 升高。

（4）止血和凝血功能检查：出血时间延长，凝血酶原时间和凝血时间均正常。

（四）治疗原则

控制出血症状，减少血小板破坏，使血小板计数提高到安全水平。

【护理措施】

（一）基础护理

（1）休息：保持病房清洁、整齐，定时通风，为患者创造良好的休养环境。有严重出血倾向的急性期患者需卧床休息，避免极轻微外伤，避免情绪激动。

（2）病情观察：注意观察患者紫癜的分布，有无消退及增多；观察患者有无鼻出血、口腔出血；观察患者腹痛及呕吐情况，有便血者注意出血的量；观察尿色的变化；观察患者有无头痛等情况；观察女性患者的月经量。

（3）营养护理：指导患者进食维生素丰富、清淡、易消化的流质或半流质饮食，少量多餐，忌食辛辣食品，要注意避免进食粗糙、坚硬等对胃肠道有机械性刺激的食物。胃肠道出血患者应禁食。

（二）专科护理

（1）皮肤护理：参见过敏性紫癜的专科护理部分。

（2）鼻出血护理：嘱患者勿挖鼻孔，不要用力擤鼻涕，养成良好的卫生习惯。出血时嘱患者严格卧床休息，冷敷鼻部。出血不止时可用肾上腺素棉球或藻酸盐敷料填塞鼻腔止血。止血填塞物压迫鼻腔不宜超过 72h，取下时可先在鼻腔内滴入少量的液状石蜡或水，防止结痂处再次出血。保持病室内相对湿度为 55%~65%，可有效避免鼻腔黏膜干燥出血。

（3）口腔出血护理：嘱患者避免使用牙签剔牙。有口腔黏膜或牙龈出血者给予口腔护理，及时清除陈旧性血迹，给予洗必泰漱口液含漱，避免合并口腔感染。

（4）胃肠道出血的护理：消化道出血患者应卧床休息，给予舒适的体位，出血严重者应禁食。呕吐者要注意保持呼吸道通畅，防止窒息的发生。呕吐后及时清洁患者口腔，并及时更换被服。注意观察患者呕吐及出血的次数、性状、量、颜色并准确记录，及时留取大便标本。监测患者生命体征，记录 24h 出入量，根据医嘱给予静脉补液和输血，并观察其疗效。

（5）用药观察：注意观察激素副作用，预防感染。

（三）健康指导

宣教本病相关知识，使患者能正确认识疾病，避免紧张及情绪波动，保持乐观心态，积极配合治疗。注意营养和休息，增加机体抵抗力，劳逸结合，并指导患者正确用药。

告知患者避免使用对血小板有损伤的药物，在激素治疗中切忌自行停药或减量，定期复查血常规，定期门诊复诊，出现出血症状及时就诊。血小板恢复正常后 3 个月内避免预防接种。

（余旻虹　宋书梅）

第九节　血友病患者的护理

【概述】

血友病是一组因遗传性凝血活酶生成障碍引起的出血性疾病，包括血友病 A 和血友病 B 两种类型，分别系凝血因子Ⅷ（F Ⅷ）或 IX（FIX）基因缺陷导致血浆中 F Ⅷ或 FIX 质和（或）量缺乏所致。血友病的发病率无种族差异，血友病 A 发病率约为 1/5 000 存活男婴，血友病 B 发病率约为 1/30 000 存活男婴。据估计目前全世界至少有 400 000 名患者，其中血友病 A 占 80%~85%。

（一）病因

血友病属 X 染色体连锁的隐性遗传性疾病，但有 1/3 的血友病患者无家族史，为自发突变所致。

（二）临床表现

血友病的主要临床表现为自幼起反复发生的异常出血，特点是延迟、持续而缓慢的渗血，也可出现急性大出血，但少见。常见的出血部位可有骨骼肌肉或软组织、皮肤及浅表黏膜、内脏（泌尿道、消化道、呼吸道）等，其中关节腔、肌肉或软组织出血为其特有症状。致命性出血主要见于神经系统出血、消化道出血、颈部和喉部出血、严重外伤。慢性反复出血可导致周围组织、神经、血管的压迫症状，关节毁损以及血友病性假肿瘤。

（三）辅助检查

血小板计数正常，PT 正常，APTT 延长，血浆 F Ⅷ：C/FIX 减低，vWF 活性或抗原含量在正常范围内。

（四）治疗原则

预防及避免出血的发生，及时补充凝血因子替代治疗。

【护理措施】

（一）基础护理

（1）休息：急性出血期患者应卧床休息。若为关节出血，应抬高患肢，并将患肢放在较舒服的位置，以防止或对抗痉挛姿势的出现。膝关节出血时，可在膝下垫一个垫子或使用垫托夹板；肘关节出血时，可用吊带吊起上臂或用绷带包裹，但不能太紧。

（2）急性出血的局部处理：监测体温变化及有无感染的征象，观察骨痛变化及有无病理性骨折出现，记录24h出入量。

（3）保持病室及患者个人卫生：病室每日至少通风两次，减少探视人次。做好患者口腔、鼻腔、会阴、肛周及皮肤的护理工作，指导患者养成良好的卫生习惯，以减少发生感染的机会。

（4）营养护理：嘱患者多补充蛋白质及富含铁、钾、钠、钙、镁的食物，如瘦肉、动物肝脏、蛋等；不宜多吃含有一定抗凝成分的食物，如鱼类、海鲜、黑木耳、洋葱、香菇、辣椒等。

（二）专科护理

（1）局部出血的护理：在出血早期可进行冷敷，使局部血管收缩以利于止血。用毛巾包裹医用冰袋置于患处，每2h冷敷15~20 min 。冷敷时应严密观察，以防冻伤。

（2）严重出血的护理：对腹壁内出血的患者，要密切注意有无休克的发生，随时观察其生命体征，注意脉搏、呼吸、血压、神志及瞳孔的变化。消化道出血者，应观察其呕血或便血量，并予以记录。泌尿系统出血者，应观察其尿颜色、尿量以及有无血块堵塞症状。广泛的肌肉、皮下出血时，还可局部加压、冷敷以利止血止痛，对于肌肉、皮下出血形成的血肿不得用针吸。咽喉或颈部的皮下、肌肉出血应密切观察血肿压迫情况，保持呼吸道的通畅。颅内出血应进行脱水治疗降低颅内压。

（3）关节功能训练：关节疼痛缓解后，鼓励患者积极进行关节功能训练，小心活动患处关节，开始时活动幅度不宜过大，遵守循序渐进的原则。恢复期可进行按摩，以改善局部血液循环，消除肿胀，促进肢体功能恢复。按摩应轻柔、缓慢进行，以防引发新的出血。

（三）健康指导

向家属及患者告之血友病的相关知识。告知血友病儿童的父母应给予患儿预防性治疗。指导血友病患者树立正确的婚育观，鼓励血友病家族中的女性进行携带者检查并开展产前诊断，防止血友病患儿或携带者的出生，降低血友病的发病率。

告知患者应避免各种外伤，不做剧烈运动；若需拔牙或手术，应先告知医生自己是血友病患者；药品说明上注有“抑制血小板聚集”或“防止血栓形成”的药物要禁服；一般禁止肌内射，以防引起血肿。在家中若出现血尿，要多喝水，若为关节出血或局部出血，可先行加压包扎、冷敷，然后到医院就诊。

（佘旻虹　宋书梅）

第十节　弥散性血管内凝血患者的护理

【概述】

弥散性血管内凝血（disseminated intravascular coagulation，DIC）是发生在许多疾病基础上的一种并发症或综合征，以广泛性血管内凝血引起纤维蛋白形成和血栓栓塞为特征。血管内凝血进一步影响组织器官的血液供应，造成脏器功能衰竭，同时使血小板和凝血因子不断消耗，引起临床严重出血表现。

（一）病因

多种疾病均可引起弥散性血管内凝血（见表 1–1），它的发生是由于基础疾病或诱发因素引起单核细胞或内皮细胞组织因子的表达和释放增加，激活外源性凝血途径（即组织因子途径），造成凝血酶过度生成和血管内纤维蛋白广泛沉积，进而导致组织器官的循环障碍和凝血因子、血小板的大量消耗而引起的。有些患者尚出现纤维溶解功能亢进。

表 1–1　可引起弥散性血管内凝血的临床相关疾病

1. 严重感染或败血症：细菌、螺旋菌、原虫、真菌、病毒
2. 创伤：严重组织损伤、头颅损伤、脂肪栓塞、烧伤
3. 肿瘤：骨髓增生性疾病、实体肿瘤（如胰腺癌、前列腺癌等）
4. 产科并发症：羊水栓塞、先兆子痫、胎盘早剥、感染性流产
5. 血管疾病：巨大血管瘤（Kasabach–Merritt 综合征）、假性动脉瘤
6. 器官损伤：严重胰腺炎、严重肝衰竭
7. 毒物反应：如蛇毒、麻醉药物、安非他明
8. 免疫性疾病：严重过敏反应、溶血性输血反应、移植排斥反应

（二）临床表现

根据发病缓急把弥散性血管内凝血分成急性和慢性弥散性血管内凝血。急性弥散性血管内凝血最常见，多见于感染、产科并发症、血液肿瘤（白血病、淋巴瘤）和严重创伤。慢性弥散性血管内凝血则见于实体肿瘤、死胎综合征、局部血管内凝血（巨大动脉瘤和血管瘤）、进展性肝病等。

急性弥散性血管内凝血最突出的临床特征是出血，而血栓栓塞表现常不易觉察。实际上，急性弥散性血管内凝血患者发生的缺血、休克、脏器功能衰竭表现往往与血栓栓塞引起的循环和代谢障碍有关。慢性弥散性血管内凝血患者常表现为血栓栓塞，出血表现多不明显。

（三）辅助检查

（1）血小板计数低于 $100\times10^9/L$ 或血小板计数快速下降。

（2）PT 和 APTT 延长。

（3）血浆 FDP 和 D– 二聚体水平升高。

（4）血浆凝血抑制物，如 AT–III 水平下降。

（四）治疗原则

针对基础疾病的治疗和替代支持治疗（血浆制品和血小板的输注），某些情况下可给予抗凝治疗。

【护理措施】

（一）基础护理

（1）休息：患者需卧床休息，保持病室环境安静，温度、湿度适宜。

（2）生活护理：病室每日至少通风两次，减少探视人次。做好患者口腔、会阴、肛周及皮肤的护理工作，保持床单位清洁。设专人陪护，昏迷患者定时给予翻身，预防压疮。

（3）营养护理：根据医嘱给予患者肠内或肠外营养。

（4）病情观察：观察皮肤黏膜瘀斑、伤口、注射部位有无渗血，有无内脏出血，如呕血、便血、泌尿道出血、颅内出血引起意识障碍等症状。观察有无皮肤黏膜发绀、尿少或尿闭、血压下降、呼吸循环衰竭等症状。观察有无高凝和栓塞症状。观察原发病的病情。

（二）专科护理

（1）严重出血护理：对出血患者密切注意有无休克的发生，随时观察其生命体征，注意脉搏、呼吸、血压、神志及瞳孔的变化。给予心电监护，随时记录病情变化，严格准确记录24h出入量，做好各种留置管路的护理。有创操作后要延长按压时间。消化道出血者应观察其呕血或便血量；泌尿系统生殖道出血者，应观察尿颜色、尿量、阴道出血量以及有无血块堵塞症状；呼吸道出血者给予吸氧，保持呼吸道通畅；颅内出血应进行脱水治疗降低颅内压。

（2）使用肝素的护理：遵医嘱给予肝素治疗，观察出血倾向，按时采集血标本，监测凝血功能。

（3）血制品输注：遵医嘱给患者输注全血、红细胞悬液、血小板、冷沉淀等血液制品。为达到血小板最大的利用度，应在患者被送到病房后立即以其能耐受的最快速度输入。冷沉淀应用37℃温水隔袋溶解后快速输入，水温切忌过高，以防血液中蛋白质成分变性。

（三）健康指导

向患者家属讲解弥散性血管内凝血早发现早治疗的意义，以及弥散性血管内凝血的预后，让家属有一定的思想准备，同时能够积极配合医护人员。患者经历重大疾病后会有一个心理及身体的恢复期。嘱患者注意营养和休息，调整心情，增加机体抵抗力，劳逸结合，定期门诊复查。

（余旻虹　宋书梅）

第十一节　造血干细胞移植患者的护理

【概述】

造血干细胞移植是经大剂量放、化疗或其他免疫抑制预处理，清除受体体内的肿瘤细胞和异常克隆细胞，阻断发病机制，然后把自体或异体造血干细胞移植给受体，使受体重建正常造血和免疫功能，从而达到治疗目的的一种治疗手段。

（一）造血干细胞移植的种类

造血干细胞移植的种类：按移植方式分类，可分为自体移植和异基因移植；按干细胞来源分类，分为骨髓移植、外周血干细胞移植和脐血移植；按预处理强度分类，分为清髓性造血干细胞移植和非清髓性造血干细胞移植；按供者来源分类，分为血缘相关供者异基因移植和无血缘关系供者异基因移植；按供受体间HLA相关性分类，分为HLA全相合、HLA不全相合移植。

（1）自体移植适应证：①淋巴瘤的巩固挽救治疗。②多发性骨髓瘤的巩固挽救治疗。③POEMS病。④淀粉样变。⑤自身免疫性疾病。⑥无适合供者的急性白血病的巩固治疗。

（2）异基因移植适应证：①慢性髓性白血病。②急性白血病。③骨髓增生异常综合征。④多发性骨髓瘤。⑤恶性淋巴瘤。⑥重症再障。⑦其他疾病（阵发性睡眠性血红蛋白尿，朗格汉斯细胞性组织细胞增多症，骨髓纤维化）。

（二）造血干细胞移植前受者的要求

（1）异体移植年龄要 < 55 岁，其中 50~55 岁选择非清髓异基因移植；自体移植年龄 < 65 岁。

（2）自体移植要求患者疾病对化疗敏感。

（3）心肝肺肾等主要器官功能正常。

（4）无活动性感染。

（5）非哺乳或妊娠期。

（6）无其他严重或危及生命的疾病。

（7）无精神疾病 。

（三）造血干细胞移植供者、受者需做的检查

1. 正常供者动员前检查

（1）血、尿、便常规，血型、Rh 因子。

（2）肝、肾功能，凝血。

（3）病毒全项：甲肝，乙肝五项，HCV，HEV, HIV，TORCH，CMVPP65，EBV，RPR。

（4）ECG，心脏彩超，腹部超声。

（5）肺功能。

2. 移植前受者相关检查

（1）血、尿、便常规，血型、Rh 因子、乙肝五项、抗 HCV、抗 HIV。

（2）肝、肾功能，Ccr。

（3）TORCH、EBV-Ab、免疫功能（T 细胞亚群全项）。

（4）胸片。

（5）肺功能（通气、弥散）、血气。

（6）ECG、UCG。

（7）B-US：肝、胆、胰、脾、双肾。

（8）口腔科、耳鼻喉科会诊有无移植禁忌。

（9）与原发病相关的各项检查。

（四）造血干细胞移植的基本步骤

1. 自体干细胞移植

（1）病例选择。

（2）干细胞动员、采集和冻存。

（3）预处理（即大剂量化疗）。

（4）造血干细胞回输。

（5）并发症的预防和处理。

（6）移植后治疗。

2. 异基因干细胞移植

（1）病例选择。

（2）受者抗排异预防（MTX+CsA ± MMF）。

（3）受者预处理（即清髓或非清髓化疗）。

（4）供者 G-CSF 动员后外周血或骨髓造血干细胞采集。

（5）干细胞回输。

（6）急性移植物抗主病（GVHD）的预防和处理。

（7）慢性移植物抗主病的处理。

（8）感染等并发症的处理。

【护理措施】

（一）术前护理

（1）对患者及家属进行入层流室宣教，强调预防感染相关事宜。

（2）保持病室及床单位干净整洁，每日至少开窗通风两次。

（3）给予患者肠道准备：入层流室前一周口服以肠道吸收为主的抗生素。吃无菌饮食（微波炉高火 5min）。

（4）给予患者皮肤准备：每日 3 次用 1 ∶ 2 000 的洗必泰浴液泡手足；红霉素眼膏外涂外耳道、鼻腔，左氧氟沙星滴眼液滴眼；每晚用 1 ∶ 2 000 的洗必泰浴液坐浴；每日 3 次用 2‰的洗必泰漱口水漱口；要求患者每日淋浴 1 次。

（5）在进入层流室前一天帮助患者剃须理发，配合医生行中心静脉置管。

（6）患者入层流室当天，帮助患者在护士指导下经药浴后进入层流室。

（二）术后护理

（1）预防感染：维护层流病房的洁净度，每日做好消毒工作。严格执行层流病房消毒隔离规范。遵医嘱做好患者眼、鼻、口腔、肛周、皮肤的护理。严格执行无菌操作原则。遵医嘱使用预防性抗生素。

（2）给予体弱患者生活护理。

（3）病情观察：监测并记录患者生命体征及病情变化。

（三）并发症护理

1. 急性移植物抗主病的护理

（1）皮肤护理：①观察患者皮疹出现的时间、面积，皮疹的颜色，及时通知医生。②嘱患者不要抓挠皮肤以免造成感染。③若患者皮肤有水疱，用无菌注射器抽吸疱内液体，外用消毒剂；若患者皮疹融合成片，大面积破溃，用无菌油纱布敷盖，每日换药。④保持床单位的清洁及患者的清洁卫生。

（2）口腔护理：①观察患者口腔黏膜有无溃疡、疼痛、渗血。②嘱患者每日用洗必泰漱口水、5%的碳酸氢钠漱口液交替漱口，必要时给予口腔护理。③可用紫外线治疗仪照射患处。

（3）肠道护理：①观察患者有无腹痛、腹泻，准确记录大便次数、量及性状。②保持患者肛周皮肤清洁。③遵医嘱给予流食或禁食，并给予家属饮食指导。④准确记录 24h 出入量。⑤遵医嘱给予胃肠外营养。

（4）肝脏护理：①观察患者全身皮肤、巩膜有无黄染。②监测体重或腹围。③病情观察：及时了解患者有无腹胀等情况。

2. 肝静脉阻塞综合征（VOD）的护理

（1）观察患者生命体征、意识状况和有无黄疸。

（2）每日监测体重和腹围，准确记录 24h 液体出入量。

（3）对于肝静脉阻塞综合征伴腹水的患者，加强皮肤护理，减少局部皮肤受压，要避免下肢、阴囊等水肿明显部位的皮肤擦伤。

（4）遵医嘱给予利尿剂及改善微循环的药物。

3. 间质性肺炎（IP）的护理

（1）观察患者生命体征，尤其需注意观察呼吸状况、有无缺氧表现、咳嗽等情况，监测血氧饱和度。

（2）遵医嘱给予患者吸氧和（或）雾化吸入治疗，并协助患者排痰。

（3）给予患者舒适体位，减轻症状。

4. 出血性膀胱炎（HC）的护理

（1）观察患者尿量、尿色的变化，准确记录 24h 出入量。

（2）输注环磷酰胺时，严格按时间要求给予美司钠中和环磷酰胺的代谢产物，或遵医嘱给予利尿剂。

（3）鼓励患者多饮水，每日 2 000 ~3 000ml，告知患者睡前排空膀胱。

（4）病毒引起的出血性膀胱炎应遵医嘱使用抗病毒药，输液速度不可过快，并注意预防二重感染。

（5）遵医嘱使用碱化尿液的药物。

（6）向患者及家属解释，出血性膀胱炎病程较长，应多饮水，多排尿，适当下地活动，促进血块排出。

（7）发生尿路梗阻时，给予生理盐水持续冲洗膀胱。

（四）健康指导

告知患者及家属造血干细胞移植的相关知识。告知患者如何做入层流室前的准备及意义。告知患者可能会面临的问题以及如何应对。告知家属如何做好支持工作。

告知患者保持居住环境的清洁卫生，短期内不养宠物。逐渐增加进食量，摄入高蛋白、高维生素等营养丰富的食物，如鸡肉、鱼肉、瘦猪肉及各类蔬菜水果。预防感染，注意个人卫生。白细胞稳定前，避免在外用餐、家庭聚会，尽量不去公共场所。适当锻炼，先室内，后室外，以恢复体力，增强抵抗力。遵医嘱复查血象及生化指标，如有病情变化随时就诊。

（余旻虹　宋书梅）

第五章

神经系统疾病患者的护理

第一节　缺血性脑卒中患者的护理

【概述】

缺血性脑卒中即为广义的脑梗死，是指突然发生的脑组织局部供血动脉血流灌注减少或血流完全中断，停止供血、供氧、供糖等，使该局部脑组织崩解破坏的病症。缺血性脑卒中主要包括脑血栓形成和脑栓塞。

（一）病因

1. 脑血栓形成

（1）动脉硬化症：在动脉血管壁内，出现动脉粥样硬化斑块的基础上形成血栓。

（2）动脉炎：脑动脉炎症性改变多可使血管壁发生改变，管腔狭窄而形成血栓。

（3）高血压：可引起动脉壁的透明变性，动脉内膜破裂，使血小板易于附着和集聚而形成血栓。

（4）血液病：红细胞增多症等易发生血栓。

（5）机械压迫：脑血管的外部受附近肿瘤等因素的压迫，可以出现血管闭塞的改变。

2. 脑栓塞

通常是血流带进颅内的固体、液体或气体栓子将某一支脑血管堵塞。

（1）心源性：急性或亚急性心内膜炎，一般发生在心脏病的基础上。病变的内膜上由于炎症结成赘生物，脱落后随血液循环进入大脑发生脑栓塞。诸如风心病、心肌梗死、先天性心脏病、心脏肿瘤、心脏手术等都易造成栓子脱落。尤其这些心脏病患者出现房颤时栓子更易脱落，均有可能造成脑栓塞。

（2）非心源性：气栓塞、长骨骨折时的脂肪栓塞、肺静脉栓塞、脑静脉栓塞都是非心源性脑栓塞的原因。有的查不到栓子的来源则称其为来源不明的脑梗死。

3. 脑梗死的危险因素

（1）高血压：无论是出血性脑卒中还是缺血性脑卒中，高血压是最主要的独立危险因素。

（2）糖尿病。

（3）心脏疾病：如风湿性心脏病、冠心病、心房颤动。

（4）高脂血症：极低密度脂蛋白、低密度脂蛋白是引起动脉粥样硬化的最主要脂蛋白，高密度脂蛋白是抗动脉硬化脂蛋白。

（5）短暂性脑缺血发作和脑卒中史。

（6）吸烟与酗酒。

（7）高同型半胱氨酸血症。

（8）肥胖。

（9）其他因素：年龄、性别、种族、药物滥用、感染、口服避孕药等。

（二）临床表现

因梗死的部位和梗死面积有所不同，患者的临床表现也不尽相同，最容易出现的表现如下：

（1）血栓形成者，先前常有短暂性脑缺血发作，如头晕、眩晕、一侧肢体无力等，起病缓慢，常在睡眠或安静时发生；而由栓子所致者，多无前驱症状，发病急骤，可在数分钟内发展至高峰。

（2）头痛、眩晕、耳鸣、半身不遂，可以是单个肢体或一侧肢体，可以是上肢比下肢重或下肢比上肢重，并出现吞咽困难、口齿含糊、恶心、呕吐等多种情况，严重者很快昏迷不醒。每个患者可具有以上临床表现中的几种。

（三）辅助检查

（1）CT 和 MRA 检查：可显示缺血性梗死或出血性梗死改变合并，出血性梗死高度支持脑栓塞，许多患者继发出血性梗死，临床症状加重。发病 3~5 日内复查 CT，有利于及早发现继发梗死后出血，及时调整治疗方案。MRA 检查可发现颈动脉狭窄程度或闭塞。

（2）心电图检查：应作为常规检查以及确定心肌梗死、风心病、心律失常等的证据。脑栓塞作为心肌梗死首发症状的情况并不少见。心超或者食道心超可发现心脏附壁血栓。

（3）颈动脉超声检查：可评价管腔狭窄程度和粥样硬化斑块，对证实颈动脉源性栓塞有提示意义。

（4）DSA 检查：可发现血管畸形、血管狭窄程度以及闭塞部位等。

（5）实验室检查：血脂、血糖、同型半胱氨酸、甲状腺功能、血常规、凝血功能等。

（四）治疗原则

急性脑梗死的治疗原则：个体化、超早期、整体化进行治疗。脑梗死的常规治疗可按照以下步骤进行：

1. 对症治疗（包括维持生命体征和处理并发症）

（1）缺血性脑卒中患者血压升高通常不需紧急处理，当收缩压 > 200mmHg，舒张压 > 110 mmHg 时可用降压药，但切忌过度降压使脑灌注降低，导致脑缺血加剧。

（2）呼吸道感染患者宜选用适当抗生素控制感染。

（3）发病后 2~5 天为脑水肿高峰期，可根据需要使用降颅压药，如甘露醇、呋塞米、甘油果糖等，注意观察患者尿量及电解质情况。

（4）卧床患者应采取预防深静脉形成的措施，如使用间歇加压气泵或者皮下注射低分子肝素。

（5）控制血糖，急性期监测空腹及三餐后血糖，如血糖 > 11.1mmol/L，宜给予胰岛素治疗。

（6）及时控制癫痫发作，处理患者卒中后抑郁。

2. 溶栓治疗

发病后 4.5h 内可行静脉溶栓，4.5~6h 内可行动脉溶栓，后循环梗死者可延迟至 24h。常用药物有尿激酶、纤溶酶原激活剂。溶栓治疗的主要危险和副作用是颅内出血、心源性栓塞脑出血的机率更高。

3. 抗凝治疗

常用的药物有肝素、低分子肝素、华法林。主要的副作用是出血，其中低分子肝素较普通肝素更安全。

4. 抗血小板药物

阿司匹林是经济、实惠、安全及最常规的抗血小板预防用药，最低有效剂量为 50mg/d 或 75mg/d。急性期可增加剂量至 300mg/d，对不能耐受阿司匹林者可选用氢氯吡格雷。

5. 降纤治疗

作用是增加纤溶系统活性和抑制血栓形成，常用药物有降纤酶、巴曲酶等。发病 24h 内使用。用药过程中应检测纤维蛋白原等。

6. 脑保护剂

（1）钙离子拮抗剂：阻止细胞内钙超载、防止血管痉挛、增加血流量。常用药物有尼莫地平、尼卡地平、盐酸氟桂嗪和脑益嗪等。

（2）胞二磷胆碱：具有稳定细胞膜的作用。

（3）谷氨酸拮抗剂和 GABA 增强剂。

（4）其他脑保护剂：维生素 E、维生素 C 和依达拉奉具有抗氧化和清除自由基的作用。

7. 康复治疗

一般在发病后 3~7 天或早期生命体征稳定后便开始进行系统、规范及个体化的康复治疗。

8. 中医中药

中药有复方丹参、银杏叶制剂、天欣泰血栓心脉宁片、舒血宁、刺五加注射液、灯盏花素注射液等。

9. 外科治疗

【护理措施】

（一）基础护理

（1）协助患者在床上翻身：卧床期间，应帮助患者维持良好的体位。偏瘫患者常喜欢躺在患侧，易使患侧肢体损伤，应多躺向健侧，间或躺向患侧或仰卧。使患侧肢体维持功能位，并经常变换体位，每 2h 翻身 1 次。

（2）生活护理：要做好皮肤护理，每天给患者擦浴两次，大小便后及时清洗皮肤，保持皮肤清洁、干燥、舒适，防止压疮等并发症的发生。

（二）专科护理

（1）卧床休息：患者应绝对卧床休息，尽量减少探视和不必要的搬动，以降低脑代谢，减少脑需氧量，减少感染的机会。病室要保持安静，空气流通。有躁动不安者特别注意环境安静，适当避光，减少刺激，并加床栏以防坠床碰伤。

（2）饮食及营养：根据患者的吞咽功能选择合适的饮食，重度吞咽困难者选择鼻饲。每天要准确记录患者液体出入量，以便了解每日输入量和排出量是否平衡，能否满足机体需要。

（3）预防便秘：嘱患者床上活动和腹部按摩，无禁忌者多饮水，多进食蔬菜水果。勿用力排便，以防血压升高导致脑出血。

（4）预防吸入性肺炎：存在吞咽困难的患者注意预防吸入性肺炎，存在中重度吞咽困难的患者采用留置胃管进行鼻饲，并保持患者床头抬高 30°，轻度吞咽困难的患者采用糊状半流质饮食。

（5）消化道出血的防治：急性脑血管病均有发生消化道出血的可能，如果患者出现意识障碍加重、体温持续升高、心率快、血压低、频繁呃逆、有咖啡样胃液从口角流出或者从鼻饲管内抽取咖啡样胃液，提示有消化道出血，应及时报告医生进行处理。

（6）压疮的防治：由于病发后多见昏迷，老年人皮肤干燥多皱、弹性差、抵抗力差，皮肤损伤后修复能力弱，所以易发生压迫损伤或压疮。

（7）深静脉血栓的预防：卧床患者注意预防下肢深静脉血栓形成。无禁忌证者可行下肢气泵治疗或者采用抗凝药物进行预防。采用抗凝药物治疗的患者需预防出血。

（8）保持呼吸道通畅：有意识障碍的患者呼吸道分泌物多、不易咳出，且因舌肌松弛易引起舌后坠、吞咽反射迟钝或消失，鼻咽部及口腔的分泌物、呕吐物等易积聚在喉头而发生呼吸道阻塞，并易被吸入肺内引起吸入性肺炎。注意保持口腔清洁及呼吸道通畅，随时清除呼吸道分泌物，定时翻身拍背，患者取侧卧位或平卧头偏向一侧，利于分泌物排出。必要时用吸痰器吸出呼吸道分泌物。

（9）康复锻炼：急性期护理上要注意将瘫痪肢体置放功能位置，以防肢体发生挛缩畸形，多采用仰卧位和侧卧位。在患者病情稳定的情况下，最初由护士帮助患者活动患肢，经常性的关节全范围活动可以预防关节固定不动、肌腱萎缩、肌肉萎缩，并可以有效防止垂足、垂腕、冰冻肩等情况的出现。指导和辅助患者进行患肢功能锻炼，从简单的屈伸开始，要求活动充分、合理适度，避免损伤肌肉和关节，每天 2~4 次，每次 5~30min，不仅活动瘫痪肢体关节，同时活动患肢的小关节（指趾关节）。鼓励患者锻炼患肢，做各种活动，如屈曲肘关节，把手挪到胸前，用手擦脸，用小球练手指的屈伸并拢分开动作，逐渐达到能上抬瘫痪肢体，这些床上的肢体功能锻炼为站立和行走创造了必要的条件。后期逐步练习坐起和站立行走，对有语言障碍和吞咽障碍的患者还要进行语言训练和吞咽功能训练。

（10）保持情绪稳定：缺血性脑卒中的患者大多数有情绪上的变化，而且卒中后患者容易发生抑郁，护士应针对患者的特点进行宣教和心理护理，使患者情绪上不过于紧张，思想上又高度重视。引导患者将喜、怒、哀、乐等情感变化保持在正常范围内，经常保持乐观的情绪，热爱生活。提高对环境和社会活动的适应能力，善于控制不愉快的情绪，胸襟开阔，乐于与人交往，善于和他人建立良好的关系。只有这样才能使缺血性脑卒中患者早日恢复正常的生活，有利于患者身心健康。

（三）健康指导

坚持康复期治疗，要制订一个合理的生活作息计划，而且要持之以恒。活动量要由小到大，循序渐进、不操之过急。积极控制本病致病的危险因素，加强对动脉硬化、高脂血症、高血压、糖尿病的防治。凡已发生动脉硬化者，应注意防治血压急剧降低、脑血流缓慢、血黏度增加以及血液凝固性增高的各种情况。

保持健康的生活方式，平衡饮食，平日保持低盐、低脂、低糖饮食，戒烟限酒，控制体重，活动不受限制者保持适量的有氧运动等。定期复诊，按时服药，宣教患者药物作用以及副作用。告知患者缺血性脑卒中的临床表现以及如出现相应表现应立即就诊，以争取治疗时间。

（全英玲）

第二节　脑出血患者的护理

【概述】

脑出血（intracerebral hemorrhage，ICH），是指原发性非外伤性脑实质内出血，占急性脑血管病的 20%~30%。脑出血年发病率为 60~80 人 /10 万人口，急性期病死率为 30%~40%，存活者中约有 3/4 不同程度丧失劳动力。在脑出血中，大脑半球出血约占 80%，脑干和小脑出血约占 20%。

（一）病因

脑出血最常见的病因是高血压合并细动脉、小动脉硬化，其他病因包括脑动静脉畸形、动脉瘤、血液病、梗死后出血、脑淀粉样血管病、抗凝或溶栓治疗等。

脑内动脉壁薄弱，中层肌细胞和外膜结缔组织较少，而且无外弹力层。长期高血压使细、小动脉发生玻璃样变及纤维素性坏死，管壁弹性减弱，血压骤然升高时血管易破裂出血。在血流冲击下，血管壁病变也会导致微小动脉瘤形成，当血压剧烈波动时，微小动脉瘤破裂而导致脑出血。高血压病脑出血的发病部位以基底节区最多见。

脑出血后由于血肿的占位效应及血肿周围脑组织水肿，引起颅内压升高，使脑组织受压移位，形成脑疝。脑疝是导致患者死亡的直接原因。

（二）临床表现

脑出血常发生于 50 岁以上的患者，多有高血压病史。多数在活动或情绪激动时突然起病，少数在安静状态下发病。发病后症状在数分钟至数小时内达到高峰。血压常明显升高，并出现头痛、呕吐、肢体瘫痪、意识障碍、脑膜刺激征和痫性发作等。临床表现取决于出血量和出血部位。

（三）辅助检查

（1）头颅 CT 检查：确诊脑出血的首选检查。早期血肿在 CT 上表现为圆形或椭圆形的高密度影，边界清楚。

（2）头部 MRI 检查：对脑出血的诊断价值不如 CT 检查。

（3）其他检查：如脑血管造影、脑脊液检查。

（5）实验室检查：包括血常规、尿常规、血糖、肝功能、肾功能、凝血功能及心电图等检查，有助于了解患者全身状态。

（四）治疗原则

脱水降颅压，减轻脑水肿，调整血压；防止继续出血；减轻血肿造成的继发性损害，促进神经功能恢复，防治并发症。

【护理措施】

（一）基础护理

（1）保持安静，绝对卧床休息：尽量减少不必要的搬动和颠簸，最好就地处理和就近治疗。控制探视人次，避免患者发生躁动或情绪激动。

（2）严密观察病情变化：定时评估患者的体温、脉搏、呼吸、血压和意识程度，观察患者双侧瞳孔大小和对光反射情况，观察患者有无头痛、呕吐等颅压增高症状，并做好抢救准备。

（3）保持呼吸道通畅：对昏迷患者，应将其头歪向一侧，以利于口腔、气道分泌物及呕吐物流出，并可防止舌根后坠阻塞呼吸道。及时吸出口腔内的分泌物和呕吐物，必要时切开气管。对有意识障碍、血氧饱和度下降或有缺氧表现的患者予吸氧治疗。

（4）营养护理：对昏迷患者或有吞咽困难的患者，在发病后根据具体情况及早予鼻饲，加强营养。保持患者大便通畅，避免屏气时用力过度而导致颅内压增高。

（5）预防压疮：对昏迷或肢体活动障碍的患者，应加强皮肤护理，保持皮肤清洁、干燥、舒适，每 2~3h 翻身 1 次，并注意保持肢体的良肢位摆放。

（二）专科护理

1. 脱水降颅压治疗的护理

脑出血后 3~5 天，脑水肿达到高峰。降颅压的目标是使颅内压控制在 1.961kPa（200mmH_2O）以下，并使脑灌注压不低于 0.686kPa（70mmH_2O）。渗透性脱水剂甘露醇是最重要的降颅压药物。20%的甘露醇用量为 125~250 ml，快速静脉滴注。可同时应用呋塞米 20~40mg，静脉推注，二者交替使用。用药过程中应该监测肾功和水电解质平衡。甘露醇对静脉血管有一定的刺激性，而且需要定时使用，最好采用外周静脉留置针进行输液治疗，并有计划地保护和合理使用静脉。

2. 亚低温治疗的护理

局部亚低温治疗是一种新的辅助治疗脑出血的方法，能使患者体温下降并维持在亚低温水平（32~35℃），对脑组织具有保护作用。一般在脑出血发病 6h 内给予低温治疗，治疗时间至少持续 48~72 h。在使用亚低温治疗仪进行治疗时，要严格控制降温和复温速度，不宜过快。降温速度以 1~1.5℃ /h 为宜；复温可采取自然复温，保持 24h 体温上升 1~2℃。

3. 控制高血压的护理

脑出血时血压升高，这是在颅内压增高的情况下，为了保证脑组织供血出现的脑血管自动调节反应，当颅内压下降时血压也随着下降。但血压过高时，容易增加再出血的危险，应及时控制高血压。一般遵循下列原则：降颅压治疗后，收缩压≥ 200mmHg，舒张压≥ 100mmHg 时，应降压治疗，使血压维持在略高于发病前的水平。降压治疗时，避免使用利血平等强降压药物，注意血压降低幅度不宜过大，防止因血压下降过快而造成脑灌注降低，加重脑损害。血压过低者应遵医嘱升压补液治疗。

4. 并发症的防治与护理

中枢性高热、吞咽困难、肺部感染、上消化道出血和水电解质紊乱等是脑出血较常见的并发症。

（1）中枢性高热：主要由于丘脑下部散热中枢受损所致，表现为体温迅速上升，出现 39℃以上的高热。躯干温度高而肢体温度次之，解热镇痛剂无效，需要对患者进行物理降温。

（2）吞咽困难：吞咽困难护理的目的是预防吸入性肺炎，避免因饮食摄入不足导致的液体缺失和营养不良，以及重建吞咽功能。脑出血患者在给予饮食前均应确定有无吞咽困难或误吸的危险，饮水试验是简单有效的方法。患者进食时应坐起，一般采用软食、糊状或冻状的黏稠食物。水、茶等稀薄液体最易导致误吸，疲劳有可能增加误吸的危险，应引起注意。如果患者存在中重度吞咽困难，应及时给予鼻饲。

（3）肺炎：误吸、急性神经源性水肿是脑出血合并肺炎的主要原因。早期识别和处理吞咽困难、误吸，对预防吸入性肺炎作用显著。患者可采取侧卧位，平卧位时头偏向一侧，定时翻身和拍背，加强康复锻炼。肺炎的治疗包括呼吸支持和抗生素治疗。

（4）上消化道出血：上消化道出血是脑出血患者较严重的并发症，病死率较高。主要是因为脑血肿的刺激和压迫：脑组织的水肿，可引起丘脑下部迷走神经的功能失调，产生自主神经的反射性营养障碍，引起胃、十二指肠黏膜出血性糜烂和急性溃疡。临床表现为呕吐和柏油样便，严重时出现血压下降等末梢循环衰竭的表现，甚至合并各重要器官功能衰竭。预防上消化道出血的根本措施是控制脑水肿。对症处理包括留置鼻胃管，禁食，从胃管注入冰盐水、凝血酶等，密切观察出血量，使用制酸止血药及防治休克等。

（5）水电解质紊乱：脑出血时由于神经内分泌功能的紊乱、意识障碍、进食减少、呕吐、中枢性高热等原因，尤其是在脱水治疗时，常并发水电解质紊乱，严重时可危及生命。水电解质紊乱主要有低钾血症、低钠血症和高钠血症。因此，应经常对患者进行水电解质的监测，注意水盐平衡。出现水电解质紊乱时积极纠正。

5. 康复护理

康复护理应尽早进行，只要患者生命体征平稳、病情稳定，48h后即可进行。康复的目标是减轻脑出血引起的功能缺损，提高患者的生活质量。在急性期，康复运动主要是抑制异常的原始反射活动，重建正常运动模式，其次才是加强肌肉力量的训练。除运动康复外，还应注意患者语言、认知、心理、职业与社会康复。

（三）健康指导

指导患者积极治疗，格外注意可引起其脑出血的各种危险因素，如高血压、糖尿病、高脂血症等；采取积极的生活方式，如常与家人、朋友沟通，在可能的情况下积极参与社会活动，避免情绪激动或过度悲伤；按时饮食起居，限制烟酒。

对大多数脑出血患者来说，康复治疗是一个长期的过程，患者和家属对此要有充分的认识，坚持按康复人员的指导意见进行锻炼。

（曹作华）

第三节　蛛网膜下腔出血患者的护理

【概述】

各种原因导致的外伤性或非外伤性颅内出血，使血液流入蛛网膜下腔，统称为蛛网膜下腔出血。

非外伤性蛛网膜下腔出血，又称自发性蛛网膜下腔出血，可分为原发性和继发性两类。脑表面血管破裂后，血液直接流入蛛网膜下腔，为原发性蛛网膜下腔出血，与脑实质出血破入蛛网膜下腔引起的继发性蛛网膜下腔出血不同。在此仅叙述原发性蛛网膜下腔出血（简称“蛛网膜下腔出血”），占各类型脑卒中的 6%~8%。

（一）病因

引起蛛网膜下腔出血的原因主要为先天性颅内动脉瘤及动静脉畸形的破裂，其他原因有高血压、脑动脉粥样硬化引起的动脉破裂、血液疾病、脑基底异常血管网病、各种感染引起的脑动脉炎、肿瘤破坏血管、结缔组织疾病、溶栓或抗凝治疗后等。由于蛛网膜下腔出血的病因不同，其发病机制也不一样。一般来说，动脉瘤好发于脑底动脉环交叉处，由于该处动脉内弹力层和肌层的先天性缺陷，在血液涡流的冲击下渐向外突出而形成动脉瘤；脑血管畸形的血管壁通常先天性发育不全、变性、厚薄不一；脑动脉硬化时，脑动脉中纤维组织代替了肌层，内弹力层变性断裂和胆固醇沉积于内膜，加上血液的冲击，逐渐扩张而形成动脉瘤。因此在脑血管发生了上述病变的基础上，当从事重体力劳动、情绪发生改变、血压突然升高或饮酒、特别是酗酒时，脑表面及脑底部血管发生破裂，血液流入蛛网膜下腔。

（二）临床表现

蛛网膜下腔出血的发病见于各个年龄组。由于先天性颅内动脉瘤和动静脉畸形是蛛网膜下腔出血的主要原因，因此，以青壮年多见。患者起病急骤，由于突然用力或情绪激动、咳嗽等，出现剧烈头痛、恶心、呕吐、面色苍白、全身冷汗，在数分钟至数小时内发展至最严重的程度。半数患者有不同程度的意识障碍，有些患者可伴有局部性和全身性癫痫发作。少数患者可有精神症状，头昏，眩晕，颈、背及下肢疼痛等。体征方面最具有特征者为颈项强直等脑膜刺激征。老年患者临床表现常不典型，头痛、呕吐、脑膜刺激征均可不明显，而意识障碍及精神障碍较重。个别重症患者可很快进入深昏迷，出现大脑强直，因脑疝形成而迅速死亡。

（三）辅助检查

（1）头颅 CT 检查：头颅 CT 检查是诊断蛛网膜下腔出血的一种快速、安全的手段，应作为本病的首选检查方法。起病后越早行CT检查，阳性率越高，对选择治疗方法、动态观察病情有指导价值。无 CT 条件或检查阴性时，对高度怀疑蛛网膜下腔出血或须鉴别颅内感染者可行腰穿。

（2）DSA、MRA、CTA 等脑动脉显影术：可明确动脉瘤或动静脉畸形的部位和供血动脉，了解侧支循环和动脉痉挛情况，并指导治疗。以 DSA 的价值为最大。

（3）TCD 检查：可了解颅内动脉血流状况，并可获取脑血管痉挛信息。

（四）治疗原则

原则上是制止继续出血、降低颅内压、去除病因和防治并发症，避免继续出血或再出血诱因。绝对卧床休息 4~6 周，严重头痛、躁动不安者，适当给予镇痛、镇静药物。应用钙通道拮抗剂如尼莫地平，可减少迟发型脑血管痉挛发生。有肢体抽搐时，应及时用抗癫痫药物。同时，要保持大小便通畅，给予相应的止血治疗、脱水治疗、病因治疗。

【护理措施】

（一）基础护理

（1）蛛网膜下腔出血患者在急性期应绝对卧床休息 4~6 周，头部抬高 15°~30°，以利于颅内静脉回流。

（2）避免不必要的搬动及检查。

（3）病室应保持安静，光线要柔和。禁止沐浴、如厕等一切下床活动，对烦躁不安的患者应加床栏及约束带保护，以防意外。

（4）卧床期间应每 1~2h 翻身 1 次，保持床单干燥平整，以防压疮发生。

（5）保持呼吸道通畅，预防肺部感染。患者仰卧时头偏向一侧，及时清除口腔、气管内分泌物和呕吐物，定时翻身、拍背，促进分泌物的排出。

（6）少食多餐，提供高热量、高维生素、富含优质蛋白质、清淡易消化的食物，保证营养，提高机体抵抗力，保持大便通畅，必要时使用缓泻剂。

（7）保持情绪稳定，避免精神刺激，以免引起再出血。

（8）做好病情解释工作，使患者了解疾病的病因、临床表现、诊断治疗及控制症状的方法、配合治疗的重要性，以缓解其紧张、焦虑的情绪，帮助患者树立战胜疾病的信心，积极配合治疗。

（二）专科护理

（1）严密观察、记录患者的意识状态、瞳孔大小、对光反应情况及生命体征变化。意识、瞳孔是判断病情变化的重要指标，尤其对并发脑水肿患者，应每小时观察 1 次，注意其定向力是否正确、瞳孔是否等大，以便及时发现脑疝。当患者出现意识障碍加重、不易唤醒、两侧瞳孔不等大，应考虑到脑疝发生，及时通知医生进行抢救。

（2）保持血压稳定，应用血管活性药物避免血压忽高忽低。

（3）尽量减少搬动，治疗和护理相对集中，减少对患者的干扰。

（4）严密观察头痛的性质、强度、持续时间，采用放松技术及分散注意力等方法，保持病室安静，减少探视。

（5）遵医嘱给予镇痛药，并观察用药后的效果，如发现剧烈头痛、频繁呕吐并呈喷射状、脑膜刺激征明显，及时通知医生给予相应处理。

（6）及时发现并控制抽搐发生，遵医嘱给予抗癫痫药物。当患者躁动或谵妄时，立即寻找原因，并给予适当处理，如加用床档、给予约束带保护，或遵医嘱给药。使用甘露醇脱水治疗时需快速静脉滴注，防治药液外渗，关注尿量及电解质情况。

（7）尼莫地平治疗过程中可能出现血压下降、头痛、失眠、不安、激动、易激怒、静脉炎等不良反应，调节控制好输液速度，密切观察患者的一般情况，如有异常，及时报告医生进行处理。

（8）恢复期根据患者的自理能力制订自理活动计划。帮助偏瘫患者进行肢体被动性活动，应遵循循序渐进的原则，鼓励患者独立完成自理活动。对于有语言障碍的患者，借助手势和口形与患者沟通，进行语言功能训练。指导患者及家属正确对待病情，支持与配合治疗护理。

（三）健康指导

（1）使患者明白再次出血的危害性，配合医生及早做好脑血管造影，必要时手术治疗。

（2）保证充足的睡眠时间和较高的睡眠质量。选择富含维生素和蛋白质的低盐低脂饮食，多吃蔬菜和水果，忌辛辣食物，不喝咖啡、浓茶，戒烟酒。

（3）养成良好的排便习惯，保持稳定的情绪，避免剧烈活动及从事重体力劳动。

（4）女性患者 1~2 年内应避免妊娠及分娩。

（沈　瑛）

第四节　重症肌无力患者的护理

【概述】

重症肌无力（MG）是一种慢性自身免疫性疾病，由乙酰胆碱受体抗体所介导，因神经、肌肉接头间传递功能障碍所引起。本病具有缓解与复发的倾向，可发生于任何年龄，但多发于儿童及青少年，女性比男性多，晚年发病者则以男性居多。临床表现为受累横纹肌易于疲劳，这种无力现象是可逆的，经过休息或给予抗胆碱酯酶药物即可恢复，但易于复发。

（一）病因

重症肌无力是神经、肌肉接头处传递障碍引起的慢性疾病，乙酰胆碱受体抗体是导致其发病的主要自身抗体，发病时乙酰胆碱受体抗体与乙酰胆碱受体结合，使神经、肌肉接头传递阻滞，导致眼肌、吞咽肌、呼吸肌以及四肢骨骼肌无力。也就是说支配肌肉收缩的神经在多种病因的影响下，不能将“信号指令”正常传递到肌肉，使肌肉丧失了收缩功能。临床上出现眼睑下垂、复视、斜视，表情肌和咀嚼肌无力， 表现为表情淡漠、不能鼓腮吹气等，延髓型肌无力则临床表现为语言不利、伸舌不灵、进食困难、饮食呛咳和四肢肌无力。本病的病因是全身性的，但因影响的肌肉因有所侧重则会出现不同的临床表现。

（二）临床表现

症状通常晨轻晚重，亦可多变。病程迁延，可自发减轻缓解。感冒、情绪激动、过劳、月经来潮、使用麻醉或镇静药物、分娩、手术等常使病情复发或加重。主要表现为部分或全身骨骼肌易于疲劳，在活动后加重，休息后减轻。

临床上主要分为眼肌型和全身型。

（1）眼肌型重症肌无力患者表现为眼外肌麻痹，可出现眼睑下垂、复视、斜视，有时双眼睑下垂交替出现，重者双眼球固定不动。临床上，重症肌无力的患者中，93% 以上以眼睑下垂为首发症状，儿童肌无力患者几乎 100% 以眼肌受累为主。

（2）全身型重症肌无力患者除眼外肌麻痹外，会出现其他部位肌无力，表现为咀嚼无力，说话声音减低、带鼻音或嘶哑，吞咽困难，四肢无力等症状，严重者可因呼吸肌无力导致呼吸危象。

（三）辅助检查

（1）药物试验：①新斯的明试验：最常用的方法，一次性肌内注射甲基硫酸新斯的明 1.5mg，

10~20min 症状明显减轻为阳性。②依酚氯铵（腾喜龙）试验：静脉推注依酚氯铵 5~10mg，症状迅速缓解者为阳性，一般仅维持 10min 左右又恢复原状。

（2）电生理检查：常用感应电持续刺激，受损肌反应迅速消失。

（3）肌电图检查：肌电图提示肌收缩力量降低，振幅变小。肌肉动作电位幅度降低 10%以上，单纤维兴奋传导延缓或阻滞。

（4）血清检查：血清中抗 AchR-Ab 测定约 85% 的患者增高。

（5）胸部 X 线摄片或胸腺 CT 检查：90% 的患者有胸腺增生或胸腺肿瘤。

（四）治疗原则

1. 药物治疗

（1）治疗重症肌无力的传统一线药物，包括新斯的明、安贝氯铵、溴吡斯的明等。值得说明的是，使用胆碱酯酶抑制剂（CHEI）仅仅是对症治疗，对本病免疫发病机理毫无作用，而且大剂量长期应用会加重神经、肌肉接头处的病理改变，对重度和进行型重症肌无力是无能为力的，不宜长期单独应用。

注意：此类药物需配合补钙药物及保肝护肾类药物使用，以防止激素类药物对骨头、肾脏、肝脏的损害。此类药物需要终身服用，每复发一次，都需加大药量。一般服用几年后，患者就会产生抗药性，需换用其他激素类药物。

（2）皮质类固醇激素，主要适用于单纯眼肌型重症肌无力患者，胆碱酯酶抑制剂疗效不佳而准备进行胸腺摘除的全身型重症肌无力患者，病情恶化又不适于或拒绝作胸腺摘除的重症肌无力患者，但在用多大的剂量上仍有争议。

注意：长期应用此类激素可产生糖尿病、高血压、骨质疏松、病理性骨折、股骨头无菌性坏死及胃溃疡或消化道出血等副作用。

（3）免疫抑制剂，一般应用于胆碱酯酶抑制剂和类固醇皮质激素疗效不佳的患者。

注意：免疫抑制剂的主要副作用有恶心、呕吐、厌食、口腔溃疡、脱发、白细胞及血小板减少、出血以及肝肾功能损害。

2. 放射治疗

放射治疗包括胸腺放疗、脾脏放疗、全身放疗及病位局部放疗。胸腺放疗的机理和胸腺切除相似，胸腺放疗后 57%~90% 的患者病情可获得不同程度的缓解。

3. 手术治疗

手术疗法就是胸腺或胸腺瘤的切除，此疗法只适应于有胸腺增生或有胸腺瘤的患者。该疗法被认为是西医治疗重症肌无力的主要手段，但并不是全部做了手术的患者都有效。临床上做过胸腺手术的患者，有 40%~50% 能在手术后病情有所好转，但长期疗效并不乐观，从临床来看有一部分患者的重症肌无力症状可以维持 2~3 年不复发；也有一部分患者手术后不久肌无力现象便会再次出现，而且比手术前更为严重，因为手术导致患者的免疫力进一步降低。

【护理措施】

（一）基础护理

（1）在急性期，鼓励患者充分卧床休息，并做好各项生活护理。

（2）将患者经常使用的日常生活用品（如：卫生纸、便器、茶杯等）放在患者容易拿取的地方。

（3）根据病情或患者的需要协助其日常生活活动，以减少能量消耗。

（4）鼓励患者树立信心，在自身能力范围内进行日常活动。

（二）专科护理

1. 废用综合征

（1）与患者及其家属共同制订护理计划，取得他们的积极配合。

（2）给患者和家属讲解活动的重要性，指导患者和家属对受累肌肉进行按摩等被动和主动运动，防止肌肉萎缩。

（3）患者活动时，注意保持周围环境安全，无障碍物，以防跌倒。

2. 吞咽障碍

评估患者吞咽情况，必要时行留置胃管，注意预防吸入性肺炎。

3. 知识缺乏

（1）评估患者的文化程度、学习的能力。根据具体情况，与患者共同制订学习计划。

（2）为患者提供安静、没有干扰的学习环境，如床边、示教室等，合理安排学习时间。

（3）耐心给患者讲解疾病的名称，病情进展及转归，讲解要通俗易懂。

（4）仔细向患者解释治疗药物的名称、用法、作用和副作用等。

（5）鼓励患者提出问题，耐心给予解答。

4. 营养不足

（1）根据患者需要，给患者和家属讲解饮食营养的重要性，取得他们的积极配合。

（2）协助医生积极治疗原发病，改善吞咽困难。

（3）根据患者需要供给高蛋白、高热量、富含维生素的饮食，保证食物的色、香、味，以增进患者食欲。

（4）选择容易吞食的流质、半流质饮食或软饭，避免干硬、粗糙和辛辣酸咸等的刺激性食物。

（5）给患者提供充足的进餐时间，喂饭速度要慢，先喂少许汤，然后再送干食及菜，每次喂食量要少，让患者充分咀嚼，吞咽后再继续喂。

（6）必要时，遵医嘱给予鼻饲，同时做好患者的口腔护理。

（7）每周为患者称体重，观察体重是否增加。

（三）健康指导

（1）嘱患者如出现以下情况应及时到医院就诊：眼睑下垂伴复视逐渐加重，近期内说话声音嘶哑、构音不清；进食过程中出现不能咀嚼、吞咽，饮水自鼻腔呛出，近期出现咳嗽无力伴胸闷；不能抬头，全身乏力加重 。

（2）避免诱因：感染、妊娠、分娩、手术、精神创伤、过度疲劳可为诱因，甚至导致危象发生。患者应避免过劳、外伤、烈日暴晒，预防感染，保持情绪稳定。育龄妇女应做好避孕工作，避免妊娠、人流等。

（3）用药注意事项：抗胆碱酯酶药物不足、过量及对药物不敏感均可导致危象发生，患者应遵医嘱定时定量服药。对应用皮质类固醇激素的患者，应告知其注意激素的副作用。免疫抑制剂有骨髓抑制、肝肾功能损害、胃肠道反应等副作用，应定期检查肝肾功能及血常规，预防感染。

（万方圆）

第五节 运动神经元病患者的护理

【概述】

运动神经元病是一组病因未明的选择性侵犯脊髓前角细胞、脑干后组运动神经元、皮质椎体细胞及椎体束的慢性进行性变性疾病，可分为肌萎缩侧索硬化、脊肌萎缩症、原发性侧索硬化和进行性延髓麻痹。其中肌萎缩侧索硬化是最常见的类型。

（一）病因

运动神经元病的病因和发病机制尚不清楚。但目前有多种假说， 主要有遗传机制、氧化应激、兴奋性毒性、神经营养障碍、自身免疫机制、病毒感染及环境因素等说法。各种假说均有一定的证据支持，当前较为集中的认识是：在遗传背景基础上的氧化损害和兴奋性毒性作用共同损害了运动神经元，主要是影响了线粒体和细胞骨架的结构和功能。

（二）临床表现

（1）肌萎缩侧索硬化：出现上、下运动神经元损害并存的特征。开始为一侧手部肌肉萎缩、无力，渐波及对侧上肢，并有肌束震颤。但可出现肌张力增高、腱反射亢进、病理反射阳性症状。下肢多为上运动神经元性瘫痪。可有吞咽、发音困难，舌肌萎缩伴有震颤，张口困难，咀嚼无力等症状。少数可伴有强哭强笑等精神症状。

（2）脊肌萎缩症：表现为四肢对称性下运动神经元性瘫痪，上肢症状比下肢严重。

（3）原发性侧索硬化：表现为四肢对称性上运动神经元性瘫痪，少数有假性延髓麻痹。

（4）进行性延髓麻痹：表现为延髓麻痹，也可伴有假性延髓麻痹。

（三）辅助检查

（1）腰穿脑脊液检查：压力及成分多为正常。

（2）血清磷酸肌酸激酶可增高，乙酰胆碱酯酶增高。

（3）肌电图检查：可见纤颤电位，巨大电位，运动神经传导速度多为正常。

（4）MRI 检查：可见与临床受损肌肉相应部位的脊髓萎缩变性等。

（四）治疗原则

对运动神经元病的治疗包括病因治疗、对症治疗和各种非药物治疗。但本病目前尚无有效治疗方法。

（1）病因治疗：①抗兴奋性氨基酸毒性治疗，如力如肽。②神经营养因子治疗。③自由基清除剂和抗氧化治疗。

（2）对症治疗：运动神经元病是运动神经元进行性变性疾病，最终导致因呼吸衰竭而死亡，暂无有效的治疗手段；患者易产生流涎、痛性痉挛、束颤、疼痛及吞咽和营养障碍，故对症治疗可改善患者生存状态。

（3）康复治疗：积极的康复治疗可以提高患者的运动能力，维持关节活动度，防止失用性肌萎缩，使患者最大限度地发挥其现有功能。

（4）终末期患者呼吸衰竭的防治：晚期运动神经元病患者容易出现呼吸衰竭，防止误吸，防治感染，清除分泌物及恰当的抗感染治疗，可减少或延缓呼吸衰竭的发生。

【护理措施】

（一）基础护理

（1）心理护理：运动神经元病为慢性病，会逐渐影响患者的运动功能和个人生活自理能力，但高级神经活动不受影响，因此应加强心理护理，鼓励患者保持积极乐观的生活态度，积极配合治疗和护理。介绍成功病例，增加患者战胜疾病的信心。

（2）饮食护理：尽量给予高热量、高蛋白、富含维生素、易消化的饮食，少量多餐，加强运动神经元病患者的营养，能提高疾病的耐受力，对疾病的治疗具有积极意义。

（3）定期按时服用药物。

（二）专科护理

（1）生命体征的监测：给予持续心电监护，监测心律、血压、氧饱和度、呼吸的变化。因运动神经元病累及了呼吸肌，会出现不同程度的呼吸困难，因此对呼吸的监测非常重要，发现异常及时对症处理，给予气管插管或使用面罩无创呼吸机辅助呼吸，对长时间脱机困难者可以进行气管切开，保证有效通气。

（2）呼吸道的管理：由于呼吸肌无力不能有效清理呼吸道的运动神经元病患者，应定时翻身拍背，湿化气道，清除呼吸道分泌物，必要时进行气管插管或气管切开。

（3）有气管切开或吞咽困难的运动神经元病患者，应采用鼻饲营养，注意营养均衡，监测营养指标。

（4）功能锻炼：运动神经元病患者都有不同部位不同程度的肌力减退或完全丧失现象，加强功能锻炼延缓肌肉萎缩、关节僵硬也非常重要。

（三）健康指导

运动神经元病是一种慢性、进行性疾病，因此要提倡患者及家属的自我保健。嘱患者遵医嘱按时服药，不能随意停止或改变服药时间。注意保暖和休息，预防感冒，家中备好简易急救器械，如家用呼吸机、吸痰器等，以备应急使用。

（全英玲）

第六节　帕金森病患者的护理

【概述】

特发性帕金森病（PD）是中老年人常见的神经系统变性疾病，以黑质多巴胺（DA）能神经元变性缺失和路易小体形成为主要特征。临床表现为静止性震颤、运动迟缓、肌强直和姿势步态异常等。本病发病率随年龄增高而增高，男性稍多于女性。

（一）病因

特发性帕金森病的病因迄今未明，但目前普遍认为帕金森病并非单一因素所致，多种因素可能参与其中。遗传因素可使患病易感性增加，只有与环境因素、衰老相互作用，通过氧化应激、线粒体功能衰竭、钙超载、兴奋性氨基酸毒性作用、细胞凋亡、免疫异常等机制才导致黑质多巴胺能神经元大量变性丢失而发病。

（二）临床表现

帕金森病多于60岁以后发病，偶有20岁以上发病。起病隐匿，进展缓慢。初发症状以震颤最多，其次为姿势步态异常、肌强直和运动迟缓。症状常自一侧上肢开始，逐渐波及同侧下肢、对侧上肢及下肢，常呈“N”字形发展，有的病例症状先从一侧下肢开始。症状出现孰先孰后因人而异。

（1）静止性震颤：常为首发症状，多由一侧上肢远端开始，手指呈节律性伸展和拇指对掌运动，如“搓丸样”动作，静止时出现，精神紧张时加重，随意动作时减轻，睡眠时消失。可逐渐扩展到同侧及对侧上下肢。少数患者可不出现震颤。部分患者可合并姿势性震颤。

（2）肌强直：表现为屈肌与伸肌张力同时增高，常伴腱反射亢进和病理征。如关节被动运动时始终保持阻力增高，称为“铅管样强直”；如肌强直与伴随的震颤叠加，检查时可感觉在均匀阻力中出现断续停顿，称为“齿轮样强直”。

（3）运动迟缓：表现为随意动作减少，主动运动缓慢；面部表情呆板，常双眼凝视，瞬目少，笑容出现和消失减慢，如同“面具脸”。肌张力增高，姿势反射障碍使运动缓慢；手指精细动作困难；书写时越写越小，呈现“写字过小征”。

（4）姿势步态异常：早期走路拖步，起步困难，迈步前身体前倾，随病情进展呈小步态，行走时自动摆臂动作消失，躯干与颈部僵硬使转弯时用连续小步。由于姿势平衡障碍导致重心不稳，晚期坐位、卧位起立困难；行走呈慌张步态。

（5）其他症状：反复叩击眉弓上缘产生持续眨眼反应，正常人反应不持续。可有眼睑痉挛。口、咽和腭肌运动障碍使讲话缓慢、音量低、流涎，严重时出现吞咽困难。常见皮脂腺、汗腺分泌亢进引起脂颜、多汗，消化道蠕动障碍引起顽固性便秘，交感神经功能障碍导致直立性低血压等。部分患者出现认知功能减退，常见抑郁和视幻觉。

（三）辅助检查

本病的辅助检查无特异性。

（1）生化检测：采用高效液相色谱可检出脑脊液 HVA 水平降低。

（2）基因检测：少数家族性帕金森病患者，采用 DNA 印迹技术 PCR、DNA 序列分析等可能发现基因突变。

（3）功能影像学检测：采用 PET 或 SPECT 用特定的放射性核素检测，疾病早期可显示帕金森病患者脑内 DAT 功能显著降低，D2 型多巴胺受体活性在早期超敏，后期低敏，多巴胺递质合成减少；对帕金森病早期诊断、鉴别诊断及监测病情进展有一定价值。

（4）血液及脑脊液常规监测无异常，CT、MRI 检查也无特征性所见。

（四）治疗原则

疾病早期无需特殊治疗，应鼓励患者进行适度的活动和体育锻炼，若疾病影响患者的日常生活和工作能力则需药物治疗。

对于帕金森病的药物治疗均存在长期服药后疗效减退、不良反应明显的特点，故应指导患者及家属认真记录用药情况（药名、剂量、用药时间），以便医生合理调整用药方案，做好患者的个体化用药指导，避免患者及家属盲目用药。

1. 药物治疗

（1）抗胆碱能药——苯海索：注意口干、视物模糊、便秘和排尿困难等不良反应。

（2）金刚烷胺：注意不宁、失眠、头痛、头晕等不良反应。

（3）左旋多巴及复方左旋多巴——息宁或美多巴：注意有无恶心、呕吐、低血压、嗜睡、症状波动、运动障碍和精神症状。

（4）多巴胺受体激动剂——泰舒达、森福罗等：注意恶心、呕吐、便秘、体位性低血压、嗜睡、运动障碍和精神症状等不良反应。

（5）单胺氧化酶 B 抑制剂——司兰吉林等：可抑制多巴胺的降解，也可抑制突触处多巴胺的再摄取而延长多巴胺作用时间。

（6）儿茶酚胺氧位甲基转移酶抑制剂——思他卡朋等：此类药物可以增加脑内多巴胺浓度并减少多巴胺分解所产生的自由基。

2. 帕金森病的外科治疗（脑深部电刺激）

（1）原理：刺激靶点主要是丘脑底核和苍白球，原理是纠正基底节过高的抑制性输出以改善症状。

（2）手术过程：①安装立体定向头架，准确定位放入电极位置。②通过 MRI 检查，获得需要植入脑起搏器位置的定位数据。③在患者头顶钻孔，根据定位找准刺激部位，将电极放进大脑。④植入电极后，打开体外临时刺激器，进行测试。⑤在胸部皮下植入脉冲发生器，再经皮下通过导线把脉冲发生器与电极连起来。⑥脑起搏器植入后数月内，患者症状可能会出现波动，需要进行数次程控。症状波动可能与术后药物调整及患者对脑起搏器有一适应过程有关。

（3）术后注意事项：①植入数周内应避免剧烈活动。②术后应避免接受治疗性超声、短波、微波等透热治疗，如果要接受 MRI、B 超等检查应咨询手术医生。③随身携带一张植入识别卡。④随访 1~3 次 / 年。⑤电池一般可以用 5~10 年，如果电池耗竭，需要更换脉冲发生器。

【护理措施】

(一)基础护理

鼓励患者进行适当的活动，注意安全。晚期卧床者，勤翻身，适当抬高床头，指导家属协助肢体的被动活动与按摩。

(二)专科护理

(1)对于语言障碍的患者，耐心倾听患者的主诉，了解患者的需要。

(2)有吞咽困难的患者，药物和食物应碾碎，以利吞咽；进食时给予坐位或半坐位；必要时给予鼻饲，并按鼻饲要求做好相应护理。

(3)鼓励患者进行面肌锻炼，如鼓腮、噘嘴、伸舌、露齿、吹吸等训练，以改善面部表情和吞咽困难现象，协调发音，保持呼吸平稳、顺畅。

(4)对于运动障碍的患者，为防止发生坠床或跌倒等意外，尽量避免使用约束带。

(5)顽固性便秘者，多食用水果蔬菜及粗纤维，晨起多饮水，按顺时针方向按摩腹部，也可以适当使用缓泻药或通便药。

(三)健康指导

(1)保持良好的心态和有规律的生活习惯，指导家属随时关注患者的情绪变化，因很多帕金森病患者合并有抑郁症，可在医生的建议下服用抗抑郁药物。

(2)教会患者及家属康复锻炼的方法，并强调其重要性。

(3)宣教所服药物的作用和副作用，定时服用药物。

(4)合理饮食，防治便秘。

(5)做好安全防范，防止跌倒。

(徐群利)

第七节　脊髓亚急性联合变性患者的护理

【概述】

脊髓亚急性联合变性，是由于维生素B_{12}缺乏引起的神经系统变性疾病，病变主要损害脊髓后索、侧索及周围神经，严重时大脑白质及视神经亦可受累。临床表现为双下肢深感觉缺失，感觉性共济失调，痉挛性截瘫及周围神经病变等。多在中年以上起病，男女无明显差异。

(一)病因

本病与维生素B_{12}缺乏有关。髓鞘是神经周围促进神经冲动传导的结构，而维生素B_{12}是髓鞘和核蛋白形成必需的辅酶，缺乏维生素B_{12}会引起髓鞘合成障碍而导致神经及精神病损，且因维生素B_{12}还参与血红蛋白的合成，故缺乏可导致贫血。

摄入的维生素B_{12}必须与胃内壁细胞分泌的内因子结合成稳定的复合物，才不会被肠道细菌利用而在回肠远端吸收。维生素 B_{12} 摄取、吸收、结合与转运的任一环节发生障碍，如内因子分泌的先天性缺陷、萎缩性胃炎、胃大部切除术后、小肠原发性吸收不良、回肠切除等时，就会引起维生素 B_{12} 缺乏，从而引起临床症状。

（二）临床表现

（1）多于中年以上起病，无性别差异，呈亚急性或慢性临床过程，病情渐进性发展。

（2）多数患者在神经症状出现前有贫血症状，如疲乏无力、倦怠、腹泻和舌炎等，部分患者神经症状先于贫血。最初症状为足趾和手指末端出现针刺、麻木和烧灼感等感觉异常，为持续性及对称性，可有手套样、袜套样感觉减退；而后出现双下肢无力、发硬、手动作笨拙、走路不稳、有踩棉花感等。检查可见步态蹒跚、深感觉障碍、Romberg 征阳性。有些患者屈颈时可有一阵阵由脊背向下放射的针刺感（Lhermitte 征）。

（3）可出现双下肢不完全性痉挛性瘫，检查可见双下肢肌张力增高、腱反射亢进、病理征阳性。如果周围神经病变重则表现肌张力减低、腱反射减弱，但病理征常为阳性。括约肌功能障碍出现较晚。

（4）可见精神症状如易激惹、抑郁、出现幻觉、精神错乱、类偏执狂倾向、认知功能减退，甚至痴呆，少数可见视神经萎缩及中心暗点，提示大脑皮质与视神经广泛受累。

（三）辅助检查

（1）脑脊液多正常，少数可有蛋白轻度增高。

（2）注射组织胺做胃液分析可发现有抗组织胺性胃酸缺乏。

（3）周围血常规及骨髓涂片检查显示为巨细胞低色素性贫血。注射维生素 B_{12} 100μg/d，10 日后网织红细胞增多有助于诊断。

（4）血清维生素 B_{12} 含量降低。

（5）MRI 检查：可以显示脊髓后索病变。

（四）治疗原则

一旦确诊或拟诊本病，即应开始大剂量维生素 B_{12} 治疗，否则可造成不可逆性神经损害。

（1）维生素 B_{12} 500~1 000μg/d，肌内注射，连续 2~4 周，然后每周 2~3 次；2~3 个月后每次 1 000μg，每周 2~3 次。某些患者需终身用药，合用维生素 B_1 和维生素 B_6 等效果更佳。

（2）贫血患者可用铁剂，如口服硫酸亚铁 0.3~0.6g，每日 3 次。

（3）胃液中缺乏游离胃酸者可口服胃蛋白酶合剂或饭前服稀盐酸合剂 10ml，每日 3 次；如有腹泻可选用适当抗生素及思密达（十六角蒙脱石）等。

（4）给予营养丰富，特别是富含 B 族维生素的食物。

（5）不宜单独应用叶酸，否则会导致症状加重。

（6）加强瘫痪患者的护理，避免压疮、坠积性肺炎等。对瘫痪肢体早期应加强功能锻炼，辅以针灸、理疗与康复疗法。

【护理措施】

（一）基础护理

（1）心理护理：保持良好的心态，正确对待疾病。

（2）活动时注意安全，防止坠床或跌倒。

（3）瘫痪患者加强护理，防止压疮、坠积性肺炎等并发症，瘫痪肢体早期进行功能锻炼。

（4）饮食：加强营养，特别是多吃富含B族维生素的食物，戒酒。

（5）抽血查 B_{12} 及叶酸水平（通常在使用 B_{12} 等药物之前抽血）。

（6）遵医嘱使用维生素 B_{12} 治疗（肌内注射或口服），合用叶酸。

（二）健康指导

饮食宜少量多餐，进食少渣、易消化食物；加强营养，多吃富含B族维生素的食物，如新鲜深色蔬菜和水果；指导患者进行正确的肢体功能锻炼；注意安全，防跌倒、摔伤；按医嘱用药。

（朱怡芳）

第八节　急性脊髓炎患者的护理

【概述】

急性脊髓炎是指脊髓的一种非特异性炎性病变，多发生在感染之后，炎症常累及几个髓节段的灰白质及其周围的脊膜，并以胸髓最易受侵而产生横贯性脊髓损害症状。部分患者起病后，瘫痪和感觉障碍的水平均不断上升，甚至最终波及上颈髓而引起四肢瘫痪和呼吸肌麻痹，并可伴高热，危及患者生命安全，称为上升性脊髓炎。

（一）病因

病因未明，可能由于某些病毒感染所致，或与感染后的一种机体自身免疫反应有关，有的发生于疫苗接种之后。有不同的临床综合征，如：感染后脊髓炎、疫苗接种性脊髓炎、脱髓鞘性脊髓炎、坏死性脊髓炎和副肿瘤性脊髓炎。虽然多数患者病前1~4周有发热、上呼吸道感染、腹泻等病毒感染症状，但其脑脊液未检出病毒抗体，脊髓和脑脊液中未分离出病毒，故推测可能与病毒感染后自身免疫反应有关。

（二）临床表现

以青壮年多见。病前数天或1~2周可有发热、全身不适或上呼吸道感染等症状。起病急，常先有背痛或胸腰部束带感，随后出现麻木、无力等症状，多于数小时至数天内症状发展至高峰，出现横贯性脊髓损害症状。

（1）运动障碍：以胸髓受损害后引起的截瘫最常见，如颈髓受损则出现四肢瘫痪，并可伴有呼吸肌麻痹。早期脊髓休克阶段，病变水平以下呈弛缓性瘫痪、肌张力降低、深反射消失，病理反射也可引不出来。通常于2~3周后，逐渐过渡到痉挛性瘫痪，肌张力逐渐升高，尤以伸肌张力增高较明显，深反射出现继而亢进，病理反射明显，肌力也可能开始有所恢复，恢复一般常需数周、数月之久，但最终常有一些体征残留。如果病情变重，受损范围广或合并有尿路感染等并发症者，脊髓休克阶段可能延长，有的可长期表现为弛缓性瘫痪，或脊髓休克期过后出现痉挛性屈曲性肢体瘫痪，此时肢体屈肌张力增高，稍有刺激，双下肢屈曲痉挛，伴出汗、竖毛反应和大小便自动排出等症状，称为脊髓总体反射。以上情况常提示预后较差，一些患者可能终生瘫痪致残。

（2）感觉障碍：损害平面以下肢体和躯干的各类感觉均有障碍，严重者完全消失，系双侧脊髓丘脑束和后索受损所致。在感觉缺失区上缘可有一感觉过敏带。

（3）植物神经功能障碍：脊髓休克期，由于骶髓排尿中枢及其反射的机能受到抑制，排尿功能丧失，尿潴留，且因膀胱对尿液充盈无任何感觉，逼尿肌松弛而呈失张力性膀胱，尿容量可达 1 000ml 以上；当膀胱过度充盈时，尿液呈不自主地外溢，谓之充盈性尿失禁。当脊髓休克期过后，因骶髓排尿中枢失去大脑的抑制性控制，排尿反射亢进，膀胱内的少量尿液即可引起逼尿肌收缩和不自主排尿，谓之反射性失禁。如病变好转，可逐步恢复随意排尿能力。此外，脊髓休克期尚有大便秘结，损害平面以下躯体致无汗或少汗，皮肤干燥、苍白、发凉、立毛肌不能收缩。休克期过后，皮肤出汗及皮肤温度均可改善，立毛反射也可增强。如是颈髓病变影响了睫状内脏中枢，则可出现 Horner 综合征。

（三）辅助检查

（1）电生理检查：下肢体感诱发电位（SEP）、运动诱发电位（MEP）、肌电图（MEG）异常，其异常程度可作为判断疗效和预后的指标。

（2）腰穿：压颈试验通畅，少数病例脊髓水肿严重可不完全梗阻。CSF 压力正常，外观无色透明，细胞数、蛋白含量正常或轻度增高，淋巴细胞为主，糖、氯化物正常。

（3）影像学检查：脊柱 X 线平片正常。MRI 典型显示病变部脊髓增粗，病变节段髓内多发片状或斑点状病灶，呈 T_1 低信号、T_2 高信号，强度不均，可有融合。有的病例可始终无异常。

（四）治疗原则

（1）药物治疗：①皮质类固醇激素，目前认为脊髓炎与自身免疫有关，可试用肾上腺皮质激素治疗。②免疫球蛋白。③改善神经营养代谢机能：维生素 B 族、维生素 C、ATP、辅酶 A、胞磷胆碱、辅酶 Q10 等药物。④抗生素：预防和治疗呼吸道、泌尿道感染。

（2）加强护理，预防并发症。

（3）早期进行功能锻炼，配合针灸、理疗，促进肢体功能恢复。

（4）出现呼吸麻痹时，应注意保持呼吸道通畅，必要时行气管切开、人工呼吸机辅助呼吸。

【护理措施】

（一）基础护理

（1）心理护理：消除悲观情绪，鼓励患者表达自己的感受，配合治疗。

（2）皮肤护理：加用气垫床，保持皮肤卫生及床单位整洁、干燥，每 2h 更换体位 1 次，保持良好肢体位置。感觉减退部位忌用热水袋和其他暖具，防止烫伤。

（3）饮食护理：选择高营养且易消化的食物，多食蔬菜、水果，多饮水，少食胀气、辛辣、刺激性强和油炸食物。

（4）排便的护理：保持大便通畅，便秘者按医嘱服缓泻剂，必要时可灌肠。

（5）排尿功能障碍的护理：观察膀胱区膨胀情况，膀胱触诊，了解膀胱内充尿情况，指导患者家属采取听流水声和按摩膀胱等便于排尿的方法。必要时予间歇性导尿或留置导尿管。

（二）专科护理

1. 病情监测

（1）观察患者生命体征，若血压低、心率慢、呼吸慢、血氧饱和度低、肌张力低，立即报告医生，同时建立静脉通道，每15min监测生命体征1次，直至正常；若出现呼吸困难、心率加快等症状，为上升性脊髓炎的表现，应立即给予吸氧，行气管插管或气管切开，使用人工呼吸机辅助呼吸，积极抢救。

（2）观察双下肢麻木、无力的范围和持续时间。

（3）监测血常规、脑脊液中淋巴细胞、蛋白、肝肾功能情况，并准确记录。

2. 药物管理

大剂量使用激素时，注意有无消化道出血倾向，观察大便颜色，定期查便隐血。

3. 气管切开患者的护理

（1）体位：保持头颈部伸展位，保证气管套管在气管内的居中位置。

（2）系带的松紧度：调整气管套管系带的松紧度，以颈部轻度活动时带子下能插入一指为宜。

（3）及时吸痰，按吸痰常规操作进行。吸痰时需严格执行无菌操作。

（4）使用一次性气切套管时，保持气囊适度的充气状态。

（5）遵医嘱更换金属内套管和气切纱布，保持切口干燥清洁。

4. 合并肺部感染的护理

（1）协助患者采取舒适卧位，并保持呼吸道通畅，无禁忌者每2h翻身拍背1次。

（2）必要时给予吸痰，可遵医嘱每日雾化吸入，稀释痰液，有利于痰液的咳出。

（3）正确留取痰培养，遵医嘱合理使用抗生素，控制感染。

（4）遵医嘱做血常规检查和X线胸片检查。

5. 合并泌尿系感染的护理

（1）在病情许可的条件下，鼓励患者多饮水。

（2）保持会阴部的清洁，每次大小便后用温水清洗。

（3）在严格无菌操作下进行导尿术。留置导尿管者，每日进行会阴护理，及时倾倒尿液，以免逆行感染，按时更换引流袋。

（4）必要时，遵医嘱合理应用抗生素，控制感染。

（5）监测尿液颜色、透明度和体温的变化，发现异常及时处理。

（6）定时查外周血象和作尿培养。

6. 合并压疮的护理

（1）保持皮肤的清洁干燥，床单位整洁平整，每日温水擦浴1~2次，并轻轻按摩局部骨隆突受压处，促进机体血液循环。

（2）每2h翻身1次，注意避免推、拉、拖等动作，以免擦破皮肤。

（3）皮肤有变色、破损时，应使用脚圈、翻身垫等。严重时用压疮贴保护。

（三）健康指导

（1）嘱患者加强营养，增强体质。

（2）预防肢体畸形：①足部放硬枕或直角夹板使足背和小腿呈 90°，防止足下垂，保持功能位。②瘫痪肢体做被动运动及按摩，Ⅲ级以上肌力可自己运动，运动量逐渐增加，促进肌力恢复，预防肌肉萎缩和关节挛缩。

（3）安全防范宣教：告诫家属，患者锻炼时要加以保护，以防跌伤等意外。

（4）宣教留置导尿的相关知识和操作注意事项。

（5）告知尿道感染的相关表现，若出现颜色改变及尿液混浊，应及时就诊。

（6）嘱患者定期门诊复查，一旦发现肢体麻木乏力、四肢瘫痪等情况，立即就医。

（徐群利）

第九节　多发性硬化患者的护理

【概述】

多发性硬化（multiple sclerosis，MS）是以中枢神经系统（CNS）白质脱髓鞘病变为特点，遗传易感个体与环境因素作用发生的自身免疫病。中枢神经系统散在分布的多数病灶与病程中呈现的缓解复发，症状和体征的空间多发性和病程的时间多发性构成了多发性硬化的主要临床特点。由于发病率较高，呈慢性病程，年轻人易罹患，估计目前世界范围内年轻的多发性硬化患者约有 100 万人。

（一）病因

多发性硬化的病因及发病机制迄今不明，较公认的观点认为多发性硬化可能是遗传易患个体与环境因素相互作用而发生的中枢神经系统自身免疫性疾病，其发病可能与以下因素有关。

（1）病毒感染：大量流行病学资料显示，多发性硬化与儿童期接触的某种环境因素比如病毒感染有关，曾高度怀疑嗜神经病毒如麻疹病毒、人类嗜 T 淋巴细胞病毒 I 型（HTLV–I），但从未在多发性硬化患者的脑组织中证实或分离出病毒。

（2）自身免疫反应：多发性硬化的组织损伤及神经系统症状被认为是直接针对髓鞘抗原的免疫反应所致，认为是由 T 细胞所介导的自身免疫性疾病。

（3）遗传因素：多发性硬化有一定程度的家族倾向性，两同胞可同时罹患，约 15% 的多发性硬化患者有一个患病的亲属。患者的一级亲属患病风险较一般人群高 12~15 倍。多发性硬化遗传易感性可能由多数弱作用基因相互作用决定多发性硬化发病风险。

（4）环境因素：多发性硬化的发病率与地理纬度的高低、气候是否寒冷有关，大致是越远离赤道，其发病率越高。

（二）临床表现

多发性硬化可急性、亚急性或慢性起病，我国多发性硬化患者急性或亚急性起病较多，临床表现复杂。

（1）首发症状包括一个或多个肢体局部无力麻木、有刺痛感或单肢不稳，单眼突发视力丧失或视物模糊（视神经炎），复视，平衡障碍，膀胱功能障碍（尿急或尿流不畅）等，某些患者表现为急性或逐渐进展的痉挛性轻截瘫和感觉缺失。这些症状通常持续时间短暂，数日或数周后消失，但仔细检查仍可发现一些残留体征。

（2）首次发病后可有数月或数年的缓解期，可再出现新的症状或原有症状复发。感染可引起复发，女性分娩后3个月左右更易复发，体温升高能使稳定的病情暂时恶化。复发次数可多达10余次或更多，多次复发及不完全缓解后患者的无力、僵硬、感觉障碍、肢体不稳、视觉损害和尿失禁等症状可愈来愈严重。

（3）临床常见症状、体征：多发性硬化患者的体征多于症状是重要的临床特征，患者主诉一侧肢体无力、走路不稳和有麻木感，检查时却可能发现双侧锥体束征或Babinski征。眼球震颤与核间性眼肌麻痹并存提示为脑干病灶，是高度提示为多发性硬化的两个体征。①肢体瘫痪多见，常见不对称性痉挛性轻截瘫，表现为下肢无力或有沉重感。②约半数病例可见视力障碍，自一侧开始，隔一段时间再侵犯另一侧，或短时间内两眼先后受累。发病较急，常有缓解——复发，可于数周后开始恢复。③眼球震颤多为水平性或水平加旋转，复视约占1/3。病变侵犯内侧纵束引起核间性眼肌麻痹，侵犯脑桥旁正中网状结构导致一个半综合征。其他脑神经受累少见，如中枢性或周围性面瘫，耳聋、耳鸣、眩晕、咬肌力弱、构音障碍和吞咽困难等。④半数以上患者出现感觉障碍，包括深感觉障碍和Romberg征。⑤约半数病例可见共济失调，但Charcot征（眼震、意向震颤和吟诗样语言）仅见于部分晚期多发性硬化患者。⑥神经电生理检查证实，多发性硬化可合并周围神经损害如多发性神经病、多发性单神经病，因周围神经P1蛋白与中枢神经系统的MBP为同一组分，均发生脱髓鞘所致。⑦可出现病理性情绪高涨如欢快和兴奋，多数病例表现出抑郁、易怒，也可见表情淡漠、嗜睡、强笑强哭、反应迟钝、重复语言、猜疑和迫害妄想等精神障碍。

（4）除上述神经缺失症状外，多发性硬化的发作性症状也不容忽视。例如，Lhermitte征是过度前屈颈部时出现异常针刺样疼痛，自颈部沿脊柱放散至大腿或足部，是颈髓受累征象。球后视神经炎和横贯性脊髓炎通常可视为多发性硬化发作时的表现，也常见单肢痛性痉挛发作，眼前闪光、强直性发作、阵发性瘙痒、广泛面肌痉挛、构音障碍和共济失调等。但这些极少以首发症状出现，倾向于以固定模式在数日、数周或更长时间内频繁复发，可完全缓解。某些以罕见症状或非常规方式起病的多发性硬化病例诊断起来常出现困难，如年轻患者典型三叉神经痛，特别是双侧性三叉神经痛应高度怀疑多发性硬化。

（5）本病的临床分型及临床特点：①复发——缓解型：最常见，疾病早期有多次复发和缓解，两次复发间期病情稳定，对治疗反应佳，约50%的患者转变为继发进展型。②原发进展型：约占10%，发病后轻偏瘫或轻截瘫在相当长时间内缓慢进展，发病后神经功能障碍逐渐进展，出现小脑或脑干症状，MRI显示造影剂增强病灶较继发进展型少，脑脊液炎性改变较少。③继发进展型：复发——缓解型患者出现渐进性症状恶化，伴或不伴有急性复发。④进展复发型：少见，在原发进展型病程基础上同时伴急性复发。⑤良性型：约占10%，病程呈现自发缓解。

（三）辅助检查

脑脊液细胞数、IgG 指数和 IgG 寡克隆带，诱发电位和 MRI 等三项检查对多发性硬化的诊断具有重要意义。

1. 脑脊液检查

（1）脑脊液中单个核细胞（MNC）数轻度增高或正常，一般在 15×10^6/L 以内；约 1/3 急性起病或恶化的病例可轻至中度增多，通常不超过 50×10^6/L，超过此值应考虑其他疾病而非多发性硬化。约有 40% 的多发性硬化病例 CSF 蛋白轻度增高。

（2）IgG 鞘内合成检测：CSF-IgG 主要为脑脊液内合成，是脑脊液免疫学重要的常规检查。IgG 指数 > 0.7 提示鞘内合成，见于 70% 以上的多发性硬化患者。IgG 寡克隆带是 IgG 鞘内合成的定性指标。应同时检查脑脊液与血清，只有脑脊液中存在 IgG 寡克隆带而血清缺如才支持多发性硬化诊断，但 IgG 寡克隆带并非多发性硬化特异性改变，神经梅毒，亚急性硬化性全脑炎患者的脑脊液中也可检出。

2. 诱发电位检查

诱发电位检查包括视觉诱发电位、脑干听觉诱发电位和体感诱发电位等，50%~90% 的多发性硬化患者可有一项或多项异常。

3. MRI 检查

可见大小不一的圆形的 T_1 低信号、T_2 高信号，常见于侧脑室前角、后角周围与半卵圆中心，或为融合斑，多位于侧脑室体部；脑干、小脑和脊髓可见斑点状不规则 T_1 低信号及 T_2 高信号斑块；多数病程长的患者可伴脑室系统扩张、脑沟增宽等脑白质萎缩征象。

（四）治疗原则

多发性硬化治疗的主要目的是抑制炎性脱髓鞘病变进展，防止急性期病变恶化及缓解期复发，晚期采取对症和支持疗法，减轻神经功能障碍带来的痛苦。

（1）皮质类固醇：多发性硬化急性发作和复发的主要治疗药物。①甲强龙大剂量短程疗法：成人中度至重度复发病例用 1000mg/d 加于 5% 葡萄糖溶液 500ml 静脉滴注；5~7 天后改为泼尼松 1mg/（kg·d），口服；4~6 周逐渐减量直至停药。②泼尼松：80mg/d，口服，1 周；减量至 60mg/d，5 日；40mg/d，5 日；随后每 5 日减 10mg；4~6 周为 1 个疗程。通常用于发作症状较轻的患者。

（2）β－干扰素疗法：首次发作可用 22μg 或 44μg 皮下注射，1~2 次 / 周；确诊的复发——缓解型多发性硬化，可用 22μg，2~3 次 / 周。

（3）醋酸格拉太咪尔：可作为 β－干扰素治疗复发——缓解型多发性硬化的替代疗法，国际多发性硬化协会推荐醋酸格拉太咪尔和 β－干扰素作为多发性硬化复发期的首选治疗。用量 20mg，1 次 /d，皮下注射。

（4）硫唑嘌呤：2~3mg/（kg·d），口服，可降低多发性硬化复发率，但不能影响残疾的进展。

（5）大剂量免疫球蛋白静脉滴注：0.4g/（kg·d），持续 3~5 日。对降低复发——缓解型多发性硬化复发率有显著疗效，但最好在复发早期应用。可根据病情需要每月加强治疗 1 次，用量仍为 0.4g/（kg·d），持续 3~6 个月。

（6）甲氨蝶呤（MTX）：慢性进展型并有中至重度残疾的多发性硬化患者每周用甲氨蝶呤 7.5mg，

口服治疗两年，可减轻病情恶化程度，对继发进展型多发性硬化疗效尤佳。

（7）环磷酰胺、克拉屈滨和米托蒽醌：可能有助于终止继发进展型多发性硬化病情进展，但尚无定论。环磷酰胺宜用于甲氨蝶呤治疗无效的快速进展型多发性硬化。

（8）环孢霉素 A：用药两年后可延迟完全致残时间。剂量应在 2.5mg/（kg·d）之内，大于 5mg/（kg·d）易发生肾中毒，需监测血清肌酐水平，为减少毒性可分 2~3 次口服。

（9）原发进展型多发性硬化采用特异性免疫调节治疗无效，主要是对症治疗。血浆置换对爆发病例可能有用，但随机对照试验显示慢性病例疗效不佳。

（10）一般治疗和对症治疗：①运动和康复治疗是最重要的，卧床休息，避免过劳，尤其在急性复发期。②严重膀胱、直肠功能障碍时需予以治疗，氯化氨基甲酰甲基胆碱对尿潴留可能有效，监测残余尿量是预防感染的重要措施。③严重痉挛性截瘫和大腿痛性屈肌痉挛，口服氯苯氨丁酸（巴氯芬），或者安置微型泵及内置导管鞘内注射可能有效。

【护理措施】

（一）基础护理

（1）嘱患者注意保暖，根据季节增减衣服，防止受凉。

（2）做好生活护理，保持患者的皮肤和床单位清洁，经常更换衣服，定时翻身。

（二）专科护理

（1）有肢体运动障碍的卧床患者，保持良肢位，勤翻身，指导患者正确进行锻炼。

（2）病情允许时，鼓励患者尽量下床活动，注意安全，防止坠床跌倒。

（3）保持良好的生活习惯，避免过度劳累及受凉。

（4）注意患者的心理、情绪变化，消除不利于康复的不良心态。

（5）多与患者交谈，告知疾病发生的规律及诱因，树立信心，坚持按医嘱治疗，尽量减少复发次数。

（6）注意药物的副作用：①皮质类固醇的副作用：如消化道溃疡出血、水钠潴留，若长期使用可致血压、血糖升高等，告知患者肥胖是可逆的。②甲氨蝶呤、硫唑嘌呤、环磷酰胺等免疫抑制剂的副作用：如白细胞减少、出血性膀胱炎。③干扰素的副作用：如流感样症状、发热、肝功能异常。

（7）做好留置导尿护理，指导患者进行膀胱功能锻炼。

（8）保持大便通畅：多饮水、增加食物中粗纤维含量，经常按摩下腹部。避免用力排便，必要时应用缓泻剂及开塞露。

（9）腰穿后的注意事项：去枕平卧 6h，观察有无头痛及局部敷料渗血、渗液情况。

（10）正确留取标本，及时送检。CSF/S（血清）-IgG 指数：待腰穿取得脑脊液后，再抽血一起送检。

（三）健康指导

（1）告知患者常见的诱发因素：如情绪激动、感染、怀孕、劳累等。

（2）养成良好的个人卫生习惯，洗澡时避免水温过高。

（3）注意保暖，避免受凉，注意饮食卫生，预防呼吸道、消化道感染。

（4）肢体运动障碍、平衡能力下降、视物障碍时在允许的范围内保持最佳的活动状态，并注意安全。

（5）宣教常用药物的作用、副作用及其使用方法，遵医嘱用药，避免擅自停药和减量。

（6）发生尿潴留及尿路感染时应采取措施，必要时导尿。指导患者进行膀胱功能锻炼。

（7）预防便秘的宣教。

（8）对于精神异常者，家属应该多关心照顾，避免言语刺激。

（9）嘱患者定期门诊复诊，若病情变化及时就医。

（边牡丹）

第十节　吉兰–巴雷综合征患者的护理

【概述】

吉兰–巴雷综合征全称为“急性炎症性脱髓鞘多发性神经病”，本病是一种急性起病，以神经根、外周神经损害为主，伴有脑脊液中蛋白——细胞分离为特征的综合征。主要病理改变为周围神经广泛性节段性脱髓鞘和小血管周围淋巴细胞及巨噬细胞的炎性反应。

（一）病因

本病病因与发病机制目前尚未完全阐明，但众多的证据提示为免疫介导的周围神经病，本病属一种迟发性过敏反应性免疫疾病，病理及发病机制类似于T细胞经髓鞘抗体或对髓鞘有害性的细胞因子等。其主要病变是周围神经广泛的炎症性节段性脱髓鞘。

（二）临床表现

本病临床症状为起病前1~4周有上呼吸道或消化道感染病史，或有疫苗预防接种史。四季均可发病，夏秋季为多。

（1）运动障碍：四肢和躯干肌瘫是本病的最主要症状。一般从下肢开始，逐渐波及躯干肌、双上肢和颅神经，可从一侧到另一侧。通常在1~2周内病情发展至高峰。瘫痪一般近端较远端重，肌张力低下。如呼吸、吞咽和发音受累时，可引起自主呼吸麻痹、吞咽和发音困难而危及生命。

（2）感觉障碍：一般较轻，多从四肢末端的麻木、针刺感开始。也可有袜套样感觉减退、消失或过敏，以及自发性疼痛，压痛以腓肠肌和前壁肌角明显。偶尔可见节段性或传导束性感觉障碍。

（3）反射障碍：四肢腱反射多是对称性减弱或消失，腹壁、提睾反射多正常。少数患者可因椎体束受累而出现病理反射征。

（4）植物神经功能障碍：初期或恢复期常表现为多汗且汗臭味较浓，可能是交感神经受刺激的结果。少数患者初期可有短期尿潴留，可由支配膀胱的植物神经功能暂时失调或支配外括约肌的脊神经受损所致，大便常干结，部分患者可出现血压不稳、心动过速和心电图异常等。

（5）颅神经症状：半数患者有颅神经损害，以舌、咽、迷走神经和一侧或两侧面神经的外周瘫痪多见，其次为动眼、滑车、展神经。偶见视神经乳头水肿（视神经盘水肿），可能为视神经本身炎症改变或脑水肿所致，也可能和脑脊液蛋白显著增高，阻塞了蛛网膜绒毛，影响脑脊液吸收有关。

（三）辅助检查

本病的实验室检查主要为腰椎穿刺取脑脊液化验，典型的脑脊液改变为细胞数正常而蛋白质明显增高，称为蛋白－细胞分离现象，通常在病后第 3 周最明显。

（四）治疗原则

1. 辅助呼吸

呼吸麻痹是吉兰－巴雷综合征的主要危险，成功抢救呼吸麻痹是提高本病治愈率、降低病死率的关键。严密观察病情，对有呼吸困难的患者及时进行气管切开和人工辅助呼吸。

2. 病因治疗

（1）血浆交换疗法：周围神经脱髓鞘时，由于体液免疫系统的作用，患者血液中存在与发病有关的抗体、补体及细胞因子等，在发病的两周内采用血浆交换疗法，可缩短临床症状，缩短需要呼吸机的时间，降低并发症发生率，并迅速降低周围神经髓鞘抗体滴度。此疗法的适应证为不能独立行走、肺活量明显减少或延髓麻痹等病情较严重的患者。

（2）免疫球蛋白：应用大剂量的免疫球蛋白静脉滴注治疗急性病例，可获得与血浆置换治疗相接近的效果，而且安全。

（3）糖皮质激素：糖皮质激素曾长期广泛地用于本病的治疗，近年来的临床研究发现其效果并非优于一般治疗，现一般不主张此疗法。

【护理措施】

（一）基础护理

（1）饮食护理：指导患者进食高蛋白、高纤维素、高热量且易消化的软食，多进食水果、蔬菜，补充足够的水分；进食困难和呼吸机辅助支持的患者应及时插胃管，给予鼻饲流质饮食，保证足够的营养供给。胃管留置的患者在进食中和进食后要注意抬高床头，防止食物反流引起窒息和坠积性肺炎。

（2）生活护理：保持床单位整洁、干燥、无渣屑，减少对皮肤的机械性刺激。患者床上大、小便时，为其提供便利的条件、隐蔽的环境和充足的时间；指导患者学会和配合使用便器，便盆置入与取出动作要轻柔，注意勿拖拉和用力过度，以免损伤皮肤。帮助患者建立合适体位，向患者及家属讲明翻身、拍背的重要性，协助定时翻身、拍背，按摩关节和骨隆突部位。每天温水擦拭身体 1~2 次，促进肢体血液循环，增进睡眠，鼓励患者摄取充足的水分和均衡的饮食，养成定时排便的习惯，便秘者可以适当运动和按摩下腹部，促进肠蠕动，预防肠胀气，保持大便通畅。注意口腔卫生，保持口腔清洁。协助患者洗漱、进食、如厕、淋浴和穿脱衣服等，增进患者舒适感和满足患者基本生活需求。

（3）安全护理：有运动障碍的患者要防止其跌倒，确保安全。床铺要有保护性床栏；走廊、厕所要装扶手，以方便患者起坐、扶行；地面要保持平整干燥，防湿、防滑，去除门槛；呼叫器和经常使用的物品应置于床头患者伸手可及处；运动场所要宽敞、明亮，没有障碍物阻挡；患者宜穿防滑、软橡胶底的鞋子，穿棉布衣服，衣着应宽松；患者在行走时不要在其身旁擦过或在其面前穿过，同时避免突然呼叫患者，以免分散其注意力；上肢肌力下降的患者不要自行打开水或用热水瓶倒水，防止烫伤；步态不稳的患者，选用三角手杖等合适的辅助工具，并需有人陪伴，防止受伤。

（4）康复护理：告知患者及家属早期康复的重要性、训练内容与开始的时间；重视刺激，通常患侧的体表感觉、视觉和听觉下降，加强患侧刺激可以对抗其感觉丧失，避免忽略患侧空间；所有护理工作如帮助患者洗漱、进食、测血压、量脉搏等都应在患侧进行；帮助患者保持良好的肢体位置。

（二）专科护理

（1）给氧：持续低流量给氧，并保持输氧管道的通畅。

（2）保持呼吸道通畅：指导保持半坐卧位，鼓励患者深呼吸和有效咳嗽，协助翻身、拍背或体位引流，及时清除口、鼻腔分泌物，必要时吸痰。

（3）病情监测：给予心电监测，动态观察血压、脉搏、呼吸、动脉血氧饱和度及情绪变化；询问患者有无胸闷、气短、呼吸费力等症状，注意呼吸困难程度和血气分析指标的改变。

（三）健康指导

指导患者及家属掌握本病相关知识及自我护理方法，帮助分析和消除不利于疾病恢复的个人和家庭因素，鼓励患者保持心情愉快和情绪稳定，树立战胜疾病的信心；鼓励患者加强营养，增强体质和机体抵抗力，避免淋雨、受凉、疲劳和创伤，防止复发；加强肢体功能锻炼和日常活动训练，减少并发症，促进康复，运动过程中应有家人陪同，防止跌倒、受伤；告知消化道出血、营养失调、压疮及深静脉血栓形成的表现以及预防窒息的方法，当患者出现胃部不适、腹痛、柏油样大便，肢体肿胀疼痛，以及咳嗽、咳痰、发热、外伤等情况时立即就诊。

（廖晓静）

第十一节　病毒性脑炎患者的护理

【概述】

病毒性脑炎是由病毒引起的中枢神经系统最常见的感染性疾病。常累及大脑颞叶、额叶及边缘系统，引起脑组织出血性坏死和变态反应性脑损害、本病在世界各国均可发生，无明显的季节倾向，可见于任何年龄，高峰年龄为 20 岁，常以急性起病，高热、头痛和精神、智能、意识障碍等为临床表现。目前由于阿昔洛韦等特异性抗病毒药的广泛应用，多数患者得到早期有效治疗，病死率明显下降，但存活者中仍残留有相当程度的神经系统功能缺损症状。

（一）病因

引起脑炎的病毒有腺病毒、埃可病毒、柯萨奇病毒、肠道病毒、单纯疱疹病毒、流行性感冒病毒、巨细胞包涵体病毒、腮腺炎病毒等。

病毒侵入中枢神经系统通过以下途径：

（1）病毒直接侵入中枢神经系统，例如单纯疱疹病毒可经嗅神经侵入脑部。

（2）血行播散，不少病毒如柯萨奇病毒、埃可病毒、腺病毒先在呼吸道或消化道上皮细胞及血管内皮细胞内繁殖，然后经淋巴管进入血液，最后经血脑屏障引起中枢神经系统的感染。有些中枢神经系统的病变属变态反应，如麻疹及腮腺炎后。

（二）临床表现

各种病毒引起的急性病毒性脑炎的临床表现差异较大，决定于神经系统受累的部位、病毒致病的强度、患者的免疫反应等。因此，即使是同一病毒引起的感染，临床表现亦可不一。

1. 前驱期症状

表现为上呼吸道或消化道的症状，如发热、头痛、咽痛、呕吐、腹泻、食欲减退等。

2. 神经精神症状

（1）意识障碍：轻者对外界反应淡漠、迟钝或烦躁，嗜睡；重者出现谵妄、昏迷。

（2）颅内压增高：头痛、呕吐、头晕，甚至出现脑疝。

（3）抽搐：可以为局限性、全身性或呈现持续状态。

（4）运动功能障碍：根据受损的部位不同，可以表现为中枢性或周围性的一侧或单肢的瘫痪；亦可表现为锥体外系的运动障碍如舞蹈样动作，肌强直；亦可因脑神经瘫痪而有斜视、面瘫或吞咽障碍等。

（5）精神障碍：如记忆力减退，定向障碍，幻听，幻视；情绪易变、易怒，有时出现猜疑，常因此而误判为精神病或额叶肿瘤。

3. 伴随症状

病毒感染为全身性疾病，但每种病毒都有其独特的临床表现。如柯萨奇病毒感染时常出现细小的麻疹样皮疹或同时有心肌炎、心包炎。流行性腮腺炎病毒感染时腮腺肿大（亦可在腮腺肿大之前先有脑炎）。单纯疱疹病毒感染时口唇周围出现疱疹。病程一般两周左右，多数病例可以完全恢复，仅少数留有癫痫、视力或听力障碍、肢体瘫痪及不同程度的智能迟缓后遗症。

（三）辅助检查

（1）脑脊液检查：外观清，偶尔微混浊，白细胞数轻度升高，可达（30~500）$\times 10^6$/L，早期以中性粒细胞为主，后期以淋巴细胞为主，蛋白质正常或轻度升高，糖及氯化物处于正常范围。

（2）病原学检查：①脑脊液送病毒分离。②脑脊液细胞作免疫荧光抗体检查。③血清学检查，其抗体滴度在恢复期较急性期高出 4 倍以上方可诊断。

（3）脑电图检查：在病程早期，脑电图已有明显的改变，出现弥漫性或局限性慢波，也可见到尖波、棘波、尖波 – 棘波及尖慢 – 棘慢综合波。脑电图的改变与病情一致，可作为诊断参考。

（4）头颅 CT 检查：可见低密度病变，脑肿胀、脑萎缩、蛛网膜下腔增宽或积液、脑梗死等非特异性改变。

（四）治疗原则

1. 一般治疗

嘱患者卧床休息，保持呼吸道通畅，必要时吸氧、吸痰，注意保暖，供给一定的水分、营养及电解质。

2. 抗病毒治疗

（1）根据病毒感染的不同选择相应的抗病毒药物进行治疗，如无环鸟苷（阿昔洛韦）用于治疗单纯疱疹病毒。

（2）其他方法如转移因子、干扰素治疗可以提高机体对病毒的抵抗能力，均可应用。

（3）肾上腺皮质激素，静脉滴注，可减轻症状，降低颅内压力。

3. 对症处理

对危重患者及昏迷患者至关重要，注意维持营养及水电解质的平衡，对高热患者进行物理降温以及抗惊厥镇静等，严重脑水肿的患者应尽早脱水降颅压。加强护理，保持呼吸道畅通，预防压疮和呼吸道感染等并发症。恢复期可进行康复治疗。

【护理措施】

（一）基础护理

（1）嘱患者卧床休息，适当抬高床头，瘫痪肢体保持良肢位。勤翻身，预防压疮发生。

（2）根据病情或患者的需要协助其日常活动，以减少能量消耗。

（3）对昏迷的患者做好口腔护理，防止肺部感染和尿路感染等。

（4）对高热患者在出汗后及时更换被褥、衣服，及时擦洗身体，并注意保暖。

（5）注意安全，患者躁动不安或癫痫发作时防止坠床、舌咬伤。

（6）保证足够的热量摄入，给予高热量、清淡、易消化的流质或半流质饮食。少量多餐，以减轻胃胀，防止呕吐。频繁呕吐不能进食者，根据医嘱予静脉补液，维持水电解质平衡，注意防止窒息和误吸，必要时插胃管，鼻饲营养液。

（二）专科护理

（1）高热护理：每4h测体温1次，观察热型及伴随症状。鼓励患者多饮水，必要时静脉补液。出汗多时及时更衣，注意保暖。体温超过38.5℃时，及时给予物理降温或药物降温，观察降温效果。

（2）对于精神异常者，告知家人及陪护人员这是一种病理状态，以获得更多的配合和支持。观察患者有无伤人或自伤行为，注意自我保护，加强对患者的看护，必要时予约束或请精神科医生会诊。

（3）密切观察患者的生命体征及神经系统的症状和体征，若患者出现意识障碍、瞳孔改变、躁动不安、频繁呕吐、四肢肌张力增高等症状及体征，提示有脑水肿、颅内压升高。若呼吸节律不规则、瞳孔忽大忽小或两侧不等大、对光反应迟钝、血压升高，须警惕脑疝的发生。应密切观察、详细记录病情，以便及早发现，及时处理。

（4）药物治疗的护理：了解各种药物的使用要求及副作用。①抗癫痫药物注意有无骨髓抑制、肝功能损害、皮疹等不良反应。②抗病毒药物常用的是阿昔洛韦和更昔洛韦。注意输液速度及有无肝肾功能损害等。③使用脱水剂，应注意输液速度，并详细记录尿量及颜色，长期大量应用可致低钠、低氯及低钾，若损害肾小管则导致血尿，需加注意。④应用肾上腺皮质激素治疗，应注意观察患者血压变化，有无水肿及消化道出血等。

（5）恢复期患者，应进行功能锻炼，指导家属根据不同情况给予相应护理，以减轻后遗症。

（三）健康指导

（1）帮助患者保持情绪稳定，安心配合治疗与护理。

（2）急性期患者卧床休息，需家人陪护，防止坠床、跌倒等意外发生。

（3）保持病室安静，减少探视，避免声光刺激，以免诱发癫痫发作。

（4）注意保暖，防止受凉。保持口腔、皮肤清洁。高热时及时擦干汗液，补充水分。

（5）加强营养，给予高热量、易消化、富含纤维素及维生素的食物。

（6）识别癫痫发作的先兆表现如肢体麻刺感、上腹部不适、恐惧、幻觉等，教会家属发作时正确应对的方法。

（7）坚持肢体及言语功能的康复锻炼。

（8）有精神症状者，外出需有家人陪同，并佩戴身份牌，防止走失。

（9）告知患者及家属药物的作用和副作用。

（丁向霞）

第十二节　新型隐球菌性脑膜炎患者的护理

【概述】

新型隐球菌性脑膜炎是由新型隐球菌感染所引起的亚急性或慢性脑膜炎。新型隐球菌在自然界分布广泛，大多从呼吸道吸入，形成肺部病源，经血液播散于全身各器官，30%~50% 的该病患者有较严重的全身性疾病。

（一）病因

隐球菌是一种土壤真菌，特别易于在干燥的碱性和富含氮类物质的土壤（如含有火鸡、鸽子和其他鸟类粪便的土壤）中繁殖。新型隐球菌主要侵犯肺和中枢神经系统。含有病菌的尘土是人类感染新型隐球菌主要的传染源，也是新型隐球菌性脑膜炎的重要病因。致病菌从呼吸道侵入人体，先在肺部形成胶冻样结节性病灶。当机体免疫力下降，经血行播散进入中枢神经系统，在脑膜和脑实质内进行大量繁殖，形成炎性肉芽肿。

（二）临床表现

（1）起病形式：隐袭，病程迁延，进展缓慢。

（2）全身症状：早期有不规则低热，体温一般在37.5~38℃，或表现为间歇性头痛，而后逐渐加重。

（3）高颅压表现：阵发性头痛，恶心，频繁呕吐，视物模糊，部分患者有意识程度障碍。

（4）脑膜刺激征：颈强直，Kernig 征，Brudzinski 征阳性。

（5）脑神经损害表现：约有 1/3 的患者有脑神经损害。视神经、动眼神经、展神经、面神经及听神经受累为主，其中以视神经受损最为多见。

（6）脑实质损伤症状：少数患者可有癫痫发作、精神异常、偏瘫、共济失调等。

（三）辅助检查

（1）脑脊液：压力增高 > 200mmH_2O，外观微混或淡黄色。蛋白含量轻至中度升高。细胞数增多，多在 100×10^6/L 左右，以淋巴细胞为主。氯化物及葡萄糖多降低。脑脊液涂片墨汁染色可见荚膜的新型隐球菌，这是新型隐球菌性脑膜炎诊断的最佳标准。镜下可见酵母样细胞，形圆，壁厚，围有宽厚的荚膜。

（2）免疫学检查：乳胶凝集（LA）试验可检测感染早期血清或脑脊液中隐球菌多糖荚膜抗原成分。此方法较墨汁染色具有更高的特异性和敏感性，脑脊液检测阳性率可高达 99%，若抗原阳性滴度 > 1∶8，即可确诊为活动期隐球菌脑膜炎，且其滴度与感染程度多呈正比。有人认为新型隐球菌抗原酶联免疫测定比乳胶凝集更快速更优越。

（3）影像学检查：颅脑 CT 缺乏特异性，40%~50% 显示正常，其阳性率与病程所处的阶段有关，病程越长阳性率越高。可见脑室扩大、脑积水、脑膜强化及脑实质内不规则大片状、斑片状或粟粒状低密度影，少数显示小梗死灶或出血灶。颅脑 MRI 可显示脑实质内 T_1 呈低信号 T_2 高信号的圆形或类圆形肿块、血管周围间隙扩大，部分呈多发粟粒状结节样改变。

（四）治疗原则

新型隐球菌性脑膜炎的治疗包括抗真菌药物治疗、对症及支持治疗两部分。

1. 抗真菌药物治疗

抗真菌药物治疗中强调合并用药和多途径给药，通常临床症状消失和脑脊液检查后，还需连续 3 次检测脑脊液无菌方可考虑停药。目前抗真菌的特效药物主要有两性霉素 B、5– 氟尿嘧啶和氟康唑。

（1）两性霉素 B：是大环内酯类抗真菌药，是目前公认的抗真菌首选药，可破坏真菌的代谢和抑制其生长，有严重的毒副作用，多采用静脉滴注，也可鞘内注射。①静脉滴注：首次成人 0.02~0.1mg/kg，每日或隔日用药 1 次，根据患者耐受程度，按照每次增加 5mg 的剂量逐渐达到每日 0.5~0.7mg/kg 的治疗量，疗程视病情而定，可达 3~6 个月，总剂量达到 3~4 g。药物加入 500ml5% 的葡萄糖溶液中，避光缓慢滴注（滴注速度不短于 6h）。在静点前可同时给予地塞米松 2~5mg，以减轻副作用。②鞘内注射：首次剂量为 0.05~0.1mg，以后每次增加 0.1mg, 直至达到每次 0.5~1mg，每周 2~3 次，总剂量 15mg。注射前，先溶于 1~2ml 注射用水中，可加用地塞米松 2~4mg；注射时用 3~5ml 脑脊液反复稀释药物，缓慢静脉推注。

（2）5– 氟胞嘧啶：可干扰真菌细胞中嘧啶生物合成。本药容易透过血脑屏障。毒副作用比两性霉素 B 少，可出现食欲缺乏、白细胞或血小板减少、肝肾功能损害、精神症状和皮疹等，停药后不良反应消失。单独使用本药易产生耐药性，与两性霉素 B 联合应用可提高疗效。

（3）氟康唑：为广谱抗真菌药，本药耐受性良好，毒性较低，容易透过血脑屏障。氟康唑首次剂量 400mg，以后每日 200~400mg，分两次静脉滴注，每次加入 250~500ml 5% 的葡萄糖溶液缓慢滴注。

2. 对症及支持治疗

脱水降颅压，止痛，保护视神经和防止脑疝发生是新型隐球菌性脑膜炎最重要的对症治疗。当甘露醇、甘油果糖、呋塞米等降颅内压药物不能阻止颅内压增高时，应考虑手术治疗，采取骨片减压术和脑室穿刺引流术。大剂量脱水降颅压治疗时注意水、电解质平衡。

【护理措施】

（一）基础护理

（1）生活护理：由于患者发热、大汗、神志不清、大小便失禁，必须加强皮肤护理，给予舒适的卧位以保持肢体功能位，定时更换体位，保持床单的清洁整齐。

（2）做好口腔护理，防止肺部感染和尿路感染等。

（3）饮食：患者因慢性病程、长期发热、头痛及药物毒副作用影响而出现食欲低下，导致贫血、消瘦和抵抗力降低，应给予高热量、高蛋白、易消化、富含纤维素及维生素的食物。

（二）专科护理

（1）颅内高压的观察及护理：新型隐球菌性脑膜炎神经系统症状主要为头痛、恶心、呕吐等颅内压增高表现，严重颅内压增高可引起脑疝并导致死亡，因此，早期加强对颅内高压的观察和护理，积极治疗，可为患者原发病的治疗赢得时间。患者应绝对卧床休息，保持情绪稳定，护士需耐心向患者或家属讲解其重要性，以便积极配合治疗。护士要定时监测血压、脉搏、呼吸等生命体征，观察患者头痛的部位、时间及程度，呕吐的次数及性状（是否喷射状），瞳孔的变化，颈强直等，发现异常及早报告医生。通常瞳孔的变化是预见脑疝发生的一个指标，等大的双侧瞳孔突然转为忽大忽小或一侧瞳孔扩大或突然意识加重常提示脑疝的发生。对有意识障碍或病情加重的患者，应动态监测其血压、心率、呼吸、血氧的变化。平时应用脱水药物减轻颅内高压，常用的药物有渗透性脱水剂甘露醇，常用量为125~250ml，每6h/次，其他辅助脱水药有甘油果糖、呋塞米。使用脱水剂期间，密切注意水电解质的平衡，定时记录出入量。合理饮食，控制水的摄入量，保持大便通畅，避免便秘和用力排便，以免引起颅压突然增高。

（2）高热护理：患者在病情发展中都伴有高热，而高热可导致病变的脑组织缺血缺氧，使脑水肿进一步加重。常用的方法有物理降温和药物降温。可采用冰袋物理降温，将冰袋置于患者的头部、腋下、腹股沟处，并定时温水擦浴。体温超过38. 5℃时，可考虑给予药物降温。同时，由于发热及应用脱水利尿剂，要适当地补充水分，每天摄入量不少于1 500ml，定期检查血电解质，防止水电解质紊乱。

（3）药物不良反应的护理：两性霉素B是治疗新型隐球菌性脑膜炎的常用药与首选药。全身应用时不良反应多，患者常出现高热、寒战、食欲缺乏、恶心呕吐、低血钾、静脉炎、贫血，对心肝肾功能也有不同程度的损害，鞘内注射偶见下肢疼痛及大小便潴留，在治疗中应积极治疗和妥善处理。长期使用两性霉素B，常发生血栓性静脉炎，注射时应深静脉置管，严格无菌操作。

（三）健康指导

（1）生活护理：为家属讲解消毒隔离知识，保持患者口腔、皮肤清洁，指导其培养良好的卫生习惯。注意保暖，防止受凉，高热时及时擦干汗液及补充水分。正确记录24h出入量。

（2）保持患者情绪稳定，以配合治疗与护理。急性期应卧床休息，家人陪护，防止坠床、跌倒等意外发生。

（3）保持病室安静，减少探视，避免易导致颅内压增高的行为，如情绪激动、用力咳嗽、排便等。指导患者如出现颅高压的症状，如头痛、呕吐等，应及时告知医护人员。

（4）饮食指导：加强营养，给予高热量、易消化、富含纤维素及维生素的食物。

（5）用药指导：指导患者注意观察抗真菌药物——两性霉素B的毒副作用，如高热、寒战、胃肠道反应、静脉炎等，定期监测肝肾功能、血尿常规、电解质及心电图情况。

（6）关于PICC管及Ommaya管的宣教：指导患者注意保持PICC管的清洁，防止PICC管感染及滑出。有Ommaya管留置的患者注意保持头部局部皮肤的清洁，定期理发，防止感染，出现发热头痛等症状时及时就诊。

（7）嘱患者注意预防感冒，避免接触动物、去人群密集的场所等，可参与一些运动量较小的活动，如太极、快走等，以增强机体抵抗力。

（8）定期复查脑脊液和进行神经系统的体检。一般建议在出院后两周、1 个月、3 个月、6 个月和 1 年门诊复查，此后每年 1 次。

（钱丽娅）

第十三节　周期性瘫痪患者的护理

【概述】

周期性瘫痪（periodic paralysis）也称为周期性麻痹，是与钾离子代谢有关的，以反复发作的突发的骨骼肌弛缓性瘫痪为特征的一组疾病，持续数小时至数周不等，发作间期一切正常。部分病例有家族史。

周期性瘫痪按发作时血清钾含量的变化情况可分为低钾型、正钾型和高钾型三种。按病因又可分为原发性和继发性两类。原发性系指发病机制尚不明了和具有遗传性者；继发性则是继发于其他疾病引起的血钾改变而致病者。周期性瘫痪通常是前者。合并甲亢，则称为甲亢性周期性瘫痪。

（一）病因

低钾型周期性瘫痪（Hopp）在中国大多为散发。欧美国家以遗传性或家族性多见，散发性仅占 20%，故通常称家族性周期性瘫痪，为常染色体显性遗传性钙通道病，也是周期性瘫痪的最常见类型，经研究证实与染色体 1q31~32 连锁，此区域编码 DNPR 的 1s 亚单位，可能由基因突变致病，目前已经发现了 3 个突变。高血钾性（高钾型）周期性瘫痪又称遗传性发作性肌无力症、强直性周期性瘫痪，为常染色体显性遗传性肌病。

本病的发病机制尚不明了。大多认为钾代谢障碍和肌细胞内外的钾平衡失调是引起发作的主要原因，另外，还与膜内外其他离子的分布及细胞膜上离子通道的功能改变有关，而糖代谢过程以及胰岛素、肾上腺素和肾上腺皮质激素等内分泌激素对钾的代谢亦有广泛影响。

近年研究发现，位于 17q23.1~25.3 上的骨骼肌钠通道 α 亚单位基因（SCN4A）存在错义突变，因高钾型和正钾型周期性瘫痪与这种基因突变相关，而被认为是骨骼肌钠通道病。这些突变可引起钠离子通道蛋白的结构改变。低钾型周期性瘫痪则被认为是一种 L 型骨骼肌钙通道（双氢吡啶受体）疾病，双氢吡啶受体基因位于 1q31~32，基因的突变可引起 L 型钙通道功能异常，若这些离子通道的功能异常，可能引起肌细胞膜内外离子分布和膜电位的改变，从而使肌纤维失去兴奋性而引起骨骼肌瘫痪。

（二）临床表现

（1）低钾型是最为常见的类型。本病可发生于任何年龄，以 20~40 岁多见，也可早至 4 岁或晚至 60 岁，男性多于女性，随年龄增长而发作次数减少。

（2）大多在饱餐后、夜间睡眠或清晨睡醒时发病，有时也在午睡时发病。发病时肌无力常由双下肢开始，后延及双上肢，两侧对称，以近端较重，严重病例也很少累及口咽部和呼吸肌。肌无力一般于数小时内达高峰，检查时发现肌张力降低，腱反射降低或消失。

（3）患者神志清楚，构音正常，头面部肌肉很少受累，眼球运动也不受影响。尿便功能正常，严重病例可累及呼吸肌而造成死亡。发作期间部分病例可有心率缓慢、室性早搏和血压增高等。

（4）本病发作一般持续 6~24h，或 1~2 天，个别病例可长达 1 周。发作频率因人而异，可为数周或数月 1 次，多者可每天发作，少者终生仅发作 1 次。

（5）最早瘫痪的肌肉往往先恢复。部分患者肌力恢复时可伴有多尿、大汗、肌麻痹、肌肉酸痛及僵硬。

（6）发病前驱症状可有肢体酸胀、疼痛或有麻木感，以及烦渴、多汗、少尿、面色潮红、嗜睡、恶心和恐惧等。

（7）甲亢性周期性瘫痪属低钾型，在中国人及日本人中多见，男性居多。本病发作与甲亢的严重程度无相关性。其临床表现与单纯低钾型类同，但心律失常者略多。散发性病例发作期血清中的钾含量一般降到 3.5mmol/L 以下，最低可达 1~2mmol/L，尿钾也减少，血钠可升高。

（8）心电图可呈典型低钾性改变，如出现 U 波，P － R 间期、Q － T 间期延长，S － T 段下降等。

（9）肌电图显示电位幅度降低或消失，严重者电刺激无反应。

（三）辅助检查

（1）发作期血清钾 < 3.5mmol/L。

（2）心电图呈低钾性改变，U 波出现，T 波低平或倒置。

（3）肌电图显示运动单位电位波幅低，完全瘫痪时运动单位电位消失，电刺激无反应。

（4）高钾型心电图呈高血钾性改变。

（四）治疗原则

（1）急性发作时，顿服 10% 的氯化钾或 10% 的枸橼酸钾 20~50ml，24h 内再分次口服，总量为 10g（100ml）；如无效可继续服用 30~60ml/d，直至好转；病情好转后逐渐减量，一般不用静脉给药，以免发生高血钾而造成危险；重症病例可将 10~15ml 10% 的氯化钾加入 500ml 输液中静脉滴注，并与氯化钾口服合用。

（2）甲亢性周期性瘫痪应积极治疗甲亢。

（3）患者平时应少食多餐，并限制钠盐摄入；避免过饱、受寒、酗酒、过劳等。

（4）预防性治疗：首选碳酸酰酶抑制剂——乙酰唑胺 250mg/ 次，1~4 次 /d，口服。

【护理措施】

（一）基础护理

（1）心理护理：鼓励患者保持积极乐观的生活态度，积极配合治疗和护理。

（2）饮食护理：尽量给予高热量、高蛋白、富含维生素、易消化的饮食，少量多餐。

（3）生活护理：由于患者有不同程度的肢体瘫痪，日常生活不能自理，甚至有意外受伤的危险，因此，护士要做好生活护理，保持床单清洁平整，协助患者翻身，防止皮肤完整性受到破坏。

（4）康复锻炼：按摩瘫痪肢体，协助患者进行功能锻炼。

（二）专科护理

（1）补钾：记录 24 h 出入量，每日尿量 > 700 ml，每小时尿量 > 30 ml，方可补钾；补钾时首选口服补钾，为了减少氯化钾的局部刺激性，应将其稀释于果汁或牛奶中，饭后服用；病情严重者，除口服补钾外，应辅以静脉补钾；监测心电图的变化。

（2）密切观察病情：及时发现呼吸肌受累的征象，备好急救器械及药品，及时发现及时抢救，以免因呼吸肌无力而致呼吸衰竭。

（三）健康指导

此类疾病可因受凉、酗酒等因素诱发，因此，应嘱患者出院后多食钾含量丰富的食物，注意保暖，适当休息。戒酒，不暴饮暴食，限制钠盐摄入，严格掌握激素的适应证，如出现肢体酸痛等症状应立即就医。

（董玉玉）

第十四节　癫痫患者的护理

【概述】

癫痫是大脑神经元突发性异常放电，导致短暂的大脑功能障碍的一种慢性疾病。而癫痫发作是指脑神经元异常和过度超同步化放电所造成的临床现象。其特征是突然和一过性症状，由于异常放电的神经元在大脑中的部位不同而有多种多样的表现，可以是运动感觉神经或自主神经的伴有或不伴有意识或警觉程度的变化。

（一）病因

癫痫通常分为两大类：特发性（也叫原发性）癫痫和症状性（也叫继发性）癫痫。

原发性癫痫是指一类无脑部器质性或代谢性疾病表现，查不出任何原因的癫痫。继发性癫痫是由多种脑部器质性病变或代谢障碍，如先天性脑发育不良、产伤、高热惊厥、颅脑损伤、脑脓肿、脑肿瘤、脑炎、脑血管疾病、中毒、营养代谢性疾病等所致。

（1）先天性脑发育不良：先天性脑积水，脑皮质发育不全，先天性的脑瘫，染色体畸形等。

（2）产伤：婴儿期症状性癫痫的常见病因，在生产时脑部挫伤、水肿、出血和梗死也能导致局部脑硬化、脑性瘫痪。若干年后形成病灶。

（3）高热惊厥：严重时高烧不退，小儿出现痉挛。

（4）脑外伤：脑部损伤后遗症，有的在数周、数月甚至数年才开始发癫痫，损伤的程序不一样，发作类型也各不相同。严重者 CT 或 MRI 检查多数有软化灶。

（5）严重的细菌感染或者病毒感染：脑膜炎、脑囊虫、脑脓肿、病毒性脑炎、结核性脑膜炎、硬膜外脓肿等。

（6）中毒因素：如一氧化碳、酒精、尿毒症、妊娠高血压综合征。

（7）脑血管疾病：常见于中年人，如脑栓塞、脑血栓等均可引起癫痫。

（8）营养代谢疾病：如儿童佝偻病、成人低血糖、糖尿病、甲亢维生素 B_6 缺乏症。

（9）变性疾病：结节硬化症。

（二）临床表现

根据临床发作类型分为：

（1）全身强直－阵挛发作（大发作）：突然意识丧失，继之先强直后阵挛性痉挛。常伴尖叫、面色青紫、尿失禁、舌咬伤、口吐白沫或血沫、瞳孔散大。持续数十秒或数分钟后痉挛发作自然停止，进入昏睡状态。醒后有短时间的头昏、烦躁、疲乏，对发作过程不能回忆。若发作持续不断、一直处于昏迷状态者称大发作持续状态，常危及生命。

（2）失神发作（小发作）：突发性精神活动中断，意识丧失，可伴肌阵挛或自动症。一次发作持续数秒至十余秒。脑电图出现 3 次 /s 棘慢或尖慢波综合。

（3）单纯部分性发作：某一局部或一侧肢体的强直、阵挛性发作，或感觉异常发作，历时短暂，意识清楚。若发作范围沿运动区扩及其他肢体或全身时可伴意识丧失，称为杰克森发作。发作后患肢可有暂时性瘫痪，称 Todd 麻痹。

（4）复杂部分性发作（精神运动性发作）：精神感觉性、精神运动性及混合性发作。多有不同程度的意识障碍及明显的思维、知觉、情感和精神运动障碍。可有神游症、夜游症等自动症表现。有时在幻觉、妄想的支配下可发生伤人、自伤等暴力行为。

（5）植物神经性发作（间脑性）：可有头痛型、腹痛型、肢痛型、晕厥型或心血管型发作。

（三）辅助检查

由于大多数癫痫发作发生在医院外，必须回顾性地确立诊断。通常根据患者的发作史，特别是可靠目击者提供的对发作过程和表现的详细描述，结合发作间期脑电图出现痫性放电可确诊。必要时可通过视频脑电监测发作表现及同步脑电图记录证实。某些患者无可靠的目击者提供病史，夜间睡眠时发作，或因发作稀少视频，脑电图监测未记录到发作而导致临床诊断困难。

（1）脑电图（EEG）、脑电地形图（BEAM）、动态脑电图监测（Holter）：可见明确病理波、棘波、尖波、棘－慢波或尖－慢波。

（2）如为继发性癫痫，应进一步行头颅 CT、头颅 MRI、MRA、DSA 等检查，可发现相应的病灶。

（3）癫痫与生化：癫痫与人体内各种化学物质有密切的关系，神经生物化学在分子水平上对阐明癫痫的发病机制有重要作用。

（四）治疗原则

1. 一般药物治疗

（1）根据癫痫发作类型选择安全、有效、价廉和容易买到的药物。①大发作：苯巴比妥 90~300mg/d，丙戊酸钠 0.6~1.2mg/d，卡马西平 600~1200mg/d 等。②复杂部分性发作：苯妥英钠 0.2~0.6g/d，卡马西平 0.2~1.2g/d。③失神发作：氯硝安定 5~25mg/d，安定 7.5~40 mg/d。④癫痫持续状态：首选安定 10~20mg/ 次，静脉推注。

（2）药物剂量从常用量低限开始，逐渐增至控制发作理想而又无严重毒副作用为宜。

（3）给药次数应根据药物特性及发作特点而定。

（4）一般不随意更换、间断、停止西药，癫痫发作完全控制 2~3 年后，且脑电图正常，方可逐渐减量停药。

（5）应定期监测药物浓度，适时调整药物剂量。

2. 抗癫痫药物治疗

在癫痫发作的治疗中，抗癫痫药物有特别重要的意义。抗癫痫药物可通过两种方式来消除或减轻癫痫发作，其一是影响中枢神经元，以防止或减少其病理性过度放电；其二是提高正常脑组织的兴奋阈，减弱病灶兴奋的扩散，防止癫痫复发。

一般将 20 世纪 60 年代前合成的抗癫痫药，如苯妥英钠、卡马西平、乙琥胺、丙戊酸钠等称为老抗癫痫药，其中苯巴比妥、苯妥英钠、卡马西平、丙戊酸钠是目前广泛应用的一线抗癫痫药。但是，由于苯巴比妥、苯妥英钠的一些副作用，有些发达国家已将其列入二线抗癫痫药，仅将卡马西平、丙戊酸钠列为一线抗癫痫药。目前新的抗癫痫药，主要有加巴喷丁、拉莫三嗪、氨基烯酸、托吡酯等，比较新的是左乙拉西坦片。对于明确病因的癫痫，除有效控制发作外要积极治疗原发病，对药物治疗无效的难治型癫痫可行立体定向术破坏脑内与癫痫发作有关的区域、胼胝体前部切开术或慢性小脑刺激术。

3. 全身强直 – 阵挛发作持续状态的治疗

（1）积极有效地控制抽搐：①安定：成人 10~20mg，小儿 0.25~1mg/kg，缓慢静脉推注至抽搐停止。随后将 20~40mg 的安定加入葡萄糖溶液中以每小时 10~20mg 的速度静脉滴注，连续 10~20h，日总量不超过 120mg。②异戊巴比妥钠：成人 0.5g 溶于 10ml 的注射用水中，以 50~100mg/min 的速度缓慢静脉推注至发作停止。注射中要注意患者的呼吸、心跳变化。发作得到控制后应继续鼻饲或口服抗癫痫药物。

（2）处理并发症：保持呼吸道通畅，注意利尿脱水以减轻脑水肿，防止酸中毒等。

【护理措施】

（一）基础护理

1. 一般护理

保持病房安静，室内光线柔和，避免声光等刺激。间歇期可以下床活动，出现发作前驱症状即刻卧床休息。

2. 安全护理

（1）注意环境安全，热水瓶、锐器等危险物品应远离患者。卧床时拉起床栏。

（2）家属 24h 陪护。

（3）床头备吸氧、吸引装置、压舌板（用纱布包裹）或牙垫。

（4）必要时留置外周静脉置管。

3. 饮食护理

选择高热量、高蛋白和富含维生素、纤维素的食物，以清谈、易消化为主。少食辛辣食物，避免过饱，戒烟酒。频繁发作不能进食或昏迷者，可鼻饲营养液。

4. 心理护理

鼓励患者保持情绪稳定，以良好的心态正确对待疾病。

（二）专科用药护理

（1）用药护理：①指导患者及家属遵医嘱正确服用抗癫痫药物，不要自行增减药物、停药及换药。如因忘记而漏服，应尽快补服，不可一次服双倍量，可一日内分次补足。②缓释片不可研碎服用，如德巴金。③饮食与服药时间：多数抗癫痫药物为碱性，饭后服用可以减轻胃肠道反应。卡马西平和食物同服可增加其吸收，宜和食物同服。④大多数抗癫痫药物都有不同程度的不良反应，应用抗癫痫药物前需查肝肾功能、血尿常规，服药后需每月复查血尿常规，每季度复查肝肾功能，至少持续半年。监测血药浓度，特别是在增减药量、更改药物时。⑤密切观察有无产生药物不良反应：有无厌食、恶心、呕吐等胃肠道反应；有无头晕、视物模糊、嗜睡、注意力下降、共济失调、眼震等中枢神经系统症状和体征。部分抗癫痫药物使用过程中，可出现皮疹，严重者可引起（Stevens–Johnson）综合征、中毒性表皮溶解症等不良反应。⑥关注常用药物的一些特殊的不良反应：如苯妥英钠加速维生素D的代谢而引起的骨质疏松，可在医生的指导下补充维生素D做好预防，苯妥英钠长期服用还可引起齿龈增生、面部粗糙、巨幼红细胞性贫血；卡马西平可引起低钠血症、再生障碍性贫血；丙戊酸钠可引起血小板减少、脱发、月经失调等。⑦注意药物之间的相互作用：化学结构相同的药物不宜合用，如氯硝西泮和安定；应避开副作用相同的药物合用，如苯妥英钠和丙戊酸钠均可引起肝功能损害。⑧控制癫痫持续状态的药物都应静脉给药，应建立可靠的静脉通路，静脉推注时注意控制速度，防止呼吸抑制。难以静脉给药的患者如儿童，可直肠内给药。⑨减药、换药及停药过程中均有可能导致癫痫发作，或诱发癫痫持续状态，应加强观察，及时处理。

（2）按患者发作类型及时处理，发作时安慰患者及家属，防止其过度紧张。

（3）癫痫持续状态紧急处理：①尽快控制发作：迅速开通静脉通路，遵医嘱静脉推注安定注射液10~20mg，每分钟不超过2mg。同时观察患者呼吸状况，予监测氧饱和度，防止呼吸抑制。5min不能终止发作可重复用药。必要时遵医嘱以安定注射液或德巴金注射液稀释后微量泵静脉泵入维持。②保持呼吸道通畅：取平卧头侧位，及时清除口鼻分泌物，吸痰。做好气管插管和人工辅助呼吸准备。③采取维持生命功能的措施，如心电监护，监测血压。持续高流量给氧。根据医嘱监测CBC、ABG、血电解质、血药浓度等，并关注检查结果。④防治感染，预防及控制并发症：做好安全防护，防止舌咬伤、坠床。高热者需及时降温，并做好皮肤护理。不能进食者，插胃管鼻饲营养液，保持口腔清洁。密切观察患者神志、瞳孔、生命体征变化，注意有无代谢紊乱及水电解质酸碱平衡失调，遵医嘱予抗生素治疗。

（三）健康指导

1. 疾病教育

（1）告知患者及家属什么是癫痫，其发作的诱因、前驱症状及临床表现。

（2）告知癫痫发作时的紧急处理，及时就医。

（3）指导患者家属观察并记录癫痫发作的时间和发作时的表现。

2. 用药教育

（1）服用药物是目前治疗癫痫最主要的方法。

（2）用药选择：应在医生指导下，根据发作类型正确选药；新诊断的患者尽可能使用单一药物治疗；开始小剂量，逐渐调整剂量至足量；当剂量加大时，需等待一定的时间让该药物发挥作用；规律服药。

（3）停药问题：必须在专业医生指导下进行，经过半年或一年逐渐减量后方可停药，不可随意减量或停药；停药后若复发继续用原方案治疗；发作控制 3~5 年，脑电图连续两次检测正常，可考虑停药；处于青春发育期的患者，停药最好推迟在青春期以后。

（4）药物不良反应监测：大多数抗癫痫药物都有不同程度的不良反应，用药后需每月监测血尿常规，每季度监测肝肾功能、血药浓度，至少持续半年。同时注意胃肠道反应、中枢神经系统症状、血液系统、皮疹等药物不良反应。

3. 饮食教育

饮食应规律、多样化，避免饥饿、暴饮暴食，避免服用有兴奋作用的补脑药，如脑活素、吡拉西坦（脑复康）等，避免烟、浓茶、咖啡、巧克力等容易诱发癫痫的食物，忌酒。

4. 活动

养成良好的生活习惯、作息规律，减少精神刺激。禁止游泳或去危险悬崖边等。避免剧烈的体育运动，如踢足球、奔跑等。病情控制较好的患者在家属陪同下可以外出旅游、登山等。外出时应有人陪同或携带有姓名、住址、联系电话及病史的个人资料。

5. 入学及就业

绝大多数患者可以正常工作及生活。发作频繁未控制者不宜上学或入托，智力障碍者送特殊学校；工作环境要安全，须保证工作环境不会成为发作诱因，发作时不会对他人或社会造成危害。

6. 婚育指导

患者可以结婚并生育，但将来孩子发生癫痫的可能性高于普通人群，应事先做好咨询，最好在癫痫控制一年以后生育。孕产妇继续抗癫痫药物治疗，尽量使用单一药物和最低有效剂量。哺乳期最好不服用毒副作用强的药物。

7. 心理指导

让患者了解病情，消除误解，正视现实，战胜恐惧，配合治疗。

8. 预后

大多数患者的智力和精神状况与正常人相同，正规使用药物能使 80% 的患者完全控制或明显减少发作。

（颜小威）

第十五节 眩晕患者的护理

【概述】

眩晕是指人体对自身平衡觉和空间位像觉的自我感知错误，患者感觉自身或外界物体在旋转、升降或倾斜等，常会伴有恶心、呕吐、眼球震颤和站立不稳等，但患者的意识始终是清醒的。

（一）病因

（1）高血压病：高血压所致的眩晕多数是情绪变化、精神紧张或受精神刺激等因素的影响，使血压产生波动引起的。

（2）低血压症：低血压眩晕也是非常多见的，特别是年轻人，容易反复发作。姿势性低血压眩晕则多见于中老年人，在起立或起床时突然眩晕，旋即消失，再做同样动作时又觉眩晕。

（3）动脉硬化症：动脉硬化造成脑血栓附着可诱发脑缺血发作。这种脑缺血如果来自颈内动脉，就可出现浮动性眩晕和眼前发黑。

（4）脑瘤：发生于中枢前庭系的小脑、脑干，易发生旋转性眩晕。脑瘤引起的眩晕一方面是由于颅内压增高；另一方面则是由于脑瘤的压迫而致血循环障碍，使前庭神经核区及其通路直接或间接受损，造成眩晕。

（5）脑血栓：轻度的脑血栓可引起眩晕。这是因为动脉硬化造成动脉管腔内膜病变出现狭窄后，其远端部分仍可通过自动调节，使血管阻力减低，并建立侧支循环而维持正常的血流量，暂时不使脑血栓形成。但是患者仍可出现头晕或眩晕，一侧肢体麻木或无力等症状。

（6）贫血：贫血容易引起脑缺氧而出现眩晕，恶性贫血眩晕尤为明显，患者可因中枢神经系统缺氧，导致神经系统的器质性变化。因此，患者的运动或位置感及下肢震动感均可丧失，眩晕加重。

（7）甲状腺功能减退：本病患者血压低、心脏输出血量减少、血流迟缓而致前庭系缺氧出现眩晕。此外，新陈代谢较低，血中乳酸聚集波及内耳，也可引起眩晕。

（8）运动不足：有些人平时缺乏锻炼、心肺功能较弱，如果突然剧烈运动，可出现头晕。运动时间过长，体内营养物质耗损过多，血糖浓度降低，或者剧烈运动时，呼吸加快，体内氧气供应不足也易产生眩晕。

（9）内耳疾病：耳源性眩晕常见者有美尼尔氏综合征、迷路炎、前庭神经元炎等。

（10）某些药物服药期的不良反应。

（二）临床表现

1. 周围性眩晕（耳性眩晕）

周围性眩晕是指内耳前庭至前庭神经颅外段之间的病变所引起的眩晕。

（1）美尼尔氏综合征：以发作性眩晕伴耳鸣、听力减退及眼球震颤为主要特点，严重时可伴有恶心、呕吐、面色苍白和出汗，发作多短暂，很少超过2周。具有复发性特点。

（2）内耳药物中毒：常由链霉素、庆大霉素及其同类药物中毒性损害所致。多为渐进性眩晕伴耳鸣、听力减退，最初常出现口周及四肢发麻等。水杨酸制剂、奎宁、某些镇静安眠药（氯丙嗪、哌替啶等）亦可引起眩晕。

（3）前庭神经元炎：患者多在发热或上呼吸道感染后突然出现眩晕，伴恶心、呕吐，一般无耳鸣及听力减退。持续时间较长，可达6周，痊愈后很少复发。

（4）良性发作性位置性眩晕：患者头部处在一定位置时出现眩晕和眼球震颤，多数不伴耳鸣及听力减退。可见于迷路和中枢病变。

2. 中枢性眩晕（脑性眩晕）

中枢性眩晕是指前庭神经颅内段、前庭神经核及其纤维联系、小脑、大脑等的病变所引起的眩晕。

（1）颅内血管性疾病：椎－基底动脉供血不足、锁骨下动脉偷漏综合征、延髓外侧综合征、脑动脉粥样硬化、高血压脑病和小脑出血等。

（2）颅内占位性病变：听神经瘤、小脑肿瘤、第四脑室肿瘤和其他部位肿瘤等。

（3）颅内感染性疾病：颅后凹蛛网膜炎、小脑脓肿。

（4）颅内脱髓鞘疾病及变性疾病：多发性硬化、延髓空洞症。

（5）癫痫。

以上疾病可有不同程度眩晕和原发病的其他表现，如复视、共济失调、肢体乏力等。

3. 其他原因导致的眩晕

（1）心血管疾病：低血压、高血压、阵发性心动过速、房室传导阻滞等。

（2）血液病：各种原因所致贫血、出血等。

（3）中毒性：急性发热性疾病、尿毒症、严重肝病、糖尿病等。

（4）眼源性：眼肌麻痹，屈光不正。

（5）头部或颈椎损伤后。

（6）神经症。

以上病症可有不同程度的眩晕，但常无真正旋转感，一般不伴听力减退、眼球震颤，少有耳鸣，伴有原发病的其他表现。

（三）辅助检查

（1）神经系统检查：脑干和小脑功能。

（2）前庭功能测定：眼球震颤、姿势反射。

（3）听力测定：语音检测、音叉试验。

（4）实验室检查：血常规、血生化、MRI、听觉诱发电位等。

（5）闭目直立试验：倾倒方向示前庭病变。

（6）闭目行走试验：偏向前庭病变侧。

（7）步态试验：宽基步态提示中枢性病变。

（四）治疗原则

（1）安静休息，选择最合适体位，避免声光刺激。

（2）低盐饮食。

（3）可低流量吸氧。

（4）良性发作性位置性眩晕可手法复位。

（5）美尼尔氏综合征患者应适量控制水盐摄入，以减轻内耳迷路水肿。

（6）药物：扩血管、镇静、止吐、脱水、补液、激素等。

（7）不同原因引起的眩晕应根据病因对症治疗。

【护理措施】

（一）基础护理

（1）眩晕者应保持安静，心情愉快，保证充足的睡眠和休息，避免用脑过度、精神紧张等。饮食宜清淡，适当参加体育锻炼。

（2）眩晕由颈椎病引起者，睡眠时要选用合适的枕头，避免长期低头工作，要注意保暖。

（3）眩晕由高血压、动脉硬化引起者，要经常测量血压，保持血压稳定，控制血脂及饮食，饮食宜清淡，情绪要稳定。

（4）眩晕由贫血引起者应适当增加营养，可应用食物疗法及辅助药物治疗。

（二）健康指导

（1）眩晕发作时，请及时就诊，以明确诊断，积极治疗。

（2）发作期患者应卧床休息，保持居室安静、空气清新，光线宜暗，避免噪音刺激。患者大小便时应由他人搀扶，以防跌倒和摔伤。

（3）宜清淡、低盐饮食，避免烟、酒及辛辣、刺激性食物，保持大便通畅。

（4）保持情绪稳定、心情舒畅，避免急躁、暴怒情绪。

（5）生活规律，劳逸结合，加强锻炼，避免劳累、紧张，提高自身的代偿适应能力。

（6）积极治疗听神经瘤、高血压、糖尿病、冠心病等原发病。

（7）身边常备安定、地芬尼多（眩晕停）等药物，以防眩晕突然发作。

（8）从事驾驶、舞蹈、体操等工作的患者，不要急于恢复训练，症状消失后，休息2~4周再恢复原工作。

（单芦莹）

第十六节　自发性低颅压患者的护理

【概述】

自发性低颅压（SIH）是脑脊液压力降低（＜ $70mmH_2O$）导致的头痛，多为体位性。患者常在直立后15min内出现头痛或头痛明显加剧，卧位后头痛缓解或消失。

（一）病因

自发性低颅压包括特发性和继发性两种。特发性病因不明，可能与血管舒缩障碍引起CSF分泌减少或吸收障碍有关，其病理机制主要是脊神经根的硬膜折返处撕裂导致脑脊液漏而致低颅压。继发性可由多种原因引起，如腰穿、头颈部外伤或手术、脑室分流术使CSF漏出增多，脱水、糖尿病酮症酸中毒、尿毒症、全身严重感染、脑膜脑炎、过度换气和低血压使CSF生成减少。由于CSF量减少、压力降低、脑组织移位下沉等使颅内痛敏结构（如脑膜，血管和三叉、舌咽、迷走等脑神经受）牵张引起头痛。

（二）临床表现

本病见于各种年龄，特发性多见于体弱女性，继发性无明显性别差异。自发性低颅压可引起体位性头痛，主要表现为坐位或站立时头痛剧烈，平卧位头痛消失或减轻。头痛以枕部或额部多见，呈轻中度钝痛或搏动样疼痛，缓慢加重，常合并视物模糊、复视、畏光、听觉过敏、听力减退、耳鸣等视觉听觉症状，以及眩晕、恶心、呕吐、全身无力等，所有症状在平卧位时均可减轻或消失。

（三）辅助检查

（1）脑脊液压检测：根据体位性头痛的典型临床特点疑诊低颅压性头痛，腰穿测定脑脊液压力降低（< 70mmH_2O）可以确诊。部分病例压力测不出，脑脊液无法放出，呈“干性穿刺”。少数病例脑脊液细胞数轻度增加，蛋白质、糖和绿氯化物水平正常。

（2）CT 脊碘造影：常规腰穿，测初压，留取标本，缓慢向蛛网膜下腔注入进口碘海醇 10ml（根据测压情况，必要时混合等量氯化钠溶液注入），嘱患者改变体位，可行腹部加压，使造影剂尽可能到达漏点，保留造影剂 30min 及以上，行颈椎、胸椎、腰椎 CT 薄层扫描。CT 薄层扫描是定位脑脊液漏口最敏感的方法。

（四）治疗原则

（1）一般治疗：①平卧休息，绝对卧床。②饮水疗法，多饮盐水及淡开水。③静脉点滴 0.9% 的氯化钠溶液或林格氏液，每日 2 500~3 500ml。

（2）脊髓硬膜外血贴治疗：在手术室进行，患者采取俯卧位，由麻醉科医生给患者常规消毒铺巾，局麻后，在脑脊液漏口相应的椎间隙水平、X 线透视定位下，从硬膜外腔缓慢注入患者自体静脉血（根据患者耐受及血液到达漏口情况，可注入 10~20ml）。拔针后局部敷料覆盖并固定。患者俯卧 30min 后回病房，继续保持绝对平卧位休息两天，抗生素连续用两天预防感染。

【护理措施】

（一）基础护理

（1）体位和饮食护理：卧床休息，去枕平卧位以利于颅压恢复；饮食上鼓励患者多饮水、喝汤。

（2）保持大便通畅，必要时服用通便药或辅助排便，排尿困难者，留置导尿并做好会阴护理。

（3）保持环境安静、整洁，保证充足的睡眠和休息。必要时根据医嘱给予镇静药。

（二）专科护理

（1）疼痛护理：通过护理活动减轻或解除疼痛，满足患者对舒适的需要。可以通过分散患者注意力、引导患者深呼吸、减少不良的情绪刺激、听轻音乐等帮助患者减轻和缓解疼痛，必要时给予镇痛镇静药物。

（2）心理护理：注意观察患者的心理、情绪变化，及时向患者及家属解释疾病及检查、治疗的相关知识，帮助患者减轻焦虑、恐惧，树立战胜疾病的信心。

（3）腰椎穿刺：腰椎穿刺后去枕平卧位 6h，观察患者有无后枕紧绷感、头痛、头晕及肢体麻木等腰穿并发症。

（4）脊碘造影的护理：脊碘造影的护理详见腰椎穿刺的护理，同时关注患者造影结果即脑脊液有无漏点。

（5）脊髓硬膜外血贴治疗的护理：术后去枕仰卧位 6h，去枕平卧位 48h，避免用力排便、咳嗽等增加腹压的动作，注意观察患者神经体征、局部穿刺点情况及患者主诉，48h 后可逐步开始活动，先慢慢坐起，无不适再床边站立，后可行走，活动后注意观察患者有无不适主诉。

（三）健康指导

（1）疾病相关知识的教育：向患者及家属介绍本病的临床表现、发病机制、检查及治疗方法。

（2）告知疼痛评分的方法及缓解疼痛的措施，如卧床休息、多饮水、补液、止痛药的使用。

（3）告知脊髓硬膜外血贴治疗术后卧位、活动、饮食及并发症的表现与防治。

（4）告知床上大小便的方法和必要性。

（5）告知出院后随访的时间及内容。

（孔文亚）

第六章

肾内科系统疾病患者的护理

第一节 急性肾小球肾炎患者的护理

【概述】

急性肾小球肾炎（acute glomerulonephritis）简称“急性肾炎”，临床以急性发作的血尿、蛋白尿、水肿和高血压为主要表现，可伴有一过性氮质血症。

（一）病因

急性肾小球肾炎常由 β－溶血性链球菌 A 组“致肾炎菌株”感染所致，常见于上呼吸道感染（如扁桃体炎）、皮肤感染等链球菌感染后。主要是链球菌胞壁成分 M 蛋白或某些分泌产物引起的免疫反应导致肾脏损伤。

（二）临床表现

本病多发生于儿童，男性多于女性。潜伏期常有 1~3 周。一般表现为：

（1）血尿：常为起病第一症状，几乎全部患者均有血尿。

（2）蛋白尿：可伴有轻、中度蛋白尿，少数患者可呈大量蛋白尿。

（3）水肿：典型表现为晨起眼睑水肿或伴下肢轻度凹陷性水肿，少数严重者可波及全身。

（4）高血压：80% 的患者会出现一过性高血压，少数患者可因严重高血压导致高血压脑病。

（5）肾功能损害：大部分患者起病时因尿量减少、肾小球滤过率下降导致一过性氮质血症。随着病情的缓解，尿量会增加，1~2 周后，肾功能可恢复正常，只有极少数患者出现急性肾衰竭。

（三）辅助检查

（1）血液化验：患者血沉常增快，大部分患者血清 C3 及总补体活性下降。

（2）尿常规改变：可见红细胞尿及蛋白尿。

（3）病灶细菌培养及血清学检查：未治疗早期作病灶细菌培养，约 1/4 的病例可获阳性结果。血清抗链球菌溶血素“O”滴度可升高。

（4）肾脏病理检查：基本病变为弥漫性毛细血管袢及系膜区细胞增生及细胞浸润，可见 IgG 及血清 C3 为主的颗粒状沉着，上皮下电子致密物形成驼峰为本病电镜表现的特点。

（四）治疗原则

本病是一种自限性疾病，主要通过对症治疗，防治急性并发症、保护肾功能，以利其自然恢复。

（1）一般治疗：急性期卧床休息，待肉眼血尿、水肿消退及血压恢复正常后逐渐增加活动量。在水肿和高血压期，控制水和盐的摄入，维持水、电解质平衡。

（2）利尿：经控制水、盐而仍尿少、水肿、高血压者，给予利尿剂。

（3）降压药物：经休息、限水盐、利尿而血压仍高者，给予降压药。

（4）感染灶治疗：反复发作的慢性扁桃体炎，待病情稳定后可做扁桃体摘除术，术前、术后两周需注射无肾毒性的抗生素。

（5）透析：发生急性肾衰竭而有透析指征时，应及时给予透析治疗。

（6）中医药治疗：治疗上针对表邪、水湿、实热三个环节。

【护理措施】

（一）基础护理

（1）休息：急性起病后卧床休息，直至肉眼血尿、水肿消退，血压、肾功能恢复正常后，可逐步增加活动。卧床时抬高下肢，以减轻水肿、增加静脉回流，改善肾功能。病情稳定后可恢复学习及从事轻体力活动，但两年内避免劳累及重体力劳动。

（2）饮食：急性期应选择低盐（每日 3g 以下）、富有维生素的饮食。氮质血症时应限制蛋白质摄入，并以富含必需氨基酸的优质动物蛋白为主。水肿且尿少者，应控制液体入量，每天进入体内的液体量一般等于前一天的尿量加 500ml。

（3）心理指导：保持精神愉快，树立战胜疾病的信心。

（二）专科护理

（1）病情观察：观察体重变化；注意水肿部位、程度；注意有无胸腔、腹腔、心包积液的表现；注意体温变化；密切监测肾功能、电解质等实验室指标。

（2）控制感染：选用无肾毒性的抗生素，如青霉素、头孢菌素等，使用前询问过敏史，做好皮试，观察用药疗效及有无过敏反应。

（3）水肿及少尿护理：正确记录 24h 尿量，水肿明显者着宽松、柔软的棉质衣裤、鞋袜。协助患者做好全身皮肤、黏膜的清洁，保护好水肿处的皮肤，如清洗时注意水温适当，勿过分用力，经常更换体位等。使用利尿剂（如呋塞米、布美他尼）时，需密切关注患者血电解质、尿量变化及药物副作用情况。利尿剂一般白天使用，以免影响睡眠。

（4）高血压及高血压脑病护理：监测血压神志情况，严格控制水盐摄入，利尿，遵医嘱使用降压药、镇静药，使用后观察疗效及副作用。

（三）健康指导

（1）休息与活动：急性期限制活动量，平时适当加强体育锻炼。

（2）预防感染：及时治疗感冒、咽炎、扁桃体炎等，避免去公共场所，注意居住环境通风。

（3）饮食指导：使患者了解合理饮食对疾病康复的意义，指导患者及家属制订正确的饮食计划并认真实施，戒除烟酒。

（4）定期随访：急性肾小球肾炎临床症状消失后，蛋白尿、血尿等仍可能存在 1~2 年，应定期随访直至完全康复。

（傅雪琴　吴佳玲 叶志弘）

第二节　慢性肾小球肾炎患者的护理

【概述】

慢性肾小球肾炎（chronic glomerulonephritis）是一组病因不同，起病隐匿，病理变化多样的慢性肾小球疾病。临床特点为病程长，起病初期常无明显症状，以后缓慢持续进行性发展，有蛋白尿、血尿、水肿、高血压和不同程度的肾功能减退，最终可致慢性肾衰竭。

（一）病因

本病病因不明。起病前多有上呼吸道感染或其他部位感染，少数慢性肾小球肾炎由急性肾炎演变而来。导致病程慢性化、进行性肾单位破坏的机制主要是：原发病的免疫介导炎症导致持续进行性肾实质受损；高血压引起肾小动脉硬化性损伤；健存肾单位代偿性肾小球毛细血管高灌注、高压力和高滤过，促使肾小球硬化；长期大量蛋白尿导致肾小球及肾小管慢性损伤；脂质代谢异常引起肾小球和肾小管硬化。

（二）临床表现

以青、中年男性发病为主。多数起病隐匿、缓慢。患者临床表现个体差异较大。

（1）蛋白尿：出现较早，部分患者可出现大量蛋白尿。

（2）血尿：出现较早，为轻至中度镜下血尿，偶见肉眼血尿。

（3）水肿：早期为眼睑、面部和（或）下肢轻中度水肿，晚期持续存在，严重者出现全身性水肿。

（4）高血压：多数患者存在不同程度的高血压，部分患者以高血压为首发症状。

（5）肾功能损害：随着病情的发展可逐渐出现夜尿增多、肾功能减退，最后发展为慢性肾衰竭而出现相应的临床表现。

（三）辅助检查

（1）尿液检查：多数蛋白尿 +~+++，尿蛋白定量为 1~3g/d。镜下可见多形性红细胞，可有红细胞管型。

（2）血常规检查：早期多正常或轻度贫血。晚期红细胞计数和血红蛋白明显下降。

（3）肾功能检查：晚期血肌酐和血尿素氮增高，内生肌酐清除率明显下降。

（4）B 超检查：晚期双肾缩小，皮质变薄。

（5）肾脏病理检查：早期表现各不同，晚期表现为硬化性肾小球肾炎。

（四）治疗原则

慢性肾小球肾炎患者的治疗以防止或延缓肾功能进行性损害为目标。

（1）饮食治疗：给予优质低蛋白、低磷饮食，以减轻肾小球毛细血管高灌注、高压力和高滤过状态，并使用必需氨基酸或摄入 α－酮酸；患者有明显水肿和高血压时，需低盐饮食。

（2）药物治疗：降压治疗为控制病情恶化的重要措施，尿蛋白≥ 1g/d 者，血压控制在 16.6/10kPa（125/75mmHg）以下；尿蛋白＜ 1g/d 者，血压控制在 17.3/10.6kPa（130/80mmHg）以下。主要的降压措施包括低盐饮食和使用降压药，尽可能选择对肾脏有保护作用的血管紧张素转换酶抑制剂（ACEI）和血管紧张素 II 受体阻滞剂（ARB）。双嘧达莫或阿司匹林有抗血小板聚集的作用，对系膜毛细血管性肾小球肾炎有降尿蛋白的作用。

（3）防治引起肾功能损害的各种因素：预防与治疗各种感染，尤其是上呼吸道感染；禁用肾毒性药物，如氨基糖苷类抗生素、磺胺类等；避免劳累；及时治疗高脂血症、高尿酸血症等。

【护理措施】

（一）基础护理

（1）休息：卧床休息，以增加肾血流量和尿量，减轻水肿，利于改善肾功能。

（2）心理支持：由于病情易反复、病程迁延，患者心理负担大，护士应主动关心、体贴患者，减轻其烦躁、焦虑情绪。

（二）专科护理

（1）病情观察：密切观察患者生命体征，水肿及尿量情况，有无感染症状，肾功能、电解质等实验室指标，胃纳和全身营养状况，胸片、心电图、肾活检等辅助检查结果。

（2）降压治疗护理：使患者充分认识降压治疗对保护肾功能的作用，嘱其勿擅自改变剂量或停药，定时观察血压，降压不宜过快过低，以免影响肾灌注。

（3）水肿护理：观察患者水肿的消长情况，正确记录出入量，监测尿量、体重、腹围变化以及是否出现胸腹腔积液。

（4）肾穿刺护理：术前完善各项检查，关注患者凝血功能、血小板计数及 B 超显示的肾脏大小情况；术前不宜吃得过饱，穿刺前须排空大小便，护士需指导患者练习憋气及床上大小便；为患者更换衣裤；肾穿刺后协助患者取平卧位，制动 6h，卧床 24h，床上排大小便；密切观察患者生命体征，留取第 1 次尿液作尿常规检查；鼓励患者多饮水，避免肾脏出血后形成血块梗阻尿道；必要时给予抗生素及止血药；告知患者一周内可轻微活动，一个月内不做剧烈运动。

（三）健康指导

（1）疾病知识指导：避免加重病情的诱因（如上呼吸道感染或其他部位感染、过度劳累、情绪变化、食水盐过多等），防止感冒，避免去拥挤的公共场所，保持良好的心情。

（2）生活方式指导：仅眼睑、面部或脚踝轻度水肿的患者，要限制活动量；水肿部位超过膝盖或全身严重水肿患者需卧床休息，抬高水肿肢体以利于血液回流，减轻水肿；戒烟戒酒；严格控制饮食；宣教正确服用药物的目的和方法。

（傅雪琴　吴佳玲　叶志弘）

第三节 过敏性紫癜肾炎患者的护理

【概述】

过敏性紫癜肾炎（Henoch–Schonlein purpura nephritis，HSPN）是过敏性紫癜的肾损害，是一种常见的继发性肾小球肾炎。表现为血尿、蛋白尿，部分患者可伴高血压和肾功能不全。

（一）病因

病因不明，可能与感染、药物、食物过敏以及预防注射有关。其发病机制主要是过敏原（食物、药物、细菌、病毒、毒素等）引起的免疫复合物形成并沉积于肾脏，诱发免疫性损伤及血管性炎症。

（二）临床表现

（1）全身表现：过敏性紫癜通常累及皮肤、胃肠道、关节和肾脏，但临床上并非所有患者均有上述全部器官受累的表现。全身症状包括发热、乏力和虚弱。皮肤病变通常发生在四肢，表现为出血性皮疹。25%~90% 的患者出现腹部绞痛、恶心、呕吐和血便等胃肠道表现。关节病变最常累及的部位是踝关节和膝关节，表现为关节痛或关节肿胀。

（2）肾脏表现：主要表现为血尿、蛋白尿，亦可出现高血压、水肿、氮质血症甚至急性肾衰竭。肾脏症状可出现于过敏性紫癜性肾炎的整个病程，但多发生在紫癜后 2~4 周，故尿常规检查是及时发现肾脏肾脏损害的重要手段。

（三）辅助检查

（1）一般检查：尿常规可有血尿、蛋白尿、管型尿。30%~50% 的患者束臂试验可阳性，血浆鱼精蛋白副凝试验可阳性。

（2）免疫学检查：人血白蛋白、球蛋白可降低。约 2/3 的患者红细胞沉降率加快。50%~70% 患者血清 IgA 水平增高，可检出 IgA 型类风湿因子。

（3）肾活检、皮肤活检。

（四）治疗原则

（1）一般治疗：去除诱因、对症处理、积极控制感染。

（2）药物治疗：激素、免疫抑制剂、丙种球蛋白、血浆置换、肾移植等。

【护理措施】

（一）基础护理

（1）休息：急性期有发热、消化道和关节症状显著者，应卧床休息。关节肿痛者应注意主要局部制动与保暖。

（2）饮食：避免摄取过敏性食物，保证机体所必需的营养物质和能量的供给，以低盐、清淡而富含维生素食物为主，对于肠道出血的患者给予禁食。

（3）心理支持：因患者对疾病认识不足，易产生焦虑、紧张等情绪，甚至发生失眠，护士应及时发现患者心理状态，帮助其保持乐观的情绪和树立战胜疾病的信心，积极配合治疗和护理。

（二）专科护理

（1）病情观察：密切观察病情的进展与变化，皮肤紫癜的分布有无增多或消退。评估疼痛的部位、性质、严重程度、持续时间及伴随症状。观察水肿、尿量、尿色的变化及粪便的性质与颜色等。

（2）用药观察和护理：根据患者的病情选择合适的药物。观察药物的不良反应；监测血压、血糖、肝肾功能及尿量、尿色的变化等。

（3）预防感染：保持环境清洁，加强皮肤护理，注意防寒保暖。

（三）健康指导

（1）休息：注意休息，疾病初期卧床休息，缓解后可适量运动。

（2）饮食指导：根据病情选择营养丰富、高维生素、易消化、少渣饮食，避免进食过敏性食物。

（3）用药指导：强调遵医嘱用药的必要性，不能自行停药或减量。宣教各类药物的使用方法、注意事项及可能的不良反应。

（4）病情监测及随访：本病病程长，易反复发作，应定期复查尿常规、肾功能，预防发展为慢性肾炎、肾衰竭，重视随访。

（傅雪琴　吴佳玲　叶志弘）

第四节　肾病综合征患者的护理

【概述】

肾病综合征（nephrotic syndrome，NS）是指由各种肾脏疾病所致的，以大量蛋白尿（尿蛋白≥3.5g/d）、低蛋白血症（人血白蛋白≤30g/L）、水肿、高脂血症为临床表现的一组综合征。其中前两者为诊断的必备条件。

（一）病因

本病可分为原发性和继发性两大类。原发性肾病综合征是指原发于肾小球本身的病变，因免疫介导性炎症而导致肾脏损害。继发性肾病综合征是指继发于全身性或其他系统的疾病，如乙肝、系统性红斑狼疮、糖尿病、多发性骨髓瘤等。

（二）临床表现

（1）大量蛋白尿：尿蛋白≥3.5g/d，发生机制为肾小球滤过膜的屏障作用，尤其是电荷屏障受损，肾小球滤过膜对血浆蛋白的通透性增高所致。

（2）低蛋白血症：血清蛋白≤30g/L，主要为大量蛋白自尿中丢失所致。肝代偿性合成血浆蛋白不足，胃黏膜水肿致蛋白摄入与吸收减少等因素可进一步加重低蛋白血症。

（3）水肿：水肿是肾病综合征最突出的体征，与低蛋白血症所致血浆胶体渗透压下降直接相关，为凹陷性水肿。

（4）高脂血症：血胆固醇升高最常见，其发生与低蛋白血症刺激肝脏代偿性地增加脂蛋白合成，以及蛋白质分解减少有关。

（5）并发症：①感染：为肾病综合征常见的并发症，是导致疾病复发和激素抵抗的主要原因。②血栓、栓塞：是直接影响肾病综合征治疗效果和预后的重要因素。③急性肾衰竭：因水肿导致有效循环血容量减少，加之不恰当的利尿和降压使肾血流量下降，可诱发肾前性氮质血症。④其他：可引起动脉硬化、冠心病、蛋白质营养不良，儿童生长发育迟缓、体内钙、磷、铁、铜等代谢紊乱并发症。

（三）辅助检查

（1）尿液检查：蛋白一般为尿定性 +++~++++，24h 尿蛋白定量超过 3.5g。

（2）血液检查：血清蛋白低于 30g/L，血中胆固醇、甘油三酯、低及极低密度脂蛋白均可增高。

（3）肾功能检查：内生肌酐清除率正常或降低，血肌酐、尿素氮可正常或升高。

（4）B 超检查：双肾大小正常或缩小。

（5）肾脏病理检查：可明确病变的病理类型，指导治疗及判断预后。

（四）治疗原则

（1）饮食治疗：给予高热量、低脂、高维生素、低盐及富含可溶性纤维的饮食。肾功能良好者给予正常的优质蛋白，肾功能减退者则给予优质低蛋白饮食。

（2）对症治疗：利尿消肿，减少尿蛋白。

（3）抑制免疫与炎症反应：糖皮质激素、细胞毒药物、环孢素的应用。

（4）降脂治疗：羟甲基戊二酰辅酶 A 还原酶抑制剂（如洛伐他汀等）为首选降脂药。

（5）中医中药治疗：如雷公藤等，可与激素及细胞毒类药物联合应用。

（6）并发症防治：①感染：不主张常规使用抗生素，但发生感染，应选择敏感、强效及无肾毒性的抗生素进行治疗。②血栓及栓塞：当血白蛋白 < 20g/L 时，易发生高凝状态，给予抗凝剂如肝素等。③急性肾衰竭：利尿无效且达到透析指征时进行透析治疗。

【护理措施】

（一）基础护理

（1）休息：卧床休息，保持适量的床上及床旁活动，以防止肢体血栓形成，当疾病缓解时可增加活动。

（2）饮食：有氮质血症的患者要限制蛋白质的摄入，选用优质蛋白质饮食；水肿明显者，限制水盐的摄入，每日 < 3g；避免进食高胆固醇食物；补充各种维生素及微量元素。

（3）心理支持：由于病情易反复、患者对疾病的认识不足，患者极易出现紧张焦虑的情绪。护士应帮助患者树立战胜疾病的信心，使其积极配合治疗和护理。

（二）专科护理

1. 病情观察

评估患者心理和情绪波动，生命体征，水肿部位、程度，体重、尿量情况，肝肾功能、电解质、血白蛋白、血脂等化验室指标，胃纳和全身营养状况，胸片、心电图、肾脏活检等辅助检查结果；有无并发症的发生，药物疗效及副作用的观察。

2. 用药护理

（1）泼尼松：严格遵照医嘱发药，保证服药入口，宣教和观察药物的副作用。

（2）利尿剂：用药期间观察尿量及血电解质变化，防止电解质紊乱及急性肾衰的发生。

（3）环磷酰胺：观察有无出血性膀胱炎、骨髓抑制、脱发、胃肠道反应等，用药期间多饮水，观察穿刺血管情况。

（4）抗凝药物：皮下注射后按压时间延长，观察局部有无皮下血肿等出血倾向。

3. 并发症的观察和护理

（1）感染：注意个人卫生，严密观察感染的症状及体征，遵医嘱使用无肾毒性的抗生素。

（2）血栓和栓塞：适量活动，预防静脉血栓形成；注意观察血栓形成的表现。

（3）急性肾衰竭：见急性肾衰竭护理。

（4）蛋白质及脂肪代谢紊乱：注意合理饮食，配合药物治疗。

4. 水肿皮肤护理

水肿患者皮肤菲薄，易发生破损而感染，护士需协助患者做好全身皮肤的清洁，保持干燥，避免擦伤和受压；水肿严重的患者应注意衣着柔软、宽松，长期卧床患者，至少每 2h 更换体位，防止压疮发生；水肿严重的患者尽量避免肌内注射，必须肌内注射时，需严格消毒，注射后按压时间延长，以防药液外渗。

5. 肾穿刺护理

见慢性肾小球肾炎护理。

（三）健康指导

（1）休息：注意休息，适量运动，防止血栓的发生。

（2）饮食指导：根据病情选择优质蛋白质、高热量、低脂、低盐饮食。

（3）预防感染：注意保暖，养成良好卫生习惯，勤换内衣、勤洗澡，注意皮肤和饮食卫生。

（4）用药指导：遵医嘱用药，了解和观察药物毒性和不良反应。

（5）病情监测及随访：监测肾功能变化，定期复查。

（傅雪琴　吴佳玲　叶志弘）

第五节　急性肾盂肾炎患者的护理

【概述】

急性肾盂肾炎是肾盂和肾实质的急性细菌性炎症，是尿路感染中常见的重要临床类型。本病可发生于各种年龄，女性多于男性。多数患者起病急骤。

（一）病因

1. 致病菌

肾盂肾炎经常由革兰阴性杆菌引起，占 70% 以上，其中大肠杆菌最为多见，其次为变形杆菌、克雷白杆菌、产气杆菌、绿脓杆菌等。血行性感染多为革兰阳性细菌感染。

2. 感染途径

（1）上行性感染：肾盂肾炎感染的细菌主要来自尿道上行感染。当用各种器械检查或者经尿道手术时，细菌可由体外带入，经尿道上行感染。但更常见的是移居于会阴部的肠道细菌经尿道、膀胱、输尿管至肾脏。

（2）血行性感染：多继发于机体其他部位的感染病灶，如皮肤疖、痈、扁桃体炎、中耳炎等，致病菌可通过血性循环系统进入泌尿系统器官。

3. 易感因素

（1）尿路梗阻和尿流停滞是急性肾盂肾炎最常见的诱因。尿路在梗阻以上的部位产生扩张和积液，有利于细菌繁殖，引起肾盂肾炎。

（2）机体尿路系统的防御机制受到破坏和泌尿系统局部损伤。

（3）机体抵抗力下降，如糖尿病、服用糖皮质激素。

（4）膀胱输尿管反流、尿路畸形和结构异常。

（5）女性尿道直、短、宽等。

（二）临床表现

常发生于生育年龄妇女，有两组症状群。

（1）泌尿系统症状：包括尿频、尿急、尿痛等膀胱刺激症状，腰痛和（或）下腹部痛、肋脊角及输尿管点压痛，肾区压痛和叩击痛。尿液混浊。

（2）全身感染症状：如寒战、发热、头痛、恶心、呕吐、食欲缺乏等。

（三）辅助检查

（1）实验室检查：血液白细胞总数和粒细胞升高，红细胞沉降率增快。尿液检查可发现白细胞、红细胞、蛋白、管型和细菌，尿细菌培养阳性。当患者有脓毒性症状时，需做血性细菌培养。

（2）影像学检查：X 线、B 超、CT 等检查有助于了解上尿路有无梗阻或其他疾病 。

（四）治疗原则

控制或预防全身脓毒血症的发生，消灭侵入的致病原，预防再发。

（1）全身支持治疗：高热时需卧床休息，给予足够的营养，补充液体，保持体内水电解质的平衡，维持每日尿量在 1 500ml 以上。膀胱刺激症状明显者可给予解痉药物，膀胱区热敷、热水坐浴也可减轻膀胱痉挛。

（2）抗菌药物治疗：首先收集尿液做细菌培养和抗生素敏感试验。对仅有轻度发热和（或）肋脊角叩痛的肾盂肾炎，应口服有效抗菌药物 14 天。如用药 14 天后仍有菌尿，则应根据药敏试验调整用药，再治疗 6 周。对发热超过 38.5℃、肋脊角压痛、血白细胞升高等或出现严重的全身中毒症状、怀疑有菌血症者，首先应予以胃肠外营养，在退热 72h 后，再改用口服抗菌药物（喹诺酮类、第二代或第三代头孢菌素类等）治疗 2 周。病情急需要及时处理时，在细菌培养尚未明确前，可采用毒性小的广谱抗生素治疗。根据细菌培养结果和对抗生素敏感情况，选用有效抗菌药物。病情较重者，可以几种抗菌药物联合应用。伴肾功能不良者，应使用对肾脏毒性小的抗生素，氨基糖苷类抗生素对肾脏有毒性反应，要慎重使用。

【护理措施】

（一）基础护理

（1）卧床休息：急性发作期的第一周应卧床休息。

（2）高热护理：高热患者应卧床休息，有时会出现躁动不安、谵妄，护士应注意防止患者坠床、舌咬伤，必要时用床档、约束带固定患者。对于高热患者要做好皮肤护理，给患者擦浴 2 次 /d, 保持皮肤清洁、干燥、舒适，但要防止着凉，避免吹对流风。口腔护理 2 次 /d，保持口腔清洁，预防细菌感染。长期高热者预防虚脱。采取物理降温和化学降温的方法，观察采用降温措施的效果。

（3）严密观察病情变化：定时观察患者体温、脉搏、呼吸和血压；观察面色、神志、皮肤湿冷、尿量等情况以防感染性休克；观察尿频、尿急、尿痛等尿路刺激症状。如有异常情况，及时告知医生。

（4）心理护理：高热患者常会出现紧张、恐惧等情绪，护士应经常巡视患者，耐心解答患者提出的问题，做好心理护理。

（二） 专科护理

1. 饮食及饮水指导

多饮水，每日饮水量在 3 000ml 以上。必要时遵医嘱静脉补充液体。高热期间鼓励患者进食营养丰富、易消化、清淡饮食。

2. 指导患者正确留取清洁中段尿培养

留取标本前用肥皂水清洗外阴，不宜使用消毒剂，宜在使用抗菌药物前或停药后 5 天收集标本，不宜多饮水，并保证尿液在膀胱内停留 6~8h，以提高阳性率。指导患者留取中间一段尿置于无菌容器内，尿液标本及时送检，尿液标本室温下保留超过 2h 时应重新留取标本送检。

3. 疼痛护理

卧床休息，采用屈膝位，尽量不要站立或坐立，因为站立时肾脏受到牵拉，会加重疼痛。

4. 尿道刺激症状

对尿道刺激症状明显时，除要求患者卧床休息，多饮水外，还应指导患者对疼痛部位进行局部热敷、按摩。遵医嘱使用碳酸氢钠，必要时服用解痉止痛剂。

5. 用药护理

遵医嘱使用抗菌药物，观察用药反应，要求患者必须遵医嘱完成全程治疗。疗程结束后，密切观察病情，判定治疗效果，及时与主管医生联系。

6. 并发症防治和护理

并发症包括脓毒血症和感染性休克、肾周围脓肿和慢性肾盂肾炎。

（1）脓毒血症和感染性休克：急性肾盂肾炎因诊断不及时，未能很好地控制感染，特别是革兰阴性杆菌若侵入血循环，可致脓毒血症和感染性休克。病情危急，表现为寒战，体温骤升或骤降，脉搏增快，血压正常或降低，皮肤湿暖，尿量减少，甚至休克，死亡率高。一旦发生应立即予以扩容和抗菌药物治疗。

（2）肾周围脓肿：多由肾盂肾炎直接扩展而来，并发于糖尿病和肾结石。发病数周后才出现较明显症状，患者除肾盂肾炎症状加剧外，常出现单侧明显腰痛和压痛，患者向健侧弯腰时，可出现严重疼痛，向患侧弯腰则无。凡是重症肾盂肾炎经恰当抗感染治疗，如高热持续不退，且病情有所发展者，均应考虑本病。治疗方法主要是抗感染或局部切开引流。

（3）慢性肾盂肾炎：因治疗不当或者不彻底而转入慢性阶段，见慢性肾盂肾炎章节。

（三）健康指导

讲究卫生，每天清洗外阴部及肛门，不穿紧身裤，使用棉质内裤，禁用盆浴，注意经期、孕期及性生活卫生。治疗后一年内应避孕。养成良好排尿习惯，少憋尿，有尿意即排尿，性交后立即排尿。增加液体摄入，每日排尿量应当达到 1 500ml 左右以冲洗清除细菌。加强身体锻炼，避免过度劳累，注意营养，增强抵抗力，以防反复感染。嘱患者按时、按量、按疗程服药，勿随意停药，定期随访。尽量避免导尿或使用尿路器械检查。

（郭丹红　叶志弘　周小波）

第六节　慢性肾盂肾炎患者的护理

【概述】

慢性肾盂肾炎是由于急性感染期间治疗不当或者不彻底而转入慢性阶段。有时因为重新感染而引起轻度炎症。慢性肾盂肾炎的特征是有肾实质疤痕形成。

（一）病因

有些患者在儿童时期有过急性尿路感染，经过治疗，症状消失，但仍有“无菌性菌尿”，到成人时逐渐发展为慢性肾盂肾炎。大多数慢性肾盂肾炎是由于上行性感染引起。有些急性肾盂肾炎治愈后，因经尿道器械检查而又引发感染。尿流不畅，膀胱输尿管反流也是引起反复尿路感染、肾瘢痕形成、肾功能损害的主要原因。由革兰阴性菌导致的尿路感染，可引起全身和局部反应，在反复感染的患者中抗体可增加。这些抗体可能形成抗原抗体复合物，并能固定补体，从而造成肾脏损害。

（二）临床表现

（1）尿路感染症状：一般平时无明显症状，少数患者可间歇发生症状性肾盂肾炎，但更为常见的为间歇性无症状细菌尿和（或）间歇性尿急，尿频等下尿路感染症状和（或）间歇性低热。

（2）慢性间质性肾炎症状：如尿浓缩能力损害，而出现多尿、夜尿，易于发生脱水；肾小管重吸收钠的能力差而致低钠；可发生低或高血钾；可发生肾小管性酸中毒。

（三）辅助检查

（1）实验室检查：血液白细胞总数和粒细胞升高，红细胞沉降率增快。尿液检查可发现白细胞、红细胞、蛋白、管型和细菌，尿细菌培养阳性。当患者有脓毒性症状时，需做血性细菌培养。

（2）腹部平片：可显示一侧或双侧肾脏较小，同时发现有无尿路结石存在。

（3）尿沉渣镜检：如发现白细胞管型则是肾盂肾炎的有力证据。

（4）静脉尿路造影：可见肾盂肾盏变形，缩窄。

（四）治疗原则

治疗关键是积极寻找并祛除易感因素。急性发作期治疗同急性肾盂肾炎。

加强抗菌药物治疗，抗菌药物治疗在慢性期间具有非常重要的意义，需要达到彻底地控制菌尿和防止反复发作的目的。所以应根据尿液细菌和抗生素敏感试验结果，选用最有效和毒性小的抗生素。抗菌药物至少使用2~3周，还需要继续长期应用小剂量口服抗生素来抑制细菌生长。治疗期间反复检查尿液中的白细胞和做细菌培养。

【护理措施】

（一）基础护理

（1）卧床休息：急性发作期的第一周应卧床休息，可根据病情适当活动。

（2）高热护理：急性发作期高热见急性肾盂肾炎高热护理。

（3）饮食及饮水指导：多饮水，每日饮水量在3 000ml以上。必要时遵医嘱静脉补充液体。高热期间鼓励患者进食营养丰富、易消化、清淡流质或半流质饮食，少量多餐。

（4）心理护理：患者因疾病病程长，反复复发，导致心情抑郁，对治疗失去信心，护士应加强操作治疗前的说明，让患者参与治疗。护士应经常巡视患者，耐心解答患者提出的问题，做好心理护理。

（二）专科护理

急性发作期护理：见急性肾盂肾炎护理。

1. 严密观察病情变化

定时观察患者体温、脉搏、呼吸和血压，观察面色、神志、皮肤湿冷、尿量等情况以防感染性休克，观察尿频、尿急、尿痛等尿路刺激症状，观察有无高血压，血尿素氮及肌酐上升等尿毒症征象。如有异常情况，及时告知医生。

2. 并发症防治和护理

（1）脓毒血症和感染性休克：慢性肾盂肾炎急性炎症期因诊断不及时，未能很好地控制感染，可致脓毒血症和感染性休克。病情危急，表现为寒战，体温骤升或骤降，脉搏增快，血压正常或降低，皮肤湿暖，尿量减少，甚至休克，死亡率高。一旦发生应立即予以扩容和抗菌药物治疗。

（2）慢性肾衰竭：若病情累及双侧肾脏，可表现为慢性肾衰竭，患者有高血压，面部、眼睑等处水肿，恶心呕吐和贫血等尿毒症症状。

（三）健康指导

（1）讲究卫生，保持会阴部清洁。

（2）养成良好的排尿习惯，少憋尿，有尿意即排尿，性交后立即排尿。

（3）增加液体摄入，每日排尿量应当达到1500ml左右以冲洗清除细菌。

（4）加强身体锻炼，避免过度劳累，注意营养，增强抵抗力，以防反复感染。

（5）急性期不要因症状消失而中断治疗，坚持治疗及复查，直至痊愈，

（郭丹红 叶志弘 周小波）

第七节 急性肾衰竭患者的护理

【概述】

急性肾衰竭简称“急性肾衰”，是一组以肾小球滤过率迅速下降为特点的临床综合征。其临床指标为肌酐、尿素及其他代谢产物及体液的潴留，重要的临床表现与水钠潴留、容量超负荷、高血钾及酸中毒有关。近年来，趋向于将急性肾衰竭改为急性肾损伤，以强调早期诊断、早期处置的重要性。

（一）病因

1. 病因

（1）肾前性：各种肾前因素引起血容量减少、有效动脉血容量减少和肾内血流动力学改变。

（2）肾性：由于各种肾实质损伤所致，常见的是肾缺血和肾毒性物质损伤，也包括肾小管疾患、肾小球疾患、血管疾患。

（3）肾后性：由于各种原因引起的尿路梗阻，可发生在肾盂到尿路的任何水平。

2. 发病机制

急性肾衰的发病机制十分复杂，有多种因素参与，至今仍未阐明，不同的病因、病情和病期，发病机制不同。目前尚无一种学说能圆满地解释急性肾衰的发病机制，常是多种因素综合作用的结果。

（二）临床表现

以急性肾小管坏死为例，根据临床表现可分为少尿型和非少尿型，高分解代谢型和非高分解代谢型。

1. 少尿型

以少尿（＜ 400ml/d）或无尿（＜ 100ml/d）为显著特点，一般经过少尿或无尿期、多尿期和恢复期三个临床阶段。

（1）少尿或无尿期：通常持续 3 天至 1 月不等。主要表现为：①水钠潴留：全身水肿，血压升高，肺水肿、脑水肿和心力衰，竭常危及生命。②电解质紊乱：包括高钾血症、低钠血症、低钙血症和高磷血症等，高钾血症常为少尿期死亡主要原因之一。③代谢性酸中毒：表现为恶心、呕吐、疲乏、嗜睡、深大呼吸等，严重者可出现血压下降及休克。④尿毒症症状：消化系统症状包括食欲减退、恶心、呕吐、腹胀等，呼吸系统症状包括呼吸困难、咳嗽、胸痛等，循环系统症状包括心律失常、心力衰竭等，神经系统症状包括意识障碍、躁动、谵语、抽搐等。

（2）多尿期：尿量每天可达 3000ml 以上，血清尿素氮、肌酐逐步下降，尿毒症症状逐渐消退。

因水电解质紊乱，可出现脱水及低钾、低钠血症等表现。

（3）恢复期：血清尿素氮和肌酐水平恢复至正常，肾小管上皮细胞再生和修复，肾功能完全恢复需半年至一年时间。少数患者可遗留不同程度的肾功能损害。

2. 非少尿型

有些患者尿量在400ml/d以上，其病情大多较轻，预后较好。然而，随着肾功能减退，临床上仍可出现一系列尿毒症表现。

3. 高分解代谢型

患者的血肌酐和尿素氮水平明显增高，主要见于大面积外伤、烧伤、严重感染等情况，患者常出现明显水、电解质和酸碱平衡紊乱。主要死因是高钾血症和严重的代谢性酸中毒。

4. 非高分解代谢型

每日血尿素氮和肌酐上升速度较慢，上升水平较低，代谢性酸中毒和电解质紊乱较轻。

（三）辅助检查

（1）血液检查：血肌酐和血尿素氮进行性升高，血清钾浓度可升高，血清钠浓度可正常或偏低，血清钙可降低，血磷升高。

（2）尿液检查：尿蛋白多为+~++，尿沉渣检查可见肾小管上皮细胞、上皮细胞管型和颗粒管型，尿比重在1.015以下，尿钠增高，尿肌酐与血肌酐之比降低，常低于20，尿尿素氮与血尿素氮之比低于3，肾衰竭指数常大于1。

（3）影像学检查：肾脏超声检查可发现肾脏体积增大或正常，及排除尿路梗阻。CT及MRI检查可能有助于发现较细微的结构异常。

（4）肾脏活检：是重要的诊断手段。

（四）治疗原则

（1）纠正可逆的病因，预防额外的损伤：对于各种严重外伤、心力衰竭、急性失血等都应进行相应的治疗，停用影响肾灌注或具有肾毒性药物。

（2）维持体液平衡：少尿期应坚持“量出为入”的原则控制液体入量，每日大致进液量，可按前一日尿量加500ml计算。

（3）饮食和营养：急性肾衰患者每日所需的能量为147kJ/kg。蛋白质应限制为0.6g/（kg·d），葡萄糖需要量一般为3~5g/（kg·d），脂肪应占总热卡的30%~40%，尽可能减少钠、钾、氯的摄入。

（4）高钾血症：当血钾超过6.0mmol/L，应密切监测心率和心电图，并予以紧急处理。①10%葡萄糖酸钙缓慢静脉推注，可快速拮抗高钾血症对心肌的作用。②乳酸钠或5%碳酸氢钠静脉滴注，提高血pH同时促进钾离子向细胞内流。③葡萄糖加胰岛素可促进糖原合成，亦可使钾离子向细胞内移动。④透析治疗。

（5）代谢性酸中毒：如碳酸氢根离子低于15mmol/L，可根据情况选用5%碳酸氢钠静脉滴注，对于严重酸中毒患者，应立即开始透析治疗。

（6）其他电解质紊乱：如果体重增加，钠应限制，若钠正常，水不应限制。低钠血症仅需控制水的摄入。症状性低钙血症，可予葡萄糖酸钙静脉推注。高磷血症除限制磷的摄入外，还可给予碳酸钙或氢氧化铝凝胶口服。

（7）感染：是急性肾衰的常见并发症，也是死亡主要原因之一。则应尽早使用有效抗生素治疗。

（8）心力衰竭：药物治疗以扩血管为主，应用减轻前负荷药物，最有效治疗措施是尽早进行透析治疗。

（9）肾脏替代治疗：可选择间歇性血液透析、腹膜透析或连续性肾脏替代治疗及新兴的“混合”模式。

（10）出现多尿后治疗：治疗重点仍为维持水、电解质和酸碱平衡，控制氮质血症，治疗原发病和防治各种并发症。

（11）恢复期治疗：一般无需特殊处理，定期检查肾功能，避免使用对肾脏有损害的药物。

【护理措施】

（一）基础护理

（1）休息和活动：急性期应卧床休息，保持环境安静，尿量增加、病情好转时，可逐渐增加活动量。避免着凉，感冒。

（2）饮食护理：少尿期能进食者尽量利用胃肠道补充营养，给予清淡流质或半流质食物为主。早期应限制蛋白质的摄入［高生物效价蛋白质0.8g/（kg·d）］，重症急性肾小管坏死患者常有明显胃肠道症状，以不出现腹胀、腹泻为原则，一般能量供给按30~35kcal/（kg·d）计算。对于高分解代谢或营养不良以及接受透析的患者，蛋白质摄入量可放宽。尽可能地减少钾、钠、氯含量。不能口服的需静脉营养补充必需氨基酸及葡萄糖。

（3）心理护理：加强与患者沟通，在精神上给予患者真诚的安慰和支持，通过介绍治疗进展信息，解除患者恐惧心理，增强患者康复的信心，使患者能积极配合治疗，加强护理，使患者具有安全感、信赖感和良好的心理状态。

（二）专科护理

1. 病情观察

密切观察患者有无急性肾衰竭的全身并发症，有无恶心、呕吐、四肢麻木、烦躁、胸闷、心率减慢及心律不齐等高钾血症表现，有无深长呼吸、恶心、呕吐、疲乏及嗜睡等酸中毒表现，有无水肿、体重增加、高血压、乏力、疲倦、意识障碍及抽搐等水潴留和低钠血症表现。监测患者生命体征、尿量、血尿素氮、血肌酐及血电解质的变化，若发现异常，及时报告医生。

2. 维持体液平衡

坚持“量出为入”的原则控制体液入量，严格记录24h出入量，同时将出入量的计算方法和内容告诉患者，以取得配合。

3. 体液过多的护理

（1）心力衰竭：患者发生心力衰竭时应严密观察神志、呼吸、心率、心律、发绀情况及肺部体征，给予心电、脉搏氧饱和度监测。绝对卧床休息，取端坐位，双下肢下垂。限制钠盐和水的摄入，忌饱食，保持大便通畅。予以高流量吸氧。遵医嘱使用血管扩张剂扩张周围血管，减轻心脏前后负荷，必要时予镇静剂，严密观察药物疗效及副作用。尽早进行透析治疗。

（2）组织间隙水肿：患者水肿时应保持床单位清洁平整干燥。卧床休息，经常更换体位，双下肢水肿明显时予抬高。注意个人卫生，保持皮肤黏膜完整，遵医嘱用药及进行透析治疗。

4. 高钾治疗护理

血钾 < 6.0 mmol/L 只需密切观察限制应用含钾高的食物和药物，不输库存血等，口服离子交换树脂。血钾 > 6.0 mmol/L，应密切监测心率和心电图，并立即处理。如血钾 > 6.5mmol/L，应急诊行血液透析，并做好血透护理。

5. 感染

观察感染症状及体征，特别常见于肺部、尿路、血液、胆道等部位的感染。尽早使用有效抗生素治疗，选用对肾无毒性或毒性低的药物。强调感染的预防，嘱咐患者勿感冒，做好个人卫生，尽量减少增加感染的操作，护理操作要注意无菌操作。

6. 减少医源性急性肾衰竭的发生率

在接受碘造影剂前患者要适当补充液体。在某些特定手术前（特别是修补腹腔动脉瘤和肾移植时）要适当补充液体。在使用顺铂等化疗前后时，也应补充足够的水分，在血液病肿瘤大剂量化疗前，预先使用别嘌呤醇减少尿酸排泄。有肾脏疾病的患者，应避免使用非甾体类抗炎药。在严密监测下使用或避免使用肾毒性的抗生素，特别是老年患者。

（三）健康指导

教会患者正确测量腹围、体重和记录尿量及出入量的方法。注意个人卫生，注意保暖，预防感冒，避免妊娠、手术、外伤等。宣教疾病的演变过程以及卧床休息、饮食控制的重要性。恢复期定期检测肾功能，避免使用对肾脏有损害的药物及大剂量造影剂的X线检查；避免接触重金属、工业毒物等。

（郭丹红　周小波　叶志弘）

第八节　慢性肾衰竭患者的护理

【概述】

慢性肾衰竭简称“慢性肾衰”（CRF），是指慢性肾脏病引起的肾小球滤过率（GFR）下降及与此相关的代谢紊乱和临床症状组成的综合征。分肾功能代偿期、肾功能失代偿期、肾衰竭期以及尿毒症期。

（一）病因

慢性肾衰竭的病因主要有原发性和继发性肾小球病变、肾小球间质性病变、肾血管病变、遗传性性病变等。我国慢性肾衰竭的病因中，目前仍以原发性肾小球疾病居首位，其次是高血压肾小动脉硬化、糖尿病肾病等。发达国家慢性肾衰主要病因是糖尿病、高血压。

各种原发或继发性肾脏疾患导致肾脏损害后，病情常会持续进展，最终发生慢性肾衰竭。慢性肾衰竭进行性恶化的机制目前还不完全清楚，一般认为与肾小球高滤过、肾小管高代谢、脂质代谢紊乱等因素有关。同时在肾脏疾患的发展过程中，有各种代偿机制参与，而代偿又出现新的失衡，使肾脏疾患加重或持续进展。病情进展到晚期，由于尿毒症毒素潴留及其他综合性因素共同作用，出现尿毒症症状和体征。

（二）临床表现

在慢性肾衰竭不同阶段，其临床表现也各不相同。慢性肾衰竭代偿期和失代偿早期，临床上常无尿毒症症状，仅有肌酐清除率下降，患者可有原发病的症状和体征。若原发病未有效控制，病情可进一步发展，尿毒症症状就会逐渐出现。尿毒症可累及全身各个脏器和组织，并出现相应的临床症状和体征。

1. 胃肠道

首发症状常为食欲缺乏、恶心、呕吐。晚期患者口中可有尿臭味，常有口腔黏膜溃疡、食管炎、胃炎、十二指肠炎。

2. 心血管系统

慢性肾衰患者常有心血管并发症，如动脉粥样硬化、高血压、心包炎和心力衰竭等。

（1）动脉粥样硬化：可表现为冠状动脉、脑动脉及全身动脉粥样硬化，是影响慢性肾衰竭患者存活的主要因素之一。

（2）高血压：慢性肾衰竭患者常有不同程度的血压增高，其发病机制主要与钠水潴留、肾素－血管紧张素－醛固酮活性升高有关。

（3）心包炎：尿毒症患者心包炎的发生率约超过 50%，与尿毒症毒素潴留、血小板功能减退、细菌或病毒感染等有关。左侧胸痛并随体位改变或呼吸加重是心包炎初期的唯一表现，此时心包内仅有少量积液，常有心包摩擦音和心包摩擦感。如病情进一步进展，可出现大量心包积液甚至心包填塞。

（4）心力衰竭：心力衰竭是慢性肾衰竭的重要死亡原因之一，其发病一方面与水钠潴留、高血压、贫血、酸中毒和缺氧有关；另一方面与心肌肥厚、心肌细胞灶性溶解和钙化等引起心脏功能受损有关。

3. 血液系统

尿毒症患者血液学异常包括贫血、出血倾向和白细胞异常等。

（1）贫血：导致贫血的因素包括促红细胞生成素产生不足，尿毒症患者血浆中存在抑制红细胞生长因子，红细胞寿命缩短，造血原料缺乏，各种原因所致急、慢性失血。严重贫血可诱发心绞痛和心力衰竭等，是影响患者生活质量的重要因素。

（2）出血倾向：表现为鼻出血、月经过多、创伤后失血过多、消化道出血、瘀斑等，严重时有脑出血。出血倾向与血小板功能异常和血小板数量减少有关。

（3）白细胞异常：白细胞计数多正常，部分病例可有中性粒细胞或淋巴细胞减少。中性粒细胞趋化、吞噬和杀菌能力减弱，故尿毒症患者容易发生感染。

4. 呼吸系统

尿毒症患者可出现肺活量减低，肺功能轻度受损和二氧化碳弥散能力下降。代谢性酸中毒时，二氧化碳潴留刺激呼吸中枢，出现肺过度换气。胸片可见肺门两侧对称性蝴蝶状阴影，称为“尿毒症肺”，与肺水肿、低蛋白血症、间质性肺炎、心力衰竭等有关。慢性肾衰竭充血性心力衰竭可引发肺水肿。

5. 神经肌肉表现

神经异常多见，包括中枢及周围神经病变。中枢神经异常称为尿毒症脑病，临床表现为淡漠、乏力、注意力不集中、记忆力减退、失眠、抑郁及躁狂、焦虑、幻觉、精神错乱等精神症状。尿毒症周围神经病变患者常有下肢感觉异常，包括灼热感、蚁走样感。活动后减轻，因此患者常不断活动下肢，形成所谓“尿毒症不安腿综合征”。终末期肾衰竭患者常可出现肌无力和肌萎缩，远端肌肉比近端肌肉更易受累，发展比较缓慢。

6. 皮肤表现

常有瘙痒，少数可严重且难以治疗。

7. 骨骼系统表现

慢性肾衰竭所致的骨损害称为骨营养不良或肾性骨病。根据病理类型可分为高转移性骨病、低转移性骨病、混合型骨病。

8. 内分泌代谢紊乱

慢性肾衰竭常有多种内分泌功能紊乱，其中较常见者：钙磷代谢异常和 1,25（OH）$_2$ 维生素 D_3 缺少导致甲状旁腺功能亢进，引起肾性骨病；促红细胞生成素减少导致肾性贫血；尿毒症患者常有类似甲状腺功能减退的症状，体温偏低，对寒冷耐受力差；垂体 – 性腺功能失调，男性患者常见性功能减退、睾丸缩小、血浆总睾酮水平降低。

9. 代谢性酸中毒

多数患者能耐受轻度慢性酸中毒，当二氧化碳结合力 < 13.5mmol/L 时，则可有较明显症状，如呼吸深长，恶心和呕吐、虚弱无力、头痛、躁动不安、严重者可昏迷、心力衰竭和血压下降。酸中毒是尿毒症患者最常见的死亡原因之一。

10. 水、电解质平衡失调

（1）失水或水过多：慢性肾衰竭患者继发感染、发热、呕吐、腹泻时，易引起水分丢失，如未及时适当补充，可导致有效循环容量不足，使尿毒症症状进一步恶化；由于肾脏水平衡的调节能力丧失所致，加之补充水分过多，更易出现水潴留，导致水肿、高血压、心力衰竭等，严重者可出现肺水肿和脑水肿等。

（2）失钠或钠潴留：部分原因是慢性肾衰竭时肾小管功能受损，尿钠排泄增多，可导致尿钠丢失而造成细胞外容量减少，出现低钠血症和和低血压，引起失钠性肾病和肾功能进一步恶化；慢性肾衰竭时肾小管钠排泄受损，使钠潴留，细胞外容量过多，表现为血压增高、外周性水肿，严重时导致肺水肿和充血性心力衰竭。

（3）高钾血症或低钾血症：早期血钾一般可维持在正常水平。晚期由于少尿、肾排泄受损、代谢性酸中毒、高分解代谢因素、高钾饮食或使用含钾药物容易出现高钾血症。高血钾可引起心律失常，严重者发生心脏骤停；慢性肾衰竭患者由于使用利尿剂、饮食摄入不足、恶心呕吐和腹泻等可发生低钾血症。

（4）低钙血症：慢性肾衰竭时由于钙摄入减少、丢失增加、小肠吸收障碍和维生素 D_3 代谢异常等原因，可导致低钙血症。

（5）高磷血症：肾小球滤过率下降到正常的 1/5 时，才会出现高磷血症。慢性肾衰竭时甲状旁腺激素升高，可促使骨磷释放增加，加重高磷血症。高磷血症是肾性骨病发生的重要原因之一。

（6）高镁血症：慢性肾衰竭患者血镁浓度可轻度升高，当服用含镁制剂时可出现高镁血症。大部分伴高镁血症患者常无临床症状，当血清镁浓度 > 1.64mmol/L 时，可出现嗜睡、言语障碍、食欲缺乏；当 > 2.88mmol/L 时，出现昏睡、血压下降、心动过缓、房室或心室传导阻滞、腱反射消失。

（三）辅助检查

（1）血常规检查：血红蛋白一般在 80g/L 以下，多为正细胞、正色素性贫血。血小板数偏低或正常，白细胞数改变较少。

（2）尿液检查：尿渗透压降低，夜尿增多，尿沉渣检查可有红细胞、白细胞、上皮细胞和颗粒细胞。

（3）肾功能检查：临床上一般根据血肌酐水平和内生肌酐清除率来评估患者的肾功能。

（4）血生化检查：血浆蛋白降低，总蛋白常在 60g/L 以下，白蛋白多低于 30g/L；血钙常在 2mmol/L 左右，血磷多高于 1.7mmol/L；血钠、血钾随病情而定。

（5）B 超检查：可观察肾脏大小，双肾是否对称，有无肿块和梗阻等明确原发疾病。

（6）肾脏活检：对其他检查仍不能明确原发疾病，而原发病的治疗极有可能对肾功能的恢复有帮助，可考虑行肾组织活检检查，以指导治疗。

（四）治疗原则

慢性肾衰竭时肾功能损害程度不等，治疗措施也不完全相同。治疗原则是延缓或逆转早、中期慢性肾衰竭进展。早、中期慢性肾衰竭主要治疗方法包括：病因和加重因素的治疗、营养治疗、并发症治疗和清除肠道有毒物质等。尿毒症的治疗除上诉治疗外，其主要有效治疗方法为透析（血液透析和腹膜透析）及肾移植。

【护理措施】

（一）基础护理

（1）休息和活动：尿毒症期应卧床休息。病情稳定期可适当活动。保持病室的安静和整洁，避免潮湿，避免患者受凉。

（2）饮食护理：给优质低蛋白饮食每日 0.6g/（kg · d），透析开始后应优质高蛋白饮食。给予高热量饮食 125.5 J/kg · d（30~35 kcal/kg），低磷饮食 < 600mg/d，控制钠、钾、水摄入，补充水溶性维生素，尤其维生素 B_6 和叶酸。

（3）注意个人卫生：保持皮肤清洁，对卧床及身体虚弱患者，应定时翻身，防止压疮和肺部感染，加强口腔护理。

（二）专科护理

做好动 – 静脉内瘘护理（见血液透析章节）、腹膜透析护理（见腹膜透析护理章节）、血透间歇期护理（见血液透析护理章节）、合并糖尿病护理（见糖尿病护理章节）、体液过多的护理（见急性肾衰竭护理章节）、高钾护理（见急性肾衰竭护理章节）。

1. 经皮肾穿刺活检术护理

遵医嘱留取血尿标本送检。肾穿刺前向患者解释肾穿刺操作目的、过程、并发症，减除其焦虑紧张情绪；术前不宜过饱，排空大小便，嘱患者练习憋气及床上大小便；穿刺后协助平卧位，嘱平卧制动6h，卧床24h，床上大小便。密切观察生命体征，并留取第一次小便做尿液分析。鼓励患者多饮水，以轻度利尿，避免肾出血后形成血块梗阻尿道。必要时给予抗生素及止血药，预防感染及出血。两周内可轻微活动，一个月内不做剧烈运动。

2. 特殊治疗和药物

严格控制高血压是干预慢性肾病进展的最重要措施，可减少心力衰竭和脑血管意外的发生率，高血压控制的靶目标值17.3/10.7~11.3kPa（130/80~85mmHg），伴24h尿蛋白（＞1g/d）时应6.7/10kPa（125/75mmHg）。降压药使用中注意：

（1）血管紧张素转换酶抑制剂（ACEI）和血管紧张素Ⅱ受体阻滞剂（ARB）：血管紧张素转换酶抑制剂类药物对肾脏有保护作用，可延缓肾功能损害的进展，能降低全身血压。其副作用有干咳及高血钾。血管紧张素Ⅱ受体阻滞剂与血管紧张素转换酶抑制剂有相似作用，副作用较小，应定期监测血肌酐及血钾变化。

（2）钙通道阻滞剂：其特点是舒张血管作用较强，对保护肾功能、防止肾小球硬化有益，部分患者可出现下肢轻度水肿或水肿加重、头痛等副作用。

（3）如患者透析中反复低血压，透析日晨应遵医嘱停用降压药。

3. 肾性贫血

重组人红细胞生成素（rhuEPO）：主要副作用是高血压，头痛和偶有癫痫发作。严格控制HB或HCT上升速度和水平，可减少甚至避免重组人红细胞生成素的副作用。铁剂：如硫酸亚铁、福乃得，必要时可铁剂注射。叶酸：特别是透析患者更应补充。

4. 肾性骨病

慢性肾衰竭低钙高磷血症不仅可引起软组织钙化，而且是肾功能恶化的诱因之一。治疗包括控制钙、磷代谢失调，限制饮食中磷的摄入，口服碳酸钙、氢氧化铝凝胶药物；维生素D治疗可增加肠道钙吸收，升高血钙，抑制甲旁亢，如活性维生素D_3（骨化三醇）、α－维生素D。持续性高钙血症应考虑甲状旁腺次全切除。

5. 清除肠道有毒物质（或称胃肠道透析）

利用某些药物刺激肠蠕动增加或增加肠道内渗透压等，使排便量、次数增加，促进代谢产物从肠道排除，也可利用如包醛氧化淀粉口服后结合肠道内有毒物质，使尿素从粪便中排除。

6. 保持情绪稳定

慢性肾衰竭患者因疾病病程较长，并发症多，病情反复，久治不愈，治疗费用较高等因素，常有悲观失望心理，甚至产生轻生念头，护士应帮助患者正确认识对待疾病，让其建立良好的生活方式，引导患者发泄情绪，激发患者与疾病抗争的勇气和信心，并嘱家属亲友给予患者精神支持。

7. 皮肤护理

皮肤瘙痒患者可用温热水擦浴或涂止痒剂。

8. 预防感染护理

根据症状及药敏试验选用敏感的抗生素；观察用药后患者体温是否下降，感染症状有否减轻和消失。同时关注抗生素的副作用；避免服用对肾功能有损害的药物（已进入尿毒症期，开始透析治疗患者除外）。

（三）健康指导

（1）教会患者正确测量腹围、体重和记录尿量的方法。指导患者建立病情观察监测表，记录每日血压、体重、尿量，肾功能检查数值，透析次数及反应，来院就诊时供医生参考。

（2）教会患者及家属正确评估动静脉瘘的杂音及注意事项。

（3）教会已行血透的患者瘘管的保护方法，避免堵塞，感染。衣服宽松勿穿紧身衣，手上勿戴手表；勿用瘘管侧的手臂提超过 2kg 的物品；睡觉时不可枕着有瘘的手臂；随时检查内瘘，如发现海浪声变轻或消失应立即就诊。

（4）教会患者及家属正确进行腹膜透析治疗。

（5）告知患者预防感染，避免到人多的公共场所。

（6）宣教正确服用药物的目的和方法。

（7）饮食教育：宜优质低蛋白饮食，避免食豆制品饮食，控制钾、钠、水的摄入。

（郭丹红　周小波　叶志弘）

第九节　透析患者的护理

一、腹膜透析患者的护理

【概述】

腹膜透析（peritoneal dialysis，PD）简称“腹透”，是利用患者自身腹膜的半透膜特性，通过弥散和对流的原理，规律、定时地向腹腔内灌入透析液并将废液排出体外，以清除体内潴留的代谢产物、纠正电解质和酸碱失衡、超滤过多水分的肾脏替代治疗方法。

【护理措施】

（一）置管的术前、术后护理

1. 置管前护理

（1）评估患者的病史和家庭环境、适应证、并发症、心理状况等。

（2）术前监测患者生命体征，予腹部、会阴部清洁备皮。

（3）术前晚保持良好的睡眠。

（4）术晨禁食禁饮。

（5）遵医嘱做皮试，术前可预防性使用抗生素。

（6）术前排空大小便，更换手术衣。

2. 置管后护理

（1）监测生命体征，关注患者切口疼痛情况。

（2）观察切口有无渗血、渗液，腹腔内有无不适。

（3）注意管路的连接情况，并妥善固定。

（4）饮食：进食易消化食物，保持大小便通畅。

（5）活动：术后第 2 天应鼓励患者起床活动，但前 3 天活动量不宜太多，3 天后根据腹部切口情况逐渐增加活动量。

（6）遵医嘱使用抗生素。

（二）导管及出口处护理

（1）严格执行无菌操作。

（2）定期使用生理盐水清洗隧道出口，再用含碘消毒液消毒隧道出口处皮肤，最后用无菌敷料覆盖。

（3）早期出口处护理（< 6 周）：换药次数不必太频繁，两周内不能洗澡，如有渗血、渗液应立即换药。长期出口处护理（> 6 周）：每天或隔天换药一次。

（4）无论在伤口感染期或愈合期均不应行盆浴和游泳。

（5）术后 2 周内应特别注意导管固定，否则可导致出口处损伤和愈合不良。

（6）在进行导管及外接短管护理时不可接触剪刀等锐利物品。

（7）外接短管使用 6 个月必须更换。

（三）并发症的预防及护理

1. 腹膜炎

（1）腹膜炎是最常见的并发症，直接影响腹膜透析的进行及患者的存活率。

（2）预防护理措施：①要求室内环境清洁整齐、干燥，减少人员走动。②透析液温度以 37~39℃为宜，用干燥恒温箱加温。③严格执行无菌操作，仔细检查透析液内有无杂质、沉淀，透析袋有无破损等。④检查导管出口处皮肤有无红肿、渗液，疑有感染要加强换药。⑤透析液的观察，患者出现腹痛时，应及时将透析液放出，观察是否混浊，留取标本送做常规生化和细菌培养，并给予腹透液冲洗至清。⑥提高患者机体免疫力，鼓励患者锻炼身体，预防感冒。⑦严格按照无菌操作规程操作，换液换药前必须洗手。⑧注意导管处的护理，观察导管出口处及隧道有无红肿、压痛，及时进行分泌物的细菌涂片培养。⑨对发热患者均应检查导管出口处及隧道有无感染迹象。⑩注意个人卫生，勤换衣，洗澡时要防止导管口进水。⑪保持大便通畅，不吃生冷及不洁食物，预防肠道感染。

2. 导管出口处和隧道感染

（1）病因：透析患者的免疫功能低下，若无菌观念不强，操作不慎，会使细菌在腹膜透析管外口引起炎症反应。

（2）临床表现：导管出口处感染者出口处有脓性或血性分泌物并伴有红肿，压痛。

（3）治疗：①如有脓性分泌物应做培养，根据细菌培养及药敏结果局部或全身使用抗生素。②加强局部清洁消毒，如有渗出，及时更换敷料。③对治疗无效的感染尤其是合并腹膜炎的患者应拔管。

（4）预防：①严格执行无菌操作，并规范置管手术。②减少出口处及隧道创伤，注意出口处的护理。③避免导管扭曲，导管应固定妥当。④在常规护理中不能强行除去硬皮和痂皮，应用双氧水，生理盐水或碘伏浸泡外口处，使之软化后除去。

3. 腹腔出血

（1）嘱患者保护好伤口及导管，防止下腹部剧烈活动或挤压碰撞等。

（2）透析液中尽量不加或少加药物，以免影响渗透压及酸碱度刺激腹膜而致感染或粘连。

4. 预防低蛋白血症、电解质紊乱

嘱患者按透析要求给予优质高蛋白饮食，蛋白质摄入量1~1.2g/（kg·d）；补充维生素丰富食物；防止腹膜炎，以防蛋白质丢失。

5. 肺部感染

腹透时由于腹腔内压力增高，部分肺泡扩张不全，易合并肺部感染。应鼓励患者晨起透析前做深呼吸。

6. 腹透管引流不畅

主要为单向阻滞，即液体可进入，但流出不畅。应积极寻找病因做相应处理：鼓励患者活动、变换体位轻压腹部或稍改变导管方向；保持大便通畅，增强肠蠕动；为防止堵管，遵医嘱使用肝素或尿激酶加入透析液，必要时更换透析管。

7. 腹痛

透析液温度过高或过低，灌注或排出液体过快，透析管位置过深等都会引起腹痛，应尽量去除诱因，在透析液中加普鲁卡因或利多卡因，无效时减少透析次数或缩短留置时间。

8. 代谢异常

腹膜透析时蛋白质和氨基酸丢失甚多，可引起低白蛋白血症，腹透患者摄入蛋白质应在1.2g/（kg·d）；由于腹透液内大量糖被机体吸收，故可引起肥胖、高甘油三酯血症，应限制高糖透析液使用过多。

（四）饮食护理

1. 可多吃的食物

宜多吃优质动物蛋白，富含B族维生素和维生素C的食物，含丰富纤维素的食物。

2. 应该少吃的食物

应少吃高磷食物，限制盐的摄入，防止液体负荷过重，限制甜食和脂肪的摄入。

（五）健康指导

（1）反复强调清洁与无菌的概念和重要性。

（2）腹膜透析液的操作培训：让患者现场操作，考察是否符合操作规范。如患者的腹膜透析治疗是由家属来完成，必须确定该家属是否是在中心接受过培训且合格的人员。

（3）导管出口处的护理：导管制动，避免过度牵拉；淋浴的注意事项；家庭腹膜透析的常见问题及紧急问题处理。导管出口处感染、腹膜炎，灌注困难、引流困难，短管脱落、腹膜透析导管破裂，透析导管卷曲、打折，流出液异常等，出现上述问题应及时来院处理。

（4）饮食：腹膜透析患者每日蛋白质的摄入量一般为1~1.2g/kg，其中一半以上应是优质蛋白，同时避免高磷饮食。保证充足的热卡，食物应富含维生素和纤维素。适当控制饮水，量出为入。按尿量和腹透超滤量确定每日液体入量。

（5）锻炼：患者在切口拆线后可适当进行体育锻炼，以不感疲劳为宜，不要进行剧烈的、增加腹压的运动。

（6）腹膜透析记录：指导患者监测并记录腹透有关的重要指标，如体重、血压、超滤量、24h尿量、饮水量等，随诊时将记录本带到腹膜透析中心。

（7）心理辅导：长期腹膜透析患者常出现心理问题。医护人员应尽可能与患者多交谈，进行正确的心理疏导。

二、血液透析患者的护理

【概述】

血液透析是根据膜平衡原理，将患者血液和透析液同时以相反方向引入透析器内，分别流经透析膜两侧，两侧的溶质和水在浓度和压力梯度的作用下做跨膜运动，进行物质交换，使血液中代谢积累的尿素、肌酐、酸根和过多的电解质被交换至透析液中，而透析液中的碳酸氢根、葡萄糖、电解质等机体所需物质被补充到血液中，从而达到清除体内代谢废物、纠正水电解质紊乱和酸碱失衡的治疗目的。

【护理措施】

（一）血液透析初始评估

（1）一般情况：包括食欲、有无恶心呕吐、有无咳嗽、水肿、寒战、腹泻等。

（2）生命体征：体温、脉搏、呼吸、血压以及疼痛评分。

（3）透析间隔期所增加的体重。

（4）有无出血倾向：如女患者是否在月经期，有无鼻出血及血尿等。

（二）血液透析操作流程

血液透析操作流程：物品准备→血透仪开机自检→血液透析器和透析管路的安装→密闭式透析管路预冲→血管通路的建立→上机操作（包括建立体外循环、抽血化验、设置参数并记录）→下机操作（包括密闭式回血、按压、包扎、参数记录）→机器消毒。

1. 血管通路的建立

（1）内瘘穿刺前必须对血管进行评估：包括望诊、触诊、听诊，以确定内瘘功能是否良好。

（2）穿刺点的选择原则："动脉"穿刺点要旁开内瘘吻合口 5cm 以上，针尖朝离心或向心方向穿刺均可。"静脉"穿刺点亦要旁开"动脉"穿刺点 5cm 以上，针尖朝向心方向穿刺。

（3）消毒：以穿刺点为中心直径 > 5cm 用 5% 聚维酮碘消毒两遍，待干。

（4）穿刺步骤：生理盐水预冲穿刺针，连接 10ml 注射器，针尖斜面朝上与皮肤呈 25° 进针，进入血管后放低角度，平行将针体送入血管，回抽血液确认穿刺针完全在血管内后，以透明无菌覆贴覆盖，再用胶布交叉式固定穿刺针，穿刺针塑料针管呈"U"形固定。

（5）内瘘穿刺方法的选择：内瘘穿刺方法有三种，即绳梯法、扣眼法和区域法。美国国家肾脏基金会制订的 K/DOQI 指南明确推荐扣眼法或绳梯法作为内瘘的穿刺方法，认为它是目前防止内瘘血管瘤形成的最好方法。

2. 血液透析过程中的监测与记录

（1）血管通路建立前，测量患者体温、脉搏、血压、体重。

（2）体外循环建立后，立即测量血压、脉搏，询问患者的自我感觉。

（3）巡视患者，仔细询问患者自我感觉，测量血压、脉搏，观察穿刺或置管部位有无渗血、穿刺针有无脱出移位、管路连接处得密闭情况等。

（4）如果患者血压、脉搏等生命体征出现明显变化，应随时监测，必要时给予心电监护。

（5）监测血透仪运行过程中各参数的变化

（三）血液透析结束后评估

（1）评估患者的生命体征。

（2）动静脉内瘘评估：按压止血和血流通畅情况。

（3）查对血液透析期间的用药。

（4）离开血液透析室前做最后的评估：包括生命体征、体重减轻多少和任何主诉。

（四）健康指导

1. 日常饮食指导

（1）水分的控制：透析间隔期体重增加控制在理想体重的 3%~5% 以内。

（2）蛋白质的控制：蛋白质摄入 1.2g/（kg・d）。

（3）食盐的控制：如有高血压、水肿的患者必须限制盐分，尿量 500ml/d 以上，钠 3~4g/d；尿量少于 500 ml/d，钠 1~2g/d。

（4）高钾食物的控制：血钾过高易引起心搏骤停，故尽量避免或只能少吃钾含量过高的食物，如：香蕉、枣子、西瓜、橘子、杏子、菌类、香菜、菠菜、榨菜、盐菜、马铃薯、无花果、西红柿等。

（5）高磷、高铝、高尿酸食物的控制：高磷食物（虾、蛋黄、内脏、巧克力、脑类食物等）可致低钙，高铝食物（发糕、乳酪等）可致软骨、骨痛、神经痛及脑病，高尿酸食物（内脏、沙丁鱼、鳗鱼类、脑类食物等）可致痛风。

2. 动静脉内瘘日常护理

（1）随时检查瘘管血管有无沙沙的海浪声，如果无海浪声，随时与医护人员联系。

（2）有管瘘的手臂不可测量血压，不可拿瘘管来做一般静脉滴注或抽血之用。

（3）带瘘管肢体衣着要宽松切勿穿紧身衣，不要戴手表，不要用内瘘侧的手臂来提重物。

（4）睡觉时不可头枕着有瘘管的手臂，并注意保暖，带瘘管肢体不要伸入冰箱。

（5）保持合理的体重，透析间隔期体重增加过多，血液透析时易出现低血压，造成瘘管闭塞。

（6）透析当天用肥皂清洁内瘘侧手臂，麻醉药膏至少要提前 1h 涂搽。

（7）血液透析当日穿刺点勿打湿，创可贴 24h 后拿掉，压力绷带使用不超过 6h，如要穿刺部位热敷，需在透析 24h 后进行。

（8）血液透析后若穿刺点有出血，立即用手加压穿刺点止血。

（9）自体内瘘采用绳梯或扣眼穿刺法，减少血管瘤或血管狭窄的发生，延长瘘管使用寿命。

（10）移植物动静脉内瘘建立后，1 个月后即可穿刺使用。应每 3 个月进行血管的影像学评估。

（11）当检查发现有移植物内瘘狭窄，应及时纠正，不要等到内瘘完全闭塞再处理，那将增加手术的难度，手术成功率下降。

（12）遵医嘱口服抗凝剂，平时应避免意外受伤，不能随意停服。

3. 深静脉留置导管护理

（1）养成良好的个人卫生习惯，保持局部干燥、清洁。每天测量体温，如发现导管口周围皮肤或隧道表面皮肤有红、肿、热、痛或渗血渗液情况，应及时与医护人员联系以便及时处理。

（2）留置颈静脉导管，尽量不要穿套衫，改穿开衫，避免穿脱时的牵拉。留置股静脉导管原则上应卧床休息，尽量减少插管处肢体的屈曲，特别在翻身及穿脱衣裤时避免牵拉，以防留置导管滑脱。一旦滑脱，应压迫止血。

（3）待内瘘成熟后，尽早拔管，以减少置管所带来的并发症。定期测量血压及遵医嘱定时服用药物，一般透析日降压药应停服，如血压过高时遵医嘱服药。糖尿病患者的降血糖药，透析当天减半，并监测血糖。口服铁剂，应避免与静脉铁剂同时应用。尿毒症患者皮肤表层较干燥易发生皮肤干痒，可于沐浴后擦油性乳液，不可用泡热水或不停洗澡的方式来处理，否则会越洗越痒。

三、血液透析并发症患者的护理

（一）失衡综合征

【概述】

失衡综合征是在透析中或透析结束后数小时内出现的以暂时性中枢神经系统症状为主的全身症候群。大多数在透析结束后 12~24h 恢复正常。

（1）病因：目前普遍认为失衡综合征的主要原因是血液中的溶质浓度（主要为尿素）急速下降，血浆渗透压下降，使血液和脑组织间产生渗透压差，大量水分进入脑组织，造成脑水肿或脑脊液压力增高。

（2）临床表现：失衡综合征常发生于刚开始血液透析和透析间隔时间较长的患者、血肌酐和尿素氮明显增高者、长期透析患者及透析不充分者。通常发生于透析过程中或透析结束后不久，或使用大面积高效透析器及高血流量、高透析液流量、高负压透析时。失衡综合征轻者表现为恶心、呕吐、头痛、血压增高、焦躁不安、肌肉痉挛，重者常伴有抽搐、定向力障碍、嗜睡，极度严重者表现为精神异常、全身肌肉痉挛、昏迷。

【护理措施】

（1）加强对患者的心理护理，避免患者过于紧张。密切观察患者情况，要求患者在透析中如有不适尽早告诉护士。

（2）患者如出现呕吐，应立即将其头侧向一边，避免呕吐物进入气管导致窒息。

（3）对经常发生失衡综合征者，可缩短透析间隔时间，控制血流量，在血液透析开始时血流量为 150ml/min，1h 后调整到 200ml/min。

（二）首次使用综合征

【概述】

在血液透析时因使用新的透析器发生的临床症候群，称为首次使用综合征。

1. 病因

（1）A 型首次使用综合征病因：包括透析膜材料、管路和透析器的消毒剂（如环氧乙烷）、透析液受污染、肝素过敏等。另外，有过敏病史及高嗜酸细胞血症、血管紧张素转换酶抑制药（ACEI）应用者，也易出现 A 型反应。

（2）B 型首次使用综合征病因：认为是补体激活所致，与应用新的透析器及生物相容性差的透析器有关。

2. 临床表现

（1）A 型首次使用综合征（超敏反应型）：多发生于血液透析开始后 5~30 min 内，表现为呼吸困难、全身发热感、皮肤瘙痒、出现荨麻疹、咳嗽、流泪、流涕、打喷嚏、腹部绞痛、腹肌痉挛，严重者可心跳骤停甚至死亡。

（2）B 型首次使用综合征（非特异型）：临床表现较常见，多发生于透析开始后 1h 内，表现为胸背疼痛、低血压、恶心、呕吐、喉头水肿、出现荨麻疹。

【护理措施】

（1）新的透析器使用前应先用生理盐水充分预冲。

（2）给予吸氧、减慢血流量，等症状缓解后，再进行正常透析。

（3）密切观察患者血压、心率及心律的变化，防止低血压、心律失常及心力衰竭。注意观察呼吸情况，防止喉头水肿。

（4）对症护理，如患者出现恶心、呕吐，应让患者头侧向一边，防止窒息。

（5）对容易发生首次使用综合征的患者，透析前可选用生理盐水充分预冲，血液透析开始时血流量先控制在 150ml/min，30min 后改为常规透析血流量。

（三）低血压

【概述】

透析中低血压是指透析中收缩压下降超过 2.67 kPa（20 mmHg）或平均动脉压降低 1.33 kPa（10 mmHg）以上，并有低血压症状。

1. 病因

（1）容量相关因素：包括超滤速度过快［ > 0.35ml/（kg · min）］、设定的体重过低、透析机超滤故障或透析液钠浓度偏低等。

（2）血管收缩功能障碍：包括透析液温度较高，透前应用降压药物，透析中进食，中重度贫血，自主神经功能障碍（如糖尿病神经病变患者）。

（3）心脏因素：如心脏舒张功能障碍、心律失常（如房颤）、心脏缺血、心脏压塞、心肌梗死等。

（4）其他少见原因：如出血、溶血、空气栓塞、透析器反应等。

2. 临床表现

典型症状有恶心、呕吐、脉搏加快、血压正常或稍有下降，患者主诉头晕眼花、出冷汗，继而出现面色苍白、呼吸困难、脉搏加速，严重的可出现晕厥、意识障碍。早期可出现一些特殊症状，如打哈欠、腹痛、便意、腰背酸痛，应予以重视，及早处理，可以有效防治低血压的发生。

【护理措施】

（1）一旦发现患者血压明显下降，出现明显症状（如脉搏细速、脸色苍白、出冷汗、抽搐、神志不清等），首先应通知医生，同时应立即减慢血流量，暂停超滤，输入生理盐水，测量血压，并给予平卧位或适当抬高下肢。

（2）如患者出现神志不清、呕吐，应立即让其平卧，头侧向一边，防止窒息。

（3）在血液透析过程中严密观察患者的情况，如发现患者有低血压先兆症状，应先测量血压，如血压下降可补生理盐水 100~200ml 即可缓解。

（4）对血浆蛋白浓度低的患者，应鼓励多进优质的动物蛋白质。

（5）对经常发生低血压的患者，叮嘱其尽量避免在透析中进食，可以让患者在透析前后进食。如效果不明显，应仔细分析原因，通过改变治疗模式（如采用低温透析、序贯钠、序贯超滤），有效地降低低血压的发生率。

（6）告诉患者透析结束后起床不要过快，避免发生直立性低血压。

（四）肌肉痉挛

【概述】

1. 病因

透析中低血压、低血容量、超滤速度过快及应用低钠透析液治疗等导致肌肉血流灌注降低是引起透析中肌肉痉挛最常见的原因，血电解质紊乱和酸碱失衡也可引起肌肉痉挛，如低镁血症、低钙血症、低钾血症等。

2. 临床表现

血液透析中或透析后数小时内发生局部肌肉强直性收缩，表现为下肢肌肉或腹部肌肉痉挛，疼痛剧烈，需要紧急处理。维持性透析的患者肌肉痉挛多在透析的后半部分时间出现，可同时或随后有血压下降，一般可持续数分钟。

【护理措施】

（1）做好心理护理，鼓励患者消除紧张情绪。

（2）如发生下肢痉挛，护理工作者可以让患者身体下移，用脚掌顶住床档，用力伸展，或帮患者拿捏痉挛的肌肉，对严重者可以扶其站立，用力站直。如发生腹部痉挛，可以用热水袋保暖，但温度不可过高，避免烫伤。

（3）对经常发生肌肉痉挛者，可以预防性地调高钠浓度，适当调高透析液温度。

（4）做好宣教工作，指导患者注意控制饮食，避免体重增加过多，同时注意优质蛋白质的摄入，多吃高钙、富含 B 族维生素的食物，如鲜奶、鸡蛋、瘦肉等。

（五）心律失常

【概述】

1. 病因

（1）患者原有心脏疾病，如冠心病、心包炎、心衰等。

（2）电解质、酸碱平衡紊乱，如高钾血症、低钾血症、高钙血症、低钙血症等。

（3）透析中血容量改变引起低氧血症、低血压，诱发心律失常。

（4）体外循环的建立可导致暂时性冠状动脉供血不足、心肌耗氧量增加，由于动静脉内瘘的建立使心脏负担增加。

（5）严重的贫血或洋地黄中毒。

（6）老年人、儿童、初次透析的患者，在透析中血流量过快也可诱发心律失常。

2. 临床表现

患者在血液透析中或结束后出现心慌、心悸胸闷、心绞痛、头晕、低血压，听诊可发现心率加快、心律不规则，心电图示房性或室性早搏、房颤，严重的可出现意识丧失、抽搐，甚至猝死。

【护理措施】

（1）加强心理护理，缓解患者的紧张情绪。

（2）在血液透析过程中应加强生命体征的观察，注意倾听患者的主诉，一旦发现患者脉律不齐、脉搏无力、脉率增快、血压下降，应减慢血流量，降低超滤率或暂停超滤，给予吸氧，通知医生及时处理。

（3）密切观察胸闷、气促等症状有无好转或恶化，观察神志变化、生命体征、心率和心律的变化，如果症状加重应终止治疗。

（4）对老年人、儿童、初次透析患者及心功能不佳者，应注意控制血流量，减轻心脏负担。

（5）对原有动脉硬化性冠心病、心功能不全的患者在透析过程中应加强心电监护，控制血流量和超滤率，给予吸氧，同时积极纠正贫血。

（6）做好宣教工作，对急性肾衰多尿期患者应告知注意电解质的补充，对维持性血液透析患者应告知注意透析的充分性及对饮食中水、钠及含钾食物控制的重要性。

（六）发热

【概述】

患者在透析时或透析结束后发热，一般分为致热源反应和感染导致的发热。

1. 病因

（1）致热源反应的原因：水处理系统消毒不充分，导致细菌生长并产生内毒素，内毒素进入人体后产生发热反应。

（2）感染的原因：可能是操作过程中未严格遵守无菌技术操作规程使透析器械污染而引起医源性感染，或患者在透析前已存在感染灶，并通过透析播散。

2. 临床表现

（1）致热源反应：透析前体温正常，透析开始后 1h 左右出现畏寒、寒战、恶心呕吐、发热，体温通常为 38~39℃左右，持续 2~4h 后减退，24h 内完全消退。外周血白细胞和中性多核不增高，血培养阴性。

（2）感染导致的发热反应：在透析后 2~3 天体温升高，可达到 39℃以上，血常规中白细胞及中性粒细胞明显增高，血培养可能阳性。

【护理措施】

（1）做好心理护理，缓解患者紧张焦虑的心情。

（2）密切观察体温、脉搏、呼吸、血压的变化，在透析前及透析结束后均常规测量生命体征一次，对体温超过 38.5℃的患者，每 2h 测量一次体温，经过物理或药物降温后 30 min 要复测体温，并详细记录。

（3）服用退热剂后应密切注意血压的变化，防止血压下降。

（4）对畏寒、寒战的患者应注意保暖，提高透析液温度，并注意穿刺手臂的固定，防止针头脱落。

（5）由于高热患者处于高分解代谢状态，为高凝体质，应注意密切观察透析管路及透析器内血液的颜色、静脉压及跨膜压值，防止凝血。

（6）高热患者由于发热和出汗，故超滤量设定不宜过多。

（7）护士在操作过程中应严格遵守无菌操作规程，杜绝因违反操作规程而发生的感染；动静脉内瘘穿刺时严格消毒皮肤，透析结束后用无菌纱布按压。

（8）加强水处理系统的消毒、使用一次性管道和透析器。

（七）皮肤瘙痒

【概述】

皮肤瘙痒是透析患者常见不适症状，有时严重影响患者生活质量。透析治疗会促发或加重症状。

1. 病因

尿毒症患者皮肤瘙痒发病机制尚不完全清楚，可能与尿毒症本身、透析治疗及钙磷代谢紊乱等有关。其中透析过程中发生的皮肤瘙痒需要考虑与透析器反应等变态反应有关。一些药物或肝病也可诱发皮肤瘙痒。

2. 临床表现

皮肤瘙痒主要表现为在外观看似正常的皮肤上出现瘙痒和皮屑，以小腿、前臂、背部、腰腹部常见。瘙痒可为持续性或阵发性，程度轻重不一。因为瘙痒，长期反复搔抓，可致使皮肤上出现抓痕、血痂、色素沉着或湿疹样改变，导致皮肤变厚、粗糙，甚至抓破后引起继发皮肤感染。

【护理措施】

（1）可采取适当的对症处理措施，包括应用抗组胺药物，外用含止痒药的皮肤润滑油等。

（2）针对可能的原因采取相应的预防手段，包括控制患者血清钙、磷于适当水平，避免应用一些可能会引起瘙痒的药物，使用生物相容性好的透析器和管路。

（3）避免应用对皮肤刺激大的清洁剂，应用一些保湿护肤品以保持皮肤湿度，衣服尽量选用全棉制品等。

（八）出血

【概述】

出血常发生于透析过程中或透析结束后，可以分为机体内出血和技术故障出血。

1. 病因

（1）机体内部出血：患者全身肝素化、凝血障碍或血小板功能异常；在治疗过程中进食过硬带刺的食物导致口腔出血；因皮肤瘙痒抓破皮肤引起出血；不慎咬破透析前已有的口腔溃疡或血疱；患者伴有其他慢性疾病，如胃部疾病引发消化道出血、外科手术后伴发伤口出血或渗血、高血压伴有血管硬化或畸形引发脑出血、慢性心包炎引发心包压塞等。

（2）技术故障导致出血：泵管破裂、动静脉管路与透析器及穿刺针连接不紧密、管路分支与机器连接不紧密、穿刺针固定不妥引起针头滑脱、穿刺部位渗血、透析器漏血、内瘘按压出血。

2. 临床表现

（1）机体内出血：轻者可表现为牙龈出血、皮肤黏膜抓破出血、便血等；重者早期常主诉身体某处不适或疼痛，继而表现为极度的烦躁不安、血压下降、出冷汗、脉搏细速，甚至出现神志不清、休克。

（2）技术故障出血：少量出血可以没有任何临床表现，大量出血表现为突发性的神志不清、血压下降、休克。

【护理措施】

（1）加强心理护理，不断安慰患者，缓解患者的紧张情绪。

（2）对出血患者应严密监视其血压、脉搏的变化，发现异常立即减慢血流、减慢或停止超滤，先紧急补充生理盐水，同时立即通知医生处理。如出现休克应使患者采取头低脚高位。

（3）对神志不清、烦躁、躁动、嗜睡的高危患者，上机后穿刺处应用约束带固定，并由专人护理。

（九）溶血

【概述】

1. 病因

透析液温度高于43℃；泵管转子过紧，与血泵不匹配；透析液钠浓度过低；透析用水不符合标准，活性氯、铜等离子残留过多；在透析中输入异型血。

2. 临床表现

在透析过程中突然出现发冷、胸闷、胸部紧压感、呼吸困难、背部疼痛，典型症状为静脉管路内血液为葡萄酒色，实验室检查发现血细胞比容明显下降，血液离心后血浆呈淡粉红色，并伴有高血钾症。

【护理措施】

（1）患者一旦出现溶血反应，应立即关泵暂停透析，通知医生。

（2）严密观察生命体征的变化，协助医生做好抢救工作。

（3）采集血标本，做好输血准备工作。做好三查七对，严防输错血。

（4）注意给患者保暖，加强心理护理，努力安慰患者，缓解其紧张的情绪。

（5）透析前，做好各种准备工作，严密观察机器有无故障，监测透析液的温度和浓度的变化。

（十）空气栓塞

【概述】

1. 病因

（1）静脉管路内空气未排尽；泵管方向装反，导致动脉管路内的空气进入人体。

（2）血泵前动脉管路破损或动脉管路与穿刺针连接不紧密。

（3）预冲管道后或进行输液后未及时关闭输液处夹子及输液器上的调节器，使空气进入血路管。

（4）空气监测装置失灵或忘记打开。

（5）回血时注意力不集中，空气监测装置过早旁路，当血液末端到达静脉滤网时未及时关泵，致使空气进入体内。

2. 临床表现

轻者可出现阵发性剧咳、气急、胸闷、胸部有压迫感，稍重时有发绀、气喘、呼吸困难，严重的可以出现抽搐、神志不清、昏迷，甚至死亡。

【护理措施】

（1）做好心理护理，安慰患者，解除其恐惧、焦虑的心情，并指导患者积极配合治疗。

（2）预防重于治疗，应密切观察，及早发现工作中的疏漏，杜绝空气栓塞的发生。

（3）一旦发生空气栓塞，在医生还未到的情况下，应先做出紧急处理，如关泵、取头低脚高左侧卧位、给予吸氧。同时密切观察生命体征，保持镇静，配合医生进行抢救。

（傅雪琴　吴佳玲　应迎娟　王文娟　周彩萍　叶志弘）

第七章

内分泌与代谢性疾病患者的护理

第一节　腺垂体功能减退症患者的护理

【概述】

腺垂体功能减退症（Simmonds-Sheehan Syndrome），是指腺垂体激素分泌减少或缺乏所引起的复合症群，可以是单种激素减少或多种激素同时缺乏。由垂体分泌细胞本身损害引起的为原发性垂体功能减退症，由下丘脑、垂体或门脉系统障碍引起的为继发性垂体功能减退症。

（一）病因

（1）垂体瘤：垂体瘤是成人常见病因，大都属于良性肿瘤。由于腺瘤增大而压迫正常垂体组织引起腺垂体功能减退。常见于功能性（PRL瘤、GH瘤、ACTH瘤）和非功能性（无生物作用，但可有激素前体产生）腺瘤。

（2）下丘脑病变：各种原因如肿瘤、炎症、浸润性病变、肉芽肿等可直接破坏下丘脑神经分泌细胞，使释放激素分泌减少，进而使腺垂体各种促靶腺激素分泌减少，导致腺垂体功能减退。

（3）垂体缺血坏死：主要由希恩（Sheehan）综合征引起，亦可见于糖尿病血管病引起的垂体缺血性坏死。

（4）蝶鞍区损伤：可由手术、创伤或放射引起。

（5）感染和炎症：各种感染如病毒、细菌、真菌等疾病损坏引起下丘脑和垂体功能减退。

（6）其他原因：长期使用糖皮质激素、垂体卒中等均可引起本病。

（二）临床表现

（1）性腺功能减退：最早出现。女性患者有产后大出血、休克、昏迷病史，表现为产后无乳、乳房萎缩、闭经、性欲减退、不育、性交痛等。体检发现阴道分泌物减少，外阴、子宫和阴道萎缩，毛发脱落，尤以阴毛、腋毛为甚。成年男性患者表现为性欲减退和勃起功能障碍。

（2）甲状腺功能减退：患者出现怕冷、嗜睡、反应迟钝、表情淡漠，皮肤干燥变粗、苍白、少汗、弹性差。严重时出现黏液性水肿、食欲减退、精神失常、心率减慢等。

（3）肾上腺皮质功能减退：患者表现为乏力明显、食欲缺乏、恶心、呕吐、体重减轻、血压下降、血糖降低。皮肤色素减退表现为面色苍白、乳晕色素浅淡。

（4）生长激素不足：成人患者一般无症状，儿童患者可引起侏儒症。

（5）垂体内或其附近肿瘤压迫症群。

（6）垂体功能减退危象（简称“垂体危象”）：在全垂体功能减退的基础上，因各种应激因素，如使用镇静剂、催眠药、降糖药等可诱发垂体危象。表现为：①高热型（体温＞40℃）。②低温型（体温＜30℃）。③低血糖型。④低血压、循环虚脱型。⑤水肿型。⑥混合型。

（三）辅助检查

（1）性腺功能测定：血雌二醇水平降低，无排卵及基础体温改变，阴道涂片未见雌激素作用的周期性变化。男性血睾酮水平降低或正常低值，精子数量减少、形态改变、活动度差、精液量少。

（2）甲状腺功能测定：T_4、FT_4 均降低，T_3、FT_3 正常或降低。

（3）肾上腺皮质功能测定：血浆皮质醇浓度降低，但节律正常。24h 尿 17–羟皮质类固醇及游离皮质醇排量减少。

（4）腺垂体激素测定：FSH、LH、TSH、ACTH、PRL、GH 血浆水平均有不同程度降低。

（5）垂体储备功能测定：TRH、PRL、LRH 兴奋试验常无升高，延迟上升者可能为下丘脑病变。

（6）其他检查：X 线、CT、MRI 检查可了解病变部位、大小、性质及对邻近组织的侵犯程度。

（四）治疗原则

1. 病因治疗

垂体瘤、下丘脑病变可通过手术、化疗、放疗进行病因治疗。生产大出血引起的垂体缺血坏死，可通过采用新法接生及重视围生医学和产前后期保健进行预防。

2. 激素替代治疗

腺垂体功能减退症患者需要长期、甚至终身进行靶腺激素替代治疗。补充靶腺激素应先补给糖皮质激素，然后补充甲状腺激素，以防止肾上腺危象发生。

（1）肾上腺糖皮质激素：以氢化可的松为代表，生理剂量为 20~30mg/d，清晨睡醒时服用全日量的 2/3，下午 16：00 服用余下的 1/3。

（2）甲状腺激素：生理剂量为左甲状腺素 50~150μg/d 或甲状腺干片 40~120mg/d。

（3）性激素：病情轻的育龄期妇女需采用人工月经周期治疗，维持第二性征和性功能，促进生育和排卵。男性患者用丙酸睾酮治疗。

3. 垂体危象的抢救

（1）50% 葡萄糖溶液 40~60ml 静脉推注，然后在 10% 葡萄糖氯化钠溶液 500~1 000ml 中加入氢化可的松 50~100mg，静脉滴注，以解除肾上腺危象。

（2）积极抗感染、抗休克和利尿。

（3）低温者给予小剂量甲状腺激素，保暖；高热者行物理降温。

（4）禁用或慎用麻醉剂、镇静剂、催眠药或降糖药等，以防诱发昏迷。

【护理措施】

（一）基础护理

（1）口腔黏膜、皮肤及毛发护理。

（2）保暖及降温措施的护理。

（3）严密观察生命体征变化。

（4）保持呼吸道通畅及氧疗护理。

（5）饮食及排便的护理。

（二）专科护理

（1）血糖监测：伴有低血糖的患者需监测血糖。

（2）激素替代治疗护理：按激素生理分泌规律补充靶腺激素，并及时观察用药后症状改善情况。

（3）垂体危象抢救护理：迅速建立静脉通道，补充适当水分，保证激素类药物正确、准确、及时使用；保持呼吸道通畅和及时氧疗；低温者予以保暖措施，高热者行物理降温；做好皮肤黏膜及口腔护理；保持排便通畅，防止尿路感染。

（三）健康指导

对妇女患者进行孕期指导及围生期指导，避免引发垂体危象的诱因，如保持情绪稳定，避免过度劳累，防止寒冷刺激，预防感染；需进食高热量、高蛋白、高维生素，容易消化的饮食；指导患者掌握药物的名称、剂量、用法及不良反应，认识随意停药和增减剂量的危险性；指导患者识别垂体危象的征兆，如高热、恶心、呕吐、头痛、神志不清、谵妄、抽搐、昏迷等；外出携带识别卡，以防意外发生。

（刘智平　袁　丽）

第二节　甲状腺疾病患者的护理

一、单纯性甲状腺肿患者的护理

【概述】

单纯性甲状腺肿（simple goiter）是指由多种原因引起的非炎症性或非肿瘤性甲状腺肿大，一般不伴有甲状腺功能异常的临床表现。本病可呈地方性或散发性分布，散发性人群中女性发病率是男性的 2~3 倍。

（一）病因

碘缺乏是地方性甲状腺肿的主要病因。另外还有甲状腺激素合成或分泌障碍，其原因复杂，主要包括：①摄碘过多。②摄入致甲状腺肿物质或药物。③先天性甲状腺激素合成障碍。

（二）临床表现

本病主要表现为甲状腺肿大，多无其他表现。早期甲状腺呈轻度或中度弥漫性肿大，质地柔软，表面光滑、无压痛。肿大可呈多发性结节，严重时可引起呼吸困难、吞咽困难、声音嘶哑等压迫症状。

（三）辅助检查

（1）甲状腺功能检查：血清 T_4、T_3 正常，T_4/T_3 的比值常增高。血清 TSH 水平一般正常。

（2）甲状腺摄 ^{131}I 率及 T_3 抑制试验：摄 ^{131}I 率增高但无高峰前移，可被 T_3 所抑制。

（3）甲状腺扫描：可见分布均匀的弥漫性甲状腺肿。

（四）治疗原则

（1）补充碘剂和碘化食盐：多用于碘缺乏者或地方性甲状腺肿流行地区。

（2）甲状腺制剂：可治疗不明原因单纯性甲状腺肿。

（3）手术治疗：当出现压迫症状、药物治疗无好转者，或疑有甲状腺结节癌变时可行手术治疗，术后长期进行甲状腺激素替代治疗。

【护理措施】

（一）基础护理

（1）病情观察：观察甲状腺肿大的程度、质地，有无结节、压痛，颈部增粗的进展情况。

（2）皮肤护理：肿大部位皮肤禁止过度触摸、按压和搔抓，颈部用温水清洗。衣服领口大小适度，不宜过紧和摩擦，以吸汗的棉布、真丝等布料为主，并适当修饰。

（二）专科护理

药物护理：观察药物治疗的效果，指导患者认识药物不良反应。

（三）健康指导

（1）饮食指导：指导患者进食含碘丰富的食物，如海产品、碘盐等。避免摄入致甲状腺肿的食物和药物，如卷心菜、花生、菠菜、萝卜、硫氰酸盐、保泰松、碳酸锂等。

（2）药物指导：甲状腺制剂应坚持长期服用，以免停药后复发。观察药物疗效及不良反应，如出现心动过速、呼吸急促、食欲亢进、腹泻等甲状腺功能亢进的表现，应及时就诊。

（3）预防知识指导：提倡碘化食盐的摄入，妊娠、哺乳、青春发育期应增加碘的摄入，预防本病发生。

二、甲状腺功能亢进症患者的护理

【概述】

甲状腺功能亢进症（hyperthroidism）简称“甲亢”，是指由多种病因导致甲状腺腺体本身产生甲状腺激素（TH）过多而引起的甲状腺毒症。各种病因引起的甲亢中，以弥漫性毒性甲状腺肿（Graves 病）多见，约占全部甲亢的 80%~85%，女性显著高发，男女之比 1 ：（4~6），以 20~50 岁多见。

（一）病因

1. 病因

（1）遗传因素：本病有显著的遗传倾向，与一定的人类白细胞抗原（HLA）类型有关。

（2）免疫因素：最明显的体液免疫特征是患者血清中存在甲状腺细胞 TSH 受体的特异性自身抗体（TSH receptor antibodies，TRAb）。

（3）环境因素：细菌感染、性激素、应激和锂剂的应用等是主要的环境因素。

2. 发病机制

（1）TSH 和 TRAb 均可与 TSH 受体结合，并通过腺苷酸环化酶 -cAMP 和（或）磷脂酰肌醇 -Ca^{2+} 信号传导途径产生 TSH 的生物效应。

（2）免疫系统功能异常的发生机制尚不清楚。可能与甲状腺细胞表面免疫相关性蛋白的异常表达，以及遗传背景决定的特异性抑制性 T 细胞功能缺陷导致细胞免疫功能增强有关。

（二）临床表现

1. 甲状腺毒症表现

（1）高代谢综合征：患者常有怕热多汗、多食善饥、消瘦和疲乏无力。

（2）精神神经系统：神经过敏、多言好动、焦躁易怒、紧张不安、失眠、记忆力减退和注意力不集中，患者有时出现幻觉甚至精神分裂症表现。可有手抖、眼睑和舌震颤，腱反射亢进。

（3）心血管系统：表现为心悸、气紧、胸闷和甲亢性心脏病。

（4）消化系统：食欲亢进、多食消瘦、消化不良，老年人可表现为食欲减退、畏食。

（5）肌肉与骨骼系统：部分患者出现肌肉萎缩，青年男性患者在剧烈运动、高碳水化合物饮食和注射胰岛素后可出现周期性瘫痪。也可因骨骼脱钙而发生骨质疏松等。

（6）生殖系统：女性患者常有月经减少或闭经，男性患者可出现勃起功能障碍。

（7）造血系统：外周血白细胞计数偏低，分类淋巴细胞比例增加，单核细胞数增多及血小板寿命缩短。

2. 甲状腺肿

多数患者出现甲状腺肿大，常为弥漫性、对称性肿大，质地软，无压痛，久病者较柔韧。甲状腺上下极可触及震颤和闻及血管杂音。

3. 眼征

25%~50% 的患者伴有突眼征。按眼球突出的程度分为良性和恶性，恶性突眼预后差。

4. 特殊临床表现

（1）甲状腺危象：甲状腺危象是甲状腺毒症加重的一个综合征，也是本病恶化的严重表现。主要与应激状态，如手术、感染、放射性碘治疗，以及严重躯体疾病、口服过量 TH 制剂、严重精神创伤和手术中过度挤压甲状腺有关。临床表现除甲亢症状加重外，可出现高热、心动过速，常伴有心率失常、心律失常、烦躁不安、大汗淋漓、呼吸急促、恶心、呕吐、腹泻及因大量失水引起虚脱、休克、嗜睡、谵妄或昏迷。

（2）甲状腺毒症性心脏病（简称“甲亢性心脏病”）：主要表现为心脏增大、心房颤动和心力衰竭。

（3）淡漠性甲状腺功能亢进症：见于老年人，无明显高代谢综合征、甲状腺肿和眼征。主要表现为神志淡漠、乏力、嗜睡、反应迟钝、明显消瘦。有时伴有腹泻、食欲缺乏。

（4）胫前黏液性水肿：水肿多见于胫骨前下 1/3 部位。对称性，早期皮肤增厚、变粗，有广泛大小不等的棕红色或红褐色突起斑块或结节，后期皮肤粗厚如橘皮或树皮样。

（三）辅助检查

（1）血清甲状腺激素测定：T_3 、T_4、FT_4、FT_3 均升高。

（2）促甲状腺激素（TSH）测定：该测定是反映下丘脑－垂体－甲状腺轴功能的敏感指标，甲状腺功能亢进时TSH低于正常。

（3）甲状腺摄 ^{131}I 率及 T_3 抑制试验：摄 ^{131}I 率增高，不能被 T_3 所抑制。

（4）甲状腺刺激性抗体（TSAb）测定：测定结果呈阳性，可作为判断病情、复发和治疗停药的指标。

（5）甲状腺核素扫描：可见弥漫性甲状腺肿，放射性核素分布均匀。

（四）治疗原则

（1）抗甲状腺药物治疗：常用的抗甲状腺药物有硫脲类和咪唑类两大类。硫脲类有甲硫氧嘧啶（methylthioracil，MTU）及丙硫氧嘧啶（propylthiouracil，PTU）；咪唑类有甲巯咪唑（methimazole，MMI）和卡比马唑（carbinmazole，CMZ）。抗甲状腺药物主要通过抑制甲状腺内过氧化酶系，从而抑制碘离子转化为新生态碘或活性碘，达到抑制TH的合成的目的，丙硫氧嘧啶还具有在外周组织抑制 T_4 转换为 T_3，发挥作用迅速，控制甲状腺功能亢进症状快的特点。疗程1.5~2年，常见的副作用有药物性皮疹、肝功能损害和白细胞减少，严重时可致粒细胞减少甚至缺乏。

（2）其他药物：复方碘溶液、β－受体阻断剂均可作为抗甲状腺药物。

（3）放射性131I治疗：是利用131I被甲状腺摄取后释放 β 射线，破坏甲状腺组织细胞而减少TH的分泌。主要适用于甲状腺中度肿大，年龄在25岁以上，合并心、肝、肾等疾病不宜手术的患者。

（4）手术治疗：中重度甲亢、有严重压迫症状等可以在充分做好术前准备的基础上，通过甲状腺次全切除解除压迫症状，术后监测甲状腺功能。

（5）甲状腺危象的防治：避免和积极去除诱因是关键，一旦发生需积极抢救。首选丙硫氧嘧啶，首次剂量600mg，口服或胃管内注入，以后每6h给予丙硫氧嘧啶250mg，症状缓解后逐渐减量至一般剂量；服丙硫氧嘧啶后1h给予复方碘溶液5滴，以后6~8h一次或碘化钠1g加入10%葡萄糖溶液中静脉滴注24h；普萘洛尔20~40mg，每6~8h口服一次或1mg经稀释后静脉推注；氢化可的松50~100mg加入葡萄糖溶液中滴注，6~8h加入1次。上述治疗效果不满意时可选用血液透析、腹膜透析或血浆置换。积极针对诱因治疗和对症治疗。

（6）浸润性突眼的防治：高枕卧位，限制钠盐摄入；保护眼睛，防止结膜炎；早期应用皮质激素和免疫抑制剂或球后放射、手术治疗。

【护理措施】

（一）基础护理

（1）病情观察：观察甲状腺肿大的程度、质地，有无结节及压痛，颈部增粗的进展情况，有无压迫症状及双下肢胫前黏液性水肿的程度。病情危重的患者严密观察神志、体温、呼吸、脉搏、血压变化。若原有甲亢症状加重，并出现发热（体温 > 39℃）、严重乏力、烦躁、多汗、心悸、心率（ > 140次/min以上）、恶心、呕吐、腹泻及食欲减退、脱水等，应警惕甲状腺危象发生。

（2）皮肤黏膜护理：肿大部位皮肤禁止过度触摸、按压和搔抓，颈部用温水清洗。有眼部肿胀不适可用抗生素眼药水滴眼或睡觉前涂搽眼膏，预防结膜炎。

（3）生命体征观察：观察安静状态下脉搏（心率）增快情况，应激状态下体温升高变化及神经系统腱反射亢进、肌肉萎缩程度。

（4）饮食护理：以容易消化、高热量、高维生素、高蛋白的软食为主，避免进食含碘丰富的饮食，如碘盐及海产品（海带、海虾、海鱼）等，伴有周期性瘫痪的患者应避免进食含糖丰富的饮料和进食过饱。禁止摄入刺激性的食物及饮料，如浓茶、咖啡等，以免引起患者精神兴奋。减少食物中粗纤维的摄入，以减少排便次数。

（5）心理护理：鼓励患者表达内心感受，与家人、朋友建立互信关系。与患者共同探讨控制情绪和减轻压力的方法，指导和帮助患者正确处理生活中的突发事件。向患者家属及朋友耐心细致地解释患者病情。鼓励患者参加团体活动，促进患者康复。

（二）专科护理

（1）药物护理：观察抗甲状腺药物治疗的效果和不良反应。抗甲状腺药物服用后主要的不良反应表现为药物性皮疹，严重时可出现肝脏损害。患者一旦出现发热、咳嗽、咽痛等应警惕因药物引起的粒细胞减少。指导患者定期复查血象，如外周血白细胞 $< 3\times10^9$/L 或中性粒细胞 $< 1.5\times10^9$/L，应停药。

（2）恶性突眼的护理：加强眼部护理，防止干燥和外伤、感染，外出戴眼镜或眼罩以避免强光、风沙等刺激；用 0.5% 氢化可的松滴眼以减轻眼部症状；高枕卧位或低盐饮食可以减轻球后水肿；使用大剂量甲泼尼龙冲击治疗的患者应避免受凉，注意观察激素对身体的副作用；球后放射治疗的患者照射野应避免用力搔抓，皮肤宜用软毛巾沾温水轻轻擦洗，防止皮肤破溃感染；指导患者经常以眼药水湿润眼睛，避免过度干燥；睡前涂抗生素眼膏，眼睑不能闭合者用无菌纱布或眼罩覆盖双眼。

（三）健康指导

（1）药物指导：指导患者坚持遵医嘱按剂量、疗程服药，不可随意减量和停药。服用抗甲亢药物的前 3 个月，每周查血常规一次，每 1~2 个月检查甲状腺功能。妊娠期甲亢可选用甲硫氧嘧啶治疗，禁用 ^{131}I 治疗。产后继续服药则不宜哺乳。

（2）甲状腺危象的预防指导：指导患者自我心理调整，避免过度劳累、感染、严重精神刺激、创伤。行 ^{131}I 治疗和手术治疗的患者应避免过度触摸和挤压甲状腺等诱发甲状腺危象的因素。

三、甲状腺功能减退症患者的护理

【概述】

甲状腺功能减退症（hypothroidsm）简称“甲减”，是由各种病因导致的低甲状腺激素血症或甲状腺激素抵抗而引起的全身性低代谢综合征。

（一）病因

（1）原发性甲状腺功能减退症：由甲状腺本身疾病所引起的成人甲减约占 90%~95% 以上。主要病因是自身免疫损伤、甲状腺破坏、缺碘或碘过多和使用抗甲状腺药物。

（2）继发性甲状腺功能减退症：肿瘤、手术、放疗或产后垂体缺血坏死导致 TSH 分泌不足而引起。

（3）TH 抵抗综合征：因 TH 在外周组织发挥作用缺陷而引起。

（二）临床表现

（1）一般表现：易疲劳、怕冷、记忆力减退、体重增加、反应迟钝、嗜睡、精神抑郁等。查体可见表情淡漠、面色苍白，皮肤干燥、粗糙脱屑，颜面及眼睑、皮肤水肿，声音嘶哑，毛发稀疏，严重者可呈痴呆、幻觉、木僵、昏睡、惊厥。

（2）心血管系统：心动过缓和心排血量减少，心包积液及心脏增大。

（3）消化系统：食欲缺乏、便秘及腹胀，严重时可出现麻痹性肠梗阻或黏液性水肿。

（4）内分泌生殖系统：性欲减退，女性患者常为月经过多或闭经，男性患者可出现勃起功能障碍。

（5）肌肉与关节：肌肉软弱无力，表现为暂时性肌肉强直、痉挛、疼痛等。多部位肌肉可出现进行性萎缩。

（6）黏液性水肿昏迷：表现为因寒冷、感染、手术、严重躯体疾病、中断 TH 替代治疗和使用麻醉、镇静剂后出现嗜睡、低体温（体温 $<$ 35℃）、呼吸缓慢、血压下降、四肢肌肉松弛、反射减弱或消失，甚至昏迷、休克，肾功能不全而危及患者生命。

（7）血液系统：主要表现为贫血。

（三）辅助检查

（1）甲状腺功能检查：血清 TSH 升高，FT_4、T_4 降低是诊断本病的指标。

（2）病变部位鉴定：TRH 兴奋试验可以帮助鉴定病变部位。

（3）血常规及生化检查：表现为轻、中度贫血。

（四）治疗原则

（1）替代治疗：应用 TH 替代治疗，首选左甲状腺素（$L\text{-}T_4$）口服。

（2）对症治疗：纠正贫血，补充维生素 B_{12} 及叶酸与 TH 合用疗效好。

（3）黏液性水肿昏迷治疗：立即静脉补充 TH（$L\text{-}T_3$ 和 $L\text{-}T_4$），神志清醒后改为口服；保暖，予以氧气吸入，保持呼吸道通畅；氢化可的松 200~300mg/d 持续滴注，患者神志清醒后逐渐减量。

【护理措施】

（一）基础护理

（1）饮食护理：给予高蛋白、高维生素、低钠、低脂饮食，进食含纤维素高的蔬菜、水果或全麦制品。每日摄入水分 2 000~3 000ml，保证大便通畅。

（2）病情观察：观察患者有无寒战、皮肤苍白、体温过低的表现及心律不齐、心动过缓等现象，并予以及时处理。

（二）专科护理

（1）病情观察：观察神志、生命体征变化及全身黏液性水肿的情况。每天记录患者体温，若出现体温低于 35℃、呼吸浅慢、心动过缓、血压下降、嗜睡等表现，或出现口唇发绀、呼吸困难等症状提示黏液性水肿昏迷。

（2）黏液性水肿昏迷的护理：建立静脉通道，保证急救药品能及时应用于患者；保持呼吸道通畅，吸氧，必要时给予气管插管或气管切开，人工呼吸机辅助呼吸；监测生命体征和动脉血气变化；体温低于 35℃时给予保温措施。

（三）健康指导

（1）纠正排便形态紊乱：指导患者养成每天按时排便的习惯，适当按摩腹部或肛周，促进肠蠕动和引起便意。每天进行适当运动。

（2）指导识别和避免黏液性水肿的诱因：如寒冷、感染、手术、使用麻醉剂、镇静剂等。

（3）用药指导：告知患者替代治疗的重要性和必要性，不能随意增减药物剂量或停药。指导患者识别甲状腺激素服用过量的症状，如多食消瘦，脉搏增快（ > 100 次 /min），心律失常等；若出现血压下降、心动过缓、体温低于 35℃等应及时就医。

四、桥本氏甲状腺炎患者的护理

【概述】

桥本氏甲状腺炎（Hashimoto thyroiditis，HT）通常也叫桥甲炎或桥本病，是一种自身免疫性疾病。患病率为 3%~4%，多见于 30~50 岁女性，起病隐匿，发展缓慢，病程较长。主要表现为甲状腺肿大，多数为弥漫性，少数可为局限性，部分以颜面、四肢肿胀感起病。

（一）病因

桥本氏甲状腺炎是公认的器官特异性自身免疫性病，具有一定的遗传倾向。患者血清中可检出高滴度的过氧化物酶抗体（TPOAb）和甲状腺球蛋白抗体（TgAb）。过氧化物酶抗体具有抗体依赖介导的细胞毒（ADCC）作用和补体介导的细胞毒作用。细胞毒性 T 细胞和 Th1 型细因子也参与了炎症损伤过程。该病具有家族簇集现象，且女性多发。国外在 HLA 遗传因子研究中发现白种人中 HLA-DR_3、HLA-DR_4 增加。地区性缺碘、核辐射、性别、药物、吸烟等因素与该病有关。

（二）临床表现

本病起病缓慢，早期无症状，仅表现为过氧化物酶抗体阳性，病程晚期出现甲状腺功能减退表现。多见于中年女性，甲状腺呈对称性中度肿大，无疼痛和压痛，表面光滑，质地坚韧，可随吞咽运动活动，晚期少数可出现轻度局部压迫症状。可出现 Graves 眼病和甲亢症状。

（三）辅助检查

（1）血清 T_4、T_3 早期正常，但 TSH 升高；后期血清 T_4 下降，T_3 正常或下降，TSH 升高。

（2）甲状腺吸碘率减低，甲状腺扫描核素分布不均，可见“冷结节”，甲状腺细针穿刺细胞学活检有助于诊断确立。

（3）抗甲状腺球蛋白抗体（TGA）、抗甲状腺微粒体（过氧化物酶）抗体（TMA）滴度明显升高，二者均 > 50%（放免双抗法）时有诊断意义，可持续数年或十余年。

（四）治疗原则

（1）甲状腺素替代治疗：甲状腺肿大明显或伴有甲减时，可给予甲状腺素治疗，可用 L-T_4 或甲状腺片。

（2）抗甲状腺治疗：桥本病出现甲亢时给予抗甲状腺治疗，如甲巯咪唑（他巴唑）或丙硫氧嘧啶（PTU），但剂量应小于治疗 Graves 病时的剂量，而且服药时间不宜过长。

（3）激素治疗：甲状腺疼痛和肿大明显时，可用泼尼松治疗，症状好转后逐渐减量，用药 1~2 个月。

【护理措施】

（一）基础护理

（1）饮食护理：少食多餐，忌暴饮暴食和辛辣、烟酒。补充充足的水分，每天饮水 2 500ml 左右，忌咖啡、浓茶等兴奋性饮料。适当控制高纤维素食物，尤其腹泻时。禁食海带、海鱼、海蜇皮等含碘高的食物。宜进食含钾、钙丰富的食物。

（2）皮肤护理：温水清洗皮肤，穿着衣领宽松的棉质或丝质衣服，防止经常摩擦和挤压颈部。

（二）专科护理

（1）病情观察：注意观察甲状腺肿大及压迫症状，特别是甲亢的临床表现，及时给予抗甲状腺治疗，并密切观察抗甲状腺药物的副作用。压迫症状严重的患者应予以辅助呼吸，并及时进行手术前相关指导。

（2）激素替代治疗指导：甲减的患者服用甲状腺制剂替代治疗注意监测甲状腺功能 3~5 年。

（三）健康指导

限制碘摄入量在安全范围，阻止甲状腺自身免疫破坏进展。2001 年，美国食品与营养协会设定的儿童及成人碘摄入量上限分别为：l~3 岁 200μg/d；4~8 岁 300μg/d；9~13 岁 600μg/d；14~18 岁 900μg/d；19~50 岁 1100μg/d。

（刘智平　叶子溦）

第三节　肾上腺疾病患者的护理

一、皮质醇增多症患者的护理

【概述】

皮质醇增多症，又名库欣综合征（Cushing syndrome），是由各种病因引起肾上腺糖皮质激素（主要是皮质醇）分泌过量所致病症的总称，以库欣病（Cushing disease）多见。男女比约 1:（2~3）。

（一）病因

（1）依赖促肾上腺皮质激素（ACTH）的库欣综合征：依赖促肾上腺皮质激素的库欣病约占 70%，系垂体促肾上腺皮质激素分泌过多伴肾上腺皮质增生所致，多有垂体微腺瘤；异位促肾上腺皮质激素综合征多见于肺癌、胸腺癌、胰腺癌、甲状腺髓样癌等。

（2）不依赖促肾上腺皮质激素的库欣综合征：包括肾上腺皮质腺瘤、肾上腺皮质癌、不依赖促肾上腺皮质激素的双侧肾上腺大或小结节性增生等。

（3）医源性皮质醇增多症：过多使用促肾上腺皮质激素或糖皮质类固醇所致。

（二）临床表现

本病起病缓慢，约 2/3 的患者 20~40 岁发病，主要表现为满月脸、多血质貌、向心性肥胖、皮肤紫纹、痤疮、糖尿病倾向、高血压和骨质疏松等，部分患者出现轻度水肿、低血钾、症状不明显的感染、性功能异常和神经、精神症状。

（三）辅助检查

（1）血浆皮质醇：皮质醇水平增高且昼夜节律消失。

（2）24h 尿 17– 羟皮质类固醇、游离皮质醇升高。

（3）地塞米松抑制试验：小剂量地塞米松不能将尿 17– 羟皮质类固醇抑制到对照值 50% 以下；大剂量地塞米松能抑制到对照值 50% 以下者病变多在垂体，不能抑制到对照值 50% 以下者多为原发性肾上腺皮质肿瘤或异位促肾上腺皮质激素综合征。

（4）促肾上腺皮质激素兴奋试验：垂体性库欣病和异位促肾上腺皮质激素综合征患者常有反应，原发性肾上腺皮质肿瘤患者多无反应。

（5）唾液皮质醇检查：肾上腺皮质增生或肿瘤、单纯性肥胖等水平可升高；肾上腺皮质结核或萎缩，腺垂体功能减退等水平降低。

（6）影像学检查：定位检查，包括肾上腺超声检查、蝶鞍区断层摄片、CT 检查、MRI 检查等。

（四）治疗原则

（1）手术治疗：首选治疗方案，完全切除肿瘤或增生组织，降低血液高皮质醇水平。

（2）药物治疗：包括降压药和皮质醇生物合成阻断剂两大类，降压药首选血管紧张素转化酶抑制剂和血管紧张素受体拮抗剂。

（3）异位促肾上腺皮质激素综合征原发癌肿的治疗。

【护理措施】

（一）基础护理

（1）休息与活动：保证足够休息和睡眠，休息时尽量平卧，抬高下肢，利于静脉回流。病情允许情况下适当活动，但注意安全。

（2）饮食护理：选择高蛋白质、低碳水化合物、低热量、低钠、含钾丰富的食物，饮食宜清淡易消化，勿饮浓茶、咖啡等。

（3）病情观察：监测生命体征、体重、24h 出入液量、血尿电解质浓度和心电图变化，定期检测血常规，注意有无感染征象，观察水肿消长情况。

（4）预防感染：保持环境清洁干净，温湿度适宜；减少陪伴和探视，减少侵入性治疗措施，严格执行无菌操作，避免交叉感染；患者注意保暖和个人卫生，保持皮肤完整，减少或避免到公共场所，减少感染机会；对于长期卧床者，护士做好皮肤护理和生活护理，预防发生压疮。

（5）安全护理：物品放置规范，移除不必要的家具或摆饰，浴室铺防滑脚垫，防止跌倒或碰撞。避免剧烈运动，缓慢变换体位，避免摔伤。

（二）专科护理

（1）激素替代治疗的护理：肾上腺全切除患者和部分腺瘤摘除患者，需进行激素替代治疗。严格遵医嘱执行，期间随访患者激素水平，观察药物不良反应，指导其避免各种应激，保持情绪稳定，生活规律。激素使用时间为上午 6：00~8：00 顿服或早晨服 2/3 量，下午服 1/3 量，指导患者长期坚持服药，不私自停药或减量。

（2）专科检查的护理：皮质醇生理波动和地塞米松过夜抑制试验：①停用中枢性降压药、镇静药、兴奋药、抗癫痫药、肾上腺皮质激素等一周以上。②试验期间正常饮食，不剧烈运动。在试验日上午8：00，下午16：00，晚上24：00分别抽血立即送检皮质醇和（或）促肾上腺皮质激素水平。③地塞米松抑制试验者晚上24：00抽血后口服地塞米松，次日上午8：00再抽血送检皮质醇和（或）促肾上腺皮质激素水平。④注意促肾上腺皮质激素常温下易降解，需将标本管置于冰水中且立即送检。

（三）健康指导

（1）疾病知识宣教：告知患者疾病基本知识、治疗方法和效果；病程长、肾血管已发生不可逆损害者要指导其高血压相关知识；鼓励肾上腺皮质腺瘤患者早期手术。

（2）用药指导：指导患者正确用药方法和疗效及不良反应观察，血压监测技术。告知激素替代治疗者的服药方法和注意事项，尤其强调坚持服药，不擅自调药或减量的重要性。

（3）饮食和活动指导：进食高蛋白、低糖、低钠、含钾丰富食物。从事力所能及的体力活动，避免过度劳累，保证安全。

（4）心理指导：教会患者适当身体修饰技巧，指导其保持情绪稳定，对腺癌患者及早进行心理干预。

（5）定期随访：定期检测血浆皮质醇水平、24 h尿17–羟皮质类固醇及游离皮质醇水平；复查肾上腺B超和（或）CT检查，了解肾上腺情况。

二、原发性慢性肾上腺皮质功能减退症患者的护理

【概述】

慢性肾上腺皮质功能减退（chronic adren ocortical hypofunction）是指由于多种原因导致的肾上腺皮质激素分泌不足。成人多见，一般人群发病率约0.4‰。分原发性和继发性两类。原发性又称艾迪生病（Addison disease），继发性是由于下丘脑–垂体病变引起的促肾上腺皮质激素分泌不足所致。本节仅介绍艾迪生病。

（一）病因

我国约80%的患者为肾上腺结核所致，西方国家患者多由自身免疫性肾上腺炎所致，其他原因导致的肾上腺不能分泌足够皮质激素尤其是皮质醇以满足机体所需。

（二）临床表现

本病起病隐匿，呈进行性发展。早期表现为乏力、疲劳和直立性低血压。随后出现表情淡漠、食欲减退、消化不良、低血压、色素沉着、低血钠、高血钾、失水等皮质醇和醛固酮缺乏症状，严重时出现空腹低血糖、嗜睡、昏厥、休克，甚至肾上腺危象。晚期出现体重丧失、脱水、心电图呈低电压和小心脏。重者出现肾上腺危象。

（三）辅助检查

（1）血常规：正细胞型正色素性贫血，中性粒细胞减少，淋巴细胞相对增多，嗜酸性粒细胞明显增多。

（2）血液生化：血钠降低，血钾升高，空腹血糖降低，少数出现轻中度血钙升高，血浆肾素活性和促肾上腺皮质激素水平增加。

（3）血、尿皮质醇：水平低下。

（4）促肾上腺皮质激素试验：无反应者为肾上腺皮质功能不足。

（5）血浆基础促肾上腺皮质激素测定：原发性减退者明显增高，继发性减退者降低。

（6）影像学检查：原发性皮质醇功能减退患者的心脏缩小，呈垂直位，肾上腺区 X 线和 CT 检查可显示肾上腺增大及钙化阴影。

（四）治疗原则

激素替代治疗，主要补充糖皮质激素和钠盐及盐皮质激素。治疗原发病。

【护理措施】

（一）基础护理

（1）休息与活动：生活环境需安全、安静，保证患者充分休息。指导患者缓慢下床和更换体位，以防发生直立性低血压。

（2）饮食护理：高碳水化合物、高蛋白、高维生素，尤其是维生素 C 丰富的饮食，饮水量每日不少于 3 000ml，摄入钠盐量每日不低于 10g，避免进食含钾丰富的食物。

（二）专科护理

1. 激素替代治疗的护理

观察患者体重、血压、血电解质变化，有无肢体水肿或药物性库欣综合征等不良反应，及时根据病情和疗效调整用药剂量；鼓励患者长期坚持服药，尽力避免各种应激状况，保持患者情绪稳定。

2. 肾上腺危象抢救

主要措施包括静脉补充糖皮质激素，积极扩容，纠正低血钠和低血糖，祛除诱因等。

（1）抢救配合：绝对卧床休息，环境安静、安全；予以吸氧；开放静脉通道，遵医嘱补充生理盐水、葡萄糖溶液和糖皮质激素，并注意观察疗效。

（2）监测病情：密切观察生命体征和神志，必要时心电监护；监测血皮质醇水平和血糖、电解质、酸碱平衡及水平衡情况；准确记录 24h 出入液量。

（3）做好生活护理、安全护理和皮肤护理。

（三）健康指导

（1）疾病知识宣教：向患者介绍疾病相关知识，激素替代治疗的重要性；正确服药方法和药物疗效及不良反应的观察；强调长期坚持、按时按量服药，不私自增减药量或停药；定期复查，调整药量。告知如有感染、消化不良、失眠、高血压、糖尿病等症状或出现情绪变化时，及时就诊。

（2）预防肾上腺危象：向患者介绍诱因和表现，指导患者正确预防和处理诱因，及时识别和处理危象。

（3）加强自我保护：患者外出时戴遮阳帽或打伞，避免阳光直晒，以免加重皮肤色素沉着。随身携带识别卡，以便发生紧急情况时能得到及时救助。

三、嗜铬细胞瘤患者的护理

嗜铬细胞瘤（pheochromocytoma）是由于肾上腺髓质、交感神经节或其他部位的嗜铬组织异常增生，持续或间断释放大量儿茶酚胺，引起患者血压持续或阵发性升高，多个器官功能和代谢紊乱的病症。20~50 岁多见，男女发病率无明显差异。

（一）病因

本病病因不明。据统计，约 80%~90% 的患者为肾上腺髓质嗜铬质细胞病变，多见一侧肾脏发病。多发性嗜铬细胞瘤多见儿童和家族史者，肿瘤多为良性，但可自主分泌儿茶酚胺，影响相应组织器官功能。

（二）临床表现

高血压是本病最突出的表现，呈阵发性或持续性发作，或持续性发作阵发性加剧。发作时患者头痛、多汗、心悸明显，患者常有心律失常、糖脂代谢紊乱。约 5% 的患者可在左或右侧中上腹扪及包块。

（三）辅助检查

（1）血、尿儿茶酚胺及其代谢产物升高：常在正常高限两倍以上；阵发性高血压者发作后升高，平时不升高。

（2）可乐定试验：嗜铬细胞瘤患者维持高值。

（3）胰高糖素激发试验：嗜铬细胞瘤患者血压上升 > 35/25mmHg。

（4）酚妥拉明阻滞试验：阳性有诊断意义。

（5）影像学检查：首选 B 超，CT 检查可准确定位，MRI 检查可助于鉴别嗜铬细胞瘤和肾上腺皮质肿瘤。

（四）治疗原则

首选手术治疗，但术前、术中要将血压控制在安全范围，常用的降压药为 α 受体阻滞剂。术前、术中还应给予足够量氢化可的松，避免术后糖皮质激素不足。

【护理措施】

（一）基础护理

（1）休息与活动：急性发作时绝对卧床休息，保持环境安静、安全，避免刺激。维持室内光线偏暗，减少探视。集中护理操作，避免过多打扰患者。间歇期适当活动，但避免劳累和受伤。

（2）饮食护理：宜高热量、高蛋白、高维生素、清淡易消化饮食，避免饮浓茶、咖啡等兴奋性饮料。饮食中含适量膳食纤维，帮助保持大便通畅。

（3）病情观察：密切观察血压变化及伴随症状，警惕高血压危象；准确记录出入液量，监测水、电解质变化。

（4）用药的护理：指导患者正确服用药物。观察血压和药物不良反应，指导患者更换体位时动作宜慢，防止发生直立性低血压。头痛剧烈者做好安全护理，遵医嘱正确使用镇静剂，并观察效果。

（二）专科护理

1. 高血压危象的护理

（1）患者一旦出现剧烈头痛、大汗淋漓、恶心、呕吐、胸闷、心悸、视物模糊、视力丧失、视网膜出血等症状，且血压急剧升高达 200/140mmHg 以上，即可诊断高血压危象，立即抢救。

（2）卧床休息，专人守护，安抚情绪，必要时予约束措施保证安全，保持环境安全、安静、舒适、光线偏暗、室温稍低、减少刺激。

（3）保持呼吸道通畅，予以吸氧，抬高床头以减轻脑水肿。

（4）遵医嘱给予降压治疗，如酚妥拉明静脉推注等。注意监测血压，随时根据血压调整用药剂量。同时观察尿量和出入液量平衡。

（5）严密观察病情，协助医生及时处理心律失常、心力衰竭和高血压脑病、脑卒中、肺部感染等。

2. 专科检查的护理

主要有可乐定试验、酚妥拉明试验、胰高糖素试验，在试验前取得患者知情同意，按要求准备好抢救物品。试验中注意安抚患者情绪，密切观察病情，正确用药。试验后继续关注患者血压变化。

（三）健康指导

（1）疾病知识宣教：教授患者疾病相关知识，患者应充分休息，保持情绪稳定、心情愉快，生活要有规律，避免劳累。

（2）自我护理：告知患者防止外伤和感染，对于阵发性高血压者尽力避免诱发因素，如取重物、咳嗽、情绪激动、突然变换体位、挤压腹部等。

（3）定期随访：指导患者监测血压，定期复诊，监测激素水平，及时调整药量。

四、原发性醛固酮增多症患者的护理

【概述】

原发性醛固酮增多症（primary aldosteronism,PA）简称“原醛症”，是由于肾上腺皮质肿瘤或增生，醛固酮分泌增多而引起的以高血压和低血钾为特征性临床表现的症候群。约占高血压症中的 0.4%~2%。女性多见，约为男性的 2.5 倍。多发于 30~50 岁。

（一）病因

60%~80% 的原发性醛固酮增多症是醛固酮瘤所致，特发性醛固酮增多症为成人原发性醛固酮增多症的第二大原因，患者双侧肾上腺球状带增生，部分可能与血管紧张素Ⅱ作用被加强、垂体促醛固酮分泌因子增多等有关；醛固酮癌少见。

（二）临床表现

高血压为本病的首发症状之一，多进展缓慢，一般中度升高，以舒张压升高较明显，常规降压药疗效不佳。常伴发低钾血症，部分患者出现失钾性肾病和肾盂肾炎、碱中毒、糖耐量降低等。

（三）辅助检查

（1）血尿生化：出现间歇性或持续性发作低血钾，但尿钾仍较高；血钠轻度增高或在正常高限，尿钠减少或正常；血浆 pH 和二氧化碳结合力偏高或位于正常高限，血氯化物常低于正常值；尿量增多，呈碱性或中性，尿比重降低。

（2）醛固酮测定：血、尿醛固酮水平升高。

（3）血浆肾素 - 血管紧张素测定：水平低下，立位时也无分泌增加反应。

（4）血浆肾素活性测定：明显降低。

（5）螺内酯（氨体舒通）试验：服药后血钾、血压恢复正常。

（6）影像学检查：肾上腺 B 超、CT 和 MRI 检查可定位。

（四）治疗原则

首选手术切除肿瘤或肾上腺次全切。药物治疗适用于双侧增生的病例或作术前准备，常用药物为螺内酯。

【护理措施】

（一）基础护理

（1）饮食护理：高热量、高蛋白、高维生素、低钠、含钾丰富、清淡易消化饮食；进食适量膳食纤维，帮助保持大便通畅；忌烟酒、咖啡、浓茶等。

（2）休息和运动：根据体力适当运动，选择合适的运动方式，注意安全。高血压严重或血钾低、肢体移动障碍时保证绝对卧床休息，做好基础护理。

（二）专科护理

（1）遵医嘱正确用药，监测血压和血钾水平，观察不良反应。长期服用螺内酯者，男性可出现双乳发育、阳痿，女性出现月经不调等副作用。

（2）遵医嘱做好血浆醛固酮水平测定、醛固酮卧立位试验、螺内酯试验等。

（三）健康指导

指导患者注意个人卫生，适当锻炼，饮食结构合理。指导患者正确服药，注意监测血压和血钾，定期随访，调整药量。指导患者定期复查 B 超，血、尿醛固酮水平，观察其变化。

（武仁华　袁　丽）

第四节　糖尿病患者的护理

【概述】

糖尿病（diabetes mellitus，DM）是由遗传和环境因素相互作用而引起的一组代谢异常综合征。因胰岛素分泌或作用的缺陷，或者两者同时存在而引起的碳水化合物、蛋白质、脂肪、水和电解质等代谢紊乱。临床以慢性高血糖为共同特征，随着病程延长可出现多系统损害。

糖尿病分为四种类型：1 型糖尿病、2 型糖尿病、其他特殊类型糖尿病和妊娠糖尿病。1 型糖尿病患病率远低于 2 型糖尿病。目前全球有糖尿病患者 2.85 亿，估计到 2030 年全球将有近 5 亿人患糖尿病。我国糖尿病患病率从 80 年代至今升高了 5~6 倍，估计现有糖尿病患者约 9 240 万，居世界第 1 位。

（一）病因

（1）1 型糖尿病：在遗传易感性的基础上，由于某些环境因素，导致免疫学异常，患者循环中会出现一组自身抗体，损伤胰岛组织。随着时间推移，胰岛 β 细胞功能进行性丧失，胰岛分泌功能下降，血糖逐渐升高，最终发展为临床糖尿病。

（2）2 型糖尿病：目前认为是遗传和环境因素共同作用，使机体出现胰岛素抵抗（IR）和胰岛素分泌缺陷（包括两者的相互作用），从而导致糖尿病的发生。

（二）临床表现

1. 症状和体征

1 型糖尿病多在 30 岁以前的青少年期起病，起病急，出现典型的多尿、多饮、多食和体重减轻的“三多一少”症状，有自发酮症倾向；2 型糖尿病多发生在 40 岁以上成年人和老年人，患者多肥胖，起病缓慢，病情较轻，可有代谢紊乱症群。部分患者可长期无症状，通过体检而发现，随着病程延长可出现各种急慢性并发症。

2. 并发症

（1）糖尿病急性并发症：如糖尿病酮症酸中毒（DKA），糖尿病高血糖高渗状态和感染。

（2）糖尿病慢性并发症：糖尿病大血管病变，引起冠心病、缺血性或出血性脑血管病、肾动脉硬化、肢体动脉硬化等；糖尿病微血管病变，导致糖尿病肾病（DN），糖尿病视网膜病变（DR）等；糖尿病神经病变；糖尿病足（DF）。

（三）辅助检查

（1）尿糖测定：尿糖阳性为诊断糖尿病的重要线索，但尿糖阴性不能排除糖尿病的可能，与肾糖阈值高低有关。

（2）血糖测定：血糖测定是判断糖尿病病情和治疗效果的主要指标。

（3）葡萄糖耐量试验：当血糖值高于正常范围而又未达到诊断糖尿病标准时，需进行葡萄糖耐量试验。

（4）糖（基）化血红蛋白（HbAIC）：可反映取血前 8~12 周血糖的平均水平，是糖尿病病情控制的监测指标。

（5）血浆胰岛素和 C– 肽测定：主要用于胰岛 β 细胞功能的评价。

（6）其他：体重指数（BMI）、血脂等测定可以了解患者的全身状况。

（四）治疗原则

糖尿病治疗强调早期、长期、综合治疗及治疗方法个体化的原则。综合治疗包括六个方面：糖尿病教育、饮食治疗、运动锻炼、药物治疗、自我监测和心理护理，最终达到控制糖尿病的目的。另外，近年也出现了胰升糖素样多肽 1 类似物（GLP–1）、胰腺和胰岛细胞移植、人工胰、胃旁路手术等治疗糖尿病的手段，但目前还处于临床探索阶段，未广泛使用。

【护理措施】

（一）基础护理

1. 饮食护理

（1）制订并控制总热量：根据标准体重计算每天所需总热量。成年人休息状态下每天每千克标准体重给予热量 25~30kcal，轻体力劳动 30~35kcal，中度体力劳动 35~40kcal，重体力劳动 40kcal 以上。孕妇、乳母、营养不良和消瘦、伴有消耗性疾病者在标准体重热卡的基础上酌情增加 5 kcal，肥胖者酌情减少 5 kcal。

（2）食物的组成和分配：碳水化合物约占饮食总热量的 50%~60%，提倡用粗制米、面和一定量杂粮。蛋白质含量一般不超过总热量的 15%，且至少有 1/3 来自动物蛋白质。脂肪约占总热量的 30%。主食的分配应定量定时，根据患者生活习惯、病情和配合药物治疗的需要进行安排。对病情稳定的 2 型糖尿病患者可按每天三餐的 1/5、2/5、2/5 或各按 1/3 分配；对注射胰岛素或口服降糖药且病情有波动的患者，可每天进食 5~6 餐，从 3 次正餐中匀出 25~50g 主食作为加餐用。

（3）其他饮食注意事项：①严格限制各种甜食的摄入，对于血糖控制较好者，可在两餐间或睡前加食含果糖或蔗糖的水果。患者需甜食时，可使用甜味剂。②保持大便通畅、多食含纤维素高的食物。

2. 运动锻炼

应根据患者年龄、性别、体力、病情及有无并发症等安排适宜的活动，循序渐进，长期坚持。最好做有氧运动，如散步、慢跑、骑自行车、做广播操、太极拳、球类活动等。合适的运动强度为活动时患者的心率达到个体最大耗氧量时心率的 60%，也可通过以下公式计算：心率 =170 － 年龄。活动时间为 20~30min，可根据患者具体情况逐渐延长，每天一次。为预防意外发生，应随身携带糖果，当出现饥饿感、心慌、出冷汗、头晕及四肢无力或颤抖等低血糖症状时及时食用；携带糖尿病卡，卡上写有本人的姓名、年龄、家庭住址、电话号码和病情以备急需；运动中若出现胸闷、胸痛、视力模糊等应立即停止运动，并及时处理。当血糖 >14mmol/L 时，最好不要活动。运动后应做好运动日记，以便观察疗效和不良反应。

3. 预防感染

（1）预防呼吸道和泌尿道感染：注意保暖，防感冒。每次大便后，要用温水清洗外阴及肛门部，洗后擦干，防止感染。因自主神经功能紊乱造成的尿潴留，可采用膀胱区热敷、按摩和人工诱导排尿等方法排尿，尽量避免导尿以减少感染机会。若需导尿时，应严格执行无菌技术。

（2）皮肤护理：保持皮肤的清洁，勤洗澡、勤换衣，防止皮肤感染。

4. 心理护理

由于糖尿病患者社会角色的转换，糖尿病治疗的长期性，生活方式的改变，家庭经济负担的加重以及疾病本身内分泌的因素，糖尿病患者心理问题突出。护士应多与患者沟通交流，耐心解释疑问，宣传相关知识，消除患者不良情绪，改善患者不适应社会的行为，帮助患者建立良好的人际关系和社会支持系统。

（二）专科护理

1. 口服用药的护理

磺脲类降糖药治疗应从小剂量开始，于早餐前半小时口服，该药的主要不良反应是低血糖，少见有肠道反应、皮肤瘙痒、胆汁淤滞性黄疸、肝功能损害、再生障碍性贫血、溶血性贫血、血小板减少等。瑞格列奈应餐前立即服用，不进餐不服药，不良反应较少，主要为低血糖。双胍类药物不良反应有腹部不适、口中金属味、恶心、食欲缺乏、腹泻等，偶有过敏反应，严重时发生乳酸酸中毒（服用苯乙双胍常见），餐中或餐后服药或从小剂量开始可减轻不适症状。噻唑烷二酮类药物（罗格列酮）于早餐前半小时服用，主要不良反应为水肿，增加心力衰竭的风险，65岁以上老人禁用。α-葡萄糖苷酶抑制剂应与第一口饭同时服用，服用后常有腹部胀气等症状。

2. 胰岛素注射的护理

（1）使用胰岛素的注意事项：胰岛素采用皮下注射法，宜选择皮肤疏松部位，如腹部、上臂三角肌、臀大肌、大腿前侧等；注射部位要经常更换，选择无硬结的部位，如在同一区域注射，必须距上一次注射部位的针眼1cm以上。未开封的胰岛素放于冰箱冷藏保存（4~8℃），正在使用的胰岛素在常温下（不超过28℃）可使用28天，无需放入冰箱，但应避免过冷、过热、太阳直晒。使用胰岛素过程中注意监测血糖，如发现血糖波动过大、持续高血糖或低血糖反应，应及时通知医生。准确执行医嘱，做到制剂、种类正确，剂量准确，按时注射。

（2）胰岛素不良反应的观察及处理：①低血糖反应（见本节低血糖的预防及护理）。②过敏反应：表现为注射部位瘙痒，继而出现荨麻疹样皮疹，全身性荨麻疹少见。③注射部位皮下脂肪萎缩或增生：采用多点、多部位皮下注射可预防其发生，若发生则停止该部位注射后可缓慢自然恢复。④水肿：胰岛素治疗初期可因水钠潴留而发生轻度水肿，可自行缓解。⑤部分患者出现视力模糊：多为晶状体屈光改变，常于数周内自然恢复。

3. 糖尿病足的预防及护理

（1）评估患者有无足溃疡的危险因素：如既往有足溃疡史，有神经病变和（或）缺血性血管病变、糖尿病慢性病变，有严重的足畸形。其他危险因素如视力下降，膝、髋或脊柱关节炎，鞋袜不合适等。

（2）足部观察与检查：每天检查患者双足1次，观察足部皮肤颜色、温度改变，注意检查趾甲、趾间、足底部皮肤情况，评估足部有无感觉减退、麻木、刺痛，足背动脉搏动情况。指导患者每天要对自己所穿的鞋进行检查，如有视力障碍，应在亲友的协助下检查足部和修剪指甲。如果足部起水疱和疼痛，必须及时到有关专科就诊。

（3）保持足部清洁，避免感染：嘱患者勤换鞋袜，每天清洁足部。若足部皮肤干燥，清洁后可用羊毛脂涂擦，但不可常用。

（4）预防外伤：指导患者不要赤脚走路，以防刺伤；外出时不可穿拖鞋，以免踢伤；应选择轻巧柔软、前头宽大的鞋子；冬天使用电热毯或烤灯时谨防烫伤；对鸡眼、胼胝、脚癣及时治疗，应找有经验的皮肤科医生诊治，并说明患有糖尿病；修剪指甲避免太短，应与脚趾平齐。

（5）定期做足部感觉的测试：主要测试关节位置觉、振动觉、痛觉、温度觉、触觉和压力觉。

（6）足溃疡的预防教育：应从早期指导患者控制和监测血糖开始；同时要说服患者戒烟，防止因吸烟导致局部血管收缩而进一步促进足溃疡的发生。

4. 糖尿病酮症酸中毒的抢救及护理

（1）急救护理：立即开放两条静脉通路，确保液体和胰岛素的输入。如患者无心力衰竭，开始时补液速度应快，在2h内输入1 000~2 000ml，以便迅速补充血容量。第2h至第6h再次输入1 000~

2 000ml。第 1 个 24h 输液总量为 4 000~5 000ml，严重失水者可达 6 000~8 000ml。同时，采用小剂量胰岛素治疗，即每小时每千克体重 0.1U 的短效胰岛素加入生理盐水中持续静脉滴注（常用剂量为每小时 4~6U 胰岛素），以达到血糖快速、稳定下降，而又不易发生低血糖反应的效果。当血糖降至 13.9mmol/L（250mg/dl）时，改输 5% 葡萄糖溶液并加入短效胰岛素（按每 3~4g 葡萄糖加 1U 胰岛素计算），同时相应地调整胰岛素剂量。另外，需监测血钾水平，并结合心电图、尿量进行补钾。pH ≤ 7.0 的严重酸中毒者应予小剂量的等渗碳酸氢钠（1.25%~1.4%）静脉输入，但补碱不宜过多过快，以避免诱发或加重脑水肿。

（2）病情监测：①在原有糖尿病基础上出现显著疲乏无力、极度口渴、食欲减退、恶心、呕吐、头痛、烦躁、嗜睡、呼吸深快有烂苹果味及意识改变者提示酮症酸中毒。②严密观察和记录患者神志、瞳孔、呼吸、血压、脉搏、心率及 24h 液体出入量等变化。③每 1~2h 监测并记录血糖、尿糖、血酮、尿酮水平以及动脉血气分析和电解质变化，注意有无水、电解质及酸碱平衡紊乱，及时通知医生调整治疗方案。

5. 低血糖的预防及护理

（1）预防和观察：糖尿病患者血糖值≤ 3.9mmol/L 就属于低血糖范畴。因此，预防和观察低血糖症状尤为重要，其内容包括：①指导患者及家属了解糖尿病低血糖反应的知识，了解低血糖时的临床表现。②充分了解患者使用的降糖药物，并告之患者和家属不要误用或过量使用。劳动量增加时，要减少胰岛素的用量并及时加餐。③老年糖尿病患者血糖不宜控制过严。④胰岛素注射后应在 30min 内进餐。⑤所有糖尿病患者，要随身携带一些水果糖、饼干等食品，以便应急用。

（2）发生低血糖时的处理：神志清醒者，应立即口服 15g 碳水化合物，相当于 2~4 片葡萄糖片或一杯脱脂奶、半杯果汁、5~6 块硬糖、一汤勺蜂蜜、3 块粗面饼干。15min 后复测血糖如仍低于 3.9mmol/L 继续补充以上食物一份。如病情重，神志不清，但能吞咽时，可将糖调成糊状，使其慢慢咽下，如服糖后仍不能清醒，可静脉推注 50% 葡萄糖溶液 40~60ml，或静脉滴注 10% 葡萄糖溶液。患者清醒后应进食米、面食物，以防再度昏迷。

（三）健康指导

（1）指导患者及家属认识糖尿病和了解有关糖尿病的知识　采取多种方法让患者和家属了解糖尿病的病因、临床表现、诊断与治疗方法，使患者以乐观向上的态度积极配合治疗。

（2）指导患者自我监测，提高自我护理的能力：①指导患者监测血糖、血压、血脂、体重指数，了解糖尿病的控制目标：空腹血糖维持在 3.9~7.2mmol/L，非空腹血糖 ≤ 10mmol/L，HbAIC ＜ 7.0%，血压＜ 130/80mmHg。但针对不同的患者还要强调个体化治疗。②指导患者掌握口服降糖药的服用方法和不良反应，如何正确注射胰岛素，如何预防、识别和处理低血糖。③强调饮食治疗与运动疗法的重要性，并指导患者具体的实施，生活规律，戒烟酒，注意个人卫生。④说明情绪、精神压力对疾病的影响，并指导患者正确处理疾病所致的生活压力，解除患者及家属的思想负担，树立起与糖尿病长期斗争及战胜疾病的信心。⑤指导患者掌握预防和护理糖尿病足的知识。

（3）指导患者定期复诊：一般每 3~6 月复检 HbAIC。如原有血脂异常，每 1~2 月监测 1 次，如原无异常每 6~12 月监测 1 次即可。体重每 1~3 月测 1 次。每 3~6 月门诊定期复查，每年全身检查 1 次，以便尽早防治慢性并发症。

（4）预防意外发生：教导患者外出时随身携带识别卡，以便发生紧急情况时及时处理。

（袁 丽）

第五节 肥胖症患者的护理

【概述】

肥胖症（obesity）是一种多因素的慢性代谢性疾病，是指体内脂肪堆积过多和（或）分布异常，体重增加。近年来患病率明显上升。

（一）病因

人体摄入热量超过消耗量，多余热量以脂肪的形式储存于体内，致脂肪增多引起肥胖。遗传和环境因素起着十分重要的作用，但机制尚不清楚。

（二）临床表现

分单纯性和继发性两大类。单纯性肥胖症以 40~50 岁中年女性多见，临床表现因人而异，轻者无症状，中重度者出现体型改变，表现为苹果型（男性多见）和梨型（女性多见），部分患者出现睡眠呼吸暂停综合征。继发性肥胖者尚有原发病症群。

（三）辅助检查

（1）超重率：超重率 =（实际体重 – 标准体重）/ 标准体重 ×100%。超重 20%~30% 为轻度肥胖症，超重 30%~50% 为中度肥胖症，超重 50% 以上为重度肥胖症。

（2）体重指数（BMI）：BMI= 体重（kg）/（身高 m）^{2}。BMI ≥ 24 为超重，≥ 28 为肥胖。2004 年中华医学会糖尿病学分会建议代谢综合征中肥胖的标准定义为 BMI ≥ 25。

（3）腰围：成年男性 > 85cm、女性 > 80cm 为腹部脂肪蓄积的诊断界限。

（4）腰臀比：肋骨下缘至髂前上棘间中点的径线（腰围）与骨盆最突出点的径线（臀围）的比值。成年男性≥ 0.90，女性≥ 0.85，可诊断为内脏型肥胖。

（5）皮脂厚度：用皮肤皱褶卡钳测量三角肌外和肩胛角下皮脂厚度，二者相加的和，成年男性≥ 4cm，女性≥ 5cm 即可诊断为肥胖。

（6）CT 和 MRI 检查：诊断内脏型肥胖最精确的方法。

（四）治疗原则

首选行为治疗，包括饮食控制和体育锻炼。行为疗法不能奏效时，可采用药物减少饮食摄入和阻滞脂肪合成。必要时进行手术治疗，常用手术方法包括吸脂术、切脂术、缩胃术、胃旁路术等。

【护理措施】

（一）基础护理

1. 饮食护理

（1）严格控制摄入总热量：女性每天不超过1200kcal，男性每天不超过1500kcal。体重减轻不宜过快，活动者每周减少0.5~1kg，不活动者为0.25~0.5kg。

（2）均衡膳食：在保证基本热量的基础上，多选热量低、维生素丰富的食物，粮食制品以粗制成品为佳。限制摄入脂肪，不进食油炸食品、巧克力等高热量食物。

（3）建立良好饮食习惯：避免外出进食，使用小容量餐具，进食时细嚼慢咽，避免非饥饿进食，进食前先喝250ml水，可用萝卜、芹菜等低热量食物满足食欲等。

2. 合理运动

提倡有氧运动，根据患者的年龄、体力、病情和喜好选择合适的运动方式。鼓励患者利用一切机会活动，每天运动至少30min，循序渐进增加活动量，并长期坚持。

（二）专科护理

（1）用药护理：指导患者正确服用药物，观察和处理不良反应。西布曲明的不良反应有口干、头痛、食欲缺乏、失眠、便秘、心率加快等。奥利司他可出现消化道胀气、大便频繁和脂肪便甚至脂肪泻，肛门常有脂滴溢出污染内裤，指导患者注意肛周皮肤护理，及时更换内裤。

（2）病情观察：每周监测患者体重，注意各种并发症的表现和各项实验室检查结果。及时发现和处理患者因能量摄入过少导致的虚弱、心律失常、脱发和抑郁。

（三）健康指导

（1）积极预防：预防重点是高危人群的教育，指导其建立良好的饮食和运动习惯，有意识地控制热量摄入，积极从事体力劳动或体育活动，使其坚信个人的坚持是治疗获得成功的保证。

（2）介绍肥胖的危害：向患者宣传肥胖对健康的危害性，使其了解肥胖与高血压、糖尿病、心血管疾病的关系。若坚持长期治疗，可减少单纯性肥胖症患者的高血压、心血管疾病、糖尿病等并发症的发生。

（袁　丽）

第六节　脂代谢异常患者的护理

【概述】

血脂异常是指由于脂肪代谢或转运异常，使一种或数种血脂成分高于或低于正常水平的代谢紊乱状态，又称脂蛋白异常血症。高脂血症是指血脂水平高于正常，近年患病率升高明显，已达46.83%。

（一）病因

高脂血症分原发性和继发性两种，多为原发性。发病主要与不良生活方式、脂肪代谢紊乱、内分泌改变、遗传因素等有关。摄入热量或脂肪过多，体力活动减少，导致脂肪过多蓄积，利用减少，脂质在体内蓄积；某些内分泌改变如雌激素分泌减少，或脂肪代谢过程中的酶缺乏，都影响了脂肪在体内的代谢和利用，导致血脂升高。

（二）临床表现

高脂血症发病极缓慢，常因体检或其他疾病就诊发现。临床主要表现为动脉粥样硬化、高血压、冠心病、脑血管疾病和周围血管病等伴发病的症状，体征包括黄色瘤、角膜环、高脂血症眼底改变等。

（三）实验室及其他检查

高脂血症主要表现为总胆固醇、甘油三酯、低密度脂蛋白 – 胆固醇升高和（或）高密度脂蛋白 – 胆固醇降低。

（四）治疗原则

饮食治疗为首要措施，限制热量和脂肪摄入，保持营养均衡。在控制饮食的基础上适当锻炼，促进对脂肪的利用，必要时加用降脂药。难治性高胆固醇血症可采用血浆置换。常规治疗无效的家族性高胆固醇血症可采用外科手术、基因治疗等。继发性高脂血症者积极治疗原发病。

【护理措施】

（一）基础护理

1. 饮食护理

（1）少食脂肪含量高的肉类，避免进食动物皮、脂和肥膘，脂肪供能 < 总热量的 30%，饱和脂肪酸供能 < 总热量的 7%，胆固醇摄入 < 200mg/d。

（2）进食低热量饮食，控制碳水化合物，以减少糖分转化成脂肪，减少胆固醇合成，增加脂肪消耗。

（3）膳食纤维素摄入每日不少于 40g，其中可溶性纤维每日至少 10~25g，以减少胆固醇的吸收。

2. 合理运动

根据病情和患者喜好制订运动计划，选择合适的运动方式，提倡有氧运动，每天运动 20~30min，逐步加大运动量至每天 1h，每周活动不少于 5 天，持之以恒，促进脂肪利用，降低血甘油三酯和胆固醇水平，升高高密度脂蛋白浓度。注意循序渐进增加运动量，不能超过患者耐受，并做好安全指导。

3. 生活护理

戒烟、限盐、限制饮酒、禁烈性酒，避免精神紧张、过度劳累、生活无规律、焦虑、抑郁等。

（二）专科护理

（1）用药护理：常用的降脂药有他汀类和贝特类，做好服药指导，指导患者长期坚持服药，定期随访，服药 4~6 周后复查血脂，根据检查结果调整用药。长期服药者每 3~6 个月复查血脂、肝功能、肾功能和肌酸激酶。观察患者有无肌肉疼痛及各种胃肠道反应，及时发现横纹肌溶解、急性肾衰竭等不良反应。贝特类与抗凝剂合用时抗凝剂应减量。

（2）积极干预高危人群：年龄 > 45 岁、肥胖、有高脂血症家族史、生活应酬多、高度精神紧张者至少每年检查 1 次血脂。

（三）健康指导

（1）知识宣教：介绍血脂异常对健康的危害，使患者认识到血脂异常与心血管疾病，尤其是冠心病关系密切，但若长期坚持综合治疗，可减少心脑血管疾病的发生。健康人定期检查血脂有助于早期发现异常。有严重血脂异常和（或）并发心脑血管疾病者，要积极治疗。

（2）调整生活方式：指导患者长期坚持饮食、运动治疗，根据血脂水平适当调整用药剂量，使血脂保持适当水平，减少对心血管系统的危害。提倡低脂、低胆固醇饮食，适当增加纤维素摄入，限制热量摄入，控制体重，戒烟、限酒、戒饮烈性酒，坚持适当运动锻炼。

（3）观察与随访：定期体检及复查血脂，密切观察心脑血管疾病的临床征象，以便及时发现和治疗。

（武仁华　袁　丽）

第七节　痛风患者的护理

【概述】

痛风（gout）是慢性嘌呤代谢紊乱所致的一组异质性疾病。根据病因分为原发性和继发性两大类，原发性痛风多见。常见于中老年男性和绝经后妇女，发病高峰在40~50岁，近年来年轻人发病率有上升的趋势。

（一）病因

原发性痛风属遗传性疾病，与肥胖、血脂异常、糖尿病、原发性高血压、胰岛素抵抗密切相关；继发性痛风可由于肾病、血液病、药物或高嘌呤食物等所致。血液中尿酸长期增高是痛风发生的关键原因。

（二）临床表现

（1）无症状期：仅有血尿酸波动性或持续性升高。

（2）急性关节炎期：关节炎症为很多痛风患者的首发症状，于春秋发病，患者常因夜间发作疼痛而惊醒。表现为单个或多个关节疼痛，进行性加重，呈剧痛。局部发红肿胀、发热、有明显触痛，外观呈暗红色或紫红色。跖趾关节最易受累，其次为踝、膝、腕、指、肘关节。全身表现包括发热、心悸及寒战不适。

（3）慢性关节炎和痛风石：以肢体远端关节多见，常多关节受累，受累关节骨质缺损、关节肿胀、僵硬、变形，手足关节活动受限。痛风石常见于关节内、关节附近及耳郭，呈黄白色大小不一、形状不对称的隆起，大如鸡蛋、小如芝麻，初起质软、渐坚硬如石。严重时患处皮肤菲薄、发亮，破溃排出豆渣样尿酸盐结晶碎块，瘘管不易愈合。

（4）肾病变：尿酸盐结晶沉积引起慢性间质性肾炎，进而发生高血压、氮质血症等肾功能受损表现。10%~25%的痛风患者并发尿酸性尿路结石。

（5）高尿酸血症与代谢综合征：高尿酸血症常伴肥胖、高脂血症、原发性高血压、糖尿病、高凝血症和高胰岛素血症。

（三）辅助检查

（1）血、尿尿酸测定：血尿酸绝经前女性 > 350μmol/L（5.8mg/dl），男性或绝经后妇女 > 420μmol/L（7.0mg/dl）可确定为高尿酸血症。限制嘌呤饮食 5 天后，每天尿尿酸排出量超过 3.57mmol（600mg），可诊断尿酸生成过多。

（2）滑囊液或痛风石内容物检查：急性关节炎期通过关节腔穿刺抽取滑囊液，在光学显微镜下，白细胞内可见双折光现象的针形尿酸盐结晶。

（3）其他检查：X 线摄片检查、关节镜等有助于发现关节、骨相关病变或尿路结石。

（四）治疗原则

（1）一般治疗：调节饮食，限制嘌呤食物，禁酒，控制总热量摄入；多饮水，增加尿酸排泄；适当运动，防止超重和肥胖，减轻胰岛素抵抗；避免使用抑制尿酸排泄的药物；避免各种诱因，治疗相关疾病。

（2）急性痛风性关节炎期的治疗：常用秋水仙碱，为痛风急性发作的特效药，也可使用非甾体抗炎药（NSAID）和糖皮质激素。

（3）发作间歇期和慢性期治疗：促进尿酸排泄（如：碳酸氢钠），抑制尿酸合成（如：别嘌呤醇），采取关节体疗、取出较大痛风石、保护肾功能等治疗。

（4）继发性痛风的治疗：同时治疗痛风和原发病。

（5）无症状性高尿酸血症的治疗：积极寻找病因和相关因素，如利尿药的应用、体重增加、饮酒、高血压、血脂异常等。

【护理措施】

（一）基础护理

（1）饮食护理：每天摄入总热量 5 020~6 276kJ（1 200~1 500kcal），蛋白质 1g/kg，总热量的 50%~60% 由碳水化合物供给。禁酒，避免进食高嘌呤饮食，宜进食碱性食物。多饮水，每天不少于 2 000ml，尤其是在使用排尿酸药时。

（2）休息与体位：急性关节炎期应绝对卧床休息、抬高患肢，避免受累关节负重，必要时在病床上放置支架、支托和被盖。关节疼痛缓解 72h 后才可恢复活动。

（二）专科护理

1. 局部护理

可用夹板固定制动四肢受累关节以减轻疼痛，也可用 25% 硫酸镁湿热敷或冰敷受累关节以消除关节肿胀和疼痛，维护皮肤破溃部位的清洁，避免发生感染。

2. 用药护理

（1）秋水仙碱口服时常有胃肠道反应，如果患者一开始口服就出现恶心、呕吐、腹泻水样便等严重胃肠道反应，可建议改换静脉用药，但静脉用药可出现脱发、肝损害、骨髓抑制、肾衰竭、弥散性血管内凝血、癫痫样发作甚至死亡等严重不良反应。另外，静脉用药时要注意防止药物外渗，以免造成组织坏死。

（2）使用丙磺舒、磺吡酮、苯溴马隆等药物的患者可能产生皮疹、发热、胃肠道反应等不良反应，用药期间应多饮水，口服碳酸氢钠等碱性药物。

（3）非甾体抗炎药应饭后服用，服用时注意观察有无消化道出血或活动性溃疡发生。

（4）别嘌呤醇可引起皮疹、发热、胃肠道反应、肝损害、骨髓抑制等不良反应，肾功能不全者宜半量使用。

（5）使用糖皮质激素的患者要观察有无“反跳”现象。

3. 病情观察

（1）观察受累关节红、肿、热、痛、功能障碍的程度和演变特点及过程，了解患者有无半夜因剧痛而惊醒的情况。

（2）有无痛风石的体征、症状，了解痛风石的部位。

（3）监测患者生命体征，观察有无发热等。

（4）监测血、尿尿酸的变化。

（5）有无过度疲劳、寒冷、潮湿、紧张、饮酒、饱餐、脚扭伤等诱发因素。

（三）健康指导

（1）筛查和预防痛风患者：重点关注年龄大于60岁的老年男性，绝经后的妇女，有高血压、动脉硬化、冠心病、2型糖尿病史的人，有大量饮酒习惯的中年人等高危人群。

（2）疾病相关知识宣教：注意向患者及其家属介绍疾病相关知识，说明本病是终身性疾病，但良好的控制可维持患者正常生活和工作。要避免情绪紧张，保持心情愉快。生活要有规律，维持正常体重。

（3）适度运动和保护关节：①运动后疼痛超过1~2h，应暂停此项运动；关节局部发热、肿胀时尽可能避免其活动。②经常改变姿势，保持受累关节舒适。③使用大肌群负重，能用手臂者不用手指，能用肩者不用手臂。④不要长时间持续进行重体力活动，要交替完成轻重不同的工作。

（4）自我病情观察：经常用手触摸手足关节和耳轮，检查有无痛风石产生。定期复查血尿酸，门诊随访。

（袁　丽）

第八节　骨质疏松症患者的护理

【概述】

骨质疏松症（osteoporosis，OP）是一种以低骨量和骨组织微细结构破坏为特征，致使骨骼脆性增加以及易于发生骨折的代谢性疾病，是发病率最高的代谢性骨病。多见于老年人，尤其是绝经后妇女。分为原发性、继发性和特发性三类。

（一）病因

由于遗传、内分泌、生活方式、维生素D缺乏和钙摄入不足等因素，导致骨吸收过多或形成不足，使骨平衡破坏、骨量减少和骨微细结构变化，形成骨质疏松。

（二）临床表现

骨质疏松症早期无症状，骨折或骨痛是患者就诊的主要原因。疼痛以腰背痛多见，沿脊柱向两侧扩散呈弥漫性，无固定部位。骨折是骨质疏松症最常见和最严重的并发症。

（三）辅助检查

1. 骨生化检查

（1）骨形成指标：包括血清碱性磷酸酶（ALP）、血骨钙素和血清Ⅰ型前胶原羧基前肽。

（2）骨吸收指标：尿羟脯氨酸和尿羟赖氨酸糖苷在一定程度上反应骨转换吸收状况，血浆抗酒石酸盐酸性磷酸酶在骨吸收增强时升高，另外还有尿胶原吡啶交联（PYr）或Ⅰ型胶原交联 N 末端肽（NTX）。

（3）血、尿骨矿成分的检测：血清总钙、血清无机磷、血清镁和尿钙、磷、镁的测定。

2. X 线检查与骨矿密度测量

骨矿密度测量，包括单光子吸收测定法（SPA）、双能 X 线吸收测定法（DEXA）、定量 CT（QCT）和超声波（USA）检查。

（四）治疗原则

（1）补充钙剂和维生素 D：每天元素钙摄入量 > 800~1 200mg，选择胃肠道刺激性小的制剂，并可同时服用维生素 D 以利钙的吸收。成年人如缺乏阳光照射，每天摄入维生素 D400~600IU 即可满足基本的生理需要。

（2）对症治疗：使用非甾体类镇痛药和（或）降钙素镇痛。骨骼畸形者局部固定或矫形，骨折者给予牵引、固定、复位或手术，同时尽早行物理治疗和康复治疗。

（3）性激素补充治疗：绝经后骨质疏松症首选雌激素治疗，无禁忌证可替代治疗 5~10 年；男性老年患者根据具体情况使用雄激素治疗。

（4）抑制骨吸收药物：二膦酸盐类，常用制剂有依替膦酸二钠、帕米膦酸钠和阿伦膦酸钠。老年性骨质疏松症不宜长期使用。服药期间不加钙剂，停药期间可给钙剂或维生素 D 制剂。有血栓疾病和肾功能不全者禁用。

（5）介入治疗：介入治疗又称作椎体成形术，是向压缩的椎体内注入混有造影剂的骨水泥（聚甲基丙烯酸甲酯），达到重建脊柱稳定性、增强椎体强度、缓解患者疼痛的目的。

【护理措施】

（一）基础护理

（1）饮食护理：合理膳食营养，多食用含钙丰富的食品。不吸烟、不饮酒、少喝咖啡、浓茶及含碳酸饮料，少吃糖及食盐，动物蛋白也不宜过多。

（2）休息和运动：病情较轻的患者宜适当活动，可选择打太极拳、慢步等运动方式，多接受日光浴。病情严重或有骨折的患者宜卧床休息，睡硬板床，取仰卧位或侧卧位，以缓解疼痛。

（二）专科护理

1. 用药的护理

（1）钙剂最好空腹服用，可同时加服维生素 D，但不可与绿叶蔬菜如菠菜等一起服用。服用钙剂同时可多饮水，以增加尿量，减少泌尿系结石的形成。

（2）服用雌激素的患者应定期进行妇科检查和乳腺检查，反复阴道出血者应减量或停药。服用雄性激素的患者应定期复查肝功能。激素类药物要与钙剂、维生素 D 同时使用，效果更好。

（3）服用二磷酸盐时不能咀嚼或吸吮药片，应空腹服用，同时饮凉白开水 200~300ml，30min 内不能平卧、不能进食或喝饮料，以减轻药物对食道的刺激，如出现吞咽困难、吞咽痛或胸骨后痛，要警惕有无发生食道炎、食道溃疡或食道糜烂等。

（4）注射降钙素的患者应注意观察有无不良反应，如食欲减退、恶心、颜面潮红等。

2. 疼痛的护理

（1）使用骨骼辅助用具：必要时使用背架、紧身衣等以限制脊椎活动和支持脊椎。

（2）物理疗法：按摩或湿热敷疼痛部位，以减轻肌肉痉挛和促进局部血液循环，也可用低频或中频电疗法、磁疗法等消炎止痛。

（3）镇痛药物：吲哚美辛、阿司匹林等应餐后服用，以减轻胃肠道反应。

3. 骨折的防治与护理

骨折是骨质疏松症最常见和最严重的并发症。患者常因轻微活动或挤压、跌倒等创伤诱发，预防跌倒应指导患者保持良好的姿势，改变姿势时动作宜慢，必要时建议患者使用拐杖或助行器。衣服和鞋袜应穿着合适，大小适中，且有利于活动。创造安全的住院环境，减少障碍物，保证光线适宜，避免滑倒和碰撞。加强生活护理，常用物如水杯、呼叫器放于易取处，在患者洗漱或进餐时加强巡视。对使用镇静剂和利尿剂的患者，要严密观察，避免因频繁如厕和精神恍惚而发生意外。

（三）健康指导

（1）疾病预防指导：骨质疏松症的预防在达到峰值骨量前就应该开始。合理的生活方式和饮食习惯在一定程度上可以降低骨量丢失的速率和程度，延缓、减轻骨质疏松症的发生及其病情。其中运动、保证充足的钙剂摄入较为可行有效。成年后的预防主要是延缓骨量的丢失速率和程度，对绝经后骨质疏松症患者应早期补充雌激素或雄激素、孕激素合剂。

（2）饮食指导：进食含钙丰富的食物，如海产品、乳制品。摄入适量的维生素和蛋白质，但应避免进食高蛋白、高盐饮食，避免酗酒。

（3）运动指导：机械负荷运动可以刺激成骨细胞的活性，利于骨质疏松症的防治。老年人规律的户外活动还有助于锻炼全身肌肉和关节运动的协调性和平衡性，对预防跌倒、减少骨折的发生很有好处。

（4）服药指导：指导患者按时、正确服用药物，学会自我监测药物不良反应，还应定期复查随访。

（5）预防跌伤：加强相关的宣传和教育，指导患者采取有效的保护措施，防滑、防绊、防碰撞。

（袁　丽）

第八章

风湿免疫系统疾病患者的护理

第一节　系统性红斑狼疮患者的护理

【概述】

系统性红斑狼疮（systemic lupus erythematosus，SLE）是一种累及多系统、多器官并有多种自身抗体出现的自身免疫性疾病。多数慢性起病，病程迁延反复。死亡原因主要是感染、肾衰竭和中枢神经系统病变。我国发病率约为 75/10 万。育龄女性多见，儿童和老年人也可发病。近年系统性红斑狼疮的 5 年与 10 年存活率分别在 95% 和 85% 以上。

（一）病因

主要是由于遗传、感染、环境、性激素、药物等综合因素所致的免疫紊乱导致了系统性红斑狼疮的发生。其基本病理改变是免疫复合物介导的血管炎。

（二）临床表现

（1）皮肤、黏膜表现：可出现各种皮疹。轻者为轻微水肿的红斑，重者出现水泡、溃疡、糜烂及皮肤萎缩、色素沉着及瘢痕形成等。盘状红斑、光过敏、雷诺现象、脱发、黏膜溃疡等表现也较常见。蝶形红斑是此病的特异性表现。

（2）关节、肌肉症状：90% 的患者有关节炎或关节肿痛，很少发生骨质破坏。部分患者有股骨头及肱骨无菌性坏死。10% 的患者有肌痛和肌酶活性增高。

（3）肾脏：绝大多数患者都会有不同程度的肾损害，发生狼疮性肾炎（Lupus nephritis, LN），表现为蛋白尿、血尿、管型尿，乃至肾衰竭。

（4）浆膜腔：双侧或单侧性胸膜炎，心包炎、心包积液及腹腔积液。

（5）神经系统：精神障碍、癫痫发作、偏瘫及蛛网膜下腔出血等多见，也可出现脊髓炎、颅神经及外周神经病变。

（6）血液系统：溶血性贫血，白细胞、血小板减少等。

（7）肺脏受累：系统性红斑狼疮患者常出现肺脏间质性病变，表现为活动后气促、干咳、低氧血症，少数病情危重者可伴有肺动脉高压，血管炎累及支气管黏膜者可出现咯血。系统性红斑狼疮合并弥漫性出血性肺泡炎死亡率极高。

（8）心脏受累：可侵及心肌、心包及心内膜，发生传导阻滞等各种心律失常和心衰等。

（9）消化系统：可有恶心、呕吐及顽固性腹泻。可发生急性胰腺炎、肝大、黄疸、转氨酶增高等。

（三）辅助检查

1. 免疫学异常

（1）抗核抗体谱（ANAs）：抗核抗体，90% 呈阳性；抗双链 DNA（抗 dsDNA）抗体，具有诊断特异性；抗 Sm 抗体，为系统性红斑狼疮标志性抗体；其他，如抗 nRNP（U1RNP）、抗 rRNP、抗 SSA、抗 SSB、抗组蛋白、抗 PCNA 等也可呈阳性。

（2）抗磷脂抗体：与系经性红斑狼疮的神经系统损害、血小板减少、溶血性贫血、心脏损伤、血管栓塞等并发症相关。主要有：抗心磷脂抗体（ACL）、狼疮抗凝物（LAC）及抗 β_2- 糖蛋白 1（β_2-GP1）抗体等。

（3）血清类风湿因子（+），高 γ 球蛋白血症和低补体血症。

2. 肾脏活检

可见肾脏病理学改变。

3. 腰穿

中枢神经系统受累时常有脑脊液压力增高、蛋白和白细胞增多。

4. X线检查

可见胸膜增厚或胸腔积液，斑点或片状浸润性阴影，阴影呈游走性；双中下肺网状结节状阴影，晚期可出现蜂窝状；肺水肿；心影增大。

5. CT 检查

肺纹理增粗，肺门周围可见片状阴影，表现为间质性或肺泡性肺水肿、肺出血等。

6. 超声心动图检查

用于诊断心脏瓣膜病变、心包积液、肺动脉高压等并发症。

（四）治疗原则

应用激素和免疫抑制剂治疗，当激素与免疫抑制剂合用时会产生协同作用，因免疫抑制剂在一定程度上能改变病程，阻止或延缓病变组织器官的破坏。应用激素和免疫抑制剂治疗风湿性疾病很难制订统一的标准，特别强调因病因人而异，主要目标在于获得最好疗效而又尽量减少其不良反应。

（1）盘状狼疮：口服羟氯喹 0.2g，每日 1~2 次。用药时应定期检查眼底和角膜，并监测心电图。另外局部皮肤涂抹激素制剂。

（2）伴有重要脏器（如肾、心、血液及中枢神经系统）损害：应用甲基泼尼松龙冲击治疗，待症状控制 4~6 周后逐渐减量，直至减到维持剂量。同时使用免疫抑制剂，环磷酰胺（总量达 20~25g）。血小板明显减低者，还可用大剂量免疫球蛋白 20g/d，连用 5 天或长春新碱 2mg/ 周，应用 2~4 次。单克隆抗体（如抗 CD-20 抗体、抗 CD-22 抗体、抗 CTLA-4Ig 等）在Ⅱ期、Ⅲ期系统性红斑狼疮临床试验中显示出一定前景。顽固性狼疮脑病、狼疮肾炎及肾病综合征，若环磷酰胺治疗效果不佳，可选用环孢素 A。

（3）无菌性骨坏死：尽快将激素减量至维持量。早期可予减压处理，对已有无菌性骨坏死的患者可行关节置换。

【护理措施】

（一）基础护理

（1）休息：保持病室内环境舒适安静，温湿度适宜。病情活动期应卧床休息，缓解期可适当活动，注意劳逸结合，避免劳累。

（2）饮食：宜清淡、易消化、高蛋白、高热量、高维生素饮食。合并肾脏损害时遵医嘱给予低盐或低蛋白饮食。注意补钙，以防骨折发生。

（3）心理指导：给予患者健康教育，正确认识疾病，消除恐惧心理。保持心情舒畅及乐观情绪，对疾病治疗树立信心，积极配合，避免情绪波动及精神刺激。

（二）专科护理

1. 皮肤护理

避免日光照射，暗化病室；应温水洗脸，勿用化妆品；剪指甲时防止损伤周围皮肤，避免引起甲沟炎造成感染，甚至坏疽。协助患者保持口腔清洁。应用醋酸洗必泰漱口水漱口 3 次 /d；真菌感染者给予 2.5% 碳酸氢钠漱口及甘油加制霉菌素外涂 3 次 /d，严重口腔溃疡者可给予 0.9% 氯化钠注射液高压冲洗。保持会阴部清洁，顽固腹泻患者肛周皮肤要保持干燥清洁，可外涂凡士林油防止破溃。协助卧床、水肿患者及时更换体位，防止压疮；协助扣背吸痰，预防肺部感染。

2. 狼疮脑病的护理

（1）评估脑病的类型及程度，观察病情变化，重点观察患者意识状态及瞳孔的变化。床旁备口咽通气道、压舌板、吸引器等抢救设备。

（2）患者躁动、抽搐时注意安全防护，必要时给予约束，防止自伤、伤人行为；遵医嘱给予脱水降颅压治疗并及时观察疗效。保证患者及家属情绪的稳定，使其能够积极配合治疗及护理。

（3）患者发生尿潴留和尿失禁时应留置尿管。

（4）加强患者肢体的被动运动和功能锻炼。

（5）遵医嘱给予各类药物治疗，注意观察药物不良反应及疗效。

3. 血液系统受累的护理

（1）白细胞下降：监测血常规变化，限制探视，必要时实施保护性隔离。

（2）血小板下降：嘱患者卧床或绝对卧床，密切观察出血倾向，指导日常活动及饮食护理。刷牙时用软毛牙刷，禁挖鼻腔，避免外伤。遵医嘱给予成分输血。

（3）贫血：遵医嘱给予吸氧，嘱患者床上活动，宣教要注重与活动相关的注意事项，防止因头晕出现跌倒等不良情况。必要时给予成分输血。

4. 心肺受累的护理：

（1）评估患者血氧饱和度情况。患者在治疗过程中出现发热，要首先排除各种感染，特别要排除结核感染，配合留取痰标本送检。患者如感染证据明确，应减少激素及免疫抑制剂而加强抗感染治疗。遵医嘱给予吸氧及雾化吸入，加强翻身拍背，鼓励咳痰。

（2）肺泡出血的患者协助做好支气管镜，并做好术前及术后护理。

（3）协助医生对合并胸水的患者行胸腔穿刺，并做好穿刺前后的护理。

5. 消化系统受累的护理

肠梗阻患者应禁食并给予胃肠减压，梗阻缓解后遵医嘱给予流质、半流质饮食，必要时给予肠内或肠外营养以满足机体需要量。如患者出现恶心、呕吐、腹泻等症状时，要记录腹泻次数，留取便常规，监测水电解质平衡并保证热量摄入；如合并蛋白丢失性肠病时，需做内窥镜检查明确诊断，做好检查术前及术后的护理，确诊后遵医嘱指导患者正确实施治疗饮食，即口服中链甘油三酯，此为低脂油状液体，不经淋巴系统可直接由门静脉吸收。如合并水肿患者应全面评估，注意补充蛋白。

6. 多浆膜腔积液及肾脏受累的护理

多浆膜腔积液包括皮肤黏膜水肿、腹水、肺水肿、胸水、心包积液。评估患者水肿程度、部位、范围，以及皮肤状况。每天测量患者体重、腹围、肢围。严格记录24h出入量，尿量少时应通知医生及时处理。患者应半坐位或半卧位，以保证呼吸通畅。对于有下肢水肿的患者，应抬高下肢，以利于静脉回流。对于使用利尿剂的患者，应监测电解质浓度。接受抗凝治疗的患者注意观察用药疗效和并发症。

（三）健康指导

鼓励保持心情舒畅，树立治疗信心，积极配合，坚持治疗。教会患者掌握自我管理方法，了解疾病活动征象。劳逸结合，坚持锻炼身体。遵医嘱服药，不擅自停药、减量、加量。注意观察药物副作用。要定期随诊并监测血常规，肝、肾功能。嘱患者要注意个人卫生。不烫发、不染发，温水洗脸，宜用偏酸或中性的肥皂，勿用各类化妆品，避免日光照射皮肤。女性患者在医生指导下妊娠。慎用疫苗，不养宠物。

（张春燕　师子秋）

第二节　干燥综合征患者的护理

【概述】

干燥综合征（Sjogren’s syndrome，SS）是以侵犯外分泌腺体为特征的慢性炎症性自身免疫病，尤其是唾液腺及泪腺为主。口、眼干燥为其常见的症状，但也可伴有内脏损害并出现多种临床表现。本病分为原发性和继发性。原发性干燥综合征属全身性疾病，继发于其他风湿免疫系统疾病为继发性干燥综合征。

（一）病因

干燥综合征的确切病因和发病机制尚不明确，一般认为与遗传、免疫、病毒感染有关。我国患病率为0.3%~0.7%，女性多见，男女比为1∶（9~20）。发病年龄多在40~50岁。

（二）临床表现

1. 局部表现

（1）口干燥症：严重者因口腔黏膜、牙齿和舌干燥以致在讲话时需频频饮水，进固体食物时必需伴水或流食送下等；猖獗性龋齿；成人腮腺炎；舌痛、舌面干、裂、舌乳头萎缩而光滑；口腔黏膜出现溃疡或继发感染。

（2）干燥性角结膜炎：眼干涩、异物感、泪少等症状。部分患者有眼睑缘反复化脓性感染、结膜炎、角膜炎等。

（3）其他浅表部位：如鼻、硬腭、气管及其分支、消化道黏膜、阴道黏膜的外分泌腺体均可受累，使其分泌较少而出现相应症状。

2. 系统表现

可出现全身症状如乏力、关节肿痛、低热等。

（1）皮肤表现：皮肤汗腺功能降低导致皮肤干燥、搔痒、表皮脱落甚至萎缩。合并血管炎的患者最常出现下肢的过敏性紫癜样皮疹。

（2）肾脏受累：30%~50% 的患者有肾损害，多为肾小管病变。主要表现为肾小管酸中毒，导致低血钾性肌肉麻痹，严重者出现肾钙化、肾结石及软骨病、肾性尿崩等。

（3）肺脏受累：轻者出现慢性干咳，气道分泌物黏稠不易咳出。部分患者出现肺部间质性病变及肺动脉高压。

（4）消化系统：由于唾液减少可出现吞咽困难，胃部症状表现为萎缩性胃炎、胃酸减少、消化不良等非特异性症状。约 20% 的患者有肝脏损害。

（5）神经系统：以周围神经损害为多见，如麻木、感觉障碍等症状。中枢或周围神经损害均与血管炎有关。

（6）血液系统：约 1/4 的患者出现贫血，约 1/3 的患者出现白细胞降低，约 14% 的患者出现血小板减少。

（7）自身免疫性内分泌疾病：如自身免疫性甲状腺炎。

（三）辅助检查

1. 眼科检查

（1）Schirmer（滤纸）试验（+）（< 5mm/5min）。

（2）角膜染色：裂隙灯下角膜染色点超过 10 为异常。

（3）泪膜破碎时间：凡短于 10s 者为异常。

2. 口腔科检查

（1）唾液流率：未经刺激的唾液流量 < 0.06ml/min，各年龄组有差异，老年人偏低。

（2）腮腺造影（+）。

（3）放射性核素造影：唾液腺功能低下时其摄取及排泌均低于正常。

（4）唇腺活检：下唇活检组织中有 ≥ 1 个灶性淋巴细胞浸润为异常。淋巴细胞 ≥ 50 个 /4mm2 聚集为 1 个病灶。

3. 实验室检查

（1）抗核抗体（ANA）（+）：以抗 SSA 和抗 SSB 抗体为主。

（2）类风湿因子（RF）（+）。

（3）高免疫球蛋白血症。

（4）循环免疫复合物（CIC）：约 80% 的患者循环免疫复合物增高。

（四）治疗原则

（1）目前尚无根治方法，主要是替代和对症治疗。患者口干可适当饮水或用人工唾液，要保持口腔清洁，注意口腔卫生，每日早晚至少刷牙 2 次，忌烟、酒，减少物理因素的刺激。继发感染者可用复方硼砂溶液漱口，有龋齿者要及时修补，口腔念珠菌感染者可用制霉菌素治疗。必要时使用人工唾液，起到湿润口腔的作用。此外还可使用刺激唾液腺分泌的方法，如咀嚼口香糖等。口服茴三硫片可增加唾液、泪液的分泌。

（2）眼干可用人工泪液。

（3）非甾体抗炎药可以缓解肌肉、关节疼痛。

（4）低血钾性周期性麻痹者以静脉补钾为主，6~9g/d。平稳后可改为口服钾盐片，某些患者需终身服用。

（5）合并器官、系统损害者应根据器官、系统受累的严重程度给予糖皮质激素治疗或合用免疫抑制剂治疗。必要时遵医嘱给予免疫球蛋白治疗。

【护理措施】

（一）基础护理

（1）休息：保持病室内环境舒适安静，温、湿度适宜。注意休息，病情稳定后可恢复学习及从事轻体力活动，鼓励进行日常锻炼，注意劳逸结合。

（2）饮食：以易消化、营养丰富的流食或半流食为主，合并胰腺外分泌功能、肝功能损害而导致营养不良的患者，应提供清淡易消化的食物。

（3）心理指导：多数患者可正常生活和工作，生存时间接近普通人群。使患者了解疾病总体预后良好，帮助树立信心，积极配合治疗，保持心情舒畅，消除恐惧心理。

（二）专科护理

1. 皮肤黏膜及干燥的护理

（1）口腔黏膜的护理：保持口腔清洁，生活不能自理者给予口腔护理；继发感染者可用复方硼砂溶液含漱，念珠菌感染者可用制霉菌素涂于口腔黏膜。

（2）眼角膜的护理：给予人工泪液滴眼，睡前涂眼膏，外出时戴防护镜避光避风。

（3）呼吸道黏膜的护理：保持室内温、湿度适宜。鼻黏膜干燥者可给予复方薄荷滴鼻剂滴鼻。合并肺间质性病变患者遵医嘱予雾化吸入，加强拍背咳痰，预防感冒及肺部感染。

（4）皮肤的护理：冬季减少洗澡次数，给予润肤剂外涂。皮肤破溃患者应加强伤口护理，给予换药，避免发生感染。

2. 合并周围神经病变的护理

注意评估患者跟腱反射、膝腱反射是否减弱或消失，评估患者感觉障碍的程度；注意安全防护，加强巡视、应用床档、协助生活护理及床上活动。注意肢体保暖，避免冷热刺激。

3. 出现低血钾性肌肉麻痹患者的护理

遵医嘱正确给予补钾治疗，治疗过程中观察患者尿量及尿 pH 变化，准确记录日间及夜间出入量，特别注意监测日间及夜间尿量的差值，及时发现是否存在夜尿增多情况。

4. 合并血小板减少患者的护理

注意安全防护，避免磕碰；嘱患者床上或床旁活动，协助床上翻身，活动时动作轻柔，加强安全提示；刷牙要用软毛牙刷，衣物要柔软，观察患者有无出血倾向。

（三）健康指导

（1）鼓励患者，树立信心，保持心情舒畅，积极配合，坚持治疗。

（2）患者要注意口腔卫生，有龋齿要及时修补。忌烟及刺激性食物。

（3）教会患者采取正确的缓解眼干、口干等皮肤黏膜干燥不适感的措施。

（4）观察日夜尿量并记录，观察排尿时有无尿频、尿急、尿痛。每日清洗会阴部，预防泌尿系感染。

（5）保持室内温湿度适宜，可使用加湿器。同时预防肺部感染，加强扩胸运动，采用正确咳痰方法。

（6）学会自我监测疾病活动的征象（如肾小管损害引起的低钾症状），了解药物副作用。遵医嘱按时服药，不擅自停药、减量、加量。定期随诊。

（张春燕　师子秋）

第三节　关节系统病变患者的护理

由于炎性病变导致相应的骨关节受累，临床上可因受累关节的大小、部位、特点不同而表现各异，可累及全身多个系统。所涉及疾病包括：类风湿关节炎（RA）、成人斯蒂尔病（AOSD）、强直性脊柱炎（AS）、银屑病关节炎（PSA）和赖特综合征（RS）。

一、类风湿关节炎（RA）

【概述】

类风湿关节炎（rheumatoid arthritis，RA）是以对称性、慢性、进行性多关节炎为主要临床表现的自身免疫性疾病，多见于中年女性。

（一）病因

病因不清，可能与遗传因素、激素水平、环境因素如潮湿及寒冷、EB 病毒感染有关。骨关节的滑膜在病程中异常增生形成血管翳，对骨关节造成侵蚀性破坏，导致关节强直、畸形、功能丧失而致残。

（二）临床表现

（1）关节表现：对称性多关节炎，如近端指间关节、掌指关节、腕关节、膝关节等，早期关节红、肿、热、痛明显。晚期出现掌指关节半脱位、尺侧偏斜、“天鹅颈”、“纽扣花”样畸形。

（2）关节外表现：包括皮肤和内脏的类风湿结节，可合并心包炎、肺间质病变、肾小球肾炎、多发性周围神经病、贫血等。

（三）辅助检查

（1）实验室检查：可伴有小细胞低色素性贫血，血沉增快、C-反应蛋白增高。类风湿因子阳性，但不具有诊断特异性。抗瓜氨酸合成蛋白抗体如抗 CCP 抗体、抗 Sa 抗体、抗角质蛋白抗体（AKA）、抗核周因子（APF）和抗突变波形蛋白抗体是更特异的指标。

（2）类风湿关节炎滑液检查：可见类风湿细胞。滑膜病理对诊断无特异性。

（3）X 线检查：为明确诊断、病期和发展情况，可予以包括双腕关节和手及（或）双足、膝、髋关节等 X 线片检查。早期表现为关节周围软组织肿胀，关节附近轻度骨质疏松，继之出现关节间隙狭窄，关节破坏，关节脱位或融合。

（四）治疗原则

（1）药物治疗：非甾体类抗炎药可缓解疼痛，为首选药物，糖皮质激素可控制炎症，免疫抑制剂可控制病情发展。

（2）物理治疗：常用的理疗和康复治疗，如红外线治疗、水疗、石蜡疗法、冷热敷及关节按摩等。

（3）外科治疗：可采用滑膜切除术，剥离血管翳，减轻肿痛，防止软骨破坏；或采用关节成形术或人工关节置换，可矫正畸形，改善关节功能。

（4）生物制剂：近年临床应用抗肿瘤坏死因子 -α（TNF-α）的疗效是肯定的，可阻止骨侵蚀进展。

【护理措施】

（一）基础护理

（1）休息：保持病室内环境舒适安静，温、湿度适宜。急性期关节肿痛明显且全身症状较重的患者应卧床休息，缓解期的患者应在医务人员指导下进行功能锻炼，注意劳逸结合，避免劳累。

（2）饮食：给予营养丰富、高蛋白、高热量、高维生素、易消化的饮食，以改善贫血。

（3）心理指导：让患者了解早诊断、早治疗对疗效及转归有重要作用。药物辅以理疗及防止畸形的措施是目前较为提倡的。帮助患者树立信心，积极配合，加强肢体锻炼。

（二）专科护理

1. 急性期护理

（1）卧硬板床、枕头不易过高、床垫薄厚适宜，加强翻身频率，预防褥疮。

（2）卧床期间，保持关节功能位。手掌心向上，可给予 2~3 周制动，用夹板或辅助物支持和固定关节；双手掌握小卷轴，维持指关节伸展。双肩置枕头维持肩关节外展位。为预防髋关节外旋，两侧可放置靠垫。膝下不要长期放置枕头，防止膝关节固定于屈曲位。平卧时脚下垫枕，防止足下垂。

（3）避免肢体突然用力和过度用力，防止骨折。

2. 缓解期关节的护理

（1）鼓励患者进行主动或被动地肢体活动，如伸展运动等。已强直的关节禁止剧烈运动。

（2）鼓励患者自我管理，逐步锻炼生活自理能力。在病情允许的情况下应注意关节的活动，可选择织毛衣、下棋、玩魔方、摸高、伸腰、踢腿等方法。

（3）加强康复训练，可进行作业疗法，包括职业技能训练、工艺品制作、日常生活能力训练等。

3. 关节、肌肉、皮肤的护理

（1）评估患者关节疼痛的时间、部位、程度。遵医嘱给予对症止痛，可用外用药控制局部症状，如双氯芬酸乳剂和优迈霜，观察药物效果。并采取分散注意力等方法减轻疼痛。

（2）进行关节主动与被动运动，防止肌肉萎缩，注意保暖，促进血液循环。

（3）关节处皮损及溃疡护理：破溃处予溃疡油外涂并保持敷料清洁。

4. 肺部护理

急性期卧床休息时要加强翻身、拍背的频率，促进排痰，缓解期应鼓励患者适当运动（如扩胸），鼓励患者咳痰，预防肺部感染。

5. 手术护理

外科手术治疗时做好术前和术后的护理。

6. 贫血的护理

16%~65% 的患者有中等小细胞低色素性贫血，要及时监测患者血红蛋白变化，并给予正确的饮食指导及药物治疗。

7. 专科用药的护理

注意观察药物不良反应，如胃肠道反应、肝肾功能的异常、白细胞及血小板的减少及药物过敏反应；长时间使用激素的患者要注意补钙；应用生物制剂的患者注意有无过敏反应，如皮疹、发热、寒战、呼吸困难等；观察是否有合并感染及肿瘤的征象。

（三）健康指导

（1）指导患者了解疾病发生过程、治疗、用药注意事项等。教会患者自我认识疾病活动的征象，以配合治疗。

（2）积极预防感染，避免诱因，如寒冷、潮湿、过度劳累及精神刺激等。

（3）关节疼痛时除服药外，可行局部按摩、热敷，热敷时避免烫伤。

（4）鼓励多进食富含优质蛋白质、维生素、矿物质、纤维素的食物。避免辛辣、酸、硬等刺激性食物。

（5）注意安全防护，避免剧烈运动、提重物等，预防骨折。

（6）急性期应卧床休息，睡硬板床；缓解期应积极运动锻炼，以不产生疲劳为宜。保证充分休息和睡眠时间，休息时维持关节功能位。病情允许可继续工作，多参与社会活动。

（7）采取适宜的运动方式如散步、太极拳等。少数患者如发生股骨头坏死应鼓励拄棍行走，需要时鼓励患者手推习步车进行锻炼。生活中选择舒适、轻巧、易穿脱的衣服，可用拉链或尼龙带辅助穿脱。穿轻便的硬底软帮鞋，宜用松紧带代替鞋带。宜选择高位椅、加长筷子等方便日常生活的工具。

（8）指导患者掌握自我管理方法。坚持服药，不擅自加量、减量或停药。注意观察药物的副作用。定期监测血常规、肝肾功。

二、成人斯蒂尔病（AOSD）

【概述】

成人斯蒂尔病（adult onset Still disease，AOSD）是介于风湿热与幼年型类风湿性关节炎之间的变应性疾病，与幼年型类风湿性关节炎的急性全身型相似。男、女患病率相近，好发年龄为16~35岁。大多数患者不遗留关节畸形等后遗症。

（一）病因

病因尚不清楚。某些患者发病原因与预防接种、花粉、尘埃或食物过敏有关。

（二）临床表现

（1）关节表现：关节及肌肉疼痛，常与发热及皮疹伴行。

（2）关节外表现：发热，皮疹呈橘红色斑疹或斑丘疹、Koebner现象，咽痛，周围淋巴结肿大、肝脾大、腹痛（少数类似急腹症）、胸膜炎、心包积液、心肌炎、肺炎等表现。

（三）辅助检查

（1）实验室检查：血白细胞增高，有时呈白血病反应；血小板计数升高，可合并正细胞正色素性贫血，血沉增快；部分患者肝酶轻度增高；血培养阴性；类风湿因子和抗核抗体阴性，血补体水平正常或偏高；血清铁蛋白（serum ferritin SF）水平增高。

（2）滑液和浆膜腔积液检查：可见白细胞增高，呈炎性改变。

（四）治疗原则

首先采用非甾体类抗炎药即可控制发热及关节症状，大部分患者用药后可长期缓解；如用药效果不佳可加用糖皮质激素；若仍无法控制病情，可应用免疫抑制剂，首选甲氨蝶呤；难治愈患者可考虑使用生物制剂，如抗TNF α 阻断剂，IL-1拮抗剂。

【护理措施】

（一）基础护理

（1）休息：保持病室内环境舒适安静，温、湿度适宜。发热时应卧床休息，病情许可的情况下可以适当活动，劳逸结合，避免劳累。

（2）饮食：应进食高蛋白、高维生素、易消化、清淡的饮食，避免食用辛辣，刺激性食物。

（3）心理指导：向患者宣教如何正确认识疾病，让患者了解早期诊断、合理治疗的重要性，本病可获得满意的长时间缓解，可与正常人一样从事正常的工作、学习。要多与患者交流，消除恐惧心理。

（二）专科护理

（1）症状护理：患者发热时，关节痛及皮疹常伴随出现。遵医嘱予对症退热治疗（遵照发热护理常规）。保持患者皮肤清洁，防止皮疹破溃。体温正常后，其皮疹及关节痛症状可随之消退。

（2）专科用药的护理：详见类风湿关节炎相关内容。

（3）合并其他器官系统损害时，应密切观察病情变化，尤其应警惕并发心肌炎引起心脏猝死的发生，根据病情进行相应的对症护理。

（三）健康指导

嘱患者加强关节功能锻炼，具体内容见类风湿关节炎的健康指导。

三、强直性脊柱炎

【概述】

强直性脊柱炎（ankylosing spondylitis，AS）是一种原因不明的、以中轴关节慢性炎症为主的全身性疾病，病变主要累及骶髂关节。发病年龄 10~40 岁，男性多发。本病发病症状重、进展快，严重者可致畸形或致残，影响患者机体正常功能和生活质量。

（一）病因

病因不明，常发生椎间盘纤维化及其附近韧带钙化和骨性强直，其特征性病理变化是肌腱、韧带、骨附着点病变。本病有家族遗传倾向，与 HLA-B27 密切相关。

（二）临床表现

（1）关节表现：腰背部、臀部或骶髂部疼痛伴僵直感；肌腱附着点病变，如足跟痛；外周关节以膝、髋、踝等出现非对称性、少数关节或单关节及下肢大关节炎为主要特征；关节活动受限甚至功能障碍。

（2）关节外表现：主要包括眼葡萄膜炎，神经系统症状，主动脉瓣闭锁不全，并发 IgA 肾病和淀粉样变性。

（三）辅助检查

（1）实验室检查：活动期红细胞沉降率增快，C- 反应蛋白增高及轻度贫血；免疫球蛋白轻度升高；HLA-B27 阳性率 90% 以上。

（2）体格检查：以下几种方法可用于检查骶髂关节压痛或脊柱病变进展情况：如枕壁试验、胸廓扩展、Schober 试验、骨盆按压、Patrick 试验（下肢“4”字试验）。

（3）影像学检查：X 线表现为椎体骨质疏松和方形变、骨赘、脊柱竹节样变。骶髂关节 CT 和 MRI 检查对本病的早期诊断有很大帮助。

（四）治疗原则

此病尚无根治方法，如能及时诊断并合理治疗，可以达到控制症状、改善预后的效果。

1. 非药物治疗

鼓励患者进行适当锻炼，包括扩胸、腰部和肢体的运动，睡硬板床，用低枕。物理治疗对缓解症状、改善病情有一定帮助。

2. 药物治疗

（1）非甾体炎抗炎药：常作为起始治疗药物，主要是缓解症状，提高生活质量。

（2）糖皮质激素：眼部受累时可考虑短期小剂量使用。

（3）改变病情药物：首选柳氮磺胺吡啶，对于不耐受或者磺胺过敏者可选用甲氨蝶呤和雷公藤。

（4）生物制剂：可明显减轻关节炎症，缓解关节结构的破坏、提高机体功能。生物制剂不仅可以迅速有效缓解疼痛和局部症状，而且是目前阻止疾病进展、防止关节破坏、预防残疾的一线药物。

常用的生物制剂有英夫利西单抗、依那西普等。

3. 外科治疗

适用于晚期脊柱已有强直，伴有功能障碍的患者；寰枢关节半脱位伴神经功能障碍的或外周关节病变炎症的患者可考虑手术治疗。

【护理措施】

（一）基础护理

（1）休息：保持病室内环境舒适安静，温、湿度适宜。脊柱关节疼痛时要卧床休息。缓解期患者鼓励进行日常锻炼，注意劳逸结合，避免劳累。

（2）饮食：应进食高蛋白、高维生素、易消化、清淡饮食，避免食用辛辣，刺激性食物，加强营养，增加抵抗力。

（3）心理指导：多给予患者关心及心理支持，增强患者配合治疗的信心。指导患者养成良好的生活习惯，劳逸结合，保持心情舒畅，情绪稳定，避免精神刺激。

（二）专科护理

（1）脊柱的护理：站立时尽量保持挺胸、收腹和双眼平视前方的姿势，坐位也应保持胸部直立；睡硬板床，多取仰卧位，轴线翻身，避免促进屈曲畸形的体位；枕头要低平，一旦出现胸部或颈椎受累应避免使用枕头；避免引起持续性疼痛的体力活动；定期测量身高并记录。

（2）胸廓的护理：指导患者多做深呼吸、扩胸运动及伸展运动等。

（3）眼葡萄膜炎的护理：注意患者眼部卫生，及时清除异常分泌物，遵医嘱予以滴眼液滴眼并给予局部和全身性的积极抗感染治疗。观察患者视力及视野有无损害。安全护理措施到位，防止跌倒。

（4）手术护理：对行关节置换的患者做好术前术后护理。

（三）健康指导

鼓励患者每日坚持行深呼吸、扩胸、屈膝、屈髋、转头、转体、游泳和太极拳等运动；运动后疲劳在 2h 后恢复为宜；每次运动前要先行按摩缓解椎旁肌肉，避免肌肉拉伤；避免负重和长期弯腰活动。健康指导同类风湿关节炎。

四、银屑病关节炎

【概述】

银屑病关节炎（psoriatic arthritis，PsA）是一种与银屑病相关的炎性关节病，病程迁延、易复发，晚期可出现关节强直、致残。我国患病率约为 1.23‰。

（一）病因

病因尚不明确，可能与银屑病有关。

（二）临床表现

1. 关节表现

关节疼痛、肿胀、晨僵和功能障碍。依据受累关节分为：

（1）对称性多关节炎型：表现类似类风湿关节炎。

（2）不对称性少关节炎型：典型的雷腊肠指（趾）。

（3）远端指（趾）间关节型：常伴指甲病变。

（4）残毁性关节型：关节破坏严重且皮肤病严重且广泛，为脓疱型或红皮病型。

（5）脊柱关节病型：表现为脊柱炎及骶髂关节炎。

2. 关节外表现

（1）银屑皮疹：好发于头皮及四肢伸侧，尤其肘、膝部位皮损多见，临床呈 Auspitz 征。

（2）指（趾）甲病变：顶针样凹陷，或白甲。

（3）其他全身症状：发热、消瘦、贫血，眼葡萄膜炎及主动脉关闭不全。

（三）辅助检查

（1）实验室检查：非特异性炎症性指标升高：血沉增快、γ 和 α_2 球蛋白升高，血清 IgG、IgA 升高，IgM 降低，可伴有慢性贫血；血尿酸升高，常与皮损严重程度相关；类风湿因子多为阴性。

（2）影像学检查：2/3 的患者在首次就诊时即有影像学改变，DIP 关节骨侵蚀破坏和新骨形成共存最具特征性表现。

（四）治疗原则

（1）非甾类抗炎药：控制炎症。

（2）改善病情药：临床常用，如来氟米特、柳氮磺胺吡啶、雷公藤总甙、羟氯喹等，控制骨关节破坏侵蚀。

（3）抗 TNF-α 制剂：用于中重度银屑病关节炎，对中轴关节炎、指 / 趾炎和附着点炎也有一定疗效。

（4）糖皮质激素：用于少关节型银屑病关节炎的关节局部注射，避免全身应用。

（5）手术治疗：关节发生严重畸形可考虑行关节置换术，恢复关节功能。

【护理措施】

（一）基础护理

（1）休息：保持病室内环境舒适安静，温、湿度适宜。注意休息，鼓励进行日常锻炼，注意劳逸结合，避免劳累。养成良好的生活习惯。

（2）饮食：应给予高蛋白、高维生素、易消化、清淡饮食，避免食用辛辣，刺激性食物，加强营养，增加抵抗力。

（3）心理指导：大多数患者可以获得较好的治疗效果。多给予患者关心及心理支持，增强患者配合治疗的信心。指导患者保持心情舒畅，情绪稳定，避免精神刺激。

（二）专科护理

（1）关节肌肉疼痛的护理：同类风湿关节炎的护理。

（2）皮肤及指甲护理：保持皮肤清洁，可涂抹凡士林，减少鳞屑脱落，防止皮肤破溃感染。保证甲剥离患者甲周局部清洁干燥，勿磕碰，注意保暖。

（3）眼葡萄膜炎护理：眼部保持清洁，可用生理盐水冲洗，遵医嘱予诺氟沙星等眼药水滴眼，睡前可在眼睑外涂红霉素眼膏。

（三）健康指导

指导患者积极治疗原发病，保护皮肤，避免抓挠，注意保暖。选择舒适、轻巧、易穿脱的衣服，其他健康指导同类风湿关节炎。

五、赖特综合征

【概述】

赖特综合征（Reiter syndrome，RS）是以关节炎、尿道炎和结膜炎三联征为临床特征的一种特殊临床类型的反应性关节炎。本病包含两种起病形式：性传播型和痢疾型。多见于青年男性。

（一）病因

病因与感染、遗传标记 HLA-B27 和免疫失调有关。滑膜的病理改变为非特异性炎症。

（二）临床表现：

1. 关节表现

急性关节炎表现，主要累及膝及踝等下肢大关节伴红肿热痛显著，膝关节常伴明显肿胀及大量积液。

2. 关节外表现

（1）全身症状：出现发热、体重下降、严重倦怠无力和大汗等症状。

（2）泌尿生殖道：可表现为无菌性尿道炎、出血性膀胱炎、前列腺炎、漩涡状龟头炎。

（3）皮肤病变：溢脓性皮肤角化症。

（4）眼睛受累：结膜炎、虹膜炎、角膜溃疡。

（三）辅助检查

1. 实验室检查

（1）急性期白细胞高达（15~30）$\times 10^9$/L，血沉和 C- 反应蛋白显著增高；HLA-B27 阳性率 60%~80%，类风湿因子多为阴性。

（2）病原体培养：尿道拭子培养可提供感染的诊断证据。

（3）滑液分析显示黏度降低，白细胞轻至中度升高，细菌培养阴性。滑膜活检早期可见明显的血管充血，后期出现炎性细胞浸润。

2. 影像学检查

特征性 X 线表现有肌腱端病、骶髂关节炎、脊柱形成韧带骨赘。

（四）治疗原则

（1）非甾体类抗炎药：可缓解急性期关节症状。

（2）糖皮质激素：非甾体类抗炎药治疗控制不佳或全身炎症症状严重的患者可采用关节腔内局部注射。发生虹膜炎的患者应及时行局部及全身性激素治疗。

（3）改变病情药物：用于非甾体类抗炎药和关节内注射激素效果不佳的严重病例。首选柳氮磺胺吡啶。

（4）抗生素：可用于生殖系统衣原体感染的患者及配偶；对于肠道感染引起的赖特综合征，仅限于重症、老年患者和免疫抑制状态患者。

【护理措施】

（一）基础护理

（1）休息：保持病室内环境舒适安静，温湿度适宜。指导养成良好的生活习惯。注意休息，劳逸结合，避免劳累。

（2）饮食：应给予高蛋白、高维生素、易消化、清淡饮食，避免食用辛辣，刺激性食物，加强营养，增加抵抗力。

（3）心理指导：多给予患者关心及心理支持，使患者保持心情舒畅，情绪稳定，避免精神刺激，积极配合治疗，树立战胜疾病的信心。

（二）专科护理

1. 皮肤及黏膜的护理

（1）溢脓性角化皮肤在脓疱期要避免破裂感染，对于较大体积的脓水疱可用注射器抽吸后进行局部消毒，并保持局部干燥清洁，每日换药直至形成厚痂。对于已经开始角化的皮肤，可涂抹溃疡油，勿用外力清除角化皮肤，应待其自行脱落。鼓励患者穿柔软棉质的衣物。

（2）泌尿生殖道的护理：观察患者尿道红斑、水肿、溃疡及异常分泌物等的情况及严重程度。保证患者外阴及尿道口清洁，协助女性患者每日会阴冲洗，男性患者每日消毒尿道口。每日早晚用浓度为 1∶5 000 的高锰酸钾溶液温水坐浴。给患者穿柔软棉质的内衣，每日更换。应避免男性患者早期尿道口出现的小水疱破裂感染。保持溃疡面的清洁干燥，若受到大小便污染，应及时清洁并消毒。

2. 眼葡萄膜炎的护理（见强直性脊柱炎眼葡萄膜炎的护理）。

（三）健康指导

积极预防感染，避免各类诱发因素。健康指导同类风湿关节炎的内容。

（张春燕　师子秋）

第四节　炎性肌病患者的护理

【概述】

炎性肌病是以横纹肌为主要病变的非化脓性炎症性肌病，常累及多种脏器，是一类自身免疫疾病的总称。炎性肌病含有多种亚型，详见表 1–2。多发性肌炎（PM）和皮肌炎（DM）与其他结缔组织病并存，称为重叠综合征。下面主要阐述多发性肌炎和皮肌炎。

表1-2 炎性肌病临床分类

多发性肌炎和皮肌炎	是以肢带肌、颈肌及咽肌等肌组织出现炎症、变性改变，导致对称性肌无力和一定程度的肌萎缩，多发性肌炎是指无皮肤损害的肌炎，伴皮疹的肌炎称皮肌炎
包涵体肌炎	多见于老年男性，缓慢起病，除近端肌无力外，常有远端肌受累及不对称表现，肌酶多轻度升高，光镜下及电镜下可见包涵体。
无肌病性皮肌炎	皮损程度与肌肉病变程度可不平行，少数患者皮疹出现在肌无力之前。约7%的患者有典型皮疹，但始终没有肌无力、肌病，肌酶谱正常。
抗合成酶抗体综合征	与多发性肌炎或皮肌炎相关的抗体中，有一类抗合成酶抗体，此类抗体阳性的患者具有一组特殊的症候群，即肌炎、肺间质病变、对称性多关节炎、急性发热、技工手、雷诺现象。
儿童多发性肌炎／皮肌炎	皮肌炎多于多发性肌炎，为10 ~20倍，起病急，肌肉水肿、疼痛明显，可有视网膜血管炎，并常伴有胃肠出血、黏膜坏死。

（一）病因

病因不明，发病与病毒感染、免疫异常、遗传及肿瘤等因素有关。发病率 0.5~8.4 / 百万人，男女比例为 1 : 2，发病年龄呈双峰形，前峰 5~14 岁，后峰 40~60 岁。死亡原因多为呼吸肌受累而出现的吸入性肺炎，呼吸衰竭及糖皮质激素使用不当导致的感染。

（二）临床表现

1. 多发性肌炎

全身表现可有发热、关节痛、体重下降、雷诺现象等。

（1）肌痛肌无力：可出现不同程度的肌无力。约 25% 的患者出现近端肌肉疼痛或压痛。

（2）消化道症状：10%~30% 的患者出现吞咽困难、食物反流、呛咳，为食道上部及咽部肌肉受累所致，造成胃反流性食管炎，可引起吸入性肺炎。

（3）肺部症状：约 30% 的患者有肺间质改变。临床表现有发热、干咳、呼吸困难、发绀。肺功能测定为限制性通气功能障碍及弥散功能障碍。严重者可发展为肺纤维化，是导致患者死亡的重要原因之一。

（4）心脏症状：仅 1/3 的患者病程中有心肌受累，可出现心律失常、充血性心衰、心包炎、心房颤动、心包积液等。

2. 皮肌炎

除有多发性肌炎表现外，还有多样性皮疹。特征性皮疹为向阳疹和戈登症。

（1）向阳疹：表现为眶周水肿伴暗紫红皮疹，可扩展至颈前、上胸部（“V” 区）、颈后背上部（披肩状），在前额、颊部、耳前、上臂伸面和背部等可出现弥漫性红疹。

（2）戈登征：多见于肘、掌指、近端指间关节伸侧，表现为伴有鳞屑的红斑，皮肤萎缩、色素减退。

（3）其他表现：①技工手：部分患者双手外侧掌面皮肤出现角化、裂纹，皮肤粗糙脱屑，同技术工人的手相似。②甲褶僵硬的毛细血管扩张，甲裂不规则增厚。

（三）辅助检查

1. 实验室检查

（1） 血清肌酶：肌酶活性增高是诊断的重要指标之一。其中以肌酸激酶（CK）最敏感。

（2）肌红蛋白测定：肌红蛋白水平增高与病情呈平行关系。

（3）自身抗体：①抗核抗体（ANA）：多发性肌炎或皮肌炎中抗核抗体阳性率为 20%~30%，对诊断不具特异性。②抗 Jo-1 抗体：是诊断多发性肌炎或皮肌炎的标记性抗体，阳性率为 25%，在合并有肺间质病变患者中阳性率可达 60%。

2. 肌电图

几乎所有患者出现肌电图异常，表现为肌源性损害。

3. 肌活检

标本来自三角肌、股四头肌。异常病理表现为：①炎性细胞浸润，以淋巴细胞为主。②肌纤维破坏萎缩。③肌束间有纤维化。④肌纤维部分或全部坏死。

4. 肿瘤筛查

40 岁以上的患者应注意筛查肿瘤。

（四）治疗原则

首选糖皮质激素，通常用泼尼松 1~1.5mg /（kg・d）。合并重要脏器受累的患者给予大剂量激素冲击治疗（甲泼尼龙 1g/d，应用 3 天），之后逐渐减量，长期维持；可与免疫抑制剂联合应用提高疗效；使用免疫球蛋白静脉输注可在疾病进展迅速的情况下使病情得到缓解和控制；合并肺部感染的患者，应积极寻求病原学证据，尤其注意警惕肺孢子虫和真菌感染，及时加用广谱抗生素并根据病原学结果调整治疗方案；合并恶性肿瘤的患者，在切除肿瘤后，肌炎症状可自然缓解。

【护理措施】

（一）基础护理

（1）休息：保持病室内环境舒适安静，温、湿度适宜。急性期患者应卧床休息，加强巡视，满足合理生活需要。缓解期适当进行功能锻炼，循序渐进，避免劳累。

（2）饮食：应给予患者高蛋白、高维生素、易消化的半固体软食，注意补钙，避免干硬油炸食品。进食呛咳的患者，进餐时采取坐位或半卧位，进餐后 30~60min 内尽量避免卧位，细嚼慢咽；进食呛咳严重或吞咽困难的患者，必要时遵医嘱给予胃管鼻饲或肠外营养以满足机体需要量，防止吸入性肺炎的发生。当鼻饲患者胃肠蠕动缓慢，胃排空时间过长时，可遵医嘱放置空肠营养管，防止胃潴留造成营养吸收不良。

（3）心理指导：本病患者常表现悲观失望，要多给予患者关心和心理支持，使其保持心情舒畅，情绪稳定，避免精神刺激，帮助树立战胜疾病的信心。

（二）专科护理

（1）皮肤护理：对于合并皮损的患者，应保持局部皮肤清洁、干燥，皮损处尽量暴露，减少衣物摩擦，勿抓挠以免造成感染。面部用清水清洁，不涂化妆品，皮损在后期会有脱屑，必要时外涂凡士林油防止皮损加重。勤换柔软棉质内衣，注意保暖。

（2）肌活检术后护理：观察伤口渗血感染情况，保持敷料清洁，协助医生于术后次日、第三天、第七天给予消毒换药，2 周后拆线，可根据伤口情况延长拆线时间，拆线后观察伤口愈合状况。加强巡视与基础护理，安全措施到位，及时满足患者生活需要。根据患者的恢复情况指导患者活动与休息及功能锻炼。

（3）肌痛、肌无力护理：急性期患者要卧床休息并适当进行肢体被动运动，以防肌肉萎缩，症状控制后适当锻炼。疾病的缓解期注意休息，可做适当的活动，避免过度劳累，以活动2h后体力恢复为最佳。鼓励并帮助患者提高生活自理能力，消除依赖感。锻炼肌力防止肌肉萎缩。患者肌痛明显时要安慰患者，耐心倾听患者主诉，可使用分散注意力等方法减轻疼痛，必要时遵医嘱给予止痛药物，缓解疼痛。疾病缓解期功能锻炼应在服药30min后开始，运动之前应做充分的准备活动，如肌肉的按摩、热敷等，局部治疗可采取转头、四肢肌肉外展、肌肉屈伸、抬腿、蹲下、起立、扩胸、举物、踢腿、室内散步、爬楼、慢跑或太极拳等，功能锻炼的过程要注意循序渐进、持之以恒。

（4）肺间质病变护理：对于肺部受累发生肺间质病变患者，应保持病室温湿度适宜，遵医嘱给予吸氧和雾化吸入稀释痰液，同时加强雾化吸入后的扣背促进咳痰，预防及治疗肺部感染。

（三）健康指导

（1）树立信心，劳逸结合：此病有缓解与复发的特点，目前尚不能根治。要以乐观的情绪，良好的精神状态去面对此疾病，配合长期治疗。在疾病的缓解期注意休息并且做适当的活动，避免过度劳累。

（2）了解药物作用与副作用：患者需长期应用激素及免疫抑制剂治疗，按时服药，不可随意增减药物，不可擅自停药或改药。用药期间应定期复查血常规和肝肾功能。了解激素、免疫抑制剂等药物副作用。

（3）学会自我认识疾病活动的征象：要自我监测心、肺的病变，如出现呼吸困难、发绀、心慌或心前区疼痛等要立即就诊。注意定期复查。

（张春燕　王　洋）

第五节　硬皮病患者的护理

【概述】

硬皮病（scleroderma）是一种原因不明的临床上以局限性或弥漫性皮肤增厚和纤维化为特征，除皮肤受累外，也可影响心、肺和消化道等多器官的全身性自身免疫系统疾病。按皮肤病变分为弥漫型系统性硬化症和局限型硬化症，CREST综合征是系统性硬化症的一类亚型。具体分类详见表1-3。以下主要介绍弥漫型系统性硬化症。

（一）病因

本病病因不明，女性多见，发病率大约为男性的4倍，儿童相对少见。局限型硬化症部分患者可自发性缓解，弥漫型系统性硬化症的致残率和死亡率较高，伴心、肺、肾受损者预后不佳，主要死亡原因为肺部感染及肾衰竭。

表1-3　硬皮病临床分类

弥漫型系统性硬化症	除面部、肢体远端和近端外，皮肤增厚还累及躯干
局限型硬化症	皮肤增厚局限于肘（膝）远端，可累及面颈部
CREST 综合征	C：钙质沉积　R：雷诺现象　E：食管功能障碍 S：指（趾）硬化　T：毛细血管扩张
无皮肤硬化的硬皮病	无皮肤增厚表现，但有特征性内脏表现和血管、血清学异常
重叠综合征	上述三种情况任一种与诊断明确的类风湿关节炎、系统性红斑狼疮等同时出现
未分化结缔组织病	以雷诺现象伴系统性硬化的临床和血清学特点，但无系统性硬化的皮肤增厚和内脏异常

（二）临床表现

（1）皮肤：90% 的患者以雷诺现象（寒冷或情绪波动等诱因情况下出现肢端苍白、发紫和潮红三相反应）为首发症状。皮肤硬化从手指及面部出现，向躯干蔓延，晚期皮肤可逐渐变软如正常皮肤。皮肤病变分为三个时期，见表 1-4。

表1-4　皮肤病变

分　期	表　　现
水肿期	无痛性非凹陷性水肿，有紧绷感，手指呈腊肠样，可出现腕管综合征
硬化期	皮肤增厚变硬如皮革，紧贴于皮下组织，不能提起，呈蜡样光泽
萎缩期	皮肤光滑而细薄，皮纹消失，毛发脱落。面颈部皮肤受累时，可形成面具脸，其特征为鼻尖似鹰嘴，口唇变薄并收缩呈放射状伴张口困难

（2）消化系统：早期可出现食管损害，引起吞咽困难，括约肌受损发生反流性食管炎，久之引起狭窄。可有胃扩张和十二指肠蠕动消失；空肠损害可出现吸收不良综合征。

（3）肺：肺部病变最常见，主要是肺间质纤维化、肺动脉高压导致通气功能和换气功能障碍，是重要死因。本病合并肺癌的发生率较高。

（4）心脏：心脏纤维化是引起心脏受累的主要原因，表现为胸闷、气短、心悸、心包积液、充血性心力衰竭，是死亡的重要原因之一。

（5）肾：轻度或间歇性蛋白尿，最终发展成高血压和肾衰竭。部分患者肾损害发展急剧，突然出现急进性高血压，治疗不及时则迅速演变为肾衰竭，称为“系统性硬化症肾危象”，也是重要死亡原因之一。

（6）肌肉、骨、关节：横纹肌病变常见，表现为肌痛、肌无力、肌萎缩。关节症状较为多见，早期多为对称性关节痛，无畸形，部分患者表现为活动障碍；晚期发生挛缩使关节固定在畸形位置。长期慢性指（趾）缺血，可发生骨溶解。

（三）辅助检查

1. 实验室检查

（1）抗核抗体（ANA）：几乎 100% 的患者呈阳性。

（2）抗 Scl-70 抗体：阳性率 30%。

（3）抗着丝点抗体（ACA）：80% 的 CREST 综合征患者阳性。

（4）高球蛋白血症及类风湿因子阳性，合并肌炎时肌酶谱异常，肾功能异常。

2. 其他检查

双手 X 线、胸部平片、食管造影、心脏超声、肌电图、肾及肌肉活检等可了解各系统损害情况。

（四）治疗原则

本病尚无特效的药物，治疗措施主要为抗纤维化、扩血管、免疫调节和免疫抑制及对症处理。保暖是针对雷诺现象的重要措施；在患者出现蛋白尿、高血压、肺动脉高压，则需服用扩血管药，常用卡托普利、硝苯地平等；还可辅助服用复方丹参片、阿司匹林肠溶片改善血液循环；糖皮质激素对炎症病变有一定疗效，对内脏损害尤其是伴有肾、肺损伤的患者通常联合使用免疫抑制剂如环磷酰胺等；抗纤维化药物如青霉胺和秋水仙碱连用数月到数年，对皮肤硬化、雷诺现象和食道病变可有一定疗效；中成药如复松片可有活血化瘀等作用，在一定程度上缓解皮肤硬化；近年来，国外有酪氨酸蛋白激酶抑制剂伊马替尼治疗的报道，具有一定前景。

【护理措施】

（一）基础护理

（1）休息：保持病室内环境舒适安静，温湿度适宜。病情活动期患者应卧床休息，加强巡视，满足合理生活需要。缓解期适当活动，注意劳逸结合。

（2）饮食：少吃多餐，进食高热量、易消化食物。采取体位疗法，进食后不可立即卧床，应采取头高脚低位，减少食物反流。

（3）心理指导：本病患者常表现悲观失望，要多给予患者关心和支持，使其保持心情舒畅，情绪稳定，避免精神刺激，帮助树立战胜疾病的信心。

（二）专科护理

1. 皮肤护理

（1）皮肤硬化失去弹性：应在患处涂油预防干裂，避免接触刺激性强的洗涤剂，口唇、鼻腔可涂油保护。手指坏疽患者予积极换药。

（2）雷诺现象：戒烟，注意保暖，带棉手套，穿厚袜，衣着宽松。如症状严重，有坏死倾向，可加用血管扩张剂如哌唑嗪，静脉予前列腺素 E_1 可缓解雷诺现象。

（3）避免日晒：患者皮肤体温调节功能减退，应避免高温外出，阳光暴晒，外出应戴遮阳帽或打伞，避免中暑，适量多饮水。

（4）保护肢端：经常摩擦肢端、关节或骨骼隆起处，避免磕碰，外伤易导致溃疡发生。

2. 反流性食管炎的护理

告知患者少食多餐，细嚼慢咽，避免辛辣刺激食物，以细软易消化为好。进食后稍走动再躺下，取头高脚低位避免食物反流，吞咽困难时可给予鼻饲。遵医嘱给予减少胃酸分泌药物如西咪替丁或雷尼替丁等；增加胃肠动力的药物如多潘立酮等。

3. 系统性硬化症肾危象的护理

监测血压变化，出现血压增高时及时遵医嘱给予卡托普利等降压药物，早期控制血压增高，可预防肾危象的出现。如发展至尿毒症期，配合血液透析和肾移植相关护理。

4. 肺间质病变的护理

在日常护理工作中，保持室内温湿度适宜，遵医嘱给予吸氧和雾化吸入治疗，加强雾化后有效拍背协助咳痰，预防及治疗肺部感染。在第三大类低氧和肺部病变继发的肺动脉高压中，系统性硬化症占首要地位，高达 9%~32%。当患者合并肺动脉高压时应定时监测患者心率、心律、血氧变化。加强巡视，若患者出现气短、胸闷、心悸等症状应紧急处理，谨防猝死的发生。近年来，国外采用口服治疗肺动脉高压药物如西地那非、波生坦等取得了一定疗效。指导患者正确服药方法，避免体位性低血压等并发症的发生。

（三）健康指导

（1）正确认识疾病，消除恐惧心理：目前本病还不能根治，只能通过治疗护理使病情得到缓解。患者要保持乐观稳定情绪，避免过度激动、紧张等不良情绪。

（2）适当锻炼身体，增强抵抗力：劳逸结合，但要避免过度劳累，以免加重病情。

（3）皮肤护理：让患者了解保护皮肤的方法，特别是手足避冷保暖。

（4）健康教育对合并肺动脉高压患者至关重要，内容包括避免妊娠、过度运动、接种流感和肺炎球菌疫苗，鼓励患者在严密监测下进行康复锻炼，使患者的运动耐力和血流动力学指标改善，延缓病情进展，延长患者生存时间。避免情绪波动过大，保持大便通畅。

（5）了解药物作用和副作用：患者应长期服药，护士应指导患者使其知晓规律用药的意义，配合治疗，遵从医嘱。定期监测血常规、肝肾功能。

（6）学会自我认识疾病活动的征象：教导患者定期复查，懂得长期随诊的必要性。

（7）饮食护理：告知患者饮食注意事项，特别是注意戒烟戒酒。

（张春燕　王　洋）

第六节　系统性血管炎患者的护理

一、大动脉炎

【概述】

大动脉炎（Takayasu），是指因主动脉及其分支的慢性进行性炎症引起血管不同部位的狭窄或闭塞。在血管炎的分类中属于大血管受累，主要累及主动脉、主动脉弓及其分支，升主动脉、腹主动脉、锁骨下动脉、肾动脉、肺动脉等。本病多发于年轻女性，30 岁以前发病约占 90%。预后主要取决于并发症及高血压程度，死亡原因主要是脑出血、肾衰竭、心力衰竭、动脉瘤破裂。

（一）病因

病因迄今尚不明确，一般认为可能由感染引起的免疫损伤所致。血管内膜增厚导致管腔狭窄或闭塞，炎症破坏动脉壁中层，弹力纤维及平滑肌纤维坏死，致动脉扩张、假性动脉瘤或夹层动脉瘤。

（二）临床表现

1. 全身症状

全身症状可表现为发热、恶心、体重下降、肌痛、结节红斑等症状。

2. 局部症状

按受累血管不同，有不同器官缺血的症状和体征。根据血管累及的不同部位，分为四种类型：

（1）头臂动脉型：颈动脉和椎动脉狭窄和闭塞引起头部缺血，出现头疼头晕、晕厥抽搐、视力减退、视野缩小甚至失明；锁骨下动脉受累导致上肢缺血，可出现上肢无力、麻木，颈动脉、肱动脉、桡动脉搏动减弱或消失。一侧或双侧锁骨下动脉或腹主动脉闻及杂音。

（2）胸、腹主动脉型：病变主要在腹主动脉和肾动脉，出现肾性高血压、头痛、头晕、下肢乏力、间歇性跛行。高血压尤以舒张压升高为主。

（3）广泛型：具有上述两种类型的特征，病变广泛，部位多发。

（4）肺动脉型：上述三种类型均可合并肺动脉受累，未发现单纯肺动脉受累，有肺动脉高压的表现，如心悸、气短。

（三）辅助检查

（1）实验室检查：红细胞沉降率增快、C-反应蛋白升高、白细胞计数升高，血小板升高。

（2）动脉血管造影：受累血管管腔狭窄，甚至闭塞，动脉瘤形成。病变呈局灶或节段性。

（3）彩色多普勒超声检查：可探查主动脉及其主要分支狭窄或闭塞。

（4）CT 检查：可显示部分血管受累的病变。

（5）胸部 X 线检查：约 1/3 的患者不同程度的左心室扩大。

（四）治疗原则

（1）糖皮质激素的应用使本病得以明显改善，当症状减轻，血沉及 C-反应蛋白下降，逐渐减量至最低有效维持量。

（2）免疫抑制剂适用于糖皮质激素疗效差、病情反复活动、激素减量的患者，也可与糖皮质激素合用，提高疗效。

（3）外科治疗对单侧或双侧肾动脉狭窄所致的肾性高血压，可行血管重建术。手术目的在于缓解高血压，防止肾脏萎缩和肾功能丧失，减少并发症。

【护理措施】

（一）基础护理

（1）休息：保持病室内环境舒适安静，温、湿度适宜。急性期患者应卧床休息，加强巡视，满足合理生活需要。病情稳定后逐渐恢复轻体力活动，避免体位性低血压，避免劳累。

（2）饮食：进食营养丰富，粗纤维，易消化的食物，保持大便通畅。

（3）心理指导：加强疾病相关知识宣教，多给予关心和支持，使患者保持心情舒畅，情绪稳定，避免精神刺激，帮助树立战胜疾病的信心。

（二）专科护理

1. 头晕、头痛的护理

评估患者动脉狭窄程度及晕厥史。监测并记录血压变化，尤其受累动脉搏动情况及杂音。定时巡视患者，听取患者主诉，观察神志及意识的变化，如发生晕厥、抽搐或昏迷应及时采取抢救措施。正确指导患者活动与休息，避免情绪激动。体位变化时动作需缓慢，避免体位性低血压的发生。

2. 高血压的护理

密切监测血压变化，做到定时间、定部位、定体位、定血压计，尤其腹主动脉型高血压以舒张压增高为主，监测并记录上下肢血压得差值。遵医嘱指导患者准时、正确地服用血管扩张药物，参考基础血压值，密切观察用药效果。血压控制在高于基础血压值 20~30mmHg 为宜，以保证狭窄血管的血液供应。

3. 肺动脉高压的护理

遵医嘱予以持续吸氧 3~5L/min，定时监测患者心率、心律、血氧饱和度变化。加强巡视，若患者出现气短、胸闷、心悸等症状紧急处理，谨防猝死的发生。保证患者大便通畅，指导患者活动与休息。

4. 安全护理

关注患者安全，采取相应措施，特别是视力障碍、乏力、间歇性跛行的患者应有专人陪伴，安全措施到位，满足患者的生活基本需要。

5. 用药护理

加强针对服用糖皮质激素和免疫抑制剂药物的患者的宣教。密切观察患者生命体征变化，定期监测血压、血常规、电解质、肝肾功能变化。病情发展迅速给予激素冲击治疗时，严密观察患者有无感染、有无消化道出血、血压变化、有无心力衰竭、神志变化并严格记录出入量。使用扩血管、抗凝药物时，监测凝血指标，观察有无出血倾向，如四肢散在出血点、黏膜充血等。

6. 并发症的护理

（1）脑出血、脑血栓：严密观察患者意识情况、双侧瞳孔是否等大；认真听取患者主诉，如头疼、视力改变及肢体活动。监测生命体征，及时向医生汇报患者的病情变化。

（2）心力衰竭：严密观察患者的神志的变化，监测生命体征，同时予患者吸氧，协助半卧位；遵医嘱给予心电监护，监测患者心率、心律变化，有躁动的患者做好安全防护的措施，协助医生进行抢救。

（三）健康指导

（1）生活环境温、湿度适宜，合理饮食，保证充足的休息与睡眠。正确指导患者活动与休息。

（2）教导患者学会监测生命体征方法，特别是血压，正确服用降压药物。警惕体位性低血压，体位改变时动作应缓慢；保持大便通畅，避免排便过度用力。

（3）向患者宣教定期复查的重要性，知晓发生视力下降、偏瘫、失语、肢体动脉搏动减弱或消失、血压升高等并发症的症状时应及时就诊。

（4）如存在视力差及间歇性跛行的患者注意自我保护，做好安全防护措施。

（5）指导患者了解药物的作用和副作用，长期服用激素注意补钙。在使用免疫抑制剂过程中注意复查血常规及肝功能。

二、巨细胞动脉炎

【概述】

巨细胞动脉炎（giant cell artertis，GCA），是一种原因不明的系统性坏死性血管炎，在血管炎的分类中属于中等血管受累，常有颞动脉受累，又称为颞动脉炎（temporal arteritis，TA）。发病年龄在50~70岁之间，发病率随年龄增大而递增，女性发病率为男性2~4倍，有显著的地域分布性，与气候寒冷有关。

（一）病因

目前病因不明，由于内膜增生血管壁增厚、管腔变窄和阻塞，造成组织缺血。血管病变常呈节段性、多灶性或广泛性损害。

（二）临床表现

1. 全身症状

包括乏力、食欲缺乏、体重减轻及低热等。

2. 器官受累症状

（1）颞部疼痛：约50%的患者以头痛为首发症状。颞动脉部位可出现肿胀、压痛，症状局限在颞侧或额侧，为阵发性灼热感或针刺感 。

（2）失明：常表现为暂时性黑蒙、复视，甚至部分失明或全盲等。眼肌麻痹也较常见，眼睑下垂，上视困难，常与复视同时出现。如一侧不积极治疗，另一侧可能在1~2周内受累。

（3）间歇性下颌运动障碍：约2/3的患者在咀嚼、吞咽及说话时出现疼痛、吞咽困难、吐字不清和味觉迟钝。

（4）神经系统表现：约30%的患者出现多种神经系统症状，如由于颈动脉或椎动脉病变而出现发作性脑卒中和短暂性缺血、周围神经病变，如感觉减退、麻木、袜套状分布和肌肉萎缩。

（三）辅助检查

1. 实验室检查

（1）白细胞计数增高或正常，血小板计数可增多。

（2）活动期红细胞沉降率增快，C–反应蛋白增高。

2. 颞动脉活检

选择有触痛或有结节的部位，作连续病理切片。由于颞动脉炎病变呈跳跃分布，后期又受糖皮质激素治疗的影响，活检的阳性率仅在40%~80%之间。可见以单核细胞浸润为主的血管炎或肉芽肿。

3. 影像学检查

为探查不同部位血管病变，可采用彩色多普勒超声、核素扫描、CT或动脉造影等检查。

（四）治疗原则

非甾体抗炎药对控制肌肉疼痛及头痛有帮助，糖皮质激素对巨细胞动脉炎有良好的效果，如视力受累需用大剂量激素治疗，或激素冲击治疗，静脉滴注甲基泼尼松龙1.0g/d，应用3天。联合免疫抑制剂有助于减少激素维持用量。

【护理措施】

（一）基础护理

（1）休息：急性期患者应卧床休息，保持病室内环境舒适安静，温、湿度适宜。病情稳定后逐渐恢复轻体力活动，警惕脑血管意外，避免劳累，注意安全防护。

（2）饮食：应进食清淡、易消化的半流食为主。

（3）心理指导：多给予关心和支持，使患者保持心情舒畅，情绪稳定，避免精神刺激，帮助树立战胜疾病的信心。

（二）专科护理

（1）疼痛的护理：观察评估疼痛的部位、性质、程度及有无规律性 ，认真听取患者主诉，遵医嘱给予止痛治疗，并观察效果。注意药物副作应，如胃肠道反应等。

（2）观察要点：视觉变化可为波动性，以后变为持续性，单双侧均可出现。故要密切观察患者视力变化，认真听取主诉，及时抓住治疗时机。并发脑血管意外时，密切观察生命体征变化，特别是神志变化，及时发现脑血管意外情况，如晕厥、抽搐或昏迷等。

（3）安全防护：关注患者安全，加强观察，定时巡视，倾听患者的主诉。采取相应措施，特别是视力障碍、间歇性跛行的患者应有专人陪伴，远离危险物品，满足其生活基本需要。

（4）用药护理：常用药物为糖皮质激素和免疫抑制剂。用药过程中观察患者生命体征，监测血压、血糖、血常规、电解质、肝肾功能变化。

（5）颞动脉活检术的护理：可参照颞动脉活检术前术后护理。

（三）健康指导

（1）指导患者学会自我观察症状，如出现头疼加剧、视力改变，活动障碍加重，及时就诊视力逐渐下降的患者，应及时就诊，并且注意活动与休息。

（2）做好安全防范措施，使患者远离危险物品。

（3）指导患者了解药物的作用和副作用，遵医嘱正确服药，定时复查血常规及肝功能。

三、结节性多动脉炎

【概述】

结节性多动脉炎（Polyarteritis nodosa，PAN）主要侵犯中、小动脉，损害呈节段性分布，易发生于动脉分叉处，向远端扩散。男性发病为女性的 2.5~4 倍，发病年龄绝大多数在 40 岁以上。全身各组织器官均可受累，以皮肤、关节、外周神经最为常见。

（一）病因

病因不明，可能与感染（病毒、细菌）、药物及注射血清等有一定关系，免疫病理机制在疾病中起重要作用。血管中层改变最明显，组织水肿，管壁全层坏死，血管内膜增生，血管壁退行性改变，管腔内血栓形成，重者可使血管腔闭塞。

（二）临床表现

全身症状：发热可呈持续性或间歇性，体温可达39℃以上。头痛、乏力、周身不适、体重减轻。

（1）肾脏表现：常伴有蛋白尿、血尿及管型。急性肾衰竭多为肾脏多发梗死，可致肾性恶性高血压，尿毒症常为本病死亡原因之一。

（2）消化系统：肠系膜动脉栓塞。最为常见如胰腺动脉炎可致坏死性胰腺炎。可有黑便、血便及不完全肠梗阻的表现。

（3）心血管系统：以冠状动脉炎多见，引起心绞痛甚至心梗，各种心律失常均可出现。主要为室上性心动过速及传导阻滞最为常见。

（4）神经系统：50%~80%的患者出现周围神经病变，以多发性单神经炎最为常见。如四感觉异常、麻木、疼痛，手套或袜套样改变，也可出现运动障碍。部分患者也可出现中枢神经临床表现，如头疼、偏瘫、癫痫发作、精神障碍等。但脊髓受累较少见。

（5）皮肤、关节和肌肉：本病常伴有皮肤损害，如网状青斑、溃疡、远端指（趾）缺血样改变。部分患者伴雷诺现象。关节表现为非对称性、多发性关节炎和关节痛。肌肉表现为多发性肌痛和间歇性跛行。

（三）辅助检查

（1）实验室检查：红细胞沉降率增快、C-反应蛋白升高、白细胞计数升高，抗中性粒细胞胞浆抗体p-ANCA阳性。累及肾脏时出现蛋白尿、镜下血尿。

（2）彩色多普勒检查：中等血管受累，可探及受累血管的狭窄、闭塞或动脉瘤形成，小血管受累者探测困难。

（3）CT和MRI检查：较大血管受累者可查及血管呈灶性、节段性分布，受累血管壁水肿等。

（4）内脏血管造影检查：可见到受累血管呈节段性狭窄、闭塞，动脉瘤和出血征象。

（5）中小动脉壁活检：见中性粒细胞和单核细胞浸润。

（四）治疗原则

（1）糖皮质激素是治疗结节性多动脉炎的首选药物，及早使用可改善预后。联合免疫抑制剂可提高疗效，多采用环磷酰胺、甲胺蝶呤、环孢素A、硫唑嘌呤等，使用期间注意观察其不良反应：如外周血白细胞计数减少、肝功异常、骨髓抑制等。

（2）如病情较重，内脏受累多，可采用血浆置换治疗。

（3）因病程中常有血栓形成的发生，导致血管栓塞，加用阿司匹林、双嘧达莫等抗凝药物。

【护理措施】

（一）基础护理

（1）休息：保持病室内环境舒适安静，温、湿度适宜。病情活动期患者应卧床休息，满足合理生活需要。病情稳定后逐渐恢复轻体力活动，避免劳累。

（2）饮食：可进食高热量、高蛋白、高维生素、营养丰富、易消化吸收的食物。

（3）心理指导：与患者多交流沟通，了解患者的心理状态，多给予患者关心和支持，帮助其树立战胜疾病的信心。使患者保持心情舒畅，情绪稳定，避免精神刺激，鼓励患者配合治疗及护理。

（二）专科护理

（1）肾性高血压的护理：密切监测血压变化，做到定时间、定部位、定体位、定血压计，遵医嘱给予降压药物控制血压并评估降压效果。严格记录 24h 出入量及监测肾功能。

（2）消化道的护理：严密观察患者的腹痛、腹泻、恶心、呕吐、肠梗阻、黑便等情况，认真听取患者主诉，正确及时留取各种标本，及时发现消化道出血等严重并发症，协助医生做好诊断和治疗工作。合并肠梗阻的患者，遵医嘱予通便药或灌肠治疗，观察用药后的效果。

（3）心脏受累的护理：严密观察患者心率和心律的变化。加强巡视，严重时患者可出现充血性心力衰竭，若出现气短、胸闷、呼吸困难、心悸等症状应紧急处理。严格记录出入量，控制补液速度。

（4）皮肤护理：肢端予保暖，带棉手套、穿棉拖鞋、保证皮肤的清洁、穿棉质宽松的衣服；发生肢端溃疡时保持创面清洁干燥，给予定时换药，避免感染。

（5）安全护理：关注患者安全，采取相应措施，特别是周围神经病变的患者，应注意安全防护，满足其生活基本需要。

（6）用药护理：因本病程中常伴有血栓形成，当患者使用扩血管、抗凝药物时，监测凝血指标，观察患者出血倾向。

（三）健康指导

（1）教会患者观察每日尿量和尿的性质，保证 24h 出入量平衡。

（2）患者需学会测量血压，知晓监测血压的重要性。遵医嘱定时服用降压药。

（3）患者如出现腹痛加剧、胸闷加重、蛋白尿增多等情况时，及时就诊。

（4）告知患者皮肤保护方法，防止破溃的伤口感染。

（5）指导患者了解药物的作用和副作用，按时服药，不能私自停药减量。使用免疫抑制剂过程中注意复查血常规及肝功能，定期复查。

四、变应性嗜酸性肉芽肿血管炎

【概述】

变应性嗜酸性肉芽肿血管炎（Churg–Strauss syndrome，CSS），是一类病因不明，主要累及中、小动脉的系统性坏死血管炎。病理特征为受累组织有大量嗜酸性粒细胞浸润和血管外肉芽肿形成。多数患者 20~40 岁起病，男女患病大致相等。

（一）病因

病因不明，累及小动脉、小静脉，病理改变为组织及血管壁大量的嗜酸性粒细胞浸润，小血管周围多发的肉芽肿形成，节段性纤维素样坏死性血管炎。

（二）临床表现

主要受累器官为肺脏、心脏、肾脏、皮肤和外周神经，多数患者伴有哮喘或变应性鼻炎。

1. 全身症状

全身症状表现为发热、乏力、体重下降。

2. 局部症状

（1）呼吸系统：变应性鼻炎常为初始症，反复发作鼻窦炎及鼻息肉，表现为鼻塞、排脓血性分泌物及哮喘进行性加重。可出现慢性嗜酸性肺炎，严重时出现胸腔积液。

（2）神经系统：以外周神经受累多见，对称性感觉、运动末梢神经病。

（3）皮肤：常出现三种皮疹，红色斑丘疹性皮疹、皮下结节、出血性皮疹。

（4）心脏：心脏是主要靶器官之一，可出现急性缩窄性心包炎、心力衰竭和心肌梗死。

（5）消化系统：嗜酸性粒细胞性胃肠炎，以腹痛、腹泻和消化道出血常见，也可出现腹水、肠梗阻和肠穿孔。

（6）肾脏：镜下血尿、蛋白尿，可自行缓解，极少进展为肾衰竭。

（三）辅助检查

（1）实验室检查：外周血嗜酸细胞增多、红细胞沉降率增快、C- 反应蛋白升高、丙种球蛋白升高、补体下降、抗核抗体阳性。累及肾脏时出现蛋白尿、镜下血尿。

（2）X 线检查：呈非固定性肺浸润。

（四）治疗原则

（1）糖皮质激素的应用使本病得以明显改善，是目前本病的首选药物。对病情进展快、伴有重要器官受累者，可大剂量激素冲击治疗，甲基泼尼松龙 1g/d，应用 3 天，后改为泼尼松口服。

（2）多数变应性肉芽肿性血管炎患者对糖皮质激素反应良好，约有 20% 的患者需要加用免疫抑制剂，可减少或预防不可逆的器官损伤。

【护理措施】

（一）基础护理

（1）休息：保持病室内环境舒适安静，温、湿度适宜。活动期患者应卧床休息，加强巡视，满足合理生活需要。病情稳定后逐渐恢复轻体力活动，避免劳累。

（2）饮食：宜进食高热量、高蛋白、高维生素、营养丰富、易消化吸收的食物。

（3）心理指导：与患者多交流沟通，了解患者的心理状态，多给予关心和支持，帮助树立战胜疾病的信心。使患者保持心情舒畅，情绪稳定，避免精神刺激，鼓励患者配合治疗及护理。

（二）专科护理

（1）肺部的护理：评估患者有无哮喘史或呼吸时有无弥漫高调音，定时巡视患者，如有哮喘发作立即吸氧，准备雾化吸入装置，遵医嘱予平喘治疗及清理鼻腔分泌物。

（2）皮肤的护理：观察皮下结节和皮肤情况，避免抓挠皮肤，穿宽松棉质衣服，保护皮肤，防止破溃感染。

（3）消化道的护理：严密观察患者的腹痛、腹泻、黑便等情况，认真听取患者主诉，正确及时留取各种标本，及时发现消化道出血、穿孔等严重并发症，协助医生做好诊断和治疗工作。对于合并肠梗阻的患者，遵医嘱进行胃肠减压。

（4）神经病变的护理：适当进行肢体被动运动，以防止肌肉萎缩，症状控制后，适当自主锻炼。做好安全防护，采取相应措施，警惕跌倒坠床等意外事件的发生，满足其生活基本需要。

（三）健康指导

（1）教会患者清理鼻腔分泌物的方法及哮喘时的紧急处理方法，家中应备有相关药物。

（2）患者需了解皮肤保护方法，出现皮疹时，防止破溃感染。

（3）指导患者了解药物的作用和副作用，按时服药，不私自停药减量。使用免疫抑制剂过程中注意复查血象及肝功能，定期复查。

（4）告知患者腹泻或腹痛加重、便中带血、哮喘加重时应及时就医。

五、显微镜下多血管炎

【概述】

显微镜下多血管炎（microscopic polyangiitis，MPA）是一种系统性坏死性血管炎，可侵犯肾脏、皮肤和肺等脏器的小动脉、微动脉、毛细血管和小静脉，属自身免疫性疾病。本病多在 50~60 岁发病，男、女比例约 5 ∶ 1。我国的确切发病率尚不清楚。

（一）病因

病因未明。病理特征是小血管的节段性纤维素样坏死，在小动脉、微动脉、毛细血管和静脉壁上有多核白细胞和单核细胞的浸润，可有血栓形成。

（二）临床表现

1. 全身症状

全身症状主要是发热、疲乏、关节痛、体重下降等。

2. 局部症状

（1）肾脏：70%~80% 的患者肾脏受累，为急进性型肾小球肾炎，伴有蛋白尿、血尿、各种管型、水肿和肾性高血压。部分患者出现肾功能不全，并进行性恶化致肾衰竭。

（2）肺脏：1/3 的患者发生肺泡壁毛细血管炎，出现咳嗽、咯血痰、咯血。 大量的肺出血导致呼吸困难、贫血甚至死亡。

（3）皮肤：典型的皮肤表现可触及的充血性斑丘疹。

（4）其他症状：20%~25% 的患者有神经系统受累，表现为局部周围感觉或运动的障碍、缺血性脑病等。消化道也可被累及，表现为腹痛、消化道出血等。

（三）辅助检查

（1）实验室检查：红细胞沉降率增快、C- 反应蛋白升高、白细胞计数升高，血小板升高、其中抗中性粒细胞胞浆抗体 P-ANCA 和抗 MPO 抗体是显微镜下多血管炎的标记性抗体。累及肾脏时出现蛋白尿、镜下血尿、和红细胞管型。

（2）肾活检：病理特征为肾小球毛细血管丛节段性纤维素样坏死、血栓形成和新月体形成，坏死节段内和周围偶见大量嗜中性粒细胞浸润。

（3）肺活检：肺组织活检示肺毛细血管炎、纤维化，无或极少免疫复合物沉积。

（四）治疗原则

有肺、肾损害的患者，常用泼尼松并联合用环磷酰胺治疗；当患者出现肾功能不全，并（或）进行性恶化导致肾衰竭可采用血浆置换治疗；咯血时立即止血对症治疗。

【护理措施】

（一）基础护理

（1）休息：保持病室内环境舒适安静，温、湿度适宜。活动期患者应卧床休息，加强巡视，满足合理生活需要。病情稳定后逐渐恢复轻体力活动，避免劳累。

（2）饮食：宜进食高热量、高蛋白、高维生素、营养丰富、易消化吸收的食物。

（3）心理指导：与患者交流沟通，进行疾病相关知识宣教，告知患者保持心情舒畅，情绪稳定，避免精神刺激，积极配合治疗，树立战胜疾病的信心。

（二）专科护理

（1）肾性高血压的护理：同结节性多动脉炎的专科护理。

（2）肺部护理：加强巡视，观察患者呼吸变化、监测血氧饱和度；如有憋气、呼吸困难时，及时通知医生，给予吸氧治疗；出现咯血时，观察并记录咯血量，监测生命体征，配合医生采取急救措施。

（三）健康指导

教会患者自我观察尿的性质，了解记录 24h 出入量的重要性；学会测量血压，监测血压变化，遵医嘱定时服用降压药；如出现腹痛、腹泻、黑便时，警惕是否消化道出血及栓塞发生，须及时就医；如出现皮疹时，注意做好皮肤保护，防止破溃感染； 指导患者了解药物的作用和副作用，按时服药，不能私自停药减量；治疗过程中注意复查血常规及肝功能， 了解定期复查的重要性。

六、韦格纳肉芽肿

【概述】

韦格纳肉芽肿（Wegener's granulomatosis，WG）是一种坏死性肉芽肿性血管炎，属自身免疫性疾病。主要侵犯小动脉、静脉及毛细血管。该病男性多于女性，40~50 岁是本病的高发年龄，各色人种均可发病。根据美国数据统计，发病率为 50 000 ： 1。最常侵犯的部位是鼻旁窦、鼻咽腔、气管黏膜、肺间质和肾小球，亦可侵及皮肤、眼、心脏、关节及神经系统等。

（一）病因

病因不明。有研究认为此病与遗传、环境和病毒、细菌感染有关，如 EB 病毒及巨细胞病毒。病理改变是小动脉，小静脉血管炎，在炎性血管的周围组织伴有炎性细胞浸润形成肉芽肿。

（二）临床表现

主要侵犯呼吸道和肾脏，通常表现为鼻炎和鼻窦炎，肺部病变和肾脏衰竭。典型的韦格纳肉芽肿三联症：上呼吸道、肺及肾脏病变。

（1）上呼吸道症状：表现为持续性流涕或流脓涕，上呼吸道阻塞和疼痛，伴有鼻窦炎和鼻窦疼痛、鼻黏膜溃疡和鼻出血，严重者出现鼻中隔穿孔，鼻骨破坏出现鞍鼻。

（2）下呼吸道症状：肺部受累早且最常见是本病的特征之一，50%~80% 的患者出现肺部病变。胸闷、气短、咳嗽、咯血及胸膜炎是最常见的症状。若出现大量肺泡性出血时，可发生呼吸困难和呼吸衰竭。

（3）耳、眼：引发中耳炎，导致听力丧失；眼部受累的最高比例可达 50% 以上，表现为眼球突出，结膜炎、虹膜炎、视网膜血管炎及角膜溃疡，视神经及眼肌损伤导致视力障碍等。

（4）皮肤黏膜：表现为下肢可触及的紫癜、多形红斑、斑疹、瘀点（斑）、丘疹、皮下结节、坏死性溃疡形成以及浅表皮肤糜烂等。

（5）肾脏损害：绝大部分病例均有肾脏病变。可出现蛋白尿，红、白细胞及管型尿，严重者伴有高血压和肾病综合征，终可导致肾衰竭，是重要死因之一。

（三）辅助检查

（1）实验室检查：血沉增快，白细胞计数升高，贫血，抗中性粒细胞胞浆抗体 90% 阳性，为标记性抗体。抗中性粒细胞胞浆抗体（尤其是 C － ANCA）为标记性抗体。尿沉渣异常：镜下血尿（红细胞计数 > 5/ 高倍视野）或出现红细胞管型。

（2）胸 X 线检查：异常胸片示结节、固定浸润病灶或空洞。

（3）CT 检查：有助于鼻窦和肺脏的诊断。

（4）耳鼻喉科检查：肉芽肿性炎性改变。

（5）其他各类活检：鼻窦、上呼吸道、支气管内、肺、肾、皮肤活检是诊断的重要依据。

（四）治疗原则

病情活动期使用糖皮质激素及环磷酰胺联合治疗有显著疗效。对严重病例如并发中枢神经系统血管炎、呼吸道病变伴低氧血症、进行性肾衰竭者，可采用激素冲击治疗，甲基泼尼松龙 1g/d，应用 3 天，注意观察药物不良反应，如继发骨髓抑制、感染、外周血白细胞降低等。病情缓解后遵医嘱激素规律减量，并以小剂量维持。

【护理措施】

（一）基础护理

（1）休息：保持病室内环境舒适安静，温、湿度适宜。活动期患者应卧床休息，加强巡视，满足合理生活需要。病情稳定后逐渐恢复轻体力活动，避免劳累。

（2）饮食：宜进食高热量、高蛋白、高维生素、营养丰富、易消化吸收的流质或半流质饮食。

（3）心理指导：护士应给予患者安慰和鼓励，耐心倾听患者提出的问题，满足合理需求，告知疾病发展与转归及注意事项，帮助其树立战胜疾病的信心。

（二）专科护理

（1）鼻腔的护理：进行鼻腔冲洗护理，每日早晚各 1 次，清除脓涕、血涕及坏死组织，后可予复薄油滴鼻，加快创面愈合。

（2）眼部护理：评估疼痛的部位、性质、强度、诱因、加重及缓解的因素。减少引起疼痛的原因，如剧烈运动，情绪激动等，分散患者注意力，促进患者舒适。认真听取患者主诉，遵医嘱冰块物理或药物止痛。用生理盐水冲洗眼部，清除分泌物，遵医嘱给予眼药水滴眼。

（3）肺部的护理：在使用激素和免疫抑制剂时，约 6% 的患者可出现卡式肺囊虫肺炎，并可成为死亡原因之一，故预防卡式肺囊虫肺炎至关重要。加用复方新诺明抗感染治疗有良好疗效，同时可预防疾病复发。护士定时巡视患者，观察呼吸情况、监测血氧饱和度；如有憋气、咯血及呼吸困难时，及时通知医生，给予氧疗；遵医嘱给予雾化吸入治疗，湿化气道、促进排痰。

（4）活检术后护理：应密切观察有无出血的发生，如呼吸道大咯血，紧急配合抢救。

（5）肾脏护理：急性期如出现肾衰竭需透析，危重病例需血浆置换治疗时，护士应密切监测血电解质、血压和24h出入量，保持水、电解质平衡。同时监测患者的凝血功能，注意有无出血倾向。

（三）健康指导

（1）房间定时通风，温、湿度适宜，预防感染至关重要。

（2）自我检测血压变化，定期监测肾功能指标的变化。

（3）注意鼻腔卫生清洁。了解每天定时鼻腔冲洗重要性，预防反复感染。

（4）注意眼睛的保护，出现症状反复时及时就医。

（5）指导患者了解药物的作用和副作用，按时服药，不能私自停药减量，长期服用激素注意补钙，服用免疫抑制剂过程中注意复查血常规及肝功能。

七、白塞病

【概述】

白塞病（Behcet’s disease, BD）是一种多系统多器官全身性的自身免疫性疾病，全身大中小血管均可累及。大部分患者预后良好，眼部、中枢神经及大血管受累者预后不佳。日本和我国北方是高发区。任何年龄均可患病，好发年龄为16~40岁。我国以女性患者居多，男性患者血管、神经系统及眼部受累较女性多且病情重。

（一）病因

目前本病病因未明，有一定遗传易感性，且与微生物感染、遗传因素、自身免疫有关，与生活习惯、饮食、环境等也相关联，寒冷是诱发本病的环境因素。病理改变是血管炎性改变。

（二）临床表现

为反复发作的口腔溃疡、眼葡萄膜炎、生殖器溃疡三联征，以及关节炎、多发性血管阻塞、皮肤、消化道、神经系统损害等表现。

（1）口腔溃疡：绝大多数患者均出现，常位于颊部、唇、咽、扁桃体，单发或多发，疼痛剧烈，进食困难，1~2周内自愈。

（2）生殖器溃疡：发生在口腔病变后，红斑或丘疹出现24~48h后形成脓疱，继而形成溃疡。1~3周可自愈。女患者溃疡主要位于外阴和阴道，男性患者则在阴囊处，也可在肛周。外阴溃疡疼痛剧烈，阴道和宫颈溃疡无症状，需仔细询问或经妇科检查明确。

（3）眼部：角膜溃疡、结膜炎、前后葡萄膜炎、视网膜血管炎、视神经炎等可出现视力下降、视物模糊、畏光流泪、眼球充血疼痛，甚至失明。

（4）血管病变：可累及大中小动脉血管，称为血管贝赫切特综合征，是致死重要原因之一。以小血管和静脉为主，也可发生大静脉血栓和大动脉炎。可累及心脏，出现心悸、心绞痛和慢性心功能不全。可出现室壁瘤，严重者可发生猝死。

（5）消化道受累：整个消化道均可受累，可出现单个或多个消化道溃疡、导致穿孔和消化道出血。

（6）神经系统损害：可累及脑干、脑膜及周围神经，又称神经贝赫切特综合征，男性多于女性，多在发病后1~3年出现，是严重并发症之一。中枢神经系统受累较周围神经受累多见，神经系统受损部位呈局灶性或弥漫性，可出现多种复杂的神经精神症状，治疗效果差，是死亡主要原因之一。脑膜脑炎是神经贝赫切特综合征最常见的临床表现，可有头痛、发热、颈强直、颅内压升高、视盘水肿等脑膜刺激征；可有四肢瘫痪、失语、共济失调小脑和脑干受损症状。

（7）皮肤：为病变主要表现之一，病变多样，以四肢或躯干部结节性红斑及毛囊炎样皮疹最常见。白塞病患者普遍存在非特异性皮肤过敏，针刺反应阳性。

（三）辅助检查

（1）白塞病无特异性实验室诊断指标，免疫学指标均阴性，疾病活动期白细胞增高，红细胞沉降率增快，C-反应蛋白增高，血小板凝集功能增强。约半数的患者HLA-B5（尤其HLA-B51）阳性率57%~88%，与眼、消化道病变相关。

（2）针刺反应试验：此试验特异性较高且与疾病活动性相关，阳性率60%~78%。即在肌肉或静脉穿刺48h后，在针眼部位出现炎性红色丘疹或脓疱样改变，常作为白塞病诊断依据之一。

（3）特殊检查：①腰穿检查常有脑脊液压力增高，白细胞数轻度升高。② MRI检查：脑干、脑室旁白质和基底节处的增高信号。③胃肠钡剂造影及内窥镜检查、血管造影、彩色多普勒有助诊断病变部位及范围。④肺X线片、高分辨的CT、肺血管造影、同位素肺通气或灌注扫描等检查均有助于肺部病变诊断。

（四）治疗原则

（1）糖皮质激素：能缓解血管炎症，需同免疫抑制剂联合用药。临床常用的免疫抑制剂有环磷酰胺、环孢素A、甲胺蝶呤等。当出现白塞脑病时可采用鞘内注射地塞米松治疗控制病情。

（2）生物制剂：近年国内外报道对于治疗口腔溃疡、皮肤病及关节症状有一定疗效，也可用于急性眼部病变。

（3）雷公藤总甙：对口腔溃疡、关节病、眼炎有肯定疗效。

（4）局部用药：局部症状予以对症治疗。

【护理措施】

（一）基础护理

（1）休息：病情活动期患者应卧床休息。保持病室内环境舒适安静，温、湿度适宜。病情稳定后恢复轻体力活动，养成良好生活习惯，避免劳累。

（2）饮食：宜选用清淡饮食。避免食用辛辣，刺激性的食物。

（3）心理指导：应加强与患者的沟通，保持心情舒畅、情绪稳定，避免精神刺激。帮助患者树立战胜疾病的信心，积极配合治疗。

（二）专科护理

1. 皮肤黏膜的护理

（1）口腔：饭后予以漱口水含漱。刷牙时用软毛刷，动作轻柔；对于不能刷牙的患者，护士协助予以口腔护理，以口腔冲洗为宜；疼痛明显者可在漱口液中加入利多卡因减轻疼痛。口腔护理后给予溃疡局部涂以口腔溃疡散糊膏剂，减轻疼痛，促进溃疡愈合。以流食或半流食为主，禁吃辛辣、刺激性大的食物。

（2）外阴：用1∶5000高锰酸钾溶液清洗或坐浴，后再涂以抗生素软膏，防止感染。

（3）皮肤：假性毛囊炎可局部外涂抗生素软膏。避免用手抓挠皮肤及挤压毛囊。减少穿刺次数，注意无菌操作。

2. 消化道系统的护理

观察胃肠道症状，如出现腹痛、腹泻、便血等症状，及时通知医生，警惕消化道及肠穿孔的发生。

3. 血栓护理

（1）心血管病变：对于出现室壁瘤的患者，护士定时巡视，倾听患者的主诉。如出现憋气、心悸及心律失常等症状及时通知医生处理，必要时予患者吸氧，指导患者活动与休息，保持大便的通畅，避免排便用力，必要时给予通便剂。预防室壁瘤破裂引起猝死。

（2）静脉血栓形成：较常见。观察肢体感觉异常、局部红肿热痛的程度。每日测量肢围，抬高患肢，减少活动，警惕血栓脱落而引起猝死；应用抗凝剂时，注意观察有无出血倾向，监测出凝血时间。

4. 中枢神经系统护理

脑膜脑炎的典型表现是脑膜刺激征，如头痛、颅内压增高等，脑干损害表现为失语、偏瘫及癫痫发作。故应注意患者神志意识及观察生命体征的变化，听取患者主诉，采取安全防护措施，提供良好的环境，减少不良刺激，遵医嘱给予对症处理及相应护理。

5. 眼部护理

（1）各种散瞳剂滴眼预防色素膜炎症后粘连。用5%泼尼松滴眼液滴眼，炎症严重时可结膜下注射地塞米松，减轻炎症渗出。遵医嘱正确及时给予患者眼部用药，并观察药物疗效。

（2）加强对视力的监测。

（3）眼部疾病患者注意安全，协助做好基础护理。

（三）健康指导

（1）告知患者注意皮肤黏膜的卫生，出现口腔溃疡、生殖器溃疡、毛囊炎时，及时就诊，遵医嘱加强局部处理 。

（2）教会患者学会自我监测，了解并发症的症状，如观察视力下降明显，出现消化道溃疡相关症状：恶心、呕吐、腹痛、腹泻、便血；神经系统受累、头痛、颈项强直、肢体瘫痪等，应及时就诊。

（3）指导患者了解药物的作用和副作用，按时服药，不能私自停药减量，长期服用激素注意补钙。使用抗凝药物时，警惕出血，遵医嘱定期监测出凝血时间。在使用免疫抑制剂过程中注意复查血象及肝功能。

（4）如患者出现视力下降时，需做好安全防护措施，并告知患者定期复查的重要性。

（张春燕　王　薇）

第七节 复发性多软骨炎患者的护理

【概述】

复发性多软骨炎（relapsing polychondritis，RP）是一种较少见软骨复发性炎症和进行破坏性的自身免疫性疾病，常为耳、鼻、喉、气管、眼、关节、心血管等结缔组织和神经系统受累。好发年龄为 40~60 岁，发病无性别倾向及家族史。

（一）病因

复发性多软骨炎的病因目前仍不清楚，软骨基质受外伤、炎症、过敏等因素的影响暴露出抗原性，导致机体对软骨局部或有共同基质成分的组织的免疫反应。

（二）临床表现

复发性多软骨炎多起病突然并常反复发作。发作期可伴发热、局部疼痛、疲乏无力、体重减轻和食欲缺乏等。

（1）耳郭软骨炎：外耳郭红肿热痛出现结构畸形，反复发作松弛出现塌陷畸形，形成“菜花样”耳；炎症侵犯外耳道、咽鼓管可导致听力减退和传导性耳聋；内耳损伤致感音听力丧失；伴前庭受累者有眩晕症状。

（2）鼻软骨炎：发生率高，形成“鞍鼻”样畸形伴鼻塞、鼻溢、鼻硬结。

（3）眼炎：为特征性表现。以巩膜外层炎、结膜炎及葡萄膜炎最为常见。

（4）关节炎：暂时性、非对称性、非破坏性关节炎，数日数周可自行缓解。好发于四肢大关节，胸锁关节、胸肋关节等部位。肋软骨因炎症而被吸收后形成连枷胸。

（5）呼吸道软骨炎：累及第一、第二支气管，表现为喉部压痛、声音嘶哑以及失声。喉头会厌水肿可以导致窒息、喘鸣、干咳、吸气性呼吸困难、呼吸困难乃至呼吸衰竭，气管狭窄或动力性气道塌陷而窒息是本病猝死的原因。

（6）心血管表现：30% 的患者可发生血管炎，主动脉瓣关闭不全是复发性多软骨类最常见心脏表现。

（三）辅助检查

（1）实验室检查：白细胞和血小板的升高；红细胞沉降率增快，C- 反应蛋白升高，冷球蛋白和免疫复合物阳性；类风湿因子、抗核抗体常见阳性；抗胶原 II 型抗体，在病情活动早期出现阳性。

（2）X 线检查：可见阻塞性肺不张和肺炎、主动脉弓进行性扩大，耳郭、鼻、气管和喉软骨钙化。

（3）镓核素显影：判断肺血管炎程度及范围的可靠指标。

（4）纤维支气管镜的检查：气管、支气管普遍狭窄，软骨环消失，黏膜增厚。

（5）肺功能监测：吸气、呼气均有阻塞性通气功能障碍。

（6）CT 和 MRI 检查：可清晰的显示大气道的管壁增厚，管腔狭窄和软骨钙化。

（7）^{99m}Tc 骨核素扫描：有助于评价复发性多软骨炎患者骨和软骨受累的范围。

（四）治疗原则

（1）仅有鼻、耳郭和关节软骨炎而无内脏受累者可用非甾体抗炎药。如应用7~10天反应不佳可选用激素或胺苯砜。可两者合用或加用免疫抑制剂。

（2）重要脏器受累：包括眼、喉、气管及支气管等，加用糖皮质激素、免疫抑制剂控制病情，抑制病变的急性发作，减少复发的频率。可采用甲强龙1g/d应用了3天冲击治疗，后减量至最小维持量。对于激素、免疫抑制剂疗效差的患者可试用生物制剂，已有少量成功病例报道。

（3）气道梗阻时治疗：及时请外科会诊干预，声门、咽喉炎症、水肿、软骨塌陷时气道梗阻，难以气管插管，需行气管切开，争取药物治疗时机。软骨炎所致的局限性气管狭窄可行手术切除或行植入气管支架。

（4）在此类患者的治疗中需要警惕激素和免疫抑制剂引发肺部感染，引起气道黏膜水肿加重、分泌物增加和氧和障碍加重病情，故应加强雾化吸入治疗，可以湿化气道，稀释痰液、止咳、平喘。

【护理措施】

（一）基础护理

（1）休息：病情活动期患者应卧床休息，调节适宜病房温湿度，保持呼吸道通畅，床旁备好急救物品，预防窒息。

（2）饮食：视病情给予流质或半流质饮食，多饮水，以免引起会厌和喉部疼痛，避免食用辛辣，刺激性的食物。

（3）心理指导：与患者建立相互信任的关系，鼓励患者表达自己的感情及想法；指导患者正确对待自己的形象改变，帮助患者树立战胜疾病的信心，积极配合治疗。

（二）专科护理

（1）呼吸道的护理：指导患者半卧位；遵医嘱定时做雾化治疗并雾化后协助拍背促进排痰；床旁准备负压吸引装置随时为患者吸痰，保持呼吸道的通畅；在患者床旁桌上放置气管切开包备用，紧急情况下行气管切开术，拯救患者生命。

（2）气管切开患者的护理：伤口处每日定时换药，检查插管固定情况并密切观察分泌物的颜色、必要时留取培养。如为绿脓杆菌，加用0.1%醋酸溶液换药；每日清洗气管套管管芯早晚各一次，并清除痰痂。床旁准备负压吸引装置，随时为患者吸痰，检查插管固定情况，保持呼吸道的通畅；增加室内湿度，补充因气管切开造成的体内水分丢失，加强气道湿化，可采取局部湿敷纱布的方法，避免痰液干燥形成痰痂。

（3）鼻及耳郭软骨病变护理：对于失声和听力下降的患者鼓励患者使用纸笔表达自己的感受，加强沟通和指导。患者出现鼻塞、鼻溢、鼻硬结时定时给予鼻冲洗，清理分泌物，预防感染。

（4）对于眼部受累导致视力下降、失明的患者，做好宣教指导，保证患者安全防范措施到位；如常用物品放置位置要固定，满足患者基本生活需要。

（5）行纤维支气管镜检查术及气管切开术时，术前术后护理参考纤维支气管镜检查术护理常规及气管切开术护理常规。

（三）健康指导

（1）保持室内空气流通，定时开窗通风，温湿度适宜，并嘱患者根据气温变化及时增减衣物，预防感冒。嘱患者适当锻炼身体，做一些较缓和的运动，注意劳逸结合。远离人员较多的公共场所，预防感染。

（2）高蛋白、高热量、高维生素的饮食保证营养的供给，并注意饮食卫生。加强补钙，防止骨质疏松的发生。

（3）气管切开放置金属气管套管的患者注意套管固定松紧适宜，防止脱管；掌握换药和气管内套管的清洁方法，注意无菌操作，每天换药2次。教会患者自我观察气管切开伤口处有无红肿热痛，有无脓液溢出。告知患者紧急事件如脱管或痰痂阻塞等处理方法。

（4）鼓励患者表达自己的感情和对自己的想法、看法。对家属说明情况，鼓励家属正确对待患者的形象改变，亲人之间相互交流、统一思想。告知患者疾病控制后，可设法弥补缺陷。允许患者发泄其感情。

（5）指导患者了解药物的作用和副作用，长期服用激素注意补钙，在使用免疫抑制剂过程中注意复查血常规及肝功能。有病情变化及时就诊，定期复查。

（张春燕　王　薇）

第二卷第1篇《内科临床护理》

参考文献

[1] 陈灏珠．实用内科学．第12版．北京：人民卫生出版社，2005.

[2] 夏宏器，邓开伯．心律失常的临床分析与决策．北京：中国协和医科大学出版社，2002.

[3] Braunwald.心脏病学.第5版.陈灏珠译.北京：人民卫生出版社，2000.

[4] 王俊平，李肖静．内科疾病护理常规.郑州：郑州大学出版社，2011.

[5] 叶文琴，王筱慧，张玲娟.现代临床内科护理学．北京：人民军医出版社，2009.

[6] 张泽灵．心脏内科疾病诊断治疗指南．北京：中国协和医科大学出版社，2004.

[7] 田晓梅，张今朝．病毒性心肌炎的综合护理．中国中医急症，2010，19（6）：1056~1057.

[8] 孙福珍．扩张型心肌病的护理体会及预防措施．医学信息，2010，23（8）：2744~2745.

[9] 陈映琳，许小玲，邱喜然等.肥厚型心肌病的观察及监护.实用心电学杂志，2006，15（4）：306.

[10] 赵水平，胡大一.心血管病诊疗指南解读.第3版.北京:人民卫生出版社，2008.

[11] 赵春兰，陈新华，李慧铭.1例急性感染性心内膜炎的护理分析.实用护理志，1996，（8）.

[12] 陆再英，钟南山.内科学.第7版.北京：人民卫生出版社，2008.

[13] 魏琼.主动脉夹层的护理.全科护理，2011，（7）：3061.

[14] 陈灏珠，林果为.实用内科学.第13版.北京：人民卫生出版社，2009.

[15] 蔡柏蔷.呼吸内科诊疗常规.北京：人民卫生出版社，2007.

[16] Springhouse工作室.轻松危重症护理.第2版.胡万宁，王希柱，王秀艳译.北京：北京大学医学出版社，2009.

[17] 梁涛，郭爱敏.临床护理学：氧合.北京：中国协和医科大学出版社，2002.

[18] 王吉耀.内科学.北京：人民卫生出版社，2003.

[19] 李红，李映兰.临床护理实践手册.北京：化学工业出版社，2010.

[20] 蔡柏蔷，李龙芸.协和呼吸病学.第2版.北京：中国协和医科大学出版社，2011.

[21] 李羲，张劭夫.实用呼吸病学.北京：化学工业出版社，2010.

[22] 吴晓玲，黎贵湘.呼吸内科护理手册.北京：科学出版社，2011.

[23] David W. Hay..胃肠病学手册.第2版.钱家鸣译.北京：科学出版社，2008.

[24] 萧树东，许国铭.中华胃肠病学.北京：人民卫生出版社，2008.

[25] 姚景鹏.内科护理学.第2版.北京：人民卫生出版社，1999.

[26] 陈其奎，何兴祥，朱兆华.消化疾病诊断学.北京：人民卫生出版社，2006.

[27] 王吉耀，刘文忠.现代消化科手册.上海：上海科学技术文献出版社，2003.

[28] 徐雅萍.中西医结合治疗慢性腹泻的护理要点．现代实用医学，2002，14（6）：327.

[29] 赵玉英．预防老年心脑血管患者便秘的健康指导．中国实用医药，2008，3（10）：201~202.

[30] 关月英．老年人便秘的饮食及药物护理.中国社区医师（医学专业），2011，11（13）：268.

[31] 颜霞．实用血液科护理及技术．北京：科学出版社，2008.

[32] 张之南，单渊东．协和血液病学．北京：中国协和医科大学出版社，2004.

[33] 张士华．血液病护理．天津：天津科学技术出版社，2003.

[34] 黄晓军．血液病学．北京：人民卫生出版社，2009.

[35] 中国多发性骨髓瘤工作组．中国多发性骨髓瘤诊治指南．中华内科杂志，2008，47（10）.

[36] 朱登萍，杨军华．多发性骨髓瘤的护理进展．解放军护理杂志，2005，22（5）.

[37] 付玲，张莉．50例多发性骨髓瘤临床分析及家庭护理．现代护理，2003，9（3）.

[38] 张振路.临床护理健康教育指南.广州：广东科学技术出版社，2002.
[39] 李小银，揭素铭，李碧辉.心理护理及健康教育在多发性骨髓瘤治疗中的作用．实用医学杂志，2006，22（13）：1584~1585.
[40] 郭晓燕，张俊华．预防化疗所致恶心、呕吐药物及护理支持进展．护理研究，2003，17（5）：259.
[41] 周凡，王吉刚，雷畅，等．真性红细胞增多症、原发性血小板增多症65例诊治分析．实用医学杂志，2011，27（6）：1123~1124.
[42] 张洪，余芳．真性红细胞增多症护理体会．中医药临床杂志，2011，（4）.
[43] 中华医学会．临床诊疗指南：血液学分册．北京：人民卫生出版社，2006.
[44] 沈华琴．小儿过敏性紫癜的观察和护理．护士进修杂志，2007，22（18）：1718~1719.
[45] 马艳玲．160例特发性血小板减少性紫癜病人的护理．全科护理，2011，9（16）：1417~1418.
[46] 赵艳．特发性血小板减少性紫癜91例临床护理．齐鲁护理杂志，2011，（7）.
[47] 房贵菊，熊玉芝，何俊华．血友病患者出血的综合护理．护士进修杂志，2009，24（10）：953.
[48] 郝改林．产科弥漫性血管内凝血病人的急救及用药护理．护理研究，2005，19（16）：1474~1475.
[49] 管滨．骨髓移植病人的出院指导．全科护理，2009，7（8B）：2156~2157.
[50] 范瑞华，白献红，王励，等．异基因外周血造血干细胞移植的护理流程．河南医学研究，2007，16（2）：172~176.
[51] 吴江．神经病学．第2版．北京：人民卫生出版社，2010.
[52] 中华医学会神经病学分会脑血管病学组急性缺血性脑卒中诊治指南撰写组．2010中国急性缺血性脑卒中诊治指南．中华神经科杂志，2010，43（2）：146~152.
[53] 尤黎明，吴瑛．内科护理学．第4版．北京：人民卫生出版社，2006.
[54] 杨巧红，肖丹，李冬娜，等．院前家庭急救对出血性脑卒中预后的影响．中华护理杂志，2009，44（5）.
[55] 秦娟，郭秀君．良肢位摆放在脑卒中偏瘫患者早期康复护理中的应用进展．中华护理杂志，2009，44（5）:424~426.
[56] 沈启香，曹龙．蛛网膜下腔出血患者的综合护理．现代中西医结合杂志，2009，18（31）:3906~3907.
[57] 高爱红．蛛网膜下腔出血的护理.中国医药指南，2010，8（30）：108~109.
[58] 马铮，王如文，蒋耀光，等．重症肌无力胸腺Foxp3基因转录表达水平及其临床意义．第三军医大学学报，2007，29（9）：767~769.
[59] 李云飞．胸腺切除治疗重症肌无力的疗效及其影响因素分析．福建医科大学，2009.
[60] 李运涛．胸腺瘤伴重症肌无力外科治疗与预后分析．山东大学，2009.
[61] 邢怡，重症肌无力患者工作记忆研究．山东大学，2009.
[62] 曾双琴，冯凌云．急性脊髓炎的护理体会．基层医学论坛，2009，13（18）：495~496.
[63] 郑玉华，许勇．10例小儿急性脊髓炎的护理．中国实用医药，2010，5（20）:227~228.
[64] 叶志弘．护理实践指南．杭州：浙江大学医学院附属邵逸夫医院，2008.
[65] 陈克龙，樊永平．多发性硬化中医证型分类的文献分析．辽宁中医杂志，2011，38（1）:85~87.
[66] 李咏梅．多发性硬化和视神经脊髓炎MR成像研究．重庆医科大学，2008.
[67] 朱灿胜，胡学强．多发性硬化与血管改变及相关因素的关系．中华神经科杂志，2006，39（10）：707~709.
[68] 郝伟，李风翔．多发性硬化中的周围神经异常．中国神经免疫学和神经病学杂志，2000，7（1）：42~44.
[69] 徐桂红，钟月桂，陆正齐．多发性硬化患者的护理．护士进修杂志，2008，23（21）：1961~1963.
[70] 沈钺，孙艳．3例新型隐球菌性脑膜炎的临床观察与护理．天津护理，2007，15（4）：193~194.
[71] 章惠如．两性霉素B治疗隐球菌性脑膜炎的护理．中国实用神经疾病杂志，2008，11（9）：150.
[72] 王维治．神经病学．第5版．北京：人民卫生出版社，2005.
[73] 刘武晶，郭长秀，王宏艳．特殊表现的甲亢性周期性麻痹19例临床分析．牡丹江医学院学报，2000，21（1）:37~38.
[74] 朱红秋，汪润，陈出新．城市农民工低钾型周期性瘫痪的临床特点分析．中国实用神经疾病杂志，2007，10（3）:28~30.

[75] 叶任高．内科学．第5版．北京：人民卫生出版社，2000.
[76] 张锦辉，崔雷．当前癫痫治疗研究文献分析．第四军医大学学报，2006，27（11）.
[77] 林惠凤．实用血液净化护理．上海：上海科学技术出版社，2005.
[78] 王文娟，吴春燕，应迎娟，等．穿刺方法对血透动静脉内瘘并发症的影响．中华护理杂志，2009，44(2)：180~181.
[79] 王质刚．血液净化学．第2版．北京：北京科学技术出版社，2003.
[80] 叶朝阳．血液透析血管通路的理论与实践．上海：上海医科大学出版社，2001.
[81] 陈香美．血液净化标准操作规程．北京：人民军医出版社，2010.
[82] 吴阶平．吴阶平泌尿外科学．济南：山东科学技术出版社，2008.
[83] 王海燕．肾脏病学．第3版．北京：人民卫生出版社，2008.
[84] 陈香美．临床诊疗指南：肾脏病学分册．北京：人民卫生出版社，2011.
[85] 叶任高，李幼姬，刘冠贤．临床肾脏病学．第2版．北京：人民卫生出版社，2007.
[86] 文艳秋，刁永书.肾脏内科护理手册．北京：科学出版社，2011.
[87] 王兰，郑一宁．实用肾脏科护理及技术．北京：科学出版社，2008.
[88] 陈香美．腹膜透析标准操作规程．北京：人民军医出版社，2010.
[89] 吴春虎，楼松．协和听课笔记：内科学．北京：人民军医出版社，2008.
[90] 那彦群，孙光.中国泌尿外科疾病诊断治疗指南手册（2009版）．北京：人民卫生出版社，2009.
[91] 徐秀菊．肾盂肾炎的临床护理及体会.中华现代内科学杂志．2008，5（1）.
[92] 于信玲，徐维娟.急性肾盂肾炎护理体会.中华腹部疾病杂志，2006，6（3）：216.
[93] 梁荩忠，张存泓.常见内分泌及代谢病的诊断与治疗．成都：四川科学技术出版社，1998.
[94] 袁丽，武仁华．内分泌科护理手册．北京：科学出版社，2011.
[95] 张静平，李秀敏．内科护理学．北京：人民卫生出版社，2009.
[96] 张培毅，刘新民．腺垂体功能减退症与替代疗法．辽宁医学杂志，2001，15(1):2~3.
[97] 欧阳常林.腺垂体功能减退症并垂体危象的临床诊治分析．中国当代医药，2010，17(21):131~132.
[98] 孙良阁，赵显国，郭廷华，等.血液净化疗法成功抢救严重甲状腺危象二例报告.中华内分泌代谢杂志，2004，20 (2)：115~117.
[99] 周盛鹏，谢锦桃，刘军，等，甲状腺疾病临床诊疗流程．中国全科医学，2008，11（8B）:1466-1471.
[100] 曹伟新，李乐之．外科护理学．第4版．北京：人民卫生出版社，2006.
[101] 中华医学会糖尿病学分会．中国2型糖尿病防治指南（2010年版）．北京：北京大学医学出版社，2011.
[102] 唐福林，吴东海．临床诊疗指南：风湿病分册．北京：人民卫生出版社，2005.
[103] 吴欣娟，张春燕．实用风湿科护理及技术．北京：科学出版社，2008.
[104] 唐福林．风湿免疫科医师效率手册．第2版．北京：中国协和医科大学出版社，2010.
[105] 曲维香．标准护理计划．北京：北京医科大学，中国协和医科大学出版社，1997.
[106] 孙冬红，刘永杰，于孟学．风湿科主治医生376问．北京：中国协和医科大学出版社，2000.
[107] Tran T P, Khoynezhad A. Currentmanagement of type Baortic dissection. Vasc Health Risk Manag, 2009.
[108] Zalzstein E, HamiltonR, ZuckerN, et al. Aortic dissection in children and young adults:diagnosis,patients at risk, and outcomes.CardiolYoung, 2003.
[109] Robinson PN, Arteaga SolisE, BaldockC, et al. Themolecular genetics ofMarfan syndrome and related disorders. JMed Genet, 2006.
[110] Scully C, Langdon J, Evans J. Marathon of eponyms: 5Ehlers-Danlos syndrome.OralDis, 2009.
[111] Hasham SN, W illingM C, GuoD C, et al. Mapping a locus for familial thoracic aortic aneurysms and dissections(TAAD2) to 3p24-25. Circulation, 2003.
[112] Ben GalY, PevniD, PazY, et al. Obstacles in the diagnosis of acute aortic dissection. Heart Surg Forum, 2004.
[113] MarianiM A, DA' lfonso A, Nardi C, et al.Aortic dissection: diagnosis, state-of-the-artof mi aging and newmanagement acquisitions. ItalHeart J, 2004.

中华当代护理大全
第二卷
（上）

第2篇

外科临床护理

WAIKE LINCHUANG HULI

第 2 篇

第一章

外科围手术期患者的护理

第一节 术前护理

术前护理是指从患者决定手术开始直至患者离开病房进入手术室的这段时间内实施的护理。此期的主要目标是提高患者对手术的耐受力，确保患者以最佳的身心状态接受手术治疗。

一、常见术前检查护理及健康指导

患者术前检查，主要包括各种化验检查，仪器、设备的辅助检查；教育的主要内容为检查的方法、配合要点及并发症预防等。

（一）一般检查

患者术前一般检查，包括胸片、心电图、血常规、肝肾功能、血型及交叉配血试验、凝血酶原及促凝血酶原激酶时间、尿液检查、肺功能指标等。护士要教会患者准确留取尿、粪标本，指导患者配合化验员和护士留取血标本，告知患者X线、B超及心电图等检查的时间、地点及重要性，从而全面了解患者的情况，及时纠正不良状态，提高手术耐受性。

（二）特殊检查

（1）上消化道造影：包括碘剂造影、钡餐造影。检查前应禁食4~6h，严重便秘者给予番泻叶口服；检查后遵医嘱给予导泻药物使患者尽早排出钡剂。

（2）胃镜检查：检查前至少禁食8h；幽门梗阻者应先为其抽尽胃内容物，必要时遵医嘱给予温盐水反复洗胃直至胃液清亮。检查后适当卧床休息；加强生命体征观察，如出现头晕、心率加快、血压降低，则提示有出血可能。检查后如无不适主诉，禁食2h后可进半流饮食；如取活检4h后方可进半流质。观察腹部症状、体征及大便情况，活检后1~2天内，部分患者可有少量黑便；若有大量黑便或出现腹痛应立即报告医生处理。

（3）肠镜检查：检查前两天进少渣半流，前一天进流汁，检查当日凌晨4:30督促患者口服50%硫酸镁100ml+5%葡萄糖氯化钠1 500ml（或等量的白开水）。对于口服硫酸镁准备效果不佳者必要时行清洁灌肠。检查当日禁早餐，并告知患者带好X线摄片及检查报告。检查后嘱患者卧床休息，观察腹部症状、体征及大便颜色、性质。未取活检者无不适主诉2h后可进流质饮食。

（4）口服胆囊造影：造影前一天中午指导患者进食高脂餐，晚餐进素食；检查前一天晚上8:00口服造影剂后禁食，但口渴时可喝少量水；检查当日清晨6:00给予肥皂水灌肠，上午8:00去放射科拍片。检查后注意加强生命体征观察，尤其注意体温变化；观察患者有无腹痛，注意有无胆囊炎、胆石症急性发作。

（5）逆行胰胆管造影（endoscopic retrograde cholangiopancreatography，ERCP）：术前至少禁食6h；行碘过敏试验并抽血查血淀粉酶，为检查后提供对照；术前遵医嘱给予安定10mg或哌替啶50mg，肌内注射，以缓解患者对手术的恐惧情绪、减少麻醉药用量；阿托品0.5mg肌内注射以抑制腺体分泌。术后应禁食12h以防止进食后刺激胰腺分泌增加，并予以低脂饮食2天；造影后3h及次晨分别抽血查淀粉酶，若出现异常升高则立即报告医生处理；遵医嘱补液并给予抗生素；密切观察体温、腹痛及消化道症状，注意有无急性胰腺炎、胆道感染、出血、十二指肠穿孔等并发症发生。

二、术前准备护理及健康指导

（1）心理准备：术前焦虑是患者的常见心理反应，而心理上的焦虑直接影响到患者的躯体功能。护士应尽早通过各种术前干预帮助患者减轻焦虑，包括采用认知应对策略、音乐疗法来降低患者的焦虑紧张情绪，尊重患者的信仰，发挥患者的家庭和社会支持系统作用等。

（2）饮食指导：根据疾病和采用的麻醉方式不同给予患者不同的饮食指导。如肠道手术患者，入院后即给予低渣饮食，术前3天进食营养丰富的流质；非肠道手术者选择高热量、高蛋白、高维生素饮食以增强机体抵抗力。对于一般全麻和硬膜外麻醉手术的患者，术前8h应禁食，4~6h禁水，以防麻醉或手术中呕吐而引起窒息或吸入性肺炎。局麻患者术前可进食清淡、易消化的饮食，但不宜过饱。

（3）肠道准备：过去主张手术前晚肥皂水灌肠1次，以防术中麻醉后肛门括约肌松弛，导致粪便排出而增加污染机会，还可减少术后胃肠道胀气。但是，目前术前除肥皂水灌肠外，也可采取其他肠道准备方法，如腹部或盆腔手术，可在手术前晚给予清洁灌肠或缓泻剂。灌肠的目的是获得良好的手术显影，以防损伤肠腔或阻止肠内容物污染创口。对于肠道手术者，传统的肠道准备方法为：术前3天开始无渣饮食，同时口服肠道抗生素，术前晚清洁灌肠。近年来，肠道准备常采用术前3天进食半流质、术前1天进食流质，术前两天口服肠道抗生素，同时应用中药制剂做肠道准备，不主张以灌肠的形式做肠道准备。

（4）呼吸道准备：应劝有吸烟习惯的患者戒烟，以减少对呼吸道的刺激及呼吸道分泌物的产生。肺功能下降者应使用呼吸功能锻炼器，必要时雾化吸入。①教会患者深呼吸：通过鼻腔深吸气，再通过口腔慢慢呼出，吸呼比为1:（2~3）。②教会患者做有效咳嗽：深吸一口气后借助收缩腹肌和胸肌的力量震动肺部使痰液随气流咳出。有急性呼吸道炎症者，应待治愈1~2周后再行手术治疗。

（5）皮肤准备：术前备皮的目的是在不损伤皮肤的情况下减少皮肤表面的附着细菌，是预防切口感染的重要措施。传统的剃毛备皮只是简单地剃除表面毛发，清除细菌效果不明显，且易损伤手术野皮肤，破坏皮肤的完整性，使细菌更易侵入、定植生长。不剃毛备皮是指在彻底清洁手术区域皮肤外不剃除毛发，或仅对手术切口区域可能影响手术操作的毛发如较长的鼻毛、汗毛、胸毛、腋毛、阴毛等予以剃除或剪除。以前要求手术前一日剃除手术区域和切口周围15cm范围内的毛发，目前建议手术如需备皮则必须在术前 2h 内执行。

（6）备血：大型手术者常规应进行血型鉴定与备血，采血必须双人校对双人执行。护士指导患者或其家属办理相关用血手续，并签订《输血治疗知情同意书》。

（7）预见性指导：术后有可能出现：①疼痛：告知术后镇痛方法、“痛尺”的使用方法及控制疼痛的重要性。②尿潴留：练习床上排便，减少导尿及留置尿管的时间。③长时间卧床导致的相关并发症：指导患者进行术后活动，告知术后早期活动的意义与方法，包括床上翻身、坐起、下床及肢体活动等。

（8）术前用药：目的是减轻焦虑，镇静催眠，提高痛阈，与麻醉药物产生协同作用，包括：①苯丙二氮卓类：咪唑安定、安定等，用于减轻焦虑、镇静镇痛和催眠。②麻醉药：哌替啶、芬太尼及吗啡，减轻术前不适。③止吐药：甲氧氯普胺、氟哌利多等，用于促进胃排空，减少恶心呕吐。④抗胆碱能药：阿托品及东莨菪碱等，用于减少口腔及呼吸道分泌物，镇静及防止心动过缓。

（9）术晨护理：手术当日护士应对患者进行再评估以确认患者能否接受手术治疗，同时遵医嘱完成相关准备，包括：①测量体温、脉搏、呼吸、血压，询问患者有无感冒或其他不适，询问女患者是否月经来潮。②按疾病需要留置尿管、胃管并妥善固定，目前许多医院已实行麻醉后置管。③嘱患者取下眼镜、义齿、发夹、手表、项链等，并交代家属保管好贵重物品，佩戴手腕标志带。④嘱患者排尿。⑤遵医嘱给予术前用药，用药前应确认所有术前医嘱、操作及医疗文书均已完成。⑥按手术需要将病历、X 线摄片、胸腹带及有关药物带往手术室，与手术室医护人员进行交接并填写《手术患者交接核查表》。

（10）转入手术室护理：麻醉前 30~60min 用床或平车将患者转入手术室。转运期间的患者安全应放在首位，必须仔细核对并确认患者的身份，一旦发现错误，应立即暂停手术。术前应始终有人陪护患者，以确保患者安全。

（11）环境及床单位准备：根据手术大小安排术后病床，准备输液架、吸引器、吸氧装置、常用急救物品与药品，必要时备胃肠减压装置。矫形外科手术应备硬板床，牵引患者注意备牵引架、牵引绳和重锤等。

（12）术前暂停核对：为确保手术安全，防止错误的手术部位、错误的手术患者、错误的手术操作的发生，目前提倡执行术前“暂停时刻”（time out）制度。即当患者躺在手术床上准备摆放手术体位、实施麻醉或皮肤消毒前，手术医生、麻醉医生、巡回护士等所有手术参与人员暂停其他工作，一起核对患者的姓名、性别、年龄、住院号、手术名称、手术部位等相关信息，三方人员确定无误，签名之后才能开始麻醉和手术。

三、麻醉护理

（一）麻醉方法选择

根据手术部位和患者的具体情况选择麻醉方法，同时，还应考虑麻醉医生的习惯、经验和医院的条件等。

（二）麻醉前访视

麻醉前对患者进行访视和评估，是完善术前准备和制定最合适于患者麻醉方案的基础。手术前一天，麻醉医生与护士应对患者进行访视，详细了解患者的病史、检验结果和精神状态，并通过病史复习和体格检查，评估患者对麻醉及手术的耐受性；向患者简单介绍麻醉施行方案及配合方法，以提高其对麻醉的认知和配合能力，缓解其焦虑的情绪；与患者或其委托代理人签订《麻醉知情同意书》。

目前，多采用美国麻醉医生协会（American Society of Anesthesiolog- ists，ASA）颁布的标准，在术前对患者的病情和体格情况进行评估。

1 级：患者的重要器官、系统功能正常，对麻醉和手术耐受良好，正常情况下基本无风险。

2 级：患者有轻微系统性疾病，重要器官有轻度病变，但代偿功能健全。对一般麻醉和手术可以耐受，风险较小。

3 级：患者有严重系统性疾病，重要器官的功能受损，但仍在代偿范围内。患者的行动受限，但未丧失工作能力，接受麻醉和手术有一定顾虑和风险。

4 级：患者有严重系统性疾病，重要器官病变严重，功能代偿不全，已丧失工作能力，经常受到生命安全的威胁。施行麻醉和手术均有危险，风险很大。

5 级：患者病情严重、濒临死亡，接受手术为孤注一掷。麻醉和手术对患者异常危险。

该分级也适用于急症手术。在评定的级别旁加“E”或“急”即可。

（三）饮食控制

麻醉前应常规禁食 8~12h，禁水 4~6h，以防麻醉中患者发生呕吐而导致窒息或吸入性肺炎。

（四）麻醉前用药

麻醉前应用一定的药物使患者精神镇静，增强麻醉效果，并能减少局部麻醉药的毒性反应，是术前准备必需的常规措施。

（1）抗胆碱药：抑制腺体分泌，有利于呼吸道通畅；亦可抑制迷走神经兴奋，避免术中心跳过缓或心搏骤停。常用阿托品 0.5mg 或东莨菪碱 0.3mg，麻醉前 30min 肌内注射（注意：甲状腺功能亢进症、高热、心动过速患者不宜使用）。

（2）镇静、催眠药：主要为巴比妥类药，有镇静、催眠、抗焦虑、抗惊厥和一定的抗局麻药物毒性的作用。常用苯巴比妥钠、安定或氟哌利多等于麻醉前 30min 肌内注射。

（3）镇痛药：可与全麻药起协同作用，从而减少麻药用量；对于剧烈疼痛的患者，麻醉前适量应用镇痛药有利于患者安静以便于手术配合；椎管内麻醉前使用能减轻腹部手术中的内脏牵拉反应。常用哌替啶 50~100mg 肌内注射或吗啡 5~10mg 皮下注射，但因其对呼吸中枢有抑制作用，儿童、老年人慎用，孕妇及呼吸功能障碍者禁用。

（五）麻醉前准备

麻醉前应常规准备好麻醉器械及药品，以保证麻醉顺利进行。药品包括麻醉剂、肌松剂及各种急救药；器械应常规准备好吸引器、面罩、喉镜、气管导管、供氧设备、静脉输液用具、纤维支气管镜、麻醉机、监护仪等。所有的麻醉器械和急救设备必须处于完好备用的状态。

（六）麻醉诱导室

麻醉诱导室专用于麻醉诱导，一般位于手术室内，配备实施麻醉所需的药品和麻醉机、心电监护仪等器械以及专职麻醉医生和护士。设置麻醉诱导室的主要目的是提高手术室的工作效率，避免因从病房接患者和准备、清理手术间造成的接台不紧凑；减少患者术前等待时间，避免外部环境对患者造成不良刺激；增加器械、巡回护士的准备时间。

麻醉诱导即患者由清醒转入麻醉状态的过程，是非常危险的过程，可能发生较多意外事件，如气管插管困难、药物不良反应、喉痉挛等。诱导室的医护人员在开始诱导前应安置好监测设备，以便在连续监测的情况下对患者进行诱导；诱导完成后根据患者拟施行的手术类型和预计手术时间追加麻醉药以维持患者的麻醉状态。在向手术室转运期间，麻醉医生与护士应协同护送，采用便携式呼吸机或简易呼吸器手控呼吸以维持通 / 换气功能，通过携带式监护仪持续监测，及时发现并处理意外情况。

（七）麻醉护理

（1）全麻护理：应严密观察病情，每 15~30min 测血压、脉搏、呼吸 1 次，直至患者完全清醒，循环和呼吸稳定。维持患者的呼吸功能，警惕有无呼吸抑制，注意预防并及时解除呼吸道梗阻，包括：①防止呕吐与误吸。②处理喉头水肿。③防止舌后坠。④处理过多的呼吸道分泌物。⑤处理喉痉挛等。维持循环功能，密切监测血压、心率、心律及心电图、中心静脉压等循环和血流动力学指标，发现心律失常、血压下降等异常情况及时报告处理。一旦发生心搏骤停，立即行心肺复苏抢救。积极处理神经系统并发症，包括：①高热与惊厥。部分全麻患者可能出现高热，甚至发生惊厥，应立即给予吸氧、物理降温，抽搐不止时给予硫苯妥钠肌内注射，延误抢救可致呼吸和循环功能衰竭而死亡。②体温过低。其原因可能与输入库存血过多过快、手术室及病室温度过低等有关，应注意落实保暖措施。

（2）椎管内麻醉护理：应安置患者于平卧位，严密观察病情，继续输液维持其循环功能，妥善固定好各种引流导管。每 15~30min 测量生命体征并记录，待病情稳定后，适当延长监测间隔时间。观察患者的尿量、引流量、体温及肢体感觉和运动情况；注意有无恶心呕吐、尿潴留、头痛及穿刺处疼痛等，发现异常及时汇报并处理。维持呼吸功能，术后仍有呼吸减弱或困难者，应继续给予吸氧或机械辅助呼吸。若由于辅助药物应用过多或用量过大，术后尚未苏醒者，应将其置于平卧位，头偏向一侧，并及时清除呼吸道分泌物，以保持其呼吸道通畅。防治腰麻后头痛，术后常规去枕平卧 6~8h。对切实因颅内压降低导致头痛者，应卧床休息、静脉补液或在硬脊膜外隙注射中分子右旋糖酐 30ml，以减少脑脊液外溢引起颅内压升高的危险。对麻醉后恶心呕吐者，应查明原因，对症处理；有尿潴留者，先行下腹部热敷和诱导排尿，不能卧床排尿者，可酌情改变体位或下床排尿，仍不能自行排尿时，予无菌导尿；穿刺部位有感染者，应给予抗生素治疗，必要时准备手术排脓；肢体麻痹或瘫痪者，应加强护理，以防床下活动时发生意外损伤。

（八）麻醉护士

1861 年，麻醉护士诞生于美国，并在全球范围内不断发展。目前，美国将从事麻醉相关服务的护理人员称为认证注册麻醉护士（Certified Registered Nurse Anesthetists，CRNAS），其属于高级实践护士范畴，必须具备麻醉护理的专业教育背景及临床实践能力，具有进行独立专业判断的能力，能对其自身的临床实践负责。

我国的麻醉护理起步较晚，麻醉专科护士是近年来为适应现代麻醉学科发展，借鉴国际麻醉护士实践经验而逐步发展起来的一支新的临床专科护士队伍。目前普遍认为，麻醉专科护士必须取得护士资格，并经过麻醉专业理论与技能培训，需具备广博的麻醉与监护理论知识，具备丰富的临床经验以及精湛的临床技能，熟练掌握呼吸机、监护仪、除颤仪等仪器的使用，掌握气管插管术、心肺复苏术等抢救技术，能为患者直接提供高质量的围麻醉期护理服务。目前由于麻醉护士编制较少，多数医院配备的麻醉护士往往身兼数职，承担着多元化的角色。

（1）麻醉患者的管理者：这是麻醉专科护士的主要角色，即为麻醉各期（诱导期、麻醉期和苏醒期）患者提供麻醉护理，包括密切监测病情变化，做好液体治疗护理，确保各管道在位通畅，正确记录麻醉护理文书，做好围麻醉期患者心理护理以及配合麻醉医生实施临床麻醉等。

（2）麻醉物品、药品的管理员：根据相关法律、法规及政策，结合医院实际情况，制定药品、物品的管理制度，严格落实麻醉药品管理。有计划地申领麻醉消耗品，认真做好物品的出入库登记，严格按照收费标准执行收费制度，确保合理使用、合理收费。

（3）医院感染的监控员：按照医院感染控制规定落实围麻醉期感染管理细则，严格落实消毒隔离制度，加强一次性物品使用管理。

（4）麻醉医生的助理员：麻醉护士应协助麻醉医生做好手术患者的围麻醉期管理工作，包括麻醉前准备，在麻醉期间协助麻醉医生密切观察病情，和麻醉医生一起积极预防、应对麻醉意外事件的发生和处理，配合麻醉医生实施麻醉期患者监护，并积极参与麻醉新技术、新业务的学习和运用。

麻醉专科护士应由麻醉科护士长管理，主要从事围麻醉期的监护、麻醉设备的保养、药品的准备，即负责术前、术中和术后与麻醉医生的配合工作，必须执行医嘱，绝不允许从事独立的麻醉技术操作和诊治处理，不得从事超出护士执行范围以外的有创操作，否则违法。

（韩文军）

第二节　术后护理

术后护理是指从患者离开手术室进入麻醉恢复室（或术后监护病房）直至与手术相关的治疗结束期间实施的护理。此期的主要目标是通过严密的观察和有效的护理干预、预防，发现并处理术后并发症，促进术后各器官功能的恢复。

一、麻醉苏醒期护理

手术操作结束，患者从麻醉中复苏的阶段为复苏期。复苏以血压平稳、呼吸良好、意识清醒为标志。麻醉尚未完全清醒的患者，随时有发生窒息、意外损伤、出血和休克的可能。护士应严密守护患者至其清醒能准确回答问题为止。

条件许可的医院，麻醉科设有麻醉后恢复室，可对复苏期患者进行集中观察。恢复室内常规配备心电监护仪，辅助呼吸器具（气管切开包、气管插管包、呼吸机、吸引器），维持循环器具（动静脉切开包、输血用品），心脏复苏器具（按压板、除颤器、起搏器）以及各类急救药品，并配备麻醉护士实施监护。

术后患者转入恢复室后的护理，包括：①与手术医生详细交接，包括手术名称、术中情况、引流情况、预计可能出现的并发症以及护理要点。②评估患者的生命体征，观察患者的意识、呼吸、循环、皮肤色泽、肢体活动情况并准确记录。③保持患者呼吸道通畅，防止呕吐物误吸，及时吸除呼吸道分泌物。④预防舌后坠，应将患者下颌部向前向上托起。⑤如患者出现烦躁、发绀、呼吸困难，应尽快找出原因，对症处理。⑥应用约束带、保护栏，严防引流管脱出、敷料被拉扯、或坠床；⑦密切观察瞳孔、神经反射、脉搏、呼吸等，评估麻醉深度，待患者神志意识清楚、各项指标恢复正常后拔除插管。

患者转出恢复室的标准包括：①恢复知觉和定向力。②气道通畅，无呕吐和误吸的危险。③呼吸循环功能稳定。若患者术后较长时间内生理功能不稳定或出现严重并发症，应转入ICU继续监护治疗。

麻醉苏醒程度评价可参考Steward苏醒评分标准（表2-1），达到4分者，可离开恢复室。

表2-1 Steward苏醒评分表

患者状况	分值
1.清醒程度	
完全清醒	2
对刺激有反应	1
对刺激无反应	0
2.呼吸通畅程度	
可按医生吩咐咳嗽	2
可自主维持呼吸道通畅	1
呼吸道需予以支持	0
3.肢体活动程度	
肢体能作有意识的活动	2
肢体无意识活动	1
肢体无活动	0

二、术后护理及健康指导

（一）术后搬运

术后搬运应特别注意确保患者安全，至少有5人参与，动作轻稳，步调一致，尽量减少震动。随时注意切口情况，尽量避免增加切口张力和压迫手术部位。注意保护输液肢体，保护和固定引流管，勿使其受牵拉或滑脱。

（二）术后交接

术后患者回病房安置妥当后，病房护士应根据“手术患者交接核查表”确认患者相关信息，同时与麻醉、手术医生完成交接，包括：手术与麻醉实施情况、术中出血量、输液输血量、尿量、术中意外及特殊用药、引流管留置以及术后注意事项、观察与护理要点等。

（三）体位

一般根据麻醉或手术的性质、部位，按医嘱安置手术后体位。全麻未清醒者，为防止舌后坠和误吸，一般取平卧位，头偏向一侧；腰麻、硬膜外麻醉，术后需去枕平卧6h，避免脑脊液从蛛网膜下腔针眼漏出，致脑脊液压降低引起头痛。麻醉清醒后，如病情平稳，则改为半卧位。

（四）病情观察

患者回病房后立即测量血压、脉搏、呼吸，遵医嘱连接好呼吸机、监护仪，按要求使各种引流管、氧气管处于功能状态。密切观察生命体征变化。对施行较大手术、全麻及危重患者，应每15~30min测1次体温、血压、脉搏、呼吸以及神志、瞳孔等，病情稳定后可改为每2~4h监测1次或按医嘱执行。一般手术可每4h观察记录1次。

（五）创口护理

手术后应密切观察创口有无渗血、渗液、敷料脱落以及创口有无感染等情况。少量的创口渗血渗液应及时更换敷料，可适当加压包扎；渗血渗液较多时应加强观察，分析原因。更换敷料时应严格无菌操作，并注意评估切口愈合情况，观察有无发红、变色、温度变化、肿胀及触痛，观察切口周围有无胶布过敏或绷带固定引起的损伤。外科手术切口的愈合经历炎症期、增生期和成熟期3个阶段。

一般根据切口部位、局部血液供应情况及患者年龄、营养状况来决定缝线拆除时间。一般头、面、颈部术后4~5天拆线，下腹部、会阴部6~7天拆线，胸部、上腹部、背部、臀部7~9天拆线，四肢10~12天（近关节处可延长一些），减张缝线14天。有时可先采用间隔拆线。青少年患者可缩短拆线时间，老年人、营养不良、糖尿病患者可延迟拆线时间。

（六）饮食和输液

对于非胃肠道手术患者，局麻或小手术后饮食不必严格限制；椎管内麻醉术后如无恶心、呕吐，4~6h后可给予饮水或少量流质饮食，以后酌情给予半流或普食；全麻术后患者，宜次日进食。胃肠道手术患者，一般术后2~3天内禁食，待胃肠道功能恢复、肛门排气后可进流质饮食，应少量多餐，逐渐改为半流质以至普食。最近研究显示，在胃肠道手术后24h给予肠内营养可以接受，无须完全禁食；恶心和呕吐得到控制且患者完全清醒时，越早恢复正常饮食，胃肠功能恢复就越快。

在术后禁食或饮食不足期间，需静脉输液来供给水和电解质和营养成分。补充液体的性质、量和速度应根据患者水和电解质的丢失量、需要量进行调节。贫血、营养不良的患者可适当输血或血浆等；长期禁食或不能进食者，可给予全胃肠外营养或管饲。

（七）术后指导

为促进患者术后恢复，护士应：①告知患者手术成功并已返回监护室或病房。②告知患者各种引流置管及其配合方法，取得患者的配合并消除其恐惧心理。③教会患者正确描述疼痛、镇痛方法的选择及应用。④告知患者术后活动与功能锻炼的意义和方法。⑤术后饮食的要求与配合。⑥术后发热的原因与处理方法。外科热作为术后机体对手术创伤的一种正常反应，体温略升高，一般不超过38℃，可行物理降温，1~2天后会逐渐恢复正常，无需特殊处理。同时鼓励患者争取早日下床活动，可减少并发症的发生。

三、术后疼痛护理

绝大多数患者在术后麻醉药的药效作用消失后就会出现疼痛，很多因素包括应激、情感、认知和情绪等都会影响患者的疼痛体验。术后患者疼痛的严重程度和患者对疼痛的耐受程度、切口部位、手术过程、手术创伤、麻醉药种类和镇痛药物管理都有关系。术前准备（包括给予肯定的信息和心理支持）是减轻焦虑、忧虑以及术后疼痛的重要因素。

强烈的疼痛会导致患者紧张，并影响循环和免疫系统功能。当疼痛被传导时，肌张力增加，局部血管收缩导致缺血，缺血进一步加重疼痛；当疼痛脉冲到达中枢神经系统时，交感神经被激活，心肌需氧和耗氧增加。研究显示当疼痛患者缺乏有效镇痛时发生心功能不全是其他人的 3 倍以上，而感染的发生率在 5 倍以上。下丘脑的应激反应也会增加血黏度和血小板的聚集，可导致静脉血栓形成和肺栓塞。

术后镇痛是提高患者术后生活质量的重要环节。术后镇痛不仅可以减轻患者痛苦，而且可以提高患者自身预防术后并发症的能力。术后镇痛的主要原则，包括：①根据手术部位和性质，对估计术后疼痛剧烈的患者，在麻醉药物作用未完全消失前，应主动预防给药。②术后应用镇痛药的患者，应首先采用非麻醉性镇痛药和镇静剂联合应用，视镇痛效果决定是否加用麻醉性镇痛药。③术后应用镇痛药物期间，应首先注意观察和检查手术局部情况，明确疼痛发生的原因。④应选用毒性低、对生理指标影响小、药物依赖性较低的镇痛药物，用药期间注意生命体征的观察。护士应参与讨论并为患者提供药物镇痛，同时评估给药效果，在给药 30min 后进行效果评价。

（1）阿片类镇痛药：全身应用阿片类药物是治疗中度至重度疼痛的主要方法，也是衡量其他镇痛方法疗效的标准。吗啡和芬太尼镇痛作用强、价廉，仍是目前国内开展术后镇痛治疗的主要药物；此外，一些阿片类镇痛药的新型制剂，如吗啡缓释胶囊、芬太尼贴剂等，也适用于术后镇痛治疗。应用原则是先给予足够的药物，以达到有效镇痛的血药浓度，然后间断规律小剂量给药维持稳定的血药浓度。预防性给药比需要时给药缓解疼痛更有效，即间断性给予镇痛药，而非等到患者疼痛严重或无法忍受时才给药。许多患者（包括部分医务工作者）过分担心止痛药成瘾。研究证明，术后短期内为控制疼痛使用阿片类药物的成瘾率非常低。

（2）患者自控镇痛：为了消除术后恢复期疼痛的负面影响，应鼓励患者使用自控镇痛泵（patient controlled analgesia，PCA），可通过静脉或硬膜外置管途径给药，给药的量和间隔时间由自控镇痛泵控制。自控镇痛泵允许患者在疼痛时自行给药，让患者参与治疗可消除延迟给药，以维持镇痛药物的治疗水平。大部分患者是自控镇痛泵的适用人群，自控镇痛泵的使用只需要患者能理解根据自我需要给药和掌握给药方法。当患者感到疼痛时，可使用镇痛泵的手控按钮给药。自控镇痛泵可减轻因躯体移动、咳嗽和深呼吸时造成的疼痛，从而有效预防肺部并发症。由于自控镇痛泵使用的药大多数为含有阿片类物质的镇痛药，会带来一些副反应，如恶心呕吐、呼吸抑制、尿潴留、睡眠障碍和镇静、躯体麻木和运动障碍以及对循环系统的影响等，因此，应加强对其并发症的观察与处理。

（3）其他镇痛措施：由于手术部位和手术类型的影响，术后数周内切口周围区域不可能完全无痛，疼痛程度随着时间的推移会逐渐减弱。有效的疼痛管理应让患者参与到护理中来，鼓励做深呼吸锻炼、腿部运动和耐受力锻炼。护士应不断评估患者疼痛程度、镇痛效果和影响患者对疼痛耐受度的因素。在应用药物镇痛时，可落实非药物镇痛，如放松、按摩、冷疗或热疗、变换体位、转移注意力、用冷毛巾敷面以及洗浴液按摩背部等，都可作为药物止痛的有效补充，能暂时有效地缓解不舒服的情况，使给药更有效。

（4）急性疼痛服务中心（acute pain service，APS）：术后镇痛涉及麻醉医师、外科医生和护士，只有加强合作和协调，才能达到更好的镇痛效果。在美国等发达国家，从20世纪80年代中期开始，相继成立了急性疼痛服务中心，由麻醉医师、外科医生、专门训练的护士及药剂师等组成，专职负责疼痛的治疗和管理，大大提高了术后的镇痛效果，降低了并发症的发生率，使手术后镇痛治疗的安全性有了根本的改善。急性疼痛服务中心的作用，包括：①术后疼痛、创伤后疼痛及分娩疼痛的治疗。②推广术后镇痛的必要性和疼痛评估方法。③提高患者的舒适度和满意度。④降低术后并发症的发生率。我国急性疼痛服务中心的建设刚刚起步，发展、成熟还需要较长的时间。

（5）多模式镇痛：多模式镇痛是指联合应用不同作用机制的镇痛药物或不同的镇痛措施，通过多种机制减少围手术期的不良影响，以获得更好的镇痛效果和最低的副作用，是术后镇痛技术的主要发展方向。与WHO的癌性疼痛阶梯治疗相仿，在术后镇痛的多模式对策中也可实施阶梯治疗。每一个患者的治疗应从第一步开始，根据疼痛的强度决定是否实施下一步骤的用药或方法。一般小型体表外科手术，如活检手术术后疼痛可能较轻；而较大的或更广泛的手术，如矫形外科手术、上腹部手术或胸腔手术，其术后疼痛可能比较严重。多模式术后镇痛阶梯治疗的第一步包括连续给予一种非阿片类镇痛药（如对乙酰氨基酚、COX-2选择性抑制剂等）和小型外科手术时切口局麻药浸润；第二步包括对中度术后疼痛的外科手术，按需加入阿片类镇痛药；第三步包括对于涉及更广泛的外科手术患者，施行创伤程度较大操作的患者，或可能术后需大剂量阿片类药的患者，联合使用外周神经阻滞、神经丛阻滞和维持释放阿片类镇痛药物。

四、外科引流护理

引流是指在缝合切口前放置管状、半管状或片状物，能达到引出创口或腔隙内的渗液、渗血，以减少感染促进创口愈合的目的，同时也能观察到有无并发症的发生。引流有开放性引流与闭合性引流，开放性引流是依赖体位和重力引出分泌物，属于被动引流。通常用于浅表组织的脓肿、瘘管或窦道脓液和血肿的引流。闭合性引流为通过皮肤置入体内的引流管以达到引流目的。该引流管的头端部放置在有或可能有分泌物的部位（如吻合口），或由于切除了部分组织、器官而留下容易聚集渗液的空腔部位（如乳房切除术），引流管末端与引流袋相连。

术后引流常以置引流管为主，有胃管、尿管、创口引流管、T型管等。虽然引流的类型和功能不同，但是其护理要点相似，包括：监测引流状况，经常挤压导管，避免扭曲、受压或打折；妥善双固定，确保在位通畅；确定引流管出口在切口最低位，接头口径足够大，以保证有效引流；观察并记录引流液的颜色、性质、量、黏稠度及气味；严格无菌操作，开放式引流装置每周更换2次；做好特殊引流管的标志及刻度记录；告知患者引流管留置情况和引流的意义，教会患者在带管情况下正确的功能锻炼方法。引流作为一种有创操作，增加了感染机会，因此，一旦达到引流目标即应拔除引流管；部分导管拔管前应告知患者并适当运用镇痛剂。

五、术后常见并发症的护理

（一）出血

出血分为隐性出血和急性出血，在术后早期或术后数天内均可出现。术后应密切观察患者的生命体征及创口渗血、引流管引流等情况。如有明显异常，及时通知医生。一般有引流管患者如每小时引流出血超过 100ml 且持续数小时，应考虑有内出血。术后早期出现烦躁、口渴、面色苍白、四肢湿冷、脉搏细速、血压下降、脉压缩小，中心静脉压低于 5cm H_2O（0.49kPa），每小时尿量少于 25ml，尤其在输给足够的血液后，休克现象和各种检测指标没有好转，甚至加重，或者一度好转后又恶化者，都提示有术后出血。

确定出血原因，输注血液或血制品是最早的治疗措施。若切口有明显的出血，应立即给予无菌纱布加压包扎，若病情允许，应使出血部位高于心脏水平，将患者置于休克卧位（平躺，头和四肢抬高 20°~30°）。若找不到明显的出血点，应急诊行探查手术止血。

（二）肺部并发症

以肺炎和肺不张为多见，临床症状通常无特异性，可表现为发热、脉搏及呼吸频率增快和咳嗽，体格检查时叩诊呈浊音，肺底听诊有湿啰音。病情加重时可致命。

术后采取有效干预措施预防并发症比治疗更重要，应尽量减少支气管的分泌以及使气管内分泌物易于排出。护士应指导、协助患者进行有效的咳嗽、咳痰，或者每 2h 协助翻身、叩背 1 次，促使痰液的咳出。病情允许时，应鼓励患者尽早下床活动，多做深呼吸和腹式呼吸运动。痰液黏稠不易咳出者，应遵医嘱给予雾化吸入、抗生素和祛痰药物治疗。按压腹部和胸部切口可降低患者用力咳嗽使切口裂开的危险；氧疗可预防或缓解低氧血症；指导患者使用肺活量测定仪，通过逐步提高训练目标可提高患者参与预防治疗的积极性。

（三）切口并发症

（1）切口感染：导致切口感染的因素包括切口类型、患者自身因素及手术操作因素。切口类型有一类、二类、三类切口，三类切口感染的可能性较大。患者自身因素包括年龄、营养状态、基础疾病、吸烟、肥胖、其他感染、内源性微生物的侵入以及自身免疫反应的改变、发病的时间及严重程度。手术因素包括术前皮肤准备、手术人员、灭菌的方法及手术持续时间、抗微生物的防御措施、无菌操作、外科技术、异物的引流、手术室的通风及术中外源性微生物的入侵等。要阻止切口感染应尽可能控制好上述因素。

切口感染的症状和体征包括：脉搏快、体温高、白细胞计数增多，切口出现红、肿、热、痛及压痛。如果感染较深则以上体征不明显。一旦切口感染确诊，外科医生应在无菌条件下拆开一针或数针缝线，用无菌剪或止血钳分离切口边缘，打开切口，放置引流管。如果感染较深，应切开并置管引流，同时应用抗生素，加强创口护理。

（2）切口裂开：切口裂开可分为部分性裂开和完全性裂开两种，发生率为 0.5%~1%，一旦发生此并发症则死亡率可达 10% 左右。切口裂开的原因有缝线脱落、感染、腹胀或剧烈咳嗽，手术前后 2 周应用化疗、放疗和类固醇激素治疗及腹部手术的老年人、营养低下或有心肺疾病的患者更容易发生。

一旦切口边缘慢慢裂开，肠腔便逐渐膨出，早期仅仅表现为有血性液体从切口渗出。如果切口突然裂开，患者会主诉有热乎乎的东西涌出，创口敷料马上潮湿，患者可有疼痛和呕吐。一旦发生切口裂开，应将切口放在低位，静止平躺以减少器官的膨出。膨出的脏器应用生理盐水浸湿的无菌敷料覆盖并立即通知外科医生。术后早期采取各种预防腹压增高的措施，保证充足的血容量、保暖、吸氧能改善切口血运，有利于切口愈合。此外，恰当地运用腹带及敷料包扎能预防切口裂开发生，尤其是虚弱的或腹壁下垂的手术患者。

（四）下肢静脉血栓形成及血栓性静脉炎

多因术后长期卧床，活动减少而造成下肢血流缓慢、静脉血回流不畅所致，也可因下肢静脉输注高渗液体、药液刺激等所导致。静脉血栓形成的早期症状表现为下肢疼痛和小腿肿胀，继而发热、寒战和出汗。小腿疼痛可引起脚踝的背伸（Homans 征），提示血栓的形成，但并非每个病例都有此表现。

指导和协助患者作腿部运动，病情允许时鼓励患者早期下床活动，采取外部充气泵或弹力袜和口服或皮下注射小剂量肝素联合使用等措施，术后患者一旦出现这些症状和体征，应抬高患肢、制动，遵医嘱局部湿热敷，选用溶栓剂（尿激酶）及抗凝剂（肝素）治疗，应避免用力排便、咳嗽，禁止局部按摩以防栓子脱落。

（韩文军）

第三节　急诊患者围手术期护理

一、急诊患者的特点及紧急处理

（一）急诊患者的特点

据研究，急诊外科手术患者以创伤为主，且创伤患者明显多于各类非创伤患者（生理、病理改变所致的脏器出血、化脓、梗阻、穿孔等）。急诊患者有以下特点：

（1）车祸伤、工伤多，伤势复杂、危重患者多。

（2）外科急腹症患者为饱食、醉酒状态多。

（3）术前准备不充分，手术风险大，意外发生多。

（4）瞬间变化大，抢救时机珍贵，患者及家属无心理准备，矛盾多。

（5）急诊手术、患者本身及环境准备不充分，术后感染率高。

（二）紧急处理

紧急处理危及生命的并发症，如大出血、休克和颅脑及胸腹腔损伤；注意及早清除呼吸道梗阻物，保持呼吸道通畅，必要时行紧急气管插管；迅速建立有效的静脉通道，快速扩容以维持有效循环血量；有大量外出血者及时加压包扎止血；对有脊髓损伤、大型骨折患者，进行必要的简易固定，待病情稳定后再做进一步处理。若患者生命体征平稳，则应对其进行全面综合评估，包括询问受伤史及全身细致的体格检查，评价患者存在的主要问题、潜在并发症和主要脏器的功能状态。

由于手术治疗是外科急诊患者的重要治疗措施，因此在采取抗休克等抢救治疗措施的同时，必须做好急诊手术准备。

二、急诊患者的术前护理

（一）心理护理

急诊患者入院后护士应及时了解患者病情及心理情况，针对患者的不同情况因人而异地进行心理疏导，告知患者手术的必要性及注意事项，介绍麻醉方法及手术程序，鼓励患者积极接受治疗并冷静面对突发情况，以缓解紧张焦虑情绪，获得心理安全感，进而较好地配合治疗，保证手术过程的顺利进行。

（二）术前准备

急诊手术患者由于发病突然、病情重可危及生命，术前准备往往与病情观察、治疗、紧急处置并重，包括皮试、导尿、备皮、必要的清洁整顿、抽血备血、吸氧、输液、输血等，为抢救赢得时间，应同时签订手术、麻醉和输血治疗知情同意书，这是确保患者权益的法律举措，当患者本人无法签字时，应该尽量联系其家属。若无直系亲属签字，医生可以直接根据患者的治疗需要实施手术，必须在其病历中注明进行手术治疗的必要性。

（三）物品保管

外伤患者大多数由车祸、打架等原因引起，术后常常会出现法律纠纷。患者携带物品一般无法及时交给家属，如衣帽、证件、贵重物品等，护理人员应详细检查，经两人核实后一同交给家属，无法交给家属时应严格保管，以防遗失。

三、急诊患者的术后护理

急诊手术后除按择期手术后患者给予常规护理外，由于此类患者术前准备时间短，准备不充分，往往缺乏有效的术前指导，会影响患者的术后配合能力。因此，患者麻醉清醒后，应注意弥补术前指导的不足，加强术后指导，包括深呼吸、咳嗽、咳痰法，床上活动、饮食选择、镇痛泵的使用等。此外，由于急诊手术患者往往未作肠道准备，多数患者是在胃饱满状态下接受麻醉与手术，因此麻醉复苏期患者较易发生呕吐、误吸，应注意防范。

（韩文军）

第二章

基础外科疾病患者的护理

第一节　胃肠内及胃肠外营养护理

一、胃肠内营养护理

胃肠内营养（enteral nutrition，EN）是指经口腔或喂养管提供人体代谢所需的营养素的一种方法。肠黏膜细胞的增长需要与食糜直接接触，长时间禁食会引起肠黏膜萎缩，最终导致营养吸收障碍，临床应及早给予肠内营养。与肠外营养（perenteral nutrition，PN）相比，肠内营养具有更符合生理、并发症少、价格低廉、使用和监护简便、并发症少且易处理等优点。因此，如果患者存在部分胃肠道消化吸收功能差的问题，应首先考虑肠内营养支持。

（一）肠内营养制剂

1. 肠内营养制剂的分类

根据各种产品的组成不同，将其分为三类：整蛋白制剂（非要素膳），短肽或氨基酸为主的制剂（要素膳），膳食纤维。

（1）整蛋白制剂（非要素膳）：含较多残渣，黏滞度和渗透压较高，营养比较全面，输入后引起的胃肠道副作用较少，需通过一根较粗管道输入，也可以经口腔给予，标准的整蛋白配方适用于大部分患者的肠内营养支持。

（2）短肽或氨基酸为主的制剂（要素膳）：适合于消化功能受损的患者。由于这种配方残渣少，营养成分不全面、口感差且呈高渗性，因此必须通过管饲供给。要素膳可用作营养支持及特殊治疗，特殊治疗主要适用于肝功能衰竭、肾衰竭、创伤及其他各种疾病。

（3）膳食纤维：不能为人体消化酶所水解的植物多糖和木质素的总称。适用于葡萄糖不耐受、肾衰竭、结肠疾患、便秘或腹泻患者。临床常用的能全力就是一种含六种膳食纤维的肠内全营养制剂。

2. 投给方式

营养制剂的使用必须给患者充足的时间以适应膳食，逐步达到可以满足需要量的营养素，一般需要3~4天的“启动期”。投给方式常有以下三种：

（1）一次投给：一次投给指经口腔或用注射器将膳食注入胃内，每天 4~8 次。每次 200~300ml。一次投给的优点是不受连续输注的约束，类似于正常膳食的间隔时间。

（2）间歇重力滴注：经输注管与喂养管滴注 10ml/min，每次持续 30~60min，每次 250~500ml，每天 4~6 次。

（3）连续输注：与间歇重力滴注相同，但需用输注泵持续 12~24h 输注。

肠内营养输注泵是一种由电脑控制输液的装置，以精确控制肠内营养液的输注。输液泵的发展经历了由单纯机械泵到机械电脑泵，直至目前具有人工智能的输液泵的演进过程，其功能也由单纯的控制输液速度发展到附加多种故障自动识别报警功能，包括空气、堵管、液体输完及机器故障报警等；可设置计划输入的液体量，并可显示输液速度、已输入的量等；可通过历史记录获得近期内输入液体情况。

3. 投予途径

营养支持途径取决于患者的疾病、喂养时期长短、精神状态及胃肠道功能等。目前临床上应用最多的有鼻插管途径与造瘘途径。鼻插管分为鼻胃管和鼻空肠管两种，造瘘管分为胃造瘘与空肠造瘘两种。

（二）常见并发症与护理措施

因营养制剂的选择不当或配制不合理、投给方式不当、营养液污染、耐受性差、患者不良情绪影响，或者护理不当等因素会产生机械性并发症、感染性胃肠道并发症和代谢性并发症。

1. 机械性并发症与护理措施

（1）鼻、咽部和食管黏膜损伤：主要由于置管时间过长及导管固定等压迫损伤鼻咽部黏膜所致，表现为鼻、咽喉部红肿、疼痛，吞咽困难，声音嘶哑。

鼻、咽部和食管黏膜损伤患者的护理措施：①选用质地软、口径细的导管，应轻柔置管。②改善固定方式，避免胶布粘贴过紧。③鼻腔内可局部应用外用药物，如金霉素，可起到润滑、消炎、消肿的作用。④经常改变导管的固定位置。⑤面罩式雾化吸入或蒸汽吸入。⑥症状严重者改用其他途径。

（2）喂养管堵塞：由于喂养管管径细、使用时间长或者残渣、未研碎药物堵塞所致，表现为营养液推注或滴入困难。

喂养管堵塞的护理措施：①鼻饲前后用 20ml 温水冲洗管腔，每持续滴注 4h 应冲洗 1 次。②经肠内喂养管给药时尽量采用水溶性药剂，药物要研碎。③堵塞时用温水行“压力冲洗”和“负压抽吸”交替进行的方法，同时调整患者体位，反复挤捏管道的体外部分。④调匀、稀释制剂，减少残渣，避免结块。⑤必要时用原营养管内的导丝疏通管腔。

（3）误吸及食道反流：常见于气管插管、反射减退及昏迷者。常由胃排空延迟或障碍、误咽、咳嗽、呃逆等所致。表现为急剧呛咳，咳出草绿色痰液，呼吸困难、发绀，甚至窒息，X 线肺部浸润影，肺部有湿啰音甚至哮鸣音。

误吸及食道反流患者的护理措施：①评估患者意识、吞咽反射情况，有无误吸高危因素存在。②喂食与喂食后半小时抬高患者的床头 30° ~45° 。③教会患者正确咳嗽的方法，防止过度咳嗽导致恶心呕吐而引起误吸及食道反流。④鼻饲前用三种方法确定鼻饲管在胃肠内。⑤气管切开的患者鼻饲后1h尽量不吸痰。⑥昏迷患者注食后1h内尽量少翻动患者，如需搬动，动作宜轻、稳，以免食物反流，引起误吸。⑦发生误吸者：立即停用肠内营养，同时抬高床头30°~45°；吸痰、清理呼吸道，抽回反流物；通知医生，必要时行气管镜检查，用生理盐水冲洗吸出，积极治疗肺水肿；吸氧，观察患者呼吸状况，并记录；遵医嘱使用抗生素，预防感染。

（4）造瘘管周围瘘或感染：由于老年人或抵抗力下降的患者肠黏膜萎缩及喂养管过细而致肠液外漏所致。表现为导管周围有胃液或肠液溢出，或导管四周皮肤糜烂，红、肿、热、痛甚至化脓。

造瘘管周围瘘或感染患者的护理措施：①选择粗细合适的造瘘管。②造瘘口处用油纱保护，及时更换敷料，保持清洁干燥。③严格无菌操作，预防外源性感染。④对于局部皮肤已感染者应及时固定、更换导管，使用抗生素软膏和护肤油膏控制感染和保护皮肤。

2. 胃肠道并发症与护理措施

（1）恶心、呕吐：由于输注过快、乳糖不耐受、膳食脂肪含量过高所致。表现为腹胀、恶心、呕吐。

恶心、呕吐患者的护理措施：①营养液浓度应从低到高，量由少到多，速度由慢到快进行补充，最好输液泵24h均匀输入。②溶液温度保持在40℃左右，以减少对胃肠道的刺激。③每天刷牙或口腔护理2次，增加舒适感。④采取半卧位，可缓解症状。⑤对胃蠕动功能不佳者，可加服胃动力药物，如多潘立酮、西沙比利等，以促进胃肠排空。⑥必要时遵医嘱注射甲氧氯普胺。

（2）腹泻：由于缺乏乳糖酶、脂肪酶，高渗性膳食，食物污染或大量使用广谱抗生素，使肠道内菌群失调所致。表现为阵发性、间隙性腹痛，排便次数增多，排便量增多、稀便，多呈黄绿色。

腹泻患者的护理措施：①查明原因，去除病因。②观察大便的量和性状，并留取标本送检，必要时做大便培养及大便球杆菌比例。③使用含乳糖酶、脂肪酶的肠内营养膳食。④无菌操作，避免食物污染。⑤粉剂用灭菌温水60~70℃稀释，搅拌均匀，现配现用，冰箱0~4℃放置。⑥加热营养液使输入液体的温度保持在40~42℃。⑦每24h更换塑料袋或吊瓶与输注管。⑧肠道菌群失调的患者应调整用药，并应用调节药物。⑨必要时可对症给予收敛和止泻剂。

（3）腹胀、便秘：常由于长期卧床，肠蠕动减弱，部分营养液不含膳食纤维，致使粪便在肠内滞留过久，水分被过多吸收而造成便秘。表现为腹胀、腹痛、粪便干结、排便困难或不尽。

腹胀、便秘患者的护理措施：①鼓励床上活动。②适当应用缓泻药，必要时少量不保留灌肠。③及时调整配方，增加膳食纤维的摄入。④必要时通过药物促进胃肠道蠕动。

3. 代谢性并发症与护理措施

（1）水、电解质紊乱：由于膳食用量不足或过大、腹泻等原因，可导致脱水、低钠或高钠血症、低钾或高钾血症等。

（2）高血糖和低血糖：高糖血症常见于接受高热量喂养者，及合并有糖尿病、高代谢状态、皮质激素治疗的患者，低糖血症多发生于长期应用肠内营养而突然停止者。

水、电解质紊乱以及高血糖和低血糖患者的护理措施：①密切观察病情，及时发现、报告和处理。②糖尿病患者或糖耐量异常者，控制含糖营养液的输入，监测尿糖、血糖变化，一旦出现尿糖和酮体阳性，应行胰岛素治疗。③在停用肠内营养时，应逐渐进行，必要时可适当补充葡萄糖，以防发生低血糖。

（3）再进食综合征：是严重营养不良患者过快过量地摄入食物而导致的一种危险结果。表现为肌无力、精神状态改变、弥散性感觉丧失、心律失常、心力衰竭甚至突然死亡。

再进食综合征患者的护理措施：关键是在开始行肠内营养时，应给予少于实际需要的热量、钠和体液，以避免心脏超负荷及电解质的迅速改变。

对危重症（如短肠综合征、炎症性肠病、部分肠梗阻、肠瘘、急性胰腺炎等）、重大手术后刚开始接受胃肠内营养、接受2~3周及以上胃肠内营养、或长期（6个月或更长）采用胃镜控制下行胃造瘘术进行长期胃肠内营养的患者，采用输注泵辅助肠内喂养较采用重力滴注肠内喂养可显著提高安全性，包括降低腹泻、呕吐、反流和吸入性肺炎的发生率，并且更有效地控制血糖。

二、胃肠外营养护理

完全胃肠外营养（total parenteral nutrition，TPN）即不通过胃肠道，而全部营养经由胃肠道以外的途径供给机体。营养以静脉制剂的形式科学地混合在一起，配置成全静脉营养混合液（total nutrient admixture，TNA）。全静脉营养混合液通过静脉途径提供给人体完全、充足的营养，以维持机体代谢、创口愈合、正常的生长发育。用于肠外营养输注的静脉置管途径可分为周围静脉导管（peripherally venous catheters，PVC）与中心静脉导管（central venous catheters，CVC）。中心静脉置管又可分为经外周穿刺置入中心静脉导管（peripherally inserted central catheters，PICC）、直接经皮穿刺中心静脉置管、隧道式中心静脉导管、输液港。选择何种输注途径，需考虑以下因素：患者以往静脉置管病史，静脉解剖走向，出凝血功能，预计肠外营养持续时间，护理环境，潜在疾病等。目前常用中心静脉导管或经外周穿刺置入中心静脉导管静脉途径法为患者实施营养支持。

（一）全静脉营养混合液的配制

1. 全静脉营养混合液配制的要求

应在药房或制剂室配备专职药师与护士完成。无条件的医院应选择一个洁净的房间，用含有1000mg/L三氯消毒液擦拭操作台、液体瓶、地面，用紫外线或臭氧发生器进行空气消毒，经监测合格后才能配制，操作时避免人员出入操作室。目前有一袋三分隔装营养液，使用时只需打开分隔即可混合。

2. 配液前准备

配液前将所用物品准备齐全，避免因多次走动而增加污染的机会。检查所有的药液有无变质、浑浊，有无絮状物，瓶体有无裂缝，瓶口有无松动，并经第二人核对后方可加药。检查全静脉营养混合液的外包装输液袋、管道有无破损，并检查有效期。

3. 混合的顺序

混合的顺序为是：①磷酸盐、电解质、胰岛素分别加入葡萄糖溶液中，添加时要两人核对。②微量元素加入氨基酸溶液中。③水溶性维生素和脂溶性维生素加入脂肪乳剂中。用静脉营养大袋将已配置的液体按葡萄糖、氨基酸、脂肪乳剂的顺序进行混合，并轻轻摇动，使之均匀混合。

（二）配制全静脉营养混合液时的注意事项

（1）电解质溶液不可直接加入脂肪乳剂内，以防破坏脂肪乳剂的稳定性。钙剂与磷酸盐应分别加在不同的溶液内稀释，以免发生磷酸氢钙沉淀。如果是含钙的氨基酸则应先加入营养袋，再加入含磷的葡萄糖溶液。在葡萄糖和氨基酸混合后再次检查，确认无沉淀后加入脂肪乳剂。

（2）全静脉营养混合液中不应加入其他药物，除非有已证实不影响其相容性、稳定性的验证或报道。

（3）全静脉营养混合液应边加边摇，以便充分混匀。

（4）全静脉营养混合液应现配现用。葡萄糖分子中的羧基和氨基酸分子中的氨基发生 Mailland 反应，可导致氨基酸利用率下降。且氨基酸在强烈的灯照下，其所含蛋氨酸、色氨酸、亮氨酸等均有不同程度的减少。聚氯乙烯袋溶液应在 24h 内输完，在冰箱内 4℃保存不得超过 24h，醋酸乙烯袋可保存 1 周。

（5）高浓度钙与镁有竞争性拮抗作用，葡萄糖酸钙与硫酸镁应分开加，稀释后再混合，如必须加在一瓶药液内的，应先加硫酸镁，再加葡萄糖酸钙，以免造成硫酸钙的沉淀。

（6）配好的全静脉营养混合液标明患者姓名、床号、液体量与总量、胰岛素量、配制时间、配制者及核对者两人签名。

（三）应用全静脉营养混合液的注意事项

（1）肠外营养支持时间预计是 10~14 天，应从中心静脉途径（中心静脉导管或经外周穿刺置入中心静脉导管置管）输入，全静脉营养混合液不可与其他药液使用同一个通道相混后输入，滴速应 < 60 滴 /min。

（2）使用期间应每小时巡视 1 次，并轻揉大袋以防电解质、胰岛素等黏附于大袋使营养液不均衡输入。

（3）使用过程中每班应用 20ml 生理盐水脉冲式冲管 1 次，以防长期使用发生堵管。

（4）密切观察患者的体温、脉搏、呼吸、血糖或尿糖的变化；观察患者有无发热、口渴、荨麻疹、手足湿冷、心慌等症状与体征，发现异常及时报告医生，并做相应的处理。

（5）记录出入量，做好营养状况的评估。

（四）营养并发症的观察与护理

肠外营养并发症根据发生原因可分为：补充不足、糖代谢异常以及肠外营养本身所致。

1. 补充不足所致的并发症

（1）血清电解质紊乱：由于病情而丢失电解质者（如胃肠减压、肠瘘），应增加电解质的补充量。

（2）微量元素缺乏：锌缺乏较多见，临床表现为口周皮疹、皮肤皱痕及神经炎等。长期肠外营养还可能因铜缺乏而产生小细胞性贫血；铬缺乏可致难以控制的高血糖发生。对病程长者，在肠外营养中常规加入微量元素注射液，可预防缺乏症的发生。

（3）必需脂肪酸缺乏，临床表现有皮肤干燥、鳞状脱屑、脱发且切口愈合迟缓等。需每周补充脂肪乳剂 1 次，以预防缺乏症的发生。

2. 糖代谢紊乱所致的并发症

（1）低血糖与高血糖：低血糖常因外源性胰岛素用量过大，或突然停止输注高浓度葡萄糖溶液所致。高血糖常由于葡萄糖溶液输注速度太快，或机体的糖利用率下降所致，后者常见于糖尿病患者及严重创伤、感染者。

低血糖与高血糖患者的护理措施：①监测血糖，糖尿病、胰腺炎、胰腺手术、全身感染、肝病及使用皮质激素的患者应特别注意血糖含量的监测，防止发生高血糖及高渗性非酮性昏迷。②降低葡萄糖的输注速度。③肠外营养时用脂肪乳剂满足部分能量需求，减少葡萄糖的用量。④对于高糖血症者，应予其肠外营养液中增加胰岛素，重症者立即停用含糖溶液或肠外营养，同时输入胰岛素。⑤高血糖者常伴有低钾血症，需要及时纠正。

（2）肝功能损害：肠外营养引起肝功能改变的因素很多，其主要原因是葡萄糖超负荷引起的肝脂肪变性。临床表现为血胆红素浓度升高及转氨酶升高。为减少这种并发症，常采用双能源，以脂肪乳剂替代部分能源，减少葡萄糖用量。

3. 胆囊内胆泥和结石形成

长期完全肠外营养治疗，因消化道缺乏食物刺激，胆囊收缩素等肠激素分泌减少，胆囊中易形成胆泥，进而形成结石。实施完全胃肠外营养3个月者，胆结石发生率可高达23%。尽早改用肠内营养是预防胆结石最有效的措施。

4. 胆汁淤积及肝酶谱升高

葡萄糖超负荷、完全肠外营养时肠道缺少食物刺激、体内的谷氨酸消耗量较大，肠屏障功能受损使细菌及内毒素移位都会影响肝功能。复方氨基酸溶液中的某些成分（如色氨酸）的分解产物以及可能存在的抗氧化剂（重硫酸钠）等对肝脏也有毒副作用。通常由完全肠外营养引起的这些异常是可逆的，完全胃肠外营养减量或停用可恢复肝功能。

（钱火红　高　青）

第二节　急腹症患者的护理

【概述】

急腹症（acute abdomen）是一种以急性腹痛为主要表现的临床急症，常伴有胃肠功能紊乱、急性全身症状等一系列表现，具有起病急、发展快、病情重、变化多、病因复杂等特点，需要紧急处理。急腹症包括内、外、妇、儿等学科的许多疾病，以外科急腹症最为多见，约占外科住院患者的30%，由于急腹症病情发展快，应在严密观察、争取及早做出诊断的同时，根据具体病情，给予必要的处理。

（一）病因

发生外科急腹症常见的原因：

（1）急性炎症：急性阑尾炎、胆囊炎、胰腺炎、憩室炎等。

（2）急性穿孔：胃、十二指肠溃疡穿孔、外伤性胃肠穿孔、病理性胃肠穿孔（如伤寒、癌肿等）。

（3）急性出血：肝、脾或肠系膜血管破裂、肾挫裂伤或腹膜后血肿等。

（4）急性梗阻：单纯性肠梗阻、胆道结石或胆道蛔虫症、泌尿系统结石梗阻等。

（5）急性绞窄：绞窄性肠梗阻（套叠、扭转），肠系膜血管栓塞等。

（6）损伤性急腹症（腹部外伤、创伤）：单纯腹壁损伤、内脏损伤、消化道异物及损伤等。

腹痛是机体对腹部或其他部位不同刺激的一种自身感觉，是机体受到侵袭的警告信号之一。腹痛刺激由交感神经、副交感神经、支配壁层腹膜的体神经三条途径传入大脑中枢引起疼痛。腹痛根据起源和性质可分为内脏性疼痛，壁层腹膜痛和牵涉痛。

（二）临床表现

急腹症患者的主要症状是腹痛，其次是伴随症状，如恶心、呕吐、腹胀、停止排气排便、发热、尿频、尿急、尿痛或血尿等。

（三）辅助检查

血、尿、粪常规及体腔穿刺液，引流液的涂片检查；血液生化检查：血清电解质、肝肾功能、胰淀粉酶等。X 线、B 超、CT、MRI、腹腔镜、腹腔动脉造影及诊断性穿刺等检查。

（四）治疗原则

1. 急腹症诊断尚不明的处理原则

一般情况下，急腹症于术前可明确诊断，但也有一时难以明确诊断的病例（包括非典型急腹症）。其处理原则：

（1）严密观察，反复检查分析，尽早明确诊断或有无手术指征。

（2）禁食、饮水，慎用如下措施：①不轻易应用止痛剂，以免影响病情观察。②禁止热敷，热敷可使血管扩张，使肌腱和韧带松弛，解除痉挛和炎症局部神经末梢的压迫，使疼痛减轻，从而掩盖症状，加重出血。③未能排除肠坏死、肠穿孔等情况时不用灌肠和泻药，可选用解痉药物治疗。

（3）严密观察病情，进行必要的处理：如防止休克，纠正水电解质和酸碱平衡失调，控制感染和防止腹胀。

（4）剖腹探查指征：在严密观察中，如有下列情况应及时剖腹探查：①疑有腹腔内出血不止者。②疑因肠坏死或肠穿孔而有严重腹膜炎者。③经密切观察和积极治疗后，腹痛不缓解、腹部体征不减轻、全身情况无好转反而加重者。

2. 外科急腹症治疗

治疗原则是以保全生命为主，同时最大限度地保全组织器官的功能。目前仍以手术为主要治疗手段，通过手术切除病灶或解除梗阻因素、修补穿孔、清除局部坏死组织、造瘘、腹腔引流等方法，从而达到治疗目的。

【护理措施】

（一）术前护理

（1）严密观察病情变化：尤其注意体温、血压、脉搏及疼痛的变化，如体温持续升高，血压比基础血压（收缩压）高 20mmHg 以上或有下降趋势，脉搏快 20% 以上，腹部疼痛加剧，均表明病情在继续加重，应立即报告医生进行紧急处理。

（2）体位：一般情况良好或病情许可时，宜取半卧位。

（3）饮食：禁食，对诊断不明或病情较严重者需严格禁食。

（4）胃肠减压：根据病情需要或医嘱决定，对于急性肠梗阻、胃肠道穿孔或破裂者，需做胃肠减压。

（5）输液或输血：建立有效静脉通路，防治休克，必要时记录液体出入量。纠正水、电解质、酸碱平衡失调，纠正营养失调。

（6）辅助检查及用药指导：积极安排患者进行必要的检查及化验，及时了解实验室及辅助检查结果，及时配合治疗、正确使用抗生素，注意给药浓度、时间、途径及配伍禁忌。

（7）其他对症护理：疼痛护理，在病情观察期间慎用止痛剂，凡诊断不明或治疗方案未定的急腹症患者应禁用吗啡、哌替啶等麻醉性镇痛剂，以免掩盖病情；已明确单纯性胆绞痛、肾绞痛的患者可给解痉剂和镇痛剂；已决定手术的患者为减轻痛苦，可适当使用镇痛药。做好发热、呕吐的对症护理以及生活护理。

（8）心理护理：安慰、关心患者，向患者说明病情变化及相关治疗方法、护理措施的意义；加强与患者的有效沟通，使其解除恐惧、焦虑的心理，保持情绪稳定，积极主动地配合治疗。

（9）必要的术前准备：病情观察或非手术治疗期间，发现下列情况应考虑手术处理：全身情况不良或发生休克；腹膜刺激征明显；有明显内出血表现；经非手术治疗 6~8h，病情未缓解或趋恶化者。做好必要的术前准备，如药敏试验、配血、备皮、相关检查（注意：禁止灌肠，禁服泻药，以免造成感染扩散或病情加重）。

（二）术后护理

（1）同一般术后护理。

（2）早期禁食，肠蠕动恢复后，逐渐恢复饮食。

（3）宜取半卧位。

（4）补液，补充水、电解质及营养物质。

（5）早期活动，防止术后肠粘连。

（6）腹腔引流管护理。

（7）严密观察病情，防治并发症。

（三）健康指导

（1）养成良好的饮食和卫生习惯。

（2）保持清洁和易消化的均衡饮食。

（3）积极控制易诱发急腹症的各类因素，如溃疡病者应按医嘱定时服药；胆道疾病和慢性胰腺炎患者需适当控制油腻饮食；反复发生粘连性肠梗阻者，应避免暴饮暴食及饱食后的剧烈运动；月经不正常者应及时就医。

（4）急腹症行手术治疗者，术后应早期开始活动，以预防粘连性肠梗阻。

（谈锦艳）

第三节　腹部损伤患者的护理

【概述】

腹部损伤包括机械性损伤（创伤）、化学性损伤和放射性损伤。创伤是腹部损伤的主体，在平时和战时均较常见。化学性和放射性损伤各有特点，本节主要讨论机械性损伤，兼顾其他少见类型损伤。

（一）病因

（1）腹部损伤分类及损伤原因见表2–2。

表2–2　腹部损伤分类及损伤原因

<table>
<tr><th colspan="3">分　类</th><th>损伤原因</th><th>特　点</th></tr>
<tr><td colspan="3">闭 合 伤</td><td>钝性暴力、高处坠落、打击伤、挤压伤、冲击伤</td><td>外观无切口</td></tr>
<tr><td rowspan="3">开放伤</td><td rowspan="2">穿透伤
（穿破腹膜腹腔）</td><td>贯通伤</td><td rowspan="3">刺刀、三角刀、锐器、枪弹、炮弹弹片、医源性损伤</td><td rowspan="2">多伴腹内脏器损伤</td></tr>
<tr><td>盲管伤</td></tr>
<tr><td colspan="2">非穿透伤（仅是腹壁伤未入腹腔）</td><td>仅腹壁出血，但有时伴有冲击伤致内脏损伤</td></tr>
</table>

（2）腹部损伤的特点及发病机制：发生率高、涉及面广、伤情复杂、危险性大。腹部损伤可同时有多脏器和组织损伤，大出血和感染是死亡主因。腹部损伤的范围及严重程度取决于暴力的强度、速度、着力部位和力的作用方向等因素。肝、脾及肾的组织结构脆弱、血供丰富、位置比较固定，受到暴力打击后，比其他内脏更容易破裂；上腹受到碰撞、挤压时，胃窦、十二指肠水平部或胰腺可被压在脊柱上而断裂；上段空肠、末端回肠等因比较固定而易受损；空肠脏器在充盈时比排空时更易破裂。

（二）临床表现

临床表现主要为腹腔内出血和腹膜炎，常见的症状和体征是腹痛和压痛、反跳痛、肌紧张、肠鸣音减弱或消失。

（1）腹腔内出血的表现：实质性脏器损伤（肝、脾、胰、肾等）及大血管破裂造成腹腔内出血致休克，临床表现为面色苍白，脉搏增快、细弱、脉压变小，收缩压下降。肝、脾包膜下破裂或系膜、腹膜内出血可有腹部包块。如内出血晚期可有腹部移动性浊音，肾脏损伤可出现血尿。

（2）弥漫性腹膜炎的表现：胃肠道、胆道等空腔脏器破裂，造成弥漫性腹膜炎。上消化道损伤时腹部剧烈疼痛、腹肌紧张、压痛、反跳痛。下消化道破裂时腹膜刺激征较轻，但细菌感染较为严重。胃十二指肠或结肠破裂后可有肝浊音界缩小或消失。腹膜后十二指肠破裂的患者有时可出现睾丸疼痛、阴囊血肿和阴茎异常勃起等症状和体征。胃十二指肠损伤可有呕血，直肠损伤常出现新鲜血便。

多发性损伤临床表现很复杂，意识障碍一般不能提示腹部症状，尤其合并有脑外伤、胸外伤及脊柱损伤等易掩盖腹部伤，造成腹部伤诊断的延误。

（三）辅助检查

（1）化验检查：大量出血者红细胞、血红蛋白与红细胞比积下降，胰腺损伤或胃肠道穿孔或腹膜后十二指肠破裂血清淀粉酶增高，泌尿系统损伤会出现血尿。

（2）影像学检查：实质性脏器损伤 B 超检查 90% 可确诊，空腔脏器损伤有积液积气表现。CT 检查比 B 超检查更清晰，MRI 检查对血管伤和某些特殊部位的血肿，如十二指肠壁间血肿，有较高的诊断价值。

（3）腹腔穿刺：适用于闭合伤疑有腹腔内出血或空腔脏器穿孔者。如抽出不凝固血液表明实质性脏器损伤或血管伤，抽出炎性液体可表明胃肠道伤，抽出黄绿色液体表明胆道损伤。

（4）诊断性腹腔灌洗：早期诊断阳性率比腹腔穿刺高。用等渗盐水 1 000ml 注入腹腔，然后将盛器置于穿刺或切口下方，使灌洗液返流来观察结果：①肉眼血性（25ml 血可染红 1 000ml 灌洗液）。②有胆汁或肠内容物。③红细胞计数超过 0.1×10^{12}/L。④白细胞计数超过 0.5×10^{9}/L。⑤淀粉酶增高。⑥沉淀染色涂片找到细菌。只要有上述一项即可证明有腹腔内脏损伤。

（5）诊断性腹腔镜检查：怀疑有内脏损伤，但无法确诊时可用腹腔镜进行探查。如患者血流动力学稳定，经体检不能确定有无内脏损伤，可行腹腔镜检查以明确诊断，在腹腔镜下可清楚地观察到有无腹内脏器损伤。如有内脏损伤，有些器官可以用腹腔镜直视下治疗；如无内脏损伤，也可避免做一些大型腹腔切开的探查。

（四）治疗原则

腹部损伤的救治原则是现场急救后送医院处理，积极防止休克、合理使用抗生素、注意纠正水和电解质紊乱，必要时边抗休克边手术治疗。腹部损伤的治疗分非手术治疗和手术治疗。非手术治疗原则包括动态观察生命体征和腹部体征，不随意搬动患者及使用镇痛剂、禁食、胃肠减压、营养支持、防治感染与休克及对症处理。手术治疗常有清创术和剖腹探查术，早期剖腹是治疗腹内脏器损伤的关键措施。

【护理措施】

（一）术前护理

（1）院前救护：熟练掌握战伤急救五大技术：通气、包扎、止血、固定、搬运。熟练心肺复苏抢救技术，初步处理，开放性创伤一般不作还纳。

（2）院内救护：监测生命体征，迅速建立两条静脉通道，必要时行中心静脉置管及抗休克治疗，协助快速诊断，抽血查血常规、肝肾功能、出凝血时间、备血、输血，做青霉素及破伤风皮肤试验，留置胃管、尿管，必要时配合行气管切开，积极做好术前准备。

（3）心理护理：医护人员耐心解释、安慰患者，缓解其紧张和焦虑的情绪，使患者在身心最佳的状态下积极配合治疗。

（二）术后护理

（1）禁食、持续胃肠减压：肛门排气后拔除胃管，开始进食流质饮食。

（2）抗休克治疗：术后一旦发现血压下降，患者主诉腹胀、腹痛等应警惕出现术后内出血，立即报告医生，做好抗休克治疗的准备。

（3）机体：营养支持、维持水和电解质及酸碱平衡。

（4）防治感染：腹部开放伤的污染，空腔脏器伤的污染，以及急诊手术清创不彻底，易继发感染。术后监测体温及血常规，积极使用抗生素，使用时注意频率、使用时间、使用方法、滴入速度及配伍禁忌等。

（5）病情观察：监测生命体征、腹部症状与体征，观察切口有无渗血渗液；观察引流管是否通畅，引流液的量、颜色、性质等，及时查阅各种检验结果，一旦出现临床危急征象，第一时间报告医生，并迅速处理。

（6）并发症的观察及护理：①凝血功能障碍：因手术前后失血、大量输液、低温及酸中毒均会降低血小板的功能，严重影响患者的凝血功能。故术后需严密观察并记录患者创口局部情况，准确测量各种引流管的引流量，同时观察皮肤有无瘀血、瘀斑，抽取血标本监测凝血酶原时间、血小板的变化情况。必要时遵医嘱输注新鲜血浆、血小板或补充凝血因子。②代谢性酸中毒的护理：因大量失血，组织灌注减少，无氧代谢增强，产生大量的酸性代谢产物导致代谢性酸中毒。故术后需密切观察患者的意识、呼吸频率及深浅度，准确及时地采集动脉血进行血气分析。③腹腔间隙综合征（abdominal compartment syndrome，ACS）的观察：腹腔间隙综合征是一种以腹内压升高为特征并伴器官功能障碍的症候群，主要发生在长时间腹部手术、重度腹水、感染性休克、肠麻痹、骨盆骨折、凝血机制障碍、出血，腹腔填塞等情况下。术后应加强有无腹部体征的观察，如有腹胀，应每小时测量并记录腹围（固定专人测量，以减少误差）。当发现腹胀时还应进行膀胱压的监测，膀胱压能间接反映腹腔内的压力情况。④腹壁切口裂开：因切口的污染、切口的感染或腹内压力增高及营养不良所致。表现为切口全层裂开，有大量渗血渗液或局部裂开，少量渗血渗液。其护理措施：术中减张缝合；及时换药，注意无菌操作；有效控制腹内压增高：采取半卧位，使用镇咳祛痰药及雾化吸入，注意腹带包扎，防止切口裂开，同时适量活动促进排便排气；再次缝合腹部切口后注意观察腹部情况。⑤腹腔脓肿：因开放伤的污染、空腔脏器伤的污染、手术的污染、清创不彻底而发生继发感染。临床表现为高热、血象增高、腹部包块、可有腹泻或便秘。护理措施：对症护理，手术治疗后注意引流管的护理。⑥肠瘘、肠造口的护理（详见肠瘘、肠造口患者的护理）。

（钱火红）

第四节　甲状腺疾病患者的护理

甲状腺疾病是常见病、多发病，包括单纯性甲状腺肿、结节性甲状腺肿、甲状腺囊肿、甲状腺肿瘤、甲状腺功能亢进症等。因人体颈部区域狭小，又有许多重要组织器官汇集，如血管、气管、食管、神经等，一旦损伤，易造成生命危险，故在护理时对患者的观察、指导尤为重要。本节重点介绍甲状腺癌和甲状腺功能亢进。

一、甲状腺癌

【概述】

（一）病因

甲状腺癌的确切病因尚不肯定，可能系多种因素所致，如地理土壤、污染源、遗传物质、化学物理、微量元素和放射线外照射等。甲状腺癌好发于中老年女性，愈后较好，甚至已有转移的甲状腺癌患者还可带癌生存 10 年以上。

随着分子生物学技术的不断进步，发现甲状腺癌的发生、演化与其他肿瘤类似，均与癌基因和抑癌基因有关。研究显示，甲状腺滤泡细胞肿瘤的癌变过程和结肠肿瘤的癌变过程类似，同样经历了一个多基因参与、多步骤的过程。当甲状腺滤泡细胞受到射线辐射或其他事件的影响时，癌基因 RET/PTC 和 TRK 发生重排，但尚不足以引起滤泡细胞恶性变；在此基础上发生 ras 癌基因突变，导致进一步的克隆性发展，恶性变发生，形成甲状腺乳头状癌。随后如果发生抑癌基因 P_{53} 的缺失，甲状腺乳头状癌可转变为未分化癌。癌变过程中伴有 DNA 甲基化异常和基因表达的改变。除了相关的癌基因或抑癌基因，一些细胞因子同样在甲状腺癌的发病过程中起作用，其中最重要的是血管内皮细胞生长因子（VEGF）家族。VEGG 作为血管生长因子的代表，可以通过对血管内皮细胞生长的直接促进或增加血管的通透性，为成纤维细胞和内皮细胞生长提供基质促进肿瘤血管的形成。

甲状腺癌可分为四种类型：①乳头状癌，占 60%。②滤泡状癌，占 20%。③未分化癌，占 10%~15%。④髓样癌，占 5%~10%。

（二）临床表现

早期无症状，晚期侵犯或压迫附近器官时出现相应的症状，压迫喉返神经、气管或食管者可发生声嘶、呼吸困难或吞咽困难；压迫颈交感神经节链可产生 Horner 综合征（即同侧瞳孔缩小、上眼睑下垂、眼球内陷、同侧头面部无汗等）；部分以转移癌为突出表现。

甲状腺孤立性肿块，质地坚硬，边界不清，表面高低不平，活动差，可触及同侧颈部肿大的淋巴结。未分化癌时双侧甲状腺可弥漫性肿大，质地坚硬。早期容易血路转移。

（三）辅助检查

ECT 检查显示冷结节（图 2-2-1），B 超检查显示实质性占位，密度不均，无包膜，颈部可探及转移性肿大淋巴结。

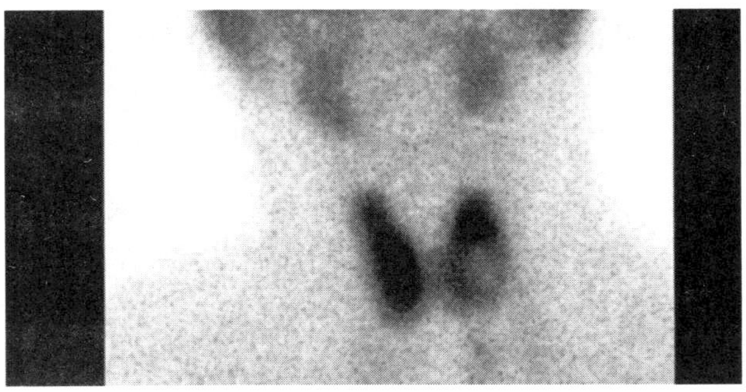

图2-2-1 ECT检查显示冷结节

（四）治疗原则

（1）手术治疗：可行患侧甲状腺全部切除、对侧甲状腺次全切除加峡部切除。如是双侧病变，需将两侧腺体连同峡部全部切除；如有淋巴结转移的患者，应做颈部淋巴结清扫术。

（2）非手术治疗：甲状腺未分化癌一般行放射治疗并辅助化疗。

（3）甲状腺癌综合治疗：全面考虑各因素的特点，给予合理的规范化治疗，以使甲状腺癌患者获得更好的生存质量。

【护理措施】

（一）术前护理

（1）术前宣教：术前教会患者咳嗽方法，以防术后发生肺部感染。练习手术时头、颈过伸体位：仰卧，双肩软枕垫高10~20cm，头部下垂，练习直到患者1次能坚持30~60min，此体位能充分暴露手术视野，有利于手术顺利进行。教会患者术后头部转动的方法：保持头颈及身体一起转动，防止过度活动颈部造成结扎线牵拉脱落引起的出血。

（2）术晨特殊准备：备沙袋，术后固定颈部用；备气管切开包，以备血肿压迫气管引起呼吸困难，甚至窒息而行紧急拆除缝线、清除血肿及气管切开；备负压吸引装置，以便清除血肿及呼吸道分泌物。

（二）术后护理

全麻清醒后半卧位，有利于呼吸及引流。监测生命体征及意识的变化，给予低流量吸氧（3L/min）。颈旁两侧置沙袋制动，以防颈部活动引起出血，防止颈部过伸、扭曲。禁食，24h后给半流饮食，但第一口水必须给予冷开水，取坐位喝水，证实无呛咳后进半流食。保持引流管通畅，引流管放置时间为48~72h。主要并发症的观察及护理：

（1）出血：由于术中血管损伤结扎不彻底、结扎线脱落，术后血压升高、过度活动颈部等所致。有外出血、内出血和皮下瘀血三种情况：外出血主要表现为切口敷料渗血、渗液，有引流管者引流出血性液体流速 >100ml/h；内出血表现为颈部胀痛、呼吸困难；皮下瘀血表现为颈部及前胸部大片状瘀血。其护理措施：①严密观察，及时发现、汇报和处理。②避免长时间讲话使声带振动引起出血。③教会患者轴线翻身，防止过度转头牵拉切口引起出血。④发现出血积聚引起颈部肿胀，呼吸困难，应立刻打开切口敷料，拆除缝线制止活动性出血，再视情况进行处理。⑤保持引流管的通畅。⑥颈部及前胸部大片状瘀血者，2天内减少局部活动，2天后可进行理疗以减轻瘀血状况。

（2）呼吸困难、窒息：由于切口出血形成血肿，喉头水肿，痰液阻塞、气管塌陷或双侧喉返神经损伤所致。表现为患者主诉胸闷、气急、呼吸困难同时面部和嘴唇呈青紫色。护理措施：①严密观察，主动关心、询问患者，如患者有鼾声或发出高频声应及时唤醒，以防缺氧及并发症发生。②麻醉清醒后取半卧位，利于切口引流及呼吸顺畅，减少颈部张力。③出现咳嗽、喉部喘鸣声、痰多不易排出时，可行超声雾化吸入、拍背、祛痰。④必要时拆除缝线并行气管切开。

（3）声音嘶哑、音调降低、失音：由于术中损伤喉返神经的前支、喉上神经的外支，术后组织水肿或继发小血肿压迫神经，纤维疤痕收缩压迫神经所致。主要表现为声音嘶哑、音调降低、失音。其护理措施：①术后立即评估患者有无声音嘶哑、音调降低、失音的发生。②应用神经营养药物、针灸、雾化吸入和理疗，一般神经损伤者经过治疗后3~6个月内可恢复，神经切断者可行声带悬吊术。

③减少讲话，使声带得到休息，有利于恢复。

（4）误吸、呛咳：由于损伤喉上神经内支而导致。其护理措施：①评估患者缓慢喝一口凉开水后有无误吸、呛咳。②指导患者取半卧位或坐位进食，宜进半固体食物，并大口吞咽。③做好患者的心理护理。

（5）手足抽搐：由于术中损伤甲状旁腺或甲状旁腺血液供应障碍，表现为手足鹰爪样抽搐。其护理措施：①补充钙剂，如葡萄糖酸钙、氯化钙等。②控制蛋白、鱼子等高磷食物，增加含钙食物如虾米、动物软骨等。③严重者可补充维生素 D_3，促进钙在肠道中吸收以及在组织中蓄积。④镇静剂的使用，如苯巴比妥，溴化物等。

（6）甲状腺功能降低：由于甲状腺切除过多，原伴有慢性淋巴性甲状腺炎所致。甲状腺功能降低主要表现为术后无力、黏液性水肿、T_3、T_4 值持久低于正常值下限。其护理措施：①指导患者饮食，多食海产品以补充碘剂。②口服甲状腺素片，如优甲乐，50~100μg，清晨空腹顿服，服药期间注意观察肝功能变化。③定期复查 TSH、T_3、T_4。

（7）腔镜甲状腺手术并发症护理：由于内镜的放大作用，术中对解剖结构显示清晰，腔镜甲状腺手术并发症的发生相对于传统甲状腺手术无差别甚至发生率更低。但是，二氧化碳气体灌注易造成颅内压升高、皮下气肿，甚至纵隔气肿，进而影响呼吸、循环功能，导致酸中毒及高碳酸血症，如有大的血管损伤，还可引发气体栓塞。因此腔镜甲状腺术后应更加严密监测患者生命体征，及时发现病情变化。另外腔镜手术皮下分离范围大，对身体的创伤大于传统甲状腺手术，分离不当时容易误入皮下脂肪层，损伤皮下小血管甚至真皮层，术后易发生脂肪液化、皮肤瘀斑、红肿等，恢复较慢。部分患者术后一段时间内会有颈胸部皮肤紧绷不适感，应做好宣教，告知患者不需特殊处理，一般 3 个月后逐渐消失。

（三）健康指导

（1）拔除引流管后可适当活动颈部。

（2）拆线 2 周后可淋浴，加强颈部功能锻炼，做抬头、左右转颈活动，防止疤痕挛缩所致的功能异常。

（3）勿穿高领及颈部过紧的毛衣，以防摩擦切口，天气过冷外出时可围围巾以保护切口。

（4）学会自我检查，经常用自己的示指、中指、无名指的指尖平摸颈部，若发现有凹凸不平、肿块等，应立即就诊。

（5）如有声嘶、音调变低者可行雾化吸入，促进咽喉部水肿吸收。

（6）出院后长期服用甲状腺素片者易造成蓄积中毒，需要定期至医院查肝肾功能，一旦出现心律不齐、头昏、呕吐、腹泻等应及时就诊。

（7）甲状腺癌患者术后 1 个月应复查，如行放疗者，注意保护局部皮肤，瘙痒等切勿用手抓，防止抓破皮肤引起感染。

二、甲状腺功能亢进

【概述】

（一）病因

甲状腺功能亢进（简称“甲亢”）的确切的病因尚不清楚，可能与自身免疫、精神因素及遗传因素有关。甲状腺功能亢进有原发性、继发性和高功能腺瘤三类。

（二）临床表现

（1）典型表现：主要为甲状腺激素分泌过多引起交感神经兴奋性增高和代谢增高的表现。表现为甲状腺肿大伴震颤并有血管杂音、心动过速、双侧手指震颤和眼球突出等。个别患者出现内分泌紊乱、钾代谢障碍而致周期性肌麻痹。

（2）眼征：为本病特征之一，可分为非浸润性突眼和浸润性突眼两类（图 2–2–2，图 2–2–3）。浸润性突眼可有眼内异物感、畏光、流泪与灼痛、视力模糊或复视。突眼严重者眼睑闭合不全，可致角膜炎与溃疡，如不治疗，病情常可进行性发展，以至失明。

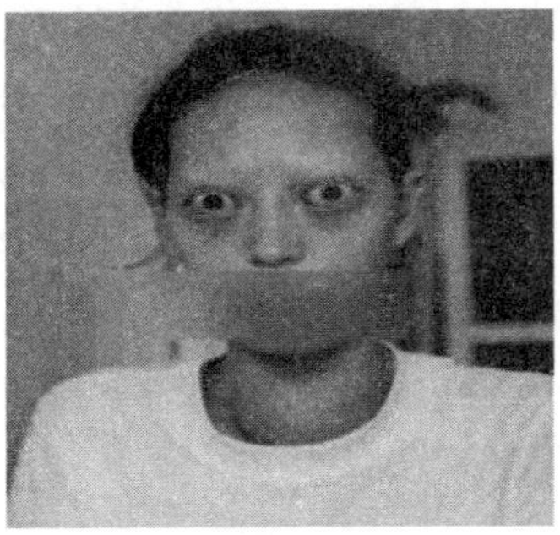

图2–2–2 非浸润性突眼

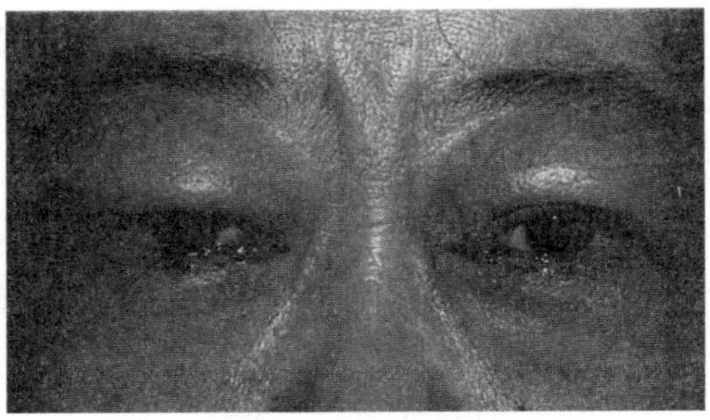

图2–2–3 浸润性突眼

（3）黏液性水肿：又称局限性黏液性水肿。多见于胫前，可单独出现而不伴有甲状腺功能亢进。

（三）辅助检查

甲状腺摄 ^{131}I 率增高；血清总 T_3、T_4 及游离 T_3、T_4（FT_3、FT_4）增高，促甲状腺激素降低。

（四）治疗原则

（1）一般治疗：适当休息，合理饮食。失眠者可予安定类镇静剂，心动过速者可加用 β 受体阻滞剂以改善症状。

（2）抗甲状腺药物治疗：常用药物有硫脲类的甲硫氧嘧啶或丙硫氧嘧啶及咪唑类的甲巯咪唑或卡比马唑。

（3）放射性 ^{131}I 治疗：利用甲状腺具有高度摄取 ^{131}I 能力和 ^{131}I 衰变时能放出 β 射线的生物效应，使腺泡上皮细胞破坏萎缩，减少甲状腺激素的产生，达到治疗目的。

（4）手术治疗：甲状腺次全切除能使 90 % 以上的患者得到治愈。

【护理措施】

（一）术前护理

（1）一般护理：同甲状腺癌护理。

（2）术前药物准备：一旦决定手术治疗，除内科给予口服普萘洛尔、甲硫氧嘧啶或丙硫氧嘧啶外，术前2周开始服复方碘溶液，其方法：① 5滴/次，3次/d，以后逐日增加1滴，3次/d，至15滴/次，3次/d维持，共服2~3周行手术治疗，术后继续服用逐日减少1~5滴，3次/d。② 10滴/次，3次/d，维持2周后手术，术后继续服用5~7天。其目的：①可抑制蛋白水解酶，减少甲状腺球蛋白的分解，减少甲状腺素释放。②使腺体充血减轻，缩小变硬，有利于手术。注意：①口服时应用饼干馒头蘸碘溶液，放入口中，避免接触牙齿而染色，同时也避免浪费。②刺激口腔和胃黏膜发生胃肠道反应、恶心、呕吐、食欲缺乏，应饭后服用并喝水以稀释。③配伍普萘洛尔，服普萘洛尔前必须测心率，若心率 <60次/min，应停服1次，一般可服至术前1~2h，术后继续服用5~7天。

（3）视觉丧失的护理：与甲亢所致浸润性突眼有关，主要表现：眼内异物感、畏光、流泪与灼痛、视力模糊或复视；突眼，严重者眼睑闭合不全。其护理措施：①指导患者保护眼睛：白天戴深色眼镜，减少光线和灰尘的刺激；夜间眼睑不能闭合者，涂金霉素眼膏或戴眼罩保护，防止角膜、结膜损伤、感染和溃疡的发生。②眼睛勿向上凝视，以免加剧眼球突出和诱发斜视。③指导患者减轻眼部症状的方法：0.5%甲基纤维素或0.5%氢化可的松溶液滴眼，可减轻眼睛局部刺激症状。④高枕卧位和限制钠盐摄入可减轻球后水肿，改善眼部症状。⑤每天做眼球运动以锻炼眼肌，改善眼肌功能。⑥定期做眼科角膜检查，以防角膜溃疡造成的失明。

（二）术后护理

（1）甲状腺功能亢进术后护理同甲状腺癌术后护理。

（2）预防与护理甲亢危象：出现甲亢危象是由于手术准备不充分、手术应激反应、儿茶酚胺大量释放、手术操作时挤压甲状腺使大量甲状腺素进入血液所引起，临床可出现高热（39℃以上）、多汗、心慌、心率达120次/min以上、脉压增大、烦躁、恶心、呕吐、腹泻、谵妄，严重者甚至昏迷。其护理措施：①严格按规定的时间和剂量给予药物治疗。②高热、烦躁者应及时补液、降温、镇静并予以吸氧。③碘剂应用：口服卢戈液，首剂量为3~5ml，紧急时10%碘化钠10~20ml加入生理盐水500ml中静滴。④普萘洛尔应用：首次剂量口服40~80mg，或丙硫氧嘧啶首剂600mg，紧急时普萘洛尔5mg加入5%葡萄糖溶液100ml中静滴。⑤血压高者用利血平2mg肌内注射或加入5%葡萄糖溶液500ml中慢滴，同时监测血压变化以调整滴速。必要时应用激素：氢化可的松200~400mg、地塞米松10~20mg静脉推注。⑥做好患者的心理护理，消除紧张情绪。

（三）健康指导

（1）适当多进食高碘食物，预防甲状腺功能低下。

（2）定期复查TSH、T_3、T_4，以了解有无甲亢复发或甲状腺功能低下。

（3）注意眼睛的保护，以防损伤角膜。

（4）如准备怀孕，必须停药后在医生的指导下做好准备，以免造成胎儿畸形、智能障碍等。

（5）其他健康指导可参阅甲状腺癌康复指导。

（钱火红）

第五节 乳腺疾病患者的护理

【概述】

乳腺癌是女性最常见的跃居首位的恶性肿瘤，男性罕见。全世界每年有 120 万妇女发生乳腺癌。北美和北欧属高发地区，欧洲南部和南美洲属中发区，亚洲和非洲大多数国家属低发区。

（一）病因

乳腺癌的病因和发病机制尚不完全明了。其发病因素：①发病年龄 40~60 岁，可能与性激素的变化有关。②月经初潮年龄早、绝经年龄晚、行经年数长、月经周期短、无哺乳等都是乳腺癌的危险因素。③约 15% 的乳腺癌患者有乳癌阳性家族史。④高脂肪饮食是发病因素之一。脂肪是合成雌激素的原料，可提高雌激素水平。

（二）临床表现

（1）无痛性肿块：多见于乳房的外上象限，典型的乳腺癌多为无痛性肿块、质地硬、表面不光滑、与周围分界不清等。

（2）酒凹症：肿瘤侵入 Cooper 韧带使之收缩，把乳头牵向癌块方向，也可使乳头内陷（图 2-2-4）。

（3）橘皮样改变：皮肤可因淋巴滞留而发生水肿，但毛囊处仍凹陷，出现橘皮样改变（图 2-2-5）。

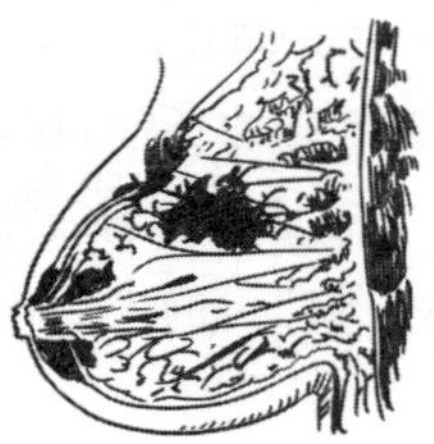

图2-2-4 乳腺癌早期征象，肿块处皮肤凹陷

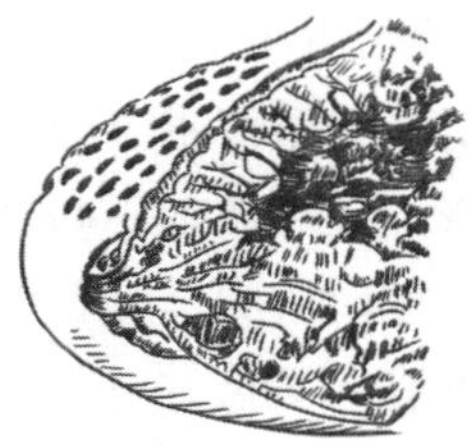

图2-2-5 乳腺癌乳房皮肤水肿

（4）晚期表现：肿块表皮形成溃疡，恶臭，容易出血。锁骨上淋巴结、对侧腋窝亦有淋巴结转移；远处转移至肺时出现胸痛、气急，此时多已有胸膜转移；椎骨转移多伴有患部剧痛；肝转移可引起肝脏肿大，甚至黄疸。

（三）辅助检查

（1）透照检查：由于肿痛组织局部血运丰富，吸收近红外光量较正常组织多，因而显示暗区。确诊率可达 75%，是一种较有效的普查初筛手段（图 2-2-6）。

（2）钼靶 X 线检查：利用钼靶 X 线透不过密度较高的软组织这一特性，摄片检查区分出密度增加的结节阴影、乳腺中特异的钙化和其他乳腺癌的继发征象。国内研究资料表明，诊断乳腺癌的正确率可高达 90%（图 2–2–7）。

（3）B 超检查：为乳腺肿块诊断手段的首选方式。由于能清晰显示乳房各层软组织结构及其内肿块的形态和质地，因此能鉴别乳腺癌和良性肿块。B 超检查诊断乳腺癌的正确率可高达 80%，但对于临床无法触及肿块的早期乳腺癌，诊断正确率不如钼靶 X 线检查（图 2–2–8）。

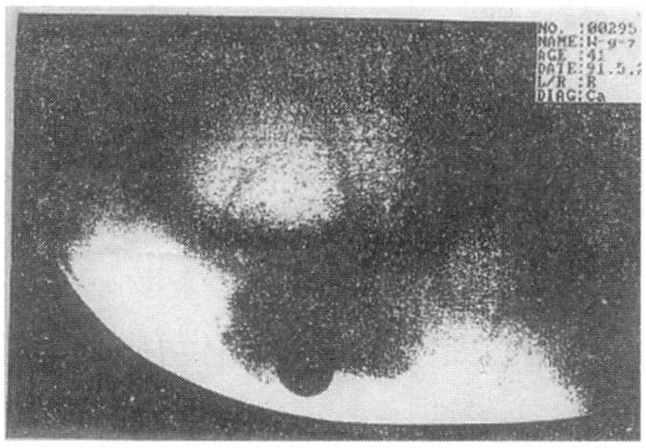

图2–2–6　钼靶X线检查示意图

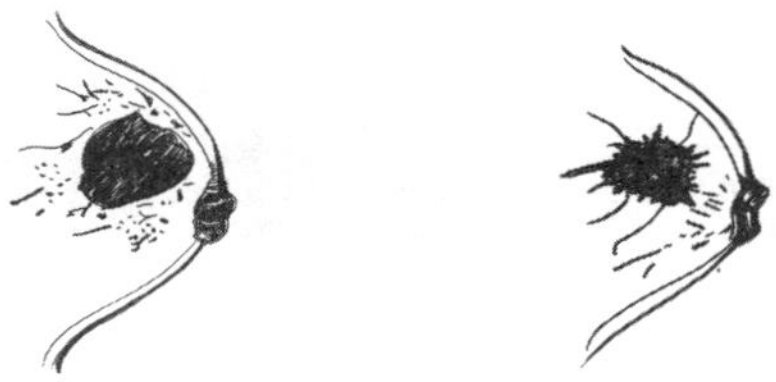

图2–2–7　乳房摄影，癌肿显示结节状肿块（左）或毛刺状肿块（右）

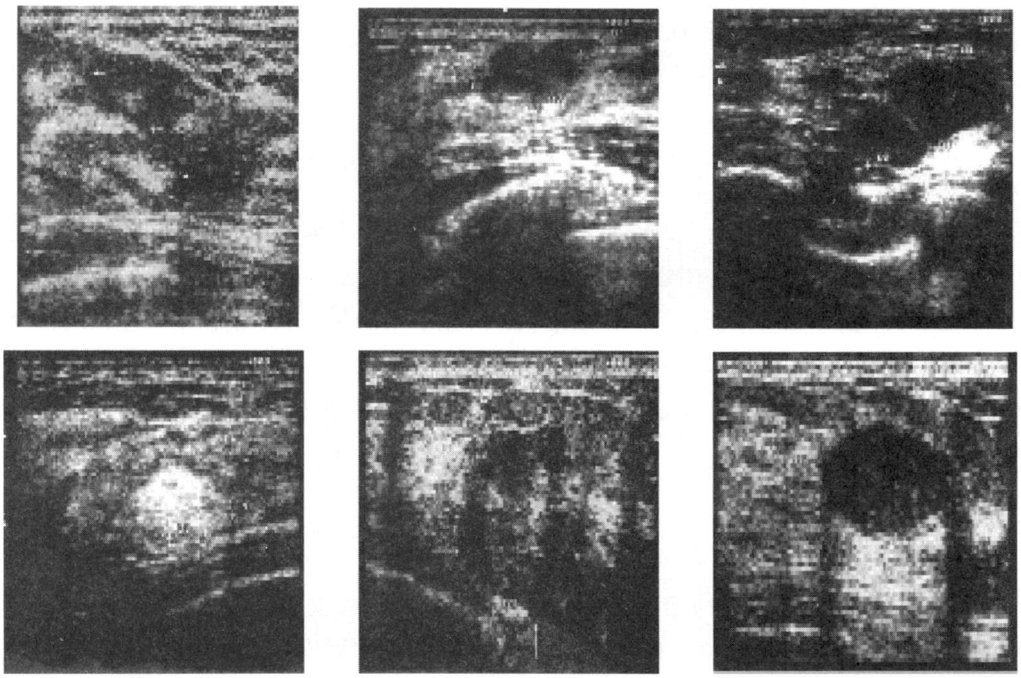

图2–2–8　疑似乳腺癌病变B超显像

（4）MRI 检查：文献报道 MRI 检查发现乳腺恶性疾病的敏感性 94%~100%，特异性 53%~97%，是发现小叶癌最敏感的影像学方法。目前 MRI 检查可用于高危人群的普查，快速 STIR 序列全身 MRI 也可作为转移癌的一个安全有效的筛选工具（图 2–2–9）。

（5）组织学（切除活检）与细胞学检查：即应用细针（直径 0.7~0.9mm）在肿块内不同方向穿刺吸出组织液内含有的细胞做检查（图 2–2–10）。针吸细胞学检查诊断乳癌的正确率达 80% 以上，但直径 < 1cm 的乳腺癌不易取到标本。当针吸细胞学检查结果为阴性，而临床仍怀疑乳腺癌时，则可行切除活检。

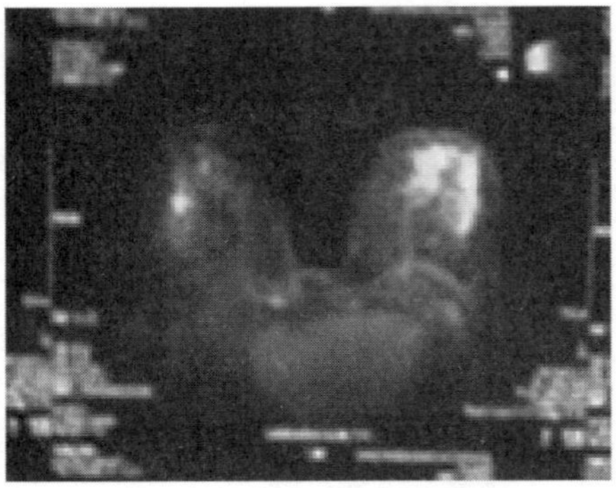

图2-2-9 乳腺癌病变核磁共振显像

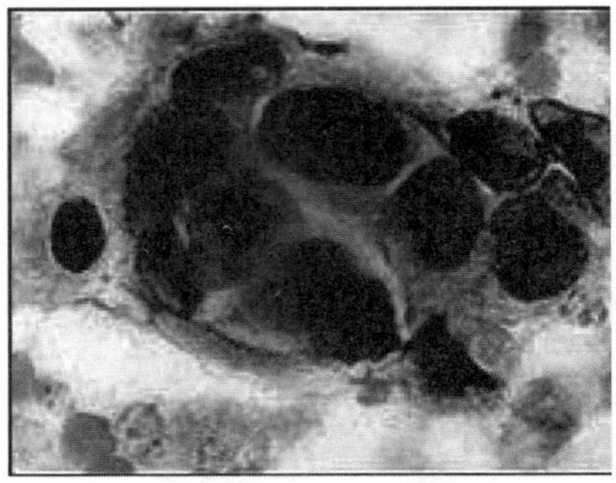

图2-2-10 乳腺癌的细胞学检查

以上所述的各种诊断方法之间可互补，联合诊断不但可以缩短诊断的时间，而且可提高早期乳癌的诊断率。

（四）治疗原则

目前治疗乳腺癌主张多学科综合进行，治疗措施包括手术、放射治疗、化学治疗、内分泌治疗，生物靶向治疗等。近年来腔镜技术也开始应用于乳腺癌手术中。

【护理措施】

（一）术前护理

（1）心理护理：向患者讲解有关乳腺癌疾病的知识、麻醉与手术治疗的方式，术后乳房的替代方式，使患者能够平静地接受手术治疗。

（2）术前宣教：指导患者术前饮食、皮肤准备，介绍手术情况，术后的恢复及创口的护理及注意事项等。

（3）备皮：按手术要求的范围准备皮肤。如需植皮者，应备供皮区的皮肤。对已有溃疡的患者，应术前3天开始换药，用75%酒精仔细擦拭，消毒溃疡周围的皮肤。

（二）术后护理

1. 患肢体位护理

麻醉清醒后协助半卧位，患肢给予内收抬高体位，常垫一只软枕于患肢下方，同时嘱患者将患肢前臂放于胸前保持内收夹紧体位，有利于皮瓣的贴合，预防皮瓣积血积液。

2. 切口护理

切口需胸腹带加压包扎，预防渗血、出血，以促进皮瓣愈合，同时胸腹带包扎不宜过紧，防止血液循环障碍导致的皮瓣愈合不良。严密观察切口，尤其是术后24h内患者主诉切口疼痛，应立即观察切口局部皮肤有无紧绷感、肿胀、皮下有无瘀紫、发热、触痛，及时发现切口出血、瘀血，以便及时处理。

3. 引流管护理

双固定在患者的引流口与床单位上，引流管长度以能留够患者床上翻身的余地为宜；调节负压，术后1~2天保持负压为200~300mmHg，以后逐渐下调并维持负压100~200mmHg；观察引流液的颜色、性质和量，引流量每小时超过100ml提示有活动性出血，应立即报告医生及时处理。引流管一般放置3~5天，引流液颜色变淡，24h量 < 10ml，局部无积血、积液可考虑拔管。

4. 并发症的观察与护理

（1）淋巴漏：多出现在术后 3~4 天，表现为引流管内每天有 200~500ml 淋巴液流出，或拔除引流管后的管口、切口有大量液体渗出，经久不愈。如处理不当，可导致患者血容量减少、电解质紊乱、低蛋白血症及感染，甚至死亡。其护理措施：①加压包扎。②有引流管者有效引流，引流管已拔除者需切口敞开引流，并做好引流液的培养以便及时判断病情。③根据医嘱合理使用抗生素防治感染。④皮瓣和胸壁缝合、局部注射生物蛋白胶及小剂量放疗都可以促进粘连愈合。⑤进食高蛋白食物，补充机体丢失的蛋白、水和电解质等。

（2）皮下积液：由于创面渗液过多、术中损伤淋巴管，造成淋巴漏、引流不畅、引流管拔除过早、合并感染等所致。表现为切口处有少量渗出，触及切口处皮瓣有波动感，挤压皮瓣有液体渗出。其护理措施：①做好体位护理及切口护理。②充分有效引流。③及时抽吸渗液，加强理疗。④避免肩部及上肢过早大范围活动。

（3）切口皮缘与皮瓣坏死：由于术中游离皮瓣时对血管的破坏、皮下积液与引流不畅、皮瓣滑脱所致。表现为切口皮缘或皮瓣缝合处有红肿、瘀血、甚至出现斑片状发黑。其护理措施：①保持持续有效的负压引流，及时吸出残腔内积液、积血，防止皮瓣漂起，造成其缺血坏死。②患肢适度活动，以免过度活动造成牵拉皮瓣而导致皮瓣滑脱，影响愈合出现坏死。③术后 24~36h 内切口包扎不宜过紧，避免出现血流障碍造成皮瓣血供减少而坏死。④发生皮瓣坏死时，可通过理疗、75% 酒精外敷、活血药物应用及换药或手术纠正。

（4）患侧上臂蜡白样或青紫样肿胀：由于淋巴结的清扫与淋巴管的结扎使淋巴液回流受阻而导致手臂蜡白样肿胀；因为血管结扎而致静脉回流受阻引起手臂青紫样肿胀。此外，因加压包扎过紧，患肢活动受限，也易导致患肢出现不同程度的蜡白样或青紫样肿胀。其护理措施：①抬高患肢以免肢体循环不良，健侧卧位避免压迫患肢。②切口加压包扎应适宜，防止腋窝包扎过紧压迫静脉，造成回流不畅。③早期活动患肢。④避免患肢输液、测血压。⑤纠正低蛋白血症、营养不良等不利因素。⑥恢复后期可频谱照射、微波热疗，促进血液循环及淋巴回流。

（5）患肢功能障碍：由于术后疤痕形成、挛缩影响肩关节活动及缺乏有效的功能锻炼所致。表现为患肢不能自由伸展，肩关节活动受限，不能上举、后旋等。其护理措施：①告知患者术后患肢功能锻炼的重要性，克服切口的疼痛，积极配合活动。②制定患肢功能锻炼计划，具体做法详见健康指导。③预防感染，做好无菌操作，及时换药，保证引流通畅。④纠正全身营养不良，促进组织早期愈合。

（三）健康指导

（1）忌食高脂肪食物，多食高蛋白、富含维生素食物。

（2）指导患者早期患肢功能锻炼，具体可分为四个阶段来完成。第一阶段：术后第一天，协助患者床上坐起，行握拳、屈腕运动。患侧五指用力伸直，再用力握拳，反复数次，也可捏橡皮圈取代。屈腕运动：五指握拳，用力伸屈腕部，反复数次。第二阶段：术后第 2~4 天，协助患者下床，注意妥善固定引流管，防止牵拉滑脱。健肢扶于床栏，患肢行屈肘运动，活动幅度为握拳后从前面能触碰到肩关节；休息时，可用绷带缠绕颈部托住抬高患肢，以免造成患肢下垂水肿。第三阶段：术后第 5~10 天（拔除引流管后至拆线期间）患者已能自如下床活动。患肢可行摆臂、旋臂、外展上肢来完成康复训练。摆臂运动：患侧上肢自然下垂，前后用力摆臂；旋转运动：患肢自然下垂，以肩为轴，用力旋前，再旋后；外展运动：双手向两侧伸开，逐渐到水平位，回收再打开。第四阶段：术后 10 天拆线后，进行爬墙、后旋及从颈后摸对侧的耳朵、钟摆、展肘等运动，促进切口完全愈合；2 周后患肢应上举及过后外旋位，如拉绳运动，以防疤痕挛缩影响上肢的功能（图 2-2-11）。

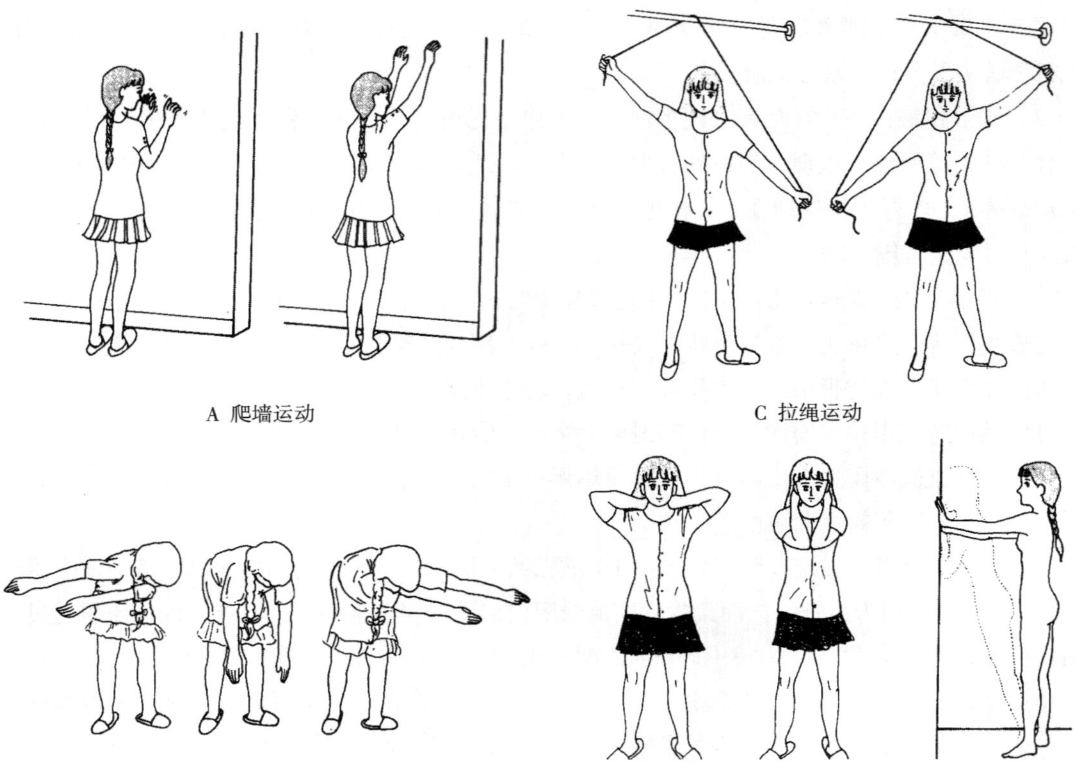

A 爬墙运动　C 拉绳运动

B 摆钟运动　D 展肘运动　E 推墙运动

图2-2-11　乳房切除后运动

（3）每月自查健侧乳房，避开月经前期及月经期。方法：自然站立位或仰卧平躺位，一侧上肢自然下垂，对侧手平触乳房看有无肿块及乳头有无分泌物，忌刺激及捏乳房，详细步骤见图（图 2-2-12）。①洗澡时检查，因手指易在湿皮肤上触诊，以右手触诊左乳，对侧则反之。②坐或站在镜前，双手扶腰，观察乳房，然后将双手抬高超过头部，观察乳房轮廓和凹陷情况。③将双手置于髋骨上，并用力向内压，使胸肌屈曲。④躺卧，将手置于头部下，同侧肩下垫枕头或折叠的毛巾。⑤以另一侧手，采用同心圆方式向中心触诊，通常三圈就可覆盖全部的乳房组织，包括乳房的尾梢和乳头。⑥最后坐起来，触诊两侧乳房的乳晕部分，并检查及捏挤乳头，观察是否有分泌物。

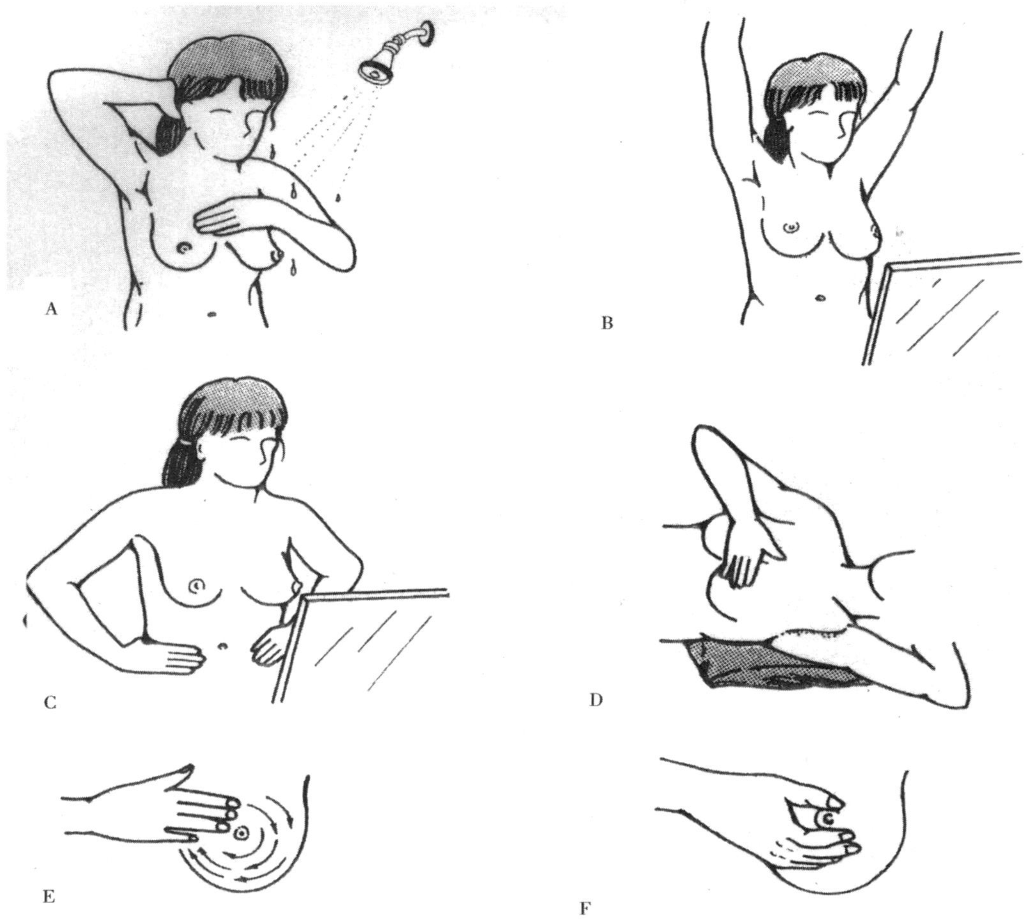

图2-2-12 乳房切除后运动

（4）向患者介绍佩戴义乳的方法，保持积极乐观的心态。

（5）定期门诊随访。

（钱火红）

第六节 胸腹主动脉瘤患者的护理

【概述】

主动脉瘤是由于各种原因造成的主动脉局部或多处向外扩张或膨出，呈“瘤样”形状改变。动脉管径的扩张或膨出大于正常动脉管径的50%以上为动脉瘤。

（一）病因

动脉瘤发生的生物学机制很复杂，遗传易感性、动脉粥样硬化及各种蛋白酶等都被证明与其发生直接相关。各种病因最终都表现为主动脉中层的退行性变，继而在血流压力下扩张形成动脉瘤。

（1）遗传易感性：多项研究表明，动脉瘤的发生与遗传密切相关。国外随访发现，15% 动脉瘤患者直系亲属中也发生各部位动脉瘤。其他研究则表明，动脉瘤发生和多囊肾密切相关，而后者已被证实为常染色体显性遗传疾病。

（2）动脉硬化因素：动脉瘤和周围动脉硬化闭塞性疾病虽然表现形式不同，一为血管扩张，另一为血管狭窄闭塞，但二者常常是伴发的，而且拥有共同的高危因素，如吸烟、高血压、高脂血症、糖尿病和心脑血管疾病。这都有力证明了动脉粥样硬化与动脉瘤的发生密不可分。

（3）各种蛋白酶的作用：动脉瘤的一个显著组织学表现为中层弹力膜的退行性变，组织中胶原蛋白和弹性蛋白被相应的蛋白酶破坏；局部金属蛋白酶（MMP）增高，促使平滑肌细胞易位，导致血管中层结构破坏；局部巨噬细胞和细胞因子浓度升高，提示存在炎症反应。以上三点都可能导致动脉瘤壁破坏与扩张和动脉瘤形成。

（4）先天性动脉瘤：一些先天性疾病常伴发主动脉中层囊性变，从而导致先天性动脉瘤形成。其中最多见的是马凡综合征（Marfan syndrome）。这是一种常染色体显性遗传疾病，临床表现为骨骼畸形、韧带松弛、晶状体脱垂、主动脉扩张及心脏瓣膜功能不全等。

（5）炎性动脉瘤：炎性动脉瘤是一种特殊类型动脉瘤，外观上动脉瘤壁特别厚，呈发亮的白色，质硬，极易与腹腔内脏器（如输尿管、十二指肠）纤维化粘连。流行病学研究表明，炎性动脉瘤发病率占全部动脉瘤的 5% 左右。在危险因素、治疗方案选择和预后等诸方面，炎性动脉瘤和普通动脉瘤均无明显差异。

（6）感染性动脉瘤：感染性动脉瘤是一种很少见的疾病。近年来，随着抗生素的不断发展，其发生率更是不断降低。主动脉壁原发感染导致的动脉瘤很罕见，大部分感染性动脉瘤是由继发感染引起。葡萄球菌和沙门氏菌是最常见的感染性动脉瘤致病菌，而结核杆菌和梅毒也可以导致主动脉瘤发生。

（二）分类

根据病理解剖可分为三类：真性动脉瘤、假性动脉瘤、夹层动脉瘤。真性主动脉瘤指主动脉壁和主动脉瘤壁全层均有病变性扩大或突出而形成的主动脉瘤；假性动脉瘤是指动脉管壁被撕裂或穿破，血液自此破口流出而被主动脉邻近的组织包裹而形成血肿，多由创伤导致；主动脉夹层动脉瘤又称主动脉内膜剥离，是由于内膜局部撕裂，而受血液强力的冲击，内膜剥离扩展，主动脉形成真假两腔。

（三）临床表现

（1）疼痛：主动脉瘤较为常见的临床症状，约 1/3 的患者表现出疼痛。其多位于胸部、腹部脐周、两肋部或腰部，其性质可为钝痛、胀痛、刺痛或刀割样疼痛。一般认为疼痛是由于瘤壁的张力增加，引起动脉外膜和后腹膜的牵引，压迫邻近的躯体神经所致。

（2）压迫症状：随着主动脉瘤瘤体不断扩大，可以压迫邻近的器官时引起的相应症状，临床比较多见。

（3）栓塞症状：主动脉瘤的血栓，一旦发生脱落便成为栓子，栓塞其血供的脏器或肢体而引起与之相应的急性缺血性症状。

（4）腹部搏动性包块：腹部搏动性包块是腹主动脉瘤最常见最重要的体征（图 2-2-13）。多数患者自觉心窝部或脐周围有跳动感，约 1/6 的患者自觉心脏下坠到腹腔，这种搏动感以仰卧位时和夜间尤为突出。肿块表面可有压痛，可听到收缩期杂音和（或）扪及震颤。

（5）破裂症状：主动脉瘤破裂是一种极其危险的外科急症。死亡率高达50%~80%。动脉瘤的直径是决定破裂的最重要的因素。根据主动脉瘤的破裂率与瘤体直径的曲线关系，直径6cm以上者为危险性动脉瘤。

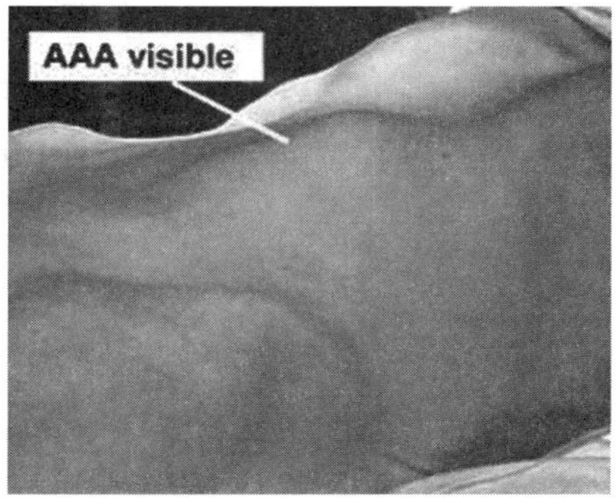

图2-2-13 腹主动脉瘤的腹部包块

（四）辅助检查

影像学检查：可通过腹部X线摄片、二维B超声波等手段影像学检查，还可通过腹主动脉造影，但其准确性不高。造影结果常可提供有价值的资料，故仍为术前必须进行的检查。目前CT检查（图2-2-14）、MRI检查比B超检查二维超声波检查能更清晰地显示主动脉瘤及其与周围组织结构。

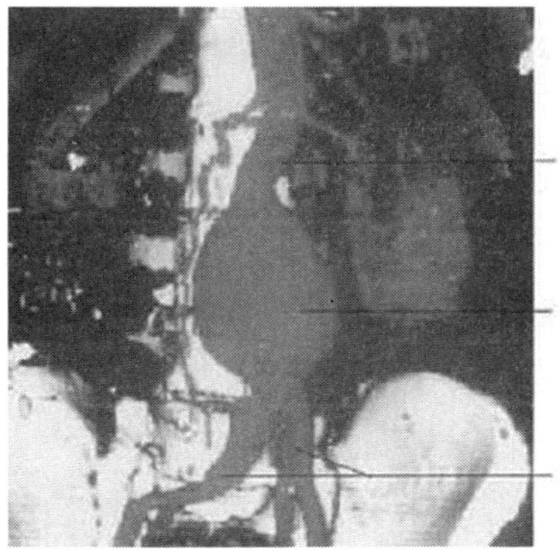
图2-2-14 腹主动脉瘤在CT下的表现

（五）治疗原则

治疗原则是控制血压至正常水平，以防止动脉瘤的破裂，但根治方法还是手术治疗，可以分为主动脉瘤切除的开放手术和腔内隔绝介入手术（图2-2-15）两种方法。目前随着腔内介入治疗的不断发展，越来越多的动脉瘤的治疗方法逐渐由开腹、开胸手术转向微创腔内介入手术。

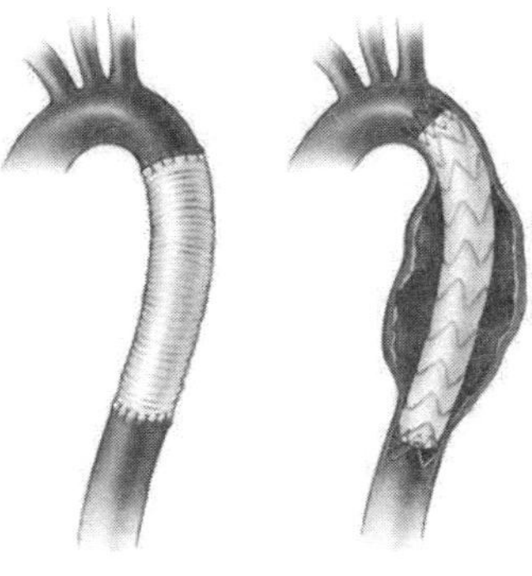
图2-2-15 主动脉瘤腔内隔绝术

【护理措施】

（一）术前护理

（1）心理护理：患者常常认为，主动脉瘤是“不定时炸弹”，加上动脉瘤带来的剧烈疼痛，使患者产生恐惧感；加之手术费用比较高，患者及家属顾虑较多。护士应向患者及家属耐心做好解释工作，消除患者紧张、恐惧心理，使患者积极配合和接受手术。

（2）疼痛的评估与护理：护士应教会患者疼痛时自我护理的方法，如深呼吸运动、听音乐等，动态评估疼痛的性质、范围、持续时间，并及时汇报医生。

（3）预防主动脉夹层破裂的措施：告知患者避免做腰腹过屈、长时间深蹲动作、剧烈运动和咳嗽等。加强巡视，防止患者出现摔倒、碰撞。各项检查专人护送。嘱患者多食蔬菜水果，保持大便通畅，避免用力屏气等。护士还应密切观察各项生命体征，尤其要严格控制血压，以防血压突然升高引起动脉瘤的破裂。

（4）术前准备：教会患者床上翻身、排便的方法。嘱患者术前1天晚20:00时禁食，晚23:00时后禁水，抽血查血型、备血，做抗生素过敏试验。做好术中带药的准备，术晨双侧腹股沟及会阴部备皮。

（二）术后护理

1. 密切监测生命体征的变化

术后给予心电监护，予平卧位持续低流量氧气吸入。密切观察患者心率、呼吸、氧饱和度，尤其是血压的变化。严格控制血压可以防止夹层的逆撕，降低动脉瘤破裂的危险。测量血压要注意根据患者术中锁骨下动脉是否闭塞选择测量的上肢部位。同时观察24h尿量变化，做好血尿素、肌酐等变化记录，随时监测肾功能的变化。

2. 切口护理

术后患者股动脉切口予无菌敷料覆盖，自黏绷带加压包扎，护士应在术后6h内密切观察股动脉切口有无渗血渗液，及观察术侧肢体的足背动脉搏动情况，告知患者术后患肢制动12h，防止切口出血。一旦敷料被血液浸湿，切口应重新加压包扎。

3. 并发症的观察与护理

（1）腔内隔绝术后综合征：腔内隔绝术后综合征是指术后出现的临床征候群，通常表现为“三高二低”，即体温升高（一般不超过38.5℃），白细胞计数升高（比术前平均升高108/L）和C反应蛋白升高；同时红细胞和血小板呈不同程度的降低。因此，术后护士应加强患者体温、血小板及白细胞变化的观察，出现高热时应按高热护理进行常规护理，并做好体温升高时炎症反应和移植物感染的鉴别。同时要密切观察患者血红蛋白的量，必要时给予血浆或全血输入。

（2）内漏：内漏是指腔内隔绝术后从各种途径继续有血液反流入瘤腔的现象。内漏可导致主动脉夹层继续增大甚至破裂。因此术后护士应密切观察患者有无胸痛症状的再次出现，如突然出现术前剧烈胸痛症状，应及时汇报医生，必要时进行CT检查以确认是否有内漏引起的夹层增大。

（3）栓塞：在腔内操作可以导致广泛的微栓塞，甚至导致肾衰竭而死亡。因此，术后护士应严密观察尿量的变化，及时抽血检查肾功能，观察尿素、肌酐的值，以评估患者肾功能的情况。必要时遵医嘱给予抗凝药物，并及时观察有无用药后的不良反应。

远端栓塞导致下肢缺血也是并发症之一。护士还应观察患者双下肢的足背动脉搏动，下肢皮温、颜色，及时询问患者有无下肢疼痛等不适主诉。

（4）截瘫：胸腹主动脉瘤腔内隔绝术后最严重的并发症是脊髓缺血损伤引起的截瘫，可在隔绝术后不久出现，也可因术后夹层血栓形成压迫脊髓动脉而延迟出现。因此，术后需关注患者四肢感觉和肌力等情况。

脑脊液引流是最好的治疗手段。通常在腰椎第3~4水平置引流管，维持压力在10mmHg以下。脑脊液引流过程中，护士不可随意移动引流管的位置，搬动患者时先夹闭引流管，待患者安置稳定后再打开引流管，由医生固定引流管的高度。及时观察引流液的颜色、性质、量。翻身时注意保护引流管。安置位置适宜，避免牵拉、滑脱、扭曲、受压，保持其通畅，避免影响引流治疗的效果。

（三）健康指导

戒烟忌酒，伴有糖尿病或高脂血症的患者，宜给予低胆固醇、低脂肪、低糖饮食。指导患者正确服用抗高血压、降糖药和抗凝药等。定期测血压、血糖，定期复查凝血酶原时间。每6个月做1次彩色多普勒超声检查，每年做1次CT检查，定期门诊随访，以了解动脉瘤情况和支架是否移位或脱落。

（李海燕）

第七节 下肢动脉硬化闭塞症患者的护理

【概述】

下肢动脉硬化性闭塞症（arteriosclerosis obliterans，ASO）是全身性动脉粥样硬化在下肢局部表现，主要表现为下肢动脉内膜出现粥样硬化斑块、中层组织变性或钙化，腔内可继发血栓形成，破坏动脉壁，最终使管腔狭窄，甚至完全闭塞，使患肢发生急性或慢性缺血性症状，严重时可引起肢端坏死。

（一）病因

目前本病的发病原因还不明确，可能是综合因素导致发病。本症与高脂血症有密切关系，有关因素还包括高血压、糖尿病、吸烟、肥胖等。因此，"九高一少"即高血脂、高血糖、高尿酸、高体重、高血压、高血液黏度、高年龄、高精神压力、高烟瘾和少运动，是动脉硬化闭塞症的高危因素，本病多发生于50岁以上的人群。

（二）临床表现

本病起病隐匿，进展缓慢，根据患者症状的严重程度，按Fontaine分期，一般将临床表现分为4期。

第1期：轻微主诉期。患者仅感觉患肢皮温降低、怕冷，或轻度麻木，活动后易疲劳，肢端易发生足癣感染且不易控制。

第2期：间歇性跛行（intermittent claudication）期。当患者在行走时，由于缺血和缺氧，较常见的部位是小腿肌肉产生痉挛、疼痛及疲乏无力，必须停止行走，休息片刻后，待症状有所缓解后才能继续活动。如再行走一段距离后，症状又重复出现。

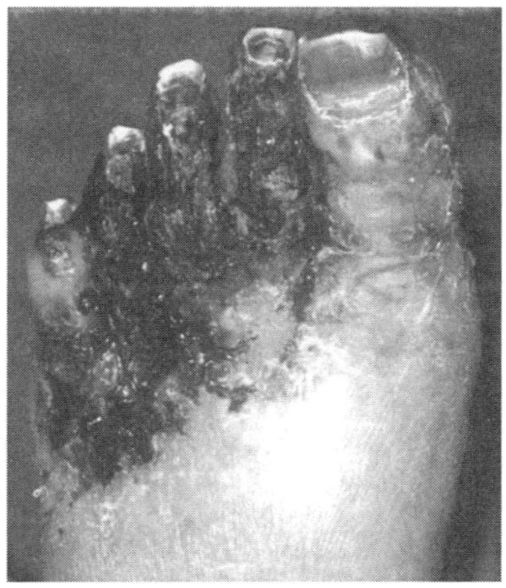

图2-2-16 坏疽

第3期：静息痛期。当病变进一步发展，而侧支循环建立严重不足，使患肢处于相当严重的缺血状态，即使在休息时也感到疼痛、麻木和感觉异常。疼痛一般以肢端为主。

第4期：组织坏死期。主要指病变继续发展至闭塞期，侧支循环十分有限，出现营养障碍症状。在发生溃疡或坏疽以前，皮肤温度降低，色泽为暗紫色。早期坏疽（图2-2-16）和溃疡（图2-2-17）往往发生在足趾部，随着病变的进展，感染、坏疽可逐渐向上发展至足部、踝部、小腿，严重者可出现全身中毒症状。根据坏死范围又分为3级：

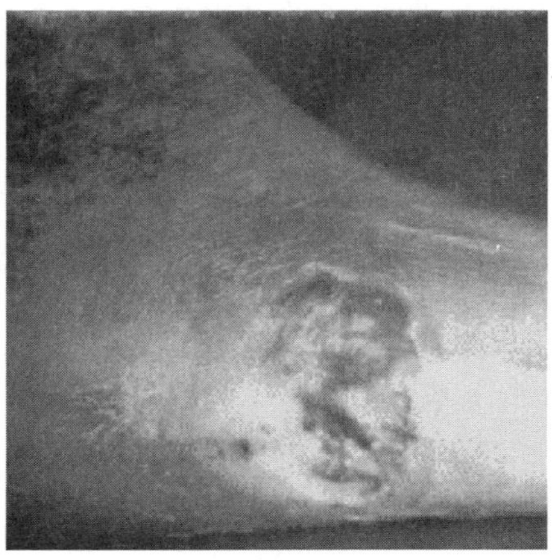

图2-2-17 溃疡

1级坏死（坏疽）：局限于足趾或手指。

2级坏死（坏疽）：扩延至足背或足底，超过趾跖关节（手指超过指掌关节）。

3 级坏死（坏疽）：扩延至踝关节或小腿（手部至腕关节）。

（三）特殊检查

1. 实验室检查

（1）血脂检查：血脂增高或高密度脂蛋白下降常提示有动脉硬化性病变的可能，但即使血脂及高密度脂蛋白正常，也不能排除其存在，故血总胆固醇、甘油三酯 β－脂蛋白以及高密度脂蛋白的测定对诊断仅有参考价值。

（2）血糖、尿糖、血常规和血细胞比容测定：目的是了解患者有无伴发糖尿病、贫血或红细胞增多症。

（3）心电图检查：可了解患者有无伴发冠状动脉粥样硬化性心脏病，这对于估计手术危险性颇为重要。有冠心病史者术前应做 24h Holter 心电图检查。

2. 踝肱指数（ankle brachial index，ABI）

通过测量踝部胫后动脉或胫前动脉以及肱动脉的收缩压，得到的踝部动脉压与肱动脉压之间的比值。正常人休息时踝肱指数的范围为 0.9~1.3，低于 0.8 预示中度疾病，低于 0.5 预示重度疾病。间歇性跛行的患者踝肱指数多在 0.35~0.9，而静息痛患者的踝肱指数常 ＜0.4，一般认为，这样的患者若不积极治疗将可能面临截肢的危险。当踝肱指数 ＞1.3 时，则提示血管壁钙化以及血管失去收缩功能，同样也反映有严重的周围血管疾病。

3. 影像学检查

（1）彩超检查：通过对腹主、髂、股、腘、胫后、胫前、腓动脉等部位的超声波扫描，结合血流流速的变化可确定血管的狭窄程度。这些检查属于无损伤性血管检查，简易便行，可在术前、术后多次重复使用，目前是下肢下肢动脉硬化性闭塞症的重要筛选性检查。

（2）其他影像学检查：还包括磁共振血管造影（magnetic resonance angiography，MRA）、CTA、DSA 等检查。

（四）治疗原则

治疗原则：阻止疾病的继续发展，改善患肢的侧支循环，缓解疼痛和促使溃疡愈合。

下肢动脉硬化性闭塞症内科降压、降脂，抗血小板聚集等治疗仅能延缓下肢动脉硬化性闭塞症的病程进展，不能从根本上消除下肢动脉硬化性闭塞症血管的狭窄、闭塞。外科手术包括血管内膜剥脱、人工血管置换、旁路重建手术、自体干细胞移植术和截肢术等。而下肢动脉硬化性闭塞症血管腔内介入治疗具有微创、操作简单、疗效确切、可重复操作的优点，是诊治血管性疾病的发展方向。目前具体方法有经皮球囊血管成形术（percutaneous transluminal angioplasty，PTA）、血管内支架（stent）、置管溶栓术、超声消融术等。

【护理措施】

（一）术前护理

（1）患肢保护：指导患者避免患肢受冷、热刺激，避免损伤，注意修剪趾甲和足部保暖。告知患者不宜用热水袋、取暖器等取暖，以免加重组织缺氧。保持皮肤干燥、滋润，穿棉质或羊毛质地的袜子，不能过紧或过松，保持鞋袜干燥洁净，足部可涂凡士林保持滋润。对于溃疡表面湿润、有渗出液的患者，使用 1∶5 000 高锰酸钾溶液浸泡患足 20min，2 次 /d，浸泡结束后用毛巾擦干，趾间用棉签吸干水；对于溃疡表面干燥或已成为干性坏疽的患足，局部保持干燥，避免局部刺激。对于患肢自主活动受限者应双小腿垫枕（图2-2-18），防止脚踝或脚后跟皮肤压疮。

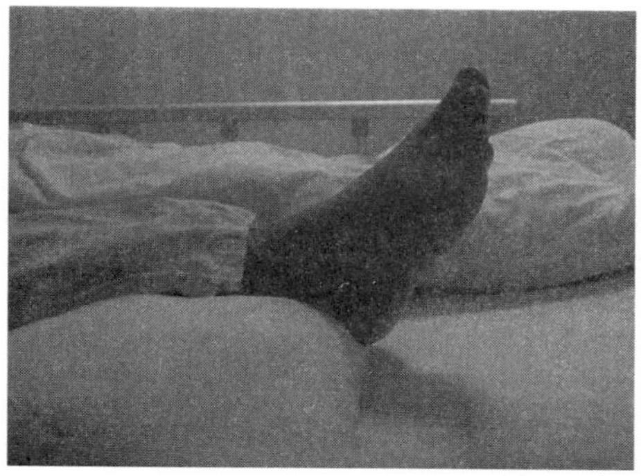

图2-2-18 小腿垫枕预防压疮

（2）疼痛的护理：疼痛是下肢的脉硬化性闭塞症的典型临床表现。但下肢动脉缺血性疼痛对镇痛药反应不明显，其机制尚不清楚，一般镇痛药难以奏效。护士应做好患肢疼痛性质、具体部位、持续时间的评估，必要时遵医嘱给予镇痛药物，给药后注意观察是否出现中枢神经系统兴奋、烦躁不安、情绪异常、幻觉等不良反应，如有异常应及时报告医生，必要时给予约束带约束，同时注意观察，保证患者血液循环不受影响。

（3）功能锻炼：缺血早期患者可进行Buerger运动，方法为让患者平卧，双脚抬高45°~60°保持1~3min→坐起，双腿下垂，活动踝部和足趾→平卧5min→抬高脚趾，脚跟运动10次→完成1次运动。（图2-2-19），以促进侧支循环的建立。

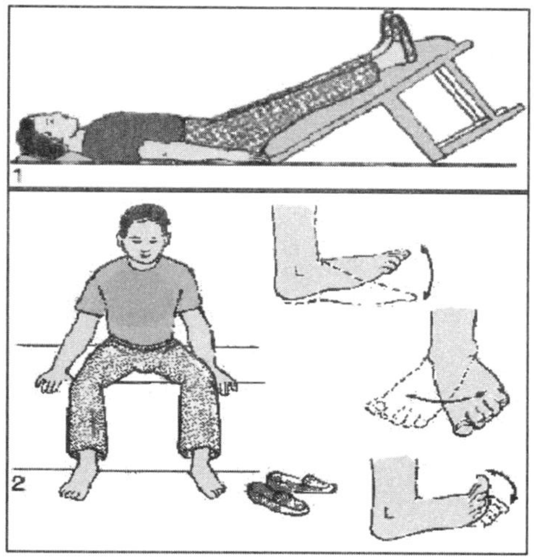

图2-2-19 Buerger运动

（4）绝对戒烟：吸烟是下肢的动脉硬化性闭塞症发病的原因之一。因为烟草内含有尼古丁，可使血管收缩，血压升高，心率增快；能造成动脉痉挛，使血液中促进动脉粥样硬化的物质，如胆固醇、低密度脂蛋白等浓度升高，并使这些物质沉积在血管内壁，促使下肢动脉缺血的发生。护士在患者入院时即应加强戒烟的健康教育，告知患者吸烟的危害，戒烟对于治疗的重要意义，取得患者及其家属的全力配合。

（5）肾功能的观察：因术中使用的碘造影剂为高渗药物，可能带来肾脏的损害，因此术前必须保证患者肾脏功能处于正常水平。护士应在术前密切观察患者肾功能的变化，尤其是尿量、尿素氮和肌酐的变化，以便术后做肾功能的评估对比。

（6）术前准备：腔内手术前无需禁食，需要双侧腹股沟和会阴部备皮。外科开放手术治疗多需腰麻，术前常规禁食6h以上，术侧肢体备皮。两种手术方法术前均需做抗生素过敏试验。

（二）术后护理

1. 微创治疗（置管溶栓术后护理）

（1）体位护理：置管溶栓期间患者术侧肢体必须伸直制动，以确保药物持续进入体内和溶栓导管的通畅。可以翻身，但必须轴线翻身（图2-2-20），防止因大腿弯曲引起穿刺部位的出血。置管溶栓结束拔除动脉鞘管和溶

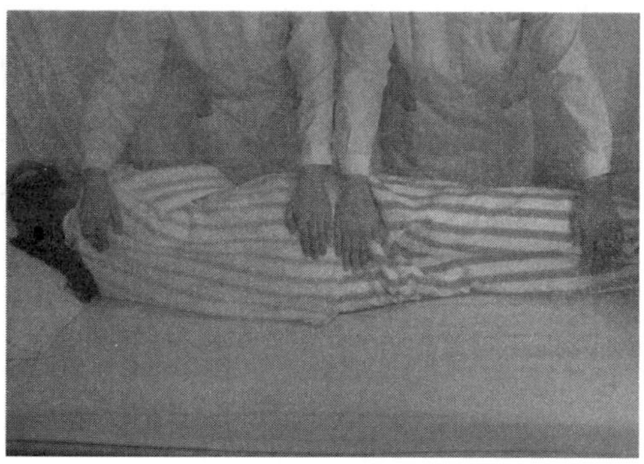

图2-2-20 轴线翻身

栓导管后，需要在穿刺点按压 20min 后给予加压包扎，必要时给予 1kg 的沙袋压迫 4~6h。嘱患者肢体制动 12h，卧床休息 24h。可指导患者床上足背伸屈活动，以促进小腿深静脉血液回流。

（2）溶栓导管的护理：溶栓导管通过动脉鞘管进入患者病变的血管（图 2-2-21）。为了做好导管的护理，首先必须保持溶栓导管良好的固定，因为溶栓导管的末端带有喷液侧孔口，必须确保侧孔位于血栓部位，一旦导管移位可能意味着给药部位的不正确，不仅延误治疗，而且容易导致导管周围形成血栓。因此护士应使用透明敷贴妥善固定溶栓导管，如患者出汗较多不易固定时应及时更换敷贴，必要时给予自黏绷带外固定，并告知患者与家属置管溶栓期间应保持术侧肢体伸直制动，以防止术肢移动造成导管的移位。另外必须确保导管与输液管道连接可靠，一旦脱落将导致大出血。为预防脱落，管道连接均采取螺纹接头拧紧，再用钢针穿刺其橡胶帽输液，或者中间桥接一个可来福安全接头。其次，由于溶栓导管直径较细，通常只有 3-5F，为了增加溶栓时药液喷射的压力，此导管内部有一根金属钢丝，因此溶栓导管绝对不能打折，一旦打折可能带来溶栓导管不通畅，同样也延误患者的治疗。再次，置有溶栓导管的患者的护理过程中应注意无菌操作，更换敷料时应注意保护局部免受污染。

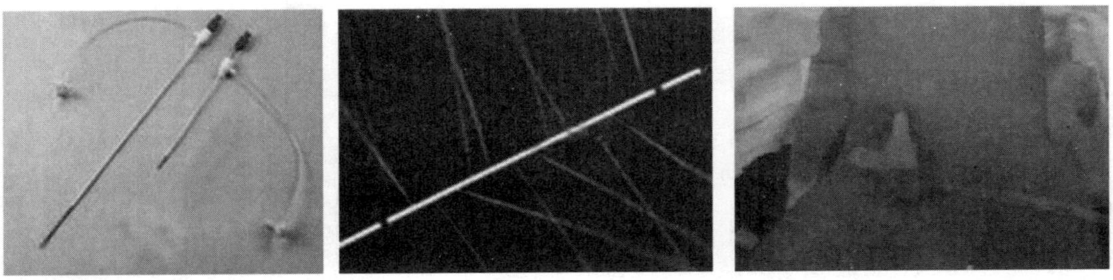

图2-2-21 动脉鞘管和溶栓导管

（3）溶栓药物使用的护理：常规动脉置管溶栓可有两种给药方法。一种持续输注法，一种是脉冲喷射法，持续输注法是通过微量注射泵或加压输液袋将溶栓药物匀速、持续地经溶栓导管推注到患肢局部。脉冲喷射法（图 2-2-22）是通过三通将溶栓导管与注射器、输液袋加压的溶栓药物相连接，使用注射器通过三通抽取溶栓药物以脉冲喷射法将药液快速推注至病变处，这种方法可以起到冲刷的作用，并可使药液分散到血栓中。根据情况，可以在持续滴注的基础上采取间断脉冲喷射法。

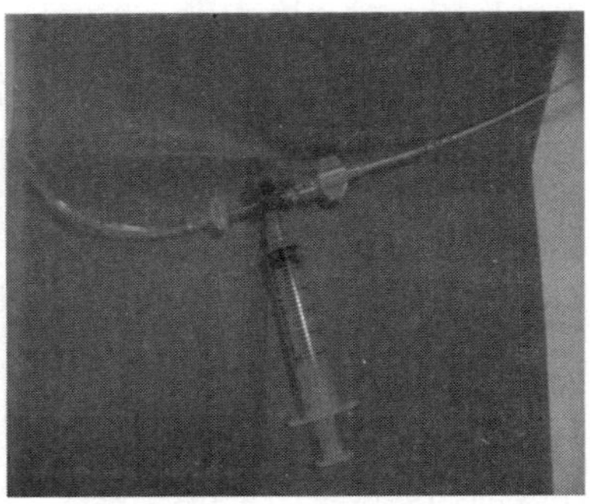

图2-2-22 脉冲喷射法连接方式

无论是哪种给药方法，护士都应该熟练掌握溶栓、抗凝药物使用的注意事项，观察患者凝血功能是否存在异常，给药的过程中和给药后都应及时观察患者是否存在大小便、皮肤黏膜的出血倾向，一旦发现应及时汇报医生。

（4）患肢观察与护理：密切观察患肢血供变化，可根据皮温、皮肤色泽、观察足背动脉（图 2-2-23）或胫后动脉（图 2-2-24）搏动情况、末梢毛细血管充盈时间、感觉和运动功能等指标来判断。及时倾听患者主诉，询问其是否存在患肢的感觉异常等症状，尤其是需要及时发现缺血加重的征象，报告医生。

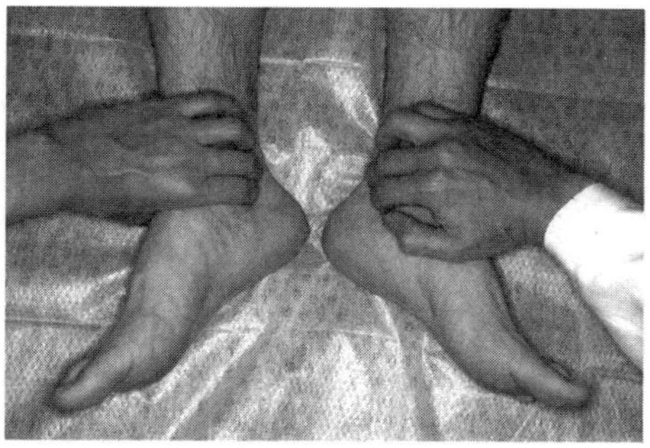

图2-2-23 触摸足背动脉搏动方法

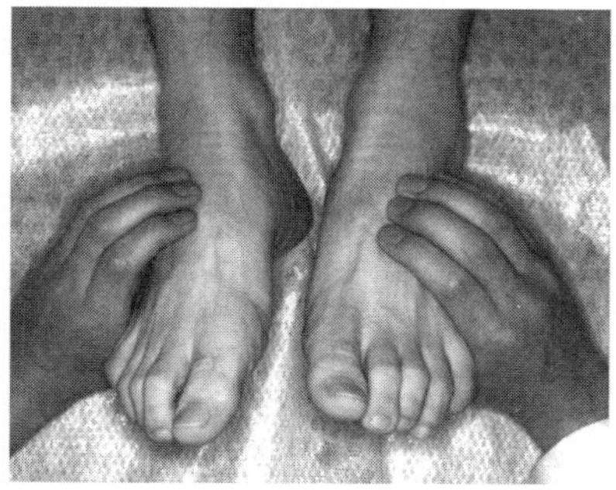

图2-2-24 触摸胫后动脉搏动方法

（5）并发症的预防与护理：①过度灌注综合征：随着溶栓过程中或过程后患肢恢复有效血供，会出现肢体肿胀发热，甚至疼痛等再灌注现象，这是缺血恢复过程中必经的阶段，一般在数周至数月内自行缓解。但缺血再灌注严重者会形成骨筋膜室综合征，并损害心肺肾功能，表现为缺血加重和脏器功能障碍。护士应动态观察患肢的局部变化，出现张力过高、缺血加重、少尿、胸闷等情况时及时汇报医生。②蓝趾综合征：蓝趾综合征（blue toe syndrome）是指足趾末梢动脉微小栓塞所致的症候群。动脉置管溶栓引起的蓝趾综合征，主要是因为在溶栓的过程中，来源于近端动脉粥样硬化斑块的微小栓子堵塞了足趾末梢动脉而引起。有研究表明，初次向栓子内注入大量溶栓药物可能造成凝血块碎片，引起远端栓塞。此情况出现后，可遵医嘱使用扩张血管药物，如前列地尔注射液等静脉滴注，可缓解症状。③感染：由于患者置管溶栓期间有动脉鞘管和溶栓导管进入动脉内，一旦感染细菌可以通过导管直接进入动脉血液内，引起菌血症。因此，护士应严格无菌操作，密切观察患者术后体温和血常规中白细胞的变化，及时检查导管、鞘管及三通等接口部位有无血液的渗出。如有血液渗出，应及时用消毒液擦拭，避免滋生细菌。④出血：由于动脉鞘管和溶栓导管穿刺为动脉，且使用溶栓和抗凝药物，易发生出血。出血部位包括穿刺点周围血肿、鞘管阀门出血、管道连接脱落出血以及身体其他部位出血（如消化道、颅内出血）。护理上必须细致观察，重视患者主诉，监测生命体征。需要特别注意的是消化道出血和腹膜后血肿，患者往往自觉没有明显不适，可能仅诉头晕、胸闷或出冷汗，而且常出现在半夜，此时应特别警惕大出血，患者一旦出现此类症状应立即汇报医生并测量血压，同时复查血常规。

（6）饮食护理：置管溶栓期间患者，可正常进食，饮食原则为少量多餐，低盐低脂为主。由于患者卧床时间增加，应多进食蔬菜和水果，以防便秘。并嘱患者多饮水，以增加造影剂的排出速度，减少对肾脏的损害。

2.开放手术术后护理

（1）术后前期：截肢患者术后常规备下肢止血带5~7天。

（2）病情观察：术后给予心电监护，密切监测血压、脉搏和血氧饱和度，记录24h尿量，维持体液平衡。

（3）饮食护理：腰麻患者术后6h可以进食，原则上以低盐、低脂、高维生素饮食为主。

（4）并发症的预防和护理：①出血：出血是术后早期最常见的并发症，应合理使用抗凝和溶栓药物，减少不必要的穿刺，严密观察加压包扎处的切口渗血情况和引流物的量、颜色和性质，必要时可延长沙袋压迫止血时间。②人工血管过长扭曲：可影响血流，甚至引起血栓的形成，故应保持患肢的伸直位，避免手术部位受压及扭曲，必要时患肢约束制动。③感染：观察切口局部有无红肿热痛等表现，注意体温及血象变化，遵医嘱合理使用抗生素。④吻合口狭窄和移植血管闭塞：观察有无下肢动脉急性缺血表现，如患肢疼痛程度、皮肤颜色、温度及脉搏的变化，必要时可行多普勒超声等检查明确诊断。

（三）健康指导

（1）用药指导：严格遵医嘱按时按量服用抗凝和溶栓药物，切忌擅自停药换药。服用抗凝药物期间，观察大小便颜色、皮肤黏膜、各种分泌物及有无出血情况，每 1~2 周定期复查凝血功能。

（2）饮食指导：进食低脂、低胆固醇、清淡饮食，避免辛辣刺激食物。多饮水，多食用富含维生素的食物。

（3）行为指导：严禁突然下蹲、跷二郎腿、患肢旋转及受压，以防吻合口撕裂或血管扭曲。坚持戒烟。

（李海燕）

第八节　下肢静脉曲张患者的护理

【概述】

下肢静脉曲张（varicose veins of lower extremities），一种最常见的周围血管疾病，指下肢浅静脉系统（包括大隐静脉、小隐静脉及其分支，以大隐静脉最为多见）处于伸长、蜿蜒曲张状态。

（一）病因

静脉壁软弱、静脉瓣膜缺陷以及浅静脉内压力升高，是引起浅静脉曲张的主要原因。

静脉壁薄弱和静脉瓣膜缺陷，有明显的遗传倾向。任何增加血柱重力的后天性因素，如长期站立、重体力劳动、妊娠、慢性咳嗽、习惯性便秘等，使瓣膜承受过度的压力，逐渐松弛，不能紧密关闭；循环血量经常超负荷，亦可造成压力升高，静脉扩张，从而形成相对性瓣膜关闭不全。当隐－股或隐－腘静脉连接处的瓣膜遭到破坏而关闭不全后，就可影响远侧和穿通静脉的瓣膜。由于离心愈远的静脉承受的静脉压愈高，因此静脉曲张在小腿部远比大腿部明显。而且病情的远期进展比开始阶段迅速。小腿肌肉泵对下肢静脉回流起着主动的推动作用，肌组织的病理改变和收缩力的软弱，将使泵血功能大为减弱，其结果是静脉腔内血液排空不良和内压升高，肢体酸胀、沉重、乏力，并加重静脉曲张。迂曲的静脉内，血流缓慢，易引起局部的血栓性静脉炎，出现红、肿、热、痛等症状。炎症消退后，静脉壁可与皮肤粘连呈条索状，色素沉着。静脉炎可反复发作。由于静脉高压向皮肤微循环传递，内皮细胞损害、纤维蛋白渗出和沉积、局部组织缺氧，造成营养交换障碍及毒性代谢产物释放，引起皮肤和皮下组织出现色素沉着、脂质硬化等营养性改变。

（二）临床表现

（1）患肢酸胀不适和疼痛：站立时，静脉内压高，扩张加重，产生症状；行走或平卧时，腓肠肌发挥泵的作用，浅静脉内压力下降，症状缓解。感觉敏感的人，可有疼痛感。

（2）患肢浅静脉曲张：主要为大隐静脉及其属支发生曲张性病变。尤其是小腿，浅静脉隆起、扩张、弯曲，甚至卷曲成团，站立时更加明显（图 2–2–25）。

（3）小腿下段皮肤营养障碍性病变：主要是由于静脉曲张后下肢血液回流变慢，下肢瘀血，血液含氧量降低，使皮肤发生退行性变化，表现为汗毛脱落、皮肤光薄、脱屑。由于毛细血管破裂，导致色素沉着。由于局部抵抗力减弱，所以容易继发慢性硬结性蜂窝组织炎、湿疹、瘙痒、溃疡（图 2–2–26）。

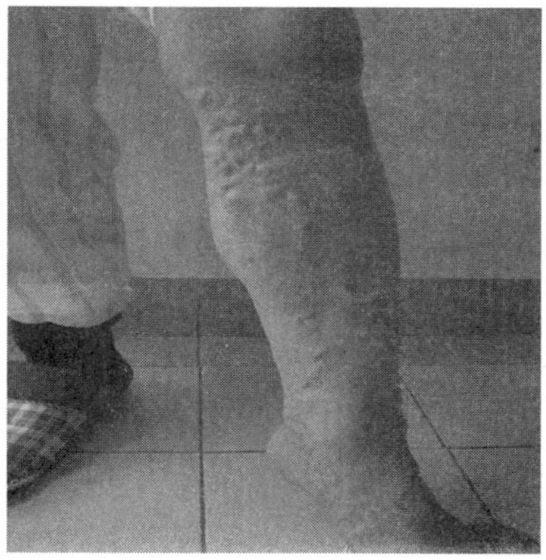

图2–2–25 下肢静脉曲张

（三）辅助检查

1. 特殊检查

大隐静脉瓣膜功能试验（Trendelenbury 试验）、交通静脉瓣膜功能试验（Partt 试验）及深静脉通畅试验（Perthes 试验，又称作踢腿试验）可确诊。

2. 影像学检查

（1）无创检查：血管多普勒超声检查和彩超，简便、经济、无创及可反复进行并能迅速得到结论，适合于门诊患者的筛选和术后患者的复查。

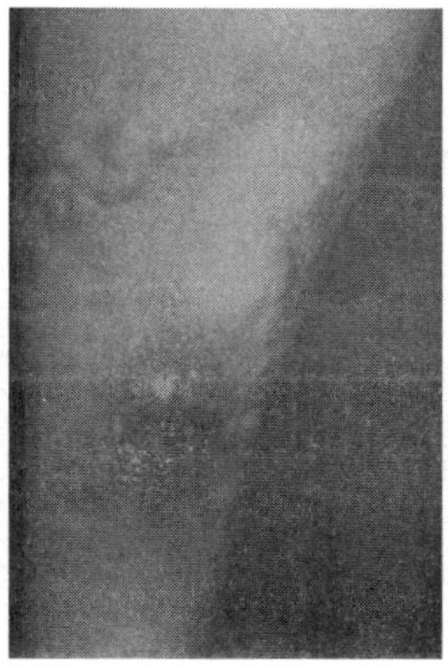

图2–2–26 足靴区溃疡

（2）有创性检查：下肢静脉造影，由足背浅静脉持续注入造影剂，通过在踝部扎止血带阻断浅静脉回流，使造影剂通过交通静脉进入深静脉，从而显示整个下肢深静脉主干及交通静脉功能状态，下肢静脉造影仍是确切诊断下肢静脉疾病的最可靠的方法。

（四）治疗原则

（1）非手术治疗：主要适用于静脉曲张范围较小、程度较轻而无明显症状者，妊娠期妇女，年老体弱、或重要脏器功能不良，不能耐受手术者。主要采用弹力绷带或弹力袜（图 2–2–27），压迫下肢曲张静脉，并促使深静脉血液回流，以减轻患肢肿胀、胀痛或沉重感，同时注意休息，抬高患肢。这种方法只能减轻症状，延缓浅静脉曲张的病变进程，减轻临床症状和体征，不能根治浅静脉曲张性病变。

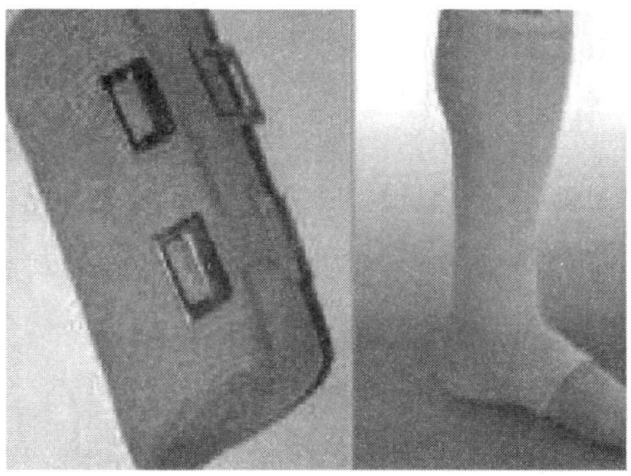

图2–2–27 弹力绷带和弹力袜

（2）硬化剂注射压迫疗法：目的在于使曲张浅静脉的管壁相互粘连而愈合，以闭塞其管腔。此方法适用于曲张静脉轻而局限，深浅静脉瓣膜功能良好者；术后残留的曲张静脉；术后复发者。常用的硬化剂为 5% 鱼肝油酸钠或酚甘油溶液、50% 葡萄糖溶液、20% 或 30% 氯化钠溶液等。方法：注射时，患者平卧，用细针穿刺成功后，用手指将穿刺点上下曲张静脉内的血液排空，注射硬化剂（50% 葡萄糖溶液，剂量不限，使曲张静脉充盈为止），用手压迫 1~2min，然后加压包扎。

（3）手术疗法：手术是根本的治疗方法。手术治疗方法包括三个方面：高位结扎大隐静脉（或小隐静脉）及其属支，剥脱曲张静脉和大隐静脉（或小隐静脉）主干，结扎功能不全的交通支。目前，微创手术有激光闭合术、射频消融术和透光直视旋切术等。

【护理措施】

（一）术前护理

（1）患肢护理：患者卧床休息时应抬高患肢，高于心脏水平20~30cm（图2-2-28），并行足背伸屈运动；行走时穿弹力袜或包扎弹力绷带，以促进下肢静脉回流。坐时双膝勿交叉过久，以免压迫、影响腘静脉回流。

（2）术前准备：术前1天将曲张静脉做好标记（图2-2-29），根据患肢粗细配好合适型号的弹力袜。指导患者练习头低足高位，做抗生素过敏试验，教会患者床上排便的方法。

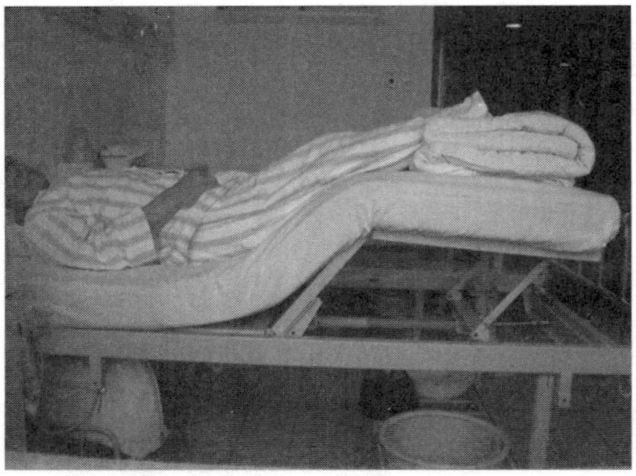

图2-2-28 下肢抬高20~30cm

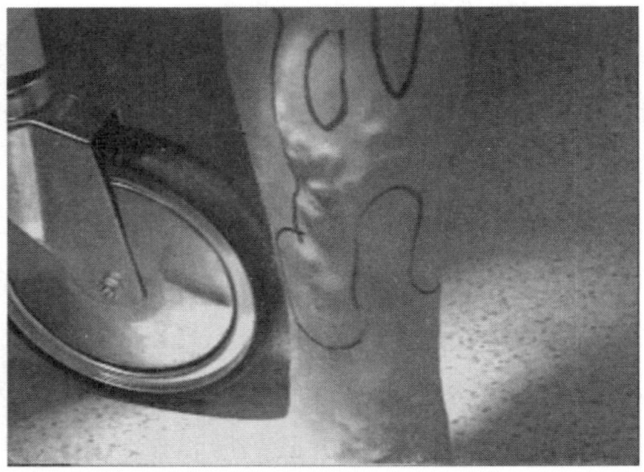

图2-2-29 标记的静脉

（二）术后护理

（1）体位与饮食：去枕平卧6h，抬高患肢20~30cm。术后6h可以进食，以清淡饮食为主。

（2）病情观察：患者术后可直接穿弹力袜或患肢给予弹力绷带加压包扎（图2-2-30）。观察切口处绷带表面有无渗血，注意绷带的松紧度是否适宜。观察患肢远端皮肤的温度、颜色和足背动脉搏动情况。主动询问患者有无疼痛等不适主诉。如患者疼痛剧烈，术后6h可以松解绷带重新包扎。

（3）休息与活动：术后12~24h鼓励患者下床活动，指导患者卧床期间做足背伸屈运动及趾关节活动（图2-2-31），防止下肢深静脉血栓形成。下床时注意对患者的保护，可以让患者使用助步器或在他人搀扶下行走。

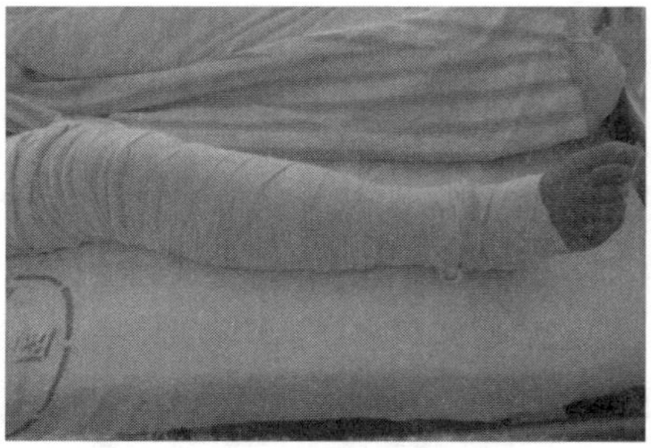

图2-2-30 术后患肢加压包扎

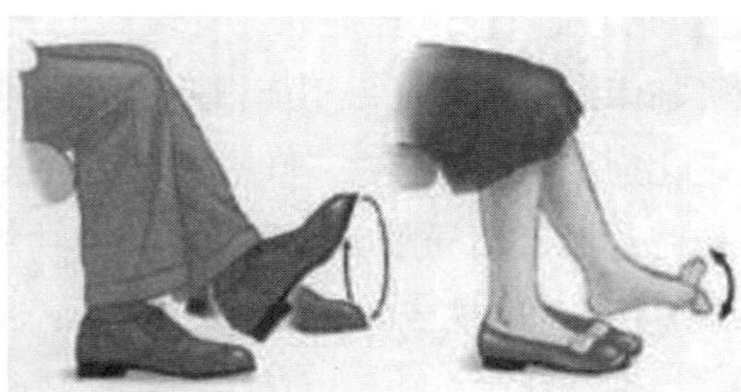

图2-2-31 足背伸屈运动及趾关节活动

（三）健康指导

（1）避免久站久坐，半年内避免剧烈运动及重体力劳动，休息时抬高患肢，坐时双膝勿交叉过久。

（2）弹力袜的使用。晨起下床行走时穿着，上床休息时脱下。干燥季节预防脚后跟皮肤皲裂。使用中性温和的洗涤液在温水中清洗，不要拧干，用干毛巾吸出多余的水分，避免阳光下暴晒或人工热源下烘烤，在阴凉通风处晾干。勤剪指（趾）甲，避免长指甲或装饰物等刮破弹力袜。

（李海燕　高　鹏）

第九节　下肢深静脉血栓患者的护理

【概述】

下肢深静脉血栓（deep venous thrombosis，DVT）是指血液非正常地在深静脉内凝结，属于下肢静脉回流障碍性疾病。

（一）病因

1. 致病因素

致病因素有血流缓慢、静脉壁损伤和高凝状态三大因素。

（1）静脉壁损伤：完整的静脉内膜是防止下肢深静脉血栓形成的前提。静脉壁因外伤如手术、创伤、外伤、缺氧、血栓，或使用刺激性药物，如高渗药物、化疗药物等使内膜遭到破坏，内膜下胶原裸露，导致血小板的黏附，并进一步发生聚集和释放，释放的生物活性物质可使血小板进一步聚集，形成血小板血栓。

（2）血流缓慢：是造成下肢深静脉血栓的首要因素。静脉血流瘀滞，增加了激活的血小板和凝血因子与静脉壁接触的时间，易导致血栓形成。另一个解剖因素是左髂总静脉被夹在右髂总动脉和骶骨峡之间，易使左髂总静脉长期处于前后壁接触状态，不但使左髂静脉回流受阻，还可形成静脉腔内粘连，造成远侧静脉回流障碍而发生血栓，因此左侧髂－股静脉血栓形成率远较右侧为高。长期卧床患者、骨折固定患者、手术后卧床患者等血流缓慢，易发生下肢深静脉血栓。

（3）高凝状态：手术后、创伤、恶性肿瘤患者及妊娠妇女由于血液处于高凝状态，也容易发生下肢深静脉血栓。

2. 血栓形成类型（按血栓形成的部位）

（1）周围型：最常见，包括股静脉血栓形成及小腿深静脉血栓形成（发生于腓肠肌静脉丛）。

（2）中央型：髂－股静脉血栓形成，指髂总、髂外到股总静脉的范围内有血栓形成。以左侧为多见。

（3）混合型：全下肢深静脉血栓形成。当周围型和中央型向近、远侧扩展而累及全肢时，称为混合型。

（二）临床表现

下肢深静脉血栓形成的典型临床表现往往是单侧下肢（左下肢多见）出现肿胀、疼痛。但是，血栓形成早期可以没有明显症状，这是静脉血栓容易被忽略的原因之一。全身反应轻，体温升高，多不超过 38.5℃。

（1）肿胀：肿胀是最常见的临床表现。由于下肢静脉回流受阻，表现为患侧下肢肿胀（图 2-2-32）。双下肢周长的测量有助于判断肿胀的程度。

（2）疼痛和压痛，由于血栓在静脉内激发炎症反应，产生局部持续性疼痛，如大腿部或腹股沟等区域出现疼痛，并且有压痛。同时由于血液回流障碍，血液瘀滞引起胀痛，站立时加重，而卧床休息或抬高患肢得到明显缓解。

（3）浅静脉曲张：浅静脉曲张是继发性代偿反应，以增加血液回流。一些在正常情况下，不起重要作用的侧支循环发生扩张，在体表就能清晰地看到浅静脉处于曲张状态。如果血栓累及深静脉主干，特别是髂 - 股静脉段，可造成明显的下腹部和腹股沟的浅静脉曲张。

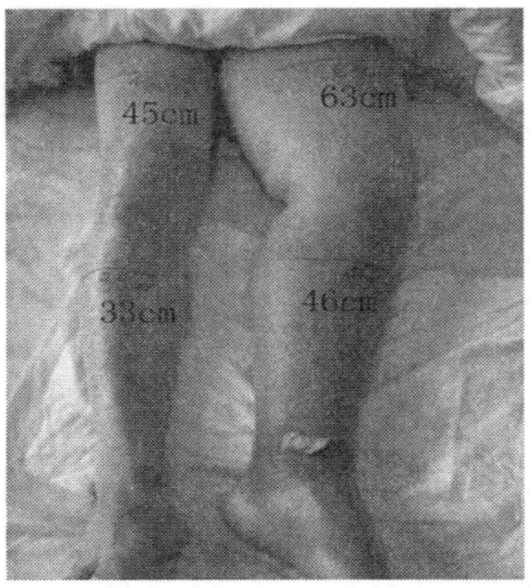

图2-2-32　肿胀的左下肢

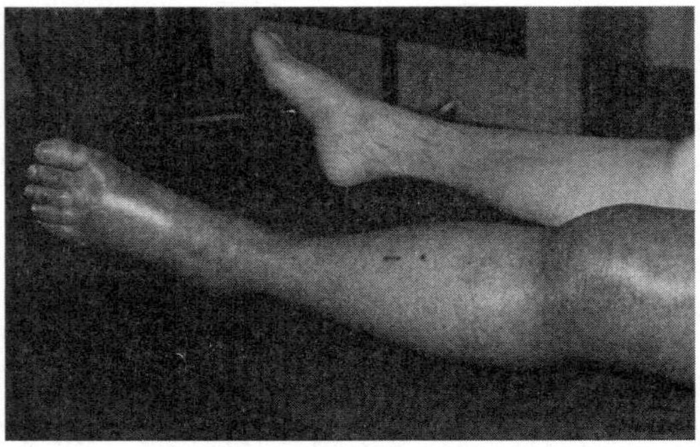

图2-2-33　股青肿

（4）股青肿：股青肿是临床下肢深静脉血栓最严重的类型。主要因为广泛性髂 - 股静脉闭塞，整个下肢静脉系统几乎全部处于阻塞状态，静脉压极高，瘀血严重，下肢出现高度水肿，继而出现动脉痉挛，肢体供血不足，即形成股青肿（图 2-2-33）。临床上表现为疼痛剧烈，下肢广泛性明显肿胀，患肢皮肤紧张、发亮而呈紫绀、起疱、皮温明显下降，足背、胫后动脉搏动消失。全身反应重，体温多超过 39.0℃，易出现休克（大量体液迅速流入肿胀的肢体引起），及下肢湿性坏疽（静脉性坏疽）。

（5）肺栓塞：肺栓塞是下肢深静脉血栓最危险的并发症。下肢深静脉内的血栓，在形成和演变过程中，有一部分未与血管壁粘连时，随时都可能脱落，因而有酿成肺栓塞的危险。若是来自主干静脉脱落的血栓，往往体积较大，容易造成骤然死亡。

（三）辅助检查

（1）彩超检查：无创性检查，能比较准确地判断主干静脉内是否有血栓。对小静脉血栓形成不敏感。

（2）顺行静脉造影：是诊断下肢深静脉血栓的金标准，缺点是具有侵入性并需使用造影剂，碘过敏和肾功能不全者不能进行此项检查。

（四）治疗原则

近年来深静脉血栓形成的急性期治疗主要是通过非手术进行治疗，偶尔仍需手术治疗。

1. 非手术治疗

（1）卧床休息和抬高患肢：患急性深静脉血栓的患者，需卧床休息 1~2 周，使血栓紧黏附于静脉内膜，减轻局部疼痛，促使炎症反应消退。在此期间，避免用力排便以防血栓脱落导致肺栓塞。患肢抬高需高于心脏水平，离床 20~30cm，膝关节处安置于稍屈曲位。如抬高适宜，则不需用弹力绷带或穿弹力袜。床上活动时避免动作过大，禁止按摩患肢，以防血栓脱落，造成肺动脉栓塞。开始起床活动时，需穿弹力袜或用弹力绷带，适度地压迫浅静脉，加压以增加静脉流量，以及维持最低限度的静脉压，阻止下肢水肿发展。

（2）抗凝治疗：抗凝治疗是深静脉血栓形成最主要的治疗方法之一。正确地使用抗凝剂可降低肺栓塞并发率和深静脉血栓形成的后遗症。其作用在于防止已形成的血栓继续生长和其他部位新血栓的形成，并促使血栓静脉较迅速地再管化。

（3）溶血栓疗法：急性深静脉血栓形成或并发肺栓塞，发病 1 周内的患者可应用纤维蛋白溶解剂，如链激酶和尿激酶。

2. 手术治疗

下肢深静脉血栓形成患者一般不做手术取栓。但广泛性髂 – 股静脉血栓形成伴动脉血供障碍而肢体趋于坏疽者（股青肿），常需手术取栓，以 48h 内效果最好。手术时间越早，手术取栓越彻底，术后疗效越佳。近年来，随着腔内介入技术水平的不断提高，下肢深静脉血栓的治疗方法有了新的进展，可以通过腔内技术进行置管溶栓、球囊扩张、支架成形术来治疗此类患者。

【护理措施】

（一）术前护理

（1）患肢护理：具体见本节治疗原则中非手术治疗部分的介绍。

（2）病情观察：注意观察患肢皮温、色泽及脉搏的变化。每天测量并记录患肢不同平面的周径，与以前记录和健侧周径相比较，以判断治疗效果。同时高度警惕肺动脉栓塞的可能。若出现胸痛、呼吸困难、血压下降等异常情况，应立即使患者平卧，避免做深呼吸、咳嗽、剧烈翻动，同时给予高浓度氧气吸入，立即报告医生，积极配合抢救。

（3）抗凝、溶栓药物的用药护理：抗凝、溶栓治疗的共同副作用是出血，因此，在用药过程中应注意观察有无出血征象。抗凝或溶栓期间，每天按时监测凝血时间或凝血酶原时间，注意观察有无出血倾向（注意观察切口、穿刺点、鼻、齿龈部位有无异常出血，及有无血尿、黑便等）。经静脉输液时，选择患肢远端静脉，以使溶栓药尽可能多地通过血栓部位，促进溶栓效果。

（4）饮食指导：进食低脂、富含纤维素的饮食，保持大便通畅，以减少因用力排便、腹压增高而影响下肢静脉回流。多饮水，以稀释血液，改善血液高凝状态。

（5）术前准备：做抗生素过敏试验，根据不同的手术方式选择不同的术前准备方法，如备皮范围为选择手术的区域，腔内手术前要评估患者肾功能的情况，如血尿素、肌酐的含量，24h 尿量等。

（二）术后护理

（1）下肢深静脉血栓的腔内置管溶栓护理：与动脉置管溶栓的护理相似，但代替动脉置管的是静脉置管。其护理详见下肢动脉硬化闭塞症患者的护理措施中术后护理置管溶栓的护理。

（2）患肢观察与护理：密切观察患肢术后皮温、色泽及脉搏的变化，每天测量并记录患肢不同平面的周径，与以前记录及健侧周径相比较，以判断治疗效果。

（3）足背静脉溶栓的方法和护理：当采取足背留置针静脉滴注溶栓药物时，应根据栓塞部位扎止血带，目的是阻断表浅静脉让药物通过深静脉注入，以达到更好的溶栓效果。溶栓期间注意观察被止血带所扎的患肢足背动脉是否搏动良好，如减弱或消失应及时松开止血带或者适当放松。

（三）健康指导

（1）告知患者避免久站，坐时双膝交叉过久，休息时抬高患肢。

（2）术后、产后患者早期下床活动，经常按摩肢体肌肉，以促进血液循环。

（3）控制饮食，减少动物脂肪的摄入，饮食宜清淡、易消化，戒烟、酒。

（4）告知患者根据医嘱服用抗凝药，预防血栓再形成，同时告知患者用药注意事项及与饮食的相互影响。

（李海燕）

第十节　腹壁疝患者的护理

【概述】

腹壁疝，也称腹外疝，是由于腹内器官或组织经过一个正常或变异的腔隙或薄弱环节突出到腹壁外，并产生一系列病理的现象。疝由疝囊、疝环、疝内容物及疝外被盖构成。腹外疝中，腹股沟斜疝和直疝占 90%，股疝占 3.5%，切口疝和脐疝占 1%~2%，白线疝占 0.5%，闭孔疝较少见。

（一）病因

腹外疝是由腹壁强度降低和腹内压力增高引起的。临床可分为易复性疝、难复性疝、嵌顿性疝和绞窄性疝。其中出现嵌顿性或绞窄性疝时应紧急处理或手术，因为肠壁缺血、水肿、坏死后，毒素的吸收可造成中毒性休克，有生命危险，应予以重视。

1. 腹壁疝是腹腔脏器连同腹膜经腹壁薄弱处或孔隙突出而致

腹壁疝在各种年龄均有可能发生。以腹股沟疝（大腿与腹部交界处）最多见。其他还有股疝、脐疝、白线疝、切口疝等。正常人腹壁上有一些薄弱的区域，如腹股沟管、股环。加上有的人腹壁某一部位发育有缺陷，如脐环闭锁不全、腹白线缺损等。还有手术切口、外伤造成的腹壁损伤，老年肌肉萎缩造成腹壁肌肉薄弱等是发生腹壁疝的先决条件。

2. 腹内压力增高

如慢性咳嗽、便秘、排尿困难、婴儿经常啼哭、举重、呕吐等均可导致腹内压增高，将腹腔脏器经腹壁薄弱处挤出一个小口袋状称作疝囊。绝大部分脏器可以回入腹腔称作可复性疝，有的则须轻揉才能回复。有的腹壁缺口较小，而用力挤出的腹腔脏器不能回复称作嵌顿疝；有的压迫了血管，仅突出的脏器缺血称为绞窄性疝。绞窄性疝能造成突出的脏器坏死。突出物如是肠管则可造成肠梗阻、肠坏死、穿孔、腹膜炎等。也可从腹壁穿破形成粪瘘。疝形成后，随着脏器反复突出则疝囊逐渐扩大。

（二）临床表现

（1）可复性疝：表现为腹股沟区有柔软性肿块出现，平卧可还纳，而咳嗽或行走等腹壁压力增加时肿物可出现，并可降至阴囊。一般无症状，偶可有胀痛或下坠感，疝内容物无病理改变。

（2）难复性疝：肿物不能完全还纳，可有胀痛，滑动性疝也属此类，此类疝内容物也无病理改变。

（3）嵌顿性疝：腹腔内压力骤增时肿物突然增大，不能还纳，即形成嵌顿性疝。肿块变硬有明显疼痛，如内容物为肠襻，则腹部绞痛、恶心、呕吐、腹胀、停止排气排便。此期疝静脉回流受阻，疝内容物有病理改变，如不及时治疗，可引起肠壁缺血、瘀血。

（4）绞窄性疝：疝内动脉供血障碍，静脉回流受阻，导致缺血、坏死、感染、化脓，造成穿孔，出现化脓性腹膜炎的症状与体征。

（5）常见几种腹外疝的临床特点（见表 2–3）。

表2–3 斜疝、直疝与股疝的特点

	斜 疝	直 疝	股 疝
发病率	常见	较少见	较少见
性 别	多为男性	多为男性	多为女性
发病年龄	儿童、青壮年	40岁以后，老年多见	30岁以后多见
突出途径	经腹股沟管突出，可入阴囊	由腹股沟三角突出，不进入阴囊	由股管突出至卵圆窝处
疝块外形	椭圆形	圆形	圆形
咳嗽冲击	明显	很明显	不明显
外 环	增大	无异常	无异常
压迫内环	可阻止突出	不能阻止突出	不能阻止突出
嵌顿机会	多	不多	多
疝囊颈与腹壁下动脉的关系	在动脉外侧	在动脉内侧	在动脉的下方

（三）治疗原则

腹股沟斜疝应进行手术治疗，以预防发生嵌顿或绞窄，但对伴有慢性咳嗽、肺结核、心力衰竭、腹水、恶性肿瘤等疾病的患者，应治疗好这些疾病后，再考虑手术。手术方式可行剖腹或腹腔镜疝修补术，目前常用补片行无张力修补，以减少缝线牵拉组织造成术后活动受限与疼痛。老年患者、不能耐受手术者，可用疝带压迫防止疝突出，提高生活质量。

【护理措施】

（一）术前护理

术前应注意预防因上呼吸道感染出现咳嗽增加腹内压，及时解除便秘、排尿困难等使腹内压力增加的因素。防止术后切口愈合不良，引起疝的复发。

（二）术后护理

1. 体位护理

术后回病房不宜过早半卧位，以防止腹内压增高和手术缝合处的牵张力增大；术后第二天取低半卧位，膝下垫一软枕，以松弛腹壁张力；术后应尽量卧床休息，避免过早站立。无张力修补术患者术后 24h 可适当下床活动。

2. 创口护理

术后 24~48h 内切口处放置 500g 左右的沙袋，以减少创口的渗血，并防止腹内压增高冲击创口。阴囊下方垫沙袋以抬高阴囊，防止阴囊出现血肿、水肿。保持切口敷料清洁干燥，若被尿液污染应及时更换，以防切口感染。

3. 疼痛护理

手术创伤小及补片的应用使患者疼痛感不明显，一般不需要采取止痛措施，但是仍然需要对术后患者进行疼痛评估，少数痛阈下降的患者，可采用口服镇痛药。

4. 避免腹内压增加

避免剧烈咳嗽、用力排尿、排便等增加腹内压的活动；注意保暖，以免受凉感冒；发生尿潴留者应及时行导尿术；便秘者，应给予缓泻药物或用开塞露通便。

5. 排尿护理

患者术后由于麻醉作用及患者害怕疼痛等多种原因，可产生主动性抑制排尿，或膀胱反射性降低引起的排尿困难，护士应鼓励患者在血压平稳后尽早下床活动。

6. 合理使用抗生素

由于无张力疝修补术使用补片，不能完全排除患者对其产生排异反应，因此术后应监测体温，根据医嘱使用抗生素 2~3 天，防治感染。

7. 饮食护理

术后 6h 患者即可恢复正常饮食，饮食宜清淡，多食用新鲜蔬菜和水果，禁食辛辣及刺激性食物。

8. 排便

养成良好的排便习惯，防止便秘造成腹内压增加。

9. 并发症的防治与护理（观察有无术后并发症）

（1）切口感染：术后要严密观察切口局部情况，术前、术后单一种类预防性应用抗生素非常重要，若发现局部红肿、皮温高等感染征象，应打开缝线换药，严重者进行引流，必要时给予频谱理疗以促进炎症消散；

（2）阴囊水肿、血肿：因阴囊是疏松结缔组织，切口处的渗液渗血随腹股沟渗入处于低位的阴囊而发生，故术后应抬高阴囊 5~10cm。

（3）髂腹下神经及髂腹股沟神经受损：可出现局部感觉暂时障碍，做好患者的心理护理，给予必要的健康指导。

（4）精索绞窄：由于重建腹股沟内环或外环时缝合过紧，阻碍精索血液回流，引起睾丸疼痛、肿胀等，待急性期过后会好转、恢复。

（5）膀胱损伤：由于分离疝囊时影响到膀胱壁，可能出现血尿、尿外渗等，注意保持局部干燥，鼓励多饮水。

（6）肠管损伤：缝合结扎疝囊颈时误将肠壁缝入，可出现腹痛、腹胀等。如出现上述任何一种征象，应立即通知医生，对症处理。

（三）健康指导

1. 饮食指导

术后第一天给予半流食或易消化的软食，嘱患者多食粗纤维丰富的食物，如芹菜、黄豆芽、韭菜、香蕉、西瓜等，以保持大便通畅。

2. 出院后活动指导

适当活动；3个月内避免重体力劳动，避免剧烈运动；拆线2周后可沐浴，切口处禁止用力搓磨；防止感冒、咳嗽，积极治疗便秘等。

（1）翻身：第一步健肢屈曲，第二步患侧手扶住沙袋、健侧手撑床向患侧平移身体，第三步上身翻向健侧、患侧下肢伸直在健肢上方。

（2）下床：第一步慢慢坐起至半卧位；第二步弯曲健侧膝关节，双手扶床将身体挪至健侧床边；第三步健肢先下床沿，患肢在伸直状态下转至床边，身体慢慢坐起后健肢足跟着地，站直后患肢下地。

（3）走路：手扶切口。

（4）如厕：坐便，不宜蹲厕。

（钱火红）

第十一节　阑尾炎患者的护理

【概述】

急性阑尾炎是外科五大急腹症中居首的疾病。急性阑尾炎任何年龄均可发生，而青壮年为多见，占85%左右，尤其是10~20岁的青少年占40%，急性阑尾炎的诊治不难，但如误诊而延误治疗，可造成较为严重后果，死亡率0.1%~0.2%。

（一）病因

由于阑尾是一个盲管，其动脉为一终末动脉，无吻合支，又因其肠道内有大量的细菌，故易发生炎症。一般认为阑尾炎由下列几种因素综合作用而发生。

1. 梗阻

梗阻为急性阑尾炎发病最常见的基本因素。常见的梗阻原因有：

（1）粪石和粪块等。

（2）寄生虫：如蛔虫堵塞。

（3）阑尾系膜过短，造成阑尾扭曲，引起部分梗阻。

（4）阑尾壁的改变：以往发生过阑尾炎后，肠壁可以纤维化，使阑尾腔变小，亦可减弱阑尾的蠕动功能。此外，阑尾开口附近的病变，如结核亦可导致阑尾的梗阻。

2. 黏膜下淋巴组织增大

阑尾黏膜下层有比其他肠管更多的淋巴组织，当任何原因使黏膜下层淋巴组织肿大时，即可使阑尾腔明显狭窄。

3. 其他病因

与急性阑尾炎发生有关的因素还有饮食习惯、遗传因素和胃肠道功能障碍等。

（二）临床表现

1. 症状

（1）腹痛：呈转移性右下腹疼痛。典型的急性阑尾炎开始有中上腹或脐周疼痛，数小时后腹痛转移并固定于右下腹。

（2）消化道症状：早期因神经反射，晚期因炎症刺激腹膜均可导致恶心、呕吐。

（3）全身症状：一般发热在37.5~38℃。如阑尾坏疽、穿孔或已并发腹膜炎，体温可超过39℃。

2. 体征

（1）体位：呈强迫体位，行走时弯腰，手捧右下腹，平卧时屈曲右髂关节，以缓解疼痛。

（2）压痛：麦氏点（Mc Burney）固定性压痛。麦氏点在右髂前上棘与脐连线中外1/3交界处。儿童急性阑尾炎压痛范围较广，部位或高或低，或近中线。妊娠阑尾炎压痛点随子宫的增大而有变化，可高位，或可位于后腰部。

（3）腹膜刺激征：压痛、反跳痛、腹肌紧张。老人及儿童急性阑尾炎腹肌紧张可不明显。

（4）结肠充气试验阳性：深压左下腹部降结肠部，反复压迫近侧结肠部，结肠内积气即可传至盲肠和阑尾部位，引起右下腹痛感者为阳性。

（5）腰大肌试验：左侧卧位后将右下肢向后过伸，引起右下腹痛者为阳性。

（6）闭孔内肌试验：仰卧位，右髋和右膝均屈曲90°，并伴右股向内旋转，如引起右下腹痛者为阳性，提示阑尾位置较低，靠近闭孔内肌。

（7）直肠指诊：当阑尾位于盆腔或炎症已波及盆腔时，直肠指诊有直肠右前方的触痛。如发生盆腔脓肿时，可触及痛性肿块。

（三）辅助检查

（1）血常规：白细胞增高，尤其是中性粒细胞升高。

（2）尿常规：一般为阴性，当阑尾位置靠近右侧输尿管或膀胱时在尿中出现少量的红细胞或白细胞。

（3）胸腹X线检查：排除肺炎及胃十二指肠穿孔。

（四）治疗原则

（1）非手术治疗：禁食、补液、抗感染，半卧位及对症处理（如止痛、镇静、止吐等）。

（2）手术治疗：①阑尾切除术。②阑尾脓肿切开引流术。③腹腔镜下阑尾切除术。阑尾周围脓肿形成者可先行非手术治疗。待症状消退，3个月后再行阑尾切除术。如在治疗中症状加重、有阑尾周围脓肿破溃可能者则应及早行脓肿切开引流术。

【护理措施】

（一）非手术治疗的护理

（1）禁食，以减少对胃肠道的刺激，减轻症状。

（2）休息，给予半卧位，以减轻疼痛。

（3）静脉补液，正确使用抗生素，注意配伍禁忌，减少毒素的吸收，同时有利于炎症的局限。

（4）对症处理，降温、止吐、镇静等，慎用止痛剂，禁止热敷、灌肠。

（5）严密观察病情，注意对腹部症状体征、全身反应、血常规变化等的观察。尤其是老人、儿童、妊娠妇女的阑尾炎更应重视。一旦腹痛加剧、体温升高、白细胞增高，尤其中性粒细胞增高，应及时改为手术治疗，并积极完善术前准备。

（6）做好患者的心理护理，积极配合治疗。

（二）手术治疗的护理

1. 术前护理

（1）心理护理：减少恐惧与焦虑情绪，有充分的思想准备接受手术治疗，树立战胜疾病的信心。

（2）完成必要的术前检查，如血、尿、便常规，出、凝血时间，女性患者应做妇科检查。

（3）观察腹部情况及有无发热，必要时遵医嘱给予补液及使用抗生素。

（4）执行术前医嘱。

2. 术后护理

（1）病情观察：术后24h严密观察生命体征变化，切口渗液及腹部体征，以防出血。

（2）体位：硬膜外麻醉或者腰麻患者应去枕仰卧位6h，以防术后发生头痛。6h后改半卧位，以减轻切口疼痛及有利于引流。腔镜手术者术后应去枕平卧，头偏向一侧，防止呕吐物误吸入气管。

（3）吸氧：对于腔镜手术患者术后常规予2L/min持续低流量吸氧，术后吸氧可促进二氧化碳的排出，促进恢复血气平衡。

（4）饮食：术后24h后给予流质，避免热牛奶、豆浆等胀气食物，术后2~3天给予半流质，逐渐恢复正常饮食。腔镜手术考虑仍有少许残存的二氧化碳在腹腔内，因此术后宜增加一些高纤维蔬菜及水果的摄取，禁食产气食物及辣椒、咖啡、大蒜等刺激性食物，禁烟、酒，进食后观察患者的腹部情况和排气、排便情况。

（5）鼓励早期下床活动，可促进肠蠕动，预防肠粘连的发生。

（6）其他护理：对于渗出及感染较重者，术后留置腹腔引流管，要做好腹腔引流管护理，如妥善固定、保持引流管通畅、严格无菌操作；观察引流液的颜色、性质、量。

（7）术后并发症的护理：①切口感染：术后3~5天体温持续升高，切口红、肿者应拆除切口缝线，定时换药。②腹腔残余脓肿：患者术后持续高热、腹痛、腹胀、里急后重等，应给予半卧位、补液，并使用抗生素，未见好转者应行B超引导下穿刺或切开引流术。③肠瘘：患者术后出现持续性右下腹疼痛，或形成腹膜炎，或局限为包块，或切口有黄绿色液体渗出，则根据病情行保守治疗或手术引流。同时要用氧化锌油膏保护保护好瘘口部皮肤，防止局部皮肤糜烂。

（三）健康指导

（1）慢性阑尾炎术后更加强调活动，防止肠粘连发生。

（2）术后近期内避免重体力劳动，特别是增加腹压的活动，防止形成切口疝。

（3）拆线：一般 7 天拆线，拆线 2 周后才能沐浴。

（4）如有切口渗液、红肿、疼痛等，切勿自行处理，及时就诊。

（5）阑尾周围脓肿患者，在使用抗生素的同时，可适当行理疗，或用 40~60℃热毛巾湿热敷右下腹，促进炎症消散。嘱其 3 个月后再住院手术治疗。

（高　青）

第十二节　门脉高压症患者的护理

【概述】

门脉高压（portal hypertension，PH），正常门静脉压力为 1.27~2.35kPa（13~24cmH_2O）。当门静脉系统的血液回流受阻、血液淤滞，致门静脉压超过 2.35kPa（24cm H_2O）而引起脾肿大和脾功能亢进、食管胃底静脉曲张、呕血和便血以及腹水等一系列临床表现，称为门脉高压症。

门脉高压症外科手术主要是以治疗食道静脉曲张破裂出血为主，脾功能亢进为辅，手术治疗并不能改善肝硬化，所以它是一个治标不治本的治疗方式。肝脏移植目前被认为是唯一可以从根本上解决肝硬化的外科治疗，但因其供体来源的稀缺性，限制了这种治疗方式的开展。

（一）病因

在我国，门脉高压症患者 90% 以上是由肝硬化引起。南方地区，主要是血吸虫病性肝硬化，其他地区主要是肝炎后肝硬化，亦可见肝外门静脉阻塞，如门静脉主干的先天畸形、海绵窦样变、外伤感染等引起脾静脉的血栓和粘连，但此情况少见。

门静脉血流阻力增加，常是门静脉高压症的始动因素。按阻力增加的部位，可将门静脉高压症分为肝前、肝内和肝后三型。肝内型又分为窦前、窦后和窦型。在我国，肝炎后肝硬化是引起肝窦和窦后阻塞性门静脉高压症的常见原因。肝炎后肝硬化时，增生的纤维和再生的肝细胞结节挤压肝小叶内的肝窦，使之变窄或闭塞，导致门静脉血流受阻，压力也随之增高；其次，位于肝小叶间汇管区的肝动脉小分支和门静脉小分支之间的许多平时不开放的动静脉交通支，在肝窦受压和阻塞时大量开放，以致压力高 8~10 倍的肝动脉血流直接反注入压力较低的门静脉小分支，使门静脉压力增加。肝内窦前阻塞性病因主要是血吸虫病，由于血吸虫卵直接沉积在汇管区门静脉小分支内，使管腔变窄，周围呈现肉芽肿反应，致门静脉血流受阻和压力增高。

（二）临床表现

（1）脾大、脾淤血、脾功能亢进：大部分患者都有不同程度的脾大，脾大者可达盆腔，白细胞计数降至 3×10^9/L 以下，血小板计数减少至（70~80）$\times 10^9$/L 以下，逐渐出现增生性贫血和出血倾向，如牙龈出血、鼻出血等。

（2）呕血和便血：食管胃底静脉曲张破裂突发大出血，是门静脉高压症最凶险的并发症，1 次血量可达1 000~2 000ml，常伴有黑便。一旦发生出血，常难以自止。研究表明，第1次出血量超过循环血量的25%即可导致患者休克、死亡，且第1次出血后1年内有50%可发生再出血，每出血1次，肝功能损害便加重1次。

（3）腹水：腹水是肝功能损害的表现。约1/3的患者有腹水，可有移动性浊音，大量腹水时腹部隆起，呈“蛙形腹”。患者因腹内压升高、膈肌抬高，可出现端坐呼吸、心悸和脐疝。常伴有低蛋白血症、下肢水肿。

（4）其他表现：黄疸、肝掌、蜘蛛痣、腹壁静脉曲张、肝性脑病等。

（三）辅助检查

（1）血常规检查：全血细胞减少，白细胞和血小板计数下降较明显。

（2）血生化检查：肝功能检查中，门脉高压症患者血清胆红素可增高，血浆白蛋白下降，白、球蛋白比例可倒置，凝血酶原时间延长。肝功能检查并进行分级，可评价肝的储备功能。

（3）食管吞钡X线检查：可观察到曲张静脉呈蚯蚓样或串珠状改变。

（4）B超检查：可确定有无肝硬化、脾肿大和腹水，了解门静脉直径和血流方向。

（5）纤维胃镜检查：可了解食管和胃底静脉曲张及其程度，或行紧急内镜下止血。

（6）MRI检查：可清晰显示门静脉及其属支的扩张情况。

（四）治疗原则

以早期治疗、持续治疗、终身治疗和内外科联合治疗为基本原则。

1. 门体分流术

该手术方式的特点是直接降低了门静脉压力，再出血率低，但是分流术后，入肝门脉血流灌注的减少，不利于肝细胞功能的改善，同时肠道产生的氨绕过肝进入体循环，影响脑的能量代谢，肝性脑病发生率高。护理上要高度重视，密切观察。

（1）非选择性分流术：其手术方式有脾－肾静脉分流术、门－腔静脉侧分流术、门－腔静脉端侧分流术、脾－腔静脉分流术、肠系膜上－下腔静脉分流术、肠系膜上－下腔静脉“桥式”分流术。

（2）选择性分流术：其手术方式有选择性远端脾腔静脉分流术、选择性远端脾肾静脉分流术。

2. 断流术

该手术方式特点是断流术后门脉压更高，从而保证入肝门脉血流的增加，有利于肝细胞功能的改善，同时肠道产生的氨仍然入肝代谢转化为尿素，肝性脑病发生率低；另一方面，由于术后门脉压力未得到改善，离断血管会再次形成侧支，再出血率高。

3. 其他治疗方法

（1）单纯性脾切除术。

（2）肝硬化引起的顽固性腹水的治疗，应适当使用利尿药物和排放腹水减压。

（3）肝移植可以有效地防止再出血，从根本上解除病症，但目前供肝来源有限，普及尚需时日。

【护理措施】

（一）术前护理

1. 心理护理

帮助患者认识自己的情绪反应与健康的关系，减少或消除其不良情绪。建立良好的护患关系，在精神上给予患者安慰和支持。

2. 出血的预防及护理

（1）因门脉高压症患者凝血功能较差，进行任何注射后应压迫局部穿刺点1~2min，进行止血。

（2）避免剧烈咳嗽、打喷嚏、用力排便、抬举重物等使腹内压增加的因素，防止曲张静脉破裂出血。

（3）指导患者避免食用粗糙、干硬、带骨、渣或鱼刺或刺激性食物（辛辣食物或酒类）；饮食不宜过热；口服药片应研成粉末冲服；禁烟、酒。

（4）术前一般不留置胃管，因插胃管的过程中易损伤曲张的食道胃底静脉，引起破裂出血。

（5）观察出血倾向。防止曲张静脉破裂急性大出血。观察皮肤、牙龈有无出血及黑便等内出血的征兆。一旦出血，应密切监测生命体征，警惕休克的出现。

（6）发生出血时应立即建立两路及以上静脉通道，快速输液、输血，使用止血药物。应用三腔管压迫止血。必要时紧急手术探查、寻找出血点止血。

（7）预防再出血。出血停止，因血容量的增加可发生再出血的危险，所以应密切观察引出胃液的色、质、量。

（8）心理护理。因紧张、恐惧，将引起交感神经兴奋，会加重出血。

3. 腹水患者的护理

（1）饮食护理：应给予低盐（进食盐量少于2g/d）或无盐饮食（进食钠盐少于0.5g/d），进水量限制在每天1 000ml左右。

（2）卧位：轻度腹水者可采取平卧位，以增加肝肾血流量；大量腹水者可采取半卧位，使横膈下降，减轻呼吸困难。

（3）皮肤护理：做好皮肤护理，衣着应宽松柔软。每天可用温水擦浴，皮肤瘙痒者可给予止痒处理，嘱患者修剪指甲，以防患者抓伤皮肤，引起感染。

（4）腹腔穿刺放腹水的护理：术前应向家属解释操作过程及注意事项，测量体重、腹围、生命体征，排空膀胱以免误伤；术中及术后监测生命体征，观察有无不适反应；单次放腹水应 $<$ 1 000ml，以防低血容量性休克的发生。术毕应束紧腹带，防止穿刺后腹内压骤降；记录抽出腹水的量、性质、颜色，标本及时送检。

（5）遵医嘱使用药物：使用利尿、导泻药物，以增加钠、水的排泄。利尿剂一般先用螺内酯20mg，4次/d，无效时加用氢氯噻嗪或呋塞米，服用时应及时补充氯化钾。利尿剂使用不宜过猛，以每周体重减轻2kg为宜，避免诱发肝性脑病、肝肾综合征，利尿药的使用对恢复肝功能和消退腹水有帮助。

4. 改善营养状况，保护肝脏

（1）卧床休息，避免劳累。降低肝的代谢率，减轻肝脏的工作负担。

（2）加强营养，饮食应给予低脂、高糖、高维生素饮食，一般限制蛋白质摄入量。但肝功能尚好者可适当给予富含蛋白质的饮食（优质蛋白），纠正低蛋白血症和贫血。

（3）保肝药物使用可改善肝细胞的营养储备；凝血障碍者给予维生素K以改善凝血功能。

5. 术前准备

分流术前2~3天口服肠道不吸收的抗生素，以减少肠道氨的吸收、预防术后肝性脑病，手术前晚清洁灌肠。

（二）术后护理

1. 饮食

分流术后，限制蛋白质的摄入量，防止发生肝性脑病。食物要细软、易消化、温度适宜。忌食粗糙和过热的食物，禁烟酒，避免再出血。

2. 卧位

全麻术后患者未清醒时予平卧位，头偏向一侧，清醒后给予半卧位。为防止分流术后血管吻合口破裂出血，术后48h应制动，给予平卧位或低半坐卧位。

3. 术后治疗

术后予以抗炎补液保肝治疗。

4. 引流管护理

术后一般有胃管、尿管、腹腔引流管等管道，要妥善固定这些置管，防止脱落及意外拔管的发生。严格执行无菌操作，准确观察与记录引流液的颜色、性质、量，以及时发现有无并发症的发生。

5. 并发症的防治与护理

（1）出血：表现为面色苍白、血压骤升或下降、脉搏细弱；引流管内或切口处大量鲜红血液。护士应建立两条静脉通道，及时应用胶体溶液扩充血容量，使用止血药物、血液制品。监测生命体征，及时告知医生。保持引流管通畅，观察并记录引流液颜色、性质和量。

（2）感染：切口处有渗血、渗液、大小便污染应及时按无菌操作更换敷料，保持敷料清洁干燥。教会患者有效咳嗽、咳痰，遵医嘱使用化痰药物，达到预防感染的目的，如为膈下感染应充分引流，正确合理使用抗生素，必要时切开引流。

（3）脾静脉血栓：术后2周内每天或隔日复查1次血小板计数，如超过600×10^9/L时，考虑抗凝治疗，并注意用药前后凝血时间的变化。脾切除术后不用维生素K及其他止血药物。

（4）肝性脑病：分流术后易诱发肝性脑病，忌用肥皂水灌肠，减少氨的吸收，遵医嘱测定血氨浓度。密切注意肝性脑病的早期征象，如轻度性格改变、行为改变，以及扑翼样震颤。若发现异常立即报告医生。加强安全护理：对烦躁患者应注意保护，可加床栏，必要时使用约束带，防止坠床及撞伤等意外。肝性脑病患者应限制蛋白质的摄入，昏迷患者应暂禁蛋白质，以减少氨的生成。用药护理：降氨药物常用的有谷氨酸钾（钠）、精氨酸。两者比例应根据血清钾、钠浓度和病情而定。使用这些药物时，滴注速度不宜过快，否则可出现流涎、呕吐、面色潮红等反应。精氨酸呈酸性，含氯离子，不宜与碱性溶液配伍使用；乳果糖：口服乳果糖可以降低肠腔pH，减少氨的形成和吸收。乳果糖有轻泻作用，需观察服药后的排便次数，以每天排便2~3次。因乳果糖在肠内产气较多，可引起腹胀、腹绞痛、恶心、呕吐及电解质紊乱等，应用时从小剂量开始；补充必需氨基酸，静脉滴注支链氨基酸可以补充能量，降低血氨。

（三）健康指导

（1）向患者说明休息、饮食与门脉高压症的发病有密切关系，避免劳累和较重的体力活动。保持心情愉快，避免情绪波动诱发出血。保证足够休息。

（2）避免引起腹内压增加的因素，如剧烈咳嗽、打喷嚏、用力排便等，减少出血的危险。嘱患者注意自我保护，用软毛牙刷刷牙，避免牙龈出血；防止外伤。

（3）嘱患者饮食要规律，少量多餐。无渣饮食，避免食用粗糙、坚硬、油炸、辛辣的食物，以免损伤食道黏膜，诱发再出血。禁烟、酒。

（4）妥善保护管道，防止滑脱。定期到医院更换敷料。注意保护切口周围皮肤，勿沾水。

（5）指导患者遵医嘱服用保肝药物。

（6）指导患者和家属学会发现出血先兆及主要护理措施，一旦有出血征象，立即就诊。

（7）出院后复查时间为1个月、2个月、3个月、半年、1年各复查1次；复查时注意有无黄疸、腹腔积液、呕血和黑便，查血常规、肝功、AFP、B超和钡餐检查。

（黄建业）

第十三节　胰腺疾病患者的护理

【概述】

胰腺属腹膜后器官，分为胰头、胰颈、胰体和胰尾四部分。胰腺癌的国际发病率高居全身恶性肿瘤的第13位。男性多于女性，40岁以上患者占80%，本病90%来源于胰管上皮细胞。其转移除经血行、淋巴途径和直接浸润外，癌细胞尚可沿胰周围神经由内向外扩散，及在胰管内扩散。早期诊断较困难，临床患者多为进行期或晚期，切除率低，预后极差。美国国立卫生研究院报告，胰腺癌1年生存率为8％，5年生存率为3％，平均生存期仅2~3个月。肿瘤发生在胰头部占70%~80%，胰体尾部癌约占12%。

（一）病因

胰腺癌的病因尚不清楚，但多种因素与胰腺癌的发生相关。研究表明：吸烟和长期高蛋白饮食可能与胰腺癌的发病相关；高脂血症、慢性胰腺炎和糖尿病患者胰腺癌发病率也较正常人群高；此外，亚硝酸胺类物质也可导致胰腺癌的发生。

胰腺癌包括胰头癌、胰体尾癌和胰腺囊腺癌。组织类型以导管细胞腺癌多见，其次为黏液癌和腺鳞癌等。胰头癌可经淋巴转移至胰头前后、幽门上下、肝十二指肠韧带内、肝总动脉、肠系膜根部及腹主动脉旁淋巴结；晚期可移至锁骨上淋巴结。胰头癌宜可直接浸润临近脏器，如胆总管、胃、十二指肠、腹腔神经丛。部分经血行转移至肝、肺、骨、脑等处，此外，还可经腹腔种植。

壶腹部癌的组织类型以腺癌最多见，其次为乳头状癌、黏液癌等。淋巴转移比胰头癌出现晚；远处转移多至肝。

（二）临床表现

1. 症状

（1）腹痛：上腹持续性胀痛，进行性加重，晚期病变侵犯腹膜、腹腔神经节时，疼痛放射到腰背部，胰头癌患者多为无痛性黄疸。

（2）食欲缺乏或饮食习惯改变：患者常有食欲减退，体重下降。

（3）进行性黄疸：因肿瘤压迫、侵犯十二指肠内壁，引起胆总管下端阻塞而引起黄疸，多数伴有皮肤瘙痒。

（4）其他表现：寒战、高热，肝脾肿大。

2. 体征

早期无明显体征，晚期可有上腹部压痛，伴轻度抵抗，伴皮肤和巩膜黄染。

（三）辅助检查

1. 实验室检查

（1）血清胆红素：研究显示胆石症、慢性胰腺炎所致的胆道梗阻，胆红素大多在68.4~85.5μmol/L，而胰腺癌所致的胆道梗阻胆红素常高于256.5μmol/L。

（2）CA19-9即糖抗原决定簇：正常值＜37U/ml。胰腺癌患者血清CA19-9含量升高，癌肿切除术后含量下降，若再度升高，常提示肿瘤复发。CA19-9是最常用的辅助诊断和随访项目。

（3）癌胚抗原（CEA）：血清癌胚抗原对胰腺癌病期判断及随访有一定的价值。

（4）胰腺胚胎抗原（POA）。

2. 影像学检查

（1）B超检查：若发现胰腺肿块同时伴有胰管及肝内外胆管扩张，胆囊肿大，即考虑胰头壶腹部肿瘤。

（2）内窥超声检查：能清晰显示胰腺各部的占位病变，其检出率为86%。

（3）CT检查：呈现胰腺增大，胰胆管扩张，可显示直径1cm以上的肿瘤。

（4）内窥镜逆行胰胆管造影（ERCP）：对胰腺癌的确诊率高达89%~95%，同时可直接观察十二指肠乳头区，进行活检。

3. 细胞学检查

收集胰液查找癌细胞，或在B超或CT指引下，经皮细针胰腺病变组织，涂片行细胞学检查。

（四）治疗原则

胰腺癌无远处转移者，应争取手术切除。对不能切除者行姑息性手术，辅以放疗或化疗。

1. 根治性手术

（1）胰十二指肠切除术（Whipple手术）：切除范围：胰头、远端胃、十二指肠、胆总管下段及近端空肠，同时清扫相关淋巴结；再将胰、胆管和胃与空肠吻合，重建消化道。

（2）保留幽门的胰十二指肠切除术：即保留了全胃、幽门和十二指肠球部，其他切除范围与胰十二指肠切除手术相同。该术式保留了胃的正常生理功能，减少了手术创伤，又避免了胃大部切除的并发症，如胆汁反流性胃炎、吻合口溃疡、倾倒综合征等。

（3）全胰切除术：适应于弥漫性或全胰癌患者。切除范围：整个胰腺、脾脏、远端胃、十二指肠、近端空肠、胆囊、胆总管，同时清扫胰周和后腹膜淋巴结。

（4）胰体尾切除术：适用于胰体尾部癌早期，癌细胞无远处转移者。

2. 姑息性手术

（1）针对黄疸的姑息性手术：采用胆囊或胆总管十二指肠吻合术，或胆囊或胆总管空肠吻合术。

（2）针对十二指肠梗阻的姑息性手术：结肠前胃空肠吻合术。

（3）针对腹和腰背部疼痛的手术：无水酒精注射破坏腹腔神经节。

【护理措施】

（一）术前护理

（1）心理护理：评估患者焦虑程度及造成其焦虑、恐惧的原因，教会患者减轻焦虑的方法。

（2）营养支持：给予高蛋白质、高糖、低脂和丰富维生素的饮食，必要时输注白蛋白、氨基酸、新鲜血、血小板等；胃肠道梗阻者给予静脉营养。

（3）助消化药物使用：观察大便性状（大便脂肪泻），遵医嘱调整饮食中服用助消化药的剂量。

（4）监测血糖：血糖异常患者，三餐前及晚睡前测血糖，遵医嘱皮下注射胰岛素。

（5）减轻黄疸症状：一般采取鼻胆管引流胆汁减轻黄疸症状，记录引流液的颜色、性质、量，保持引流管通畅；遵医嘱使用减黄药物，如茵栀黄等；同时使用维生素 K_1 肌内注射，改善凝血功能。

（6）皮肤护理：皮肤瘙痒时，可温水擦浴，切忌手抓，可使用止痒霜外涂，影响睡眠时，遵医嘱予以镇静催眠药物。

（7）有功能性胰岛细胞瘤：嘱患者随身携带糖块，以便发生低血糖时随时服用。护士严格执行床边交班制度，并要求家属 24h 陪护。督促患者定时补充含糖食物，以免深睡时发生低血糖。术日前晚（或检查前晚）因禁食开始，易发低血糖，所以维持静脉糖水补液直至手术开始或检查后可进食时。做好低血糖发作不同情况的急救处理：口服糖水、静脉补糖、测 CEG、记录抢救过程。

（8）疼痛护理：禁食、胃肠减压，以减少对胰腺的刺激；遵医嘱给予抗胰酶药物、阿托品等解痉药物或盐酸哌替啶；协助患者变换体位，使之膝盖弯曲、靠近胸部以缓解疼痛或按摩背部，增加舒适感。

（9）肠道准备：术前遵医嘱予 50% 硫酸镁、液状石蜡、5%GNS（葡萄糖盐水）1 500ml 口服或清洁灌肠。

（二）术后护理

1. 密切观察病情

观察患者生命体征、神志、皮肤黏膜温度和色泽；准确记录 24h 出入量和水、电解质失衡状况。

2. 控制血糖

监测血糖、尿糖和酮体水平。按医嘱给予胰岛素，控制血糖在正常范围内。

3. 引流管护理

同一般引流管护理，并要动态监测引流液的胰淀粉酶值并做细菌培养。

4. 饮食护理

清流、流质、低脂半流遵医嘱逐渐过渡，给予清流、流质、低脂半流逐渐过渡，近期 1~2 周内禁食肠胀气食物：牛奶、豆浆，禁过甜、过咸、过油的食物。

5. 全胰切除护理

（1）严密监测血糖：全胰切除后宜导致糖代谢功能障碍，发生高血糖。手术后应严密监测血糖变化，使血糖维持在 6.0~10.0mmol/L。为医生调整胰岛素用量提供可靠依据。监测方法：术后每 2h/ 次测血糖，患者进食后严密监测三餐前 30min，三餐后 1h 血糖及 2h 血糖，平稳后每天 4 次，再以后每天 2 次，但临睡前必须监测 1 次，以防夜间低血糖发生危及生命。

（2）胰岛素注射：目前临床上通过四种方法控制血糖：一是把胰岛素加入液体中静滴，二是多次皮下胰岛素注射，三是微量注射泵 24h 缓慢推注，四是埋置胰岛素泵皮下输注，可提高患者的生活质量。

（3）服药护理：全胰切除后胰腺外分泌功能完全丧失，因此应给予充足消化酶制剂，为通常用量的 3~10 倍。教会患者在进餐过程中分多次服用，以便与食物充分混合，更好地发挥药效，促进营养被完全吸收。

6. 并发症的防治与护理

（1）出血：面色苍白、血压先上升后下降、脉搏细弱；引流管内大量鲜红血液，且 >100ml/h 即可诊断为存在活动性出血。护理应按医嘱使用止血药物，血液制品。建立两条粗大静脉通道，胶体扩容。监测生命体征。保持引流管通畅。做好急诊手术止血的准备。

（2）胆道感染：腹痛、高热，严重者有败血症存在，高热、寒战、发冷、发抖。护士应观察患者体温变化，注意保暖。充分引流或冲洗腹腔，保持引流管通畅。遵医嘱使用抗生素、保肝利胆药物。

（3）消化道瘘：常见有胰瘘、胆瘘、肠瘘。存在一种瘘为单纯瘘，含两种以上瘘为混合瘘。胰瘘：腹腔引流液淀粉酶测定值大于正常血清淀粉酶测定值上限 3 倍，引流液每天 >50ml。或有腹膜刺激征，引流液混浊。胆瘘：切口处或引流管内有黄绿色胆汁样引流物，每小时 50ml 以上者，或有腹膜刺激征。肠瘘：引流管内有未消化食物或含粪便样内容物流出，有粪臭味。护理应注意：禁食、胃肠减压。遵医嘱使用抑制腺体分泌药物，充分引流。有腹膜刺激征者：消炎、镇痛、腹腔冲洗。应定期对引流液进行淀粉酶测定和细菌培养。皮肤护理：外瘘至皮肤时，注意保护皮肤。注意给予静脉营养支持。

（4）术后梗阻：表现为患者进食后上腹饱胀、呕吐、疼痛。护理应胃肠减压，禁食，加强营养支持，保持水、电解质平衡，如为吻合口水肿引起的梗阻可从引流管内注入高浓度的氯化钠。如数月仍不能解除梗阻则需手术解除梗阻。

（5）延迟性胃排空：表现为术后胃肠蠕动功能未恢复，或进食流质后发生恶心、呕吐。护理应注意禁食、胃肠减压、肠外营养，完全肠外营养，胃管注入胃动力药；中医针灸；理疗。

（6）血糖异常：注意监测血糖及准确使用胰岛素。

（7）营养不良：多为脂肪泻，消瘦。与胰腺术后胰酶外分泌减少有关。视消化情况调整胰酶剂量，指导患者在进餐过程中分多次服用，使胰酶中脂肪酶、蛋白酶、淀粉酶与食物充分混合，促进食物消化吸收。

（三）健康指导

（1）40 岁以上，短期内出现持续性上腹部疼痛、闷胀、食欲明显减退、消瘦者，应注意对胰腺作进一步检查。

（2）指导患者饮食宜少量多餐，予以高蛋白、高糖、低脂肪饮食，补充脂溶性维生素。

（3）指导患者合理休息，由于卧床时间较长，应加强肢体功能锻炼，锻炼强度以患者能耐受为度，循序渐进，避免重体力劳动。

（4）教会患者及其家属定期监测血糖、尿糖，教会患者和及其家属发生血糖异常时饮食控制和胰岛素注射方法。

（5）定期化疗或放疗。放、化疗期间定期复查血常规，一旦出现骨髓抑制现象，应暂停放、化疗。

（6）正确服用胰酶替代药物以帮助消化，此药应在餐中服用，以保证药效正常发挥。大便量成倍增加，此为脂肪消化不充分所致。蛋白酶缺乏形成的大便表现为肉质泻，有恶臭；脂肪酶缺乏形成的大便表现为脂肪泻，大便色淡、发亮；淀粉酶缺乏形成的大便表现为发酵性腹泻，大便内含有很多泡沫，表明淀粉类发酵旺盛。可适当增服胰酶制剂。

（7）定期随访，每 3~6 个月复查 1 次，如出现进行性消瘦、贫血、乏力、发热、黄疸等症状，应及时就诊。

（黄建业）

第十四节　腹腔镜手术患者的护理

【概述】

腹腔镜手术是利用腹腔镜及其相关器械进行的手术：使用冷光源提供照明，将腹腔镜镜头插入腹腔内，运用数字摄像技术使腹腔镜镜头拍摄到的图像通过光导纤维传导至后级信号处理系统，并且实时显示在专用监视器上。然后医生通过监视器屏幕上所显示患者器官不同角度的图像，对患者的病情进行分析判断，并且运用特殊的腹腔镜器械进行手术。腹腔镜手术的空间是通过气腹来完成的，向腹腔内注入气体，使腹腔内维持一定压力，常用气体为二氧化碳。

目前几乎所有的普通外科手术都可以在腹腔镜下完成，在其他领域，如胸外科、泌尿外科、妇科、骨科、整形外科、耳鼻喉科等，也得到了成功的应用和迅速的发展。

（一）腹腔镜手术优点

腹腔镜手术创伤小、患者术后恢复快，住院时间短，术后疼痛轻，瘢痕小、美观，治疗效果与开腹手术相同，因而在临床得到了广泛的应用。

（二）辅助检查

术前检查包括：三大常规检查，APTT、PT、生化全套、HBSAg 检查，B 超、X 线、心电图、CT、MRI 检查。

【护理措施】

（一）术前护理

（1）按外科术前一般护理常规。

（2）给予低脂饮食。

（3）说明检查目的，取得患者配合。

（二）术后护理

按外科一般术后护理常规。术后 1 天给予低脂半流，以后逐渐普食。全麻清醒后给予半卧位，

6~8h 后可起床活动。次晨下床活动，促进肠蠕动，防止肺部感染、粘连性肠梗阻、下肢深静脉血栓的形成等。

并发症的观察与护理：

（1）肩背部酸痛：肩背部酸痛与气腹后二氧化碳气体刺激两侧膈神经及沉积于肩背部，弥散入血过多所致。可采取改变体位，加强局部活动或热敷，1~3 天症状可自行消失。

（2）皮下气肿：Trocar 未完全进入腹腔即开始注气；气腹压力过高，随 Trocar 弥散到皮下，正常腹腔气腹压力 < 15mmHg；皮下肿胀，压之有捻发音，主要发生在腹部及颈部。可采取局部热敷，一般 1 天后渐可吸收、消退。

（3）胆瘘：剧烈腹痛，频繁呕吐，引流管有胆汁引出，发热。可采取低位引流，禁食、补液，使用消炎、利胆、抑制腺体分泌药物。严密观察病情变化，病情加重，应立即报告医生手术处理。

（4）腹腔出血：同胆道手术。

（5）腹腔内脏损伤：主要误伤肠道、胆道、肝脏出现肠瘘、胆瘘、肝脏出血，给予相应处理。

（三）健康指导

（1）保持心情舒畅，适量活动，避免劳累及受凉，保持充足的睡眠。

（2）胆囊切除后近期忌油腻、高脂食物，多吃蔬菜水果，补充维生素，消化不良者，可服多酶片等，2~3 个月后无需特别饮食。

（3）胆囊切除术后，可能会出现腹泻或便秘等胃肠道功能紊乱现象，注意调节饮食，一般不需特殊处理，1 个月后此症状慢慢消失。勿暴饮暴食，忌烟酒等刺激性食物。

（4）适当活动：根据患者自身有无基础病，量力而行地增加活动量。

（5）腹部切口，手术后 5~7 天，无红、肿，可自行除去切口贴膜。如有分泌物，应及时就诊。

（谈锦艳）

第十五节　肥胖症手术患者的护理

【概述】

肥胖症是指营养物质过剩导致体内脂肪堆积的复杂慢性代谢性疾病。在美国，每年因肥胖症造成的死亡人数超过 30 万，仅次于过度吸烟，排在可预防致死因素的第二位。在我国，肥胖症发病率也随生活水平提高而逐年升高，现有超重和肥胖者共 2.8 亿人，肥胖者为 6 000 万人。患者的肥胖程度，常用体重指数（Body mass index，BMI）来确定。

BMI = 体重（kg）/［身高（m）× 身高（m）］

亚太地区成人 BMI 指数分类：

健　康	18.5~22.9kg/m^2	超　重	23.0~24.9kg/m^2
一度肥胖	25.0~29.9kg/m^2	二度肥胖	30.0~34.9kg/m^2
三度肥胖	≥ 35.0kg/m^2		

（一）病因

导致肥胖的原因是多种多样的。它和环境（包括社会和文化环境）、遗传、生理、代谢、行为及心理等诸多因素有关。肥胖症是一种代谢性疾病，常见的伴发疾病包括：冠心病、高血压、高血脂、糖尿病、胆囊疾病、骨关节退行性疾病、阻塞性睡眠呼吸暂停综合征，以及各种社会心理疾病等，使患者总体平均寿命缩短，生活质量下降，死亡率上升。

（二）辅助检查

（1）常规检查心电图、X 线胸片、B 超，以及各项血液检验。

（2）动脉血气、肺功能、头颅 MRI、腹部 CT、心脏彩超等检查。

（3）术前会诊：内分泌科，必要时需要一些专科医生，如心内科、呼吸科、精神科等。

（三）治疗原则

目前治疗肥胖症的方法主要有饮食控制、体育锻炼、行为改变、药物干预、针灸以及手术治疗。但是对于Ⅲ度肥胖的患者，手术治疗是其唯一长期有效的治疗方法，且是治疗肥胖引起的代谢紊乱疾病最有效的方法之一。最常用的手术术式主要有 3 种，腹腔镜可调式胃捆扎术（laparoscopic adjustable gastric banding，LAGB），此术目的为限制食物的摄入；腹腔镜胃肠短路术（laparoscopic gastric Roux-en-Y bypass，LRGB），其目的为限制食物摄入的同时减少其吸收；袖状胃切除术（laparoscopic sleeve gastrectomy，LSG），采用手术的方式缩小胃的容积，使食物进入和在胃内消化吸收减少，同时也切除了大部分内分泌细胞，手术后食欲下降，从而达到减轻重量的目的。

【护理措施】

（一）术前护理

（1）做好心理护理，缓解患者长期肥胖引起的自卑感和减轻对手术的顾虑。

（2）了解合并症，如高血压、高血糖、呼吸睡眠暂停综合征等，并做相应处理。

（3）术前 1 天进流质，遵医嘱预防性应用抗生素。

（二）术后护理

（1）按外科术后一般护理。

（2）并发症的观察与护理同腹腔镜胆囊切除术后护理常规。

（3）胃肠短路术及袖状胃切除手术参见胃术后护理。

（4）可调式胃捆扎术术后 1 天行上消化道造影，检查正常后拔除胃管、尿管，开始饮水，进清流汁，术后 2 天进浓汤和搅拌后的食物。

（5）鼓励患者 6~8h 后下床活动。

（三）健康指导

（1）术后饮食指导：避免过量饮食，严格一日三餐、避免零食，进食宜慢，彻底咀嚼，小口慢咽，每餐需保证蛋白质的摄入，每天摄入水 1 500ml，服用多种维生素片，避免食用高热量食物、饮料及零食。

（2）术后随访：手术治疗后需要终生随访。随访的目的是掌握患者体重的情况，是否有手术并发症发生，有无营养物质、维生素和矿物质的缺乏，以便根据需要做相应的检查并及时调整治疗方案。

术后的第一年需进行 4 次门诊随访（术后 1 个月、3 个月、6 个月、12 个月），术后第 2 年开始每年随访 1 次。

（谈锦艳）

第三章

肝胆外科疾病患者的护理

第一节　肝胆疾病患者手术前后的护理

【概述】

1887 年，德国医生 Langenbuch 成功地实施了第 1 例肝脏部分切除术，开创了肝胆外科手术领域。现在以肝叶切除术为代表的外科治疗仍是原发性肝癌（以下简称“肝癌”）的首选治疗方法，其他治疗方法作为补充手段，进一步提高外科治疗的疗效，两者结合形成了外科综合治疗的概念。

肝脏是人体内最大的实质性脏器和消化腺。原发性肝癌是我国和某些亚非地区常见的癌症。资料表明我国肝癌的年死亡率约每 10 万人中有 10 例，仅次于胃癌和肺癌，居第 3 位。目前，手术切除仍然是治疗肝癌的首选方式，手术前的充分准备及手术后的良好护理，对减少术后并发症、缩短恢复期，降低死亡率起着重要作用。

（一）病因

1. 原发性肝癌

原发性肝癌的病因迄今仍不十分明确，根据临床观察和实验研究，一般认为可能与下列因素有关：

（1）肝硬化：原发性肝癌中以肝细胞癌合并肝硬化的发生率高，日本约占 70%，非洲在 60% 以上，我国在 53.9%~85%，也有报告 90% 以上者。其中大结节型肝硬化占 40%~50%。多数认为先有肝硬化后有肝癌：肝细胞变性坏死后，间质结缔组织增生，纤维间隔形成，残留肝细胞结节状再生（假小叶形成）。在反复肝细胞损害和增生的过程中，增生的肝细胞可能发生间变和癌变（肝组织破坏—增生—间变—癌变），损害越重，增生越明显，癌变的机会也越高。

（2）病毒性肝炎：原发性肝癌患者常有急性肝炎—慢性肝炎—肝硬化—肝癌的病史。可见肝炎是肝癌的起始诱因。研究表明：90% 的原发性肝癌组织中可见到整合的乙型肝炎病毒（HBV）。乙型病毒肝炎持续稳定的感染和整合在癌变的过程中起到重要的作用。控制 HBV DNA 复制有利于降低其对肝细胞的损害而延缓癌变的过程。

（3）黄曲霉素：原发性肝癌特殊的地区分布，提示环境因素具有一定的作用，其中天然化学致癌物受到了更多的重视。黄曲霉素 B1 污染的玉米、花生等经过消化道吸收入肝，引起肝细胞变性、花丝，继而增生癌变。

（4）其他：亚硝胺是一类强烈的化学致癌物质，能在很多动物中引起原发性肝癌；此外，饮用死水、池塘或沟水人群的原发性肝癌发病率也高；饮酒、遗传、寄生虫和营养等对原发性肝癌的发生作用机理还需进一步研究。

2. 胆道结石症

（1）胆石的形成涉及多种因素，机制十分复杂。胆固醇和胆色素均不能溶解于水，在正常情况下胆汁是一种可溶性复合物。胆石的形成往往与代谢障碍、胆道感染和胆汁滞留有关。

（2）胆汁中胆固醇与胆盐和卵磷脂维持一定的比例。当胆汁中胆固醇绝对增加或胆盐和卵磷脂减少而胆固醇量相对增加时，胆固醇呈过饱和状态，极易自溶液中析出而形成胆固醇结石。

（3）胆色素结石的形成往往与胆道感染和胆汁郁滞有关，胆汁中的结合型胆红素被细菌的 β-葡萄糖醛酸酶分解为不溶于水的游离胆红素，并与胆汁中的钙离子结合，形成胆红素钙而沉淀。

【护理措施】

（一）术前护理

1. 心理护理

肝脏手术复杂，创伤大，风险性高，患者及其家属大多存在恐惧和忧虑的心理，对手术亦存在着患得患失的心理，非常矛盾。患者的心理可因其年龄、性别、职业、社会和家庭关系、文化素养及个人经济状况等因素而不同。肝叶切除或不能进行肝叶切除的患者心理更加复杂，因此，做好患者与家属的心理护理极为重要。护士要及时了解患者及家属的思想状况，进行耐心细致的解释工作。手术前应向患者说明手术的必要性和重要性，介绍手术医生的技术水平和围手术期护理知识，使患者了解手术的常识问题及注意事项；请行肝癌切除术后的患者现身说法，消除其恐惧的心理，帮助患者和其家属树立信心，积极配合手术。

2. 提高患者对手术的耐受能力

由于多数患者合并肝硬化，可伴有低蛋白血症或凝血功能障碍，因此术前需输白蛋白、新鲜血和血浆，肌内注射维生素 K_1。给予高蛋白、高维生素、高碳水化合物、低脂肪的“三高一低”饮食，增加患者的营养状况，改善其凝血功能，提高机体对手术的耐受力，预防术后并发症，加快术后康复。

3. 呼吸道准备

（1）戒烟：有吸烟史者，入院后立即戒烟，以减少对呼吸道刺激和分泌物的形成。

（2）练习深呼吸：深吸一口气后慢慢呼出，并反复练习，增加肺活量，改善患者肺功能。

（3）练习有效咳嗽：术后因伤口疼痛，患者不敢咳嗽，痰液易积于肺内，引起急性肺炎或肺不张，故应教会患者有效咳嗽。方法为：深吸一口气，用力咳嗽，把深部痰液咳出，同时护士或患者家属双手按住其腹部切口两侧，减轻疼痛。

4. 预防肿瘤破裂出血

在门诊、急诊或患者住院期间，发生肝癌自发性破裂并不罕见，必须引起每位医护人员的警惕。护士应嘱患者日常生活中注意保护上腹部，避免剧烈运动和外力撞击；询问患者有无便秘，必要时使用通便药物，以防腹压增加导致肿瘤破裂出血。

5. 预防和控制感染

嘱患者多休息，注意保暖，以防呼吸道感染，控制局部及全身感染的情况。

6. 胃肠道准备

术前 1 天下午 2:00 用硫酸镁粉等药物进行肠道准备；术前一天晚餐进半流饮食，术前 12h 禁食，4~6h 禁水。

7. 皮肤准备

术前可用脱毛膏脱去或用剪刀剪除手术区域较长的毛发，注意清洁脐部，必要时用松节油除去油脂性污垢；协助患者沐浴，着干净衣裤。

8. 睡眠

术前晚可适当应用镇静、催眠药物，以保证患者充足睡眠。

（二）术后护理

患者术毕返回病房后，护理人员要立即观察患者的生命体征，妥善处置各种引流管，了解患者的术中情况：如病变性质、麻醉方式、手术切除范围、术中出血量、术中肝门阻断时间及次数、液体出入量的情况等。根据不同的麻醉方式分别给予不同麻醉术后常规护理。

1. 生命体征的观察

术后当天每 30~60min 监测血压、脉搏 1 次，稳定后可改为 30min 至 4h；密切观察患者的生命体征、面色、神志等改变；观察切口敷料有无渗血、渗液；发现异常，及时报告医生。

2. 术后吸氧

对肝叶切除量大、术中肝门阻断、肝动脉结扎或栓塞、严重肝硬化者，术后 48h 内常规吸氧，氧流量 2~4L/min，使患者血氧饱和度保持在 95% 以上，以提高血液中氧合血红蛋白的含量，加速肝细胞的修复和再生，促进肝功能的恢复。

3. 术后引流管的护理

妥善固定，保持通畅。肝脏手术后引流管多，应妥善固定，防止脱落，保持通畅，更换时注意无菌原则。

（1）密切观察病情：护士应密切观察引流液的量、颜色和性质，并准确记录。

（2）腹腔双套管的护理：腹腔双套管为肝脏手术后常规放置的管道。其护理措施：①腹腔双套管内套管接负压吸引，外套管接冲洗液或直接用无菌纱布包裹。②妥善固定双套管，保持通畅，以防引流管扭曲、受压、堵塞或脱落。③观察并记录引流液量、颜色及性质，若每小时内吸出鲜红色血性液体超过 100~200ml，或者每分钟超过 30 滴，且引流管有温热感，怀疑有活动性出血可能，应及时报告值班医生。④倾倒引流液时注意无菌操作，每天更换引流瓶。⑤如内套管堵塞及时通知经治医生，必要时更换内套管，更换时要注意内套管长度合适并严格执行无菌操作。⑥置管 3~5 天后，如腹腔引流液颜色较淡，24h 引流量少于 20ml，腹部无阳性体征者可考虑拔管。⑦特殊原因 1 周以上不能拔管的，每 7 天更换整套负压装置。⑧虽然患者腹内有大量积液，但由于双套管腹内位置不当，吸出量很少时应根据患者的脉搏、血压、面、唇、指甲颜色及血红蛋白测定综合判定，切勿贻误诊断。

4. 术后常规监测尿量、尿糖、尿比重

监测患者尿量、尿比重数值、补充液量，观察患者的生命体征，判断治疗效果。若患者尿比重增高，尿量减少，生命体征中血压基本不变，但心率增快中心静脉压下降，往往提示患者的补液量不足，需要尽快补液。

5. 术后活动

麻醉及手术增加术后肺部感染的机会，卧床使患者呼吸较表浅，肺内分泌物无法及时排出，易造成坠积性肺炎；卧床还可导致胃肠功能减弱，食欲降低，加之患者摄入的饮食较为精细，纤维含量低，易发生便秘；卧床使患者身体局部受压，血液循环受阻，尤其尾骶部、四肢骨骼突出部容易发生压疮，愈合困难；卧床患者容易出现精神萎靡、情绪低落、失望和悲观等情绪，影响患者术后顺利康复。因此，术后早期活动有利于患者全身各系统功能的恢复。

（1）活动量标准：活动后无头晕、心慌、气急、无肢体及伤口疼痛加剧等感受；活动后无极度疲乏，心率、血压无明显上升；患者自我感觉可耐受，属活动适量。

（2）活动方案：一般在术后第1~2天，患者可取半坐卧位，进行深呼吸及有效咳嗽，活动四肢关节、协助翻身及轻叩背部；术后3~5天，可在他人扶持下或扶床沿、椅子等站立；术后6~7天，在他人扶持下行走，继而可在室内缓慢行走。室外行走要注意预防感冒，同时不要接触有感染性疾病的患者，活动须根据身体恢复情况循序渐进，不可过分强求。

6. 术后饮食

术后肠蠕动恢复后，可给予试餐，以少量多餐为基本要求，逐步过渡到流质、半流及普食。

7. 术后常见并发症的观察与护理

（1）出血：出血是肝脏手术的严重并发症，也是引起肝切除死亡率高的重要原因之一。一般多发生在手术后24h内，多与肝脏血管丰富，创面容易渗血或出血、凝血功能不佳、结扎线头脱落等因素有关。故术后24h内应严密观察腹腔内出血情况，每30min至1h测量血压、脉搏，观察患者全身状况、伤口渗血、尿量、腹胀等情况，尤其注意观察双套管的引流量、颜色与性状，保持腹腔双套管的通畅，早期发现并处理活动性出血。一旦患者出现脉搏细速、血压下降、脉压小，应立即加快输液或输血速度，并及时报告医生，妥善处理，为抢救患者赢得时间。

（2）肝功能衰竭：术后肝功能衰竭与术前肝功能状态、肝硬化程度、术中肝门阻断时间、肝切除量、术中出血量等密切相关。应注意观察患者的性格、行为、意识、睡眠等状态，观察黄疸、尿量及肝功能检查指标的变化，及时发现患者是否存在肝性脑病，及时治疗。对术后3天仍未排便者，应及时灌肠，尽量减少肠道内氨的吸收，降低肝功能衰竭的发生率。

（3）胆漏：胆漏也是术后常见的并发症之一，多发生在手术后3~5天。与肝脏创面上较大的胆管分支结扎不牢固，及胆管破损造成胆汁外溢有关。术后应密切观察腹腔双套管引流液的颜色和性质。如发现胆汁样液体引出，需延长腹腔双套管放置的时间并保持通畅，以便充分引流，利于瘘口愈合；如胆汁引流量1周内日渐增多，每天达数百毫升时，须妥善处理，将胆汁引流出体外；观察患者有无腹膜刺激症状，一旦发生胆汁性腹膜炎时应及时报告，尽早处理。对经久不愈的胆瘘可采取手术治疗。

（4）膈下脓肿：膈下脓肿是肝叶切除术后并发症之一。术后1周，患者高热持续不退，上腹部或季肋部疼痛，同时出现全身中毒症状，或伴有呃逆、黄疸、右上腹及右下胸部压痛等，应考虑膈下脓肿。其发生的原因在于半肝以上的切除术，由于创面大、创面渗液多，如手术引流管位置放置不当、术后引流不充分或过早拔除腹腔双套管等，易引起继发感染，导致膈下脓肿。术后护理中要保持腹腔双套管的通畅，使其引流充分；经常检查引流管是否阻塞、扭曲受压或负压不足等。一旦发现膈下脓肿，应及时行穿刺引流。

（5）胸腔积液：以右侧胸腔积液多见。术后观察患者有无胸闷、气促、发热等情况。少量或中等量胸腔积液的患者，多无临床症状或仅轻微胸闷，对生活无影响，一般均能自行吸收，无需处理，发热者可用退热剂对症处理；胸液量较多者，如出现明显胸闷、气促、发热时，应配合医生进行胸腔穿刺抽液治疗。

（三）健康指导

1. 休息与活动

（1）嘱患者术后3个月注意休息，保持稳定情绪，有利于肝功能的恢复。

（2）嘱患者注意劳逸结合，进行适当的锻炼，避免劳累和重体力活动。

（3）伤口护理。嘱患者出行避免右上腹受到意外创伤或外来暴力。出院后2周内不要洗澡，一期愈合的伤口1个月后可以冲淋，避免在伤口处用刺激性强的肥皂或浴液；若发现伤口红肿、疼痛、有炎性分泌物，应及时到当地医院就诊。

2. 嘱患者饮食清淡，保持定时定量

（1）进“三高一低”饮食，即高蛋白、高热量、高维生素、低脂肪饮食。

（2）忌油炸和刺激性食物，少吃易产气食物，多吃新鲜蔬菜和水果，禁烟、禁酒。

（3）肝硬化门脉高压者宜吃软食，每天应少量多餐，忌吃多刺及粗硬食物；必须养成定时排便的习惯，保持大便通畅，必要时用缓泻剂。

（4）有腹水者，根据程度进低盐饮食，禁腌制食品。

3. 合理用药

嘱患者按医嘱坚持定时服药，切忌自行服药，以免加重肝脏负担。

4. 嘱患者坚持定期检查

定期复查血常规、肝功能、生化、AFP、B超检查，必要时行CT检查。如有不适，嘱患者及时就诊。

（李　丽　叶志霞）

第二节　肝胆外科新技术的护理

一、经股动脉插管行肝动脉灌注化疗及栓塞术

【概述】

经股动脉插管肝动脉化疗栓塞术（transcatheter arterial hemoembolization，TACE）是目前介入治疗肝癌最常用的方法之一。正常肝脏组织具有门静脉及肝动脉双重血供，其中门静脉供血占70%~75%，肝动脉供血仅占25%~30%；肝肿瘤病灶的血供90%来自肝动脉，只有10%来自门静脉。肝癌进行肝动脉栓塞化疗时，肿瘤内药物浓度高于周围静脉给药，肝脏的代谢作用使周围血管药物浓度不高，栓塞阻断肿瘤的营养供给血管，对正常肝组织供血影响不大，使癌结节大部分坏死，肝功能不受损或受损不严重。肝动脉灌注的常用药物包括：氟尿嘧啶、顺铂、丝裂霉素、阿霉素等，多采取交替、

联合使用的方法。肝动脉栓塞剂多采用碘化油、明胶海绵微球和医用快速黏合剂等。经股动脉插管行肝动脉灌注化疗及栓塞术中显示，化疗药物和造影剂大量沉积于肿瘤内部（见图 2–3–1）。

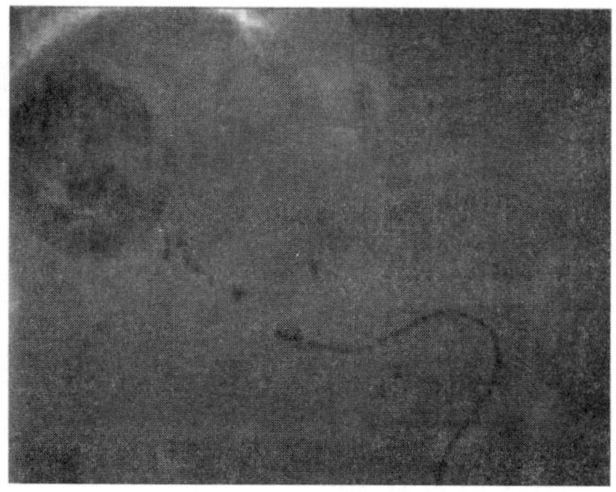

图2–3–1 选择性肝动脉造影化疗术

适应证：

（1）失去手术机会或不愿意手术的原发性或转移性肝癌。

（2）可切除肝癌的术前治疗，使肿瘤缩小，减少术中出血和肿瘤细胞播散。

（3）术后近期治疗以减少术后复发率。

（4）合并全身其他疾病，肝癌无法切除的患者。

（5）肝癌切除不彻底的补充治疗。

（6）原发性肝癌结节破裂者。

【护理措施】

（一）术前护理

（1）向患者解释肝动脉化疗栓塞术的疗效及目的，讲解术后注意事项。

（2）遵医嘱行碘过敏试验，抗生素过敏试验。

（3）告知患者术前洗澡、剃胡须、剪指（趾）甲。

（4）告知患者练习床上大小便。

（5）遵医嘱必要时术前晚给患者口服安定 5mg。

（6）嘱患者术前禁食、饮水 6h。

（7）术晨测量患者生命体征，排空小便，取下贵重物品，备 0.5kg 沙袋 1 只，由专人护送患者至导管室。

（二）术后护理

1. 术后常规护理

（1）监测血压、脉搏，每 2h 测量 1 次，共 3 次。

（2）股动脉穿刺处加压包扎 24h，沙袋压迫 6h，严密观察穿刺处渗血情况。

（3）观察足背动脉搏动，注意对照两侧足背动脉搏动强度，对比两侧肢体温度及皮肤颜色，以防血栓形成。

（4）禁食、饮水 6h，无恶心、呕吐可进少量流质，逐步过渡到半流质、普食。

（5）遵医嘱补液 1 000~1 500ml，遵医嘱加入消炎、保肝和抑酸药物。

（6）卧床休息 24h，术侧下肢制动 6h 后可向术侧翻身，注意术侧下肢勿弯曲。

（7）卧床期间做好生活护理。

2. 不良反应的护理

（1）恶心、呕吐：系高浓度化疗药物灌注及碘油刺激胃肠道引起的应激反应。多发生于术后 4~8h 内，24h 后逐渐减轻，多数患者 2~3 天可缓解或消失。术中可预防性使用欧必亭、昂丹司琼，术后使用甲氧氯普胺等镇吐药。一旦患者出现此症状，应嘱患者深呼吸，及时擦拭呕吐物并予漱口，做好解释工作，解除其顾虑。肝动脉化疗栓塞术后可并发上消化道出血，护理中应密切观察病情，仔细观察呕吐物的颜色、量和性质。

（2）肝区胀痛：肝动脉化疗栓塞术后肿瘤组织缺血缺氧坏死，局部组织水肿，肝包膜紧张度增加而引起疼痛。轻度疼痛无须处理，疼痛剧烈者在排除肝癌破裂出血等并发症时可用止痛剂，同时密切观察腹部体征，判断是否误栓胆囊动脉或胃、十二指肠动脉。

（3）发热：系肝动脉化疗栓塞术术后肿瘤坏死组织重吸收而致的吸收热。发热多见于下午和晚上，一般低热患者不予特殊治疗；当体温 >38.5℃，需行药物降温，可遵医嘱给予吲哚美辛栓纳肛、肌内注射复方氨基比林等，并辅以冰袋降温或酒精擦浴等物理降温措施，15min 后监测体温。嘱患者卧床休息，无腹水者应多饮水。患者出汗较多时及时更换衣裤，保持床单位平整干燥，做好生活护理和口腔护理。

3. 并发症的观察与护理

肝动脉化疗栓塞术后常见的并发症：穿刺部位血肿、股动脉栓塞、肝功能损害等。

（1）穿刺部位血肿护理：股动脉穿刺完毕后须指压穿刺处 20min，用力适中，予绷带加压包扎，沙袋压迫穿刺部位 6h，穿刺一侧下肢保持伸直位。定时观察穿刺处有无肿胀或渗血，保持沙袋压迫位置。一旦发现渗血，应立即指压穿刺处止血并报告医生，同时给予更换绷带、重新加压包扎。

（2）股动脉栓塞护理：股动脉栓塞是介入治疗中最严重的并发症。可因动脉内血凝块产生而导致股动脉栓塞，或者栓子脱落而导致下肢小动脉栓塞。术后须严密观察穿刺侧下肢皮肤的温度、颜色和感觉，对照观察足背动脉搏动情况。一旦患者出现足背动脉搏动减弱或消失，下肢皮肤苍白、变凉且伴有麻木感，应及时报告并处理，抬高患肢，遵医嘱予热敷，应用解痉、扩血管药物，禁按摩，以防栓子脱落。

二、经皮肝穿刺射频热凝术

【概述】

经皮肝穿刺射频热凝（percutaneous radiofrequency ablation，PRFA）是在 B 超引导下经皮肝穿刺将电极置入瘤内，通过射频波在电极针周围产生离子震荡发热，使细胞热凝固性坏死，达到治疗肿瘤的目的（图 2-3-2、图 2-3-3）。

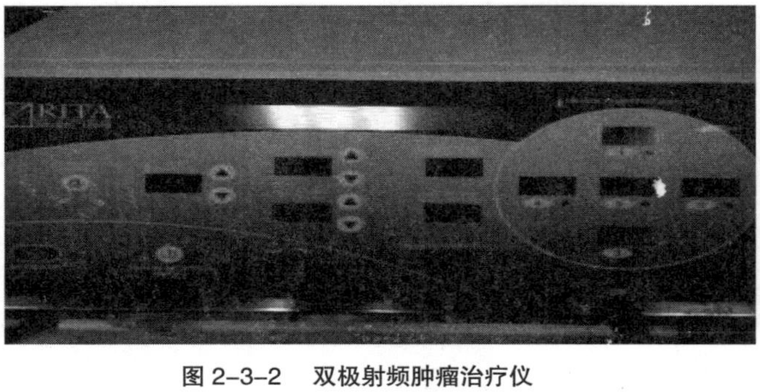

图 2-3-2 双极射频肿瘤治疗仪

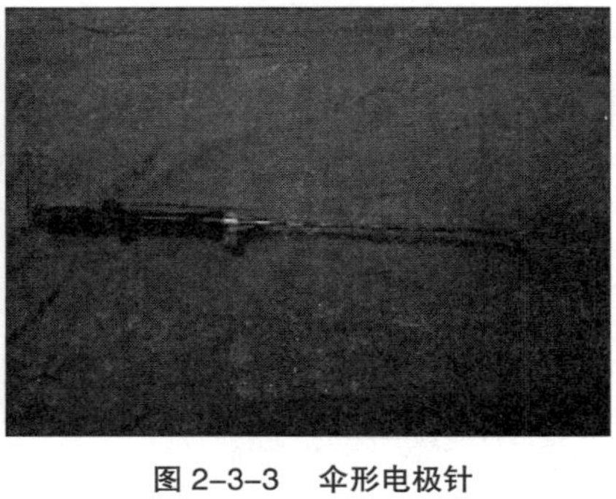

图 2-3-3 伞形电极针

适应证：

（1）直径 <5 cm，尤其 <3 cm的肿瘤无手术指征，或估计手术困难、疗效欠佳的原发性肝癌。

（2）再次手术切除困难的复发性小肝癌。

（3）原发灶已根治的继发性小肝癌，瘤灶数不多于 5 个。

（4）对于无手术指征的大肝癌先行肝动脉化疗栓塞，待肿瘤缩小后再行经皮肝穿刺射频热凝。

【护理措施】

（一）术前护理

1. 心理护理

术前应耐心细致地向患者及家属解释该技术的治疗原理、操作过程及优点；告知患者治疗前、中、后可能出现的不良反应和应对措施；介绍治疗成功的病例，使患者减轻或消除紧张、恐惧心理，积极配合治疗。

2. 饮食和营养护理

给予高蛋白、高维生素、高碳水化合物、低脂肪的“三高一低”饮食，改善患者的营养状况。进食少者可静脉补充葡萄糖、支链氨基酸等，凝血功能差者遵医嘱输入血小板。

3. 术前检查

积极配合完善各项检查，了解患者全身情况及对手术的耐受力。

（1）改善凝血功能，予维生素 K_1 20mg，肌内注射，1 次 /d，凝血酶原时间与对照相比不超过 3s。

（2）提高肝脏的储备功能，肝功能较差者加强保肝治疗，使肝功能分级达到 Child A 级或 B 级。

（3）有肝细胞性黄疸者，应积极保肝、利胆治疗。

（4）合并腹水者，应加强保肝利尿治疗，使腹水消退，并注意加强饮食指导。

4. 术前 1 天准备

手术前 1 天指导患者进行屏气训练；继往有肠道手术史者，术前 1 天下午 2:00 时给予硫酸镁粉 50g 加水 200ml，冲服，并在 2h 内饮水 2 000ml 行肠道准备。

5. 术晨准备

（1）禁食：术前 12h 禁食、4~6h 禁食、饮水，防止术中恶心、呕吐。

（2）镇静药物的应用：由于术中产生的高温对肝包膜及肝内迷走神经产生刺激，易造成迷走神经反射，导致心率减慢或不齐、血压下降等。术前 30min 予吗啡 10mg、阿托品 0.5mg 皮下注射。

（3）带腹带、CT 片、术中用药至手术室。

（二）术后护理

1. 一般护理

（1）严密监测患者生命体征，观察穿刺处有无渗血、腹部有无膨隆、皮下有无瘀斑等情况，嘱患者绝对卧床 24h。

（2）术后给予低流量吸氧 6h，氧流量为 3~4L/min，以提高血氧浓度，增加肝细胞的供氧量，以利于肝细胞的再生和修复。

（3）术后常规禁食 6h，对继往有肠道手术史者视病情适当延长禁食时间。

2. 不良反应的观察与护理

（1）发热：密切注意患者体温的变化情况，对体温超过 38.5℃者酒精擦浴，头枕冰袋或药物降温；对高热持续不退者，应注意有无感染发生。

（2）疼痛：术后肝区出现胀痛或刺痛，多与手术刺激肝包膜或肿瘤坏死有关。及时向患者说明疼痛的原因及缓解时间，调节改变体位，进行安慰、转移注意力等心理护理，对疼痛耐受力差者必要时应给予止痛药物；若疼痛性质改变或加剧，应高度重视。

（3）恶心、呕吐：由于麻醉和手术刺激，部分患者术后会出现恶心、呕吐等胃肠道反应，安慰患者的同时注意观察呕吐物量、性状。对不能自行缓解者，可给予甲氧氯普胺 10~20mg，肌内注射。

3. 并发症的观察与护理

穿刺射频热凝术后常见的并发症：腹腔内出血、肝功能损害、气胸、局部皮肤烫伤、空腔脏器的损伤、肝脓肿等。

（1）腹腔内出血：腹腔内出血系穿刺射频热凝术后严重并发症之一。肝癌合并肝硬化者，凝血机制差，且肿瘤血管丰富，术中穿刺针损伤大血管，易引起术后出血。术后 24h 密切监测生命体征，尤其心率的变化情况，非发热引起的心率加快，注意有无出血的可能。术后给予腹带加压包扎，密切观察腹部体征，嘱患者卧床 24h。

（2）肝功能损害：穿刺射频热凝治疗术后患者均有转氨酶不同程度的升高，部分患者血清胆红素升高，出现黄疸；少数患者有明显的总蛋白及白蛋白下降，出现腹水或腹水较前加重。护理上应予高热量、高维生素饮食，嘱患者少量多餐；观察患者皮肤和巩膜黄染程度，了解患者有无明显腹胀、尿少、下肢水肿等；正确记录 24h 尿量，定期测量腹围，进行肝功能及电解质监测。

（3）气胸：肿瘤靠近膈肌，穿刺时刺破胸膜所致。术后注意观察患者胸廓起伏，有无胸闷、呼吸困难等症状。如有呼吸困难，应急诊胸片明确诊断。

（4）局部皮肤烫伤：术中出汗易导致射频仪电极板与皮肤接触不良，造成局部皮肤灼伤。密切观察局部皮肤的颜色，有无红肿、疼痛、水泡等皮肤烫伤的表现，发现异常，及时处理。

三、经皮肝穿刺氩氦刀冷冻治疗术

【概述】

氩氦刀靶向冷冻损毁术（targeted cryoablation therapy，TCT）是在插入组织的金属杆内通以循环的冷媒物质——高压氩气，当气体通过金属杆尖端的蒸发器时，高压氩气的气压突然降低，金属杆尖端的气温下降到 −140℃，使肿瘤组织被冷冻结晶，然后在金属杆内通以低压氦气，再将冷冻结晶的肿瘤组织复温，循环几次后，造成肿瘤组织细胞破裂坏死，达到消融肿瘤的目的。

适应证：

（1）单个肿瘤或 3 个以内的肿瘤，直径 ＜5cm。

（2）肝切除术后近期复发的肝癌，不宜或不愿接受再切除或其他治疗的患者。

（3）氩氦刀靶向冷冻损毁术后单个肿瘤直径在 5~10cm 之间或数目在 3 个以内肿瘤直径 ＜5cm，而不宜行手术者。

（4）氩氦刀靶向冷冻损毁术疗效不显著而肿瘤直径 ＜10cm 者。

【护理措施】

氩氦刀靶向冷冻损毁术主要是术后护理。

1. 一般护理

（1）严密观察生命体征，测血压、脉搏、血氧饱和度30min，观察神志、全身皮肤黏膜以及穿刺处渗血情况，腹部有无膨隆。嘱患者绝对卧床24h。

（2）术后给予低流量吸氧6h，氧流量为3~4L/min，以提高血氧浓度，增加肝细胞的供氧量，以利于肝细胞的再生和修复。

（3）术后常规禁食6h，对继往有肠道手术史者视病情适当延长禁食时间。

2. 并发症的观察与护理

氩氦刀靶向冷冻损毁术后常见的并发症：出血、血红蛋白尿、冷休克、皮肤冻伤、空腔脏器的损伤、肝脓肿、气胸和胸腔积液等。

（1）出血：出血是一个严重并发症，多发生在术后48h内。部分患者术后发生上消化道出血，多发于氩氦刀冷冻后1周，临床表现为便血等消化道出血症状。术后应严密观察血压、脉搏等动态变化，观察患者有无便血等情况，如有异常，及时报告医生。

（2）血红蛋白尿：部分中晚期肝癌患者在冷冻后1~3天内出现酱油色小便，即为血红蛋白尿，严重者可发生肾功能不全、尿量减少。术后观察患者尿液的颜色、量，足量输液并适当应用利尿剂，定期复查肾功能及尿常规。

（3）冷休克：冷冻过程中温度过低，出现寒战，甚至冷休克，可在患者身体周围使用循环暖气加温来调节温度，保持室温28~32℃；静脉滴注或肌内注射地塞米松等对症治疗；严密观察患者生命体征，如出现休克征象立即报告医师，手术中患者如果出现恶心、面色苍白，应立即停止治疗，平卧休息。

（4）皮肤冻伤：快速制冷使氩氦刀杆温度快速降低，与腹部皮肤表面接触致轻度冻伤，表现为局部水疱。如水疱范围较大，抽吸后包扎，定期换药。

四、经皮肝穿刺微波热凝术

经皮肝穿刺微波热凝（percutaneous microwave coagulation therapy，PMCT）是在B超引导下经皮肝穿刺在肿瘤内直接插入针状微波电极，通电后微波电极末端的微波辐射器产生热效应而导致肿瘤组织凝固坏死，从而达到治疗肿瘤的目的。其治疗系统与结构见图2-3-4。

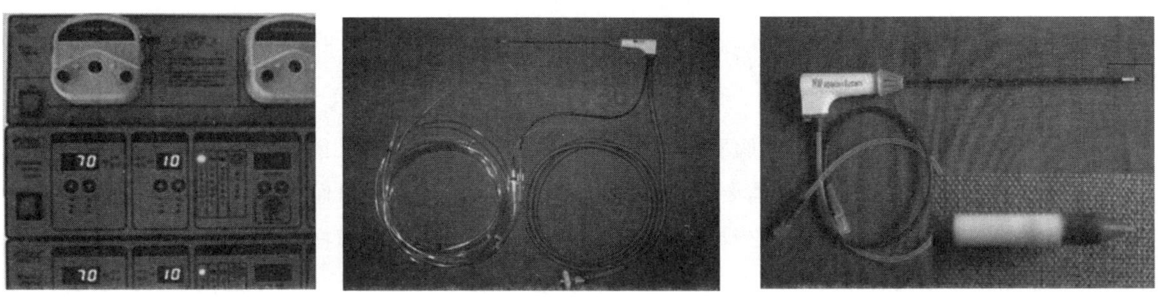

A.新型MTC-3C型微波消融系统主机　B.新型MTC-3C型微波消融系统水冷式　C.新型天线辐射裸露端放大图

图2-3-4　微波天线及电缆、进水出水软管

五、经皮肝穿刺门静脉癌栓激光消融术

【概述】

经皮肝穿刺门静脉癌栓（portal vein tumorthrombus，PVTT）激光消融（LA）是基于激光治疗肿瘤的原理拓展而来的。利用高功率激光光纤头部的高能量，使光纤在癌栓中从头至尾连续发射激光，在癌栓内爆破、气化形成一条隧道，在隧道的周围即整个血管腔内同时形成一个圆柱状凝固坏死带，达到完全杀死癌栓中的癌细胞，使阻塞的门静脉通畅的目的。

适应证：

（1）肝癌原发病灶已得到有效治疗，而门静脉主要分支或主干内发现癌栓。

（2）肝功能基本正常，至少应在 Child B 级以上，无严重黄疸及大量腹水。

（3）患者全身情况尚可，无明显恶病质。

【护理措施】

一般按照术后护理措施进行护理。

1. 一般护理

（1）严密监测患者的生命体征、神志、全身皮肤黏膜情况，观察穿刺处有无渗血，腹部有无膨隆，嘱患者绝对卧床 24h。

（2）术后需常规低流量吸氧 6h（3~4L/min），以提高血氧浓度，增加肝细胞的供氧量以利于肝细胞的再生和修复。

（3）术后常规予保肝、抗感染治疗，手术当日应用常规止血药物。

（4）术后当天应给予 5% 碳酸氢钠 100~200ml，达到碱化尿液、保护肾脏的目的。3 天内每天查尿常规，注意有无血尿等情况。

2. 不良反应的观察与护理

（1）发热：激光治疗术后患者均有不同程度的发热，多系机体肿瘤坏死组织吸收而产生的吸收热。护理人员应注意其体温的变化，对体温超过 38.5℃可给予酒精擦浴、冰袋降温或药物降温。

（2）疼痛：术后患者肝区及穿刺处出现胀痛或刺痛，通常 3~5 天后即可缓解。根据患者疼痛的耐受力和感知程度进行必要的心理护理，如暗示、转移注意力，并把有关知识介绍给患者，说明疼痛的原因及缓解时间，并改变体位，必要时应用止痛药物。

（3）恶心、呕吐：由于麻醉和治疗刺激，部分患者术后出现恶心、呕吐等胃肠道反应，应注意安慰患者并观察呕吐物性状；不能自行缓解时，可遵医嘱应用止吐药物。

3. 并发症的观察与护理

激光消融术后常见的并发症：腹腔内出血、胆道出血、气胸、肝功能损害、空腔脏器损伤等。

（1）腹腔内出血：PVTT~LA 需要行门静脉穿刺，一旦穿刺针道出血很难止血，是一种危险的并发症。在治疗完成退针过程中，必须使针道凝固止血，以防穿刺针道血未凝引起腹腔内出血。术后 24h 密切监测患者生命体征变化，尤其是心率的变化，如由非发热引起的心率加快，应注意有无出血的可能。治疗后立即给予腹带加压包扎，注意腹部有无明显膨隆。必要时行床旁超声检查，了解腹腔有无出血。术后加强生活护理，嘱患者绝对卧床 24h。

（2）胆道出血：门静脉、肝动脉、胆道在肝内同处于 Glisson 鞘内，行 PVTT~LA 治疗时极有可能

损伤胆管壁而引起胆道出血。治疗中应尽量避免损伤胆管。护理时应注意观察患者的大便情况及腹部症状，一旦有胆管出血，应及时报告，及早处理。

六、肝肿瘤无水酒精注射术

【概述】

肝肿瘤无水酒精注射术（percutaneous ethanol injection，PEI）通过B超引导穿刺注射或经腹直视肿瘤注射，将无水酒精注入肝脏肿瘤内，使肿瘤组织脱水固定，肿瘤细胞蛋白质凝固变性、坏死；并使肿瘤血管及其周围的正常组织脱水、固定，局部血管壁变性以及内部细胞变性，形成血栓，导致癌细胞的死亡和纤维化，肿瘤就不再增大或缩小。

【护理措施】

（一）术前护理

（1）完成术前各项检查，包括出凝血时间、凝血酶原时间、血常规、血小板计数和肝功能。对凝血机制差的患者，遵医嘱用维生素 $K_1$10mg，肌内注射，1次/d，连续使用2~3天。

（2）向患者交代无水酒精注射术的相关知识及注意事项：穿刺时全身放松，按医生要求配合操作。正常吸气后屏气，以免针头大幅度移动，损伤正常肝组织；操作过程中如有不适及时告知医生。

（3）详细询问有无酒精、麻醉药过敏史。

（4）多毛患者清洁穿刺点周围皮肤，以防穿刺处感染。

（5）术前禁食4~6h，准备腹带备用。

（6）情绪紧张者术前可遵医嘱用适量镇静剂。

（二）术后护理

（1）无菌纱布覆盖穿刺处，腹带加压包扎。

（2）禁食4h、卧床休息12h，24h内禁止剧烈活动。

（3）严密监测生命体征，观察穿刺处有无渗血及腹部情况。

（4）注意观察患者有无腹痛、呕吐、胸闷、发热等症状，及早发现和处理。

（5）并发症的观察与护理：①腹痛：酒精漏出刺激肝包膜所致。及时安慰患者并解释原因，必要时遵医嘱注射镇痛药物。②发热：肿瘤坏死吸收所致。体温多在38℃左右，持续3~7天，一般不予处理；若超过38.5℃可用吲哚美辛栓退热。③醉酒现象：患者面红或全身皮肤潮红，一般不需特殊处理。④监测肝功能：转氨酶一过性升高者，需遵医嘱用保肝药物。

七、局部适形放疗术

【概述】

光子刀（X-刀、γ-刀）是适形放疗的一个特例，将比较小的呈球形的肿瘤置于机器中心，1次或分次集中准确给予足够杀伤肿瘤的大剂量，使肿瘤周边剂量迅速降低，产生完整的、锐利的边缘，形成刀切割一样的效果，故形象地称为“光子刀”。光子刀治疗不是传统意义上的手术刀切除，但也不像传统的手术切除有立竿见影的效果，光子刀的疗效通常要在3~6个月后才能显现出来。

适应证为直径5cm以下的T_1、T_2期肿瘤。

【护理措施】

（一）放疗前护理

（1）做好患者和家属的心理疏导工作。

（2）指导患者保护好放疗照射野皮肤。①保持照光野皮肤清洁防止感染，有汗液时应用温水和软毛巾轻拭，勿用力擦拭。②避免对照光野皮肤的机械刺激，嘱患者穿宽松柔软的衣服。③不在放射部位涂抹含金属的药膏或贴氧化锌胶布，以免照射时产生二次射线，加重皮肤反应。④不可用手剥干燥、脱落的痂皮，以免造成皮肤损伤。

（二）放射中护理

（1）照光前、后30min嘱患者尽量不要进食，以免厌食。

（2）照光线不清晰，应及时请主管医生重画，不可自行补画。

（3）照射时不要随意移动位置，以免照射正常组织。

（4）每次照后应静卧30~60min，以减轻放射反应。

（5）嘱患者多饮水，每天2 000~4 000ml，以利于毒素排出。

（6）宜进食高热量、高蛋白、高维生素、易消化的食物，同时保持口腔清洁，饭后漱口，减轻口腔黏膜的反应。

（三）放射后护理

放射后护理主要包括皮肤反应护理和骨髓抑制护理。

1. 皮肤反应护理

（1）放射治疗5~6次后皮肤可发红，有刺痒感；放射10天后皮肤色素沉着；3周后可出现干性脱皮。局部用药，可涂滑石粉。

（2）皮肤高度水肿、充血、水疱形成，可出现糜烂渗液，称为湿性皮炎。处理方法：对皮肤无破溃者可暴露创面，外涂2%硼酸软膏；如皮肤出现水泡及破溃者，可用硼酸软膏包扎1~2天后，再用暴露疗法。

（3）6周内照射量 >75Gy时，皮肤局部溃疡形成坏死，常规治疗不应该出现此种反应。处理方法：清理伤口，去除坏死组织，伤口换药。

2. 骨髓抑制护理

（1）定期复查血常规，白细胞低于3×10^9/L时，应报告医生，暂停放疗，对症处理。

（2）白细胞低于1×10^9/L时，应采取保护性隔离，单人单间。病房每天用紫外线照射2次，每次30min，出入病房戴口罩、帽子，保持衣裤清洁。限制探视人员。

八、经皮肝穿刺胆道造影引流术

【概述】

经皮肝穿刺胆道造影引流术（percutaneous transhepatic cholangial drainage，PTCD）用特

制的细穿刺针经皮肤直接穿刺肝脏进入扩张的胆管，进行造影并放置引流管的方法。目的是将胆汁引流到体外，减轻胆道内压力，降低黄疸指数，改善肝肾功能和控制胆道感染。对内镜下逆行胰胆管造影与治疗术操作失败的晚期胆道肿瘤患者来说，经皮肝穿刺胆道造影引流术治疗是最后的选择。目前已有经皮肝穿刺胆道造影引流术胆管内置入金属支架的治疗方法。置管后的X摄线片如图2-3-5所示。

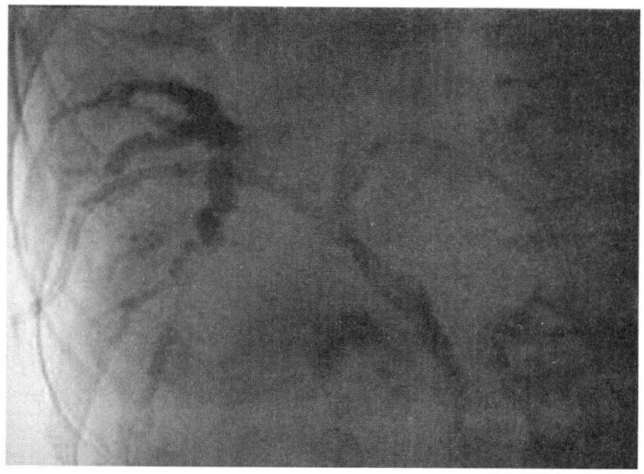

图2-3-5 经皮肝穿刺胆道造影引流术双金属支架植入术

适应证：

胆管良性梗阻、化脓性胆管炎并脓毒血症、阻塞性黄疸。

【护理措施】

（一）术前护理

（1）先锋霉素、碘过敏试验及凝血酶原时间的测定。

（2）禁食、饮水6h。

（3）向患者说明检查的意义和术中注意事项，指导患者练习屏气动作，配合术中操作。

（4）造影前1h按医嘱给予镇静剂，禁用吗啡，以免引起奥狄氏括约肌痉挛。

（二）术后护理

（1）禁食、饮水6h，病情如无特殊6h后进流质饮食，次日改为术前饮食。

（2）绝对卧床休息24h，生活上给予照顾。

（3）按医嘱给予补液，输入适量的抗生素以防胆道感染，并应用止血药。放置经皮肝穿刺胆道造影引流术管1~2天内，局部疼痛者适当应用镇痛药物。

（4）密切观察体温、脉搏、血压，穿刺处有无渗血及有无腹痛情况，一旦发现异常应及时报告医生处理。

（5）密切观察引流液的颜色、性质、量，引流管妥善固定，防止脱落、打折。引流袋每周更换2次，注意无菌操作，防止逆行感染。

（6）有下列情况应及时处理：①导管堵塞：患者胆汁引流量少，发热，黄疸加重。处理方法：用生理盐水冲洗或换管。②导管脱出：妥善固定经皮肝穿刺胆道造影引流管，向患者介绍保护导管的重要性及方法，发现引流管脱落应通知并协助医师重新置管。③导管内溢血：与导管放置位置有关。应调整导管位置使全部侧孔位于胆管内。

（7）并发症的观察与护理：经皮肝穿刺胆道造影引流术后常见的并发症：胆道感染、出血、胆漏、败血症、脏器穿孔等。①胆道感染：检查中推注造影剂压力过高，感染性胆汁逆流所致。密切观察患者体温的变化，若发现术后体温持续高于38.5℃，且排除胆道梗阻者，应报告医生抗感染治疗。②出血：穿刺时可造成肝包膜、胆管内膜的损伤，引起腹腔内出血和胆道出血。密切观察患者的生命体征，有血压下降、脉搏细速、面色苍白等休克征象，应立即报告医生。③胆漏：手术中反复穿刺损伤胆管、肝内胆管高度扩张合并胆道压力增加所致。术后应密切观察胆汁的引流量、颜色和性质，若切口周围有黄绿色胆汁样引流物，应怀疑有胆漏，立即报告医生处理。

九、内镜下逆行胰胆管造影与治疗术

【概述】

内镜下逆行胰胆管造影术（endoscopic retrograde cholangiopancreatography，ERCP）是将十二指肠镜插至十二指肠降部，寻找十二指肠乳头开口，再经内镜活检孔通道插入造影导管至胰管或胆管内，注入造影剂的逆行胰胆管造影（图 2-3-6）。

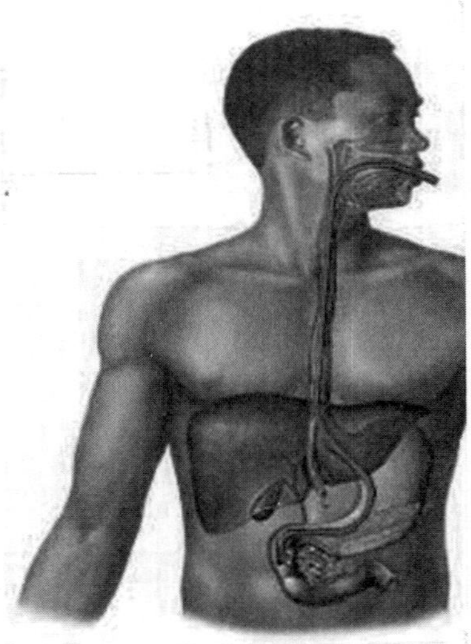

图2-3-6 内镜下逆行胰胆管造影示意图

适应证：

（1）胆管结石、肿瘤、炎症、寄生虫或阻塞性黄疸且原因不明者。

（2）胆囊切除或胆管手术后症状复发者。

（3）临床疑有胰腺肿瘤、慢性胰腺炎或复发性胰腺炎缓解期者。

（4）疑有十二指肠乳头或壶腹部炎症、肿瘤或胆源性胰腺炎需去除病因者。

（5）怀疑有胆总管囊肿等先天性畸形及胰胆管汇流异常者。

（6）原因不明的上腹部痛而怀疑胰胆管疾病者。

（7）因胆胰疾患需收集胆汁、胰液或行乳头括约肌（Oddi 括约肌）测压者。

（8）因胰胆管病变需行内镜下治疗者。

（9）胰腺外伤后疑有胰腺管破裂者。

【护理措施】

（一）术前护理

（1）向患者解释检查的目的，需配合的有关事项。

（2）监测血、尿淀粉酶，出凝血时间，血常规，观察体温变化。

（3）禁食、饮水 6h，上午检查者免早餐，下午检查者免午餐。

（4）术前除去活动性义齿、金属饰品及其他影响 X 线检查的物品。

（5）做好清洁卫生工作：洗澡、洗头、剪指（趾）甲、刮胡须，更换清洁病服。

（6）做碘过敏试验及青霉素皮试。

（7）术前用药：遵医嘱给予安定 10mg，肌内注射，或哌替啶 50mg，肌内注射；阿托品 0.5mg，肌内注射。

（二）术后护理

（1）卧床休息 24h 以上，病情稳定后逐步下床活动。

（2）密切观察生命体征的变化。遵医嘱适当补液，应用抗炎、抑酶、抑酸药物治疗。

（3）禁食、饮水，待血淀粉酶正常后逐渐改为流质、半流、普食。

（4）检查后 3h 及次晨抽血查血淀粉酶。

（5）并发症的观察与护理：经皮肝穿刺胆道造影引流术术后常见的并发症：急性胰腺炎、胆道感染、出血、十二指肠穿孔等。①急性胰腺炎：术中胰管反复显影或胰管造影时注入过多造影剂可导致急性胰腺炎。严密观察患者有无恶心、呕吐、腹痛、腹胀、发热、肠鸣音减弱等症状。注意观察血象的变化。如患者出现体温升高、左上腹剧痛、疼痛呈持续性加重，恶心、呕吐，并伴有血淀粉酶升高、白细胞计数升高，应立即按急性胰腺炎处理。②胆道感染：器械污染、胆道插管、取石等损伤胆道黏膜、胆管内注入过量的造影剂使胆道压力增高，胆汁引流不畅等导致胆道感染。观察患者有无寒战、高热、腹痛等症状。如患者出现高热达 39℃以上，寒战、黄疸加重，右上腹痛并向右后肩背部放射，白细胞计数升高，应考虑胆道感染，需及时处理。③出血：术中乳头括约肌切开后切口处渗血所致，多发生于术后 48~72h。密切观察患者生命体征及大便颜色，若突发腹部剧痛、面色苍白，应立即报告医生，及时处理。

十、内镜下鼻胆管引流术的护理

【概述】

经内镜鼻胆管引流术（endoscopic naso-biliary drainage，ENBD）是用一根细长的塑料管在内镜下经十二指肠乳头插入胆管中，另一端经十二指肠、胃、食管、咽等从鼻孔引出体外，建立胆汁的体外引流途径。鼻胆管放置后在 X 线下显影情况见图 2-3-7。

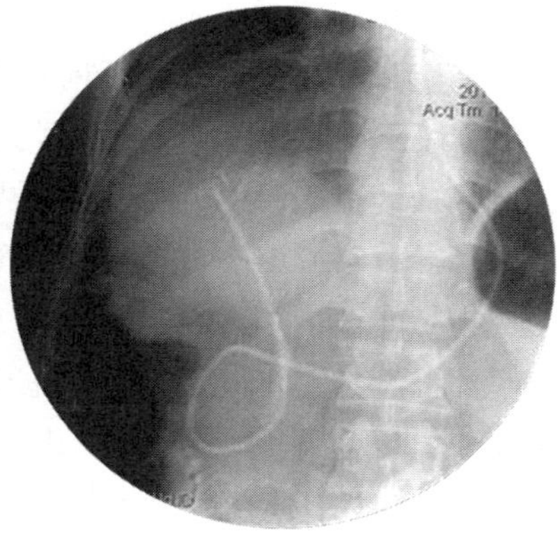

图2-3-7 鼻胆管引流术X线下显影

适应证：

（1）胆管炎减压引流，预防内镜下逆行胰胆管造型术后胆管炎的发生。

（2）原发或继发性肿瘤所致的胆管梗阻。

（3）肝胆管结石所致的胆管梗阻。

（4）胆源性胰腺炎。

（5）胆管良性狭窄。

（6）创伤性或医源性胆瘘。

（7）硬化性胆管炎，可在胆管引流的同时行激素等药物灌注。

（8）其他用途，如胆石的溶石治疗、体外震波碎石（extracorporeal shock wave lithotripsy，ESWL）、胆管癌的腔内放疗、肝胆系功能检测等。

【护理措施】

术后护理：

（1）一般护理同经皮肝穿刺胆道造影引流术术后护理。

（2）禁食期间做好口腔护理，注意咽部卫生，漱口 1~2 次 /d。

（3）加强饮食指导，注意饮食清淡，宜少量多餐，避免过硬食物。

（4）妥善固定鼻胆管，防止脱落、扭曲，保持引流管通畅。

（5）观察引流液的量、颜色和性质并正确记录，若导管引流不畅，要注意查找原因，必要时可用甲硝唑或庆大霉素低压冲洗。

（6）抗炎补液治疗，若胆汁引流较多，应补充电解质。

（7）鼻胆管引流一般维持 1 周左右，待症状缓解即可拔管或改放内置管引流。

（8）并发症的观察与护理：经内镜鼻胆管引流术术后常见的并发症：胆管炎、鼻胆管阻塞、鼻胆管脱出等。①胆管炎：与引流不畅或细菌感染有关。留取胆汁作细菌培养和药敏试验，遵医嘱予抗生素，调整引流管，引流部位不合适者应尽早重新置管引流。②鼻胆管阻塞：胆汁引流量突然减少。可给予稀释的抗生素冲洗，注意无菌操作。

十一、内镜下胆管内引流术

【概述】

内镜下胆管内引流术是内镜治疗胆管良、恶性梗阻性黄疸的基本技术之一。主要包括内镜下胆管塑料支架引流术（endo-scopic etrograde biliary drainage，ERBD）和内镜下胆管内金属支架引流术（expandable metallic biliary endoprosthese，EMBE）两种方式。

内镜下胆管塑料支架引流术又称作内镜下内置管引流术。主要用于胆管狭窄时的胆汁引流。不同于经内镜鼻胆管引流术的是，内镜下胆管塑料支架引流术导管的两端分别放置于狭窄段的两端，胆汁经导管引流至十二指肠或胆管内，而不引流至体外。内镜下塑料支架引流术后内支架一端露出十二指肠乳头外（图 2-3-8）。

内镜下胆管内金属支架引流术手术方法与内镜下胆管塑料支架引流术相同。内镜下胆管金属支架引流术后金属支架一端露出十二指肠乳头处（图 2-3-9）。主要适用于无法根治性切除的恶性胆管梗阻患者，具有通畅性能好、不易阻塞或移位的特点。

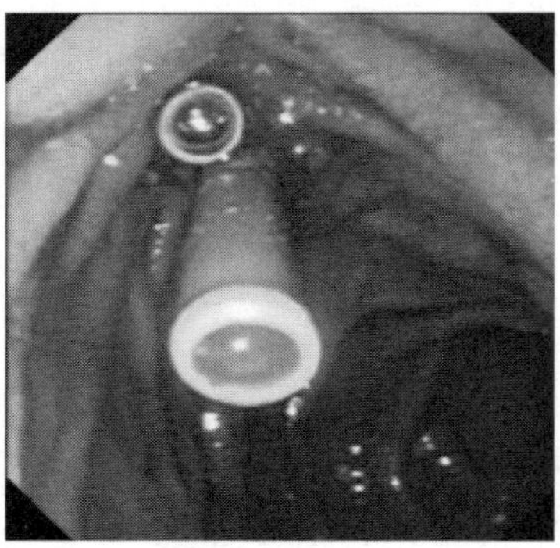

图2-3-8 塑料支架引流术

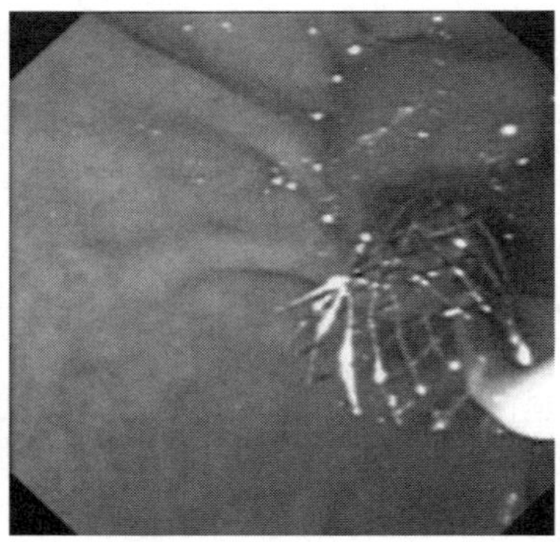

图2-3-9 金属支架引流术

适应证：

1. 良性病变

（1）十二指肠乳头部狭窄，胆总管远端纤维性狭窄。

（2）术后胆管狭窄。

（3）硬化性胆管炎。

（4）其他胆胰管狭窄、阻塞性病变。

2. 恶性病变

（1）胰腺癌压迫胆管引起阻塞。

（2）肝外胆管癌。

（3）十二指肠乳头癌。

（4）胆囊癌侵犯胆管引起阻塞。

（5）肝癌侵犯胆管或癌栓引起阻塞。

【护理措施】

（一）术前护理

同内镜下逆行胰胆管造影术术前护理。

（二）术后护理

（1）同内镜下逆行胰胆管造影术术后护理。

（2）观察血象变化，有无胆道感染及脓毒血症发生。

（3）引流疗效的观察，通过皮肤和巩膜颜色、瘙痒程度、尿粪颜色及血清胆红素变化判断引流效果。

（4）保肝、利胆、抗感染治疗。

（5）若出现黄疸加重及发热时，可考虑内置管有堵塞，应及时予以更换，一般情况下塑料内支架3~4个月更换1次。

（6）并发症的观察与护理：术后常见的并发症：支架阻塞、急性胰腺炎、胆管炎、胆汁性腹膜炎等。①支架阻塞：内镜下胆管内金属支架引流术易发生远期支架阻塞。一旦阻塞应及时更换支架，使胆管再通。②急性胰腺炎：同内镜下逆行胰胆管造影术术后并发急性胰腺炎的护理。

十二、内镜下乳头括约肌切开取石术

【概述】

内镜下乳头括约肌切开术（endoscopic sphincterotomy，EST）是在内镜下逆行胰胆管造影术诊断技术的基础上发展起来的一种内镜方法，在内镜下用高频电刀切开乳头括约肌及胆总管的末端部分。

适应证：

（1）肝外胆管结石。

（2）部分肝内胆管结石。

（3）胆总管下端炎性狭窄、乳头括约肌功能紊乱。

【护理措施】

内镜下乳头括约肌切开术的常规护理同内镜下逆行胰胆管造影术术后护理。

（1）绝对卧床休息24h以上，待病情稳定后下床活动。

（2）监测生命体征的变化，必要时查血常规。

（3）观察粪便的颜色，查隐血试验。

（4）观察腹部体征及腹痛情况。

（5）并发症的观察与护理：内镜下乳头括约肌切开术术后常见的并发症，如出血、急性胰腺炎、穿孔、胆道感染、结石嵌顿等。①出血：出血的护理同内镜下逆行胰胆管造影术术后并发出血的护理。②急性胰腺炎：急性胰腺炎的护理同内镜下逆行胰胆管造影术术后并发急性胰腺炎的护理。③穿孔：由于乳头切口过长，引起十二指肠壁撕裂所致。术后密切观察腹部体征，有无腹膜刺激征的表现，如有腹痛、腹肌紧张等应及时报告医生。

（李　丽　叶志霞）

第三节　肝移植患者的护理

【概述】

1963年3月1日，世界肝移植先驱者和奠基人Starzl博士对一名胆道闭锁的3岁患儿完成了人类的第1例临床肝移植术（liver transplantation），揭开了人类肝移植的篇章。近年来，全球肝移植例数以每年8 000例左右的速度递增。在所有的器官移植中，肝移植数量仅次于肾移植而居第2位。据美国器官调配网（UNOS）报道，全世界已累计实施超过12万例次肝移植，先进的肝移植中心移植术后1年、4年和7年生存率分别达到91%、84%和78%，肝移植术后最长存活时间已达35年。

（一）肝移植的适应证

目前肝脏移植已用于治疗60多种肝脏疾病，概括可分为肝实质疾病、先天性代谢障碍性疾病、胆汁淤滞性疾病和肝脏肿瘤四大类。

（1）肝实质疾病：包括肝炎后肝硬化、酒精性肝硬化、急性肝功能衰竭、慢性活动性肝炎、先天性肝纤维性疾病、囊性纤维性肝疾病、多发性肝囊肿、巨大肝囊肿、新生儿肝炎、布－加综合征和严重的难治性肝外伤等。

（2）先天性代谢障碍性疾病：α－l抗胰蛋白酶缺乏病、铜蓄积症、酪氨酸血症、血色素沉积症、乳蛋白酶血症、家族性非溶血性黄疸、糖原累积综合征、肝豆状核变性、海蓝色组织细胞综合征、原卟啉血症，Ⅱ型高脂蛋白血症、长短链脂肪酰转移酶缺乏病、家族性铁累积性疾病、血友病等。

（3）胆汁淤滞性疾病：先天性胆总管闭锁、原发性胆汁性肝硬化、硬化性胆管炎、继发性胆汁性肝硬化、家族性胆汁淤滞病和肝内胆管闭锁等。

（4）肝脏肿瘤：良性肝肿瘤如多发性肝腺瘤病、巨大肝血管瘤等，若超出肝三叶切除范围则为原位肝移植的适应证。原发性肝恶性肿瘤，如肝细胞癌、胆管细胞癌、肝血管内皮肉瘤、肝囊腺癌、平滑肌肉瘤、黑色素瘤等病变范围广泛或并有肝硬化，病变尚未侵犯肝外组织者可作为原位肝移植的适应证。

（二）肝移植的禁忌证

肝移植的禁忌证，世界各大移植中心不完全相同，但一般认为肝移植的绝对禁忌证是指患者在一定的临床状况下，肝移植的疗效或预后极差，则不应该成为治疗方式予以选择。肝移植的相对禁忌证是指患者在一定的临床状况下，肝移植可能会产生高的并发症和病死率，但某些情况下可取得满意的长期存活率。

1. 绝对禁忌证

（1）持续性低氧血症：PaO_2 < 6.5kPa。

（2）难以控制的全身性感染。

（3）肝内外有难以根治的恶性肿瘤。

（4）难以戒除的酗酒或吸毒。

（5）严重的心、脑、肺、肾等重要脏器器质性病变，不能耐受重大复杂手术。

（6）艾滋病毒感染。

（7）不可控制的心理病态和精神疾病。

（8）对肝移植未能予以充分理解者（儿童除外）。

2. 相对禁忌证

（1）年龄 >65 岁。

（2）巨大的肝细胞肝癌或胆管细胞癌。

（3）e- 抗原阳性、DNA 阳性或有活动性病毒复制的慢性乙型肝炎患者。

（4）合并预后不佳的疾病，如糖尿病、心肌病等。

（5）门静脉血栓或栓塞致内脏血流灌注不足。

（6）既往有复杂的上腹部手术及肝胆手术史。

（7）胆道感染所致的败血症。

（8）既往有精神病史者。

（三）肝移植手术类型与分期

1. 手术类型

随着外科技术的进步，肝移植手术方式也在不断地发展和变化，尤其是减体积肝移植、劈离式肝移植和活体供肝移植等术式的出现可在一定程度上缓解供肝来源缺乏的困境。目前常用的肝移植术式主要有以下几种：

（1）原位肝脏移植术：原位肝移植是肝移植的标准术式，与异位肝移植相比，原位肝移植切除了病肝，腾出了空间，能尽可能按原解剖位置重建肝脏胆道，胆道并发症少，去除了与原病肝之间相互竞争的因素。对于部分血流动力不稳定、术前肾功能欠佳等患者可做静脉 – 静脉体外转流。

（2）背驮式原位肝脏移植：保留受者下腔静脉的原位肝移植。目前认为，除恶性肿瘤外，对终末期肝病均可尝试背驮术式。主要有如下优点：①保留了受体下腔静脉的完整，不需要输注大量液体，适合于心血管代偿较差的患者和不采用静脉转流的儿童患者。②术中出血少，避免了肝后下腔静脉和肾上腺的解剖，分离面小，对有手术史而造成粘连的患者较适用。③避免了静脉转流以及由此可能带来的血管损伤、肾衰竭等多种并发症。因此背驮术式逐步替代了传统的原位肝移植技术。

（3）减体积式肝脏移植和肝段移植：取成人供肝的一个或几个段移植于儿童。常用左半肝、左外叶和右半肝。适应证：儿童急性重型肝炎所致的急性肝功能衰竭，儿童的先天性胆道闭锁或先天性肝代谢障碍，肝移植术后原发性肝无功能，或因技术原因所致的移植肝功能丧失，需再次肝移植。减体积式肝移植的疗效和原位肝移植相似，1 年存活率达 87%。

（4）劈离式肝脏移植：即将一个供肝分割成两半，同时分别移植给两个不同的受者。供肝一般可分割成左半肝、右半肝，也可分为右三叶和左外叶。成人尸肝左半肝可移植给身材较供者小 1/3 的受者，左外叶肝可供身材较供者小 1/10 的受者。此术式可进一步缓和儿童供肝来源的紧张。

（5）活体肝脏移植：供肝来自活体，一般为受者的亲属。为使供体安全，切取的肝段一般限于肝左外叶或右半肝。供肝切取时仅切取右肝静脉，保留肝中、肝左静脉，供肝不能切除肝上下腔静脉段。门静脉、肝动脉和胆道则仅取相应分支。供肝修整与植入后图片见图 2-3-10 和图 2-3-11。

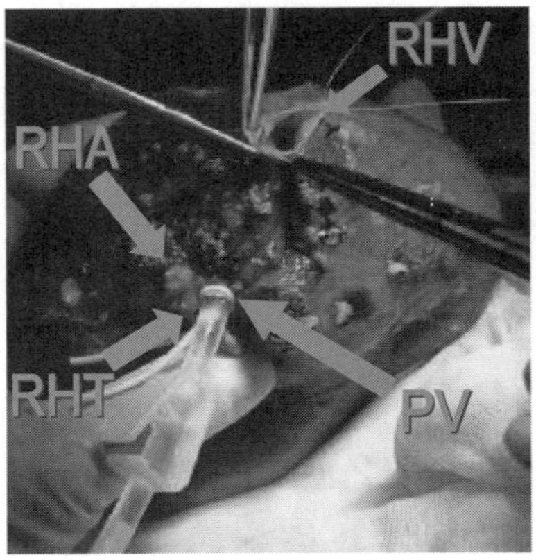

图2-3-10 供肝修整

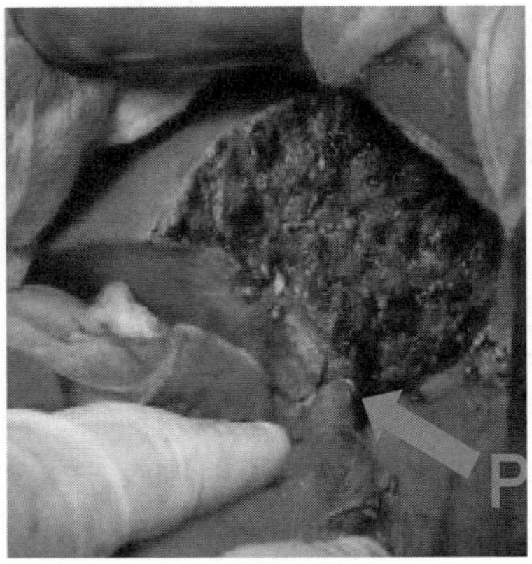

图2-3-11 供肝植入后

（6）再次与多次肝移植：原因主要有移植肝原发无功能、肝动脉血栓、慢性排斥反应和原发病复发等，儿童主要为肝动脉血栓。再次移植其疗效较初次移植差，首次移植 5 年存活率达 80%，同期再次移植仅为 50%，后者可能与急诊手术有关。

2. 手术分期

原位肝移植是将病变的肝脏从原位全部切除，然后植入同种异体肝脏。手术复杂，创伤大，在手术过程中，肝血管和下腔静脉阻断及开放后引起的血液流变学的变化、移植肝开放后的肝脏再灌注损害，及对远隔器官的损害、血管开放后瘀积的毒性物质释放，都给机体造成很大影响，引起复杂的病理生理改变。手术分为四个时期：

（1）无肝前期（受体肝游离期）：从麻醉诱导开始，包括游离肝韧带、胆总管、肝上和肝下下腔静脉及门静脉，至钳夹门静脉、下腔静脉及肝动脉之前的时期。切除病肝通常是整个手术过程中最困难、也可能是出血最多的时期，此阶段通常伴有连续不断的液体交换和失血。

（2）无肝期：即从钳夹病肝门静脉、肝上和肝下下腔静脉开始，切除病肝，吻合肝上下腔静脉、肝下下腔静脉，最后吻合门静脉，直至开放上述血管再灌注供肝之前。此阶段通常持续 20~90min，各移植中心均不相同。此期特征表现为血流动力学和酸碱平衡的显著变化。

（3）新肝期（再灌注期）：首先开放肝上下腔静脉，紧接着松开门静脉血管夹，可使肝上下腔静脉和门静脉血再灌注新肝。此阶段又称新肝初期，即开放肝血管再灌注植入的新肝。此期会出现心肌抑制、低血压、高钾血症、乳酸酸血症、体温过低及凝血功能障碍，是手术最危险的时期。

（4）肝移植完成期：肝移植完成期也称作肝动脉、胆管重建期。最后阶段为吻合肝动脉及重建胆道系统，仔细检查手术部位，止血和关腹。

【护理措施】

（一）术前护理

1. 完善各项术前评估、检查

（1）全身和营养状况的评估：详细询问病史，包括患者术前一般情况（进食量、种类、次数、体重变化），体质情况，有无其他慢性疾病，有无发热及潜在感染。必要时，结合体检及实验室检查对患者营养状况进行相应评估。

（2）常规检查：血型、血常规、肝肾功能、血气分析、凝血功能、电解质、HLA组织配型、尿常规和便常规等。

（3）感染状态检查：乙肝五项和DNA、丙肝肝炎抗体、HIV、结核病等9项病毒，并对细菌、真菌、寄生虫感染状态、疫苗接种状态进行检查评估。

（4）肿瘤特征检查：肝癌AFP、乳腺癌CA153、肺癌、骨癌等。

（5）辅助检查：胸部X线、肺功能测试、腹部B超、心电图、超声心动、肝血管及血流彩超。根据病情，进行肝血管造影、全身骨扫描和腹部CT扫描等。

（6）其他检查：口腔、耳鼻喉科检查，女性患者还包括妇科检查等。

2. 支持治疗

（1）营养支持：根据原发病和身体状态选择适当的饮食，注意补充多种维生素。胃食欲缺乏、进食量少者，必要时进行鼻饲或静脉营养支持。

（2）保护和改善肝功能：术前常规口服护肝药物，根据病情给予GIK溶液、支链氨基酸、人血清蛋白、少量血浆和全血等静脉输入，以加强保肝治疗和改善患者全身情况。

（3）改善凝血功能：术前可补充维生素K_1和各种凝血因子、输注血小板等。

（4）体内平衡：维持水电解质和酸碱平衡。

3. 保护性隔离

（1）等待肝移植的患者，应限制外出，嘱患者多休息，预防感冒，严格限制与感冒及有细菌、病毒感染的人员接触，观察有无感染相关症状，术前3天开始肌内注射或静脉滴注抗菌药物，2次/d。

（2）术前1天消毒隔离病房，用1 000mg/L有效氯消毒液擦拭室内物品、墙面和窗户。取甲醛2~10ml/m^3，加水4~20ml，加热熏蒸，密闭门窗，熏蒸6h以上。提前24h应用空气净化设施。

（3）物品准备：消毒隔离衣、无菌帽、口罩、清洁拖鞋、患者所用衣裤、床单、被套等物品，根据种类分别进行浸泡和消毒处理。各类标本容器、引流用物、记录用物及各种消毒液。专用电话、微波炉，各种药物、物品，以便随时取用，减少人员进出频繁带来的交叉感染机会。多功能监护仪、呼吸机、吸引器、急救药品及其他常用物品应呈备用状态。

4. 皮肤、肠道准备

（1）皮肤准备：术前1天备皮，剃去颈部至大腿上1/3平面的毛发，两侧至腋后线。病情允许时，沐浴全身后行稀碘伏液1 ： 10药浴，更换清洁衣裤。手术当天再次用稀碘伏液药浴，换上消毒衣裤。卧床及急诊手术患者用稀碘伏液擦洗备皮范围。

（2）肠道准备：术前3天进半流质并口服甲硝唑、庆大霉素或卡那霉素等肠道抗生素。术前1天进流质，下午14:00时口服50%硫酸镁50ml，或硫酸镁粉25g加温水100ml，2h内饮水2 000ml，或术前晚清洁灌肠，达到彻底清洁肠道的目的。

5. 心理护理

对患者社会心理、经济状况等方面进行综合评估，了解患者能否接受手术、能否很好地配合治疗，能否坚持长期免疫抑制剂治疗，有无足够的经济能力支持移植术及术后的治疗等情况。肝移植手术危险性大，患者病情重且复杂，对手术能否成功，既充满希望，又存在焦虑、恐惧等情绪，护士必须详细了解患者的心理反应，针对性地做好心理护理。

（二）术后护理

肝脏移植是外科特大手术之一。术后患者要安置于重危监护层流病房。给予特别护理，密切观察患者病情变化与妥善护理是肝移植患者术后能否顺利康复的重要环节之一。

1. 生命体征、血氧饱和度的观察

（1）体温：体温是反应移植肝脏是否成活指标之一。由于手术时间长、术中散热过多，大量液体及库存血的输入，加上供肝冷缺血时间长等原因，术后患者体温常低于 35℃。需要给患者保暖，加盖电热毯及棉被，液体经加温后输入等。加强体温监测，必要时测患者肛温。

（2）脉搏：观察脉搏的节律、频率和强弱。观察其心电图，看有无心律失常，及早发现，及时处理各种异常情况。

（3）呼吸：观察呼吸节律、频率、深浅并进行肺部听诊，评估其呼吸功能。

（4）血压：持续监测有创血压，必要时听诊以保证其准确性。理想的术后血压维持在 110~120mmHg/60~70mmHg，提供有效的循环血量又不至于对刚吻合好的动脉产生太大的压力。根据血压和 CVP 判断血容量或心功能造成的低血压。

（5）血氧饱和度：血氧饱和度是反映血中含氧量的重要指标。移植术后必须充分氧疗，保证各组织器官充分氧供。根据生理氧离曲线对于氧饱和度低于 90% 的患者需紧急处理，可加大氧流量，采用面罩和鼻塞两种方式同时给氧、使用简易人工呼吸器，无创呼吸机或气管插管等。

2. 引流液观察与护理

（1）管道护理：妥善固定各种管道（胃管、腹腔双套管、尿管、颈静脉管、动脉测压管、呼吸机管道等），保证各管道处于正常工作状态，防打折、防脱落、防堵塞。

（2）腹腔引流液观察：严密观察腹腔引流液的颜色、性质和量。肝移植术后常伴有凝血功能的紊乱，加之手术创面大，血管吻合多，要密切观察伤口渗血、渗液及双套管或单腔管的引流情况。如腹液颜色鲜红，每小时引流量 >200ml，或引流液滴数 >30 滴 /min，提示有活动性出血可能；如引流液颜色呈黄色且有泡沫，则提示胆瘘可能。应及时通知医生，尽早处理。

（3）胃液观察：肝脏疾病患者大多伴有食道、胃底静脉曲张，随着新肝的植入和新肝功能的发挥，症状将会逐步缓解。术前存在胃溃疡或十二指肠溃疡的患者，要密切观察胃液的颜色、性质和量，早期发现和处理应激性溃疡出血。

3. 皮肤、黏膜及手术切口的观察与护理

（1）体位：预防局部受压，改变受力面积而减轻局部受压。骶尾部、臀部垫软枕，膝关节下、双足后跟垫棉垫或软枕。

（2）床单干燥、平整、无褶皱。

（3）按摩双足后跟、枕部，外展肢体等。随时观察肢体及局部情况，预防压迫时间过长导致局部血液循环障碍。

（4）保持口腔清洁，观察有无溃疡、真菌感染发生等，每周培养 1~2 次。

（5）用温水擦拭患者全身，保持皮肤清洁，及时更换衣裤，同时注意检查患者有无毛囊炎，术后第五天用 75% 酒精擦拭头部，第六天开始给患者洗头。

（6）大小便后用 0.05% 洗必泰溶液擦洗会阴部。

（7）保持创口干燥，若有渗出应及时更换敷料。

4. 药物准确使用

（1）准确执行医嘱：肝移植术后用药复杂，要合理安排用药顺序，了解各种常用药物的药理作用、使用方法及不良反应，遇到新药要仔细查阅说明书。用药时严格遵守"两人核对"及"三查七对"制度，严格遵守用药时间，保持药物有效血药浓度。

（2）胃管内给药：将药物彻底磨碎用温水或盐水溶解后胃管内注入，注入完毕后用温开水 20ml 冲洗胃管，根据药物性质选择合理夹管时间，保证药物充分吸收。夹毕胃管后患者如呕吐，应通知医生，考虑重新给药。

（3）肌内注射：因术后患者凝血机制较差，故在肌内注射后应延长按压时间。经常变换注射部位，以防出现瘀斑或皮下硬结。

（4）静脉输液：严格掌握输液速度，使用输液泵匀速滴入并做到"量出为入"，了解各种药物配伍禁忌，观察用药后反应及监测免疫抑制剂的血药浓度，根据情况按照医嘱及时调整用药剂量和方法。

5. 消毒隔离

感染是器官移植后最常见的致命性并发症，在免疫抑制状态下机体免疫机能低下，正常寄宿在胃肠道和皮肤的微生物可成为危险的致病菌。其中，以肺部感染和败血症的病死率最高。由于患者抵抗力低下，术后使用了免疫抑制剂，抵抗力进一步降低，因此做好预防和治疗是关键。

（1）环境：患者术后应置于层流室；无层流设备时，应置于相对无菌的病房，房间紫外线照射 40min，3 次 /d；房间门口应挂保护性隔离标志。1 000mg/L 的有效氯拖地并擦拭物体表面，3 次 /d；消毒水每天更换；房间内应用空气净化器；备齐物品和药品，减少不必要的人员走动。

（2）工作人员：严格控制进入肝移植病房的人数，所有进入肝移植房间的医护人员均应带两层口罩、帽子，消毒液泡手，更换隔离衣、拖鞋。有呼吸道感染者不得入内，接触患者前应洗手。

（3）患者：所有与患者接触的物品包括食品均应严格消毒，尽可能灭菌处理，禁止家属探视。温水擦身 3 次 /d，0.02% 洗必泰擦拭腋下、鼻腔、外耳道、腹股沟 2~3 次 /d，制霉菌素漱口或口腔护理 4 次 /d，肠蠕动恢复后进食的患者餐后应用制霉菌素液漱口。0.02% 洗必泰行会阴护理，4 次 /d，必要时用 0.02% 呋喃西林 250mL 行膀胱冲洗，2/d。保龙康涂手足及皮肤皱褶处，4 次 /d，术后前 3 天用 30%~50% 的酒精擦拭头发 1 次 /d，以后可根据情况用洁肤性香皂洗头，1 次 /d；亦可术后早期即开始采用免冲洗洗发水，1 次 /d。在各项护理操作中要严格执行无菌操作，并做好保护性隔离。定期做好患者体液的细菌、真菌培养加药敏试验及病室空气培养，合理应用抗生素。

（三）肝移植术后常见并发症的监测

肝移植术后的各种并发症是阻碍受体存活率及移植肝存活率进一步提高的重要原因。据统计肝移植的并发症发生率为 14%~55% 左右。现就其常见并发症分为外科、内科两大类作介绍。

1. 外科并发症

（1）出血：出血是肝移植术后最常见的并发症之一。应严密观察腹腔引流液颜色、性质及量。由于凝血障碍造成的出血，速度较慢，患者状态通常比较平稳。由于血管吻合不佳或血管结扎线脱落导致的出血，常速度较快、颜色较鲜，且患者心率变快、血压下降，甚至很快会出现休克。应再次手术明确出血点，彻底止血治疗。

（2）肝动脉血栓形成：肝动脉血栓形成是导致肝移植术后早期肝脏无功能的常见原因。①危险因素：肝动脉血栓形成的主要原因与移植手术操作有关，儿童发病率最高。导致肝动脉血栓形成的移植物因素有：冷却血时间长、动脉变异、需要血管搭桥等。受者因素有：ABO 血型不符、红细胞增多症、血小板增多症、应用冰冻血浆、原发的或获得性高凝状态。②临床表现：肝动脉血栓形成主要有三方面症状：肝功能衰竭、延迟性胆瘘和反复细菌感染。术后数天至 2 周肝动脉完全堵塞可致肝功能衰竭。AST 和 ALT 骤然升高，提示肝功能衰竭可能。延迟性胆瘘是由于缺血损伤及供肝胆道坏死造成的，一般在术后 7 天至 2 个月发生，可能出现胆汁囊肿。肝动脉血栓形成的患者可能并发反复的细菌感染，多数情况下对抗生素敏感。③诊断：首选方法为肝动脉彩色多普勒超声检查。当临床症状高度怀疑，超声发现肝动脉血栓形成应行动脉造影检查以明确诊断及制订治疗方案。如果有动脉造影禁忌证，可通过磁共振动脉成像或紧急开腹手术探查。④治疗：血栓形成并发细菌感染需合理应用抗生素，并引流胆汁囊肿。胆瘘需经 ERCP 内置支架引流管，或行胆道内外引流。如果肝动脉血栓形成发现早，可以通过介入方法，用溶栓药物或切除血栓，或血管内置支架管。如果不能应用介入方法或失败应立即手术血管重建。

（3）胆道并发症：移植术后早期易发生两种胆道并发症：胆瘘和胆道狭窄。①胆瘘：早期胆瘘发生在术后前几天，一般由手术技术缺陷引起。晚期胆瘘主要原因为肝动脉血栓形成而导致胆道缺血，或拔出 T 管所致。患者主要表现为腹膜刺激征，可能合并发热、白细胞计数升高、腹腔引流液混有胆汁。早期发现手术吻合导致的胆瘘，一般需要行手术再吻合。内镜下逆行胰胆管造影术置入支管架可治疗小的包裹性胆瘘。处理肝动脉血栓形成所导致的晚期胆瘘时，应重点处理感染并发症，引流胆汁和引流感染的胆汁囊肿，可能需要再次移植。由于 T 管拔出所致的胆瘘，可经过内镜放置支架管及应用抗生素，以免再次手术治疗。②胆道狭窄：主要是由于手术技术和胆道缺血导致。患者表现为黄疸、胆管炎或无症状的酶学指标升高。若无并发感染，梗阻的典型症状为高胆红素血症、碱性磷酸酶升高或 GGT 升高。若无发胆管炎或感染，表现为 ALT 和 AST 升高。胆道造影是诊断和处理胆道狭窄的金标准。首选治疗方法是经内镜下逆行胰胆管造影术球囊扩张并放置支架，若不能应用内镜下逆行胰胆管造影术或内镜介入治疗不成功，应行手术治疗。

2. 内科并发症

（1）感染：由于免疫抑制剂的应用，肝移植患者容易发生细菌、真菌、病毒的混合感染。细菌真菌感染好发时间为术后 2~4 周，一般细菌感染在前，随即引发真菌感染，1 个月以后则以病毒感染为主。细菌感染最常见，常见的感染细菌为大肠杆菌、变形杆菌、肠球菌、金黄色葡萄球菌。感染主要来源于腹部创口、肠道、胆道和中心静脉置管。真菌最常见的病原菌为念珠菌，其次为曲霉菌，也有隐球菌感染，预防和治疗可用两性霉素 B。肺部感染是术后常见的并发症之一，应加强呼吸道管理，鼓励患者咳嗽排痰，协助翻身拍背（术后 24h 开始），超声雾化吸入 15min，制霉菌素口腔护理

15min，按时准确使用抗生素，必要时可用大剂量沐舒坦24h静脉推注，定期做痰液细菌、真菌培养加药敏试验，并根据药敏试验结果调整抗生素。

（2）排斥反应：排斥反应是肝移植术后最严重的并发症，其发生率可高达50%~90%。主要分为超急性排斥反应、急性排斥反应和慢性排斥反应三种。①术后时间与排斥反应的关系：三种排斥反应发生的时间不同，根据术后不同时段出现的临床资料分析，区分不同类型的排斥反应。超急性排斥反应多在术后1周内发生，甚至在术中即刻或术后数小时内发生；急性排斥反应通常发生在术后7~10天，移植物功能逐渐恢复时；慢性排斥反应多在术后1个月或更长时间发生。急性排斥反应和慢性排斥反应在时间上很难明确分开，急性排斥反应可发生1次或多次，也可一开始即进入慢性排斥反应状态。②全身症状及局部体征：全身症状包括发热、精神状态改变；消化系统症状如腹胀、腹痛、恶心、呕吐、腹泻、腹水，胆汁分泌或T管引流量改变等；局部体征包括肝区叩击痛，移植肝大及黄疸。急性排斥反应症状体征多为移植肝功能急性损害所致，慢性排斥反应表现为移植肝慢性损害，症状体征不明显，病情缓慢发展，逐步进入肝肾综合征状态。急性排斥反应和慢性排斥反应症状体征之间无特异性。③肝、肾功能监测：肝、肾功能测定是排斥反应监测的重要内容，也是诊断排斥反应的重要指标。急性排斥反应时肝功能呈急性损害，酶学指标明显升高，血清胆红素升高，凝血酶原时间延长，血清肌酐水平上升。慢性排斥反应以慢性损伤为主，而肝功能酶学指标升高不明显，血清胆红素及血清肌酐水平持续上升，低蛋白血症，球蛋白明显升高。肝移植术后胆道并发症如早期胆漏、晚期胆管狭窄发生时，血清胆红素升高，并有酶学升高及凝血酶原时间延长，需与排斥反应时肝功能改变相鉴别。④肝穿组织病理学检查：移植肝穿刺病理学检查是排斥反应诊断最有力的依据，病理学检查还能发现一些移植肝病，如移植肝乙肝病毒再感染或乙肝复发。

（3）肾衰竭：主要为急性肾衰竭。移植术后发生率为17%~94%，是原位肝移植术的常见并发症。影响因素包括以下几个方面：①术前：肝肾综合征在终末期肝病患者中最常见，由肾动脉收缩活性显著增强，肾血流灌注减少所致，常伴有全身血流动力学改变，以及内源性血管活性系统的异常改变。肝移植术后绝大多数患者能自行缓解。术前如合并高血压或糖尿病，也常伴有轻至中度的肾功能不全。②术中：包括麻醉、失血、血容量不足和手术方式等。大量出血导致的低血压、手术时间过长、循环不稳定等因素，都可能导致肾脏缺血性损伤。肝移植术包括无肝前期、无肝期和新肝再灌注三个阶段，每阶段都会出现较大的生理改变，尤其是血流动力学改变，造成肾灌注压剧变，导致肾脏灌注不良，出现术后肾功能障碍。③术后：术后影响肾功能的因素包括水电解质紊乱、感染、肾毒性药物的应用以及移植肝的功能。肾毒性药物包括免疫抑制剂（环孢素A，FK506）、氨基糖甙类抗生素、预防和治疗真菌感染的两性霉素B，以及某些襻利尿剂（如呋塞米）。④护理注意事项：记尿量1次/h，测尿比重，确保导尿管通畅；纠正水电解质紊乱，保证尿量40ml/h；在液体补足的情况下，如尿量仍不足40ml/h，可考虑静脉给予呋塞米，或者低剂量输注多巴胺2~5μg/（kg·h），前列地尔10μg静脉滴注，2次/d。一旦急性肾衰竭诊断明确，应避免补液过量，并及时停输含钾液体。如果考虑为药物毒性导致的肾衰应及时将药物减量或者停药。临床上补液总量（ml）＝尿量（ml）＋其他损失液体量（ml）＋500ml，并根据体重和临床指标（CVP、BP、水肿情况、皮肤和黏膜的湿度）进行调整。

（4）神经、精神系统并发症：①神经系统并发症：神经系统最常见的并发症为癫痫，其发生率为2.8%~42%，主要集中在两个高峰期，术后1周内或术后5~16周。全身性癫痫表现为全身肌肉强直，呈阵挛性发作；局限性癫痫表现为局部肌肉抽搐；癫痫持续状态表现为抽搐持续状态和非癫痫大发作的癫痫持续状态，但以全身性癫痫为多见。常见原因包括：受体术前已存在的疾病；药物的应用（FK506 等）；电解质紊乱（低钙；低镁；高钠或低钠干扰颅内水平衡导致癫痫发作，纠正低血钠速度过快可以致脑桥内外神经节髓鞘溶解而引起癫痫发作）；感染（癫痫常为中枢神经系统感染的最早表现）；脑血管意外等。治疗药物：肝移植术后癫痫发作的首选药物是苯妥英钠和苯巴比妥。癫痫持续状态时开始时使用安定控制症状，但维持用药时仍需苯妥英钠和苯巴比妥。苯妥英钠从周围静脉给药时有局部刺激性，易引起静脉炎，应从中心静脉途径给药。②精神系统并发症：肝移植术后患者可出现多种精神异常，包括谵妄、焦虑、幻觉、幻听、躁狂综合征、适应性障碍、抑郁、心理障碍等。常见发病原因：一些免疫抑制剂的毒副作用，患者术前有肝性脑病和酒精性肝硬化，手术后麻醉药物的后续效应，水电解质紊乱，中枢神经系统感染等。治疗原则：对症处理。对症治疗可以选用抗焦虑药物，如氟哌啶醇等。对急性谵妄可用丁酰苯类和无代谢活性的苯二氮卓类药物，如安定等联合治疗。

（5）呼吸功能衰竭：呼吸功能衰竭在肝移植术后发生率较低，约 18%，但病死率较高，约 75%，主要以通气功能障碍为主，最常见为成人呼吸窘迫综合征（adult respiratory distress syndrome， ARDS）。①大量出血后休克、大量输入库血等都极易引起成人呼吸窘迫综合征。肺部感染也是引起呼吸功能衰竭的重要原因，多见于术前肺功能中度以上障碍的患者。常见的致病菌有肺炎球菌、肺部阴沟杆菌、肺炎克雷伯菌、念珠菌和曲霉菌等。②临床常发生于术后 48h 内，患者逐渐出现呼吸困难，经持续给氧，血氧饱和度仍进行性下降，呼吸频率 >30 次 /min，口唇发绀，肺部听诊有少许哮鸣音及湿啰音，X 线胸片提示肺纹理增粗，周边呈毛玻璃样改变。当伴有肺部感染时，咳嗽、咳脓痰、痰量增多，肺部干、湿啰音，X 线胸片提示感染。③治疗应合理补液，早期先用晶体，恰当使用利尿剂以促进水肿消退，液体出入量以轻度负平衡为宜。尽快纠正休克，积极治疗并发症。监测血气分析，如发生成人呼吸窘迫综合征行呼吸机通气治疗，呼吸末正压通气（PEEP）治疗是主要的有效措施。

（6）心血管系统并发症：①高血压：肝移植术后早期高血压发病率 15%~30%。治疗必须根据患者的血容量状态，心血管及血流动力学状态和用药的途径而定。高血容量需用利尿剂；也可应用降压药：β－受体阻滞剂，如拉贝洛尔、艾司洛尔等；钙离子通道阻滞剂，如硝苯地平、氨氯地平等；血管扩张剂，如硝酸甘油。②心肌缺血：有以下特点中两个以上的移植患者，术后易发生心肌缺血：年龄超过 60 岁、糖尿病、肥胖、高血压或有冠心病家族史。③急性左心功能衰竭：术后心脏兴奋传导系统处于抑制状态，普遍有心率较慢的现象，还可合并心律失常：偶发房性早搏、室性早搏、室性心动过速、心室扑动等。部分患者年龄较大或全身情况较差，心脏耐受性差，成人呼吸窘迫综合征或呼吸功能不全导致心肌缺血缺氧，尤其肝硬化患者术前有容量依赖性肺动脉高压，存在左心功能不全，移植术后全身体循环阻力改变，肺动脉压显著升高，可能诱发急性左心衰竭。④急性右心功能衰竭：术前存在肺动脉高压的肝硬化患者，术中移植肝血流再通后，较术前高 2~3 倍的血流量经肝静脉进入下腔静脉，导致心脏前负荷显著增加，右心功能代偿时表现肺动脉高压和肺充血，发生急性肺水肿，失代偿时出现右心功能不全。其与手术期间容量负荷增加有关，多发生于术前存在潜在器质性心脏疾病的肝移植患者。⑤治疗：监测心率、心律、动脉血压、中心静脉压，必要时连续监测肺动脉平均压，定期测定心输出量。做到液体出入量平衡，量出为入，以保证移植肝和重要脏器的血流灌注。

（7）凝血障碍：移植前，几乎所有肝脏疾病的患者均存在多因素的凝血障碍。其原因是肝脏体液因子合成不足，导致大多数凝血因子降低，尤其是依赖维生素 K_1 的因子（Ⅱ、Ⅶ、Ⅸ、Ⅹ）。另外，终末期肝病患者蛋白质合成不足也导致凝血机制障碍。移植前血小板减少较常见，术后这种可加重。大部分患者由于门静脉高压导致的脾功能亢进；出血消耗、大量输血及凝血，血小板和体液因子在移植过程中大量减少、破坏，并发弥散性血管内凝血。治疗时应直接输入冰冻血浆、冷沉淀和血小板，以补充凝血因子不足。

（8）糖尿病：免疫抑制剂，如FK506、甲泼尼龙、泼尼松的长期使用可以使患者移植术后并发糖尿病。激素减量可降低糖尿病的发生率，单独使用FK506糖尿病的发生率高于单独应用环孢素。术后要做好尿糖、血糖监测，根据血糖结果合理使用胰岛素，避免患者血糖水平波动太大。

（四）健康指导

对肝移植患者进行健康教育，能提高患者对手术的认知和承受能力，激发患者主动参与护理的潜能，促进其术后康复，提高其自我保健能力和生活质量。

1. 术前准备期

（1）指导患者配合各项检查和治疗：肝移植手术创伤大，术前必须完善各项检查，以了解患者有无手术禁忌证及机体对手术的耐受程度，讲解术前检查的要求和重要性，以取得患者的配合，保证手术的顺利开展。做好胃肠道准备，减少术后胃肠道胀气和感染等并发症的发生。

（2）加强营养，提高手术耐受性：肝移植患者术前大多为肝功能失代偿期，营养不良者居多，护士应指导患者进食高维生素、高热量、优质蛋白、低脂肪易消化食物，以免加重肝脏负担，并说明术前予以静脉营养、护肝治疗的目的和重要性。

（3）指导患者进行自理能力训练：肝移植术需行气管内插管，易损伤黏膜，分泌物较多。护士应指导患者学会深呼吸及有效咳痰的方法，进行增加肺活量训练、叩背训练、机械通气患者的手语训练、放松训练，学会在床上使用便盆，指导患者进行术后下床活动训练、特殊体位的训练，如半侧卧位等。

2. 术后恢复期

（1）严格执行消毒隔离制度：肝移植患者由于使用免疫抑制剂，机体抵抗力下降，易发生感染，从而导致移植的失败，必须做好各项保护性隔离措施，以降低或避免感染的发生。术后回ICU进行监护，严格控制人员的进出，谢绝探视，进入层流病房必须戴口罩、帽子，换鞋，穿隔离衣，行各项操作时必须清洁双手，患者的生活和医疗用具均需固定，不得混放。呼吸道感染者禁止进入病房。

（2）呼吸功能的锻炼：由于麻醉、创伤、疼痛、机体耐受力下降等原因，导致患者呼吸功能不全，需使用呼吸机辅助呼吸，以维持适当的通气量，满足机体的需要。解除呼吸机后，及时鼓励患者进行深呼吸和有效排痰，协助患者定时翻身、叩背、雾化吸入，以清除呼吸道分泌物和促进肺泡充盈扩张，预防肺部感染。

（3）指导患者卧床与活动：术后一般平卧24h，血压平稳后取斜坡卧位，术后1周内不宜采取全侧位和坐位，以防吻合血管扭曲。根据患者情况循序渐进地进行活动，告知患者术后1个月内应在床上、床边、室内进行适当活动，1个月后可戴口罩去室外散步。

（4）饮食指导：术后禁饮、禁食，至胃肠功能恢复后给予流质、半流质、低脂普食，鼓励患者进食营养丰富、易消化、清淡、无刺激的食物，注意饮食卫生，不吃生食或过期食物，应采用分餐制，规律用餐。

（5）了解抽血检查的目的：告知患者及其家属了解术后早期每天抽血检查的目的为了解肝功能的情况，监测有无水电解质紊乱、有无感染和药物在血液中的浓度，调节抗排斥药的剂量等。

（6）引流管的护理：护士应向患者讲解放置T管的目的为胆道支撑和引流胆汁，也是反映移植肝脏的肝功能指标。留置T管期间应保持引流管的通畅，防止其受压、扭曲、折叠、堵塞等。严格记录引流液的量、颜色、性质，注意不能用力牵拉T管，翻身、活动时T管及引流袋应妥善固定。引流袋位置不能过高，活动时引流袋应低于腹部切口高度，平卧时不能高于身体平面，护士指导患者学会引流管周围皮肤的护理。

3. 出院

（1）服用免疫抑制药物：护士应指导患者服用药物，掌握好服药的时间、剂量，了解药物的作用机理及其可能出现的副反应，避免机械性用药。服药时一定要保证服下，如有呕吐需要补服，否则会因呕吐致使药量不够而引起排斥反应。免疫抑制剂须终身服用，必须遵医嘱，不能随意增减药量，待病情稳定后可逐渐减少剂量，只需服一定的维持量，但必须遵医嘱执行。

（2）预防感染：嘱患者注意保暖，预防感冒，保持室内空气流通，注意个人卫生，饭前、便后要洗手，勤洗澡、勤换衣裤，尽量不去公共场所，避免与有传染病的患者接触并谢绝来访。带管出院的患者，指导其掌握妥善固定管道的方法，并教会患者护理管道周围的皮肤。每周更换引流袋2次，患者也可去所在地医院更换敷料，指导患者及家属使用一次性无菌敷料，以防逆行感染。

（3）定期复查：肝移植康复者术后要求终身随访。移植术后，患者可能发生排斥反应、感染和其他潜在的并发症。为延长患者的生命，提高其生活质量，应早期发现和治疗肝移植术后并发症，因此必须坚持定期复查。术后1~6个月每月复查1次，7~12个月每2个月复查1次，1年后每3个月复查1次，2年后每6个月复查1次。复查项目包括血液、尿液及粪便常规化验、肝肾功能、血环孢霉素或普乐可复浓度等，有时可根据患者病情做一些相关的检查。如患者有发热、寒战、腹胀、腹痛、呕吐、肝区疼痛、皮肤和巩膜黄染或黄疸加深、尿量减少等要随时就诊，患者应与医护人员保持电话联系，随时了解病情提供咨询。

（4）进行适当的活动：术后3个月内，由于免疫抑制剂用量较大，户外活动时应避免皮肤直接暴露在阳光下，皮肤上涂抹防晒霜或使用遮阳伞，穿长袖衣裤，以降低皮肤癌的发生率。适当活动，如散步、打太极拳等，以活动后无气促、疲倦感为宜。3个月后可根据身体的具体情况参加轻体力劳动，如办公室工作、家务劳动等。

（李　丽　叶志霞）

第四章

胃肠外科疾病患者的护理

第一节 胃癌患者的护理

【概述】

胃癌是消化系统最常见的肿瘤之一，又是我国发病率最高的肿瘤之一。其发病率随年龄增长而上升，一般从35~39岁开始，成倍增长，高发年龄在50岁以上，国内外差别不大。我国胃癌男女死亡率分别占恶性肿瘤死因的26.1%和18.7%，居肿瘤死亡原因首位。近30年来，虽然胃癌的发病率和死亡率有下降的趋势，但是早期胃癌的检出率仍然很低，进展期胃癌仍占半数左右，因而疗效并不显著。

（一）病因

胃癌是慢性疾病，发病过程较长且复杂。一般认为胃癌的发生是在环境中致癌因子（物理、化学、生物等多种因素）的作用下，胃黏膜出现炎症反应，慢性炎症导致黏膜腺体减少，发生萎缩性胃炎，进而进展为肠上皮化生、异型增生，最终发生癌变。胃癌发生与多种因素有关：①饮食因素：研究证明，亚硝胺类化合物是胃癌的重要致癌因子，流行病学调查也证明，饮水中亚硝酸盐含量高的地区胃癌发病率高。②遗传因素：资料表明，胃癌在少数家族中显示有聚集性，某些家族中胃癌发病率较高，A型血的发病率比其他血型的发病率高，这些研究结果表明有遗传因素存在。③生物因素：幽门螺旋杆菌感染与胃癌的发生有密切联系，世界范围内胃癌死亡率下降，可能与幽门螺旋杆菌感染的控制有关。

胃癌的发生有与其他恶性肿瘤类似的机制，但幽门螺旋杆菌感染致胃癌的发病机制有其特殊意义。在正常情况下，胃黏膜细胞增殖与凋亡处于动态平衡状态以保持胃黏膜结构的完整性，这是保护胃黏膜免受各种有害因素损伤、发挥正常功能所必需的。大量研究发现幽门螺旋杆菌感染可以使这一平衡遭到破坏，当其诱导凋亡而不伴有增殖增加时，胃黏膜发生糜烂、溃疡进而发生胃黏膜萎缩；当幽门螺旋杆菌感染诱导凋亡伴有上皮细胞增殖增加或抑制凋亡时，此时潜在的基因突变受到保护，进一步促进胃癌的发生。

（二）临床表现

1. 早期表现

（1）症状：上腹部不适伴有不规则隐痛，反酸、嗳气，服制酸剂后症状可暂时缓解，短期内复发。表现为上腹部饱胀、轻度恶心、食欲减退、消瘦、乏力，出血和黑便也会在早期出现，有时会出现腹泻、便秘及腹部不适，伴有发热。有些患者甚至会先出现转移症状，如卵巢肿块、脐部肿块等。

（2）体征：多无明显体征，上腹部可有深压痛，有时伴有轻度抵抗。

2. 进展期表现

（1）症状：上腹部不适，饱胀加重，服制酸剂后不缓解，食欲减退明显，常伴恶心、呕吐，时有咖啡样物，进行性消瘦，中度贫血伴有幽门梗阻者呕吐出宿食，贲门癌者进食时有哽噎感。

（2）体征：上腹部可扪及肿块，质硬且高低不平。

3. 晚期表现

患者呈恶病质，消瘦、脱水、低蛋白血症、贫血，向肝转移、腹水，左锁骨上淋巴结转移，直肠前凹可扪及肿块。

（三）辅助检查

1. 胃钡餐造影法

可见龛影、缺损、黏膜皱襞的改变、蠕动异常及梗阻性改变等。但早期胃癌钡餐造影检查体征改变较难发现，中晚期胃癌钡餐检查阳性率可达 90%。

2. 胃双重造影法

以低稠度高浓度的硫酸钡和气体（二氧化碳或空气）两种不同性质的造影剂同时注入胃内，进行透视摄片的一种检查方法。它能够清楚地显示胃黏膜细微结构的情况，对胃癌的诊断，尤其是早期胃癌诊断有较好且独特的效果。

3. 胃癌内镜检查

胃癌内镜检查既能直接看到胃黏膜病变部位和范围，又能在直视下获取组织以便做病理检查确定诊断，是诊断早期胃癌的有效方法。内镜检查结合刷取得脱落细胞和钳取的活组织检查，是诊断胃癌最可靠的手段，三者联合起来确诊率可达 95% 以上。

4. 胃癌的超声波诊断

（1）腹部超声：能观察到 X 线及内镜无法看到的胃壁深层的病变。

（2）内镜超声：可直接在腔内检查胃壁，将胃壁的解剖层次分为 5 层超声图像，有助于术前临床分期。

5. 胃癌生化、免疫学检查

癌胚抗原、甲胎蛋白等肿瘤标记物的检查阳性者，常见于肿瘤较大或已有远处转移的晚期胃癌。因此，目前普遍认为这些肿瘤标记物有助于判别肿瘤的预后及化疗的疗效。

（四）治疗原则

（1）手术治疗：外科手术切除病变部位与清扫相关淋巴结，方案有全胃切除根治术、近端胃切除根治术、远端胃切除根治术和姑息切除术，手术方式可根据具体情况，采用剖腹或腹腔镜下切除根治。

（2）综合治疗：根治术后复发或姑息切除、改道、探查的晚期患者及不能手术的患者，可采取静脉化疗、腹腔化疗、介入治疗、中医中药治疗等治疗手段。

【护理措施】

（一）术前护理

1. 术前准备

（1）对某些癌症患者应贯彻保护性医疗制度，以防不能承受者发生意外。

（2）保证足够的睡眠。

（3）纠正营养不良及水、电解质紊乱，尤其是有梗阻症状者。

（4）戒烟，训练有效咳嗽，及时治疗呼吸道疾病。

（5）做肠道准备。术前 1 天改流质饮食，术前 1 天下午口服 50% 硫酸镁 30ml、2000ml 以上的温开水及 0.01% 硫酸新霉素 500ml。

2. 术前特殊准备

（1）胃癌伴出血者应予以补液、止血、输血等治疗。

（2）胃癌穿孔者应予半卧位、禁食、补液、胃肠减压，密切观察病情变化，积极进行抗感染、抗休克治疗。

（3）有梗阻者，术前 3 天给予禁食、胃肠减压，温生理盐水洗胃 1 次 / 晚，及时纠正水及电解质紊乱，调节酸碱平衡，必要时补充维生素 K。

（4）胃癌累及横结肠者应行以下肠道准备：①饮食：术前 3 天起行低渣或无渣半流质，术前 2 天起改为流质。②药物准备：通常选用肠道不吸收抗生素，如新霉素、卡那霉素、红霉素、甲硝唑等。③泻药：口服液状石蜡或蓖麻油 60ml，每天 1 次，连续 2 天。④灌肠：视患者排便情况而定。⑤补液：补充电解质及热能。

（二）术后护理

1. 术后活动

鼓励患者早期功能锻炼，可促使胃肠功能恢复，预防腹胀，促进血液循环，预防肺部及泌尿系统感染，可尽快恢复日常生活能力。术后 24h 后，护理人员可协助患者做以下锻炼：①深呼吸。②床上抬臀运动：患者平卧、两腿屈曲、双手撑床，利用肩部及双足跟的力量将臀抬起，坚持 5~10s 放下，如此反复。术后第一天可做 50~100 次，术后第二天渐增至 100~200 次，术后第三天可床上坐起，术后第四天可尝试下床活动，活动量应根据患者个体差异而定。③鼓励、协助患者床上翻身。④如病情允许可协助患者床边活动。

2. 术后饮食

（1）术后胃肠减压引流量减少，肠蠕动恢复，肛门排气后，可拔除胃管，拔管当天可适当饮水或少量米汤。

（2）严格执行“三、六、九”饮食规定，即术后 3 天禁食，第四天予半量清流汁，应选择避免胀气的食物，每次量为 50~80ml；术后第六天始进食流汁，每次 100~150ml；术后第九天始进食半流质，少量多餐，开始每餐 50g，每天 5~6 餐，至 6~8 个月后，恢复每天 3 餐，每餐 100g，1 年后接近正常饮食量。

（3）为了防止倾倒综合征，餐后应平卧 20~30min，避免摄入高渗性食物；食物应以煮、炖、蒸为主，避免油煎、油炸、辛辣等刺激性食物；进食时要细嚼慢咽，以减轻肠胃的负担；多进食高蛋白食物，如鱼、虾等。

（4）根据胃的解剖特点，行全胃切除及近端胃切除术患者应进食偏酸性食物，且应小口细嚼慢咽，以免吞咽时引起疼痛；而远端胃切除患者应进食偏碱性食物。

3. 引流管的护理（详见专科技术操作篇）。

4. 专科并发症的观察与护理

（1）十二指肠残端瘘、胃肠吻合口瘘。①病因：吻合口张力过大；残端血供受损；组织水肿，缝合欠佳；贫血和低蛋白血症；空肠输入、输出襻梗阻、胃扩张。②临床表现：腹腔引流管内引流出混浊液体，创口渗出黄绿色液体；术后3~5天出现上腹部饱胀、疼痛及腹膜炎体征伴发热；微小渗漏时腹膜炎体征不明显，可形成局部脓肿，继而发生瘘。③护理措施：禁食、胃肠减压、保持引流通畅；使用抑制胃肠道消化液分泌的药物（如：奥曲肽或施他宁等）及抗生素，减少瘘口的漏出，有利于瘘口的早日愈合；加强营养支持，适当给予白蛋白或血浆；创口有渗出者注意局部皮肤的保护，可用防漏膏保护皮肤或伤口外接造口袋；严密观察病情变化，如症状继续加重，应及时手术治疗充分引流。

（2）术后梗阻：包括空肠输入襻梗阻、吻合口梗阻、空肠输出襻梗阻。①病因：输入襻梗阻主要由于输入襻过长，自身扭曲，折叠粘连，过短在吻合口处形成锐角；吻合口梗阻主要是由于吻合口水肿，使得吻合口过小引起通过不畅，水肿一般在术后3~4天最严重；输出襻梗阻主要是由于输出襻粘连，扭曲成角；共同因素是网膜组织炎性团块压迫。②临床表现：进食后出现上腹部饱胀，疼痛不适和恶心、呕吐。呕吐物包括：输入襻梗阻呕吐物为胆汁，不含食物；吻合口梗阻呕吐物为食物，不含胆汁；输出襻梗阻呕吐物为食物和胆汁。③护理措施：禁食，持续胃肠减压；补液，静脉营养支持；抗感染；每天准确记录胃液量，维持水、电解质平衡，尤其要补钾；吻合口梗阻可行高渗盐水及皮质激素（如地塞米松）洗胃，以促进水肿消退；保守治疗无效，应积极配合医生做好术前准备，及早手术治疗。

（3）倾倒综合征：分为早期倾倒综合征和晚期倾倒综合征（低血糖综合征）。①病因：幽门切除或成形术使胃的排空失控，吻合口过大，迷走神经切断削弱胃的适应能力，进食食物的性质和容量等。其机理是：高渗食物进入肠腔，使大量细胞外液被吸入肠腔，导致血容量一过性下降；饱餐使肠腔突然膨胀，牵拉肠系膜神经，引起5-羟色胺、组织胺及缓激肽的释放，导致肠蠕动增快和血管舒张而引起腹腔神经丛的刺激反应；立位时，食物和进入肠腔内体液的重量牵拉已游离的残胃，刺激腹腔内脏神经，引起上述反射性症状；晚期倾倒综合征实质上为低血糖综合征，是由于高渗食物快速进入小肠，葡萄糖被迅速吸收引起高血糖，激发胰岛素过量释放，继而产生反应性低血糖。②临床表现：早期：发生于餐后10~30min，表现为软弱、出汗、脸色潮红、心悸、眩晕；上腹部饱胀不适、恶心、呕吐、肠鸣音频繁，可有腹部绞痛，继而腹泻；晚期：发生于餐后2~3h，表现为乏力、眩晕、出汗、苍白、脉速，消化道症状不明显，但可有饥饿感。③护理措施：症状发作时嘱患者卧床休息，口服糖水或静脉推注葡萄糖注射液；嘱患者少量多餐，忌食过甜、过咸等浓度过高的食物及乳制品，两餐之间摄入少量含糖食物；膳食应以高蛋白、高维生素、高膳食纤维、低碳水化合物为宜；餐后应平卧20~30min。

（三）健康指导

（1）保持心情舒畅，适量运动，避免劳累及受凉。

（2）宜进食高蛋白、高维生素、高热量的饮食，少量多餐，每餐七分饱，食物宜温和，忌凉及刺激性食物，烹饪采用蒸、煮、炖的方式，忌油煎炸。

（3）积极宣传预防措施，指导做好一级预防，即设法控制和排除已知的致癌因素，消除病因以降低发病率。①注意饮食卫生，避免暴饮暴食及进食刺激性食物。②食物采用冷冻保鲜。③避免高盐饮食。④多食新鲜蔬菜与水果。⑤多食牛奶与奶制品。⑥增加肉类、鱼类、豆类等蛋白质。⑦戒烟。⑧积极治疗胃溃疡及萎缩性胃炎。做好二级预防工作，加强普查，以便早期发现早期治疗，降低死亡率。

（4）按医嘱服抗贫血及助消化药物，助消化药应在饭后服用。

（5）定期复查血常规、肝功能、血生化、胃镜，保证化疗按计划进行。

（6）保持大便通畅，并观察有无黑便、血便，一旦发现异常应及时治疗。

（7）如有腹痛、反酸、嗳气甚至恶心、呕吐，应及时检查，尽早治疗。

（钱火红　高　青）

第二节　肠梗阻患者的护理

【概述】

（一）病因

任何原因引起的肠腔内容物正常运行或通过发生障碍，即称为肠梗阻。肠梗阻是外科常见急腹症，往往因肠内堵塞、肠壁病变、肠外压迫所致。它不仅引起肠壁形态学和功能的改变，更重要的是引起全身生理紊乱。按肠梗阻的病因可分为机械性和非机械性两大类；按肠壁血运有无障碍可分为单纯性肠梗阻和绞窄性肠梗阻；按梗阻程度可分为完全性、不完全性或部分性肠梗阻；按梗阻部位可分为高位肠梗阻、低位肠梗阻和结肠梗阻等。

肠梗阻的病理生理性改变，包括肠道膨胀，体液和电解质的流失，感染和毒血症的继发性作用等。单纯性完全机械性肠梗阻发生后，梗阻部位以上的肠腔扩张。肠壁变薄，黏膜易有糜烂和溃疡发生。浆膜可被撕裂，整个肠壁可因血供障碍而坏死穿孔，梗阻以下部分肠管多呈空虚坍陷。麻痹性肠梗阻时肠管扩张、肠壁变薄。在绞窄性肠梗阻的早期，由于静脉回流受阻，小静脉和毛细胞血管可发生瘀血、通透性增加，甚至破裂而渗出血浆或血液。此时肠管内因充血和水肿而紫色。继而出现动脉血流受阻、血栓形成，肠壁因缺血而坏死，肠内细菌和毒素可通过损伤的肠壁，进入腹腔。坏死的肠管呈紫黑色，最后可自行破裂。

在治疗策略上 60%~70% 患者可经非手术治愈，需手术的病例，针对不同病因，采用不同的手术方式治疗。

（二）临床表现

1. 症状

（1）腹痛：由于肠管过度收缩而导致痉挛；肠管阻塞、肠壁病变、肠外压迫导致肠蠕动不能正常推进而发生的一种病理性挛缩。此外，渗液、渗血刺激腹膜也可引起疼痛。机械性肠梗阻呈阵发性绞痛，疼痛多在腹中部。当腹痛间歇期不断缩短，成为剧烈的持续性腹痛，应考虑绞窄性肠梗阻。麻痹性肠梗阻的腹痛并不剧烈，呈广泛性腹胀。急性肠系膜上动脉栓塞可突然发生上中腹持续性腹痛，阵发性加剧，其特点是症状和轻微的体征不相称，腹部平坦、柔软，可有轻度压痛，肠鸣音活跃或正常。

（2）呕吐：早期呕吐为反射性呕吐，呕吐物为食物或胃液，后期呕吐与梗阻部位及类型密切相关。高位肠梗阻呕吐出现早且频繁，呕吐物主要为胃液及胆汁、胰液及十二指肠液；低位肠梗阻呕吐出现晚，次数少但量较多，吐出物呈"粪"样（若吐出蛔虫，多为蛔虫团引起的梗阻）；麻痹性肠梗阻的呕吐呈溢出性；绞窄性肠梗阻呕吐物为血性或棕褐色液体。

（3）腹胀：一般出现较晚，为肠腔积液、积气所致。高位肠梗阻由于呕吐频繁，腹胀不明显；低位肠梗阻腹胀明显，中部尤其明显，叩诊呈鼓音；麻痹性肠梗阻表现为均匀性全腹胀；结肠梗阻两侧腹或呈马蹄形；肠扭转与闭襻性肠梗阻腹胀多呈局限性不对称。

（4）停止排便排气：完全性肠梗阻多不排便、不排气；不完全性梗阻可有多次少量排便排气；高位肠梗阻早期仍有少量排便排气；绞窄性肠梗阻、肠套叠可排出带黏液样血便。

2. 体征

（1）视诊：机械性肠梗阻常可见肠型和蠕动波，肠扭转时腹胀多不对称，麻痹性肠梗阻则腹胀均匀。

（2）触诊：单纯性肠梗阻因肠管膨胀，可有轻度压痛，但无腹膜刺激征；绞窄型肠梗阻可有固定性压痛和腹膜刺激征，压痛的包块常为受绞窄的肠襻；蛔虫性肠梗阻常可在腹中部触及条索状团块。

（3）叩诊：呈鼓音，绞窄性肠梗阻时腹腔有渗液，移动性浊音可呈阳性。

（4）听诊：机械性肠梗阻表现为肠鸣音亢进，有气过水声；麻痹性肠梗阻时，则肠鸣音减弱或消失。

（三）辅助检查

（1）实验室检查：单纯性肠梗阻的早期，变化不明显。随着病情发展，血红蛋白值及血细胞比容可因水、血液浓缩而升高，尿比重也升高。白细胞计数和中性粒细胞明显增高，多见于绞窄性肠梗阻。查血气分析和血清钾、钠、氯、尿素氮、肌酐的变化，可了解酸碱平衡、电解质紊乱和肾功能的状况。呕吐物和粪便检查，有大量红细胞或隐血试验阳性时，应考虑肠管有血运障碍。

（2）影像学检查：主要依靠X线检查，对诊断很有帮助。一般在肠梗阻发生4~6h，X线检查即可显示出肠腔内气体；立位或侧卧位透视或拍片，可见多数平面及胀气肠襻。由于肠梗阻的部位不同，X线表现也各有其特点：如空肠黏膜环状皱襞可显示"鱼肋骨刺"状；结肠胀气位于腹部周边，显示结肠袋形。当怀疑肠套叠、乙状结肠扭转或结肠肿瘤时，可做钡剂灌肠检查以助诊断。碘水造影可明确是否有梗阻及梗阻的部位。目前，CT检查可明显提高绞窄性肠梗阻的诊断率，其敏感性为56%~96%，准确率为74%~91%，常与临床表现结合诊断。

（四）治疗原则

肠梗阻的处理重点是，纠正因肠梗阻所引起的全身生理紊乱和解除梗阻。

（1）非手术治疗：①胃肠减压。②纠正水电解质紊乱和酸碱失衡。③防治感染和中毒。④药物治疗：目前常用奥曲肽和生长抑素，通过抑制胃肠道分泌减少内脏和静脉血流来治疗肠梗阻。⑤其他治疗：如灌肠、纤维结肠镜减压、中医治疗等。

（2）手术治疗：手术的方式根据病因、发生部位及全身情况选择。常见的手术方式有：①肠粘连松解术：适用于局限性肠壁粘连，严重者术中可放置小肠内固定管。②肠套叠复位术：适用于肠袢套叠无坏死的患者。③肠扭转复位固定术：适用于扭转的肠袢尚存生活能力的患者。④肠切除吻合术：适用于梗阻导致肠坏死的病例，及肠狭窄、肠结核、肠肿瘤等。⑤肠造口术：适用于肠坏死切除而患者处于休克状态，或局部病变虽无坏死，但不能切除的低位肠梗阻。⑥肠管切开取虫术：适用于肠蛔虫堵塞。近年来腹腔镜手术技术也开始应用于肠梗阻的诊断和治疗。

【护理措施】

（一）术前护理

（1）病情观察：①观察生命体征：定时测量体温、脉搏、呼吸、血压，观察生命体征的动态变化，选择手术的最佳时机。②严密观察和准确记录出入量：正确记录消化液的丢失量，包括胃液，呕吐液和肠腔积液；同时准确记录每天排尿量，对危重患者应留置尿管，并记录每小时尿量。③注意观察有无绞窄性肠梗阻的发生。

（2）饮食：急性发作期禁食，症状缓解后可饮少量温开水或进食流食，忌食易产气的甜食和牛奶等。疾病逐渐好转，应及早给予适合的饮食。

（3）呕吐的护理：患者呕吐前常有恶心、呼吸急促、心跳加快等先兆症状，老人和儿童应注意保暖，起坐或头侧向一边，防止窒息和吸入性肺炎。呕吐后应用冷开水或等渗盐水漱口，保持口腔清洁，并注意患者颜面部的清洁，呕吐情况与病情密切相关，对呕吐出现的时间、次数、性质、量等应详细观察和记录。

（4）解痉剂的使用：在确定无绞窄后，可应用阿托品、山莨菪碱等抗胆碱类药物，以解除胃肠道平滑肌的痉挛，抑制胃肠道腺体分泌，使患者腹痛得以缓解。不可随意使用吗啡类止痛剂，如应用哌替啶，腹痛虽可减轻或消失，但无法了解肠管的局部症状是否加重。

（5）胃肠减压的护理：及早留置胃管，注意妥善固定，观察引流液的色、质、量并准确记录。每天给予雾化吸入和鼻腔清洁，以帮助咳出痰液并减少胃管对鼻黏膜的刺激，做好口腔护理。

（二）术后护理

（1）体位：血压稳定后应取半卧位，有利于胃肠内积液的引流，使腹腔内渗液流至盆腔，预防膈下脓肿并能使腹肌放松、横膈下降，改善呼吸和循环功能。

（2）防治感染：遵医嘱应用抗生素，注意观察其毒副反应及疗效。

（3）并发症观察与护理：①肠瘘、肠梗阻时肠管缺血、坏死等病理改变，手术对坏死的肠管切除不够或肠管血供差，可导致吻合口愈合不良，形成肠瘘；肠瘘一般发生在术后1周。创口敷料被肠液污染，引流量突然增加并有粪臭味。因此，需保持瘘口周围皮肤清洁干燥，每天及时更换渗湿敷料，观察瘘口周围及组织的情况，瘘口液量多时，行瘘口负压抽吸。②肠麻痹：肠梗阻术后出现肠鸣音减弱，腹胀不缓解，可给予肛管排气，鼓励患者床上多翻身，早期下床活动。

（三）健康指导

（1）鼓励适当活动，防止术后肠粘连发生。

（2）进易消化的低渣食物，少吃糯米团、柿饼等易诱发肠梗阻的食物，不暴饮暴食。

（3）避免饭后剧烈活动，防止肠扭转的发生。

（4）进食蜂蜜、香蕉等食物，以保持大便通畅，必要时口服液状石蜡。

（5）注意饮食卫生，减少肠道寄生虫病的发生。

（6）行钡剂灌肠检查后，要服少量泻药或灌肠，及时将钡剂排出体外，防止其在肠腔内停留时间过长导致水分被肠壁过分吸收而结块，引起排泄物排出困难而发生肠梗阻。

（7）进食后出现腹胀、恶心、呕吐时应禁食，一旦有腹痛，及时就诊。

（8）指导有肠造口患者学会自我护理的方法，并充分了解注意事项。

（钱火红　高　青）

第三节　结肠、直肠癌患者的护理

【概述】

大肠癌包括结肠癌和直肠癌，是我国常见的恶性肿瘤之一，发病率呈上升趋势，尤其在经济发展较快的城市和地区。大肠癌中直肠癌的发病率保持不变，增加较多的是结肠癌，尤其是右侧结肠癌的比例呈明显增长趋势。癌肿的好发部位依次为直肠、乙状结肠、盲肠、升结肠、降结肠和横结肠。目前，直肠和乙状结肠的发病率占大肠癌的60%以上。男女发病率无明显差异，发病年龄为40~45岁，我国大肠癌的发病年龄比西方国家平均早10年。

按其发病类型的不同结直肠癌可分为散发性、家族性与遗传性3种。每种在人群中所占比例各不相同。比例最小的是遗传性癌，10%~30%的病例属于家族性癌，绝大多数结直肠癌属于散发性癌。

（一）病因

（1）饮食结构：饮食中动物脂肪和蛋白质所占比例高、纤维素含量低的群体发病率高。可能与动物脂肪的代谢产物、细菌分解产物以及由于低纤维素饮食状态下，肠蠕动减慢，肠道的毒素吸收增加等因素有关。

（2）结肠息肉：腺瘤性息肉，尤其是绒毛状息肉和家族性息肉病被认为是癌前病变，大约75%的大肠癌是大肠腺瘤性息肉恶变形成。

（3）炎性肠病：慢性溃疡性结肠炎、慢性血吸虫病形成的肉芽肿与大肠癌的发生有直接关系。

（4）遗传因素：大肠癌患者的子女患大肠癌的概率比一般人群高2~4倍。除了家族性息肉病或溃疡性结肠炎恶变引起的大肠癌患者外，有5%~10%的大肠癌患者有明显的家族肿瘤史，称为遗传性非家族息肉病性大肠癌（hereditary nonpolyposis colorectal cancer，HNPCC），又称作Lynch综合征。

遗传性结直肠癌的发病基础是生殖细胞系突变，而散发性结直肠癌则是由体细胞突变而产生的，是多个体细胞基因突变的累积效应。结直肠癌主要涉及3类基因的突变，即癌基因、抑癌基因和错配修复基因突变。

（二）分型与分期

1. 大肠癌大体分型

（1）肿块型（菜花型）：恶性程度较低，肿瘤浸润性较小，淋巴转移较迟，预后较好。

（2）溃疡型：是溃疡型最常见的一种类型，约占全部结直肠癌的60%。

（3）缩窄型（浸润型）：肿瘤沿肠壁浸润生长，常引起肠管的环形狭窄和梗阻。

2. 大肠癌病理分期

改良 Dukes 分期（Astler-Coller 分期）（见表 2-4）。

表2-4 Astler-Coller分期

分期	侵犯深度及有无淋巴结转移	5年存活率
A	病变局限于黏膜层	90%
B1	病变侵犯肌层，无淋巴结转移	60%~80%
B2	病变穿透肌层，无淋巴结转移	
C1	病变限于肠壁内，伴有淋巴结转移	20%~50%
C2	病变侵犯肠壁全层，伴有淋巴结转移	
D	伴有远处脏器转移	5%

（三）临床表现

1. 右半结肠癌

（1）贫血：右半结肠的肠蠕动频繁，血液和稀糊状粪便混合均匀，肉眼不易察觉。

（2）腹部肿块：右半结肠，肠腔大、肠壁薄，肿块型肿瘤向肠腔内生长可较大。

（3）腹痛：症状出现较早，多为隐痛。

（4）全身症状：乏力、疲劳、食欲减退、消瘦、发热等。

2. 左半结肠癌

（1）便血、黏液血便。

（2）腹痛多为隐痛，出现梗阻时可表现为腹部绞痛。

（3）左半结肠的肠腔较小，浸润型的癌肿易导致梗阻。

3. 直肠癌

早期限于黏膜层，仅有大便习惯改变。便血为常见症状，癌肿发展后，主要有三类症状：直肠刺激症状，如便意频繁及排便不尽感；病变溃破感染症状，如大便带有黏液和脓血；肠壁狭窄梗阻症状，如便前腹痛，排便次数增多，每次排便量不多，排便困难，粪便变细等。

（四）辅助检查

（1）直肠指检：直肠指检是诊断直肠癌最重要的方法，可扪及距肛缘 8~9cm 处的肿瘤。直肠指诊应对直肠壁进行环形触诊，注意有无结节、溃疡或肿块、肠腔有无狭窄、指套上有无脓血。

（2）纤维结肠镜检查：纤维结肠镜检查能直接看到病灶，并能通过组织检查明确病变性质。

（3）直肠内超声检查：直肠内超声检查可为直肠癌的诊断提供参考，显示为直肠黏膜有破坏的实质性肿块，并可显示肿瘤浸润的深度、范围和方向，以及邻近组织和器官是否受到侵犯。

（4）气钡双重造影：可观察结肠运动和显示结肠内的异常形态。

（5）B超检查：B超检查对判断有无肝转移有一定价值。

（6）CT检查：结肠癌肝转移患者行CT检查，有助于判断病变的大小、数目和部位。

（7）血清肿瘤标志物测定：癌胚抗原（CEA）对术后复发的监测和预后判断有帮助。糖抗原（CA19-9）用于术后监测，有助于早期发现复发和转移。

（五）治疗原则

结直肠癌的治疗原则是以手术切除为主的综合治疗。

1. 手术治疗

结肠癌的手术方式：右半结肠切除、左半结肠切除、横结肠切除、乙状结肠切除术等。直肠癌的手术方式：

（1）腹会阴联合切除术（Miles术）：适用于距肛缘5cm以内的直肠癌，手术切除范围大，在左下腹行永久性乙状结肠造口。

（2）经腹直肠癌前切除术（Dixon术）：适用于直肠癌下缘距肛门5cm以上，直肠在腹腔内与乙状结肠行端端吻合或端侧吻合，完全保留肛门和肛管括约肌。

（3）直肠癌姑息性切除术（Hartmann术）：肿瘤无法根治或年老体弱不能耐受经腹将肿瘤切除，直肠远端封闭，近端作结肠造口。

2. 化疗

化疗是治疗大肠癌的一个重要辅助手段。化疗分为术前、术中和术后化疗，以术后化疗为主。目前国际上多选用双周疗法，因氟尿嘧啶的半衰期短，用持续输注式化疗方案，将2~2.5g氟尿嘧啶加5%葡萄糖溶液至240ml，加入化疗泵内，以2ml/h速度持续输注48h。

3. 放疗

直肠癌术前放疗，使肿瘤缩小，提高手术切除率；术后放疗可降低局部复发率和提高生存率；晚期不能手术者可缓解症状。

【护理措施】

（一）术前护理

1. 一般护理

术前完善各项检查，术前应补充高蛋白、高热量、富含维生素、易消化的少渣饮食。

2. 肠道准备

肠道准备的目的是排空肠内容物减少肠腔内细菌含量，避免术中污染和切口感染的发生。

（1）饮食准备：术前3天少渣半流质，术前1天流质并给予输液。有不全性肠梗阻患者，可延长流质时间。有完全性肠梗阻者，应给予禁食及输液。

（2）药物准备：现多数研究者不主张口服抗生素，认为术前应用抗生素，可能会影响肠道正常菌群。

（3）清洁肠道：灌肠可使癌细胞脱落，向附近种植，目前一般不用清洁灌肠作肠道清洁准备。一般选择口服泻药的方法，泻药种类有50%硫酸镁、复方聚乙二醇电解质散、磷酸盐制剂等。50%硫酸镁口服后副反应大，年老、体弱及心肾功能不全者慎用；复方聚乙二醇电解质散口感好，不影响电解质，目前临床上较多选用。具体服用方法：术前1天下午口服复方聚乙二醇电解质散2包，将每包复方聚乙二醇电解质散 A、B、C 小包加水至 1 000ml 口服。第 1 次口服 500ml，以后每隔 15min 口服 250ml 直至喝完。不全性肠梗阻患者术前肠道准备时间需延长，必要时可给予低压灌肠。

3. 心理护理

术前向患者详细介绍术前饮食、肠道准备方法和术后置管情况。直肠癌患者尤其是术后需要做永久性造口的患者有不同程度的心理疑虑，可安排造口访问者与其交流，让患者接受手术，坦然面对造口。

4. 阴道冲洗

癌肿位于直肠前壁或占肠腔 1 周的女性患者，术前应行阴道冲洗，避免术中污染，冲洗后用甲紫染色，可提醒医生术中切除范围，防止损伤阴道壁，造成直肠阴道瘘。术前 3 天每晚冲洗 1 次，患者取仰卧位，双腿屈曲，臀下垫便盆。将 0.05% 洗必泰溶液 500ml 加温至 38~41℃，倒入无菌灌肠筒内，吊在高于床面 60~70cm 处。将灌洗头轻轻放入阴道 6~8cm 处，拧开活塞，5min 内流量约 500ml。冲洗毕将灌洗头向下压，使阴道内液体流出。术前 1 天晚冲洗后，用窥阴器扩开阴道，用长镊子擦净阴道内积液，用甲紫棉球将阴道壁涂上紫色。

（二）术后护理

1. 体位

去枕平卧，麻醉清醒后改半卧位。应协助患者定时翻身、拍背、咳痰，并配合雾化吸入，减少肺部并发症。

2. 心电监护

心电监护密切监测生命体征。

3. 饮食护理

术后禁食，胃管拔除后进流质，1 周后进半流质，2 周内进少渣饮食。

4. 管道的护理

保持通畅，妥善固定，防止受压、扭曲、脱出。

（1）胃肠减压管的护理：使胃管持续处于负压引流状态，有效吸出胃肠内的积液积气，减轻腹胀。

（2）尿管的护理：拔除尿管前 1~2 天间断夹闭尿管，患者有尿意时开放或每隔 2~3h 开放，训练膀胱功能。膀胱部分切除患者，防止吻合口漏，禁止夹闭尿管；持续膀胱冲洗，保持尿管通畅，防止血块堵塞发生尿漏。

（3）骶前引流管的护理：密切观察和记录引流液的量和性质，发现异常及时报告处理。将负压调至 0.02MPa 以下，压力过高易损伤周围肠壁。当短时间内有大量的血性液引流出，或每小时引流量超过 100ml，应警惕有无活动性出血。双套管放置 7~10 天后，引流液每天少于 10ml，可拔管。

5. 腹会阴联合切除术后会阴部伤口的护理

（1）会阴部创口一期缝合者，保持敷料的清洁干燥，女性患者尿管拔除后用女式尿壶接尿，月经期用内置式棉条。用丁字带保护会阴部创口时要注意松紧度，防止过紧造成血液循环受阻创口愈合不良或发生尾骶部压疮。会阴部创口拆线后，患者早期忌下蹲，防止会阴部创口裂开。

（2）会阴部创口敞开者：创口内填塞纱布，创口渗血渗液多时，外层敷料潮湿后应及时更换。

6. 保肛手术患者的肛周护理

指导患者用 0.05% 高锰酸钾液坐浴，减轻局部水肿及渗出，坐浴后肛周涂抹 10% 鞣酸软膏。

7. 保肛手术患者预防术后大便次数增多

服用蒙脱石散剂、小檗碱等止泻，指导患者手术 1 个月后进行缩肛练习。

8. 造口护理（大肠癌患者的造口护理同肠造口患者的护理）。

9. 术后并发症的防治与护理

（1）出血：一般发生于术后 24h 内。若血液积聚在腹腔或盆腔内，临床表现为腹部不适并伴有心率加快、血压下降。引流管短时间内有大量的血性液流出或鲜红色引流液＞100ml/h，引流管温热表明有活动性出血。术后应予心电监护、严密监测生命体征。保持引流管的有效负压，保持有效引流，以免掩盖病情。如有异常应及时汇报医生。

（2）吻合口漏：术后 5~7 天，当进食后引流量增多，引流液混浊，成粪水样，或有粪臭味均表明有吻合口渗漏的发生。予禁食，补液，抗感染治疗，保持引流管通畅。

（3）肠粘连：术后第一天开始指导患者床上活动，可让患者左右翻身，床上抬臀活动，尽早下床活动。

（三）健康指导

（1）心理康复指导：手术后应调整好自己的心态，积极配合治疗，保持心情舒畅。出院后可参加一些社交活动。

（2）饮食指导：均衡膳食、荤素搭配、少量多餐。手术后早期避免喝牛奶、豆浆及甜流质，以防止术后胀气。多吃含维生素高、脂肪低的食物，不吃烟熏、油炸、刺激性食物。出院后可进软食，如软饭、面包等。避免摄入粗纤维素食物，以免进食后形成的粪便摩擦吻合口引起黏膜损伤。

（3）养成良好的生活习惯：嘱患者术后注意劳逸结合，适当户外活动，戒烟、戒酒，养成定时排便的习惯。

（4）切口管理：可于拆线后 7~10 天淋浴，禁止用力搓擦切口。

（5）术后随访：术后 1~2 年内要定期随访、复查。每 3 个月查血清免疫学指标（CEA、CA19–9），每 6 个月复查 B 超、X 线胸片、纤维结肠镜，做到早发现、早治疗。

（邱　群）

第四节　肠造口患者的护理

【概述】

肠造口（intestinal stoma）术是外科最常见的手术之一，最常见的是结肠造口或回肠造口，每年全球肠造口患者可达数十万人。

【护理措施】

（一）术前护理

（1）向患者及家属讲述造口的类型和相关知识。

（2）向患者及家属介绍造口袋的作用和特性。

（3）针对性进行心理辅导，减轻其心理压力，树立其信心。

（二）术后护理

1. 造口患者术后评估

（1）造口评估：造口的颜色、高度、形状、大小、位置、类型等。

（2）皮肤黏膜缝线的评估：观察造口黏膜皮肤缝线处有无红肿、疼痛等。

（3）造口周围皮肤的评估：在更换造口袋时评估造口周围皮肤。

（4）造口功能的恢复的评估：造口排气排出粪水的时间及量。

2. 指导患者及家属造口护理

术后 48h 更换造口袋，指导患者及家属排放造口袋内气体和粪水、造口袋夹的使用方法。以后每隔 3 天更换 1 次造口袋，示范更换造口袋的整个程序，介绍去除造口底板、裁剪和粘贴造口袋的技巧和注意事项。出院前，患者可自行或与其家属一同练习造口袋的更换，造口治疗师评估患者或家属的换袋技能，并给予纠正。

3. 术后心理护理

对于术后不能接受造口的患者，先教会患者家属更换造口袋的方法；也可以邀请已行造口术的患者现身说法，鼓励患者触摸自己的造口，使患者逐渐接受造口并掌握自我护理的方法。

4. 肠造口并发症及护理

（1）造口黏膜水肿：轻度水肿属于造口术后正常表现，可以继续观察，术后 6~8 周可自行缓解；重度水肿可更换为两件式造口袋，内圈略剪大，2~3 次 /d 用 3% 氯化钠或 50% 硫酸镁湿敷水肿黏膜。

（2）造口处出血：先去除造口袋，出血量少或渗血时取纱布压迫止血；出血量多时，用 1:1 000 肾上腺素湿纱布压迫，或云南白药粉外敷后纱布压迫；有活动性出血时，结扎血管；黏膜摩擦出血时，可用护肤粉喷洒并压迫止血；服用抗凝药物者应停用抗凝药物，治疗出血性疾病。

（3）造口黏膜缺血坏死：拆除围绕造口的纱条，检查肠管的血运，坏死的深度；换袋时在黏膜上洒护肤粉，促进自溶清创；清除坏死组织；有腹膜炎症状者必须行剖腹探查，切除坏死的肠管，进行造口重建。

（4）造口黏膜与皮肤分离：对于部分、浅层分离的造口，擦干创面后洒护肤粉，涂防漏膏后再贴造口袋；对于完全、深层分离的造口，用藻酸盐敷料填充伤口，再用防漏膏或水胶体敷料覆盖伤口后粘贴造口袋；完全分离合并造口回缩者，选用凸面底盘加腰带固定。造口底盘一般 2 天更换 1 次，渗液多者需每天更换。血糖高的患者，通过饮食或药物控制血糖，并监测血糖变化。

（5）造口回缩：回肠造口回缩者用凸面底盘加腰带，皮肤受损者用皮肤保护膜、护肤粉及防漏膏保护；结肠造口回缩者可选用灌洗的方法，过度肥胖者要减轻体重，必要时手指扩张预防造口狭窄。

（6）造口脱垂：结肠造口脱垂者，排空粪便后可用腹带固定；回肠或横结肠造口脱垂者，可在脱垂回纳后用腹带固定，但必须定时开放，一般固定 2h 后，开放 30min；避免剧烈运动造成肠管损伤；

选用一件式造口袋，能容纳脱垂的肠管，底盘内圈的裁剪以突出肠管最大的直径为准。

（7）造口狭窄：用充分润滑的手指仔细探查。小指能通过者可采用手指扩张法，注意动作轻柔，避免出血和疼痛，忌用锐器扩张，防止肠穿孔。避免食用粗纤维食物，出现肠梗阻症状时应及时就医。

（8）造口周围皮肤炎症：造口袋粘贴不牢，有粪水渗漏刺激皮肤，出现发红、破损，或对造口器材过敏有关。患者局部皮肤疼痛。更换造口袋时使用皮肤黏膜保护膜、护肤粉及渗漏膏加强护理，对造口器材过敏者应更换产品。

（9）毛囊炎：用剪刀剪除或电动刀剃除毛发。造口底盘粘贴时间不能过长，一般不超过7天。

（10）造口旁疝：永久性造口患者应定期自查造口两侧腹部是否对称；使用造口专用腹带，加强腹肌锻炼，限制剧烈活动及抬举重物，尤其是造口后1年内。治疗慢性咳嗽，咳嗽时用手按压造口处。治疗前列腺疾患，解除尿路梗阻；发生造口旁疝后造口灌洗者应停止灌洗，凡有嵌顿、较窄、梗阻、穿孔者，应立即手术。

（三）健康指导

（1）随诊：告知患者造口护理门诊的时间和地点。出院时带有造口支撑棒的患者，须告知拔管的具体时间及地点。

（2）造口产品的购买：造口用品有使用期限，勿一次性购买过多。

（3）造口袋的储存：要存放于阴凉干燥处，勿靠近取暖设备或阳光直射处。将造口用品集中放置，方便取用。

（4）造口的清洗：切勿选用任何消毒液清洁造口黏膜及周围皮肤，用温水清洗便可。

（5）造口黏膜的观察：若造口黏膜呈暗紫色或黑色，应及时就诊。

（6）开口式造口袋的清洁：注意勿将水冲至造口黏膜处，防止水渗漏至底板下而影响造口袋的粘贴。

（7）饮食指导：均衡膳食，适量的膳食纤维，避免进食不易消化的食物。每天补充水分，保持大便的通畅；尝试新品种的食物时，先少吃些，无腹泻等不适再加量；出现腹痛、腹胀，恶心、呕吐等症状时，适当调整饮食，必要时到医院就诊。应关注回肠造口者，防止造口堵塞及水电解质紊乱。

（8）日常生活指导：①沐浴：可贴着造口袋，也可将袋除去，最好选用中性沐浴液，沐浴后勿用油性润肤露涂抹造口周围皮肤，以免影响造口袋的粘贴。②穿着：避免过紧的衣裤，腰带或皮带不能紧压造口，以免摩擦或压迫造口。③工作：避免搬运重物，以防增加腹内压而导致造口旁疝的发生。④社交活动：鼓励参加造口联谊会。⑤运动：散步、慢跑等。⑥旅游：应注意饮食卫生，防止腹泻，并随身携带常用的止泻药和抗生素，外出时要带足够的造口用品，造口袋应备一些在随身的行李中，不要全部托运，以便随时更换。⑦性生活：选择不透明的小型造口袋，或套上一些漂亮的袋套，必要时可寻求心理咨询。

（邱　群）

第五节 肠镜下息肉摘除术患者的护理

【概述】

大肠息肉是指大肠黏膜表面向肠腔突出的隆起性病变，可为单个或多个，大小可自直径数毫米到数厘米，有蒂或无蒂。息肉包括新生物型息肉（腺瘤）、炎性息肉、错构瘤性息肉（幼年性息肉和Peutz-Jeghers 息肉）、增生性息肉、淋巴组织增生、类癌等。腺瘤组织学分类可分为管状腺瘤、绒毛状腺瘤（又称乳头状腺瘤）和管状绒毛状（混合型）腺瘤，其中绒毛状腺瘤癌变倾向极大，一般癌变率达 40%，故被认为是一种癌前病变。

（一）病因

大肠息肉是由于人体先天的遗传易感病态因素，后天的情绪、饮食、炎症、感染、免疫能力下降等因素的刺激、诱发形成。

细胞生物学研究表明，肠息肉的形成是由于肠肝细胞生物学功能紊乱，导致其自我更新和克隆增殖、分化和凋亡失去平衡的结果。分子生物学认为肠肝细胞中的 b-catenin 的过度积聚是导致肠肝细胞过度克隆增殖和肠息肉形成的主要原因。

（二）临床表现

大肠息肉约半数无临床症状，一般多以便血、大便带血、黏液血便、大便不成形等来就诊，部分患者会出现消化道症状如腹胀、腹泻、便秘等。

（三）辅助检查

（1）肠镜：肠镜是确诊大肠息肉的唯一方法。

（2）实验室检查：实验室检查包括血常规、尿常规、肝功、肾功、凝血功能、癌胚抗原、糖类抗原等。

（四）治疗原则

根据息肉的大小、多少、有蒂或无蒂、息肉的基底部情况等，决定肠镜下行大肠息肉摘除的手术方式，如息肉电灼术、EMR 术、ESD 术或类癌切除术。

【护理措施】

（一）术前护理

（1）饮食：术前 1 天晚进流质，术日晨禁食。

（2）肠道准备：术日晨 4：00 时开始口服泻药，常用药物有复方聚乙二醇电解质散（恒康正清）2 盒加入 2 000ml 冷开水中，分次口服，或 50% 硫酸镁 100ml 加等量冷开水稀释后口服，并大量饮水。嘱患者口服后多活动，有利于药物发挥作用，直至患者大便排至呈清水无渣为止。如仍未排净，应给予清洁灌肠。

（二）术后护理

1. 严密观察病情变化

监测患者的生命体征、血糖，观察患者的腹部体征，观察患者大便的颜色和性状，重视患者的主诉。

2. 生活护理

卧床休息，尽量减少不必要的活动，如息肉较大，应绝对卧床 3~5 天，避免活动引起创面出血。2 周内勿洗热水澡。

3. 饮食护理

补充足够的能量。根据手术方式、息肉大小的不同，禁食的时间有所不同。可嘱患者备少量硬糖，以防出现低血糖反应。

4. 并发症的观察与护理

（1）低血糖反应：一般发生在患者禁食期间，主要症状为头晕、出冷汗、心慌等，血糖一般低于正常值，应立即让患者平卧，吸氧，遵医嘱给予 50% 葡萄糖注射液 20~40ml 静脉推注，并（或）给患者服用硬糖，一般数分钟内症状即可缓解，此时复测，血糖可恢复正常。

（2）穿孔：一般发生在术后 1 周内，患者出现腹痛、发热等症状，可出现压痛、腹肌紧张，严重者可出现板状腹，应严密观察腹膜炎体征，积极抗休克治疗，并配合医生做好术前准备。

（3）出血：一般发生在术后 1 天至 2 周，患者出现阵发性肠鸣音加快、腹痛、急迫便意感，并伴有头晕、恶心、出冷汗等症状，排便时可见咖啡样便、血便、大便带血，应严密监测生命体征，注意观察患者的大便颜色、量及性状，积极抗休克治疗，并配合医生止血。

（三）健康指导

（1）定期复查肠镜，有大肠癌或息肉家族病史的患者应缩短复查时间。

（2）养成良好的饮食及排便习惯。

（3）2 周内禁食粗纤维食物，防止大便变粗影响伤口的愈合。

（吕桂芬）

第五章

胸外科疾病患者的护理

第一节　肋骨骨折患者的护理

【概述】

肋骨骨折（rib fracture）是最为常见的胸部创伤。在胸部闭合性创伤中，肋骨骨折约占 85%，战时胸部创伤的患者 40%~60% 伴有肋骨骨折。青春期前，肋骨富有弹性，不易骨折。成年人尤其是老年人，肋骨逐渐失去弹性，肋软骨也常因钙化而脆弱，容易发生骨折。偶尔因胸部肌肉突然剧烈收缩，如咳嗽、喷嚏等也可引起肋骨骨折。如因肋骨转移瘤造成的骨折，称病理性骨折。

第 4~7 肋骨长而薄，最易折断；第 1~3 肋骨短粗，又有锁骨、肩胛骨、肌肉保护较少发生骨折，骨折说明致伤暴力巨大；第 8~10 肋骨前端为肋软骨，第 11~12 肋骨前端游离，弹性较大，均不易骨折。

由于致伤暴力不同，可以产生单根或数根肋骨骨折。每条肋骨只有一处骨折称为单处骨折，有两处以上者称为多处骨折。单处骨折如无严重的胸内损伤，多不严重。但多根多处骨折则易造成胸壁软化，形成浮动胸壁，称为连枷胸，严重影响呼吸及循环功能。

（一）病因

（1）暴力作用：如车祸、摔伤、高处坠落伤，重物对胸壁的直接撞击，挤压伤及枪弹伤等，使受伤部位的肋骨向内弯曲折断；胸部挤压的间接暴力，使肋骨向外过度弯曲折断。骨折时尖锐的肋骨断端向内移位，刺破胸膜、肋间血管或胸腔内组织、器官。相邻多根多处肋骨骨折时，该处胸壁失去完整支撑而软化，出现反常呼吸运动，即吸气时软化区胸壁内陷，呼气时外凸。两侧胸膜腔压力不平衡，出现纵隔左右扑动，引起体内缺氧和二氧化碳潴留，影响静脉血液回流，严重时发生呼吸和循环功能衰竭。胸部创伤后气管内分泌物增加，伤员因疼痛不敢深呼吸，不敢用力咳嗽，甚至不会咳痰，故呼吸浅而快，呼吸道易被分泌物或血液所堵塞，引起严重呼吸功能障碍。

（2）病理性骨折：老年人由于肋骨骨质疏松、脆性变大，易发生骨折。当肋骨已有恶性肿瘤转移灶时，也易发生骨折。

（二）临床表现

（1）症状：疼痛是肋骨骨折最显著的症状。深呼吸、咳嗽、转换体位、活动双上肢等可使疼痛加重。患者因疼痛不敢深呼吸和咳嗽，而使分泌物潴留，导致肺不张和肺部感染，加重呼吸困难。多根多处肋骨骨折时可有反常呼吸，出现气促、发绀、呼吸困难、甚至休克。

（2）体征：局部肿胀或有皮下瘀血，明显压痛，挤压胸部时疼痛加重，即间接压痛阳性。有时可触到骨折的断端或局部凹陷，或有骨擦音。多根多处骨折，可出现反常呼吸运动。直接暴力导致肋骨粉碎或多发肋骨骨折，可见局部明显畸形。如胸部听诊听到胃肠蠕动音，应怀疑有无创伤性膈疝，应进一步检查明确。

（三）辅助检查

（1）胸部X线检查：在肋骨骨折无明显移位，或肋骨骨折位于与软骨交界处，或青枝骨折的情况下，X线胸片上不易看出骨折线，但在伤后3~6周的X线胸片上，可以发现骨折端的骨痂形成阴影，可以协助后期诊断。当并发气胸、血胸时可出现胸膜腔积气和积液征象。

（2）螺旋CT检查：通过三维成像可明确诊断肋骨骨折。

（3）其他检查：胸部CT检查对有无并存肺挫伤，及其严重程度和范围有诊断参考价值；动脉血气分析对了解病情严重程度提供依据。

（四）治疗原则

肋骨骨折的处理原则是镇痛、清理呼吸道分泌物、固定胸廓和防治并发症。

（1）闭合性单处肋骨骨折：口服止痛药物，肌内注射镇静剂及止痛药物。疼痛剧烈可行肋间神经或痛点封闭，止痛效果较理想。固定胸部使用多头胸带或宽胶布，胶布固定应包括断肋上、下各2根肋骨，目的是限制呼吸运动，可减少骨折断端活动而止痛，但患有支气管炎、哮喘、肺气肿等肺功能不全的患者禁用此法。鼓励并协助患者咳嗽排痰，减少呼吸系统并发症。

（2）闭合性多根多处肋骨骨折：发生闭合性多根多处肋骨骨折伴有反常呼吸时必须进行紧急处理。采用患侧卧位，保持呼吸道通畅，必要时行纤维支气管镜气管内吸痰。充分止痛，避免出现肺不张、低氧血症及呼吸窘迫。防治休克并注意全身其他部位的合并损伤。应用抗生素防治感染，限制生理盐水等晶体液的输入量及速度，输以胶体液为主的溶液和平衡盐液。尽快消除反常呼吸运动，纠正呼吸及循环功能紊乱，具体方法如下：①加压包扎及沙袋压迫：用于浮动胸壁范围小，反常呼吸较轻者，方法简单、快速、稳定。②肋骨牵引固定法：患者卧床，不宜搬动和下床活动，骨折复位和肺膨胀良好，效果可靠。③呼吸内固定（控制机械通气）：气管插管或气管切开后，插入到气囊的导管连接于人工呼吸器，进行辅助通气。如合并气胸，应先行胸腔闭式引流术，避免出现张力性气胸。因机械通气会影响肺裂伤漏气的愈合，故应慎用。④手术内固定法：可缓解胸痛、直接探查和治疗胸内损伤。手术可迅速牢固恢复胸廓的完整，患者可早期下床，减少并发症。⑤经胸腔镜直视下放置钢丝固定连枷胸。

（3）开放性肋骨骨折：彻底清创胸壁伤口，固定骨折断端。如胸膜已破，放置胸腔闭式引流管，术后应用抗生素预防感染。

【护理措施】

（一）术前护理

（1）现场急救配合：及时清除口腔及呼吸道分泌物，鼓励患者咳嗽、咳痰，保持呼吸道通畅。对于出现反常呼吸运动的患者，可用硬垫、厚棉垫或手掌施压于胸壁软化部位，亦可采用患侧向下压迫胸壁软化部位，减轻或消除反常呼吸运动，促进患侧肺复张。急救中保持镇定、快速、尽职和准确。现场如有多个患者，应组织人员协作抢救。对沉默患者给予特别关注，避免发生忽视危重患者救治的情况。

（2）病情观察及护理：密切观察并记录患者神志、瞳孔、呼吸、心率、心律、血压、中心静脉压、尿量的变化，观察有无气管移位、反常呼吸，观察胸腹部、肢体活动情况，监测血常规、心电图、动脉血气分析等。备好各种急救设备和药品，一旦病情发生变化，立即进行抢救。

（3）疼痛护理：协助医生进行胸带固定或宽胶布叠瓦式固定，防止肋骨断端摩擦产生疼痛。患者咳嗽、咳痰时，指导或协助患者用双手按压患侧胸壁。遵医嘱给予镇痛、镇静药物。

（4）骨折牵引固定的护理：采用体外牵引固定时，注意牵引方向、位置，不可随意挪动牵引架，防止牵引钳从肋骨上脱落。

（5）心理护理：了解和掌握患者的心理活动，因势利导，选择恰当的语言安慰患者，耐心解释，稳定患者情绪，向患者讲解手术的必要性、手术方式及注意事项，鼓励患者表达自身感受，主动配合治疗和护理。劝导、安慰患者家属，鼓励他们关心患者，配合医务人员工作。

（6）术前准备：尽快交叉配血，备血、备皮、药物过敏试验，开放静脉通路，备齐手术用品。

（二）术后护理

（1）患者术后回病房后，注意观察患者神志、生命体征并作记录，了解手术、麻醉情况。

（2）置放患者体位时注意保持呼吸道通畅，遵医嘱给予患者鼻导管吸氧，流量 2~5L/min。

（3）指导患者进行有效咳嗽，并作深呼吸活动。每 2h 协助患者翻身、叩背，以利于分泌物排出。咳嗽、翻身时协助患者按压骨折局部胸壁，以避免骨折断端移位和加重疼痛。如痰液黏稠不易咳出，遵医嘱给予超声波雾化吸入稀释痰液。

（4）伤口的护理：定时查看伤口敷料，观察是否有渗血及不正常分泌物渗出，如果有污染，应及时换药，并注意无菌操作。

（5）预防感染：及时发现感染先兆，询问患者自觉症状，监测体温和血象变化，了解是否有感染的征象。必要时遵医嘱预防性使用抗生素。

（6）加强基础和生活护理：定时巡视，将呼叫器、常用物品放置在患者床旁易取到的地方，及时了解患者需求，协助患者服药、吃饭、穿衣、沐浴、盥洗和如厕等。

（7）病情稳定时，鼓励患者早期下床活动。指导患者正确卧姿，鼓励患者循序渐进地完成床上、床边的自理活动，每天从 1 次增加到 3 次。

（三）健康指导

（1）加强营养，多进高蛋白、高维生素、易消化的饮食，禁烟酒。

（2）充分休息，逐步增加活动量。

（3）保持情绪稳定，精神愉快。

（4）出现胸痛、气短、咯血等症状立即返院治疗。

（5）预防上呼吸道感染。

（6）定期门诊随访。

（冀　琨）

第二节　气胸患者的护理

【概述】

胸膜腔是指脏层与壁层胸膜之间不含空气的密闭的潜在性腔隙。任何原因造成胸膜破损、空气进入胸膜腔均可形成气胸（pneumothorax），而且常伴有血胸。气胸是胸外伤中常见的并发症，发生率仅次于肋骨骨折。气胸的形成多由于肺组织、气管、支气管、食管破裂，空气逸入胸膜腔，或因胸壁伤口穿破壁层胸膜，外界空气进入胸膜腔，造成胸膜腔内正常负压减小或消失。胸外伤中60%~70% 可发生气胸。一般将气胸分为闭合性、开放性和张力性三类气胸。

一、闭合性气胸

（一）病因

闭合性气胸（closed pneumothorax）多见于肋骨骨折时断端刺破肺组织，或胸壁穿透伤的较小伤口。空气经肺或胸壁的伤道进入胸膜腔，伤道立即闭合。小量气胸时肺萎缩 ＜30%，对呼吸循环影响小；中量气胸时肺萎缩 30%~50%，大量气胸时肺萎缩 ＞50%，中、大量气胸时伤侧肺呼吸面积减少，纵隔移向健侧，影响肺通气和换气功能。胸膜腔内仍然为负压。

（二）临床表现

小量气胸患者多无明显症状。中量以上气胸除胸痛、胸闷、气促外，有不同程度的呼吸困难或发绀。查体可见伤侧胸廓饱满，呼吸活动度降低，气管向健侧移位，伤侧胸部叩诊呈鼓音，呼吸音降低或消失。

（三）辅助检查

（1）胸部 X 线正、侧位片，可显示不同程度的肺萎缩和胸膜腔积气，伴有少量胸膜腔积液。

（2）胸部 CT 检查。

（3）胸膜腔穿刺可抽出气体。

根据胸部受伤史、症状、体征，气胸的诊断不难确定，X 线检查可以明确气胸的范围、肺萎陷情况和纵隔有无移位。

（四）治疗原则

（1）小量气胸，无需特殊处理，一般在 1~2 周内胸膜腔内气体可自行吸收。

（2）中量以上气胸，应进行胸膜腔穿刺或胸膜腔闭式引流排出气体，尽早使肺膨胀，减轻或解除呼吸困难症状。

（3）应用抗生素预防感染。

二、开放性气胸

（一）病因

开放性气胸（open pneumothorax）多见于刀刃锐器、枪弹、爆炸物等造成的胸部穿透伤。胸膜腔的创口与外界相通，空气可随呼吸自由出入胸膜腔。伤侧胸腔内负压消失，肺萎缩，纵隔向健侧移位，致使健侧肺扩张受限。吸气时纵隔向健侧移位，呼气时纵隔移回患侧，产生纵隔扑动，导致呼吸和循环功能衰竭。

（二）临床表现

呼吸时可听到空气进出胸膜腔的“嘶嘶”声。患者出现明显呼吸困难、鼻翼扇动，口唇发绀，严重时出现休克。胸壁可见开放性伤口，伤侧胸壁叩诊呈鼓音，听诊呼吸音减弱或消失，气管、心脏向健侧移位。

（三）辅助检查

胸部X线检查可显示伤侧胸膜腔内大量的积气，肺萎陷，纵隔移向健侧。X线检查可以明确气胸的范围、肺萎陷情况和纵隔移位程度，是否合并血胸及出血量估计，胸膜腔内是否有异物存留。

（四）治疗原则

（1）急救处理：立即用大块无菌凡士林纱布或多层清洁衣物、布单等包扎封闭伤口，将开放性气胸变为闭合性气胸。胸膜腔穿刺抽出积气。

（2）院内处理：给氧，输液，纠正休克。病情稳定后及早清创、缝合修补胸壁伤口，或修补缺损并行胸膜腔闭式引流，愈早愈好。给予抗生素预防感染。重症损伤患者，可行气管插管机械辅助呼吸，以尽快消除纵隔摆动，使肺复张。有胸腔内脏器损伤或进行性出血征象者，立即行开胸探查手术。

三、张力性气胸

（一）病因

张力性气胸（tension pneumothorax）常见于较大的肺泡破裂或较深的肺裂伤或支气管破裂。气管、支气管或肺损伤处形成活瓣，空气只能进入不能排出，随着进入胸膜腔内的空气逐渐增多，导致胸膜腔压力高于大气压，故又称为高压性气胸。肺或支气管裂口与胸膜腔相通，呈单向活瓣状。随着压力持续上升，患侧肺严重萎缩，纵隔显著移向健侧，出现严重的呼吸、循环功能障碍。高压气体经支气管、气管周围疏松组织进入纵隔，形成纵隔气肿；经壁层胸膜裂伤处进入胸壁软组织，导致面、颈及胸部的皮下气肿。

（二）临床表现

患者呼吸困难进行性加重，发绀、大汗、烦躁和意识障碍，常常发生休克。伤侧胸廓饱满，气管移向健侧、颈静脉怒张、皮下气肿，叩诊呈鼓音，听诊呼吸音消失。

（三）辅助检查

（1）胸部 X 线检查可显示伤侧胸膜腔内大量的积气，肺完全萎陷，纵隔、气管和心影明显偏移至健侧。

（2）胸膜腔穿刺可有高压气体冲出，排气后呼吸困难症状改善，但很快加重。

（四）治疗原则

张力性气胸病情发展迅速，如抢救不及时，可迅速因呼吸、循环衰竭而死亡。注意不要因做 X 线检查而延误抢救时机。遇有危重患者，应冷静、反应敏捷，处理应果断、迅速。

（1）急救处理：立即行胸膜腔穿刺排气及胸膜腔闭式引流，变张力性气胸为闭合性气胸，解除肺压缩，促使肺膨胀。

（2）院内处理：给氧，输液补充血容量，纠正休克。行胸膜腔闭式引流，给予抗生素预防感染。若胸膜腔闭式引流管内持续不断地溢出大量气体，患者呼吸困难不能改善，表明肺和支气管的裂口较大，应及早开胸探查，修补裂口或做肺段、肺叶切除术。

目前，电视辅助胸腔镜手术（video-assisted thoracoscopic surgery，VATS）已成为手术治疗自发性气胸的首选方式。与常规的开胸手术相比具有手术创伤小，失血量少，疼痛轻，不破坏胸壁的完整性；术后恢复快，对于心肺功能损害小，术后心肺并发症少、美观等优势。30%~40% 自发性气胸在首次发作后可同侧复发。对于肺大疱患者能耐受手术者，可进行胸腔镜肺大疱切除术治疗，对不能耐受手术者，可进行胸膜粘连疗法。其作用机制是通过生物、理化刺激，产生无菌性变态反应性胸膜炎症，使两层胸膜粘连、胸膜腔闭锁，达到防治气胸的目的。胸腔注入粘连剂前，应行胸腔闭式引流负压吸引，使肺完全复张。为避免药物所致的剧烈胸痛，先注入利多卡因，让患者转动体位，使胸膜充分麻醉，15~20min 后从胸腔引流管注入粘连剂至胸腔后，协助患者反复转动体位。让药物均匀涂布胸膜，夹管观察 24h（如有气胸症状随时开管排气），吸出胸腔内多余药物。如 1 次无效，可多次注药，观察 2~3 天，经胸透或 X 线胸片证实气胸治愈，可拔出引流管。

【护理措施】

（一）术前护理

（1）现场急救：配合医生对闭合性气胸（中、大量气胸）立即行胸膜腔穿刺排气。开放性气胸用厚敷料迅速封闭胸部伤口并牢靠包扎固定，范围超过创缘 5cm 以上。对张力性气胸尽快排除胸膜腔积气，以降低胸膜腔内压。紧急处理可在患侧第二肋间锁骨中线处穿刺排气减压，转运时可于针尾部拴一带侧孔的橡胶指套，制成活瓣状排气针。

（2）病情观察：观察并记录患者生命体征、神志、伤口情况；观察呼吸状态，有无气促、发绀、呼吸困难等症状；观察伤口有无渗血，有无气管偏移、颈静脉怒张、皮下气肿等。

（3）保持气道通畅，维持有效呼吸：吸氧，病情平稳时可取半坐位。及时清理呼吸道分泌物和异物，协助患者有效咳嗽、排痰和深呼吸，促进肺膨胀。必要时行气管插管或气管切开，机械通气。

（4）配合医生：胸腔闭式引流术，密切观察引流液的量、颜色及性质，观察漏气程度，保持胸腔引流管通畅，如引流管持续不断地溢出大量气体，患者呼吸困难不能改善时，立即通知医生，并做好手术的各项准备工作。

（5）预防感染：密切观察体温变化，加强肺部物理治疗，遵医嘱合理应用抗生素。

（6）疼痛护理：判断患者疼痛的程度，疼痛明显时遵医嘱给予镇痛、镇静药物。患者咳嗽、咳痰时，指导或协助患者用双手按压患侧胸壁，以减轻疼痛。

（7）心理护理：耐心倾听患者的诉说，了解患者的感受和需求，尽量满足患者的合理要求。关心、同情、安慰、开导患者及其家属，向患者介绍疾病的转归和预后，解释手术的必要性、手术方式、注意事项。教会患者自我放松的方法，鼓励其家属和朋友关心和支持患者，增强其战胜疾病的信心。

（8）术前常规准备：协助完善相关术前各项检查，如胸片、CT、肺功能、心电图、B超、出凝血时间等检查。遵医嘱行抗生素皮试，术晨与手术室医护人员进行患者、药物核对后带入手术室。术前晚备皮，术晨更换清洁病号服。麻醉后留置导尿管。

（二）术后护理

（1）全麻术后护理：患者回病房后，责任护士向麻醉医生了解麻醉和手术方式、术中情况、切口和引流情况。严密监测生命体征和神志变化，观察气管位置。持续心电监护，遵医嘱给予低到中流量吸氧。床栏保护以防止坠床。

（2）伤口观察和护理：观察伤口周围有无皮下气肿，伤口有无渗血渗液，如有及时通知医生更换敷料。

（3）麻醉护理：麻醉清醒前，去枕平卧，头偏向一侧。清醒后置患者于半卧位或坐位。术后第一天起，病情稳定后，增加床上运动，做呼吸、咳嗽训练并在护士搀扶下适当下床沿床边缓慢活动。术后第二天，鼓励患者下床活动，做深呼吸、咳嗽、咳痰，促进肺复张。年老体弱者相应推后活动进度。

（4）呼吸道管理：加强肺部物理治疗，进行常规雾化吸入，定时协助患者翻身、拍背、咳嗽、咳痰，必要时行纤维支气管镜吸痰，保持呼吸道通畅。

（5）管路观察及护理：静脉输液管保持通畅，穿刺局部注意有无红肿、疼痛、渗出等，套管针固定妥善。按照尿管护理常规进行护理，一般术后第一天拔除尿管，拔管后注意观察患者排尿情况。

（6）疼痛护理：评估患者疼痛程度。对有镇痛泵（PCA）的患者，教会患者其使用方法，注意检查管路是否通畅，评价镇痛效果是否满意。遵医嘱使用止痛药物。提供舒适安静、温湿度适宜的休养环境。

（7）胸腔闭式引流管的护理：①保持通畅：术后定时挤压胸腔引流管，防止血块堵塞管路。患者取半坐位，睡眠及活动时勿折叠、扭曲、压迫管道，保持胸腔引流管通畅。引流期间鼓励患者咳嗽、深呼吸及变换体位。②保持密闭和无菌：妥善固定胸腔引流管，避免牵拉。随时检查引流管有无松动或脱落。保持水封瓶内长玻璃管浸入生理盐水中3~4cm。搬动患者或更换水封瓶时，用两把止血钳双重对夹胸壁引流导管，若引流管不慎脱出，应立即用手捏闭伤口处皮肤，同时通知主管医生，协助进一步处理。引流装置保持无菌，引流瓶低于胸壁引流口平面60~100cm，防止液体逆流，更换时严格无菌操作。需长期安置引流管的患者，需 3~5 天更换 1 次胸腔闭式引流装置。③严密观察，严格记录：密切观察长玻璃管中水柱波动情况，水柱波动过大或过小，应及时查找原因，并通知主管医生给予必要处理。准确观察引流液的量、颜色、形状，关注有无活动性出血，准确记录。④拔管护理：一般引流 48~72h 后，患者病情稳定，观察瓶内无气体逸出，24h 引流液 ＜100ml，X 线胸摄片显示肺膨胀良好无漏气，患者无胸闷、气短等不适症状，即可配合医生进行拔管。

（8）饮食护理：气管插管拔除后 4~6h。患者神志清醒，即可饮水，如无不适即可进食。术后早期进食应少食多餐、循序渐进，选择高蛋白、高维生素、营养易消化的饮食。忌生、冷、硬、辛辣刺激及易产气的食物。

（9）预防肺部和胸部感染：行胸膜腔穿刺、胸腔闭式引流、伤口换药时，严格无菌操作。保持胸壁伤口敷料清洁、干燥，密切观察体温变化，遵医嘱合理使用抗生素。

（10）加强基础护理、生活护理：按照患者护理级别定时巡视患者，每天 2 次口腔护理、尿道口护理。及时了解患者需求，协助患者服药、进食、穿衣、沐浴、盥洗和如厕等。

（三）健康指导

（1）嘱患者加强营养，多食高蛋白、高维生素、易消化的饮食，禁食辛辣、刺激性、坚硬、易胀气食物，忌烟酒。保持情绪稳定，精神愉快。

（2）术后需充分休息，根据体力逐步增加活动量。坚持术侧抬手、爬墙、扩胸运动。避免屏气，避免使用爆发力。如有胸痛、气短、呼吸困难等症状，应立即返院治疗。

（3）嘱患者术后 1 个月门诊复查。

（冀　琨）

第三节　血胸患者的护理

【概述】

血胸（hemothorax）是指胸部穿透伤或非穿透伤引起的胸膜腔内积血。当血胸与气胸同时存在时，称为血气胸。胸膜腔内积血是胸部创伤后常见的并发症，约 70% 的胸部创伤中存在不同程度的血胸。心脏及胸内大血管损伤是创伤早期死亡的一个重要原因。

（一）病因

胸部开放性损伤和闭合性损伤均可造成血胸。胸膜腔积血主要来源于四个方面：

（1）肺组织裂伤出血：肺组织裂伤虽可引起出血或形成血肿，但一般量不大，可在短期内自行停止，需行开胸探查者不多。

（2）肋间动脉、静脉和胸廓内动脉、静脉损伤出血：出血常不易自止而呈持续性，故常需要开胸手术止血。

（3）肺门、纵隔血管受损出血和心脏破裂出血：出血量多而迅猛，多致命，往往因现场来不及抢救而死亡。

（4）膈肌穿透伤：血胸发生后根据致伤因素导致的损伤程度、伤后时间的长短、胸腔内出血量和速度，机体可出现一系列病理生理改变。①大量胸腔内出血导致不同程度的贫血、血容量不足，发生出血性休克。②胸膜腔内积血压迫患侧肺组织和纵隔，导致肺萎陷和纵隔向健侧移位，减少通气，严重影响呼吸循环功能，出现呼吸困难及组织缺氧。③大量而迅速的胸内出血，可使膈肌、心脏、肺组织运动所引起的去纤维蛋白作用不完全，甚至失效。胸内积血可凝成血块而形成“凝固性血胸”。④血块机化后形成纤维组织，限制肺的膨胀而影响呼吸功能。⑤胸腔内积血也利于细菌的生长繁殖，特别是有穿透伤或有异物存留者，可导致脓胸的发生。

（二）临床表现

根据胸腔内积血量多少，血胸可分为少量血胸、中量血胸和大量血胸。积血量不同临床表现也不同，积血越多病情越重。

（1）少量血胸：胸腔积血量在500ml以下，临床上可无症状。X线胸片显示肋膈角变钝，液面不超过膈顶。

（2）中量血胸：胸腔积血量在500~1000ml。临床可出现内出血征象，表现为头晕乏力、面色苍白、四肢湿冷、烦躁不安、脉搏细快、血压下降等。肺受压及纵隔移位可引起胸疼、胸闷、心慌、呼吸困难，甚至休克。体检可见气管向健侧移位、伤侧胸廓饱满、呼吸运动减弱、积血部位叩诊呈浊音、听诊呼吸音消失。X线胸片可见积血达肺门水平，积血阴影呈外高内低。如合并气胸时积血阴影上缘为液气平面。

（3）大量血胸：胸膜腔积血量在1500ml以上。内出血征象及肺受压、纵隔移位引起的症状进一步加重。失血性休克和胸膜腔内压增高明显，患者出现呼吸困难、缺氧状况。血胸感染后，可出现畏寒、高热等脓胸症状。X线胸片可见积血阴影超过肺门水平，严重压缩肺脏。

（三）辅助检查

（1）胸部X线检查：少量血胸肋膈角消失；中、大量血胸可见高密度阴影，纵隔移向健侧；血气胸可见液平面。

（2）胸部B超检查：明确胸膜腔积液的量和位置。

（3）胸膜腔穿刺：抽出不凝固血性液体即可确诊。

（4）实验室检查：血常规显示血红蛋白量、红细胞计数和红细胞压积降低。血胸感染时，白细胞计数和中性粒细胞比例明显增高，积血涂片和细菌培养时可发现致病菌。

（四）治疗原则

血胸治疗的重点是：早期诊断，及时胸膜腔穿刺或行胸膜腔闭式引流术。

血胸治疗的原则是：防止休克、积极止血，及时清除胸膜腔内积血、预防感染和防治并发症。

（1）单纯性血胸：少量积血可自行吸收，不需胸膜腔穿刺抽吸治疗。若积血较多，应早期胸膜腔穿刺或闭式引流，抽尽积血，促进肺充分膨胀，以改善呼吸功能。早期行胸膜腔闭式引流的优点是：①有效排除积血、解除心肺压迫。②便于观察引流血量、判断有无进行性出血。

（2）进行性血胸：进行性血胸是手术治疗的适应证。积极补充血容量，抗休克的同时行剖胸探查，手术止血。

（3）凝固性血胸：在出血停止后数天内剖胸，清除积血和血块，以利肺膨胀及防止感染或机化。伤后 7 天内手术时，经小切口剖胸清除凝血块比较容易。时间再晚则血块开始机化，并于肺及胸壁粘连，手术将更困难，创伤也更大。

（4）机化性血胸：至少有 10%~15% 的凝固性血胸将转变为脓胸或机化性血胸，造成肺膨胀不全。形成机化性血胸的时间为伤后 4~6 周，一旦确立诊断，应剖胸行纤维板剥脱术。

（5）脓胸：按脓胸处理原则行胸腔闭式引流术。

【护理措施】

（一）术前护理

（1）血胸患者需做胸膜腔穿刺、胸腔闭式引流术，操作前须向患者及其家属详细说明治疗的目的、意义、方法和预后，以取得患者主动配合。

（2）严密观察病情变化：血胸患者病情变化快，常需密切观察和紧急处置。密切监测，记录神志、血压、呼吸、体温、心率和尿量的变化。

（3）术前补充血容量的护理：快速建立静脉通路，合理安排输液的种类，根据患者的血压、尿量和心肺功能调节输液的速度，保持静脉通路的通畅。

（4）进行性血胸的监测：患者出现以下征象提示为进行性血胸，遵医嘱进行剖胸探查和手术止血的各项准备工作。①脉搏逐渐增快，血压持续下降，或经补液后，血压短暂回升后又迅速下降。②血红蛋白、红细胞计数、红细胞压积持续下降。③胸腔闭式引流血量≥ 200ml/h，并持续 3h 以上。④胸膜腔穿刺抽出的血液很快凝固并且很难抽出。⑤胸部 X 线检查显示胸膜腔阴影继续增大。

（5）保持呼吸道通畅：根据病情给以面罩或鼻导管吸氧，维持正常的血氧饱和度。生命体征平稳后，协助患者采取半坐位，叩背排痰，清除呼吸道分泌物，指导患者练习深呼吸。

（6）加强胸腔闭式引流的护理。

（7）感染性血胸的预防：密切观察患者体温、白细胞计数和中性粒细胞比例的变化，观察局部和全身情况等。保持伤口干燥，定期换药。胸腔闭式引流过程中保持密闭、无菌和通畅，遵医嘱合理应用抗生素。

（8）心理护理：血胸患者易产生紧张、焦虑的情绪。出血量大时患者常出现恐惧、濒死感，此时要关心、体贴、安慰患者及其家属，向患者讲解手术的必要性、手术方式、注意事项。教会患者自我放松的方法，尽量使患者保持镇静，增强其战胜疾病的信心，积极主动配合治疗。

（9）术前常规准备：X 线胸片、CT、心电图、B 超、实验室等检查。遵医嘱行抗生素皮试，抽血样交叉配血、备血。术前完成备皮，留置导尿管，更换清洁病号服。

（二）术后护理

（1）全麻术后护理：患者回病房后，责任护士向麻醉医生了解麻醉和手术方式、术中情况、切口和引流情况。严密监测血压、脉搏、体温、呼吸、尿量、血氧饱和度和神志变化。持续心电监护，遵医嘱给予低流量吸氧。床栏保护防止坠床，注意保暖，记录出入量。麻醉清醒前，去枕平卧，头偏向一侧。血压平稳，清醒后置患者于半卧位。术后第二天起，病情稳定后，增加床上运动，做呼吸、咳嗽训练，并在护士搀扶下适当下床沿床边做缓慢活动。术后第三天，鼓励患者下床活动，做深呼吸、咳嗽、咳痰，促进肺复张。对于年老体弱者相应推后活动进度。

（2）保持病室环境安静、整洁，温湿度适宜。定时开窗通风，防止院内交叉感染。

（3）呼吸道管理：加强肺部物理治疗，进行常规雾化吸入，定时协助患者翻身、叩背、咳嗽、咳痰，必要时行纤维支气管镜吸痰，保持呼吸道通畅。

（4）伤口观察和护理：注意观察伤口有无渗血、渗液，及时通知医生更换敷料。保持伤口敷料清洁、干燥。

（5）管路观察及护理：套管针固定妥善，静脉输液管路保持通畅，穿刺局部注意有无红肿、疼痛、渗出等。按照尿管护理常规进行护理，遵医嘱术后第一天拔除尿管，拔管后注意观察患者排尿情况。

（6）疼痛护理：评估患者疼痛程度。对有镇痛泵患者，教会患者使用方法，注意检查管路是否通畅，评价镇痛效果是否满意。遵医嘱使用止痛药物。提供舒适安静、温湿度适宜的休养环境。

（7）加强胸腔闭式引流管的护理。

（8）饮食护理：嘱术者术后早期进食应少食多餐、循序渐进。选择高蛋白、高维生素、高营养、易消化的饮食，忌食生、冷、硬、辛辣、刺激及易产气的食物。

（9）预防肺部和胸部感染：行胸膜腔穿刺、胸腔闭式引流、伤口换药时，严格无菌操作。密切观察体温变化，遵医嘱合理使用抗生素。

（10）加强基础和生活护理：按照患者护理级别和病情，定时巡视患者，每天 2 次口腔护理，尿道口护理。及时了解患者需求，协助患者服药、吃饭、穿衣、沐浴、盥洗和如厕等。

（11）预防术后并发症：血胸开胸止血后，再出血的机会不多，但术后仍应严密观察，术后胸腔感染的可能性较大。保持引流管、呼吸道和静脉通道通畅，鼓励患者咳嗽、咳痰，促进肺膨胀，减少胸内积气、积血及残腔的发生。

（三）健康指导

（1）向患者宣教深呼吸、有效咳嗽、咳痰的治疗意义、方法和注意事项，鼓励患者在手术后积极配合治疗。

（2）教会患者胸腔闭式引流的自我护理方法，保持闭式引流的密闭、无菌和通畅。

（3）嘱患者加强营养，多食高蛋白、高维生素、易消化的饮食，禁食辛辣、刺激性、坚硬、易胀气的食物。禁烟酒；保持情绪稳定，精神愉快。

（4）嘱患者出院后定期复诊。遇有胸疼、气短、呼吸困难等症状立即返院治疗。

（冀　琨）

第四节　脓胸患者的护理

【概述】

脓胸（empyema）是指脓性渗出液积聚于胸膜腔内的化脓性感染，是胸部常见病之一，多见于青壮年。脓胸根据病程长短，临床分为急性脓胸和慢性脓胸两大类，病程少于 3 个月为急性脓胸，超过 3 个月为慢性脓胸。根据病原菌不同，可分化脓性脓胸、结核性脓胸及其他特异病原所致的脓胸；

按胸膜腔受累及范围，可分为局限性脓胸和全脓胸。

一、急性脓胸

（一）病因

急性脓胸多为继发性感染，最常见的原发感染灶来自于肺。常见致病菌为金黄色葡萄球菌，其次是肺炎球菌、大肠杆菌、铜绿假单胞菌、真菌、结核杆菌和厌氧菌等。致病菌进入胸膜腔的途径有：

（1）直接由化脓病灶侵入或破入胸腔，或因外伤、手术感染胸膜腔。常见支气管炎、支气管胸膜瘘、结核空洞破溃等情况下病菌进入胸腔。肺脓肿或结核空洞破溃可产生脓气胸，有支气管胸膜瘘时，脓胸感染常为混合性感染，若有厌氧菌感染，则为腐败性脓胸，有恶臭气味。

（2）胸部创伤所导致的感染，如刀枪、弹片、骨片、异物等带入致病菌，在胸腔内残留，常有血胸合并存在，易引起胸膜腔内化脓性感染。食管、支气管，或肺手术后并发食管吻合口瘘、支气管胸膜瘘、肺泡胸膜瘘等常合并脓胸。心脏、大血管、纵隔及其他胸内脏器手术时，胸腔污染或胸腔积液，继发感染或炎症蔓延，也可引起脓胸。

（3）经淋巴途径播散：临近器官或组织化脓性病灶蔓延，肝脓肿或膈下脓肿可直接侵犯、穿透膈肌，通过附近淋巴管回流扩散到胸膜腔形成脓性。纵隔淋巴结炎、纵隔淋巴结结核、纵隔脓肿、化脓性心包炎等，均可侵及胸膜或溃破入胸膜腔，形成脓性。

（4）血源性播散：败血症或脓毒血症时，致病菌经血液循环进入胸膜腔。

（5）其他：如自发性气胸引流后引起感染，自发性食管破裂、纵隔畸胎瘤感染破裂，均可形成脓性。

（二）临床表现

呼吸困难常为主要表现，患者常有胸痛、高热、呼吸急促、食欲缺乏、周身不适等征象。重度脓胸可有咳嗽、咳痰、发绀、杵状指等症状，有时不能平卧，患侧呼吸音减弱、肋间隙饱满，纵隔向对侧移位，气管及心浊音界略偏向健侧。听诊呼吸音减弱或消失，语颤减弱。肺炎后的急性脓胸多在发生肺炎消退后 1~2 周，患者突感胸痛，体温升高，有时持续性高热，肺炎尚未消退，随之出现脓胸。

（三）辅助检查

（1）X 线检查：患侧胸腔显示有积液引起的大片密度增高阴影。

（2）血常规检查：白细胞计数和中性粒细胞比例升高。

（3）B 超检查：明确胸腔积液的部位和积液量。

（4）胸膜腔穿刺：常可抽出脓液。

（四）治疗原则

急性脓胸治疗原则是：排出脓液、抗感染及全身支持治疗。

（1）根据脓液细菌培养和药敏试验，选用有效、足量的抗生素。

（2）彻底排净脓液，促进肺早日复张。方法：尽早、反复实施胸膜腔穿刺抽出脓液并胸腔内注入抗生素。若脓液黏稠、量多或脓气胸者，应及早施行闭式胸腔引流术。

（3）控制原发感染灶。

（4）全身支持治疗，如补充营养，纠正水、电解质平衡。

二、慢性脓胸

（一）病因

慢性脓胸在急性脓胸的基础上，随着病情的发展，毛细血管及炎性细胞形成肉芽组织，纤维蛋白沉积在脏、壁层胸膜上形成纤维板，构成脓腔壁，腔内有脓性沉积物和肉芽组织，纤维板束缚肺组织，限制膨胀，胸廓受牵拉而内陷，纵隔向患侧移位。

发病的主要原因：

（1）急性脓胸就诊过迟或未及时治疗。

（2）急性脓胸处理不当，如引流太迟、引流管过细、引流位置不当致使排脓不畅，或引流管拔除过早。

（3）脓腔内存留异物，如引流管残端、棉球等。

（4）与脓腔相通或毗邻的感染灶未去除，如食管瘘、膈下脓肿、肋骨骨髓炎等。

（5）特殊病原菌存在，如结核杆菌、放线菌等引起的慢性炎症。

（二）临床表现

由于长期感染和慢性消耗，患者出现慢性全身中毒症状，低热、乏力、食欲缺乏、消瘦、营养不良、贫血、低蛋白血症等。体格检查可见胸廓塌陷，肋间隙变窄，呼吸音减弱或消失，纵隔向患侧移位，脊柱侧弯，杵状指（趾），叩诊实音等。

（三）辅助检查

（1）X线检查：患侧胸廓内陷，肋间隙变窄，膈肌升高，纵隔移向患侧，患侧有大片密度增高阴影。若有液平面存在，说明有支气管胸膜瘘。

（2）CT检查：可显示脓腔的范围和部位。

（3）血常规检查：可出现血红蛋白和红细胞降低。

（4）生化检查：血浆蛋白、白蛋白降低。

（四）治疗原则

慢性脓胸治疗原则是：去除致病原因，消除脓腔，提高抗病能力，消除慢性脓胸因素，闭合胸腔，消除感染，尽力使受压的肺复张，恢复肺功能。改善全身情况，消除中毒症状和营养不良，纠正低蛋白血症和贫血，给予适量有效抗生素控制感染。常用的手术方法：

（1）改进引流。

（2）胸膜纤维板剥脱术。

（3）胸廓成形术。

（4）胸膜肺切除术。

【护理措施】

（一）术前护理

（1）改善呼吸功能：加强肺部物理治疗，进行常规雾化吸入，取半卧位，以利于呼吸和引流。定时协助患者翻身、叩背、咳嗽、咳痰，必要时行纤维支气管镜吸痰，保持呼吸道通畅。有支气管胸膜瘘的患者，根据脓腔部位采取体位，避免脓液流向健侧或发生窒息。

（2）降温护理：高热患者给予物理或药物降温，补充含盐饮料。根据脓液的细菌培养和药敏试验选用有效、足量的抗生素。

（3）改善营养：患者因慢性病长期消耗，全身营养状况差，术前应尽快纠正。选用高蛋白、高热量、高维生素的饮食。遵医嘱酌情给予少量、多次成分输血。

（4）体位引流排痰：适用于痰液较多的患者，可达到术前控制痰量、减轻肺内感染的目的。3~4次/d，15~30min/次。体位引流时鼓励患者做深呼吸并轻拍患者前胸和后背，以使支气管内的痰液松动，同时遵医嘱给予解痉、祛痰药物。术前尽量把痰液控制在50ml/d以下，如痰量逐渐减少，中毒症状减轻，提示体位引流有效。反之则应查找原因，重新确定病变部位及引流体位。合并支气管胸膜瘘的患者禁体位引流。

（5）术前协助医生完善各重要脏器功能的详细检查，测凝血酶原时间等实验室检查。

（6）心理护理：急性脓胸患者发病急、病情重，患者常感到紧张、焦虑。护士在严密观察病情变化的同时，应注意消除患者的紧张情绪。慢性脓胸患者一般情况较差，常表现情绪低落、顾虑重重、疲乏等，护士应经常巡视患者，耐心解答患者提问并满足患者的合理要求，使患者了解手术的作用和意义，主动协助患者做好生活护理，帮助患者树立战胜疾病的信心。

（二）术后护理

（1）胸膜腔引流的护理：有效引流是保证手术成功、减少术后并发症的关键。闭式引流管应保持通畅，准确记录引流液量、性质、颜色，对于胸膜腔开放引流的患者，应及时配合医生更换被脓液浸湿的敷料。急性脓胸大量积液引流时，应缓慢引流，同时应注意观察呼吸及循环功能的变化。

（2）疼痛护理：指导胸廓成形术患者做腹式深呼吸，减少胸廓运动，采取镇痛措施。

（3）胸部加压包扎：胸廓成形术后有效包扎胸部是手术成功的关键因素。护士应随时观察并调整包扎的松紧度：过松不能控制反常呼吸运动，出现软化胸壁浮起而导致手术失败；过紧则可严重限制胸廓运动而使肺通气障碍，导致患者缺氧。

（4）促进肺膨胀：胸膜纤维板剥脱术后应协助患者有效咳嗽排痰，经常做深呼吸和吹气球运动，促使肺充分膨胀，消除脓腔。

（5）术后并发症的观察和护理：①胸腔内出血：胸膜纤维板剥脱术后胸腔内的血性渗出较多。应密切观察引流量，尤其是术后早期数小时内的引流量以及患者的全身情况。如发生进行性血胸而保守治疗效果不佳时，即应做好急症手术准备。②肺部感染和肺不张：术后患者如出现气促、缺氧、心率快、气管向手术侧移位、术侧肺呼吸音明显降低且叩诊呈实音，提示肺不张。如同时出现高热、咳出脓性痰、周围血中白细胞总数升高，应考虑为肺部感染。处理方法：除应用大量有效抗生素、对症及支持治疗外，重点是要保持患者呼吸道通畅，帮助患者进行有效的咳嗽排痰。③支气管胸膜瘘：支气管胸膜瘘患者的护理同肺癌患者的护理。

（6）生活护理：脓胸患者久病卧床，营养状况差，极易发生褥疮。应注意保持病床干净、平整，定时协助患者翻身和肢体活动，观察并按摩受压皮肤，预防褥疮的发生。如合并支气管胸膜瘘的患者，应避免健侧卧位。

（三）健康指导

如术后无并发症发生，2周后即进入康复期。

（1）教会急性、慢性脓胸患者自我保健的知识和方法，合理安排休息、活动、饮食等。

（2）告知患者近期要避免上呼吸道感染，出院后逐步进行增加肺活量的锻炼。

（3）告知患者忌烟酒，加强饮食营养，增强抗病能力。

（4）嘱患者加强功能锻炼。指导胸廓成形术患者早期开始正确姿势训练，指导患者在生活、工作中注意保持直立姿势，头端正、肩摆平、腰挺直，减少脊柱侧弯和术侧肩下垂的发生，避免上肢畸形。

（冀　琨）

第五节　肺癌患者的护理

【概述】

肺癌（lung cancer）多数起源于支气管上皮，因此也称作支气管肺癌（broncho pulmonary carcinoma）。我国城市居民中肺癌发病增长速度已跃居所有恶性肿瘤的首位，成为严重危害人民健康和生命的常见病。肺癌发病年龄多在40岁以上，男性多见，男女之比（3~5）:1。目前，女性肺癌的发病率也明显增加。

肺癌的手术方式呈微创化趋势。随着外科手术技术及麻醉技术的飞速发展，选择性单肺通气的运用，多数肺癌的外科治疗可以完全通过微创手术完成。目前，肺癌微创手术治疗主要有两种方法：①胸腔镜肺癌手术。②不切断肌肉的小切口肺癌手术。这两种方法与传统的胸部后外侧切口开胸手术比较，均具有创伤小，恢复快，出血、输血少，对心肺功能损伤小，开、关胸时间短，术后并发症少等优势。目前胸腔镜肺叶切除术正在临床上推广和运用。

吸烟人群中易患肺癌者与下列因素有关：

（1）吸烟20年以上。

（2）20岁以下开始吸烟。

（3）每天吸烟20支以上。

（4）每次吸进的烟量多，且大部分吸入肺部。

（5）伴有慢性支气管炎且同时吸烟。

目前吸烟的青少年，其致癌的危害性需在若干年以后才能显示出来。研究证明，发育时期的青少年肺组织对致癌物更敏感，未来患肺癌的危险性更高。全社会都应大力宣传戒烟，同时采用科学的戒烟方法，提高戒烟的成功率。

（一）病因

（1）长期大量吸烟：吸烟是肺癌最基本的高危因素。吸烟者肺癌死亡数约为不吸烟者的10倍以上。吸烟量与肺癌的发生之间有剂量反应关系，戒烟后可减少肺癌发生的危险。临床上常以吸烟指数即：（每天吸烟数量 × 吸烟的总年数）的数值来表示患肺癌的风险。一般认为吸烟指数 > 400，为重度吸烟者，其患肺癌的危险大为增加。吸烟与鳞癌、小细胞肺癌的发生关系更为密切。

（2）长期接触某些化学和放射性物质：某些工业部门和矿区职工，长期接触石棉、铬、镍、铜、锡、砷及放射性等物质，肺癌发病率较高。

（3）大气污染：城市居民肺癌的发病率高于农村，可能与市区的大气污染和烟尘中致癌物质含量较高有关。家庭炊烟的小环境污染因素也不可忽视。

（4）人体内在因素：免疫状态、代谢活动、遗传因素、肺部慢性感染等，可能对肺癌的发生有影响。

（5）其他因素：肺癌分子生物学研究表明，P53 基因、nm23-H_1 基因等与肺癌的发生有密切关系。

（二）临床表现

肺癌的部位、大小、是否压迫和侵犯邻近器官，及有无转移等会导致不同的临床表现。

（1）早期症状：咳嗽、血痰、胸痛、发热是肺癌最常见的症状。咳嗽的特点是不可抑制的干咳，多因肿瘤或其分泌物刺激支气管黏膜引起，患者常诉有咳不净的感觉。血痰是肿瘤组织溃破所致，多为痰中带血，大量咯血少见。胸痛多为钝痛，可能是肿瘤侵袭肺内支气管及其周围组织所致，若出现持续、剧烈胸痛，多由肿瘤外侵累及胸膜纵隔所致。发热多由肿瘤致支气管狭窄或阻塞，远侧端分泌物堆积、感染所致，也可为肿瘤坏死吸收中毒所致。

（2）晚期症状：晚期肺癌除了食欲缺乏、体重减轻、倦怠及乏力等全身症状外，可出现癌肿压迫侵犯邻近器官、组织或发生远处转移的症状。如，肿瘤直接压迫或转移至纵隔淋巴结，压迫喉返神经而至声音嘶哑；癌肿压迫或侵犯食管引起吞咽困难或气管－食管瘘；肿瘤侵犯纵隔，压迫上腔静脉，使之回流受阻，头面部、颈部和上肢水肿以及前胸部瘀血和静脉曲张，出现上腔静脉综合征；癌肿压迫颈部交感神经，出现病侧眼睑下垂、瞳孔缩小、眼球内陷、同侧额部及胸部无汗或少汗的 Horner 综合征；癌肿压迫臂丛神经，患侧上肢出现疼痛、麻木、无力等。癌肿向远处转移，可出现锁骨上下淋巴结转移、骨转移、脑转移、肝转移等。

（3）肺外表现：肺外表现又称作副癌综合征，是指与肺癌有关，但与肿瘤的压迫、转移以及肿瘤的治疗均无关系的一组内分泌、神经肌肉或代谢异常的综合征，如肾上腺功能亢进、高钙血症、高血糖、类癌综合征、Cushing 综合征以及杵状指、肥大性骨关节病等。

（4）体征：肺癌早期多无明显的阳性体征，主要是检查锁骨上淋巴结有无肿大，以判断有无远处转移。

（三）辅助检查

（1）胸部 X 线检查：胸部 X 线检查是诊断肺癌的重要手段。早期呈孤立性球形阴影或不规则小片浸润；晚期肺野或肺门可见较大的肿物结节，分叶状，周围有毛刺。若肿瘤坏死中心有液化时可见厚壁偏心性空洞，若有支气管梗阻，可见肺不张。

（2）CT 和 MRI 检查：CT 和 MRI 检查易检出微小病灶和 X 线检查不易发现的隐蔽区病灶，如肺尖、膈上、脊柱旁、心脏后和纵隔等处的病灶。

（3）痰液细胞学检查：中央型肺癌，尤其伴有咯血者，表面脱落的癌细胞随痰咳出，易于痰中检测到癌细胞。

（4）纤维支气管镜检查：纤维支气管镜检查对诊断中央型肺癌非常有价值。可直接观察到管腔外受压狭窄和癌肿部位、大小及范围，进行涂刷细胞学、钳取活检、局部灌洗等检查。

（5）经胸壁肺穿刺检查：经胸壁肺穿刺检查主要用于周围型肺癌，在其他方法不能确认组织学诊断时采用。在胸部 X 线或 CT 监视下穿刺可确定病灶的位置。

（6）正电子发射断层扫描（PET）：PET 对鉴别肺内肿块的良恶性、纵隔淋巴结肿大是否转移有帮助。

（四）治疗原则

肺癌以手术治疗为主，结合放射、化学药物、中医中药以及免疫治疗等综合方法。非小细胞癌病灶小并局限于支气管和肺内，未发生远处转移，均应采用手术治疗。小细胞癌远处转移较早，可采用化疗→手术→化疗、化疗→放疗→手术→化疗或化疗→放疗→化疗，以及附加预防性全脑照射等综合治疗，以提高疗效。

（1）手术治疗：适于肺癌病灶较小，局限在支气管肺内，尚未发现远处转移者。中央型肺癌一般需切除病变处肺叶，或单侧肺及其局部区域的淋巴结；周围型肺癌需切除肺叶及淋巴结。原则上尽可能保留健康的肺组织。

（2）放射治疗：放射治疗是消灭局部病灶的一种手段，主要用于手术后残留病灶的处理或配合化疗。晚期患者放疗可减轻局部症状。

（3）化学治疗：其目的是防止癌肿转移复发，提高治愈率。对于分化程度低的肺癌，尤其是小细胞癌疗效较好。可减轻晚期肺癌患者症状，延缓病情进展。

目前，肺癌治疗多采用手术与放疗或化疗结合的综合疗法。

【护理措施】

（一）术前护理

（1）戒烟：吸烟会刺激肺、气管和支气管黏膜，使分泌物增加而导致肺部感染。患者术前 2 周应戒烟，咳痰量多者记录痰量。

（2）控制感染和促进排痰：伴有慢性支气管炎、肺内感染、肺气肿的患者，结合痰液及咽部分泌物细菌培养，应用抗生素、支气管扩张剂、祛痰剂等药物。大量分泌物时，先行体位引流，如痰液黏稠且不易咳出时，配合超声雾化吸入，效果不好必要时应经支气管镜吸出分泌物。

（3）营养支持：为患者提供高热量、富含蛋白与高维生素的食物，改善机体营养状况。增加液体摄入，以稀释痰液利于排除。开胸术后第一天，即可给予患者流质饮食，如无不适，第二天就可进半流食。术后 3~5 天未解大便者，可遵医嘱给予缓泻剂或灌肠治疗。

（4）心理指导：提供给患者安静、舒适的环境，减少压力刺激。鼓励患者说出内心感受及担心害怕的事物，提供情绪支持和咨询。指导患者学会放松，采用转移注意力的方法，调整患者的心理压力。实行保护性医疗制度，根据患者的心理接受能力介绍病情，给予健康指导，说明手术及检查的安全性、必要性，向患者及其家属详细讲解手术方案，说明手术中和手术后可能出现的问题，指导患者配合各种治疗和护理，帮助患者树立治愈疾病的信心，加强与患者之间的沟通，动员其亲属给患者以心理和经济方面的支持，建立良好的医护、患关系。

（5）术前常规准备：①一般准备：手术前 1 天为患者抽血样备血，作皮试以备术后应用抗生素。

手术前1天下午，为患者做皮肤准备，并叮嘱或协助患者剪指（趾）甲，督促其洗澡、更衣。备皮范围（如行左侧开胸）为：上界至颈部，下界至过脐的水平线，左侧至后正中线（包括左腋部），右界至右锁骨中线。②全麻手术前准备：手术前晚为患者做肠道准备，灌肠后叮嘱患者禁食、水的时间，并告知其目的。睡前常规给予患者服用镇静剂，保证患者安静入睡。

（二）术后护理

（1）全麻未清醒前，保持患者平卧位，头偏向一侧，防止呕吐物误入气道而引起窒息。观察患者生命体征及瞳孔、意识变化，经常呼唤患者的名字，确定患者的意识情况。根据情况适当约束患者的四肢，加床栏保护，避免麻醉清醒前的躁动引起患者误伤、坠床等意外伤害。麻醉清醒后，血压平稳后改为半坐位。肺叶切除患者可取侧卧位，一侧全肺切除患者，避免完全侧卧，防止纵隔移位压迫健侧肺，可以采取1/4侧卧位。

（2）加强监测和病情观察：应用多功能心电监护仪对患者的血压、心率、心律、呼吸、血氧饱和度进行持续监测，及时发现异常，通知医生积极处理。密切观察患者呼吸频率、节律、深度的变化，及有无缺氧状况，观察皮肤、甲床及黏膜颜色变化。

（3）保持呼吸道通畅和改善通气功能：术后带气管插管返回病房的患者，应严密观察导管的位置，防止滑出或移向一侧支气管，造成通气量不足，注意观察呼吸深度、频率、动脉血氧饱和度是否正常。及时清除呼吸道内分泌物，吸痰前、后将氧浓度调至100%，每次吸痰时间不超过15s，以免发生缺氧。痰液黏稠时，采用超声雾化吸入，在吸入的液体中加入抗生素、激素等。术后每1~2h鼓励或协助患者翻身、拍背，促进痰液排出，必要时行纤维气管镜吸痰。鼓励患者克服疼痛，运用术前学习的咳痰方法，进行有效咳嗽，观察痰液的性质和量。指导患者咳痰时用枕头或手按压伤口，以减轻疼痛，必要时遵医嘱服用止痛剂。遵医嘱低流量吸氧，保持病室温度20~25℃、相对湿度50%（±10%），每天按时通风换气。

（4）缓解疼痛：开胸手术损伤较大，术后疼痛严重，不仅影响休息，诱发神经性低血压，还制约呼吸深度和咳嗽排痰，容易并发肺不张和肺炎。因此，术后止痛非常重要。术后48~72h内，可遵医嘱间断给予或用微量泵持续泵入止痛剂，用药后注意观察患者的呼吸频率、有无呼吸抑制。①遵医嘱肌内注射哌替啶或者吗啡，应短暂使用，否则易成瘾，剂量大时会抑制呼吸。②肋间神经阻滞，止痛效果较好，但只能提供短暂止痛。③胸段硬膜外麻醉，止痛确切，明显减少呼吸道并发症，对呼吸及消化系统均无影响，是目前胸部手术后最佳止痛方法，但此法须由麻醉医师处理，限制了此法的广泛应用。④周围静脉持续输入镇痛剂，常用吗啡、芬太尼及曲马朵。常见并发症有恶心、呕吐、尿潴留和出汗，严重时有呼吸、循环及中枢抑制。使用时必须密切观察。

（5）加强腹式呼吸和有效咳嗽训练：①腹式呼吸是以膈肌运动为主的呼吸。指导患者通过鼻腔吸气，吸气时使腹部向外膨起，屏气1~2s，以使肺泡张开；呼气时，使气体慢慢从口中呼出。②训练患者有效咳嗽时，让患者尽可能坐直，进行深而慢的腹式呼吸，咳嗽时口型呈半开状态，呼吸后屏气3~5s后用力从肺部深处咳嗽，不要从口腔后面或咽喉部咳嗽，以2次短而有力的咳嗽将痰咳出。也可以指导患者使用深呼吸训练器进行练习。

（6）胸腔闭式引流的护理：胸膜腔独特的生理特征是负压，负压是维持肺气体交换的重要条件。开胸术后，为了及时排除胸膜腔内的积气、积液，调节胸腔压力，促进肺复张，术中常规放置胸腔闭式引流管。上胸闭式引流管放置在患侧锁骨中线第 2 肋间，目的是排除积气；下胸闭式引流管放置在患侧腋中线第 6~8 肋间（根据患者具体情况及肺脏高低而定），目的是引流胸腔积液。①术后，护士应密切观察引流管内排出积气、积液的量、颜色、性质，如果引流液连续 3h 超过 100ml/h，颜色鲜红，有血凝块，同时伴有血压下降、脉搏增快、尿量减少等低血容量表现，表明胸腔内有活动性出血，要立即通知医生采取必要的急救措施。②注意观察水封瓶内水柱波动情况，保持引流管通畅。全肺切除的患者，不放置胸腔闭式引流管或放置胸腔闭式引流管，但早期常常持续夹闭、间断开放，使手术侧胸膜腔内保留适量的气体和液体，以维持两侧胸膜腔内压力的相对平衡。此时，护士应重点观察患者气管位置是否居中，以判断患者是否有纵隔摆动。如气管明显向健侧偏移，应立即听诊肺部呼吸音，以排除肺不张。然后可开放钳闭的胸腔闭式引流管，使患侧胸膜腔内气液体缓缓引出，纵隔即可恢复至中立位。应注意控制引流速度，过快、过量放出胸腔内的气体和液体，患者可能会出现胸痛、胸闷、呼吸困难、心动过速、甚至低血压、休克等症状。③定期检查，保证整个引流系统处于密闭状态，并注意观察伤口及引流口周围有无皮下气肿。患者翻身时，注意保护引流管避免牵拉、受压和外脱。如无明显胸腔积气、积液征兆，X 线胸摄片示肺已复张，患者病情平稳，可考虑拔管。

（7）预防感染发生：严格遵守无菌操作原则，保持伤口敷料清洁、干燥，有渗出液及时告知医生，给予换药。妥善固定胸腔闭式引流管，为防止管路阻塞术后定期挤压管路，随时保持通畅。每周更换 1 次引流瓶，记录量和更换水封瓶时严格无菌操作，保持引流瓶位于胸部伤口以下 60~80cm，防止引流液倒流引起胸腔感染。遵医嘱使用抗生素治疗，并注意观察用药后的反应。

（8）术后鼓励患者早期上肢功能锻炼和下床活动：术后次晨生命体征平稳时，开始指导患者进行手和肩部的功能训练，术后第 2 天可在床旁移步。目的是预防术侧肩关节强直及失用性萎缩，预防肺不张、下肢静脉血栓、精神抑郁，改善通气及循环。活动时注意妥善保护各种管路，同时保持心电监护，活动量根据病情确定。

（9）加强基础和生活护理：告诉患者责任护士的工作内容，按护理级别巡视病房，及时发现并主动解决患者的基础需要、生活需要。将毛巾、卫生纸、水杯等常用物品放在患者容易拿到的位置。帮助或协助患者完成晨晚间护理、周清洁护理。积极鼓励患者独立完成力所能及的事情，逐步完全自理。

（10）术后常见并发症及护理：①胸膜腔内活动性出血：多在术后数小时内发生，临床表现与出血量及速度有直接关系。护士应严密观察生命体征，定期检查切口敷料及引流管旁有无出血或渗血，严密观察胸腔闭式引流液的颜色、性质、量并记录。发现有活动性出血，需加快输血、补液速度，遵医嘱使用止血剂，不断挤压胸引管，保证胸内积血顺利引出，同时做好剖胸探查的各项准备。②肺不张、肺炎：开胸术后较常见。患者出现烦躁不安、不能平卧，发热、气促、喘鸣、发绀、呼吸困难、心律失常等症状。护士应立即协助医生进行鼻导管深部吸痰或行支气管镜吸痰，病情严重时可行气管切开，以确保呼吸道通畅。③支气管胸膜瘘：支气管胸膜瘘是较严重的术后并发症，多出现在术后 1~2 周内。表现为持续高热、患侧胸痛、呼吸困难、刺激性咳嗽，咯出脓血性痰，并随体位的改变而加重。胸部 X 线检查见液气胸征象。查体气管向健侧偏移，患侧上胸部叩诊呈鼓音，下胸部叩诊呈浊音、呼吸音低。胸膜腔穿刺可抽出大量与患者咳出物性质相同的脓液。支气管胸膜瘘一旦确诊，立即置患者于患侧卧位，以防止胸膜腔内脓液涌入支气管而发生窒息。同时配合医生再次行胸膜腔闭式引流，按急性脓胸护理。

（三）健康指导

（1）反复向患者宣讲空气污染对肺部健康的危害，鼓励患者戒烟。

（2）术后需要化疗或放疗时，告知患者放疗和化疗的治疗意义，使之主动配合并按时接受治疗。

（3）出院返家后数周内，继续坚持深呼吸及肩臂运动，避免过度疲劳，运动应量逐渐增加，以活动时不出现心悸、气短、乏力等症状为标准。

（4）向患者宣教预防呼吸道感染的重要性。嘱患者术后一段时间内避免出入公共场所，不与上呼吸道感染的患者接触，避免与烟雾、化学刺激物接触，坚持戒烟。一旦发生呼吸道感染，及时返院就医。

（5）患者如出现创口疼痛、剧烈咳嗽及咯血等症状时，立即返院检查和治疗。

（6）40 岁以上的成年人，需定期进行胸部 X 线检查，尤其是反复呼吸道感染久咳不愈、咳血痰者应提高警惕，以求早诊早治。

（冀　琨）

第六节　食管癌患者的护理

【概述】

食管为肌性管道，上连咽部，平第 6 颈椎、位于气管后面进入后纵隔，通过食管膈肌裂孔进入腹腔与胃贲门相连，长 25~28cm。食管癌主要是指来自食管黏膜鳞状上皮细胞的恶性肿瘤，是威胁人类健康的常见恶性肿瘤之一。我国是世界上食管癌高发区，男性多于女性，多在 40 岁以上发病。患病与饮食习惯有关，区域性明显。河南省发病率最高，四川、安徽、湖南等省发病率偏高。

食管癌发生于食管黏膜上皮基底细胞，95% 是鳞状上皮癌，5% 是腺癌。按形态学分型，早期分为隐伏性、糜烂性、斑块型和乳头型，中晚期分为髓质型、溃疡型、蕈伞型、缩窄型和腔内型；按组织学分型为鳞状细胞癌和腺癌。食管癌手术时间长，创伤大，难度高。随着科技进步和外科手术的进展，微创手术——胸、腹腔镜联合进行食管癌根治术已在临床应用，并积累了一定经验。

（一）病因

确切病因目前尚不明确，主要与下列因素有关：

（1）慢性刺激：患者有长期饮烈性酒、吸烟、进食过快、吃的食物过热、过硬。这些物理化学因素造成食管黏膜损伤，引起局部炎性反应及上皮细胞增生，继而发生恶变。

（2）硝酸盐类食物刺激：目前，公认的是食物中含有较高的硝酸盐类的长期作用可诱发食管癌。此外，食物中含有较高的黄曲霉毒素、黑曲霉毒素、镰刀菌毒素以及甲苄亚硝胺、甲基亚硝胺和二乙基亚硝胺等，均是诱发食管癌的主要因素。

（3）口腔卫生不良：口腔清洁不佳或存在慢性疾病。

（4）真菌与亚硝胺有促癌的协同作用。

（5）食物中缺少微量元素：食管癌高发区的调查显示，饮水、食物中的钼、锰、铁、氟、溴、氯、锌、钠、硒、磷、碘的含量低，维生素 A、维生素 B、维生素 C 等缺乏。

（6）遗传易感性：约 60% 的食管癌患者有家族史。

（7）食管自身疾病：如食管白斑、瘢痕狭窄、贲门失弛缓症等疾病，可发生癌变。

（二）临床表现

（1）早期：早期患者多无症状，大口进食时有哽噎感，吞咽时食管内疼痛，胸骨后闷胀隐痛不适、反酸、嗳气，吞咽后食管内异物感。

（2）中期：进行性吞咽困难。进食后呕吐，胸背疼痛，体重减轻。

（3）晚期：饮水困难，恶病质、胸水、腹水。癌肿侵犯食管外组织、器官，可出现声音嘶哑，持续性胸痛、背痛、呛咳及大呕血等。

（三）辅助检查

（1）胃镜。

（2）食管钡餐检查。

（3）食管细胞学检查。

（4）食管气囊拉网查食管脱落细胞。

（5）X 线检查：食管吞钡造影检查表现为食管黏膜皱襞中断、紊乱及消失，食管蠕动波消失，食管壁有充盈缺损或壁龛，食管腔有狭窄或近端扩张。可见外侵组织肿块等。

（6）胸部 CT 检查：可显示食管肿瘤大小、长度、外侵情况及纵隔淋巴结情况。

（7）纤维胃镜检查：可见食管各种病理改变及行活组织病理检查。

（8）内镜超声检查：运用内镜检查，将微型高频探头送入体腔内进行超声体层扫描。

（9）MRI 检查：可显示食管腔内肿物，食管壁增厚，有软组织突出影，肿瘤之上食管扩张，食管与邻近结构之间的脂肪组织消失，食管腔不规则或呈偏心状，形成食管气管瘘，远处转移。

（四）治疗原则

（1）手术治疗：早期食管癌病变在 5~6cm，无远处转移时是手术治疗的最好适应证。通常手术治疗包括：根治性切除术、姑息性切除术和减轻症状手术。一般情况下，在病变的早期进行根治性切除术后，患者 5 年存活率可达 100%。

（2）放射治疗：适用于术前及患者拒绝手术和不能手术的患者。因食管癌多为鳞癌，对放射治疗较敏感，常采用 ^{60}Co、直线加速器、感应加速器等体外或食管内进行照射。

（3）化学治疗：常与手术、放射治疗联合进行，常用的药物有顺铂、长春新碱、丝裂霉素、博来霉素等，以其中 2~3 种联合疗效为好。

（4）内镜下治疗：内镜下治疗方法较多，如 YAG 激光治疗、氦氖激光治疗、微波治疗、电化学治疗、铜蒸气激光动力学治疗，或先用上述治疗使食管梗阻解除后放置记忆支撑支架等。有专家介绍可用“三联疗法”：先用钢蒸气燃料激光照射，用微波治疗后，再行局部注射化学治疗药物氟尿嘧啶 500mg+ 丝裂霉素 8mg，注射时根据病灶大小进行多点注射。上述三种治疗方法可根据病变类型，由医生有选择地进行顺序安排，并不是固定顺序。

（5）其他治疗：如中医中药治疗、免疫生物治疗等，常与上述治疗综合，可起互补作用。

【护理措施】

（一）术前护理

（1）心理护理：向患者解释疾病的有关知识，手术治疗的重要性、目的、手术过程、注意事项以及手术室的环境等，使患者对手术有基本了解，以消除患者焦虑、恐惧的心理，积极配合治疗和护理。鼓励患者表达自身感受，教会患者自我放松的方法，根据个体情况进行针对性的心理护理，鼓励患者家属和朋友给予患者关心和支持。

（2）营养支持：术前评估患者的全身营养状况，指导患者调节饮食结构，加强营养，给予高蛋白、高热量、高维生素、低脂、易消化、少渣软食，半流质或流质饮食。每餐后饮清水数口冲洗食管。对于进食困难者，应禁饮食，给予全胃肠外营养疗法，同时注意血生化的监测，及时纠正贫血、脱水、营养不良，纠正水、电解质紊乱。

（3）注意口腔卫生：指导患者正确刷牙、并用漱口液漱口，齿垢较多、有龋齿或牙周感染者，及时请口腔科医生治疗。保护口腔黏膜、避免损伤。

（4）遵医嘱协助患者完成各项功能和实验室检查。如心电图、B 超、出凝血时间，术晨进行清洁灌肠。

（5）术前常规准备：①呼吸道准备：术前戒烟至少 2 周。对于患有慢性支气管炎、肺气肿的患者，应用抗生素、支气管扩张剂、改善肺功能。术前 1 周学会有效咳嗽，并每天进行腹式呼吸训练。②术前 3 天改为流质饮食，术前 1 天禁食、禁水 6h。对于梗阻明显者给予食管冲洗，以减轻梗阻局部充血水肿，减少术中污染。③术前 1 天协助患者沐浴、更衣、备皮、备血、遵医嘱作药物敏感试验。夜间观察患者睡眠情况，必要时遵医嘱给予镇静催眠药，以保证患者休息好。④结肠代食管者，术前 3~5 天口服新霉素、庆大霉素或甲硝唑，术前 2 天进无渣流食，术前晚餐后进行肠道清洁。⑤术晨测量生命体征，评估患者全身情况。如有发热、血压升高、女性患者月经来潮等情况，及时报告主管医生。⑥术前留置胃肠营养管及胃管（若为食管上段癌和胸腹腔镜进行食管癌切除者，只安置胃管），如通过梗阻部位困难时，不能强行置入，以免损伤和穿透食管。可将胃管留在梗阻部位上方食管内，手术中再放入胃内。⑦遵医嘱给予术前用药，准备好去手术室携带的药品、病历、CT、核磁片子等，麻醉后置尿管。

（二）术后护理

患者回病房后，与手术室护士及麻醉医生严格完成交接患者的工作，了解麻醉、手术方式、手术过程，术中输血、补液、用药情况，检查并保持各种引流管通畅，固定良好。

（1）遵医嘱给患者吸氧，多功能心电监护仪严格动态监测生命体征，每 15~30min 记录监测指标，有异常时及时通知主管医生。床栏保护防止坠床。做好口腔护理、尿管护理，定时翻身改变体位，同时做好皮肤的清洁护理。

（2）全麻清醒前，让患者去枕平卧，头偏向一侧。全麻清醒后，改为半卧位或坐位，并指导患者进行呼吸训练。术后第 1~2 天起半卧位或坐位，同时开始床上活动。术后第三天起，鼓励患者下床活动，同时坚持呼吸操和肢体功能锻炼。

（3）创口观察及护理：严密观察创口有无渗血渗液，如有，及时通知医生并更换敷料。观察创口周围有无皮下气肿，创口每天进行红外线理疗。

（4）胸腔闭式引流的护理：除按常规护理外，应特别注意胸腔引流管中引流液性质、颜色及量，若发现术后引流液为鲜红色，且在200ml/h以上，连续3h，可考虑有进行性出血的可能，通知医生紧急处置，并做好再次手术的准备。若发现术后血清样胸液过多，或粉红色液中伴有脂肪滴时，要警惕乳糜胸的存在。

（5）管路观察及护理：深静脉置管（如锁骨下静脉、颈内静脉等）保持通畅，妥善固定，注意观察穿刺部位皮肤有无红肿、疼痛。尿管按照尿管护理常规进行，术后24h内严格记录尿液颜色和量。一般术后第二天拔除尿管，拔管后注意关注患者排尿情况。

（6）疼痛护理：评估患者疼痛情况，对有镇痛泵患者，注意检查管路是否通畅，评价镇痛效果是否满意。遵医嘱给予镇痛药物，提供安静舒适的休养环境。

（7）胃管的护理：①术后定时挤捏胃管，保持通畅及有效负压，防止急性胃扩张。胃管注意勿折叠、扭曲和受压。②定时检查胃管内置的长度，每天更换固定胃管胶布或小线绳，胶布注意正确粘贴，确保牢固。告知患者保留胃管的重要性，切勿自行拔除。如胃管不慎脱出，切勿自行插入胃管，应立即通知主管医生，由医生重置胃管。③定期观察胃液性状、颜色、量。通常手术当天引流液为暗红色，24h量低于300ml，以后胃液逐渐变浅变清。如术后24h以后仍有新鲜血液流出，立即通知医生给予止血、制酸等药物，必要时再次手术止血。每天观察安置胃管处鼻黏膜情况，调整胃管角度，避免鼻黏膜受压损伤。④胃肠功能恢复后（术后4~6天）遵医嘱拔管。

（8）饮食护理：术后4~6天内禁食。术后5~7天起，开始试饮温热水，每天6次，每次50~100ml。术后9~12天起，试饮水无不适症状者，给予半流食，少食多餐。术后第21天起，可进普食加馒头餐。

（9）维持水电解质平衡。由于患者术前已存在进食困难，术后5~7天内不能进食，故术后早期即可出现水、电解质失衡。术后应遵医嘱及时纠正水、电解质紊乱，并及时补钾。

（10）并发症的预防与护理：①出血：术后患者胃管持续有新鲜血液流出，2h内引流出鲜红色血液量 >100ml，或24h引流血液量 >500ml，胸腔闭式引流量 >200ml，连续3h血色素持续性下降等情况，立即遵医嘱使用止血药。如保守治疗无效则准备再次手术。②食道吻合口瘘：患者术后体温持续升高，脉搏持续在120次/min以上，呼吸浅快，进食后呛咳，胸腔引流管中引流液呈陈旧性并有残渣，闻及引流液有酸臭味，口服美蓝后，胸引管中引流出美蓝色液体。偶有胸腔积液。立即给予患者禁食、行胃肠减压，充分引流；给予营养支持，进行肠外营养、胃肠营养管管喂，做抗感染治疗。③乳糜胸：后期胸腔闭式引流中引出乳白色，应立即停止进食及胃肠营养管管喂，改为肠外营养治疗。保守治疗无效者，再次做好二次手术的准备。④吻合口狭窄：如术后患者进食时出现吞咽困难，只能进食半流质或流质饮食时，给予处理。强调馒头餐坚持3~6个月，必要时进行食管扩张治疗。⑤食管－气管瘘：密切观察术后患者是否出现如下情况：进食、饮水后呛咳，刺激性、体位性咳嗽、咳痰，胸膜腔感染和积液等征象。如有立即禁食、水，行胸腔闭式引流，合理使用抗生素控制胸腔感染，加强营养和支持治疗，做好再次手术和安置支架的准备。

（11）放疗、化疗护理：①行放疗2~3周后，患者易出现放射性食管炎，表现为进食烧灼痛。应告知患者避免进干、硬食物，以免发生食管穿孔。放疗期间因病变部位水肿时进食困难加重，应预先向患者做好解释工作。②化疗时患者常出现恶心、呕吐、脱发、骨髓抑制等反应。鼓励患者坚持完成化疗，并遵医嘱采取降低副作用的各项措施。

（三）健康指导

（1）保持良好的心理状态：协助和指导患者进行有效的角色转换，正确对待疾病，面对现实，增强战胜疾病的信心。

（2）告诉患者术后反流症状严重时，睡眠取半卧位，遵医嘱服用减少胃酸分泌的药物。

（3）遵医嘱合理进食：食管癌患者多进食不畅或进食困难，应遵照医嘱进食低纤维、质软、营养丰富的流质、半流质、软食。术后少食多餐、坐位进餐，进餐后坐位休息 1h，馒头餐坚持 3~6 个月。坚持四忌：忌刺激性食物，忌坚硬食物，忌易胀气食物和忌烟酒。告诉患者术后进食干、硬食物时可能会出现轻微哽噎症状，与吻合口扩张程度差有关，如进半流食仍下咽困难，应去医院复诊。术后 1 个月门诊随访，同时在肿瘤科门诊进行后续治疗。

（4）建立规律、健康的生活方式：每天按时作息、进餐，根据体力参加户外活动。避免熬夜、长时间打牌、玩电脑。告知患者坚持每天做术侧上肢抬手、扩胸运动，告知患者坚持夜间睡觉终身斜坡位。

（5）注意个人卫生：保持口腔清洁，每天刷牙 2 次，养成餐后漱口的好习惯，以防口腔感染、溃疡、糜烂，减轻口臭，利于增进食欲。结肠代食管的患者可能嗅到粪便气味，与结肠液逆蠕动有关，一般半年后症状会逐渐缓解。

（6）预防感冒：指导患者注意按季节增减衣服，不到人群聚集的地方，加强身体锻炼。

（冀　琨）

第六章

心血管外科疾病患者的护理

第一节　先天性心脏病患者的护理

一、先天性心脏病患者一般护理

（一）术前护理

1. 术前护理评估

（1）评估患者及家属对疾病的认知程度。

（2）评估患者的生命体征及临床的阳性体征。

（3）评估患者的既往病史及现病史。

（4）评估患者的安全隐患及潜在危险因素。

（5）评估患者的辅助检查。

（6）评估患者的日常生活能力。

2. 术前护理措施

（1）患者入院后，连续 3 天测 4 次体温，以后改为每天测 1 次体温，体温高者应继续测 4 次体温至正常。

（2）根据患者病情安排相应的膳食：高血压饮食、糖尿病饮食、低盐饮食、低脂饮食。

（3）遵医嘱按护理级别及患者情况安排床位。

（4）注意观察生命体征，如有患者呼吸困难、心慌气短及心功能不全等异常应持续监测，并报告医生。

（5）协助患者完成基础护理，保证患者及病室的清洁整齐。

（6）注意病室内温度，预防感冒；有吸烟史者劝其戒烟。

（7）按病房作息时间督促患者休息，保证患者有充足的睡眠。

（8）每周测体重 1 次。

（9）及时留取各项化验标本。

（10）保证医疗安全，定时巡视病房，防止意外事故发生。老年人、活动不便的患者预防跌倒，小儿防烫伤、坠床等。刀剪等利器及玻璃用品应妥善保管，防止发生意外。

（11）热情、耐心地对待患者，做好心理护理。做好术前宣教以消除患者顾虑，使其能充满信心地接受手术，并做好术后的配合。

（二）术前一天及当天护理

1. 护理评估

（1）评估患者及家属对疾病的认知程度。

（2）评估患者的皮肤情况。

（3）评估患者的各项化验及辅助检查结果。

2. 护理措施

（1）细致了解患者病情、皮肤有无感染灶，发现异常应及时报告医生。

（2）询问患者的过敏史，按医嘱进行有关药物敏感试验。

（3）抽取血标本做血型、交叉配血试验。

（4）遵医嘱进行术野备皮。

（5）做好术前宣教，告知患者在术后监护室将接受的治疗，告知患者各种管道的意义，并指导患者练习深呼吸及床上排尿、排便，告知患者术后限制饮水的重要性。

（6）成人及体重在12kg以上患者，术前晚8:00时以甘油灌肠剂灌肠，睡前按医嘱用安眠药。12kg以下者手术日晨6:00时给开塞露1支。

（7）禁食时间：成人术前8~12h；婴幼儿术前4~6h。

（8）确认患者及家属已签署知情同意书。

（9）遵医嘱注射基础麻醉药。

（10）与手术室护士认真核对患者腕带上的信息。患者自报姓名，核对患者身份，防止接错患者，并在患者核对单上签字。

（三）手术后一般护理

1. 术后护理评估

（1）评估患者的各条管路情况。

（2）评估患者血流动力学参数及临床的阳性体征。

（3）评估患者的安全隐患及潜在危险。

（4）评估监护设备的性能及参数情况。

（5）评估患者的各项辅助检查。

（6）评估患者的用药情况。

2. 术后护理措施

（1）患者返回恢复室后，护士应向麻醉师及手术室护士了解手术方法及手术中的情况，并核对患者的药物浓度、维持用量和各种管道情况。

（2）床边监测患者血流动力学指标，做好心功能的监测，根据患者的皮肤颜色、温度、湿度、有无发绀以及动脉搏动，来观察患者周围循环灌注的情况。

（3）根据患者的血压、中心静脉压、尿量等监测指标补充血容量。

（4）严格掌握经静脉输入的液体量，并准确记录出入量。密切观察水、电解质及酸碱代谢情况，维持患者内环境稳定。

（5）保持各条管路的通畅，如中心静脉插管、气管插管、引流管、导尿管。

（6）妥善固定好气管插管，防止打折、移位或脱出。气管插管套囊不能过度充气，避免长时间压迫气管黏膜引起喉头充血、水肿或痉挛。

（7）观察呼吸机工作情况以及患者的呼吸频率、胸廓起伏、两侧呼吸音是否对称，定时监测血氧分压，并根据血氧分压结果随时调整呼吸机参数。

（8）保持呼吸道通畅：气管内吸痰时要注意观察患者心率（律）、血压、末梢血氧饱和度及颜面口唇颜色的变化。吸痰前后用简易呼吸囊加压给氧。吸痰时间要少于 15s，防止出现由于急性缺氧引起的病情变化。

（9）预防肺部并发症的发生：定时翻身、叩背，拔除气管插管后的患者鼓励咳痰，患者痰液黏稠不易咳出时，要给予超声雾化吸入。保证氧气吸入。

（10）防止患者因清醒前无意识的躁动引起的气管插管、深静脉穿刺管及引流管的移位或脱出，婴儿可以采取约束法达到此目的。

（11）患者清醒前去枕平卧，清醒后取半卧位，以利于患者呼吸及引流液通畅。

（12）体温在 35℃以下的应给予复温，复温速度不宜过快，避免引起高热反应，当体温升至 38℃时给予物理及药物降温。

（13）留置胃管，定时抽吸胃管以解除胃内胀气，并观察胃液的量及颜色，观察肠蠕动恢复时间。

（14）保持引流管通畅，严密观察引流液的性质及量，若单位时间内引流液突然增多，如连续 3h，每小时 > 4ml/kg 时要及时报告医生，做好二次开胸的准备。

（15）执行各项术后医嘱，准确记录护理记录。

（16）注意创口有无渗血、渗液，敷料是否移位。

（17）创口及引流液的观察：观察创口有无渗血；观察并记录胸腔引流液的量及性质。

（18）留置胃管：观察胃液的量和性质，有无消化道出血征象，是否腹胀，肠鸣音的恢复时间及强弱。

（19）神经系统的观察：观察意识状态，有无嗜睡、意识模糊、表情淡漠、兴奋躁动、多语、错觉等症状，瞳孔大小及是否等大、对称，对光反射是否灵敏，肌张力是否减退或增强。

二、肺动脉高压

【概述】

肺动脉高压（pulmonary hypertension，PH）是先天性心脏病患者常见的并发症，通常诊断标准是肺动脉平均压 > 20mmHg，或收缩压 > 30mmHg。临床上可分为动力性、阻力性、动力性及阻力性混合性三种形式。动力性肺动脉高压患者经手术关闭心内分流后，肺动脉压力可即刻下降，可逆性的肺血管病变得到恢复，远期疗效良好。少数阻力性为主的重度肺动脉高压，术后肺血管病变仍会持续发展，肺动脉压力进行性升高，最终导致右心功能衰竭而死亡。

（一）病因

正常肺循环具有很大的扩张性，当肺循环血量增加时，肺血管床可随之扩张从而缓冲增加的肺动脉压力。只有在大量心内分流的情况下，如大的室间隔缺损，其分流量超过肺血管的扩张程度，才会发生动力性肺动脉高压。

（二）临床表现

（1）心脏听诊：心前区可闻收缩期杂音并触及震颤，肺动脉第二心音（P_2）亢进。

（2）症状：患者多表现为身体发育迟缓，瘦小，极易反复发生肺部感染。当并发中度肺动脉高压时肺循环阻力明显大于体循环阻力，及出现右向左分流时，则表现血氧饱和度下降、发绀及杵状指等。

（三）辅助检查

（1）心电图检查：心房扩大、右束支传导阻滞、右室肥厚。

（2）X 线胸片检查：心影增大，肺动脉段膨隆。

（3）超声心动图检查：右室射血时间延长及右室肥厚。

（4）右心导管检查：直接准确测出肺动脉压力和计算出肺循环阻力。

（5）肺活体检查：可直接观察肺血管病变程度。

（四）治疗原则

（1）术前：预防感冒，积极控制呼吸道感染并加强营养支持，心脏增大的患儿可每天间断给予氧气吸入。

（2）术中：加强体外循环的肺保护，可选择质量优良的微滤器、膜式氧合器及有肝素涂层的管道等，对部分重症患者应用低温肺保护液，有助于减少体外循环对肺的损害，减少术后呼吸道的并发症。

（3）术后：合理调节呼吸机参数保证氧供，合理使用镇静药，降低因刺激引发的肺动脉压力增高，可选择一些扩张肺血管的药物，或吸入一氧化氮来降低肺动脉压力，防止肺高压危象发生。

【护理措施】

（一）术前护理评估

（1）评估患者的肺动脉压力。

（2）评估患者的辅助检查。

（3）评估患者的既往史及现病史。

（4）评估患者的心功能情况。

（5）评估患者呼吸功能及肺通气换气的能力。

（二）术后护理

任何原因引起的低氧均可使肺循环阻力增加，导致肺动脉压力急剧增加，严重者动脉压力达到或超过主动脉压力，出现肺高压危象，导致严重的低血压和低氧血症，甚至危及生命。

（1）患者在 ICU 可用 Swan-Ganz 导管监测肺动脉压，当患者肺动脉压 > 20mmHg，提示肺动脉压增加，应及时报告医生；拍床旁 X 线胸片，显示肺动脉段凸出；心脏听诊肺动脉第二心音亢进，也提示动脉压增加。

（2）保证通气防止缺氧。肺动脉高压的患者呼吸机辅助时间也应比其他疾病相对延长。

（3）监测肺功能。持续监测肺顺应性和肺阻力的变化，以了解肺功能的动态变化。如果没有明显的肺动脉压力增高，吸入氧浓度应逐渐从 100% 降到 50%，使 PO_2 保持在 95mmHg 左右，PCO_2 可以逐渐上升到正常水平。

（4）合理调整呼吸机参数，使体内维持一定的碱血状态以降低肺循环阻力。一般呼吸机设置：保持 pH 在 7.50~7.55，PCO_2 在 30~35mmHg，PO_2 > 100mmHg，同时应用呼气末正压（PEEP）以增加功能残气量，防止肺泡萎陷。

（5）保持呼吸道通畅，及时清除呼吸道分泌物，增加通气，防止肺不张的发生。

（6）肺高压患者吸痰时间间隔应相对延长。重度肺高压患者如吸痰反应强烈，吸痰后气道高反应，吸痰前应给予镇静剂、肌松剂以防躁动加重缺氧引起肺高压危象。

（7）注意气道湿化，防止气道内分泌物沉积、痰痂形成，影响供氧通气。

（8）拔除气管插管后，保证给氧充足，给氧方式可采用口罩雾化吸氧或鼻塞给氧。密切观察患者呼吸情况，可应用脉搏血氧测定仪动态监测血氧饱和度。加强胸部理疗，鼓励咳嗽，避免强行气管内吸痰，以免造成严重缺氧。

（9）维持适当的心排血量，左心功能和心排血量对肺血管阻力和肺动脉压力有重要影响，因此不考虑体循环的变化就不能正确评价肺循环状态。

（10）有心功能不全者，应用强心利尿及扩张血管药物治疗，任何降低心脏后负荷和改善左心做功的药物，如米力农、硝普钠、硝酸甘油等，均可直接或间接地改善心肺循环。

（11）有效的镇静、镇痛药使用可以降低患者的应激性，避免因外界刺激致患者烦躁及躁动，使耗氧量上升，加重缺氧而使患者肺动脉压力升高。

（12）静脉泵入前列腺素 E1 或一氧化氮气体的吸入，可扩张肺血管，降低肺动脉压力。一般吸入的一氧化碳气体为 1 000ppm。起始量 10ppm，最大 50ppm。吸入时应严密观察血压的变化，停止吸入一氧化碳时应逐渐减量至 < 5ppm，突然停用可出现反跳，使肺动脉压力突然急剧升高，诱发肺动脉高压危象，此外应注意一氧化碳是有毒气体，生成物二氧化氮为有害气体，因此吸入一氧化碳 3 天后应查含铁血红蛋白含量，以确定是否中毒。

（三）健康指导

（1）按医生要求服用降低肺动脉压力的扩血管药物。

（2）预防感冒，避免运动量大的体育活动。

（3）定期复查。

三、动脉导管未闭

【概述】

由于各种原因造成婴儿时期的动脉导管未能正常闭合，称为动脉导管未闭（Patent Ductus Arteriosus，PDA）。动脉导管未闭可单独存在，也可与其他畸形并存，是常见的先天性心脏病之一。

（一）病因

动脉导管是胎儿时期连接肺动脉及主动脉的生理性血流通道，多于生后 24h 内导管功能丧失，一般出生后 4 周内闭合，成为动脉韧带。出生后动脉导管的闭合是多种复杂机制相互作用的结果。其中，动脉血氧分压升高、局部和循环中前列腺素 E2 浓度下降，这两者是引起动脉导管闭合的最重要原因。此外，一氧化氮在动脉导管闭合中的作用也得到深入研究。

（二）临床表现

1. 症状

分流量小的症状轻微或无自觉症状。分流量大的，有心悸气短、乏力、反复呼吸道感染以致心力衰竭。合并严重肺动脉高压者，有发绀、咳血及腹胀、下肢水肿等右心衰的表现。

2. 体征

（1）心脏听诊：肺动脉第二音增强或亢进，胸骨左缘 2~3 肋间可闻双期连续的机器样杂音，肺动脉第二心音极度亢进。

（2）舒张压低、脉压增宽、股动脉枪击音，桡动脉水冲脉及毛细血管搏动征等周围血管征。

（三）辅助检查

（1）心电图检查：左室肥厚或双侧心室肥厚。

（2）X 线胸片检查：主动脉扩张呈现漏斗征，左心房室扩大，肺血增多，在透视下可见肺门舞蹈症。

（3）超声心动图检查：主、肺动脉间探及异常通道，而彩色多普勒血流显像显示血流通过导管的方向，并可测出其流速及压差。

（4）右心导管检查：只适用于合并肺动脉高压者，其目的是评估肺血管病变程度，作为选择手术适应证的重要参考。

（四）治疗原则

（1）介入治疗：动脉导管未闭封堵术经右股静脉穿刺插管，通过输送器植入封堵器致动脉导管未闭处，采用封堵器阻塞左向右分流。

（2）外科手术治疗：动脉导管可采取在全麻下进行动脉导管结扎术、动脉导管直视缝合术，若动脉导管未闭合并中度肺动脉高压、心功能不全或病情危重者可在低温体外循环下经肺动脉直视闭合动脉导管未闭。

【护理措施】

（一）术前护理

1. 术前护理评估

（1）评估患者及其家属对疾病的认知程度。

（2）评估患者的皮肤情况。

（3）评估患者的各项化验及辅助检查结果。

（4）评估患者有无呼吸道感染的情况。

2. 术前护理措施

（1）完善术前常规检查。

（2）预防感冒，控制感染及心脏功能。

（3）合并肺动脉高压的患者可给予间断吸氧以降低全肺阻力。

（二）术后护理

1. 术后护理评估

（1）评估患者血压情况。

（2）评估患者呼吸道及肺部情况。

（3）评估患者引流液情况。

（4）评估患者有无喉返神经损伤情况。

（5）评估患者导管再通及乳糜胸情况。

2. 术后护理措施

（1）监测血压的动态变化，血压高时遵医嘱应用硝普钠等扩血管药物。应用硝普钠期间，根据血压变化调整微量泵的速度。调整时要迅速、准确，避免调整不当引起血压波动；应用硝普钠，剂量应逐渐增加，以免血压波动可能引起吻合口出血，或导管断端破裂出血。血压稳定后逐渐减少，警惕氰化物中毒。

（2）术后血压轻度偏高，可遵医嘱应用镇静剂、镇痛药、利尿药。

（3）重度肺动脉高压的患者术后可持续给予镇静剂，防止出现肺高压危象。

（4）拔除气管插管后的患者术后第一天可开始口服卡托普利，但必须在停用硝普钠后用药，以避免药物的协同作用使血压骤然下降。

（5）为防止肺部并发症可给予患者翻身，并配合有效胸部体疗。

（6）做好患者呼吸道护理，鼓励患者深呼吸、咳痰，必要时给予鼻导管刺激吸痰，防止出现肺不张。

（7）观察患者引流液的量及性质：间断挤压胸腔引流管，保持引流管的通畅，在挤压引流管的同时注意引流液的流出速度，引流液的颜色、温度等。若引流速度过快，管壁发热，引流量持续 2h，每小时 ＞4ml/kg，可能是吻合口出血或血管破裂，应及时报告医生。

（8）由于喉返神经邻近动脉导管，术中牵拉、结扎等操作均可造成术后左侧声带的麻痹，声音嘶哑。因此在拔除气管后嘱患者发声，若有声音嘶哑、饮水呛咳等临床表现时可诊断喉返神经损伤。出现此情况时遵医嘱给激素治疗 3 天，同时应用维生素 B_1、维生素 B_{12}、谷维素等营养神经药物。进餐时要注意体位，可采取半坐位或将床头抬高。注意防止患者饮水时误吸，继发肺部感染。应食用普食或米糊、藕粉等黏稠食品。

（9）发现出现导管再通及乳糜胸及时报告医生。

（10）出现乳糜胸时，首先可给予低脂或无脂饮食，若治疗效果不佳可采取禁食，并给予肠外营养治疗。

（11）当引流液减少后可逐渐给予无脂或低脂饮食，直至恢复普通饮食后引流液仍正常可以拔出胸腔引流管。

（三）健康指导

（1）嘱患者按医生要求服药，预防感冒。

（2）避免运动量大的体育活动。

（3）若术后出现乳糜胸，嘱患者饮食上高蛋白低脂肪为宜。

（4）嘱患者定期复查。

四、房间隔缺损

【概述】

房间隔缺损（atrial septal dsefect，ASD）是指在左、右心房间仍残留未闭的房间孔造成心房间左向右分流的先天性心脏病。房间隔缺损可单独存在，也可与其他畸形并存，是常见的先天性心脏病之一。

（一）病因

在胚胎发育的第4周，心房由从其后上壁发出并向心内膜垫方向生长的原始房间隔分为左、右心房，随着心内膜垫的生长并逐渐与原始房间隔下缘接触、融合，最后关闭两者之间残留的间隙（原发孔）。在原发孔关闭之前，原始房间隔中上部逐渐退化、吸收，形成一新的通道即继发孔，在继发孔形成后、原发隔右侧出现向下生长的间隔即继发隔，形成一单瓣遮盖继发孔，但二者之间并不融合，形成卵圆孔，血流可通过卵圆孔从右心房向左心房分流。卵圆孔于出生后逐渐闭合，但在约20%的成人中可遗留细小间隙，由于有左房面活瓣组织覆盖，正常情况下可无分流。如在胚胎发育过程中，原始房间隔下缘不能与心内膜垫接触，则在房间隔下部残留一间隙，形成原发孔房间隔缺损。而原始房间隔上部吸收过多、继发孔过大或继发隔生长发育障碍，则二者之间不能接触，出现继发孔房间隔缺损。

根据发生机制不同，房间隔缺损分为原发孔型和继发孔型房间隔缺损。根据缺损部位不同，继发孔型房间隔缺损分为中央型、上腔型、下腔型和混合型。

（二）临床表现

（1）症状：常表现为肺充血或反复呼吸道感染，有少数成人长时间的右心负荷加重，劳累后出现心悸气短、易疲劳以及心律失常等症状，并且逐渐加重出现右向左分流，出现发绀、杵状指（趾）、咯血、昏厥及右心衰竭等症状。

（2）体征：肺动脉第二心音增强、亢进或固定性分裂，大部分病例在肺动脉区可闻及Ⅱ/6~Ⅲ/6级柔和的吹风样收缩期杂音。

（三）辅助检查

（1）心电图检查：电轴右偏，不完全右束支传导阻滞，或右室肥厚。

（2）X线胸片检查：双肺血增多，右房增大，肺动脉段丰满。

（3）超声心动图检查：右房内径增大，主肺动脉增宽，房间隔部分回声脱失。

（四）治疗原则

（1）介入治疗：房间隔缺损封堵术具有创伤轻、恢复快等特点，适用于缺损大小适中，缺损四周边缘完整的中央型房间隔缺损。

（2）外科手术治疗：在全麻低温体外循环下行房间隔缺损直视缝合、自体心包修补或涤纶片补片修补。

【护理措施】

（一）术前护理

1. 术前护理评估（房间隔缺损患者的术前护理评估同动脉导管未闭）。

2. 术前护理措施

（1）测四肢血压，除外合并主动脉畸形，如主动脉弓中断和主动脉缩窄。

（2）预防感冒，控制感染。

（3）有心脏功能不全者给予强心利尿治疗；若心肌酶增高时可给予心肌营养药治疗；合并肺动脉高压的患者可给予间断吸氧治疗，应用血管扩张药，有利于降低全肺阻力，为手术治疗创造条件。

（二）术后护理

1. 术后护理评估

（1）评估患者心律失常情况。

（2）评估患者有无心功能不全的情况。

（3）评估患者有无残余分流的情况。

（4）评估患者肺动脉压力情况。

2. 术后护理措施

（1）术后持续监测左房压、中心静脉压，在循环维持满意的情况下中心静脉压 < 8mmHg，左房压 < 5mmHg，控制液体入量，忌短时间内液体输入过多，严格控制单位时间内液体入量。若患者出现端坐呼吸、咳血性泡沫痰等急性左心衰竭的临床表现时，要及时报告医生。

（2）维护心脏功能，给予强心利尿治疗、及血管活性药输入以降低心脏后负荷。

（3）密切观察患者心率、律变化，如有异常及时做床旁心电图，配合医生做相应处理，心率慢时可静脉推注山莨胆碱（654–2）或微量泵持续泵入异丙肾上腺素，必要时可给予体外临时起搏器。

（4）房间隔缺损伴肺动脉高压者，参见肺动脉高压术后护理。

（三）健康指导

（1）按医生要求服药，在服用地高辛之前要数脉搏，心率过慢时本次停用。

（2）预防感冒，避免运动量大的体育活动。

（3）嘱患者定期复查。

五、室间隔缺损

【概述】

室间隔缺损（ventricular septal defect，VSD）是指室间隔存在缺口。室间隔缺损可单独存在，也可与其他畸形并存。室间隔缺损是最常见的先天性心脏病，占先天性心脏病的 23%~30%。

（一）病因

先天性室间隔缺损系胚胎期室间隔发育不全而形成的单个或多个缺损，由此产生左、右两心室的交通。在胚胎的第 5~7 周，分别自心室尖部由下而上，心球嵴处自上而下形成肌性间隔，并由来自房室瓣处心内膜垫的膜部间隔与前二者相互融合，形成完整的心室间隔，将左、右心室腔完全隔开，如果在此发育过程中出现异常，即会出现相应部位的心室间隔缺损。室间隔缺损可分为膜周型、动脉干下－漏斗部型、肌部型及混合型。

（二）临床表现

（1）症状：患者症状的轻重取决于分流量的大小、肺动脉高压的程度。大室间隔缺损及大量分流者，常于婴幼儿期出现喂养困难、发育不良、反复呼吸道感染及充血性心力衰竭。较大分流量的儿童或少年患者，表现心悸、乏力、不同程度的生长发育迟缓及活动耐力下降等症状，随着肺动脉高压的发展，造成双向分流或右向左分流，将出现明显的发绀、杵状指（趾）、活动耐力下降、咳血等症状，以及腹胀、下肢水肿等右心衰竭的表现。

（2）体征：心脏听诊于心前区闻及粗糙的全收缩期杂音，以胸骨左缘第 3、4 肋间处最响亮，并可于此处触及震颤。

（三）辅助检查

（1）心电图检查：左室高电压，左室肥厚。

（2）X 线胸片检查：肺纹理正常或增粗，大量左向右分流者，肺纹理明显增粗，肺动脉段凸出，合并中度肺动脉高压者，肺动脉段明显凸出，甚至呈瘤样扩张，肺野血管影清淡、纤细，肺门呈残根状。

（3）超声心动图检查：超声心动图显示室间隔回声中断。

（4）右心导管检查：只适用于合并肺动脉高压者，其目的是评估肺血管病变程度，作为选择手术适应证的重要参考。

（四）治疗原则

（1）介入手术：经皮介入导管室间隔缺损封堵术，对于肌部缺损、特别是多发肌部缺损和小的膜周部缺损采用此法。

（2）外科手术治疗：在全麻低温体外循环下根据缺损的大小用直接缝合或补片修补的方法修补室间隔缺损。

【护理措施】

（一）术前护理

室间隔缺损的术前护理同房间隔缺损。

（二）术后护理

1. 术后护理评估

（1）评估患者有无心律失常问题。

（2）评估患者有无电解质失衡问题。

（3）评估患者有无残余分流问题。

（4）评估患者有无肺动脉高压问题。

（5）评估患者有无低心排综合征问题。

2. 术后护理措施

（1）持续心电监测，密切观察患者心率及心律的变化。定期或连续描记心电图，由于术中低温、缺氧、酸中毒，心脏传导系统局部组织水肿，心内膜下出血以及机械性损伤等，术后均可出现心动过缓、Ⅲ度房室传导阻滞。

（2）出现房室传导阻滞或心率减慢时，及时报告医生，遵医嘱静脉输入异丙肾上腺素，同时给激素或极化液等心肌营养药物。如术中已安装临时起搏导线，应启动起搏器，进行监护，并记录起搏器设定的参数。

（3）术后出现室性早搏，应静脉推注或静脉泵入利多卡因。

（4）由于术后维护心功能给予强心利尿治疗，血钾随尿液排出较多，使血钾降低，应根据患者情况查动脉血气及电解质情况，发现异常及时补充。

（5）由于手术修补室间隔缺损，左向右分流消除，左心血容量增大，左心功能的维护尤为重要。术后早期应控制静脉输入晶体液的量，以每小时 1ml/kg 为宜，并注意观察左房压（LAP）不能高于中心静脉压（CVP）。

（6）单纯心肌收缩无力，可给予正性肌力药物。

（7）容量不足可补充血容量。

（8）及时纠正酸中毒。

（9）后负荷过重可给予血管活性药降低后负荷。

（10）室间隔缺损合并动脉导管未闭的患者，应注意肺动脉高压的护理。

（11）室间隔缺损合并二尖瓣关闭不全者应严格控制入量，加强强心利尿。准确应用正性肌力药物及血管活性药。血压维持正常偏低水平，防止成形的瓣膜撕裂。

（12）室间隔缺损合并主动脉瓣关闭不全者，手术须进行瓣叶修复。术后应注意观察主动脉瓣的功能情况，控制血压平稳，防止撕裂修复处瓣叶。

（13）术后心前区仍有收缩期杂音，个别患者还有收缩期震颤，超声彩色多普勒可见心室水平的过隔血流，提示有残余分流。

（14）对于存在严重肺动脉高压的患者，术后缺氧、吸痰及肺内的病变均可导致患者肺动脉压力急剧升高，应密切观察患者的病情变化，避免引发肺高压危象的因素（详细内容见肺动脉高压术后护理）。

（三）健康指导

（1）嘱患者按医生要求服药，预防感冒。

（2）术后早期避免运动量大的体育活动。

（3）饮食宜少食多餐，适当增加营养。

（4）嘱患者定期复查。

六、法洛四联症

【概述】

法洛氏四联症（tetralogy of fallot，TOF）是一组复合的先天性心脏血管畸形，包括右室流出道狭窄、室间隔缺损、主动脉骑跨、右室肥厚，是最常见的发绀型先天性心脏病，发病率占所有先心病的 10%~15%。

（一）病因

法洛四联症是遗传和环境因素等复杂关系相互作用的结果。

（1）胎儿发育的环境因素：感染，妊娠前3个月患病毒或细菌感染，尤其是风疹病毒，其次是柯萨奇病毒，其出生的婴儿法洛四联症的发病率较高。羊膜的病变，胎儿受压，妊娠早期先兆流产，母体营养不良、糖尿病、苯酮尿、高血钙，放射线和细胞毒性药物在妊娠早期的应用，母亲年龄过大等均有使胎儿发生法洛四联症的可能。

（2）遗传因素：可能因父母生殖细胞、染色体畸变所引起的。由于右室流出道狭窄，血液进入肺循环受阻，引起右室代偿性肥厚。对于肺血流梗阻小的患者，可以没有或只有少量右向左分流。多数患者肺动脉血流梗阻严重，在室间隔缺损水平可出现明显的右向左分流，这些患者将出现缺氧症状和发绀，血氧饱和度在70%~80%。严重者甚至会出现严重的反复性缺氧发作，甚至可引起猝死。

（二）临床表现

（1）症状：进行性发绀和呼吸困难，哭闹时更甚，伴有杵状指（趾）和红细胞增多。患者易感乏力，多有蹲踞症状，少数患者由于严重缺氧导致缺氧发作，可引起突然晕厥、抽搐。严重发绀的成年患者可发生大咯血，少数患者发生心衰或偏瘫。

（2）体征：胸骨左缘第2~3肋间常可闻及收缩期喷射样杂音，狭窄轻者，杂音较响，狭窄越重杂音越轻，甚至消失。肺动脉瓣区第二心音减弱或消失。

（三）辅助检查

（1）心电图检查：电轴右偏，右房扩大，右室肥厚。

（2）X线胸片检查：心尖上翘呈“靴型心”，肺血减少，肺动脉段凹陷，右室增大。

（3）超声心动图检查：可明确诊断。

（4）心导管和造影检查。

（四）治疗原则

本病确诊后即应手术治疗。患儿出生1~2个月内有严重症状时，先行分流术，再于第1次术后12个月内行根治术。

（1）姑息手术：使肺血流量增多，改善机体缺氧，促进肺血管发育和增加左室容积，为将来根治手术创造条件。

（2）一站式杂交手术：根据术前心导管及造影检查，具有大的体肺侧枝的患者，为防止术后反复出现肺内渗出性改变无法脱离呼吸机等情况，于手术当天先行体肺侧枝封堵术，同时再进行根治手术。

（3）根治手术：彻底解除右室流出道狭窄，严密修补室间隔缺损，恢复左室至主动脉及右室至肺动脉的正常血流，并闭合动脉导管、体肺分流管道或体肺侧枝等异常循环交通，以及矫治合并的其他心内、心外畸形。

【护理措施】

（一）术前护理

1. 术前护理评估

（1）评估患者对疾病的认知程度、心理状态。

（2）评估患者对缺氧的耐受情况。

（3）评估患者有无脱水表现。

（4）评估患者对活动的耐受情况。

（5）了解患者的相关检查。

（6）评估患者的自理能力。

2. 术前护理措施

（1）保持皮肤清洁，夏天勤洗澡，冬天用热毛巾擦身，注意保暖。

（2）居室空气要保持新鲜，保持空气流通，避免室内温度过高而导致患者出汗过多而脱水。

（3）心理护理：对家属和患者解释病情和检查、治疗经过，取得家属的理解和配合。关心、爱护患者，建立良好的关系，消除患者的紧张心理。

（4）术前准备：术前常规护理，术前一天交叉配血、为患者洗澡、擦浴、修剪指（趾）甲。术前一天晚上测体重、清洁灌肠。手术当天凌晨 3：00 时给婴儿患者喂最后 1 次奶，4：00 时喝最后 1 次水，之后禁食。

（二）术后护理

1. 根治术后护理

（1）维护心功能，调整血容量，补充胶体，达到动脉压、中心静脉压、左房压维持最佳状态，合并左室功能不全者，控制血压低水平（维持肾灌注）。观察有无胸水、腹水，观察尿量变化，应用利尿剂，必要时给予腹膜透析。控制体温（肛温 <37℃）。

（2）注意观察有无灌注肺（肺部渗出），如急性进行性呼吸困难、血痰、低氧血症、X 线胸片示双肺渗出性改变。

2. 护理要点

（1）延长呼吸机辅助时间，逐渐加大呼气末正压值（6~8mmHg），减少肺泡表面渗出、防止肺泡萎陷，增加功能残气量，纠正缺氧。

（2）充分供氧、根据血气及时调整呼吸机条件，高呼吸机条件时，警惕气胸发生。

（3）控制出入量，加强利尿，观察利尿效果，及时报告医生。

（4）充分镇静，及时清除呼吸道分泌物，保持呼吸道通畅。

（5）严格控制输液（血）量和质，早期应用洋地黄和激素类药物。

（6）撤呼吸机前先减呼气末正压，X 线胸片检查观察有无渗出。重症病例先减呼气末正压至零，或不拔管先脱呼吸机观察，复查胸片后再拔管。

（7）拔管后，严密监测，警惕有无肺内渗出。表现为患者躁动，心率快，PO_2 进行性下降，利尿效果差，遵医嘱应用鼻塞连续气道正压通气（continuous positive airway pressure，CPAP），必要时二次插管。

（8）严格无菌操作，预防肺部感染。

3. 预防心律失常［严密监测心率（律）变化］

（1）维持电解质平衡。

（2）控制体温（肛温）在 36~36.5℃，补充血容量。

（3）遵医嘱应用药物治疗。

（4）术中安装临时起搏器的患者，按起搏器常规护理。

4. 观察出血或渗血情况

观察引流液颜色、性质、量的变化。引流液多时，监测血凝时间，遵医嘱及时给予止血药，补充血浆、凝血因子。如引流液忽然减少，应警惕心包填塞。当胸液量每小时 >4ml/kg 时做好二次开胸止血准备。

（三）健康指导

（1）术后早期限制活动量，注意休息。

（2）术后强心、利尿治疗 3~6 个月，注意补钾。口服地高辛的患者每天监测心率。心功能差的患者应延长强心利尿的治疗时间。

（3）加强营养，避免感冒。

（4）嘱患者出院 3~6 个月后复查。每年进行 1 次心电图、X 线胸片和超声心动图检查。

七、完全型心内膜垫缺损

【概述】

心内膜垫缺损（endocardial cushiond efects，ECD）是指房室瓣水平上下的间隔发育不全或缺如，同时伴有不同程度的房室瓣畸形，导致心室之间相互交通的一组心脏畸形。完全型心内膜垫缺损的病理改变包括原发孔房间隔缺损，二尖瓣前瓣裂及三尖瓣隔瓣裂，房室瓣形成前共瓣和后共瓣、室间隔缺损，房室瓣并不直接附着于室间隔嵴，而是以腱索与室间隔嵴相连。

（一）病因

心内膜垫缺损也称为房室间隔缺损或房室通道缺损，是胚胎期由于心室流入道的心内膜垫融合过程中的发育障碍所致。完全型心内膜垫缺损患者因心内四个心腔相互交通，存在大量左向右分流，右心室和肺动脉压与体心室压相等，从出生时就有严重的肺动脉高压，并进行性加重。患者常在出生后几个月内就出现明显的肺血管阻力增高。合并先天愚型（Down 综合征）的患者肺动脉高压的进展速度更快。房室瓣反流会增加心室容量负荷，加重肺动脉高压和充血性心力衰竭。由于左、右室压力相等，患者同时存在右向左分流，表现为发绀。右向左的分流量越大，发绀越明显。

（二）临床表现

（1）症状：反复呼吸道感染、心衰、生长发育严重受阻。约 15% 的患者有发绀，如合并肺动脉瓣狭窄，则发绀明显加重。

（2）体征：心前区隆起，并可扪及收缩期震颤。肺动脉瓣区第二心音亢进、分裂。胸骨左缘第 3~4 肋间可听到室间隔缺损的粗糙的全收缩期杂音，并向肩背部传导，心尖区可听到二尖瓣关闭不全的收缩期高调杂音，并向腋下传导。

（三）辅助检查

（1）心电图检查：右室或双心室肥厚，P–R 间期延长，心电轴左偏。

（2）X 线胸片检查：肺血明显增多，心脏扩大和肺动脉段明显突出。

（3）超声心动图检查：大多数可明确诊断。

（4）右心导管检查：仅用于测定肺血管阻力，为判断是否具有手术适应证提供依据。

（四）治疗原则

诊断明确即应尽早手术治疗。手术最佳时机应在3~12个月，一般不宜超过两岁。

双片法是常用手术方法。用涤纶片修补室间隔缺损，将共同房室瓣固定于补片和室间隔嵴上，再另用一自体心包片修补原发孔房间隔缺损。

【护理措施】

（一）术前护理

1. 术前护理评估

（1）评估患者对疾病的认知程度、心理状态。

（2）评估患者有无呼吸道感染。

（3）评估患者心功能情况。

（4）评估患者肺动脉高压情况。

（5）评估患者各项相关实验室检验结果。

（6）评估患者的自理能力。

2. 术前护理措施

（1）术前防止患者发热、感冒、呕吐、腹泻，以免影响手术。

（2）患者每周测体重1次。

（3）保持室内空气新鲜，定时开窗通风，以加强空气对流，同时注意保暖，防止受凉感冒。

（3）心理护理：对家属和患者解释病情和检查、治疗经过，取得他们的理解和配合。

（4）术前准备：给予高蛋白、高热量、富含维生素的饮食，以增强体质。嘱患者进食避免过饱而增加心脏负担。避免患者情绪激动，减少不必要的刺激，以免加重其心脏负担。术前一天交叉配血，术前一天晚上测体重、清洁灌肠。手术当天凌晨3：00时给患者喂最后1次奶，晨4：00给患者喝最后1次水，之后禁食。

（二）术后护理

（1）按全麻低温体外循环术后护理。

（2）防止肺高压危象发生，按肺动脉高压术后护理。

（3）观察有无房室传导阻滞：注意心率、心律的变化。出现心律不齐，心率减慢（儿童心率<90次/min）或房室传导阻滞，须及时报告医生。对于安装临时起搏器的患者，注意起搏器使用的注意事项及操作规程。

（4）注意观察有无房室瓣反流：遵医嘱控制血压（儿童收缩压80~90mmHg），防止因血压过高造成瓣膜撕裂。术后轻中度二尖瓣关闭不全，可遵医嘱给予强心、利尿治疗加以控制。术后早期，如左房压显著增高，并出现低心排，可能与二尖瓣功能不全有关，应及时向医生报告，并配合准备做床旁超声检查，进一步明确心功能还是二尖瓣的问题，并作相应的处理。观察有无溶血现象，术后二尖瓣反流患者可破坏红细胞，造成溶血。注意观察尿液颜色，如出现血红蛋白尿，提示可能溶血，应立即报告医生，遵医嘱采取利尿、碱化尿液、纠正贫血等措施。

（三）健康指导

（1）饮食安排应少食多餐，适当增加营养，合理搭配饮食。心功能差的患者应限制入量。

（2）嘱患者遵照医嘱按时服药，不得随意更改剂量或突然停药，尤其是强心利尿药，以免因过量、不足量或停用而引起严重后果。

（3）保持大便通畅，必要时用开塞露通便。

（4）嘱患者出院后3~6个月期间复查超声心动图，如出现活动后心慌气短、呼吸困难、发绀、恶心呕吐、尿少、眼睑水肿等症状，应随时就诊。

（赫晓莉　李云平）

第二节　后天性心脏病患者的护理

一、心脏瓣膜病

【概述】

心脏瓣膜病（valvular heart disease）是临床最常见的三大心脏病之一，严重者可明显降低生活质量，且致残率较高，长期药物治疗预后差，需要通过手术治疗来提高生存质量。目前，我国以风湿性和感染性瓣膜病变为主，居后天性心脏瓣膜病的首位。

（一）病因

心脏瓣膜病是由于炎症、缺血性坏死、退行性改变、黏液样变性、先天性发育畸形、风湿性疾病及创伤等原因造成的心脏瓣膜（瓣叶）及其附属结构（包括瓣环、腱索及乳头肌等）的结构或功能异常，以瓣膜增厚、粘连、纤维化、缩短为主要病理改变，或伴有瓣环的扩张、腱索及乳头肌功能不全或断裂，以单个或多个心脏瓣膜狭窄和（或）关闭不全导致血液前向流动障碍和（或）反流为主要临床表现的一组心脏疾病。

（二）临床表现

（1）二尖瓣狭窄：听诊时心尖部可闻及舒张期隆隆样杂音。

（2）二尖瓣关闭不全：心尖部可闻及响亮粗糙的收缩期吹风样杂音，并向左腋下传导。

（3）主动脉瓣狭窄：主动脉瓣听诊区可闻及收缩期喷射性杂音。

（4）主动脉瓣关闭不全：水冲脉，听诊周围动脉有枪击音。主动脉瓣听诊区可闻及舒张期吹风样杂音。

（三）辅助检查

瓣膜病辅助检查包括：超声心动图、选择性右心导管及心血管造影、心电图、胸部X线检查。

（四）治疗原则

（1）介入治疗：对狭窄病变可行经皮球囊瓣膜成形术（见内科治疗）。

（2）外科瓣膜手术：瓣膜成形（包括瓣膜修复和放成形环）、瓣膜置换术（包括生物瓣、机械瓣、同种瓣、自体瓣）。

【护理措施】

（一）术前护理

1. 护理评估

（1）评估患者的心肺功能。

（2）评估心理状态。

（3）评估患者疼痛的程度。

2. 护理措施

（1）改善心功能：术前应用强心、利尿、补钾及扩张血管药等治疗。

（2）采取严格治疗措施预防上呼吸道及肺部感染。

（3）配合医生完成各项化验及检查。

（4）改善营养不良患者的营养状况。

（5）安全保护主要是防晕厥、跌倒、猝死。

（6）心理指导。

（二）术后护理

1. 护理评估

（1）评估心肺功能状态。

（2）评估循环系统指标。

（3）评估电解质及出血情况、抗凝指标，同时预防感染发生。

2. 护理措施

按全麻、低温、体外循环术后护理常规。瓣膜置换术后重点监护包括：强心、利尿、补钾、抗凝、抗感染（瓣膜置换术后护理见瓣膜置换术后护理常规）。

1）重症瓣膜病患者的术后护理：

（1）大左室瓣膜病的护理：以严重室性心律失常及左心功能不全为主要特征，关键是预防并及时配合医生纠治恶性心律失常。①密切监测心律、心率的变化，维持电解质的平衡。②了解患者的术前血压，维持合适的灌注压，保证心、脑、肾等脏器良好灌注。③保持适宜的容量，术后需逐渐补充有效循环血量，术后早期略呈负平衡状态。④加强左心功能维护，严密监测血流动力学的改变，预防低心排的发生。⑤术后保持患者安静，避免应激状态引发的循环波动。

（2）小左室瓣膜病的护理：术后调整不当极易发生急性左心功能衰竭，关键是预防左心功能衰竭，左室破裂是术后最严重的并发症，严格控制出入量，维持最佳血压、心率。①密切监测心率变化，心率最好控制在 100 次 /min 左右，需要时应用临时起搏器辅助，避免心室过度膨胀，同时保证有效的心排血量。②术后严格控制出入量，静脉压维持在正常范围内，术后早期出入量负平衡。③维持电解质平衡（同大左室标准）。④根据病情使用正性肌力药及血管扩张剂，维持收缩压

90~110mmHg，避免血压过高，减轻心脏后负荷，维护左心功能，预防低心排的发生。

（3）大左房瓣膜病的护理：术后以肺循环高压及易并发肺感染为主要特征：①术后结合临床特点、化验结果、血气、肺部听诊等重点预防肺不张、肺部感染、呼吸衰竭。②术后遵循肺动脉高压护理原则及呼吸机使用原则。③术后充分镇静，避免患者烦躁，减少刺激，控制体温等，减少一切耗氧因素，充分供氧，预防肺动脉高压。④预防术后肺部感染应严格无菌操作。⑤术后加强体疗，预防肺不张的发生。⑥若术后发生严重的低氧血症，不能撤除呼吸机的患者，应尽早行气管切开术。

（4）全心型瓣膜病的护理：结合左房、左室型瓣膜病的特点，加强右心功能的观察和护理，预防多脏器功能衰竭。①维护心功能，预防低心排（同瓣膜置换护理常规），术后出现严重低心排，或术后由于有难以控制的心脏和（或）肺功能障碍，需要较长时间的循环、呼吸支持。此时可以应用体外膜肺氧合（extracorporeal memberane oxygenation，ECMO）支持疗法对心脏术后心功能衰竭提供支持，护理（详见结外膜肺氧合护理）。②维持电解质平衡（同瓣膜置换护理常规）。③呼吸功能维护（同大左房护理）。④严密监测肝肾功能，胆红素等生化指标，观察尿量、尿色，保持尿量 >1ml/（Kg·h），慎用对肝肾功能损害的药物。若术后出现少尿或容量负荷过多，高钾血症，严重代谢性酸中毒时应及时进行床旁持续肾替代治疗（CRRT），护理（详见持续肾替代治疗护理）。⑤合并恶液质的患者，遵医嘱注意胃肠道营养和静脉高营养的使用。术后监听肠鸣音，胃肠功能恢复后，应尽量采用胃肠内营养为主，胃肠外营养为辅，逐步过渡到全胃肠营养。拔管后给予有营养、易消化的饮食，强调少食多餐。对危重患者的营养支持从低能量负荷开始，在提供足够能量的前提下，必要时可考虑给予合成类激素（生长激素），严密监控血糖。

2）单纯主动脉瓣狭窄置换术后护理：主动脉瓣狭窄常引起左室压力和（或）容量负荷增加，导致左室腔扩大或心肌肥厚。由于心肌肥厚可导致心肌不同程度的缺血纤维化和心脏舒缩功能障碍，术后死亡率高，并发症多。

（1）按瓣膜置换术后护理常规。

（2）维持血流动力学稳定：根据血流动力学的指标，通过 CO、CVP、PAP、PCWP 决定血容量的补充，此类患者对容量无刻意要求，依据血流动力学调整，维持血压 120mmHg 左右、心率 60~80 次 /min 即可，避免心肌过度收缩带来的心肌缺血缺氧加重。

（3）预防心律失常发生：①及早发现并纠正发生严重室性心律失常的诱因，维持电解质、酸碱平衡是治疗各种心律失常的基础。②药物的选择：在排除容量电解质等原因后，如出现室性心律失常首先选择胺碘酮缓慢静脉推注，同时维持血压与心率在所需状态下。可持续胺碘酮 600mg 加 5% 葡萄糖溶液 50ml 静脉泵入。根据心率情况调整胺碘酮的剂量，此类患者术中需安置临时起搏导线，为稳定心率、心律起到保驾护航的作用；如出现心率过快通常给予适量的 β 受体阻滞剂，以控制心率在 60~80 次 /min。③心电图变化：出现异常及时通知医生并随时做床旁心电图和心肌酶检查。

3）感染性心内膜炎瓣膜置换术后护理：感染性心内膜炎（SBE）可使心脏瓣膜形成赘生物、溃疡，甚至穿孔或腱索断裂。

（1）按瓣膜置换术后常规护理。

（2）严格按照护理常规要求进行护理，遵循无菌操作原则，减少再次感染的机会。

（3）监测各项化验指标，根据药敏结果调整使用抗生素。

（4）术后监测体温变化，结合临床症状和血象、细菌学等检查指标，综合治理，及时留取血培养、痰培养、尿培养等。

（5）感染性心内膜炎患者术前因感染导致心肌损伤，术后维持血流动力学稳定，结合床旁X线摄片、超声检查和临床症状，如尿量、外周循环等，加强心功能维护，同时监测有无再次感染引发的瓣周漏、赘生物等。

（6）观察患者神志、肢体运动等有无栓塞发生。

（7）术后加强营养支持。

4）瓣膜置换术后瓣周漏患者的护理：由于瓣膜周围组织松脆、钙化、感染、水肿，导致人工瓣膜与心脏的瓣环组织固定不牢固，导致人工心脏瓣膜置换术后瓣周漏，是瓣膜置换术后一种少见而严重的并发症。

（1）护理评估：评估患者心功能、肾功能，监测控制感染。

（2）术后护理：按瓣膜置换术后护理常规，维护心功能、预防低心排综合征，多脏器功能不全监测。由于瓣周漏的患者是再次手术，术后感染机会也会相应增加，故应严密监测体温、血象，积极预防术后心内膜炎及肺部感染。如出现体温增高、白细胞增高，应查血培养、痰培养根据培养结果选择抗生素。

5）机械瓣膜失灵（卡瓣）的抢救配合：

（1）机械瓣失灵的常见原因有：内膜组织过度生长侵入瓣环卡住瓣叶，新鲜血栓形成，机械瓣本身故障。

（2）抢救配合：立即给予心脏叩击或胸外按压，观察抢救过程中血流动力学指标及引流液情况，同时快速在胸外按压的情况下进入手术室准备再次手术。如患者无条件立即送人手术室时，应立即进行床旁开胸建立体外循环紧急手术。

6）瓣膜成形术后护理：瓣膜成形术包括瓣环的重建和环缩，乳头肌和腱索的缩短、延长和转移，人工瓣环和人工腱索的植入，瓣叶的修复。此项手术目前应用越来越广泛。

（1）按瓣膜置换术后常规护理。

（2）因为是成形手术，术后早期控制患者的血压十分重要。收缩压通常控制在120mmHg以下，防止血压过高导致成形瓣膜发生撕脱。术后控制血压原则是保证重要脏器灌注特别是有足够的尿量。

（3）术后抗凝的监测，瓣膜成形放入成形环需用华法林抗凝治疗3~6个月（见抗凝护理）。

7）自体肺动脉瓣位移植术后护理：自体肺动脉瓣主动脉瓣瓣位移植术（BOSS手术），具有良好的血流动力学特点和生长潜能，且不必抗凝，成为治疗儿童主动脉瓣膜病变主要手术方式之一。

（1）按瓣膜置换术后常规护理。

（2）术后监测心律变化，观察有无心律失常及围手术期心肌梗死的发生。

（3）因为是大血管手术，术后早期控制血压、预防出血非常重要，通常收缩压为100mmHg左右，临床以尿量足够多、不出现酸中毒为宜。

（4）监测血压及超声观察有无主动脉瓣反流的发生。

8）抗凝术后护理：术后根据瓣膜置换的种类口服华法林进行抗凝治疗。机械瓣置换术后必须终身服用抗凝药；生物瓣、瓣膜成形（放置成形环）术后抗凝3~6个月，但如合并房颤、巨大左房、术后发生过低心排或循环功能低下者，抗凝时间应遵医嘱适当延长。每天测定凝血酶原时间及活动度，INR 比值，及时调整华法林用量。二尖瓣置换 INR 值维持在 1.8~2.2；三尖瓣置换 INR 值维持在 2.5~3.0；主动脉瓣置换 INR 值维持在 1.5~2.0。首次剂量 3~5mg，而依据化验结果调整。严防用药过量或不足引发的出血或栓塞等严重并发症。

（1）掌握影响抗凝药物治疗的因素：①增强华法林抗凝作用：长期使用广谱抗生素；肝功能损害合成凝血酶不足，胆道病变；酒精会增强抗凝作用。②减低华法林抗凝作用：药物如维生素 K_1，维生素 K_3，安眠药，雌激素，利福平，口服避孕药等；大量进食含维生素 K_1 的食物，如菠菜、青菜、胡萝卜、番茄、新鲜的豌豆及猪肝等；输入新鲜血液。

（2）掌握抗凝治疗过程中并发症的观察与护理：①出血的观察与护理：注意观察患者有无皮肤瘀斑、牙龈出血、鼻出血，注意观察患者的痰液、尿液、大便的颜色，女性患者注意观察月经量的多少，如有异常及时复查 PT（血浆凝血酶原时间），通知医生减少抗凝药物剂量，慎用维生素 K_1 治疗。②栓塞的观察与护理：观察患者有无发生四肢活动障碍、局部疼痛，感觉异常、末梢循环不良、动脉搏动减弱或消失，或出现头痛、呕吐、偏瘫、昏迷等，及时发现栓塞症状做好抢救工作。

（3）用药宣教：向患者及家属交代清楚抗凝治疗的重要性，服药方法及注意事项。定期复查 PT。服用抗凝药中更换批号或改用另一种抗凝药时，均要及时复查 PT，严密观察，调整剂量。注意有无抗凝过量的征象。必要时急查 PT。

按时服药，剂量准确，认真记录。尽量避免外伤。凡遇特殊情况，如拔牙、择期手术应在医生指导下调减抗凝药。

（三）健康指导

（1）休息和活动量：休息 3~6 个月，活动从轻度开始，适当延长时间。

（2）服用药物指导：继续服用强心利尿剂及华法林，告知患者用药注意事项。

（3）避免疲劳、感冒、受凉，注意有无牙龈、口腔黏膜、大便及鼻出血等。

（4）定期复查：术后 3~6 个月复查胸片、B 超等。

二、冠心病

【概述】

冠状动脉粥样硬化性心脏病，简称“冠心病”（coronary artery disease），是由于冠状动脉粥样硬化、管腔狭窄或阻塞，导致心肌供血不足和缺氧而引起的心脏病。

（一）病因

目前认为，冠心病是多种因素作用于不同环节所致，这些因素亦称为危险因素或易患因素。

（1）主要的危险因素：①年龄：多见于中年以上人群。②性别：男性发病率和死亡率均明显高于女性。女性患病常在绝经期之后高发，可能与雌激素、高密度脂蛋白胆固醇减少有关。③血脂：血液脂质含量异常，如总胆固醇、甘油三酯、低密度脂蛋白胆固醇或极低密度脂蛋白胆固醇增高，高密度脂蛋白减低，均易患冠心病。④高血压：高血压患者患本病者较血压正常者高 4 倍。收缩压和舒张压升高都具危险性。⑤吸烟：吸烟者较不吸烟者的本病发病率和病死率增高 2~6 倍，且与每天吸烟支数呈正比。⑥糖尿病和糖耐量异常：糖尿病患者中本病的发病率较无糖尿病高 3 倍，本病患者糖耐量减退者较多见。

（2）次要的危险因素：如肥胖，缺少体力活动，进食过多的动物脂肪、胆固醇、糖和钠盐，遗传因素，A 型性格等。

（二）临床表现

（1）心绞痛：以发作性胸痛为主要临床表现，疼痛主要在胸骨体中段或上段之后，可波及心前区，界限不清晰，常反射至左肩、左臂内侧达无名指和小指，或至颈、咽或下颌部；有压迫、发闷、紧缩、烧灼感，偶伴濒死感，发作时患者常不自觉地停止原来的活动。

（2）心肌梗死：突发的剧烈、持续心前区绞痛，可伴有恶心、呕吐、大汗、发热、心律失常、发绀、血压下降、休克、心力衰竭或心室壁破裂等，死亡率较高。

（3）心功能不全：心肌可因长期缺血缺氧而发生广泛变性和纤维化，引起心肌扩张。临床出现一组以心功能不全为主的综合征，包括心脏增大、心力衰竭和心律失常，称之为缺血性心肌病，预后较差。

（三）辅助检查

（1）心电图检查：心电图是诊断冠心病的最早和最常用的检查方法。心绞痛发作时心电图示 T 波倒置，或 ST 段压低，表现有心肌缺血发生。当症状消失后，心电图恢复正常。当发生较严重的缺血时（如时间超过 15min），心电图异常可以持续较长时间（数天）。

（2）运动负荷实验：诊断冠心病的准确性在 70% 左右。运动试验有一定风险，有严格的适应证和禁忌证。如急性心肌梗死、不稳定性心绞痛、没有控制的高血压、心力衰竭、急性心肺疾病等属于运动试验的绝对禁忌证。

（3）冠状动脉造影：可以直观地发现冠状动脉的狭窄、闭塞、侧支循环的建立以及狭窄周边的动脉情况，具有确诊价值。

（4）动态心电图（holter）检查：对诊断无症状型心肌缺血，特别是诊断在日常活动条件下的心肌缺血及预测冠心病患者的预后有重要作用。可记录各种心律失常，胸痛时伴 S–T 段抬高，有助于确诊冠状动脉痉挛（变异型心绞痛）。

（5）超声心动图检查：切面和 M 型超声心动图有助于了解心室壁的运动和左室功能，诊断室壁瘤和乳头肌功能失调等。

（6）放射性核素检查：利用放射性铊心肌显像所示的灌注缺损，可提示心肌供血不足或血供消失，对心肌缺血诊断较有价值。放射性核素检查可显示心肌梗死的部位与范围，观察左室壁的运动和左室射血分数，有助于判定心室的功能、诊断梗死后造成的室壁运动失调和心室壁瘤。

（7）多排螺旋 CT 检查：进行冠状动脉痉挛三维重建，在显示冠状动脉管腔狭窄、斑块和心腔结构等“解剖诊断”方面具有优势。

（四）实验室检查

（1）血液检查：心肌梗死 24~48h 后白细胞计数增高，中性粒细胞增多，嗜酸性粒细胞减少或消失，红细胞沉降率加快，C 反应蛋白增高，均可持续 1~3 周。

（2）血清心肌坏死标记物增高：心肌肌钙蛋白 I（cTnI）或 T（cTnT）：特异性很高；肌红蛋白

(myoglobin)：出现最早（2h 内）；肌酸激酶（CK），肌酸激酶的同工酶（CK-MB）：增高的程度能较准确地反映梗死的范围，其高峰出现时间是否提前有助于判断溶栓治疗是否成功；天门冬酸氨基转移酶（AST）；乳酸脱氢酶（LDH）。

（五）治疗原则

1. 药物治疗

冠心病常用的药物治疗包括：防栓药物、硝酸酯类药物、β 受体阻滞剂、降脂治疗、钙离子拮抗剂。

2. 介入治疗

经皮通过周围动脉送入球囊导管或其他器械，解除冠状动脉闭塞或狭窄，使冠状动脉血流恢复，消除症状，提高生活质量，改善预后。

3. 手术治疗

（1）体外循环冠状动脉旁路移植（CABG）。

（2）微创冠状动脉旁路移植：非体外循环冠状动脉搭桥手术（OPCAB）；胸部小切口冠状动脉旁路移植；微创单支病变冠状动脉旁路移植；一站式杂交技术（HYBRID）。

（3）重症冠心病的手术方法：①冠状动脉旁路移植合并室壁瘤切除术、折叠术、心内膜环缩成形术。②冠状动脉旁路移植合并室间隔穿孔修补术。③冠状动脉旁路移植合并瓣膜替换术。④急性冠脉综合征急诊搭桥术。⑤冠状动脉旁路移植合并干细胞移植术。⑥冠状动脉旁路移植－自体左心耳组织块大网膜联合移植术。

（4）中晚期冠心病－心脏移植术。

【护理措施】

（一）术前护理

1. 术前护理评估

（1）评估患者与本病有关的危险因素。

（2）评估患者对疾病的认知程度、心理状态。

（3）评估患者心绞痛发作的程度和相关因素。

（4）评估患者各项相关实验室检验结果。

2. 术前护理措施

（1）术前宣教：与本病有关的危险因素，解除患者恐惧心理。

（2）术后配合宣教：重点是呼吸功能训练的配合，训练有效咳嗽和呼吸；加强对术后控制水摄入的重要性的认识；对术后抗凝必要性的认识等。

（3）四肢动静脉血管保护的宣教：搭桥手术可能取自身四肢的动静脉血管作为搭桥的材料，因而确保四肢血管的完整性非常重要。

（4）饮食应以清淡易消化饮食为主。

（二）术后护理

1. 术后护理评估

（1）术中情况：体外循环和心脏阻断时间、手术是否顺利，有无特殊情况如安装辅助设备，术中出凝血情况等。

（2）术毕返 ICU：生命指征、带回药物种类和剂量、各类管路的通畅性、全身皮肤的完整性，所用设备的安全准确性、内环境的状态等。

2. 术后护理措施

按全麻、低温、体外循环术后护理常规，按冠状动脉旁路移植术后护理常规。

1）重点监护内容：

（1）持续血流动力学监护：连续心排血量、S-G 导管和多导联心电监测。

（2）心电图监护：12 导联心电图，若异常速查心肌梗死三项、做床旁超声心动图检查，一旦确诊围手术期心肌梗死，应做好准备应用主动脉内球囊反搏（IABP）的各项监护工作。

（3）实验室检测和内环境监测：生化、血象、血气和尿常规。

（4）疼痛评价及护理，ICU 综合征的心理护理及配合治疗。

2）冠心病的外科特色护理：

（1）老年人冠状动脉旁路移植术后护理：冠心病是一种典型的老年性疾病，随着体外循环冠状动脉旁路移植在我国的普及，老年冠心病的体外循环冠状动脉旁路移植也在不断增加，而年老（>70 岁）是影响手术早期死亡的高危因素。①护理评估：相关合并疾病，如糖尿病、高血压、脑梗死等；影响手术和术后恢复的相关因素，如动脉硬化、颈动脉狭窄、呼吸功能不全、肝肾功能不全，恐慌心理及精神异常等。②护理措施：A. 全身机能减退、血管张力差，对容量调整和血管活性药物应用反应不一，应加强相关监测。B. 窦房结功能低下时常合并各类心律失常，如有心律失常发生及时配合应用抗心律失常药物，如胺碘酮等，并安装临时起搏器（见临时起搏器护理常规）予以保护。C. 脑部并发症是老年体外循环冠状动脉旁路移植患者死亡的主要原因，因此减少和预防脑并发症尤为重要。密切观察患者的意识及精神状态，一旦发生并发症，及时对症检查治疗。D. 老年患者肺储备功能下降，易发生各种肺部并发症。术后血气区别于常人的是维持血二氧化碳分压为 40mmHg 左右，加强呼吸机温度和湿化管理，鼓励患者主动活动，配合全身特别肺部体疗，有效清除肺部分泌物。适当镇静、镇痛，具备拔管指征时尽早拔除气管插管。E. 老年冠心病患者，由于动脉粥样硬化、高血压、长期糖尿病均可累及肾动脉，均可造成肾动脉狭窄和肾小球受损，导致肾储备功能减退。F. 伴有糖尿病者加之手术应激性血糖升高，术后控制血糖对伤口愈合，预防感染尤为重要。G. 关注老年人的诉求，及时恰当地解除疼痛，表扬和鼓励老年患者，避免昼夜颠倒对术后康复十分重要。H. 循环稳定后协助老年人活动、体疗、尽早下地，对早拔尿管和胃肠功能恢复尤为重要。

（2）微创手术术后护理：①护理评估：不转体外循环是微创搭桥手术最大的特点，高龄、不适于体外循环的高风险患者多用微创术式，重点评估常规、高龄和高风险的患者。②护理措施：A. 微创常规患者：术后监护重点是血流动力学一旦稳定，可以尽早拔除气管插管，缩短机械通气时间，达到早进食、早下地，降低术后并发症、早恢复的目的。B. 高龄微创患者：除按老年常规护理外，早脱离呼吸机、早拔气管插管、早下地活动也是监护的主体。C. 高风险微创患者：术后监护具有很高的挑战性。有研究认为老年患者术前常合并呼吸功能疾患，肺功能储备能力降低，非体外循环性动脉搭桥手术术后更容易受到损害。非体外循环性动脉搭桥手术技术虽然没有体外循环的影响，但仍有其他脑损伤因素存在，如术中低血压、血氧饱和度降低等，是非体外循环性动脉搭桥手术术后产生脑损害的主要原因。应做好相关监护。D. 胸部小切口的患者：注意伤口愈合观察。E.“一站式杂交”技术冠心病患者：融合了内外科治疗策略的优势，通过微创直接冠脉搭桥手术（MIDCAB）将左乳内动脉移植到前降支，同期通过经皮冠状动脉支架置入术（Pel）治疗右冠状动脉或其他病变支，从而实现完全再血管化。监护重点要求术后1h监测激活全血凝固时间（ACT）控制在150s，入量在2 000ml以上以利于造影剂的排出，应用胃黏膜保护剂以防止消化道出血，术后第一天，胸液不多遵医嘱给予波立维和拜阿司匹林口服抗凝治疗。

（3）重症冠心病的术后护理：重症冠心病主要体表现为：左室功能减退，左室增大，伴有室壁瘤形成、室间隔穿孔、二尖瓣反流等，或有缺血性心肌病的改变。①护理评估：心功能级别、是否有辅助装置、机体其他器官功能是否因心功能不全而降低。②护理措施：A. 冠状动脉旁路移植合并室壁瘤术后护理：目前多采用心内膜环缩左室成形手术，术后更接近正常形态，消除矛盾运动，增加了心肌收缩能力，改善了心脏功能。术后监护重点是心功能，而心功能取决于外科手术对心室成形和左心室形态的纠正。恶性室性心律失常和低心排是本病种重点监护的内容。当药物治疗不能改善或纠正恶性室性心律失常和低心排时，主动脉内球囊反搏或心室辅助治疗是必要的治疗手段，同期实施护理配合。B. 冠状动脉旁路移植合并室间隔穿孔术后护理：（见冠状动脉旁路移植合并室壁瘤术后护理）。C. 冠状动脉旁路移植合并瓣膜置换术术后护理：心肌梗死引起的二尖瓣叶、瓣环、腱索、乳头肌缺血或坏死；需体外循环冠状动脉旁路移植可能合并室壁瘤同期瓣膜成形或置换手术治疗。此类患者多数心肌损伤重，心肺功能差；手术时间和心肌缺血时间延长，术后并发症多；除按冠状动脉旁路移植合并室壁瘤术后护理外，还应按换瓣术后抗凝护理；此类患者易并发多脏器功能不全、感染，临床会采用主动脉内球囊、床旁持续肾替代治疗、LVAD等辅助治疗，做好相关护理。D. 急性冠脉综合征术后护理：急性冠脉综合征搭桥术通常在患者明确手术指征数小时内开始，容易发生低心排、严重心律失常及应激性溃疡等并发症，并且心前区疼痛、心悸、便秘等术后不适的比例较高。由于术前未能及时停止抗凝治疗，导致术中止血困难，术后胸液量增加。除按上述护理外，还应加强胃肠功能和胸液量观察护理。E. 冠状动脉旁路移植合并干细胞移植术：同期在心梗区域心外膜下注射自体骨髓干细胞，改善受损心脏的组织灌注和收缩功能，促进新生血管。此术式用于左心功能低下（EF 11%~30%），术后不能马上改善心室功能，同期部分伴随使用心脏辅助装置，故维护好心脏功能仍是监护的重点。其他护理同冠状动脉旁路移植合并室壁瘤术后护理。干细胞移植术后心功能恢复状态有待远期随访观察和进一步探讨。F. 冠状动脉旁路移植－自体左心耳组织块大网膜联合移植术；冠状动脉旁路移植－自体左心耳组织块大网膜联合移植术是针对存在左心功能低下的心肌梗死患者的一种外科治疗方式，该手术是在冠状动脉旁路移植术的基础上将自体左心耳组织移植到心肌梗死瘢痕边带区，后将大网膜覆盖移植区。由于该手术涉及腹腔操作，将部分大网膜自腹腔引入胸腔，可能并发膈肌出血，大网膜嵌顿，胃肠道麻痹，膈疝，膈下积气、积液、感染、顽固性呃逆等情况，除按照体外循环冠状动脉旁路移植术后常规护理外，还应遵循消化道术后护理常规。

（4）心脏移植术后护理：对于冠心病搭桥术后仍有顽固性心力衰竭症状，左室射血分数（LVEF）< 0.25，或严重多支冠状动脉弥漫性病变，心脏明显扩大，且无适合搭桥的靶血管的患者，心脏移植为最有效的治疗手段。①护理评估：全身状态、营养情况、血流动力学评估和肺循环高压评价、伴随疾病、感染情况、心理状态。②护理措施：A. 供心功能的观察：是否自主窦性心律、有否心律失常、ECG波形。B. 右心功能维护：常规应用正性肌力药物及扩血管药支持心功能，加强利尿治疗。术后早期严格控制液体入量，尽量减少容量负荷，使中心静脉压维持在正常低水平（5~10mmHg），尿量

每小时 ＞1ml/kg，必要时行床旁持续肾替代治疗。C. 排斥反应的监护：每天监测肝肾功能，严格遵医嘱应用免疫抑制剂。对于服用免疫抑制剂引起的震颤、胃肠道不适等副反应，向患者做好解释工作，同时给予胃黏膜保护剂。术后返回 ICU 即刻做心电图检查，每天发现心率异常时做心电图，每天拍 X 线胸片，做床旁超声心动图检查，并严密观察患者有无倦怠、嗜睡等排斥反应的临床表现，及时通知医生，早发现，早诊断，早处理。D. 感染的监护：术后患者置于层流移植监护室，禁止探视。拔除气管插管患者每天应用漱口液、碳酸氢钠盐水、制霉菌素盐水交替漱口。严格无菌操作。每天晨检查咽拭子、痰培养、痰涂片、中段尿培养。监测体温、血糖变化。将空腹血糖控制在 80~120mg/dl（4.4~6.7mmol/L），餐后血糖控制在 120~150mg/dl（6.7~8.3mmol/L）。E. 宣教：术后向患者宣教饮食不当和药物副作用都会导致原有病变加重的知识，教会患者学会自我预防和监测。

（三）健康指导

（1）手术切口护理：指导患者自我观察切口有无渗血、渗液、红、肿、热、痛等炎症表现，及时发现，及时就诊。恢复期可使胸带固定胸廓，保护切口，减轻牵张力。合并糖尿病的患者，指导其重视自行检测血糖，保持血糖稳定。

（2）饮食指导：嘱患者少食多餐，避免一次进食过多，加重心脏负担。采用低脂、低胆固醇、低盐、高蛋白饮食。饮食原则：易消化，忌过饱或油腻，高纤维素、高营养饮食。合并糖尿病患者遵循糖尿病饮食。

（3）生活指导：嘱患者戒烟、酒，运动量根据自身情况、有无自觉不适症状而逐渐增加。避免精神过度紧张，情绪起伏过大，保持乐观的生活态度和良好的生活习惯。

三、主动脉夹层

【概述】

主动脉夹层（dissection of aorta）是严重的心血管危重症，是主动脉腔内的血液从主动脉内膜撕裂口进入主动脉壁内，使主动脉壁中层撕裂形成夹层，并沿主动脉纵轴扩展的一种少见的心血管系统的危难性疾病。主动脉夹层发生于 2 周以内为急性期；超过 2 周为慢性期。主动脉破裂是急性主动脉夹层的主要致死原因，约 80% 的患者死于发病的 48h 以内。

（一）病因

1. 病因

（1）高血压：约 70% 以上的患者是高血压所致。高血压可使主动脉壁长期处于应激状态，弹力纤维发生囊性变性和坏死，导致夹层形成。

（2）结缔组织疾病：典型的有马凡氏综合征，由于结缔组织病使主动脉壁变薄，易于受损，可较早发生主动脉夹层。

（3）动脉粥样硬化：常发生于高血压、高血糖、高血脂和高龄患者。血液可经由内膜动脉硬化破口进入而形成主动脉夹层。

（4）其他：严重的主动脉外伤、炎症（梅毒性主动脉炎、系统性红斑狼疮等）、妊娠末期和介入性心血管诊疗操作时等，均可引起主动脉夹层的发生。

2. 发病机制

主动脉中层薄弱，中层囊性坏死、弹力纤维和平滑肌断裂，形成纤维化和玻璃样变性。主动脉内膜与中层的附着力下降，在内外力作用下导致内膜撕裂，血液流入内膜与中层之间，使之剥离，向周径及长径方向发展，形成主动脉夹层。主动脉夹层形成的机制：①内膜撕裂后高压血流进入中层。②中层滋养动脉破裂产生血肿后压力高导致内膜撕裂。③内膜撕裂口好发在主动脉应力最强部位，主动脉近心端或降主动脉起始端易发生内膜撕裂，撕裂的长轴与主动脉的长轴相垂直。

（二）分型

1. Debakey 分型

I 型：原发破口位于升主动脉或主动脉弓部，夹层累及升主动脉、主动脉弓部、胸主动脉、腹主动脉大部或全部。

II 型：原发破口位于升主动脉，夹层累及升主动脉，少数可累及部分主动脉弓。

III 型：原发破口位于左锁骨下动脉开口远端，根据夹层累及范围又分为 IIIa（夹层累及胸主动脉）、IIIb（夹层累及胸主动脉、腹主动脉大部或全部）。

2. Stanford 分型

A 型：夹层累及升主动脉，无论远端范围如何（相当于 Debakey I 型、II 型）。

B 型：夹层累及左锁骨下动脉开口以远的降主动脉和腹主动脉（相当于 Debakey III 型）。

（三）临床表现

1. 症状

（1）疼痛：突发的前胸、后背或腹部剧烈疼痛，为刺痛、撕裂样或刀割样，难以忍受。

（2）心功能不全：中度以上的主动脉瓣关闭不全时，可出现心悸、气短等症状。严重者有咳粉红色泡沫痰、不能平卧等急性左心衰竭的表现。

（3）重要脏器供血障碍：夹层累及冠状动脉者可出现心绞痛和心肌梗死，累及头臂动脉者引起脑供血不足可致晕厥、昏迷、偏瘫等；累及肋间动脉者可出现截瘫。腹腔脏器供血障碍可引起腹痛、腹胀、肠麻痹，甚至肠坏死、肾功能不全等。

（4）升主动脉夹层破裂血液进入心包腔后会发生急性心包压塞，多数患者在数分钟内猝死。胸主动脉破裂可造成左侧胸腔积血；腹主动脉破裂后血液进入腹膜后间隙，腹膜后血肿可有腹痛、腹胀等症状。上述患者均有失血表现。

2. 体征

患者表现为痛苦面容，重症者有休克表现，心音减弱并有心浊音界扩大时，提示存在心包积液。两侧上肢血压及脉搏搏动明显不对称时，提示夹层累及主动脉弓部。外周脉搏减弱伴低血压提示可能有夹层破裂、心脏填塞或低心排等。主动脉夹层引起大量渗出和破裂时，可出现气管向右移位。腹主动脉破裂时表现左侧腰腹部隆起，压痛明显。

（四）辅助检查

主动脉夹层诊断常用的辅助检查包括：心电图检查，胸部 X 线检查，超声心动图检查，主动脉造影，CT 或 MRI 检查。

（五）治疗原则

Stanford A 型主动脉夹层手术治疗的效果好于药物治疗。Stanford A 型主动脉夹层破裂和主动脉瓣关闭不全的致死的危险性较大，因此对于 Stanford A 型主动脉夹层，无论是急性期或慢性期均应采取以手术治疗为主的综合治疗，在积极药物治疗（应用 β 受体阻滞剂或其他药物控制血压及心率）的同时尽快施行外科手术，可降低主动脉夹层破裂和急性左心衰的发生率。

Stanford B 型主动脉夹层急性期行手术治疗的效果与药物治疗大致相同，在急性期的主动脉夹层应采用积极的药物治疗和介入治疗。出现以下情况应急诊手术：有主动脉破裂征象；有主动脉破裂倾向者而药物不能控制的高血压，疼痛不能缓解，主动脉直径在短期内迅速增大；重要脏器供血障碍。慢性期夹层如主动脉直径不断增大，或有局部隆起也应采用手术治疗。

1. 根据患者主动脉夹层累及不同的部位采取不同的手术方式

（1）主动脉夹层累及主动脉根部及升主动脉的手术。① David 手术：保留主动脉瓣的主动脉根部替换手术。② Bentall 手术：以带瓣人工管道行主动脉根部替换，左右冠状动脉开口修剪为“纽扣样”分别与人工血管端侧吻合。③ Cabrol 手术：与 Bentall 手术不同处仅在于左右冠状动脉吻合方法。取一根 10mm 人工血管，一端与左冠状动脉吻合，另一端与右冠状动脉吻合，再行 10mm 人工血管与主人工血管的侧侧吻合。④ Wheat´s 手术：升主动脉置换的同时置换主动脉瓣。

（2）主动脉夹层累及主动脉弓部的手术：部分主动脉弓 / 全主动脉弓置换术：用四分支人工血管将主动脉弓及无名动脉、左颈总动脉、左锁骨下动脉吻合、替换。

（3）主动脉夹层累及主动脉弓及胸降主动脉的手术：主动脉全弓置换 + 支架象鼻手术：主动脉弓替换，同期将支撑型人工血管插入降主动脉真腔，并将支撑型人工血管与用于主动脉弓置换的人工血管进行吻合。

（4）主动脉夹层累及胸降主动脉及胸腹主动脉的手术：全胸腹主动脉置换术：用四分支人工血管分别与腹腔干、肠系膜上动脉、左右肾动脉、髂动脉替换吻合。

（5）主动脉夹层累及主动脉全程的手术：全主动脉置换术：从主动脉根部、升部、弓部至降主动脉全程及各个主要分支血管、各重要脏器几乎均涉及。

2. 介入手术（主动脉夹层覆膜支架腔内隔绝术 / 主动脉夹层腔内带膜支架修复术）

急性 Stanford B 型夹层和部分慢性 B 型夹层可以采用以介入支架治疗为主的治疗方法。在动脉造影下，用导丝将附带支架的导管经皮切口插入股动脉或髂动脉，将导管缓慢送入主动脉，直到穿过主动脉瘤夹层部位与其重叠，支架释放并自膨胀后覆盖于血管壁上。其原理是封闭内膜撕裂口，阻断真假腔之间血流的交通，从而使假腔血栓化，压缩假腔，扩张真腔，促进主动脉重塑。

3. “一站式”杂交全主动脉弓修复术

目前开展的“一站式”杂交全主动脉弓修复术是外科手术和介入治疗同期完成的新手术方式。手术方式为预先在体外循环下用四分叉人工血管行升主动脉替换，再分别用人工血管分支行升主动脉至颈总动脉、左锁骨下动脉以及无名动脉搭桥。心脏复跳后，在 X 线透视下逆行或顺行植入主动脉覆膜支架，覆盖动脉弓部头臂血管开口，隔绝主动脉弓部病变。“一站式”杂交手术的应用进一步拓宽了治疗范围，在复杂心血管疾病治疗中具有明显优势。

【护理措施】

（一）术前护理

（1）术前护理评估与存在的问题：①组织灌注异常：与主动脉夹层破裂出血有关。②猝死：与主动脉夹层破裂有关。③焦虑：与担心主动脉夹层破裂及手术有关。④疼痛：与主动脉夹层继续剥离有关。

（2）严格控制血压：血压维持在收缩压 110~120mmHg 为宜，同时防止血压下降后造成重要脏器供血不全。

（3）疼痛是主动脉夹层的突出特征。疼痛常呈撕裂样、刀割样等难以忍受的剧痛。由于剧烈的疼痛，患者常表现为大汗淋漓、烦躁不安、异常恐惧、有濒死感。当患者伴随疼痛时，给予吗啡等药物缓解疼痛，使患者处于安静状态。

（4）观察患者的神志情况、四肢运动情况等。观察有无呼吸困难，有无腹痛、腹胀、烦躁不安，有无咳嗽等。

（5）嘱患者进食清淡易消化的饮食。

（6）保持患者大便通畅。

（7）保证患者的睡眠质量，为患者提供舒适环境。

（8）积极给予患者心理疏导，做好术前宣教。

（9）肺部有感染的，根据结果遵医嘱应用抗生素控制感染。

（10）术前准备（同心外科常规手术），建议不用清洁肠道。全胸腹主动脉置换及全主动脉置换手术当天在受压部位贴皮肤保护膜，避免因手术时间长造成皮肤损伤。

（二）术后护理

1. 术后护理评估与并发症

（1）护理评估：①截瘫、偏瘫：与主动脉弓置换及深低温停循环辅助方式有关。②皮肤完整性受损的危险：与手术时间长及深低温停循环辅助方式有关。

（2）潜在并发症：①肾功能不全：与围手术期血压过低导致肾灌注不足有关。②胃肠道功能不全：与腹腔干血管重建及再灌注损伤有关。③出凝血功能障碍：与术前肝功能不全及深低温停循环辅助方式有关。④电解质紊乱：与术后渗出、引流液多有关。⑤心律失常：与手术创伤、心肌缺血缺氧、电解质紊乱有关。⑥出血：与主动脉手术创面大、吻合口多、手术时间长造成凝血机制障碍有关。⑦呼吸机相关性肺炎：与气管插管时间长有关。⑧感染：与患者年龄大、抵抗力下降有关。

2. 神志的观察

患者清醒过程中注意观察其神志、瞳孔情况。患者意识恢复后观察是否可以做指令性动作和自主活动。对于苏醒延迟或伴有精神症状的患者，可以给予营养脑部神经的药物和脱水药。脱离呼吸机辅助呼吸的患者要保证充分氧供，将血压控制在稍高水平，防止脑部缺血缺氧。主动脉弓部手术可能引起脑水肿或脑缺氧等弥漫性脑损伤，术后需要监测双侧颈动脉搏动，每班记录瞳孔的大小，对光反射。

3. 血压监测

术后一般血压控制在收缩压 110mmHg 左右，或根据重要脏器血液灌注情况及术前血压适当控制血压水平，防止血压骤升骤降。若血容量已经补足，静脉压已经高于正常值范围，但血压仍处于低水平，并少尿或无尿时，考虑低心排或心包填塞的可能，遵医嘱给予正性肌力药物，及时通知医生，必要时开胸探查。涉及主动脉弓的手术需每 6h 监测 1 次四肢血压并与术前对比，间接判定各部位血供情况。血压水平应保证有尿，四肢末梢暖，血中乳酸水平稳定。

4. 心电监测

需要多参数生理监测及血流动力学监测。术后需立即做心电图。主动脉根部手术常需移植冠状动脉，24h 持续心电监测心率、心脏节律、心脏传导、T 波、ST 段改变、Q–T 间期等，发现异常情况及时报告医生做心电图核实，并与术前对比，可以作 CTNT、CTNI 检查，帮助判断冠状动脉是否有异常情况。电极片位置准确，监护电极片每 24h 更换，保证导联波形正确、准确、清晰。

5. 呼吸道护理

胸降主动脉及胸腹主动脉的手术体外循环时间长，肺内损伤重，切口大，尤其左胸后外侧切口疼痛剧烈，术后发生神经系统并发症等均易引起不同程度的呼吸功能障碍。患者呼吸机辅助时间均较长，根据血气结果调整呼吸机参数。术后适时吸痰，吸痰前震动排痰，SaO_2 低的患者吸痰前 100% 氧吸入 3min，待 SaO_2 上升后再吸痰。为防止吸痰刺激引起血压骤升，可根据患者情况用药，待血压下降后再吸痰。对带气管插管的患者，特别要警惕呼吸机管路内的冷凝水反流，应及时清除。及时清除气管插管气囊上分泌物，做口鼻咽腔冲洗每日 2 次。结合体温变化及痰液性状，及时做痰培养 + 痰涂片，指导应用抗生素。术后注意充分镇痛，积极进行雾化、体疗、排痰仪等肺部治疗，促进肺部痰液稀释、分泌物排出、增加纤毛的运动。必要时可经鼻腔吸痰，帮助患者有效清理呼吸道。

6. 监测出入量和生化指标

术后应及时补充丢失的液体，补充血容量，保证尿量 >1ml/（kg · min）。护理过程中不可机械地控制液体入量小于出量。由于手术创伤大，术中液体丢失多，所以术后护理对容量的控制不同于其他心外科手术的患者，可适当增大补液量。同时补液中注意纠正电解质紊乱及酸碱平衡失调，及时补钾、补镁、补钙。应随时监测行瓣膜置换患者的电解质变化。

7. 肾功能的观察

维持循环和内环境稳定，减少对肾脏损害，保证肾脏血供和氧供，“等待”肾脏恢复，防止感染。每日监测尿素氮、肌酐、尿比重等数值，必要时行床旁持续血液透析，迅速清除血液中水、电解质和各种炎性介质、代谢产物。减少一切导致肾脏损害的药物和因素，同时防止血压过低。

8. 主动脉主要分支供血的观察

术后观察患者四肢末梢动脉的搏动是否良好，四肢皮肤的温度、色泽。监测四肢血压，每 6h 监测记录四肢血压水平，并与之前血压水平进行对比，若出现差距很大的情况，通知医生找出原因。监测乳酸水平，及时及早判断组织脏器是否出现缺血。对于术前下肢出现明显缺血的肢体，每小时测量小腿围，评估肌张力，判断是否可能出现再灌注损伤及骨筋膜室综合征。

9. 胃肠道系统的观察

术后留置胃管，保持胃管通畅，可间断用温水冲洗。未排气者应禁食、禁水。出现胃肠胀气可以通过胃管负压吸引，或给予开塞露肛门注入促进肠蠕动，尽早排气。胃肠减压时注意观察胃液的量、颜色、性质，若胃液为鲜红色，应考虑是否有应激性胃肠道出血。观察腹壁张力，每天在同一标记处测量腹围 4 次并记录，便于及时发现腹腔器官缺血性病变。待肠鸣音恢复正常后，给予胃肠营养。胃肠功能恢复慢的，尽早给予静脉营养支持。

10. 皮肤护理

由于胸腹主动脉手术时间长，特别是侧切口手术的特点，患者的皮肤会受到不同程度的损害，可能出现皮肤压红、水泡甚至破溃。一方面术前当日在皮肤受压部位贴皮肤保护膜，防止患者皮肤的完整性受损；另一方面在术后应针对患者皮肤情况，给予相应的减压、贴保护膜等措施，促进患者皮肤的完整。保证伤口敷料干燥，伤口用胸带包裹，既可减轻患者的疼痛又可以促进伤口的愈合。

11. 凝血功能的监测

主动脉人造血管置换手术创伤大，失血多，术后早期可有不同程度的凝血机制异常，适当应用止血药的同时，加强对活化凝血时间、出凝血时间等指标的监测，在抗凝治疗的同时应注意观察有无牙龈、鼻腔、消化道、伤口等部位出血。合并主动脉瓣置换的患者，术后次日晨开始监测凝血酶原时间及活动度和国际标准化比值（INR），根据国际标准化比值（INR）水平给予抗凝治疗。

12. 主动脉夹层覆膜支架腔内隔绝术 / 主动脉夹层腔内带膜支架植入术患者的护理

严格控制血压，血压过高可导致主动脉破裂，血肿逆行撕裂，带膜支架移位等并发症。观察患者双下肢是否出现偏瘫及截瘫现象，注意四肢血压情况，24h 之内至少 2h 观察 1 次双侧颈动脉和双侧足背动脉的搏动情况，每 6h 测量 1 次腹围，记录并与之前水平对比，注意测量腹围要在腹部同一位置。如果患者出现疼痛加剧，面色苍白，血压下降，心率加快，则表明有主动脉破裂的可能；如果出现剧烈头痛，主诉颈部憋胀感，则提示有动脉夹层逆剥的可能，出现上述病情变化及时通知医生，采取措施。术后特别注意平卧 24h、穿刺部位沙袋压迫至少 8h 及切口有无出血、渗血、血肿。术后早期注意避免剧烈活动，避免推、拉、提重物。

13. “一站式”杂交全主动脉弓修复术患者的护理

此类患者术后应严密监测双侧颈动脉搏动，判断头颈部血液供应情况。如术前主动脉弓部夹层动脉瘤压迫气管和 / 或支气管，使管腔变窄、管壁塌陷或移位，有一定程度的肺功能下降，术后注意评估患者有无呼吸困难、咳嗽等表现并与术前对比。术前弓降部夹层动脉瘤压迫喉返神经的患者，术后注意观察有无声音嘶哑、呛咳；压迫食管的患者有无吞咽困难并与术前对比。行颈总动脉至升主动脉搭桥的患者注意颈部伤口部位的张力，判断有无血肿，注意伤口引流条的渗出情况。分叉人工血管置换后为防止血栓形成，遵医嘱应用抗凝药，同时观察有无出血情况。

14. 老年患者的护理

老年患者身体素质差，机体抵抗力差，极易发生坠积性肺炎、泌尿道感染、褥疮等并发症。因此必须采取相应的护理措施避免呛咳和误吸，预防肺栓塞、坠积性肺炎及下肢静脉血栓，预防褥疮的发生。术后保证患者营养的摄入。

（三）健康指导

（1）患者保持心情舒畅，避免情绪激动；适当活动，循序渐进，劳逸结合；根据天气加减衣服，避免受凉感冒，保持室内空气清新。

（2）高血脂的患者应以低脂饮食为主，高血压患者应坚持低盐饮食，多进食水果和蔬菜，不暴饮暴食，禁烟酒、咖啡和辛辣食物。保持大便通畅，必要时可服用缓泻剂。

（3）嘱患者按时服药，尤其要控制血压，服用降压药应监测血压，自我观察服药反应，不可随意中途停药、换药或增减药量。如服用抗凝剂，要注意定期复查国际标准化比值，注意观察有无牙龈出血，皮肤有无出血点等。

（4）定期复查 CT，如有不适应及时就医。

四、主动脉瘤

【概述】

主动脉瘤（aortic aneurysm）是由于主动脉壁中层退行性变或结构异常，在管腔内的高压血流冲击下，向外膨胀、扩张而形成。根据动脉瘤累及的部位可分为：主动脉根部动脉瘤、升主动脉瘤、主动脉弓部瘤、胸降主动脉瘤、胸腹主动脉瘤和腹主动脉瘤。

（一）病因与发病机制

1. 病因

主动脉瘤的病因很多，其中动脉粥样硬化和非特异性主动脉退行性变是最常见的原因。此外，还有中层囊性坏死、创伤、高血压、梅毒或其他感染以及先天性发育不良等病因。动脉瘤发生和发展是多种致病因素（遗传因素、环境因素和生物化学因素等）相互影响和共同作用的结果。

2. 发病机制

发病机制是动脉硬化斑块及其附属血栓的形成，影响了管腔内血液营养向内膜和中层内的输送，阻碍内膜和中膜的营养供应，从而引起退变和坏死，管壁结构薄弱，在管腔内的高压血流冲击下，向外膨胀扩张形成动脉瘤。

（二）临床表现

1. 症状

（1）疼痛：疼痛的部位提示动脉瘤的部位。疼痛的性质可为钝痛、胀痛、刺痛或刀割样痛。突然剧烈的疼痛常是主动脉瘤破裂或急性扩张的特征性表现。

（2）组织受压：压迫气管支气管可有咳嗽、呼吸困难，压迫喉返神经出现声音嘶哑，压迫食道出现吞咽困难，压迫交感神经出现 Horner 征等。压迫胃肠系统出现胃或腹部胀满感。

（3）局部组织缺血：由主动脉瘤囊内形成附壁血栓、血栓脱落、动脉本身狭窄或闭塞所致。脑缺血可有昏厥、眼花、昏迷甚至瘫痪。冠状动脉缺血可引起心绞痛、心肌梗死等。

（4）心功能不全：长期高血压心肌受累或主动脉瓣关闭不全导致心慌、气短及心力衰竭。

（5）出血：主动脉瘤突然破裂出血可以致命。胸主动脉瘤破入气管可引起大咯血、窒息，破入食管可出现大量呕血，升主动脉瘤破裂可出现心包填塞，腹主动脉瘤破入十二指肠可以发生上消化道出血。

2. 体征

胸主动脉瘤早期无异常体征。瘤体扩大后可有前胸上部叩诊浊音区扩大，合并主动脉瓣关闭不全者，主动脉瓣区可闻及舒张期杂音。上腔静脉或无名动脉受压，出现颈静脉怒张、颜面水肿。弓部动脉瘤可有气管受压移位，胸骨上窝可扪及搏动性包块。降主动脉瘤可于背部听到血管杂音。腹主动脉瘤在腹部扪及搏动性包块。马凡综合征患者可有四肢细长、蜘蛛指（趾）、身材高大、晶状体脱位等体征。

（三）辅助检查

主动脉瘤诊断常用的辅助检查包括：心电图检查，胸部X片检查，超声心动图检查，主动脉造影，CT或MRI检查。

（四）治疗原则

主动脉直径 >5cm时扩张速度增快，主动脉直径 >6cm时，5年内胸主动脉破裂的危险增加5倍。因此当主动脉直径≥5cm时进行手术治疗。对于未达上述标准的主动脉根部瘤，如有明显主动脉关闭不全及引起的心绞痛，也应手术治疗。

手术方式根据患者主动脉瘤累及不同的部位采取不同的手术方式，同主动脉夹层外科手术方式。

【护理措施】

主动脉瘤患者的术前、术后护理以及健康指导同主动脉夹层患者的护理措施。

（石 丽 王美灵）

第三节 机器人心脏外科手术患者的护理

【概述】

近年来，代表微创外科发展前沿的机器人手术技术迅猛发展，将手术的精度和可行性提升到了一个全新的高度，预示着一个以手术机器人为代表、以信息化处理为标志的新的外科手术时代即将来临。目前，国外手术机器人已在心胸外科、泌尿外科、妇科和腹部外科等领域逐渐开展，国内解放军总医院于2007年率先引进Da Vinci S系统（达芬奇S系统）机器人手术系统，主要用于开展心脏手术，目前也已经在泌尿外科、妇科和腹部外科展开，二炮总医院2009年引进Da Vinci S系统机器人手术系统，主要用于开展肝胆外科手术，北京、南京、上海、重庆等地医院也陆续引进手术机器人，并先后应用于临床。机器人目前可以完成的心脏手术有房间隔缺损、室间隔缺损、心脏瓣膜成形和置换术、心脏黏液瘤摘除术、冠状动脉旁路移植术等。

（一）机器人"Da Vinci S系统"的组成介绍

机器人"Da Vinci S系统"包括三个部分：医生控制台、装有机械手臂的器械车和监视器推车。手术时需要两名医生，一名在控制台控制机器手臂的运作，另一名在患者床旁协助。Da Vinci S系统是"视频操纵系统"，操作者与机器手臂间通过电路相连，是典型的"主仆"关系。医生控制台是Da Vinci S系统的控制核心，由计算机系统、监视器、操作手柄及输出设备等组成，装有三维视觉系统和动作定标系统，医生手臂、手腕、手指的运动通过传感器由电脑精确记录，并同步翻译给器械车上的机器手臂。医师坐在无菌区外的控制台前，双手正常位套入操作手柄指环，通过双手动作传动带动手术台上仿真机械臂完成各种操作。术者双脚置于控制台脚踏上配合完成电切、电凝等相关操作，Da Vinci S系统的4条机械臂被共同安置机械臂控制末端的特制电刀和镊子可完成术中各种操作。

在4个机械手臂中，有1个摄像臂，摄像臂为三维视图，镜头为广角镜，可放大手术视野10倍后以最佳的视觉效果在监视器中显示。

（二）机器人"Da Vinci S系统"的优缺点介绍

（1）其优点：机器人手术系统具有手眼配合好、手臂无抖动、镜头固定、三维视图、视野清晰、活动范围广、器械移动度大等；它将外科医生的手、手术器械和手术技巧与能力通过计算机结合成了一个数字化的整体，从而使心脏微创手术成为可能；避免了常规心脏手术必须开胸的创伤，使外科医生在不开胸的情况下，更加精确和高效地完成心脏手术，因此给患者留下的创伤和痛苦要比传统手术小得多。

（2）其缺点：触觉反馈体系缺乏是机器人手术的一大缺陷，术者只能通过视觉信息反馈弥补触觉反馈的不足，对术者的外科技能提出了更高要求，因此，必须经过专业的培训才能进行操作。另外，整套设备的体积过于庞大，安装、调试比较复杂；系统的技术复杂，在使用过程中可能发生各种机械故障，如术中死机等；系统学习曲线较长，医生与系统的配合需要长时间的磨合；术前准备及术中更换器械等操作耗时较长等。机器人的器械臂固定以后，其操作范围受限。目前，手术机器人的使用成本很高。

（三）应用机器人进行心脏手术的病例选择

（1）因机器人系统的器械臂车体积较大，为避免手术操作过程中机械臂相互碰撞，患者体重和身高尽可能分别 >40kg 和 150cm。

（2）手术过程中有较长时间的单肺通气，术前常规进行肺功能、血气分析、X线胸片和气道检查，判断是否可行双腔气管插管和耐受单肺通气。若患有慢性阻塞性肺疾病、肺气肿或哮喘的患者，不宜长时间单肺通气，不适于此手术。

（3）胸膜炎或胸腔手术病史是该项手术的相对禁忌证，粘连的胸膜不利于心脏暴露，也极易导致肺组织损伤。

（四）应用机器人进行心脏手术的方法

患者仰卧位，按常规心脏手术建立监测。麻醉后插双腔气管插管，根据手术入路决定为胸部左、右侧打孔，入路侧胸部抬高、上肢半垂固定体位。对侧单肺通气，定位后于入路侧胸壁的肋间隙打孔，打孔的位置要考虑机械臂操作时不能相互碰撞，将机器人床旁机械臂车推至手术台旁合适位置，插入内窥镜成像系统，连接视频系统，监视仪下观察胸腔及周围组织结构。入路侧胸壁定位后插入机器人左右机械臂及第四机械臂。如果需要心内直视手术，同期肝素化后在超声引导下右颈内静脉、右股动静脉插管建立体外循环。体外循环下纵行切开心包暴露心脏，升主动脉置停跳液针，心脏停搏下进行心脏手术，手术完毕后充分排气缝合心房切口，开放升主动脉，缝合穿刺点。心脏复苏。循环平稳后撤离机械臂，鱼精蛋白中和肝素。沿原孔道再次插入内窥镜系统，探查心脏表面、主动脉插管处及胸壁打孔穿刺处无出血，置胸腔引流管。清点器械敷料无误，缝合胸壁小孔。术后患者带气管插管返回监护室。

（五）机器人心脏手术方法简介

（1）机器人房间隔缺损修补术：手术应在体外循环下进行，常规手术纵劈胸骨正中切口，破坏胸部的骨性结构，机器人手术为微创手术，在右侧胸部打孔 3~4 个，将机器人手臂通过孔道进入胸腔，术者控制机械臂切开心包，暴露心脏、上下腔静脉套阻断带，升主动脉放置停跳针。在体外循环下切开右心房，缝补房间隔缺损，其后检查无分流后排气，缝合右心房切口，开放升主动脉，复苏心脏，体外循环辅助平稳后停机，鱼精蛋白中和肝素，置胸腔引流管，缝合胸壁小孔返回监护室。

（2）机器人瓣膜置换术：右侧胸壁打孔，插入机械臂。同期肝素化后在超声引导下右颈内静脉、右股动静脉插管建立体外循环。体外循环心脏停搏下左房切口，探查见二尖瓣，切除前叶，保留部分后叶，双头针带垫片置线，经侧胸壁工作孔拉出后缝合瓣膜，将瓣膜经工作孔送入胸腔，打结并固定，瓣膜处理完毕后充分排气缝合左房切口，开放升主动脉，缝合穿刺点，心脏复苏。

（3）机器人冠状动脉旁路移植术：左侧胸壁打孔，插入机械臂，右肺单肺通气，左侧胸部抬高、左上肢置于半垂位固定，左侧胸壁打孔，内窥镜孔位于第 5 肋间隙、腋前线 5cm 处，直径 1cm；左右机械臂孔分别位于第 3~7 肋间隙，三孔成一条直线，直径 1cm。将 Da Vinci S 系统的床旁机械臂车推至患者右侧合适位置，固定机械臂和患者的连接。内窥镜进入胸腔后，给予 8~10mmHg 持续正压的二氧化碳，以利于术野的暴露。左右机械臂上分别插入镊子和电刀，术者在控制台上通过三维成像系统观察胸腔内结构，利用手柄控制机械臂游离乳内动脉。在乳内动脉两侧切开，分支处电凝后切断，较大侧支以钛夹夹闭。

内乳动脉游离完毕后，改变镜头方向，切开心包外脂肪及心包，暴露前降支，通过左侧肋弓下放置套管置入内稳定器。乳内动脉临时阻断，远端切口作成吻合口，肝素化后将稳定器导引固定于吻合部位，吻合部位两端用阻断带临时阻断，切开前降支，间断喷水保持术野清楚，吻合乳内动脉于前降支，开放阻断带，探查无吻合口出血。用超声血流仪测量乳内动脉桥血流量，满意后用鱼精蛋白中和肝素，将胸腔内医用材料逐一取出。置胸腔引流管一根。撤离 Da VinciS 系统。清点器械敷料无误，缝合胸壁小孔，术后更换单腔气管插管返回监护室。

【护理措施】

（一）术前护理

1. 护理评估

（1）评估患者对疾病和手术的认知情况：机器人心脏手术是一项新的微创医学尖端技术，对于许多患者来说相当陌生，部分患者竟然认为机器人给患者做手术就不用医生了，也有人质疑机器人不开胸看不见怎么做手术，还有人担心机器人做手术时出血如何处理的问题，等等。这些需要医护人员用通俗易懂的语言介绍给患者，让患者了解到通过胸壁打孔，让机器人手臂进入胸腔，两只手臂有一只是摄像镜，通过它可看到胸腔里面的情况，一只是助手，可传递器械等。

（2）了解患者的相关检查：机器人心脏手术需单肺通气，需要进行肺功能检查，做血气分析，了解患者能否耐受单肺通气，术前均进行超声心动图、心电图、胸部 X 线检查明确诊断，同时进行腹部及下肢动静脉超声检查，进行全面的血液化验。

（3）了解患者疾病相关症状：如患者有无心慌、气短、上下肢皮肤发绀等。二尖瓣病变患者了解左心房大小，动脉压力；了解主动脉瓣病变患者左心室大小、冠脉供血、血压脉压等；了解患者的心功能情况，有无呼吸困难及类型，有无劳累性呼吸困难及夜间阵发性呼吸困难发作等；了解患者有无体循环不足的表现，如活动无耐力、头晕乏力、胸闷及心前区疼痛等表现。

（4）心理社会状况：了解患者对疾病治疗的态度，拟采取的治疗方法、对手术及可能导致并发症的认知程度、家庭经济承受能力，以提供相应的心理支持。讲解各类手术的优缺点和适应证，机器人手术不开胸，不锯开胸骨，对胸部的创伤小，使患者能心里有数，解除顾虑，在适度紧张下接受手术。

（5）评估患者的自理能力。

2. 基础护理

先天性心脏病患者年龄小，生活自理能力较差，需要在生活上给予帮助。瓣膜病患者体质虚弱，活动无耐力，多给予患者生活照顾。

3. 心理护理

心脏手术本身风险大，机器人手术是新技术，患者心理负担很大，耐心讲解机器人手术相关知识，解除患者的疑虑，保持良好状态，积极配合做好术前准备。术后住进监护室的患者往往会出现紧张、焦虑、精神压力增加的情况，及时向患者进行宣教，介绍和讲解治疗方案，鼓励患者树立战胜疾病的信心，使患者顺利度过痛苦阶段，早日康复。

4. 术前准备

（1）全面检查排除手术禁忌证：机器人心脏手术前均应常规行胸片和胸部 CT 检查，排除胸膜炎病史，严重的胸膜粘连会阻碍内窥镜及机械臂套管的插入，也增加了肺脏损伤和出血的机会，是手术的相对禁忌证。因机器人系统的器械臂车体积较大，为避免手术操作过程中机械臂碰撞，患者体重和身高尽可能选分别大于 40kg 和 150cm。另外，机器人心脏手术过程中有较长时间的单肺通气，术前常规进行肺功能、血气分析、胸片和气道检查，判断是否可行双腔气管插管和耐受单肺通气。患有慢性阻塞性肺疾病、肺气肿或哮喘的患者不宜长时间单肺通气，不适于此手术，如果患者存在插管困难，如严重的脊柱侧突，也应列为禁忌。

（2）术前指导患者锻炼肺功能：机器人心脏手术对麻醉和体外循环提出了特殊要求：手术过程中较长时间的单肺通气，体外循环术后肺部的再灌注损伤；同时，胸壁打孔不同程度的疼痛会影响呼吸，所以患者术前锻炼肺功能尤其重要。术前指导患者戒烟，进行深呼吸有效咳嗽等一系列肺部功能锻炼，可防止术中、术后发生肺部并发症。

（3）术前身体调理到最佳状态：心脏病患者，尤其是瓣膜手术患者，术前应进行强心、利尿、补钾治疗，减少患者体内多余水分的潴留，减轻心脏前负荷，改善心功能，对患者术后顺利康复具有重要意义。应用药物治疗时注意观察服药效果及副作用。如服用洋地黄的患者，注意观察其心率，由于睡眠时心率很慢，影响重要器官的供血，每天早晨服用 1 次地高辛，同时注意观察有无洋地黄中毒的副作用，如发现胃肠道不适、黄绿视等症状，立即报告医生处理。服利尿剂时要准确记录尿量，同时注意有无脱水和低血钾等情况，及时处理。

（二）术后护理

除按体外循环下心脏手术护理常规外，需要做好以下护理：

（1）术后早期出血的观察：机器人心脏手术是通过外科医生控制机械手臂进行手术，依赖医生的操作技术，机器能过滤人手震动波，使操作更准确。术中所用缝线也与常规缝线不同，可自动打结，但是，由于个体组织差异和凝血等多种因素的影响，仍有缝合出血或渗血的可能。因此，患者返回

ICU 后，护士应观察心包、胸腔引流管的引流情况，观察引流液的颜色、性质和量的变化，注意观察有无出血倾向，定时挤压引流管，以防止堵塞不通。同时注意观察生命体征的变化，有血容量不足表现时也要警惕有无出血。

（2）呼吸系统的观察和护理：机器人手术时患者插双腔气管插管，术中打孔对侧单肺通气，术毕更换为单腔气管插管。较长时间内的单肺通气容易导致低氧血症和高碳酸血症，尤其以肥胖和长期吸烟患者为重，此外，单肺通气引起肺不张、肺水肿和通气 / 灌注失调可延续到术后，直接影响患者的恢复情况。术中给予非通气侧肺持续低流量的持续正压，在不影响术野的情况下，可有效地改善氧合和减少分流。体外循环术后肺部存在再灌注损伤，打孔侧胸腔充满二氧化碳气体，肺塌陷，胸壁打孔，胸壁有不同程度的疼痛，影响患者的呼吸深度，因此术前要进行深呼吸咳嗽训练。密切注意术后返回监护室患者的呼吸系统的护理，尤其是加强打孔侧肺部的护理。气管插管期间要妥善固定气管插管，防止插管脱出或移位，持续湿化气道稀释痰液。密切观察呼吸频率、节律、深浅及呼吸音，监测动脉血气，根据结果调整呼吸机参数。保持呼吸道通畅，及时清除呼吸道分泌物，每次吸痰不超过 15s。拔除气管插管前彻底吸痰，拔管后让患者坐起，给予雾化吸入，叩背促咳，着重加强肺部的护理，如增加叩背的次数，术后取对侧卧位以利于肺的膨胀。

（3）观察肢体情况，进行早期康复训练：机器人体外循环手术患者于下肢动静脉插管进行体外循环，术后注意观察患者的下肢血运情况，肢体有无肿胀等，另外手术时右上肢体位外展下垂，术后可产生不适，应尽早让患者活动，术后清醒就可以活动四肢，做指 / 趾关节活动，然后进行大关节活动，拔除气管插管后坐起，深呼吸咳嗽，术后第二天可下地活动，活动量根据个人的自我感觉掌握。

（4）胸部疼痛的护理：由于机器人手臂是通过肋间打孔进入胸腔，手术时手臂需要活动，可对肋间神经造成不同程度的影响，手术后可出现疼痛。可选择创口浸润麻醉、肋间神经阻滞、肋间神经低温消融、胸膜腔内镇痛等，均可获得高质量的镇痛疗效。

（三）健康指导

（1）机器人手术后患者创伤小，恢复快，根据心功能状况可以尽早进行康复锻炼，注意劳逸结合，以不引起心慌、气短为度。

（2）根据疾病的不同和病情轻重不同，嘱患者按医生指导用药、饮食和活动。出院前详细告知患者所服药的名称、剂量、服用的时间、可能出现的副作用及处理方法，不可随意乱服药，以免发生危险。

（3）复查指导：指导患者遵医嘱定期复查，一般复查时间为出院后 3~6 个月。

（刘喜梅）

第七章 骨科疾病患者的护理

第一节 四肢骨折患者的护理

一、锁骨骨折

【概述】

锁骨位于皮下，连接躯干与肩胛带、上肢。正视为直，俯视呈“S”形。锁骨骨折（fracture of the clavicle）是常见的骨折之一。占全身骨折的4%。锁骨骨折分为中1/3骨折、外1/3骨折、内1/3骨折。锁骨中1/3处为其薄弱处，也是应力集中处，因而是锁骨最易骨折的位置。

（一）病因

锁骨骨折多见于青壮年和儿童，偶见于新生儿产伤。多为间接暴力所致，如跌倒时手或肘部先着地，外力沿上肢骨传到锁骨；或跌倒时肩部外侧着地，有时也会引起骨折。直接暴力如打击、撞击等，造成横断或粉碎骨折。骨折后，近折段受胸锁乳突肌的牵拉向上向后移位，远折端因上肢本身重量牵拉而向下移位，又因胸大肌、斜方肌、背阔肌的牵拉而向前向内移位，造成断端重叠。

（二）临床表现

局部疼痛、肿胀、皮下瘀血，骨折处异常隆起。局部压痛明显，可触及移位的断端。患肢外展和上举受限。如幼儿不让活动上肢，穿衣伸袖时哭闹，则提示有锁骨骨折。

（三）辅助检查

上胸部正位X线检查可了解骨折和移位情况。

（四）治疗原则

（1）保守治疗：新鲜的锁骨中1/3骨折可采用保守治疗。应用锁骨固定带或反“8”字绷带固定。注意固定的松紧是否合适，过紧则会压迫腋部神经血管。固定时间约4周，粉碎骨折延长至6周。

（2）手术治疗：锁骨外1/3骨折一般采用手术治疗：对于开放性骨折，合并血管、神经损伤的骨折，闭合复位对位欠佳和不能忍受“8”字绷带固定的患者，采取手术治疗，应根据骨折部位、骨折类型及移位情况选择钢板、螺钉或克氏针固定。

【护理措施】

（一）术前护理

术前用反“8”字绷带临时固定，减轻疼痛，防止进一步损伤。固定期间，应保持挺胸提肩姿势，要经常检查固定情况，如上肢皮肤颜色是否发白或青紫，皮温是否下降，感觉是否麻木，如有上述症状，考虑为“8”字绷带固定过紧而压迫腋部血管神经所致，应及时告知医生。随着骨折处肿胀消失，或因绷带张力消失，常使固定的绷带松弛而导致再移位，应及时调整固定的松紧度。及时满足患者生活需要，关心体贴患者，动作轻柔，患者坐、卧时给予协助，为患者安置舒适的体位，减轻患者的不适和烦躁。

（二）术后护理

（1）病情观察：观察敷料是否清洁、干燥，有无渗出，观察伤口有无红、肿、热、痛等症状。观察生命体征情况，术后应用镇痛药。

（2）护理：指导患者避免患侧卧位，卧、坐、起时需有人协助，避免患肢撑床。术后患侧上肢前臂吊带或三角巾悬吊于胸前，去枕平卧后，在肩胛区垫软枕，同时在患侧胸壁侧方垫一只软枕，防止患肢下坠。

（三）健康指导

固定牢固者可早期进行功能锻炼。固定期间进行手、腕、肘关节的活动，并练习肩关节的外展、后伸，如做双手叉腰动作，禁止做肩关节前屈、内收动作。解除外固定后即可开始肩关节每个方向的活动，如肩前屈、肩关节的环转活动、两臂划船动作等，活动范围由小至大，次数由少至多，强度逐渐加大，以不引起疼痛为宜。

二、肱骨干骨折

【概述】

肱骨干骨折（fracture of the shaft of the humerus）指肱骨外科颈以下 1~2cm 至肱骨髁上 2cm 之间的骨折。肱骨干骨折在所有骨折中约占 3%。好发于骨干中部，其次为下部，上部最少。中下 1/3 骨折易合并桡神经损伤。

（一）病因

肱骨干骨折可由直接暴力或间接暴力引起。直接暴力常由外侧打击肱骨干中段，致横形或粉碎性骨折。多为开放骨折。间接暴力常由于上肢伸展位跌倒，手或肘部着地，同时身体发生扭转，力向上传导，加上身体倾倒所产生的剪式应力，导致肱骨中下 1/3 骨折。或因投掷运动或“掰腕”，也可导致中下 1/3 骨折，多为斜形或螺旋形骨折。

（二）临床表现

上臂疼痛、肿胀及畸形，有异常活动和骨擦感。合并桡神经损伤者，出现伸手指及伸腕功能丧失，手背桡侧皮肤感觉减退或消失。

（三）辅助检查

X线摄片可确定骨折的类型、移位方向。

（四）治疗原则

1. 非手术治疗

（1）手法整复夹板外固定法：适用于短斜或横断的肱骨干骨折，如有移位应先在局麻下或臂丛麻醉下行手法整复。夹板固定维持骨折对位。成人一般固定6~8周。

（2）悬垂石膏整复固定法：适用于螺旋形、长斜形或重叠肱骨干骨折治疗的方法。利用石膏和上肢重量达到慢性复位矫正畸形的目的。成人一般固定6~8周。

2. 手术治疗

（1）适应证：不能耐受长时间石膏固定、闭合复位欠佳不能达到解剖或功能复位者、骨折端夹有软组织、同一肢体多发骨折、合并有神经血管损伤需手术治疗者可采用手术治疗。

（2）治疗方法：包括闭合复位逆行或顺行插针带锁髓内钉治疗，切开复位钢板螺钉内固定和外固定架固定。闭合骨折合并桡神经损伤未采取手术治疗者，若观察2~3个月后桡神经仍无恢复的表现时，可行桡神经探查术。

【护理措施】

（一）术前护理

（1）石膏或夹板固定后用颈腕吊带或三角巾悬吊。注意观察指端血液循环和神经症状，如患肢皮肤的颜色、温度、感觉、运动和肿胀情况，如有异常及时就医。卧位时用三角垫将患肢垫起并高于心脏水平。

（2）利用小夹板治疗时，需密切随诊、观察病情的变化，根据肢体肿胀的程度随时调整夹板的松紧度，避免因固定不当而引发并发症。

（3）并发症的观察：固定物过紧可造成血管压迫和神经损伤。桡神经损伤是肱骨干骨折常见的并发症。应重点观察手腕及手的活动、手背皮肤感觉。应用小夹板时应观察松紧度，过紧可引起血液循环障碍，过松可致骨折再移位。

（二）术后护理

观察敷料是否清洁、干燥，有无渗出，观察伤口有无红、肿、热、痛等症状，肢体肿胀，动脉搏动等情况。严密观察患肢手腕活动情况、感觉功能，如有异常要及时通知医生，尽快解除压迫或行神经探查术。

（三）健康指导

功能锻炼应尽早开始。石膏夹板固定者复位后即开始手及腕关节活动，用健侧手托住患侧前臂，在不负重的情况下活动肩关节，做环形或钟摆活动。骨折愈合去除固定后，患肢做前后、左右摆动，垂直轴做环绕运动，然后用体操棒协助做肩屈、伸、内收、外展、内旋、外旋等练习，并可进行爬墙练习。手术内固定者如固定牢固患者可早期行肩肘关节的功能练习。

三、桡骨下端骨折

【概述】

桡骨下端骨折（fracture of distal radius）是指距桡骨下端关节面3cm以内的骨折。常见于中老年人，女性明显多于男性。因这个部位是骨松质与骨密质的交界处，解剖部位薄弱，加之老年人骨质疏松，较小的暴力即可造成粉碎性骨折。依其受伤机制和骨折移位的情况分为伸直型骨折（Colles骨折）、屈曲型骨折（Smith骨折）、Barton骨折。

◎ 伸直型骨折（Colles骨折）

（一）病因

Colles骨折较常见，多为间接暴力引起，摔倒时腕关节处于背伸位，手掌着地，前臂旋前时受伤。应力通过手掌传导到桡骨下端发生骨折，骨折远端向背侧及桡侧移位。

（二）临床表现

伤后局部疼痛、肿胀、可出现典型畸形姿势，即侧面看呈“银叉”畸形，正面看呈“枪刺样”畸形。检查局部压痛明显，腕关节活动障碍。

（三）辅助检查

X线检查可见骨折远端向桡、背侧移位，近端向掌侧移位，可伴有下尺桡关节脱位。

（四）治疗原则

以手法复位外固定治疗为主，很少需要手术治疗。若外固定不能维持复位者可行闭合复位空针内固定、外固定支架、切开复位内固定治疗。

◎ 屈曲型骨折（Smith骨折）

（一）病因

Smith骨折较伸直型骨折少见，常由于摔倒时腕关节屈曲、手背着地受伤引起，或手掌着地，前臂处于旋后位受伤引起；也可因腕背部受到直接暴力打击发生。

（二）临床表现

腕部下垂，局部肿胀，腕背侧皮下瘀斑，腕部活动受限。

（三）辅助检查

X线检查可显示屈曲型骨折与伸直型骨折移位方向相反，近折段向背侧移位，远折段向掌侧、桡侧移位。

（四）治疗原则

主要采用手法复位，夹板或石膏固定。复位后保持背伸稳定，基本原理与伸直型骨折相同。若外固定不能维持复位者，行切开复位、钢板或钢针内固定。

◎ Barton骨折

Barton骨折是桡骨远端骨折的一种特殊类型，为桡骨远端背侧缘或掌侧缘骨折，其远侧骨折段连同腕骨和手半脱位，称之为 Barton 骨折。

（一）病因

在腕背伸、前臂旋前位跌倒，手掌着地，暴力通过腕骨传导，撞击桡骨远端关节面背侧发生骨折，腕关节也随之而向背侧移位。

（二）临床表现

从手腕骨折的移位方向和关节畸形上看 Barton 背缘骨折临床表现与 Colles 骨折相似，出现“银叉”畸形及相应的体征。Barton 掌侧缘骨折临床表现与 Smith 骨折类似，为屈曲型移位。

（三）辅助检查

X 线检查可发现典型的移位。Barton 掌侧缘骨折畸形类似 Smith 骨折。

（四）治疗原则

首先采用手法复位，复位稳定后可用夹板或石膏固定，但由于 Barton 骨折属为关节内骨折，稳定性差，易造成再脱位，建议行切开解剖复位，钢板螺丝钉或克氏针固定而达到坚强固定。

【护理措施】

桡骨下端骨折的护理措施以 Colles 骨折的护理为例：

（一）术前护理

Colles 骨折后并发症的观察：

（1）腕部神经损伤：正中神经损伤最常见，其次为尺神经损伤，多为移位骨块压迫所致，表现为“猿手”畸形和“爪状手”。

（2）拇长伸肌断裂：多见于伤后 4 周以后，原因为骨折同时出现骨沟不平整造成肌腱受伤，因此骨折对位要良好。

（3）反射性交感神经营养不良综合征：又称作 sudeck 骨萎缩，骨折病等。其表现为骨伤后或骨愈合后较长时间腕手疼痛、肿胀，早期有血管扩张所致的皮温升高、水肿、多汗；晚期有血管收缩所致的皮温低、汗毛脱落、手指僵硬等。其原因为骨折固定不稳定，活动过早过量使局部修复性炎症反应加剧持久所致。早期应抬高患肢，出现疼痛、皮温升高或降低、多汗或脱毛等症状时应及时通知医生对症处理。

（4）骨折畸形愈合：多为复位不良固定不稳定所致，表现为前臂旋转功能和腕活动障碍。

（二）术后护理

Colles 骨折术后并发症的观察及护理：

（1）腕部神经损伤：术后腕部保持屈曲位石膏固定，要观察固定是否牢固，观察末梢血运，感觉运动情况。术后 4 周练习手指和手腕的屈伸活动。

（2）拇长伸肌断裂：手术固定良好者 2 周内禁止做腕背伸和偏斜活动，以防复位的骨折端再移位，2~3 周后行腕关节背伸和桡侧偏斜及前臂旋转活动，如为非手术治疗行石膏固定者，4~6 周固定解除后逐步做腕关节屈、伸、旋转及尺、桡侧偏斜活动。活动前要先行 X 线摄片确定骨折愈合。

（3）关节僵硬：未早期进行功能锻炼所致，也可导致肩关节僵硬，即肩手综合征。

（三）健康指导

手法复位满意者做较为妥善的外固定，早期鼓励患者做手指、肘、肩关节的练习，4~6 周解除外固定后指导患者行腕关节活动。手术复位内固定可靠的患者可早期 1~2 周开始腕手关节的练习。

四、骨盆骨折

【概述】

骨盆由髂骨、坐骨、耻骨组成的髋骨与骶骨、尾骨构成的环状骨性结构。是脊柱与下肢间的桥梁，其形状扁平、环状、上宽下窄。骨盆前部的主要功能是保护盆腔内脏器，如膀胱、尿道及女性生殖器等，因此骨折时常合并尿道膀胱损伤。此外，由于骨盆内及耻骨后方有较多大血管和静脉丛，所以骨盆损伤时，常合并大出血，骨盆骨折的死亡率为 5%~42%，合并低血容量性休克的患者死亡率约为 43%。失血性休克、合并中枢神经系统损伤、多脏器功能衰竭等为骨盆骨折患者死亡的高危因素。

（一）病因

骨盆骨折主要由高能量直接暴力所致，骨盆边缘有许多肌肉和韧带附着，暴力作用时肌肉猛烈收缩使骨盆边缘肌附着点骨折，骨盆环不受影响。造成骨盆环断裂的暴力有四种类型：

（1）前后挤压暴力：前后挤压的暴力作用在耻骨联合或髂后上棘，导致单髋或双髋强力外旋，引起“开书型”损伤，即耻骨联合分离。如果外力进一步作用，可以损伤骶棘韧带与骶髂关节前韧带。

（2）侧方挤压暴力：侧方挤压作用于髂嵴，可以使骨盆环受到内旋的作用，导致前方的耻骨骨折，以及后方的骶骨骨折。

（3）垂直剪切暴力：患者由高处坠落，造成垂直剪力损伤。骨盆后方所有韧带结构断裂，造成髂骨、骶髂关节或骶骨的垂直移位，骨盆环极不稳定。

（4）混合暴力：根据暴力方向和大小的不同，会造成不同类型的骨盆环损伤。

（二）临床表现

通常因强大暴力所致，表现为局部疼痛、肿胀、皮肤擦伤、皮下瘀血和红肿。髋关节活动受限，活动时会引起剧痛。会阴部的瘀斑是耻骨和坐骨骨折的特有体征。骨盆分离试验与挤压试验阳性，肢体长度不对称。此外根据是否合并内脏损伤及损伤程度不同而表现不同。

（三）辅助检查

X 线检查可显示骨折块移位情况，但需行多角度 X 线检查，如前后位 X 线摄片、入口位 X 线摄片、出口位 X 线摄片等；CT 检查可更清晰地显示骨盆各部位骨折及移位的情况。B 超可显示腹腔内脏有无损伤。

（四）治疗原则

骨盆骨折常常是严重复合伤的一部分，应根据患者的全身情况决定治疗方案。有脏器、血管损伤及泌尿道损伤者，应先给予对症处理以挽救生命，待全身情况稳定后再处理骨科情况。在初期检查阶段，按照 ABCDEF 顺序进行，具体为：A（airway 气道）——通畅气道，注意保护颈椎，检查胸部有无损伤，必要时给予机械通气；B（bleeding 出血）——控制出血，测量血压，治疗并纠正失血性休克；C（CNS 中枢神经系统）——神经系统检查，观察瞳孔、意识，颅脑有无损伤；D（digest 消化）——消化系统损伤的处理；E（excretion 排泄）——泌尿生殖系损伤的处理；F（fracture 骨折）——骨折的处理。

1. 保守治疗

对于骨盆稳定无移位或微小移位的骨盆骨折，行非手术治疗。

2. 手术治疗

对于部分或完全不稳定的骨盆骨折，在患者一般状况允许的情况下应积极地采取手术治疗。手术治疗的方法包括外固定架和内固定。

（1）外固定架治疗：①提供临时稳定：出血是导致死亡的主要原因，骨盆骨折出血来源主要包括动脉出血、静脉出血和骨折端出血，据统计，动脉出血约占 10%，而静脉和骨折端出血约占 90%，因此伤后行外固定架治疗可早期提供临时稳定，控制出血且便于开腹探查止血及其他脏器损伤的处理和搬运。②便于早期固定和护理：用于多发创伤患者的早期固定，便于护理，减轻疼痛，利于咳痰，减少并发症的发生。③针对某些骨折的治疗：对于有些类型的骨折，可作为最终治疗。

（2）内固定治疗：①内固定是不稳定骨盆骨折主要的治疗方法：可以达至骨盆骨折的解剖复位并能维持复位；在生物力学上比外固定更稳定；随着影像学技术和导航技术的发展，内固定及微创手术固定越来越安全；患者可早期活动，减少了并发症的发生。②骨盆骨折的内固定分为前环内固定和后环内固定：前环内固定主要用于耻骨联合分离和耻骨支骨折，固定方法包括钢板固定和单纯螺丝钉固定。骨盆后环内固定的方法很多，主要有骶髂螺丝钉、骶髂关节前路钢板、髂关节后路钢板、骶骨棒、腰 - 骨盆固定系统等。

【护理措施】

（一）术前护理

1. 急救护理

骨盆骨折常常合并其他脏器损伤，患者大多病情危重，护士除常规护理如保持气道通畅，给予高流量吸氧；迅速建立静脉通道，保证及时输血和补液；进行生命体征监测，记录出入量，掌握病情变化并及时处理等，更应密切观察有无合并损伤。合并损伤常威胁患者生命，因此对合并损伤的观察与护理比骨折本身的护理更重要。

2. 合并损伤的护理

（1）腹膜后血肿：表现为腹痛，腹肌紧张，腰背部可见大片瘀斑，腹部叩诊浊实音，但无移动性浊音，腹腔穿刺可抽出不凝血。严重者可出现麻痹性肠梗阻或亚急性肠梗阻。应密切观察患者有无腹痛、腹胀、呕吐、肠鸣音变化及有无腹膜刺激征等，必要时可做腹腔穿刺以明确诊断。应常规禁食 2~3 天，必要时给予胃肠减压或肛管排气、甘油灌肠等。

（2）膀胱、尿道损伤：观察有无血尿、尿道口滴血、排尿困难或无尿，以判断尿道损伤情况。膀胱损伤可表现为腹膜刺激征，明显的腹肌紧张，弥漫性满腹压痛，以下腹部压痛明显，可出现发热、恶心、腹胀、肠麻痹等，严重者可出现感染性休克。需手术治疗修补膀胱尿道，应保留尿管，如导尿管插入困难时，禁忌反复试插，以免增加局部损伤，同时亦增加感染的机会。应行膀胱造瘘及尿道会师术。

（3）腹腔脏器损伤：可出现腹痛、腹膜刺激征、大便带血、排便困难，腹腔穿刺抽出不凝血。肛门指诊可发现破裂口及骨折端，因此骨盆骨折必须检查肛门和会阴。

（4）神经损伤：常涉及坐骨神经损伤、股神经损伤、闭孔神经损伤，表现为其神经所支配区域的感觉、运动障碍。应检查下肢的感觉及运动情况。

（二）术后护理

（1）体位护理：每 2~3h 协助患者更换 1 次体位，但要尽量减少大幅度搬动患者，以防内固定物断裂、松动等，也可减轻患者疼痛。可采取平卧和健侧卧位交替体位。

（2）饮食护理：术后禁食，待排气后给予患者清淡易消化的半流食，少食多餐，待胃肠功能恢复后逐渐给予普食。应给予高蛋白、高维生素、富含纤维素的食物，嘱患者多饮水，多吃蔬菜水果预防便秘，必要时给予患者缓泻药以预防便秘。

（3）并发症的观察：术前有合并损伤者观察术后恢复情况。

（4）其他护理措施同骨科一般护理常规。

（三）健康指导

伤后早期可进行上肢的伸展运动及下肢的肌肉收缩练习，以保持肌力，预防关节僵硬。不影响骨盆环完整的骨折，可取仰卧与健侧卧交替卧位，严禁坐位，伤后 1 周可取半卧位；3 周后可在床上练习髋关节膝关节被动、主动屈伸；6 周左右可练习下床站立并缓慢行走，逐渐加大运动量，直至可以正常行走。

五、股骨颈骨折

【概述】

股骨颈骨折（fracture of femoral neck）是指由股骨头下端到股骨颈基底的骨折。股骨颈骨折是一种常见的骨折，约占全身骨折 3.6%。多见于 50~70 岁的中老年人，随着人的寿命增长，社会人口的老龄化，股骨颈骨折的发病率有逐渐增高的趋势。传统的治疗方法为闭合复位内固定，但效果欠佳。术后股骨头坏死发生率为 20%~40%，骨折不愈合发生率约为 18%。因股骨颈骨折多发生于老年人，常伴随有高血压、冠心病、糖尿病、呼吸系统等内科疾病，如处理治疗不当常常发生心肺等合并症，甚至导致死亡。

（一）病因

股骨颈骨折主要为低能量间接暴力所致，老年人由于骨质疏松致骨量减少，骨小梁稀疏，骨脆性增加，轻微扭转外力或跌倒即可造成骨折。多数情况下是在走路滑倒时，身体发生扭转倒地，间接暴力传导致股骨颈发生骨折。在青少年，发生股骨颈骨折较少，常需较大暴力才会引起，且不稳定型更多见。

（二）骨折分型

（1）按骨折移位程度分型（Garden 分型）：①Ⅰ型：不完全骨折。②Ⅱ型：完全骨折，无移位。③Ⅲ型：完全骨折，部分移位。④Ⅳ型：完全骨折，完全移位。Garden 分型根据骨折的预后分类，近来证明 III 型和 IV 型在骨折的不愈合和骨坏死并发症方面无明显差别，而且 Garden I 型仍可出现股骨头坏死。

（2）按骨折线走行部位分型：①头下型骨折：使股骨颈支持带血管损伤，造成滋养股骨头的血液供应中段。造成股骨头缺血性坏死的几率很高；②经颈型骨折：易造成骨折不愈合或股骨头缺血性坏死；③基底型骨折：此类型骨折对血供影响较小，骨折可以愈合。

（3）按骨折线倾斜角度（Pauwels 角）分型：Pauwels 角即骨折线与双侧髂嵴连线（水平线）所成的角度。①I 型：外展骨折 Pauwels 角 ＜30°，稳定性最好。②II 型：Pauwels 角在 30°~50°，稳定性次之。③ III 型：内收骨折 Pauwels 角 ＞50°，稳定性最差。

角度越大，剪式应力越大，骨折断端间接触面积越小，骨折越不稳定；骨折线越接近于股骨头，骨折近端血供越差，发生股骨头坏死的可能性也越大。

（三）临床表现

轻度（老年人）或重度（年轻人）外伤后髋部疼痛，患肢短缩、外展外旋屈曲畸形；股三角和大粗隆部压痛、足跟纵向叩击痛；髋关节主、被动活动受限。Garden I 型骨折容易漏诊，因其外伤史不明显，仅有局部微痛或不适，而且髋关节可屈伸，甚至可以步行，X 线检查不易发现骨折线，常被误诊为髋周围软组织损伤。

（四）辅助检查

髋关节正侧位 X 线摄片，可显示骨折的部位、类型、移位情况。对于 X 线检查显示不清楚或骨折线隐匿时，应行 CT、MRI 或核素扫描检查，或嘱患者卧床休息，2 周后再行 X 线检查，可因骨折局部骨质吸收而显示骨折线。

（五）治疗原则

治疗老年人股骨颈骨折的目的应是恢复患髋功能，缩短卧床时间，早期下床活动提高患者生活质量，防止因卧床而引起的并发症。近年来主张在患者身体条件允许的情况下宜采取手术治疗，从而缩短卧床时间，早期下床活动。治疗方法根据患者的年龄及骨折特点和类型而不同。

1. 非手术治疗

无明显移位、外展型或嵌入型等稳定性骨折，年龄过大，全身情况差或合并有严重心、肺、肝、肾等功能障碍者，选用非手术治疗方法。患肢牵引制动 8~12 周后，X 线摄片证实骨折愈合后开始髋关节活动练习并扶双拐逐渐下地活动，患肢不负重半年。

2. 手术治疗

（1）内固定术：股骨颈基底型骨折和部分经颈型骨折患者可行空心加压螺钉内固定术、滑动式钉板系统内固定术。

（2）人工关节置换术：65 岁以上股骨头下型骨折的老年患者，合并其他疾病但能耐受手术者，陈旧性股骨颈骨折不愈合、股骨头坏死或合并髋关节骨关节炎患者可采用人工关节置换术。

【护理措施】

护士应向患者及家属说明术前牵引的重要性。术前牵引的目的是使骨折端对位良好并避免进一步移位，避免神经血管的进一步损伤，减轻疼痛。通常行皮肤牵引治疗。如行人工关节置换手术伤后很快能行手术者术前可不做牵引，如因各种原因手术可能延迟者需行牵引术。

（一）术前护理

1. 皮牵引的护理

（1）做好交接班，严密观察患肢血液循环，包括肢端皮肤颜色、温度、动脉搏动、毛细血管充盈情况及肢体活动情况，有无肢体青紫、肿胀、发冷、麻木、疼痛、运动障碍及脉搏微弱或摸不到等，定时观察足背伸跖屈功能，定时按摩腓骨小头处皮肤，以防止腓总神经受压，引起足下垂。

（2）牵引期间检查患者体位及牵扯装置，下肢要保持外展中立位。检查牵引的位置、力线是否正确，包扎松紧度是否合适，过紧影响患肢血运，过松牵引套下滑压迫足跟及足背造成下肢压疮。检查牵引绳与滑轮是否合槽，重锤是否悬空。

（3）牵引期间检查牵引部位的皮肤完整性，骨突部位如内外髁、内外踝、跟腱、足背等处应垫棉垫预防压疮。每天擦洗患肢，每 2~4h 打开牵引套 1 次，按摩患肢及骨突出处皮肤数分钟，待放松 30min 后再行牵引，以促进血液循环，减轻局部皮肤的压迫。

2. 预防褥疮

保持皮肤的清洁干燥，保持床单平整无渣。翻身是预防褥疮最好的方法，但患肢要保持外展中立位，需行轴线翻身。

3. 预防下肢静脉血栓

髋部骨折为较严重的损伤，体内反应使血液处于高凝状态，伤后患者需卧床，患肢被迫制动使静脉血流缓慢容易出现下肢静脉血栓。栓塞的高发期为骨折后 12~24h。因此对于下肢骨折的患者术前应密切观察及预防下肢静脉血栓的发生。

（1）要严密观察下肢有无肿胀，注意患肢皮肤颜色有无变暗，皮温是否降低，挤压腓肠肌时小腿深部有无疼痛感觉，足背动脉搏动有无减弱等。病情允许者可穿梯度弹力袜。应用抗凝药物时注意观察用药后的副作用，如出血等。

（2）指导患者行足背伸跖屈及股四头肌舒缩锻炼，促进下肢静脉血液回流。

（3）减少对血管内膜的损伤：避免下肢输液；避免血管刺激性药物；避免同一部位反复穿刺，出现炎症反应，重新建立通道；避免反复穿刺抽血；穿刺时缩短扎止血带时间。

（4）对有下肢静脉血栓的高危患者术前即开始应用低分子肝素。

（5）指导有吸烟习惯的患者应停止吸烟，有研究者认为：尼古丁可引起血管收缩和血液黏稠度增高。

（6）对血栓的观察更需要患者的参与，指导患者住院期间进行自我观察。

4. 预防肺炎及泌尿系感染

指导并鼓励患者多做深呼吸及咳嗽动作，协助患者翻身，给予拍背，多饮水以利于排痰。有吸烟习惯的患者应停止吸烟，以减少肺泡和支气管内的分泌物。保持患者会阴部清洁，鼓励患者多饮水（每天饮水多于 2 500ml），以稀释尿液的浓度。多吃蔬菜、水果。指导患者主动进行功能锻炼，防止失用性脱钙。

5. 预防便秘

患者由于骨折后疼痛、进食量减少、卧床活动量减少、排便方式改变等原因易造成便秘。便秘可增加体内毒素吸收，由于宿便腹胀患者食欲减退，易造成电解质紊乱。指导患者多食用促进排便的粗粮、新鲜蔬菜、水果等，如玉米、芹菜、香蕉等，多饮水（每天 >2 500ml），环形按摩腹部自右向左，促进肠蠕动，必要时口服缓泻药或甘油灌肠剂灌肠。

（二）术后护理

术后继续预防褥疮、肺炎、泌尿系感染、便秘及下肢静脉血栓等，措施同术前。

（三）健康指导

内固定如果稳定可早期进行患肢的功能练习，包括髋、膝、踝关节活动练习，及肌肉收缩练习。向患者宣教早期功能锻炼的重要性，为患者制订康复计划并定期检查以确保计划能够实施。

（1）手术当天：保持患髋关节外展中立位。侧卧位时，两腿之间放置梯形枕或软枕；术后 6h 即可做踝关节背伸跖屈运动，进行小腿肌肉的收缩练习，促进下肢静脉回流，防止下肢深静脉血栓。

（2）术后 1~2 天：增加股四头肌等收缩练习。膝下垫软枕，抬小腿，直腿抬高运动。

（3）术后 3 天：拔除引流管后增加髋膝关节屈伸运动（主动及被动运动），臀收缩运动。床上进行髋关节内收外展平移练习，及抗阻运动，练习大腿内外侧肌肉力量。

（4）术后 4 天：指导患者逐步练习坐床边，进一步增加股四头肌收缩练习。内容即做床边小腿自然下垂，然后抬小腿使膝关节伸直。

（5）术后 5 天：患者反复坐床边无头晕疲乏等不适后，指导其扶习步架在床站立，反复练习后无不适可练习行走。但需向患者强调患肢不能负重，以避免患肢因过早负重造成股骨头坏死。

（6）定期 X 线检查显示骨折完全愈合后，方能弃拐负重行走，一般需要 3~6 个月。

六、股骨转子间骨折

【概述】

股骨转子间骨折（intertrochanteric fracture）是指从股骨颈基底至小转子水平以上的骨折。多见于 60 岁以上的老年人，平均年龄略高于股骨颈骨折。女性发生率为男性的 3 倍。

（一）病因

由间接暴力和直接暴力损伤产生。老年人跌倒时大转子着地，外力直接作用于转子间，或者间接外力构成对该部位的内收和向前成角的铰链力而致骨折。骨折的特点为粉碎性骨折多见，骨松质可被压缩，形成骨缺损，由于内侧失去骨的支撑作用，骨折不稳定，易发生髋内翻。

（1）Boyd-Griffin 分型：将股骨转子周围的骨折分为四型，其范围包括股骨颈关节囊外部分至小转子远端 5cm。

Ⅰ型：简单骨折，骨折线自大转子沿转子间线至小转子。此型复位简单并容易维持。

Ⅱ型：粉碎骨折，主要骨折线位于转子间线，但骨皮质多发生骨折。此型复位困难，因为骨折粉碎并存在冠状面骨折。

Ⅲ型：此型基本上可以认为是转子下骨折。骨折线自股骨干近端延至小转子，可伴不同程度粉碎骨折。此型骨折往往更难复位。

Ⅳ型：骨折自转子区至股骨干近端，至少有两个平面的骨折。

（2）Evans 分型：将股骨转子间骨折分为稳定型与不稳定型，并将不稳定型进一步分为复位后稳定和复位后仍不稳定 2 组。

Ⅰ型骨折：单纯转子、转子间骨折，无移位。

Ⅱ型骨折：在Ⅰ型骨折的基础上发生移位，合并小转子骨折，股骨距完整。

Ⅲ型骨折：合并小转子骨折，累及股骨距。

Ⅳ型骨折：伴有大小转子粉碎骨折。

Ⅴ型骨折：反转子间骨折。

（二）临床表现

髋部疼痛，患肢短缩、外旋畸形且外旋畸形较股骨颈骨折更明显；压痛局部肿胀明显；髋关节主、被动活动受限；大腿近端外侧可有瘀斑。

（三）辅助检查

X线检查可明确骨折的类型及移位情况。

（四）治疗原则

老年患者因股骨转子间骨折后卧床死亡率可达20%。手术治疗是股骨转子间骨折的首选方法。

（1）非手术治疗：年龄过大，全身情况差或合并有严重心、肺、肝、肾等功能障碍者，选用非手术治疗，骨牵引或皮肤牵引8~12周。

（2）手术治疗：常用的标准内固定物可分为两类：一类是滑动加压螺钉加侧方钢板，如动力髋螺钉（dynamic hip screw，DHS）；另一类是髓内固定，如Ender针、带锁髓内钉、股骨近端髓内钉（proximal femoral nail，PFN）、近端股骨抗旋转钉（proximal femoral nai antirotationl，PFNA）或股骨近端重建钉。髓内固定较钉板系统力臂短，力学性能好，控制旋转较好。

【护理措施】

（一）术前、术后护理

股骨转子间骨折的术前、术后护理措施同股骨颈骨折的护理。

（二）健康指导

考虑到患者年龄相对较大、骨质疏松及一些粉碎不稳定骨折的情况，术后近期髋关节活动练习要适度，并与手术医师多沟通，根据内固定的可靠程度及骨愈合进程逐渐增加关节活动量。但仍强调股四头肌肌力练习及踝关节屈伸活动练习。转子间骨折为囊外骨折，不愈合率较低，但负重须得到X线摄片骨折愈合的可靠证据。

七、股骨干骨折

【概述】

股骨干骨折（fracture of femoral shaft）是指由小转子下至股骨髁以上部位的骨折。股骨是人体最长最粗的长管状骨，股骨干的密质较厚，骨干中部松质骨较少，纵轴有轻度向前外的弧度，具有较强的对抗应力的能力。在股骨干的四周由肌肉群包围，血液供给丰富。

（一）病因

股骨干骨折大多由强大的直接暴力或间接暴力造成，直接暴力如撞击、挤压、火器伤等，青壮年男性多见，多为横形或粉碎性骨折，同时伴有严重的软组织损伤。其中骨折粉碎程度取决于损伤瞬间吸收暴力的大小、轻重。间接暴力多发生老年人，如扭转、杠杆作用等，多为螺旋形或斜形骨折，软组织损伤较轻。

（二）分型

（1）股骨上 1/3 骨折：近折段受髂腰肌、臀中肌、臀小肌外旋肌群的作用，出现屈曲、外旋、外展；远折段则受内收肌群的牵拉向内、后方向移位。

（2）股骨中 1/3 骨折：骨折段移位无一定规律性，视暴力方向而定，有成角畸形。

（3）股骨下 1/3 骨折：远端受腓肠肌的牵拉向后移位，有可能压迫或损伤腘动脉、腓总神经；近折段受前、外、内的肌肉牵拉的合力向前上移位。

（三）临床表现

可表现为大腿疼痛剧烈、肿胀明显，短缩畸形，皮下有瘀斑，骨折局部可见异常活动和骨擦音。股骨干骨折后因出血量较多常发生低血容量性休克，深静脉血栓。脂肪栓塞综合征是股骨干骨折的严重并发症。股骨下 1/3 骨折还可导致腘动脉、腘静脉和神经受损。

（四）辅助检查

X 线摄片可明确骨折的部位、类型、移位的情况，检查前，肢体应进行临时制动，避免继发软组织损伤。X 线检查应包括其近端的髋关节和远端的膝关节。

（五）治疗原则

股骨干骨折的治疗原则为纠正各种骨折移位，恢复肢体正常的对线和长度使患肢保持正常的神经血管功能，以利于骨折愈合及肢体功能恢复。成人的各种类型的股骨干骨折，以内固定治疗为主分为髓内固定和钢板螺钉固定；少年、儿童及婴幼儿多采用非手术牵引治疗。

手术方法：1 股骨干中段以上骨折多选用髓内钉、钢板螺钉固定。2 股骨干中段以下骨折可选用钢板螺钉、带锁髓内钉及其他具有锁定功能的内固定器械。

【护理措施】

（一）术前护理

（1）脂肪栓塞综合征的护理：骨折后，骨髓腔内游离脂肪滴进入血液循环，在肺血管床内形成栓塞，引起一系列呼吸、循环系统的改变，表现为呼吸困难、意识障碍、皮下及内脏瘀血和进行性低氧血症。一般在创伤后 24h 内发生。脂肪栓塞综合征是股骨干骨折严重的并发症，应密切观察患者皮下有无点状出血，有无呼吸急促、呼吸困难、发绀表现，有无意识模糊、嗜睡、抽搐，甚至出现高热昏迷，同时伴有 PaO_2 降低和 $PaCO_2$ 升高。该病起病急发展迅速，死亡率较高，因此此类型损伤的患者后应积极采取有效预防措施，防止脂肪栓塞综合征的发生。骨折后搬运和复位的过程中强调有效地制动和轻柔的操作，以防止局部脂肪滴再次入血的机会；抬高患肢并制动；尽早行切开复位及有效的内固定，可减少或杜绝脂肪栓塞的发生。恢复呼吸、循环功能，有效地纠正微循环缺血、缺氧以维护肺、脑、心、肾等的功能。有效地止血、包扎，防止减少脂肪滴的入血机会。

（2）皮牵引的护理、预防下肢静脉血栓的护理、预防肺炎及泌尿系感染的护理、预防便秘的护理同股骨颈骨折术前护理。

（二）术后护理

股骨干骨折患者的术后护理措施同股骨颈骨折患者的护理。

（三）健康指导

髓内钉和钢板螺钉固定为坚强的固定，可早期进行功能练习，可防止肌肉萎缩关节僵硬，预防静脉炎。

（1）抬高患肢，术后 6h 即可做踝关节背伸跖屈运动，进行小腿肌肉的收缩练习，促进下肢静脉回流，防止下肢深静脉血栓。

（2）术后 1~2 天：增加股四头肌等张收缩练习，膝下垫软枕，抬小腿。每天定时帮助患者活动髌骨。

（3）术后 3 天：拔除引流管后增加髋膝关节屈伸运动（主动及被动运动）。床上进行髋关节内收外展平移练习，及抗阻运动，练习大腿内外侧肌肉力量。

（4）术后 4 天：指导患者逐步练习坐床边，进一步增加股四头肌收缩练习内容，即做床边小腿自然下垂，然后抬小腿使膝关节伸直。

（5）术后 5 天：患者反复坐床边无头晕疲乏等不适后，指导其扶习步架在床边站立，反复练习后无不适可练习行走。患肢不可负重，完全负重应在 X 线摄片显示骨折处有明显骨痂生长后，约需 3 个月。

八、髌骨骨折

【概述】

髌骨骨折（fracture of patella）为关节内骨折，治疗不当会影响髌骨关节及伸膝功能。髌骨是身体中最大的籽骨，其后面有关节面与股骨滑车面相对。股四头肌腱附着在其上缘，髌骨下缘与胫骨结节之间有坚强的髌韧带。在伸膝时，髌骨起杠杆作用，能加强伸膝力量，尤其在伸直到 30° 范围时，更显得重要。髌骨的主要作用：①保护膝关节。②增加膝关节的稳定性。③传递股四头肌的拉力，增加股四头肌的作用力矩。

（一）病因

骨折可为直接或间接暴力所致，多数为间接暴力。间接暴力，如膝关节呈半屈曲状态，股骨髁抵住髌骨后方，股四头肌突然剧烈收缩以股骨髁为支点致髌骨横形骨折；屈膝时同时有外翻动作，髌骨被拉向外，并在股骨外髁关节面上形成支点致髌骨纵形骨折。直接暴力的主要原因是直接跪倒在地，如交通事故伤直接暴力作用于髌骨。

（二）临床表现

伤后膝关节前部肿胀明显，关节内有积血、积液，髌骨前皮下瘀血、青紫，浮髌试验阳性，膝关节活动障碍。

（三）辅助检查

应常规拍摄正侧位及轴位片，怀疑纵向骨折者可摄轴位片。可明确骨折的类型和移位情况。MRI 检查可发现膝关节及其周围的各种骨、软骨及软组织损伤。

（四）治疗原则

治疗原则是根据骨折的类型及移位程度确定，多数采用手术治疗，手术时尽可能保留髌骨，做到解剖复位，保持关节面的平整，修复股四头肌腱的扩张部，在稳定固定的前提下早期活动练习，包括肌肉练习及循序渐进的关节屈伸活动练习。

（1）非手术治疗：无移位的骨折，采取保守治疗，如关节内有积血可抽出，患肢长腿前后石膏托固定膝关节于伸直位 4~6 周，X 线摄片显示骨折愈合后，去除石膏开始行膝关节屈伸练习，并逐渐下地行走。

（2）手术治疗：髌骨横形骨折或粉碎骨折，骨折端有分离及（或）关节面不平整的应实行手术治疗。目前常用切开复位内固定的方法：钢丝捆扎固定、张力带钢丝固定和髌骨爪固定。对严重粉碎性骨折，无法恢复髌骨软骨面完整性时，可摘除髌骨，修补韧带及关节面，术后石膏固定 4 周后逐渐开始膝关节功能练习及下地活动。

【护理措施】

（一）术前护理

（1）髌骨骨折后膝关节内可有较多出血，关节肿胀明显，疼痛剧烈，应抬高患肢，膝部给予冰袋冷敷，冷敷期间注意观察皮肤情况，冰袋与皮肤之间可垫软敷料，避免过冷，防止冻伤。伤后 1~2 天后可做关节穿刺抽出积血，弹力绷带加压包扎，松紧度要适当，避免绷带过紧造成神经血管压迫。

（2）配合医生行膝关节穿刺，注意无菌操作，穿刺处用无菌纱布覆盖并保持清洁干燥，预防膝关节内感染。

（二）术后护理

重点观察伤口有无渗出、患者足背动脉搏动情况、末梢血运、皮温、感觉运动恢复情况，如有异常应立即通知医生给予处理。

（三）健康指导

（1）麻醉过后即刻活动足趾及足背伸跖屈运动，对促进循环，减轻肿胀，防止深静脉血栓具有重要意义。

（2）术后 24h 开始进行股四头肌等长收缩练习，后抬腿练习，在不增加疼痛的前提下尽可能多做。

（3）24h 后可扶拐下地行走，但是仅作必要的日常活动，如上洗手间等。

（4）稳定型骨折，固定牢固者术后不用石膏托固定。粉碎骨折或患者有骨质疏松术后有时需辅以石膏托固定，对于此类患者，3~6 周去除石膏托后可行膝关节屈伸练习，应循序渐进，功能练习后可给予冰敷 20min 以减轻渗出及疼痛。

九、胫腓骨干骨折

【概述】

胫腓骨骨干骨折（fracture of shaft of tibia and fibula）在长骨骨折中最多见，约占全身骨折 12%，双骨折、粉碎性骨折及开放性骨折居多，软组织损伤重，治疗复杂。

（一）病因

骨折可为直接暴力或间接暴力所致。直接暴力为高能损伤，如重物撞击，车轮辗轧等，可引起胫腓骨同一平面的横形和短斜形或粉碎形骨折，由于直接暴力需通过皮肤作用于骨骼，因此常合并软组织损伤，成为开放性骨折。间接暴力，如高处坠落时，足着地，身体发生扭转时，可引起胫、腓骨螺旋形或斜形骨折，若为双骨折，腓骨的骨折线常较胫骨骨折线高，有时在胫骨下 1/3 的斜形骨折，经力的传导，可致腓骨颈骨折。

（二）临床表现

伤后局部肿胀明显，压痛局限，常见畸形、反常活动及功能障碍。除骨折体征外特别要注意软组织损伤的严重程度，有无血管及神经的损伤。如出现异常疼痛、小腿肿胀皮肤张力较大甚至出现张力性水疱，肌肉收缩牵拉性疼痛、足被动脉搏动减弱或消失，足趾肤色灰白，皮温降低，患肢感觉异常或迟钝等应考虑有骨筋膜室综合征。

（三）辅助检查

小腿正侧位 X 线摄片应包括膝和踝关节部位，X 线检查可显示骨折情况。

（四）治疗原则

治疗目的是：使患者获得最大限度的功能恢复，消除旋转、成角、短缩畸形。开放伤口应彻底反复清创，合理应用抗生素，早期关闭伤口（包括使用肌瓣及游离皮瓣），早期植骨治疗。

1. 非手术治疗

非手术治疗主要适用于稳定性骨折。行闭合复位石膏外固定，定期摄片复查，至骨折线模糊骨痂生长满意后可去除外固定。跟骨牵引法治疗胫腓骨骨折目前很少使用，因患者需卧床不能早期功能锻炼，且易造成踝关节功能障碍。它可作为一种临时的治疗措施，如患者软组织严重损伤，在等待进一步治疗时可使用跟骨牵引。

2. 手术治疗

（1）外固定器固定：适用于开放性骨折、伴有感染或合并骨段缺损、软组织广泛挫裂伤甚至缺损的患者，或作为简单内固定的辅助固定。

（2）钢板内固定：多适用于骨折相对稳定及软组织损伤较轻的骨折。目前以动力加压钢板应用普遍。

（3）带锁髓内钉内固定：因可闭合穿针，不破坏骨折端软组织，能保持骨的长度，控制旋转力，骨折固定稳固，可早期进行功能锻炼等优点，目前广泛应用。

【护理措施】

（一）术前护理

（1）骨筋膜室综合征的护理：小腿有致密的深筋膜，胫腓骨骨折时易发生骨筋膜室综合征。骨折后应密切观察小腿的肿胀程度、皮肤张力，观察肢端的血液循环，足趾的颜色、温度、感觉、活动情况，注意观察腓总神经有无损伤。倾听患者的主诉。密切观察 5P 征，即由疼痛转无痛，肌肉瘫痪，由潮红转苍白、发绀，无脉，感觉异常，如出现上述情况应立即通知医生，行切开减压术。切开减压后，局部血液循环得到改善，大量坏死组织的产物和毒素也随之进入循环，可导致水中毒、酸中毒、高钾血症、肾衰竭、休克等严重并发症，应密切观察患者的体温、脉搏、呼吸、血压、尿的颜色及量，及时送检血、尿常规及生化检查，并追踪结果，以便及时处理。

（2）患肢护理：抬高患肢，观察动脉搏动及指（趾）端血运，感觉运动及皮肤温度，如患肢肿胀明显，有水疱，要保持皮肤清洁，换药时注意无菌操作，避免感染。用护罩支撑伤口上方，以免受碰撞。如有开放性骨折应给予清创，观察渗出物的性质、量、色。

（3）开放性骨折的护理：胫骨的前内侧面皮下无肌肉组织的保护，骨折易形成开放，Ⅰ期缝合的切口容易出现伤口问题，应观察伤口有无红肿渗出皮缘颜色。对于开放骨折皮肤缺失污染较重者，应注意伤口的清创处理，无菌操作，避免继发混合感染，可应用预防皮肤感染、生肌、促进伤口愈合的外用药物。

（4）石膏的护理：患肢制动，行石膏托外固定，注意绷带的松紧度，观察患肢末梢血运，皮肤颜色及温度，注意毛细血管充盈情况。患肢注意保暖，石膏内出现瘙痒时禁止用筷子或毛衣针等硬物搔抓，以免损伤皮肤，继发感染。加强对石膏边缘骨突部位皮肤的观察，认真倾听患者主诉，如主诉局部持续性疼痛应及时处理，可打开敷料查看。

（5）下肢静脉血栓的护理：同股骨颈骨折。

（二）术后护理

如为开放性骨折，采用外固定架治疗。

（1）术后置小腿于中立位并抬高，用护架支撑伤口上方，以免受碰撞。

（2）预防针眼感染：针孔处每天用75%酒精或0.5%碘伏清洁针眼周围皮肤，及时清除针眼上的血痂。如针眼处红肿，患者主诉疼痛，分泌物有异味，需及时报告医生处理，加强换药。

（3）密切观察患肢神经症状，注意有无麻木及特殊的疼痛感觉。观察伤口肿胀程度，渗血量，及时更换敷料。

（三）健康指导

根据手术内外固定的稳定程度，进行系统有计划地功能锻炼。包括膝、踝、髋关节的活动，肌肉收缩练习。鼓励患者早期下地但患肢暂不负重，负重时间根据X线摄片骨愈合的情况决定。

十、踝关节骨折患者的护理

【概述】

踝部骨折（fracture of the ankle）是最常见的关节内骨折，多为联合应力所致，骨折移位与踝足在受伤时的位置、暴力作用的方向和程度有关，青壮年易发生。踝关节是由胫骨远端、腓骨远端和距骨体构成。其活动方式主要是屈伸活动。

（一）病因

踝部骨折多为间接暴力所致，大多是在踝跖屈时发生，因暴力、姿势的不同可发生不同类型骨折。临床上通常采用Davis-Weber和Lange-Hanson综合分类法。

1. Ⅰ型内翻内收型

当踝关节在极度内翻位受伤时（旋后），暴力作用通过外侧副韧带传导致外踝，引起胫腓下韧带平面以下的外踝骨折。若暴力作用并未因外踝骨折而衰减，继续传导致距骨，使其撞击内踝，引起内踝自下而上的斜形骨折。

2. II 型分为两个亚型

（1）外翻外展型：踝关节遭受间接暴力，在极度外翻位受伤，或重物打击外踝，使踝关节极度外翻，暴力经内侧副韧带传导，牵拉内踝而发生骨折。若暴力作用继续传导，距骨极度外翻撞击外踝和后踝，使外踝发生由下而斜向上外的斜形骨折，并同时发生后踝骨折，骨折多在胫腓下韧带平面。

（2）内翻外旋型：暴力作用于外踝，首先导致外踝粉碎性骨折和后踝骨折，但胫腓下韧带完整。暴力继续传导，踝外旋力量使内侧副韧带牵拉内踝，导致内踝撕脱骨折。

II 型骨折均为三踝骨折。胫腓下韧带完整，不发生踝关节脱位是此型骨折的特征。

3. III 型外翻外旋型

踝关节遭受外翻（旋前）暴力时，使内侧副韧带紧张，导致内踝撕脱骨折。若暴力作用不衰减，使距骨撞击外踝，导致胫腓下韧带断裂，发生胫腓下关节分离。若暴力继续作用，经胫腓骨间膜传导，引起胫腓下韧带平面以上腓骨的斜形或粉碎形骨折，有时暴力传导可达腓骨上端，发生高位腓骨骨折，临床上常因对这种损伤机制认识不足而漏诊。

（二）临床表现

表现为局部疼痛、瘀斑、肿胀和内翻或外翻畸形，有骨擦感，踝部功能障碍。患者可能感觉踝部松弛或不稳。

（三）辅助检查

踝关节正侧位 X 线摄片可显示骨折脱位程度和损伤类型，必要时加拍腓骨全长片和踝应力位片。CT 检查可显示关节面损伤情况。

（四）治疗原则

踝部骨折为关节内骨折，多主张切开复位内固定。手术指征：手法复位失败者；骨折不稳定，骨折块大于关节面 1/4 者；踝部多处骨折，下胫腓关节有分离者；关节内有游离骨块；开放性骨折或合并血管、神经损伤，清创、探查后行复位内固定。

（1）非手术治疗：无移位骨折，行小腿石膏固定于踝中立位 3~4 周。有移位骨折，需手法复位达到解剖复位，石膏固定 6~8 周。

（2）手术治疗：大部分踝关节骨折特别是骨折有移位时主张切开复位内固定。手术时机选择分为两种情况：①伤后 6~8h 内骨折部位尚未发生严重肿胀前实施手术。②骨折超过上述时限，局部已出现严重肿胀甚至皮肤水疱时则不应勉强手术，需推迟至 4~6 天，待局部肿胀消退后再行手术，可减少手术区域皮肤坏死或伤口感染的危险。手术方法包括尽可能达到骨折的解剖复位、再用钢板、螺钉、张力带、可吸收材料等固定，如有下胫腓关节分离，需使用螺钉恢复下胫腓关节的位置，根据内固定的可靠程度决定是否需要补充外固定。

【护理措施】

（一）术前、术后护理

踝部骨折患者的术前、术后护理措施同一般骨科患者的护理常规。

（二）健康指导

1. 非手术治疗的患者

（1）骨折复位固定后即可作小腿肌肉收缩活动及足趾屈伸活动。

（2）鼓励早期开始下肢非固定关节的活动练习如足趾背伸、股四头肌等长收缩活动等。并定期检查固定石膏的松紧度及足趾血液循环及皮肤感觉。

（3）6~8 周后去除外固定后，加强踝关节背伸跖屈活动，并逐步扶拐部分负重行走。

2. 手术治疗的患者

（1）麻醉消退后，即对肿胀足背进行按摩，并鼓励患者主动活动足趾，进行踝背伸、膝关节屈伸和股四头肌等长收缩等活动。

（2）双踝骨折从第 2 周开始，指导其加大踝关节自主活动范围，并辅以被动活动。被动活动时，只能做背伸及跖屈活动，不能旋转及翻转，以免导致骨折不愈合；2 周后可扶拐下地轻负重步行。

3. 复杂骨折内固定结合外固定的患者

术后 6~8 周去除外固定后，要加强踝关节的背伸活动并逐步负重行走。可先做小腿肌肉收缩及足趾屈伸活动，8~10 周后增加踝关节自主活动范围，并辅以被动活动，但只能做背伸及跖屈活动，不能做旋转及翻转，以免出现骨折不愈合。10~12 周后可扶枴下地轻负重步行。骨折愈合去固定后，可行踝关节旋转、斜坡练步、站立屈膝背伸及下蹲等自主练习。

（倪国玉）

第二节　关节损伤患者的护理

一、膝关节韧带损伤

【概述】

膝关节稳定结构包括骨结构、肌肉和韧带组织及关节囊，膝关节的韧带主要包括内、外侧副韧带，前、后交叉韧带。膝关节韧带损伤（injuries of the ligament of the knee Damage）后可出现膝关节不稳定。多见于青少年，男性多于女性。

（一）病因

韧带损伤多发生于运动中，膝关节受到来自各个方向的暴力使其发生猛烈的内翻或外翻；或在运动中膝关节由于体位的影响产生自身应力，出现过度活动造成韧带损伤。

1. 内侧副韧带损伤

内侧副韧带损伤为膝外翻暴力所致。当膝关节外侧受到直接暴力，使膝关节猛烈外翻，便会撕断内侧副韧带。当膝关节半屈曲时，小腿突然外展外旋也会使内侧副韧带断裂。内侧副韧带损伤多见于运动创伤，如足球、滑雪、摔跤等竞技项目。

2. 外侧副韧带损伤

外侧副韧带损伤主要为膝内翻暴力所致。因外侧方髂胫束比较强大，单独外侧副韧带损伤少见。如果暴力强大，髂胫束和腓总神经都难免受损伤。

3. 前交叉韧带损伤

膝关节伸直位下内翻损伤和膝关节屈曲位下外翻损伤都可以使前交叉韧带断裂。一般前交叉韧带很少会单独损伤，往往合并有内、外侧韧带与半月板损伤，但在膝关节过伸时，有可能会单独损伤前交叉韧带。另外，暴力来自膝关节后方，胫骨上端的力量也可使前交叉韧带断裂。前交叉韧带损伤亦多见于竞技运动。

4. 后交叉韧带损伤

无论膝关节处于屈曲位或伸直位，来自前方的使胫骨上端后移的暴力都可以使后交叉韧带断裂。后交叉韧带损伤少见，通常与前交叉韧带同时损伤，单独后交叉韧带损伤更为少见。

（二）临床表现

膝关节疼痛剧烈处于强迫体位（伸直位或屈曲位），无力，不能伸直，关节肿胀，活动受限，关节腔内有积液。

（三）辅助检查

膝关节内、外翻的位置摄X线检查，对比内、外侧的关节间隙，超过4~12mm为部分断裂，12mm为完全断裂；MRI可显示前、后交叉韧带和内外侧副韧带的损伤情况，并可发现其他的损伤；膝关节镜检查，能更好地确定诊断。

（四）治疗原则

其目的是恢复韧带的正常解剖结构及力学功能，恢复膝关节的稳定性。除少数韧带不完全断裂，没有急性不稳定的患者可行非手术治疗外，其余均应采取手术治疗。治疗方式包括：

（1）交叉韧带附着缘断裂可行一期原位修复。手术时间最好在伤后3~4天以内，手术可采用关节切开方式，但近年来多采用在关节镜下实施韧带修复手术。

（2）侧副韧带附着缘或中段断裂均应争取早期原位修复。

（3）陈旧交叉韧带完全或大部断裂应采取关节镜下韧带重建手术。

（4）侧副韧带陈旧断裂应争取原位修复，或结合肌腱移位加强。

目前，随着关节镜技术的不断成熟，主张在关节镜下行韧带修复术，可以早期进行康复训练。

【护理措施】

（一）术前护理

（1）嘱患者多卧床休息，给予舒适体位，膝关节肿胀时可给予冰敷以减轻疼痛消肿。

（2）其他护理同骨科一般护理常规。

（二）术后护理

（1）观察患肢血运和肿胀情况，区分是伤口疼痛还是敷料包扎过紧引起的疼痛，认真倾听患者主诉，并观察足背动脉搏动情况。

（2）急性期韧带不完全断裂者采取石膏或支具固定者应观察末梢血运、按石膏支具护理常规。

（三）健康指导

（1）麻醉期恢复后即开始活动足趾及踝关节，如疼痛不明显可尝试收缩股四头肌。

（2）石膏或支具固定期间做肌力练习和未固定关节的屈伸活动。

（3）扶支具或助行器活动时应患肢不负重，3~6周后可负重。

二、膝关节半月板损伤

【概述】

半月板是位于股骨和胫骨关节间隙内的半月形纤维软骨，内外侧各一个。内侧半月板呈“C”形，活动范围相对较小，外侧半月板近于“O”形，活动范围相对较大。半月板仅附着缘有少量血液供应，损伤后较难愈合。半月板的主要功能是传导载荷、缓冲应力、稳定关节并有协同润滑作用。半月板损伤多见于年轻人，男性略高于女性。

（一）病因

研磨力量是产生半月板破裂的主要原因。膝关节伸直时，两侧副韧带紧张状态，关节稳定，无旋转动作。当膝关节半屈曲时，股骨髁与半月板的接触面缩小，由于重力的影响，半月板的下面与胫骨平台的接触比较固定，这时膝关节猛烈的旋转所产生的研磨力量会使半月板发生破裂。以下四种情形的膝关节运动方式易导致半月板损伤：膝半屈、内收或外展、重力挤压和旋转力量。其损伤类型包括：退变型，水平型，放射型，纵行撕裂，横型，前、后角撕裂型，边缘撕裂型，混合型八种。

（二）临床表现

关节一侧疼痛、活动障碍，关节肿胀，关节内弹响声，交锁现象，打软腿。股四头肌有不同程度的萎缩。膝关节过伸试验、过屈试验和研磨试验阳性，回旋挤压试验阳性。

（三）辅助检查

（1）X线检查：可排除其他骨性改变，病程较长者可显示关节间隙狭窄硬化。

（2）关节造影术：曾是有效的辅助诊断方法，但因操作复杂已逐渐被淘汰。

（3）MRI检查：可从不同角度观察不同层面的病变，诊断价值较高。

（4）膝关节镜检查：可直视下作出精确诊断。

（四）治疗原则

半月板损伤的诊断确立后，应尽早实施手术治疗，以避免延误治疗引起关节退行性改变。现代治疗方法是采取微创性关节镜下手术。

（1）半月板撕裂未达到附着缘行半月板部分切除。以最大限度保留半月板结构和功能。

（2）半月板损伤达到附着缘可能需要半月板次全切除或全切除。

（3）单纯附着缘纵行撕裂愈合的可能性较大可行镜下半月板缝合手术。

（4）半月板全切除术后实施异体半月板移植已开始在临床推广。

【护理措施】

（一）术前护理

膝关节半月板损伤术前护理同骨科一般护理常规。

（二）术后护理

（1）观察患肢血运，抬高患肢以利于静脉回流。

（2）膝部持续冰袋冷敷 24h 以减轻疼痛，减少伤口出血及关节肿胀。

（3）被动活动髌骨，防止膝关节粘连。

（三）健康指导

（1）一旦麻醉作用消失即鼓励患者做足背伸跖屈、股四头肌收缩、直腿抬高运动及膝关节屈伸活动。

（2）术后 1~2 天即可下地活动，逐渐增加活动量。术后 3 天内可在室内活动，1 周后室外活动，3 周后可进行一般体力劳动。

（3）出院后继续加强肌力和膝关节的屈伸活动。

三、踝韧带扭伤

【概述】

踝韧带是维持关节稳定的重要结构，当韧带过度牵拉或部分断裂，称为踝韧带扭伤（sprain of ankle）或捩伤，是最常见的软组织损伤。许多急性踝部韧带损伤后常可发生慢性踝关节不稳定，最终发生创伤性关节炎。

（一）病因

损伤多发生于运动中，踝关节跖屈时，足部突然发生内、外翻的暴力，使韧带牵扯过度使得踝部扭伤，还会导致骨折、踝关节或下胫腓关节脱位。足受到内翻伤力，外侧副韧带常发生损伤。在跖屈位损伤首先累及距腓前韧带，0° 位内翻发生跟腓韧带损伤，极度背屈位内翻，距腓后韧带损伤，但多合并其他韧带损伤或骨折。当足遭受外翻暴力，也可发生内侧副韧带损伤。

（二）临床表现

局部疼痛、肿胀、有瘀斑，不能负重行走。外侧副韧带损伤时被动施加内翻应力时疼痛加重，而外翻无痛，内侧副韧带损伤则相反。

（三）辅助检查

X 线检查可明确损伤程度。内、外翻应力位片可见关节间隙增宽，侧位片有时可见距骨向前半脱位。

（四）治疗原则

韧带扭伤，特别是发生踝关节不稳定未经适当治疗者，因韧带结构松弛，不稳定持续，常导致复发性踝关节半脱位。损伤轻者可用弹性绷带或宽胶布包扎固定，或用石膏固定。外侧副韧带扭伤应固定在踝外翻位，内侧副韧带扭伤固定在内翻位，2 周后除去固定，以弹力绷带或护踝继续保护 2 周。韧带断裂广泛或有软组织嵌入妨碍复位，可手术缝合修复断裂韧带。术后石膏固定 4~6 周。

【护理措施】

（一）术前护理

观察受伤部位肿胀程度及瘀斑情况，立即给予冰敷，持续 2~3 天，可减轻出血消除肿胀。3 天后可行毫米波、超声波等物理治疗。

（二）术后护理

石膏固定期间观察踝部肿胀情况，认真倾听患者主诉，避免石膏压迫皮肤出现压疮。观察末梢血运、感觉运动、皮温等。

（三）健康指导

（1）向患者宣教关节制动的重要性，避免复发性踝关节半脱位而反复发生踝扭伤。

（2）去除固定后外侧副韧带扭伤患者早期避免做踝关节内翻，内侧副韧带扭伤患者早期避免做踝关节外翻。

（3）去除固定后加强踝关节背伸跖屈运动，避免关节僵硬。

（倪国玉）

第三节　骨与关节化脓性感染患者的护理

一、化脓性骨髓炎

【概述】

化脓性骨髓炎（pyogenic osteomyelitis），是骨膜、骨质及骨髓受到化脓性致病菌感染而引起的炎症。最常见的致病菌是金黄色葡萄球菌约占75%、溶血性链球菌约占10%，其他如大肠杆菌、白色葡萄球菌、肺炎球菌、沙门菌、绿脓杆菌等也可引起骨髓炎。化脓性骨髓炎为常见疾病，但近年来逐渐减少。感染途径分类：①血源性骨髓炎：其他部位化脓性病灶中的细菌，经血循环播散至骨骼。②创伤后骨髓炎：开放性骨折或骨骼手术后出现感染。③外来性骨髓炎：邻近软组织感染直接蔓延至骨骼。按病情发展分为急性化脓性骨髓炎和慢性化脓性骨髓炎。

◎ 急性化脓性骨髓炎

（一）病因

急性化脓性骨髓炎（Acute hematogenous osteomyelitis）多见于儿童，12岁以下儿童占80%，男女比例为4∶1。生活环境及医疗条件差的地区发病率高，外伤可能是发病的诱因。好发于长管状骨的干骺端，以股骨下端、胫骨上端最多见。

发病前先有明显或不明显的感染性病灶，如疖、痈、扁桃体炎或呼吸道、消化道感染，外伤等。当处理不当或机体抵抗力降低时，感染灶内致病菌经过血液循环发生菌血症或诱发脓毒症。菌栓沉积于血流丰富但血流缓慢的长管状骨的干骺端，阻塞了小血管，并迅速发生骨坏死、充血、渗出与白细胞浸润。白细胞释放的蛋白溶解酶破坏了细菌、坏死的骨组织与邻近的骨髓组织。渗出物和破坏的碎屑成为小型脓肿并逐渐增大，使容量不能扩张的坚硬骨腔内压力更高，其他的血管亦受到压迫而形成更多的坏死骨组织。脓肿不断扩大并与邻近的脓肿合并成更大的脓肿。早期以骨破坏、骨坏死为主，后期以新生骨形成为主，可形成骨性包壳。

（二）临床表现

（1）全身感染中毒症状：发病急同时伴高热、寒战甚至出现惊厥、昏迷、休克。

（2）局部表现：肢体局部剧痛，皮温高，患肢呈半屈曲制动状态，拒绝活动和负重，被动活动时哭闹不止。当骨脓肿形成至穿破骨密质到骨膜下时，常伴剧痛，随后骨内压力降低，疼痛减轻。当脓肿穿至皮下时，局部红、肿、热、痛明显。

（三）辅助检查

（1）化验检查：白细胞增高、中性粒细胞增多、核左移、血沉快、C- 反应蛋白增高（比血沉更有价值更敏感，但特异性差），血培养阳性（有助于诊断及指导合理选择抗生素）。

（2）X 线检查：早期一般正常，发病 10~14 天后可见局限性骨质疏松、虫蚀样骨质破坏向髓腔扩散，骨皮质变薄及内层和外层不规则、死骨形成。

（3）CT 检查：可早期发现病灶，有助于评价骨膜下脓肿、软组织脓肿以及骨破坏的定位。

（4）核素骨显像：发病 48h 后即可出现阳性结果，对早期诊断骨髓炎有重要价值，但核素骨显像只能显示病变的部位，不能作出定性诊断，只有间接帮助诊断的价值。

（5）MRI 检查：对病灶敏感性高、特异性强，T2 像炎症病变信号加强，有早期诊断价值。

（6）局部分层穿刺：对早期诊断有重要价值，只有在骨的部位抽出脓性液体，才能考虑诊断为本病，其他层次抽出脓性液体不能诊为本病。各层抽出的脓性液体都应做培养及敏感试验。

（四）治疗原则

治疗目的是中断骨髓炎由急性期向慢性阶段演变，尽快控制感染，防止死骨形成。一般实行的手术方法为病灶清除，闭式灌洗引流术。早期诊断与治疗是关键。

（1）抗生素治疗：应早期开始足量抗生素治疗，以联合应用抗生素为主，即选用一种针对革兰阳性球菌的抗生素，再选用一种广谱抗生素。再根据血培养和脓液培养的结果选用敏感抗生素。症状体征完全消失后继续至少应用 3 周。

（2）全身支持疗法：补液、维持水、电解质平衡，给予适当的能量和维生素，必要时输新鲜血。

（3）手术治疗：手术的目的是引流脓液，减少毒血症症状及防止转变成为慢性骨髓炎。一般认为经抗生素治疗 48~72h，局部症状仍不能控制则必须手术治疗。因为较晚的手术，只能达到引流的目的，不能阻止急性骨髓炎向慢性阶段演变。手术可行钻孔引流和开窗减压，术后行灌洗引流。

（4）局部制动：术前术后均应行牵引或石膏固定保持患肢功能位，可以减轻疼痛，防止病理性骨折。

◎慢性化脓性骨髓炎

（一）病因

慢性化脓性骨髓炎（chronic suppurative osteomyelitis），多为急性骨髓炎延误诊断和治疗迁延而成，少数为低毒细菌感染，在发病时即表现为慢性骨髓炎。死腔内充满着坏死肉芽组织和脓液，死骨浸泡在其中，成为经久不愈的感染源。由于炎症经常反复急性发作，软组织内纤维瘢痕化，局部血运不良，修复功能差。骨膜反复向周围生长形成板层状的骨包壳，包壳内有多处开口，称为瘘孔，向内与死腔相通，向外与窦道相通，脓液经窦道口排出后，炎症可暂时缓解，窦道口闭合。当骨无效腔脓液积聚后可再次穿破，如此反复发作，窦道壁周围产生大量的炎性纤维瘢痕，窦道口周围皮肤色素沉着。

（二）临床表现

全身表现一般不明显，急性发作时可有全身中毒症状，局部红、肿、热、痛，流脓，有时有小块死骨片自窦道排出。窦道周围皮肤常有色素沉着，窦道口有肉芽组织增生。炎症静止期可无全身症状。长期不愈合或多次复发可致骨端和其邻近关节产生畸形，并有不同程度的肌萎缩和功能障碍。

（三）辅助检查

（1）X线检查：显示早期阶段有虫蚀状骨破坏及骨质疏松，逐渐出现硬化区，骨干形态变粗、不规则、密度不均，髓腔狭小甚至消失。

（2）CT检查：可显示脓腔及小型死骨。

（3）窦道造影：可显示脓腔。

（四）治疗原则

尽可能彻底清除病灶，摘除死骨，清除增生的瘢痕和肉芽组织，消灭骨无效腔，改善局部血液循环，为愈合创造条件。术后进行创口灌洗引流。必须采用手术和药物综合治疗，所用药物应根据细菌培养及药物敏感试验结果，采用有效抗生素。

（1）手术指征：有死骨形成，有骨无效腔及流脓窦道。

（2）手术禁忌证：急性发作期，有大块死骨但包壳形成不充分。

【护理措施】

（一）术前护理

（1）密切监测生命体征变化，测体温、脉搏、呼吸、血压，记录出入量。

（2）高热时给予降温，物理降温如冰袋、酒精或温水擦浴；使用退热药物时，如患者出汗较多应注意观察患者有无虚脱，及时补充水分，并更换衣裤保持皮肤清洁干燥。

（3）观察患者意识状态，及时倾听患者的主诉，如有烦躁、惊厥、嗜睡、面色苍白、脉搏细速等中毒症状，应立即通知医生给予镇静止痛及抗休克等对症治疗。

（4）观察抗生素的作用及不良反应。一旦确诊要立即给予抗生素治疗。广谱抗生素及针对革兰阳性球菌抗生素联合用药，待检出致病菌后根据药敏试验结果选择抗生素。抗生素应现用现配，两种抗生素同时应用时要注意配伍禁忌，并根据药物在血液中的浓度和半衰期合理安排时间。由于采用多种抗生素联合应用且用药时间较长，应注意观察药物有无不良反应。如过敏反应、毒性反应、双重感染等。

（5）疼痛护理：①应卧床休息，患肢制动，保持功能位，给予牵引或石膏托固定患肢，可减轻疼痛，防止病理性骨折。②保护患肢，搬动时动作要轻柔，以免引起疼痛。③适当给予镇静剂及镇痛剂。如巴比妥类药、抗焦虑药以及其他镇静催眠药，非甾体类镇痛药和阿片类镇痛药等。

（6）及时留取各种标本：血培养应在应用抗生素前、寒战高热期抽血或初诊时每隔2h抽血1次，提高培养阳性率，以便调整抗生素。

（7）心理护理：由于对疾病知识缺乏了解，又存在高热、疼痛等大多患者会对治疗效果及愈后担心，因此护士要关心体贴患者，各项操作时要轻柔，以减轻疼痛。向患者讲解疾病的相关知识，鼓励患者要积极地面对，并保持乐观的情绪，告知患者稳定的情绪和轻松的心情可提高人体对疼痛的耐受性。

（8）全身支持疗法：患者因长时间高热、炎症反应，机体消耗较大，应给予高蛋白、高热量、高维生素、易消化的饮食，必要时输新鲜血、白蛋白、氨基酸等，以纠正负氮平衡，增强患者抵抗力。

（二）术后护理

术后有效的创口冲洗是治疗的关键。因此，术后重点做好引流管的护理，保持引流通畅和负压状态。

（1）术后髓腔内会残留积血、坏死组织、脓细胞等，术后24h内冲洗速度应较快，每分钟约100滴，每隔1~2h快滴30s，防止血凝块堵塞引流管，如血凝块较多，应直线冲洗15~30min，然后再恢复至原滴数。第二天根据冲洗液的量调整滴数。并做好出入量记录，保持出入量平衡。

（2）妥善固定引流管，防止管道受压、弯曲、打折，翻身或搬动患肢时注意防止引流管脱出。严格交接班，观察引流液的颜色、性状和量。观察伤口敷料是否清洁、干燥，有无渗出，局部有无肿胀等，如有上述症状应立即通知医生给予处理。做好记录。

（3）严格无菌操作，倾倒引流液时应先夹闭滴入管，再用止血钳夹闭引流管，引流管的末端用无菌纱布包裹。引流液倾倒后用无菌生理盐水冲洗引流瓶，禁用自来水。引流瓶每周更换2次。

（4）拔管指征：冲洗时间一般为2~3周，体温正常，血象不高，切口无红肿热痛，引出液清亮，连续3次细菌培养结果阴性即可考虑拔管。应先夹闭滴入管，继续引流1~2天创口内无渗出物后再拔管。

（5）其他护理措施同术前护理。

（三）健康指导

患者因长期卧床，患肢制动易造成肌肉失用性萎缩，关节僵硬，下肢静脉血栓等，应加强功能锻炼。可做足背伸跖屈运动，加强腓肠肌及其他小腿肌的舒缩；股四头肌的等长收缩；抬臀练习臀部肌肉；练习上肢肌肉关节的活动；做深呼吸及有效咳嗽，促进血液循环，改善心肺功能，减少并发症的发生。未固定关节应加强主动运动。

二、化脓性关节炎

【概述】

化脓性关节炎（suppurative arthritis）为关节内化脓性感染。多见于儿童；好发于膝和髋关节，其次为肘、肩及踝关节，其他关节少见。多为成年人创伤后感染所致。常见致病菌多为金黄色葡萄球菌，约占85%，其次为溶血性链球菌和肠道杆菌。

（一）病因

患者常因呼吸道感染，如急性扁桃腺炎、皮肤疖肿、毛囊炎或体内潜在病灶的细菌进入血流，停留在关节滑膜上引起急性血源性感染；而局部注射药物进行封闭治疗，手术或开放创伤，可直接引起关节内感染，近年来人工关节置换术普遍开展，成为关节感染重要的途径。

病理进程大致分为三期，但无明确的界限，并可因细菌毒力、机体抵抗力及治疗情况而变化。

1. 浆液性渗出期

炎症仅在滑膜浅层，毛细血管扩张充血，滑膜肿胀，白细胞浸润和浆液性渗出物。因关节软骨未遭破坏，若在此期内，渗出液可完全吸收，关节功能不会受到损害。本期病理改变为可逆性。

2. 浆液纤维素性渗出期

滑膜炎症加重，毛细血管和滑膜基质屏障功能丧失，多量的纤维蛋白出现在关节液中，渗出物变为混浊。白细胞释放出大量溶酶体，关节软骨遭到破坏。此期即使炎症治愈，关节也将丧失部分或大部分功能。

3. 脓性渗出期

炎症已侵犯至软骨下骨质，滑膜和关节软骨都已破坏，关节周围亦有蜂窝织炎。渗出物已转为明显的脓性。修复后关节重度粘连甚至纤维性或骨性强直，病变为不可逆性，后遗有重度关节功能障碍。

（二）临床表现

起病急，体温可达39~40℃，全身中毒症状严重，甚至出现中毒性休克和多处感染灶等。受感染的关节疼痛剧烈，呈半屈位，怕活动；局部明显肿胀、压痛，皮温升高。髋关节的位置较深，因而肿胀、压痛多不明显，但有活动受限，特别是内旋受限。遇到不能解释的膝疼痛时，应警惕可能来自髋关节。老年患者和糖皮质激素治疗患者症状体征较轻。假体置换术后感染常有持续痛和静止痛，可存在表浅伤口感染或窦道。

（三）辅助检查

（1）化验室检查：ESR、CRP和白细胞计数升高，但无特异性。白细胞总数可达10×10^9/L及以上，中性粒细胞升高，常有核左移或中毒颗粒。

（2）血培养：当全身中毒症状严重时，70%以上患者血培养阳性。

（3）关节穿刺检查：早期为浆液性液体，有大量白细胞。关节液往往呈絮状，白细胞计数超过50×10^9/L，中性粒细胞超过75%。后期关节液为脓性，且黏稠，镜检有大量脓细胞。对穿刺液应同时进行细菌培养及药敏试验。

（4）影像学检查：CT、MRI检查和放射性核素扫描可鉴别关节周围软组织炎症和骨髓炎。早期X线检查，显示关节肿胀、积液、关节间隙增宽。X线平片在确诊是否为细菌性关节炎中无帮助，但可排除骨折或是否为恶性肿瘤。发病一段时间后，X线摄片可见邻近骨质疏松；后期可见关节软骨破坏、关节间隙变窄。当感染侵犯软骨下骨时，引起骨质破坏、增生和硬化，关节间隙消失，可发生纤维性或骨性强直。儿童期有时尚可见到骨骺滑脱或病理性关节脱位。假体置换术后感染的X线检查多显示假体周围透光带或松动征象。

（四）治疗原则

（1）早期治疗是治愈感染、保全关节功能和生命的关键。原则：全身支持疗法，应用广谱抗生素，消除局部感染病灶。

（2）治疗方法同急性化脓性骨髓炎。

（3）后遗症的治疗：化脓性关节炎治疗不及时或不当，及治疗过程中未采取有效预防畸形措施，均可产生严重畸形。有明显功能障碍者，须行手术治疗，如截骨矫形术或关节融合术及关节成形术等。若行人工关节置换术，需在炎症完全治愈后1年方可施行。

【护理措施】

（一）术前护理

（1）观察关节肿胀情况，如热痛明显，配合医生进行关节穿刺，抽出关节内浆液性渗出液或稀薄脓汁，做细菌培养，同时用生理盐水冲洗，向关节腔内注入抗生素。操作中要严格维持无菌原则，防止加重感染。

（2）其他护理措施同急性化脓性骨髓炎术前护理。

（二）术后护理

化脓性关节炎患者的术后护理措施同急性化脓性骨髓炎患者的术后护理。

（三）健康指导

患肢制动，关节腔灌洗期间应主动做小腿肌及股四头肌收缩练习，拔管后5~7天，做关节屈伸运动；急性炎症消退后，关节未明显破坏者，体温平稳2周后，即可逐渐进行关节伸屈功能练习。要循序渐进，活动次数、强度和时间要逐渐增加。

（倪国玉）

第四节　骨与关节结核患者的护理

骨关节结核病的致病菌是以人型结核分枝杆菌为主的致病菌，是最常见的肺外继发性结核，占结核患者总数5%~10%。我国患者绝大多数继发于肺结核，通过血液传播引起。据有关资料显示，脊椎结核最多，占全身骨关节结核50%~75%。其次髋关节结核，占7.65%，膝关节结核居第3位，占4.07%。随后则依次为骶髂关节、大转子、踝关节、跗骨跖趾和跟骨等处。骨关节结核大多发生在负重大、活动多、易遭受慢性劳损的部位。

骨关节结核病原发灶多为肺结核或消化道结核。结核杆菌由原发病灶通过血液循环至全身各组织，其中绝大多数被机体消灭，只有少部分侵入骨关节组织中，如干骺端、椎体或关节滑膜，结核性栓子可以在这些组织的微小动脉停留并繁殖形成微小病灶。当机体免疫力降低或疾病造成机体抵抗力下降时，这些微小病灶内的结核杆菌会迅速繁殖，形成骨或关节结核。少数患者可以因骨、关节旁的淋巴结结核、胸膜结核侵入骨或关节滑膜，即通过接触感染引起骨关节结核。

一、脊柱结核

【概述】

脊椎结核发病率最多，占全身骨关节结核50%~75%。青壮年多见，女性略多于男性。各节段脊椎患病率不等，胸椎最多，腰椎次之，胸腰段居第 3 位，骶椎和颈椎结核相对少见。但颈椎结核截瘫发生率较高。可分为中心型、骨骺型、骨膜下型、附件型。

（一）病因

因椎体具有以松质骨为主，易受侵犯，椎体负重大，活动多易劳损，椎体的血管为终末动脉，原发病灶的细菌栓子可停留在此处等特点，因此发病率最高。

椎体结核可分为中心型和边缘型两种，中心型椎体结核多见于 10 岁以下的儿童，好发于胸椎。病变进展快，整个椎体被压缩成楔形。一般只侵犯一个椎体，也有穿透椎间盘而累及邻近椎体。边缘型椎体结核多见于成人，好发于腰椎。病变局限于椎体的上下缘，很快侵犯至椎间盘及相邻的椎体。椎间盘破坏是本病的特征，因而椎间隙变窄。椎体破坏后形成的寒性脓肿多汇集在椎体旁，也可沿着肌筋膜间隙向下方流动，形成腰大肌脓肿、髂窝脓肿、腹股沟深部脓肿等。

（二）临床表现

（1）全身症状：主要为结核病的全身表现，低热、乏力、盗汗、体重下降、消瘦、食欲缺乏、贫血等。起病大多缓慢，症状隐匿，可无明显全身症状或只有轻微结核中毒症状，早期常易被忽视。少数患者起病较急，可有高热、毒血症状，儿童多见。

（2）局部症状：多为轻微的持续性钝痛，劳累后加重，休息后缓解。当神经根受到刺激与压迫时可出现不同部位的放射痛。截瘫是胸椎结核最为严重的合并症之一，约占脊椎结核 85%。

（3）姿势异常与畸形：颈椎结核特有体征是双手托扶下颌、头前倾；胸椎结核特有体征是脊柱后凸或侧凸畸形；腰椎结核特有体征是双手托腰，头及躯干后倾，拾物试验阳性。

（4）疼痛及活动受限：病变节段的棘突有压痛及叩击痛。早期即可出现“腰背僵”，病变部位脊椎各方向活动受限。

（5）寒性脓肿：病灶部位积聚了大量脓液、结核性肉芽组织、死骨和干酪样坏死组织，由于缺乏红、热等急性炎症反应，故结核性脓肿称为“寒性脓肿”。脊椎结核寒性脓肿好发部位与流注特点为颈椎结核，可有咽后壁脓肿或锁骨上窝脓肿；胸椎结核有椎旁脓肿，胸腰段结核有椎旁和腰大肌脓肿；腰椎结核可有腰大肌内、腹股沟区、腘窝脓肿；骶椎结核可有骶前脓肿或股骨大转子脓肿。脓肿破溃后形成经久不愈的窦道，而发生混合性感染。

（三）辅助检查

（1）X 线平片：早期表现不明显，随着病变发展可有骨破坏，椎间隙变窄，与化脓性脊髓炎相似。中央型的病变与肿瘤类似，偶见腰大肌内脓肿吸收后残留的钙化表现。

（2）CT 检查：对了解软组织病灶的界限及骨质破坏的程度有参考价值。

（3）MRI 检查：MRI 检查是影像学中首选的检查，不仅显示骨和软组织的病变，同时可行多个切面的检查，由于椎间盘对结核的反应较迟，有时 MRI 可显示正常信号的椎间盘。形态学上 MRI 显示的变化在结核感染和化脓性感染是不同的，但其 T_1、T_2 信号改变与化脓性感染相似。增强的 MRI 可以区别脓肿与肉芽组织，如果仅在周围有增强影的团块通常提示脓肿，而整个团块均增强则是肉芽肿的表现。

（四）治疗原则

其治疗的目的是：彻底根除感染病灶、恢复脊髓神经功能、稳定脊柱，防止脊柱畸形。抗结核药物化疗是治疗脊柱结核必不可少的一部分。

（1）全身支持疗法：与肺结核及其他肺外结核的治疗原则相同。

（2）抗结核治疗：彻底根除感染病灶应采取全身抗结核治疗，一经确诊即应按照早期、联合、规律、全程的原则进行正规抗结核治疗。

（3）手术治疗：对有手术指征的病例术前应抗结核治疗2~4周并待全身情况好转，可以耐受手术时施行病灶清除术。对于病灶致椎体破坏严重，导致脊柱结构不稳或病变对脊髓有压迫或存在潜在压迫因素应采取矫正畸形、植骨、内固定术，以稳定脊柱预防截瘫。

【护理措施】

（一）术前护理

（1）卧床休息：绝对卧床，以缓解疼痛，防止感染蔓延扩散，预防截瘫。

（2）改善营养：给予高蛋白高热量富含维生素易消化的饮食，必要时少量多次输新鲜血，以提高机体抵抗力。

（3）抗结核药物治疗：嘱医嘱合理应用抗结核药物，指导患者正确的服药方法及注意事项。用药过程中严密观察药物的毒性反应如耳鸣、耳聋、口周发麻、头晕、恶心等，一旦出现应立即通知医生，停药并对症处理。

（4）无菌操作：窦道患者换药时严格无菌操作，避免混合感染，保持引流通畅。

（5）心理护理：关心患者，认真倾听患者的主诉，向患者讲解疾病的相关知识，如卧床的重要性；向患者解释规律、全程应用抗结核药物的重要性、作用及副作用、口服抗结核药物空腹服用的目的，以及颈部结核佩戴颈托的重要性和注意事项等。增强患者战胜疾病的信心。

（6）并发症的预防及护理：尤其是截瘫患者，做好皮肤护理，预防便秘、压疮、坠积性肺炎、泌尿系感染等。

（二）术后护理

（1）常规护理同脊椎疾病术后护理。

（2）继续抗结核药物治疗，观察药物的毒副作用及不良反应。

（3）观察患者结核病症状改善情况，定期复查血沉和C反应蛋白。

（4）做好出院指导。告知患者及家属积极治疗结核原发病灶是预防骨与关节结核的最主要措施。介绍治疗原则及方法，要继续抗结核治疗6~18个月，强调坚持用药的重要性，取得患者的配合。并告知患者及家属药物的毒副作用及表现，做好自我观察，定期复查，发现病情变化及时就诊。

（三）健康指导

（1）向患者及家属强调轴线翻身的重要性及方法。讲解神经功能恢复需要时间，锻炼应循序渐进，避免急躁。

（2）预防下肢静脉血栓、肌肉萎缩、关节僵硬，术后麻醉期恢复后即开始进行主动及被动的肢体锻炼。如足背伸跖屈运动、指（趾）关节屈伸、手腕、踝关节旋转，肩、肘、髋、膝等关节的活动。

作扩胸、深呼吸、直腿抬高等练习。

（3）颈椎结核患者避免颈部剧烈运动。

（4）腰椎结核患者术后 2~3 周进行床上双下肢的直腿抬高练习及腰背肌练习。术后第 4 周练习戴腰围下床活动。活动量应循序渐进，逐渐增加次数和强度，以患者能耐受为准。

二、髋关节结核

【概述】

髋关节结核（coxotuber culosis）的发病率在骨与关节结核中占第二位，仅次于脊椎结核，常单侧发病，患者多为青壮年和儿童，男性多于女性。

（一）病因

早期以单纯滑膜结核多见，单纯骨结核的病灶常位于髋臼中心偏前处，其次为股骨颈靠近骺板处，单纯骨结核形成的脓肿较多见，若病变继续发展，逐渐侵蚀穿破关节面软骨，进入关节腔，感染全关节。寒性脓肿可流注至臀部或盆腔内，形成臀部脓肿或盆腔内脓肿。

（二）临床表现

起病缓慢，可有低热、乏力、倦怠、食欲缺乏、消瘦、贫血等全身症状。典型病例的临床表现有跛行和患髋疼痛（常放射至膝），儿童常有夜哭，因入睡后髋部保护性肌痉挛消失，患髋偶然移动时，突然产生疼痛所致。髋关节的活动因疼痛而受限。早期髋关节前侧可有压痛，但肿胀多不明显，继而股四头肌和臀肌显著萎缩。患肢出现屈曲、外展、外旋畸形，随病情发展髋关节即表现为屈曲、内收、内旋畸形。检查可见股骨大粗隆叩击时髋关节疼痛，“4”字征及 Thomas 征阳性。

（三）辅助检查

（1）实验室检查：结核菌素试验假阴性率高达 20%，可作为参考；穿刺通常没有诊断意义。组织活检和培养具有诊断意义。

（2）影像学检查：早期髋关节结核 X 线检查多无明显改变，特别是滑膜结核。CT、MRI 检查可帮助早期诊断。

（四）治疗原则

全身支持疗法及抗结核药物的应用，对改善患者的全身情况、作为术前准备及术后治疗非常重要。如髋部疼痛剧烈并伴有肌肉痉挛或屈曲畸形时，应采用皮肤牵引。

（1）全身支持疗法及抗结核治疗同脊柱结核。

（2）单纯滑膜结核可在关节内注射抗结核药物，若效果不佳可做滑膜切除术，术后患肢保持外展中立位，用皮肤牵引制动 3 周。

（3）单纯骨结核，股骨头及髋臼有骨脓腔及死骨时，应及早进行病灶清除手术。术后皮肤牵引 6~8 周，病变稳定后，可扶双拐下地活动。

（4）早期全关节结核如无手术禁忌证，应及早进行病灶清除手术，可挽救关节。要求彻底清创。

（5）晚期全关节结核，在彻底病灶清除的基础上可行髋关节融合术、关节成形术。若结核病灶已完全治愈 2 年以上，无其他手术禁忌证便可行人工全髋关节置换术。

【护理措施】

（一）术前护理

同脊柱结核术前护理及股骨颈骨折术前护理。

（二）术后护理

（1）同股骨颈骨折术后护理。

（2）术后行皮牵引或石膏固定者应保持患肢功能位。

（3）继续进行抗结核治疗 3~6 个月，抗结核治疗同脊柱结核术后护理。

（三）健康指导

髋关节结核术后用皮牵引固定 3~4 周，固定期间做足背伸跖屈、股四头肌等长收缩、臀收缩运动，预防下肢静脉血栓和肌肉萎缩。去除固定后用 CPM 机床上练习髋关节活动。下地时间根据髋臼破坏程度由医生决定。

三、膝关节结核

【概述】

膝关节结核（tuberculosis of knee jiont）的发病率占全身骨关节结核的第 3 位，患者多为儿童及青壮年，性别无明显差异，多为单侧发病。

（一）病因

膝关节的滑膜面积最大，松质骨丰富，下肢负重大，活动多且易扭伤。早期以滑膜结核多见，滑膜结核发病缓慢，症状轻微，患者就诊时多数已转变为全关节结核。半月板、十字韧带也被破坏，患者由于疼痛和肌肉痉挛使膝关节处于半屈曲位，骨质进一步破坏，骨骺破坏后使骨生长受到影响，以致患肢发生短缩畸形。脓液可侵入髌上囊、腘窝或膝关节两侧形成脓肿。

（二）临床表现

起病缓慢，可有低热、乏力、倦怠、食欲缺乏、消瘦、贫血等全身症状。单纯滑膜结核的早期症状为关节呈弥漫性肿胀，局部疼痛多不明显。检查时可发现膝眼饱满，髌上囊肿大，浮髌试验阳性，穿刺可得黄色混浊液体。单纯骨结核的局部症状更少，仅在骨病灶附近有肿胀和压痛。早期全关节结核肿胀疼痛和关节功能受限都比较明显，晚期股四头肌萎缩，关节肿胀呈梭形。由于疼痛和肌痉挛使膝关节处于半屈曲位，亦可发生膝外翻畸形。骨骺破坏后，使骨生长受到影响，以致患肢发生短缩畸形。实验室检查血沉与 C 反应蛋白升高。

（三）辅助检查

（1）影像学检查：X 线检查表现常常不典型，CT 与 MRI 检查可以较早地发现 X 线检查尚未显影的病灶。

（2）关节镜检查：关节镜检查对早期诊断膝关节滑膜结核具有独特价值，既可行关节液培养，组织活检，也可行镜下滑膜切除术。

（四）治疗原则

骨关节结核如果能够早期诊断并进行恰当积极的治疗，90%~95% 的患者能够痊愈而且关节功能接近正常。治疗主要包括多种抗结核药物联合应用 12~18 个月，整个康复过程中进行受累关节的主动非负重功能锻炼。如果患者对化疗无反应、治疗效果不满意或治疗后出现膝关节的疼痛性融合，则应考虑手术治疗。手术方法模式：膝关节结核病灶清除术；膝关节结核病灶清除 + 植骨术；膝关节结核病灶清除 + 植骨 + 关节融合术；膝关节结核病灶清除 + 植骨 + 关节融合 + 石膏或外固定架固定术；全膝关节置换术：若结核病灶已完全控制，且保持至少 10 年以上的静止后，可考虑行全膝关节置换术。

【护理措施】

（一）术前护理

（1）同脊柱结核术前护理。

（2）关节制动：根据患者疼痛、肿胀等情况，分别采用限制活动范围与活动量、卧床、石膏托、牵引等不同方法使患膝减轻负担，利于修复，疼痛与肿胀后可停止制动。

（二）术后护理

（1）术后行皮牵引或石膏固定者应保持患肢功能位。

（2）继续进行抗结核治疗 3~6 个月，抗结核治疗同脊柱结核术后护理。

（三）健康指导

（1）滑膜切除术：术后行皮肤牵引，1 周后去除牵引，练习膝关节屈伸运动，1 个月后扶双拐下地活动。

（2）病灶清除术：术后用管型石膏固定，以后逐渐练习不负重活动。

（3）关节融合术：加压钢针一般在术后 4 周拔除，改用管型石膏固定 2 个月。局部制动十分重要，固定时间一般不少于 3 个月。

（倪国玉）

第五节　脊柱疾病患者的护理

一、颈椎退行性疾病

【概述】

颈椎病是指因颈椎间盘退行性变及其继发性改变，刺激或压迫相邻脊髓、神经、血管和食管等组织，并引起症状或体征者。

（一）病因

颈椎介于频繁活动且重量较大的头颅与缺少活动且比较稳定的胸椎之间，其活动度很大，负重也多，在解剖上又相对比较薄弱，四周缺乏其他骨性保护，易受外力直接打击，尤其是下颈椎及其周围软组织容易发生劳损性病变。颈椎病主要由颈椎间盘和椎体及其附属结构的退行性变引起。

（1）椎间盘：颈椎间盘的退行性变一般在30岁以后即逐步发展。髓核脱水变薄，椎间隙变窄，使纤维环及周围韧带松弛，颈椎稳定性减弱，更易进一步劳损并发生退行性变。纤维环变性及椎间隙狭窄使椎间盘易于向后及侧方突出。第4~5颈椎，第5~6椎间活动度最大，应力也最集中，最易受损伤。

（2）椎体及其附属结构：椎间盘变薄引起颈椎不稳定时，其周围韧带常受异常应力的牵扯，致其附着点损伤引起骨赘增生。椎间隙变狭窄也使后关节与钩椎关节应力增加，使其受损伤及增生。易发生增生的节段依次为第5颈椎、第6颈椎、第4颈椎及第7颈椎。椎间盘突出、椎体后缘增生，黄韧带肥厚等可引起椎管狭窄，导致脊髓型颈椎病。钩椎关节、后关节增生，椎间盘向侧后方突出可压迫或刺激神经根、椎动脉及交感神经，引起相应症状。

（3）外伤因素、寒冷、潮湿：在椎间盘退行性变的基础上，进行剧烈活动或不协调的运动，尤其在椎间盘退行性变的基础上，受到寒冷、潮湿等因素的影响，可造成局部肌肉的张力增加，肌肉痉挛，增加对椎间盘的压力，引起纤维环损害。颈椎病的发病机制和腰椎间盘突出症相似，不仅有机械压迫的因素，还有血管因素和化学因素的作用，多种因素引起的水肿及炎症引发或加重了神经症状。

（4）劳损：长期使头颈部处于单一姿势位置，如长时间低头工作，易发生颈椎病，年龄 <30岁的颈椎患者，多由从事低头工种的工作引起。

（5）不良姿势：如躺在床上看电视、看书，高枕或坐位睡觉等；卧车上睡觉，睡着时肌肉保护作用差，刹车时易出现颈部损伤。

（6）慢性感染：主要是咽喉炎，其次为龋齿、牙周炎、中耳炎等。这些部位的炎症刺激颈部软组织，或通过丰富淋巴系统，引起颈枕部软组织病变。有研究者认为，慢性咽喉部感染是颈椎病的重要诱发因素，这可能与软组织慢性劳损炎症相互影响而加重病情有关。

（7）颈椎结构的发育不良：先天性小椎管、颈椎退行性变等是一些颈椎病的发病基础。据国外统计，40~50岁有退行性变者占25%，55岁以上有退行性变者占85.5%。颈椎中央椎管、神经根管狭小者，颈椎病的发病率比正常人高1倍。

（二）临床表现

依据累及脊髓、神经、血管等产生的病理分六型：颈型、神经根型、脊髓型、椎动脉型、交感神经型、其他型。如颈椎椎体鸟嘴样增生压迫食管引起吞咽困难。

1. 颈型

（1）主诉头、颈、肩疼痛，并伴有相应的压痛点。

（2）X线摄片显示颈椎不稳。

（3）应排除落枕、风湿性肌纤维组织炎、肩周炎、神经衰弱及其他非椎间盘退行性变所致的肩颈部疼痛。

2. 神经根型

（1）典型的根性症状（麻木、疼痛），且范围与颈脊神经支配的区域相一致。

（2）压颈试验或臂丛牵拉试验阳性。

（3）影像学表现与临床症状相符合。

（4）痛点封闭无显效。

（5）除外颈椎外可致上肢疼痛为主的疾病，如肿瘤、胸廓出口综合征、网球肘、腕管综合征、肩周炎、肱二头肌腱鞘炎等。

3. 脊髓型

（1）出现颈脊髓损害的表现。

（2）X 线摄片显示椎体后缘骨质增生、椎管狭窄。

（3）行 CT、MRI 检查或脊髓造影了解脊髓压迫情况。

（4）除外肌萎缩性脊髓侧索硬化症、脊髓肿瘤、脊髓损伤、继发性粘连性蛛网膜炎、多发性末梢神经炎。

4. 交感神经型

（1）头晕、眼花、耳鸣、手麻、心动过速、心前区疼痛等。

（2）X 线摄片显示颈椎有失稳、退行性变的表现，椎动脉造影阴性。

5. 椎动脉型

（1）曾有猝倒发作、并伴有颈性眩晕。

（2）旋颈试验阳性。

（3）X 线检查显示节段性不稳定或钩椎关节骨质增生。

（4）多伴有交感神经症状。

（5）除外眼源性、耳源性、颅内性、心血管性眩晕。

（6）除外椎动脉Ⅰ段、Ⅲ段受压所引起的基底动脉供血不全。

（7）行椎动脉造影以明确诊断并以此决定是否手术。

（三）辅助检查

（1）X 线检查：可示颈椎曲度改变，生理前凸减小、消失或反常，椎间隙狭窄，椎体后缘骨赘形成，椎间孔狭窄等。

（2）CT 检查：可示颈椎间盘突出，颈椎管矢状径变小，黄韧带骨化，脊髓受压。

（3）MRI 检查：T_1 像椎间盘向椎管内突入等。T_2 像硬膜囊间隙消失，椎间盘呈低信号，脊髓受压或脊髓内出现高信号。

（四）治疗原则

1. 非手术治疗

（1）颈椎牵引疗法：用枕颌布带牵引。

（2）理疗。

（3）围领或颈托。

（4）药物治疗。非甾体类消炎止痛药，维生素类药及中医中药。

2. 手术治疗

适应于脊髓型或其他几型经长期非手术疗法无效，且严重影响正常生活或工作者。

（1）前路术式包括颈椎前路侧前方减压术、颈椎前路减压及椎间融合术及颈椎前路扩大减压及椎间融合术。目的是彻底减压，稳定颈椎。

（2）后路术式包括椎间孔减压术、椎板切除减压及颈椎椎板成形椎管扩大术。目的是扩大椎管，解除脊髓压迫，尽量减少颈椎后部结构的损伤。

【护理措施】

（一）术前护理

做好患者的心理护理，进行体位训练，做好术前准备。

（二）术后护理

做好并发症的观察与护理。

1. 颈椎前路手术可能发生的并发症

（1）喉返神经损伤。

（2）食管气管损伤。

（3）脊髓与神经根损伤。

（4）椎动脉损伤。

（5）睡眠性窒息。

（6）术后颈深部血肿。

（7）植骨块滑脱。

（8）颈前部创口感染。

2. 颈椎后路手术可能发生的并发症

（1）硬脊膜损伤。

（2）脊神经根损伤。

（3）脊髓损伤。

（4）颈深部血肿。

（5）脑脊液漏。

（6）切口感染。

（三）健康指导

（1）枕头与睡眠：枕头中央应略凹进，高度为12~16cm，颈部应枕在枕头上，不能悬空，使头部保持略后仰。习惯侧卧位者，应将使枕头与肩同高。睡觉时，不要躺着看书，也不要长时间将双手放在头上方。

（2）避免做颈部过伸过屈活动：脊髓型颈椎病患者，在洗脸、刷牙、饮水、写字时，要避免颈部过伸过屈活动。

（3）某些日常活动应停止：在患病期间，应停止做某些过度活动颈椎的活动，如擦高处的玻璃。

二、腰椎退行性疾病

【概述】

腰椎间盘突出症（hernia of intervertebral discs）是指腰椎间盘退行性变、纤维环破裂、髓核突出，刺激或压迫神经根、马尾神经，表现为腰腿痛及麻木、无力等症状的一种综合征。以 20~50 岁为多发年龄，男性多于女性。

（一）病因

多为有弯腰劳动或长期坐位工作者，首次发病常是半弯腰持重或突然作扭腰动作过程中。主要原因是椎间盘的退行性变、腰椎的外伤、妊娠等。因为腰椎为人体承重的主要部位，尤其是运动负重时，腰椎间盘所受的压力为人体的几倍甚至十几倍。另外腰椎活动度大，骶椎与髂骨形成骨盆，活动度小，受到外力时，通常在脊柱活动度大和稳定部分的交界处易损伤故容易受伤及退行性变。腰 4、腰 5、骶 1 椎间盘多发，发生率为 90%~96%。

（二）病理分型

（1）椎间盘膨出纤维环有部分破裂，而表层完整，此时髓核因压力而向椎管局限性隆起，但表面光滑。这一类型经保守治疗大多可缓解或治愈。

（2）椎间盘突出：纤维环完全破裂，髓核突向椎管，仅有后纵韧带或一层纤维膜覆盖，表面高低不平或呈菜花状。常需手术治疗。

（3）椎间盘脱出：破裂突出的椎间盘组织或碎块脱入椎管内或完全游离。此型不但可引起神经根症状，还易压迫马尾神经，非手术治疗一般无效。

（三）临床表现

（1）腰痛：腰痛是最常见的症状，也是最早期的症状。患者早期仅有腰痛，常表现为急性剧痛或慢性隐痛；病程长的患者仅能短距离行走，且行走时疼痛不能忍受；患者在弯腰、咳嗽、排便等用力时均可使疼痛加剧。

（2）下肢放射痛：疼痛从腰部向臀部再向下肢、足背或足外侧放射，可伴有麻木感，因为椎间盘突出多在一侧，所以多形成单侧坐骨神经痛。中央型突出可引起双侧下肢症状疼痛，性质可有麻痛、刺痛、胀痛等，一般以麻痛为多。咳嗽、打喷嚏等导致腹压增高的活动，均可使疼痛加剧。

（3）马尾神经受压：通常情况下中央型的巨大突出可引起马尾神经损伤。马尾神经受压时可表现为双侧大小腿、足跟后侧及会阴部感觉迟钝，大、小便功能障碍。

（4）姿势、步态：患者行走时步态拘谨，躯干前屈、臀部凸向一侧较多见，这是一种姿势代偿性畸形。

（5）压痛、叩击痛：压痛点多在病变间隙的棘突间，即椎间盘所在位置，距离正中线偏外 2~3cm。属深压痛，伴有向下肢的放射痛。检查时应两侧进行对比。

（6）感觉、运动、反射：以一条神经根受压常见，评估时注意两下肢进行对比。

（7）直腿抬高试验阳性：患者仰卧，抬高患肢至一定角度后（60°以内）出现下肢放射性疼痛为阳性。腰椎间盘突出症患者 90% 以上呈阳性。

（四）辅助检查

（1）X 线检查：单纯 X 线平片不能直接反映椎间盘突出，可提示椎体边缘增生及椎间隙变窄等退行性变。椎间盘突出伴钙化可在 X 线摄片上表现出来。

（2）CT 和 MRI 检查：显示椎管形态、椎间盘突出的大小和方向等；MRI 还能显示脊髓、髓核、马尾神经、脊神经根的情况。MRI 通常提示椎间盘退行性变，有假阳性存在，应与 CT 检查互补。

（3）脊髓造影：可间接显示有无腰椎间盘突出及突出的程度。因需做碘过敏试验，是一种有创检查，临床应用逐渐减少，但能动态观察椎管内情况，是一个有效的诊断手段。

（五）治疗原则

（1）非手术治疗：目的是减轻神经根水肿。可采取卧床休息，持续牵引，支具，推拿、理疗、按摩，封闭，髓核溶解术等方法。50 岁以上脊柱僵硬者不主张牵引、推拿。髓核溶解术有严格的适应证，慎用。

（2）手术治疗：主要是解除神经根压迫，若老年患者同时存在腰椎管狭窄或腰椎不稳时，必须考虑脊柱的稳定性问题。通常手术包括松解减压和固定融合两部分。手术类型有腰椎后路椎间盘摘除术，腰椎前路椎间盘摘除术，微创外科技术摘除椎间盘（经皮髓核切吸术、椎间盘镜下髓核摘除术），腰椎融合术和人工椎间盘置换术。

【护理措施】

（一）术前护理

（1）心理护理：由于本病腰腿疼痛、感觉异常，病程较长，严重影响肢体的生理功能，导致生活能力下降，影响患者正常生活与工作，心理负担沉重，患者易产生抑郁情绪。对患者予以开导，指导患者采取正确的作息姿势，鼓励患者增强治疗信心，从而积极配合治疗。

（2）体位：急性期绝对卧床休息，卧硬板床，卧床 3 周后可戴腰围下床活动，但应避免负重。平时强调卧床休息，以解除机械性压迫，预防病变组织压迫神经和脊髓而致疼痛、麻木等不适症状加重。

（3）饮食：宜予以高热量、高蛋白、高维生素及果胶成分丰富的食物，以保证营养，增强体质，提高组织修复、抗感染能力，预防便秘。

（二）术后护理

1. 术后脊柱外固定支具的应用

腰椎手术的融合固定，包括椎间与后外侧融合等均属椎间融合。融合需 3~6 个月，需要有足够的骨量和良好的骨质量，还要满足三个条件：内固定稳定、有力的腰背肌、可靠的外固定支具。

2. 功能锻炼

（1）直腿抬高：术后疼痛减轻后即可指导患者直腿抬高训练。一般抬高 30°~70°，每天 2~3 次，每次 30~40 个。3 天后鼓励患者主动直腿抬高配合双下肢踏车练习以松解神经根，防止粘连。

（2）腰背肌：增强脊柱稳定性和腰背肌力，防止肌肉萎缩，对防止术后下腰痛有重要作用。术后 1~2 天开始锻炼，每天 2~3 次，每次 20~30 个。植骨融合后行五点法、四点法、三点法锻炼，至少坚持 4~6 周。有颈椎疾病、高龄体弱心肺功能不佳等不宜行此法。

（三）健康指导

（1）穿戴后的支具应合体，主要的支点部位，如胸骨柄、耻骨联合、两侧腋下与髂嵴区以及两侧肩胛骨和骶骨区等，应与体表相接触。

（2）穿戴好的支具松紧度应以患者感觉胸部有轻微压迫感，但不影响正常呼吸为宜。

（3）支具不应直接接触皮肤，以防皮肤受挤压及汗液浸湿敷料。

（4）下床后不要急于行走，防止因体位改变引起头晕、心慌、甚至虚脱等，如出现以上症状，应立即上床，症状会自行缓解，经反复训练数次后症状可逐渐消失。

（5）年老患者及合并有高血压心脏病者，应特别注意，每次下床时均要有护理人员看护以防发生意外。

（6）正常情况下可于术后 10~15 天佩带支具离床活动，开始活动时间不宜过长，以每天活动两三次，10~20min ／次为宜。

（7）佩带支具期间不易负重，且应以站立为主。

（8）术后 3 个月复查，并根据复查结果制定进一步的康复训练计划；根据疾病类型、部位和手术方法，决定支具的佩带时间。

（易祖玲）

第六节　骨关节炎患者的护理

【概述】

骨关节炎（osteoarthritis）是一种常见的慢性关节疾病。其主要病变是关节软骨的退行性变和继发性骨质增生。多见于中老年人，女性多于男性。好发于负重较大的膝关节、髋关节、脊柱及手指关节等部位，该病亦称为骨关节病、退行性关节炎、增生性关节炎、老年关节炎和肥大性关节等。其发病率和受累关节的种类、程度与年龄、生活方式、职业和遗传等因素有关。骨性关节炎分为原发性和继发性两种类型。

（一）病因

原发性骨关节炎的发病原因迄今为止尚不完全清楚。它的发生发展是一种长期、慢性、渐进的病理过程，涉及全身及局部许多因素，可能是综合因素所致。包括生物力学方面的应力平衡失调，软骨营养、代谢异常，生物化学的改变，酶对软骨基质的异常降解作用，肥胖、关节负载增加，累积性微小创伤等因素。

继发性骨关节炎是指由于先天性畸形，如先天性髋关节脱位；创伤，如关节内骨折；关节面后天性不平整，如骨的缺血性坏死；关节不稳定，如韧带关节囊松弛等；关节畸形引起的关节面对合不良，如膝内翻、膝外翻等；还有医源性因素，如长期不恰当地使用皮质激素等而引起的骨关节炎。

（二）临床表现

（1）疼痛：疼痛是骨关节炎的主要症状，早期为轻微钝痛，并不严重，以后逐步加剧。活动多时，疼痛加剧，休息后缓解。部分患者在静止或晨起时感到疼痛，稍微活动后减轻，称之为“休息痛”。疼痛有时与天气变化、潮湿受凉等因素有关。

（2）僵硬：僵硬是骨性关节炎的另一主要表现，患者常感到关节活动不灵活、僵硬，晨起或休息后不能立即活动，需经一定时间活动后才能解除僵硬状态。

（3）畸形和功能障碍：随着病程进展，病变受累关节出现畸形和功能障碍。严重髋关节骨性关节炎患者出现髋关节屈曲、外旋、内收畸形，患者常感行走、上楼梯、由坐位站起较困难。膝关节出现内翻或外翻畸形，关节主动及被动活动范围逐步减少。部分患者不能完全伸直膝关节，严重者膝关节呈屈曲、挛缩畸形。

（4）体征：早期关节无特殊体征，晚期可出现关节肿胀，有中度积液，膝关节浮髌试验阳性；关节周围肌萎缩，主动或被动活动时关节有摩擦声；关节畸形，有压痛，膝内翻，Thomas 征阳性，有时可触及关节内游离体；髋关节内旋角度增大时，疼痛加重，髋关节前方及内收肌处可有压痛；手指远侧指间关节侧方增粗形成 Heberden 结节。

（三）辅助检查

（1）X 线检查：X 线检查是本病诊断的主要依据。早期无明显变化，晚期关节表面不平整、变形，边缘骨质增生，明显有骨赘形成，关节间隙狭窄。

（2）实验室检查：实验室检查一般都在正常范围内，关节液检查可见白细胞增高，偶见红细胞。

（四）治疗原则

骨性关节炎随着年龄的增长，结缔组织退行性变老化，疾病的病理变化，一般无法逆转，但通过保守治疗或手术治疗可以阻断恶性循环，解除症状，改善活动范围，增强关节稳定性，延缓病变发展的进程。

1. 保守治疗

预防或减缓骨性关节炎的发生和发展进程，关键在于保护关节。

（1）保暖：在减轻关节疼痛中起到非常重要的作用。日常生活中要避免潮湿，及时擦干皮肤上的水。骨关节炎患者应调离湿冷的工作环境，平时要多晒太阳，不仅可促进钙的吸收，还可保持关节的温度，使肌肉放松，防止关节因受凉致肌肉痉挛使关节疼痛。

（2）运动：骨性关节病患者应根据具体情况，在病变关节的活动范围内进行主动锻炼，循序渐进，包括增加关节活动度的锻炼、增强关节周围肌力锻炼及增加耐力锻炼，如散步、骑自行车和游泳等。散步有助于缓解膝关节、腰椎和颈椎骨关节炎的症状；游泳有助于缓解腰背痛，而且因水中人体重量只达到陆地体重的 1/8，可减少关节的负担，是较好的锻炼方式。急性期患者应卧床休息，需卧硬板床，使局部得以充分休息，病变及受累关节应少负重、少使用。严重骨关节病患者若工作太累或系站立工作者，则需考虑调换工作。

运动时要选择合适的鞋袜，可起到保护关节和保存能量的作用。关节活动不便者，可借助手杖或拐杖以减轻关节的负重。

（3）理疗与按摩：如热疗、超声波等，可增加局部的血液循环，减轻发僵和缓解疼痛。进行有助于增加关节活动范围的锻炼，锻炼可增加相应的肌肉力量，从而增加对关节的保护作用。按摩可改善肌肉的血液循环，防止肌肉萎缩，但肿痛的关节尽量不按摩或轻按摩，以防刺激使骨刺增大或增强其敏感性。

（4）药物治疗：对于疼痛较重者可口服非甾体类镇痛消炎药，还可向关节腔内注射透明质酸钠，可以润滑软骨和关节，减轻关节的磨损。

2. 手术治疗

骨关节炎的晚期出现畸形或持续性疼痛，生活不能自理时，可行手术治疗。手术包括关节镜下关节清理术、截骨术、关节融合术、关节置换术等。

【护理措施】

（一）术前护理

充分的术前准备和评估患者，可缩短患者术后的恢复过程。

1. 全身有否潜在感染病灶

人工关节置换术后早、晚期感染均可致手术失败，甚至患者残疾或死亡。术后感染 70% 来自体内潜在的感染病灶，术前检查患者咽、喉、口腔、呼吸道、泌尿道（尤其前列腺）及皮肤有否感染病灶存在，不论有无症状，均应积极抗感染治疗，控制或治疗感染病灶后，再决定手术。

2. 预防性抗生素的应用

关节置换术患者年龄偏高、手术复杂、创伤大和出血多、手术时间长，为预防感染的发生，主张手术前使用抗生素。应注意以下几个方面：

（1）所用抗生素要足量和广谱，对革兰阳性菌、阴性菌均有效。

（2）术前 12h 静脉滴注，亦可术前 30min 静脉推注。

（3）对长期使用激素、非甾体类药物而免疫力低下的患者，于术前 1 天，手术当天切开皮肤前 30~60min，均静脉输入抗生素，使手术区域组织有足够的抗生素渗透。

3. 评估有否深静脉血栓形成、肺栓塞高危因素

深静脉血栓形成由于可继发致命性肺栓塞和远期下肢深静脉功能不全，是一种严重的术后并发症。高危因素有先天性和后天性因素。先天性高危因素病例少见，一经查出便应在血液科治疗后再决定手术。后天性高危因素甚多，各危险因素相互叠加更增加发生深静脉血栓形成的危险性。后天性因素常见高龄、肥胖、激素药物的使用、既往有血栓栓塞性疾病史、恶性肿瘤患者、系统性红斑狼疮、肾病综合征等免疫性疾病。高危类患者术前应采取以下措施：

（1）彩色多普勒超声法探查双下肢深静脉情况。如探查出有血栓存在应经溶栓治疗，视结果后决定或放弃关节置换术；如彩色多普勒法探查结果可疑，尚需进行双下肢深静脉造影，以确诊有否血栓存在，再决定手术与否。

（2）有 2~3 项高危因素而无禁忌证患者，术前 12h 至术后 7~10 天内使用低分子肝素预防。低分子肝素能安全、有效地预防髋、膝关节术后深静脉血栓形成。

4. 心理护理

让患者了解自己的病情、手术的目的和方法、术中和术后可能遇到的各种问题及康复训练程序，帮助其摆脱术前的焦虑紧张情绪，建立战胜疾病的信心。

5. 适度减重

肥胖是影响术后恢复的危险因素之一，减肥有利于术后关节功能的恢复，同时减轻对人工关节的压力，降低松动等远期并发症的发生。相反，身体过于瘦弱，又不利于术后创口的愈合和体力的恢复。均衡的营养饮食对保持适当有益的体重十分重要。

6. 术前身体调节

行人工关节手术的患者绝大多数为老年患者且平时活动量较小，常常伴有高血压、糖尿病、冠心病及脑血管性疾病等老年性、全身性疾病。术前需要在内科医生的配合下，将患者各身体机能调节到最佳状态，以便手术的顺利完成和术后关节功能的恢复。

7. 术前适度肌力训练

由于多年的疼痛，患者活动减少，肌肉力量可能已经减弱，术前应进行简单的肌力训练，特别应加强髋外展肌、股四头肌等肌肉的力量，同时也应注意加强健侧下肢力量及双上肢力量，以便在术后使用拐杖及助行器行走。教会患者如何中立位及点地负重，如何使用拐杖及助行器不负重行，都将有利术后的恢复，防止并发症的发生。

（二）术后护理

1. 髋关节置换

（1）手术当日：保持患髋关节外展中立位。平卧位时，两大腿之间放置梯形枕或软枕或穿丁字鞋；侧卧位时，两腿之间放置梯形枕或软枕，长度应过脚踝，防止髋关节屈曲、内收、内旋；术后 6h 即可做踝关节背伸跖屈运动，进行小腿肌肉的收缩练习，促进下肢静脉回流，防止下肢深静脉血栓。

（2）术后 1~2 天：继续行踝关节背伸跖屈运动，做股四头肌收缩练习股四头肌等张收缩，膝下垫软枕，抬小腿；做直腿抬高运动。

（3）术后 3 天始：继续行踝关节背跖屈运动及股四头肌收缩练习；拔除引流管后做髋膝关节屈伸运动（主动及被动运动）；做臀收缩运动；增加股四头肌收缩练习内容，包括坐床边小腿自然下垂，行膝关节屈曲练习；床上进行髋关节内收外展平移练习及抗阻运动，练习大腿内外侧肌肉力量（注意：内收时患肢不可过身体中线）。患者先坐床边，如果无头晕等不适可扶习步架在床边站立，反复练习后无不适可练习行走。鼓励患者早期下床活动可减少卧床并发症。人工假体采用骨水泥方法固定的患者，要鼓励其站立、负重、行走练习；人工假体采用生物方法固定者一般术后 6~8 周开始练习负重行走。

（4）从卧位到站立步骤：应从健侧床边坐起。半卧位健肢屈曲，患肢伸直，向健侧转身移动，先健肢小腿垂于床边，带动患肢向床边移动（始终保持躯干与患肢之间的夹角 >90°），习步架放于床边，双手扶习步架站立。

（5）扶习步架行走步骤：人工假体采用生物方法固定者双手扶习步架，健肢负重站立，患肢先迈，点地，随后健肢跟进。首次活动需有专人保护。

（6）预防关节脱位注意事项：患髋保持外展中立位，避免髋关节同时屈曲、内收、内旋。仰卧位时双膝应分开约 15cm，屈髋应不超过 90°。侧卧位时两腿间夹软枕，保持髋关节外展，软枕长度应过踝关节。坐位时屈髋应不超过 90°(即躯干与患肢之间的夹角应 >90°)。日常生活中应注意，站立时患肢也应处于外展中立位，不用内“八”字，可轻度外“八”字。

2. 膝关节置换

（1）手术当天：患肢保持外展中立位，可用支具固定以保持膝关节伸直位（一般使用 3 天）。膝关节敷料外用冰袋冷敷以减轻疼痛及创口出血。侧卧位时，两腿之间放置梯形枕或软枕，长度应过脚踝。术后 6h 即可做足背伸跖屈运动，进行腓肠肌的舒缩练习，促进下肢静脉回流，防止下肢深静脉血栓。

（2）术后 1~2 天：继续行踝关节背伸跖屈运动；股四头肌收缩练习股四头肌等张收缩。

（3）术后 3 天始：继续行足背跖屈运动及股四头肌收缩练习；小腿下垫一软枕，悬空膝关节，并下压膝关节防止术后膝关节屈曲畸形的产生；拔除引流管后做髋膝关节屈伸运动（主动及被动运动）；增加股四头肌收缩练习内容，坐床边小腿自然下垂，然后抬小腿使膝关节伸直；坐床边小腿自然下垂，使膝关节屈曲，可将健侧腿搭在患肢小腿上扩大膝关节屈曲活动范围。

（4）注意事项：2 周内膝关节屈曲应达到 90° 以上，以保证膝关节日常活动功能，否则必要时到手术室在全麻下进行膝关节推拿术，然后仍需进行膝关节屈曲练习。应鼓励患者早期下床活动，可减少卧床并发症。为保证练习效果应鼓励患者 3 个月内坐低矮的椅子，加强膝关节屈伸活动范围练习。

（三）健康指导

（1）术后第 1 年内，每 3 个月复诊 1 次，第 2 年每 6 个月复诊 1 次，以后每年 1 次。

（2）髋关节置换患者永远要遵守预防关节脱位注意事项。

（3）保持体重在标准范围内。

（4）任何时候出现感染，或由于其他病因施行口腔科手术或外科手术时，应告诉主诊医生您做过全膝关节置换手术，可能有必要给予预防性抗生素，以减少感染扩散至人工关节的可能。

（5）避免如下情况：任何有突然起止的活动、旋转或压力（如长跑），承负体重时过度弯曲（如蹲），搬或推重物，长时间坐于低位（如坐矮椅子、厕所马桶）。

（6）机场金属检查设施：每个机场金属检查设施的敏感度不同，人工关节引起警报响起的可能性很小。如果引起警报，嘱患者告诉海关人员自己身体内装有人工关节，用手执检查器可立即证实。

（易祖玲）

第八章

泌尿外科疾病患者的护理

第一节　泌尿系统损伤患者的护理

一、肾损伤

【概述】

肾脏位于腹膜后，解剖位置比较隐蔽，受到腹腔脏器、腰肌、脊柱及肋骨等保护，正常情况下肾脏有一定的活动度，故不易受到损伤，如果肾脏受损，往往同时伴有其他脏器损伤。但是肾较脆弱，包膜薄，当暴力直接伤及肾区，特别是肾形态异常或肾病变时，会发生挫伤，甚至破裂。肾损伤主要症状有休克、出血、血尿、疼痛、腰腹部包块等。肾损伤（renal injury）多见于青少年及壮年，男性多于女性，男女之比为 6.1∶1。

（一）病因

1. 病因

外部创伤造成的肾损伤在泌尿生殖道创伤中较常见。钝性肾损伤大多来自于车祸、高处坠落和外力直接撞击。高速运动中突然减速或受到外力挤压是外伤史中最重要的原因。肾贯通伤最常见于枪伤和刺伤。肾损伤的分型如下：

（1）开放性肾损伤：由弹伤、爆炸伤、刺伤引起。

（2）闭合性肾损伤：最常见，包括直接暴力损伤、间接暴力损伤、自发性肾破裂、医源性肾损伤。

2. 损伤机制

当暴力超过肾实质的抗拉强度时，引起的肾损伤。车祸、高处坠落、物体直接撞击是闭合性损伤的主要原因；高速运动中突然减速或挤压可将肾脏挤向肋骨、脊柱、驾驶盘或其他物体，腹部或肋腹遭受直接打击，均可引起肾脏挫伤、撕裂伤或粉碎伤。从高处落下或突然减速所致的肾急剧移位，可使肾动脉被牵拉、血管内膜撕裂、形成血栓，若肾脏本身有病变，有时轻微的损伤也可造成严重的“自发性”肾破裂。开放性肾损伤多为利器、子弹或弹片等所致，可发生肾实质、集尿系统和血管等明显受破坏现象。在医疗操作过程中的损伤。

（二）临床表现

（1）休克：重度肾损伤、肾蒂血管断裂或合并其他脏器损伤时，因创伤和失血发生休克，甚至危及生命。

（2）血尿：血尿是泌尿系统创伤最重要的表现。

（3）疼痛：肾区或上腹部疼痛，常为钝痛。

（4）腰腹部肿块：血液或外渗尿积存于肾周围，可形成肿块。

（5）发热：血肿、尿外渗易继发感染，引起发热症状。

（三）辅助检查

1. 实验室检查

（1）血液检查：血红蛋白、红细胞计数、红细胞压积测定，持续的红细胞压积降低提示大量失血。

（2）尿液及沉渣检查：血尿是诊断肾损伤的重要依据。

（3）血清肌酐测定：伤后 1h 内的测定结果主要反映受伤前的肾功能情况。

2. 影像学检查

腹部平片，B 超，CT、MRI 检查，静脉尿路造影、肾动脉造影。其中 CT 检查增强扫描是肾脏损伤影像学检查的“金标准”。

（四）治疗原则

肾损伤的治疗目的是保存肾功能和降低死亡率。绝对卧床休息限制活动，迅速进行复苏，输血补液，纠正休克，严密观察生命体征及病情变化。肾损伤保守疗法详见内科治疗，手术治疗原则如下：

1. 适应证

（1）开放性肾创伤。

（2）急性大出血，腰部肿块继续增大。

（3）血尿持续 24h 未见减轻，血红蛋白下降；经输血治疗血压不能维持者。

（4）伴有其他脏器损伤、出血或有腹膜炎症状。

（5）肾周围血肿发生感染，药物不能控制。

（6）严重继发性出血。

2. 手术方式的选择

肾损伤的处理原则是止血和尽可能保留肾脏，决定肾切除前应了解对侧肾脏情况。手术方法包括肾周围引流术、肾修复术、肾部分切除术、肾切除术或肾血管修复术。

3. 预后

肾损伤的预后多数较好，少数出现高血压、肾积水、结石等晚期并发症。

【护理措施】

（一）术前护理

（1）护理评估：评估患者对疾病的认知程度、心理状态，评估患者疼痛程度和血尿情况，评估患者各项相关实验室检验结果，了解患者发热及腰腹部包块情况。

（2）心理护理：肾损伤多由于突发事故，如车祸、坠落等造成，患者承受机体和精神的痛苦，护理时特别注意向患者进行解释、疏导，适时进行不良情绪的转移；对保守治疗患者讲明绝对卧床休息的重要性。对严重血尿者，说明血尿较重与肾损伤的程度不完全一致性；对非手术治疗失败者，主要解释手术的必要性，手术方法及预后，让患者感受关爱和亲情，使患者在良好的心理状态下接受治疗和护理。

（二）术后护理

（1）生命体征的观察：肾损伤患者生命体征的观察贯穿于治疗的全过程，伤后每 30~60min 测量血压、脉搏、呼吸 1 次。如患者出现血压下降、脉搏加速、呼吸增快、面色苍白、精神不振、躁动等情况，提示病情加重，应及时通知医生，采取有效措施。

（2）血尿的观察：血尿是肾创伤最明显的常见症状之一。肾损伤患者应常规留置导尿管及床边接尿袋，准确记录 24h 尿量并观察尿液的量、色、尿比重的变化，保持每小时尿量不少于 60ml，1~2 周后如尿液正常方可拔除尿管。

（3）观察腹部体征变化：护理工作者应观察并记录患者腰腹部疼痛的性质、程度，每 30~60min 注意检查肾区肿胀，饱满范围有无继续扩大。在诊断未完全明确之前，慎用止痛药物，以免掩盖病情。

（4）绝对卧床休息：绝对卧床休息是肾损伤保守治疗的重要措施之一。由于肾血流量丰富，组织损伤后易愈合，但肾组织较脆，在组织修复期稍微活动就可能影响组织愈合，甚至加重损伤。因此，尽量减少床上活动，防止患侧受力、受压，保证绝对卧床休息，使组织迅速恢复正常。一般应绝对卧床休息 2~4 周，以利于血液凝固和肾组织再生，3 个月内禁止做任何重体力劳动，防止再次损伤肾组织。

（5）遵医嘱监测血红蛋白及红细胞压积变化。

（6）止血药物的应用：止血常用药物有氨甲苯酸、酚磺乙胺、维生素 K_1、巴曲酶等，护士要严格执行医嘱，在单位时间内输入止血剂，保证止血剂的确切疗效。

（7）尿管的护理：留置尿管期间应鼓励患者多饮水，使尿量保持在 1 500ml/d 以上。保持尿管通畅，每天尿道口护理，抗反流尿袋每周更换 1 次，防止尿管打折受压。

（8）饮食护理：给予高蛋白、高维生素、易消化的饮食，有利于组织修复。多进水果、蔬菜，保持大便畅通，防止便秘及费力排便引起继发出血。

（9）预防压疮及肺部感染：由于患者绝对卧床时间较长，易发生压疮及肺部感染。因此加强皮肤护理，保持皮肤及床单清洁干燥，防止局部长期受压。痰液较多不易咳出时，可遵医嘱给予雾化吸入，每天 2~3 次。

（三）健康指导

做好患者出院指导是促进其后期康复的重要保证，告知患者出院后定期回院复查，以便及早发现并及时处理远期并发症。

（1）嘱患者注意休息和定时服药，定期复查尿常规和 B 超，避免使用有损肾功能的药物。

（2）2~3 个月内不能从事体力劳动，不能剧烈运动，以免发生再次出血。

（3）预防继发性出血。继发性出血多发生于伤后 2 周，有时可达 2 个月。指导患者自我观察尿量、颜色，如有血尿或伤肾侧肿胀不适，应及时就诊。

（4）生活起居有规律，增强体质，进食高蛋白、高热量、高纤维饮食。适量饮水，保持大便通畅，避免咳嗽、便秘等增加腹压以影响伤肾恢复。

二、尿道损伤

【概述】

尿道损伤是泌尿系统最常见的损伤，多发生于外伤伴骨盆骨折后或骑跨伤。随着交通事故伤和建筑工业伤的增加，近年来尿道损伤发病率也有所增加，其中大多数为男性青壮年，女性尿道损伤仅占3%。尿道损伤早期处理不当，会造成尿道狭窄、尿失禁、尿瘘、勃起功能障碍等并发症。未及时处理或处理不当，可发生严重并发症及后遗症。男性尿道以尿生殖膈为界分为前后尿道，后尿道包括前列腺部尿道和膜部尿道。

（一）病因

1. 损伤类型

（1）尿道内暴力伤：多发生在尿道外口、球部尿道、膜部尿道或前列腺部尿道。

（2）外暴力闭合性损伤：多见于会阴骑跨伤、会阴部踢伤和骨盆骨折。

（3）尿道外暴力开放性损伤：利器伤、枪弹、弹片、火器伤引起的贯通伤、切割伤。

2. 发病机制

（1）后尿道损伤：男性后尿道位置相对固定，易受外力发生损伤。常见的原因有骨盆骨折引起的尿道损伤，如：钝器损伤、医源性损伤和穿通伤。

（2）前尿道损伤：常见钝性损伤、医源性损伤、开放性损伤、性交时损伤、缺血性损伤。

（二）病理分期

（1）损伤期：损伤后72h之内。此期的病理生理改变是出血和创伤性休克，此期手术效果最满意。

（2）炎症期：闭合性尿道损伤后72h至3周，开放性损伤会提前，此期应控制感染不宜手术。

（3）狭窄期：尿道损伤3周后炎症消退，纤维组织增生，瘢痕形成导致尿道狭窄，此期可行修复手术。

（三）临床表现

（1）尿道外口出血：前尿道损伤的患者70%均会发生。

（2）阴道口出血：超过80%的女性因骨盆骨折尿道损伤可出现阴道口出血。

（3）排尿困难或尿潴留。

（4）疼痛。

（5）局部血肿。

（6）尿外渗。

（7）休克：可引起创伤性、失血性休克。

（四）辅助检查

（1）体格检查：诊断性导尿，应在严格条件下选用较软的尿道管轻柔缓慢地插入，一旦导尿成功，应固定好导尿管并留置，切勿轻率拔出。如导尿失败，不可反复试插；如尿道完全断裂，不宜使用。

（2）实验室检查：应行全血细胞计数、血红蛋白检测等检查。

（3）影像学检查：尿道造影是诊断尿道损伤的最直接有效方法。

（五）治疗原则

尿道损伤患者需要全身治疗、紧急处理。

1. 后尿道损伤的治疗

密切监测患者的生命体征，后尿道损伤常合并骨盆骨折和其他脏器损伤，防止休克、感染及处理其他脏器的损伤和骨盆骨折是首要任务。留置导尿管用于损伤不严重者，放置导尿管不成功则留置耻骨上膀胱造瘘管，可以避免尿道操作，减少尿道的进一步损伤。手术包括：一期尿道会师、一期后尿道复位吻合术、单纯耻骨上膀胱造瘘术。

2. 前尿道损伤的治疗

（1）不完全性的尿道断裂可采用耻骨联合上膀胱造瘘或尿道留置尿管的方法处理。

（2）完全性的尿道断裂，可采用膀胱造瘘或一期手术修复。

（3）潜在的主要并发症有尿道狭窄和感染。合理运用抗生素可以降低感染的发生率。

【护理措施】

（一）术前护理

（1）评估患者：评估患者对疾病的认知程度、心理状态。评估患者尿道出血情况。评估患者会阴部疼痛程度。了解患者实验室化验结果。了解患者排尿困难或尿潴留情况。

（2）心理护理：患者大多为男性，常会因尿道外口出血、疼痛、尿外渗感到紧张、焦虑，并会对今后是否能恢复生理功能感到担忧。护士应针对患者的心理反应，向患者介绍手术的必要性，并让其了解治疗方法与过程，以消除患者的紧张情绪，增强患者的信心；取得患者家属的密切配合，给予情感支持，以帮助患者重新认识和自我评价。也可让患者找男科医生进行咨询。

（二）术后护理

（1）生命体征监测：每30~60min测量血压1次，待血压平稳6h后改为每2h测量1次。

（2）引流管的护理：妥善固定留置的各种管道，标明管道名称，保持管道通畅。术后患者多留置有尿管或膀胱造瘘管，根据手术情况，保留尿管几天或几周不等，注意保持引流通畅，观察引流液的颜色，如发现异常，及时通知医生。每天尿道口消毒，每周更换引流袋1次，防止逆行感染，下地活动时应将引流袋妥善固定，并低于膀胱水平。

（3）卧位与活动：手术后需要平躺5~7h，应用支被架保护手术部位以防摩擦造成疼痛。练习正确的翻身方法，术后6h可在床上翻身，携带引流袋的患者，应先将引流管置于对侧，再翻身。同时应注意保持引流管通畅，勿打折或牵拉，防止引流管滑脱。

（4）饮食护理：术后6h可进食，饮食以清淡、高蛋白、高维生素、易消化食物为主，禁止食用辛辣、生冷、刺激性食物，保持大便通畅；多饮水，每天饮水量 >2 000ml；保持大便通畅，必要时口服缓泻剂。

（5）拔除引流管后观察排尿情况：尿道狭窄患者术后并发症主要是狭窄复发。拔管后嘱患者注意排尿情况，发现尿线变细、旁道出尿、排尿困难等症状，应及时就诊，以免延误治疗。

（6）其他治疗：男性患者遵医嘱睡前给予口服己烯雌酚，一般口服3~5天，防止夜间勃起给患者带来的痛苦。

（三）健康指导

（1）指导患者保持心情愉快。

（2）患者术后可能会较长时间留置尿管和膀胱造瘘管，应教会患者护理方法，避免泌尿系统的感染。

（3）指导患者进食高蛋白、高营养、粗纤维易消化饮食，保持大便通畅，防止便秘。

（杨丽珠　刘　畅）

第二节　泌尿系统结石患者的护理

一、肾及输尿管结石

【概述】

肾结石（calculus of the kidney）是指发生于肾盏、肾盂及肾盂与输尿管连接部的结石。肾结石在尿路结石中占有重要地位；输尿管结石（calculus of the ureter）是常见的泌尿系统疾病，并且大多来自肾脏。肾结石比其他任何部位的结石更易直接损伤肾脏，若无妥当治疗，会严重阻塞尿道造成感染和肾功能不全。因此，早期诊断和及时处理颇为重要。

（一）病因

1. 病因

尿石症是一种人体病理矿化的疾病。尿中成石物质浓度过高所致的尿液过饱和是结石形成的主要原因。常见原因有：

（1）环境因素：尿石症多发区位于热带和亚热带，气温湿热、干旱使体液丢失增加，尿液浓缩。某些特殊职业，如热作业、司机、地质工作者、手术医生等，由于饮水不便和体液消耗多，也易发生尿石症。

（2）种族遗传：黑人尿石症发病率低，许多尿石症患者有家族史。

（3）饮食和营养：不喜欢饮水、营养过剩、好饮浓茶、好食豆制品或动物内脏，以及乳儿无乳汁喂养、乳量不够或过早地加食谷物等，均是患尿石症率增加的原因。

（4）疾病：泌尿系统感染和梗阻，如尿道狭窄、前列腺肥大、肾盂输尿管狭窄等原因可使尿液产生潴留和浓缩，细菌、脓液和脱落上皮增加尿液中的"核心"部分。感染可使尿液碱化，有利于磷酸盐沉淀，并破坏尿液中晶体和胶体的相对平衡，以致形成结石。

（5）药物：维生素D过量应用可以引起组织钙化和尿石形成；较多应用磺胺类药物可以见到磺胺结石；应用肾上腺皮质激素治疗可引起骨质脱钙后的含钙结石；大量维生素C（每天约5g）可增加尿草酸排泄，形成结石。

2. 发病机制

尿石的形成机制尚未完全明确。目前公认，尿石的形成不是单一因素所致，而是多种因素共同促进的结果。其中，尿中成石物质在尿液中的过度饱和是形成结石的驱动力。尿饱和度在一天中常有较大幅度的波动。即使在短时间内，高度饱和的尿液也可能会触发微结石形成。结石形成大致经过晶核形成、结晶生长、结晶聚集和结晶滞留的过程。

（二）临床表现

肾结石的临床表现与结石的大小、活动度、有无梗阻和感染等有关。

（1）疼痛：疼痛是肾结石的主要症状。一般是结石侧的肾区和上腹部产生隐痛和钝痛，少数患者可发生对侧痛。当结石引起肾盂输尿管交界处梗阻嵌钝时，就会产生绞痛。绞痛常常突然发生，并向背部、输尿管、下腹和会阴部放射，同时伴有恶心、呕吐。疼痛剧烈发作时间持续数分钟至数小时不等。

（2）血尿：表现为镜下血尿或肉眼血尿。

（3）脓尿：合并感染时则可出现脓尿。

（4）排石史：在疼痛和血尿发作时尿内可混有砂粒或小结石排出。

（5）尿闭：两侧肾结石引起两侧尿路梗阻的尿闭，或一侧结石梗阻而对侧发生反射性尿闭。

（6）腰部包块：结石梗阻引起严重肾积水时，可在腰部或上腹部摸到包块。

（三）辅助检查

（1）尿液：常规可见红细胞，特别在绞痛后出现，对诊断有帮助。合并感染时有脓细胞。尿生化测定尿钙、磷、尿酸、草酸、胱氨酸定量及尿 pH 等检查有助于发现结石的病因。尿培养，若单纯结石应无细菌生长，如结石合并感染或感染继发结石，则细菌培养呈阳性。

（2）血液：血钙、磷、碱性磷酸酶、尿酸、尿素氮、肌酐、pH 等变化随各类结石和原发病而异。

（3）泌尿系统平片（plain film of kidneys、ureter and bladder，KUB）和静脉尿路造影（intravenous urography，IVU）：90% 的肾及输尿管结石在 X 线平片可以显影，为诊断结石的重要手段。因此，腹平片应列为检查的首选。腹平片可以初步确定结石的位置、数目、大小和形状。如右侧肾结石需与胆道结石相鉴别时，应加摄侧位片。静脉尿路走影可以进一步明确结石的位置、肾积水和双肾功能情况。

（4）逆行尿路造影：逆行尿路造影可显示结石的位置和梗阻的程度。

（5）B 超检查：可以发现结石，但难以确定结石的具体位置及对肾脏造成的影响。

（6）CT 检查：可以清晰的了解解剖结构，指导手术，并且可以区别结石和钙化。

（四）治疗原则

根据结石的大小、数目、部位、肾功能和全身情况及有无并发症制订治疗方案。

1. 非手术治疗

适用于结石直径 < 0.6cm、表面光滑、无尿路梗阻、无感染，纯尿酸或胱氨酸结石的患者。90% 的表面光滑、直径 < 0.4cm 的结石，可自行排出（见内科治疗）。

体外冲击波碎石（extracorporeal shock wave lithotripsy，ESWL）：在 X 线、B 超定位下，将冲击波聚焦后作用于结石使之粉碎，然后随尿流排出。此法最适合于结石部位在肾、输尿管以上、结石直径 < 2.5cm、并且结石部位以下输尿管通畅、肾功能良好、未发生感染的上尿路结石患者。必要时可

重复治疗，但再次治疗间隔时间不少于 7 天。伴有结石远端梗阻、严重心脑血管病、急性尿路感染、出血性疾病、妊娠者不宜使用此法。

2. 手术治疗

（1）非开放手术：①输尿管镜取石或碎石术：适用于因肥胖、结石梗阻、停留时间长而不能用体外冲击波碎石（ESWL）的中、下段输尿管结石者。②经皮肾镜取石或碎石术：适用于直径 >2.5cm 的肾盂结石及下肾盏结石，此法可与体外冲击波碎石联合应用治疗复杂性肾结石。③腹腔镜输尿管取石：适用于直径 >2cm 的输尿管结石、经体外冲击波碎石、原采用开放手术、输尿管镜手术失败者。④其他：经膀胱镜机械、液电效应、超声或弹道气压碎石取石。

（2）开放手术。

【护理措施】

（一）缓解疼痛

（1）密切观察患者疼痛的部位、性质、程度、伴随症状及与生命体征的关系。

（2）发作期患者应卧床休息。

（3）指导患者采用分散注意力、深呼吸等非药物性方法缓解疼痛；不能缓解时，遵医嘱应用镇痛药物。

（二）保持尿路通畅和促进正常排尿

（1）多饮水、多活动：鼓励非手术治疗的患者大量饮水，在病情允许的情况下，适当作一些跳跃或其他体育运动，以促进结石排出。体外冲击波碎石后以及手术治疗后患者均可出现血尿，嘱患者多饮水，以免形成血块堵塞尿路。

（2）体位：手术前指导患者练习俯卧位，练习时间由 30min 逐渐至 1~2h，可减少患者手术后的不适。结石位于中肾盏、肾盂、输尿管上段者，碎石后取头高脚低位，上半身抬高；结石位于下肾盏者碎石后取头低位。左肾结石取右侧卧位，右肾结石取左侧卧位，同时叩击肾区，利于碎石由肾盏进入输尿管。巨大肾结石碎石后可因短时间内大量碎石突然充填输尿管而发生堵塞，引起“石街”和继发感染，严重者引起肾功能改变。因此，碎石后应采取患侧卧位，以利结石随尿液逐渐排出。非开放性手术的患者经内镜钳夹碎石后，也应适当变换体位，增加排石。

（3）观察排石效果：观察尿液内是否有结石排出，每次排尿于玻璃瓶或金属盆内，可看到或听到结石的排出。用纱布过滤尿液，收集结石碎渣做成分分析。定期做腹部 X 线平片观察结石排出情况。

（三）并发症的观察、预防和护理

1. 血尿

观察血尿变化情况，遵医嘱应用止血药物。肾实质切开者，应卧床 2 周，减少出血机会。

2. 感染

（1）加强观察：注意患者生命体征、尿液颜色和性状及尿液检查结果。

（2）饮水：鼓励患者多饮水，每天饮水量 >2 000ml。

（3）做好伤口及引流管护理：经皮肾镜取石术后常规留置肾盂造瘘管，必要时放置输尿管引流管。

（4）有感染者：遵医嘱应用抗菌药控制感染。

（四）健康指导

根据结石成分、代谢状态及流行病学因素，坚持长期预防，对减少或延迟结石复发十分重要。

（1）大量饮水：以增加尿量，稀释尿液，减少尿中晶体沉积。成人保持每天尿量在2500ml以上，尤其是睡前及半夜饮水，效果更好。

（2）活动与休息：有结石的患者在饮水后多活动，以利结石排出。

（3）解除局部因素：尽早解除尿路梗阻、感染、异物等因素，可减少结石形成。

（4）饮食指导：根据所患结石成分调节饮食。含钙结石者宜食用含纤维丰富的食物，限制含钙、草酸成分多的食物，如牛奶、奶制品、豆制品、巧克力、坚果等含钙高；浓茶、菠菜、番茄、土豆、芦笋等含草酸量高。尿酸结石者不宜食用含嘌呤高的食物，如动物内脏、豆制品、啤酒。

（5）药物预防：根据结石成分、血、尿钙磷、尿酸、胱氨酸和尿pH，应用药物降低有害成分、碱化或酸化尿液，预防结石复发。维生素B_6有助减少尿中草酸含量，氧化镁可增加尿中草酸溶解度，枸橼酸钾、碳酸氢钠等可使尿pH保持在6.5~7以上，对尿酸和胱氨酸结石有预防意义。口服别嘌醇可减少尿酸形成，对含钙结石有抑制作用；口服氧化氨使尿液酸化，有利于防止磷酸钙及磷酸镁铵结石的生长。

（6）预防骨脱钙：伴甲状旁腺功能亢进者，必须手术摘除腺瘤或增生组织。鼓励长期卧床者功能锻炼，防止骨脱钙，减少尿钙含量。

（7）复诊：定期行尿液检查、X线或B超检查，观察有无复发及残余结石情况。若出现剧烈肾绞痛、恶心、呕吐、寒战、高热、血尿等症状，及时就诊。

二、膀胱结石

【概述】

膀胱结石多在膀胱内形成，少数自上尿路移行而来。膀胱结石有地区性，多见于10岁以下的男孩，疑似与营养有关。近年来，随着我国人民生活水平的不断提高，膀胱结石的发病率已有减少趋势。老年人膀胱结石常为前列腺增生症的并发症。膀胱结石可分为原发性和继发性两种，主要发生于男性。原发性膀胱结石多由营养不良所致，现在除了一些边远山区多发于婴幼儿外，已不多见。继发性膀胱结石主要继发于良性前列腺增生症，随着寿命的延长，此病也逐渐增多。

（一）病因

1. 病因

其患病率有明显的地域、种族、年龄和性别的差异。

（1）下尿路梗阻：小型肾及输尿管结石以及在过饱和状态下形成的尿盐沉淀排入膀胱后，在膀胱排尿无梗阻的情况下，均可随尿排出。但当有下尿路梗阻时，如尿道狭窄、先天畸形、前列腺增生、膀胱颈部梗阻、膀胱膨出、肿瘤等，均可使小结石和尿盐结晶沉积于膀胱而形成结石，这也是现今膀胱结石在男性患儿及老年男性中常见的原因。

（2）膀胱异物：膀胱异物如导管、缝线、子弹头、电线等均可作为核心使尿盐沉积于其周围形成结石。

（3）感染：继发于下尿路梗阻或膀胱异物的感染，尤其是尿素分解细菌的感染，可使尿pH升高，促使尿磷酸钙、磷和镁盐的沉淀而形成膀胱结石。

（4）其他原因：如营养不良、膀胱外翻－尿道上裂手术等。

2. 发病机制

（1）原发性膀胱结石可能与机体脱水和钙代谢异常有关。

（2）继发性膀胱结石主要是自身疾病造成，如尿道狭窄、前列腺增生、膀胱憩室、神经源性膀胱、膀胱内异物和感染。此外，膀胱结石也可能来自上尿路。

（二）临床表现

（1）疼痛：疼痛可为下腹部或会阴部疼痛，亦可为明显或剧烈疼痛，常因活动和强烈运动而诱发或加剧。

（2）血尿：结石刺激膀胱底部黏膜而引起疼痛，常有尿频和尿急，排尿终末时疼痛加剧，且可伴终末血尿；严重者可发生尿潴留或充盈性尿失禁。

（3）排尿困难：结石嵌于膀胱颈口，则出现明显排尿困难，排尿时常呈滴沥状，亦可尿流中断或发生急性尿潴留。出现排尿困难时，患者必须改变体位或摇晃身体，才能继续排尿，此时可突然发生剧痛，且可放射至阴茎、阴茎头和会阴部。儿童患者，常疼痛难忍、大汗淋漓、大声哭叫、用手牵拉或搓揉阴茎或手抓会阴部，并变换各体位以减轻痛苦；疼痛有时可放射至背部和髋部，甚至可放射至足跟和足底。患者因排尿困难用力排尿时，可使尿粪同时排出，甚至引起直肠脱垂或疝气。

（4）合并感染：膀胱合并感染时可加重膀胱刺激症状并出现脓尿。

（三）辅助检查

（1）实验室检查：血液检查，尿液检查。

（2）影像学检查：B 超检查，X 线检查。

（3）膀胱镜检查：膀胱镜检查是诊断膀胱结石最可靠的方法。

（四）治疗原则

手术治疗，如经膀胱镜取石或经超声波碎石后取石术。

【护理措施】

（一）术前护理

（1）评估患者对疾病和手术的认知情况。

（2）询问患者尿液排出的情况。

（3）了解患者的相关检查。

（4）了解与疾病相关的健康史：如吸烟、饮食、饮酒等情况；注意有无高血压、糖尿病史及相关疾病的家族史；注意评估患者平时饮水习惯，是否有足够的液体摄入和尿量；有无憋尿的情况。

（5）心理社会状况：了解患者对疾病拟采取的治疗方法、对手术及可能导致并发症的认知程度、家庭经济承受能力等。

（6）评估患者的自理能力。

（7）膀胱结石患者在症状较重时，生活自理能力受到影响，需要在生活上给予支持和帮助。

（8）心理护理。

（9）术前准备：术前应嘱患者每天饮水 2 500~3 000ml，如有排尿不畅的患者应指导其适量饮水和排尿；加强营养，适当活动；教会患者深呼吸，有效咳嗽、咳痰方法；戒烟酒，预防便秘；完善术前各项检查，做好健康教育；术前 1 周停止服用抗凝药物；术前 1 天指导患者口服泻药，为患者做好药物准备（青霉素药敏试验）和清洁准备。

（二）术后护理

（1）观察患者生命体征：定时监测患者意识状态、血压、脉搏、呼吸、体温的变化，如发现异常应及时通知医生。

（3）引流管的护理：妥善连接、固定各引流管，观察气囊导尿管固定及通畅情况。密切观察尿液的颜色、性质、量，若引流不畅及引流液颜色深红则提示有活动性出血，应及时通知医生。

（4）腹胀的观察：注意倾听患者的主诉，观察有无腹胀等不适感，判断有无尿液外渗征象。

（5）疼痛护理：膀胱痉挛的患者应遵医嘱给予解痉镇痛药物。

（6）饮食与活动指导：术后 6h 应去枕平卧，6h 后指导患者床上活动，次日协助下床活动，预防深静脉血栓的发生。恢复饮食后嘱患者多饮水，每天饮水超过 2 000ml。多食粗纤维、易消化的食物，忌饮酒及辛辣刺激性食物。

（7）其他护理：根据手术方式不同拔管时间不同，一般 3~7 天左右拔除。尿管拔除后注意观察患者排尿情况。拔管前指导患者进行盆底肌训练。

（三）健康指导

（1）多饮水，每天饮水量 >2 000ml 有利于结石排出及减少感染的机会。

（2）养成良好的排尿习惯，不憋尿。根据已排出的结石成分适当调整饮食和辅以药物治疗。

（3）术后 1 月内避免剧烈活动，禁止骑车等腰部用力的活动。

（4）出院时仍留置尿管者，指导患者正确护理尿管的方法。

（5）定时复查，排尿异常时，应及时就诊。

（张维毅　冯　佳）

第三节　女性压力性尿失禁患者的护理

【概述】

压力性尿失禁（Stress Urinary Incontinence，SUI）是指在咳嗽、喷嚏、用力、活动等腹压增加时尿液不自主地从尿道口漏出的现象。压力性尿失禁主要发生于女性。尽管女性压力性尿失禁为良性病变，但对生活质量的影响极大，患者也常常对尿失禁缺乏正确认识而造成恐惧感。此外，很多患者认为这种疾病难以启齿而延误治疗。

（一）病因

1. 病因

引起压力性尿失禁的病因并不简单，许多因素与压力性尿失禁的发生有关，其中包括年龄、生育、盆腔脏器脱垂、家族史、便秘、肥胖、种族和遗传因素。其他危险因素还包括雌激素的影响、子宫切除术、吸烟、体力劳动等。这些因素往往相互影响，造成压力性尿失禁诱发和加重的复杂性。

2. 发病机制

（1）膀胱颈及近端尿道下移：各种原因引起盆底肌肉及结缔组织退变、受损而薄弱，导致膀胱颈及近端尿道下移、尿道松弛、功能性尿道变短时，增高的腹压仅传至膀胱而较少传递至尿道，导致尿道压力不能同步升高，从而引起尿失禁。

（2）尿道黏膜的封闭功能减退：随着年龄的增长等因素，尿道黏膜萎缩变薄、弹性下降，可导致其封闭功能减退。尿道炎及尿道损伤等原因可造成尿道黏膜广泛受损，导致黏膜纤维化，使尿道黏膜的封闭功能减退或消失。

（3）尿道固有括约肌功能下降：尿道平滑肌、尿道横纹肌、尿道周围横纹肌功能退变及受损，导致尿道关闭压下降。

（4）支配控尿组织结构的神经系统功能障碍：尿道本身的结构、功能，尿道周围的支撑组织相关的神经功能障碍均可导致尿道关闭功能不全而发生尿失禁。

（二）临床表现

（1）压力性尿失禁症状：大笑、咳嗽、喷嚏或行走等不同程度腹压增加时尿液漏出，停止加压动作时尿液漏出终止。

（2）泌尿系统症状：血尿、排尿困难、尿路刺激症状，或下腹、腰部不适等。

（三）辅助检查

1. 常规检查

实验室检查（血、尿常规、肝功能、肾功能等一般实验室常规检查）、尿流率、残余尿测定等。

2. 必要检查

膀胱镜检查、膀胱尿道造影、尿动力学检查。

3. 特殊检查

（1）压力诱发实验：患者仰卧，双腿屈曲外展，观察尿道口，咳嗽或用力增加腹压同时尿液漏出，腹压消失后漏尿也同时消失则为阳性。

（2）膀胱颈抬举实验：患者截石位，先行压力诱发实验，若为阳性，则将中指及示指分别放在膀胱颈水平尿道两侧的阴道壁上，再次嘱患者增加腹压，有尿液漏出时用手指向头腹侧抬举膀胱颈，如漏尿停止，则为阳性。

（3）尿道长度测定：正常女性尿道长 3~5cm，压力性尿失禁者尿道长度明显缩短。

（4）尿垫实验：以国际尿控协会（ICS）的 1h 法作为标准的方法，此实验可作为压力性尿失禁存在和判断严重程度的一种简便的、有效的检查方法，也可作为验证疗效的一个指标。

尿垫实验流程：

0min：称尿垫的净重，穿上尿垫；15min 内饮完 500ml 水；静坐或静卧。

15min：连续步行 30min，包括上下台阶。

45min：在椅子上反复坐下、起立 10 次；深咳 10 次；原地走 1min；弯腰分 5 次捡起掉在地上物品；

流动水洗手 1min。

60min：结束。

结果判断：使用前的尿垫重量为（A）g，60min 后尿垫重量为（B）g，失禁量 =（B–A）g。

尿控制（正常）：失禁量 2g 以下。

轻度失禁：失禁量 2.1~5g。

中度失禁：失禁量 5.1~10g。

重度失禁：失禁量 10.1~50g。

极重度失禁：失禁量 50.1g 以上。

4. 体格检查

（1）观察下肢肌力、会阴部感觉、肛门括约肌张力及病理征等；腹部检查注意有无尿潴留体征。

（2）观察外生殖器有无盆腔脏器膨出及其程度；外阴部有无长期感染所引起的异味、皮疹；双合诊了解子宫水平、大小和盆底肌收缩力；肛门指诊检查括约肌肌力及有无直肠膨出等。

（四）治疗原则

1. 保守治疗

（1）对于轻度以下的压力性尿失禁可给予药物治疗和行为干预。

（2）教会患者做膀胱功能训练及盆底肌训练。

（3）心理干预。

2. 手术治疗

（1）手术治疗的适应证：非手术治疗效果不佳、不能坚持、不能耐受或预期效果不佳的患者，中重度压力性尿失禁、严重影响生活质量的患者，生活质量要求较高的患者，伴有盆腔脏器脱垂等盆底功能病变需行盆底重建者，应行抗压力性尿失禁手术。

（2）手术疗法：①无张力尿道中段悬吊术：目前较常用为经阴道无张力尿道悬吊带手术（tension-free vaginal tape，TVT）和经闭孔无张力尿道中段悬吊带手术（tension-free vaginal tape-obturator，TVT-O），无张力尿道中段悬吊术最大优势在于疗效可靠、损伤小、并发症少。②阴道前壁修补术：该术式适用于症状较轻且需要同时做阴道前壁膨出修补或子宫切除的患者。③耻骨后膀胱颈尿道悬吊术（Burch 阴道壁悬吊术）：近年来，国外多采用腹腔镜技术进行该手术。④膀胱颈或尿道吊带术：此手术适用于各型压力性尿失禁患者。⑤内腔镜膀胱颈悬吊术（Stamey 术，又称作长针膀胱颈悬吊术）：该术式切口小、创伤小，且安全准确可靠，适合于大多数女性压力性尿失禁患者，尤其适合于肥胖妇女和经阴道无张力尿道悬吊带手术失败者，但远期疗效不太理想。

【护理措施】

（一）术前护理

1. 术前护理评估

（1）评估患者对疾病和手术的认知情况。

（2）了解尿失禁对患者生活的影响。

（3）了解患者的相关检查。

（4）了解患者分娩的次数，初次生育的年龄、分娩方式、胎儿的大小及妊娠期间尿失禁的发生率。

（5）心理社会状况：了解患者对疾病拟采取的治疗方法、对手术及可能导致并发症的认知程度、家庭经济承受能力，以提供相应的心理支持。

2. 护士配合完成各项检查

护士配合完成各项检查，包括正确记录排尿日记、尿垫实验等，明确程度诊断，给尿失禁的治疗提供依据。

3. 心理护理

护士应实施心理干预以消除患者的心理因素，讲解病因及其发病规律，并教会患者进行盆底肌功能训练；同时协助患者消除不良因素影响，消除患者紧张心理，做好疾病知识的宣教。

4. 术前准备

完善术前各项检查，做好健康教育；加强营养，适当活动；讲解加强盆底肌功能锻炼的意义、方法；尿路感染者应在治愈后再手术；术前 1 周停止服用抗凝药物；湿疹处理，温水冲洗，2 次 /d，严重者使用皮炎平软膏涂患处，3 次 /d，尽可能保持会阴部皮肤干燥、维持局部皮肤完整；术前晚及术日晨用稀释 10 倍的碘伏溶液阴道冲洗各 1 次；术前做常规准备，如皮试、备皮、洗澡、更衣、禁食与禁水。

（二）术后护理

（1）定时监测患者意识状态、血压、脉搏、呼吸、体温，如发现异常应及时通知医生。

（2）保持尿管引流通畅，定时观察引流液的颜色、性质、量。

（3）术后 6h 应平卧休息，6h 后指导患者床上活动，次日协助患者下床活动（或遵医嘱），预防深静脉血栓的发生；术后 6h 可进普食，饮食以清淡、高蛋白、高维生素、易消化食物为宜。

（4）术后遵医嘱拔尿管（一般 1~2 天），拔管后避免进行增加腹压的活动（便秘、下蹲运动、体重过重等），拔除尿管后如继续存在尿失禁症状应嘱患者适量饮水，根据尿失禁好转程度酌情增加饮水量。

（5）指导患者做膀胱功能训练及盆底肌训练。

（三）健康指导

（1）饮食以清淡、高蛋白、高维生素、易消化食物为宜，禁止食用辛辣食物及对膀胱有刺激性的饮料（如咖啡、浓茶等）；保持大便通畅，如发生便秘，可服用缓泻剂并鼓励患者多饮水，每天 2 000ml 以上。

（2）术后 2 周可正常活动，术后 1 个月避免性生活，3 个月内不做重体力活动。

（3）养成定时排便排尿的习惯。

（4）控制体重。

（5）坚持盆底肌及膀胱功能训练。

（6）若有异常及时复查。

（蒋　杨）

第四节　良性前列腺增生患者的护理

【概述】

良性前列腺增生（benign prostatic hyperplasia）是引起中老年男性排尿障碍原因中最为常见的一种良性疾病，主要表现为组织学上的前列腺间质和腺体成分的增生、解剖学上的前列腺增大、下尿路症状为主的临床症状以及尿动力学上的膀胱出口梗阻。男性35岁前列腺开始有增生，多在50岁以上出现临床症状。

（一）病因

1. 病因

良性前列腺增生病因尚不明确。但其发生必须具备年龄的增长及有功能的睾丸两个重要条件。目前认为，雄激素及其与雌激素的相互作用、前列腺间质－腺上皮细胞的相互作用、生长因子、炎症细胞、神经递质及遗传因素等因素与良性前列腺增生有关。

2. 发病机制

前列腺增生导致后尿道延长、受压变形、狭窄和尿道阻力增加，引起膀胱高压并出现相关排尿期症状。随着膀胱压力的增加，出现膀胱逼尿肌代偿性肥厚、逼尿肌不稳定并引起相关储尿期症状。

（二）临床表现

1. 刺激症状

表现为尿频和夜尿次数增多，也是良性前列腺增生的早期症状。

2. 梗阻症状

梗阻症状为进行性排尿困难，轻者表现为排尿迟缓、尿线变细、尿滴沥；梗阻加重后表现为排尿费力、尿线细而无力、射程缩短、排尿时间延长、排尿不尽感；严重者尿潴留或充盈性尿失禁。

3. 继发症状

（1）合并感染时表现为尿频、尿急、尿痛等膀胱刺激症状及血尿，上尿路继发感染时可有发热、肾区疼痛。

（2）合并膀胱结石时尿路梗阻加重，表现为尿流中断，长期排尿困难造成肾积水、肾功能不全症状。

（3）长期排尿困难，腹压增高可出现腹股沟疝、脱肛、内痔等病变。

（三）辅助检查

（1）直肠指诊：直肠指诊为简便而重要的诊断方法。

（2）实验室检查：血、尿常规和血清电解质以及肝、肾功能。

（3）尿动力学检查：尿流率是客观检查排尿功能的良好方法。检查时，尿量在150~200ml时进行最大尿流率检查较为准确，正常最大尿流率 ＞15ml/s。如果最大尿流率 ＜10ml/s，说明有梗阻。

（4）检查膀胱残余尿量：B 超检查、导尿可以测得膀胱残余尿量。良性前列腺增生患者残余尿达 50ml 以上，则提示膀胱逼尿肌已处于失代偿状态。若残余尿量超过 150ml，可作为严重梗阻的指标之一。

（5）血清前列腺特异抗原：为目前鉴别良性前列腺增生和前列腺癌的重要指标。正常值 $<4\mu g/L$。

（6）影像学检查：X 线、CT 及 MRI 检查。

（四）治疗原则

目前对良性前列腺增生的治疗方法很多，可依据梗阻程度、全身状况及经济条件等加以选择。

1. 随访观察

如果没有手术指征，均应考虑随访观察。随访中每年复查 1 次尿流率，直肠指诊，超声波检查前列腺及残余尿，血、尿常规、肾功能检查和前列腺症状评分，必要时检查血清前列腺特异性抗原。

2. 药物治疗

（1）α－受体阻滞剂：如特拉唑嗪、坦索罗辛、多沙唑嗪、阿夫唑嗪等，常见副作用包括头晕、头疼、无力、困倦、体位性低血压、逆行射精等，体位性低血压更容易发生在老年人及高血压患者中。

（2）5-α 还原酶抑制剂：主要有非那雄胺、依立雄胺等，最常见的副作用包括勃起功能障碍、射精异常、性欲低下，其他如男性乳房女性化、乳腺痛等。

（3）植物制剂：如普适泰等。

（4）中药治疗。

（5）联合治疗：指联合应用 α－受体阻滞剂和 5-α 还原酶抑制剂治疗良性前列腺增生。

3. 外科手术治疗

（1）经尿道前列腺电切术（transurethral prostatic resection，TURP）是良性前列腺增生外科治疗的金标准。

（2）经尿道前列腺切开术。

（3）开放性前列腺摘除。

（4）等离子双极电切术，使用双极等离子电切系统，采用生理盐水为术中冲洗液，以单极电切相似的方式进行经尿道前列腺切除术。

（5）经尿道钬激光前列腺剜除术，利用钬激光剜除的前列腺组织，需要在膀胱内进行组织粉碎后完成治疗过程。

（6）经尿道前列腺激光汽化术，利用激光能量汽化前列腺组织，以达到外科治疗的目的。

（7）经尿道前列腺激光凝固术，通过激光对前列腺组织的凝固作用导致组织坏死、脱落，从而减轻梗阻。

（8）应用于良性前列腺增生的其他治疗还包括经尿道微波热疗、经尿道针刺消融术和前列腺支架置入术等。

【护理措施】

（一）术前护理

1. 护理评估

（1）评估患者对疾病和手术的认知情况。

（2）询问患者尿液排出的情况。

（3）了解患者的相关检查。

（4）了解与疾病相关的健康史：了解患者吸烟、饮食、饮酒等情况；注意有无高血压及糖尿病病史及相关疾病的家族史；注意评估患者平时饮水习惯，是否有足够的液体摄入和尿量；是否有定时排尿的习惯，有无憋尿的情况。

（5）心理社会状况：了解患者对疾病拟采取的治疗方法、对手术及可能导致并发症的认知程度、家庭经济承受能力，以提供相应的心理支持。

（6）患者有无留置膀胱造瘘管或尿管。

（7）评估患者的自理能力。

2. 基础护理

良性前列腺增生多为老年患者，其各种生理功能下降，生活自理能力较差，需要在生活上给予帮助。

3. 心理护理

患者因长期排尿困难，反复尿潴留而迫切要求手术，但因患者高龄或伴有心、肺、肾功能障碍，对手术能否进行和手术效果如何心存恐惧，护理工作者应针对老年人的特点，反复耐心解释手术的必要性，详细告知治疗方案，缓解患者对手术的恐惧心理，保持良好状态，积极配合做好术前准备。

4. 术前准备

长期尿潴留作膀胱造瘘或保留导尿管的患者，术前应嘱患者每天饮水 2 500~3 000ml；加强营养，适当活动，教会患者深呼吸，有效咳嗽、咳痰方法，必要时作肺功能检查并进行相应的治疗，戒烟酒，防止便秘；完善术前各项检查，做好健康教育；术前 1 周停止服用抗凝药物。

（二）术后护理

（1）定时监测患者意识状态、血压、脉搏、呼吸、体温的变化，如发现异常应及时通知医生。

（2）引流管及膀胱冲洗的护理：妥善连接、固定各引流管及冲洗管，观察气囊导尿管固定及通畅情况；密切观察膀胱冲洗引流液的颜色、性质、量，根据引流液颜色变化调节冲洗速度，防止血凝块堵塞引流管；若引流不畅及引流液颜色深红则提示有活动性出血，应及时通知医生。

（3）腹胀的观察：注意倾听患者的主诉，观察有无腹胀等不适感，判断有无冲洗液外渗征象。

（4）疼痛的护理：膀胱痉挛的患者遵医嘱给予解痉镇痛药物。

（5）饮食活动指导：术后 6h 应平卧休息，6h 后指导患者床上活动，次日协助下床活动，预防深静脉血栓的发生；停止膀胱冲洗后指导患者多饮水，每天饮水量 >2 000ml，多食用粗纤维、易消化的食物，忌饮酒及辛辣刺激性食物。

（6）其他护理：根据手术方式不同拔管时间不同，一般 3~7 天拔除；尿管或造瘘管拔除后注意观察患者排尿情况；指导尿失禁的患者进行盆底肌训练。

（三）健康指导

（1）多饮水，每天饮水量 >2 000ml，进食粗纤维、易消化的食物，忌食辛辣刺激性食物。

（2）术后 3 个月内避免剧烈活动，禁止骑车，防止出血。

（3）出院时仍留置尿管者，教会患者正确护理尿管的方法。

（4）尿失禁的患者出院后继续进行盆底肌的锻炼。

（5）若有排尿异常等情况，应及时就诊。

（6）指导患者遵医嘱定期复查尿流率及残余尿量。

（张剑锋）

第五节 泌尿系统肿瘤患者的护理

一、肾细胞癌

【概述】

肾细胞癌（renal cell carcinoma，RCC）简称“肾癌”，占成人恶性肿瘤的2%~3%，发病率城市高于农村，男性多于女性（约为2∶1）。随着超声和CT检查技术的提高，以及常规体检的普遍开展，早期肾细胞癌所占比例明显增加，同时，这些患者5年生存率也相应提高。

（一）病因

肾癌病因未明，已知的危险因素包括：吸烟、肥胖、家族遗传和接触某些化学物质。肾癌已发现有视网膜血管瘤家族性肾癌染色体异常，尤其是第3、11号染色体异常家族性肾癌。

（二）临床表现

目前，既往经典血尿、腰痛、腹部肿块“肾癌三联征”临床出现率已经不到15%，无症状肾癌的发现率逐年升高。10%~40%的患者出现副瘤综合征，表现为高血压、贫血、疲劳、体重减轻、恶病质、发热、肝功能异常、高血糖、血沉增快、凝血机制异常等改变。30%为转移性肾癌，可由于肿瘤转移所致的骨痛、骨折、咳嗽、咯血等症状就诊。

（三）辅助检查

有肾癌相关危险因素主诉的患者出现血尿、腰部疼痛或腹部肿块应提示其有患肾癌的可能。

（1）实验室检查：生化全项、血常规、凝血功能等。

（2）影像学检查：腹部B超、胸部X线摄片、腹部CT平扫和增强扫描、腹部MRI等检查。

（3）肾穿刺活检：获取病理诊断。

（4）肾血管造影。

（四）治疗原则

（1）根治性肾切除手术：范围包括肾周筋膜、肾周脂肪、患肾、同侧肾上腺、从膈肌脚至腹主动脉分岔处腹主动脉或下腔静脉旁淋巴结及髂血管分岔以上输尿管。

（2）保留肾单位手术（nephron sparing surgery，NSS）：适用于肿瘤＜4cm，位于肾脏周边，单发的肾癌。①切除范围：距肿瘤边缘0.5~1cm。②适应证：孤立肾。③相对适应证：肾癌对侧肾存在某些良性疾病，如肾结石、慢性肾盂肾炎或其他可能导致肾功能恶化的疾病。

（3）肾动脉栓塞：对不能接受手术治疗患者的一种缓解症状的姑息性治疗方案，或为防止肿瘤血运丰富导致术中大量出血而进行的手术前阻断肿瘤血供的治疗。

（4）内科治疗：IFN-α（干扰素）为治疗转移性肾透明细胞癌的基本用药。

（5）放疗：对局部肿瘤复发、区域或远处淋巴结转移、骨骼或肺转移患者，姑息放疗可达到缓解疼痛、改善生存质量的目的。

【护理措施】

（一）术前护理

1. 护理评估

（1）评估患者对疾病和手术的认知情况。

（2）询问患者尿液排出的情况。

（3）了解患者的相关检查。

（4）了解与疾病相关的健康史：了解吸烟、饮食、饮酒等情况，注意有无高血压及糖尿病病史及相关疾病的家族史。

（5）心理社会状况：了解患者对疾病拟采取的治疗方法、对手术及可能导致并发症的认知程度、家庭经济承受能力，以提供相应的心理支持。

（6）评估患者的自理能力。

2. 基础护理

（1）早期肾癌患者症状不明显，生活能够自理。晚期肾癌患者由于肿瘤消耗导致身体虚弱，护理工作者应给予及时的生活协助。

（2）肾癌患者多有高体温、高血压、高血糖等肾外表现，应根据医嘱监测生命体征和血糖变化，每天测体温 4 次、测血压 3 次、监测 5 点血糖，及时发现患者生命体征的异常，以便患者手术准备。

3. 心理护理

早期肾癌多为体检发现，患者突然被诊断为癌症易出现怀疑、愤怒、忧郁、悲观等心理问题；晚期肾癌患者可能出现紧张、恐惧、焦虑、抑郁等心理问题，护理工作者应注意到患者的心理变化，多与患者进行沟通，及时发现患者在住院期间不同阶段的心理问题和需要，给予相应的护理。

4. 术前准备

术前常规护理，术前 1 天沐浴、备皮、抗生素皮试及肠道准备。对巨大肿瘤需要开腹探查或可能术中伤及肠道的患者，遵医嘱给予特殊肠道准备，术前 3 天给予少渣半流食，开始口服肠道抗生素；术前 2 天给予流食；术前 1 天给予口服肠道营养液和泻药，术前 1 天晚及术日晨行清洁洗肠。术前 1 天晚 22:00 时后禁食、禁水。术日晨除去身上饰物、义齿、衣袜，更换新病号服，穿着防血栓弹力袜准备手术。

（二）术后护理

肾癌根治术后护理：

（1）生命体征的观察：8h 内每 30min 至 1h 测血压、心率、脉搏、呼吸、血氧饱和度，8h 后可床上侧身、半卧位活动，根据病情 1~2h 测量 1 次生命体征。注意患者有无憋气、呼吸困难主诉，防止手术伤及纵隔损伤肺部引起呼吸困难。

（2）管路护理：保持各管路通畅，包括导尿管、伤口引流管及静脉输液；妥善固定各管路，定时巡视，防止打折、堵塞和脱出；准确记录尿量、伤口引流量、颜色和性质，以观察肾功能和有无出血发生。

（3）饮食护理：患者未排气时禁食、禁水，排气后遵医嘱进流食，逐渐过渡到普食。

（4）皮肤护理：注意观察骶尾部皮肤情况，防止压疮，过度消瘦或已有压红的皮肤部位要给予保护膜保护。

（5）活动指导：未过麻醉期时指导患者活动四肢，麻醉期后鼓励患者床上活动，术后第二天协助床旁活动。保留肾单位手术术后根据医嘱活动，不要自行翻身坐起。

（6）下肢静脉血栓的观察和护理：术前、术后穿着抗血栓弹力袜，术后应及时整理，保持弹力袜平整无褶皱，每小时观察弹力袜穿着情况及足部血运，防止局部过紧。一旦患者主诉下肢疼痛、水肿，应立即让患者卧床，抬高下肢，脱掉弹力袜，通知医生，密切观察患者的生命体征，防止下肢静脉血栓脱落引起肺栓塞。

（7）预防感染：留置尿管患者每天用0.25‰碘伏溶液清洁2次尿道口，1周更换1次抗反流尿袋，每天更换伤口引流袋，更换时注意无菌操作。术前吸烟、老年患者注意协助扣背咳痰，必要时给予雾化吸入，防止肺部感染。

（三）健康指导

（1）指导患者进食高蛋白、高营养、粗纤维易消化饮食，每天饮水2 000ml左右。

（2）对于需要后期进行干扰素治疗的患者，给予药物指导。

（3）指导术后出院患者养成观察自己排尿颜色、性质的习惯，定期门诊复查。

（4）指导患者出院后需用药时，务必阅读使用说明或遵医嘱，了解此药物对肾脏有无伤害，要注意保护自己健侧肾功能。

（5）指导保留肾单位手术患者，出院后注意保护术侧腹部，避免外伤。

（6）指导患者出院后保持心情愉快，生活方式健康。

二、前列腺癌

【概述】

前列腺癌（prostatic carcinoma，prostatic cancer，PCa）是男性生殖系统最常见的恶性肿瘤之一，发病随年龄而增长，其发病率有明显的地区差异。

（一）病因

前列腺癌的病因尚未明确，可能与以下因素有关：

（1）遗传和种族：有前列腺癌家族史的人群有较高的危险性。前列腺癌的发病率有着明显的地区和种族差异。欧洲最高，非洲和以色列居中间，亚洲较低，我国和日本等国家为低发地区。

（2）性激素：前列腺分泌功能受雄激素睾酮调节，促性腺激素的黄体生成素发挥间接作用。幼年阉割者不会患前列腺癌。

（3）饮食与环境：长期摄入高热量动物脂肪和维生素A、维生素D、酗酒会增加前列腺癌的发病率，生活习惯改变、日光照射和长期接触金属镉能够增加患前列腺癌的危险。

（二）临床表现

（1）症状：早期一般无明显症状，进展期肿瘤生长压迫挤压尿道或直接侵犯膀胱颈部、三角区时，患者可出现排尿困难、刺激症状；骨转移患者可以出现骨痛、脊髓压迫症状、排便失禁等。

（2）体征：直肠指诊可触及前列腺结节；淋巴转移时，患者可出现下肢水肿；骨髓受压可出现下肢痛。

（三）辅助检查

（1）直肠指检：在前列腺癌的早期诊断中极为重要，其准确率可达50%~70%。

（2）前列腺穿刺活检：前列腺穿刺活检是诊断前列腺癌最可靠的检查。

（3）前列腺特异性抗原（prostate-specific antigen，PSA）：作为前列腺癌的标记物在临床有很重要的作用。正常男性的血清PSA浓度应 $<4ng/ml$。

（4）影像学检查：经直肠超声检查能够对前列腺癌进行较可靠的分期，有重要的诊断意义；CT检查能协助肿瘤的临床分期；MR检查可以显示前列腺包膜的完整性、是否侵犯前列腺周围组织及器官，还可以显示盆腔淋巴结受侵犯的情况及骨转移的病灶；一旦前列腺癌诊断成立，建议进行全身核素骨显像检查，以便早期发现转移病灶。

（四）治疗原则

1. 观察等待

（1）低危前列腺癌（PSA为4~10ng/ml，Gleason ≤ 6，临床分期 $\leq T_{2a}$），不接受积极治疗引起副反应的患者。

（2）晚期前列腺癌患者，仅限于个人强烈要求避免治疗伴随的不良反应，对于治疗伴随的危险和并发症的顾虑大于延长生存和改善生活质量预期的患者。

2. 前列腺癌根治性手术治疗

（1）适应证：适应于局限前列腺癌，临床分期 T_1~T_2C，预期寿命 $\geq$ 10年，没有严重的心肺疾病的患者。

（2）禁忌证：患有显著增加手术危险性的疾病，如严重的心血管疾病、肺功能不良等；患有严重出血倾向或血液凝固性疾病；已有淋巴结转移或骨转移；预期寿命不足10年。

3. 前列腺外放射治疗

适用于局限性前列腺癌以及用于晚期或转移性前列腺癌的缓解症状。

4. 前列腺癌近距离照射治疗

将放射性粒子植入到前列腺内，提高对前列腺的局部放射剂量。

5. 试验性前列腺癌局部治疗

（1）前列腺癌的冷冻治疗。

（2）前列腺癌的高能聚焦超声治疗。

（3）组织内肿瘤射频消融。

6. 前列腺内分泌治疗

前列腺内分泌治疗，包括去势治疗、最大限度雄激素阻断、根治术前新辅助内分泌治疗、间歇内分泌治疗、前列腺癌辅助内分泌治疗等。

【护理措施】

（一）术前护理

1. 术前护理评估

（1）评估患者对疾病和手术的认知情况。

（2）询问患者尿液排出的情况。

（3）了解患者的相关检查、病理分期。

（4）了解与疾病相关的健康史：了解患者吸烟、饮食、饮酒等情况；是否有定时排尿的习惯，有无憋尿的情况。

（5）心理社会状况：了解患者对疾病拟采取的治疗方法、对手术及可能导致并发症的认知程度、家庭经济承受能力，以提供相应的心理支持。

（6）患者有无留置膀胱造瘘管或尿管。

（7）评估患者的自理能力。

2. 心理护理

耐心地心理疏导，以消除患者恐惧、焦虑、绝望的心理。讲解手术的必要性，并且针对不同的手术方式耐心讲解治疗方法。

3. 病情观察

如有明显血尿者，应卧床休息，每天观察和记录排尿情况和血尿程度。行雌激素、雌二醇氮芥、缓退瘤或药物去睾酮、放射治疗均有副作用，尤其是心血管、肺部并发症，治疗期间应严密观察。

4. 术前准备

（1）长期尿潴留作膀胱造瘘或保留导尿管的患者，术前应嘱患者每天饮水 2 500~3 000ml。

（2）加强营养，适当活动；维持适当的出入平衡。

（3）呼吸道的准备：术前禁烟 1~2 周，同时教会患者深呼吸，有效咳嗽、咳痰方法。

（4）完善术前各项检查，做好健康教育。

（5）术前 1 周停止服用抗凝药物。

（6）皮肤及肠道的准备：术前 1 天备皮，对于行前列腺癌根治术的患者术前 3 天开始肠道准备。

（二）术后护理

1. 前列腺癌根治术术后护理

（1）密切观察患者的生命体征，做好呼吸道护理。按全麻后护理常规进行。

（2）观察伤口渗出情况，保持伤口敷料清洁干燥。

（3）作好尿管及引流管的护理：保持各引流管通畅，并妥善固定，密切观察引流液颜色、性质和量的变化，并做好记录，如有异常及时汇报医生协助处理。

（4）饮食活动指导：术后 6h 协助取半卧位。待排气后指导患者多饮水，每天饮水量 >2 000ml，从流食开始，半流食逐渐过渡到普食。

（5）疼痛的护理：评估患者疼痛的原因，排除各种因素，必要时遵医嘱给予解痉止痛药。

（6）并发症的观察：①术后出血：观察伤口引流液颜色、性质和量的变化，做好记录。②高碳酸血症（腹腔镜手术引起），高碳酸血症引起交感神经兴奋导致心动过速和高血压。③皮下气肿（腹腔镜手术引起）：一般可自行吸收。④手术后尿失禁：注意患者的排尿情况，是否有尿频、尿急，指导患者进行肛提肌训练。⑤下肢静脉血栓形成：观察双下肢是否有肿胀、疼痛感，腿围是否有变化。⑥漏尿：做好伤口引流管及尿管的护理。

（7）尿失禁患者的护理：应注意个人卫生，保持会阴部及床单干燥，并指导患者进行盆底肛提肌锻炼。

2. 前列腺癌近距离照射治疗术（放射性粒子植入术）术后护理

（1）定时监测患者意识状态、生命体征的变化，发现异常应及时通知医生。

（2）饮食活动指导：术后 6h 指导患者床上活动，进少量流食。多食用粗纤维、易消化的食物，忌酒及辛辣刺激性食物。

（3）观察与护理：尿道刺激症状、放射性直肠炎、尿失禁。

（4）环境的准备：术后患者应用铅屏防护。粒子治疗后 1~2 个月，孕妇、儿童和小动物应该与患者保持 1m 以上的距离，应避免儿童坐于患者腿上。

（5）医护人员的防护：操作前应穿好防护设备，鼓励患者使用铅制防护围裙。

（6）尿液观察：拔除尿管后第 1 次排尿，嘱患者排尿到固定的容器中，以防止粒子丢失。

（7）术后摄盆腔 X 线平片，观察粒子数目、分布情况。

（三）健康指导

1. 前列腺癌根治术健康指导

（1）嘱患者密切观察排尿情况，出现异常及时就诊。

（2）生活习惯与饮食指导：注意休息，适当运动；应多进食当季新鲜蔬菜水果、大豆及豆制品，番茄红素对预防前列腺癌有积极作用。保持大便通畅，切忌用力排便。术后 3 个月内避免剧烈活动，禁止骑车，防止出血。术后两个月内禁止性生活，避免久坐久站导致腹内压增高引起出血。

（3）出院时仍留置尿管者，教会患者正确护理尿管的方法。

（4）尿失禁的患者出院后继续进行盆底肌的锻炼。

（5）门诊随诊，告知患者定期复查 PSA 的意义，有排尿困难、骨痛者请及时就诊。

2. 前列腺癌近距离照射治疗术健康指导

（1）术后可恢复性生活，但建议使用安全套。

（2）粒子植入治疗可能损伤生育能力，如果患者在未来计划生育孩子，最好在手术之前储存精子；粒子植入后 4 个月内，儿童、孕妇不能与患者同住一个房间；患者如在术后半年内死亡，家属应与医院取得联系，及时收回粒子，避免造成周围环境污染。

（3）出院后继续让患者自己观察排尿和大便情况，观察远期并发症；定期进行胸部 X 线检查，前列腺 CT 检查，定期复查 PSA，观察疗效；如有不适，嘱患者随时复诊。

三、膀胱肿瘤

【概述】

膀胱肿瘤（bladder neoplasms）是泌尿生殖系统中最常见的肿瘤之一。淋巴转移为最常见，血行转移多发生在晚期。膀胱癌的扩散主要向深部浸润，直至膀胱外组织，侵犯前列腺或后尿道。

（一）病因

膀胱肿瘤具体病因与发病机制还不完全清楚，已知的相关因素有吸烟、长期大量饮咖啡、化工染料、服镇痛剂和糖精等因素。

（二）病理类型与分期

（1）病理类型：膀胱癌主要为尿路上皮癌（urothhelial carcinoma，UC），即以往所说的移行细胞癌，5%~10% 为鳞状细胞癌，4%~5% 为腺癌。

（2）病理分期：T_1 期为非肌层浸润肿瘤；T_2~T_4 期为肌层浸润肿瘤。

（三）临床表现

（1）血尿：85% 以上有典型的间歇性、无痛性肉眼血尿，多为全程血尿，偶发血块，少数为初始血尿。

（2）膀胱刺激征：如肿瘤发生坏死、感染，或肿瘤发生在膀胱三角区及颈部附近，则排尿刺激症状可较早出现。

（3）异常排尿：肿瘤过大，肿瘤发生在膀胱颈部或出血形成血块，可发生排尿困难、排尿中断甚至尿潴留。

（4）疼痛：晚期肿瘤侵犯膀胱周围组织或有盆腔淋巴结转移者，则有膀胱区疼痛征象。

（四）辅助检查

（1）影像学检查：不仅可以发现膀胱癌，还有助于膀胱癌分期，检查扩散至邻近组织的肿瘤、淋巴结转移以及骨转移情况。

（2）尿细胞学：尿细胞学阳性意味着泌尿道的任何部分都存在尿路上皮癌的可能。

（3）膀胱镜检查和活检：膀胱镜检查和活检是诊断膀胱癌最可靠的方法。

（4）诊断性经尿道电切术（transurethral resection，TUR）：可以切除肿瘤，还可以明确肿瘤的病理诊断和分级、分期。

（五）治疗原则

以手术治疗为主，放疗、化疗在治疗中起辅助作用。

1. 手术治疗

原则上，T_1 期肿瘤可采用保留膀胱的手术；多发、反复的以及 T_2 期及以上肿瘤，应行全膀胱切除及尿流改道术。手术方式：经尿道膀胱肿瘤切除术（TUR-BT），一般适用于直径 2cm 以下、表浅、恶性程度低的肿瘤，可保留膀胱功能；膀胱部分切除术；膀胱全切及尿流改道术，适用于肌层侵入、复发高级别、反复发作、多发肿瘤。

（1）不可控尿流改道：①输尿管皮肤造口术：适用于无法利用肠管进行尿路改道或全身状态不能耐受手术者。②回肠膀胱术：回肠膀胱术是用一段小肠建立尿流通道，并且在腹壁皮肤上造口，输尿管直接吻合到所选的肠段上，尿液可以通过这段小肠导流到外置储存装置中（造口袋）。

（2）可控膀胱腹壁造口术：是用肠管做一个储尿囊，同时还带有一个可导尿的造口，患者定时将导尿管插入造口，将尿液排空。

（3）原位新膀胱：是用一段小肠来建立一个膀胱的替代品，并与尿道连接起来，排尿时利用腹压，患者自主由尿道排尿。

2. 化学治疗

化疗主要用于配合手术和转移癌的治疗，用药途径有膀胱内灌注及全身给药两种。

3. 放射治疗

单独采用效果不理想，可选用化疗 + 放射治疗的模式处理。

【护理措施】

（一）术前护理

1. 心理护理

患者常因肉眼血尿而产生紧张、恐惧的情绪。另外，患者对手术的效果，术后造口的管理，术后能否维持正常生活产生恐惧、焦虑和悲观的心理。护士应针对患者的心理反应，向患者介绍成功病例，说明手术的必要性，让患者了解手术过程与方法，消除患者对手术的紧张情绪和思想顾虑，增强患者对手术治疗的信心。

2. 术前准备

（1）术前常规护理：术前 1 天沐浴更衣，常规备皮、抗生素皮试及肠道准备。

（2）行尿流改道的患者术前切合实际地与患者共商腹部造口的最佳位置（见图 2–8–1），帮助患者试戴造口装置。

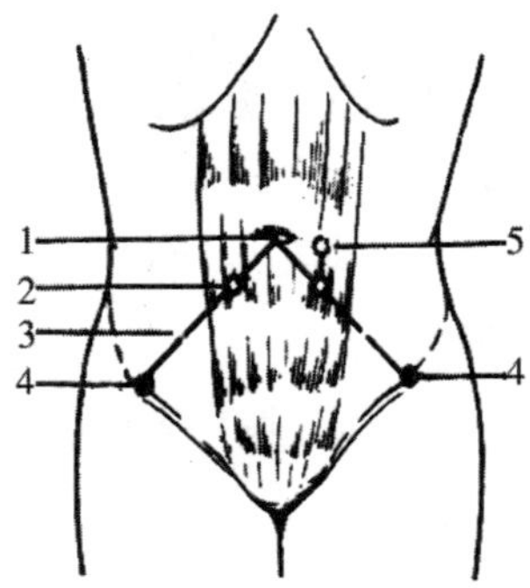

1.脐 2.连线中上1/3处 3.连线中下2/3处 4.髂前上棘 5.上移造口

图 2–8–1 腹部造口位置示意图

（3）做好肠道准备：遵医嘱术前 3 天少渣半流食并给予肠道制菌药，术前 1 天禁食，口服肠道营养液及泻药，术前 1 天晚及术日晨清洁洗肠并留置胃管，女患者需行阴道冲洗。

（4）加强营养，适当活动；教会患者深呼吸，有效咳嗽、咳痰方法；戒烟酒，防止便秘。

（5）完善术前各项检查，做好健康教育。

（二）术后护理

（1）定时监测：患者意识状态、血压、脉搏、呼吸、体温的变化，如发现异常应及时通知医生。

（2）引流管护理：妥善固定各种管道，标明各管道的名称。经尿道膀胱肿瘤切除术术后护理，根据患者尿液颜色的变化，及时调节冲洗速度，保持膀胱冲洗通畅，如有异常及时通知医生；拔除尿管后注意患者排尿情况。行尿流改道的患者术后妥善固定各管道，标明名称，防止扭曲脱落，准确及时记录 24h 出入量，注意观察引流液的颜色和性质变化。

（3）胃管护理：行尿流改道的患者持续胃肠减压并保持通畅，做好胃管护理，密切观察引流液的性质、颜色、量，并做好记录，口腔护理 2 次 /d。

（4）膀胱痉挛：嘱患者放松、深呼吸缓解疼痛症状，必要时遵医嘱给予口服或注射解痉药。

（5）卧位与活动：尿道膀胱肿瘤切除术术后 6h 给予半卧位并鼓励患者床上活动；停止膀胱冲洗后，鼓励患者下床活动。尿流改道术后 6h 指导患者床上定时翻身，术后第 1~2 天协助患者床边活动，根据患者情况逐渐增加活动量。

（6）饮食指导：经尿道膀胱肿瘤切除术术后以营养丰富、粗纤维饮食为主；保持大便通畅，鼓励患者多饮水，2 000ml/d 以上。尿流改道术后待胃肠功能恢复后遵医嘱拔除胃管，停止胃肠减压并开始由糖水、米汤逐渐过渡到流食、半流食、普食，观察患者进食后有无腹胀。

（7）做好造口的观察与护理：密切观察造口皮肤乳头的血运情况，如有异常及时报告医生。

（8）回肠膀胱术后指导患者：正确佩戴造口袋，步骤如图 2–8–2。

（9）可控膀胱术后自行导尿护理：可控性尿道改道术后，教会患者自行导尿方法、尿管护理方法，一般 2~3h 导尿 1 次，逐渐延长间隔时间至每 3~4h 导尿 1 次。

（10）原位新膀胱术后排尿护理：①回肠新膀胱内有较多黏液，应早期常规冲洗膀胱，防止黏液积聚成团堵塞尿路。②拔除尿管后，因新膀胱没有原来膀胱的感觉功能，需要养成定时排尿的习惯。可以白天 2h 排尿 1 次，晚上设闹钟 3h 排尿 1 次。患者必须锻炼延长排尿间隔从而使膀胱容积逐渐增加到 400~500ml 理想的容量。③患者自行排尿的早期可以采用蹲位或者坐位排尿。排尿时要放松盆底肌，然后稍微增加腹压。无论哪种方法，都应排空膀胱。

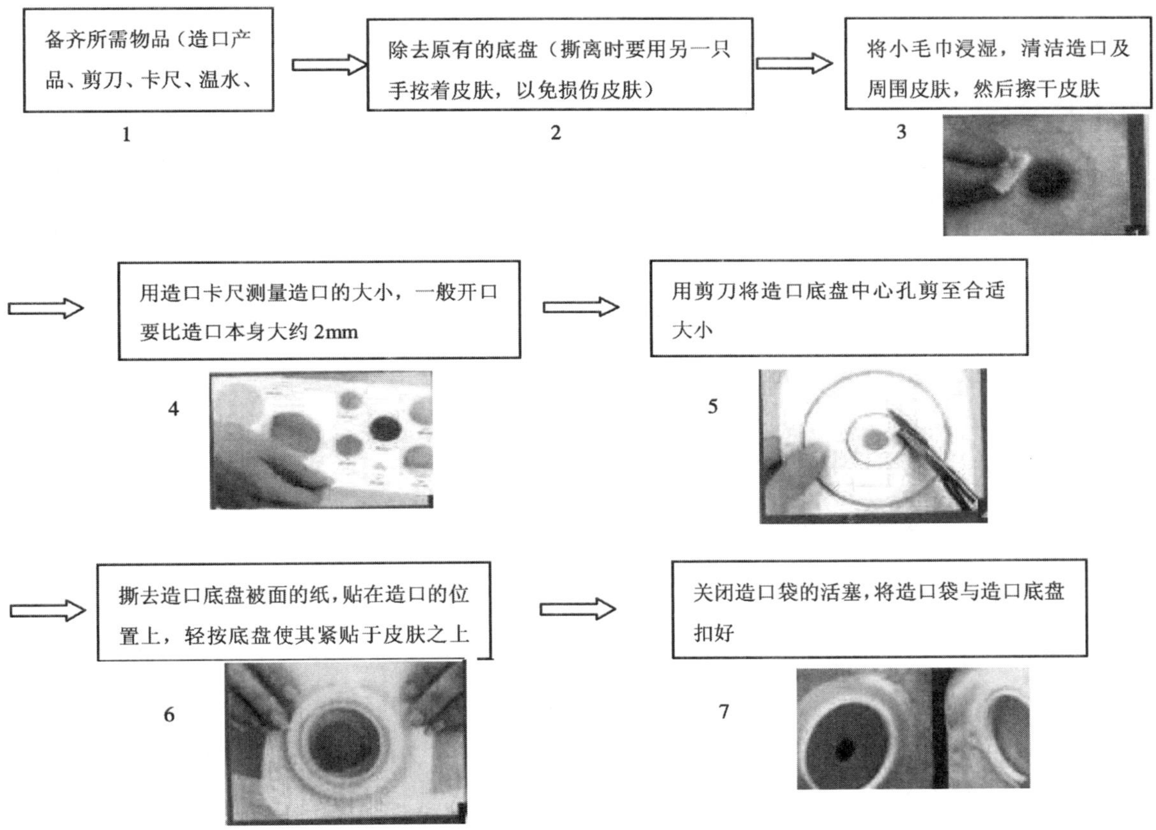

图 2–8–2 回肠膀胱术后佩戴步骤

（三）健康指导

（1）指导患者保持心情愉快，去除膀胱癌发病的诱因。

（2）指导患者进食高蛋白、高营养、粗纤维易消化的饮食，每天饮水 2 000ml 以上，防止大便干燥及便秘。

（3）尿流改道术患者指导佩戴造口袋和自行导尿的方法。

（4）膀胱肿瘤电切术患者，术后 1 个月内观察排尿的颜色，及时发现结痂脱落引起的出血，并及时就医。

（5）膀胱肿瘤电切术患者，遵医嘱定期到门诊进行膀胱灌注。

（6）原位新膀胱术患者，指导其每天坚持进行盆底括约肌训练，直到获得较为满意的控尿能力。

（7）向患者说明膀胱癌的发病特点，指导其定期复查。

（韩　迪　吴　迪　王梓熙　张　琳）

第六节　肾上腺疾病患者的护理

一、皮质醇增多症

【概述】

皮质醇增多症，又称作库欣综合征（Cushing syndrome），由美国神经外科医生 Harvey Cushing 于1912 年首先描述，本病以其名命名。皮质醇增多症是由垂体分泌过多的促肾上腺皮质激素（ACTH）刺激双侧肾上腺皮质增生，从而引起的满月脸、向心性肥胖、皮肤紫纹、痤疮、高血压、乏力、骨质疏松、多血质、多毛等一组综合征。

（一）病因

皮质醇增多症从病因上可分为促肾上腺皮质激素依赖型、促肾上腺皮质激素非依赖型和外源性皮质醇增多症。

1. 促肾上腺皮质激素依赖型

（1）垂体性皮质醇症（Cushing 病）：垂体前叶的病变使其分泌大量的促肾上腺皮质激素，不中断刺激肾上腺皮质引起双侧肾上腺皮质增生，分泌大量的皮质类固醇因而产生一系列典型症状。瘤体一般很小，< 5mm 者占 50% 以上。

（2）异位促肾上腺皮质激素综合征：尚有少数患者是由非垂体的肿瘤产生过多的促肾上腺皮质激素所致的皮质醇增多症，由于此类患者多为晚期恶性肿瘤，表现为消瘦、乏力及肿瘤的特征性表现，病情恶化进展快，而无本病之典型体征。当原发肿瘤为支气管癌，甲状腺髓状癌等进展缓慢的肿瘤时才出现本病之典型体征。

2. 促肾上腺皮质激素非依赖型

促肾上腺皮质激素非依赖型，包括肾上腺皮质腺瘤和腺癌，其皮质醇分泌都是自主性的。

3. 外源性（医源性）皮质醇症

外源性皮质醇症又称作假性 Cushing 综合征，可因长期大量糖皮质激素或促肾上腺皮质激素制剂治疗引起。

（二）临床表现

（1）肥胖：肥胖是本病的特征，多为向心性肥胖，体重增加明显。脂肪堆积于面颊部、肩、背、腹部，形成满月脸、水牛背的特殊体形，四肢相对消瘦。

（2）皮肤变化：皮肤薄而易皮下出血，腰、臀及下腹部出现紫纹；由于血量增多，常有多血质外貌，颜面潮红。由于男性激素作用，表皮常有痤疮，脱发及多毛现象。

（3）高血压：发生率仅次于肥胖，通常为持续性的收缩压及舒张压同时升高，常伴有头晕头痛症状，可并发心肾方面的损害。

（4）骨质疏松：由于脱钙严重，患者常有腰痛，重症患者可发生病理性骨折、脊柱压缩骨折等。尿钙排除量增加，易合并尿路结石。

（5）代谢障碍：糖皮质类固醇有对抗胰岛素的作用，可出现糖尿病症状。

（6）性征异常：女患者可有闭经、不孕，80% 病例有男性化症状，表现为痤疮、须发丛生、声音低沉、性欲减退等；男性患者可表现为性早熟、阳痿等。

（7）神经症状：失眠、注意力不集中、记忆力减退等。

（8）严重并发症：心力衰竭、严重感染和消化道出血。

（三）辅助检查

（1）实验室检查：包括血常规，葡萄糖耐量，血、尿皮质醇含量测定等。

（2）影像学检查：引起皮质醇增多症的肾上腺腺瘤，其直径一般都超过 1.5cm，肾上腺腺癌更大，因此，CT 扫描的诊断率达 100%；B 超检查对肾上腺腺瘤诊断率只有 80% 左右；由于皮质醇增多症多数有明显的骨质疏松，还可有病理性骨折，骨骼系统 X 线检查显示常见部位是肋骨和胸腰椎。

（四）治疗原则

（1）肾上腺皮质腺瘤：手术切除肿瘤，由于肿瘤分泌过多皮质醇故非肿瘤部分的肾上腺萎缩，术中给予氢化可的松 100~200mg 以补充皮质醇，术后 24h 内再给 200~300mg，防止出现肾上腺皮质危象。

（2）肾上腺皮质癌：首先应早期尽可能切除癌肿，其次在必要时作化疗。

（3）肾上腺皮质增生：如垂体发现肿瘤应予切除；如未发现肿瘤也可行垂体部位放射治疗，可缓解症状，无效时可行手术治疗。双侧肾上腺切除，但需终身服用皮质激素。右侧肾上腺全切除，左侧切除 90%，留下左侧少许肾上腺。

【护理措施】

（一）术前护理

（1）心理护理：做好患者心理护理，消除患者紧张情绪。告诉患者会出现这些形象改变，如面部和躯体的肥胖是由糖皮质激素升高引起，只要配合治疗，根除疾病后可以恢复形象。

（2）观察和控制血压：密切观察患者血压变化，测血压 4 次 /d，并记录，随时变化随时测量。遵医嘱按时用药，控制血压，告知患者患病期间情绪波动及过度活动都会造成血压骤升、头晕，甚至有发生摔倒的危险。

（3）监测血糖：对于高血糖患者要定时监测血糖变化，配合医嘱用药，将血糖控制在正常范围内，以免影响术后伤口愈合。

（4）告知患者避免皮肤和骨骼受伤害：本病患者骨质比正常人疏松，碰撞和跌倒都易发生骨折，并告知患者需注意休息，睡硬板床，避免劳累；保持周围环境没有障碍物，以降低受伤的危险；保持地面清洁、干燥，防止患者滑倒；如厕或外出检查时须有人陪伴；经常巡视病房，及时满足患者的生活需要；穿防滑的鞋子。

（5）皮肤护理：患者皮肤常有痤疮，注意保持皮肤的清洁，避免感染；做好皮肤护理，避免皮肤擦伤，预防皮肤感染；保持床单位及衣裤的清洁、干燥、平整，室内温度、湿度适宜；术前备皮时，因患者皮肤薄、多毛和有痤疮，要小心剃净切口周围的体毛，避免划破皮肤；如有伤口，进行伤口冲洗，并更换敷料，严格无菌技术操作；协助患者修剪指（趾）甲，避免抓破皮肤导致感染；保持患者全身皮肤清洁卫生，沐浴或擦澡时，注意动作要轻柔。

（6）做好患者起居饮食护理：保证睡眠，给予高热量、高蛋白、高维生素饮食，并给予足够的饮水。

（二）术后护理

（1）严密监测生命体征：术后24~72h严密监测血压、脉搏、呼吸、体温和神志的变化，预防肾上腺危象、低血压和休克的发生。如有上述迹象发生，及时报告医生，及时救治，给予皮质激素及升压药物。

（2）皮质激素的应用：皮质激素应用及时间常依术前分泌激素量的多少及病程的长短和对侧肾上腺有无功能而定。一般术中静脉滴注氢化可的松100mg，术后当天24h静脉滴注氢化可的松200~300mg，第3~4天静脉滴注氢化可的松100~150mg，以后逐渐改为口服。在用药过程中，要严密观察病情，患者出现血压下降、头晕心悸、大汗等症状，应立即给氢化可的松100mg加入5%葡萄糖溶液500ml静脉滴注。如果症状无缓解，联合升压药静脉滴注，直至病情平稳为止。所以，术后严密观察病情，根据病情调整糖皮质激素至关重要。

（3）术后给予有效防治感染的抗生素，避免感染的发生。

（4）保持尿管及伤口引流管的通畅，定时观察记录引流液的色、性质和量。

（5）术后卧床期间，指导患者早期床上活动，预防坠积性肺炎、静脉炎、褥疮的发生。

（6）排气后鼓励患者多饮水，多食用高蛋白、高维生素饮食，防止便秘。

（三）健康指导

由于肾上腺部分切除或肾上腺肿瘤切除，术后会有一段时期肾上腺皮质功能低下，所以患者出院后需继续口服泼尼松片，小剂量补充需持续6~12个月，应嘱患者逐步减小药量，切不可自行停药，以免发生肾上腺危象。

二、原发性醛固酮增多症

【概述】

原发性醛固酮增多症（primary aldosteronism，PA）简称“原醛症”，肾上腺皮质分泌过量的醛固酮激素，引起以高血压、低血钾、低血浆肾素活性和碱中毒为主的临床综合征，又称为Conn综合征。

（一）病因

目前原发性醛固酮增多症病因不明，可能与遗传有关。其发病机制与下列疾病有关：

（1）肾上腺皮质腺瘤：肾上腺皮质腺瘤是肾上腺皮质球状带产生和分泌醛固酮的良性肿瘤，亦称醛固酮瘤，占原醛症的40%~50%。醛固酮分泌不受肾素及血管紧张素II的影响。

（2）特发性醛固酮增生症：症状多不典型，该型与垂体产生的醛固酮刺激因子有关，对血管紧张素敏感，肾素虽受抑制，但肾素对改变及其他刺激仍有反应，醛固酮分泌及临床表现一般较腺瘤轻。

（3）肾上腺皮质腺癌：约占 1%，除分泌大量醛固酮外，还分泌糖皮质激素和性激素。肿瘤直径都较大，发展快，确诊时多已发生血行转移，预后差。

（二）临床表现

（1）高血压：高血压是原醛症最主要和最先出现的症状。一般为良性进展，随高血压伴有头痛、头晕疲乏、视力模糊、高血压、眼底病变等。

（2）低血钾：可诱发肌无力，下肢较上肢为重，严重者可发生呼吸和吞咽困难。低血钾可致心肌损害、尿浓缩功能障碍，患者表现为多尿，尤其夜间多尿、口渴，约 25% 的患者空腹血糖升高。低血钾的症状主要有：①神经 – 肌肉症状：严重低钾血症（血浆钾 < 3mmol/L）可出现肌无力，导致麻痹和呼吸衰竭。其他肌肉功能紊乱包括痉挛，肌束自发性收缩，麻痹性肠梗阻、换气过低、低血压、搐搦、横纹肌溶解等。②循环系统症状：低钾血症可以产生室性和房性早搏，室性和房性心动过速。心电图显示低钾改变，心动过速、T 波平坦、倒置、出现 U 波或 U 波更为明显、S–T 段下降。血浆钾水平 < 3mmol/L 之前通常对心脏影响甚微。③消化系统症状：患者可出现恶心、呕吐、厌食、腹胀、肠蠕动音减弱或消失，严重者可表现肠麻痹。④中枢神经症状：轻者表现为倦怠，软弱无力，精神不振；重者反应迟钝，定向力减退，嗜睡，以至神志不清，昏迷。

（3）钠潴留和碱中毒。

（三）辅助检查

1. 实验室检查

（1）血钾、血钠检查：低血钾，高血钠，碱中毒是本病常见的实验室改变，其中血钾多 < 2mmol/L。

（2）醛固酮含量测定：立 – 卧位肾素醛固酮检查。

2. 影像学检查

（1）B 超检查：对腺瘤型增生和特发性皮质增生，有经验的医生通过 B 超诊断的正确率可达 90% 以上。

（2）CT 检查：腺瘤都为单侧性，1cm 以上的肿瘤检出率可达 90% 以上。

（四）治疗原则

腺瘤应行患侧肾上腺或肿瘤切除，现多行腹腔镜肾上腺肿瘤切除（图 2–8–3）。

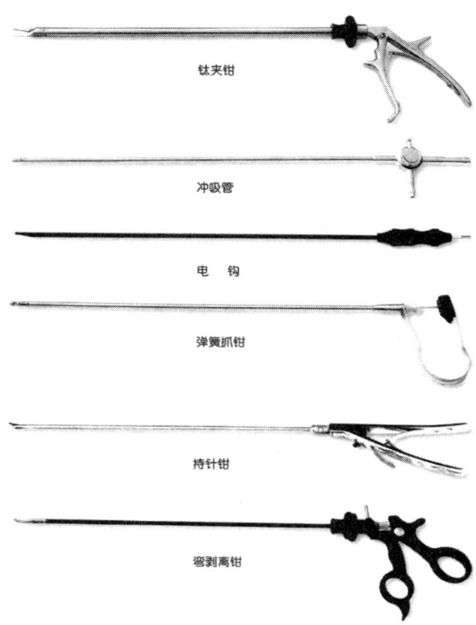

图2–8–3 腹腔镜手术器械

【护理措施】

（一）术前护理

护士应为患者讲解有关疾病知识，强调卧床休息、保证睡眠的重要性；强调情绪激动、焦虑等负性心理对疾病的影响。定时监测血压变化，4 次 /d 或根据病情随时监测并记录。监测血钾浓度，做好低血钾患者的护理。低血钾患者的护理：

（1）由于醛固酮的增加，通过肾远曲小管及集合管促进钠钾交换，即保钠排钾。长期低钾电解质紊乱，引起心律失常、周期性肌无力、多尿、恶心、肌肉酸痛。临床常口服醛固酮拮抗剂 – 螺内酯调节。服药期间观察血钠，血钾情况及 24h 尿量，以便了解病情变化及螺内酯的治疗效果。

（2）每天给予 10% 氯化钾 30~60ml（每克氯化钾含 13.4mmol 钾）分次服用，如病情需要还可增加剂量。

（3）重症或不能口服补钾者需静脉补钾。一般以 15% 氯化钾 15~30ml 加入 5%~10% 葡萄糖溶液 1 000ml（钾浓度为 20~40mmol/L）中，静脉补钾速度宜缓慢，速度以每小时 20mmol 为宜，剂量一般为每天 40~80mmol，相当于氯化钾 3~6g，一天不多于 200mmol。在补钾过程中，需紧密观察神经肌肉表现，心电图和血钾变化，严格记录尿量。

（4）患者身体疲乏无力，主要表现是下肢无力，严重时可出现突然摔倒。因此，医护人员要经常巡视病房，及时满足患者的生活需要，患者活动时应有家属陪同，避免发生跌伤。

（5）食盐要适量，每天盐的摄入量 ＜6g。

（二）术后护理

（1）监测生命体征变化，每 30~60min 观察记录血压、心率、呼吸。

（2）术后麻醉清醒血压平稳给予半卧位，利于引流和呼吸。

（3）继续监测血钾及 24h 尿量，手术后钾及钙离子紊乱，需调整一段过程才能逐渐恢复正常。

（4）观察伤口敷料情况，有渗出及脱落及时通知医生换药，保持引流通畅，记录颜色、性质和量。

（5）指导患者进行有效的深呼吸及咳痰，每 2h 翻身叩背 1 次，每天雾化吸入，保持口腔清洁。

（6）嘱患者在床上活动，促进血液循环，促进肠蠕动，争取早排气。

（7）保持尿管通畅，每天会阴消毒 2 次。

（三）健康指导

（1）定期复查 B 超、血醛固酮，观察病情变化。

（2）术后血压未降至正常水平，遵医嘱服用降压药物治疗。

三、嗜铬细胞瘤

【概述】

嗜铬细胞瘤可释放大量儿茶酚胺，是可引起高血压和多个器官功能及代谢紊乱的一种少见肿瘤，它来源于交感神经系统的细胞，约 75% 发生在肾上腺髓质，15% 异位于神经节丰富的身体其他部位，比如腹膜后主动脉旁、肾门、心脏内、膀胱壁等。本病多为良性，恶性约占 10%。男女发病率大致均等，以 20~50 岁较多见。

（一）病因

1. 病因

目前对于嗜铬细胞瘤发病原因尚不清楚，可能与神经外胚层细胞的发育生长有直接关系。神经外胚层细胞可残留于肾上腺髓质和肾上腺外副神经节，并分化成交感神经细胞和嗜铬细胞，然后可能发展为相应的肿瘤细胞。随着分子生物学的进展，现已发现嗜铬细胞瘤患者存在多种遗传基因的异常。

2. 发病机制

嗜铬细胞瘤主要分泌儿茶酚胺（CA），如去甲肾上腺腺素（NE）和肾上腺素（E），极少可分泌多巴胺。儿茶酚胺、交感神经系统以及 α－受体、β－受体下调和敏感性的降低等多种因素参与维持其血流动力学变化。嗜铬细胞瘤还可分泌其他激素或多肽，从而引起不同的病理生理和临床表现。

（二）临床表现

（1）成年人以高血压、头痛、心悸及出汗为主要症状。其中，高血压表现为两种类型：①阵发型高血压：多发生于女性患者，可因体位突然变化、拿重物、咳嗽、情绪急躁等引发。发作时收缩压骤升至 26.6kPa（200mmHg）以上，伴心悸、头晕、头痛、面色苍白、大量出汗、视觉模糊等症状。发作一般持续 15min 左右，但亦有长达数小时者。发作缓解后患者极度疲劳、衰弱。②持续性高血压：约 2/3 的患者表现为持续性高血压。

（2）循环及心脏其他表现：心律失常、心肌肥厚、出汗、心动过速、体位性低血压。

（3）代谢改变：基础代谢率增高，血糖增高、糖耐量降低，脂代谢紊乱，低钾血症。

（4）消化道症状：便秘、腹胀、胆结石。

（5）其他表现：儿童嗜铬细胞瘤，多为双侧多发性肿瘤，血压可很高；视力减退是早期表现，头痛剧烈，甚至发生抽搐，易被误认为脑瘤。膀胱嗜铬细胞瘤，其典型症状是排尿或排尿后出现头痛、心慌、面色苍白、多汗和血压升高的表现。

（三）辅助检查

（1）实验室检查：一般 24h 尿中 VMA 测定增高的阳性率可达 90% 以上，辅以检查血中肾上腺素和去甲肾上腺素，对诊断有参考价值。

（2）影像学检查：B 超和 CT 检查对嗜铬细胞瘤诊断极有帮助，因此作为首选的方法。CT 扫描定位准确，可探查出直径 1.5~2cm 以上的肿瘤，甚至可发现 1cm 以下的肿块，且 CT 测定肿瘤的大小也相当准确，还可根据肿瘤边界是否清楚及完整，有无邻近或远处器官转移，以帮助术前估计肿瘤是良性或恶性。

（四）治疗原则

手术切除肿瘤是唯一有效的治疗方法，但手术有一定危险，麻醉和手术中血压容易波动，肿瘤血运丰富并与大血管贴近，易引起大出血，故术前应做充分准备。口服酚苄明 10~20mg，2~3 次 /d，共 2~4 周，以控制血压。

【护理措施】

（一）术前护理

（1）监测血压：每天测血压、脉搏 4 次，使其控制至正常 1 周以上后才能接受手术。

（2）合理用药：术前常规口服 α－肾上腺素能受体阻滞剂酚苄明控制血压，剂量在 10~40 mg，2 次 /d。因此应向患者做好药物宣教，嘱其不可自主停药或间断服药，用药期间应严密观察血压、心率改变，服药后应有人照顾，不要随意下床活动，以免发生直立性低血压，护士要多巡视患者。

（3）避免不良刺激：当肿瘤受到刺激，如按摩或挤压时，贮存于瘤体内的儿茶酚胺会大量释放，导致血压骤升。所以对患者进行各种检查操作时，要避免刺激按压肿瘤区。嘱患者避免剧烈运动，变换体位时动作应缓慢，以防血压骤升。

（4）预防腹压增高：提重物，大声咳嗽，用力大小便等都会导致血压增高。嘱膀胱嗜铬细胞瘤患者不要憋尿，排尿时一定要有家属或护士陪伴。对于便秘患者，要及时给予通便药。

（5）体液不足的护理：因术前血管收缩，术后儿茶酚胺急剧减少，导致外周血管扩张，则有效循环血量急剧减少，导致体液不足。因此，术后要严密观察血压、心率变化。

（6）心理护理：嗜铬细胞瘤患者术前的心理状态与其他疾病术前的心态并不完全相同。由于瘤体分泌大量肾上腺素和去甲肾上腺素，患者情绪一直处于高度紧张状态，因此轻微刺激就可导致血压升高。护士要为患者创造一个安静、整洁、舒适的住院环境，耐心细致地解答患者提出的各种疑问，使患者对疾病有充分了解并明白手术的重要性，以消除其恐惧心理，使其心理达到最佳状态，以积极配合治疗顺利接受手术。

（7）饮食护理：大部分嗜铬细胞瘤患者基础代谢率增高、糖代谢紊乱。护士应根据患者血糖和糖耐量试验调整饮食。此类患者宜给予低糖、低盐、高蛋白和富含维生素易消化的饮食，以补充因基础代谢率增高、糖原分解加速、脂代谢紊乱所致的肌肉消瘦、乏力、体重减轻等症状。

（二）术后护理

1. 饮食指导

患者无腹胀，肠鸣音好，有肛门排气即可进食。

2. 严密监测血压

切除肿瘤后，由于血浆儿茶酚胺浓度相对不足，血管因张力减低而扩张，血管容积增大，血容量相对不足，易出现低血压或低血压性休克，发生心动过速等变化。因此，术后主要变化是血压和心率，须密切监测血压、脉搏和心率的变化，每 15~30min 测量 1 次，出现异常及时报告医生处理。

3. 监控

保持尿管通畅，并准确记录液体输入量及尿量，监测肾功能。尿量的多少可反映肾功能情况，记录 24h 输入液量及尿量，保持出入液平衡。如果输入液多，尿量少，应注意观察，这对于调整药物治疗、输液和输血量具有重要意义。

4. 术后并发症的观察和处理

（1）出血：术后 24h 内要观察伤口处有无渗血，尤其是腹膜后引流管、引流液颜色及量。应注意观察有无活动性出血，如有活动性出血，不仅引流量多，而且可出现全身症状，如面色苍白、心慌气短、心搏加快、四肢湿冷、烦躁不安等出血性休克表现。血压下降、中心静脉压降低、血红蛋白减少等，应立即输血、输液，给止血药，并做好二次手术的准备。保守治疗难以奏效时，立即采取手术止血。

（2）腹胀：腹膜后和腹腔手术，常可以引起肠麻痹、腹胀，术后禁食，又易引起低钾。低钾可导致腹胀，腹胀使伤口张力增高，影响创口愈合，并使膈肌升高，影响呼吸，增加患者的痛苦。术后 8h 后可协助患者翻身，或给予半卧位，鼓励患者在床上活动，术后 2~3 天协助患者下地活动，促进排气、排便，减轻腹胀。

（3）其他并发症：此类患者多采用气管内插管麻醉。术后气管内分泌物多，加之切口处疼痛，易并发肺部感染，应鼓励患者咳嗽、翻身、叩背，必要时给予雾化吸入以帮助痰液排出。

（三）健康指导

（1）嗜铬细胞瘤术后有复发倾向，故要求患者定时复查，以及早发现嗜铬细胞瘤复发。

（2）少数患者术后血压仍高，原因可能是长期高血压使血管壁弹性减弱所致，要嘱其注意观察血压变化，如有异常及时到医院就诊。

（韩佳凝）

第七节　肾移植手术患者的护理

【概述】

移植术是通过手术将有活力的健康器官移植到自身某一部位或另一个个体内。肾移植（renal transplantation）是指将肾脏作为移植物在两个个体间进行的移植。供肾可以是来自父母、兄弟姐妹及其他亲属的活体供肾，也可以是来自于脑死亡患者及心脏停搏的尸体供肾。我国第一例肾移植是1960年由吴阶平院士率先施行的，肾移植于20世纪70年代在我国正式展开。我国每年实施肾移植4 000余例次，居亚洲之首，最长健康存活者时间达23年。

（一）肾移植适应证

由于肾移植技术的日趋完善，新型免疫抑制药物的不断开发、免疫抑制治疗方案的不断优化，及术后患者管理措施的不断完善，肾移植手术适应证的范围不断扩大。原则上任何疾病引起的不可逆性肾衰竭，经一般治疗无效，需依靠维持性血液透析或腹膜透析治疗维持生命的患者，均可以接受肾脏移植手术。其最常见的原发病是原发性肾小球肾炎，其次是慢性肾盂肾炎、间质性肾炎和囊性肾病。

（二）肾移植的禁忌证

（1）恶性肿瘤：术后免疫药物对肿瘤不利。

（2）慢性感染：由于免疫抑制药物的应用可以导致感染病灶发展和扩散，因此慢性感染患者不宜接受移植手术。

（3）严重的肾外疾病：慢性活动性肝病及不能纠正的心脏病是肾移植手术的禁忌证。

（4）精神疾病：器质性精神疾病、精神失常、神经系统发育迟缓严重影响了患者对肾移植过程及并发症的理解。

（5）其他禁忌证：消化性溃疡及结核病，免疫抑制剂可以加重溃疡，导致结核复发。

（三）肾移植前检查

1. 免疫学检查

（1）ABO血型配型：符合输血原则。

（2）淋巴细胞交叉配合实验。

（3）人类组织相容性复合物即人类白细胞抗原（HLA 分型）。

（4）群体反应性抗体 PRA。

2. 常规检查

（1）血、尿、便常规，血型。

（2）凝血、全套生化检查。

（3）全套肝炎抗原、抗体检查。

（4）全套病毒学检查。

（5）X 线胸片检查。

【护理措施】

（一）术前护理

供者与受者准备：向供者、受者及家属详细介绍手术情况、存在的风险、并发症、术后情况，并签署知情同意书。评估供者、受者的精神状态及心理需求，遵守完全自愿的原则，供者须是受者的直系亲属或近亲及配偶，符合捐献条件并经伦理委员会讨论通过。

（1）环境准备：心电监护仪、中心供氧吸引装置、输液泵、心肺复苏装置车（喉镜、简易呼吸器、各种接头、急救药物）、特护记录单，消毒被服，引流袋。

（2）受者准备：做好一般外科常规术前准备；准备评估表建立护理病历，评估表内容包括患者的一般情况，体温、脉搏、血压、干体重，最后 1 次透析时间及脱水量，以了解患者体内水潴留情况，有无高血压、糖尿病、脑血管病，是否有心衰史等，术前尿量、血液生化检查指标，尤其是血钾浓度；更换消毒衣服。

（二）术后护理

1. 生命体征的观察

每 30~60min 观察记录生命体征 1 次，体温每 4~6h 监测 1 次，出入量每小时评估 1 次，随时观察创口及引流情况。血压是术后监护的重点，肾移植术后监护期（术后 72h 内）血压的监护，对保证患者安全渡过监护期，保持移植肾有良好的血液灌注，预防并发症，对移肾功能的恢复有重要影响。低血压可造成移植肾血液灌注不足，可增加术后急性肾小管坏死的危险，又可造成血管吻合部位不可逆血栓的形成。如果患者的血压达不到理想水平，可以输入胶体溶液，或用多巴胺提升血压。高血压可增加吻合口瘘和脑血管意外的危险，应及时报告医生处理。

2. 液体出入量的管理

移植肾由于取肾及冷、热缺血的损伤，肾功能未能完全恢复，肾的浓缩功能不好，处于多尿期，3~4 天后逐渐恢复。此类患者应根据电解质化验结果补充钾和钙，根据血压、尿量及中心静脉压决定补液量。补液原则是尿多少，补多少，量出为入。术后 3~5 天患者尿量逐渐减少接近正常尿量。少尿或无尿患者要严格限制入量，根据尿量决定补液量并限制饮水量，防止入量过多引起肺水肿。

3. 排异反应的观察和护理

排异反应是一种典型的免疫反应，是移植物被识别为“异己”后发生的一系列细胞免疫和体液免疫反应。

（1）急性排异反应的主要表现：体温升高，关节痛，全身不适、食欲缺乏；血压增高；移植肾肿大，伴局部疼痛、压痛和张力增加；尿量显著减少；血肌酐及尿素氮升高，内生肌酐清除率降低；尿蛋白及红、白细胞增多；B超显示移植肾区血流缓慢。

（2）排异反应护理：每天测量体温4次，每天测体重1次，观察尿量的变化；重视患者主诉，发现有发热、关节痛、疲乏、尿量减少等排斥反应症状要及时通知医生处理；警惕移植肾破裂的可能，保持大便通畅，避免增加腹压。

4. 并发症的观察

（1）出血的观察与护理：肾移植术后密切观察患者血压、脉搏、创口敷料有无出血和引流液的性质及量，每小时评估1次并记录；抢救用物处于备用状态，病房备有手术器械包，以备有大出血时在病房进行手术止血，争取时间抢救患者；认真观察创口及引流液的性质并记录量，发现创口渗出较多血液和引流液呈鲜红色且量较多时要及时报告医生处理，术后换药及各项操作要严格无菌；有急性排斥反应时要减少活动，大便干燥时要服用缓泻剂，保持大便通畅，及时处理咳嗽等症状，避免增加腹压。

（2）移植肾血栓的观察及护理：观察尿量的变化，发现尿量减少，首先检查管路有无打折、脱落，保持尿液管路的通畅；重视患者主诉，出现移植肾区疼痛时，检查创口情况，监测生命体征并通知医生处理；出现血栓时，密切观察病情，出现胸闷、憋气等症状时要警惕肺栓塞，备好急救车及急救物品；观察移植肾功能，少尿或无尿时要注意出入量的管理，防止肺水肿的发生。

（3）尿瘘观察及护理：观察伤口及尿量，发现尿量突然减少或创口有较多渗出时要及时通知医生，记录引流尿量和漏出尿量；及时更换床单，保持床单位整洁干燥，使患者感觉舒适；及时更换敷料，防止创口感染；了解患者心理变化，鼓励患者积极配合治疗。

（4）感染并发症的观察及护理：感染是肾移植术后最常见的并发症和死亡原因，发病率和死亡率明显高于一般人群，是造成移植肾失败和患者死亡的主要原因。术后应对患者进行保护性隔离，不探视、不陪护，患者之间不串病房，医护人员进入病房应戴口罩；已有肺部感染的患者要与其他患者隔离，病房每天进行空气消毒；观察发热患者体温及呼吸的变化，遵医嘱给予氧气吸入或呼吸机给氧，提高血氧饱和度，缓解缺氧症状；观察移植肾功能，注意尿量的变化，输液时根据药液性质和尿量掌握输液速度，避免出现不良反应；肺部感染的患者给予雾化吸入，每天2~3次，加强营养，必要时给予支持疗法，增加抵抗力；对病毒性肝炎患者进行床旁隔离治疗，床头挂标志，避免交叉感染；观察腹泻患者大便情况，注意保护肛周皮肤，避免破溃；泌尿系统感染的患者应多饮水，保证充足的液体入量，注意休息；做好严重感染患者的生活护理，保持“七洁”即头发、皮肤、口腔、会阴、手、足、床单位的干净整洁，增加患者舒适度，避免压疮，给予支持疗法增加抵抗力。

（5）观察血糖变化：发现血糖升高的患者要控制饮食，遵医嘱给予药物治疗。

（6）观察患者大便情况，警惕消化道出血的发生。

（三）健康指导

（1）指导患者遵医嘱按时服药、注意饮食、保持平和的心态；主动寻求保健知识，养成规律的生活习惯，适当运动；积极预防和治疗并发症；阅读有利于心理健康的书籍，善于与人沟通，学会自我调节，坚持记日志。

（2）为防止发生排斥反应，指导患者每天必须严格遵守医嘱服药，切勿随意加药、减药、停药或者换药，以免诱发或导致药物中毒。告知患者观察排斥反应症状，如出现尿量减少、体温升高、体重增加、移植肾肿大、质硬、压痛、血压升高、乏力、腹胀、头痛、食欲减退等不适症状应及时就诊。教会患者掌握服用免疫抑制剂的方法和剂量、注意事项及不良反应的观察。

（3）指导患者注意饮食卫生：饮食以高维生素、低脂肪、低盐饮食为主，限制胆固醇摄入，不食用油炸食品，限制食用动物内脏；戒烟、酒，忌食用提高免疫功能的食物，如蜂王浆、乌鸡、甲鱼、灵芝、人参等，以免诱发排斥反应的发生。

（4）预防感染：由于移植后需要终身服用免疫制剂，患者机体抵抗力低下，易发生各种感染。指导患者进行适当的锻炼，提高机体抗病能力。术后6个月内尽量少去公共场所，非去不可时戴口罩，并减少逗留时间。不接触猫、狗、鸡等小动物，以免感染病毒、细菌和寄生虫。皮肤伤口如擦伤、碰伤、抓伤、疖肿等，一定要消毒处理，避免接种病毒疫苗。告知患者只要增强自我保护意识，感染是可以预防的。

（5）定期门诊复查及随访：定期门诊复查及随访十分重要，可便于医生及时发现问题，观察化验检查结果的变化，重新审视免疫抑制药物方案是否合理，从而避免排斥反应和各种并发症的发生，提高移植肾或患者的成活率。

（付凤齐）

第九章

神经外科疾病患者的护理

第一节 颅脑损伤患者的护理

颅脑损伤（brain injury）占全身损伤 15%~20%，是因外界暴力作用于头部而引起的损伤。多见于交通、工矿作业等事故，其他为自然灾害、爆炸、火器伤、坠落、跌倒、各种锐器、钝器对头部的伤害等。

一、头皮损伤

【概述】

（一）病因

头皮血肿多因钝器伤所致，按血肿出现于头皮的层次分为皮下血肿、帽状腱膜下血肿和骨膜下血肿。皮下血肿常见于产伤或碰伤，血肿位于皮肤表层与帽状腱膜之间。帽状腱膜下血肿由于头部受到斜向暴力，头皮发生剧烈滑动，撕裂该层的血管所致。骨膜下血肿常由于颅骨骨折引起或产伤所致。

头皮裂伤是常见的开放性头皮损伤，多为锐器或钝器打击所致。

头皮撕脱伤是一种严重的头皮损伤，多因发辫受机械力牵拉，使大块头皮自帽状腱膜下层或连同骨膜一并撕脱导致。

（二）临床表现

1. 头皮血肿

（1）皮下血肿：血肿体积小，张力高、压痛明显，有时周围组织肿胀隆起，中央反而凹陷，稍软，易误诊为凹陷性颅骨骨折。

（2）帽状腱膜下血肿：血液积聚于帽状腱膜下面的疏松间隙中，血肿较大，有时可使整个头皮浮起，波动明显，恰似戴了一顶帽子。儿童及体弱者，可因此导致休克或贫血。

（3）骨膜下血肿：血肿多局限于某一颅骨范围内，以骨缝为界。

2. 头皮裂伤

头皮血管丰富，出血较多，可引起失血性休克。头皮裂伤较浅时，因断裂血管受头皮纤维隔的牵拉，断裂不能收缩，出血量反而较帽状腱膜全层裂伤者多。由于出血多，常引起患者紧张，使血压升高，加重出血。

3. 头皮撕脱伤

剧烈疼痛及大量出血可导致失血性或疼痛性休克、较少合并颅骨损伤及脑损伤。

（三）辅助检查

头颅 X 线摄片可了解有无合并存在的颅骨骨折。

（四）治疗原则

（1）头皮血肿：较小的头皮血肿一般在 1~2 周内可自行吸收，无需特殊处理；若血肿较大，则应在严格皮肤准备和消毒下，分次穿刺抽吸后加压包扎。

（2）头皮裂伤：现场急救可局部压迫止血，争取 24h 内清创缝合。常规应用抗菌药和破伤风抗毒素（TAT）。

（3）头皮撕脱伤：加压包扎止血、防治休克；尽可能在伤后 6~8h 内清创做头皮复位再植或自体皮移植。对于骨膜已撕脱不能够再植者，需清洁创面，在颅骨外板上多处钻孔，深达板障，待骨孔内肉芽组织生成后再行植皮。

二、颅骨骨折

【概述】

（一）病因

颅腔近似球体，颅骨有一定的弹性，也有相当的抗压缩和抗牵张能力。因此，当颅骨受到强大外力的打击时，不仅着力点局部可有下陷变形，整个颅腔也可随之变形。如果暴力强度较大、受力面积较小，多以颅骨的局部变形为主，当受力点呈锥形内陷时，内板首先受到较大牵张力而折裂。此时若外力作用终止，则外板可弹回复位保持完整，仅造成内板骨折，骨折片可穿破硬脑膜造成局限性脑挫裂伤，较易被忽视，是后期外伤性头痛及外伤性癫痫的原因。如果外力继续作用，则外板也随之折裂，形成凹陷性骨折或粉碎性骨折。当外力引起颅骨整体变形较严重，受力面积又较大时，可不发生凹陷性骨折，而在较为薄弱的颅骨部位则易引发线性骨折，局部骨折线往往沿暴力作用的方向和颅骨脆弱部分延伸。

（二）临床表现

1. 颅盖骨折

（1）线性骨折：发生率最高，局部压痛、肿胀。患者常伴发局部骨膜下血肿。

（2）凹陷性骨折：好发于额、顶部。多为全层凹陷，局部可扪及局限性下陷区。部分患者仅有内板凹陷。若骨折片损伤脑重要功能区，可出现偏瘫、失语、癫痫等神经系统定位体征。

2. 颅底骨折

多因强烈的间接暴力作用于颅底所致，常为线性骨折。颅底部的硬脑膜与颅骨贴附紧密，故颅底骨折时易撕裂硬脑膜，产生脑脊液漏而成为开放性骨折。颅底骨折常因出现脑脊液漏而确诊。依骨折的部位不同可分为颅前窝、颅中窝和颅后窝骨折，临床表现各异（表 2–5）。

表2-5 颅底骨折的临床表现

骨折部位	脑脊液漏	瘀斑部位	可能累及的脑神经
颅前窝	鼻漏	眶周、球结膜下（熊猫眼征）	嗅神经、视神经
颅中窝	鼻漏和耳漏	乳突区（Battle征）	面神经、听神经
颅后窝	无	乳突部、咽后壁	后组颅神经

（1）颅前窝骨折：前额部皮肤有挫伤和肿胀，当出血进入眶内，可见眼睑和结膜下瘀血，出现一侧或双侧黑眼，俗称“熊猫眼”。当脑脊液鼻漏时由鼻腔、口腔可流出血性脑脊液。骨折导致气体进入颅腔内引起气颅，嗅神经损伤可出现嗅觉障碍；当视神经受波及或视神经管骨折，可出现视力障碍。

（2）颅中窝骨折：骨折损伤面神经和听神经后，会出现周围性面瘫、听力丧失、眩晕或平衡障碍等。骨折引起鼓膜破裂可产生外耳道出血和脑脊液耳漏。

（3）颅后窝骨折：颈部肌肉肿胀，枕下和乳突区出现皮下迟发性瘀斑及咽后壁黏膜下瘀血，可并发延髓损伤，严重时伤后立即昏迷、呼吸困难，甚至死亡。

（三）辅助检查

（1）X 线检查：颅盖骨折主要靠颅骨 X 线摄片确诊。对于凹陷性骨折，X 线摄片可显示骨折片陷入颅内的深度。

（2）CT 检查：有助于了解骨折情况和有无合并脑损伤。

（四）治疗原则

1. 颅盖骨折

（1）单纯线性骨折：本身无需特殊处理，关键在于处理因骨折引起的脑损伤或颅内出血，尤其是硬膜外血肿。

（2）凹陷性骨折：出现下述情况者需手术治疗：①合并脑损伤或大面积骨折片陷入颅腔，导致颅内压升高，CT 检查示中线结构移位，有脑疝可能。②骨折片压迫脑重要部位引起神经功能障碍。③非功能区部位的小面积凹陷性骨折，无颅内压增高，但深度超过 1cm 者可考虑择期手术。④开放性粉碎性凹陷骨折。

2. 颅底骨折

主要针对由骨折引起的并发症和后遗症进行治疗。出现脑脊液漏时即属于开放性损伤，应使用 TAT 及抗菌药预防感染，大部分脑脊液漏在伤后 1~2 周自愈。若 4 周后仍未停止，可行手术修补硬脑膜。若骨折片压迫视神经，应尽早手术减压。

【护理措施】

（一）术前、术后护理

1. 头皮血肿

（1）减轻疼痛：早期冷敷以减少出血和疼痛，24~48h 后改用热敷，以促进血肿吸收。

（2）预防并发症：嘱患者勿用力揉搓，以免增加出血。注意观察患者的体温是否正常、意识状况、生命体征和瞳孔等有无变化，警惕合并颅骨损伤及脑损伤的可能。

（3）头皮裂伤：遵医嘱应用抗菌药预防感染、缓解疼痛。适当解释，缓解患者的紧张情绪。注意头皮裂伤合并颅骨损伤及脑损伤的可能，应注意观察生命体征、神志和瞳孔等变化。

（4）头皮撕脱伤：急救过程中应注意保护撕脱的头皮，避免污染，用无菌敷料或干净布包裹、隔水放置于有冰块的容器内，随患者一同送往医院，争取清创后再植。出现休克的患者在送往医院途中应保持平卧。患者植皮术后应保护植皮片不受压、不滑动，以利皮瓣成活，遵医嘱应用镇痛剂缓解疼痛，应用抗菌药预防感染。

2. 颅骨骨折

（1）预防颅内感染：脑脊液漏者，应卧床休息，患侧卧位。枕下垫无菌小巾，一切操作按无菌创口处理，防止感染；鼻漏者禁用手掏、堵塞，不能用力咳嗽、打喷嚏，防止污染脑脊液逆流入颅内，引起继发性颅内感染；合并鼻漏者，禁止从鼻腔吸痰，鼻漏未停止，不能在鼻腔插各种管道，禁止耳鼻滴药、冲洗和堵塞，禁忌做腰穿；遵医嘱按时给予抗生素；注意有无颅内感染迹象，如头疼、发热、颈项强直、意识障碍等。

（2）病情观察：①明确有无脑脊液外漏：鉴别脑脊液与血液，脑脊液与鼻腔分泌物，可将血性液滴于白色滤纸上。亦可根据脑脊液中含糖而鼻腔分泌物中不含糖，用尿糖试纸测定或葡萄糖定量检测以鉴别是否为脑脊液。②注意有无颅内继发性损伤：如脑组织、血管损伤，癫痫、颅内出血、继发性脑水肿、颅内压增高等。应严密观察患者的意识、生命体征、瞳孔及肢体活动等情况，以便及时发现颅内压增高及脑疝的早期迹象。③注意颅内低压综合征：若脑脊液外漏多，可使颅内压过低而导致颅内血管扩张，出现剧烈头痛、眩晕、呕吐、厌食、反应迟钝、脉搏细弱、血压偏低等征象。应观察脑脊液的漏出量，出现颅压过低时可补充大量水分缓解症状。

（二）健康指导

（1）告知患者颅骨骨折达到骨性愈合需要一定的时间。线性骨折愈合，成人一般需要2~5年，儿童一般需要1年，消除其紧张及焦虑情绪，配合治疗。

（2）颅骨缺损应在伤后半年左右做颅骨成形术，注意避免局部碰撞。

（3）颅底骨折患者的饮食要营养丰富、易消化。不宜进食刺激性和坚硬需用力咀嚼的食物，饮食应富含高蛋白和丰富的维生素，多吃蔬菜、水果等，以保持大便通畅，防止便秘。

（4）告知患者复查时间及医生出诊时间。

三、脑挫裂伤

【概述】

脑挫裂伤是脑挫伤和脑裂伤的统称，由于暴力作用于头部，造成脑组织在颅腔内运动造成脑的冲击伤、对冲伤和脑深部结构损伤。脑挫伤多发生在脑表面的皮质，呈点状出血，如脑实质和软脑膜仍保持完整，即为脑挫伤，如脑实质破损、断裂、软脑膜亦撕裂，即为脑裂伤。

（一）病因

通常脑表面的挫裂伤多在暴力打击的部位和对冲的部位，尤其是后者，总是较严重并常以额、颞前端和底部较多，这是由脑组织在颅腔内的滑动及碰撞引起的。脑实质内的挫裂伤，则常因脑组织的变形和剪应力引起，通常见于不同介质的结构之间，并以挫伤及点状出血为主。

（二）临床表现

（1）意识障碍：患者意识障碍的时间均较长，伤后多立即昏迷，由于伤情不同，昏迷时间由数分钟至数小时、数周、数月乃至迁延性昏迷。

（2）伤灶症状：脑皮质功能受损时，可出现相应的瘫痪、失语、视野缺损、感觉障碍以及局灶性癫痫等征象。

（3）头疼、呕吐：清醒后有头痛、头晕、恶心、呕吐，记忆力减退和定向力障碍，严重时智力减退。

（4）生命体征变化：多有明显改变，体温多在38℃左右，脉搏和呼吸增快，血压正常或偏高。

（5）脑膜刺激征：表现为闭目畏光、卷曲而卧、头痛加重、颈项强直明显。

（三）辅助检查

意识障碍严重，对外界刺激反应差的患者，即使有神经系统缺损存在，也很难确定。尤其是有多处脑挫裂伤或脑深部损伤的患者定位诊断困难，常依靠CT检查及其他必要的辅助检查作出确切诊断。

（四）治疗原则

（1）非手术治疗：主要是对症治疗，防止脑水肿。

（2）手术治疗：原发性脑挫裂伤，一般不需要手术，但当有继发性损害引起颅内高压甚至脑疝形成时，则需手术治疗。

【护理措施】

（一）术前、术后护理

（1）加强营养：昏迷者和病情危重者可给静脉高营养疗法，输入肠外营养液、脂肪乳、甘露醇等液体或药物时不使用外周静脉，选择中心静脉导管输注，做好导管的维护。待病情稳定后，胃肠功能恢复正常时给予鼻饲混合奶或牛奶，意识好转后应试喂流食、半流食，以保证入量。创伤后的应激反应可产生严重的分解代谢，血糖升高，乳酸堆积，后者可加重脑水肿，必须及时、有效补充能量和蛋白质以减轻机体损耗。定期评估患者营养状况，如体重、皮肤弹性、血浆蛋白等，以便协助医生调整营养素的供给量和配方。

（2）保持呼吸道通畅：尽快清除口腔和咽部血块或呕吐物，患者呕吐时协助其将头转向一侧，防止患者误吸，及时给予氧气吸入。将患者安置于侧卧位或放置口咽通气道，以免舌后坠阻塞气道。必要时使用呼吸机辅助呼吸，行气管插管或气管切开，保证患者有效呼吸。禁用吗啡止痛，以防呼吸抑制。遵医嘱使用抗菌药预防呼吸道感染。

（3）并发症的预防和处理：①褥疮：应用气垫床，注意评估气垫床要随时处于工作状态，同时每2h翻身1次，避免患侧卧位和长时间受压。②泌尿系感染：昏迷患者多保留尿管。长期留置尿管是引起泌尿系感染的主要原因。导尿时应严格无菌操作。每天进行尿管护理，会阴冲洗，保持会阴部清洁干燥。长期留置尿管者，每2周更换1次，每周更换尿袋1次。③肺部感染：应注意保暖，避免着凉而诱发呼吸道感染；注意保持口腔清洁卫生，进行每天2次口腔护理，训练深呼吸以增加肺通气量；注意保持呼吸道的通畅，定时翻身扣背，痰液要及时咳出；如仰卧位不易咳出，可改为半坐卧位或侧卧位，如痰液黏稠不易咳出时，可进行呼吸道湿化，雾化吸入进行有效咳嗽，昏迷患者必要时吸痰。④暴露性角膜炎：眼睑闭合不全者，给予眼药膏保护，无需随时观察瞳孔时，可用纱布遮盖眼睑，甚至眼睑缝合术。⑤废用综合征：脑损伤患者因意识障碍或脑功能区受损，可发生关节挛缩和肌萎缩，应保持患者肢体功能位，防止足下垂。每天进行被动关节活动，意识障碍好转后进行主动活动。⑥其他并发症的预防：注意观察颅内压增高和脑疝的先驱症状，发现问题及时处理。

（二）健康指导

（1）心理指导：患者在恢复过程中出现头疼、耳鸣等应指导患者放松并适当解释和安慰，使其树立信心。

（2）癫痫患者的指导：外伤后癫痫患者除了提供心理护理，还应告知患者等症状完全控制后，仍需服药1~2年，逐步减量后才能停药；不可突然停药。不能单独外出、登高、游泳等，防止意外发生。

（3）指导患者家属协助进行康复训练：脑损伤后遗留的语言、运动或智力障碍在伤后1~2年内有部分恢复的可能，提高患者自信；协助患者制订康复计划，按时按要求锻炼，循序渐进。协助患者提高生活自理能力和社会适应能力。

（4）告知患者家属保持皮肤的清洁和完整是预防褥疮的重要措施，因此需注意保持皮肤的清洁干燥。每天用温水清洁皮肤，对皮肤易出汗的部位如腋窝、腹股沟等部位可涂以爽身粉。如果皮肤溃烂，则不能涂抹。营养对体质较弱或已经发生褥疮者很重要，因此要加强营养，增强抵抗力。

四、外伤性颅内血肿

【概述】

外伤性颅内血肿在闭合性颅脑损伤中占10%左右，在重型颅脑损伤中占40%~50%。当颅内血肿的体积不断增大，临床症状进行性加重，若不及时清除，可因颅内压增高和脑疝的形成而危及患者的生命。如颅内血肿在脑疝发生前，经手术清除，颅内压下降，脑血液和脑脊液循环均迅速恢复正常，患者预后良好。

按血肿在颅腔内部位的不同分为：

（1）硬膜外血肿：血肿位于颅骨内板与硬脑膜之间。

（2）硬膜下血肿：血肿位于硬脑膜和蛛网膜之间的硬膜下腔。

（3）脑内血肿：血肿位于脑实质内。

（一）病因

（1）硬膜外血肿：与颅骨损伤有密切关系，骨折或颅骨的短暂变形撕破位于骨沟内的硬脑膜动脉或静脉窦引起出血，或骨折的板障出血。血液积聚于颅骨与硬脑膜之间，在硬脑膜与颅骨分离过程中，可再次撕破一些小血管，使血肿增大。由于颅盖部的硬脑膜与颅骨附着较松，易分离，颅底部硬脑膜与颅骨附着较紧，所以硬脑膜外血肿多见于颅盖部。引起颅内压增高与脑疝所需的出血量，可因出血速度、代偿机能、原发性脑损伤的轻重等而异，一般成人幕上达20ml以上，大脑幕下达10ml时，即可能发生。出血来源以脑膜中动脉最常见；少数由静脉窦或板障出血形成的血肿出现症状可较迟，可表现为亚急性或慢性。血肿常发生于颞区，多数为单个血肿，少数可为多个，位于一侧或两侧大脑半球，或位于小脑幕上下。

（2）硬膜下血肿：硬膜下血肿是常见的颅内血肿之一，可分为急性、亚急性及慢性。硬膜下血肿与颅脑外伤有密切的关系，特别是急性和亚急性硬膜下血肿，多在伤后数小时或数日出现临床症状。慢性硬膜下血肿常在伤后3周以上出现症状。部分患者无明显外伤史。年龄不同的硬膜下血肿患者，其临床表现各有特点。青壮年由于血肿的压迫，使脑静脉回流发生障碍，引起脑水肿，产生颅高压症状；而老年患者，因脑萎缩颅脑间隙相对增大，颅高压症状相对较轻。动脉硬化患者，容易出现神经及精神症状。

（3）脑内血肿：血肿部位多数与脑挫裂伤的部位一致。

（二）临床表现

1. 颅内压增高症状

（1）头痛、恶心、呕吐：为脑震荡和脑裂挫伤早期常见的症状，但并发颅内血肿时头痛加剧，恶心、呕吐频繁。

（2）生命体征变化：以急性颅内血肿较显著，表现为血压升高，脉搏和呼吸减慢。

（3）意识障碍：伤后立即出现的昏迷称为原发性昏迷，为脑直接受损所致，昏迷时间长短与脑损伤的轻重有密切关系。昏迷时间一般数分钟、数十分钟、数小时或数日以上，然后患者恢复清醒，临床上称为中间清醒期。由于颅内血肿在继续，血肿体积不断增大，颅内压逐渐升高或脑疝形成，再次出现昏迷称继发性昏迷。

（4）躁动：为颅内压急剧增高，或脑疝发生前的临床表现，容易忽视。

（5）患者可出现视盘水肿。

2. 局灶症状

颅内血肿的局灶症状是伤后逐渐出现的，运动区血肿常出现轻偏瘫、失语和癫痫等；顶叶血肿可有轻度偏侧感觉障碍，颅后窝血肿可出现眼球震颤，共济失调等。

3. 脑疝症状

表现为意识丧失，血肿同侧瞳孔散大，对光反应消失和对侧偏瘫等。晚期则出现两侧瞳孔散大，固定和去脑强直。

4. 其他症状

婴幼儿颅内血肿，由于循环血量减少，可出现休克或贫血。

（三）辅助检查

诊断外伤性颅内血肿常需CT检查。

（1）硬膜外血肿：若发现颅骨内板与脑表面之间有双凸镜形或弓形密度增高影，可有助于确诊。

（2）硬膜下血肿：急性硬脑膜下血肿可见颅骨内板与脑表面之间出现高密度、等密度或混合密度的新月形或半月形影，有助于确诊。慢性硬膜下血肿可发现颅骨内板下低密度的新月形、半月形或双凸镜形影像；少数也可呈现高密度、等密度或混杂密度，与血肿腔内的凝血机制和病程有关，还可见到脑萎缩以及包膜的增厚与钙化等。

（3）脑内血肿：在脑挫裂伤灶附近或脑深部白质内见到圆形或不规则高密度血肿影，有助于确诊，同时可见血肿周围的低密度水肿区。

（四）治疗原则

（1）颅内血肿较小，临床症状稳定者可保守治疗。

（2）颅内血肿量大，高颅压症状明显，应及早手术，尽快解除颅内压增高和脑受压，有利于患者恢复。

（3）注意纠正电解质紊乱和酸碱失衡，用脱水药物和激素治疗控制脑水肿，昏迷时间长，呼吸道不易保持通畅者行气管切开，应用抗生素控制感染。术后应用神经营养药物，促进神经功能的恢复。

【护理措施】

（一）术前、术后护理

1. 严密观察患者生命体征变化

注意观察瞳孔的变化，是否发生再出血。急诊患者每30min观察1次并做好记录。躁动的患者要重点观察患者的意识变化，发现躁动减轻及时报告医生，此时可能是病情加重的信号。使用约束带并加床栏保护患者，防止意外伤害。

2. 创口的护理

观察创口敷料的渗血、渗液情况，及时通知医生更换。根据创口渗出的时间观察是否发生创口裂开，感染等。

3. 引流管的护理

（1）引流管的最高点需要高出侧脑室平面10~15cm以维持正常的颅内压。

（2）引流速度不宜过快、过多，伴有脑积水的患者快速引流出大量的脑脊液可使脑室塌陷，导致桥静脉撕裂引起硬膜下血肿，有脑室肿瘤者，一侧脑室压力突然降低，引起脑室系统压力不平衡，可致肿瘤内出血；颅后窝占位病变者，突然降低压力可致枕骨大孔疝。

（3）引流量以每天不超过500ml，如果发现异常及时报告医生处理。

（4）观察脑脊液的性状，正常的为无色透明，术后1~2天可略有血性。

（5）保持引流管通畅。定时挤压引流管，勿使引流管打折、受压、扭曲。

（6）严格执行无菌操作。

（二）健康指导

（1）指导患者在急性期卧床休息，取平卧位为宜，以保证脑血液供给，减轻脑组织缺血状态。保持瘫痪肢体功能位置，帮助患者做患肢及关节的被动运动。病情稳定后，鼓励患者做主动锻炼。尽早下床活动，从起床、患肢平衡、站立、行走进行训练指导，逐步增加活动范围和次数，最后帮助进行上下楼梯训练，让患肢得到运动，利于功能的恢复。

（2）处于恢复期的患者，告知家属不要改变患者的生活习惯。但是，患者需戒烟、戒酒，按时生活起居、饮食、睡眠，保持良好的生活习惯。

（3）给予患者充分的营养和水分。多进食牛奶、鸡蛋等有营养易消化的饮食。

（4）定期复查，如出现头疼、呕吐等症状及时就诊。

（5）告知患者及家属引流管固定的重要性，勿抓挠创口。翻身、吃饭等改变体位时，需特别注意，防止引流管脱出、打折。

五、脑疝

【概述】

脑疝是颅内压升高到一定程度，部分脑组织发生移位，挤入硬脑膜的裂隙或枕骨大孔，压迫附近的神经、血管和脑干，产生一系列生命体征的变化。

（一）病因

颅内任何体积较大的占位病变引起颅腔内压力分布不均时都可引起脑疝。病变在幕上者引起小脑幕切迹疝，病变在幕下者引起枕骨大孔疝。引起脑疝的常见病变有：

（1）损伤引起的各种颅内血肿，如急性硬膜外血肿、硬膜下血肿、脑内血肿等。

（2）各种颅内肿瘤尤其是位于一侧大脑半球的肿瘤和颅后窝肿瘤；

（3）颅内脓肿。

（4）颅内寄生虫病及其他各种慢性肉芽肿。

在上述病变的基础上如再附加一些人为因素，例如，进行腰椎穿刺释放过多的脑脊液时，使颅腔与椎管之间、幕上分腔与幕下分腔之间的压力差增大，可促使脑疝的形成。这种由于医源性因素造成的脑疝，临床医生应予避免。

（二）临床表现

1. 常见的脑疝有以下两种：

（1）小脑幕裂孔下疝：小脑幕裂孔下疝又称作颞叶沟回疝。由于颞叶的海马沟回被挤入小脑幕切迹游离缘，同侧的动眼神经及大脑脚受压，出现同侧动眼神经麻痹，表现为眼睑下垂、瞳孔扩大，对光反应迟钝或消失、不同程度的意识障碍、生命体征变化、对侧肢体瘫痪和病理反射；晚期因脑干功能衰竭，导致呼吸停止、心跳停搏。

（2）枕骨大孔疝：枕骨大孔疝又称作小脑扁桃体疝。由于小脑扁桃体嵌入枕骨大孔，压迫延髓，表现为后颈及枕部疼痛，颈肌强直，强迫头位，意识障碍，大、小便失禁，甚至出现深昏迷，双瞳孔散大，对光反应迟钝或消失。由于呼吸中枢受压，呼吸衰竭的表现更为突出。呼吸可急促，也可深、慢，并可突然停止。

2. 脑疝的先驱症状

（1）意识的改变：意识的改变是脑疝一个突出的先驱表现。意识的变化是判断病情严重与否与颅内压增高程度的重要指征之一。由于脑干功能受损，患者的意识由清醒转为混乱或嗜睡时，应高度警惕。一般早期出现烦躁不安、躁动、剧烈头痛，继而出现反应迟钝或消失等意识障碍进行性加重。观察方法：定时呼唤患者姓名和询问一些简单的问题，以判断患者对人物、地点、时间的定向力。也可用手刺激患者胸骨柄和眶上神经，以判断患者对疼痛刺激的反应。做好家属的宣教，告之患者不躁动时可能是病情加重的表现。

（2）瞳孔的变化：瞳孔的变化也是作为判断颅内压增高的重要指标之一，必须定时观察，比较其双侧瞳孔是否等大、等圆及对光反应是否灵敏，包括直接光反应和间接光反应。如果两侧瞳孔大小多变，不等圆，对光反应差或出现分离现象，常提示有脑干损伤；如果一侧或双侧瞳孔散大，对光反应消失，甚至眼球固定，提示病情危重。发生颞叶沟回疝时，由于疝入脑组织直接压迫中脑或动眼神经，常出现瞳孔不等大，病侧瞳孔可先缩小后逐渐扩大，对光反应迟钝或消失，枕骨大孔疝常呈现双侧瞳孔先缩小或逐渐散大至光反应迟钝、消失。

（3）血压、脉搏、呼吸的变化：当颅内压增高到一定程度时，轻度的脑缺氧对延髓中枢起兴奋作用，表现为"二慢一高"症状，即呼吸慢而深，脉搏慢而有力，血压升高，此为脑疝代偿期。如抢救不及时，很快就会进入失代偿期，表现为血压下降、脉搏细速、呼吸不规则或浅慢，最后直至心跳、呼吸停止。尤其应注意病情发展急骤的患者，特别是枕骨大孔疝患者，常突然进入昏迷状态，随即呼吸停止以致死亡。脑疝时也可出现体温升高，主要是由于位于下视丘的体温调节中枢受损害使体温升高。应做好体温的监测及高热的护理。

（4）肢体运动的变化：常表现一侧肢体进行性活动障碍，颞叶沟回疝常出现对侧肢体进行性瘫痪，病理征阳性；而枕骨大孔疝常呈现颈项强直、四肢强直或瘫痪，双侧病理征阳性。

（三）辅助检查

（1）头皮伤检查：对留长发的患者，应特别仔细检查。注意检查头皮损伤和头皮血肿的位置，借以明确暴力作用部位（头部着力点），结合临床症状和骨折线的走行，对判断颅内血肿的部位和类型有帮助。

（2）颅骨 X 线检查：了解有无颅骨骨折，骨折线的走行和其与脑膜血管的关系，对判断头部着力部位、出血来源和血肿的位置、类型有帮助。

（3）CT 检查：可明确脑损伤情况。

（四）治疗原则

（1）非手术治疗：降低颅内压、应用脱水药物。

（2）手术治疗：清除血肿及受损脑组织，必要时去骨瓣减压。

【护理措施】

（一）一般常规护理

（1）生命体征的监测：保持呼吸道的通畅，如有呕吐物及呼吸道分泌物要及时清除，防止窒息及吸入性肺炎等加重缺氧。保证氧气的供给，注意血氧饱和度的变化是否在正常范围。监测血压、脉搏，设定监护仪报警范围，保证各导线固定良好，防止滑脱，并做好监测记录。

（2）保持大小便通畅：出现便秘时，可适当服用液状石蜡、番泻叶等缓泻剂，避免用力大便，禁止灌肠。以防腹压增高，引起颅内压骤增，诱发脑疝。

（3）有尿潴留的患者，遵医嘱及时导尿。如给予留置导尿，按留置尿管护理常规护理，并记录 24h 出入量。

（4）脑疝者常伴有高热、肺部感染、尿路感染、消化道出血、偏瘫、强迫体位、耳鸣或吞咽困难等，应采取相应的护理措施。出现高热时，给予对症处理，如冰袋、酒精擦浴、降温毯、冰帽降低脑代谢率，减轻脑水肿等。

（5）卧床休息：头部抬高 15°~ 30°，以保持颅内静脉回流通畅和良好的脑血供。运送和搬运患者时应尽量防止震动，检查患者时也应防止过猛地搬动患者头颈部。输液量应有所控制，一般静脉输液量每天 1 500~2 000ml，输液速度要慢，钠盐也应酌情限制。

（二）脑疝急救护理

（1）迅速降低颅内压：立即通知医生，同时快速建立静脉通路，静脉滴注20%甘露醇250ml，争取在15~30min内滴完。必要时静脉推注，使患者在颅内压较低、脑组织供血较好的情况下争取早期手术。同时配合医生做好紧急开颅的手术准备，立即剃头，配血、备血、做好药物过敏皮试，准备术前和术中用药等。

（2）对于呼吸骤停的枕骨大孔疝患者，护士应立即做好开颅术准备，备好穿刺包引流袋，摆好患者的体位，做好家属的解释工作，医生就地进行脑室穿刺，缓慢放出脑脊液，使颅内压慢慢下降，然后做脑室引流；同时给予静脉滴注高渗脱水剂，以达到迅速降低颅压的目的。穿刺过程中护士应监测患者的生命体征。

（3）呼吸骤停患者的护理：一旦患者发生呼吸骤停，在迅速降颅压的基础上，按脑复苏技术进行抢救。保持呼吸道通畅，给予气管插管，必要时行气管切开，同时给予呼吸机辅助呼吸。根据患者的病情予以呼吸兴奋剂、升压药、肾上腺皮质激素等，综合对症处理。

（4）观察与处理并发症：①蛛网膜下隙出血：因脑裂伤所致。患者可有头疼、发热、颈强直表现。遵医嘱给予解热镇痛药物对症处理。病情稳定、排除颅内血肿及颅内压增高、脑疝后，为解除头疼可协助医生进行腰椎穿刺，放出血性脑脊液。②外伤性癫痫：任何部位的脑损伤都可能导致癫痫，可用苯妥英钠预防发作。发作时遵医嘱使用安定控制抽搐。③消化道出血：应激或大量使用皮质激素引起的应激性溃疡所致。遵医嘱使用止血药和减少胃酸分泌的药物；及时清理呕吐物，避免消化道出血患者发生误吸；备好冰盐水，遵医嘱给予胃内灌注止血。

（三）健康指导

（1）积极治疗原发病，预防再次发生脑疝。

（2）处于恢复期的患者，告知家属不要改变患者的生活习惯。但需要戒烟戒酒，按时生活起居、饮食、睡眠，保持良好的生活习惯。

（3）给予患者充分的营养和水分：多进食牛奶、鸡蛋等有营养、少渣、易消化的饮食。告知家属观察大便颜色，发现黑便或患者呕血需及时到医院就诊。同时患者呕吐时头要偏向一侧，预防误吸。

（4）癫痫患者指导：患者不能骤减或停服抗癫痫药物，以免引起癫痫持续状态。克服自卑感及恐惧心理，避免疲劳、紧张诸因素刺激。严禁开车、游泳、夜间独自外出等活动，如有发作预兆，应立即卧倒，避免跌伤。

（5）定期复查，如出现头疼、呕吐等症状及时就诊。

（李中惠）

第二节　颅内肿瘤患者的护理

一、胶质瘤

【概述】

神经胶质瘤（glioma），简称“胶质瘤”，是发生于神经外胚层的肿瘤，可分为两类，一类由间质细胞形成，称为胶质瘤；另一类由实质细胞形成，称作神经元肿瘤。由于从病原学与形态学上还不能将这两类肿瘤完全区别，而起源于间质细胞的胶质瘤又比起源于实质细胞的神经元肿瘤常见。因此，将神经元肿瘤包括在胶质瘤中，统称为胶质瘤。

（一）病因

胶质瘤病因与发病机制不详，可能与以下因素有关：

（1）遗传因素：肿瘤常在一个家庭几代人中出现。

（2）物理因素：电离辐射能增加肿瘤的发病率。

（3）化学因素：亚硝酸类化合物是很强的致癌物，是不需要活化的直接致癌物。

（4）致瘤病毒。

（二）临床表现

（1）颅内压增高，如头痛、呕吐、视力减退、复视、癫痫发作以及精神症状等。

（2）脑组织受肿瘤的压迫、浸润、破坏所产生的局部神经功能缺失症状，如偏瘫、偏身感觉障碍、失语、失读、失认等。

（三）辅助检查

（1）CT 检查：表现为脑干部位的低或等密度占位，也可为混杂密度，肿瘤多实性少囊变，增强扫描可呈现不同程度的强化。

（2）MRI 检查：肿瘤在 T_1 加权图像上呈低信号，与邻近脑组织不易区分，占位效应十分明显。肿瘤内若有较大的坏死区则呈更低信号。

（四）治疗原则

胶质瘤患者治疗可采取手术治疗、放疗、化疗。

【护理措施】

（一）术前、术后护理

（1）密切观察病情：观察患者生命体征、瞳孔、意识改变、肢体瘫痪情况。发现异常及时通知医生并做好记录。有颅内压增高者，注意观察颅压高的三主征的变化。

（2）癫痫的护理：保证药物准确持续滴入，遵医嘱预防性给药，并监测血药浓度。观察患者的病情变化，及时发现癫痫先兆。癫痫发作时，保证患者呼吸道通畅，防止误吸，自伤或伤人。术后遵医嘱给药控制癫痫发作。如需保护性约束，请家属填写知情同意书。

（3）精神症状护理：对以狂躁、易激惹为主的精神症状患者，遵医嘱给予镇静药物，减少机体严重体能消耗并防止院内意外伤害，分析躁动的原因，除颅内因素外，体位不适，躯体任何部位疼痛及膀胱膨胀等因素均可引起躁动。对躁动的患者应给予相应处理，必要时遵医嘱应用药物控制。

（4）失语的护理：利用各种刺激方法，强化患者应答能力，根据失语不同类型及程度，给予针对性指导，鼓励患者正确对待疾病，加强交流与沟通。正确理解患者提出的问题并给予认真回答和提供有效护理措施。

（5）观察肢体活动情况：患者出现肢体活动障碍或偏瘫等，应尽量避免患侧卧位，避免患侧输液防止下肢静脉血栓。加床栏，定时翻身，及早进行功能锻炼。包括患者的被动与主动肢体运动，帮助患者联系康复科进行理疗，最大限度恢复患者体能。

（二）健康指导

（1）癫痫患者遵医嘱出院后继续服药，应告知患者等症状完全控制后，仍须服药1~2年，逐步减量至停药；不可突然停药。不能单独外出、登高、游泳等，防止意外发生。

（2）鼓励患者珍惜生命，正确对待疾病，勇敢地战胜疾病。主动与患者做好康复训练，调动患者的积极性，增强其战胜疾病的信心，使其保持积极乐观的心态配合治疗和护理，促进患者早日康复。

（3）定时复查，如头疼，呕吐及时到医院就诊。

（4）饮食指导：营养全面，高蛋白，高维生素，低脂低盐的饮食，少吃或不吃辛辣刺激、肥甘厚腻、烧烤、腌制等食物，平时进食定时定量，合理营养为原则。多食用鱼、瘦肉、蛋大豆制品、香菇、大枣等等。需要鼻饲的患者建议选用直径小的鼻胃管，监测胃残余容量，注意鼻饲后有无胃潴留，应用胃肠动力药等措施来增加胃肠蠕动，避免腹胀。

（5）心理指导：对于此类患者应给予全方位的个性化护理方案，与患者进行交流时，首先通过语言、表情、姿势等取得患者信任，给予其人格上的尊重。选择患者感兴趣的话题，鼓励患者大声说话，选择适当的时机和训练方法，说话困难的患者可借助书写来表达。严重失语患者的锻炼可以先从单音、单字开始，由少到多。告知家属在患者语言训练过程中要耐心，要持之以恒。

二、脑膜瘤

【概述】

脑膜瘤（meningioma）是起源于脑膜及脑膜间隙的衍生物，发病率占颅内肿瘤的19.2%，居第2位，女性：男性为2∶1，发病高峰年龄在45岁，儿童少见。颅内富于蛛网膜颗粒与蛛网膜绒毛处，皆为脑膜瘤的好发部位，如矢状窦旁、大脑凸面、大脑镰旁者多见，其次为蝶骨嵴、鞍结节、嗅沟、小脑脑桥角与小脑幕等部位，瘤体生长在脑室内者很少，也可见于硬膜外。

（一）病因

脑膜瘤与其他肿瘤一样病因不详，可能与以下因素有关：

（1）遗传因素：胚胎原始细胞在颅内残留和异位生长也是颅内肿瘤形成的一个重要原因。

（2）物理因素：颅内肿瘤手术后行放射治疗，若干年后可能在照射区发生脑膜瘤，在外伤后发生脑膜瘤的也有个别报告。

（3）化学因素。

（4）致瘤病毒等。

（二）临床表现

（1）局灶性症状：患者往往以头疼和癫痫为首发症状。根据肿瘤部位不同，还可以出现视力、视野、嗅觉或听觉障碍及肢体运动障碍。尤其是老年患者以癫痫发作为该病首发症状。

（2）颅内压增高症状：多不明显，尤其是高龄患者。在CT检查日益普及的情况下，许多患者仅有轻微头疼，甚至经CT扫描偶然发现为脑膜瘤。肿瘤生长缓慢，但一般长得很大，而临床症状并不严重。有时患者眼底视乳突水肿已很严重，甚至出现继发视神经萎缩，而脑组织已无法代偿时，患者才出现颅内压增高的表现，病情会突然恶化，甚至会在短期内出现脑疝。

（3）脑膜瘤对颅骨的影响：临近颅骨的脑膜瘤常可造成骨质的变化。可表现为骨板受压变薄，或骨板被破坏，甚至穿破骨板侵蚀至帽状腱膜下，头皮局部可见隆起。也可使骨内板增厚。增厚的颅骨内可含肿瘤组织。

（三）辅助检查

肿瘤的确诊还需依靠辅助性诊断检查。诊断脑膜瘤，有重要参考价值的检查包括颅骨平片，CT和MRI。脑血管造影可以了解肿瘤的血供。

（四）治疗原则

对脑膜瘤的治疗，以手术切除为主。原则上应争取完全切除，并切除受肿瘤侵犯的脑膜与骨质，以达到根治。

【护理措施】

（一）术前、术后护理

（1）人格改变和记忆力减退：术后严密观察，发现行为改变及时通知医生并做好家属的安抚工作，并填写知情同意书，取得家属的配合。进行任何护理操作后，加床栏和必要时使用保护性约束。

（2）术后患者可出现全身性癫痫大发作或局限性发作。保证药物准确持续滴入，遵医嘱预防性给药，并监测血药浓度。观察患者的病情变化，及时发现癫痫先兆。癫痫发作时，保证患者呼吸道通畅，防止误吸，自伤或伤人。遵医嘱给药控制癫痫发作，调节好输液泵液体量、报警系统保证药物准确输注。

（3）因肿瘤大小及对运动区损害程度的不同而异，表现为肿瘤对侧半身或单一肢体力弱或瘫痪。肢体力弱的患者不能单独行动，防止患者摔倒、烫伤、坠床等意外。瘫痪患者应进行皮肤护理、肢体功能锻炼、定时帮助患者翻身并针对患者情况制定心理护理计划。

（4）失语：分为运动性和感觉性失语，运动性失语指患者保留理解语言的能力，但丧失语言表达的能力；感觉性失语指患者虽然保留语言表达的能力，但不能理解语言。进行有效的语言功能锻炼，对感觉性失语的患者还要注重心理护理，帮助患者接受现状，更好地适应社会。

（5）视力、视野改变：颞叶深部和枕叶肿瘤影响视放射神经纤维，可出现视野缺损。在详细了解病史的基础上，护理人员还应指导患者熟悉病房环境，协助患者完成生活护理，在夜间加强巡视，满足患者生活需要，保证患者安全。

（二）健康指导

（1）避免有害物质侵袭（促癌因素），指导患者避免或尽可能少接触有害物质。告知患者戒烟、戒酒。建立良好的生活作息时间和饮食习惯。减少亚硝酸盐类物质摄入，远离电离辐射。

（2）失语锻炼：运动性失语患者主要是多与患者讲话，要求患者不能用体语，尽量用语言表达自己的心理需求。先要求患者发“啊”、“哈”等容易发音的字，也可以用咳嗽、吹纸、吹火柴等方法诱导发音。然后要求患者学说数字，如1、2、3……等，以及常用的单字如“你”、“我”、“他”、“吃”、“喝”、“要”等。待患者能清楚地说出单字时，再说双音词，如“你好”、“我要”、“吃饭”、“喝水”等，最后指导患者学说短语、短句及长句。在患者发音时，可通过镜子观察自己发音时的口形，来纠正发音时的错误或通过录音机将自己的发音与正确的发音做比较、纠正。

感觉性失语患者可采用以下训练法：①手势训练法：护士用语言配合手势进行训练，如教患者说“洗脸”一词时，边说边用毛巾做抹脸的动作，反复多次，直至患者能清楚地说出“洗脸”时，再换另一个词。②刺激训练法：可每天让患者听音乐，选择其喜欢的音乐为宜，5次/d，10min/次，多途径诱导刺激。采用图片、交流板等刺激患者应答，在交流板上写简单的短语、短句，以及患者感兴趣的话题，鼓励其回答，2次/d，每次10min。

（3）心理护理：针对家属提出各种问题进行耐心解释，并介绍有关脑膜瘤的知识、手术的目的、重要性等，从而使患者及家属解除思想顾虑。因为脑膜瘤患者的康复需要一个比较长的过程，并由于疾病所导致的人格和行为的改变需要家属的支持和帮助，因此应告知家属要有耐心，对患者要随时看管和照顾，并促使其合群，爱与家属接近、交谈和充分暴露自己的思想。多引导患者参加家庭的集体活动，帮助患者恢复记忆。随时观察了解患者情绪，及时安慰并消除各种不良刺激。适当满足患者的需求，消除其精神痛苦，以促使其身心健康发展。

（4）饮食方面：宜以清淡为主，多进食富含蛋白质和维生素的食物，营养均衡有助于术后恢复。至于各种滋补品，在保证食物营养充分的前提下，可适当服用，但不提倡完全依赖滋补品。

为危重病患者提供充足的营养支持，是预防呼吸机相关性肺炎的重要措施，若早期胃肠道不能耐受较大容积营养液时，应辅以肠外营养。

（5）癫痫患者指导：患者不能骤减或停服抗癫痫药物，以免引起癫痫持续状态。引导患者克服自卑感及恐惧心理，避免疲劳、紧张诸因素刺激。严禁开车、游泳、夜间独自外出等活动，如有发作预兆，应立即卧倒，避免跌伤。

三、小脑肿瘤

【概述】

小脑肿瘤（cerebellar neoplasms）约占脑瘤16%，可发生于小脑半球或蚓部，髓母细胞瘤、星形细胞瘤及室膜瘤多见于儿童，血管网状细胞瘤及脑膜瘤多见于成人.

（一）病因

与其他肿瘤一样，病因不详，可能与以下因素有关：遗传因素、物理因素、化学因素等。

（二）临床表现

（1）80% 的首发症状为头痛，表现为间断性枕下痛。

（2）颅内压增高的症状，小脑肿瘤早期即可影响脑脊液循环，致颅内压增高，表现为进行性加重的头痛、频繁的喷射性呕吐等。

（3）枕骨大孔疝的症状，因后颅窝容积较小，压力过高时可导致枕骨大孔疝。

（4）共济运动障碍的症状，小脑半球肿瘤表现为患侧肢体的共济失调，各组肌肉运动时不能协调，如指鼻试验、轮替试验，跟膝胫试验阳性；小脑蚓部肿瘤表现为躯体的共济失调，如坐立不稳、闭目难立征阳性等。

（5）肌张力改变的症状，常表现为患侧肌张力减低，腱反射也随之减低或消失。

（6）眼球震颤的症状，以水平震颤常见。一般认为，这是由于动眼诸肌之间共济失调所致。

（三）辅助检查

小脑肿瘤诊断需要做 CT、MRI 检查。

（四）治疗原则

小脑肿瘤患者的治疗可采取手术治疗、放疗和化疗。

【护理措施】

（一）术前、术后护理

（1）观察颅压增高的表现：患者的头疼、呕吐的频率、程度，瞳孔大小变化，观察眼震，共济失调，肢体活动情况，发现病情变化及时通知医生处理并记录。

（2）防止意外：由于患者平衡障碍，坐立不稳、肌张力高、鸭行步态等，需加强生活护理，防止跌倒、摔伤，特别是夜间需多巡视病房，满足患者需求，告知患者注意安全。长时间卧床、身体虚弱、服用安眠药或感头晕、血压不稳定时，下床应先在床缘坐 2~3min，再由照顾者扶下床。床旁悬挂安全提示，如需要任何协助而无家属在身旁，请立即以呼叫器通知护理人员。高危人群下床、如厕时，照顾者应陪同进入，不能只在厕所门外等候；如厕时有紧急情况请按厕所内呼叫器告知护理人员。

（3）面瘫、呛咳的护理：宜避风寒，外出戴口罩，注重面部保暖，用毛巾浸热水后湿敷患侧颜面，也可用热水袋热敷面部，温度宜 70℃左右，以促进血液循环。由于本病影响咀嚼，进食咀嚼时食物易滞留在患侧齿颊之间，故应做好口腔护理，饭后用 3% 苏打水或温开水漱口，睡前刷牙。因本病使患者味觉与咀嚼功能减退影响食欲，所以要鼓励患者尽量进食，给予适合患者口味并富有营养、可口清淡、易消化半流质或软质饮食，忌辛辣生冷刺激。患者眼睑不能闭合，睡前涂敷眼药膏，并用生理盐水湿纱布盖眼保护角膜。

（4）预防烫伤：将可能引起烫伤的物品远离患者身边，给患者准备适宜温度的饮食饮水，禁止使用热水袋，禁止患者自己倒热水。准备治疗烫伤的药膏，以备不时之需。

（三）健康指导

（1）癫痫患者遵医嘱出院后继续服药，应告知患者等症状完全控制后，仍需服药 1~2 年，逐步减量后才能停药；不可突然停药。不能单独外出、登高、游泳等，防止意外发生。

（2）告知患者及家属如何预防跌倒及烫伤：卧床患者无家属在床旁时，需要的物品应放置在患者床头随手可取之处。若地面有水渍请告诉保洁或护理人员，避免在有水渍处行走。物品尽量收于柜内，通道及床旁地面不要放置箱、包、口袋及其他物品；床尾摇柄要收起，以保持走道通畅。衣裤、鞋子应大小适当；穿鞋底粗糙的防滑鞋；切勿在洗浴时赤足或没有扶助的情况下单脚站立。尽量保持病房灯光明亮，夜间打开地灯。对于生活不能自理或部分自理、感觉障碍、共济失调及眼震的患者，告知患者不能使用热水袋，不要自己倒热水。

（3）定时复查，如头疼，呕吐及时到医院就诊。

（4）饮食指导：补充钙及 B 族维生素，对面神经疾病都有帮助。

四、垂体瘤

【概述】

垂体瘤（pituitary adenoma）是一组从垂体前叶和后叶及颅咽管上皮残余细胞发生的肿瘤。此组肿瘤以前叶的腺瘤占大多数。垂体腺瘤是常见的神经内分泌肿瘤之一，占中枢神经系统肿瘤的10%~15%。绝大多数的垂体腺瘤都是良性肿瘤。

（一）病因

垂体瘤病因与发病机制不详，可能与遗传、物理、化学等因素相关。

（二）临床表现

（1）激素分泌增多：激素分泌增多引起的临床表现，如泌乳素增高引起的闭经泌乳，生长激素增高引起的肢端肥大症及巨人症，皮质醇增高引起的满月脸、水牛背等表征。

（2）激素分泌减少：垂体瘤压迫周围组织细胞引起的相应激素分泌减少的临床表现。如肾上腺皮质功能低减可以表现为食欲下降、乏力、消瘦、低血压、低血糖、容易感冒等；甲状腺功能低下可以表现为怕冷、食欲下降、皮肤粗糙、脱发、便秘等；儿童患者表现为痴呆、生长迟缓等；性腺功能降低可以表现为不育、性欲下降，女性月经紊乱甚至闭经，男性阳痿等临床表现；生长激素分泌减少，儿童患者表现为身材矮小，成人患者表现为身体脂肪集中在腹部、肌肉松弛萎缩、衰老、自我认知程度下降、骨质疏松、抵抗力下降、性功能降低等。

（3）周围结构受压症状：肿瘤向鞍上生长压迫视交叉，会表现为视力下降、视野缺损等，患者通常主诉经常被撞伤等；若肿瘤侵犯海绵窦，可出现颅神经受压症状，如上眼睑下垂、瞳孔变大等临床表现。

（三）辅助检查

（1）X 线检查：颅平片正侧位片示蝶鞍增大、变形、鞍底下陷，有双底，鞍背变薄向后竖起，骨质常吸收破坏。

（2）CT 检查：鞍内或鞍上池内占位病变，密度等于或高于脑组织。

（3）MRI 检查：对垂体软组织的分辨率优于 CT，可弥补 CT 的不足。

（4）脑血管造影（digital subtract angiography，DSA）：可排除动脉瘤。

（四）治疗原则

手术切除、放射治疗与药物治疗，需个体化选择，视肿瘤性质、大小、周围组织受压及受累情况与垂体功能、全身病情等具体条件而定。如目前巨大泌乳素垂体腺瘤首选溴隐亭药物治疗。

【护理措施】

（一）术前、术后护理

（1）经蝶入路患者术前 1 天剪鼻毛，清洁鼻腔，保持鼻腔皮肤完整。

（2）协助做好各项内分泌检查。对视力、视野改变的患者告知若地面有水渍请告诉保洁或护理人员，避免在有水渍处行走。尽量保持病房灯光明亮，夜间请打开地灯。

（3）记录出入量变化，注意尿液的颜色。使用标准量杯，保证尿量记录正确，出现尿崩症者需给予垂体后叶素治疗，同时注意电解质变化。

（4）出血的观察：密切观察鼻腔及口咽部的分泌物，未清醒患者频频出现吞咽动作及鼻腔内纱条渗血量偏多者应及时清除咽部分泌物，同时立即汇报医生，向患者解释少量渗血是正常的，避免用力咳嗽、擤鼻，保持大便通畅。

（5）保持呼吸道通畅：经蝶入路患者术后留置鼻咽通气道，影响患者的呼吸，告知患者放松，正常呼吸，必要时指导患者用嘴呼吸，并在术后立即给予氧气吸入，如出现憋气，嘴唇发紫，应立即通知医生尽早处理。

（6）疼痛的观察：术后疼痛是最常见的症状之一。密切观察疼痛的程度，评价疼痛的性质，耐心解释疼痛与手术之间的关系，指导分散疼痛注意力的方法，如听轻音乐，减少不必要的探视等；必要时遵医嘱使用镇痛药物；鼻腔纱条于术后 5 天开始松动并分次抽出，取出纱条后头痛症状会逐渐缓解。告知患者切勿自行取出纱条，及取出纱条的危险性及并发症。

（7）脑脊液漏：经蝶入路患者可有鼻漏。多由于手术致颅骨骨壁撕脱，硬脑膜破裂所致，术后观察患者有无清水样涕流出。如出现上述情况，及时汇报医生，并嘱患者绝对卧床半卧位 5~7 天，限制饮水量，给予高蛋白，多纤维素饮食，禁用棉球或纱布填塞鼻腔，有鼻漏时禁止抠鼻腔、用力打喷嚏，禁止冲洗，并保持鼻腔清洁。如上述治疗无效应行鼻内镜下脑脊液漏修补术。

（8）术后患者出现视力下降，球结膜水肿，眼球内血肿，视野的改变，应遵医嘱立即应用激素药物、脱水剂治疗。告知患者把常用物品放置手边，家属不在身边时，按呼叫器请人帮助，注意安全，防止意外。

（9）术后要准备充足的水分，保证患者入量，使用量杯准确记录尿量，发现异常及时通知医生，告知患者及家属不必紧张，垂体功能的恢复需要一个过程。

（10）休息指导：卧床休息 3 天，术后第四天可下床活动，向患者解释适当的下床有利于创口的愈合，同时能防止术后并发症，以消除患者下床活动的恐惧心理；但是禁忌低头弯腰等增加鼻内压的活动。

（三）健康指导

出院后嘱患者 3 个月复查 CT 或 MRI 检查、血常规及激素水平检查。

五、脑干肿瘤

【概述】

脑干肿瘤（brain stem tumor）以神经胶质细胞瘤多见，其中又以星形细胞瘤和多形性胶质母细胞瘤多发。神经胶质细胞瘤在脑干内多呈浸润性生长，沿神经轴向上下两个方向发展。通常脑桥为好发部位。

（一）病因

脑干肿瘤病因不详，可能与遗传、物理、化学等因素相关。

（二）临床表现

生长于脑干的肿瘤，其临床表现与肿瘤的发生部位、类型及恶性程度等有密切关系。最常见的症状及体征为多发性脑神经损害、锥体束征及小脑体征，病程晚期患者可有颅内压增高表现。

（三）辅助检查

（1）X线检查：颅骨多无改变，因此类患者早期多无颅内压增高。

（2）脑干听觉诱发电位：脑干听觉诱发电位结合其他听觉功能检查，具有辅助准确地诊断肿瘤部位的作用。

（3）CT检查：通常脑干胶质细胞瘤以低密度灶和脑干肿胀多见。

（4）MRI检查：与CT检查相比，MRI检查由于其多视角成像及无颅底骨伪影干扰，能更清晰地显示病变部位及范围。

（四）治疗原则

（1）一般治疗：加强支持和对症治疗，控制感染，维持营养和水、电解质平衡。有延髓性麻痹、吞咽困难和呼吸衰竭的患者，应采用鼻饲，气管切开，人工辅助呼吸等；有颅内压增高的患者，应给予脱水剂，并加用皮质类固醇药物，以改善神经症状。

（2）手术治疗：脑干肿瘤曾经被认为是手术“禁区”，因为脑干在很小的范围内集中有许多神经核团、传导束和脑干网状结构等。脑干肿瘤多为浸润性生长的胶质细胞瘤，因而手术难度较大，易造成脑干内重要结构的损伤，手术致残及手术死亡率较高，预后不良。近年来随着显微神经外科技术的迅速发展，脑干肿瘤手术效果明显改善。尽管脑干肿瘤手术仍有较大风险，但对于较局限、呈结节状或囊性变、分化较好的肿瘤，应积极采用手术切除，其预后较好。对于良性型的脑干肿瘤，采取全切除手术方式也可以获得根治效果。

（3）放疗、化疗治疗。

【护理措施】

（一）术前、术后护理

（1）严密观察患者神志、瞳孔的变化：术后3~7天为脑水肿高峰期，可出现瞳孔忽大忽小，可能与脑干水肿移位有关，故加强脱水、限制水摄入量。如出现血压下降，心律不齐，及时给予补充血容量，进行血气监测分析，保持电解质、酸碱平衡，给予小剂量强心药，防止发生心衰。

（2）预防下肢血栓：术后给予患者梯度压力袜，尽量避免下肢输液。

（3）呼吸道并发症预防及护理：密切观察呼吸形态，定时翻身、拍背、吸痰保持呼吸道通畅尤为重要。同时做好床旁监测，尤其注意血氧饱和度变化，备好气管插管或气管切开用品及呼吸机等急救物品。为预防肺部感染，遵医嘱加入药物，加强雾化吸入每次2h。这样既可保持呼吸道湿化，又便于痰液吸出。定期做痰培养，以指导抗生素的应用，防止菌群失调引起的真菌感染。排痰前患者宜空腹，1h 前停止进食，以免食物倒流入气道而引起肺炎的发生。体位引流同时配合叩击、深呼吸及咳嗽，有助于达到祛痰的目的。

（4）消化道应激性溃疡的预防与监护：术后直接或间接导致植物神经功能紊乱，导致胃黏膜溃烂和出血。同时，糖皮质激素的应用可诱发上消化道出血，因此术后需观察和记录胃管内液体颜色。

（5）吞咽困难的护理：评估患者的意识状态、认知情况及营养情况。根据患者吞咽功能检查结果，确定针对性的康复护理措施。根据医嘱选择合适的食物，并保证摄入足够的营养及热量，必要时给予鼻饲饮食。根据患者的情况选择合适的体位和进食方法，发现呛咳及时处理。选择静脉高营养时，勿在同一静脉反复穿刺，以减少静脉血管内膜的损伤，避免下肢留置针。对中心静脉导管严格护理，正压封管防止血液反流、肝素封管、合理安排输入液体的顺序和速度有利于预防血栓形成。

（三）健康指导

（1）告知患者及家属在卧床期间定时翻身、拍背，预防坠积性肺炎，翻身过程中要严密观察患者的生命体征。

（2）指导患者家属发生呛咳后的处理方法。

（3）面部麻木患者应指导患者及家属如何防止烫伤。

（4）指导家属使用多种方式增强患者战胜疾病的信心。

（5）定时服药，观察药物的疗效及副作用。

（6）遵医嘱定期复查，如有不适随时复诊。

（7）预防下肢血栓的发生：长时间卧床患者，还要严密注意双下肢皮温、色泽、水肿及足背动脉波动情况，每天测量膝上、膝下固定平面的周径并做记录。术后早期活动可以促进下肢静脉血液回流，减轻血流瘀滞，因此可以预防下肢深静脉血栓的发生。

（8）足踝部功能锻炼：无法自主活动的患者，按摩患者下肢并做足踝被动运动。患者清醒后，应早期行主动运动。足屈伸、内外翻运动 30~35 次 /d，“环转”运动 15~20 次 /min。足踝被动运动方法：左手固定踝部，右手握住前足做踝关节屈伸运动、足内外翻运动和由屈、内翻、伸、外翻组合而成的“环转”运动，10~15 次 /d。

六、听神经瘤

【概述】

听神经瘤是指起源于前庭神经鞘的肿瘤，是颅内神经瘤最多见的一种神经鞘瘤，占颅内肿瘤的 7%~12%，占桥小脑角肿瘤的 80%~95%。多见于成年人，20 岁以下者少见，无明显性别差异，左、右发生率相仿，偶见双侧性。临床以桥小脑角综合征和颅内压增高征为主要表现，是良性肿瘤，早诊断早治疗效果好。

（一）病因

听神经瘤病因不详，可能与遗传因素、物理因素、化学因素等有关。

（二）临床表现

听神经瘤位于小脑脑桥角，病程长，首发症状几乎都是听神经本身的障碍。包括头昏、眩晕，单侧耳鸣及耳聋，耳鸣为高音调，似蝉鸣或汽笛声，并为连续性，常伴听力减退。详述如下：

（1）耳蜗及前庭症状表现为头昏、眩晕、耳鸣、耳聋。

（2）额枕部头痛伴有病侧枕骨大孔区的不适。

（3）小脑性共济运动失调，动作不协调。

（4）邻近颅神经受损症状，如病侧面部疼痛，面部抽搐、面部感觉减退，周围性面瘫。

（5）颅内压增高症状，如视神经盘水肿，头痛加剧，呕吐，复视等。

（三）辅助检查

有典型桥小脑角综合征和内耳道扩大者，即可确诊。

（1）颅骨 X 线检查：岩骨平片见内耳道扩大、骨侵蚀或骨质吸收。

（2）CT 及 MRI 检查：CT 检查显示为瘤体呈等密度或低密度，少数呈高密度影像。肿瘤多为圆形或不规则形，位于内听道口区，增强明显。MRI T_1 加权像上呈略低或等信号，在 T_2 加权像上呈高信号。第四脑室受压变形，脑干及小脑亦变形移位。注射造影剂后瘤实质部分明显均一强化，囊变区不强化。

（四）治疗原则

听神经瘤是良性肿瘤，如能完全切除，可获得永久性治愈。临床上由于听神经瘤与脑干毗邻，手术较为复杂。术后最常见并发症为面神经损伤，肿瘤大时可能伤及三叉神经、舌咽神经、迷走神经或脑干，出现暂时或永久周围性面瘫、吞咽困难、暴露性角膜炎等，伤及小脑后下动脉及小脑前下动脉导致延髓脑桥的部分软化是听神经瘤术后死亡的重要原因。

【护理措施】

（一）术前、术后护理

（1）三叉神经损伤者面部感觉丧失，嘱患者饮水、进食时需防止烫伤。

（2）有咽反射减弱或消失的患者，可发生吞咽困难，咳嗽无力，患者主动排痰困难，需按时翻身、叩背，随时吸痰，定时做雾化吸入，保持病房环境湿润，防止呼吸道阻塞和肺炎的发生。

（3）术后严密观察患者神志、瞳孔、生命体征的变化。尤其是呼吸和神志的改变，最为重要。

（4）手术后伴有面神经、三叉神经损伤、眼睑闭合不全、容易发生角膜溃疡，严重者有造成失明的危险。必要时滴眼药水和药膏、戴眼罩，甚至通知医生行眼睑缝合术，以保护眼角膜。

（5）术后 1 周出现患侧面部带状疱疹时，遵医嘱涂抹药膏，防止继发感染。

（二）健康指导

（1）听神经瘤由于手术创伤大，患者的恢复需要较长时间，告知家属需要有耐心，给予患者长时间的心理及家庭支持。

（2）告知家属及患者在滴眼药及眼膏时，要先清洁双手，保持手卫生，预防眼部感染，做好角膜的保护。

（3）患者出现面部感觉丧失后，需准备适宜温度的水和食物，防止烫伤。禁止使用热水袋热敷脸部。

（4）为患者选择易消化的饮食，奶粉、新鲜鸡蛋、食盐、麻油及鱼汤、肉汤、米汤、菜汤及新鲜果汁。

（5）定期复查，如有不适随时复诊。

（李中惠）

第三节 颅内外沟通肿瘤患者的护理

【概述】

颅内外沟通肿瘤是指源于颅内或颅外穿通颅底骨质和（或）硬膜造成颅内外沟通的肿瘤。发病隐匿，发现时往往肿瘤体积较大。由于肿瘤位置深，周边解剖关系复杂，神经血管交织，手术难度大，风险高，常需多学科协作完成。

（一）病因

（1）颅骨起源：骨或软骨，如脊索瘤，软骨瘤，软骨肉瘤。

（2）起源于颅内结构：如脑膜瘤、神经鞘瘤。

（3）起源于颅外结构：鼻窦、颞下窝、翼腭窝和咽旁间隙，如鼻咽纤维血管瘤、造釉细胞瘤、神经鞘瘤、神经纤维瘤和腺样囊性癌。

（二）临床表现

（1）局部症状：面部肿胀、鼻塞、鼻出血、眼球突出和头痛等。

（2）颅神经症状：面部麻木、复视、面瘫、听力丧失和声音嘶哑等。

（三）辅助检查

颅内外沟通肿瘤患者诊断需要做 CT、MRI 检查。

（四）治疗原则

颅内外沟通肿瘤治疗可采取手术治疗、放疗、化疗。

【护理措施】

（一）术前护理

（1）呼吸道管理：对颅底手术患者指导术后有效呼吸训练。

（2）吞咽困难的护理：颅神经麻痹是由于肿瘤直接压迫咽后壁引起的，早期患者可出现饮水呛咳，逐渐发展为吞咽困难、声音嘶哑等。如果吞咽困难持续时间过长则易引起患者的营养不良，影响患者对手术的耐受力。由于患者出现的吞咽困难是进行性的，一些患者能够摸索出一套适合自己的饮食，因此在评估患者的同时，还要了解患者在院外进食的情况，尽可能提供相应的饮食。指导患者正确的吞咽方法，合理进食，避免误吸引起呼吸道感染。对不能经口腔进食者应及时留置胃管给予鼻饲饮食，以保证患者的营养。

（3）口腔护理：颅神经受损严重的患者，口腔内分泌物可增多。应及时清理口腔内的分泌物，绝对保证患者呼吸道通畅。手术前 3 天，常规行口腔护理，漱口液（口泰）含漱。全面检查口腔，如有口腔黏膜溃疡，感染者应先对症治疗，减少术后并发症的发生。

（4）术前常规准备：包括交代基本情况，配血、术区皮肤准备、药物准备、禁食、禁水、仪器设备的准备等。

（5）心理护理：由于前侧颅底沟通肿瘤较大，临床症状重，患者及其家属的心理焦虑和恐惧更为突出，担心面部肿胀、眼球突出影响美观，担心手术能否成功或预后不理想，生活不能自理甚至死亡。因此，及时的心理疏导及护理尤为重要。应尽量为患者提供安静舒适的环境，给予关怀和指导。向患者介绍一些有关手术方法、疗效的知识。让患者与疗效好的患者沟通，增强战胜疾病的信心，消除其疑虑、恐惧心理，正确认识疾病并积极配合治疗。

（二）术后护理

（1）患者生命体征的观察：密切观察生命体征，出现问题及时通知医生。

（2）脑脊液漏的观察：脑脊液经由鼻腔、耳道甚至从眼部流出，是颅内外沟通瘤的严重合并症，可导致颅内感染，应密切观察。脑脊液漏患者，要卧床休息，患侧卧位，枕下应垫无菌小巾，一切操作应按无菌创口处理，防止感染。鼻漏患者禁用手掏、堵塞，不能用力咳嗽、打喷嚏，防污染脑脊液逆流入颅内，引起继发颅内感染。合并鼻漏患者，禁止从鼻腔吸痰，鼻漏未停止，不能从鼻腔插各种管道。遵医嘱按时给予抗生素。

（3）保持呼吸道通畅：当颅底沟通肿瘤较大，影响后颅神经、脑干时，考虑术后有呼吸困难的可能性。注意观察患者呼吸频率和深度，及监测血氧饱和度的变化。向患者解释保持呼吸道通畅的意义，指导患者进行深呼吸，定时给予翻身拍背，鼓励其咳嗽排痰。吞咽困难的患者必要时使用负压吸引器吸痰。当患者痰量较多黏稠位置深，且不易吸出，应遵医嘱给予药物以稀释痰液。当患者呼吸困难加重时，报告医生尽早行气管切开术。

（4）预防颅内感染：高热患者应及时采取降温措施，降温过程应密切注意病情变化，及时与医生联系。意识障碍或躁动卧床患者，加床栏，必要时可保护性约束。注意保持床单位干净整洁，每 2h 翻身 1 次，意识障碍较轻者要鼓励咳嗽，预防褥疮和坠积性肺炎。癫痫发作的患者，发作时在口腔中垫压舌板，预防舌咬伤。发作后要保持呼吸道通畅，可吸氧，及时通知医生颅内感染患者较易发生智能障碍后遗症，应注意尽早开始各种机能训练和康复治疗护理。

（5）眼部护理由于面神经受损，眼睑闭合不全，引起暴露性角膜炎。应注意要保护角膜，定时用氯霉素滴眼液滴眼 3 次，分别早、中、晚，每次 2~3 滴，并用无菌油纱或眼罩遮盖。如长期眼睑不能闭合可予以缝合。颅眶肿瘤切除后，可继发眼球突出，注意观察眼球突出的程度和视力情况。

（6）口腔护理：颅面联合切口，由于口腔内创口，必须加强口腔护理，保持口腔清洁。同时预防口腔内创口感染，促进创口愈合。应用生理盐水或口泰进行口腔护理，每天 2 次。操作时动轻柔地擦拭口腔，避免损伤创口而出血。

（7）心理护理：由于形象改变、复发可能、神经功能未恢复引起的情绪改变，患者需要家属心理支持才能提高生存信心。

（8）引流管护理：术后密切观察引流液的颜色、量、性质及引流管的固定位置。保持引流管通畅，避免堵塞、扭曲，指导患者翻身时，动作不宜过快，以防引流管脱出。搬动患者时，将引流管夹闭，防止引流液反流引起颅内感染。引流袋充满时及时更换引流袋，应注意严格无菌操作。当引流液的量不再增加或引流液呈较清亮的淡血性时，便可拔除引流管。如放置腰大池引流管的患者，脑脊液引流量过少，可能管路不通畅，而引流量过多，有可能发生脑疝的危险，都应该及时通知医生调整引流袋的高度。

（三）健康指导

（1）饮食指导：手术经上颌或经下颌入路的患者，由于口腔内创口，为避免创口感染，手术后避免早期经口腔进食。术中需要颅底重建，因早期经口腔进食，咀嚼动作牵拉硬膜，导致尚未完全修复好的硬膜撕裂，引起脑脊液漏，而继发中枢神经系统感染。为保证患者营养需要及避免创口感染，应延长留置胃管时间，一般需 2~3 周。给予米汤、牛奶、混合奶、肠内营养液、果汁等富含高热量、高蛋白、高维生素营养易吸收的鼻饲饮食。3 周后根据患者创口愈合情况逐步过渡到经口腔进食。

（2）康复训练：由于神经功能恢复需要较长时间，部分患者出院时依然留有部分神经缺失。因此，在出院时指导患者及家属，应加强功能锻炼，促进神经恢复。

（3）控制相应的疾病：控制糖尿病、肾功能不全等；有尿失禁患者要勤换尿垫，选择相应的产品，如失禁裤垫，纸尿裤，合理使用尿套、接尿器及便盆等。

（4）注意休息，保持良好心态：患者术后面部肿胀、眼球突出影响美观，告知家属要有耐心，理解患者。

（5）敷药：由于术后患者敷料在面部，告知在漱口和擦脸时保持敷料干燥，敷料湿了要及时通知医生和护士。

（6）用眼卫生：如避免用手揉擦，使用干净的毛巾等。

（李中惠）

第四节 脑血管病患者的护理

一、脑动脉瘤

【概述】

颅内动脉瘤，即动脉壁局限性异常扩张，是引起自发性蛛网膜下腔出血的主要原因。脑动脉瘤按其病因来分，有退行性、细菌性、损伤性、肿瘤性和动脉硬化性等，其中退行性动脉瘤占绝大部分，动脉硬化性动脉瘤多见于老年人，并伴有全身性动脉粥样硬化，其余几种均属少见。

（一）病因

脑内动脉血管壁局部存在相对薄弱的区域，受长期血流的冲击，逐渐向外膨胀形成气球样的局部血管扩张 – 动脉瘤。随着不断的血流搏动性冲击，动脉瘤逐渐增大，直至无法承受血流压力而破裂，血液流出血管弥漫至蛛网膜下腔，即形成蛛网膜下腔出血。部分动脉瘤虽未破裂，也可因少量渗血、体积大、血栓形成等造成相应的临床表现和症状。

（二）临床表现

绝大多数动脉瘤是在破裂出血产生难以忍受的剧烈头痛后而被检出的，未破裂病例可以因为局限性头痛、眼睑下垂、短暂脑缺血发作等症状，或其他疾病检查时偶然发现而诊断。

不同部位的颅内动脉瘤破裂出血可引起特定的临床表现。①颈内－后交通动脉瘤占颅内动脉瘤25%以上，常会引起动眼神经麻痹，出现如复视、眼睑下垂等。②前交通动脉瘤占颅内动脉瘤30%，压迫视交叉和（或）影响下丘脑而导致视力视野变化、尿崩、低钠等水、电解质紊乱。③大脑中动脉动脉瘤约占20%，50%的病例合并脑内血肿，30%可出现偏瘫偏身感觉障碍等神经系统定位体征。

颅内动脉瘤破裂后的死亡率为40%~50%。出血后3天后即可出现血管痉挛，2周内约1/3患者易发生再破裂出血，是颅内动脉瘤致死致残率较高的主要原因。

（三）辅助检查

CT检查是蛛网膜下腔出血首选的、最可靠、最安全、最便捷的辅助检查方法。尽管CTA（CT血管成像）和MRA（MR血管成像）对于颅内动脉瘤诊断的特异性和敏感性均可达到90%以上，全脑血管造影仍然是颅内动脉瘤诊断最确切的诊断方法和金标准。约有1/3的颅内动脉瘤为多发，检查后应对颅内血管逐一确认，以避免漏诊。腰穿由于可导致颅内压波动而诱发动脉瘤破裂，目前已经不再作为蛛网膜下腔出血的首选检查。

（四）治疗原则

（1）手术治疗：为了预防动脉瘤再出血和血管痉挛的发生，目前破裂动脉瘤最佳手术治疗时间应在3天内。

（2）介入治疗：动脉瘤的治疗目的是为了防止动脉瘤发生出血或再出血，治疗方式可采用开颅手术夹闭和血管内介入栓塞。

【护理措施】

（1）绝对卧床休息，一般颅内动脉瘤在第1次出血后7~14天，由于血块溶解现象，常易发生第2次出血，因此卧床休息时间不应少于3周。

（2）避免不良刺激，不要用力咳嗽或情绪过分激动等。

（3）经常给缓泻剂，防止因大便干燥而增加腹压、使动脉瘤再次出血。

（4）结扎颈总动脉或颈内动脉，术后可发生脑缺氧脑血栓形成。应常规吸氧24h，并严密观察病情，如有意识变化，肢体逐渐偏瘫或麻木，及时通知医生再次手术。

（5）术后防止静脉血栓，及时应用血液循环驱动泵。

（6）保证患者安全，加床栏，同时告知患者不要单独外出活动或锁上门洗澡，以免发生意外时影响抢救。

（7）密切观察患者生命体征、瞳孔及神志变化，注意有无颅内压增高迹象。

（8）注意动脉瘤栓塞治疗后有无脑缺血并发症。

（三）健康指导

（1）术后择期复查全脑血管造影，了解手术情况。

（2）控制好血压、血糖、血脂，合理使用抗血小板药物。

（3）积极治疗和预防原发病。

（4）积极进行康复锻炼，主要为语言及肢体功能等。

（5）发生头疼、呕吐、意识障碍、偏瘫时及时就诊。

二、脑血管畸形

【概述】

脑血管畸形是脑血管先天性、非肿瘤性发育异常；是指脑血管发育障碍而引起的脑局部血管数量和结构异常，并对正常脑血流产生影响。破裂出血主要表现为脑内出血或血肿。多见于年轻人，确诊年龄平均20~40岁。

（一）病因

脑血管畸形是颅内血管床的发育畸形，表现为颅内某一区域血管异常增多。胚胎期如有某种因素影响其原始脑血管网正常发育，毛细血管不健全，动静脉直接相通造成短路，发展成为脑动静脉畸形。

目前一般分为四型：动静脉畸形、毛细血管扩张、静脉血管瘤和静脉曲张；海绵状血管瘤。其中以动静脉畸形最多见，约占半数以上脑动静脉畸形多见于青年人，以20~40岁青壮年人发病率最高，男性比女性多见。

（二）临床表现

（1）一般症状：搏动性头痛，多位于病侧，可伴颅内血管杂音。

（2）出血：常为首发症状，表现为蛛网膜下腔出血或脑内血肿。

（3）癫痫：可为首发症状或见于出血后，多为全身性发作或局限性发作，局限性发作有定位意义。

（4）局部症状：幕上病变者可有精神异常，偏瘫、失语、失读、失算等；幕下者多见眩晕、复视、眼颤及步态不稳等。

（三）辅助检查

（1）X线检查：头颅平片可显示颅内板受侵蚀及脑膜中动脉迂曲变宽，提示畸形血管。

（2）CT检查：可发现血肿及提示畸形血管的可能性。

（3）MRI检查：诊断脑血管畸形MRI检查优于CT检查，不仅能显示畸形血管及其与周围脑组织的关系，还可区别出血与钙化。

（4）脑血管造影（DSA）检查：DSA检查是本病最可靠和主要的诊断方法，并能行血管内介入治疗。

（四）治疗原则

（1）手术治疗主要是畸形血管团及血肿清除术。

（2）血管内介入治疗。

（3）立体定向放射治疗（γ－刀，X－刀）。

（4）对症治疗，如抗癫痫、止痛等。

（5）康复治疗。

【护理措施】

（一）术前护理

（1）严密观察患者血压变化。

（2）准时给予抗癫痫药物，及时发现癫痫发作先兆。

（3）将患者安置在安静、空气新鲜的病室，限制探视，绝对卧床休息，避免情绪激动、用力咳嗽等诱因，防止破裂出血。

（4）维持规律的排便时间，避免因大便干燥而用力排便而增加颅内压，导致脑血管畸形出血的发生。

（二）健康指导

（1）合理膳食：了解患者每天大便情况，有便秘患者，鼓励患者多食粗纤维食物、蔬菜和水果，保持大便通畅，必要时给予缓泻药，以促进排便。维持规律的排便时间也有利于康复的训练。

（2）控制血压、血糖、血脂，合理使用抗血小板药物。

（3）出院后 3 个月复查造影。

（4）规律生活，避免用力、激动、暴饮暴食和酗酒，以防蛛网膜下腔出血或脑出血。对高血压和癫痫发作者，遵医嘱按时服用降压药及抗癫痫药。

三、自发性蛛网膜下腔出血

【概述】

自发性蛛网膜下腔出血，是由于多种原因引起的脑血管突然破裂，使血液进入颅内或椎管内的蛛网膜下腔所引起的综合征。它并非一种疾病，而是某些疾病的临床表现，其中 70%~80% 属于外科范畴。临床上将蛛网膜下腔出血分为自发性和外伤性两类。自发性蛛网膜下腔出血占急性脑血管意外的 15% 左右，以下以自发性蛛网膜下腔出血为例说明。

（一）病因

脑内的血管破裂出血后血液流入蛛网膜下腔，称为蛛网膜下腔出血。蛛网膜下腔出血的原因：

（1）颅内动脉瘤，40~60 岁好发。

（2）动静脉血管畸形，20~30 岁好发。

（3）此外还有高血压动脉硬化、血液病、烟雾病、等次要原因。有约 1/10 的患者原因不明。诱发因素有高血压、排便用力、咳嗽、抬举重物、情绪激动等等。蛛网膜下腔出血常突然发生，不分昼夜。

（二）临床表现

（1）头痛：见于 80%~95% 患者，突发，呈劈裂般剧痛，遍及全头或前额、枕部，再延及颈、肩腰背和下肢等。Willis 环前部动脉瘤破裂引起的头痛可局限在同侧额部和眼眶。屈颈、活动头部、声响和光线等均可加重疼痛，安静卧床可减轻疼痛，头痛发作前常有诱因：如剧烈运动、屏气动作或性生活，约占发病患者数的 20%。

（2）恶心呕吐、面色苍白出冷汗：约 3/4 的患者在发病后出现头痛、恶心、呕吐。

（3）意识障碍：见于半数以上患者，可有短暂意识模糊至昏迷。17% 的患者在就诊时已处于昏迷状态。少数患者可无意识改变，但有畏光、淡漠、怕响声和振动等表现。

（4）精神症状：表现为烦躁、谵妄等。

（5）癫痫：20% 的自发性蛛网膜下腔出血患者可出现癫痫症状。

（三）辅助检查

（1）CT 检查：CT 检查是目前诊断蛛网膜下腔出血的首选检查。

（2）脑血管造影：脑血管造影仍是本病的标准诊断方法。一般应行血管造影，以免遗漏多发动脉瘤或伴发的动、静脉畸形。

（四）治疗原则

（1）一般治疗：急性期，患者应绝对卧床休息，可应用止血剂。头痛剧烈者可给止痛、镇静剂，并应保持大便通畅。当伴颅内压增高时，应用甘露醇脱水治疗。

（2）手术治疗：尽早针对病因治疗，如开颅动脉瘤夹闭或动静脉畸形切除。

（3）介入治疗。

【护理措施】

（一）术前、术后护理

（1）绝对卧床 4~6 周，密切观察生命体征的变化，特别是意识和瞳孔变化，做好记录及交接班。

（2）避免一切血压升高和颅内压增高的因素（用力排便、咳嗽及情绪激动等）。保持病房环境安静、安全、舒适。

（3）头疼的护理：不同原因引起患者头疼应给予不同处理。颅内压增高引起的头疼多出现在术后 2~4 天，常为波动性，伴有呕吐，应给予降颅压处理。若为术后血性脑脊液刺激脑膜而引起的头疼，术后早期需腰穿引流，至脑脊液转清。术后无论何种原因引起的头疼都不宜轻易使用吗啡或哌替啶。因此类药物抑制呼吸，且有缩瞳孔的作用，影响对病情的观察判断。

（二）健康指导

（1）向患者解释头疼的原因，告知患者及家属绝对卧床休息及严格限制探视的重要性。告知患者情绪与疾病的关系，教会患者放松情绪的方法。

（2）监测生命体征特别是血压变化，预防再次出血。

（3）严格遵医嘱按时服药，定期门诊复查。告知女性患者病后 1~2 年避免妊娠及分娩。

（4）保持大便通畅。偏瘫患者要加强肢体锻炼，养成良好的卫生习惯，以良好的心理、生理状态恢复健康。

四、高血压脑出血

【概述】

高血压脑出血是指脑内动脉、静脉或毛细血管破裂引起脑实质内出血的一种自发性脑血管病，具有高血压特性。高血压脑出血是一种高发病率、高致残率和高致死率的全球性疾病，是危害人类健康既常见又严重的疾病。

（一）病因

（1）根据血管病理改变：常见有微动脉瘤或者微血管瘤、脑动静脉畸形（AVM）、淀粉样脑血管病、动脉瘤、颅内静脉血栓形成、脑膜动静脉畸形、特异性动脉炎、真菌性动脉炎、烟雾病和动脉解剖变异等。

（2）根据血流动力学改变：有高血压和偏头痛。血液因素有抗凝、抗血小板或溶栓治疗、嗜血杆菌感染、白血病、血栓性血小板减少症等。

（3）其他原因：颅内肿瘤、酒精中毒及使用交感神经兴奋药物等。

（4）原因不明：如特发性脑出血。

（二）临床表现

（1）出血前多无预兆，50%的患者出现头痛并很剧烈，常见呕吐、出血后血压明显升高。

（2）临床症状体征因出血部位及出血量不同而异，基底节、丘脑与内囊出血引起轻偏瘫是常见的早期症状，出血量大可致“三偏”症状，即偏瘫、偏盲、偏身感觉障碍。

（3）临床症状常在数分钟至数小时达到高峰。

（4）约10%高血压脑出血患者出现癫痫发作，常为局灶性；重症者迅速转入意识模糊或昏迷。

（三）辅助检查

CT、MRI检查可帮助诊断，不仅可以早期确诊，而且能够了解精确的出血部位、出血量、波及范围、有无脑室穿破以及血肿周围脑组织情况。

（四）治疗原则

（1）内科治疗：止血、脱水降颅压治疗、对症治疗等。

（2）外科治疗：一般幕上血肿量在30ml，幕下10ml或以上者，应积极考虑手术治疗。手术治疗的目的在于消除血肿、降低颅内压，解除脑疝的发生和发展，改善脑循环，促进受压脑组织的及早恢复。

【护理措施】

（一）术前、术后护理

（1）急性期应绝对卧床休息（4~6周），不宜长途运送及过多搬动，翻身时应保护头部，动作轻柔得体，以免加重出血。

（2）神志不清，躁动及合并精神症状者，加护栏并适当约束，防止跌伤。

（3）抬高床头15°~30°，以利于静脉回流，使颅内压下降，减轻脑水肿。

（4）昏迷患者平卧，头侧卧位，取下活动性义齿，以防误吸，确保呼吸道通畅。

（5）有血肿腔引流的患者应观察引流量颜色，引流袋每24h更换1次。

（6）特别注意血压情况，血压超过21kPa/13kPa（160mmHg/100mmHg）应给予降压处理，血压下降应注意补充液体入量，注意有无心脏合并症及消化道出血等。

（7）不能进食者术后3~5天开始鼻饲，严密观察有无消化道出血；使用激素的患者，应注意有无腹胀、血下降、肠鸣音亢进；消化道出血者可鼻饲止血药。

（8）遵医嘱保证各种药物按时输入。输液速度应缓慢（除外降颅压药物），每天入量一般为

1 500~2 000ml，注意水、电解质的平衡，补充足够的入量。

（9）偏瘫患者需加床栏保护。护士操作和护理结束后及时加床栏，必要时用保护带约束肢体（需要家属填写同意书），酌情遵医嘱应用镇静药。

（10）术后出现尿潴留，留置导尿管时须注意无菌操作，每天做会阴擦洗 1~2 次，用 0.02% 的碘伏棉球消毒，定时更换尿袋及导尿管，必要时遵医嘱做膀胱冲洗。

（二）健康指导

（1）绝对卧床 4~6 周。

（2）说明引起颅压突然升高的诱因并预防。戒烟酒，不饮浓茶、咖啡。避免着凉，保持情绪稳定，避免激动运动，不要激烈活动，预防便秘。

（3）低盐饮食，避免加重脑水肿。多食高粗纤维饮食，保持大便通畅。

（4）如有下列情况及时通知医生：剧烈的头痛，喷射性呕吐，意识改变；呕血，便血，排便困难；尿量明显减少；突然憋气或泡沫样痰。

（5）讲解褥疮的预防方法，翻身、按摩的注意事项，动作要轻柔。

（6）告知家属功能恢复的方法，示范瘫痪肢体放置功能位和功能锻炼的方法。①告知患者及家属如何预防跌倒及烫伤：卧床患者无家属在床旁时，需要的物品应放置在患者床头随手可取之处。对生活不能自理或部分自理的患者应告知不能使用热水袋，不要自己倒热水。②运动性失语患者语言能力的恢复：主要通过多与患者讲话来完成，要求患者不能用体语，尽量用语言表达自己的需求。首先要求患者从发“啊”“哈”等容易发音的字开始，也可以用咳嗽、吹纸、吹火柴等方法诱导发音。然后要求患者学说数字，以及常用的单字如“你”“我”“他”“吃”“喝”“要”等。待患者能清楚地说出单字时，再说双音词，如“你好”“我要”“吃饭”“喝水”等，最后指导患者学说短语、短句及长句。在患者发音时，让其通过镜子观察自己发音时的口形，来纠正发音时的错误，或通过录音机将自己的发音与正确的发音做比较纠正。③感觉性失语患者语言能力的恢复：A. 手势训练法：护士用语言配合手势进行训练，如教患者说“洗脸”一词时，边说边用毛巾做抹脸的动作，反复多次，直至患者能清楚地说出“洗脸”时，再换另一个词；B. 刺激训练法：每天让患者听音乐，应选择其喜欢的音乐，5 次 /d，10min/ 次，多途径诱导刺激来恢复患者的语言能力。

无法自主活动的患者：按摩患者下肢并做足踝被动运动。患者清醒后：早期指导患者行足踝主动运动。足屈伸、内外翻运动 30~35 次 /d，“环转”运动 15~20 次 /min。足踝被动运动方法：左手固定踝部，右手握住前足做踝关节屈伸运动、足内外翻运动和由屈、内翻、伸、外翻组合而成的“环转”运动，10~15 次 /d。

五、颈动脉狭窄外科治疗的护理

【概述】

颈动脉狭窄是指血液由心脏通向脑和头其他部位的主要血管出现狭窄。颈动脉狭窄多由于颈动脉的粥样斑块导致的颈动脉管腔狭窄，发病率较高，60 岁以上人群中患颈动脉狭窄者约占 9%，多发生于颈总动脉分叉和颈内动脉起始段。有些狭窄性病变甚至可能逐渐发展至完全闭塞性病变。颈动脉狭窄可以通过药物控制、支架重建或外科手术治疗。

（一）病因

颈动脉狭窄可因高血压、高血脂、高血糖、吸烟、代谢异常等因素引起。

（二）临床表现

（1）管腔不光滑，易形成栓子，或斑块脱落后移到远端形成栓塞，从而引起脑梗死。

（2）管腔狭窄，血流不足，脑部缺血。临床表现为单眼黑蒙、反复 TIA 发作、肢体功能障碍，颈部听诊可闻及杂音。

（三）辅助检查

（1）颈部彩色多普勒：作为初筛检查。

（2）CT 血管成像（CTA）：无创血管检查。

（3）MR 血管成像（MRA）：无创血管检查。

（4）DSA 检查：DSA 检查是诊断颈动脉狭窄的金标准

（四）治疗原则

颈动脉狭窄目前外科治疗的主要方式：

（1）颈动脉内膜剥脱手术（CEA）：颈动脉内膜剥脱手术是开放手术，需全麻，颈部有切口。

（2）颈动脉支架成形术（CAS）：颈动脉支架成形术是微创介入血管内手术，需局麻。

【护理措施】

（一）术前护理

（1）术前心理护理：治疗前，患者可产生焦虑为主的心理应激反应。出现焦虑会引起血压升高，影响手术的顺利进行及术后的恢复。术前要有针对性的加强心理护理。

（2）护士向患者及家属讲解手术的目的、意义、优点、操作过程、以往成功病例，除以上内容外，还要告知术中可能发生的不适，并指导患者术中配合的正确方式。消除患者的顾虑，使其平静地接受治疗。

（3）提供费用咨询，增加安全感。手术在脑血管造影室完成，由主管医生和护士全程陪同，免除患者及家属的后顾之忧。

（4）协助患者完成术前检查、评定及记录好双侧足背动脉搏动情况，以便术后观察时进行比较。

（5）向患者说明术后制动的意义，术前 2 天训练患者在床上大小便。

（6）检查术野的皮肤，按穿刺部位做好双侧腹股沟、腋部和腕部的毛发处理，注意检查穿刺部位远端动脉搏动情况。

（7）术前排空大小便，必要时给予导尿或灌肠；更换干净的病号服，取下项链、义齿和其他饰物。

（8）术前做好各种器材、药物、敷料和沙袋等准备。

（二）术后护理

（1）监测血压：20%~30% 的患者术后有血压和心率下降，因此血压的监测尤其重要。又因术中患者的颈动脉窦受影响，可出现一过性心率血压下降。术后及时纠正低血压和心率过缓，可预防术后脑缺血。血压常在术后 1 周左右回到术前水平。

（2）观察患者的神志和肢体语言等神经功能，与术前比较。

（3）局部血肿、渗血的观察：询问患者是否下肢疼痛，观察穿刺点是否有渗血，肿胀或瘀斑，弹力绷带的松紧度。

（4）穿刺点观察：术后定时观察下肢皮温和足背动脉的搏动，血管活动减弱时，皮温首先要变凉，及早发现，及时处理避免患者下肢坏死。

（5）下肢制动：下肢制动需 24h。若穿刺点行血管缝合则制动 4~6h。患者的腿部保持伸直状态。下肢用约束带，以防患者不自主伸缩穿刺侧下肢导致穿刺点渗血。

（6）2kg 沙袋压迫穿刺点 6h。

（7）术后肾功能护理：支架手术需要造影剂，造影剂对肾功能有一定影响。术前宣教、输液水化及术后早期嘱患者多饮水和适当补液以促进造影剂排出。记录 24h 尿量，观察尿色及肾区疼痛情况。24h 尿量应在 2 000ml，若术后尿潴留应及时导尿。

（8）术后严重并发症的观察。脑过度灌注综合征：严重狭窄和伴有高血压患者，由于脑动脉突然扩张，颅内血流量明显增多，可导致脑过度灌注综合征，表现为头痛、恶心、呕吐、癫痫、意识障碍，严重者突然昏迷，出现颅内出血，预后差。早发现早处理可预防严重神经功能障碍。

（三）健康指导

（1）术后需建立良好的生活习惯。

（2）控制好血压、血糖、血脂，合理使用抗血小板药物，避免再狭窄。

（3）脑动脉的任何部位均可出现动脉硬化斑块，某些部位的斑块外科手段不可治疗。

（4）嘱患者定期复查，了解血管状况，及时处理；出院后指导患者使用抗血小板药物的注意事项，要全面具体，且患者能复述。

（5）嘱患者术后至少要口服二联抗血小板药物 3~6 个月，最后减至一种药物终身服用。嘱患者不可擅自加减药物，需要在医生的指导下用药。

（李中惠）

第五节　椎管内肿瘤患者的护理

【概述】

椎管内肿瘤包括起源于椎管内不同组织如脊髓、神经根脊膜或椎骨的各种瘤样病变。小儿椎管内肿瘤的发病率较颅内肿瘤明显降低，其中成人较为常见的脊膜瘤和神经纤维瘤在儿童中尤为罕见，而胚胎残余组织的肿瘤（上皮样囊肿和皮样囊肿）则好发于儿童期。椎管内肿瘤可发生在脊椎的任何节段，临床主要表现为肿瘤所在平面的神经根损害及该水平以下的长束受累的症状和体征。

（一）病因

椎管内肿瘤有原发或继发椎管内肿瘤可发生在脊椎的任何节段，因胸段最长故肿瘤的发生率也相应较高。各种肿瘤有其特有的好发部位，如上皮样囊肿和皮样囊肿多发生在腰骶段；而神经胶质瘤则胸腰段和胸段多见；肉瘤及神经节细胞瘤多见于硬脊膜外；肠源性囊肿以颈段硬膜下脊髓外、脊髓腹侧多见，可与髓内皮样囊肿并发。

椎管内肿瘤可压迫脊髓神经根引起各种神经功能障碍、压迫血管，造成脊髓水肿、变性及坏死，从而引起不同程度的脊髓压迫综合征。

（二）临床表现

神经根痛常是椎管内髓外占位病变的首发定位症状。疼痛常沿神经根分布区域扩展，于四肢呈线条状，于躯干呈带状分布。可累积一根或多根神经根。这种疼痛多呈阵发性，每次发作历时短暂，由数秒到数分钟不等，可反复出现。脊髓部分受压期出现痛温觉的减退或消失，深感觉、触觉减退及感觉性共济失调。运动传导束的受累表现为肢体无力或瘫痪，肌张力增强，腱反射亢进以及病理反射阳性等。

（1）神经根痛：压迫早期可引起神经根痛，疼痛部位固定且沿神经根分布区域扩散，咳嗽、打喷嚏和用力大便时加重，部分患者可出现夜间痛或平卧痛。

（2）脊髓半切综合征：压迫进展期可引起脊髓半切综合征，患者表现为受压平面以下肢体的运动和感觉障碍。

（3）脊髓横贯损害：脊髓完全受压期可造成脊髓横贯损害，患者表现为压迫平面以下的运动、感觉和括约肌功能完全丧失，直至完全瘫痪。

（三）辅助检查

（1）MRI 检查：MRI 检查有平扫和强化两种方法，可清晰地显示脊柱和脊髓全貌，了解病灶和周围结构改变，脊髓有无变性等，可作为首选检查。

（2）CT 检查、脊髓造影：CT 检查有平扫和强化，但脊髓造影加 CT（CTM）检查更有意义。CTM 检查和脊髓造影属有创伤性检查，在病灶的定位以及显示骨性改变，如骨质增生、椎管狭窄等方面优于 MRI 检查。

（四）治疗原则

（1）手术治疗：椎管内肿瘤尤其是髓外硬膜内肿瘤属良性，一旦定位诊断明确，应尽早手术切除，多能恢复健康。髓内室管膜瘤术中借助于显微镜有利于肿瘤完全切除。髓内胶质细胞瘤与正常脊髓分界不清，只能部分切除，但必须充分减压，缓解脊髓压迫症状，以获得较长时间症状缓解。硬脊膜外的恶性肿瘤，如患者全身情况好，骨质破坏较局限，也可手术切除，术后辅以放射治疗及化学治疗。

（2）放射治疗：凡属恶性肿瘤在术后均可进行放疗，多能提高治疗效果。放射剂量为 4~5kR 肿瘤量，疗程为 4~5 周。

（3）化学治疗：胶质细胞瘤用脂溶性烷化剂如卡莫司汀（BCNU）治疗有一定的疗效。转移癌（腺癌、上皮癌）应用环磷酰胺、氨甲蝶呤等。

【护理措施】

（一）一般护理

（1）椎管内肿瘤患者术后卧硬板床，保持床垫的清洁，干燥，平整。高位颈髓肿瘤患者严密观察呼吸改变，保持呼吸道通畅，防止肺部感染。

（2）对大便失禁的患者保持局部干燥，清洁。对于皮肤感觉障碍的患者，禁止使用冰袋，热水袋，防止冻伤及烫伤的发生。

（3）留置胃管者，按鼻饲护理常规。椎管内肿瘤患者术后常引起胃肠功能紊乱，延缓性胃肠麻痹，腹胀严重，可行肛管排气等。

（4）预防褥疮：防止患者身体下滑，平卧时如需抬高床头，一般不超过30° 。鼓励、指导患者进行力所能及的活动。每2h翻身1次，选择合适的座椅，如果患者上肢强壮，鼓励患者每坐30min支撑起身体10s，以减少坐骨产生压疮的机会。不盲目地为患者进行局部按摩，防止肌肉的机械性损伤。观察皮肤健康状况，去除压疮危险因素，尽早预防、治疗。

（5）降低感染的机会：严格掌握留置导尿指征，考虑其他替代方法。男性尿失禁患者可采用外收集装置，如尿套。脊髓损伤患者可采用间歇性导尿。必须采用留置导尿时，缩短留置尿管时间，选择合适的导尿管。

（二）专科护理

（1）严密观察病情变化：患者麻醉清醒后如出现背部及四肢疼痛难忍，感觉障碍平面上升，四肢肌力下降等表征，提示有可能出现术后血肿及水肿。

（2）及时观察创口引流情况：创口渗出较多时要及时更换敷料，保持引流管固定稳妥，早期适当挤压引流管有利于液体的引出，或接负压引流袋。

（3）对肢体功能障碍的患者，术后及早进行肢体功能锻炼：指导家属协助患者保持正确的姿势，建议采取屈膝屈髋90°，两腿前后分开，避免局部突出，身体下面的臂向前略伸，身体上面的臂向前略伸，与腋呈30°，使身体最大程度与床表面接触，减轻压力；避免摩擦力和剪切力，防止患者身体下滑，平卧时如需抬高床头，一般不超过30°。

（4）预防便秘：指导患者食用富含膳食纤维但易消化的饮食，鼓励患者多饮水，训练患者床上大小便，指导患者使用便盆。严重便秘者使用开塞露或服用通便药物。创造适宜的排便环境，帮助患者拉窗帘等。

（5）排尿的护理：准确记录24h出入量。排尿困难者，可协助患者床上排尿。指导患者进行盆底肌肉功能训练，争取术后早日拔除尿管。研究证实，预防泌尿系感染有效的措施是：限制置管时间，插入时严格无菌操作技术，保持密闭引流。因此要使用密闭性抗反流尿袋，延长更换尿袋的间隔即每周更换1次，不常规进行膀胱冲洗。

（三）健康指导

（1）术后严格按时间按部位正确佩戴颈托或腰托。

（2）积极进行功能锻炼，早期保持肢体功能位，病情允许可在10天后下床活动。后期借助一些辅助设施，进行肢体的被动活动，培养自理能力，提高生活质量。加强对家属及患者有关压疮知识的教育，指导患者家属保持患者正确卧位。

（3）告知患者如何预防褥疮：保持衣物、床单位整齐、平整、干燥。翻身时避免拖、拉、推动作，扶抱或转移患者时，避免患者身体与床铺发生摩擦或碰撞。避免过重被褥、暖水袋等物品压迫身体，必要时可使用支被架。避免患者指甲过长或佩戴各种饰物，以防损伤皮肤。如有失禁现象，应及时清洗，勤更换尿不湿，不使用破损的便器，抬高患者的臀部，防止骶尾部与便器的摩擦，避免硬塞、硬拉，必要时在便器边缘垫上软纸、棉垫或者留置尿管，保持皮肤干爽。保持皮肤清洁，定期擦洗，避免使用刺激性的清洁剂及油性过大的皮肤保护剂，以防损伤皮肤，影响皮肤的抵抗力及透气性。

（4）胃肠功能恢复前禁食产气食物，防止引起腹胀。

（5）术后遵医嘱服药，3 个月复查 CT 检查。

（6）多进食有营养、高蛋白质饮食，如牛奶、鸡蛋、瘦肉、鱼、豆类等，以保持皮肤健康。

（7）对由于疾病原因导致术后大小便不能控制者，应告知患者及家属术后需要一段时间才能恢复；对终身不能恢复者，护士应做适当的心理咨询。

（李中惠）

第十章

手术室护理

第一节 手术室护理工作

【概述】

手术是临床外科系统治疗疾病的一种重要手段。围手术期护理工作，包括从患者决定手术，接受手术以及麻醉苏醒后，直到手术患者出院的全过程。随着社会的发展和进步，手术室护理人员的角色、职责、功能都在发生着转变。服务范围也在不断地延伸、扩大，不仅局限在手术室内，而且延伸到手术前后的护理指导。在此期间，护理人员不仅为患者提供直接护理指导，同时还需与患者和家属保持良好的沟通，以便获得患者和家属的理解和支持，为患者身体健康创造良好的环境。

手术室护理人员应在病房对手术患者进行术前访视、术后随访工作，使手术患者真正获得连续的，无间歇的整体护理。另一方面，根据患者的生理、心理、社会、文化、精神等多方面的需求，设计个体患者的最佳护理计划并使计划实施。手术无论大小，均被视为生活中的急性事件，作为应激源，刺激机体产生程度不同的应激反应，影响麻醉与手术的顺利进行以及术后康复。“手术安全”现已成为WHO制定的第二次全球患者安全挑战行动，卫生部2008年颁发的《医院管理评价指南》中明确指出：各级医疗机构，对围手术期护理的患者要有规范的术前访视和术后支持服务与程序。

【护理措施】

（一）术前访视

术前访视是手术室整体护理的一部分，是手术室护理人员将医学知识、心理学知识和社会学知识综合运用于手术患者术前护理的实践过程。主要是为了调节患者的生理、心理和社会状态，以利于患者手术的顺利进行，促进患者的早日康复。

1. 术前访视目的

（1）了解患者心理问题，以提供正确心理疏导。

（2）了解患者基本情况和特殊情况，以便提早准备。

（3）提高护理人员专业水平和独自处理和解决问题综合能力。

（4）介绍手术患者进出手术室的时间以及术后有可能在麻醉复苏室、ICU暂时留观的目的，消除恐惧。

（5）告知患者术中特殊体位，必要时指导患者术前练习。

（6）告知患者术后身体可能有何种管道，各种管道作用。

2. 访视时间及访视者

一般选择术前1天下午由承担手术的巡回护士或器械护士到病房实施一对一或集体式的术前访视，使患者对手术的相关信息有一定程度的了解，有利于缓解患者的焦虑、恐惧情绪，稳定生命体征。由于手术室护理人员每天手术结束时间不同，访视时间难以固定，因此，患者的访视率和访视效果得不到保证。亦可选择由经过专业知识、健康教育、人际交往等方面培训的手术室专科护理人员，或专职护理人员来担任，针对患者关注的问题进行规范指导，增强访视效果，减少因解释不当造成的误解。

3. 访视形式

（1）口头解释：目前仍然是术前访视的主要形式，其优点在于简明扼要并易于开展。但由于语言本身具有随意性大，难以规范的特点，访视效果与患者文化程度、理解能力以及访视护理人员的知识结构、语言表达能力有关。

（2）访视宣教单（手册）：根据不同的手术专科特点，设计出不同的访视宣教单（手册），对重要的内容通过文字材料加强宣教，可以较有效地弥补口头解释的不足。

（3）图片：将手术室的环境、设施以及手术流程，手术体位等拍成照片，访视时给患者观看，直观的图片更易于患者接受和理解。

（4）现代化多媒体手段：多媒体技术集图、文、影像为一体，通过直观、生动具体的方式刺激患者的视觉和听觉，增加手术患者对手术相关知识的感性认识，有效地表达口头讲述难以表现的内容，充分使访视内容形象化、多样化，激发手术患者的学习兴趣和加深记忆。

4. 访视内容

手术室护理人员的访视内容主要是从患者离开病房到术后回到病房这一时间段的相关信息，除患者的基本情况外，应包括对患者心理状况及社会支持状况的评估和手术流程信息，感觉及不舒适信息的详细介绍。如手术室内有些仪器会发出较大的声响属于正常现象等信息，从而让患者在术前对手术有充分的了解，消除患者的疑虑，减轻患者的焦虑和恐惧心理，以最佳状态接受手术。目前，术前访视存在术前访视内容不完善，缺乏统一的指导和参考标准的问题，亟待建立一套科学、规范、统一的术前访视内容标准，从而确保术前访视工作的落实，保证访视效果和质量，避免漏项和重复，促进护患双方的有效交流和沟通，以提高手术安全。

（二）术中护理

从患者入手术室到离开手术室，手术组成员应全程关心患者的安全和舒适度。同时，手术室护理人员要为手术医生准备好手术所需的器械、设备及周围环境。手术组成员协调一致的工作，为患者获得最大程度的恢复奠定了基础。

1. 患者的接收

手术当天手术室负责接送的人员，应将手术患者由病区接到手术室接受手术，患者到手术室后始终应该有工作人员照顾，患者独自躺在手术转运床或手术床上时应固定好保护带和围栏；进入手术室后，巡回护士要热情接待，尽量减少患者进入手术室的陌生感、无助感。

2. 患者的核查

（1）患者识别方法：对手术患者的核查是保证患者安全，尊重生命的重要手段，所有相关人员都应该积极通过适当的流程保证外科手术患者手术治疗的正常进行。目前通常采用电子腕带、主动与患者沟通、通过家属或陪伴者确认等几种方式识别患者。

（2）“time out”（术前暂停期）：2004 年，由国际医疗机构评审联合委员会（JCAHO）提出的一个新概念——术前暂停期。它认为：所有的错误手术都是可以预防且必须预防的，并制订了预防错误手术的通用方案（uinversal protocol），强制要求通过其认证的医疗机构予以执行。2009 年 2 月，卫生部组织专家认真讨论，提出了“手术安全核查表与手术风险评估表”作为一项医疗核心制度向全国推广，把“time out”这个新概念应用到“手术安全核查表”中，作为“手术安全核查表”的一个程序。“Time out”最明确的目的是减少医疗事故，同时给所有参与的医护人员一个表达自主意见的机会，以增强团队协作意识。WHO 推荐使用的外科手术安全核查表（表 2-6）

表2-6 WHO推荐使用的外科手术安全核查表

麻醉诱导前	切皮前	患者离开手术室前
（至少护理人员与麻醉师） 已确认患者身份、手术部位 手术名称和手术知情同意 □是 ---------------------- 麻醉药及麻醉仪器已检查 □是 ---------------------- 患者脉搏血氧饱和度已测定 □是 ---------------------- 患者有： 已知过敏史 □有 □无 困难气道的危险 □无 □有，并已做相应预防措施 失血量有大于500ml的危险（儿童7ml/kg） □无 □有，并开通二路或中心静脉	（护理人员、麻醉师及外科医生） 护理人员口头确定 □手术名称 □器械、纱布、针数量 □标本标签 （大声读出标本标签内容，包括患者姓名） ------------------------ 外科医生、麻醉师与护理人员 □患者复苏及管理的关键	（护理人员、麻醉师及外科医生） □ 所有手术团队人员已确认各自的姓名及角角色 ------------------------ 在60min前已给予预防性抗菌素 □有 □没有 ------------------------ 预期的危险 手术医生 □手术风险或意外 □预计手术时间 □预计失血量 麻醉师 □手术关注点 手术护理人员 □器械灭菌状况（化学指示胶带结果） □仪器设备 ------------------------ 必需的相关影像资料 □有 □没有

3. 术中患者的安全护理

（1）麻醉安全配合：在所有麻醉形式中，手术室护理人员的作用是协助患者、手术医生、麻醉师。手术室护理人员通过消除患者的恐惧，能够对麻醉师有很大的帮助。对麻醉师来说，一个安静的患者比烦躁的患者要容易处理很多。手术室护理人员应熟悉麻醉师采用的方法，懂得如何配合麻醉，在实施麻醉药前，手术室护理人员有责任为患者创造一个舒适安全的环境，保持室内安静，将谈话控制在最低限度，排除任何诱使患者兴奋的因素，通往走廊的门应关闭，保护患者的隐私。巡回护理人员应与麻醉师密切配合将手术患者摆成正确的体位，当麻醉师认为安全时，方可移动患者。全麻手术患者在诱导期和苏醒期之时，极易躁动和发生各种并发症，应随时做好抢救的准备，并守护床旁。同时，由于个体差异较大，有些全麻患者术中存在意识，听觉比其他感觉消失得慢，因此，无论何种麻醉，均需注意保持手术间的肃静。

（2）保温护理：患者在手术过程中易发生低体温，这一现象易被护理人员所忽视，研究表明大约50% 的手术患者中心体温低于 36℃，33.3% 的患者中心体温低于 35℃。而人体体温调节系统将中心体温调节恒定在 37℃。全麻手术超过 3h，一般手术超过 2h，容易出现术中低体温，术中低体温对患者造成的危害非常严重，它会增加创口感染率，影响凝血功能，影响机体代谢，增加心血管系统的并发症，延缓术后恢复及延长住院时间等危害。因此，常需要采取主动保温措施，主要包括监测体温，调节室温，冲洗液、输液、输血加温使用等。

（3）术中输液输血的安全护理：由于手术患者在麻醉状况下，对各种输液输血反应缺乏较早期的不适主诉，因此要认真核查，严格执行输血输液应遵循的制度，严密观察患者的输液输血情况，减少输液输血反应的发生。

（4）体位的安全管理：清晰暴露的手术视野不仅取决于麻醉效果还取决于正确舒适的体位。然而体位改变不仅导致呼吸、循环等生理功能改变，而且组织承受压力和拉力的部位和强度也随之改变，由此可引起皮肤、神经、血管等肌肉组织损伤。为保证手术的顺利进行，应避免由体位摆放不当而造成对患者的不良影响。术前摆放规范的体位固然极其重要，术中的观察、调整和护理也不容忽视。手术过程中更换各种体位时，要加强巡视，观察体位有无移位现象，随时调整；对于手术时间过长的手术患者采取交替放松，以缩短局部组织受压，提醒医护人员不要将身体倚靠在患者的肢体上，避免额外的压力。

（5）做好术中各项护理记录：护理记录是病历的组成部分，护士对患者的护理过程要客观记录，围手术护理记录不仅能反映医院医疗护理质量及管理水平，也是为医疗、教学提供宝贵的基础资料。围手术期记录的内容应包括术前访视，手术当天的核查，术中护理的记录，复苏室的观察记录，术后随访记录等多个方面。常见的围手术期护理记录单有术前评估单（术前诊视单），手术患者交接记录单，手术接送患者记录单，手术护理记录单等。记录内容应包括：手术物品清点登记，出血量、输血量、输液量、尿量以及平均的血压、脉搏等参数，术中特殊用药及用量，术中植入物情况，包括假体、品体、瓣膜、关节、胃管、尿管、各种引流管、造瘘等，电刀负极板放置的位置，皮肤有无压伤、烫伤等意外情况，特殊体位的皮肤受压情况等。

（三）麻醉复苏管理

麻醉后监测治疗室（postanesthesia care unit，PACU），又称作麻醉恢复室（recovery room），是手术麻醉后患者进行严密观察和监测，继续治疗直至患者的生命体征恢复稳定的场所。全球第一个复苏室是 1923 年于美国 Johns Hopkins 医院医院成立，当时是作为神经外科复苏室。1942 年 Mayo 医院建立手术复苏室。时间和实践充分证明麻醉后监测治病室能为手术麻醉后患者提供安全和高质量的监测治疗。麻醉恢复室的建立有效降低了麻醉恢复期的并发症和死亡率，提高了手术间的利用率，同时，麻醉后监测治病室开拓了护理专业的新领域。国内麻醉后监测治病室起步较晚，但随着人们对麻醉后监测治病室在围麻醉期患者管理中所发挥重要作用的认识不断提高，麻醉后监测治病室重要性日渐突出。复苏技术包括：保持呼吸道通畅，清理气道内分泌物；给氧；建立安全可靠的静脉通道；纠正酸中毒；应用复苏药物。

1. 麻醉恢复室的设置

麻醉恢复室的位置应紧邻手术室。床位数与手术台数的比为1∶（1.5~2）；若按手术人次计算，24h内每4人次手术应设1张病床为宜。创口感染患者应设隔离床。

2. 麻醉恢复室人员配置及管理

麻醉后监测治病室的人员主要由麻醉医生和护士组成。麻醉医生应具有对患者在苏醒期间出现的一切异常情况下做出迅速而有效诊治的能力，恢复室护士应具有一定的护理经验，具有一定麻醉学基础知识和操作技术能力，能发现患者的异常情况。麻醉后监测治病室应在麻醉科主任领导下，由主管医生和手术室护士长共同管理。

3. 麻醉后麻醉后监测治病室的常规监测内容

主要包括呼吸系统监测：通气不足、呼吸道梗阻、低氧血症等，循环系统监测：低血压、高血压、心律失常等，神志观察，体温监测等。

4. 离开麻醉恢复室的标准

患者一旦完全苏醒并恢复，即应送回病区继续诊治。对病情严重且复杂者，或出现严重并发症者，则应转至ICU进一步监护治疗。以下几点可作为患者出麻醉后监测治病室的参考指标：

（1）患者恢复知觉和定向力，能辨认时间、地点和任务，呼之能应。

（2）气道通畅能做深呼吸和有效咳嗽，呼吸频率和幅度正常，确无呕吐和误吸的危险。

（3）循环功能稳定、血压和心率稳定，或血压虽然比麻醉前有所下降，但收缩压不低于90mmHg，皮肤颜色红润且温暖。

5. 护理要点

（1）手术结束后进入麻醉后监测治病室的患者应严格进行交接班。复苏室护理人员应了解患者的手术方式、麻醉方式及麻醉期间用药。查看手术前、手术中生命体征和任何异常生理状况，观察患者瞳孔及各种反射的恢复，对声音的反应及回答问题的准确程度和定向力。

（2）全麻复苏后患者在术前都存在一些焦虑紧张情绪。患者逐渐清醒时，发现身处完全陌生的环境，见不到自己的家人，全麻插管患者又带着气管导管，极不舒适，极易产生烦躁心理，因此在患者麻醉复苏期间，要主动和患者交流，安慰鼓励患者，以减轻焦虑。

（3）观察患者引流情况，检查创口敷料是否脱落，有无渗血，保持静脉通道及各种引流管通畅、无菌，尤其注意胸腔闭式引流管是否固定及通畅，水柱波动情况是否在正常范围。观察记录引流液的量、性质。

（李 红）

第二节 手术室人力资源管理

人力资源的概念是由管理学家彼得 · 德赛克（Peter Desai Ke）于 1954 年提出的，认为人力资源拥有其他资源所没有的素质，即“协调能力，融合能力，判断力和想象力”。随着医疗手段和手术室管理的进展，手术室作为医院的高危科室，风险大，技术要求高，专业性强，手术室人力资源管理也随着现代化护理学管理理论的确立受到广泛重视。

一、手术室人员合理配置

（一）手术室人员配置原则

（1）配置比例：人员配置的目的是为了配置合适的人员以完成各项工作任务，保证医疗护理工作的正常进行，实现手术室综合目标。合理配置人员，可以减少劳动力，提高工作效率。人员配置要符合医院的工作目标，根据外科病床数，手术使用率，急诊手术数，大手术多少以及科研，教学任务的不同而定。一般情况下，手术室护士与手术床比为（2.5~3）:1。

（2）结构合理，分层使用：有学者建议，在使用系统理论创建人员管理系统模式（staffing system model）选用人员时，需要考虑三大因素：每天手术间的占用率，手术患者照顾的需要和手术室护士的能力。通过计算护士人数，分析手术的饱和程度不同，手术间的利用率不同以及手术种类，急诊手术等外界因素对人员的具体配置数的影响，选用相应数目和不同年龄、知识结构的不同层次人员的比例，达到结构合理、优化组合：一是人才梯次合理。各级职称人员应按一定比例构成一个较完整的人才知识结构，并随各科的发展进行不断调整，做到能级对称，各尽其能，促进人才培养和发展。如 800 张以下床位的医院，手术室护士高、中、初级职称比例为（0~1）：4 ：8，800 张以上床位的医院或教学医院，手术室护士高、中、初级职称比例为 1 ：3 ：6，构成金字塔形的比例结构。二是年龄结构的合理性。根据手术室护理工作特点，按从事手术室工作护龄的长短，可将手术室护士分为高、中、低年资 3 个年龄层次。高年资护士通常在手术室工作 10 年以上的护士，有较丰富的临床经验，可从事专科、培训、科研和协助护士长进行管理工作。中年资护士指工作 5~10 年的护士，是临床主要参与者，可从事带教及安全管理工作，更新手术室人力资源管理理念。低年资护士指工作 5 年以下的护士，着重学习各类手术配合。

（二）实行以手术为中心的弹性工作制

1. 弹性工作制的特点

护理排班是人力资源的环节之一，要合理安排不同层次的护士在适当的岗位，发挥专科服务特点，提供优质围手术期护理，以达到人尽其才，事尽其功的效果。弹性排班是根据手术量，手术进展时间安排护士班次。根据手术时间的长短决定下班时间，超时补休，欠时加班，除外手术时间过长或工作人员有特殊情况需要由中班接替外，常规手术均由本组人员完成。弹性排班不再将日工作时间固定为 8h，而是以手术占用时间为依据，完成手术后护理人员即可填写时间下班，由考勤员统计各人1周工作时数供护士长排班参考，均衡各周工作时间，控制在40h左右。

2. 弹性工作制的优点

（1）以手术为中心的弹性排班制可以有效利用人员和手术间：在不增加手术室护士和手术间的情况下，保证了手术量的增加。传统排班制度下，由于缺乏客观依据，管理者难以合理、公平地安排加班人员，工作效率难以提高。弹性排班灵活地将原来等待下班时间，即弹性排班中的欠班时间作为排班的客观依据，使工作量的分配趋于公平、合理，提高护理人员工作的效率和积极性。研究表明，实行弹性排班的1年中手术例数比传统排班同期增长21.06%，而人均工作时间由8.14h降至7.93h。

（2）弹性排班制提高手术室护理工作质量：弹性排班减少护士交班率，保证了工作的连续性，提高工作效率和积极性，同时因手术间护士的更换频率减少，有利于减少交班带来的不安全因素，提高手术间护士的责任意识，增加手术间护士的责任心；有利于提高专业技能。同时也缩短了护士长每天用于排班的时间，把更多时间和精力投放于手术间管理及护理质量的检查，提高手术间护理质量，达到管理时间的科学性。

（三）实施以工作质量、工作数量为基础的绩效考核方法

手术室工作专科性较强，人员管理有其特殊性，实施系统的绩效管理能够有效地促进手术室人员持续改进质量，提高积极性和自觉性，提高自我控制水平，促进工作目标的完成等。手术室可采用定性和定量考核相结合的方式进行考核管理方式。例如，采取工作数量目标考核，包括手术配合时间、手术配合台次、夜班工作时间、手术风险和难度等；工作质量目标包括落实各项护理工作制度及技术操作和技术操作规范；满意度调查包括外科医生对手术配合的满意度和手术患者满意度调查；各种定期、不定期的业务能力考核等。将考核结果与绩效分配相结合，体现技术风险、责任风险与绩效薪酬成正比，多劳多得，优劳优酬的原则，调动手术室护士的工作积极性和主动性，增强竞争意识，提高了工作责任心和荣誉感，提高手术室的工作效率和护理工作质量。

二、手术室护士培训

（一）手术室专科护士培训

1. 手术室专科护士的角色定位

随着社会及科学技术的快速发展，人们对健康的需求增长，护理的专科化已成为许多国家临床护理实践发展的策略和方向。专科护士已经在适应医学发展，满足人们对健康的需求，提高专科病护理等方面起着越来越重要的作用。手术室护理作为一门专业性强的学科，更需要强调培训专业人才，目前认为具有一定的学历条件，取得国家护士执业资格和一定的职称后，完成一定时间的手术室临床实践，经过系统化的专科理论和实践技能的再提高培训，能够独立解决临床工作中的护理问题，具备评判性工作能力的护士可称为手术室专科护士。

2. 国内外手术室专科护士的培训

（1）美国手术室专科护士的培训：美国大学的护理专业不设置手术室护理课程。手术室护理的研究生课程也极其有限，各医院运行自己的手术室护士的培训计划。手术室培训计划的标准化课程目前由美国手术室护士协会（AORN）和斯坦福大学医院提供，其培训课程根据不同医院或机构的实际需

要有计划性地制定，是以能力为基础的教育，各医院也会根据情况制定其院内的手术室护理课程培训计划。

（2）德国手术室护士的培训：工作前一般在校接受3年的护理中专基础教育。若欲担任专科护士，应由单位出具工作2年以上的证明，然后接受专科职业培训2年，含900h的理论课和750h以上的实践。培训结束后把全部相关资料交到政府相关部门，经审核后获得专科护士执业资格。

（3）我国手术室专科护士培养：2005年，卫生部正式启动手术室护理师资培训项目，项目分为理论培训和实践培训两个阶段。目前，我国各省也在各省卫生厅、护理学会以及各省手术室护理专业委员会指导下，开办各省手术室专科护士培训班。虽然各省的培训对象、培训时间、培训内容、培训目标以及考核内容略有不同，但基本均涵盖了临床实践能力、教学指导能力、咨询能力、科研信息能力四个方面的内容。目前，我国手术室专科护士的发展还处于初级阶段。手术室专科护士临床培训基地的组织培训、资格审定、使用管理、质量控制，以及对手术室专科护士培训对象的准入要求、培训内容、培训教材、培训期限、教学师资、资格认定，和复审、管理使用及专科护士的岗位设置制定全国统一的标准等一系列工作，还有待于探索和完善。

3. 手术室专科护士职能和作用

（1）指导和帮助本专业护理人员，提高护理质量，并提供专科领域的信息和建议。

（2）率先参与本专业的新业务，新技术的发展，并提供手术配合经验，负责该手术配合常规的编写。

（3）利用所学专业知识及工作经验，开拓创新开展护理科研，并将研究成果应用于本专业领域，促进专业的不断发展。

（4）参与质控小组活动，负责本专业护理质量考核评价工作。

4. 手术室专科分组

随着外科手术技术不断向更细微、更复杂的方向发展，要求手术室护理人员专业技术更专业。护士配合手术的方式已从过去随意性全面参与型向专科性定义参与型转变，以适应外科技术不断深入发展的需要。根据临床科室编制序列、规模、手术种类及数量，可将护士分成若干小组，如普外科手术配合组、骨外科手术配合组、泌尿外科手术配合组、心胸外科手术配合组、神经外科手术配合组、五官科手术配合组、妇产科手术配合组以及腔镜手术配合组等。从具备一定学历、年限、技能的护士中选拔优秀的人才来担任专科护士，并要求其具备良好的心理素质、应变能力及敏锐的判断能力，能熟练全面地掌握手术室专科理论和专科配合技能，做到专科理论强、专业技能精、专科手术配合好，并能指导护士运用护理程序进行手术患者的护理评估、诊断、计划、实施和评价，参与手术室护理科研。

（二）手术室新护士的培训

手术室新护士的带教和培养是提高手术室护士素质的关键措施。手术室对新护士的教学可采用新护士分配到科，进行为期1年正规教学的培训方式，制定规范的年度培训计划，在培训的过程中结合使用学习进程监控表，及时跟踪和反馈新护士专业培训进展情况。通过讲课、示教、考核等方法，制定严格的教学计划，从基础讲课、基础训练进行培训，培养理论基础扎实，技术操作过硬的护理人才。新护士培训尤其应该注重的两个环节：一是入科教育，包括介绍手术室工作环境、工作性质和工作流程以及团队成员，使新护士能尽快适应环境进入角色；二是心理教育，新护士由于手术室特殊的工作环境、角色适应不良、专业理论和技术操作能力不熟练、工作时间与学习时间冲突等因素，易产生焦虑情绪。针对新护士的心理压力，应采取有效应对措施，减轻其心理负担，使新护士以良好的心态和新角色的责任感走向手术室护理工作岗位。

（李　红）

第三节　手术室物资、时间与环境管理

一、手术室物资管理

（一）手术室仪器设备管理

随着现代科技和外科学的发展，手术室的仪器设备推陈出新，种类日趋增多，不仅扩展了外科手术领域，也提高了手术效率和成功率，但仪器设备的保管、操作与使用不当会带来诸多安全隐患，将直接或间接影响患者和工作人员的安全。这些仪器、设备、器械、物品是保证围手术期护理工作的物资保证，有效管理手术室仪器、设备和物品，充分发挥它们的作用，减少浪费，也是手术室管理的重点之一。

（1）仪器管理制度：建立仪器档案，对于随机器带来的全部资料分类集中管理，便于查询和维修，贵重仪器设备专人维修，专人保管，贵重仪器一般不外借，如需外借，严格执行物品外借制度。

（2）仪器使用制度：根据要求制定仪器的操作规程，注意事项，并以书面形式固定在仪器上；建立仪器使用记录登记；新仪器使用前要请专业人员讲解使用、保养和注意事项；贵重仪器可先由专科小组等小范围使用熟练，再全科普及。

（3）仪器的消毒灭菌制度：根据各种仪器的性能，采取不同的消毒灭菌措施。

（4）仪器的保养制度：建立各种仪器的保养规定；定期检查保养；各种仪器每年至少要进行维修1次；检查仪器做到“四查”，即准备消毒前查、使用前查、使用时查、清洁后查；出现问题及时请专业人员维修；日常保养中要做到防尘、防潮、防蚀、防热、防震。

（二）手术室各类器械管理

手术器械是手术操作的基本工具，器械性能直接影响到手术操作乃至手术的成败。不同手术部位的手术器械要求不同，不同种类的手术器械价格、用途也不相同。因此，为确保器械好用、耐用、够用，充分发挥器械的效能，必须加强器械管理。

手术器械的清洗、保养、消毒灭菌和术前准备工作以往均由手术室护士自行完成。但随着医院洁净手术部的发展和新的《医院消毒规范》、《消毒供应中心规范》、《手术室管理规范》的颁布实施，手术器械的清洗、保养和消毒灭菌逐步集中由消毒供应中心管理。这一改变通过共享有限的资源，充分利用消毒供应中心设备资源，统筹管理手术器械，不但拓展了供应室的工作范围，提高了器械

的灭菌质量，实现了洁污分流，减少了感染的机会，改善了手术环境，同时也将手术室护士从非护理工作中解放出来。

手术室与供应室是两个相对独立的科室，工作模式及护理任务截然不同，但又通过工作流程等一体化相连。因此手术室、供应室工作人员必须经常互相渗透、互相交叉、互相沟通，建立合理的手供一体的工作流程，正确掌握器械使用及保养方法，才能更好地满足外科手术需要。

（三）手术室医用耗材管理

手术室使用的医用耗材种类繁多，数量庞大，手术室医用耗材管理是手术室管理的重点之一。如何保证手术室医用耗材管理的安全、及时、便捷使用，是手术室管理者一直努力的方向。手术耗材一般分为两大类：一类为特殊高值耗材，例如各种肠道吻合器、心脏瓣膜、进口人造血管、皮肤缝合器等；另一类为一般高值耗材，例如各种型号的血管缝线。目前手术室医用耗材管理可采用条形码系统、计算机 HIS 系统协助进行医用耗材的管理，使得医用耗材的管理更加科学化、规范化和便捷化。

二、手术时间的管理

手术间利用效率的高低直接制约着手术科室甚至医院的各项管理工作。而择期手术能否按照医院规定或预约时间准点切皮是评价手术间利用率的一个重要指标。第一台手术准时开始是一个高效率手术室应具备的特征。文献报道，美国一流医院中择期手术患者预约时间如期切皮率为 76%。近年来，我国也十分重视对择期手术切皮时间的研究。

导致择期手术时间延误的原因主要有：

（1）病房因素：包括接患者术前准备不完善，如术前检查未做完，未备皮，未签手术同意书等。

（2）麻醉因素：麻醉准备超时，或超长时间包括外周静脉穿刺、深静脉穿刺、麻醉物品准备时间过长，麻醉方式不确定，术后未及时进入恢复室。

（3）手术医生因素：包括手术医生配置不足，手术科室内部管理协调较差等。

（4）患者运送因素：患者运送花费时间较长包括运送工人和运送工具配置不足等。

（5）手术台次编排因素：连台手术未准备估计手术时间，凭经验排班等；手术护士因素包括准备手术用物时间过长，统筹计划能力较差以及手术患者临时取消手术等等因素。

手术室时间管理的核心是建立标准手术流程：完善手术患者的术前准备，保障运送患者畅通，强调第一台手术准时切皮，缩短连台手术接台时间，合理编排手术。加强手术室、麻醉科、手术科室以及后勤保障部门的相互合作，做到任务明确、职责分明、衔接有序，才能提高手术间的有效利用，才能保证手术患者手术的顺利完成，为科室和医院降低运营成本，也为更多的手术患者提供高质量的服务。

三、手术室环境管理

近年来，我国大多数医院建立了洁净手术部，对改善手术室的空气环境，控制感染发挥了重要的作用。由于洁净手术间或洁净手术部的空气净化，是对进入手术室内空气中的生物微粒和非生物微粒加以控制，达到一定的生物洁净标准，并不能杀灭吸附在手术间物品表面的细菌。因此，洁净手术部的空气不能完全依赖净化技术，还要合理地管理人流和物流，使流线短捷，洁、污分治，才能达到理想的洁净效果。

（一）建立管理制度与监管体系

洁净手术部应由院部、医务部、感染科和护理部直接领导，由感染科、护理部、麻醉科主任、手术室护士长和手术室质量监控组成员组成质控小组，制定严格的手术室规章制度、应急预案、工作流程和质量标准，做到管理有章可循，质量评价有效化标准。医务科对进修、实习和参观者进行申请审核；医院感染科对手术室的医院感染管理进行指导、监督及重点监控；护理部应对手术室环节质量进行定期或不定期检查；手术室护士长负责手术室的全面质量管理。

（二）严格控制人流、物流

（1）严格控制人员进出：严格按手术通知单进行核对，专人进行手术人员通道门户管理，外来参观手术者需提前与医务部联系，并填写“参观手术申请单”，凭申请单方可进入参观。

（2）严格控制手术间门户：手术间的仪器、设备、手术用物按专科相对固定，手术人员及参观者由缓冲区进入手术室后，为防止手术间内外空气对流，造成室内空气乱流，各区之间的门应随手关闭，尽量减少人员进出、大声谈笑和敷料抖动，不得随意互串手术间，不得由污染手术间直接进入无菌手术间。手术时关闭手术间正门，保持手术间内无菌状态，不得打开手术间与污染走廊相通的门。手术室与洁净走廊的空气压力保持递减式压差，使气流的方向只能由高压流向低压，防止交叉感染。

（三）严格着装管理

进入洁净手术部的工作人员必须脱去自己的长内衣裤，穿手术室所备的衣、裤、鞋、口罩、帽子，不允许患者将自己的长内衣裤套穿在里面，一律要求空穿清洁的病号服，用交换车接送，戴隔离帽。

（四）严格执行洁、污流程

设立手术室工作人员、手术患者和污物三通道，标志明显、严格分区、合理运行，不得交叉使用。保证洁净手术部空气的洁净度及手术流程的需要。划分急诊、无菌和感染手术间，急诊手术间设置在手术部的最外部，感染手术间通过单独系统调控，以便于隔离，接台手术应先做无菌手术再做感染手术。特殊感染手术必须在感染手术间施行。

（五）严格控制各类物品的进入

各种仪器和设备在进入手术室时，均应先打开外包装，进行湿式擦拭后方能进入手术间。所有一次性无菌物品在进入洁净区前，应打开外包装箱再通过洁净区运输车发送至各手术间和无菌间，以备用。

（六）控制手术间温度和湿度

适宜的温度不仅使患者舒适，更有利于创口的愈合。温度过高，医护人员代谢增快易出汗，影响操作并增加切口感染的机会；温度过低患者易发生低温功能障碍，影响术后恢复。室内温度控制在22~24℃，湿度控制在50%~60%。对新生儿和老人可将温度适当调高。

（七）严格卫生清洁管理

清洁卫生管理措施如下：

（1）洁净手术部的一切清洁工作在净化空调运行状态下必须采用湿式打扫。

（2）确保清洁工具质量，不宜使用掉纤维的织物材料。限制区、半限制区、非限制区的清洁工具应严格区分，不得混用；使用后分类放置，统一回收后进行消毒、清洗及灭菌。

（3）每天术前对手术间所有物体表面及地面用消毒液和清水各擦拭一遍；术中随时保持地面的清洁，如地面有血迹或其他体液时，应立即用沾有消毒剂的抹布擦拭；接台手术要做好消毒处理工作。

（4）每周进行一次彻底清扫，包括送风与回风口的过滤网、储存室、橱柜内部等。

（5）手术人员隔离鞋每天用消毒液浸泡消毒 1 次。

（八）净化程序的管理

洁净层流空调系统初次使用必须连续运行 24h，空气细菌培养两次合格方可使用。术前 30min 打开层流空调系统，接台手术中间间隔 30min，使空调系统连续运行，尽量排尽尘粒，保证手术间空气质量。定期专人检测空调系统运行情况。每周清洁过滤器，定期检查更换，以防其本身受到污染。设置专人每天检查控制板上空调显示情况，初效、中效过滤器每 6 个月更换 1 次，高效过滤器 2~3 年更换 1 次。

（李　红）

第二卷第2篇《外科临床护理》

参考文献

[1] 朱建英，韩文军．现代临床外科护理学．北京：人民军医出版社，2008.

[2] 陈孝平．外科学．北京：人民卫生出版社，2005.

[3] 曹艺，王欣然，韩斌如.快通道外科技术应用中的术后护理进展．护理研究，2009，23（2B）：387~389.

[4] 张燕萍.围手术期病人护理工作进展的探讨．现代中西医结合杂志，2008，17（11）：1741~1742.

[5] 王庆珍.论病人的知情同意权与护士的告知义务．护理学杂志，2005；20（21）：40~41.

[6] 王晓斌，焦海涛，郭杰.围手术期常见并发症的防治最新进展．承德医学院学报，2009，20（21）：40~41.

[7] 纪淑香．急诊手术护理安全隐患及防范措施．齐鲁护理杂志，2010，16（30）：106~107.

[8] 王云娥．手术室护士对急诊手术病人的心理护理．临床医学，2010，23（7）：2434~2435.

[9] 徐启明．临床麻醉学．第2版．北京：人民卫生出版社，2006.

[10] 王静．麻醉护士——一个多元化的角色．实用医技杂志，2005，12（11A）：3119~3120.

[11] 裴颖颖．浅谈麻醉科护理措施与麻醉质量．中华现代护理学杂志，2007，4（21）：1938~1939.

[12] 吕霞．输液泵恒温下持续喂养对减少危重病人肠内营养并发症的探讨．现代护理，2005，11(24)：2106~2107.

[13] 黎介寿．临床肠外及肠内营养支持．北京：人民军医出版社，1993，20.

[14] 周旭，陈强谱．肠内营养的并发症及防治．世界华人消化杂志，2000，8(12)：1393~1394.

[15] 任丽华，姚永康．全营养混合液的配方、配制与合理应用．中国药师，2002，5（2）：108.

[16] 朱建英．现代创伤骨科护理学．北京：人民军医出版社，2007.

[17] 华积德，方国恩，郑成竹．现代普通外科学．北京：人民军医出版社，1999.

[18] 吴阶平，裘法祖.黄家驷外科学．北京：人民卫生出版社，1999.

[19] 彭南海，倪元红.肠内与肠外营养护理20年的进展与展望.实用临床医药杂志，2005，9（12）：94~96.

[20] 吴孟超，李家顺．外科学及野战外科学．上海：第二军医大学出饭社，2002.

[21] 周玲君，刘红香，赵继军．急腹症的早期止痛．中华急诊医学杂志，2006，15（1）：91~92.

[22] 刘文芳，王霞．外科急腹症的病情观察及护理．现代医药卫生，2006，22（9）：1298.

[23] 吴孟超，吴在德．黄家驷外科学．第7版．北京：人民卫生出版社， 2008.

[24] 黎介寿．急性腹腔间室综合征及其护理．中华护理杂志，2007，42(3)：209~211.

[25] 朱佩芳，周继红．创伤外科学．上海：上海科学技术出版社，2002.

[26] 李树贞．现代护理学．北京：人民军医出版社，2000.

[27] 林菊英，金乔．中华护理全书．南昌：江西科学技术出版社，1993.

[28] 曹伟新．外科护理学．第3版．北京：人民卫生出版社，2002.

[29] 华积德，郑成竹，方国恩．临床普通外科学．北京：人民军医出版社，2003.

[30] 卢美秀，魏玲玲，郑素月，等．最新内外科护理．北京：科学技术文献出版社，1999.

[31] 陈锦程，严福来．乳腺癌的诊断进展．肿瘤学杂志，2006，12（04）：335.

[32] 宗智敏，阳世伟，李戎，等．乳腺癌术后康复操的设计及临床应用．现代护理，2006，12（4）：387.

[33] 黄海林，邹林颖，何远翔，等．乳腺癌的治疗进展．中国医药，2006，1（5）：317~318.

[34] 柳光宇，沈镇宙．乳腺癌的治疗原则．抗癌，

2005，（3）：14~15.
[35] 邹礼明，潘承欣，杨接辉．不同新辅助化疗方案治疗乳腺癌的临床观察．中国医药，2007，2（4）：225.
[36] 胡德英，田莳．血管外科护理学．北京：中国协和医科大学出版社，2008.
[37] 景在平，冯翔．主动脉夹层腔内隔绝术．北京：人民军医出版社，2008.
[38] 陈灏珠.实用内科学．第12版．北京：人民卫生出版社，2005.
[39] 陆小英，赵存凤，张婷婷，等．“长海痛尺”在疼痛评估中的应用．解放军护理杂志，2003，20（4）：6~7.
[40] 冯锦茶，白云娟，张赤铭．急性主动脉夹层动脉瘤的术后分期护理研究．中华现代护理杂志，2008，14（32）：3374~3375.
[41] 景在平．主动脉夹层的诊断和腔内隔绝术应用指南．中国实用外科杂志，2004，24(3)：129~133.
[42] 施艳，白燕．介入治疗下肢动脉硬化闭塞症170例围术期护理.齐鲁护理杂志，2011，17（2）：15~16.
[43] 全忠英，过永勤，吴晓俊．人造血管旁路移植治疗下肢动脉硬化闭塞症10 例的术后护理．护理与康复，2011，10（1）：23~24.
[44] 柳小红，孟宝亲，张敏．125例腔内激光闭塞治疗下肢浅静脉曲张的护理．护理实践与研究，2010，7（13）：50~51.
[45] 王桂兰，刘义兰，赵光红．专科病人护理常规及操作流程．武汉：湖北科学技术出版社，2006.
[46] 吴在德，吴肇汉．外科学．第7版．北京：人民卫生出版社，2008.
[47] 骆衍新，黄奕华．无张力疝修补技术进展．中国实用外科杂志，2008， 28（4）：395~396.
[48] 黄志德.微创外科进度及发展战略．杭州：浙江科学技术出版社，2003.
[49] 张二勇，张春军，黄海锋．急性阑尾炎术后切口感染相关因素的病例对照研究．中华医院感染学杂志，2010，20（5）：658~660.
[50] 李建生，刘文斌．肝炎肝硬化门脉高压症的治疗现状．实用肝脏病杂志，2006，9（6）：375~377.
[51] 于司源，王萍萍，黄海英．肝硬化门脉高压症食道胃底静脉破裂出血的治疗．现代生物医学进展，2006，6（10）：77~78.
[52] 陈丽君，刘花转，王鑫，等．肝硬化脾亢伴血小板减少32例围手术期的观察与护理．慢性病学杂志，2010，12(11)：1542.
[53] 宋新灵，刘洋，顾卫宏．门脉高压大呕血病人的心理护理．吉林医学，2006，27（8）：917~918.
[54] 程小玉．门脉高压症断流术后再出血原因分析．陕西医学杂志，2006，35(11)：1552~1552.
[55] 胡先贵，金钢，刘瑞，等．联合腹腔干切除的胰体尾癌扩大根治术．第二军医大学学报，2005，26（8）：871~872.
[56] 朱慧，郭洪波，于金明，等．局部晚期胰腺癌治疗方式的评价和分析．中华放射肿瘤学杂志，2006，15（5）：362~363.
[57] 朱兆华．胰腺疾病研究的现状及展望．新医学，2006，37（12）：821~824.
[58] 王春友．对胰腺癌分期评估及外科治疗决策的思考．中华外科杂志，2007，45（1）：3~5.
[59] 王文泽，梁智勇，刘彤华．胰腺癌基础研究进展．中华病理学杂志，2007，36（1）：53~55.
[60] 刘骞，赵平，王成峰，等．胰体尾癌外科治疗117例临床分析．中华外科杂志，2006，44（5）：333~335.
[61] 柯重伟，郑成竹．腹腔镜外科手术学．上海：上海科学技术出版社，2006.
[62] 马燕．腹腔镜胆囊切除术455例健康教育．健康必读，2011，（9）：354.
[63] 武阳丰，马冠生，胡永华，等.中国居民的超重和肥胖流行现状．中华预防医学杂志，2005，39（5）：316~320.
[64] 郑成竹，李心翔，胡兵.中国肥胖病现状及减肥手术的新概念——腹腔镜手术治疗肥胖病的手术指征及疗效评判新标准．中国实用外科杂志，2007，27（2）：134~135.
[65] 郑成竹，胡兵．腹腔镜手术治疗肥胖病的新概念．中华消化外科杂志，2007，6（3）：164~165.
[66] 郑成竹．中国肥胖病外科治疗指南（2007）．中国实用外科杂志，2007，27（10）：759~762.
[67] 谈锦艳，姜春叶、卢家菊．腹腔镜可调式胃

捆扎术治疗肥胖症的护理．解放军护理杂志，2007，24（11B）：56~57.
[68] 寇玉彬，郑成竹，印慨，等．腹腔镜可调控性胃捆扎带减肥术治疗病态肥胖术后并发症的诊治．中华外科杂志，2006，44（21）：1473~1476.
[69] 郑成竹．临床肥胖病外科治疗手册．北京：人民卫生出版社，2008.
[70] 谈锦艳，杜萍．围术期护理干预对腹腔镜可调节绑带胃减容术后患者饮食依从性的影响．解放军护理杂志，2010，27（9B）：1385~1386.
[71] 吴孟超．腹部外科学．上海：上海科学技术文献出版社，1992.
[72] 吴孟超．肝脏外科学．上海：上海科学技术出版社，1982.
[73] 黑子清．肝脏移植麻醉学．广州：中山大学出版社，2006.
[74] 王颖，张利岩．肝移植临床护理手册．北京：人民军医出版社，2007.
[75] 吴伯文．实用肝脏外科学．北京：人民军医出版社，2009.
[76] 陈永彤，方文．诸蕊玉．腹部术后早期锻炼对胃肠蠕动功能恢复的影响．中华护理杂志，2001，36（11）：834.
[77] 熊长萍．胃癌根治术围手术期的护理体会．中华临床医学研究杂志，2006，12（22）：3040~3041.
[78] 芦静，陈晓丽，梁爽．胃癌病人术前心理护理．中华临床医学研究杂志，2005，11（22）：545.
[79] 姚梅芳.实用外科疾病护理．北京：金盾出版社，2001.
[80] 陈淑英，阮洪.现代实用护理学．上海：复旦大学出版社，2006.
[81] 于轶群，柳琼，朱伊慧．中低位直肠癌保肛术后大便失禁病人生物反馈训练及护理．护士进修杂志，2007，22（12）：1103~1104.
[82] 张海平，肖梅，黄永红．超低位直肠癌保肛治疗的围手术期护理．中国实用护理杂志，2006，22（9）：28~29.
[83] 陈增蓉，李卡，印义琼．直肠癌低位吻合术后远期排便功能评价．中国循证医学杂志，2007，7（3）：175~179.
[84] 喻德洪．肠造口治疗．北京：人民卫生出版社，2004.
[85] 胡爱玲，郑美春，李伟娟.现代伤口与肠造口临床护理实践．北京：中国协和医科大学出版社，2010.
[86] 万德森，朱建华，周志伟，等．造口康复治疗理论与实践．北京：中国医药科技出版社，2006.
[87] 胡爱玲，张美芬．肠造口护理进展．中华护理杂志，2005，40(6)：430~432.
[88] 徐洪莲，邱群．造口治疗师职业角色的探讨．上海护理，2008，8（2）：73~75.
[89] 徐洪莲，屠岳．实用肛肠病诊疗、护理手册．上海：上海科学技术文献出版社，1996.
[90] 秦文瀚，毕建立．胸外科基础．北京：北京大学医学出版社，2004.
[91] 石美鑫．实用外科学．第2版．北京：人民卫生出版社，2005.
[92] 陈孝平．外科学．北京：人民卫生出版社，2006.
[93] 路潜，王兴华．外科护理学．第2版．北京：北京大学医学出版社，2008.
[94] 熊云新．外科护理学．第2版．北京：人民卫生出版社，2006.
[95] 王俊．胸外科疾病．北京：中国医药科技出版社，2005.
[96] 薛富善，袁凤华．围手术期护理学．北京：科学技术文献出版社，2001.
[97] 郭旭先，张桂英，林桂荣．肿瘤外科护理细则．北京：人民军医出版社，2010.
[98] 郭家强，吴清玉．心脏外科护理学．北京：人民卫生出版社，2003.
[99] 刘迎龙，莫绪明．小儿心脏外科监护学.北京：科学出版社，2009.
[100] 胡盛寿，王水云．阜外心血管外科手册.北京：人民卫生出版社，2006.
[101] 朱晓东，张宝仁．心脏外科学．北京：人民卫生出版社，2007.
[102] 石丽，张玉琴，薛秀兰，等．巨大心脏瓣膜置换术后护理．医学研究生学报，2001，14（3）：238~240.
[103] 梅举，张宝仁，朱家麟，等．心脏瓣膜病巨大左室的外科治疗经验．中华胸心血管外科杂志，1994，10（4）：289~292.
[104] 徐鹏，朱学敏，彭渝，等．心脏瓣膜置换术后瓣周漏再次手术的术后重症监护体会．局

解手术学杂志，2011，20（2）：226.
[105] 张宝仁，朱家麟．人造心脏瓣膜与瓣膜置换术．第2版．北京：人民卫生出版社，2000.
[106] 王本毅，沈眷生，黄石纯．心脏瓣膜置换者健康教育需求与指导．中华护理杂志，2003，38（3）：229.
[107] 曹伟新，李乐之.外科护理学．第4版．北京:人民卫生出版社，2006.
[108] 尤黎明，吴瑛．内科护理学．北京:人民卫生出版社，2007.
[109] 徐宏耀，吴信．心脏外科监护．北京：人民军医出版社，2003.
[110] 张婷．40例冠脉搭桥围术期护理体会．中外医疗，2010，（31）：168~169.
[111] 张红梅．冠状动脉搭桥术的围术期护理．中国医药导报，2010，7（1）：117~118.
[112] 潘克勤，张艳，李晓辉．高龄患者的术前评估和术后护理．国外医学，1999，18（9）：409~412.
[113] 虞美秀．重症护理学．台北：合记图书出版社，1984.
[114] 吴洪斌，宋云虎，胡盛寿.70岁以上患者的冠状动脉旁路移植术．中华老年多器官疾病杂志，2005，4（3）：185~187.
[115] 殷萍华，季燕东，王婧．老年类风湿关节炎患者抑郁状况调查及护理．中华护理杂志，2002，37（6）：456~458.
[116] 周涛，张大国，阎兴治，等．年龄对非体外循环冠状动脉旁路移植手术的影响．中国老年学杂志，2009，29（11）：1388~1390.
[117] 张顺业，白子良，王海曙，等．左心室室壁瘤的外科治疗总结．山西医科大学学报，2007，38（8）：737~747.
[118] 吴洪斌，胡盛寿，宋云虎．左心室巨大室壁瘤不同左心室成形方法的对比研究．中国胸心血管外科临床杂志，2006，13（6）：369~373.
[119] 黎凤群，李荣，凌云清．急性冠脉综合征搭桥术后围手术期临床护理路径的应用效果观察．护理实践与研究，2011，（13）：48~49.
[120] 郭加强，吴信．心脏外科护理学．北京：人民卫生出版社，2003.
[121] 威廉姆斯．实用心血管病护理．李菀译．北京：人民军医出版社，2009.
[122] 梁涛，郭爱敏．临床护理学：氧合．北京：中国协和医科大学出版社，2002.
[123] 高长青，杨明，王刚，等．全机器人不开胸心脏手术4例．中华胸心血管外科杂志，2007，23（1）：19~21.
[124] 王刚，周琪，高长青，等．62例机器人心脏手术的麻醉管理．临床麻醉学杂志，2008，24（7）：568~570.
[125] 高长青，杨明，王刚，等．全机器人胸廓内动脉游离非体外循环冠状动脉旁路移植术．中华外科杂志，2007，45（20）：1414~1416.
[126] 高长青，杨明，王刚，等．机器人非体外循环冠状动脉旁路移植与支架置入杂交手术的临床分析．中华胸心血管外科杂志，2008，24（5）：313~316.
[127] 高长青，杨明，王刚，等．全机器人不开胸房间隔缺损修补术．中华胸心血管外科杂志，2007，23（5）：298~300.
[128] 肖苍松，高长青，李伯君，等．冠状动脉旁路移植术围术期的物理治疗．中国康复医学杂志，2002，17（1）：40.
[129] 金芳．骨科临床实用护理．北京：科学技术文献出版社，2005.
[130] 宋金兰，高小雁．实用骨科护理及技术．北京：科学出版社，2008.
[131] 陈孝平．外科学．第2版．北京：人民卫生出版社，2007.
[132] 王宇，姜洪池．外科学．第2版．北京：北京大学医学出版社，2009.
[133] 陈孝平．外科学．第2版．北京：人民卫生出版社，2010.
[134] 孙燕，易祖玲．临床护理知识问答系列丛书——骨科护理．北京:人民军医出版社，2010.
[135] 吴阶平．吴阶平泌尿外科学．济南：山东科学技术出版社，2004.
[136] 那彦群，孙光．中国泌尿外科疾病诊断治疗指南手册．北京：人民卫生出版社，2009.
顾沛．外科护理学（二）．上海：上海科学技术出版社，2002.
[137] 宋士强，李明兴，于宗慧，等．肾损伤和尿道损伤的诊断和治疗．中国医药指南，2010，8（7）：120~123.
[138] WEIV，KOVICK，PARTIN，等．坎贝尔-沃尔什泌尿外科学．郭应禄，周利群译．北京：北

京大学医学出版社，2009.
[139] 郭应禄，祝学光．外科学．北京：北京大学医学出版社，2003.
[140] 金锡御，吴雄飞．尿道外科学．第2版．北京：人民卫生出版社，2004.
[141] 吴阶平．吴阶平泌尿外科学．济南：山东科学技术出版社，1999.
[142] 丁炎明，孙燕．实用泌尿外科护理及技术．北京：科学出版社，2008.
[143] 杨勇，郭应禄．尿失禁．济南：山东科学技术出版社，2003.
[144] 郭应禄，沈绍基.现代泌尿外科诊疗手册.北京：北京医科大学，中国协和医科大学联合出版社，1998.
[145] 吴阶平．吴阶平泌尿外科学（精）．山东：山东科学技术出版社，2009.
[146] 胡雁，陆箴琦．实用肿瘤护理．上海：上海科学技术出版社，2007.
[147] 靳志丽．125I粒子植入治疗前列腺癌的护理．全科护理，2010，4（8）：997~998.
[148] 袁晓红，赵晓林，赵静燕．放射性微粒子125I植入治疗前列腺癌的护理．使用临床医药杂志，2007，3（4）：13~14.
[149] 陈燕．前列腺癌根治术病人护理．按摩与康复医学，2010，（28）：65~66.
[150] 马双莲，丁玥．临床肿瘤护理学．北京：北京大学医学出版社，2003.
[151] 朱有华．泌尿外科诊疗手册．北京：人民卫生出版社，2007.
[152] 王忠诚．王忠诚神经外科学．武汉：湖北科学技术出版社，2005.
[153] 宋烽，王建荣．手术室护理管理学．北京：人民军医出版社，2004.
[154] 张颖，周立．手术室护理工作者实施前访视内容标准的研究．中华护理杂志，2011，46（4）：361~363.
[155] 林鸣芳．国内术前访视开展时间，形式，内容和访视者概览．护理实践与研究，2011，8（6）：101~103.
[156] 徐启明．临床麻醉学．北京：人民卫生出版社，2005.
[157] 李秀华，高敏，郭敬霞，等．专科护士发展需求与现状研究．中国护理管理，2005，15（10）：8~11.
[158] 王宇，付菊芳，张惠杰，等．手术室专科护士培养思路及实践．护理研究，2006，20（1）：82~83.
[159] 贺启莲，郑显兰．专科护士与临床护理专家发展概况及建议．中国护理管理，2007，7（9）：8~12.
[160] 曹秀堂，董军，宋烽，等．反映手术间利用效率的统计指标与方法探讨．中国卫生统计，2003，20（4）：82~83.
[161] 蓝秋丽．手术室护理人力资源规范管理方法探讨．护理实践与研究，2009，11（6）：75~76.
[162] 张健，陈宁波．择期手术延误原因调查分析．护理实践与研究，2010，7（2）：125~126.
[163] 魏革，刘苏君．手术室护理学．北京：人民军医出版社，2004.
[164] 朱丹，周力．手术室护理学．北京：人民卫生出版社，2008.
[165] Sobotka L. Nutritional support in neonatology. Basics in Clinical Nutrition.3rd edition. Galen. Semily (Czech Republic). 2004: 425~439.
[166] American Society for Parenteral and Enteral Nutrition. Guideline for the use of parenteral and enteral nutrition in adult and pediatric patients. JPEN J Parenter Enteral Nutr, 2002, 26 (1 Suppl): 1SA~138SA.
[167] Stroud M, Duncan H, Nightingale J. Guidelines for enteral feeding in adult hospital patients. Gut 2003, 52: 1~12.
[168] Loser C, Aschl G, Hebuterne X, et al. ESPEN guidelines on artificial enteral nutrition-percutaneous endoscopic gastrostomy (PEG). Clin Nutr. 2005, （24）: 848.
[169] Shang E, Griger N, Sturm JW, et al. Pump-assisted enteral nutrition can prevent aspiration in bedridden percutaneous endoscopic gastrostomy patients.JPEN, 2004, （28）: 180~183.
[170] Miccoli P, Berti P, Rafaelli M, et al. Minimally invasive video assisted thyroidectomy. Am J Surg, 2001, 181（6）: 567~570.
[171] Yeh IS, Jan YY, Hsu BR, et al. Video assisted endoscopic thyroidectomy. Am J

Surg, 2000, 180 (2) : 82~85.

[172] Boyle JR, Goodall S, Thompson J P. Endovascular AAA repair attenuates the inflammatory and renal responses associated with conventional surgery.J Endovasc Ther, 2000, 7 (5) : 359~371.

[173] Odegard A , Lundbom J , Myhre HO. The inflammatory response following treatment of abdominal aortic aneurysm: a comparison between open surgery and endovascular repair. Eur J Vasc Endovasc Surg, 2000, 19 (5) : 536~540.

[174] Mackay J, Mensah GA, Mendis S, et al.The atlas of heart disease and stroke.Geneva: WHO.2004: 5~6.

[175] Heller S J, Carleton R A, Abnormal left ventricular contraction in patients with mitral stenosis. Circulation, 1970, (42) : 1099~1110.

[176] Smarason N V, Sigurjonsson H, Hreinsson K, et al.Reoperation for bleeding following open heart surgery in Iceland. Laeknabladid, 2009, 95 (9) : 567~573.

[177] Hosenpud JD, Bennett LE, Keck BM, et al.TIle Re-stry of the Interactional Society for Heart and Lung Tramplantation: lifteenth oficial report, 1998.J Heart Lung Transplant, 1998, (17) : 656~68.

[178] Gravlee GP. New Approaches t ocardiac surgery. ASA annual meeting refresher course lectures, 2002, (2) : 261~268.

[179] TsaiTT, IsselbacherEM, TrimarchiS, et al. Acute typeB aortic dissection: does aortic arch involvement affect tmanagement and outcomes? Insights from the International Registry ofAcute Aortic Dissection (IRAD). Circulation, 2007.

[180] Hagan P G, Nienaber C A, Isselbacher E M, et al. The International Registry of Acute Aortic Dissection (IRAD) : new insights into an old disease. JAMA, 2000.

[181] NKF-K/DOQI. Clinical practice guidelines for vascular access: update July 2006. Am J Kidney Dis, 2006, (38) : S187~S277.

中华当代护理大全
第二卷
（上）

第3篇 妇产科临床护理

FUCHANKE LINCHUANG HULI

第 3 篇

第一章

妊娠期妇女的保健

产前检查是维护母亲和胎儿健康，确保安全、顺利分娩的重要措施。妊娠期保健包括孕妇管理、产前检查、母体和胎儿情况的监测评估等。

第一节 产前保健

一、孕妇的监护与管理

我国孕产妇管理普遍实行孕产期系统保健的三级管理，着重对高危妊娠者（妊娠期有某种并发症、合并症或致病因素可能危害孕妇、胎儿及新生儿或导致难产者）进行筛查、监护和管理。目的是为降低孕产妇及围产儿患病率，提高母婴生活质量。

- 实行孕产期系统保健的三级管理。
- 通过确诊早孕及孕妇的产前检查，筛查出具有高危因素的孕妇。
- 产检开始时间应在怀孕第四个月以前，产检总数应在 9 次以上，少于 5 次为产检不足。

（一）孕期检查

保护母婴安全是通过加强孕期监测，定期的产前检查来实现的。妊娠初诊在早孕第 12 周进行，初诊内容包括确定是否妊娠，建立产科病历和围产保健手册，采集病史，筛查出高危妊娠者。

1. 一般情况

包括姓名、年龄、籍贯、职业（包括工种）、结婚年龄、丈夫健康情况、有无性病，月经情况如初潮、末次月经，并计算预产期。

2. 孕期情况

早孕反应情况、胎动时间、有无阴道出血、孕早期有无服药史，询问有害药物及致畸因素接触史，如汞、铅、苯、农药、一氧化碳、放射线、病毒感染、各种传染病、有无吸烟及饮酒嗜好等。

3. 孕产史

有无流产史（包括自然流产、人工流产），有无早产、死胎、死产史。既往分娩方式，有无分娩并发症及产褥期疾病，如有上述病史须详细咨询其经过及可能的原因。婴儿性别、体重、是否健存、有无疾病及畸形。既往疾病史，有无结核、心脏病、高血压、肝脏病、肾炎、糖尿病、甲状腺功能亢进或低下、代谢性疾病、遗传病、过敏及手术史。

4. 家族病史

有无高血压、精神病、肾炎、妊高征、遗传性疾病、多胎、畸形等。

5. 体格检查

妊娠期妇女体格检查包括全身体检及产科检查。

（1）全身体检：与一般内科检查相同，尤其须注意心脏及肝脏情况，注意脊柱及骨骼有无异常。

（2）产科检查：①腹部检查：用四步触诊法查清子宫高度、大小、形态。胎方位、胎先露及先露入盆情况。听取胎心音并记数。用皮尺测量耻骨联合上缘至宫底的子宫底高度，过脐测量腹围长度，并记录。②听胎心音：胎心音在妊娠 10~12 周时用多普勒（Doppler）可听到，胎心音正常范围为 120~160 次 /min，平均为 140 次 /min。③化验室检查：血液检查有血红蛋白、红细胞、白细胞计数、血型；肝功能及乙型肝炎系列抗原、抗体，甲肝抗体，丙肝抗体，甲胎蛋白，梅毒血清，AIDS 抗体；尿液检查有尿常规、尿糖、尿碘；其他检查有心电图检查，阴道检查及白带清洁度、滴虫、真菌；细菌性阴道病检查等。

（二）产科复诊

为早发现、早诊断、早治疗孕期合并症，随时了解胎儿在宫内的发育情况和安危，拟订监护计划，确定分娩处理，进行孕期健康教育，应定期复诊。

1. 检查次数

整个孕期需检查 10~12 次。

2. 检查时间

孕早期（怀孕前 3 个月）检查 1 次，确定妊娠，根据早孕反应的情况，给予适当的指导，如妊娠剧吐者，给予适当的治疗，补充叶酸，剂量为 0.4mg/d。情况正常者每个孕月检查 1 次，妊娠 28 周后每 2 周检查 1 次，妊娠 36 周后每周检查 1 次。

3. 检查内容

（1）询问健康情况，胎动出现时间及有无异常，自上次检查后有无不适症状，如头晕、头痛、眼花、眩晕、水肿及阴道出血，警惕出现妊娠高血压疾病。

（2）每次测体重、血压、检查宫高、腹围、胎方位、胎心，先露入盆情况，认真记录并绘制妊娠图。发现异常及时处理，如为高危妊娠，进行登记，按高危妊娠管理。

（3）辅助检查包括复查血常规、尿常规，按时做 B 超检查，自妊娠 36 周起每周 1 次胎心监护，妊娠 24 周做血糖筛查等。①对比以前化验及结果，必要时复查。②妊娠 34 周做骨盆检查。外阴检查：外阴部皮肤完整，阴毛呈倒三角形覆盖于阴阜，两侧大小阴唇对称等。异常情况包括：外阴部皮肤有指甲抓痕或红色小斑粒，可能为阴虱感染；巴氏腺检查：护士戴无菌手套触诊巴氏腺，应无压痛或分泌物流出。如有阴唇水肿，巴氏腺有肿大或压挤时有分泌物流出，应考虑巴氏腺发炎；阴道、子宫颈检查：使用阴道窥器检查，观察子宫颈位置（一般为适中或略前倾），颜色为粉红色，在经产妇子宫颈外口由于分娩时受到一定的损伤，往往成为一条横行的缝道；子宫检查：以双手检查子宫颈位置、形状、硬度、活动性、是否有肿块或触痛存在。注意子宫位置和子宫底高度，以及有无子宫后位、子宫肌瘤存在；骨盆测量：妊娠 34 周时骨盆内测量，测量骶耻内径、坐骨棘间径、骨盆中下段的前后径、出口前后径、坐骨结节间径以及耻骨弓角度，了解骨盆形态、有无骨盆狭窄是决定分娩方式的重要因素；进行保健指导及预约下次随诊时间。

二、评估胎儿健康的技术

母亲和胎儿是一体的、不可分的，当母体健康状况有危险，胎儿也必然遭到生命的威胁。产前胎儿监护的检查，对于某些有高危险妊娠的孕妇常是必需的。

（一）胎心监护

胎儿监测在临床广泛使用，优点是不受宫缩影响。能连续记录胎心率的动态变化。能反映胎心、子宫收缩、胎动记录的关系。

1. 无应力试验

无应力试验 (NST)（或称无激惹试验）是指在无宫缩、无外界刺激的情况下，对胎儿进行胎心率宫缩图的观察和记录。此试验以胎动时伴有一过性胎心率加快为基础，又称胎心加速试验。

（1）反应型（或称 NST 阳性）：胎心基线 120~160 次 /min，胎心率变异 ＞5 次 /min，在 20min 内至少有 2 次或 2 次以上变异，并伴有胎动时胎心加速，幅度增加≥ 15 次 /min，持续≥ 15s 以上。

（2）不反应型（或称 NST 阴性）：基线或变异正常，但试验中，20min 内胎动少于 2 次或胎动后胎心加速 ＜15 次 /min、持续 ＜15s，延长试验到 40min 仍无变化。

2. 催产素激惹试验

催产素激惹试验可监测子宫收缩时胎心率形态的改变。适应于两次无应力试验无反应型者。

3. 宫缩应力（激惹）试验

宫缩应力试验适用于观察临产后，子宫收缩规律，伴随所发生的胎心周期性变化，判断标准同催产素激惹试验，方法有外监护及内监护法，宫缩强度由宫腔导管测定，胎心信号用螺旋探极置于胎儿先露部（胎儿头皮或臀部）。持续晚期减速，重度可变减速及延长减速，胎儿心动过缓，持续基线平坦等指标均是需迅速结束妊娠的信号。

（二）胎儿成熟度检查

1. 正确计算妊娠周数

问清孕妇末次月经的确切日期，并问清既往月经是否正常，有无延长或提前。

2. 根据宫底高度和腹围估计胎儿大小

随着妊娠周数增大，子宫逐渐增大，宫底升高，可以根据手测宫底高度和尺测耻上子宫高度来判断子宫大小与妊娠周数是否相符。增长过快或过慢均可能为异常。但子宫底高度也可能受孕妇脐耻间的距离、胎儿羊水的情况或多胎等特殊因素的影响而存在差异。

妊娠 20 周以后，使用四步触诊法，在腹部可触摸到胎儿的轮廓、头、臀、四肢。圆而硬的是胎头，宽而软的是胎臀，平坦的一侧是胎背，形状不规则的一侧是胎儿的肢体。

3. B 超检查

胎儿双顶径测量值 >8.5cm 时提示胎儿成熟。

4. 胎盘功能检查

胎盘功能检查包括胎盘功能和胎儿胎盘单位功能，此项检查能间接了解胎儿在宫腔内的状况。

（1）测量胎动、胎动是指胎儿在子宫腔内的活动。检查者可在孕妇的腹部看到或触摸到胎儿的活动。12h 胎动应在 30 次以上。孕妇在妊娠 18~20 周开始感觉胎动，每小时 3~5 次。随妊娠周数的增加，胎动越活跃，至妊娠末期时胎动逐渐减少。

（2）孕妇尿中雌三醇值测定：24h 尿中 >15mg 为正常值，10~15mg 为警戒值，<10mg 为危险值。孕晚期时若多次测得尿中雌三醇值低于 10mg，表示胎盘功能低下。

三、孕期营养及体重管理

孕妇科学、健康的营养摄取尤其重要，既要保证正常新陈代谢的需要，又能供给胎儿发育所需的营养。

（一）孕期营养

营养摄入，孕期三大营养物质功能比：碳水化合物占 55%~65%，蛋白质占 15%~20%，脂肪占 20%~30%

各种营养素在孕期的作用：

· α – 亚麻酸：α – 亚麻酸的作用是在人体内代谢过程中合成 DNA、EPA 等多种活性物质，是大脑和神经系统功能发育过程中不可缺少的组成物质，能增强记忆力，提高视力，对促进胎婴儿的形体增长和技能发育有重要作用。最佳食物：亚麻籽油、核桃、深海鱼虾等。每天供给量为 1 000mg。

· 卵磷脂：卵磷脂是构成生物膜的重要组成成分，能促进大脑神经系统与脑容积的增长、发育，是大脑记忆能力和思维活动的物质基础。卵磷脂缺乏时会影响胎婴儿脑发育，造成智力低下。最佳食物：蛋黄、大豆、谷类、动物肝脏等。每天供给量为 500mg。

· 牛磺酸：牛磺酸是对人脑神经细胞的生长发育、分化成熟和功能完善有明显促进作用。牛磺酸缺乏时会造成胎婴儿脑发育障碍，视网膜异常，反应能力降低等。最佳食物：海鱼、贝类、动物脏器。每天供给量是 20mg。

· 叶酸：叶酸是对细胞分裂增殖和组织生长有重要作用，是胎儿中枢神经系统发育所必需的营养素，缺乏时可引起胎儿宫内发育迟缓，脑发育异常，神经管畸形，早产及新生儿低出生体重。最佳食物：绿叶蔬菜、深黄色水果和蔬菜、豆类、坚果。每天供给量是 400μg。

· 维生素 A：维生素 A 对胎儿视觉功能的发育、人体细胞的增值生长，以及骨骼发育有重要作用。维生素 A 缺乏时孕妇机体抗病能力下降，导致胎儿多器官畸形和死亡，发生流产或胚胎发育不良。最佳食物：绿叶蔬菜、胡萝卜。每天供给量为 500μg。

· 维生素 B_2：维生素 B_2 是人体中许多重要辅酶的组成部分。维生素 B_2 缺乏时可引起胎儿生长停滞，骨骼畸形和免疫能力低下。最佳食物：动物肝脏、鸡蛋、牛奶、豆类、及蔬菜。每天供给量为 0.8mg。

· 维生素 B_1：维生素 B_1 的作用是以辅酶的形式参与能量代谢和葡萄糖转变成脂肪的过程。维生

素 B_1 缺乏时，婴儿易患脑型脚气病以及神经炎，严重者可引起死亡。最佳食物：肉类、豆类、花生及粮谷类。每天供给量为 0.8mg。

· 维生素 D：维生素 D 的作用是促进钙的吸收以及在骨骼中沉积，是钙磷代谢的重要调节因子之一，缺乏时会使婴儿患先天性佝偻病。最佳食物：面包、五谷杂粮。每天供给量是 2μg。

· 维生素 E：维生素 E 具有维持正常生殖功能的作用，能够影响胎儿眼球晶状体的发育。缺乏维生素 E 可导致早产、胎儿先天性畸形以及极低出生体重婴儿。最佳食物：荞麦、卷心菜、香蕉、豆芽、动物肝脏。每天供给量是 6mg。

· 铁：铁的作用是与蛋白质结合形成血红蛋白，同时参与人体内多种酶和其他组织的合成，是胎儿发育的必需营养物质。最佳食物：红色的瘦肉、菠菜、富铁面粉。每天供给量：早孕为 15mg，中孕为 25mg，晚孕为 35mg。

· 锌：锌的作用是参与体内 80 多种酶的活动与代谢，发挥着多项重要生理功能，同时参与细胞发育的基因表达调控，影响身高生长发育和智力发育。最佳食物：牡蛎、动物肝脏、花生、鱼、蛋、奶、肉及水果。每天供给量为 6mg。

· 碘：碘是促进胎婴儿体格发育和脑发育的重要元素。碘缺乏时易引起流产、死产、先天畸形、神经运动功能发育落后、身材矮小和智力低下。最佳食物：海带、海蜇、紫菜。每天供给量是 50μg。

· 钙：钙的作用是供给胎儿生长发育，母体储备部分钙，以备哺乳期使用。充足的钙可降低妊娠高血压疾病和子痫前期的发病危险。最佳食物：乳制品，大豆及其制品。每天供给量：早孕为 800mg，中孕为 1 000mg，晚孕为 1 200mg。

（二）孕早期孕妇健康饮食金字塔

· 植物油 15~20g，盐 6g。

· 奶及奶制品 200~250g，大豆类及坚果 50g。

· 鱼、禽、蛋、肉类（含动物内脏）150~200g（其中鱼、禽、蛋各 50g）。

· 蔬菜类 300~500g（绿叶菜占 2/3），水果类 100~200g。

· 谷薯类及杂豆 200~300g（杂粮不少于 1/5）。

· 水 1 200ml。

（三）孕中、晚期孕妇健康饮食金字塔

· 植物油 25~30g，盐 6g。

· 奶及奶制品 300~500g，大豆类及坚果 40~60g。

· 鱼、禽、蛋、肉类（含动物内脏）200~250g（其中鱼、禽、蛋各 50g）。

· 蔬菜类 400~500g（绿叶菜占 2/3），水果类 200~400g。

· 谷薯类及杂豆 300~400g（杂粮不少于 1/5）。

· 水 1 200ml。

（四）不同孕期体重增加范围

传统认为，整个孕期应增长 10~12.5kg, 目前认为，孕早期增加 0.5~2kg；孕中、晚期可根据不同体重指数而定。

体重指数（BMI），又称身体质量指数或体质指数，是用体重千克数除以身高米数平方得出的数

字，是目前国际上常用的衡量人体胖瘦程度以及是否健康的一个标准。

BMI= 体重（kg）/[身高（m）× 身高（m）]

表3-1-1　孕前体重指数与孕期增重范围

BMI	孕期增重（kg）	每周增重
低　（<18.5）	12.5~18	0.51
正常（18.5~24.9）	11.5~16	0.42
高　（25.0~29.9）	7.5~11.5	0.28
肥胖　（≥30.0）	5.0~9.0	0.22

妊娠开始后，孕妇面临着妊娠给身体带来的各种不适，大多数孕妇的症状较轻微，甚至没有任何不良感觉，但少部分孕妇会出现严重的症状，需进一步治疗或住院。

（王立新）

第二节　妊娠期常见症状

一、消化系统症状

1. 恶心、呕吐

由于孕妇体内的人绒毛膜促性腺激素（HCG）增多，胃酸分泌减少，胃排空时间延长所致恶心、呕吐。胃贲门括约肌松弛，胃内容物反流至食管出现胃部灼热感。在妊娠第 7 或 8 周时症状达到最高峰，妊娠 3 个月后逐渐消失。症状轻者不必治疗。频繁呕吐，无法摄入水或食物，导致脱水、少尿、酮体阳性时给予治疗。纠正脱水，补充必需的营养。

（1）早晨起床，先喝一杯水或进食饼干等，以减少晨起呕吐。

（2）呕吐频繁的孕妇，以少量多餐的进食方式，并避免特殊气味或油腻的食物。

（3）尽可能规律定量饮食，保证营养的平衡，保证液体的摄入，呕吐严重不能进食时要及时就诊，避免体内酮体堆积过多影响胎儿。

2. 妊娠期便秘

孕期妇女活动减少，肠蠕动及肠壁张力减弱，子宫及胎先露部的压迫，造成孕妇排便困难。孕妇可多吃高纤维的蔬菜、水果，清晨饮开水一杯，养成按时排便的良好习惯。可用开塞露、甘油栓帮助排便，禁用泻剂和灌肠，以免引起流产或早产。

二、尿频与尿急

妊娠早期增大的子宫压迫膀胱孕妇出现尿频、尿急症状，在妊娠 12 周左右胎儿出盆腔后症状自然消失。妊娠后期，增大的子宫压迫膀胱，膀胱的容积减少，尿频的情况再次出现。

三、贫血

妊娠期中孕妇血容量增加，对铁的需求量增多，容易出现缺铁性贫血，应注意多吃含铁量高的食物，如饮食不能满足机体需求，可口服铁剂补充。

四、腿部肌肉痉挛

孕妇腿部肌肉痉挛多发生于小腿腓肠肌，多在夜间发生，原因尚不完全清楚，可能与钙离子浓度降低或钙、磷的比值不当有关。

发生肌肉痉挛（抽筋）时可以将腿伸直或按摩痉挛的部位。指导孕妇服用钙剂、鱼肝油、维生素 B_1 等。

五、阴道分泌物增多

妊娠时阴道黏膜和子宫颈腺体受激素影响，血流增加，黏膜变软、增生变厚，子宫颈分泌物增多。孕妇应保持外阴部清洁，每天沐浴，更换内裤。避免自行阴道灌洗或喷擦除臭剂。分泌物的颜色、性质或味道改变时应及时就医。

六、牙龈出血

由于雌激素的影响，孕妇牙龈充血、增生、水肿，刷牙时牙龈出血。唾液分泌的增加，有流涎现象。孕妇进食后应立刻漱口或刷牙，若出现牙龈发炎应就医。

七、腰背痛

孕妇常出现轻微腰背痛，是由于关节韧带变软松弛，子宫向前突出，背肌持续的紧张状态造成的。正确的坐、站、走路和提重物姿势可减轻症状。避免穿高跟鞋。做骨盆摇摆运动、睡硬板床可以减轻背部不适。如是缺钙所致，及时补充钙剂。

八、静脉曲张

孕妇血容量增加、子宫增大压迫下肢静脉，血液循环不佳，血液瘀滞引起静脉曲张。妊娠后期，胎头进入骨盆腔压迫骨盆静脉及外阴部静脉，使下肢静脉曲张，外阴部静脉曲张、阴唇肿胀、充血。静脉曲张可随妊娠次数增多而加重。

为促进下肢血循环，孕妇避免长时间站立或坐着，经常改变姿势或活动，卧床时适当抬高下肢。症状严重者，使用弹性绷带或弹性袜。孕妇每天应做些柔和的运动，如散步、柔软体操、瑜伽等，以增加肌肉血管壁的弹性，促进血液循环。

九、痔疮

妊娠末期由于增大的子宫压迫、腹压增加以及胎头压迫，直肠血液回流受阻造成直肠静脉曲张，形成痔疮。孕妇可能无自觉症状，也可能感觉排便时肛周疼痛或出血等不同表现。因妊娠而引起的痔疮在产后渐渐会自愈，但若是孕前即有痔疮，则妊娠时症状会较严重，若经常出血则应就医诊治。孕妇禁食辛辣食物，多饮水，多吃水果蔬菜和高纤维素食物，养成定时排便的习惯，增加运动以减少便秘的发生。

十、下肢水肿

水肿一般发生在妊娠 24 周左右，以后随子宫增大对骨盆静脉的压力逐渐增强，下肢血液回流受阻，出现水肿，足踝部最常见，傍晚明显，多为正常现象。有时手掌、手指也会因液体积聚而觉得紧绷不灵活。如果出现全身性水肿，属异常情况。孕妇避免久坐或久站，抬高足部或做足部关节运动促进血液回流。

十一、仰卧性低血压

妊娠末期，因孕妇较长时间取仰卧位，增大子宫压迫下腔静脉，使回心血量减少，心脏排出量减少，造成一过性血压下降。变换仰卧位后（侧卧位），下腔静脉压迫解除，血压可恢复正常。

十二、敏感宫缩

妊娠中期时，子宫会出现妊娠无痛性子宫收缩，孕妇自觉腹部变硬。特点为稀发、不规律和不对称，随着妊娠天数的增加，子宫肌纤维被拉长变敏感，收缩渐趋频繁。

（王立新）

第二章

分娩期妇女的护理

第一节 影响分娩的因素

决定分娩的因素是产力、产道、胎儿及精神心理因素。如果各因素均正常并能相互适应，胎儿及胎儿附属物经阴道顺利自然娩出，则为正常分娩。

一、产力

产力是将胎儿及其附属物从子宫娩出的力量，包括子宫收缩力、腹肌和膈肌的收缩力以及盆底肛提肌的收缩力。其中子宫收缩力是主要的产力，在产程中起主导作用。腹肌、膈肌和肛提肌在第二产程中起辅助作用。

1. 子宫收缩力

子宫收缩使子宫下段和子宫颈进行性扩张，胎儿下降，最后将胎儿及其附属物自产道娩出。正常的子宫收缩具有自主的节律性、对称性、极性和缩复作用的特性。

（1）节律性：子宫收缩是不随意的节律性的收缩，是临产重要标志。每次收缩由弱渐强（又称进行期），维持一定时间（又称极期），随后由强渐弱（又称退行期），直至消失进入间歇期（图 3-2-1）。

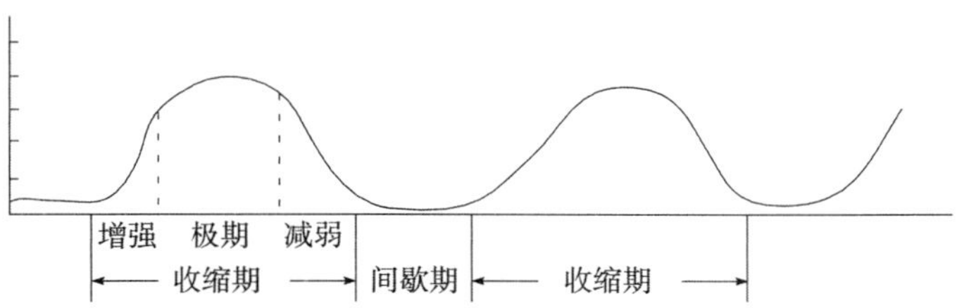

图3-2-1 子宫收缩的节律性

临产开始时，宫缩持续 30s 左右，间歇期为 5~6min。随着产程进展宫缩持续时间逐渐延长，间歇期逐渐缩短。宫口开全 10cm 后，宫缩持续时间长达 60s，间歇期缩短至 1~2min。宫缩强度也随产程进展逐渐增加，宫腔内压力于临产初期升高至 25~30mmHg，于第一产程末可增至 40~60mmHg，于第二产程期间可高达 100~150mmHg，而间歇期宫腔内压力仅为 6~12 mmHg。

（2）对称性和极性：正常的子宫收缩起自子宫两侧角部，以微波形式均匀协调地向宫底中线集中，左右对称向子宫下段扩散，约在15s内扩展至整个子宫，此为宫缩对称性。宫缩以宫底部最强、最持久，向下逐渐减弱，宫底部收缩力的强度几乎是子宫下段的2倍，此为宫缩极性（图3-2-2）。

（3）缩复作用：宫体部平滑肌与其他部位的平滑肌和横纹肌不同，为收缩段。每当宫缩时，宫体部肌纤维缩短变宽，收缩后肌纤维虽又松弛，但不能完全恢复到原来长度，经过反复收缩，肌纤维越来越短，这种现象称缩复作用。缩复作用随产程进展使宫腔内容积逐渐缩小，迫使胎先露部不断下降及宫颈管逐渐短缩直至消失。

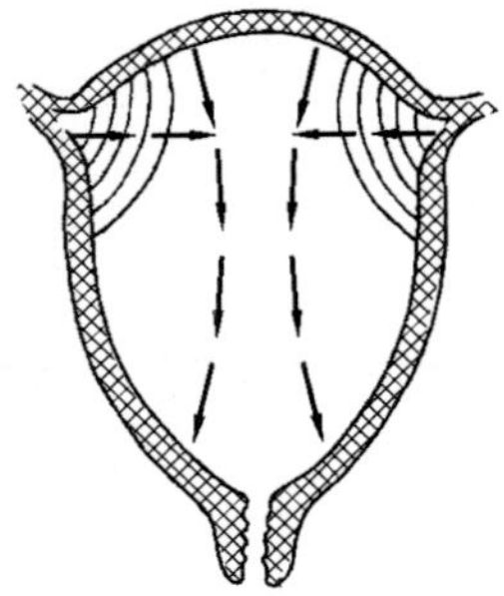

图3-2-2　子宫收缩的对称性和极性

2. 子宫收缩力的种类

（1）妊娠无痛性子宫收缩：发生在妊娠10周后，子宫有间歇收缩，因子宫内压在10~20mmHg之间，未达到25mmHg，故不觉得疼痛，称为妊娠无痛性子宫收缩。

（2）假阵痛：在分娩前3~4周出现的子宫无效收缩或肠、膀胱、腹壁肌的痛性痉挛，因子宫内羊水压在20~40mmHg之间，超过25mmHg，故会有疼痛感。疼痛局限于下腹部、腹股沟、罕有背痛。

（3）真阵痛：为分娩的主要原动力。子宫规律收缩，频率、强度逐渐增加至50mmHg以上。产妇感到极度难忍。

（4）产后痛：在分娩后2~3天，子宫不规则的收缩所产生的疼痛，经产妇此症状明显，产后子宫收缩有助于产后子宫复旧，恶露的排出。

3. 腹肌及膈肌收缩力

腹壁肌及膈肌收缩力（腹压）是第二产程时娩出胎儿的重要辅助力量。当宫口开全后，胎儿先露部已降至阴道。每当宫缩时，前羊水囊或胎先露部压迫骨盆底组织及直肠，反射性地引起排便动作，产妇主动屏气，喉头紧闭向下用力，腹壁肌及膈肌强有力的收缩使腹内压增高，促使胎儿娩出。腹压在第二产程，特别是第二产程末期配以宫缩时运用最有效，否则容易使产妇疲劳和造成宫颈水肿，致使产程延长。腹压在第三产程还可促使已剥离的胎盘娩出。

4. 肛提肌收缩力

肛提肌收缩力有协助胎先露部在骨盆腔进行内旋转的作用。当胎头枕部露于耻骨弓下时，能协助胎头仰伸及娩出。胎儿娩出后，胎盘降至阴道时，肛提肌收缩力有助于胎盘娩出。

二、产道

产道是胎儿娩出的通道，分为骨产道与软产道两部分。

1. 骨产道

骨产道是由骶骨、左右两块髋骨、耻骨、坐骨及相互连接的韧带组成。骨产道是指真骨盆，可将其分为三个平面：

（1）入口平面：入口面平呈横椭圆形。前方为耻骨联合上缘，两侧为髂耻缘，后方为骶骨岬上缘。入口平面共有4条径线（图3-2-3）。①入口前后径：也称真结合径，耻骨联合上缘中点至骶骨岬上缘正中间的距离，平均值约为11cm，其长短与分娩机制关系密切。②入口横径：左右髂耻缘间的最大距离，平均值约为13cm。③入口斜径：左右各一。左侧骶髂关节至右侧髂耻隆突间的距离为左斜径；右侧骶髂关节至左侧髂耻隆突间的距离为右斜径，平均值约为12.75cm。

（2）中骨盆平面：为骨盆最小平面，最狭窄，呈前后径长的椭圆形。其前方为耻骨联合下缘，两侧为坐骨棘，后方为骶骨下端。此平面具有产科临床重要性。中骨盆平面有两条径线（图3-2-3）。①中骨盆前后径：耻骨联合下缘中点通过两侧坐骨棘连线中点至骶骨下端间的距离，平均值约为11.5cm。②中骨盆横径：也称坐骨棘间径。两坐骨棘间的距离，平均值约为10cm，是胎先露部通过中骨盆的重要径线，其长短与分娩机制关系密切。

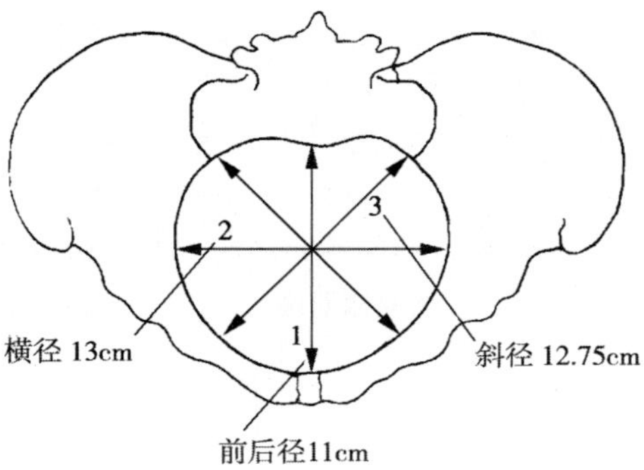

骨盆入口平面各径线

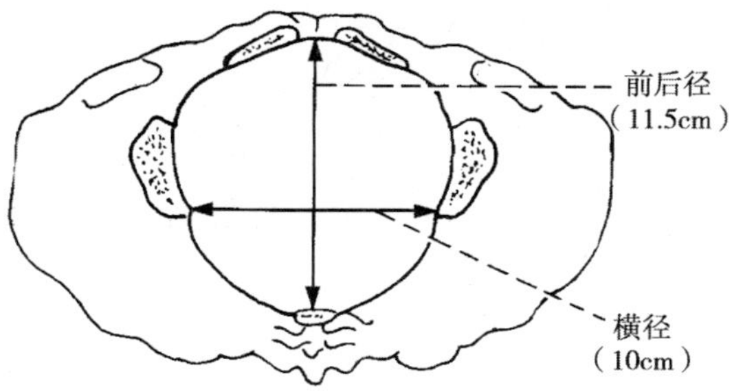

中骨盆平面各径线

图3-2-3 骨盆入口平面各径线中骨盆平面各径线

（3）骨盆出口平面：即骨盆腔的下口，由两个在不同平面的三角形所组成。前三角平面顶端为耻骨联合下缘，两侧为耻骨降支；后三角平面顶为骶尾关节，两侧为骶结节韧带。骨盆出口平面有4条径线（图3-2-4）。①出口前后径：耻骨联合下缘至骶尾关节间的距离，平均值约为11.5cm。②出口横径：也称坐骨结节间径。两坐骨结节内侧缘的距离，平均值约为9cm，是胎先露部通过骨盆出口的径线，其长短与分娩机制关系密切。③出口前矢状径：耻骨联合下缘至坐骨结节间径中点间的距离，平均值约为6cm。④出口后矢状径：骶尾关节至坐骨结节间径中点间的距离，平均值约为8.5cm。若出口横径稍短，而出口后矢状径较长，两径之和 >15cm时，一般大小的妊娠足月胎头可通过后三角区经阴道娩出。

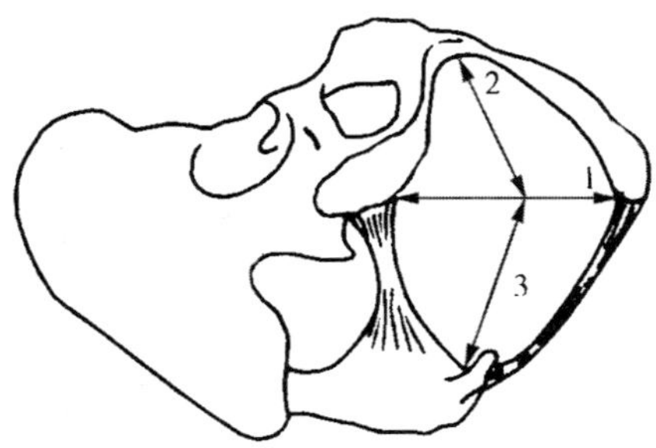

图3-2-4 骨盆出口各径线（斜面观）

1.出口横径 2.出口前矢状径 3.出口后矢状径

（4）骨盆轴与骨盆倾斜度：①骨盆轴：骨盆轴为连接骨盆各平面中点的曲线，代表骨盆轴。此轴上段向下向后，中段向下，下段向下向前。分娩时，胎儿沿此轴娩出，助产时也应按骨盆轴方向协助胎儿娩出（图3-2-5）。②产轴：产轴是胎头在娩出过程实际经过的路线，不是一条连续的曲线，而是由互不相关的两条直线组成（图3-2-6、图3-2-7）。③骨盆倾斜度：骨盆倾斜度是指妇女直立时，骨盆入口平面与地平面所形成的角度，称骨盆倾斜度。一般为60°~70°，若倾斜度过大，常影响胎头衔接。产妇在分娩时采用不同的体位也对骨盆的倾斜度产生影响（图 3-2-8）。④骨盆类型：骨盆的类型有时对分娩产生重要影响，临床上最常见的是混合型骨盆（图 3-2-9）。

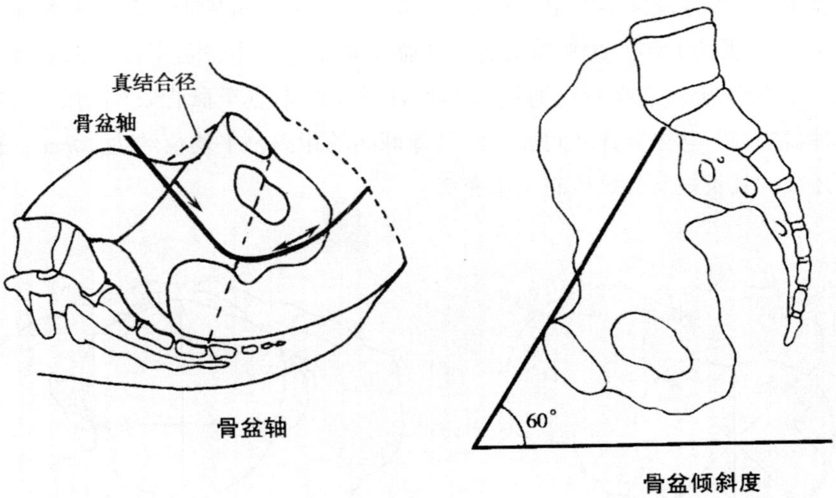

图3-2-5 骨盆轴

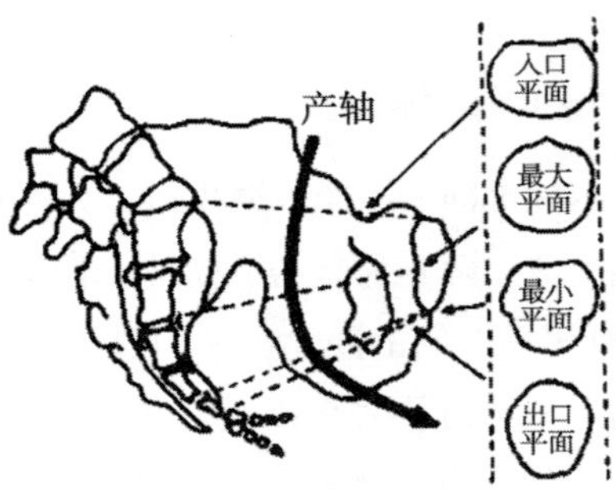

图3-2-6 骨盆各平面与产轴

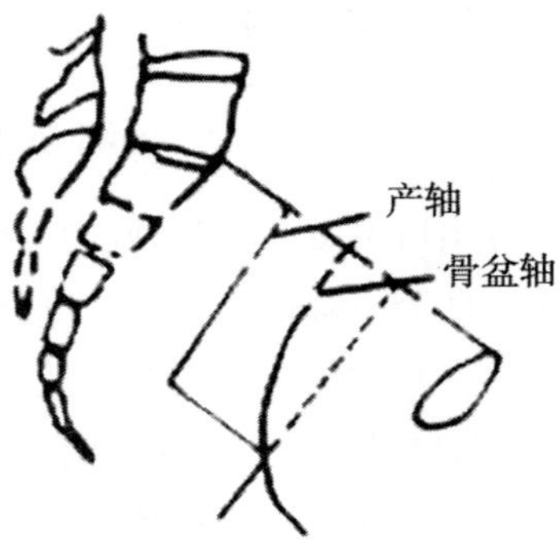

图3-2-7 骨盆轴与产轴

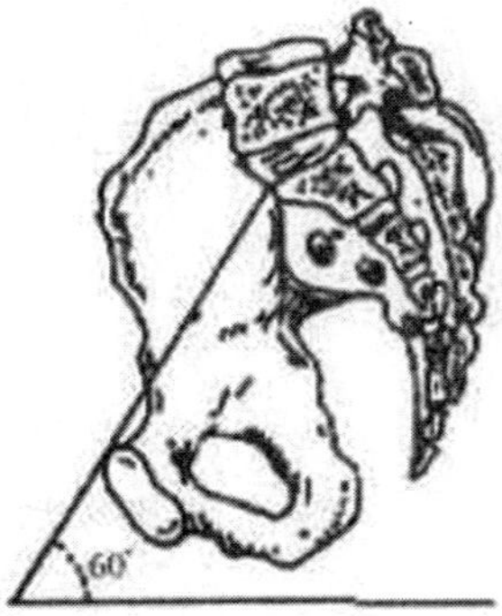

图3-2-8 骨盆倾斜度

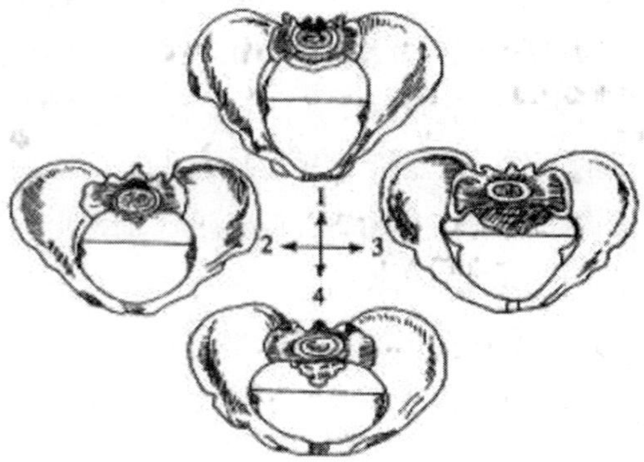

1.类人猿型骨盆 2.女性型骨盆 3.男性型骨盆 4.扁平骨盆

图3-2-9 骨盆类型

2. 软产道

软产道是由子宫下段、宫颈、阴道及盆底组织构成。

（1）子宫下段：妊娠末期子宫峡部逐渐被拉长形成子宫下段。在非孕期子宫峡部长约 1cm。临产后的子宫规律收缩子宫下段达 7~10cm，肌壁变薄成为软产道的一部分。

（2）宫颈：临产前的宫颈管长 2~3cm，初产妇较经产妇稍长。临产后的规律子宫收缩牵拉宫颈内口的子宫肌纤维及周围韧带，宫颈管逐渐短缩直至消失。初产妇宫颈管先消失，然后宫口扩张；经产妇宫颈管消失与宫口扩张同时进行。

（3）骨盆底、阴道及会阴：临产后，前羊水囊及胎先露部下降直接压迫骨盆底，使软产道下段形成一个向前弯的长筒，前壁短后壁长，阴道外口开向前上方，阴道黏膜皱襞展平使腔道加宽。肛提肌向下及向两侧扩展，肌束分开，肌纤维拉长。会阴体变薄，以利于胎儿的娩出。阴道及盆底组织和肌纤维增生肥大，血运丰富。临产后，会阴体能承受一定压力。

三、胎儿

胎儿能否顺利分娩，取决于胎儿的大小、胎位和胎儿有无畸形。

1. 胎儿大小

胎儿大小是决定分娩难易的重要因素之一，胎儿过大、胎头径线大时，尽管骨盆正常，也可以引起相对性头盆不称。

（1）头颅骨：由两块顶骨，额骨，颞骨及一块枕骨构成。颅骨间膜状缝隙为颅缝。两顶骨之间为矢状缝，顶骨与额骨之间为冠状缝，枕骨与顶骨之间为人字缝。两颅缝交界较大空隙处为囟门，位于胎头前方菱形为前囟（大囟门），位于胎头后方三角形为后囟（小囟门）。颅缝与囟门均有软组织覆盖，使骨板有一定活动余地和胎头有一定可塑性。在分娩过程中，通过颅骨轻度移位重叠使头颅变形，缩小头颅体积，有利于胎头娩出（图 3–2–10）。

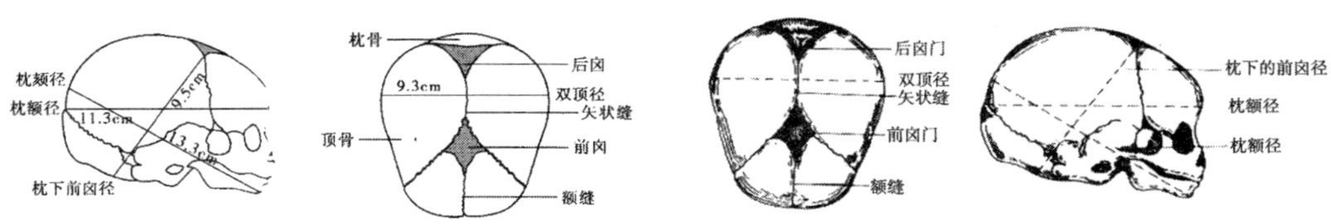

图3–2–10 胎儿颅骨 颅缝 囟门及径线

（2）胎头径线主要径线有：①双顶径：双顶径为两顶骨隆突间的距离，是胎头最大横径，临床用 B 超测量此径线判断胎儿大小，足月时平均值约为 9.3cm。②枕额径：枕额径为鼻根至枕骨隆突的距离，胎头以此径线衔接，足月时平均值约为 11.3cm。③枕下前囟径：枕下前囟径又称小斜径，为前囟中央至枕骨隆突下方的距离，分娩过程胎头俯屈以此小径线容易通过产道，足月时平均值约为 9.3cm。④枕颏径：枕颏径又称大斜径，为颏骨下方中央至后囟门顶部的距离，足月时平均值约为 13.3cm。

2. 胎位

（1）胎式：胎式是指胎儿各部分在子宫内的姿势。胎体纵轴与骨盆轴相一致，头先露或臀先露容易通过产道。横位与骨盆纵轴垂直，妊娠足月活胎不能通过产道，对母儿威胁极大。

（2）胎先露：胎先露是胎儿最先进入骨盆的部分。有头、臀、肩三种。头先露时，在分娩过程中颅骨重叠，使胎头变形，周径变小，有利于胎头娩出。臀先露时，较胎头周径小且软的胎臀先娩出，阴道扩张不充分，当胎头娩出时头颅又无变形机会，使胎头娩出困难。肩先露时，胎体纵轴与骨盆轴垂直，不能通过产道。

（3）胎方位：胎方位是指胎儿的先露部的代表骨在产妇骨盆的位置，分为左前、右前、左后、右后。顶先露的代表骨是枕骨、臀先露的代表骨是骶骨、面先露的代表骨是颏骨、肩先露是肩胛骨。可通过腹部检查、肛诊或阴道诊、听诊及超声波检查诊断胎方位。

3. 胎儿畸形

胎儿畸形是指胎儿某一部分发育异常，如脑积水、联体儿等，由于胎头或胎体过大，通过产道常发生困难。

四、精神心理因素

正常分娩是生理过程，产妇不是患者，这种理念越来越被人们接受。但分娩对于产妇的生理和心理产生巨大的压力和变化，产妇产生精神心理上的应激反应。过去认为产力、产道和胎儿之间的关系是分娩的决定因素。近年来在临床实践中，有时产妇及家属精神心理因素是决定是否自然分娩的重要因素。很多产妇由于对分娩的害怕和恐惧，选择剖宫产。有些产妇由于疼痛、紧张和焦虑使机体产生一系列变化，如心率呼吸加快、体内气体交换不足、子宫收缩力下降、产程延长等。

护士可对孕妇进行孕期康乐分娩的健康教育，讲解分娩的生理过程以及自然分娩对婴儿及产妇的好处。在分娩过程中，温馨独立的产房，助产人员、丈夫或家人陪伴，可减轻产妇的紧张及压力。助产人员耐心鼓励及安慰，鼓励产妇进食进水，教会产妇呼吸技术和躯体放松的技术，帮助产妇在分娩过程中保持良好的精神心理状态，对顺利地完成分娩是十分重要的。

（王立新）

第二节 正常分娩妇女的护理

一、第一产程的观察与处理

1. 检测生命体征

产妇入室时应测量体重、脉搏、体温、血压等，正常的产妇在产程中应每 2h 测量血压 1 次，血压异常时应视情况缩短测量时间。每 4h 测量体温 1 次。

2. 观察子宫收缩

产程中每 1~2h 观察子宫收缩情况并记录，最简单的方法是，助产人员将手放在产妇腹部（子宫底部），了解宫缩强度、持续时间及间隔时间。至少观察 3 次宫缩以上。

3. 观察宫口扩张

临产以后，子宫收缩不断增强并且频繁，胎儿先露部不断下降扩张宫口，初产妇子宫颈会逐渐扩张变薄，宫口扩张。入院时做 1 次阴道检查，在潜伏期时可每 4h 做 1 次阴道检查。活跃期后可每 2h 做 1 次阴道检查来确定宫口扩张、胎头下降情况。

4. 检测胎心音

胎心率的变化反应胎儿在宫腔内的情况，正常的胎心率为 120~160 次 /min，基础胎心率可在两次子宫收缩之间检查 1min 而判定。胎心率变异性的检查需要在子宫收缩期间及宫缩后 30s 持续检查判定。可以通过胎心监护来描记宫缩和胎心的变化。

在正常情况下，入院立即做入室试验，予以胎心监护。在第一产程每小时检查胎心 1 次。在第二产程每 15min 检查胎心 1 次。自然或人工破水之后，立即检查胎心。如果胎心率异常，或母亲和胎儿有异常情况，应持续监测胎心率变化。

5. 精神安慰及放松法

助产人员全程陪护产程，使产妇具有安全感。鼓励丈夫参与分娩，给予产妇生理上、心理上、情感上的支持。指导产妇应用自我帮助方法，宫缩间歇时尽可能放松休息，保持情绪松弛和平静。指导产妇多设想一些可以让自己感到愉快的事情，转移对宫缩的注意力。指导产妇宫缩间歇时多活动，宫缩时采取自己感觉舒适的体位，利用呼吸放松技巧。产妇可利用低声呻吟或叹气进行宣泄、暗示和想象。

6. 促进舒适

（1）下床走动及改变体位：产妇入院后，除非有不能下床的禁忌证，如破水并且胎先露高浮、血压高、用镇静药产程休息等，都应鼓励其在助产人员和丈夫的陪伴下下床走动。

（2）保持床单位清洁：更换床单，随时帮待产妇擦汗，以促进舒适；保持会阴部的清洁与干燥，增进舒适，预防感染。

（3）补充液体及能量：待产过程长，呼吸运动以及大量的排汗，会使产妇感到口干舌燥，补充水分或其他含热量高的饮料对保持体力很重要，鼓励产妇多进食高热量的流质或半流质饮食。

（4）定期排空膀胱：膀胱充盈会增加子宫收缩时的不适感，会影响胎头的下降，导致产程延长，造成尿潴留。护理人员应每 1~2h 提醒待产妇排尿 1 次，排空膀胱。

（5）按摩：利用触觉的刺激帮助产妇放松以及减轻疼痛和不适。按摩减轻疼痛可以在子宫体的下段作轻柔的按摩，也可以在产妇面部或下肢按摩，按摩法对轻中度的疼痛较有效，对于强度很大的疼痛效果不明显。可用揉捏法来减轻产妇颈部、肩膀及背部的不舒适。

7. 呼吸控制

正确地使用呼吸技巧，可以帮助产妇放松，提高产妇对疼痛的阈值，增加其适应子宫收缩的能力，使子宫收缩更有效。

二、第二产程的护理

1. 做好接产准备

待产室和产房最好是同一房间，每个房间只放一张产床，这样做有利于家属进入产房陪产，可保护产妇隐私；保证产妇之间互不干扰。初产妇子宫颈口开全 10cm 或经产妇子宫颈口开 5~6cm 时做好分娩的准备。做好会阴部的清洁与消毒，为产妇清洁和消毒会阴，清洁要遵循由外向内，消毒时由内向外由上向下的原则。

2. 铺产台

接生者穿上刷手衣，戴好口罩、帽子。刷手、戴无菌手套及无菌手术衣接产，按无菌操作技术进行接产。打开辐射暖台提前预热，台面温度设置在32~35℃。铺产台，准备好新生儿复苏器械及药品。

3. 产妇和胎儿监护

在第二产程，助产人员要严密监测产妇状况，严密监测宫缩及胎头下降情况。指导产妇用力的技巧，在子宫强烈收缩时使用腹压，鼓励产妇根据自己的感觉控制用力的长短。产妇憋气时间过长，可能造成母体血氧不足以及胎盘血流减少、胎儿血液酸碱度增高、氧气分压减低、二氧化碳分压升高、胎心率异常的发生率增加。每 15min 应听胎心 1 次，胎心异常时，应缩短听诊间隔时间，也可应用电子胎心监护仪进行持续的监测。

4. 生活护理

第二产程初期，指导帮助产妇采取舒适的体位，如侧卧位、蹲位、跪位，助产人员应在产妇身边陪伴，提醒和鼓励产妇在两次宫缩间尽量放松休息保存体力，护理人员与陪伴的家属的应给予全面的支持和指导。为产妇擦汗，喂少量温度适宜的饮料，协助产妇及时排空膀胱，随时告知准产程进展情况。及时赞扬鼓励产妇，增强其信心。新生儿出生后进行母婴皮肤接触，鼓励父母搂抱和抚摸新生儿，注意新生儿保暖，新生儿出现觅食反射时，帮助母亲尽早的让新生儿吸吮乳房，促进乳汁分泌。

三、第三产程护理

第三产程为胎儿娩出至胎盘娩出，又称胎盘娩出期，一般需要 5~15min。若超过 30min 胎盘仍未娩出，即诊断为“胎盘滞留”。

1. 胎盘娩出及检查

（1）胎盘剥离征象：胎儿娩出后，常规给予产妇肌内注射或静脉推注催产素 10~20U 帮助子宫收缩。子宫下段隆起，子宫底上升，有少许阴道流血，脐带下移，表示胎盘已经自子宫壁剥离。用手在耻骨联合上轻压子宫体下段，嘱产妇稍向下用力，助产人员轻轻牵拉脐带，胎盘娩出。

（2）胎盘检查：胎盘分为胎儿面和母体面，多数情况下，胎盘以胎儿面方式娩出，胎盘娩出后将胎盘平放在操作台上进行检查，要仔细检查胎盘、胎膜是否完整。注意母体面胎盘小叶有无缺损，胎盘边缘有无断裂的血管，注意有无副胎盘，如发现有残留胎盘或胎膜，应给予处理。测量胎盘大小、脐带长度。

2. 会阴检查及会阴裂伤缝合

第三产程后，仔细检查产道有无裂伤，及时缝合。会阴Ⅰ度裂伤：仅有会阴皮肤、阴道黏膜的撕裂，裂伤未达肌层。会阴Ⅱ度裂伤：裂伤达会阴体肌层，肛提肌及筋膜可有不同程度的裂伤，有时沿阴道后壁两侧沟向上延伸，致使阴道下段后壁呈舌状游离（又称作舌状裂伤），更严重时可达阴道后穹隆部，但未损伤肛门括约肌。会阴Ⅲ度裂伤：会阴部皮肤、黏膜、盆底肌肉及部分或全部肛门括约肌裂伤，甚至包括直肠前壁。

3. 密切观察

要密切观察子宫收缩、血压、脉搏、阴道出血、膀胱充盈程度等。密切观察新生儿的一般情况，每 15min 检查 1 次，做好记录。

四、第四产程护理

胎儿娩出后的 2h 称为第四产程。这一时期母婴容易有异常情况出现。

（1）对产妇的观察：在第四产程，对产妇护理方面包括：每 15min 观察 1 次宫底高度、子宫收缩情况，阴道出血，膀胱充盈程度等。每 1h 测量血压、脉搏 1 次，并及时记录。注意观察膀胱充盈情况，督促和协助排尿。注意产妇主诉。协助产妇取舒适体位休息。帮助产妇更换会阴垫，干净的衣服，撤换湿床单，保暖。产妇感到口渴和饥饿，应提供清淡易消化、饮料和食物，帮助产妇恢复体力。

（2）对新生儿的观察：每 15min 观察 1 次脐带、呼吸、活动、皮肤颜色及反应。帮助早吸吮，并观察新生儿吸吮情况。做好记录。

（王立新）

第三章

产褥期妇女的护理

从胎盘娩出至产妇全身各器官的形态功能（除乳腺外）恢复至妊娠前状态，这一阶段称为产褥期。一般为6周。在产褥期，产妇的生殖系统发生较大的生理变化，新生儿的出生使产妇的心理和角色也随之发生变化，因此需要一个适应的过程。

第一节　产褥期母体变化

一、生殖系统

1. 子宫

胎盘娩出后子宫逐步的恢复到妊娠前的大小和功能，这个过程称为子宫复旧。胎盘娩出后子宫立即产生强有力的收缩，此时子宫的高度在脐部和耻骨联合中点，子宫大小一般约重1 000g。以后每天下降1~2cm，大约10天后在腹部触及不到子宫，产后6周恢复至孕前大小重，约50g。

2. 子宫内膜

随着胎盘娩出，子宫蜕膜的表面变得很不规则以及厚度不一的现象，而且充满着血液，产后随着子宫蜕膜脱落，含有血液及坏死蜕膜等组织经阴道排出称为恶露。根据其颜色及内容物分为血性恶露、浆液性恶露、白色恶露。

（1）血性恶露：其颜色鲜红，出现在产后最初3~4天，内容包含蜕膜碎片、上皮细胞、红细胞、白细胞及偶有的胎粪、胎脂和胎毛。血性恶露的时间过长，表示子宫复旧不良。

（2）浆性恶露：其颜色淡红，出现在产后3~10天，内容包含蜕膜碎片、红细胞、白细胞、细菌、子宫颈黏液。以后逐渐变为白色恶露。

（3）白色恶露：其颜色淡乳黄色，出现在产后10天后，持续3~4周干净，成分包括白细胞、细菌、一些蜕膜细胞、上皮细胞、脂肪、子宫颈黏液和胆固醇。

正常恶露有血腥味，无臭味，总量可达500ml。约3/4的恶露在产后1周内排出，但个体差异很大。日间恶露量较多，夜间较少。若有胎盘、胎膜残留或感染，可使恶露持续时间延长并有臭味，需进一步检查其原因。

3. 胎盘剥离部位

胎盘剥离后，表层组织因为坏死而剥落，剥落部位的边缘及内膜底层便开始细胞的增生，胎盘剥离部位的修复需要 42 天形成新的子宫内膜。如果胎盘剥离部位愈合不完全，此现象称为复旧不全，这种情形会造成持续性的恶露流出以及大量无痛性的阴道流血。

4. 子宫颈

产后当时子宫颈松软，外口如袖管状，紫红色，水肿，厚约 1cm。次日宫口张力逐渐恢复，产后 2~3 日宫口仍可容两指。产后 1 周子宫内口关闭，宫颈管形成。产后两周末已不能通过一指，至产后 4 周宫颈形成并恢复正常。初产后宫颈两侧不可避免的有轻度裂伤，故子宫颈外口呈横裂状，无法恢复到原来椭圆形的形状。

5. 排卵和月经的重现

一般排卵和月经的再出现是发生于产后 6~8 周，持续纯母乳喂养婴儿的妇女，其排卵和月经的重现时间可延后。

6. 阴道

由于受激素的影响及分娩过程中强力的伸展，阴道皱褶便消失不见。产后阴道逐渐地恢复其形状和弹性，皱褶再度出现完全恢复致孕前需要 6 周的时间。分娩过程中处女膜破碎撕裂，产后妇女的处女膜呈现不规则的形状，此称为处女膜痕。

7. 会阴

产后初期会阴和周围组织因会阴切开、裂伤、伤口水肿或痔疮而引起疼痛，大约需要 1 周的时间会阴和肛门的不适才会渐渐消失。

8. 乳房

乳房的主要变化为泌乳。当婴儿吸吮乳房时，感觉冲动从乳头传至大脑。腺垂体反应性地分泌催乳素。下丘脑合成神经垂体分泌催产素。催乳素、催产素经血液到达乳房，催乳素使泌乳细胞分泌乳汁。哺乳约 30min 后，催乳素在血液中达到高峰，它使乳房为下次哺乳而产奶。催产素使腺泡周围的肌细胞收缩，使存在腺泡内的乳汁流到乳窦。

二、循环系统

子宫胎盘循环结束后，大量血液从子宫进入产妇的体循环，加之妊娠期潴留在组织中的液体亦进入母体循环中。产后 72h 内，产妇血容量增加 15%~25%，尤其是最初 24h，因此产后 72h 心脏负担明显加重，患有心脏病的产妇应注意预防心衰的发生。一般产后 2~6 周血容量恢复到孕前水平。

三、泌尿系统

孕期潴留在体内的大量液体，在产褥早期主要通过肾脏排出。产后第 1 周，一般为多尿期。由于分娩过程中膀胱受压，黏膜充血水肿对尿液刺激敏感性下降以及外阴疼痛使产妇不愿用力排尿，可出现一过性尿潴留，尤其在产后最初 12h。

四、消化系统

产后 1~2 周内消化功能逐渐恢复正常。产褥早期胃肠肌张力仍较低，产妇食欲欠佳，喜进汤食。加之产妇活动少，肠蠕动减弱，容易发生便秘。

五、产褥期的心理调适

妊娠和分娩对妇女是一种压力，需要加以调适。同样，产后产妇的生理、心理的改变及新生儿的出世对产妇也是另一种新的变化，必须重新调整及适应。

1977 年，美国心理学家鲁宾（Rubin）针对产后妇女的行为和态度将产妇的心理调适分为 3 期，即依赖期、依赖独立期和独立期。

1. 依赖期

产后 1~3 天。在这时期，产妇表现为疲劳，对睡眠需求很强烈，喜欢谈论妊娠及分娩的感受，需要别人帮助来完成母乳喂养，照顾新生儿及自身的生活护理。在依赖期，丈夫及家人的关心帮助，医务人员的关心指导都极为重要。耐心倾听她们的感受，满足其心理需求。帮助产妇与新生儿进行皮肤接触。注意营养及休息。使产妇较快地进入第二期。

2. 依赖独立期

产后 3~14 天。这一期，产妇表现出较为独立的行为，热衷于学习和练习护理新生儿，主动参与婴儿护理，能独立进行母乳喂养 ，对自身的产后康复十分关注。但这一时期产妇也容易产生压抑，与分娩后产妇感情脆弱、太多的母亲责任、由新生儿诞生而产生爱的被剥夺感、痛苦的妊娠和分娩过程及皮质激素和甲状腺素处于低水平等因素有关，表现为易哭泣、不耐烦、焦虑、对周围漠不关心、停止应该进行的活动等表现。应及时护理、指导和帮助产妇纠正这种消极情绪。

3. 独立期

产后 2 周 ~1 个月。在这一时期，新家庭形式已经建立，产妇开始承担哺育孩子、照顾家务及维持夫妻关系的各种角色。

（王立新）

第二节　产褥期妇女的具体护理措施

产褥期是产妇身体与心理恢复的一个关键时期，高质量的护理照顾是为了减少产后出血，防止感染，保证母婴健康。

一、自然分娩产妇的护理

胎儿及胎儿的附属物（胎盘、胎膜）经阴道自然排出的过程称为自然分娩。

自然分娩时需注意的护理要点：

（1）自然分娩产妇入室后，测血压、脉搏，观察宫缩及阴道出血情况，并在第四产程记录单上记录。

（2）产妇在入室后30min、1h、2h、3h各观察宫缩及阴道出血1次，有异常者连续观察并通知医生，积极处理。如有阴道排出物及时送检。核对婴儿后，应将婴儿及时放置母亲处，协助母乳喂养，观察新生儿是否能进行有效吸吮。

（3）了解分娩情况，有针对性地进行观察。

（4）及时补充水分，保持排尿通畅，产后2~4h督促自行排尿，产后6h有尿仍不能自解者，应采取措施帮助排尿，如热敷下腹部、温开水冲洗外阴、按摩膀胱、肌内注射新斯的明等，采取上述措施30min后仍不能自解者，遵医嘱可行导尿术，必要时留置尿管。

（5）产后24h内Ⅰ级护理，应卧床休息，24h后Ⅱ级护理，鼓励离床活动。

（6）饮食应进食高蛋白、高维生素、易消化的食品，注意少量多餐，可多食水果、蔬菜防止便秘；忌食辛辣等刺激性食品，并避免食用腌制、高盐食品。

（7）产后6h后会阴冲洗，指导并协助产妇每天梳头、刷牙，保持口腔卫生，用热水擦浴和淋浴，勤换衣裤。①保持外阴清洁，嘱产妇尽可能健侧卧位减少向侧切侧卧位，及时更换会阴垫。②伤口拆线前，每天用温水（含1 ： 5 000高锰酸钾溶液）进行会阴冲洗两次，排便后保持会阴部的清洁，更换消毒会阴垫。③外阴有肿胀者，可用50%硫酸镁、95%酒精湿热敷。

二、剖宫产术后产妇的护理

剖宫产是指将产妇的腹壁和子宫切开，将婴儿取出的手术。

剖宫产术后需注意的护理要点：

（1）剖宫产术后患者，24h内为重症护理，写护理记录，24~72h内为一级护理。

（2）患者回室后立即测血压、脉搏、呼吸，若生命体征正常，则分别30min、1h、2h、3h测血压、脉搏1次。若生命体征异常，则缩短观察时间，增加测量次数，并立即报告医生。同时检查尿管引流是否通畅，检查静脉输液情况，调整输液速度。观察宫缩、阴道流血量及腹部伤口有无渗血，30min检查1次，24h内每1h观察1次，并在护理记录单上记录。

（3）若为硬腰联合麻醉的患者，应去枕平卧位6h，若全麻则应使患者去枕平卧头偏向一侧，观察至清醒。

（4）遵医嘱给予术后镇痛药，或镇痛泵。

（5）遵医嘱保留尿管，每天会阴擦洗2次至术后3天。拔除尿管后协助离床活动，督促自行排尿，注意尿量。

（6）术后6h可进流食，但应避免糖、产气类食品，根据腹胀情况，手术24h后给半流食，排气后进普通饮食。

（7）回室后即刻进行婴儿与母亲皮肤接触，早吸吮，协助喂哺新生儿。

（8）鼓励早期活动，术后当天鼓励翻身，次日半卧位或坐位，拔除尿管后鼓励产妇离床活动，学会自我护理。

（王立新）

第三节 母乳喂养

母乳喂养是儿童健康和发育的基础，同时对母亲的健康也很重要。而且对整个家庭精神和经济上都有好处。采取正确的管理方法、管理措施，是保证母乳喂养成功的关键。

一、母乳喂养的好处

1. 母乳喂养对婴儿的好处

（1）母乳中含有婴儿所需的全部营养，有助于婴儿发育。母乳中含有丰富的乳清蛋白，容易消化、吸收。母乳比其他乳类含有更多的乳糖，乳糖可提供能量。母乳中含有牛乳或配方奶中没有的必需脂肪酸，这些必需脂肪酸是婴儿脑、眼、血管的健康发育所必需的。母乳中含有丰富的维生素，婴儿不需要添加水果汁以补充维生素 C。母乳中铁的含量与牛乳相同，母乳中的铁 50% 都可被吸收，牛乳中的铁只有 10% 被吸收。因此母乳喂养的婴儿不易发生贫血。母乳中的钙 40% 都可以被吸收，牛乳中的钙只有 10% 被吸收。

（2）母乳易消化，易吸收，可被婴儿机体有效利用。

（3）母乳含有抗感染抗体、白细胞等抗感染因子，预防腹泻，预防呼吸道感染，可保护婴儿免于感染。初乳是母亲在分娩后最初几天内产生的特殊的母乳，含有排便因子，有利于婴儿胎便的排出，预防黄疸的发生。

（4）有利于母婴之间的感情交流。母乳喂养能促进母婴心理健康，母乳喂养的婴儿哭得较少且发育得较快。一些研究表明母乳喂养有助于婴幼儿的智能发育。

2. 母乳喂养对母亲的好处

（1）有助于母婴结合，产生一种密切并充满爱心的联系。母乳喂养使母亲感到一种情感上的满足。分娩后立即进行紧密接触有助于这种关系的发展。

（2）纯母乳喂养可抑制卵巢排卵的活动，有助于推迟再一次妊娠；帮助子宫收缩到以前大小，减少阴道出血，预防产后出血；减少母亲患乳腺癌、卵巢癌的危险，保护母亲健康；可以消耗母亲多余脂肪，保持母亲身材，使乳房丰满。

3. 母乳喂养对家庭的好处

（1）经济：减少家庭经济负担，节省奶粉及人工喂养的花费。

（2）方便：母乳喂养的家庭省去了配置牛奶、消毒奶瓶、购买奶粉及维生素补充等的麻烦。

4. 母乳喂养对社会的好处

（1）母乳喂养的婴儿身体素质好，不易患病，有利于提高全民身体素质。

（2）母乳喂养的婴儿具有良好的心理素质，有助于家庭和睦、社会安定。

二、母乳喂养指导

1. 纯母乳喂养与母婴同室

（1）纯母乳喂养：纯母乳喂养是指母亲喂哺自己的婴儿，不添加任何食品和饮料（药物、维生素、矿物质除外），母亲挤出的乳汁不能用奶瓶喂养，可用小杯子、滴管喂哺。母乳能满足6个月婴儿生长发育的需要，母亲应坚持纯母乳喂养6个月。

（2）母婴同室：母婴同室是指母婴24h在一起，每天分开的时间不超过1h。母婴同室可保证按需哺乳，促进乳汁分泌，保证婴儿安全，防止交叉感染。增加母子感情，母亲可以学会婴儿护理的方法。

2. 影响母乳喂养成功的因素

频繁有效吸吮是保证母亲有足够乳汁的关键；不要给新生儿添加母乳以外的任何食物和饮料，不要用奶瓶、奶头。实行三早（早接触、早吸吮、早开奶）。实行24h母婴同室，保证按需哺乳，特别是夜间喂哺。母亲和婴儿同步休息，以保证足够的睡眠，保持心情舒畅，多吃汤汁食物，不吃抑制泌乳的药物。

（1）早接触、早吸吮：新生儿出生后立即裸体的放在母亲胸前进行皮肤与皮肤的接触并进行早吸吮，接触的时间不少于30min。剖宫产的婴儿一回到母婴同室病房立即进行皮肤接触，早吸吮。分娩后早吸吮可促进神经垂体分泌催产素和腺垂体分泌催乳素，使乳房早下奶，刺激子宫收缩，减少产后出血。早吸吮可强化婴儿的吸吮能力，因为分娩后婴儿的觅食反射最强，是婴儿练习吸吮的好机会。

（2）按需哺乳：当婴儿饿了或母亲乳房胀了就应喂哺。喂奶的次数和间隔时间不受限制。按需哺乳能保证婴儿生长发育的需要，满足新生儿的口欲及心理的需要。频繁有效的吸吮能刺激泌乳素的分泌，加速产后子宫的复旧，并且预防奶胀。

3. 母乳喂养技巧指导

（1）母乳喂养的正确体位：①母亲抱喂奶体位的四个要点：孩子的头及身体应呈一直线，孩子的脸对着乳房，鼻子对着乳头，母亲抱着孩子贴近她自己，若是新生儿，母亲不只是托他的头及肩部，还应托着他的臀部。②环抱式的喂养方法：适用于双胎 、孩子含接有困难、治疗乳腺管阻塞、母亲喜欢这种体位。抱喂奶方法：母亲将孩子放在胳膊下，需要一个枕头托住新生儿的身体，婴儿的头枕在母亲的手上。上述4个要点同样适用于环抱式的方法。③母亲用乳房对侧的胳膊抱孩子的喂养方法：母亲用乳房对侧的胳膊抱住孩子，需要一个枕头在身旁托着婴儿，母亲用前臂托住婴儿的身体，婴儿的头枕在母亲的手上，她的手在婴儿的耳朵或更低一点的水平托住婴儿的头部，可用乳房同侧的手托起乳房，而不是将婴儿的脑部推向乳房。④卧位的母乳喂养方法：帮助母亲用舒适放松的体位躺着，母亲要侧卧位，头枕在枕头的边缘，孩子的头不要枕在母亲的手臂上，母亲的手臂要放在上方，新生儿也要卧位，抱喂奶体位的“四个要点”同样适用于卧位喂养，母亲不要用手按住新生儿的头部，让新生儿的头部能自由活动，避免乳房堵住新生儿的鼻部，引起呼吸不畅。不论母亲用何种体位“4个要点”都适用，母亲可以选择任何她喜欢的体位。⑤托起乳房的方法：“C”字形托起乳房的方法。食指支撑着乳房基底部，靠在乳房下的胸壁上，大拇指放在乳房的上方，两个手指可以轻压乳房，改善乳房形态，使孩子容易含接。托乳房的手不要在太靠近乳头处，如果母亲的乳房大而且下垂，用手托住乳房可帮助乳汁流出。如果乳房小而高，在喂奶时手不需要总托住乳房。

（2）新生儿正确的含接姿势：母亲托起乳房，用乳头刺激孩子的口周围，使孩子建立觅食反射，当孩子的口张到足够大时，将乳头及大部分乳晕含在新生儿嘴中。婴儿的下颌贴在乳房上，嘴张得很大，将乳头及大部分乳晕含在嘴中，婴儿下唇向外翻，婴儿嘴上方的乳晕比下方多。含接姿势的要点：嘴张得很大，下唇向外翻，舌头呈勺状环绕乳晕，面颊鼓起呈圆形，婴儿口腔上方有更多的乳晕，慢而深地吸吮，有时突然暂停，能看或听到吞咽。

婴儿慢而深地吸吮，这是婴儿吃到母乳的很重要的征象，表明含接乳房姿势正确，吸吮有效。通常婴儿先快吸几口以启动射乳反射，当乳汁流出并充满了婴儿的口腔时，即开始慢而深的吸吮，然后停顿一会儿，再开始几次较快的吸吮。可以看到或听到吞咽声，有时可以看见咽下的动作。

4. 乳头皲裂的护理

（1）乳头皲裂的原因：婴儿的含接姿势不对，吸吮时牵拉乳头，用嘴摩擦乳房的皮肤，母亲感觉疼痛，乳头基底部周围有皲裂或裂口。

（2）乳头皲裂的预防：母亲主诉乳头疼痛时，及时查找原因，产妇采用正确的抱喂奶体位，婴儿采用正确的含接姿势。避免用肥皂、酒精等刺激物品清洗乳头。每次喂奶后，挤出几滴乳汁涂在乳头和乳晕上，保护皮肤。

5. 乳房充盈和肿胀的护理

（1）乳房充盈：产后数天，产妇已经下奶，乳房却热、重、硬，但乳汁排出很通畅，这是正常的充盈，解决的唯一方法是让新生儿常哺乳，将乳汁排空。哺乳后，乳房的重肿硬感都会减轻，乳房会变软，产妇会感觉舒服。

（2）乳房肿胀：肿胀是由于乳汁、组织液和血液的增加，导致乳房过度充盈，干扰乳汁的流出所引起的。乳腺管不通畅，乳房看上去发亮、皮肤发红、水肿。产妇自觉乳房肿痛，发热、乳汁流出不畅。发热通常在24h内消退。区别充盈和肿胀，肿胀较难处理。①乳房肿胀的原因：乳汁很多，开奶太晚，新生儿加配方奶，含接差，不能经常排空乳房，限定喂奶时间。②乳房肿胀的预防：分娩后立即开奶，保证婴儿正确的含接姿势，鼓励按需哺。③乳房肿胀的治疗：原则是不让乳房“休息”。如果婴儿能够吸吮，频繁地喂，帮助婴儿采取正确的含接姿势。如果婴儿不能吸吮，用手或吸奶泵将乳汁挤出。喂奶前刺激射乳反射，热敷或热水淋浴，按摩颈部和背部，轻轻按摩乳房，刺激乳头皮肤，帮母亲放松是有帮助的。

6. 扁平和凹陷乳头的护理

在妊娠早期，母亲的乳头看上去是扁平的，乳房的伸展性在妊娠期或在新生儿生后约1周内会逐步的改善，新生儿出生后（不接触其他的乳头，不使用其他的喂养方法）仍然可以不费力的吃到奶。

（1）产前不需要任何的治疗及护理：科学研究证明孕期牵拉乳头的练习对乳头改变没有帮助，有时会损伤乳房。

（2）分娩后帮助母亲树立的信心：婴儿吸吮的是乳晕而不是乳头，新生儿吸吮有助于乳头的拉长。让婴儿接触乳房，做好皮肤与皮肤的早接触。尽量帮助母亲掌握正确的抱喂奶体位。乳头扁平和凹陷严重时可用吸奶泵或空针筒吸引的方法将乳头吸出来。母亲不应用奶瓶，因为这样会使婴儿产生乳头错觉，吸奶时更为困难。

（3）注射器疗法治疗乳头凹陷：每次哺乳前，用注射器将其乳头吸出。第一步选择10ml的一次性注射器用刀片沿线切开。第二步从切断端将针栓插入。第三步轻轻抽吸针栓保持着平稳的压力，每次做 30s，做 2~3 次之后乳头被吸出，迅速将乳头放到新生儿口中，几天后乳头的形状就会有所改变。

7. 乳腺炎的护理

乳房的局部皮肤红、肿、剧痛、发热，乳头的顶部有皲裂。乳腺炎有时候易与肿胀相混淆，乳房肿胀累及整个乳房，乳腺炎影响乳房的局部，通常是一侧乳房，但如果肿胀不缓解，可导致乳腺炎。

（1）乳腺炎的病因：乳腺炎是由于哺乳不够频繁、无效吸吮、衣服太紧、喂奶时手指压住了腺管、乳房引流差、产妇紧张、过度劳累、减少喂奶次数和持续时间等致乳头皲裂，使细菌得以进入而产生。乳汁不能由部分乳房中排出，就会阻塞乳腺管。乳房部分的乳腺管被浓稠的乳汁堵住结成肿块，此处有压痛，肿块上皮肤发红，但母亲不发热，一般感觉良好。这种情况称为非感染性乳腺炎。如果乳头有皲裂，乳房被细菌感染，产妇发热，白细胞计数增高，就称为感染性乳腺炎。

（2）乳腺炎的治疗：吸空乳房、完全休息、用抗生素、镇痛药。最重要的治疗是改善受累乳房部位的乳汁的引流，经常喂哺，吸空乳房。先喂未受累的一侧乳房，因疼痛可能会抑制射乳反射，射乳反射开始后再喂受累的乳房。纠正婴儿的含接姿势。变换体位，每次哺乳采用不同的体位。这有助于从乳房的各个部位平均地排出乳汁。教产妇用环抱式或卧位哺乳，以取代每次都抱在胸前的哺乳。如母乳喂养有困难，或母亲不愿用病侧乳房喂哺新生儿，特别是在很痛的时候。有时婴儿拒绝吃感染乳房的乳汁，可能因为乳汁味道有变化。在这些情况下，需要挤奶。如果乳汁存留在乳房里，可能会形成脓肿。通常阻塞部分的乳房引流改善后腺管阻塞或乳腺炎在一天内就会好转。

（王立新）

第四章

胎儿宫内窘迫及新生儿窒息复苏

第一节　胎儿宫内窘迫

【概述】

胎儿在子宫内因缺氧和酸中毒危及胎儿健康与生命者，称为胎儿窘迫。胎儿窘迫分为急性胎儿宫内窘迫和慢性胎儿宫内窘迫两种。慢性胎儿宫内窘迫多发生在妊娠后期，急性胎儿宫内窘迫多发生在分娩期，临产后往往表现为急性胎儿宫内窘迫。

（一）病因

（1）母体因素：孕妇患有妊娠高血压综合征、重度贫血、心脏病、前置胎盘、胎盘早剥造成出血、急产、子宫收缩过强等。

（2）胎儿因素：胎儿畸形、先天性心血管疾病。

（3）胎儿附属物因素：脐带长度异常、缠绕胎体、打结，胎盘功能异常等。

（二）临床表现

主要表现为胎动异常、胎心率改变及羊水胎粪污染。

（三）辅助检查

胎心监测、B 超检查。

（四）处理原则

嘱产妇左侧卧位，减少子宫对下腔静脉的压迫。给予吸氧，提高母亲与胎儿间氧气分压差，密切观察、监测胎心率变化，宫口开全，胎先露在棘下 3cm 可阴道助产。如不具备阴道分娩的条件，立即剖宫产结束分娩。做好新生儿复苏的准备。

【护理措施】

（1）持续性胎心监护，严密观察胎心变化。吸氧、左侧卧位。

（2）做好阴道助产、剖宫产的准备。

（3）做好新生儿复苏的准备。

（4）做好产妇及家属的心理护理，减少其紧张情绪，配合治疗及抢救。

（王立新）

第二节　新生儿窒息复苏

【概述】

新生儿窒息是指胎儿娩出后，有心跳无呼吸或呼吸不规律的缺氧状态。新生儿窒息 90% 以上发生在宫内和产时，产后因素较少。影响母体与胎儿间血液循环、气体交换的因素，均会造成胎儿缺氧，造成新生儿窒息。血氧浓度降低的任何因素都可引起新生儿窒息发生。

（一）病理生理

了解新生儿窒息时的病理生理变化，对提高抢救意识和决定复苏措施大有帮助。这些变化既可起始于宫内也可出现于产后。

1. 新生儿从宫内到宫外生活的过渡期

胎儿时期所有供给胎儿的氧气都是通过胎盘从母体的血液传送到胎儿的体内。胎儿肺脏在宫腔内处于扩张状态，但是其肺泡内充满了液体，而不是空气。由于灌注肺脏的小动脉处于明显的收缩状态，只有很少的血液流经肺脏，胎肺并不为胎儿供应氧气或排除二氧化碳。大部分血液通过阻力较低的旁路由动脉导管经肺动脉进入主动脉。

2. 出生时肺泡内的液体被肺组织吸收并被吸入的空气取代

脐带被结扎后，脐动脉和静脉血流中断，从而提高了体循环血压。出生后随着呼吸的进行，氧气进入肺泡中，动脉导管开始收缩，血液流入肺内，并在肺内摄取氧气，引起肺小动脉舒张，肺血流量急剧增加，吸收肺泡内的氧气，富含氧的血液进入新生儿全身组织，婴儿皮肤变得红润。

3. 出生过渡过程中可能出现的问题

（1）不能强有力地呼吸将肺内液体排出肺泡或空气受阻不能进入肺内（新生儿气道中有黏液、羊水或体位造成气道不通畅）。

（2）过度失血或心脏收缩力差或因缺氧而致心动过缓导致体循环低血压。

（3）肺动脉持续收缩导致氧气不能输送到身体各组织（肺缺氧导致肺小动脉的持续收缩，造成肺动脉高压，妨碍全身动脉血的氧合）。

（4）新生儿窒息初期，为保证身体重要器官，如心脏和脑组织的供血、供氧，肠道、肾脏、肌肉和皮肤内小动脉血管首先收缩，血流减少，致新生儿呈现皮肤苍白、肌张力低等，但是如果窒息持续存在，器官继续缺血、缺氧，新生儿机体进入失代偿状态，导致全身器官损伤，甚至死亡。

（二）临床表现

新生儿出生后呼吸抑制，无呼吸或喘息样呼吸，心动过缓，肌张力低下，血压下降是新生儿窒息的临床表现。

发生新生儿窒息时应根据新生儿皮肤颜色、呼吸、心率、肌张力及对刺激的反应诊断其严重程度，目前用 Apgar 评分法判定新生儿窒息的程度。出生 1 min 后 0~3 分者为重度窒息，4~7 分者为轻度窒息，8~10 分者为正常新生儿。新生儿出生 5min 后评分仍低于 8 分，应给予充分重视（表 3–1）。

表3–1 阿帕嘉(Apgar)评分表

分数/体征	0分	1分	2分
心率/min	无	< 100次/min	> 100次/min
呼吸	无	浅慢而不规则	哭声有力
肌张力	松弛	四肢稍屈曲	四肢自发活动良好
喉反射	无反射	皱眉	哭声有力
皮肤颜色	青紫或苍白	躯干红、四肢紫	全身皮肤红润

（1）原发性呼吸暂停：新生儿缺氧的最初表现是呼吸加快，如果缺氧延续，不予纠正，则转为呼吸停止、心率减慢，继而出现原发性呼吸暂停。在此阶段，如能及时给氧，并给予触觉刺激诱发呼吸，大多数新生儿能出现自主呼吸。

（2）继发性呼吸暂停：如果缺氧持续未予纠正，则新生儿可出现喘息样呼吸（无效呼吸），心率继续减慢，血压开始下降，呼吸运动越来越弱，最终出现一次深度喘息而进入继发性呼吸暂停。在临床上遇到新生儿窒息时，在初步处理阶段给予触觉刺激后仍未能诱发自主呼吸时，说明新生儿已处于继发呼吸暂停，应立即开始正压人工呼吸进行复苏。任何延误都可能导致建立自主呼吸的时间延长，从而增加脑损伤和减少复苏成功的机会。

（3）新生儿窒息：窒息新生儿经过复苏大多数能够恢复自主呼吸，心率上升，皮肤转为红润，少数严重患儿病情进展，可出现休克表现，皮肤颜色发灰或苍白，体温低，四肢冷，呼吸浅或不规则，哭声弱或出现呻吟。有吸气者可吸气凹陷，胸廓隆起，听诊偶可闻及湿啰音，心前区可出现收缩期杂音，四肢松弛，有震颤样和其他惊厥性动作。

【护理措施】

复苏方案包括：通畅的气道，建立呼吸，建立正常的循环，药物治疗。复苏方案中的每一步骤对于新生儿复苏都非常重要，要依次进行。在临床上有些医务人员认为新生儿复苏要依靠药物，实际上在没有建立通畅的气道让氧气进入新生儿体内之前急于用药是危险的。

1. 物品准备

备齐新生儿急救物品，使其处于完好状态是复苏成功的第一步。新生儿辐射台、氧气湿化瓶、新生儿复苏气囊、低压吸引器、各种型号的气管插管、吸痰管、新生儿喉镜、胎粪吸引管、听诊器、肾上腺素、生理盐水等，连接好氧气装置，氧流量调节到 5L/min。

2. 评估

新生儿出生时要对以下问题进行快速评估：新生儿是否足月，羊水内有无胎粪污染，新生儿有无呼吸或哭声，新生儿肌张力情况。

3. 初步复苏

以上新生儿出生四项评估中有一项异常，进行初步复苏。

（1）摆正体位，清理呼吸道：胎儿娩出后，仰卧在辐射台上，可在肩下垫卷好的小毛巾使肩抬高2~3cm，使新生儿颈部轻度仰伸呈“鼻吸气状”，使呼吸道通畅。应尽快吸净口鼻黏液，以免呼吸时吸入肺内。

（2）迅速擦干全身，重新摆正体位：用毛巾迅速擦干新生儿身上的羊水、血迹，并将湿巾撤掉。重新摆正体位，头部轻度仰伸。

（3）触觉刺激：吸净黏液和擦干羊水的本身就是对新生儿的一种轻微的刺激，多数能诱发自主呼吸。若新生儿对上述刺激无反应，还可以轻柔地摩擦新生儿背部或躯体两侧、轻弹或轻拍足底 2 次。新生儿大声啼哭，表示呼吸道已通畅。新生儿初步复苏，应在 20s 内完成。

4. 正压通气

新生儿在给予初步处理后，仍然呼吸暂停或喘息样呼吸，心率 < 100 次 /min 要进行正压通气。自动充气式气囊正压人工呼吸是新生儿复苏中重要、有效的措施。其优点是能立即实施，大多数窒息的新生儿经过空气正压通气即可好转。

（1）自动充气式气囊：新生儿复苏气囊的容量应为 200ml 左右，接氧源后能输送 90%~100% 的氧气。自动充气式气囊由面罩、气囊、储氧器、减压阀组成。

（2）面罩：应备有适用于足月儿及早产儿的不同型号的面罩。使用时可根据新生儿体重及孕周选择。使用面罩时，面罩的边缘，应覆盖住新生儿口、鼻和部分下颏。

（3）储氧器：有密闭式和开放式两种，均可使用。

（4）复苏气囊的使用：①操作者位于新生儿的头侧或一侧，这样可以方便操作和直视新生儿胸腹部。新生儿头部轻度仰伸，即“鼻吸气位”使气道通畅。②操作者右手持复苏器，面罩放置时按下颌、口、鼻的顺序放置，解剖形面罩要把尖端放在鼻根上，左手拇、中指呈“C”字形环绕在面罩边缘帮助密封，其余手指注意不要压迫颈部以防气道受阻。操作者将面罩紧贴患儿面部形成密闭的空间，但不可过分用力压紧面罩，致使新生儿体位改变和眼部损伤。③面罩放置正确后，即可挤压气囊加压给空气或氧气。加压给氧时，要注意观察胸廓有无起伏，若挤压气囊，胸廓随之起伏，说明面罩密闭良好，此时两肺可闻及呼吸音。如果胸廓抬高呈深呼吸状或听到减压阀开启的声音，则说明充气过量，应减少用力，以防发生气胸。如观察到上腹部隆起，则说明气体进入胃内。④气囊正压通气的速率为 40~60 次 /min，施加的压力则需要根据出生体重、肺的顺应性和肺是否扩张三个因素决定。由于正常呼吸的吸气主动有力而短促，约占整个呼吸时间的 1/3，而呼气是被动无力而费时较长，约占整个呼吸时间的 2/3，故挤压气囊的时间短，放松气囊的时间长，操作者实施气囊正压通气时可大声计数“一（挤压）……二……三（放松）”，在念到“一”时挤压气囊，在念到“二……三”时放松气囊。⑤气囊面罩正压通气实施 30s 后，必须对新生儿状况进行评价。评估内容为：呼吸，心率。若心率 > 100 次 / min，有自主呼吸，可停止正压通气，并给予触觉刺激使其大声啼哭。若仍没有自主呼吸或心率 <100 次 / min，则需检查设备及操作。继续正压人工呼吸。

5. 胸外心脏按压

新生儿窒息严重缺氧时，心肌收缩力下降导致心排血量减少，使组织的供血供氧量不足而造成身体重要器官如心、脑、肾、肠等损害。实施胸外按压的目的是使心脏被动将血液挤入肺动脉和主动脉，达到促进循环，改善氧合，恢复器官功能的目的。胸外按压必须与气管插管、人工呼吸配合。胸外按压的指征：经过 30s 有效的正压通气后，新生儿心率低于 60 次 / min 时，应在实施气管插管正压通气的同时实施胸外心脏按压。

胸外按压的方法：

（1）按压部位：按压胸骨下 1/3 处，即两乳头连线下方，避开剑突。

（2）按压深度：按压时垂直向下用力，深度为胸廓前后直径的 1/3。

（3）按压手法：有拇指法和双指法两种。①拇指法：操作者用双手环绕新生儿胸廓，双手拇指端并排或重叠放置胸骨下 1/3 处，其余手指托住新生儿背部，而且拇指第一指关节应弯曲直立，使着力点垂直胸骨。拇指法的优点是操作者不易疲劳，又能较好地控制按压的深度。缺点是新生儿太大或复苏者手较小时较难实施。②双指法：操作者用一只手的中指和示指或中指和无名指，手指并拢指端垂直向下按压胸骨下 1/3 处，另一只手放在新生儿背部做支撑。双指法的优点是如同时需脐静脉给药时，能有更大的空间留给其他的操作者，但操作者注意剪短指甲，避免操作时造成新生儿皮肤损伤。

按压频率：按压与放松应有节奏地交替进行，下压的时间短于放松的时间。按压必须和通气配合进行，每按压 3 次，正压通气 1 次。4 个动作为一个周期，耗时 2s，1min 要做 30 个周期，共有 120 个动作，其中 90 次胸外按压，30 次正压通气。胸外按压与正压通气的比例为 3∶1。正压通气与胸外按压的操作者应默契配合，胸外按压者大声计数以取得两者的协调，边按压计数边操作："1、2、3，吸"。

胸外按压注意事项：掌握好按压的力度和深度是胸外按压的要点，要有足够的压力使胸骨下陷达前后胸直径 1/3 的深度，然后放松，有效的按压应能触摸到动脉的搏动。放松时用力的手指抬起，但不离开胸壁皮肤，否则每次按压都需要重新定位，不仅耗时，而且按压的深度、速率和节律不易控制。

评价：有效的胸外按压和通气实施 30s 后，应对新生儿情况进行评价。当心率已达 60 次 /min 以上时，胸外按压可以停止，继续正压通气。若心率仍低于 60 次 /min，心脏按压和正压通气应继续实施，同时给予肾上腺素。

6. 复苏过程中的用药

（1）用药指征：经过 30s 正压人工呼吸和心脏按压后，新生儿心率仍然低于 60 次 /min 时，应使用肾上腺素。

（2）用药剂量：经新生儿脐静脉给药剂量是：1∶10 000 肾上腺素溶液 0.1~0.3ml/kg。经新生儿气管导管给药剂量是：1∶10 000 肾上腺素溶液 0.5~1ml/kg。给药速度要快。

（3）扩充血容量：当新生儿患有胎盘剥离、前置胎盘或脐带失血时，新生儿可能会出现低血容量休克，皮肤苍白，毛细血管在充盈延迟及脉搏微弱，心率可能持续低。有效的正压人工呼吸、胸外按压和肾上腺素通常不会改善循环状况，这时应给予扩容治疗。①常用药物：生理盐水、乳酸林格氏液、Rh 阴性 O 型红细胞。②剂量：生理盐水，首次剂量为 10ml/kg 体重。注射后新生儿好转不明显，可重复给药。注射速度要 ＞5~10min。

复苏后要严密观察经过复苏的新生儿，经常评估生命体征，必要时转入新生儿重症监护室进行心肺功能和生命体征的监测及进行进一步治疗。复苏后护理包括温度控制、生命体征、血氧饱和度、心率、血压等监测。

（王立新）

第五章

妊娠期并发症孕妇的护理

第一节　流产孕妇的护理

【概述】

妊娠不足28周、胎儿体重不足1 000g而终止者，称为流产（abortion）。妊娠12周前终止者称为早期流产，妊娠12周至不足28周终止者称为晚期流产。流产又分为自然流产和人工流产，自然因素导致的流产称为自然流产，自然流产率占全部妊娠的10%~15%，其中80%以上为早期流产；机械或药物等人为因素终止者称为人工流产。

（一）病因

1. 胚胎因素

胚胎染色体异常是流产的主要原因。

2. 母体因素

（1）全身性疾病：全身性感染时，高热可促进子宫收缩引起流产，孕妇患心力衰竭、严重贫血、高血压、慢性肾炎及严重营养不良等缺血缺氧性疾病，也可导致流产。

（2）内分泌异常：黄体功能不足可致早期流产。甲状腺功能低下、严重的糖尿病血糖未控制均可致流产。

（3）免疫功能异常：母儿血型不合、孕妇抗磷脂抗体产生过多、抗精子抗体的存在均可使胚胎受到排斥而流产。

（4）生殖器异常：畸形子宫如子宫发育不良、单角子宫、双子宫、子宫纵隔、宫腔粘连及子宫肌瘤等均可影响胚囊着床和发育而致流产。

（5）创伤刺激：子宫手术、直接撞击及性交过多可引起子宫创伤而导致流产；过度紧张、焦虑、恐惧、忧伤等精神创伤也可引起流产。

（6）不良习惯：过量吸烟，酗酒，过量使用吗啡等药品以及使用海洛因等毒品亦可致流产。

3. 环境因素

一些有害的化学物质，如砷、铅、甲醛、苯、氧化乙烯等过多接触；以及物理因素，如放射性物质、噪声、高温等环境可直接或间接对胚胎或胎儿造成损害，引起流产。

（二）临床表现

主要症状为停经后阴道流血和腹痛。

（1）停经：大部分的自然流产孕妇均有明显的停经史。但是，如果妊娠早期发生流产，流产导致阴道出血很难与月经异常鉴别，往往没有明显的停经史。

（2）阴道流血和腹痛：早期流产者常先有阴道流血，而后出现腹痛。晚期流产的临床过程与早产及足月产相似，经过阵发性子宫收缩，排除胎儿及胎盘，同时出现阴道流血。

外阴消毒后行妇科检查，了解宫颈是否扩张，有无妊娠物堵塞或羊膜囊膨出；子宫是否有压痛、与停经时间是否相符、双附件有无压痛、增厚或包块。疑为先兆流产者，动作须轻柔。

（三）临床类型

一般流产发展过程如下：

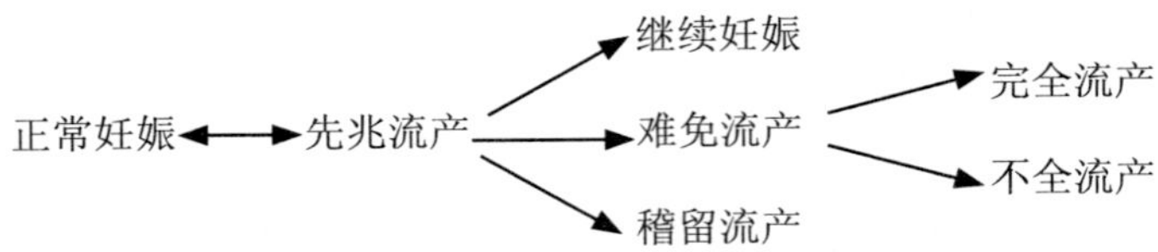

（1）先兆流产：停经后出现少量阴道流血，比月经量少，常为暗红色或血性白带，无妊娠物排出。有时伴有轻微下腹痛、腰痛、下坠。宫颈口未开，子宫大小与停经时间相符。经休息及治疗，症状消失，可继续妊娠；如症状加重，则可发展为难免流产。

（2）难免流产：又称作不可避免流产。在先兆流产基础上，阴道流血增多，腹痛加剧，或出现胎膜破裂。检查宫颈口已扩张，子宫大小与停经时间相符或略小。

（3）不全流产：难免流产继续发展，部分妊娠物排出宫腔，或胎儿排出后胎盘滞留宫腔或嵌顿于宫颈口，影响子宫收缩，导致大量出血，甚至休克。检查可见宫颈已扩张，子宫小于停经时间。

（4）完全流产：有流产症状，妊娠物全部排出，随后流血逐渐停止，腹痛逐渐消失。检查宫颈口关闭，子宫接近正常大小。

（5）稽留流产：又称作过期流产，是指宫内胚胎或胎儿死亡后未及时排出者。典型表现有正常的早孕过程，有先兆流产的症状或无任何症状；宫颈口未开，子宫小于停经时间，质地不软。

（6）习惯性流产：连续自然流产 3 次或 3 次以上者。往往每次流产发生在同一妊娠月份，其过程与一般流产相同。

（7）流产合并感染：多见于阴道流血时间较长者，也常发生不全流产或不洁流产，表现为下腹痛、阴道有恶臭分泌物、双合诊检查有宫颈摇摆痛。严重时引起盆腔腹膜炎、败血症及感染性休克。

（四）辅助检查

（1）妊娠试验：连续测定血 β-HCG 的动态变化，有助于妊娠的诊断和预后判断。

（2）B 超检查：测定妊娠囊的大小、形态、胎心搏动，并可辅助诊断流产类型。

（3）其他检查：孕激素、HPL 的连续测定有益于判断妊娠预后。

【护理措施】

（一）基础护理

（1）先兆流产孕妇需卧床休息，禁止性生活，禁用肥皂水灌肠；减少刺激；必要时遵医嘱予对胎儿危害小的镇静剂、孕激素等。

（2）加强会阴部护理，保持会阴干燥清洁，每天会阴擦洗两次，会阴部置无菌棉垫，维持良好卫生习惯。

（3）密切关注孕妇情绪变化，加强心理护理，积极稳定孕妇情绪，增强保胎信心。

（二）专科护理

（1）监测生命体征和神志的变化，尤其是体温和脉搏的变化，发现感染征象及时汇报医生，积极配合治疗和抢救。

（2）遵医嘱测定血常规，监测血常规变化。

（3）密切观察阴道流血、分泌物的性质、颜色、气味等，严格无菌操作。

（4）有感染征象时，立即开放静脉，做好输液输血准备。

（三）健康指导

（1）向孕妇及家属讲解保胎措施的必要性，取得其理解和配合。

（2）有习惯性流产的孕妇，下次妊娠确诊后应卧床休息，加强营养，禁止性生活，补充维生素等。

（3）如明确黄体功能不足者，遵医嘱正确使用黄体酮治疗以预防流产。

（4）流产后 1 个月医院复查，确定无禁忌后，方可有性生活。

（刘鹭燕）

第二节　早产孕妇的护理

【概述】

妊娠满 28 周至不满 37 足周之间分娩者称为早产（preterm labor，PTL）。早产占分娩总数的 5%~15%。

（一）病因

（1）胎膜早破、绒毛膜羊膜炎，30%~40% 早产与此有关。

（2）下生殖道及泌尿道感染，如 B 族链球菌、沙眼衣原体、支原体的下生殖道感染、急性肾盂肾炎等。

（3）妊娠并发症和合并症，如妊娠期高血压疾病、妊娠合并心脏病等。

（4）子宫膨胀过度及胎盘因素：如多胎妊娠、羊水过多、前置胎盘、胎盘早剥等。

（5）子宫畸形，如纵隔子宫、双角子宫等。

（6）宫颈内口松弛。

（二）临床表现

（1）症状：最初表现为不规则宫缩，后发展为规律宫缩，间隔5~6min，持续时间达30s以上。常伴有少量阴道流血或血性分泌物。

（2）检查：肛门或阴道检查发现宫颈管消失、宫口扩张。

（三）辅助检查

（1）B超检查：排除胎儿畸形、确定胎儿数目及多胎妊娠类型，了解胎儿生长情况及宫内安危、排除死胎、估计羊水量，排除前置胎盘和胎盘早剥等。

（2）阴道窥器检查及阴道流液涂片：了解有无胎膜早破。

（3）宫颈及阴道分泌物培养：排除B族链球菌及沙眼衣原体感染。

（4）羊膜穿刺：排除绒毛膜羊膜炎，了解胎儿肺成熟度。

【护理措施】

（一）基础护理

（1）绝对卧床休息，以左侧卧位为宜；胎膜早破且先露未入盆者抬高臀部。

（2）加强会阴部护理，保持会阴干燥清洁，每天会阴擦洗两次，会阴部置无菌棉垫，维持良好卫生习惯。

（3）为孕妇提供心理支持，帮助孕妇重建自信，以良好的心态承担早产儿的母亲角色。

（二）专科护理

（1）严密观察孕妇的生命体征，白细胞计数，了解感染的征象。

（2）监测胎心率变化，教会孕妇自数胎动，有异常时及时采取相应措施。

（3）遵医嘱予抑制宫缩、抗感染及促胎肺成熟的药物，了解常用药物的作用、用法及副作用等。

（4）为分娩前做好准备。

（三）健康指导

（1）做好孕期保健，指导孕妇加强营养，保持平静的心情，预防早产的发生。

（2）避免诱发宫缩的活动，如抬举重物、性生活等。

（3）高危孕妇须多卧床休息，以左侧卧位为宜，禁止性生活，慎做肛查或阴道检查，积极治疗合并症。

（4）积极治疗泌尿生殖道感染，妊娠晚期节制性生活，预防胎膜早破。

（5）妊娠前积极治疗基础疾病，把握好妊娠时机；妊娠后积极预防各种妊娠合并症的恶化和并发症的发生。

（6）宫颈内口松弛者宜于妊娠14~16周行宫颈内口环扎术。

（刘鹭燕）

第三节　过期妊娠孕妇的护理

【概述】

凡平时月经周期规则，妊娠达到或超过 42 周尚未分娩者，称过期妊娠（postterm pregnancy），其发生率占妊娠总数的 3%~15%。

（一）病因

（1）雌激素、孕激素比例失调：正常妊娠足月分娩时，雌激素增高，孕激素降低。如雌激素不能明显增高，导致孕激素优势，抑制前列腺素及缩宫素作用，可引起过期妊娠。

（2）子宫收缩刺激发射减弱：部分因胎儿较大，导致头盆不称或胎位异常，反射性子宫收缩减少，导致过期妊娠。

（3）胎儿畸形：如无脑儿垂体缺如，不能产生足够促肾上腺皮质激素，胎儿肾上腺皮质萎缩，使雌激素形成减少，导致过期妊娠。

（4）遗传因素：某家族、某个体常反复发生过期妊娠，提示可能与遗传因素有关。

（二）辅助检查

（1）胎动计数：妊娠 40 周后未分娩孕妇，应做好胎动计数自我监护，如胎动 12h 内低于 10 次或逐日下降超过 50%，提示胎儿缺氧。

（2）胎儿电子监护仪监测：包括无刺激胎心监护（NST）、催产素激惹试验（OCT）。

（3）B 超检查：每周 1~2 次观察羊水量、胎动、胎儿呼吸运动及肌张力。其中羊水量减少是胎儿慢性缺氧的信号。

（4）尿 E3、E/C 比值测定：隔日检测 1 次。如 E/C 比值 < 10 或 24h 尿 E3 < 10mg, 提示胎盘功能不良。

【护理措施】

（一）基础护理

（1）指导孕妇积极休息，鼓励营养摄入。

（2）做好孕妇及家属的心理支持。

（二）专科护理

（1）核实预产期，并积极配合判断胎盘功能的检查和操作。

（2）密切关注胎心变化，定期做胎心监护。

（3）遵医嘱予促宫颈成熟的药物或遵医嘱引产。了解药物的作用、用法及副作用。

（4）在产程中，鼓励孕妇左侧卧位休息，注意观察宫缩变化及产程进展，必要时持续胎心监护。

（5）有破膜者，观察羊水性质，及早发现胎儿窘迫，及时汇报医生并配合处理。

（6）对于宫颈条件成熟引产者，可在人工破膜后羊水清亮时，采取密切监护下经阴道分娩；若宫颈条件不成熟则促使宫颈成熟，若出现了胎盘功能减退征象或胎儿窘迫现象，应立即行剖宫产结束分娩。积极做好各种手术操作的准备和抢救新生儿的准备工作。

（三）健康指导

（1）做好孕妇保健指导，尽量避免过期妊娠的发生。

（2）督促孕妇要定期进行产前检查。

（3）嘱咐孕妇超过预产期 1 周未临产者，必须到医院检查。

（4）嘱孕妇每日胎动计数，做胎心监护每 3 天 1 次。

（刘鹭燕）

第四节 妊娠期高血压病孕妇的护理

【概述】

妊娠期高血压疾病（hypertensive disorders complicating pregnancy）是妊娠期特有的疾病，包括妊娠期高血压、子痫前期、子痫、慢性高血压并发子痫前期以及慢性高血压。其中妊娠高血压、子痫前期和子痫以往统称为妊娠高血压综合征、妊娠中毒征、妊娠尿毒症等。此病以妊娠 20 周后高血压、蛋白尿、水肿为特征，并伴有全身多脏器的损害；严重患者可出现抽搐、昏迷、脑出血、心力衰竭、胎盘早剥和弥散性血管内凝血，甚至死亡。该病严重影响母婴健康，是孕产妇及围生儿发病及死亡的主要原因之一。

（一）病因

流行病学调查发现的高危因素：初产妇、孕妇年龄 ＜18 岁或 ＞40 岁、多胎妊娠、妊娠期高血压疾病史及家族史、慢性高血压、慢性肾炎、抗磷脂综合征、糖尿病、血管紧张素基因 T235 阳性、营养不良及低社会经济状况均与子痫前期－子痫风险增加密切相关。

（二）临床表现

根据美国国家高血压教育项目工作组的报告（2000）和第 21 版《Williams Obstetrics》的诊断标准，妊娠高血压疾病分为五类：妊娠期高血压、子痫前期、子痫、慢性高血压并发子痫前期和妊娠合并原发性高血压（表 3–2）。

表3–2 妊娠高血压疾病的分类

分类	临床表现
妊娠期高血压	血压≥140/90mmHg，妊娠期出现，并于产后12周内恢复正常；尿蛋白（－）；可伴有上腹部不适或血小板减少。产后方可确诊。
子痫前期	妊娠20周后出现血压≥140/90mmHg，且尿蛋白≥300mg/24h或（＋）；可伴有上腹部不适、头痛、视力模糊等症状。
子痫	子痫前期孕产妇抽搐，且不能用其他原因解释。

续表

分类	临床表现
慢性高血压并发子痫前期	高血压妇女于妊娠20周以前无蛋白尿，若妊娠20周后出现尿蛋白≥300mg/24h；或妊娠20周前突然出现尿蛋白增加、血压进一步升高或血小板减少（$<100\times10^9/L$）
妊娠合并原发性高血压	妊娠前或妊娠20周前检查发现血压升高，但妊娠期无明显加重；或妊娠20周后首次诊断高血压并持续到产后12周以后。

（三）辅助检查

（1）血液检查：包括全血细胞计数、血红蛋白含量、血细胞比容、血黏度、凝血功能，根据病情轻重可多次检查。

（2）肝肾功能测定：肝功能受损可致 ALT、AST 升高；患者可出现白蛋白缺乏为主的低蛋白血症，白 / 球蛋白比值倒置。肾功能受损时，血清肌酐、尿素氮、尿酸升高、肌酐升高与病情严重程度相平行。

（3）尿液检查：测尿比重、尿常规。尿比重≥ 1.020 提示尿液浓缩，尿蛋白（+）时尿蛋白含量约为 300mg/24h；当尿蛋白（+++）时尿蛋白含量 5g/24h。

（4）眼底检查：子痫前期孕妇可见视网膜动静脉比值 1∶2 以上、视盘水肿、絮状渗出或出血，严重时可发生视网膜剥离；孕妇可出现视力模糊或视盲。通过眼底检查可直接观察到视网膜小动脉的痉挛程度，是子痫前期 – 子痫严重程度的重要参考指标。

（5）损伤性血流动力学监测：当子痫前期 – 子痫患者伴有严重的心脏病、肾脏疾病、难以控制的高血压、肺水肿等，可监测孕妇的中心静脉压或肺毛细血管楔压。

（6）其他检查：心电图、超声心动图以了解心功能。疑有脑出血可行 CT 或 MRI 检查。同时常规检查胎盘功能、胎儿成熟度检查。

【护理措施】

（一）基础护理

（1）休息：创造安静、清洁的环境，避免各种刺激。保证充足的睡眠，取左侧卧位，每天休息不少于 10h。

（2）吸氧：间断吸氧，可增加血氧含量，改善全身主要脏器和胎盘的氧供。

（3）饮食：保证充足的蛋白质、热量、蔬菜、维生素、铁和钙剂，不限盐和液体，但对于全身水肿者适当限制盐的摄入。

（4）加强产前保健：加强母儿监测措施，密切注意病情变化。

（二）专科护理

密切观察血压变化，随时观察和询问孕妇有无头晕、头痛、目眩等自觉症状的出现。注意胎动、胎心及子宫敏感性的变化。对于精神紧张、焦虑或睡眠欠佳者遵医嘱予镇静剂。

硫酸镁是目前治疗子痫前期和子痫首选的解痉药物：

（1）作用机制：①抑制运动神经末梢与肌肉接头处 Ca^{2+} 和乙酰胆碱的释放，阻断神经肌肉接头间的信号传导，使骨骼肌松弛。②降低中枢神经系统兴奋性及脑细胞的耗氧量，降低血压，抑制抽搐发生。③降低机体对血管紧张素Ⅱ的反应。④刺激血管内皮细胞合成前列环素，抑制内皮素合成，从而缓解血管痉挛状态。⑤解除子宫胎盘血管痉挛，改善母儿间血氧交换及围生儿预后。

（2）用药方法：①静脉给药：首次负荷剂量25%硫酸镁10ml加于10%葡萄糖溶液20ml中，缓慢静脉推注，5~10min推完，之后25%硫酸镁60ml加入5%葡萄糖溶液1 000ml静脉滴注，滴速1~2g/h。②肌内注射：根据血压情况而定，25%硫酸镁20ml加2%利多卡因2ml，臀肌深部注射，每天1~2次。每天总量为25~30g。

（3）毒性反应：正常孕妇血清镁离子浓度为0.75~1mmol/L，治疗有效浓度为1.7~3 mmol/L；如果血清镁离子浓度 >3mmol/L，即可中毒，首先表现为膝反射减弱或消失，继之出现全身肌张力减退、呼吸困难、复视、语言不清，严重者可出现呼吸机麻痹，甚至呼吸、心跳停止，危及生命。

（4）注意事项：定时检查膝反射存在；呼吸不少于16次/min；尿量每小时不少于25ml或每24h不少于600ml； 一旦出现中毒，立即静脉注射10%葡萄糖酸钙10ml，推注3min以上，必要时可重复使用，但24h内不超过8次；有条件者监测血镁浓度。

（5）子痫的护理：①协助医生控制抽搐，必要时遵医嘱予镇静药物。②专人护理，防止受伤，保持呼吸道通畅，立即面罩吸氧，取头低侧卧位，必要时用开口器、压舌板及吸引器等器械。③保持环境安静，避免一切声、光刺激，以免诱发抽搐。④严密监护生命体征、神志、尿量的变化，记出入量，及早发现脑出血、肺水肿、急性肾衰竭等并发症。⑤严密观察及时发现产兆，随时做好母婴抢救准备，为终止妊娠做好准备。

（三）健康指导

（1）向孕妇及家属讲解疾病相关知识，自觉进行产前检查。

（2）指导孕妇合理的饮食与休息。宜进食富含蛋白质，维生素以及铁、钙、镁等微量元素的食物，减少动物脂肪及过量盐的摄入，但不限制盐和液体的摄入。

（3）督促孕妇每天数胎动，监测血压和体重，从而提高孕妇的自我保健意识，并取得家属的支持和理解。

（刘鹭燕）

第五节 胎盘早期剥离孕妇的护理

【概述】

妊娠20周后或分娩期，正常位置的胎盘于胎儿娩出前，全部或部分从子宫壁剥离，称为胎盘早剥（placental abruption）。它是晚期妊娠严重的并发症之一，往往起病急、发展快，处理不当可威胁母婴生命。

（一）病因

病因与发病机制目前尚不十分清楚，其发病可能与下列因素有关：

（1）孕妇血管病变：多发生于子痫前期、子痫、慢性高血压及慢性肾脏疾病的孕妇。这类疾病引起全身血管痉挛及硬化时，子宫底蜕膜也可发生螺旋小动脉痉挛或硬化，引起远程毛细血管缺血坏死而破裂出血，血液流至底蜕膜层与胎盘之间，并形成血肿，导致胎盘从子宫壁剥离。

（2）机械因素：腹部外伤或直接被撞击、性交、外倒转术等都可诱发。羊水过多时突然破膜或双胎分娩时第一胎儿娩出过快，使宫内压骤减，子宫突然收缩而导致胎盘早剥。临产后胎儿下降，脐带过短使胎盘自子宫壁剥离。

（3）子宫静脉压突然升高：仰卧位低血压综合征时，子宫压迫下腔静脉使回心血量减少，子宫静脉瘀血使静脉压升高，导致蜕膜静脉床瘀血或破裂而发生胎盘剥离。

（4）其他：高龄孕妇、经产妇易发生胎盘早剥；不良生活习惯，如吸烟、酗酒及吸食可卡因等；胎盘位于子宫肌瘤位也易发生。

（二）临床表现

1. 轻型

以外出血为主，胎盘剥离面不超过胎盘面积的 1/3。

（1）症状：较多量的阴道流血，色暗红，无腹痛或伴轻微腹痛，贫血体征不明显。

（2）检查：子宫软，无压痛或胎盘剥离处有轻压痛，宫缩有间歇，子宫大小与妊娠月份相符，胎位清楚，胎心率多正常。部分病例仅靠产后检查胎盘时，发现胎盘母体面有陈旧凝血块及压迹而确诊。

2. 重型

常为内出血或混合性出血，胎盘剥离面一般超过胎盘面积的 1/3，伴有较大的胎盘后血肿，多见于子痫前期、子痫。

（1）症状：突发的持续性腹痛，腰酸及腰背痛。疼痛程度与胎盘后积血多少呈正相关，严重时可出现恶心、呕吐、出汗、面色苍白、脉搏细弱。血压下降等休克征象。

（2）检查：子宫硬如板状，压痛，尤以胎盘剥离处最明显，但子宫后壁胎盘早剥时压痛可不明显。子宫往往大于妊娠月份，宫底随胎盘后血肿的增大而增高，子宫多处于高张状态，胎位触不清楚。如剥离面超过胎盘面积的 1/2，由于缺氧，常常胎心消失，胎儿死亡。

（三）辅助检查

（1）B 超检查：协助了解胎盘种植部位及胎盘早剥的程度，明确胎儿大小及存活情况。

（2）实验室检查：了解贫血程度及凝血功能。行血常规、尿常规、肝肾功能；重症患者应做弥散性血管内凝血（DIC）筛查试验及纤溶确诊试验。

【护理措施】

（一）基础护理

（1）立即予以面罩吸氧。

（2）开放至少两条静脉通路，遵医嘱予液体输注或新鲜血液。

（3）严密观察生命体征、神志及病情变化，及时发现弥散性血管内凝血、出血性休克、羊水栓塞、急性肾衰竭等并发症的发生，积极做好配合抢救工作。

（4）产褥期加强营养，纠正贫血。

（5）产褥期及时消毒会阴，保持会阴清洁，防止感染。

（二）专科护理

（1）密切监测宫内胎儿情况，必要时持续胎心监护。

（2）遵医嘱为终止妊娠做好准备。

（3）产程中密切观察心率、血压、宫底高度、阴道出血量变化，及时汇报医生。

（4）产后密切观察子宫收缩、宫底高度、阴道流血量及全身情况，遵医嘱予子宫收缩剂，防止产后出血的发生。

（三）健康指导

（1）加强妊娠期高血压疾病及慢性肾炎孕妇的孕期管理，讲授疾病相关知识，积极配合治疗。

（2）加强孕妇活动指导，防止外伤、避免性生活。对高危患者不主张行倒转术。

（3）行人工破膜时，在宫缩间歇期进行。

（刘鹭燕）

第六节　前置胎盘孕妇的护理

【概述】

妊娠 28 周后胎盘附着于子宫下段，其下缘甚至达到或覆盖宫颈内口，其位置低于胎先露部，称为前置胎盘（placenta previa）。前置胎盘可致妊娠晚期大量出血而危及母婴生命，是妊娠期的严重并发症之一。

（一）病因

高龄孕妇（＞35 岁）、经产妇及多产妇、吸烟或吸毒妇女为高危人群。目前病因尚不清楚，可能因素有：

（1）子宫内膜损伤：多次刮宫、多次分娩、产褥感染、子宫疤痕等可损伤子宫内膜，引起炎症或萎缩性病变，使子宫蜕膜血管缺陷。当受精卵着床时，因血液供给不足，为摄取足够营养而增大胎盘面积，伸展到子宫下段。前置胎盘患者中 85%~90% 为经产妇。

（2）胎盘异常：多胎妊娠时，胎盘较大而延伸至子宫下段。副胎盘亦可达到子宫下段或覆盖宫颈内口。

（3）受精卵滋养层发育迟缓：受精卵到达宫腔时，滋养层尚未发育到能着床的阶段，继续下移，着床于子宫下段。

（二）临床表现

1. 无痛性阴道流血

妊娠晚期或流产时，突发性无诱因、无痛性阴道流血是前置胎盘的典型症状。根据胎盘下缘与宫颈内口的关系，分为三种类型：

（1）完全性前置胎盘或中央性前置胎盘：宫颈内口完全被胎盘覆盖。初次出血时间较早，在妊娠

28 周左右，出血频繁，量也较多。

（2）部分性前置胎盘：宫颈内口部分被胎盘覆盖。出血时间和量介于完全性前置胎盘和边缘性前置胎盘之间。

（3）边缘性前置胎盘：胎盘下缘附着于子宫下段，但未超越宫颈内口。初次出血时间较晚，往往发生在妊娠末期或临产后，出血量较少。

2. 贫血、休克

反复出血可致孕妇贫血，其程度与阴道流血量及流血持续时间呈正比。有时，一次性大量出血可致孕妇休克。

3. 胎位异常

常见胎头高浮，约 1/3 的孕妇出现胎位异常，其中以臀先露为多见。

（三）辅助检查

（1）B 超检查：可清楚显示子宫壁、宫颈、胎先露部及胎盘的关系，为目前诊断前置胎盘最有效的方法，准确率在 95% 以上。

（2）MRI 检查：可用于确诊前置胎盘，但价格昂贵。

（3）产后检查胎盘胎膜：产后应检查胎盘有无形态异常，有无副胎盘。胎膜破口距胎盘边缘在 7cm 以内则为边缘性或部分性前置胎盘。

【护理措施】

（一）基础护理

（1）绝对卧床休息：尤以左侧卧位为佳，避免各种刺激，禁止性生活以及阴道检查、肛门检查、灌肠等操作，保持孕妇良好情绪。

（2）予以定时间断吸氧，每天吸氧 3 次，每次 20~30min。

（3）严密观察并记录孕妇生命体征，阴道流血的量、色、流血时间及一般状况；发现异常情况，及时汇报医生，以防止或减少出血。

（4）加强饮食营养指导，建议孕妇多食高蛋白、含铁丰富的食物，如动物肝脏、绿叶蔬菜及豆类等。

（5）遵医嘱及时完成各项实验室检查，查血型、交叉配血备用。

（二）专科护理

（1）严密监测胎儿宫内情况，发现异常及时汇报医生，并配合处理。

（2）遵医嘱予纠正贫血的药物，必要时输血，观察输血反应。

（3）胎儿娩出后，及早使用宫缩剂，以预防产后大出血。

（4）产后及时更换会阴垫，保持会阴部清洁、干燥，防止感染。

（三）健康指导

（1）采取有效的避孕措施，避免多次人工流产及刮宫损伤，预防感染。

（2）发生妊娠期出血时，应及时就医，及早接受诊断和处理。

（刘鹭燕）

第七节　羊水量异常孕妇的护理

一、羊水过多孕妇的护理

【概述】

妊娠期间，羊水量超过 2 000ml，称羊水过多（polyhydramnios），其发生率为 0.5%~1.6%。羊水若在数天内迅速增加，压迫症状严重，称为急性羊水过多；若增加缓慢，数周内形成羊水过多者，往往症状轻微，称慢性羊水过多。

（一）病因与发病机制

约有 1/3 的羊水过多的病因不明，但多数重度羊水过多可能与胎儿畸形及妊娠合并症、并发症有关。

（1）胎儿畸形：羊水过多孕妇中，18%~40% 合并胎儿畸形。以神经管缺陷性疾病最常见，约占 50%。

（2）染色体异常：18– 三体、21– 三体、13– 三体胎儿可出现胎儿吞咽障碍，引起羊水过多。

（3）双胎妊娠：约 10% 的双胎妊娠合并羊水过多，是单胎妊娠的 10 倍以上。

（4）妊娠期糖尿病或糖尿病合并妊娠：与母体高血糖致胎儿血糖增高，产生渗透性利尿，以及胎盘胎膜渗出增加有关。

（5）胎儿水肿：与胎儿免疫性水肿（母儿血型不合溶血）及非免疫性水肿（多由宫内感染引起）有关。

（6）特发性羊水过多：约占 30%，不合并孕妇、胎儿及胎盘异常，其原因不明。

（二）临床表现

主要表现为子宫增大、胎儿不易触及和听诊胎心困难。急性羊水过多多发生在妊娠 20~24 周，羊水骤然增多，引起子宫明显增大，孕妇感腹部胀痛、腰酸、行动不便，因横隔抬高引起呼吸困难，甚至发绀，不能平卧。慢性羊水过多常发生在妊娠 28~32 周。有较轻微的压迫症状或无症状，仅腹部增大较快。

急性羊水过多可见腹部高度膨隆、皮肤张力大、变薄，腹壁下静脉扩张、可伴外阴部静脉曲张及水肿；子宫重量大于妊娠月份标准值，子宫张力大，胎位检查不清、胎心音遥远或听不清。慢性羊水过多可见子宫重量大于妊娠月份标准值，子宫张力大，液体震颤感明显，胎位检查尚清或不清、胎心音遥远或听不清。

（三）辅助检查

（1）B 超检查：B 超检查是羊水过多的主要辅助检查方法。同时还可以了解胎儿结构畸形，如无脑儿、胎儿水肿及双胎等。

（2）羊水甲胎蛋白测定（AFP）：开放性神经管缺陷时，羊水中甲胎蛋白明显增高，超过同期正常妊娠平均值加 3 个标准差以上。

（3）孕妇血糖检查：尤其是慢性羊水过多者，应排除糖尿病。

（4）孕妇血型检查：如胎儿水肿者应检查孕妇 Rh、ABO 血型，排除母儿血型不合溶血引起的胎儿水肿。

（5）胎儿染色体检查：羊水细胞培养或采集胎儿血培养作染色体核型分析，或应用染色体探针对羊水或胎儿血间期细胞真核直接原位杂交，了解染色体数目、结构异常。

【护理措施】

（一）基础护理

（1）卧床休息，尽可能左侧卧位，预防早产。

（2）低盐饮食，减少孕妇饮水量。

（3）做好心理护理，尤其是羊水过多合并胎儿畸形者。

（二）专科护理

（1）每周复查羊水指数及胎儿生长情况。

（2）羊水过多合并胎儿畸形一旦确诊应及时终止妊娠，通常采用人工破膜引产。行人工破膜引产时，严密监测孕妇血压及心率变化，同时注意阴道流血及宫高变化，及早发现胎盘早剥。

（3）羊水过多合并正常胎儿对孕妇压迫症状严重，且孕周小，胎肺不成熟者，可考虑经腹羊膜穿刺放液。有条件者，可在 B 超引导下进行。一次放液不超过 1 500ml，每小时不超过 500ml。放液时密切关注孕妇的血压、心率及呼吸的变化。若放液后 3~4 周压迫症状仍严重者，可重复放液以减轻宫腔内压力。自然临产后，尽早予人工破膜，严密监测孕妇血压、心率及呼吸变化，同时注意防止脐带脱垂。密切观察产程进展。

（三）健康指导

若为妊娠期糖尿病或糖尿病合并妊娠者，做好相关健康教育指导，教会孕妇控制血糖的方法，并做好监督工作。

二、羊水过少孕妇的护理

【概述】

妊娠晚期羊水量少于 300ml 者，称羊水过少（oligohydramnios），其发生率为 0.5%~5.5%。羊水过少是胎儿危险的重要信号，围产儿发病率及死亡率明显增高。

（一）病因

主要与羊水产生减少吸收、外漏增加有关。常见原因如下：

（1）胎儿泌尿道畸形：先天性肾缺如尿路梗阻，因胎儿无尿液产生或生成的尿液不能排入羊膜腔致妊娠中期后严重羊水过少。

（2）胎盘功能不良：过期妊娠、胎儿宫内生长受限、妊娠期高血压疾病等，因胎盘功能不良、慢性胎儿宫内缺氧、血液重新分布，肾血管收缩，胎儿尿形成减少致羊水过少。

（3）胎膜早破：羊水外漏速度大于再产生速度，常出现继发性羊水过少。

（4）母体因素：孕妇脱水、血容量不足或应用某些药物时，胎盘吸收羊水增加，尿形成减少。

（二）临床表现

胎盘功能不良者常有胎动减少，胎膜早破者有阴道流液。宫高、腹围较小，尤其是胎儿宫内生长受限者明显，有子宫紧裹胎儿感。临产后阴道检查时发现前羊水囊不明显，胎膜与胎儿先露部紧贴。

（三）辅助检查

（1）B超检查：B超检查是羊水过少的主要辅助诊断方法。同时对先天性肾缺如、尿路梗阻、胎儿宫内生长受限有较高的诊断价值。

（2）羊水直接测量：破膜后，直接测量羊水量，总羊水量 <300ml，即可诊断。

【护理措施】

（一）基础护理

（1）卧床休息，尽可能左侧卧位。

（2）适当增加孕妇饮水量。

（3）胎膜早破者，保持会阴部清洁，每天予会阴消毒两次。

（4）做好心理护理，尤其是羊水过少合并胎儿畸形者。

（二）专科护理

（1）严密监测胎心变化，发现异常及时报告医生，并配合抢救。

（2）对于胎膜早破或行人工破膜者，密切观察羊水性质。

（3）对于妊娠足月合并胎盘功能不良或胎儿窘迫，估计短时间内不能经阴道分娩者，遵医嘱予术前准备。

（刘鹭燕）

第六章

妊娠期合并症患者的护理

第一节 妊娠期合并心脏病患者的护理

【概述】

妊娠合并心脏病（包括孕前已有心脏病及妊娠后发现或发生心脏病）是孕产妇死亡的重要原因。在我国孕产妇死因中高居第二位，占非直接产科死因的首位。在妊娠合并心脏病患者中，先天性心脏病占35%~50%，位居第一。然而，在贫困、落后的发展中国家的边远地区，风湿性心脏病合并妊娠者仍很多见。

在妊娠32~34周、分娩期及产后3天内是全身血液循环变化最大，心脏负担最重的时期，有器质性心脏病的孕产妇在此时心脏负担加重，极易诱发心力衰竭，临床上应给予高度重视。

（一）临床表现（心力衰竭）

1. 早期心力衰竭

若出现下列症状和体征，应考虑为早期心力衰竭：①轻微活动后即有胸闷、气急及心悸。②休息时心率超过110次/min，呼吸超过20次/min。③夜间常因胸闷而需坐起，或需到窗口呼吸新鲜空气。④肺底部出现少量持续性湿啰音，咳嗽后不消失。

2. 典型的心力衰竭

（1）左心衰竭：①症状：程度不同的呼吸困难（劳力性呼吸困难、夜间阵发性呼吸困难、端坐呼吸、急性肺水肿），咳嗽、咳痰、咯血，乏力、疲倦、心慌、头昏、少尿、肾功能损害症状（血尿素氮、肌酐升高）。②体征：肺部湿啰音，除心脏病固有体征外，尚有心脏扩大、肺动脉瓣区第二心音亢进及舒张期奔马律。

（2）右心衰竭：以体静脉瘀血为主的表现。①症状：消化道症状（腹胀、食欲缺乏、上腹部胀痛、恶心、呕吐等），劳力性呼吸困难。②体征：颈静脉征，肝大，下肢水肿，心脏可因右心室显著扩大而出现三尖瓣关闭不全的反流性杂音。

（3）全心衰竭：左心衰竭和右心衰竭临床表现同时存在。

（二）辅助检查

（1）X 线检查：X 线胸片示心界扩大（包括心房或心室扩大）。

（2）心电图检查：心电图提示各种心律失常，ST 段改变。

（3）超声心动图检查：可提示心脏结构及各瓣膜异常情况。

（4）胎儿电子监护仪：提示胎儿宫内健康状况。

【护理措施】

（一）基础护理

（1）适当休息与活动：保证充分的休息，每天至少睡眠 10h，且有 2h 左右的午休时间，休息时宜采取左侧卧位或半卧位。

（2）合理营养，控制体重：宜进食高热量、高蛋白质、高维生素、低盐、低脂肪及富含钙、铁等矿物质食物，且少量多餐。整个孕期体重增加不宜超过 10kg，以免加重心脏负担。妊娠 16 周后，每天食盐量不超过 4~5g。

（3）根据孕妇的心功能状况，限制体力活动，避免过度劳累及情绪激动。

（4）心理护理：耐心向孕妇及家属解释目前的健康状况，告知预防心力衰竭的有效措施，帮助其识别早期心力衰竭的症状和体征，减轻孕妇及家属的焦虑和恐惧心理，增加其安全感。

（二）专科护理

1. 妊娠期

（1）早期终止妊娠：凡不宜妊娠的心脏病孕妇，应在妊娠 12 周前行人工流产；同时做好孕妇及家属的心理支持。

（2）定期产前检查：妊娠 20 周前，应每 2 周行产前检查 1 次；20 周后，尤其是 32 周以后，发生心衰的机会增加，应每周 1 次产前检查。孕期经过顺利者，应在孕 36~38 周提前住院待产。

（3）防止心力衰竭的发生：①积极治疗各种引起心力衰竭的诱因：常见诱发心力衰竭的因素有上呼吸道感染、贫血、心律失常及妊娠期高血压疾病等。预防感染，尤其是上呼吸道感染，告诫孕妇尽量避免到公共场所，勿与传染病患者接触，注意保暖；要做到早晚刷牙、饭后漱口，预防口腔炎症的发生；保持会阴部清洁，预防泌尿系统感染；积极预防并治疗贫血，提高孕妇的机体抵抗力，从妊娠 16 周起补充铁剂及维生素 C。对于频发的室性早搏或快速室性心率，遵医嘱行药物治疗。定期监测血压，观察下肢水肿及体重增加情况，及早发现并治疗妊娠期高血压疾病。②控制感染：监测孕妇的生命体征，及时发现与感染有关的征象，遵医嘱合理应用抗生素。③心功能评估：Ⅰ ~ Ⅱ级者，应于预产期前 1~2 周提前入院待产；心功能Ⅲ级及以上者，应立即住院治疗，保证母婴安全。

（4）急性左心衰竭的紧急处理：若出现急性左心衰竭后，应遵医嘱采取下列抢救措施：①体位：孕妇取坐位，双腿下垂，以减少静脉回流。②吸氧：立即高流量面罩或加压给氧，一般将 50% 酒精置于氧气的滤瓶中，随氧气吸入。③吗啡：遵医嘱予 5~10mg 静脉缓慢推入，保持患者镇静，同时可使小血管舒张而减轻心脏负担。必要时间隔 15min 重复 1 次，共 2~3 次。④快速利尿：遵医嘱 2min 内予静脉注射呋塞米 20~40mg，10min 见效，可维持 3~4h。⑤血管扩张剂：遵医嘱予硝酸甘油 0.3mg 或硝酸异山梨酯 5~10mg 舌下含服，降低肺毛细血管楔压或左房压，缓解症状。⑥洋地黄类药物：遵医嘱予速效洋地黄制剂毛花苷 C 0.4mg 稀释后缓慢静脉注射，以增强心肌收缩力和减慢心率。⑦氨茶碱：遵医嘱予 0.25g 稀释后缓慢静脉注射，可减轻支气管痉挛，缓解呼吸困难，增强心肌收缩力。

2. 分娩期

（1）第一产程：①产程中专人守候、观察，安慰及鼓励孕妇，尽量解除孕妇的思想顾虑与紧张情绪，保持情绪稳定。及时与家属联系，减轻家属的焦虑。②宫缩时，指导孕妇做深呼吸运动或腹部按摩，减轻不适感。对宫缩痛反应较强者，在宫口开大 3cm 后，遵医嘱予镇静剂（地西泮 10mg）或镇痛剂（哌替啶 100mg），以使孕妇充分休息，避免疲劳。③严密监测孕妇生命体征变化，每 15min 测量 1 次。必要时予以高浓度面罩吸氧，或遵医嘱用强心药物，并观察用药的反应。④密切监测胎儿宫内情况，注意胎动和胎心的变化。⑤充分利用产程图观察产程进展，凡有异常者，及时报告医生并做好术前准备。⑥临产后，遵医嘱予抗生素预防感染，直至产后 1 周。

（2）第二产程：①宫口开全后尽量缩短第二产程，避免孕妇屏气用力，必要时行会阴侧切术及阴道助产术，减轻心脏负担。②密切观察孕妇的生命体征及心功能变化情况，必要时予以高浓度面罩吸氧，或遵医嘱用强心药物，并观察用药的反应。③严密观察胎儿宫内情况，做好新生儿抢救的准备。

（3）第三产程：①胎儿娩出后，立即在腹部放置 1~2kg 重沙袋持续 24h，以防腹压骤降而诱发心力衰竭。②遵医嘱立即予 5~10mg 吗啡皮下注射，以镇静、减慢心率，同时给予心理支持，保证产妇安静休息。③防止产后出血过多而诱发心力衰竭，遵医嘱予缩宫素治疗，禁用麦角新碱，以免静脉压增高而诱发心力衰竭。出血较多时，遵医嘱予输血、输液，严格控制输血、输液速度，预防心力衰竭。

3. 产褥期

（1）预防心力衰竭的发生：产褥早期，尤其是产后 72h 内应密切观察产妇的生命体征及心功能变化，防止心力衰竭的发生。

（2）保证充足的休息：产后 24h 内应绝对卧床休息，必要时遵医嘱予小剂量口服镇静剂。病情轻者，产后 24h 根据心功能情况，适当下地活动。

（3）预防感染：保持外阴部清洁，预防感染，特别是预防感染性心内膜炎的发生，产后应继续遵医嘱用抗生素 1 周或更长时间。

（4）预防便秘：注意饮食清淡、合理搭配，多食蔬菜和水果，必要时用缓泻剂。

（5）选择合适的喂养方式：心功能Ⅰ～Ⅱ级产妇可以母乳喂养，但应避免劳累；心功能Ⅲ级或以上者不宜哺乳，应及时回奶，指导家属如何进行人工喂养。

（6）根据病情，定期复查。

（三）健康指导

（1）根据患者心脏病类型、病变程度、心功能状况及是否手术矫治等因素，判断患者是否适宜怀孕。对不宜妊娠者，告诫患者采取有效的措施，严格避孕。

（2）做好健康教育，包括妊娠与心脏病的相互影响，诱发心力衰竭的常见因素及预防方法，早期心力衰竭的识别与处理，以及母乳喂养等知识，帮助孕妇及家属适应妊娠所造成的压力，缓解焦虑情绪。

（3）不宜再妊娠的患者需做绝育术，如心功能良好，应于产后 1 周行手术。如有心力衰竭者，待病情控制后再行绝育术。未做绝育术者，应严格避孕。

（刘鹭燕）

第二节 妊娠期糖尿病患者的护理

【概述】

糖尿病（diabetes mellitus，DM）是一种由多种病因引起的以慢性高血糖为特征的全身性代谢性疾病。妊娠期间的糖尿病包括两种情况：一种是妊娠前已有糖尿病的患者妊娠，称为糖尿病合并妊娠；另一种为妊娠后首次发现或发病的糖尿病，又称作妊娠期糖尿病（gestational diabetes mellitus，GDM）。糖尿病孕妇中 80% 以上为妊娠期糖尿病。

凡是有糖尿病家族史（尤其是直系亲属），孕前体重≥ 90kg，胎儿出生体重≥ 4 000g，孕妇曾有多囊卵巢综合征、不明原因流产、死胎、巨大儿或畸形儿分娩史，本次妊娠胎儿偏大或羊水过多者应警惕患糖尿病。

（一）临床表现

以代谢紊乱症候群为主，表现为多饮、多食、多尿，体重下降；皮肤瘙痒，尤其是外阴瘙痒。但妊娠期糖尿病孕妇常无明显症状。

（二）辅助检查

（1）血糖测定：血糖测定是诊断糖尿病的主要依据，又是监测糖尿病病情和控制情况的重要指标。两次空腹血糖≥ 5.8mmol/L(105mg/dl), 即可确诊为糖尿病。诊断不明者可行葡萄糖耐量试验。

（2）50g 葡萄糖耐量试验：也称糖筛查试验。常在妊娠 24~28 周时用于筛查妊娠期糖尿病；将 50g 葡萄糖粉溶于 200ml 水中，5min 内服完。从开始服糖水时计时间，1h 抽静脉血测血糖值，如服糖后 1h 血糖≥ 7.8mmol/L(140mg/dl)，为糖耐量异常，应进一步做 75g 葡萄糖耐量试验。

（3）75g 葡萄糖耐量试验：目前国外采用 75g 或 100g 糖耐量实验，我国多采用 75g 糖耐量实验。常作为对 50g 葡萄糖耐量试验异常或诊断不明者进行确诊用。禁食 12h 后，口服葡萄糖 75g，测空腹及服糖后 1h、2h、3h 四个时点的血糖；正常值分别为 5.6 mmol/L、10.3 mmol/L、8.6 mmol/L、6.7mmol/L。其中两项或两项以上超过正常值，可诊断为妊娠期糖尿病。

（4）并发症的检查：包括眼底检查、24h 尿蛋白定量、尿糖、尿酮体和肝肾功能等。

【护理措施】

（一）专科护理

1. 妊娠期

（1）饮食控制：饮食控制是糖尿病治疗的基础。75%~80% 的妊娠期糖尿病患者仅需要控制饮食量与种类即能维持血糖在正常范围。根据体重计算每天需要的热量：体重为标准体重 80%~120% 患者需 30kcal/(kg・d),120%~150% 者为 24 kcal/(kg・d), 超过 150% 者为 12~15 kcal/(kg・d)。热量分配：①碳水合化物占 40%，蛋白质 20%，脂肪 40%；②早餐、午餐、晚餐及三餐中间的加餐（分 3 次）摄入的热卡比例为：10%、30%、30%、30%。糖尿病合并妊娠：体重≤标准体重 10% 患者需 36~40kcal/(kg・d)，标准体重者需 30kcal/(kg·d)，120%~150% 者为 24 kcal/(kg·d)，超过 150% 者为 12~18 kcal/(kg·d)。

（2）运动疗法：适当的运动可降低血糖，提高对胰岛素的敏感性，并保持体重增加不至于过高，有利于糖尿病的控制和正常分娩。运动方式可选择极轻度运动（如散步）和轻度运动（如中速步行），持续 20~40min，每天至少 1 次，于餐后 1h 进行。

通过饮食控制和运动疗法，可使孕妇在整个妊娠期体重增加保持在 10~12kg 的范围内。

（3）药物治疗：妊娠期对糖尿病病情控制的要求更加严格，要求维持血糖及血压在基本正常水平。如病情控制不满意者，应根据孕妇血糖的情况，应用胰岛素调节血糖水平，注意防止低血糖或酮症酸中毒。药物应选用胰岛素治疗，忌用口服降糖药。胰岛素控制血糖疗效显著，且不会通过胎盘作用于胎儿，因此，必须行药物治疗或孕前使用口服降糖药者，应一律改用胰岛素治疗，避免糖尿病急性并发症尤其是酮症酸中毒的发生。一般主张有妊娠计划者孕前即可开始胰岛素治疗。

（4）糖尿病病情监测：妊娠期血糖控制标准，空腹血糖为 3.3~5.6mmol/L，餐后 2h 血糖为 4.4~6.7 mmol/L，夜间血糖为 4.4~6.7 mmol/L，三餐前血糖为 3.3~5.8mmol/L。

一般饮食调整治疗 1~2 周后，在孕妇不感到饥饿的情况下，测定孕妇 24h 的血糖及相应的尿酮体。如果夜间血糖≥ 6.7 mmol/L，餐前血糖≥ 5.8 mmol/L 或餐后 2h 血糖≥ 6.7 mmol/L，应及时加用胰岛素治疗。

（5）定期产前检查：加强对糖尿病孕妇及其胎儿的监护。①孕妇监护：除注意一般情况外，一些辅助检查有利于孕妇安危的判断，如血、尿糖及酮体测定，眼底检查，肾功能、糖化血红蛋白等测定。②胎儿监护：孕早、中期采用 B 超检查或血清甲胎蛋白测定了解胎儿是否畸形。定期 B 超检查，监测胎头双顶径、羊水量及胎盘成熟度。孕 32 周起可采用无激惹试验（NST）每周 2 次，脐动脉血流测定及胎动计数等判断胎儿宫内安危。自我胎动计数：从妊娠 32 周开始，指导孕妇自数胎动，每天 3 次，每次 1h。将 3 次胎动计数相加再乘以 4，即为 12h 胎动数。若 12h 胎动数 ＜10 次，或胎动数减少超过原来胎动数的 50% 而不能恢复时，表示胎儿宫内缺氧。

2. 分娩期

（1）分娩时机：原则上在加强母儿监护、控制血糖的同时，尽量在 38 周后分娩。当出现下列指征时，应适时终止妊娠：①糖尿病血糖控制不满意，伴血管病变。②合并重度子痫前期。③严重感染。④胎儿宫内生长受限。⑤胎儿窘迫等。

根据孕妇全身情况、血糖控制情况、并发症及胎儿大小、成熟度、胎盘功能等情况综合考虑。现多主张 36~38 周终止妊娠。

（2）分娩方式：有巨大儿、胎盘功能不良、胎位异常或其他产科指征者，应行剖宫产。术前 3h 停用胰岛素。连续硬膜外麻醉和局部浸润麻醉对糖代谢影响小。应慎用乙醚麻醉，它可加重高血糖。经阴道分娩者，产程中应密切监测宫缩和胎心音变化，避免产程延长；应在 12h 内结束分娩。如出现产程进展缓慢（产程 ＞16h 易发生酮症酸中毒）或胎儿宫内窘迫，应及时行剖宫产。

（3）终止妊娠的注意事项：①终止妊娠前，遵医嘱予地塞米松 5mg 肌内注射，每天两次，连用两天，促胎肺成熟。②产程中监测血糖和尿酮体，血糖不低于 5.6mmol/L（100mg/dl），以防发生低血糖；也可遵医嘱按每 4g 糖加 1U 胰岛素比例给予补液。③由于胎盘娩出，抗胰岛素激素水平急剧下降，分娩后 24h 内的胰岛素用量要减少至原用量的一半，第二天以后胰岛素用量要减少至产前用量的 1/2~1/3，以防发生低血糖。④分娩后应注意水电解质的平衡，预防产后出血。⑤产后遵医嘱应用抗生素预防创口感染，拆线时间可适当延迟。

（4）新生儿的处理：新生儿出生时应留脐血测血糖。无论体重大小均按早产儿处理。注意保暖，吸氧，提早喂糖水，早开奶。新生儿娩出后 30min 开始定时滴服 25% 葡萄糖溶液。注意预防低血糖、低血钙、高胆红素血症及呼吸窘迫综合征发生。

3. 产褥期

（1）指导并鼓励母乳喂养。

（2）注意皮肤清洁，尤其要保持腹部伤口及会阴部的清洁干燥，预防感染。

（二）健康指导

（1）教会患者及家属有关糖尿病的知识、技能并给予心理支持，使其能主动参与和配合治疗。具体内容包括：有关糖尿病的一般知识、妊娠合并糖尿病的特点及危害、饮食指导、运动指导、血糖自我监测及结果的意义、血糖控制的目标、胰岛素的应用、皮肤护理、心理及情绪的调节、家庭及社会的支持、远期糖尿病的预防等。

（2）指导产妇定期接受产科及内科复查，对其糖尿病情况的评价。

（3）产后应长期避孕，但最好不要用药物或宫内避孕器具。

（刘鹭燕）

第三节　妊娠期贫血患者的护理

贫血是妊娠期最常见的合并症。由于妊娠期血容量增加，且血浆增加多于红细胞增加，致使血液稀释。世界卫生组织规定孕妇外周血血红蛋白 $<110g/L$ 及血细胞比容 <0.33 为妊娠期贫血。我国多年来一直沿用的标准是血红蛋白 $<100g/L$、红细胞计数 $<3.5\times10^{12}/L$ 或血细胞比容 <0.30。最近世界卫生组织资料表明，50% 以上的孕妇合并贫血，以缺铁性贫血最常见，巨幼细胞性贫血较少见，再生障碍性贫血更少见。

一、缺铁性贫血患者的护理

【概述】

缺铁性贫血是指由于妊娠期胎儿生长发育及妊娠期血容量增加对铁的需求量增加，尤其是妊娠后半期，孕妇对铁摄取不足或吸收不良所致的贫血。

（一）病因

正常非孕妇女体内含铁总量约 2g，妊娠期血容量增加需铁 650~750mg，胎儿生长发育需铁 250~350mg，因此孕期需铁 1 000mg 左右。孕妇每天需铁至少 4mg，每天饮食中含铁 1~1.5mg。常因铁缺乏而引起缺铁性贫血，严重缺铁性贫血易造成孕产妇及围生儿死亡，应高度重视。

（二）临床表现

轻者无明显症状。重者可有乏力、头晕、心悸、气短、食欲缺乏、腹胀、腹泻、皮肤黏膜苍白、皮肤毛发干燥、指甲脆薄以及口腔炎、舌炎等症状。

（三）辅助检查

（1）外周血常规：呈典型的小红细胞低血红蛋白性贫血。血红蛋白 ＜100g/L，红细胞计数 $<3.5\times10^{12}$/L，血细胞比容 ＜0.30，红细胞平均体积（MCV）＜80fl，红细胞平均血红蛋白浓度（MCHC）＜0.32，而白细胞和血小板计数均在正常范围。

（2）铁代谢检查：血清铁 ＜5.37μmol/L（正常值 8.95~26.9μmol/L），总铁结合力 ＞64.44μmol/L（正常 54.1±5.4μmol/L），转铁蛋白饱和度 ＜15%，上述三项指标的诊断符合率不同，以前两者的阳性多见。血清铁下降可以出现在血红蛋白下降之前，是缺铁性贫血的早期表现。

（3）骨髓检查：诊断困难时可行骨髓检查，骨髓象为红细胞系统增生活跃，中、晚幼红细胞增多。

【护理措施】

（一）基础护理

（1）饮食指导：指导孕妇重视饮食中摄取所需的铁。纠正偏食，多食富含铁的食物，如瘦肉、动物肝脏、蛋类等。蔬菜、谷类、茶叶中的磷酸盐、植酸、丹宁酸等可影响铁的吸收。

（2）适当休息：适当减轻工作量，血红蛋白在 70g/L 以下者应全休；同时注意安全，避免因头晕、乏力而发生意外。

（二）专科护理

1. 妊娠期

（1）补充铁剂：妊娠 4 个月起常规补充铁剂，铁剂的补充以口服制剂为首选。一般主张妊娠 4 个月后，可遵医嘱每天补充 100~200mg 二价铁，达到预防贫血的目的。同时服用 10% 稀盐酸 1ml 或维生素 C 300mg，3 次 /d，促进铁的吸收。饭后服用，减少胃肠道反应。若口服疗效差、或对口服制剂不能耐受、或病情较重者，遵医嘱予注射法补铁治疗。需深部肌内注射。

（2）定期产前检查：产前检查时，必查血常规，尤其在妊娠后期应重复检查，做到早诊断、早治疗。

（3）积极预防孕期并发症：注意胎儿生长发育情况，预防上呼吸道感染、消化系统及泌尿系统感染。

2. 分娩期

（1）临产前遵医嘱予维生素 K_1 及维生素 C 等药物，并配新鲜血备用。

（2）密切观察产程进展情况，为孕妇提供心理护理。

（3）注意缩短第二产程，必要时行阴道助产，减少孕妇体力消耗。

（4）胎肩娩出后，遵医嘱予宫缩剂，防止宫缩乏力引起产后出血。出血多时，及时输血。

（5）产程中严格无菌操作，预防感染。

3. 产褥期

（1）观察子宫收缩及恶露情况，预防产后出血。

（2）遵医嘱补充铁剂，纠正贫血。

（3）遵医嘱应用抗生素，预防感染。

（4）严重贫血者不宜母乳喂养。向产妇及家属讲解不能母乳喂养的原因，并教会其人工喂养的方法。

（5）保证足够的休息和营养，避免疲劳。

（三）健康指导

（1）妊娠前积极治疗失血性疾病，如月经过多等，以增加铁的储备。

（2）指导产妇产后注意避孕，以免再度怀孕，影响身体健康。

二、巨幼细胞性贫血妇女的护理

【概述】

巨幼细胞性贫血是由叶酸和或维生素 B_{12} 缺乏引起 DNA 合成障碍所致的贫血。

（一）病因

妊娠期本病 95% 由于叶酸缺乏所致，少数患者因缺乏维生素 B_{12} 而发病。引起叶酸或维生素 B_{12} 缺乏的原因有

（1）摄入不足或吸收不良：叶酸或维生素 B_{12} 存在于植物或动物性食物中，若长期偏食、营养不良，可引起本病。另外，不当的烹调方法可损失大量叶酸；孕妇有慢性消化道疾病，可加重叶酸或维生素 B_{12} 缺乏。

（2）妊娠期需求增加：正常非孕妇女每天需叶酸 50~100μg，而孕妇每日需 300~400μg，多胎孕妇需求量更多，造成孕妇发病或病情加重。

（3）排泄增加：孕妇肾血流量增加，肾小管再吸收减少，叶酸从尿中排泄增多。

（二）临床表现

本病可发生在妊娠的任何阶段，多半发生于妊娠中、晚期，以产前 4 周及产褥早期为最多。叶酸和（或）维生素 B_{12} 缺乏的临床症状、骨髓象、血常规改变相似，但维生素 B_{12} 缺乏常有神经系统症状，而叶酸缺乏无神经系统症状。

（1）血液系统：贫血起病较急，多为中、重度。表现为乏力、头晕、心悸、气短、皮肤黏膜苍白等。部分患者因同时有白细胞和血小板减少，因而出现感染或明显的出血倾向等。

（2）消化系统：食欲缺乏、恶心、呕吐、腹泻、腹胀、舌炎、舌乳头萎缩等。

（3）神经系统：常见末梢神经炎，出现手足麻木、针刺、冰冷等感觉异常，少数病例可出现锥体束征、共济失调及行走困难等。精神症状有健忘、易怒、表情淡漠、迟钝、嗜睡甚至精神失常等。

（4）其他：低热、水肿、脾大等，严重者可出现腹腔积液或多浆膜腔积液。

（三）辅助检查

（1）外周血常规：为大细胞性贫血，血细胞比容降低，红细胞平均体积（MCV）>100fv，红细胞平均血红蛋白含量（MCH）>32pg，大卵圆形红细胞增多、中性粒细胞核分叶过多，网织红细胞大多减少。约 20% 的孕妇同时伴有白细胞和血小板减少。

（2）骨髓象：红细胞系统呈巨幼细胞增多，巨幼细胞系列占骨髓细胞总数的 30%~50%，核染色质疏松，可见核分裂。

（3）叶酸和维生素 B_{12} 的测定：血清叶酸值 <6.8mmol/L（3ng/ml）、红细胞叶酸值 <227nmol/L

(100ng/ml) 提示叶酸缺乏。若叶酸值正常，应测孕妇血清维生素 B_{12}，若 < 74pmol/L 提示维生素 B_{12} 缺乏。

【护理措施】

（一）基础护理

（1）饮食指导：指导孕妇重视饮食，纠正偏食，多食富含叶酸和维生素 B_{12} 的食物，如绿叶蔬菜、瘦肉、动物肝脏、蛋类及乳制品等。

（2）适当休息：适当减轻工作量，血红蛋白在 70g/L 以下者应全休；同时注意安全，避免因头晕、乏力而发生意外。

（3）补充叶酸和（或） 维生素 B_{12}：遵医嘱补充叶酸或维生素 B_{12}，同时注意钾盐及铁剂的补充。

（二）专科护理

1. 妊娠期

（1）定期产前检查：产前检查时，必查血常规，尤其在妊娠后期应重复检查，做到早诊断、早治疗。

（2）积极预防孕期并发症：注意胎儿生长发育情况，预防上呼吸道感染、消化系统及泌尿系统感染。

2. 分娩期

（1）临产前配新鲜血备用。

（2）密切观察产程进展情况，为孕妇提供心理护理。

（3）注意缩短第二产程，必要时行阴道助产，减少孕妇体力消耗。

（4）胎肩娩出后，遵医嘱予宫缩剂，防止宫缩乏力引起产后出血。出血多时，及时输血。

（5）产程中严格执行无菌操作，预防感染。

3. 产褥期

（1）观察子宫收缩及恶露情况，预防产后出血。

（2）遵医嘱补充叶酸（或）维生素 B_{12}，纠正贫血。

（3）遵医嘱应用抗生素，预防感染。

（4）严重贫血者不宜母乳喂养。向产妇及家属讲解不能母乳喂养的原因，并教会其人工喂养的方法。

（5）保证足够的休息和营养，避免疲劳。

（三）健康指导

（1）加强孕期营养指导：改变不良饮食习惯，多食新鲜蔬菜、水果、瓜豆类、肉类、动物肝脏及肾脏等食物。

（2）高危孕妇补充叶酸：对有高危因素的孕妇，应从妊娠 12 周开始每天口服叶酸 5~10mg，连续 8~12 周。

（3）预防性叶酸治疗：妊娠中晚期胎儿生长迅速，叶酸需求量成倍增加，有学者建议从妊娠 20 周起，每天口服叶酸 5mg。若为多胎妊娠等消耗增多的情况，可予 10mg/d。

三、再生障碍性贫血患者的护理

【概述】

再生障碍性贫血，简称“再障”，包括原发性（病因不明）和继发性（病因明确）再障两种情况，是由多种原因引起骨髓造血干细胞增殖与分化障碍，导致全血细胞（红细胞、白细胞、血小板）减少为主要临床表现的一组综合征。

（一）病因

再生障碍性贫血病因较复杂，半数为原因不明的原发性再障。

（二）临床表现

国内分急性型和慢性型，妊娠合并再障以慢性型居多，起病缓慢，主要表现为进行性贫血，少数患者以皮肤及内脏出血或反复感染就诊。

（三）辅助检查

（1）外周血常规：为正细胞型贫血，全血细胞减少，网织红细胞计数降低明显。

（2）骨髓象：骨髓穿刺物中，骨髓颗粒很少，脂肪滴增多。

【护理措施】

（一）基础护理

（1）保证充分的休息，尽量取左侧卧位。

（2）加强营养，进食高热量、高蛋白质、高维生素饮食。

（二）专科护理

1. 妊娠期

（1）妊娠早期，应做好输血准备的同时行人工流产。妊娠中、晚期引产，出血和感染机会明显增加，有较大危险，应加强支持疗法，在严密监护下继续妊娠至足月分娩。同时做好孕妇及家属的心理支持工作。

（2）间断吸氧。

（3）遵医嘱少量、间断、多次输入新鲜血，提高全血细胞；或间断成分输血，可输入白细胞、血小板和浓缩红细胞。

（4）有明显出血倾向者，遵医嘱予肾上腺皮质激素治疗，如口服泼尼松 10mg，3 次 /d，但不宜久用。

（5）预防和控制感染。在感染早期及时应用有效且对胎儿无影响的抗生素，避免感染扩散。

2. 分娩期

（1）分娩方式：再障孕妇分娩方式选择极为重要，一般以阴式分娩为宜。有产科手术指征者，行剖宫产。

（2）产程中尽量缩短第二产程，防止用力过度；可适当助产，同时要防止产伤。

（3）仔细检查软产道，认真缝合伤口，防止产道血肿形成。

3. 产褥期

（1）积极应用宫缩剂加强宫缩，预防产后出血。

（2）遵医嘱予抗生素，预防感染。

（三）健康指导

（1）再障患者在病情未缓解之前应避孕。

（2）加强再障患者的产前及产后的检查。

（刘鹭燕）

第四节　妊娠期合并急性病毒性肝炎患者的护理

【概述】

病毒性肝炎为多种病毒引起的以肝脏病变为主的传染性疾病，致病病毒包括甲型（HAV）、乙型（HBV）、丙型（HCV）、丁型（HDV）及戊型（HEV）等病毒，以乙型肝炎最多见。妊娠合并病毒性肝炎严重危害孕产妇的生命安全，是导致孕产妇死亡的主要原因之一。

（一）肝炎病毒的垂直传播

1. 甲型病毒性肝炎（HAV）

主要经粪口途径传播，一般不会经胎盘传给胎儿，故垂直传播的可能性极小。孕妇患甲肝不必人工流产或引产。但分娩过程中接触母体血液、吸入羊水或受粪便污染可使新生儿感染。

2. 乙型病毒性肝炎（HBV）

孕妇患乙肝极易使婴儿成为慢性乙型肝炎病毒携带者，40%~50% 的慢性乙型肝炎病毒携带者是由母婴传播造成的。婴儿能否感染主要与母亲发生乙肝的时间及孕妇乙型肝炎病毒携带情况有关。母婴传播有三种途径：

（1）宫内传播：其机制尚不清楚，可能由于胎盘屏障受损或通透性增强引起母血渗漏有关。

（2）产时传播：乙肝母婴传播的主要途径。胎儿通过产道时吞咽含 HBsAg 的母血、羊水、阴道分泌物，或在分娩过程中子宫收缩使胎盘绒毛破裂，母血漏入胎儿血循环。

（3）产后传播：与接触母乳及母亲唾液有关。

3. 丙型病毒性肝炎（HCV）

其流行病学与乙肝相类似，存在母婴间传播。

4. 丁型病毒性肝炎（HDV）

乙肝和丁肝可以同时混合感染，也可在 HBV 携带基础上重叠感染。传播途径与乙肝相同，经体液、血行或注射途径传播。与 HBV 相比，母婴传播较为少见。

5. 戊型病毒性肝炎（HEV）

通过粪口途径传播。目前有母婴间传播的病例报告。

6. 庚型病毒性肝炎（HGV）和输血传播病毒（乙型）

HGV 可发生母婴传播，乙型肝炎主要经输血感染。

（二）临床表现

临床上甲肝潜伏期为2~7周，起病急，病程短，2~3周内完全恢复。乙肝潜伏期为1.5~5个月，起病缓慢而病程长，恢复期可持续3~5个月，易迁延成慢性。

普通型肝炎孕妇常表现为消化道症状，如乏力、畏寒、发热、食欲减退、恶心、厌油腻、腹胀、腹泻及肝区疼痛等。有黄疸时，小便为深黄色，大便偶呈灰白色。

妊娠时易发生重症肝炎，尤以妊娠晚期多见，且多为急性重症肝炎。多在发病7~10天后病情突然加剧，黄疸迅速加深，伴有食欲极度减退、频繁呕吐、肝臭气味，继之出现神志障碍及扑翼样震颤，往往来不及抢救而迅速陷入昏迷。

皮肤、巩膜黄染，肝脏肿大、有触痛，肝区有叩击痛，部分孕妇脾脏肿大，可触及。重症孕妇可有肝脏进行性缩小，腹水及不同程度的肝性脑病表现。

（三）辅助检查

1. 肝功能检查

丙氨酸氨基转移酶（ALT）、门冬氨酸氨基转移酶（AST）上升，血清胆红素 >17μmol/L，尿胆红素阳性。妊娠早期及孕28周应常规行血清病原学检测和ALT、AST检查，以便筛选出无症状的孕妇。

2. 肝炎病毒血清学抗原抗体系统检查

（1）甲肝：检测出HAV-IgM阳性，同时有肝炎临床表现，即可诊断。

（2）乙肝：乙肝病毒外层含表面抗原（HBsAg）、内层含核心抗原（HBcAg）及核心相关抗原（HBeAg）。其抗原抗体及临床意义见下表3-3。

（3）丙肝：孕妇血中有丙型肝炎抗体存在，即可诊断。

3. 凝血功能检查

凝血功能检查包括纤维蛋白原和凝血酶原检测等。

表3-3 乙型肝炎病毒血清学抗原抗体及其临床意义

项目	阳性时的临床意义
HBsAg	HBV感染的标志，见于乙肝患者或病毒携带者
HBsAb	曾感染过HBV，已产生自动免疫
HBeAg	血液中有大量HBV存在，有较强的传染性
HBeAb	血液中HBV减少，传染性较弱
HBcAg-IgM	HBV复制阶段，出现于肝炎早期
HBcAb-IgG	既往有HBV感染，或慢性持续性肝炎

【护理措施】

（一）基础护理

（1）注意休息，每天保证充足睡眠和适当的午睡，避免体力劳动。

（2）加强营养，注意补充高蛋白、足量碳水化合物、低脂肪及富含维生素B、维生素C、维生素K等的食物，多食用优质蛋白、新鲜水果和富含纤维素的蔬菜，注意保持大便通畅。

（二）专科护理

1. 妊娠期

（1）妊娠合并肝炎患者的护理：原则与非孕期肝炎患者相同，孕妇患肝炎时更应注意以下几个方面：①遵医嘱应用保肝药物。避免应用可能损害肝脏的药物，如镇静药、麻醉药及雌激素等，尤其有合并妊娠期高血压疾病时更应慎重。②定期产前检查，警惕病情恶化。同时严格执行消毒隔离制度，预防感染。③向孕妇及家属讲解肝炎相关知识，以及消毒隔离的重要性，积极争取孕妇及家属的理解和配合，帮助孕妇消除焦虑情绪和自卑心理。

（2）妊娠合并急重症肝炎患者的护理：重症肝炎孕妇因肝功能不良，解毒作用降低，产生假性神经递质，可通过血脑屏障使中枢神经系统紊乱而昏迷。应积极预防和治疗肝性脑病。①为控制血氨，限制蛋白质的摄入，每天应 $<0.5g/kg$，增加碳水化合物的摄入，每天提供 1 800kcal（7 431.2kJ）以上的热量。②保持大便通畅，减少和抑制肠道有毒物质的吸收。严禁肥皂水灌肠，必要时可予醋灌肠。③预防和治疗肝性脑病，若有肝性脑病前驱症状遵医嘱予降氨药物。④在治疗过程中，适当限制补液量，静脉补液不超过 1 500ml。密切观察有无脑水肿，有脑水肿时应及时应用甘露醇治疗。⑤预防和治疗弥散性血管内凝血。严密观察有无出血倾向，密切注意凝血功能变化；补充凝血因子，输新鲜血、凝血酶原复合物、纤维蛋白原、抗凝血酶Ⅲ和维生素 K_1 等。产前 4h 至产后 12h 内不宜应用肝素，以免发生产后出血。⑥晚期重症肝炎并发肾衰竭的处理。严格限制入液量，一般每天入液量为 500ml 加前 1 天尿量。监测血钾浓度，防止高血钾。避免应用损害肾的药物。⑦加强胎儿监护，密切关注胎儿胎心及胎动的变化。

2. 分娩期

（1）提供安全、舒适的待产环境，将孕妇安置在隔离待产室或产房。

（2）密切观察产程进展，帮助消除其因隔离产生的紧张和恐惧心理，为孕妇提供心理支持。

（3）注意孕妇的出血及凝血功能情况。分娩前数天遵医嘱肌内注射维生素 K_1，20~40mg/d。准备新鲜血液。

（4）缩短第二产程，必要时行阴道助产，减少孕妇体力消耗。

（5）胎肩娩出后立即予缩宫素，预防产后出血。

（6）产时严格执行消毒隔离制度，遵医嘱予抗生素，预防感染。

（7）接生时特别注意防止产道损伤及新生儿产伤、窒息、羊水吸入等，以减少母婴垂直传播。

（8）凡接触过肝炎产妇的器械及布类物品、产妇的排泄物、沾有血迹的用物等，均需用 0.2%~0.5% 过氧乙酸浸泡消毒。

3. 产褥期

（1）保证充分的休息及营养。

（2）观察子宫收缩及恶露情况，预防产后出血。

（3）继续遵医嘱予对肝损害小的抗生素，预防感染。

（4）一般认为母血 HBsAg、HBeAg、抗 -HBc 三项阳性及后两项阳性孕妇均不宜哺乳；乳汁 HBV-DNA 阳性者不宜哺乳；目前主张只要新生儿接受免疫，仅 HBsAg 阳性者可为婴儿哺乳。不宜母乳喂养者应及早回奶。回奶不能应用雌激素等对肝脏有损害的药物，可用生麦芽或乳房外敷芒硝等。

（5）向产妇及家属讲解不宜母乳喂养的原因，使其理解和配合，并教会人工喂养的知识及技能。

（6）新生儿隔离 4 周，并注射乙肝疫苗和（或）高效价乙肝免疫球蛋白，预防 HBV 母婴垂直传播。

（三）健康指导

（1）HBsAg 携带者中约 40% 为母婴传播。重视预防 HBV 在围生期的传播工作。定期孕期检查肝炎病毒抗原抗体系统，提高肝炎病毒的检出率。

（2）患有病毒性肝炎的妇女必须避孕，待肝炎痊愈后至少半年，最好两年后怀孕为宜。

（3）肝炎流行地区的妇女注意加强营养，摄入富含蛋白质、碳水化合物和维生素的食物，避免因营养不良增加对肝炎病毒的易感性。

（刘鹭燕）

第五节　妊娠期合并慢性肾炎患者的护理

【概述】

慢性肾炎，即慢性肾小球肾炎（chronic glomerulonephritis），是原发于肾小球的一组免疫性疾病；临床特征为程度不等的蛋白尿、血尿、水肿、高血压；随病情进展，后期出现贫血及肾功能损害。

（一）病因

仅少数孕妇是由急性肾炎发展而来，绝大多数孕妇的病因不明，起病即属慢性肾炎，与急性肾炎无关。一般认为本病的起始因素是免疫介导性炎症。

（二）临床表现

多数起病缓慢、隐袭。临床表现多样性。蛋白尿、血尿、高血压、水肿是其基本临床表现，可有不同程度肾功能减退，病情时轻时重、迁延，渐进性发展为慢性肾衰竭。早期孕妇可有乏力、疲倦、腰部疼痛、食欲缺乏；水肿可有可无，一般不严重。有的孕妇可无明显临床症状。

（三）辅助检查

（1）尿液检查：多数为轻度尿异常。尿蛋白 +~+++，24h 尿蛋白定量常在 1~3g。尿中可有多形性的红细胞 +~+++，颗粒管型等。

（2）血液检查：肾功能不全的孕妇可有肾小球滤过率下降，血尿素氮、血肌酐增高。贫血者出现贫血血常规的变化。部分孕妇可有血脂升高，血浆清蛋白降低。另外，血清补体 C3 始终正常，或持续降低 8 周以上不恢复正常。

（3）B 超检查：双肾可有结构紊乱、缩小等改变。

【护理措施】

（一）基础护理

（1）向孕妇及家属解释饮食的重要性，指导患者进食低盐、适量蛋白质、高维生素的食物，应摄入优质蛋白，如牛奶、鸡蛋、鱼类等。保证热量充足和富含维生素。水肿者限制水分的摄入。

（2）避免受凉、受潮，保证充足的休息。

（二）专科护理

（1）妊娠合并慢性肾炎患者均按高危妊娠处理，缩短产前检查的间隔时间。

（2）严密监测血压变化，控制血压，预防子痫前期及子痫的发生，尽可能避免肾功能进一步恶化。

（3）遵医嘱留取血尿化验，监测血尿常规及肾功能变化，保证水、电解质酸碱平衡。

（4）对孕妇进行相关药物的指导，尤其是高血压者，强调坚持服药的重要性，以确保满意的疗效。同时观察用药的副作用。

（5）密切监测胎儿宫内安危、胎盘功能、胎儿生长发育情况及胎儿成熟度。若胎儿储备能力下降，宫内环境不良，适时终止妊娠。

（三）健康指导

（1）血压正常，肾功能正常或轻度肾功能不全者，一般可以耐受妊娠。

（2）指导孕妇注意避免长期精神紧张、焦虑、抑郁等，保证休息的重要性，同时给予心理的支持。

（3）勿使用对肾功能有害的药物。

（4）教会孕妇与疾病有关的家庭护理知识，如何控制饮水量、自我监测血压等。

（5）避免剧烈运动和过重的体力劳动，防止呼吸道感染，注意个人卫生，预防泌尿系感染。

（刘鹭燕）

第六节　妊娠期合并肾盂肾炎患者的护理

【概述】

肾盂肾炎（pyelonephritis）分为急性和慢性两种。

急性肾盂肾炎是妊娠期最常见的泌尿系统合并症。在妊娠中后期肾脏感染非常常见，大多发生在单侧，其中一半以上为右侧，1/4发生在双侧。多数孕妇感染多由下泌尿道上行所致。孕产妇症状通常发生在产后第2~3天，也可发生在产后3周。

慢性肾盂肾炎往往无明显的泌尿系统症状，常表现为反复发作的泌尿道刺激症状或仅出现菌尿症，少数孕妇有长期低热或高血压。可有慢性肾功能不全的表现。

本节以急性肾盂肾炎为例，介绍妊娠合并肾盂肾炎的病因、临床表现及护理。

（一）病因

尽管妊娠本身不增加细菌毒力，然而有些孕妇，如存在尿潴留或膀胱输尿管反流等都会增加上泌尿道感染的机会。

分娩后，尤其是停止分泌缩宫素后，利尿作用会产生大量尿液使膀胱膨胀，过度膨胀往往需要插导尿管来缓解，这也容易诱发泌尿道感染。

产褥早期，膀胱对其内尿液张力的敏感性常常会因分娩创伤、硬膜外或脊髓麻醉而下降，有时大的会阴侧切伤口、尿道周围撕裂或阴道壁血肿引起的不适感也会导致膀胱膨胀感减退。

（二）临床表现

起病急骤，突然出现寒战、高热可达40℃以上，也可低热，伴头痛、周身酸痛、恶心、呕吐等全身症状；腰痛及尿频、尿急、尿痛、排尿不尽感等膀胱刺激征。排尿时常有下腹痛，肋腰点（腰大肌外缘与第12肋骨交叉处）有压痛，肾区叩击痛阳性。

（三）辅助检查

（1）血常规检查：血白细胞增多，尿沉渣可见白细胞或脓细胞。

（2）尿常规和尿细胞计数：镜检尿白细胞明显增多，红细胞也常增多，可见肉眼血尿。尿蛋白常为阴性或微量。较为准确的尿白细胞计数方法是用血细胞计数板计算，$\geqslant 8\times 10^6$/L为白细胞尿（脓尿）。

（3）尿细菌培养：尿细菌培养呈阳性。

（4）尿细菌学检查：尿细菌学检查是一种快速诊断有意义的细菌尿的方法。可采用未经沉淀清洁中段尿一滴，涂片作革兰氏染色，用油镜找细菌，如平均每个视野$\geqslant$ 1个细菌，即为有意义的细菌尿，表示尿细菌定量培养$\geqslant 10^5$/ml。

【护理措施】

（一）基础护理

（1）卧床休息，取侧卧位，减少子宫对输尿管的压迫，使尿液引流通畅。

（2）摄取营养丰富、易消化、少刺激的食物。鼓励产妇多饮水或补充足量液体，保证每天尿量保持在2 000ml以上。

（3）遵医嘱予抗生素治疗。治疗最少2~3周，完成治疗后7~10天复查尿培养。肾功能不良者，应根据病情酌情减少药量，以防药物中毒。

（二）专科护理

（1）加强对母体生命体征等的监测，密切关注体温变化，及早发现感染或感染加重的信号，汇报医生，并配合抢救。

（2）必要时遵医嘱予抗痉挛药和止痛药，缓解产妇不适，对发热及其他症状给予对症护理。

（3）产后仔细评估子宫底的高度、恶露量及尿潴留等情况。

（4）提供排尿所需的环境，采取各种方法使产妇自解小便。必要时用温水冲洗会阴，加压于耻骨联合上方，听水流声，穴位按摩或针灸法等促进产妇自解小便。

（5）坚持复查尿常规，必要时行尿培养直至确定无菌为止。

（三）健康指导

（1）注意个人清洁卫生，尤其会阴部及肛周皮肤的清洁。

（2）避免劳累、保证休息。

（刘鹭燕）

第七章

异常分娩产妇的护理

第一节 产力异常产妇的护理

【概述】

正常宫缩有一定节律性、极性和对称性，并有相应的强度和频率。宫缩出现异常时，则称为产力异常，分为宫缩乏力和宫缩过强两类，每类又分为协调性子宫收缩和不协调性子宫收缩。

产力是分娩的动力，但受胎儿、产道和产妇精神心理因素的制约。分娩是个动态变化的过程，只有有效的产力，才能使宫口扩张及胎先露部下降。产力中以子宫收缩为主，子宫收缩力贯穿于分娩全过程。

（一）病因

1. 子宫收缩乏力

（1）精神因素：多发生于初产妇，尤其是35岁以上的高龄产妇，由于缺少产前健康教育和分娩经历，对分娩知识不甚了解，因此对分娩有恐惧心理，精神过度紧张，致大脑皮层功能失调，睡眠减少，临产后进食不足以及过多地消耗体力，水及电解质紊乱，均可导致宫缩乏力。

（2）子宫因素：子宫壁过度膨胀（如双胎、羊水过多、巨大儿等），可使子宫肌纤维过度伸展，失去正常收缩能力；经产妇使子宫肌纤维变性，结缔组织增生影响子宫收缩。子宫发育不良或子宫畸形（如双角子宫等）、子宫肌瘤等，均能引起宫缩乏力。

（3）产道与胎儿因素：临产后，当骨盆异常或胎位异常时，胎儿先露部下降受阻，胎先露子宫下段及子宫颈内口，不能刺激子宫阴道神经丛引起有力的反射性子宫收缩，是导致继发性子宫收缩乏力的最常见原因。

（4）药物影响：临产后应用大量镇静剂，可以使子宫收缩受到抑制。

（5）内分泌失调：临产后，产妇体内雌激素、缩宫素、前列腺素、乙酰胆碱等分泌不足，孕激素下降缓慢，子宫对乙酰胆碱的敏感性降低等，均可影响子宫肌兴奋阈，致使子宫收缩乏力。电解质（钾、钠、钙、镁）异常，尤其子宫平滑肌细胞内钙离子浓度降低，肌细胞间隙连接蛋白数量减少也影响子宫肌纤维收缩的能力。

（6）其他：临产后，产妇过度疲劳，进食少，或第一产程后期过早使用腹压、或膀胱充盈影响胎先露下降等，均可造成宫缩乏力。

2. 子宫收缩过强

（1）急产几乎都发生于经产妇，其主要原因是软产道阻力小。

（2）催产素应用不当，如引产时剂量过大或个体对催产素过于敏感，分娩发生梗阻或胎盘早剥血液浸润肌层，均可导致强直性子宫收缩。

（3）待产妇的精神过度紧张、产程延长、极度疲惫、胎膜早破及粗暴地、多次宫腔内操作等，均可引起子宫壁某部肌肉呈痉挛性不协调性宫缩过强。

（二）临床表现

子宫收缩乏力临床分为：协调性宫缩乏力与不协调性宫缩乏力两种类型。

1. 协调性宫缩乏力（低张力性子宫收缩乏力）

正常的子宫收缩具有节律性、对称性和极性，但收缩力弱，宫腔压力低，< 15mmHg，持续时间短，间歇期长且不规律，宫缩 < 2 次 /10min。当宫缩高峰时，子宫体不隆和变硬，用手指压宫底部肌壁仍可出现凹陷，产程延长或滞产。根据其在产程中出现的时间可分为：原发性宫缩乏力，指产程开始即子宫收缩乏力，宫口不能如期扩张，胎先露部不能如期下降，产程延长；继发性宫缩乏力，指产程开始子宫收缩正常，在产程进行到某一阶段（多在活跃期或第二产程），常由于中骨盆与骨盆出口平面狭窄，持续性枕横位或枕后位等头盆不称时，发生宫缩乏力，表现为子宫收缩力较弱，产程进展缓慢，甚至停滞。

2. 不协调性宫缩乏力（高张性子宫收缩乏力）

多见于初产妇，特点是子宫收缩的极性倒置，宫缩兴奋点来自子宫下段一处或多处冲动，子宫收缩波由下向上扩散，收缩波小而不规律，频率高，节律不协调；宫缩时宫底部不强，而是中段或下段强，宫腔内压力达 20mmHg。宫缩间歇期子宫壁不完全松弛，表现为子宫收缩不协调，这种宫缩不能使宫口如期扩张和胎先露部如期下降，属无效宫缩。这种宫缩容易使产妇出现自觉宫缩强、持续腹痛、拒按、精神紧张、烦躁不安、体力消耗、产程延长或停滞，严重者出现脱水、电解质紊乱、肠胀气、尿潴留；胎儿 – 胎盘循环障碍，出现胎儿宫内窘迫。

3. 产程曲线异常

产程进展的标志是宫口扩张和胎先露部下降。利用产程图可以监护产程和及时识别难产。以上各类子宫收缩乏力，均可导致产程图曲线异常，产程曲线异常有以下八种。

（1）潜伏期延长：从临产规律宫缩开始至宫口扩张 3cm 称为潜伏期。初产妇约需 8h，最大时限 16h，超过 16h 称为潜伏期延长。

（2）活跃期延长：从宫口扩张 3cm 开始至宫口开全称活跃期。初产妇约需 4h，最大时限 8h，若超过 8h，称为活跃期延长。

（3）活跃期停滞：进入活跃期后，宫口不再扩张达 2h 以上。

（4）第二产程延长：初产妇超过 2h、经产妇超过 1h 尚未分娩。

（5）第二产程停滞：第二产程达 1h 胎头下降无进展。

（6）胎头下降延缓：活跃期晚期及第二产程，初产妇胎头下降速度 < 1cm/h，经产妇胎头下降速度 < 2cm/h。

（7）胎头下降停滞：活跃期晚期胎头停留在原处不下降 1h 以上。

（8）滞产：总产程超过 24h。

以上 8 种产程进展异常，可以单独存在，也可以合并存在。

4. 对母儿影响

（1）对产妇的影响：①体力消耗：由于产程延长，产妇休息不好、进食少，重者引起脱水、酸中毒、低钾血症；产妇精神疲惫及体力消耗可出现肠胀气、尿潴留等，加重子宫收缩乏力。②产伤：由于第二产程延长，膀胱被压迫于胎先露部（特别是胎头）与耻骨联合之间，可导致组织缺血、水肿、坏死脱落以致形成膀胱阴道瘘或尿道阴道瘘。③产后出血：由于子宫收缩乏力，影响胎盘剥离、娩出和子宫壁的血窦关闭，容易引起产后出血。④产后感染：产程进展慢、滞产、多次肛门检查或阴道检查、胎膜早破、产后出血等均增加产后感染的机会。

（2）对胎儿、新生儿的影响：由于产程延长、子宫收缩不协调而致胎盘血液循环受阻，供氧不足，或因胎膜早破脐带受压或脐带脱垂易发生胎儿窘迫，新生儿窒息或死亡；又因产程延长，导致手术干预机会增多，产伤增加，新生儿颅内出血发生率和死亡率增加。

5. 子宫收缩过强的两种类型

（1）协调性子宫收缩过强：子宫收缩的节律性、对称性和极性均正常，仅子宫收缩力过强（宫腔压力 >50mmHg）、过频（10min 内有 5 次或以上的宫缩且持续达 60s 或更长），若产道无阻力，无头盆不称及胎位异常，往往产程进展很快，初产妇宫口扩张速度 >5cm/h，经产妇宫口扩张速度 >10cm/h，宫口在短时间内迅速开全，分娩在短时间内结束，总产程不足 3h，称为急产。经产妇多见。

（2）不协调性子宫收缩过强：①强直性子宫收缩：宫缩间歇期短或无间歇，孕妇烦躁不安、持续腹痛、拒按。胎方位触诊不清，胎心音听不清。有时可在脐下或平脐处见一环状凹陷。即病理性缩复环。导尿为血尿等先兆子宫破裂的征象。②子宫痉挛性狭窄环：子宫壁肌肉呈痉挛性不协调性收缩所形成的环状狭窄，持续不放松，称为子宫痉挛性狭窄环。狭窄环科发生在宫颈、宫体的任何部位，多在子宫上下段交界处，也可在胎体某一狭窄部，以胎颈、胎腰处多见。孕妇持续性腹痛、烦躁，宫颈扩张缓慢，胎先露部下降停滞，胎心律不规则，时快时慢。

（3）对母儿影响：①对母体的影响：宫缩过强过频，产程过快，可致初产妇宫颈、阴道以及会阴撕裂伤。接产时来不及消毒可致产褥感染。产后子宫肌纤维缩复不良易发生胎盘滞留或产后出血。②对胎儿及新生儿的影响：宫缩过强过频影响子宫胎盘的血液循环，胎儿在子宫内缺氧，易发生胎儿窘迫、新生儿窒息甚或死亡。胎儿娩出过快，胎头在产道内受到的压力突然解除，可致新生儿颅内出血。来不及消毒即分娩，新生儿易发生感染，若坠地可致骨折、外伤。

【护理措施】

（一）基础护理

（1）饮食：进食清淡、易消化吸收、营养丰富的半流质食物。食物根据孕妇喜好，鼓励进食。呕吐严重者，遵医嘱予静脉补液。

（2）排泄：每 2~4h 督促自解小便，避免膀胱过度充盈造成继发性宫缩乏力。膀胱充盈且不能自行解出的孕妇，予诱导排尿，无效者行导尿术。

（3）活动与休息：避免长时间卧床，适当协助床旁活动。

（4）提供舒适的待产环境：待产室应保持空气流通，温度维持在 22~24 ℃。保持安静，避免噪音刺激。待产床之间注意屏风遮挡，保护孕妇的隐私。

（二）专科护理

1. 宫缩乏力的护理

（1）加强产时监护：勤听胎心，第一产程每 30min 听胎心 1 次，第二产程每 10min 听胎心 1 次。

（2）必要时给予镇静剂：产程较长，孕妇过度疲劳或烦躁不安者，遵医嘱给予镇静剂，如地西泮 10mg 缓慢静脉推注。使孕妇得到休息，体力恢复，解除疲劳诱发的子宫收缩乏力。

（3）严密观察产程进展：应用产程图及时发现产程中产力异常，不断对分娩进程作出判断。严密观察宫缩情况，每 1~2h 观察 1 次，注意宫缩间歇、持续时间及强度的改变，以区别是协调性还是不协调性子宫收缩乏力。及时与医生沟通，适时给予必要的处理。

（4）协调性子宫收缩乏力者加强宫收缩：①人工破膜，宫颈扩张 3cm 或 3cm 以上，无头盆不称，胎头已衔接者，可行人工破膜。破膜后先露下降紧贴子宫下段和宫颈内口，引起宫缩加强，加速宫口扩张及产程进展。②催产素静脉点滴，要有专人观察，随时调节剂量、浓度和滴速，避免因子宫收缩过强而发生子宫破裂或胎儿窘迫等严重并发症。宫缩应保持在中等强度，即持续 25~40s，间隔 3min。加强胎心电子监护，及时发现胎儿窘迫。

（5）不协调性子宫收缩乏力：遵医嘱予哌替啶 100mg 肌内注射，使孕妇充分休息，孕妇能恢复为协调宫缩。

（6）做好分娩痛的护理：①掌握疼痛的情况。观察孕妇的疼痛反应，耐心听取孕妇的诉说，对其疼痛表示同情和理解。②提供分娩相关知识，让孕妇和家属有充分的心理准备，增加自信心和自控感而降低疼痛反应。③通过心理治疗缓解患者的疼痛，分散其注意力可有效地减轻疼痛的知觉。④指导孕妇或家属运用放松术，降低交感神经系统的活动水平，减低骨骼肌的紧张及减轻焦虑与紧张的主观状态。如按摩腹部或腰骶部、深呼吸、选择舒适的卧位或坐位。

（7）预防产后出血：胎儿娩出后予缩宫素 20U 静脉输液，缩宫素 10U 肌内注射，按摩子宫。

（8）提供心理护理，减少焦虑：产妇的心理状态是直接影响子宫收缩的重要原因。助产人员及时给予解释与支持，鼓励产妇和家属表达出他们的担心和不适感，随时向孕妇和家属解答问题，不断对分娩进程作出判断并将产程的进展告知孕妇和家属，使孕妇心中有数，对分娩有信心，并鼓励家属为孕妇提供持续性的心理支持。

2. 宫缩过强的护理

（1）预防宫缩过强所致的危害：有急产史的产妇，在预产期前 1~2 周不宜外出远走，以免发生意外，有条件者应提前住院待产。住院期间叮嘱勿离开病房，并向孕妇说明急产的危害取得合作。提早做好接生准备。临产后避免灌肠。正确地使用缩宫素，提供缓解疼痛，减轻焦虑的支持性措施。

（2）观察产程的进展，持续评估宫缩：①临产后维持左侧卧位，鼓励产妇做深呼吸，不向下屏气，以延缓分娩过程。多陪伴产妇，提供相关护理，与产妇交谈分散注意力，说明产程进展及胎儿的状况，以减轻产妇的焦虑及紧张。②给予氧气吸入，防止宫缩过强引起胎儿窘迫、新生儿窒息，提早做抢救新生儿的准备工作。分娩时尽可能作会阴侧切术，以防会阴严重裂伤。新生儿应肌内注射维生素 K_1 预防颅内出血。③不协调子宫收缩过强者，找出并消除原因，如立即停止产科操作，减少不必要的刺激，停止使用缩宫素。给予镇静剂，抑制子宫收缩，使痉挛性子宫收缩放松，使子宫收缩变为规律有效，反之应立即做好剖宫产的一切准备。④加强对胎心的监护，及早发现胎儿窘迫。⑤加强宫缩的观察，遵医嘱正确使用抑制子宫收缩的药物。

（3）提供舒适的环境，给予心理支持，减轻其焦虑程度：产孕妇提供舒适的环境，左侧卧位，生活护理，减轻消耗，促进舒适，并与产妇交谈，解释目前的产程进展及治疗计划，以减轻焦虑。

（4）做好产后护理，预防产后出血：胎儿娩出后，严密观察子宫收缩情况，及时发现子宫肌纤维缩复不良导致的产后出血给予快速处理。产后仔细检查软产道，如有裂伤及时予缝合。

（三）健康指导

（1）加强孕期保健，对孕妇及其家属朋友进行产前教育。

（2）告知定期产检的重要性，如发现头盆不称或其他异常，及早制订分娩计划。

（3）告知孕妇分娩是大多数妇女能够胜任的自然生理过程，告知临产后可能发生的疼痛情况及对疼痛的应对措施，让孕妇有充分的思想准备，增强自信心和自控能力。

（4）为产妇提供出院宣教及避孕指导。

（刘鹭燕）

第二节　产道异常产妇的护理

【概述】

产道包括骨产道（骨盆腔）及软产道（子宫下段、宫颈、阴道、外阴），是胎儿娩出的通道。产道异常可使胎儿娩出受阻，临床上以骨产道异常多见。

常见的骨产道异常有扁平骨盆、漏斗骨盆、均小骨盆、畸形骨盆。由于骨盆径线过短或形态异常，致使骨盆腔小于胎先露可通过的限度，阻碍胎先露下降，影响产程顺利进展，称为狭窄骨盆。狭窄骨盆可以为一个径线过短或多个径线过短，也可以一个平面狭窄或多个平面狭窄，临床上需要综合分析，作出判断。

（一）临床表现

1. 骨产道异常

（1）骨盆入口平面狭窄：骨盆入口平面呈椭圆形，由于骨盆入口平面狭窄，于妊娠末期或临产后胎头衔接受阻，不能入盆。临产后前羊水囊受力不均，易致胎膜早破。或者胎头入盆不均，或胎头骑跨在耻骨联合上方（即跨耻征阳性），表现为继发性宫缩乏力，潜伏期和活跃期延长。胎头双顶径一旦通过入口平面，可经阴道分娩。如跨耻征阳性者强行经阴道分娩可致子宫破裂。

（2）中骨盆及骨盆出口平面狭窄：常见于漏斗骨盆，即骨盆入口各径线值正常，两侧骨盆壁向内倾斜，状似漏斗，故称漏斗骨盆。其特点是中骨盆及骨盆出口平面均明显狭窄，耻骨弓角度 $<90°$，坐骨结节间径与出口后矢状径之和 $<15cm$。临产后先露入盆不困难，但胎头下降至中骨盆和出口平

面时，常不能顺利转为枕前位，形成持续性枕横位或枕后位，产程进入活跃晚期及第二产程后进展缓慢，甚至停滞。

（3）骨盆三个平面狭窄：骨盆外形属女型骨盆，但骨盆入口、中骨盆及骨盆出口平面的径线均小于正常值 2cm 或更多，称为均小骨盆，多见于身材矮小、体型匀称的妇女。胎儿小、产力正常、胎位无异常者可借助胎头极度俯屈和变形，经阴道分娩。中等大小以上的胎儿经阴道分娩则有困难。

（4）畸形骨盆：骨盆失去正常形态。包括现已罕见的骨软化症骨盆其骨盆骨盆入口平面呈凹三角形，以及骨关节病所致的偏斜骨盆。

2. 软产道异常

软产道包括子宫下段、宫颈、阴道及骨盆底软组织构成的弯曲管道。软产道异常所致的难产少见，容易被忽视。

（1）外阴异常：外阴瘢痕、外阴坚韧、外阴水肿，由于组织缺乏弹性，无伸展，是阴道口狭窄，影响胎头娩出或造成严重的撕裂伤。

（2）阴道异常：常见阴道纵隔、横隔。当隔膜较薄而完整时，可因先露扩张和压迫自行断裂，隔膜过厚可影响胎儿娩出。

（3）宫颈异常：宫颈外口粘连、宫口水肿、宫颈坚韧、宫颈瘢痕、宫颈癌、宫颈肌瘤等，均可造成宫颈性难产。影响胎头下降，导致产程延长、产妇体力衰竭等。

3. 骨产道异常对母儿影响

（1）对母体的影响：①骨盆入口平面狭窄：影响胎先露部衔接，容易发生胎位异常，引起继发性子宫收缩乏力，导致产程延长或停滞。②中骨盆平面狭窄：影响胎头内旋转，容易发生持续性枕横位或枕后位，造成难产。胎头长时间嵌顿于产道内，压迫软组织引起局部缺血、水肿、坏死，于产后形成生殖道瘘，由于易发生胎膜早破，产程延长、阴道检查与手术机会增加，感染发生率高；也容易发生子宫收缩乏力而致产后出血。

（2）对胎儿及新生儿的影响：①易发生胎位异常，胎先露不能紧贴宫颈，前羊水囊受力不均易发生胎膜早破或脐带脱垂，易发生胎儿窘迫、胎死宫内、新生儿窒息、新生儿死亡等。②胎头下降过程中受阻，极度变形、受压易发生颅内出血。③手术产机会增多易致新生儿产伤和感染，围生儿死亡率增高。

【护理措施】

（一）基础护理

（1）向孕妇及家属讲解阴道分娩的可能性及优点，增强自然分娩的信心。

（2）耐心讲解产道异常对母儿的影响，取得良好的配合。

（3）与孕妇及家属积极沟通，及时告知孕妇及家属产程的进展情况。

（二）专科护理

1. 产程观察与处理

（1）有明显头盆不称、不能经阴道分娩者，遵医嘱做好剖宫产术前准备。

（2）轻度头盆不称者在严密监护下可以试产，试产过程一般不用镇静、镇痛药。试产 2~4h，胎头仍未入盆，并伴有胎儿窘迫者，则应停止试产，及时予以剖宫产。①加强观察宫缩，及时发现子宫收缩异常。注意子宫破裂的先兆，出现异常情况立即停止试产，立即通知医生及早处理，防止子宫破裂的发生。四部触诊，正确判断胎位是否正常。胎头跨耻征阳性，提示骨盆入口平面狭窄。②观察先露下降情况及胎位是否异常。根据胎方位指导孕妇以适当的体位纠正胎位异常。③专人护理，保证良好的产力。协助孕妇做好生活护理。④破膜后立即听胎心，并注意密切观察胎心、羊水变化情况，若胎头未衔接，应抬高臀部或床尾，卧床休息，防止脐带脱垂。

2. 预防产后出血及感染

胎儿娩出后应及时向产妇注射大剂量宫缩剂。破膜超过 12h 应遵医嘱使用抗生素，保持外阴部清洁，擦洗会阴，每天 2 次，使用消毒会阴垫；胎先露长时间压迫产道或出现血尿时，保留尿管 8~12 天并保持尿管通畅，以防生殖道瘘。每天更换引流袋，做好导尿管的护理，预防感染。

3. 新生儿护理

胎头在产道压迫时间过长或经手术助产的新生儿应按产伤处理，严密观察颅内出血或其他损伤的征象。

（三）健康指导

使产妇了解一些异常的情况，一旦出现异常及时就诊。

（刘鹭燕）

第三节 胎位异常产妇的护理

【概述】

胎位异常是造成难产的常见因素之一。分娩时枕前位（正常胎位）占 90%，而胎位异常约占 10%，其中以胎头位置异常居多，占 6%~7%，有胎头在骨盆腔内旋转受阻的持续性枕横（后）位，有因胎头俯屈不良呈不同程度仰伸的面先露，还有高直位、前不均倾位等。在胎位异常中臀先露占 3%~4%，肩先露已极少见，此外还有复合先露。

（一）临床表现

1. 胎位异常

（1）持续性枕后位、枕横位：在分娩过程中， 70% 以上的枕后位、枕横位可自然分娩。若胎头的枕骨持续不能转向前方，直至分娩后期仍位于母体骨盆的后方或侧方致分娩发生困难，称为持续性枕后位或枕横位，临床上多见。由于胎先露部不易紧贴宫颈内口及子宫下段，常致协调性子宫收缩乏力及宫口扩张缓慢。若发生枕后位，因枕骨持续位于骨盆后方压迫直肠，孕妇自觉肛门坠胀及排便感，致使子宫颈口尚未开全时，过早用力屏气使用腹压，导致孕妇疲劳，宫颈前唇水肿，胎头水肿，影响产程进展。持续性枕后位、枕横位常致活跃晚期及第二产程延长。如阴道口虽已见到胎头，但经历多次宫缩屏气却不见胎头继续顺利下降时，应考虑持续性枕后位。

（2）臀先露：臀先露是常见的胎位异常，占妊娠足月分娩总数 3%~4%。因为胎头比胎臀大，分娩时常导致后出头困难，加之脐带脱垂多见，围生儿死亡率是枕先露的3~8倍。臀先露以骶骨为指示点，有6种胎方位，骶前位、骶左横、骶左后、骶右前、骶右横、骶右后。根据胎儿两下肢所取的姿势又可分为单臀先露或腿直臀先露，完全臀先露或混合臀先露，以及不完全臀先露，其中以完全臀先露最多见。产妇常感肋下及上腹部圆而硬的胎头，由于胎臀不能紧贴子宫下段及宫颈，致宫缩乏力，产程延长，易致胎膜早破早破、脐带脱垂、胎儿窘迫甚至胎死宫内。手术产概率增加。

（3）肩先露：胎儿横卧于宫腔，其纵轴与母体纵轴垂直，称为横位，先露为肩称肩先露，占妊娠足月分娩总数0.1%~0.25%，是对母儿最不利的胎位。临产后由于先露部不能紧贴子宫下段，常出现宫缩乏力、胎膜早破、胎儿上肢及脐带脱垂等，可导致胎儿窘迫甚至死亡。如宫缩不断增加，羊水流尽，胎肩与胎胸一部分被挤入盆腔内，胎体呈折叠弯曲，胎颈被拉长，上肢脱出于阴道口，胎头、胎臀阻于骨盆入口上方，则形成嵌顿性或忽略性肩先露。子宫收缩继续加强，子宫上段越来越厚，下段被扩张越来越薄，上，下段之间形成病理性缩复环，若不及时处理，可发生子宫破裂危及母儿生命。

（4）面先露（颜面位）：多于临产后发现，因胎头极度仰伸，是胎儿枕部与胎背接触。临床表现为颏前位时。胎儿颜面部不能紧贴子宫下段及宫颈，引起子宫收缩乏力，产程延长。由于颜面部骨质不易变形，容易发生会阴裂伤。颏后位可引发梗阻性难产，处理不及时，可致子宫破裂。

（5）其他：①额先露：常表现为产程延长，一般需剖宫产。②复合先露：常常是胎头或胎臀伴有肢体（上肢或下肢）同时进入骨盆入口，常见头与手的复合先露。表现为产程进展缓慢，产程延长。③胎头高直位：胎头矢状缝落于入口平面的前后径上，称为胎头高直位，分高直前位和高直后位两种。高直后位为严重的胎位异常，很难经阴道分娩，一旦确诊，应立即行剖宫产。高直前位部分可经阴道分娩，但往往出现产程异常。④前不均倾位：胎头以枕横径入盆，胎头矢状缝不在骨盆入口的中轴横径上而靠近骶骨时前顶骨先露，称前不均倾，反之称为后不均倾。前不均倾时，胎膜早破发生率高，先露难以衔接，宫口扩张3~6cm便不再扩大，产程延长，可发生滞产。胎头前顶部压迫膀胱，在产程早期即有尿潴留，宫颈前唇出现水肿。阴道检查时感觉胎头前部禁嵌于耻骨联合后，前盆腔充满，后盆腔空虚，胎头矢状缝与骨盆横径平行，随产程进展而移向骶骨岬。前不均倾位应早期诊断，一旦确诊应行剖宫产。除非产力良好、骨盆正常、胎儿较小可行短期试产。

2. 对母儿的影响

（1）对母体的影响：①胎位异常、胎儿发育异常均可致继发性宫缩乏力产程延长，常需手术助产，因而使产褥感染、产后出血、软产道损伤发生的概率增加。②胎头位置异常，长时间压迫软产道造成局部组织缺血、坏死、形成生殖道瘘。③臀位行阴道助产分娩时，强行牵拉易造成宫颈撕裂。严重者甚至可发生子宫破裂。

（2）对胎儿、新生儿的影响：①由于胎位异常、胎儿发育异常可致胎膜早破、脐带先露、脐带脱垂，从而引起胎儿窘迫、新生儿窒息、胎儿外伤，甚至胎儿、新生儿死亡。②臀先露发生脐带脱垂是头先露的10倍，由于胎膜早破使早产儿及低体重儿增多，分娩时后出头，牵出困难，除了可发生新生儿窒息，还可以发生臂丛神经损伤、胸锁乳突肌损伤及颅内出血。臀先露胎儿颅内出血的发生率是头先露的10倍，臀先露导致围生儿死亡率增高。

【护理措施】

（一）基础护理

做好心理护理，提供孕妇及家属情绪支持，让孕妇及家属了解分娩是正常的生理现象，同时解释分娩的过程，做到态度和蔼，服务热情、周到，同情和关心产妇，消除其对分娩的恐惧感，以便取得合作。

（二）专科护理

（1）及早发现胎位异常，督促孕妇定期产检。

（2）明显胎位异常的孕妇，遵医嘱做好择期剖宫产术的术前准备。

（3）详细了解病情，做好周密的分娩计划。孕妇临产入院后详细询问病史，仔细的体格检查，了解骨盆形态，骨盆各径线狭窄程度及哪个平面狭窄，利用宫高、腹围，参考羊水量，胎头高低及结合B超检测双顶径、股骨长度、胎儿腹围等指标，初步估计胎儿体重，于产前达到估计头盆关系的目的。

（4）严密观察产程变化：①头位置异常：分娩期胎头位置异常的表现为胎头高浮、不衔接或延缓衔接、胎膜早破、继发宫缩乏力、宫颈口位置异常、宫颈水肿等，出现以上现象时应高度重视并密切观察加以识别。②宫缩及体征：临产后严密观察宫缩持续时间、间歇时间及强度，通过阴道检查了解宫口扩张及胎头下降情况并及时描绘产程图，若宫缩正常，排除心理障碍等因素后，产程图表现潜伏期延长，活跃期延缓、停滞、胎头下降延缓、阻滞及第二产程延长等均提示有胎头位置异常，应结合阴道检查确诊，以确定分娩方式，密切观察产妇的神志、血压、体温、脉搏、呼吸以及阴道流血、流液情况，试产期间宫缩过强者，要警惕先兆子宫破裂发生。③产妇精神状态：由于产程延长，孕妇身体消耗较大，应给予足够的水分和营养，产妇过度疲劳时，适当给予镇静剂。鼓励产妇每2~4h排尿1次，对排尿困难者，应先诱导排尿，无效时应予导尿，利于缩短产程。④胎膜早破：确诊为胎膜早破者，绝对卧床休息，对头位高浮先露未衔接的产妇要抬高臀部，采取头低足高卧位，保持外阴清洁，勤听胎心音，如有异常，要警惕发生脐带脱垂的可能性，必要时立即做阴道检查。嘱产妇宫口未开全前，勿过早加腹压向下屏气，以免造成宫颈水肿或裂伤，对已出现宫颈水肿者，用安定10mg静脉缓注，同时用阿托品0.5mg加入2%利多卡因5ml中于宫颈水肿部位封闭，使宫颈的肌纤维松弛消失，降低宫颈阻力，若产力正常，宫颈可如期扩张，当宫口开全，胎先露下降达+3以下，骨盆出口正常，可行阴道助产分娩。对产程中出现潜伏期或活跃期异常时，排除产道异常后，如宫缩乏力，遵医嘱给予静脉点滴5%葡萄糖溶液500ml加催产素2.5U，滴速从8滴/min开始，视宫缩情况调节，以加强宫缩，必要时行人工破膜，若点滴过程中，出现胎儿窘迫或子宫病理缩复环，应立即停止点滴催产素，并做好术前准备。胎儿宫内监测，做好胎儿宫内情况监测，用胎心电子监护仪监测胎心音，并根据羊水性状和胎动情况来判断胎儿宫内情况，羊水中混有胎粪，呈黄绿色或棕黄色，12h胎动计数为30次或每小时3次均表示胎儿处于窘迫缺氧状态，应及时报告医生做相应处理。对于持续性枕后位、枕横位的产妇，嘱其进行与胎儿枕方位相反方向的侧腹卧位，即产妇半卧位侧向胎儿枕方位的对侧，并使腹壁尽量贴于床面，同侧下肢伸直，对侧下肢骑跨于其上并越过同侧下肢曲髋、屈膝与其同放于床面上，使腹壁尽可能的贴于床面。通过力学原理使胎儿脊背和枕方位，在重力作用下如同翻身一样向产妇腹前壁方向旋转，即枕后位旋转为枕横位至枕前位，枕横位旋转为枕前位后借助阴道助产分娩。

（刘鹭燕）

第四节　多胎妊娠产妇的护理

【概述】

一次妊娠同时有两个或两个以上的胎儿，称为多胎妊娠。随着促排卵药物的应用和辅助生殖技术的开展，多胎妊娠的发生率明显上升。多胎妊娠的妊娠期、分娩期并发症多，围生儿、新生儿死亡率高，故属高危妊娠。

（一）多胎的类型

（1）双卵双胎：双卵双胎是由两个精子与两个卵子受精而发育成的双胎。每一胎儿有独立的胎盘、绒毛膜和羊膜，他们的循环各自独立，面貌与遗传因子，可能完全不同。50% 的二卵双胎性别相同，50% 的性别相异。

（2）单卵双胎：单卵双胎则是单卵受精后分裂形成的双胞胎，占双胞胎的 33%，单卵双胎有相同的基因型、性别、构造与外貌相同。

（二）临床表现

（1）妊娠期早孕反应较重，子宫大于妊娠孕周，尤其妊娠 24 周以后。因子宫增大明显，使横膈抬高，引起呼吸困难；胃部受压、胀满，食欲下降，摄入量减少，孕妇会感到极度疲劳和腰背部疼痛。孕妇自诉多处有胎动。

（2）宫底高度大于正常孕周，腹部可触及两个胎头、多个肢体，胎动的部位不固定且胎动频繁，在腹部的不同部位可听到两个胎心音，且两者速率不一、相差 ＞10 次 /min。

（三）辅助检查

（1）妊娠 12 周之后，若子宫过大，孕妇体重剧增时应考虑有双胎妊娠的可能。

（2）孕期腹部检查可触及多个胎头或四肢。

（3）可在同一时间不同部位听到不同频率的两个胎心音。

（4）B 超检查在妊娠 7~8 周时见到两个妊娠囊， 妊娠 13 周后清楚显示两个胎头光环及各自拥有的脊柱、躯干、肢体等。

【护理措施】

（一）基础护理

（1）加强营养，补充足够的蛋白质、维生素、铁剂、叶酸、钙剂等。

（2）保证充足的休息，避免过劳。

（二）专科护理

（1）严密观察产程，如发现宫缩乏力或产程延长，及时处理。

（2）第一个胎儿娩出后，立即断脐，协助扶正第二个胎儿的胎位，以保持纵产式，通常在等待20min左右，第二个胎儿自然娩出。如等待15min仍无宫缩，则可协助人工破膜或遵医嘱静脉滴注催产素促进宫缩。产程中严密观察，及时发现脐带脱垂或胎盘早剥等并发症。第二个胎儿自然娩出后，在产妇腹部放置沙袋，并以腹带紧裹腹部，防止腹压骤降引起休克。

（3）由于多胎妊娠子宫膨大，肌纤维过度伸展，极易导致子宫收缩乏力；加之胎盘附着面大，产后极易发生产后出血。所以产后需严密观察子宫收缩情况，每30min按压宫底1次，准确记录阴道出血量，同时监测生命体征及尿量，发现异常及时处理；并做好母乳喂养的指导宣教，及早开奶，有助于减少产后出血。

（4）双胎妊娠者如系早产，产后应加强对早产儿的观察和护理。

（三）健康指导

（1）指导孕妇定期产检。

（2）注意预防贫血和妊娠期高血压疾病。

（3）妊娠30周后多卧床休息，可增加胎儿体重，减少早产和围产儿死亡率。

（刘鹭燕）

第五节　巨大儿的护理

【概述】

新生儿的出生体重等于或≥ 4 000g，就可以称为巨大儿。国内发生率为7%。当产道、产力及胎位均正常时，常因胎儿巨大导致头盆不称而发生分娩困难，如肩难产。

（一）病因

母亲患有糖尿病、肥胖症是已知巨大儿形成的危险因素。还有一些相关因素如下：

（1）双亲身材高大，尤其是母亲。

（2）某些经产妇胎儿体重随分娩次数增多而增加。

（3）部分过期妊娠。

（4）孕妇饮食摄入过多且活动太少。

（5）羊水过多。

（二）临床表现

（1）对母亲的影响：发生严重的软产道裂伤，甚至子宫破裂，造成尾骨骨折、尿瘘、粪瘘等，增加手术助产几率，易导致感染。由于子宫过度扩张、子宫收缩乏力、产程延长，易导致产后出血。由于盆底组织损伤，日后可导致子宫脱垂。

（2）对胎儿的影响：胎儿巨大，手术助产概率增加，可引起胎儿臂丛神经损伤、锁骨骨折、颅内出血、肩难产、新生儿窒息，甚至死亡。

【护理措施】

（一）基础护理

（1）制订合理的食谱，防止偏食和过量饮食，按照所需，科学膳食。

（2）每周测体重1次，发现体重增加 >500g/周，应引起重视。

（二）专科护理

（1）临产后严密观察产程，正确估计胎儿大小：应严密观察产程进展、腹型和胎心音的变化，特别注意宫缩与宫口扩张及胎头下降的关系。严防梗阻性难产的发生。

（2）描绘产程图：宫口开大3cm后严格描绘产程图，如发现宫颈扩张活跃期异常或胎头位置异常，或在产力良好的情况下，宫口扩张顺利或已进入第二产程，但胎头下降缓慢或停滞在第二骶椎或以上，应注意头盆相称性和中骨盆情况。并将观察结果及时与医生联系。做好必要的准备工作，配合医生，及时转化分娩方式，避免困难的阴道助产。减少肩性难产及新生儿窒息造成的新生儿损伤或死亡。

（3）预防肩难产的发生：充分估计胎儿的大小，如果估计胎儿巨大，需做好肩难产的准备工作。在胎头娩出后，以正常的手法和力量不能使胎肩娩出者即为肩难产。肩难产的处理：首先让孕妇足部抬高，使大腿充分屈曲，耻骨弓角度加大，然后旋转胎儿使其双肩径在母亲骨盆的前后径或斜径上，娩出最低的前肩或后肩，若有必要时可做双侧会阴侧切，助手在腹部耻骨联合上方下压胎肩，切勿压宫底部。

（4）预防产后出血：如果估计巨大儿的可能性大，即可在胎头娩出后，给予缩宫素10U肌内注射，还可用缩宫素10U加入500ml液体中静脉滴注。胎盘娩出后认真检查胎膜是否完整，若胎膜不全即行清宫术。另外，巨大儿极易引起会阴撕裂伤或切口延伸，所以要认真检查会阴，及时缝合。

（5）预防新生儿窒息：临产后认真观察产程，及时听胎心音，一般每30min听胎心音1次，如果发现异常，应及时处理。可采取左侧卧位以及氧气吸入等措施，纠正胎儿窘迫。并做好新生儿窒息的抢救的准备工作。

（三）健康指导

（1）孕妇应适度参加运动。

（2）指导孕妇适当补充营养，减少高热量、高脂肪、高糖分食品的摄入，保持自身体重和胎儿体重的匀速增长。

（3）指导孕妇密切关注胎儿的生长发育进程，当发现胎儿增长过快时，应该及早去医院做一次糖耐量的检测和营养咨询，合理调整饮食，避免隐性糖尿病的发生。

（4）讲解产检的重要性，鼓励定期产检。

（5）让孕妇了解巨大儿并不代表婴儿健康，而且还可以引起一些妊娠期和分娩期的并发症，给母亲和婴儿带来极大的危害。

（刘鹭燕）

第八章

分娩期并发症产妇的护理

第一节 胎膜早破产妇的护理

【概述】

胎膜早破（premature rupture of membranes）是指在临产前胎膜破裂。是常见的分娩期并发症，胎膜早破可导致早产及围生儿死亡率增加，可使孕产妇宫内感染率和产褥感染率增加。

（一）病因

（1）生殖道病原微生物上行性感染：上行性感染易引起胎膜炎，使胎膜局部张力下降而破裂。

（2）羊膜腔内压力增高：常见于多胎妊娠、羊水过多及妊娠晚期性交等。

（3）胎膜受力不均：头盆不称、胎位异常使先露部不能衔接，前羊水囊受力不均而发生胎膜早破。

（4）营养因素：缺乏维生素 C、锌及铜，可使胎膜抗张能力下降，易引起胎膜早破。

（5）宫颈内口松弛：常因手术创伤或先天性宫颈组织结构薄弱，使宫颈内口松弛，前羊水囊楔入，受压不均，加之此处胎膜接近阴道，缺乏宫颈黏液保护，易受病原微生物感染，导致胎膜早破。

（6）细胞因子：IL-6、IL-8、TNF-α 升高，可激活溶酶体酶，破坏羊膜组织导致胎膜早破。

（二）临床表现

（1）孕妇突感有较多液体自阴道流出，继而少量间断性排出。当咳嗽、打喷嚏、负重等腹压增加时，羊水即流出。

（2）行肛诊时，上推胎儿先露部可见到流液量增多。行阴道窥器检查时见阴道后穹隆有羊水积聚或有羊水自宫口流出。

（三）辅助检查

（1）阴道液酸碱度检查：正常阴道液呈酸性 pH 为 4.5~5.5，羊水的 pH 为 7~7.5，尿液的 pH 为 5.5~6.5。用 pH 试纸检查，若流出液 pH $\geqslant$ 7 时，视为阳性，胎膜早破的可能性极大。

（2）阴道液涂片检查：阴道液干燥片检查有羊齿状结晶出现为羊水。

（3）羊膜镜检查：可直视胎先露部，看不到前羊膜囊，即可确诊为胎膜早破。

（4）胎儿纤维结合蛋白测定：胎儿纤维结合蛋白是胎膜分泌的细胞外基质蛋白。当宫颈及阴道分泌物胎儿纤维连接蛋白含量 >0.05mg/L 时，胎膜抗张能力下降，易发生胎膜早破。

（5）羊膜腔感染检测：①羊水细菌培养。②羊水涂片革兰染色检查细菌。③羊水白细胞 IL–6 测定：IL–6 ≥ 7.9ng/ml，提示羊膜腔感染。④血 C– 反应蛋白 >8mg/L，提示羊膜腔感染。

（6）超声检查：羊水量减少。

【护理措施】

（一）基础护理

（1）住院待产孕妇胎先露部未衔接者应绝对卧床，采取左侧卧位。

（2）保持外阴清洁，每天用 0.02% 碘伏棉球擦洗会阴部两次。

（3）严密观察孕妇的生命体征，白细胞计数，了解感染的征象。

（4）因胎膜早破可加重孕妇精神负担，担心羊水流出过多造成分娩困难，尤其对于妊娠不足 37 周的孕妇，担心早产、胎儿安全和产褥感染。针对孕妇的心理问题，给予心理疏导并讲解胎膜早破的相关知识，解除孕妇的焦虑和担心。

（二）专科护理

（1）严密注意胎心音变化。

（2）监测胎心 NST，阴道检查确定有无隐性脐带脱垂，如有脐带先露或脐带脱垂，应在数分钟内结束分娩。

（3）一般于胎膜破裂后 12h，遵医嘱即给抗生素预防感染发生。

（4）促胎肺成熟，遵医嘱予地塞米松 10mg 静脉滴注，每天 1 次，共 2 次。

（5）若出现宫缩者，遵医嘱予硫酸镁静脉滴注。

（6）若妊娠不足 37 周，已临产，或妊娠达 37 周，在破膜 12~18h 后尚未临产者，均可采取措施，尽快结束分娩。

（三）健康指导

（1）指导孕妇重视妊娠期卫生保健，积极预防和治疗下生殖道感染。

（2）告知孕妇妊娠后期禁止性交，避免负重及腹部受压。

（3）孕妇若宫颈内口松弛者，应卧床休息，并于妊娠 14~16 周行宫颈环扎术。

（刘鹭燕）

第二节　产后出血产妇的护理

【概述】

胎儿娩出后 24h 内出血量超过 500ml 者，称为产后出血。产后出血为分娩期的严重并发症，是产妇死亡的重要原因之一，在我国居产妇死亡原因的首位，其发生率占分娩总数的 2%~3%。

（一）病因

子宫收缩乏力、胎盘因素、软产道损伤及凝血机制障碍。以上原因可共存或相互影响。

1. 子宫收缩乏力

子宫收缩乏力是产后出血的最主要原因，占产后出血总数的70%~80%。

（1）全身因素：孕妇精神过度紧张，产程时间过长或难产；临产后过多使用镇静剂、麻醉剂；孕妇合并有急慢性的全身性疾病。

（2）局部因素：子宫过度膨胀，如多胎妊娠、羊水过多、巨大儿等；多产妇；子宫肌水肿；子宫肌纤维发育不良；胎盘影响；膀胱、直肠过度充盈。

2. 软产道裂伤

常因急产、子宫收缩过强、产程进展过快、胎儿过大、保护会阴不当、助产手术操作不当致软产道撕裂。软产道裂伤常见会阴、阴道、宫颈裂伤，严重者裂伤可达阴道穹隆、子宫下段，甚至盆壁形成腹膜后血肿，阔韧带内血肿而致大量出血。

3. 胎盘因素

胎盘剥离不全、胎盘剥离后滞留、胎盘嵌顿、胎盘粘连、胎盘植入、胎盘和（或）胎膜残留。

4. 凝血功能障碍

凝血功能障碍有两种情况：①妊娠合并凝血功能障碍性疾病，如血小板减少症、白血病、再生障碍性贫血、重症肝炎等。②妊娠并发症导致凝血功能障碍，如重度妊娠高血压疾病、重度胎盘早剥、羊水栓塞、死胎滞留过久均可影响凝血功能，发生弥散性血管内凝血。凝血功能障碍所致的产后出血常为难以控制的大量出血。

（二）临床表现

产后出血的主要临床表现随病因的不同而有差异。

1. 宫缩乏力

（1）在分娩过程中已有宫缩乏力表现，产程延长，出血特点是胎盘剥离延缓，在未剥离前阴道不流血或仅有少许出血，胎盘剥离后因子宫收缩乏力使子宫出血不止，流出的血液能凝固，按摩子宫及使用宫缩剂后子宫变硬，阴道流血停止或减少。产妇可出现失血性休克表现：面色苍白、出冷汗、主诉口渴、心慌、头晕，脉细弱及血压下降。

（2）检查腹部时往往感到子宫轮廓不清，松软如袋状，摸不到宫底或宫底升高。

2. 软产道裂伤

（1）胎儿娩出后立即发生阴道流血，血液鲜红能自凝。阴道壁血肿的产妇会有尿频或肛门坠胀感，且有排尿疼痛。

（2）子宫收缩良好，检查宫颈有裂伤，个别可裂至子宫下段。阴道裂伤多在阴道壁、后壁和会阴部。

3. 胎盘因素

胎儿娩出后，胎盘剥离缓慢或未剥离或剥离不全，30min后胎盘仍未娩出，伴有阴道大量出血。若发生胎盘和（或）胎膜残留，可在胎盘娩出后仔细检查胎盘、胎膜时，发现胎盘母体面有缺损或胎膜有缺损而边缘有断裂的血管。

4. 凝血功能障碍

孕前或妊娠期已有全身性出血倾向。胎盘剥离或产道有损伤时，出现凝血功能障碍，血不凝、不易止血。产后出血，如失血严重，休克时间长，导致垂体功能减退，可引起席汉综合征。

（三）辅助检查

实验室检查，包括尿常规、血常规、血小板计数、纤维蛋白原、凝血酶原时间等。

【护理措施】

（一）专科护理

1. 预防产后出血

（1）产前预防：做好孕前及孕期保健，孕早期即开始产前检查监护，不宜妊娠者及时在早孕时终止妊娠。

（2）高危预防：对高危产妇如多孕、多产及多次宫腔手术者，高龄初产妇或低龄孕妇，合并糖尿病、血液病者，宫缩乏力产程延长者，妊娠期高血压疾病者，死胎者等，应及时治疗，并提前住院待产。

（3）产时预防：第一产程密切观察产程进展，必要时给予镇静剂以保证孕妇的休息，防止产程延长；第二产程严格执行无菌操作，指导孕妇正确使用腹压，适时适度做会阴侧切，胎头、胎肩娩出要慢，胎肩娩出后立即肌内注射或静脉滴注缩宫素，以加强子宫收缩；第三产程正确处理胎盘娩出和测量出血量，胎盘未剥离前，不可过早牵拉脐带或按摩、挤压子宫，待胎盘剥离征象出现后，及时协助胎盘娩出，并仔细检查胎盘、胎膜是否完整。

（4）产后预防：胎盘娩出后 2h 内，产妇仍需留在产房接受监护。密切观察产妇的子宫收缩、阴道出血及会阴伤口情况。定时监测产妇的生命体征；督促产妇及时排空膀胱，以免影响宫缩致产后出血；早期哺乳，可刺激子宫收缩，减少阴道出血量；对可能发生产后出血的高危产妇，注意保持静脉通道通畅，充分做好输血和急救的准备，并做好产妇的保暖。

（5）预防休克：仔细评估出血量和出血性休克表现，及早补充血容量。

2. 迅速止血，纠正失血性休克及控制感染

（1）针对原因迅速止血：①产后宫缩乏力者：可通过腹壁节律性按摩子宫底、肌内注射或静脉推注宫缩剂、纱布条填塞子宫腔、结扎盆腔血管止血、髂内动脉栓塞术、切除子宫等方法达到止血的目的。②软产道裂伤者：及时准确地修补、缝合裂伤以有效止血。③胎盘因素造成出血者：胎盘因素造成出血者，可采取取、挤、刮、切措施。取：取出宫腔内的胎盘；挤：从腹部挤压宫底，使胎盘排出；刮：刮出小的残留的胎盘；切：植入性胎盘应行子宫次全切除术。④凝血功能障碍者所致出血：针对不同病因、疾病种类进行护理。

（2）失血性休克的护理：应及早补充血容量；为产妇提供安静的环境，保持平卧、吸氧、保暖；严密观察并详细记录产妇的意识状态、皮肤颜色、血压、脉搏、呼吸及尿量；观察子宫收缩情况，阴道出血量等。

（3）预防感染：保持环境清洁，严格执行无菌操作，监测感染征象，给予抗生素防治感染；保持会阴清洁，观察恶露及会阴伤口情况。

3. 加强营养

鼓励产妇进食营养丰富易消化饮食，多进富含铁、蛋白质、维生素的食物，注意少量多餐。做好会阴护理，保持会阴清洁。做好产妇及家属的安慰、解释工作。

（二）健康指导

（1）定期进行产前检查。

（2）提供心理支持，避免精神紧张，注意水和营养的补充。

（3）告知孕妇注意产后子宫复旧及恶露的变化情况，发现异常，及时就诊。

（4）产褥期禁止盆浴及性生活。

（刘鹭燕）

第三节　子宫破裂产妇的护理

【概述】

子宫破裂是指妊娠晚期或分娩过程中子宫体部或子宫下段发生的破裂，是直接威胁孕产妇及胎儿生命的产科严重并发症。根据发生原因分为自发性破裂和损伤性破裂，根据发生部位分为子宫体部破裂和子宫下段破裂，根据破裂程度分为完全性破裂和不完全性破裂。

（一）病因

（1）梗阻性难产：常因骨盆狭窄、头盆不称、软产道阻塞、胎位异常（忽略性肩先露）、胎儿异常（脑积水或联体儿）造成梗阻性难产。

（2）子宫瘢痕：子宫瘢痕为较常见的原因。

（3）宫缩剂使用不当：宫缩素使用指征及剂量掌握不当。

（4）手术创伤：在宫口未开全时行产钳术、胎头吸引术、臀牵引术或臀助产术，或内转胎位术操作不慎、毁胎术或穿颅术等。

（二）临床表现

子宫破裂可发生在妊娠晚期和分娩期，多见于分娩过程中。通常子宫破裂是一个渐进的过程，多数可分为先兆子宫破裂和子宫破裂两个阶段。典型的临床表现为病理缩复环、子宫压痛及血尿。

1. 先兆子宫破裂

先兆子宫破裂的四大主要临床表现：子宫形成病理性缩复环、下腹部压疼、胎心率改变及血尿出现。产妇表现为烦躁不安，呼吸、心率加快，下腹剧痛难忍；膀胱受压充血，出现排尿困难、血尿。胎心率改变或听不清。

2. 子宫破裂

（1）完全性子宫破裂：子宫肌壁全层破裂，宫腔与腹腔相通，称完全性子宫破裂。子宫破裂常发生于瞬间，产妇突感腹部撕裂剧烈疼痛，子宫收缩骤然停止，腹痛可暂时缓解，即出现面色苍白，出冷汗，脉搏细数，呼吸急促，血压下降等休克征象。体检：全腹有压痛和反跳痛，可在腹壁下清楚地扪及胎体，胎动和胎心消失。

（2）不完全性子宫破裂：子宫破裂肌层部分或全部断裂，浆膜层尚未穿破，宫腔与腹腔未相通，胎儿及附属物仍在宫腔内，称不完全性子宫破裂。在不全破裂处有明显压痛，不完全破裂累及子宫动脉，可导致急性大出血。

（三）辅助检查

（1）B 超检查：B 超检查能协助确定破口部位及胎儿与子宫的关系。

（2）常规做血常规、尿常规检查。

【护理措施】

（一）专科护理

（1）预防子宫破裂：加强产前检查，有子宫破裂高危因素者，应在预产期前 1~2 周入院待产。严格掌握缩宫剂的应用指征和方法。应用缩宫素引产，需将缩宫素稀释后小剂量静脉缓慢滴注，剖宫产史者不用催产素引产或加强宫缩。

（2）先兆子宫破裂孕妇的护理：严密观察产程进展，注意胎心的变化。待产时，仔细观察子宫收缩，发现孕妇下腹部压痛或腹部出现病理性缩复环时，立即报告医生并停止催产素引产和一切操作，同时测量孕妇的生命体征，给予抑制宫缩，吸氧及做好剖宫产的术前准备。

（3）子宫破裂患者的护理：迅速给予输液、输血，短时间内补足血容量；纠正酸中毒；积极进行抗休克处理。应用大剂量抗生素预防感染。严密观察并记录生命体征、出入量，急查血红蛋白。

（4）提供心理支持：向产妇及家属做好解释工作。对胎儿已死亡的产妇，认真倾听产妇诉说内心的感受，帮助产妇尽快调整情绪，接受现实，以适应现实生活。

（二）健康指导

（1）暂时避孕，若无子女者应 2 年后方可怀孕。

（2）再怀孕时，及时到产科门诊检查。

（3）出院时，为产妇提供产褥期休养计划。

（刘鹭燕）

第四节　羊水栓塞产妇的护理

【概述】

羊水栓塞是指在分娩过程中羊水进入母体血循环后引起的肺栓塞、休克、弥散性血管内凝血、肾衰竭或猝死的严重分娩并发症。羊水栓塞也可以发生在妊娠 10~14 周钳刮术时；发生在足月分娩者，其死亡率高达 80% 以上。因此，羊水栓塞是孕产妇死亡的重要原因之一。

（一）病因

常见病因有羊膜腔内压力过高，血窦开放，胎膜破裂。高龄初产、经产妇、子宫收缩过强、急产、胎膜早破、前置胎盘、子宫破裂、剖宫产等是羊水栓塞的诱发因素。

（二）临床表现

羊水栓塞发病特点是起病急骤、来势凶险，多发生在分娩过程中，尤其是胎儿娩出前后的短时间内。在极短的时间内可因心肺功能衰竭、休克而使患者死亡。典型的临床表现可分为三个渐进阶段：

（1）心肺功能衰竭和休克：在分娩过程中，尤其是刚刚破膜不久，孕妇突然发生寒战、呛咳、气急、烦躁不安等症状，随后出现发绀、呼吸困难、心率加快、抽搐、昏迷、血压下降，出现循环衰竭和休克状态。

（2）弥散性血管内凝血引起的出血：表现为大量阴道流血、血液不凝固，切口及针眼处大量渗血，全身皮肤黏膜出血，有时可有消化道或泌尿道大量出血，出现呕血、便血及血尿等。

（3）急性肾衰竭：由于全身循环衰竭，最后可致肾衰竭。

（三）辅助检查

（1）血涂片找羊水中有形物质：抽取下腔静脉血 5ml，放置沉淀为三层，取上层物作涂片用 Wright-Giemsa 染色体镜检。见到鳞状上皮细胞、毳毛、黏液或脂肪球等羊水有形物质，可确诊为羊水栓塞。

（2）床旁胸部 X 线检查。

（3）床旁心电图或心脏彩色多普勒超声检查。

（4）与弥散性血管内凝血有关的实验室检查。

【护理措施】

（一）专科护理

1. 羊水栓塞的预防

加强产前教育，注意诱发因素，及时发现前置胎盘、胎盘早剥等并发症并及时处理；严密观察产程进展，正确掌握催产素的使用方法，防止宫缩过强，严格掌握破膜时间，人工破膜宜在宫缩的间歇期，破口要小并注意控制羊水的流出速度。

2. 羊水栓塞孕妇的处理配合

首先是纠正缺氧，解除肺动脉高压，防止心衰，抗过敏，抗休克。吸氧时，取半卧位，加压给氧，必要时行气管插管或气管切开，保证供氧，减轻肺水肿，改善脑缺氧。在改善缺氧的同时，迅速给予抗过敏治疗。罂粟碱为解除肺动脉高压的首选药物。心率 >120 次 /min 者应慎用阿托品。氨茶碱可扩张冠状动脉及支气管平滑肌。酚妥拉明有抗休克作用。

（1）抗休克：①补充血容量：用右旋糖酐加葡萄糖注射液静脉滴注。抗休克时滴速为 20~40ml/min。②升压药物：多巴胺开始滴速为 20 滴 /min（每分钟滴入 75~100 μg），根据血压情况调整滴速。间羟胺滴速为 20~30 滴 /min。③纠正酸中毒：首次可用 5% 碳酸氢钠 250ml 静脉滴注。④纠正心衰：用毛花苷 C 加于葡萄糖溶液中静脉推注。

（2）防治弥散性血管内凝血：肝素用于治疗羊水栓塞早期的高凝状态，还可使用抗纤溶药物。

（3）预防肾衰：在抢救过程中应注意尿量。给予20%甘露醇静脉滴注。有心衰者慎用。尿量仍少，可给予呋塞米加于葡萄糖溶液中静脉缓注。

（4）预防感染：选用广谱抗生素。

（5）产科处理：原则上应在孕妇呼吸循环功能得到明显改善，并已纠正凝血功能障碍后再处理分娩。①临产者监测产程进展、宫缩强度与胎儿情况。在第一产程发病者应立即考虑行剖宫产结束分娩；在第二产程发病者可在条件允许的情况下阴道助产结束分娩；并密切观察出血量、血凝情况，若有产后大出血，做好子宫切除术的术前准备。②在中期妊娠钳刮术中或于羊膜腔穿刺时发生羊水栓塞者应立即终止手术，进行抢救。③发生羊水栓塞时如正在滴注催产素应立即停止，同时严密监测孕妇的生命体征变化并记录，做好出入量记录。

（6）提供心理支持：如孕妇神志清醒，应给予鼓励，使其增强信心。对于家属的情绪表示理解，适当的时候允许家属陪伴患者，取得家属的配合。

（二）健康指导

（1）对治愈出院的患者讲解保健知识，增加营养，产后42天检查时，应做尿常规及凝血功能的检查。

（2）指导采用合适的避孕方法，待身体状态完好的情况下，到产科门诊咨询后可再次怀孕。

（刘鹭燕）

第九章

产后并发症妇女的护理

第一节　产褥感染妇女的护理

【概述】

产褥感染是指分娩时及产褥期生殖道受病原体感染引起局部和全身的炎性变化。发病率约为6%，是产妇死亡的四大原因之一。

（一）病因

1. 诱因因素

（1）女性生殖系统的自然防御能力在妊娠期及分娩期降低，受病原体感染后易致病。

（2）产妇伴有贫血、产程延长、胎膜早破、产道损伤、产后出血、胎盘残留、手术分娩或器械助产等情况，使其抵抗力下降或为细菌入侵繁殖创造条件。

2. 病原体

产褥感染以混合感染多见，以厌氧菌为主。许多非致病菌在特定环境下可以致病。

3. 感染途径

（1）外源性感染：被污染的衣物、用具、各种手术器械、物品等接触产妇；临近预产期性交、阴道异物等将病原体带入阴道并繁殖；产褥期不注意卫生，如不洁的外阴垫、内裤、床单、便盆等都可能是感染的来源。

（2）内源性感染：正常孕产妇生殖道或其他部位寄生的病原体，当出现感染诱因时可致病。

（二）临床表现

（1）急性外阴、阴道、宫颈炎：外阴炎产妇有局部的灼热、疼痛、下坠感、切口边缘硬、红肿并有脓性分泌物。阴道、宫颈感染表现为黏膜充血、溃疡、分泌物增多并呈脓性，宫颈分泌物细菌培养阳性。

（2）急性子宫内膜炎、子宫肌炎：轻者可有下腹疼痛及压痛、低热、恶露增多伴臭味及子宫复旧不良，重者有头痛、高热、寒战、心率快、白细胞增多，下腹部压痛轻重不一，恶露多少不一，宫腔分泌物细菌培养阳性。

（3）急性盆腔结缔组织炎、急性输卵管炎：产妇有高热、寒战、厌食、下腹疼痛、下坠感，阴道检查或肛查发现子宫复旧不良，压痛明显。

（4）急性盆腔腹膜炎及弥漫性腹膜炎：产妇出现严重全身症状及腹膜炎症状和体征，如高热、恶心、呕吐、腹胀，腹部压痛、反跳痛，因产妇腹壁松弛，腹肌紧张多不明显。子宫直肠凹陷形成局限性脓肿。

（5）血栓性静脉炎：产妇多于产后 1~2 周继子宫内膜炎后出现反复发作寒战、弛张热，持续数周。若为下肢血栓性静脉炎，病变多在股静脉、腘静脉及大隐静脉，产妇除有弛张热外，还有下肢持续性疼痛，局部静脉压痛或触及硬索条状物，血液回流受阻引起下肢水肿、皮肤发白，称“股白肿”。

（6）脓毒血症及败血症：当感染血栓脱落进入血液循环可引起脓毒血症，出现肺、脑、肾脓肿或肺栓塞。当发生败血症时，可出现严重全身症状及感染性休克症状，如寒战、高热、脉细数、血压下降、呼吸急促、尿量减少等，可危及生命。

（三）辅助检查

（1）B 超、彩色多普勒超声、CT、MRI 等检查。

（2）血清 C- 反应蛋白 ＞8mg/L，有助于早期诊断感染。

【护理措施】

（一）基础护理

（1）保持病室的安静、清洁、空气新鲜，每天通风，并注意保暖。采取半卧位或抬高床头，促进恶露引流，炎症局限，防止感染扩散。

（2）做好病情观察与记录。

（3）保证充足休息和睡眠；给予高蛋白、高热量、高维生素饮食；鼓励产妇多饮水，保证足够的液体摄入。

（4）做好会阴部护理，及时更换会阴垫，保持床单位及衣物清洁。

（5）做好心理护理，解除产妇及家属的疑虑，提供母婴接触的机会，减轻产妇的焦虑。

（二）专科护理

（1）做好生命体征，恶露的颜色、性状与气味，子宫复旧情况，腹部体征及会阴伤口情况的记录。

（2）注意抗生素使用间隔时间，维持血药有效浓度。

（3）对产妇出现高热、疼痛呕吐时按症状进行护理，解除或减轻患者的不适。

（4）认真讲解相关知识，以解除紧张情绪。

（5）做好脓肿引流术、清宫术、阴道后穹隆穿刺术等的术前准备及护理。配合医生清除宫腔残留物，包括对盆腔脓肿要切开排脓或穿刺引流等。对血栓性静脉炎患者，遵医嘱可加用肝素，并口服双香豆素，也可用活血化淤中药及溶栓类药物。严重病例有感染性休克或肾衰竭者应积极配合抢救。

（6）严格执行消毒隔离措施及无菌技术原则，避免院内感染。

（7）由于产妇的伤口愈合不良或全身感染症状严重，影响正常的哺喂新生儿，甚至造成母婴分离，护士应向产妇讲解感染等并发症的症状、诊断、检查与治疗，以减少焦虑情绪，使其配合各项治疗与护理措施，做好治疗、休息、饮食、活动、用药的健康指导，提供产妇有效的自我护理及新生儿护理。

（三）健康指导

（1）指导产妇养成良好的卫生习惯。

（2）指导饮食、休息、用药、定时复查等自我康复保健护理。

（3）告知产妇产后检查的时间和咨询电话。

（4）教育产妇及家属均要注意手的清洁。

（刘鹭燕）

第二节 晚期产后出血妇女的护理

【概述】

分娩 24h 后，在产褥期内发生的子宫大量出血，称为晚期产后出血。以产后 1~2 周发病最常见，亦有迟至产后 6 周发病者。

（一）病因

（1）胎盘、胎膜残留：胎盘、胎膜残留是最常见的原因，多发生于产后 10 天左右。

（2）蜕膜残留：蜕膜剥离不全，长时间残留。

（3）子宫胎盘附着部位复旧不全。

（4）剖宫产术后子宫伤口裂开：多见于子宫下段剖宫产横切口两侧端。切口愈合不良造成出血的原因主要有：①子宫切口感染：子宫下段与阴道口较近，手术操作过多，尤其是阴道检查频繁，产程过长，无菌操作不严格，均可发生感染。②横切口选择过低或过高：过低，宫颈侧以结缔组织为主，且靠近阴道；过高，切口上缘宫体肌组织与切口下缘子宫下段肌组织厚薄相差大，缝合时不易对齐。③缝合技术不当：组织对位不佳，手术操作粗暴，出血血管缝扎不紧，切口两侧角部未将回缩血管缝扎形成血肿，缝扎组织过多过密，切口血液循环供应不良等。

（5）感染或肿瘤：感染以子宫内膜炎为多见。

（二）临床表现

（1）胎盘、胎膜残留：表现为血性恶露持续时间延长，反复出血或突然大量流血。检查发现子宫复旧不全，宫口松弛，有时可触及残留组织。

（2）蜕膜残留：宫腔刮出物病理检查可见坏死蜕膜，混以纤维素、玻璃样变的蜕膜细胞和红细胞，但不见绒毛。

（3）子宫胎盘附着面：感染或复旧不全表现为突然大量阴道流血，检查发现子宫大而软，宫口松弛，阴道及宫口有血块堵塞。

（4）剖宫产术后：子宫伤口裂开多发生在术后2~3周，出现大量阴道流血，甚至引起休克。

（三）辅助检查

（1）血常规检查：了解贫血和感染情况。

（2）超声检查：了解宫腔有无残留物及子宫切口愈合情况。

（3）病原体和药敏试验：选择有效广谱抗生素。

（4）人血绒毛膜促性腺激素测定：有助于排除胎盘残留及绒毛膜癌。

（5）病理检查。

【护理措施】

（1）预防：剖宫产时做到合理选择切口，避免子宫下段横切口两侧角部撕裂，合理缝合。产后应仔细检查胎盘、胎膜，如有残缺，应及时刮宫。预防感染术后应用抗生素，严格执行无菌操作。

（2）失血性休克产妇的护理：为产妇提供安静的环境，保证休息。严密观察出血征象，观察皮肤颜色、血压、脉搏。观察子宫复旧情况，有无压痛等。

（3）心理护理：耐心向产妇及家属讲解晚期产后出血的有关知识及抢救治疗计划。

（刘鹭燕）

第三节　产褥期抑郁症妇女的护理

【概述】

产妇在产褥期间出现抑郁症状，称为产褥期抑郁症，是产褥期综合征最常见的一种类型，多在产后2周内出现症状。女性在分娩后，由于性激素、社会角色及心理变化产生了身体、情绪、心理等一系列变化。典型的产后抑郁症是产后6周内发生，可持续整个产褥期，有的甚至持续至幼儿上学前。产后抑郁症的发病率在15%~30%。

（一）病因

（1）生理因素：内分泌的变化。产后存在雌激素、孕激素的代谢平衡紊乱，雌激素持续性低水平，而孕激素则保持相对较高水平。妇女在怀孕时，雌激素升高，孩子出生后，雌激素迅速下降。产后激素分泌紊乱是导致产后抑郁发生的重要因素。

（2）社会因素：影响产后抑郁症发生的重要外在因素，其中家庭因素、经济条件、社会支持等均能影响产妇心情，从而缓解或加剧产后抑郁的发生。

（3）产妇心理因素：对母亲角色不适应、性格内向、保守固执的产妇好发此病。

（二）临床表现

一般产后抑郁症仅在产褥期表现出明显的抑郁症状，但有的发病时间可长达数年。有产后抑郁症病史的妇女再次分娩发生产后抑郁症的几率会显著增加，复发率高达30%~50%。产后抑郁的母亲还可对婴幼儿（特别是男性婴幼儿）的情感、营养状况、智力发育和行为发展产生不利影响；产后抑郁母亲的婴儿发育状况明显劣于正常母亲，而且影响婴儿的抗病能力，婴儿患精神疾病的风险是正常母亲婴儿4倍。

（1）情绪改变：常感到心情压抑、沮丧、情绪淡漠，甚至焦虑、恐惧、易怒，夜间加重；有时表现为孤独、不愿见人或伤心、流泪。

（2）自我评价降低：自暴自弃、自罪感，对身边的人充满敌意、戒心，与家人、丈夫关系不协调。

（3）创造性思维受损：行为上反应迟钝，注意力难以集中。

（4）对生活缺乏信心：对生活缺乏信心，觉得生活无意义，出现厌食、睡眠障碍、易疲倦、性欲减退，还可能伴有一些躯体症状，如头晕头痛、恶心、便秘、泌乳减少等，严重的表现为反应迟钝，对生活失去兴趣，丧失社会能力，并有自杀或残害婴儿等倾向。有时陷于错乱或昏睡状态。

（5）体重显著增加或下降、疲劳、失眠或睡眠障碍。

（三）辅助检查

（1）Zung 抑郁自评量表：Zung 抑郁自评量表是一个 20 道题的自评调查表，将抑郁程度分为 4 个等级；中国常模 SDS 标准分为（41.88 ± 10）分，分界值标准为 53 分，即将 SDS > 53 分者定为阳性（抑郁症状存在）。

（2）爱丁堡产后抑郁量表：可用于孕期筛查可能患有抑郁症的妇女，也可用于产后抑郁症的粗略诊断，EPDS 为自评量表，共有 10 个项目，分别涉及心境、乐趣、自责、焦虑、恐惧、失眠、应付能力、悲伤、哭泣和自伤等，得分范围 0~30 分，9~13 分作为诊断标准。

（3）贝克抑郁问卷：贝克抑郁问卷是一种常见抑郁筛查工具，问卷有 21 道题，包括认知、情感和身体因素，对诊断产后抑郁临床患者和非临床患者均具有较好的一致性和重复性。但是，贝克抑郁问卷中包含了身体状况方面的内容，对于身体处于不适状态的孕妇和产妇来说，贝克抑郁问卷结果会比其他方法易误诊。

【护理措施】

（一）基础护理

（1）积极发现怀孕期间的抑郁、焦虑状态，指导产妇调整心态，提供心理支持，使产妇保持愉悦的心情。针对孕妇心理脆弱、易受暗示和依赖性强的特点，医护人员要尊重孕妇，为其着想，态度应和蔼热情、细心关怀。倾听孕妇诉说心理问题，做好孕妇心理疏导工作。

（2）对于在怀孕期间的生活压力或负面事件的发生，如家属死亡、 亲戚远离、搬到新地方，缺乏福利保障的孕妇，家人应多加陪伴并给予安慰。

（3）对分娩期产妇，应创造安静、舒适的环境。对有抑郁倾向的产妇应加强心理护理，与家属共同协作，减轻分娩疼痛对产妇的刺激，消除其焦虑、恐惧的情绪。对于有分娩时的创伤经历的产妇，尽早给予安慰和照顾。

（二）专科护理

（1）为产妇创造一个轻松和谐而又温馨的产后恢复环境，及时对产妇进行母乳喂养的指导，讲解新生儿正常的生理发育过程，同时发挥哺乳母亲间的相互交流和鼓励作用，提高产妇喂养和照顾新生儿的自信心，减轻产妇的心理负担。

（2）帮助产妇照料婴儿，使其有效担当母亲的角色。对产妇给予关心和无微不至的照顾，鼓励产妇参加有人际接触的集体活动，利用来自家庭、朋友等支持系统的资源，推荐产妇参加有关妇女身心保健知识的学习。

（3）对于哭泣、紧张、焦虑的产妇，经常与之交谈，了解原因。根据原因，取得家庭配合，发挥社会支持系统的作用，尽量调整好家庭成员之间的各种关系，进行针对性的处理和提供必要的帮助，及时解决困难。

（4）合理膳食，不饮酒，不吃含咖啡因的食物，给予清淡而富有营养的产后饮食，享受被亲人照顾的亲情。指导其养成良好的睡眠习惯。

（5）遵医嘱给予抗抑郁的药物并注意观察药物的不良反应。

（6）重视产妇的伤害性行为，注意加强安全保护，防止其对自己或他人实施暴力行为。

（三）健康指导

（1）做好出院指导与家庭随访工作，为产妇提供心理咨询的有效渠道。

（2）勇敢面对疾病，科学治疗。指导产妇遵医嘱坚持服用抗抑郁的药物，若出现药物的不良反应及时就医。

（3）指导产妇适度运动、放松心情。做适量的家务劳动和体育锻炼。

（4）指导产妇学会寻求帮助和自我心理调适，做一些自己喜欢做的事情，如看杂志、听音乐等，在自己的爱好中忘记烦恼。

（5）让产妇学会换位思考，彼此理解。

（刘鹭燕）

第四节　产褥期中暑妇女的护理

【概述】

产褥期中暑是指妇女在产褥期因高温环境使体内余热不能及时散发，引起中枢性体温调节功能障碍的急性热病。表现为高热，水电解质紊乱，循环衰竭和神经系统功能损害等。如抢救不及时病情进展迅速，短时间内可死亡，切不可轻视。

（一）病因

产妇体内潴留的水分需要排出，因此有显著的排尿增多现象，出汗也特别多，可以经常见到产妇衣、被为汗水浸湿，夜间尤甚。出汗是一种散热方式，当环境温度超过35℃时，机体依靠大量汗液蒸发进行散热。但是一些旧风俗习惯却要求产妇密闭在家中，包头盖脚，特别是在夏季分娩的体质虚弱产妇，由于住房矮小，室温过高，湿度较大，产妇出汗散热又受到严重影响，将导致体温中枢调节失常，出现高热、水电解质代谢紊乱和神经系统功能损害等一系列病变。

（二）临床表现

（1）中暑先兆：中暑发病急骤，发病前多有短暂的先兆症状，称为中暑先兆。表现为口渴、多汗、心悸、恶心、胸闷、四肢无力。此时体温正常或低热。

（2）轻度中暑：中暑先兆未能及时处理，产妇体温逐渐升高 38.5℃以上，随后出现颜面潮红、恶心、呕吐，胸闷、脉搏细数、血压下降、呼吸急促、口渴、皮疹满布全身。

（3）重度中暑：产妇高热不退，体温继续升高达 41~42℃，呈稽留热型，面色潮红，皮肤干燥，全身无汗，尿少，意识不清，随后出现可出现面色苍白、呼吸急促、谵妄、抽搐、昏迷。数小时内可因呼吸、循环衰竭而死亡。幸存者也常遗留中枢神经系统不可逆的后遗症。

【护理措施】

（一）基础护理

（1）如发现产妇有中暑的症状，应立即移至通风凉爽处，或迅速改善通风条件、降低室温至25℃。鼓励多饮凉开水或盐开水。

（2）适度服用仁丹、十滴水、藿香正气水，涂擦清凉油，体温上升者可行物理降温，以尽快降低体温。给予解热药物退热。

（3）出现高烧、昏迷、抽搐者，应让产妇头偏向一侧，保证呼吸道畅通。在呼叫救护车或通知急救中心的同时，可用湿毛巾或用 30%~50% 的酒精擦浴前胸、后背等处。

（二）专科护理

（1）能识别产褥中暑先兆症状：口渴、多汗、恶心、头晕、心慌、胸闷等。

（2）产后其皮肤排泄功能较旺盛，出汗较多，可以经常用温水擦浴，勤换衣服，可避免产后中暑。

（3）产妇注意多安静休息，可多次饮用绿豆汤或西瓜汁。

（4）加强护理，严密观察血压、脉搏、呼吸等生命体征。

（5）按摩四肢以防周围血液循环淤滞。

（6）若进行药物降温，可用 4℃葡萄糖氯化钠溶液 1 000~1 500ml 静脉滴注，体温降至 38℃时停止降温。需监测生命体征，注意心脏及肾脏情况。

（7）注意观察是否有水、电解质紊乱及酸碱中毒的症状，24h 输液量 2 000~3 000ml，注意补钾的输液速度。

（三）健康指导

（1）做好卫生宣教，取得产妇和家属的理解。

（2）产妇高温的适应能力较低，产妇的居室一定要打开窗户，使空气流通，保持适当的温度。但不要让产妇直接吹风，被褥不宜过厚，可以用凉席，穿薄一些的夏季衣裤，多饮水等。

（3）产后其皮肤排泄功能较旺盛，出汗较多，可以经常用温水擦浴，勤换衣服，可避免产褥期中暑。

（刘鹭燕）

第十章

正常新生儿的护理

第一节 新生儿出生后的护理

一、新生儿复苏

从出生至满 28 天的婴儿，称为新生儿。

（一）新生儿初步复苏

（1）保持呼吸道畅通：胎儿娩出后，仰卧在辐射台上，可在肩下垫卷好的小毛巾使肩抬高 2~3cm，使新生儿颈部轻度仰伸呈“鼻吸气状”，使其呼吸道保持通畅。在胎头娩出时，接生者用手将新生儿口鼻中的大部分黏液挤出。出生后应尽快吸净口鼻黏液，以免呼吸时吸入肺内。

（2）保暖：用毛巾迅速擦干新生儿身上的羊水、血迹，并将湿巾撤掉，为新生儿保暖。

（3）触觉刺激：吸黏液和擦干羊水的本身就是对新生儿的一种轻微的刺激，多数能诱发自主呼吸。若新生儿对上述刺激无反应，还可以轻柔地摩擦新生儿背部或躯体两侧、轻弹或轻拍足底。新生儿大声啼哭，表示呼吸道已通畅。

（二）皮肤接触、早吸吮

新生儿出生后立即裸体的放在母亲胸前进行皮肤与皮肤的接触并进行早吸吮，接触的时间不少于 30min。分娩后早吸吮可促进神经垂体分泌催产素和腺垂体分泌催乳素，使乳房早下奶，刺激子宫收缩，减少产后出血。早吸吮可强化婴儿的吸吮能力，因为分娩后婴儿的觅食反射最强，是婴儿练习吸吮的好机会。

（三）新生儿免疫接种

（1）乙型肝炎疫苗接种：通过人工自动免疫，使新生儿体内产生抗体，预防乙型肝炎病毒感染。无论产妇是否感染乙肝病毒，新生儿出生后 24h 内将 10μg 乙肝疫苗接种于新生儿右上臂外侧三角肌。

（2）卡介苗接种：通过人工自动免疫产生抗体，预防结核杆菌感染。将卡介苗溶液充分混合抽取 0.1ml 药液接种于新生儿左臂三角肌下缘，进行皮内注射。

二、新生儿保暖

（一）分娩时新生儿的保暖

（1）分娩室的室温控制在26~28℃。新生儿出生后放在辐射台上保暖，台面温度在32℃左右。

（2）给新生儿擦干，出生后将新生儿放在温暖、干净、干燥的布单上，用干毛巾擦干新生儿的全身和头发。拿掉身下湿布单。

（3）出生后，鼓励产妇和新生儿尽可能皮肤密切接触，将新生儿赤裸地放在妈妈胸腹部进行皮肤接触，给新生儿盖上柔软干净的被子。

（4）如果产妇有并发症，不能进行皮肤接触，给新生儿穿好衣服，用干净、温暖的被子包裹新生儿，放在婴儿床上，盖上毯子，如果室温低或新生儿小，应将新生儿放在辐射台上。

（二）母婴同室新生儿的保暖

（1）保持室温，母婴同室温度在22~24℃为宜。母婴注意保暖，如果室温偏低，加盖被子或进行母婴皮肤密切接触。

（2）给产妇讲解新生儿保暖的重要性。

（3）医院为新生儿准备好清洁舒适的衣服、被子、毯子。皮肤接触后立即给新生儿穿上衣服，包裹被子，戴上帽子给新生儿保暖。

（4）实行24h母婴同室，没有合并症母婴不能分离。

（5）每4h检查1次新生儿，并评价保暖情况，如果新生儿体温低，不能保持在正常范围内（36.5~37.5℃），则加盖毯子，或让新生儿和产妇睡在一起，拥抱新生儿。30min后再评价。

（6）应在出生6h后给新生儿洗澡。沐浴室温度在26℃以上。沐浴的水温39~41℃为宜。洗澡后立即擦干新生儿，继续保暖。

（7）新生儿包裹不应过紧，以手脚能自由活动为宜。

（三）出院回家后新生儿的保暖

（1）向产妇交代新生儿要比其他孩子或成年人要多穿衣服。

（2）尤其是寒冷的天气，注意保持室温或局部保暖。

（3）白天给新生儿穿衣服或包裹好。

（4）夜间休息时，母婴同床或让新生儿睡在随手可及的地方，便于喂奶。

三、新生儿脐部的护理

（一）出生时脐带的护理

（1）用2%~3%碘酒消毒脐带根部周围皮肤，消毒范围为以脐轮为中心呈放射状向外周消毒，直径5cm。以脐轮为中心向上消毒脐带，长度约为5cm。

（2）再用75%酒精脱碘两遍，脱碘的范围为碘酒消毒的范围，注意要将碘脱干净，以免损伤新生儿皮肤。

（3）在距脐根部1cm处用止血钳夹住，并在止血钳上方剪断脐带，将气门芯或脐带夹套在或夹在距脐带根部0.5cm处。

（4）用 2%~3% 碘酒消毒脐带断端，注意药液不可触及新生儿皮肤以免灼伤。

（5）将脐带断端以无菌纱布包好，用弹性绷带或脐带纱布包扎固定。

（二）沐浴后的脐部护理

（1）新生儿沐浴前，拿掉脐纱，脐部可以用清水洗。每次沐浴后，用消毒干棉签蘸干脐窝里的水及分泌物，再以棉签蘸酒精溶液消毒脐带残端、脐轮和脐窝。

（2）保持脐带干燥，不要用脐纱包扎脐带。尿布的上端勿遮挡脐部，避免尿粪污染脐部。

（3）可用干净的衣物，轻轻盖住脐部。

（三）脐带脱落后的护理

脐带脱落后应继续用酒精消毒脐部直到分泌物消失。

（四）脐带红肿、脓性分泌物的护理

（1）以棉签蘸酒精溶液擦净脐带残端、脐轮和脐窝的分泌物。

（2）以棉签蘸 3% 双氧水溶液擦洗脐部。

（3）以 2.5% 碘酊溶液消毒脐部再用酒精溶液脱碘。

（4）注意观察病情发展，遵医嘱给予全身治疗。

（五）脐部肉芽组织增生护理

脐带脱落处有红色肉芽组织增生，可用 2.5% 硝酸银溶液烧灼，用生理盐水棉签擦洗局部。注意勿烧灼正常组织以免灼伤。

（六）脐部出血的护理

（1）新生儿出生后要密切观察脐部，如结扎线松动或脱落造成脐部出血，立即重新结扎止血。如脐带过短结扎有困难，可用肠线“8”字缝合法止血。

（2）脐带干燥脱落时出血，局部敷酒精纱布即可。

（七）注意事项

（1）观察脐部有无异常分泌物，有无出血、渗血、红肿等异常情况。保持脐敷料干燥，如有潮湿应及时更换。

（2）勤换尿布，尿布的折叠勿盖住脐部，防止尿液污染脐部，尿布潮湿或污染时，应随时给予护理。每天进行脐部护理 1 次。

（3）如脐部红肿或分泌物有臭味，提示脐部感染，除局部清洁处理外，应同时全身使用抗生素，预防败血症。

（4）脐带脱落前，勿试图将其剥脱。

（5）操作中动作应轻柔，注意保暖。

四、新生儿臀部的护理

（一）正常新生儿臀部的护理

（1）选用柔软、吸水性良好、大小适中的尿布，每次喂奶前以及排便后及时更换，保持臀部皮

肤清洁干燥。

（2）大便后用温水洗净臀部，或用婴儿护肤湿巾从前向后擦拭干净，并涂护臀膏。

（3）保持臀部干燥，尿布必须兜住整个臀部和外阴，经常查看尿布有无污湿，做到及时发现及时更换。

（4）尿布包兜不可过紧或过松，不宜垫橡胶单或塑料布。

（二）新生儿轻度红臀的护理

（1）保持臀部清洁、干燥。

（2）不可用肥皂清洁臀部。

（3）在温暖的季节或室温条件允许时，可仅垫尿布于臀下，使臀部暴露于空气中。患儿臀部暴露在阳光下，每天 2~3 次，每次 10~20min，注意保暖。给予颈灯或红外线灯照射，有加速渗出物吸收和抗炎抑菌的作用。

（三）新生儿中度红臀的护理

（1）备齐用物，向母亲说明目的及操作流程。

（2）清洁臀部，用温水清洗患儿臀部，避免用毛巾擦揉，禁用肥皂，洗净后用浴巾沾干。

（3）暴露红臀部位，将患儿横放于床上，将清洁尿布垫于臀下，用尿布遮住新生儿会阴部，使患儿侧卧，暴露红臀部位，注意保暖。

（4）打开红外线灯的电源，调好灯距（一般距患处 30~40cm），护士用前臂内侧试温，以温热感为宜，两手扶持患儿保持体位，并随时观察皮肤情况，不得离开，以防意外。照射时间约 20min，2~3 次 /d。

（5）照射完毕，将蘸有护臀药膏的棉签在臀部皮肤上轻轻滚动，均匀涂药。穿好清洁尿布，盖好被褥，整理用物。

（6）加强全身营养，结合糜烂程度进行处理。

（王立新）

第二节　新生儿特殊的生理现象与听力筛查

一、新生儿特殊的生理现象

新生儿在出生后会出现几种特殊的生理现象，这些是暂时的生理的现象。随着年龄的增长，症状都会逐渐地消失，不需要治疗。

（一）生理性黄疸

大部分新生儿在生后 2~3 天皮肤及黏膜出现黄染，全身情况良好，无其他不适，黄疸在 1~2 周后消退。

（1）新生儿胆红素代谢的特点：新生儿生理性黄疸的发生与新生儿胆红素代谢的特点有关。胆红素产生相对过多，胆红素与白蛋白联结运送的能力不足，肝细胞摄取非结合胆红素的能力差，肝脏系统发育不成熟，肠肝循环增加。

（2）生理性黄疸临床表现：生理性黄疸大多在生后2~3天出现，第4~5天最明显，多在生后10~14天内消退，早产儿黄疸程度较重，消退也较迟，可延迟至第3~4周消退。黄疸先见于面、颈部，然后可遍及躯干及四肢，一般稍呈黄色，巩膜可有轻度黄染，但手心足底不黄。除黄疸外，小儿全身健康状况良好，不伴有其他临床症状，无贫血，肝功能正常，不发生核黄疸，大小便颜色正常，血中未结合胆红素升高。

（3）实验室检查：正常新生儿脐血胆红素最高约51.3μmol/L(3mg/dl)，在生后4天左右达高峰，一般不超过171~205μmol/L（10~12mg/dl），早产儿不超过256.5μmol/L(15mg/dl)，以后逐渐恢复。

（4）生理性黄疸的护理：每天哺乳次数较少的新生儿黄疸较重并消退的慢。我们应该鼓励母亲加强早期喂养，增加哺乳的次数。及早建立肠道正常菌群，促进胎便尽早排出，增加大小便次数，帮助胆红素的排出，减少肠壁再吸收胆红素，减少肠肝循环。加强婴儿皮肤的护理，重点是脐部和臀部的护理，防止感染。保持室内适应的温度与湿度，每天开窗进行有效通风，保持空气新鲜。

（二）生理性体重下降的护理

新生儿在出生1周内往往有体重减轻的现象，这是正常的生理现象。因为新生儿出生后吸吮能力比较弱，进食量少，再加上胎粪、尿液的排出和汗液的分泌，以及由呼吸和皮肤排出一些水分，造成新生儿暂时性的体重下降。一般生后3~4天体重的减轻可累积达出生时体重的6%~9%，不能超过10%，出生后4~5天体重开始回升，7~10天恢复到出生时体重。如果下降太多、回升过慢应寻找原因并给予处理。

体重下降程度及恢复速度与新生儿开始喂奶时间及摄入量有关。做到早开奶，按需哺乳。母婴同室的温度应在22~24℃，过热可造成新生儿液体丢失过多。

如果生后10天新生儿仍未恢复到出生时体重，则要寻找原因，如哺乳量不够充足，牛奶冲调浓度不符合标准，或有无疾病等。

正常情况下，新生儿前半年每月平均增长600~900g，后半年每月平均增长300~500g。4~5个月时体重增至出生时的2倍，1周岁时增至3倍。

（三）新生儿“月经”

有些女性新生儿生后1周内，可出现大阴唇轻度肿胀，阴道流出少量黏液及血性分泌物，称之为“新生儿月经”。“新生儿月经”是由于母亲体内雌性激素在孕期经胎盘进入胎儿体内，而生后突然中断导致的，是新生儿早期的生理现象之一，一般2~3天即消失，不必做任何处理。

二、新生儿听力筛查

根据新生儿出生天数、新生儿的状态、外耳道的情况，评估新生儿的听力。

（1）目的：对每一个新出生的小儿，在住院期间都应进行的听力学检测。根 据检查结果，未通过筛查的人群为可疑听损伤人群，必须接受进一步的检查，最终确定是否真正存在听力损伤，以及听力损伤的程度和性质。

（2）物品准备：听力测试仪，棉签。

（3）操作步骤：向产妇解释测听力的目的，取得合作。检查新生儿外耳道是否通畅，将测试仪放在新生儿外耳道中，5 ~10min 就可以完成测试。

（4）注意事项：新生儿在出生 48h 以后，要接受初次听力筛查。未通过初筛者，在 42 天左右接受听力复查；42 天复查仍未通过者，在 3 个月左右进行听力诊断性检查。确诊为听损伤的患儿应及时到医院的专科进行相应的医学干预。测听力时保持病室安静。

（王立新）

第三节　人工喂养方法

一、乳旁加奶

（1）目的：新生儿乳旁吸吮，促进产妇乳汁分泌，帮助产妇再泌乳，预防新生儿产生乳头错觉。

（2）适应证：产妇乳量不足，但要求使用母乳喂养。由于各种原因停止母乳喂养后，要求再次使用母乳喂养。

（3）评估：产妇对母乳喂养的认知程度，配合程度。产妇乳房形态、大小及有无常见的乳房问题。新生儿喂哺情况。

（4）用物准备：一次性哺乳器（硅胶管 1 根、塑料软袋 1 个、连接软袋及硅胶管的接头 1 个或细硅胶管 1 根、杯子 1 个），20ml 注射器，配方奶，小毛巾或纸巾。

（5）操作步骤：洗手，开启密封包装，取出哺乳用注射器，抽取奶液注入袋中。携用物至床旁，核对产妇并解释；注意遮挡产妇，协助产妇取舒适体位；检查新生儿尿布，必要时给予更换；连接硅胶管与软袋；软管尾端紧贴乳头并长出乳头 0.2cm，固定于乳晕上方 1cm 处；在婴儿张嘴时将乳头与软管一同送入婴儿口中，也可先将乳头送入婴儿口中，再将硅胶软管放入婴儿口中；根据婴儿需要以母亲手指按压软管以调节滴速；吸吮完毕后取下一次性哺乳器；整理用物，记录，洗手。

（6）注意事项：取用哺乳器时应检查有效期。奶袋放置在婴儿下颌同一水平高度或偏低，以便吸吮。使婴儿以适当的速度吸到奶，以刺激乳房，但不能太快，否则刺激乳房的时间不足。当乳汁量增加时，要减少人工喂养的奶量。

二、配奶与消毒

1. 配奶

（1）评估：配奶间应是单独的房间并配置冰箱。

（2）用物准备：500ml 或 1 000ml 量杯 1 个、配方奶粉 1 罐、量勺 1 个、无菌调奶器（搅拌棒或勺）1 个、无菌开水壶 1 个、无菌奶瓶若干、温开水适量（煮沸后 5~10min 再冷却至 40~60℃）。

（3）操作步骤：洗手，检查无菌包有效期，取出无菌量杯、调奶器、开水壶。将开水壶内晾好温开水（40~60℃），倒入量杯中。用量勺取适量奶粉倒入量杯，用搅拌勺搅匀，使其完全溶解。根据婴儿奶量倒于奶瓶内，喂哺婴儿。整理用物，初步清洁送消毒，洗手。

（4）注意事项：护士配奶前必须洗手、戴口罩。配奶时，先准备好适量的温水，再加入奶粉搅拌，集中配奶。现配现吃。配奶的量杯、搅拌勺、奶瓶和奶头一用一消毒。配方奶粉注明起始开盖时间，有效期为 14 天。配奶的量勺用后不能放在奶粉罐内，防止奶粉污染。

2. 消毒

（1）配奶间消毒：配奶间每天湿试打扫 1 次，物体表面每天用 0.05% 含氯制剂擦拭。空气消毒，紫外线照射每天 1 次。每月做 1 次空气消毒效果的监测、手卫生效果的监测和物体表面（奶瓶、奶头、消毒后的量杯等）的消毒效果监测。

（2）配奶用物的消毒：可以使用已消毒的一次性奶瓶、奶头。如不是一次性的，应进行消毒。①高压灭菌法：奶瓶可先用毛刷刷净奶渍，后清洗，再晾干，最后进行高压灭菌。奶头可用清水洗净，后晾干再进行高压灭菌。②煮沸法：待水开后，将晾干的奶头放入锅内煮沸 15min，将奶头捞出控干，放入无菌容器内。配奶的量杯和搅拌勺均是集中配奶时使用，每次用后进行消毒（高压灭菌）。

（3）配方奶粉：打开奶粉前要查奶粉的有效期。注明起始开盖时间，有效期为 14 天。配奶的量勺用后不能放在奶粉罐内，防止奶粉污染。

（王立新）

第十一章

外阴炎及阴道炎患者的护理

第一节 外阴炎及阴道炎

外阴炎及阴道炎症是妇科最常见的疾病，各年龄组均可发病。外阴阴道与尿道、肛门毗邻，局部潮湿，易受污染；生育年龄妇女性活动频繁，且外阴阴道是分娩、宫腔操作的必经之道，使其容易受到损伤及外界病原体的感染；绝经后妇女及婴幼儿雌激素水平低，局部抵抗力下降，也易发生感染。外阴炎及阴道炎可单独存在，也可两者同时并存。

一、阴道正常微生物群

正常阴道内有病原体寄居形成阴道正常微生物群。

（1）革兰阳性需氧菌及兼性厌氧菌：乳杆菌、棒状杆菌、非溶血性链球菌、肠球菌及表皮葡萄球菌。

（2）革兰阴性需氧菌及兼性厌氧菌：加德纳菌、大肠埃希菌及摩根菌。

（3）专性厌氧菌：消化球菌、消化链球菌、类杆菌、动弯杆菌、梭杆菌及普雷沃。

（4）支原体及假丝酵母菌。

二、阴道生态系统及影响阴道生态平衡因素

正常阴道内虽有多种细菌存在，但阴道与这些菌群之间形成生态平衡并不致病。在维持阴道生态平衡中，乳杆菌、雌激素及阴道 pH 起重要作用。生理情况下雌激素使阴道上皮增生变厚并增加细胞内糖原含量阴道上皮细胞分解糖原为单糖，阴道乳杆菌将单糖转化为乳酸，维持阴道正常酸性环境（$pH < 4.5$）抑制其他病原体生长，称为阴道自净作用。

正常阴道菌群中，以产生过氧化氢（H_2O_2）的乳杆菌为优势菌。乳杆菌除维持阴道的酸性环境外，其产生的 H_2O_2 及其他抗微生物因子可抑制或杀灭其他细菌。阴道生态平衡一旦被打破或外源病原体侵入，即可导致炎症发生。若体内雌激素降低或阴道 pH 升高，如频繁性交（性交后阴道 $pH > 7.2$，并维持 6~8h）、阴道灌洗等均可使阴道 pH 升高，不利于乳杆菌生长。此外，长期应用抗生素抑制乳杆菌生长，或机体免疫力低下，均可使其他致病菌成为优势菌，引起炎症。

三、阴道分泌物检查

正常妇女有一定数量阴道分泌物，一般分泌物清亮、透明、无味，不引起外阴刺激症状。除外阴阴道炎症外，宫颈炎症等疾病也可导致阴道分泌物增多，对阴道分泌物异常者，应做全面的妇科检查。

外阴及阴道炎症的共同特点是阴道分泌物增多及外阴瘙痒，但因病原体不同，分泌物特点、性质及瘙痒轻重不同。在做妇科检查时，应注意阴道分泌物颜色、气味及 pH。取阴道分泌物做 pH 测定及病原体检查。常用 pH 试纸测定 pH。将分泌物分别放在滴有 0.9% 氯化钠溶液和 10% 氢氧化钾溶液的两张玻片上，前者用于检查滴虫及线索细胞，后者用于检查假丝酵母菌。

（杨 捷）

第二节 外阴炎患者的护理

【概述】

（一）病因

外阴炎主要指外阴部的皮肤与黏膜的炎症。由于外阴部暴露于外，又与尿道、肛门、阴道邻近，与外界接触较多，因此外阴易发生炎症，其中以大、小阴唇为最多见。阴道分泌物、月经血、产后恶露、尿液、粪便，如尿瘘患者的尿液、粪瘘患者的粪便、糖尿病患者的糖尿的长期浸渍等的刺激均可引起外阴不同程度的炎症。月经垫通透性差、穿紧身化纤内裤等，局部经常潮湿，均可引起外阴部的炎症。

（二）临床表现

外阴皮肤瘙痒、疼痛、红肿、灼热感，于性交、活动、排尿、排便时加重。病情严重时形成外阴溃疡而致行走不便。检查见局部充血、肿胀、糜烂，常有抓痕，严重者形成溃疡或湿疹。慢性炎症可使外阴局部皮肤或黏膜增厚、粗糙、皲裂等。

（三）辅助检查

（1）阴道分泌物检查：在阴道分泌物中寻找病原体，必要时做细菌培养。

（2）必要时检查血糖，以及除外蛲虫病。

【护理措施】

（一）基础护理

（1）针对病因指导患者保持外阴清洁、干燥，消除刺激的来源。寻找病因，治疗糖尿病；及时对尿瘘、粪瘘的患者进行修补。

（2）患病期间减少辛辣食物的摄入。

（3）避免局部使用刺激性的药物或清洗液。

（二）专科护理

（1）教会患者坐浴的方法，包括液体的配制、温度，坐浴的时间及注意事项。取高锰酸钾加温开水配成 1 ∶ 5 000 约 40℃的溶液，每次坐浴 20min，每天 2 次。

（2）注意配制的溶液浓度不宜过浓，以免灼伤皮肤，若有溃疡可用抗生素软膏涂抹。

（3）坐浴时要使会阴部浸没于溶液中，月经期禁止坐浴及盆浴。

（三）健康指导

（1）指导患者注意个人卫生，勤换内裤，保持外阴清洁、干燥。

（2）做好经期、孕期、分娩期及产褥期卫生。

（3）指导患者建立健康饮食习惯，少进辛辣食物。勿饮酒。

（4）局部严禁搔抓，勿用刺激性药物或肥皂擦洗。

（5）外阴溃破者要预防继发感染，使用柔软无菌会阴垫，减少摩擦和混合感染的机会。

（6）教会患者坐浴方法及注意事项。

（7）对尿瘘、粪瘘、糖尿病患者加强生活指导，注意个人卫生，便后及时清洗会阴，勤换内裤。

（杨　捷）

第三节　前庭大腺炎及前庭大腺囊肿患者的护理

【概述】

（一）病因

前庭大腺炎是病原体侵入前庭大腺引起的炎症，包括前庭大腺脓肿和前庭大腺囊肿。前庭大腺位于两侧大阴唇下 1/3 深部，其直径为 0.5~1cm，出口管长 1.5~2cm，腺体开口处位于小阴唇内侧近处女膜处，性兴奋时可分泌黏液。本病育龄妇女多见，幼女及绝经后妇女少见。其主要病原体为葡萄球菌、链球菌、大肠埃希菌、肠球菌等。随着性传播疾病发病率的增加，淋病奈氏菌及沙眼衣原体已成为常见病原体。在性交、流产、分娩或其他情况污染外阴部时，病原体侵入引起炎症。急性炎症发作时，病原体先侵犯腺管，腺管口因炎症肿胀阻塞，渗出物不能外流、积存而形成脓肿，称作前庭大腺脓肿。当急性炎症消退后，腺管口粘连闭塞，分泌物不能排出，脓液逐渐转为清液而形成前庭大腺囊肿。

（二）临床表现

前庭大腺脓肿多发生于一侧。初起时局部肿胀、疼痛、灼烧感，行走不便，有时致大小便困难。患者出现发热等全身症状。检查见局部皮肤红肿、发热、压痛明显。当脓肿形成时，呈鸡蛋大小肿块，表面皮肤发红、变薄，可触及波动感，周围组织水肿。

前庭大腺囊肿多为单侧，也可为双侧，大小不等，一般不超过 6cm 大小，在大阴唇外侧明显隆起。患者往往无明显症状，囊肿大者，外阴有坠胀感或性交不适。慢性炎症者，囊肿可持续数年不增大。

（三）辅助检查

取前庭大腺开口处分泌物进行细菌培养，确定病原体。

【护理措施】

（一）基础护理

（1）生活护理：炎症急性期应卧床休息避免劳累，保持外阴清洁卫生。饮食应为清淡饮食。避免辛辣食物。

（2）心理护理：炎症急性期，患者外阴部肿胀、灼热感、疼痛剧烈，甚至影响排便、排尿，行走困难。前庭大腺囊肿可继发感染而反复发作，给患者带来严重的心理负担。对患者的心理及时给予疏导，讲解该病发生的原理及疾病的转归，减轻患者的心理负担，配合治疗及进行自我护理，促进疾病康复。

（二）专科护理

（1）急性期嘱患者卧床休息。选用蒲公英、紫花地丁、金银花、连翘等中药煎汤，局部熏洗或坐浴。

（2）遵医嘱给予抗生素，抗生素的选择应根据药敏试验来进行选用。同时可使用止痛剂。

（3）脓肿或囊肿切开术后，局部放置引流条引流，引流条需每天更换。保持引流的通畅。外阴用含 1 ∶ 5 000 洗必泰棉球擦洗，每天 2 次。伤口愈合后，改用 1 ∶ 8 000 呋喃西林坐浴，每天 2 次。防止术后粘连，再次形成囊肿。

（4）二氧化碳激光造口术治疗：激光的高热效应能使组织细胞迅速凝固碳化，激光对血红蛋白具有亲和力，有较好的凝血作用。

（三） 健康指导

（1）注意个人卫生，保持外阴部清洁。

（2）寻找病因，积极治疗原发病。

（3）急性期卧床休息，避免性生活。

（4）手术后应按时擦洗、坐浴，促进伤口愈合。

（杨　捷）

第四节　滴虫阴道炎患者的护理

【概述】

（一）病因

滴虫阴道炎是一种常见的阴道炎，由阴道毛滴虫感染而引起的阴道炎症称为滴虫阴道炎。传染途径：经性交直接传播，经公共场所及物品等间接传播，医源性传播（通过污染的器械及敷料传播）。

滴虫适宜生长在温度为25~40℃、pH为5.2~6.6的潮湿环境中。月经前后阴道pH发生变化，经后接近中性，故隐藏在腺体及阴道皱襞中的滴虫于月经前后常得以繁殖，引起炎症的发作。滴虫不仅寄生于阴道，还常侵入尿道或尿道旁腺，甚至膀胱、肾盂以及男方的包皮皱褶、尿道或前列腺中。

（二）临床表现

本病潜伏期为4~28天，25%~50%的患者感染初期无症状，其中，1/3的无症状患者将在6个月内出现症状，症状轻重取决于局部免疫因素、滴虫数量多少及毒力强弱。主要表现为阴道分泌物增多及外阴瘙痒，分泌物特点为稀薄脓性、黄绿色、泡沫状、有臭味。瘙痒部位主要为阴道口及外阴，夜间或有灼热、疼痛、性交痛等。尿道口感染时可有尿频、尿痛及血尿发生。阴道毛滴虫能吞噬精子，并能阻碍乳酸生成，影响精子在阴道内存活，可致不孕。妇科检查可见阴道黏膜充血，严重者有散在的出血斑点，甚至宫颈有出血点，形成“草莓样”宫颈。后穹窿有多量白带，呈黄白色、泡沫状。

（三）辅助检查

取阴道分泌物，采用悬滴法和培养法检查。

（1）悬滴法：90%左右的患者阴道分泌物涂片可寻找到滴虫，可见其呈波状运动而移动位置，亦可见到周围白细胞被推移。

（2）培养法：98%的患者为阳性。

【护理措施】

（一）基础护理

（1）指导患者自我护理：注意个人卫生，保持外阴部清洁、干燥。外阴瘙痒时不可用力搔抓及用热水烫洗或涂抹刺激性药物，以免加重感染。治疗期间禁止性生活、勤换内裤。内裤、坐浴及洗涤用物应煮沸消毒5~10min，以消灭病原体，避免交叉和重复感染。

（2）心理护理：患者每次就诊时要评估影响治疗效果的心理压力以及家属对患者的理解和配合，帮助患者建立治疗的信心。同时应向患者强调彻底治愈的标准及重要性，反复发作会给治疗带来更大困难，也会严重影响自己的生活，因此要求患者应遵医嘱用药和治疗，坚持就诊，不要随意中断治疗。为确保治疗的连续性及有效性，在治疗过程中如有困难或心理问题应请患者及时说明。

（二）专科护理

（1）指导患者正确用药：①全身用药：甲硝唑400mg，每天2~3次，7天为一个疗程；对初患者单次口服甲硝唑2g，可收到同样效果。口服吸收好，疗效高，毒性小，应用方便。性伴侣应同时治疗。②局部用药：可以单独局部给药，也可全身及局部联合用药，以联合用药效果佳。甲硝唑片200mg每晚塞入阴道1次，10次为一个疗程。局部用药前，可先用1%乳酸液或0.1%~0.5%醋酸液冲洗阴道，改善阴道内环境，以提高疗效。

（2）指导患者标本留取：做分泌物培养前，告知患者取分泌物前24~48h避免性交、阴道灌洗或局部用药，分泌物取出后应及时送检并注意保暖，否则滴虫活动力减弱，造成辨认困难。

（3）指导患者阴道药物的正确使用：向患者说明各种阴道药物的使用方法以及酸性药液冲洗后再塞药的原则。在月经期间暂停坐浴、阴道冲洗及阴道用药，由于甲硝唑可抑制酒精在体内氧化而产生有毒的中间代谢产物，故治疗期间应禁酒。另外，甲硝唑可透过胎盘到达胎儿体内，也可从乳汁中排泄，故妊娠 20 周前或哺乳期妇女禁用。

（4）指导患者观察用药反应：服药后偶见胃肠道反应，如食欲减退、恶心、呕吐。此外，偶见头痛、皮疹、白细胞减少等，一旦发现应停药。甲硝唑能通过乳汁排泄，若在哺乳期用药，用药期间及用药后 24h 之内不哺乳为妥。

（5）指导患者做好随访，并告知达到治愈标准方可停止治疗。

（三）健康指导

（1）注意个人卫生，患病期间应每天更换内裤，并开水煮之 5~10min 消毒，置光下照晒，以消灭病原体。注意洗浴用具专人专用，以免交叉感染。

（2）向患者讲解易感因素和传播途径，应到正规的浴池和游泳池等场所活动。

（3）治疗期间禁止性生活。已婚者还应检查男方是否有生殖器滴虫病，前列腺液有无滴虫，若为阳性，需同时治疗。

（4）向患者讲解治愈标准及治疗中注意事项：滴虫阴道炎常于月经后复发，故治疗后检查滴虫阴性时，仍应每次月经后复查白带，若经 3 次检查均阴性，方可称为治愈。治疗后检查滴虫阴性时，仍应于下次月经后继续治疗一个疗程，方法同前，以巩固疗效。经巩固治疗后，连续一个周期复查化验均为（–）者可停止治疗。

（杨　捷）

第五节　外阴阴道假丝酵母菌病患者的护理

【概述】

（一）病因

外阴阴道假丝酵母菌病是一种常见的外阴阴道炎，也称外阴阴道念珠菌病。传播方式有三种：①内源性感染：为主要感染，假丝酵母菌除寄生阴道外，还可寄生于人的口腔、肠道，这三个部位的假丝酵母菌可互相传染，当局部环境条件适合时易发病。②性交传染：少部分患者可通过性交直接传染。③间接传染：通过接触感染的衣物间接传染。

外阴阴道假丝酵母菌病 80%~90% 的病原体为白假丝酵母菌，10%~20% 为光滑假丝酵母菌、近平滑假丝酵母菌、热带假丝酵母菌等。假丝酵母菌对热的抵抗力弱，加热至 60℃，1h 即可死亡，但对于干燥、日光、紫外线及化学制剂的抵抗力较强。

白假丝酵母菌为条件致病菌，正常情况下阴道内菌量极少，呈酵母相，并不引起症状。当阴道内糖原增加、局部细胞免疫力下降时，白假丝酵母菌开始繁殖并转变为菌丝相，才出现症状。故本病多见于孕妇、糖尿病患者及接受大量雌激素治疗者。此外，长期应用抗生素，改变了阴道内微生物之间的相互制约关系；服用皮质类固醇激素或免疫缺陷综合征，使机体的抵抗力降低；穿紧身化纤内裤、肥胖可使会阴局部的温度及湿度增加，也易使白假丝酵母菌得以繁殖而引起感染。

（二）临床表现

主要为外阴瘙痒、灼痛，严重时坐卧不宁，还可伴有尿频、尿痛及性交痛。急性期阴道分泌物增多，分泌物的特征是白色稠厚呈凝乳或豆渣样。妇科检查可见外阴皮肤抓痕，小阴唇内侧及阴道黏膜附有白色膜状物，擦除后露出红肿黏膜面，急性期还可见到糜烂及浅表溃疡。

（三）辅助检查

（1）分泌物中白假丝酵母菌检查：取少许凝乳状分泌物，放于盛有10%氢氧化钾玻片上，混匀后在显微镜下找到芽孢和假菌丝。由于10%氢氧化钾可溶解其他细胞成分，使假丝酵母菌检出率提高，阳性率为70%~80%，高于生理盐水的30%~50%。

（2）革兰染色检查：若有症状而多次湿片检查为阴性，或为顽固病例，为确诊是否为非白假丝酵母菌感染，可采用培养法。

（3）pH测定具有重要鉴别意义：若 $pH < 4.5$，可能为单纯假丝酵母菌感染；若 $pH > 4.5$，并且涂片中有多量白细胞，可能存在混合感染。

（四）治疗原则

（1）消除诱因：及时停用广谱抗生素、雌激素、皮质类固醇激素。积极治疗糖尿病，注意糖尿病患者的血糖变化，消除病因减少刺激。

（2）局部用药：用2%~4%碳酸氢钠溶液冲洗阴道，改变阴道酸碱度，再选用咪康唑栓剂、克霉唑栓剂或片剂、制霉菌素栓剂或片剂等药物放于阴道内。并将药片送入阴道后穹隆部。

（3）全身用药：若局部用药效果差或病情较顽固者，可选用伊曲康唑、氟康唑、酮康唑等口服。

（4）性伴侣同时治疗：患者治疗同时性伴侣也应进行念珠菌的检查和治疗以免重复感染。

（5）控制感染：妊娠期合并感染者，为避免胎儿感染，应坚持局部治疗。

【护理措施】

（一）基础护理

（1）保持外阴清洁干燥，非月经期不使用卫生护垫，选择使用棉制且通透性好的内裤。温水清洗外阴，避免使用刺激性洗液。

（2）指导患者注意局部用药前后的手卫生，减少感染。

（3）患病期间避免进食辛辣等刺激性的食物。

（4）治疗期间勤换内裤，避免性生活。

（二）健康指导

（1）向患者讲解引起外阴阴道念珠菌病发生的因素及疾病治疗护理的相关知识。

（2）为妊娠期患病妇女讲解坚持治疗的意义，消除顾虑配合治疗。

（3）教育患者养成良好的卫生习惯，日常切勿进行阴道冲洗。

（4）教育患者避免长期使用或滥用抗生素。

（5）强调坚持用药，按时复查。

（6）告知患者复查白带前24~48h禁止阴道用药和性交，以免影响检查结果。

（7）告知患者随访要求：外阴阴道念珠菌病容易在月经前复发，经过治疗后应在月经前复查阴道分泌物。

（8）鼓励患者坚持用药，不随意中断疗程。约 15% 的男性与女性患者性交后患有龟头炎，对有症状男性也应进行检查及治疗，无症状者无需治疗。

（9）妊娠期合并感染者，为避免胎儿感染，应禁用口服唑类药物并以局部治疗为主。

（杨 捷）

第六节 细菌性阴道炎患者的护理

【概述】

（一）病因

细菌性阴道炎是生育年龄妇女最常见的阴道感染，它的自然病史表现为自愈性或复发性。部分细菌性阴道病患者可自愈，细菌性阴道病不是性传播疾病，无性经历女性也可发生细菌性阴道病。

本病为阴道内正常菌群失调所致的一种混合感染。正常阴道内以产生 H_2O_2 的乳杆菌占优势。细菌性阴道病时，阴道内产生过氧化氢的乳杆菌减少而其他细菌大量繁殖，主要有加德纳菌、动弯杆菌、紫单胞菌、类杆菌、消化链球菌等厌氧菌以及人型支原体，其中以厌氧菌居多，厌氧菌数量可增加 100~1 000 倍。厌氧菌繁殖的同时可产生胺类物质（尸胺、腐胺、三甲胺），使阴道分泌物增多并有臭味。促使阴道菌群发生变化的原因仍不清楚，可能与多个性伴侣、频繁性交或阴道灌洗使阴道碱化有关。

（二）临床表现

10%~40% 的患者无临床症状，有症状者主要表现为阴道分泌物增多，有鱼腥臭味，性交后加重，可伴有轻度外阴瘙痒或灼烧感。分泌物呈灰白色，均匀一致、稀薄，常黏附于阴道壁，但黏度很低，容易将分泌物从阴道壁拭去，阴道黏膜无充血的炎症表现。

（三）辅助检查

（1）胺臭味试验阳性：取阴道分泌物少许放在玻片上，加入 10% 氢氧化钾溶液 1~2 滴，产生一种烂鱼肉样腥臭气味，这是由于胺类物质遇碱释放氨所致。

（2）线索细胞阳性：取少许分泌物放在玻片上，加一滴生理盐水混合，高倍显微镜下寻找线索细胞，在严重病例中，线索细胞可达 20% 以上，但几乎无白细胞。线索细胞即阴道脱落的表层细胞，于细胞边缘贴附颗粒状物即各种厌氧菌，尤其是加德纳菌，细胞边缘不清。

（四）治疗原则

（1）全身用药：口服甲硝唑连续服药 7 天。

（2）局部用药：甲硝唑置于阴道内，连续 7 天。

（3）性伴侣治疗：对于反复发作或难治性细菌性阴道病患者方给予其性伴侣治疗。用上述药后需 24~72h 禁酒。

（4）妊娠妇女的治疗：因本病在妊娠期有合并上生殖道感染的可能，故对于有无症状的孕妇都应给予治疗，可口服甲硝唑连续服药7天。因甲硝唑可透过胎盘到达胎儿体内，故妊娠20周前禁用此药。

（5）哺乳期全身用药：因甲硝唑可通过乳汁排泄，服药期间及服药后6h内不宜哺乳。

【护理措施】

（一）基础护理

（1）注意性卫生，避免过频或无保护的性生活。

（2）妊娠期注意个人卫生，保持外阴阴道卫生。

（3）教会患者自我护理的方法，保持外阴清洁干燥，避免交叉感染。

（4）指导患者注意局部用药前后的手卫生，减少感染的机会。阴道用药的患者在放药前，用酸性溶液灌洗阴道后再采取下蹲位将药片送入阴道后穹隆部。

（5）发现用药后的不良反应时，应停药并报告医生。

（二）健康指导

（1）向患者讲解细菌性阴道病发生的原因及疾病治疗护理的相关知识。

（2）为妊娠期患病妇女讲解治疗的必要性，消除顾虑配合治疗。

（3）教育患者养成良好的卫生习惯，日常勿行阴道冲洗。

（4）教育患者洁身自好，避免不洁的性行为。

（杨 捷）

第七节 老年性阴道炎患者的护理

【概述】

（一）病因

绝经后妇女卵巢功能减退，雌激素水平降低，阴道黏膜萎缩变薄，乳酸杆菌减少，阴道pH上升，局部抵抗力下降，引起致病菌的侵入和繁殖，而引发阴道炎症。

老年性阴道炎常见于自然绝经及卵巢去势后妇女。绝经后妇女卵巢功能衰退，雌激素水平降低，阴道壁萎缩，黏膜变薄，上皮细胞内糖原含量减少，阴道内pH增高，局部抵抗力降低，致病菌容易入侵繁殖引起炎症。此外，手术切除双侧卵巢、卵巢功能早衰、盆腔放疗、长期闭经、长期哺乳等均可引起本病发生。

（二）临床表现

主要症状为阴道分泌物增多及外阴瘙痒、灼热感。阴道分泌物稀薄，呈淡黄色，感染严重者呈血样脓性白带。检查见阴道呈老年性改变，上皮皱襞消失、萎缩、平滑、菲薄。阴道黏膜充血，常伴有小出血点，严重者可出现浅表小溃疡。

（三）辅助检查

根据年龄及临床表现，诊断一般不难，但应排除其他疾病才能诊断。应取阴道分泌物检查，显微镜下应见大量基底层细胞及白细胞而无滴虫及假丝酵母菌。对有血性白带者，应与子宫恶性肿瘤鉴别，需常规做宫颈刮片，必要时行分段诊刮术。对阴道壁肉芽组织及溃疡需与阴道癌的症状相鉴别，可行局部活组织检查。

（四）治疗原则

（1）增加阴道酸度：用 1 % 乳酸液或 0.1%~0.5% 醋酸液冲洗阴道，增加阴道酸度，抑制细菌生长繁殖，每天 1 次。阴道冲洗后，将甲硝唑 200mg 或诺氟沙星 100mg，放入阴道深部，每天 1 次，7~10 天为一个疗程。

（2）增加阴道抵抗力：针对病因给予雌激素制剂，可局部给药，也可全身用药。己烯雌酚 0.125~0.25mg，每晚放入阴道内 1 次，7 天为一个疗程。全身用药可口服尼尔雌醇，首次 4mg，以后每 2~4 周 1 次，每晚 2mg，维持 2~3 个月。

【护理措施】

（一）基础护理

（1）加强锻炼，增强机体抵抗力。注意个人卫生，常换内裤，保持会阴部清洁干燥。

（2）不用过热或有刺激性的清洗液清洗外阴。

（3）治疗期间避免性生活。

（4）由于老年人阴道放药有一些困难，应将放药的方法告之家属或护理人员遵医嘱给予协助。

（二）健康指导

（1）教育患者养成良好的卫生习惯，尽量避免使用盆浴，必要时专人专盆。

（2）指导患者便后擦拭应遵循从前到后的顺序，防止粪便污染外阴。

（3）教育患者注意性生活卫生，必要时可用润滑剂以减少对阴道的损伤。

（4）讲解老年性阴道炎病因及预防的相关知识。自己用药有困难者，应指导其家属协助用药或由医务人员协助使用。乳腺癌或子宫内膜癌患者慎用雌激素制剂。

（5）告知患者复查白带前 24~48h 禁止阴道用药和性交，以免影响检查结果。

（杨　捷）

第八节　婴幼儿外阴阴道炎的护理

【概述】

（一）病因

婴幼儿阴道炎常见于 5 岁以下幼女，多与外阴炎并存。

（1）婴幼儿解剖特点：幼女外阴发育差，不能遮盖尿道口及阴道前庭，细菌容易侵入。

（2）婴幼儿的阴道环境与成人不同：新生儿出生数小时后，阴道内即可检测出细菌，由于受母亲及胎盘雌激素的影响，阴道上皮内富含糖原，阴道pH低，为4~4.5。此时，阴道内优势菌群为乳杆菌。出生后2~3周，雌激素水平下降，阴道上皮逐渐变薄，糖原减少，pH上升至6~8，乳杆菌不再为优势菌，易受其他细菌感染。

（3）婴幼儿卫生习惯不良：外阴不洁、大便污染、外阴损伤或蛲虫感染均可引起炎症。

（4）阴道误放异物：婴幼儿好奇，在阴道内放置橡皮、纽扣、果核、发夹等异物，造成继发感染。

（二）临床表现

（1）阴道分泌物增多，呈脓性。临床上多由母亲发现婴幼儿内裤上有脓性分泌物而就诊。由于大量分泌物刺激引起外阴痛痒，患儿哭闹、烦躁不安或用手搔抓外阴。

（2）部分患儿伴有泌尿系感染，出现尿急、尿频、尿痛。若有小阴唇粘连，排尿时尿流变细或分道。检查可见外阴、阴蒂、尿道口、阴道口黏膜充血、水肿，有脓性分泌物自阴道口流出。

（3）病变严重者，外阴表面可见溃疡，小阴唇可发生粘连。粘连的小阴唇有时遮盖阴道口及尿道口，粘连的上、下方可各有一裂缝，尿自裂缝排出。在检查时还应做肛诊排除阴道异物及肿瘤。

（三）辅助检查

用细棉拭子或吸管取阴道分泌物找滴虫、白假丝酵母菌或涂片染色做病原学检查，以明确病原体，必要时做细菌培养。

（四）治疗原则

（1）个人卫生：保持外阴清洁、干燥，减少摩擦。

（2）抗生素的应用：针对病原体选择相应口服抗生素治疗，或用吸管将抗生素溶液滴入阴道。

（3）对症处理：有蛲虫者，给予驱虫治疗；若阴道有异物，应及时取出；小阴唇粘连者外涂雌激素软膏后，多可松解，严重者应分离粘连，并涂以抗生素软膏。

【护理措施】

（一）基础护理

（1）避免穿开裆裤，减少污染机会。保持外阴清洁、干燥，减少摩擦。

（2）养成良好的卫生习惯，便后清洗外阴。防止交叉感染，专盆专用。

（二）健康指导

（1）保持患儿外阴清洁，干燥，治疗期间勤换内裤。指导家长对患儿外阴进行护理。

（2）指导患儿家长注意为患儿局部用药前后的手卫生，减少感染。教育家长及时治疗所患疾病，防止将病原体传染给孩子。教会家长对所用物品及双手进行消毒。

（3）协助患儿保持双手清洁，避免搔抓引起感染加重。

（杨 捷）

第十二章

宫颈炎患者的护理

第一节　急性宫颈炎患者的护理

【概述】

（一）病因

急性宫颈炎症常与急性子宫内膜炎或急性阴道炎同时发生，急性宫颈炎多见于产后及剖宫产后引起的宫颈损伤。人工流产及宫颈手术时扩张宫颈造成损伤或穿孔，诊断性刮宫时造成宫颈及宫体损伤，病原体进入损伤部位而发生感染常见于感染性流产和产褥感染。另外不适当的高浓度的酸性或碱性阴道冲洗液的刺激也可引起急性宫颈炎。

常见病菌是由淋菌、沙眼衣原体引起的感染。病原体均感染宫颈柱状上皮，可累及宫颈黏膜的腺体，并沿着黏膜表面扩散或致浅层感染。以宫颈病变最为明显，淋菌同时还会侵袭尿道上皮、尿道旁腺及前庭大腺；其他病原体如链球菌、葡萄球菌和肠球菌等可直接侵入宫颈间质深部通过宫颈淋巴管引起急性盆腔结缔组织炎，导致病情严重。

（二）临床表现

大量脓性白带、腰酸、下腹坠痛、尿频、尿急、体温升高、检查见宫颈充血、肿大，有脓性白带从宫口流出。

（三）辅助检查

（1）阴道分泌物悬滴法：显微镜下找滴虫，及多形核白细胞。

（2）宫颈分泌物涂片检查：行革兰染色查找淋菌，此法检出率低。

（3）培养法：阳性率较高，同时可做药敏实验。

（4）聚合酶链反应（PCR）：此方法灵敏度高，特异性强，是检测和确诊淋病奈氏菌感染的主要方法。

（5）宫颈脱落细胞学检查。

（四）治疗原则

（1）积极治疗急性宫颈炎，预防慢性宫颈炎。

（2）遵医嘱针对病原体给予全身抗生素治疗。一般不用局部治疗，以避免因炎症扩散而引起急性盆腔炎。

【护理措施】

（一）基础护理

（1）做好生活护理，保证患者充分休息。

（2）及时更换衣物，保持外阴及阴道清洁。

（3）给予高蛋白、高维生素饮食。

（4）密切观察病情变化，及时给予心理上的关怀。

（5）注意观察用药后反应，给予对症护理，如体温增高者给予物理降温。

（二）健康指导

（1）评估患者对宫颈炎的病因、注意事项的了解程度。

（2）有针对性地对患者进行健康指导。

（3）采取预防措施避免分娩时或器械损伤宫颈。

（4）告知急性期患者不宜做物理治疗。

（杨　捷）

第二节　慢性宫颈炎患者的护理

【概述】

（一）病因

慢性宫颈炎是最常见的妇科疾病，多由急性宫颈炎治疗不彻底转变而来，多见于流产、分娩或手术损伤宫颈后，病原体侵入而引起的感染。此外局部卫生不良或雌激素缺乏以及局部抵抗力差，也会引起慢性宫颈炎。

病原体主要为葡萄球菌、链球菌、大肠埃希菌及厌氧菌，近年来淋菌及沙眼衣原体也已成为本病常见的病原体。

（二）病理

病理改变包括宫颈糜烂、宫颈肥大、宫颈息肉、宫颈腺体囊肿、宫颈管炎五种，其中以宫颈糜烂最为常见。根据糜烂面积大小分为三度。

轻度：糜烂面积小于整个宫颈面积的 1/3。

中度：糜烂面积占整个宫颈面积的 1/3~2/3。

重度：糜烂面积占整个宫颈面积 2/3 以上。根据宫颈糜烂的深浅程度分为：单纯型、颗粒型和乳突型。

（三）临床表现

（1）症状：白带增多，性状依据病原体的种类、炎症的程度可呈乳白色黏液状，或呈淡黄色脓性，或血性白带。当炎症沿宫骶韧带扩散到盆腔时，可有腰骶部疼痛、盆腔部下坠痛。宫颈黏稠脓性分泌物不利于精子穿过，可造成不孕。

（2）体征：妇科检查时可见宫颈有不同程度糜烂、肥大，有时质较硬，可见息肉、裂伤、外翻及宫颈腺囊肿等。

（四）辅助检查

（1）对有性传播疾病的高危妇女，应做淋病奈瑟菌及衣原体的相关检查。

（2）宫颈糜烂与宫颈上皮内瘤样病变或早期宫颈癌从外观上难以鉴别，需常规做宫颈刮片、宫颈管吸片，必要时做阴道镜检查及活组织检查以明确诊断。

【护理措施】

（一）基础护理

（1）做好心理疏导，消除患者恐惧心理。

（2）手术及物理治疗前测血压及体温，并指导患者术前排空膀胱。

（二）专科护理

（1）指导患者正确的药物治疗：局部治疗适用于糜烂面积小及炎症浸润较浅的患者，临床使用复方莪术油栓，每天1次，每次1枚，放入阴道，7~10天为一个疗程。指导患者注意局部用药前后的手卫生，减少感染的发生。教会患者正确的放药方法，使药物送达准确位置。

（2）物理治疗护理：向患者说明物理治疗注意事项，物理治疗时常用及有效的治疗方法。临床常用的有激光治疗、冷冻治疗、红外线凝结治疗及微波治疗。治疗前应常规做宫颈刮片行细胞学检查。有急性生殖器炎症者列为禁忌。治疗时间选择在月经干净后3~7天且无性交时。嘱患者于手术后次日晨将阴道内尾纱取出，术后应每天清洗外阴2次，保持外阴清洁，禁止性交和盆浴2个月。患者术后均有阴道分泌物增多，应避免剧烈活动及搬运重物以免引起出血量过多。在宫颈创面痂皮脱落前，阴道有大量黄色液体流出，在术后1~2周脱痂时可有少许流血，如出血量多者需急诊处理。局部用止血粉或压迫止血，必要时加用抗生素。于两次月经干净后3~7天复查，未痊愈者可择期再做第二次治疗。

（3）免疫治疗护理：向患者讲解免疫治疗的方法及注意事项，将干扰素喷注于纱布上，置入阴道并紧贴宫颈，嘱患者于手术24h后将阴道内尾纱取出。每周上药2次，3周为一个疗程。

（三）健康指导

（1）指导妇女定期做妇科检查，发现宫颈炎症予以积极治疗。治疗前常规行宫颈刮片细胞学检查，以排除癌变可能。

（2）积极治疗急性宫颈炎；定期做妇科检查，发现宫颈炎症者应积极接受治疗；避免分娩时或器械操作时损伤宫颈；产后发现宫颈裂伤应及时缝合。

（3）向患者讲解有关宫颈疾病的相关知识，注意外阴的清洁及个人卫生。增强局部抗感染抵抗力。预防慢性宫颈炎的发生。

（杨 捷）

第十三章

盆腔炎患者的护理

第一节 急性盆腔炎患者的护理

【概述】

（一）病因

女性内生殖器及其周围的结缔组织、盆腔腹膜发生炎症时称为盆腔炎。引起盆腔炎的病原体有两个来源，来自原寄居于阴道内的菌群（包括需氧菌及厌氧菌）和来自外界的病原体（如淋病奈瑟菌、沙眼衣原体、结核分枝杆菌等）。盆腔炎大多发生在性活跃期以及有月经的妇女，初潮前、绝经后或未婚者很少发生盆腔炎。炎症可局限于一个部位，也可同时累及多个部位，最常见的是输卵管炎及输卵管卵巢炎，急性盆腔炎 (acute pelvic inflammatory disease，APID) 发展可引起弥漫性腹膜炎、败血症、感染性休克，严重者可危及生命。

引起盆腔炎的主要病因有以下几种：

（1）产后或流产后感染，分娩后或流产后产道损伤、组织残留于宫腔内，或手术无菌操作不严格，均可发生急性盆腔炎。

（2）宫腔内手术操作后感染，如刮宫术、输卵管通液术、子宫输卵管造影术、子宫镜检查等，由于手术消毒不严格引起感染或术前适应证选择不当引起炎症发作并扩散。放置宫内节育器 10 天内可引起急性盆腔炎。

（3）经期卫生不良，使用不洁的月经垫、经期性交等，均可引起病原体侵入而导致炎症。

（4）感染性传播疾病。不洁性生活史、早年性交、多个性伴侣、性交过频者可致性传播疾病的病原体入侵，引起炎症。

（5）邻近器官炎症蔓延，阑尾炎、腹膜炎等蔓延至盆腔，导致炎症发作。

（二）临床表现

因炎症轻重及范围大小而有不同的临床表现。

发病时下腹痛伴发热，重者可有寒战、高热、头痛、食欲缺乏。患者呈急性病容，体温升高，心率加快。腹胀，下腹部有压痛、反跳痛及肌紧张，肠鸣音减弱或消失。妇科检查阴道可充血，并有大量脓性分泌物从宫颈口外流；穹隆有明显触痛，宫颈充血、水肿、举痛明显；宫体增大，有压痛，活动受限；子宫两侧压痛明显，若有脓肿形成则可触及包块且压痛明显。

（三）辅助检查

根据病史、症状和体征可作出初步诊断。由于急性盆腔炎的临床表现差异较大，临床诊断准确性不高，尚需做必要的辅助检查，如血常规、尿常规、宫颈管分泌物及后穹隆穿刺物检查。

【护理措施】

（一）基础护理

（1）做好生活护理，保证患者获得充分的休息和睡眠。保持良好睡眠，可在睡眠前热水泡脚，或在睡前进行按摩，保持室内安静，必要时服用镇静药物 。

（2）评估生命体征，尤其是体温、观察热型及伴随症状。注意保暖出汗后及时更换衣裤，保持内衣清洁、干燥，避免着凉。用 0.1% 新洁尔灭冲洗会阴，每天 2 次，并注意个人卫生。

（3）给予高蛋白、高热量、高维生素、易消化的流质或半流质饮食，注意多饮水，纠正电解质紊乱及酸碱平衡，必要时遵医嘱补液。

（4）注意患者病情变化，评估下腹疼痛的程度，有无压痛及反跳痛，积极给予心理支持。

（5）禁止经期性生活、热敷、按摩腹部等，禁止阴道灌洗及不必要的妇科检查，防止炎症扩散。严格执行无菌操作，防止医源性感染。

（6）向患者讲明连续彻底用药的重要性，避免转为慢性盆腔炎。

（二）专科护理

（1）遵医嘱采用支持疗法、药物治疗、中药治疗和手术治疗等措施控制炎症、消除病灶。评估患者腹痛的部位、性质、程度、持续时间以及伴随症状，如腹胀、恶心、呕吐、腹泻等；协助患者保持半坐卧位，以促进浓液局限，减少炎症扩散。预防炎症扩散，禁止阴道冲洗，尽量避免阴道检查。

（2）每 4h 测量体温、脉搏和呼吸。体温突然升高或骤降时，要随时测量并记录。对高热患者给予物理降温，如头部冷敷，冰袋置于大血管部位，冰水或酒精擦洗；注意观察体温变化及不适，退热时患者常大汗淋漓，应及时擦身换衣，防止受凉或虚脱。

（3）遵医嘱静脉给予足量抗生素，及时发现电解质紊乱及酸碱平衡失调状况。注意观察输液反应。

（4）观察患者疼痛的改变，及早发现病情恶化给予积极处理。对腹胀严重的患者给予胃肠减压或新斯的明肌内注射，注意保持减压管通畅。缓解躯体不适，帮助患者保持舒适的卧位，以减轻不适和腹痛。

（5）为需要手术的患者做好术前准备及术后护理。

（三）健康指导

（1）要耐心细致地向患者介绍有关盆腔炎的知识，向患者讲授疾病发生、发展过程以及治疗措施，增加患者的参与意识。向患者解释要积极配合治疗和护理，防止向慢性疾病发展 。

（2）护士和家属要关心体贴患者，生活上给予照顾，情绪上给予安慰。

（3）做好经期、孕期及产褥期的卫生宣教；指导性生活卫生，减少性传播疾病，经期禁止性交。

（4）增强体质：指导患者安排好日常生活，避免过于疲劳，鼓励患者坚持参加适当体育锻炼，如慢跑、散步、跳绳、踢毽、打太极拳、各种球类等，以增强体质和免疫能力。

（杨　捷）

第二节　慢性盆腔炎患者的护理

【概述】

（一）病因

慢性盆腔炎常为急性盆腔炎未能彻底治疗，或患者体质较差病程迁延所致，但亦可无急性盆腔炎病史。慢性盆腔炎病情较顽固，当机体抵抗力较差时，可有急性发作。严重影响妇女健康、生活及工作，也会造成家庭与社会的负担。

（二）病理

（1）慢性子宫内膜炎可发生于产后、流产后或剖宫产后，因胎盘、胎膜残留或子宫复旧不良，极易感染。也见于绝经后雌激素低下的老年妇女，由于内膜菲薄，易受细菌感染，严重者宫颈管粘连形成宫腔积脓。

（2）慢性输卵管炎与输卵管积水，慢性输卵管炎多为双侧性，输卵管呈轻度或中度肿大，伞端可部分或完全闭锁，并与周围组织粘连。输卵管炎症较轻时，伞端及峡部粘连闭锁，浆液性渗出物积聚形成输卵管积水。

（3）输卵管卵巢炎及输卵管卵巢囊肿，输卵管发炎时波及卵巢，输卵管与卵巢相互粘连形成炎性肿块，或输卵管伞端与卵巢粘连并贯通，液体渗出形成输卵管卵巢囊肿。

（4）慢性盆腔结缔组织炎炎症蔓延至宫骶韧带处，使纤维组织增生、变硬。若蔓延范围广泛，可使子宫固定，宫颈旁组织也增厚，形成“冰冻骨盆”。

（三）临床表现

（1）全身症状多不明显，有时出现低热、乏力。由于病程时间较长，部分患者可有神经衰弱症状，如精神不振、周身不适、失眠等。当患者抵抗力下降时，易有急性或亚急性发作。

（2）慢性炎症形成的瘢痕粘连以及盆腔充血，常引起下腹部坠胀、隐痛及腰骶部酸痛。常在劳累、月经前后、性交后加重。

（3）慢性炎症导致盆腔瘀血，患者可出现经量增多；卵巢功能损害时可致月经失调；输卵管粘连堵塞时可致不孕。

（4）子宫后倾、后屈，活动受限或粘连固定。输卵管炎症时子宫一侧或两侧触及呈索条状的增粗输卵管，伴有轻度压痛。输卵管积水或输卵管卵巢囊肿，盆腔一侧或两侧可触及囊性肿物，活动受限。盆腔结缔组织炎时，子宫一侧或两侧有片状增厚、压痛，宫骶韧带常增粗、变硬，有触痛。

【护理措施】

（一）基础护理

（1）慢性盆腔炎是妇科常见病，也是难治病。病情长，反复发作，导致患者情绪抑郁。护理人员要关心和开导患者，切实做好患者的心理护理，避免产生不必要的恐惧及不稳定的情绪。为患者提供心理支持，减轻患者心理压力，增强战胜疾病的信心。

（2）关心患者的疾苦，耐心倾听患者的诉说，为患者提供表达不适的机会，尽可能满足患者需求，解除患者思想顾虑，增强其对治疗的信心。和患者及其家属共同探讨适合于个人的治疗方案，取得家人的理解和帮助。

（3）指导患者养成良好的卫生习惯，经期不要盆浴、游泳、性交、过度劳累等，注意性生活卫生。减少疾病的发生。

（4）劳逸结合增强机体抵抗力，保持生活规律，锻炼身体。保持良好的卫生习惯，特别在经期、孕期、产褥期。保持外阴清洁，勤换内裤。避免持重物，久站久蹲，适宜采用半卧位休息，有利预防慢性盆腔炎急性发作。

（5）饮食宜清淡、易消化、富有营养。忌食生冷、油腻、辛辣之食物。保持大便畅。

（二）专科护理

（1）指导患者遵医嘱用药，不可中途停药，确保疗效。为减轻患者不适，可遵医嘱给予镇静止痛药，注意观察用药后反应。

（2）遵医嘱给予中药保留灌肠，清热解毒、活血化瘀，消肿散结，温化寒湿，通过局部用药直达病灶，改善局部疼痛与炎症症状，能有效使增厚增粗的附件组织粘连消退，包块缩小。确保中药药液存留在肠道内足够时间，采用肛管宜细及要足够长。护理人员灌肠操作要熟练，掌握好操作技巧，动作要轻柔，灌入液量要适中，肛管插入适度，灌液时速度要慢。灌肠前嘱患者排空大小便，灌肠后垫高患者臀，侧卧 30min。

（3）遵医嘱给予物理治疗，通过温热的刺激，加快血液循环，缓解组织粘连，改善局部营养。可促进炎症吸收和消退。可采用激光治疗、超短波治疗、微波治疗、紫外线治疗、石蜡疗法、热水坐浴等，物理治疗时应注意月经期、孕期、生殖器官有恶性肿瘤、伴有出血、内科合并症、合并肝肾功能不全、高热、过敏体质均不适合进行物理治疗。

（4）采取手术治疗者，遵医嘱做好手术前及术后护理。

（三）健康指导

（1）加强公共卫生教育，积极宣传预防感染的重要性，提高公众对生殖道感染知识的重视。

（2）指导患者保持良好的个人卫生习惯，增加营养，积极锻炼身体，注意劳逸结合，遵医嘱执行治疗方案。

（3）对于下生殖道感染性疾病应及时治疗。

（杨 捷）

第十四章

外阴肿瘤患者的护理

第一节　外阴上皮内瘤样病变患者的护理

【概述】

（一）病因

外阴上皮内瘤样病变（vular intraepithelial neoplasia，VIN）是一组外阴病变的病理组织学诊断名称。包括外阴鳞状上皮内瘤样病变和外阴非鳞状上皮内瘤样病变（Paget’s病及非浸润性黑色素瘤），多见于45岁左右妇女。近年外阴上皮内瘤样病变发生率有所增加。外阴上皮内瘤样病变很少发展为浸润癌，但60岁以上或伴有免疫机制抑制的年轻患者可能转变为浸润癌。

本病病因不完全清楚。通过分子生物学技术检测，发现80%的外阴上皮内瘤样病变伴有人乳头瘤病毒（HPV）（16型）感染。其他高危因素有外阴性传播疾病、肛门－生殖道瘤变、免疫抑制及吸烟等。

（二）临床表现

外阴上皮内瘤样病变无特异性症状，主要为外阴瘙痒、皮肤破损、烧灼感及溃疡等。体征可表现为丘疹或斑点，单个或多个，融合或分散，灰白或粉红色；少数为略高于皮肤的色素沉着。

（三）病理学诊断和分级

外阴鳞状上皮内瘤变分3级：

VIN Ⅰ：即轻度不典型增生。

VIN Ⅱ：即中度不典型增生。

VIN Ⅲ：即重度不典型增生和原位癌。

外阴非鳞状上皮内瘤变主要指Paget’s病，其病理特征为基底层见大小不规律的圆形、卵圆形或多边形细胞，细胞质空而透亮，核大小、形态、染色不一（Paget’s细胞），表皮基膜完整。外阴湿疹、外阴白色病变、痣、脂溢性角化瘤和黑色棘皮瘤等也可引起外阴上皮内瘤样病变。

（四）辅助检查

对任何可疑病变应行活组织检查。取材时应注意深度，避免遗漏浸润癌。阴道镜检查或采用 1% 甲苯胺蓝涂抹外阴病变皮肤，有助于提高病灶活检的准确率。

（五）治疗原则

（1）外阴上皮内瘤样病变治疗取决于其组织类型和病灶范围，治疗前应做活组织检查以明确诊断和排除早期浸润癌。

（2）外阴鳞状上皮内瘤变：VIN Ⅰ，药物治疗，5% 氟尿嘧啶软膏，外阴病灶涂抹，每天 1 次，也可用激光治疗，能保留外阴外观，疗效较好。VIN Ⅱ ~ Ⅲ，采用手术治疗，行较广泛外阴病灶切除（距离病灶边缘 0.5~1cm）或单纯外阴切除。

（3）外阴非鳞状上皮内瘤变治疗：应行较广泛局部病灶切除或单纯外阴切除。若出现浸润或合并汗腺癌时，需作外阴根治术和双侧腹股沟淋巴结切除术。

【护理措施】

（一）基础护理

（1）正确评估患者全身情况及时治疗内科相应的合并症。

（2）外阴手术患者担心手术损伤带来的性生活的不协调以及破坏外阴皮肤完整性。向患者讲解疾病的发生发展，提供相关的心理支持，消除患者的紧张情绪。

（3）向患者介绍手术前准备的内容、目的、方法及注意事项，讲解手术后的注意事项取得患者的配合。

（二）专科护理

1. 术前护理

（1）皮肤准备：手术前清洗外阴，术前 1 天备皮，范围上至耻骨联合上 10cm，下至会阴部及肛门，以及腹股沟及大腿上 1/3 处。手术需要植皮的患者，做好供皮区的准备。外阴局部皮肤感染或有湿疹者，治愈后才可手术。

（2）肠道准备：手术前三天无渣饮食，遵医嘱给肠道抗生素口服。常用庆大霉素，每天 3 次，每次 8 万 U。手术前 1 天给予 20% 甘露醇加等量水口服。

（3）阴道准备：同妇科一般手术。

（4）特殊用物准备：根据手术体位准备相应的物品，膀胱截石位需准备软垫；膝胸卧位者，应为患者准备支托。根据术后患者的具体需要准备灭菌的物品。

2. 术后护理

（1）体位护理：术后采取平卧位，双腿外展屈膝，膝下垫软枕，可减少腹股沟及外阴部的张力，促进切口愈合。

（2）保持外阴清洁干燥：外阴手术留置尿管时间 5~7 天，保留尿管通畅。每天行外阴擦洗 2 次，保持床单及接触外阴部的物品干燥清洁。

（3）切口的观察：外阴、阴道肌肉组织少，张力大，切口愈合相对缓慢，除观察局部皮肤的颜色、温度、有无坏死，切口有无出血、渗液、红肿热痛等感染征象外，还应观察阴道分泌物的颜色、性质、气味、量。外阴加压包扎者还应观察双下肢的皮温、足背动脉搏动等。有异常及时报告医生。

（4）疼痛管理：外阴神经末梢丰富，对疼痛敏感，要给予患者及时、充分的止痛。

（5）保持大小便通畅：术后第三天开始口服液体石蜡 30ml，每晚 1 次，软化大便，防止排便加大腹压对切口的牵拉。

（三）健康指导

（1）避免不洁的性生活，保持外阴部清洁，积极治疗外阴部的慢性炎症，预防人乳头瘤病毒感染。避免长期吸烟及长期使用免疫抑制剂。

（2）约有 38% 的外阴上皮内瘤样病变可自然消退，治疗后的外阴上皮内瘤样病变的复发率为 10%~20%，其复发的因素包括高危性的人乳头瘤病毒的感染、多发病灶等。

（3）外阴上皮内瘤样病变需长期进行随访，一般于治疗后的 3 个月、6 个月各检查 1 次。此后每 6 个月检查 1 次，至少随访 5 年。

（杨　捷）

第二节　外阴恶性肿瘤患者的护理

【概述】

（一）病因

鳞状细胞癌是最常见的外阴恶性肿瘤，外阴恶性肿瘤较少见，约占女性全身恶性肿瘤的 1%，占女性生殖道恶性肿瘤的 3%~5%，常见于 60 岁以上妇女。其组织类型较多，以外阴鳞状细胞癌最常见，占外阴恶性肿瘤的 80% 以上，其他有恶性黑色素瘤、基底细胞癌、汗腺瘤、前庭大腺癌以及来自皮下软组织的肉瘤等。外阴肿瘤的恶性程度以恶性黑色素瘤和肉瘤较高，腺瘤和鳞癌次之，基底细胞癌恶性程度最低。

病因未完全明确，常并发于外阴上皮内瘤样病变。与发病相关因素：性传播疾病，如尖锐湿疣、单纯疱疹病毒Ⅱ型（HSV-Ⅱ）感染、淋病、梅毒等；人乳头状病毒（HPV）感染，尤其是其高危型，如 HPV-16 型，巨细胞病毒感染；外阴慢性皮肤疾病，如外阴上皮内非瘤样病变。上述因素均与该病发生有关。

（二）临床表现

（1）外阴肿物主要为不易治愈的外阴瘙痒和各种不同形态的肿物，如结节状、菜花状、溃疡状。肿物易合并感染，较晚期癌可出现疼痛、渗液和出血。

（2）癌灶可生长在外阴任何部位，大阴唇最多见，其次为小阴唇、阴蒂、会阴部、尿道口或肛周等。早期有局部丘疹、结节或小溃疡；晚期呈不规则肿块，伴或不伴破溃或呈乳头样肿瘤。若癌灶已转移至腹股沟淋巴结，可扪及一侧或双侧腹股沟淋巴结增大，质地硬且固定。

（三）转移途径

转移途径以直接浸润、淋巴结转移较常见，眩晕转移多发生于晚期。

（1）直接浸润：癌灶逐渐增大，沿皮肤、黏膜向内侵及阴道和尿道，晚期可累及肛门、直肠和膀胱等。

（2）淋巴转移：外阴淋巴管丰富，两侧互相交通形成淋巴网，外阴鳞状细胞癌几乎均通过淋巴管转移。癌灶多向同侧淋巴结转移。最初转移至腹股沟淋巴结，再至股深淋巴结，并经此进入盆腔淋巴结，如髂总、髂内、髂外、闭孔淋巴结等，最后转移至腹主动脉旁淋巴结。

（四）临床分期

外阴恶性肿瘤的临床分期标准，国际妇产科联合会（international federation of obstetrics and gynecology，FIGO）分期法（表3-4）。

表3-4 外阴癌分期（FIGO，2000年）

FIGO	肿瘤范围
0期	原位癌
Ⅰ期	肿瘤局限于外阴或外阴和会阴，肿瘤最大直径≤2cm
ⅠA期	肿瘤直径≤2cm伴间质浸润≤1cm
ⅠB期	肿瘤直径≤2cm伴间质浸润＞1cm
Ⅱ期	肿瘤局限于外阴或外阴和会阴，肿瘤最大直径＞2cm
Ⅲ期	肿瘤浸润尿道下端，或阴道，或肛门
ⅣA期	肿瘤浸润膀胱黏膜，或直肠黏膜，或尿道上段黏膜；或固定于骨盆
ⅣB期	任何远处转移，包括盆腔淋巴结转移

（五）辅助检查

对可疑病变应及时作外阴活组织检查。为提高准确性，先用1%甲苯胺蓝涂抹局部，待其干后，再用1%醋酸擦洗脱色，在仍有蓝染部位作活检；或在阴道镜检查下取活检。

外阴癌位于体表，根据病史、症状和体征诊断并不困难。早期浸润癌的诊断有一定难度，因其与外阴慢性良性病变和外阴上皮内瘤样病变同时存在，且因浸润癌灶可能不明显，早期易被患者本人及医务人员忽略而漏诊。

（六）治疗原则

外阴恶性肿瘤以手术治疗为主，辅以放射治疗与化学药物治疗。

（1）手术治疗：手术治疗措施依肿瘤分期而定。0期：单侧外阴切除。Ⅰ期：ⅠA期外阴广泛局部切除术；ⅠB期病灶于一侧，外阴广泛局部切除术及病灶同侧腹股沟淋巴结切除术，病灶位于中线处则行广泛局部切除术及双侧腹股沟淋巴结切除术。Ⅱ期：手术范围同ⅠB期，若有腹股沟淋巴结转移，术后应予以放疗（腹股沟与盆腔淋巴结区域），也可加用化疗。Ⅲ期：同Ⅱ期和伴尿道前部切除与肛门皮肤切除。Ⅳ期：外阴广泛切除、直肠下段和肛管切除、人工肛门形成术及双侧腹股沟、盆腔淋巴结切除术。癌灶浸润尿道上端与膀胱黏膜，则需作相应切除术。

（2）放疗治疗：外阴鳞癌虽对放射线敏感，但外阴正常组织对放射线耐受性差，使外阴癌灶接受剂量难以达到最佳放射剂量。外阴癌放疗指征为：①不能手术或手术危险性大，癌灶范围大而不能切净或切除困难者。②晚期病例术前先行放疗，待癌灶缩小再行较保守的手术。③复发可能性大，如淋巴结有转移、手术切缘有癌细胞残留，病灶靠近尿道及直肠近端，既要保留这些部位，又要彻底切除病灶者，可加用放疗。

放疗采用体外放射治疗，应用高能放射治疗机（60 钴、137 铯、直线加速器和电子加速器等）以及用放射治疗针（60 钴针、137 铯针、192 铱针和 226 镭针等）行组织间质内插植治疗。外阴鳞癌放射治疗总生存率为 8%~47%。

（3）化学药物治疗：抗癌药可作为较晚期癌或复发癌的综合治疗手段。常用药物有阿霉素类、铂类、博来霉素、氟尿嘧啶和氮芥类等。为提高局部药物浓度，也可以采用盆腔动脉灌注给药。

（4）积极治疗合并症：外阴恶性肿瘤多发生在老年妇女，患者常伴有高血压、冠心病、糖尿病等疾患，应积极治疗内科疾病。

【护理措施】

（一）专科护理

（1）为预防术后并发症，术前指导患者练习深呼吸、有效咳嗽、床上翻身活动等。向患者讲解术后预防下肢静脉血栓及防止术后便秘的方法。

（2）依据手术方式，对需要植皮的部位进行皮肤准备。将手术后需使用的棉垫、绷带及相关用品消毒备用。

（3）其余术前、术后护理同外阴上皮内瘤样病变术前、术后护理。

（二）健康指导

（1）预后：预后与病灶大小、部位、细胞分化程度、有无淋巴结转移、治疗措施等有关。无淋巴结转移的Ⅰ期、Ⅱ期手术治愈率 >90%；淋巴结有转移者，手术治愈率仅为 30%~40%，预后差。

（2）随访：外阴癌治疗后应随访。第 1 年：1~6 月每个月 1 次，7~12 个月每 2 个月 1 次；第 2 年：每 3 个月 1 次；第 3~4 年每半年 1 次；第 5 年及以后每年 1 次。

（3）预防：注意外阴部清洁，每天清洗外阴部；积极治疗外阴瘙痒、性传播疾病或感染性疾病，出现外阴结节、溃疡或白色病变，应及时就诊，及时治疗。

（杨 捷）

第十五章

宫颈肿瘤患者的护理

第一节　宫颈上皮内瘤样病变患者的护理

【概述】

（一）病因

宫颈上皮内瘤样病变 (CIN) 是与宫颈浸润癌密切相关的一组癌前病变，它反映宫颈癌发生发展中的连续过程，常发生于 25~35 岁妇女。宫颈上皮内瘤样病变具有两种不同结局：一是病变自然消退，很少发展为浸润癌；二是病变具有癌变潜质，可发展为浸润癌。

流行病学调查报道，宫颈上皮内瘤样病变与性活跃、人乳头瘤病毒感染、吸烟、性生活过早 (年龄 ＜16 岁)、性传播疾病、经济状况低下、口服避孕药和免疫抑制相关。近 90% 的宫颈上皮内瘤样病变有人乳头瘤病毒感染。约 20% 的有性生活妇女感染人乳头瘤病毒，但人乳头瘤病毒感染多不能持久，常可自然消退而无临床症状。当人乳头瘤病毒感染持续存在时，在吸烟、使用避孕药、性传播疾病等因素作用下，可诱发宫颈上皮内瘤样病变。

（二）病理

（1）宫颈组织学特性：宫颈上皮由宫颈阴道部鳞状上皮和宫颈管柱状上皮组成。宫颈鳞状上皮与柱状上皮交接部，称为鳞 – 柱状交接部或鳞 – 柱交接，也称为转化区或移行带。鳞 – 柱状交接部又分为原始鳞 – 柱状交接部和生理鳞 – 柱状交接部。

胎儿期来源于泌尿生殖窦的鳞状上皮向上生长，至宫颈外口与宫颈管柱状上皮相邻，形成原始鳞 – 柱状交接部。青春期后，在雌激素作用下宫颈发育增大，宫颈管黏膜组织外移，即宫颈管柱状上皮及其下的间质成分到达宫颈阴道部，使原始鳞 – 柱状交接部外移。在阴道酸性环境或致病菌作用下，外移的柱状上皮由原始鳞 – 柱状交接部的内侧向宫颈口方向逐渐被鳞状上皮替代，形成新的区域，称为转化区。绝经后雌激素水平下降，宫颈萎缩，原始鳞 – 柱状交接部退回至宫颈管内。

（2）宫颈上皮内瘤样病变分为 3 级：

Ⅰ级：即轻度不典型增生。上皮下 1/3 层细胞核增大，核质比例略增大，核染色稍加深，核分裂象少，细胞极性正常。

Ⅱ级：即中度不典型增生。上皮下 1/3~2/3 层细胞核明显增大，核质比例增大，核深染，核分裂象较多，细胞数量明显增多，细胞极性尚存。

Ⅲ级：即重度不典型增生和原位癌。病变细胞几乎或全部占据上皮全层，细胞核异常增大，核质比例显著增大，核形不规则，染色较深，核分裂象多，细胞拥挤，排列紊乱，无极性。

（三）临床表现

无特殊症状。偶有阴道排液增多，伴或不伴臭味。也可在性生活或妇科检查后发生接触性出血。检查宫颈可光滑，或仅见局部红斑、白色上皮，或宫颈柱状上皮异位表现，未见明显病灶。

（四）辅助检查

（1）宫颈刮片细胞学检查：此检查为最简单的宫颈鳞状上皮内瘤变的辅助检查方法，可发现早期病变。炎症也可导致宫颈鳞状上皮不典型改变，应抗感染治疗 3~6 个月后重复检查。婚后或有性生活妇女均应常规做宫颈刮片细胞学检查，每 1~3 年定期复查。宫颈细胞学检查采用巴氏 5 级分类及 TBS 系统分类法。巴氏分类法较简单，但各级之间的区别缺乏客观标准，癌前病变反映不全面，约有 20% 的假阴性率。TBS 系统分类法较好地结合了细胞学、组织病理与临床处理方案。

（2）阴道镜检查：若细胞学检查巴氏分类Ⅲ级及Ⅲ级以上或 TBS 低度鳞状上皮内瘤变或以上者，应做阴道镜检查。

（3）宫颈活组织检查：此检查为确诊宫颈鳞状上皮内瘤变的最可靠方法。任何肉眼可见病灶均应做单点或多点活检。若无明显病变，可选择在宫颈转化区 3、6、9、12 点处活检，或在碘试验不染色区取材，或在阴道镜下取材以提高确诊率。若想了解宫颈管的病变情况，应刮取宫颈管内组织或用宫颈管刷取材做病理学检查。

（4）高危型 HPV-DNA 检测：TBS 细胞学分类为意义不明的不典型鳞状细胞者，可进行高危型 HPV-DNA 检测。若高危型 HPV-DNA 阳性，进行阴道镜检查。若高危型 HPV-DNA 阴性，1 年后行宫颈刮片细胞学检查。

（五）治疗原则

宫颈上皮内瘤样病变Ⅱ期和Ⅲ期约 20% 的宫颈上皮内瘤样病变Ⅱ期会发展为原位癌，5% 发展为浸润癌，故所有的宫颈上皮内瘤样病变Ⅱ期和Ⅲ期均需要治疗。较好的治疗方法是宫颈环形电切除术。经宫颈锥切确诊、年龄较大、无生育要求的宫颈上皮内瘤样病变Ⅲ期也可行全子宫切除术。妊娠期间，增多的雌激素使柱状上皮外移至宫颈阴道部，转化区的基底细胞出现不典型增生类似原位癌改变；妊娠期免疫功能可能低下，易患人乳头瘤病毒感染。但大部分患者为宫颈上皮内瘤样病变Ⅰ期，妊娠期宫颈上皮内瘤样病变可观察，产后复查后处理。

【护理措施】

（一）基础护理

（1）向患者讲解疾病的发生、发展的过程，缓解患者的紧张情绪。

（2）保持外阴的清洁。

（3）做好手术前、术后护理。

（二）健康指导

60%~85% 的宫颈上皮内瘤样病变Ⅰ期会自然消退，故对阴道镜检查活检证实的宫颈上皮内瘤样病变Ⅰ期并能每 6 个月进行 1 次细胞学复查者，或高危型 HPV-DNA 者可仅观察随访。若在随访过程中病变发展或持续存在 2 年，应进行治疗。

（杨　捷）

第二节　宫颈癌患者的护理

【概述】

（一）病因

宫颈癌是最常见的妇科恶性肿瘤，严重威胁妇女的生命。目前普遍采用宫颈脱落细胞涂片检查方法进行普查，使宫颈癌的发病率和死亡率明显下降。但年轻妇女宫颈癌的发病率有上升的趋势。

宫颈癌病因目前尚不清楚。宫颈癌的发病可能是由多种因素综合引起的，国内外大量临床和流行病学资料表明，性行为、性传播疾病及病毒可能为主要的相关因素。

（1）性行为：早婚、早育、多产、宫颈慢性炎症以及性活跃者宫颈癌的发病率明显增高。凡有阴茎癌、前列腺癌或前妻曾患宫颈癌者均为高危男子，与高危男子有性接触的妇女易患宫颈癌。

（2）分娩次数：分娩及妊娠期内分泌的改变，可增加宫颈癌的危险。孕妇抵抗力低下，人乳头瘤病毒感染的检出率增加。

（3）病毒感染：宫颈癌的主要危险因素为高危型人乳头瘤病毒感染。90% 以上的宫颈癌伴有高危的人乳头瘤病毒感染。在目前已知的 120 余种人乳头瘤病毒亚型中，6、14、42、43、44 亚型属于低危型，一般情况下不诱发癌变。16、18、31、33、35、45、51、52、56、58 亚型属于高危型，高危型通常易发生癌变。

（4）性交而传播的某些病毒：如单纯疱疹病毒Ⅱ型、人巨细胞病毒、HIV、患有其他性传播疾病（STD）等也可能与宫颈癌的发病有关。

（5）宫颈癌发病率还与经济状况、种族和地理因素等有关：我国宫颈癌的分布主要在中部地区，农村高于城市，山区高于平原。生活行为，如吸烟可能是宫颈癌发病的因素之一。

（二）病理

（1）宫颈组织学生理特点：宫颈上皮是由宫颈阴道部的鳞状上皮和宫颈管柱状上皮共同组成，两者交接部位在子宫颈外口，称为原始鳞 – 柱交接部或鳞柱交界。但此交接部并非固定不变，大量雌激素可使其外移。

新生女婴受母体雌激素的影响，可使柱状上皮向外扩展，占据一部分宫颈阴道部；幼女期受母体雌激素影响的作用消失，柱状上皮便退至宫颈管内。青春期和生育期，尤其妊娠期妇女由于体内雌激素水平增多，柱状上皮又外移至宫颈阴道部；绝经后体内雌激素水平降低，柱状上皮再度内移至宫颈管。这种随着体内雌激素水平变化而移位的鳞－柱交接部称为生理性鳞－柱交接部。在原始鳞－柱交接部和生理性鳞－柱交接部之间所形成的区域称为移行带区。

宫颈癌的病变多发生在宫颈外口的原始鳞－柱交接部与生理性鳞－柱交接部间所形成的移行带区。在移行带区形成过程中，未分化的化生鳞状上皮代谢活跃，在一些物质（精子、精液组蛋白、人乳头瘤病毒等）的刺激下，可发生细胞分化不良、排列紊乱，细胞核异常、有丝分裂增加，形成宫颈上皮内瘤样病变，其中包括宫颈不典型增生及宫颈原位癌。这两种病变是宫颈浸润癌的癌前病变。

（2）宫颈组织学病理特点：

· 鳞状细胞浸润癌：占宫颈癌的 80%~85%。

巨检：微小浸润癌肉眼观察无明显异常，根据肿瘤的生长方式及病变进展，大体分型表现为四种类型（图 3-15-1）。①外生型：又称作菜花型，最常见。癌组织病灶向外生长，最初呈息肉样或乳头状隆起，继而发展为向阴道内突出的菜花样赘生物，质脆易出血。②内生型：又称作浸润型。癌组织病灶向宫颈深部组织浸润，宫颈肥大、质硬，表面光滑或仅有表浅溃疡，整个宫颈段膨大如桶状，常累及宫旁组织。③溃疡型：外生型或内生型病变进一步发展，合并感染坏死，癌组织坏死脱落，可形成凹陷性溃疡或空洞，形如火山口状。④颈管型：癌组织病灶发生在子宫颈内，侵入宫颈及子宫下段供血层，并转移到盆壁的淋巴结。

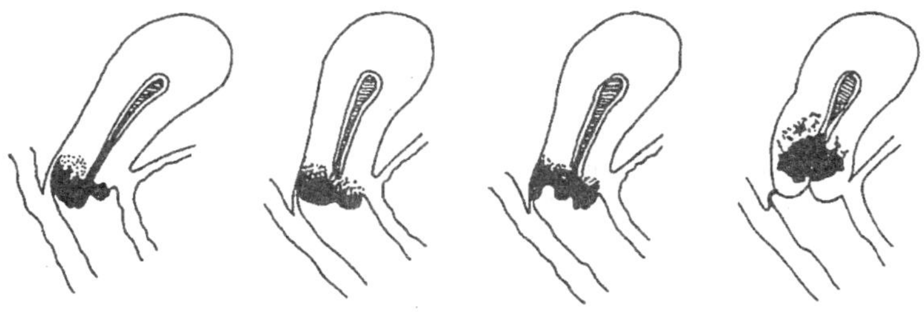

图3-15-1 肿瘤生长方式及病变进展分型

显微镜检：①微小浸润癌：在原位癌的基础上镜检发现小滴状，锯齿状癌细胞团突破基底膜，浸润间质。②浸润癌：癌组织病灶浸润间质范围超出微小浸润癌，多呈网状或团块状浸润间质。

· 腺癌：占宫颈癌的 15%~20%。

巨检：来自宫颈管内，浸润管壁；或自宫颈管内向宫颈外口突出生长；常可侵犯宫旁组织；病灶向宫颈管内生长时，宫颈外观可正常，但因宫颈管膨大，形如桶状。

显微镜检：主要组织学类型有两种。①黏液腺癌：最常见。来源于宫颈管柱状黏液细胞，镜下见腺体结构，腺上皮细胞增生呈多层，异型性明显，见核分裂象，癌细胞呈乳突状突入腺腔。可分为高、中、低分化腺癌。②恶性腺瘤：属高分化宫颈管黏膜腺癌。癌性腺体多，大小不一，形态多变，呈点状突起伸入宫颈间质深层，腺上皮细胞无异型性，常有淋巴结转移。

· 腺鳞癌：占宫颈癌的 3%~5%。

腺鳞癌是由储备细胞同时向腺细胞和鳞状细胞分化发展而形成。癌组织中含有腺癌和鳞癌两种成分。

（三）转移途径

以直接蔓延和淋巴转移为主，血行转移极少见。但晚期病例可有直接蔓延、淋巴转移、血行转移同时存在。

（1）直接蔓延：直接蔓延是宫颈癌最常见的扩散方式。癌组织在宫颈向下浸润，穹窿部最易受损。癌组织直接侵犯邻近组织，向下波及阴道；向上累及宫腔，向两侧可扩散至子宫颈旁及阴道旁组织，甚至延伸至骨盆壁；向前、后蔓延，可侵犯膀胱或直肠，甚至造成生殖道瘘。

（2）淋巴转移：淋巴转移是宫颈浸润癌的主要转移途径。癌组织局部浸润后，侵入淋巴管，形成癌栓，随淋巴液到达局部淋巴结，并在淋巴管内扩散。淋巴转移的发生率与临床期别直接相关。最初受累的淋巴结有宫旁、宫颈旁或输尿管旁、闭孔、髂内髂外组淋巴结；继而累及骶前、髂总、腹主动脉旁和腹股沟深浅淋巴结。晚期癌还可出现左锁骨上淋巴结转移。

（3）血行转移：血行转移比较少见。一旦发生就形成远处转移灶，多发生在晚期。癌组织破坏小血管后，可经体循环转移到肺、肾或脊柱等。

（四）临床分期

根据国际妇产科协会（FIGO）2009 年修订的标准分期，严格准确的临床分期，可以依据病变的范围选择恰当的治疗方案。正确判断预后及评估治疗效果（表 3–5）。

表3–5 子宫颈癌的临床分期（FIGO,2009）

分期	范围
0期	原位癌(浸润前癌)
Ⅰ期	宫颈癌局限在子宫(扩展至宫体将被忽略)
ⅠA	镜下浸润癌。所有肉眼可见的病灶，包括表浅浸润，均为ⅠB
ⅠA1	间质浸润深度＜3mm，水平扩散≤7mm
ⅠA2	间质浸润深度3~5mm，水平扩散≤7mm
ⅠB	肉眼可见癌灶局限于宫颈，或者镜下病灶＞IA2
ⅠB1	肉眼可见癌灶最大径线≤4cm
ⅠB2	肉眼可见癌灶最大径线＞4cm
Ⅱ期	肿瘤超越子宫，但未达骨盆壁或未达阴道下1/3
ⅡA	无宫旁浸润
ⅡB	有宫旁浸润
Ⅲ期	肿瘤扩展到骨盆壁和(或)累及阴道下1/3和(或)引起肾盂积水或肾无功能
ⅢA	肿瘤累及阴道下1/3，没有扩展到骨盆壁
ⅢB	肿瘤扩展到骨盆壁和(或)引起肾盂积水或肾无功能
ⅣA	肿瘤侵犯膀胱黏膜或直肠黏膜和(或)超出真骨盆
ⅣB	远处转移

（五）临床表现

早期宫颈癌常无明显症状和体征，宫颈可光滑，颈管型患者因宫颈外观正常易漏诊或误诊。随病变发展，可出现以下表现：

（1）阴道流血：早期多为接触性出血，晚期为不规则阴道流血。出血量根据病灶大小、侵及间质内血管情况而不同，若侵蚀大血管可引起大出血。年轻患者也可表现为经期延长、经量增多；老年患者常为绝经后不规则阴道流血。一般外生型出血较早，量多。

（2）阴道排液：多数患者阴道有白色或血性、稀薄如水样或米泔状、腥臭味排液。晚期患者因癌组织坏死伴感染，可有大量米汤样或脓性恶臭白带。

（3）晚期症状：根据病灶累及范围出现不同的继发性症状。如尿频、尿急、便秘、下肢肿胀等；癌肿压迫或累及输尿管时，可引起输尿管梗阻、肾盂积水及尿毒症；晚期可有贫血、恶病质等全身衰竭症状。

（4）原位癌及微小浸润癌可无明显病灶，宫颈光滑或仅为柱状上皮异位。随病情发展可出现不同体征。外生型可见息肉状、菜花状赘生物，常伴感染，质脆易出血；内生型表现为宫颈肥大、质硬、宫颈管膨大；晚期癌组织坏死脱落，形成溃疡或空洞伴恶臭。阴道壁受累时，可见赘生物生长或阴道壁变硬；宫旁组织受累时，双合诊、三合诊检查可扪及宫颈旁组织增厚、结节状、质硬或形成冰冻盆腔状。

（六）辅助检查

根据病史、症状和检查并进行宫颈活组织检查可以确诊。确诊后根据具体情况选择胸部X线摄片、静脉肾盂造影、膀胱镜检查、直肠镜检查、B超及CT、MRI、PET等影像学检查。

细胞学检查是宫颈癌筛查的主要方法。也是目前发现宫颈癌前期病变和早期宫颈癌的主要方法。

（1）宫颈刮片：注意在宫颈移行带区取材并仔细镜检，必要时重复刮片并行宫颈活检，以免漏诊或误诊。防癌涂片用巴氏染色，结果分为5级。Ⅰ级正常，Ⅱ级炎症引起，Ⅲ级可疑癌，Ⅳ级高度可疑癌，Ⅴ级癌细胞阳性。Ⅱ级涂片需要按炎症处理后，重复涂片进一步检查；Ⅲ级及以上者重复刮片并行宫颈活组织检查，明确诊断。

（2）液基细胞学技术：液基细胞学技术是一种将脱落细胞保存在液体中，并通过特殊设备将细胞均匀分散贴附在载玻片上制成涂片的技术，采用液基薄层细胞检测系统检测宫颈细胞并进行细胞学分类诊断，是目前国际上较先进的一种宫颈癌细胞学检查技术。宫颈细胞学检查对宫颈癌细胞的检出率为100%，同时还能发现部分癌前病变，微生物感染如真菌、滴虫、病毒、衣原体等，因此诊断率高。

（3）宫颈碘试验：正常宫颈阴道部鳞状上皮含丰富糖原，碘溶液涂染后呈棕色或深褐色。无染色说明该处上皮缺乏糖原，可能有病变。在碘不染色区取材活检可提高诊断率。

（4）阴道镜检查：阴道镜是一种内窥镜，一般将局部组织放大20~40倍，直接观察宫颈上皮及血管的变化。宫颈刮片细胞学检查巴氏Ⅱ级以上、TBS分类为鳞状上皮内瘤变。均应在阴道镜观察下选择可疑癌变区行宫颈活组织检查。

（5）宫颈和宫颈管活组织检查：宫颈和宫颈管活组织检查为确诊宫颈癌及宫颈癌前病变的最可靠依据。宫颈有明显病灶，可直接在癌灶取材。宫颈无明显癌变可疑区时，可在转化区3、6、9、12点4处取材或在碘试验、阴道镜下取材做病理检查。所取组织应包括间质及邻近正常组织。宫颈刮片阳性，但宫颈光滑或宫颈活检阴性，应用小刮匙搔刮宫颈管，刮出物送病理检查。

（6）宫颈锥切术适用于宫颈刮片检查多次阳性而宫颈活检阴性者；或宫颈活检为原位癌需确诊者。可采用冷刀切除、环形电切除(LEEP)或冷凝电刀切除，切除组织应作连续病理切片检查。

（七）治疗原则：

一旦确诊，根据临床分期、患者年龄、生育要求、全身情况、医疗技术水平及设备条件等综合考虑制订最佳的治疗方案。采用以手术和放疗为主、化疗为辅的综合治疗方案。

（1）手术治疗：手术治疗的优点是年轻患者可保留卵巢及阴道功能。主要用于早期宫颈癌（ⅠA1~ⅡA期）患者。

Ⅰ A1 期：选用全子宫切除术。

Ⅰ A2 期：选用改良根治性子宫切除术及盆腔淋巴结切除术。

Ⅰ B~ Ⅱ A 期：选用根治性子宫切除术及盆腔淋巴结切除术，髂总淋巴结有癌转移者，作腹主动脉旁淋巴切除或取样。

年轻患者卵巢正常可保留。对要求保留生育功能的年轻患者，Ⅰ A1 期可行宫颈锥形切除术；Ⅰ A2~ Ⅰ B1 期、肿瘤直径 < 2cm 者可行根治性宫颈切除术及盆腔淋巴结切除术。

随着腹腔镜技术的不断发展，腹腔镜下子宫根治术和腹腔镜辅助经阴道子宫根治术在临床开展，腹腔镜阴式广泛性子宫颈切除术是一种治疗宫颈癌的新手术方式。其最大优点是治疗宫颈癌的同时可以保留患者的生育功能，同时具有微创和高技术含量等特点。

（2）放射治疗：放射治疗是宫颈癌的主要治疗手段，适合早期宫颈癌不适合手术治疗者及中晚期患者的根治性治疗。可作为综合治疗的一部分于手术前后补充治疗，晚期患者的姑息减状治疗等。适用于Ⅱ B~ Ⅳ期患者、全身情况不适宜手术的早期患者；宫颈大块病灶的术前放疗；手术治疗后病理检查发现有高危因素的辅助治疗。放射治疗包括腔内照射及体外照射。腔内照射采用后装治疗机，放射源为铯 (Cs)、铱 (Ir) 等，用以控制局部原发病灶。体外照射多用直线加速器、钴 (Co) 等，治疗宫颈旁及盆腔淋巴结转移灶。早期病例以局部腔内照射为主，体外照射为辅；晚期以体外照射为主，腔内照射为辅。腔内体外结合照射：腔内放射和体外照射的有机配合是宫颈癌放疗成功的关键，也是国内外公认的宫颈癌放疗原则。

（3）化疗：随着宫颈癌发病的年轻化和腺癌比例的增加及患者对治疗后生存质量要求的提高，化疗作为一种全身治疗手段，已由晚期姑息治疗的手段进入有效的综合治疗行列。常用抗癌药物有顺铂、卡铂、博来霉素、丝裂霉素、异环磷酰胺、氟尿嘧啶等。常采用以铂类为基础的联合化疗方案，如 BVP(博来霉素、长春新碱与顺铂)、BP(博来霉素与顺铂)、FP(氟尿嘧啶与顺铂)、TP(紫杉醇与顺铂) 等。可采用静脉或动脉灌注化疗。

随着抗癌药物的发展，化疗已逐渐成为多种妇科恶性肿瘤的重要辅助治疗。以铂类药物为主的化疗——新辅助化疗应运而生，以期提高手术切除成功率和放疗的敏感性，改善患者的预后。新辅助化疗（NACT）是指宫颈癌手术前或放疗前加用 2~3 个疗程的化疗，是针对局部晚期宫颈癌以及具有预后不良因素的高危宫颈癌提出的治疗策略。新辅助化疗尤其适用于晚期复发转移和宫颈癌高危患者，有助于保留中青年患者的卵巢和阴道功能，提高生存率和生存质量。

宫颈癌新辅助化疗给药途径为全身静脉和动脉介入、动脉插管，以动脉介入化疗及动脉插管化疗为佳。介入超选择髂内动脉及其分支的插管化疗及栓塞治疗是近 10 年来发展起来的又一新治疗手段。超选择动脉灌注化疗栓塞应用于中晚期宫颈癌患者的辅助化疗，可使癌灶缩小，而达到逆转临床分期的作用，为手术治疗创造机会，提高生存质量，同时也可消灭周边微小转移灶，减少复发，提高生存率。

介入治疗是一种增加手术切除率、提高疗效和生存质量、副反应小的有效方法。在中晚期宫颈癌的综合治疗中，均应进行插管化疗，与放疗、手术治疗相辅相成、互相配合，以提高总体治疗效果。

（4）疫苗的应用：预防性疫苗的研究及临床应用预防性疫苗的作用是诱导机体产生抗体预防人乳头瘤病毒感染。预防 HPV6、HPV11、HPV16 和 HPV18 感染的疫苗可使其感染率降低 90%。

治疗性疫苗的研究 HPV16/18 早期表达的 E6、E7 基因是引起宫颈上皮细胞转化最重要的癌基因。因此，针对 E6、E7 蛋白的治疗性疫苗已成为近年研究热点。

目前研究的治疗性疫苗主要分为三种：重组疫苗，多肽疫苗（多肽疫苗部分已进入临床实验，并取得了一定的效果），核酸疫苗。其中核酸疫苗的优点是制备简单、安全、性质稳定，但对裸DNA疫苗而言，其免疫源性目前尚不满意。

【护理措施】

（一）基础护理

（1）心理护理：向患者介绍有关宫颈癌的医学常识，介绍各种诊治过程、可能出现的不适及有效的应对措施。协助患者接受各种诊治方案，评估患者目前的身心状况及接受诊治方案的反应，用通俗易懂的语言给予患者安慰和指导。

（2）术前指导：术前营养状况直接影响术后康复过程，护士要注意指导患者摄入高蛋白、高热量、高维生素及低脂肪全营养饮食，保证患者在术前得到充分休息。减轻患者的焦虑程度，调整患者的身心状况；认真做好术前贫血、营养不良等内科合并症的治疗及处理；为预防术后并发症发生，指导患者学习包括床上使用便器，术后需做深呼吸、咳嗽、翻身、收缩和放松四肢肌肉的运动等。

（3）术前准备：皮肤准备、消化道准备、阴道准备及外科手术前常规准备。

（4）术后的护理：病情观察，监测患者血压、脉搏、呼吸；检查腹部伤口、阴道流血情况及尿量观察。麻醉后注意观察患者意识及肢体感觉的恢复情况，予以体位护理。缓解患者术后疼痛。

（二）专科护理

1. 引流管护理

宫颈癌根治术涉及范围广，保持导尿管、腹腔各种引流管及阴道引流通畅，认真观察引流液性状及量。通常遵医嘱于术后48~72h取出引流管，术后7~14天拔除尿管。拔除尿管前3天开始夹管，每2h开放1次，定时间断放尿以训练膀胱功能，促使恢复正常排尿功能。督促患者于拔管后每1~2h排尿1次；如不能自解应及时处理，必要时重新留置尿管。

2. 并发症护理

（1）腹胀：术后腹胀多因术中肠管受到激惹使肠蠕动减弱所致。患者术后呻吟、抽泣、憋气等可咽入大量不易被肠黏膜吸收的气体，加重腹胀。一般情况下肠蠕动于术后12~24h开始恢复，此时可闻及肠鸣音。通常术后48h恢复正常肠蠕动。如果术后48h肠蠕动仍未恢复正常，应排除麻痹性肠梗阻、机械性肠梗阻的可能。可采用生理盐水低位灌肠，热敷下腹部等缓解腹胀。在肠蠕动已恢复但仍不能排气时，可针刺足三里穴，或遵医嘱皮下注射新斯的明（0.5mg），促进肛管排气等。术后早期下床活动可改善胃肠功能，预防或减轻腹胀。如因炎症或缺钾引起，遵医嘱分别给予抗生素或补钾治疗。

（2）泌尿系统感染：尿潴留是发生泌尿系统感染的重要原因，尿潴留是盆腔内和经阴道手术后常见的并发症之一。患者因不习惯卧床排尿而致尿潴留；术后留置尿管的机械性刺激，或因麻醉剂的使用减低了膀胱膨胀感等也是尿潴留的主要原因。预防尿潴留：术后鼓励患者定期排尿，拔除存留尿管前，注意夹管定时开放以训练膀胱恢复收缩力。如上述措施无效，则应导尿。一次导尿量超过1 000ml者，宜暂时留置尿管，每3~4h开放1次。定时间断开放以训练膀胱功能，促使恢复正常排尿功能。

（3）静脉血栓护理：静脉血栓护理是妇科肿瘤手术患者常见的并发症之一，其发生率与手术方式和疾病恶性程度密切相关，妇科恶性肿瘤根治术后血栓形成发生率高达 12%~33% 。年龄、手术持续时间、原有血栓病史、肥胖、术后卧床时间过长等对血栓发生率均有影响。血栓形成的因素术前应予纠正和预防，尽量减少患者卧床时间。手术操作时应注意避免压迫大腿静脉，减少血栓形成机会。手术后指导协助患者练习深呼吸和加强下肢运动。

（4）淋巴囊肿护理：广泛子宫切除加盆腔淋巴切除术后引发症状性淋巴囊肿，发生率为 5%~30%，典型的盆腔淋巴囊肿多发生于手术后几天内，甚至发生于盆腔引流去除后数周内。盆腔淋巴囊肿可引起许多严重的并发症，如深部静脉栓塞、静脉阻塞、输尿管梗阻、下肢水肿、感染和疼痛。双侧性淋巴囊肿也可引起梗阻性肾衰竭。术后预防可用大黄芒硝配伍外敷加强局部血流，使毛细血管开放增多，改善微循环，促进吸收，达到消肿、止痛、消炎的目的。对于无症状者，定期随访等待自行吸收；对于有症状者，可首选经皮经导管硬化治疗。

3. 放疗护理

重视患者放疗前的健康指导，向患者介绍放射治疗的相关知识。照射野的皮肤的护理：照射野的皮肤可出现红肿、瘙痒、脱皮或溃烂，放疗前指导患者保护照射野的皮肤，涂擦比亚芬软膏 2 次 /d。预防放射性膀胱炎、直肠炎，放疗前指导患者排空大便。腔内放射治疗的护理：告诉患者阴道冲洗的作用及对放疗的影响。放疗前按妇科手术前常规准备，备皮，阴道冲洗，减少盆腔感染的机会，预防阴道粘连。

（三）健康指导

（1）健康生活状态：宫颈癌是感染性疾病，可预防的疾病，也是世界目前唯一可以早期发现并治愈的癌症，宫颈癌防治的关键在早期筛查。早期发现、早期诊断、早期治疗是提高患者 5 年存活率的关键。

（2）随访：宫颈癌治疗后 50% 的患者在 1 年内复发，75%~80% 在 2 年内复发。因此，治疗后 2 年内应每 3 个月复查 1 次，3~5 年内每 6 个月复查 1 次，第 6 年开始每年复查 1 次。随访内容包括盆腔检查、阴道刮片细胞学检查、胸部 X 线检查及血常规等。

（3）宫颈癌预防：普及防癌知识，开展性卫生教育，提倡晚婚少育。重视高危因素及高危人群，有异常症状者及时就医。积极治疗性传播疾病，早期发现及诊治宫颈上皮内瘤样病变，阻断宫颈浸润癌发生。健全及发挥妇女防癌保健网的作用，开展宫颈癌筛查，做到早发现、早诊断、早治疗。

（4）宫颈癌筛查：筛查对象为有性行为 3 年以上或 21 岁以上有性行为的妇女。起始年龄：经济发达地区为 25~30 岁，经济欠发达地区妇女年龄为 35~40 岁，高危人群：起始年龄应相应提前。终止年龄：65 岁以上危险性极低。筛查间隔：每年 1 次，连续 2 次细胞学检查正常可改至 3 年筛查 1 次，连续 2 次人乳头瘤病毒和细胞学检查正常可延至 5~8 年筛查 1 次，筛查重点放在高危人群而不是筛查次数。

（5）性生活指导：根治性子宫切除对性生活无任何不良影响。指导患者和家属建立彼此信任关系。 提供有关手术对性生活影响的正确信息，妇科癌症根除性子宫全切除手术有腹部伤口、阴道出血、骨盆腔充血、排尿困难及因术后组织改变直接引起性功能或荷尔蒙改变，可能生成对性生活的影响因素，加强会阴骨盆底收缩运动，改善骨盆肌肉的强度与张力后，会有助于夫妻性生活的感受。约 3 个月后即可恢复正常性生活。

（杨 捷）

第十六章

子宫肿瘤患者的护理

第一节　妇科腹部手术患者的一般护理

妇科腹部手术是妇科疾病常用的一种治疗手段。按手术急缓程度，可分为择期手术、限期手术和急诊手术。按手术范围区分，有剖腹探查术、附件切除术、次全子宫切除术、全子宫切除术、次全子宫及附件切除术、全子宫及附件切除术、子宫根治术、剖宫产术等。术前充分准备及术后精心护理，以确保患者安全顺利经历手术全过程。

一、手术前基本护理

1. 心理支持

用通俗易懂的语言向患者介绍手术名称及过程，术前准备的内容，相关的检查程序，可能出现的不适感觉及应对措施。使患者了解术前术后静脉输液、必要时给予吸氧、留置引流管或周围有监护设施的作用，消除患者的紧张情绪。分析患者担心切除子宫会引起女性早衰、影响夫妻关系给患者带来的精神压力，手术会引起疼痛，或恐惧等不良情绪。应用医学知识耐心解答患者的提问，提供有关术后性生活的指导。术前要使患者了解到子宫切除术后不再出现月经，卵巢切除的患者会出现停经、潮热、阴道分泌物减少等症状。可在医生指导下接受雌激素补充治疗以缓解症状。使患者了解其会得到安全的治疗和照顾、能顺利度过手术全过程。

2. 健康指导

术前营养状况直接影响术后康复过程，指导患者摄入高蛋白、高热量、富含维生素及低脂肪全营养饮食。安排合理的食谱，以保证机体处于术前最佳的营养状况。指导患者预防术后并发症，进行功能锻炼，包括床上使用便器，术后需做深呼吸、咳嗽、翻身、收缩和放松四肢肌肉的运动等，患者在指导、练习后独立完成，完全掌握。讲解手术后适当活动可促进肠功能恢复，增进食欲，预防坠积性肺炎等并发症的重要性，以取得患者的配合。为患者提供安静、舒适、有助于保证患者获得充分休息和睡眠的环境。术前患者要充分休息，可减轻患者的焦虑程度。为保证患者有充足的睡眠，手术前 1 天晚上可遵医嘱服用适量镇静剂。确保患者术前处于最佳身心状态。

3. 常规准备

（1）皮肤准备：自剑突下，下至两大腿上 1/3，包括外阴部，两侧至腋中线。备皮完毕用温水洗净、拭干。

（2）消化道准备：①根据病情需要遵医嘱在一般手术前 1 天或 3 天进行肠道准备，术前 8h 禁食，4h 禁饮。手术当天早晨禁食。目的是使肠道空虚、暴露手术野、减轻或防止术后肠胀气；防止手术时麻醉药物松弛肛门括约肌致大便污染手术台。②可能涉及肠道的手术，手术前 3 天进无渣半流饮食，手术前 1 天需要进行清洁灌肠直至排出的灌肠液中无大便残渣，遵医嘱给肠道制菌药物。术前口服导泻剂，可代替多次灌肠，效果良好；但对年老、体弱者选择耗用量，以防造成水泻导致脱水。③行子宫全切手术的患者行阴道冲洗，于手术前 1 天冲洗两次，常用 1 ∶ 8 000 的高锰酸钾、1 ∶ 20 的碘伏或 1 ∶ 1 000 的新洁尔灭等。手术当日早晨用消毒液行宫颈、阴道消毒，注意阴道穹隆部位的消毒。

二、手术后基本护理

1. 病情观察

密切观察病情，包括意识状态、体温、血压、脉搏、呼吸等，并记录。通常术后每 1h 观察并记录血压、脉搏、呼吸 1 次，平稳后改为每 4h 测量 1 次。术后至少每天测量体温、血压、脉搏、呼吸 4 次，正常后 3 天停测。保持伤口敷料的干燥。观察腹部伤口有无出血、渗液，观察阴道流血情况，观察切口周围皮肤有无红肿热痛等感染征象，并详细记录。

2. 体位护理

根据手术及麻醉的方式决定体位。全麻未清醒的患者应有专人守护、去枕平卧，头偏向一侧，保持呼吸道通畅，防止呕吐物、分泌物呛入气管引起的窒息或吸入性肺炎，清醒后可根据患者需要选择卧位。硬膜外麻醉的患者手术后可垫枕平卧，枕不宜高过肩，以减轻患者术后由于卧位带来的不适感。腰麻的患者应去枕平卧 6h，以防头痛。术后第二天均应采取半坐卧位，有助于腹部肌肉松弛，降低腹部切口张力，减轻疼痛。手术后，每 2h 翻身 1 次，鼓励患者做肢体活动，特别应做下肢活动，防止发生下肢静脉血栓。

3. 引流管护理

观察尿量保持尿管通畅，应注意并认真观察尿量及性质。在子宫切除术中，有可能伤及输尿管，术中分离粘连时牵拉膀胱、输尿管将会影响术后排尿功能。通常于术后 24h 拔除尿管，拔除尿管后要协助患者排尿，以观察膀胱功能恢复情况。留置尿管期间，应擦洗外阴，保持局部清洁，防止发生泌尿系统感染。妇科手术后留置引流管，应保持引流管固定通畅，保持引流管周围皮肤清洁干燥，观察并记录引流物的质、色、量。通常 24h 内引流量不超 200ml。若量多且鲜红色，应警惕有内出血的可能。

4. 疼痛管理

观察患者意识的恢复，观察腰麻及硬膜外麻醉的患者下肢感觉的恢复。一般情况下，停药 6h 后麻醉作用消失。麻醉作用消失后，患者会感到伤口疼痛，持续而剧烈的疼痛会使患者产生焦虑、不安、失眠，手术后 24h 内最为明显。需根据患者具体情况，遵医嘱对患者的疼痛进行评估及时给予止痛处理，使用镇痛泵为术后患者充分止痛。

5. 营养及饮食

一般手术患者，术后 6h 进流质饮食，肛门排气以后，改流质为半流质。排便后逐步过渡到普通饮食。但应避免产气食物和牛奶、豆浆等以免肠胀气。涉及肠道的手术患者，术后应禁食，排气后才能进流质饮食，逐步过渡到半流质、普通饮食。术后饮食应以营养丰富、易消化、高热量及富含维生素为原则，鼓励患者进食，促进肠道功能恢复及术后康复。不能进食或进食不足期间，应静脉补充液体和电解质。

6. 术后常见并发症护理

（1）腹胀护理：麻醉或手术造成肠蠕动减慢，或因炎症、低钾引起。手术后 48h 患者未排气出现腹胀时，首先应查明原因进行相应处理，应排除麻痹性肠梗阻、机械性肠梗阻的可能。生理盐水低位灌肠，肛管排气、热敷下腹部、针刺足三里穴等缓解腹胀。遵医嘱皮下注射新斯的明（0.5mg）等。因炎症或缺钾引起，遵医嘱分别给予抗生素或补钾治疗，术后早期下床活动可改善胃肠功能，预防或减轻腹胀。

（2）便秘护理：手术后活动少，肠蠕动减弱，易发生便秘。术后加强活动，进食蔬菜水果，必要时使用缓泻剂预防便秘。

（杨　捷）

第二节　子宫肌瘤患者的护理

【概述】

（一）病因

子宫肌瘤是卵巢激素依赖性肿瘤，其确切的发病因素尚不清楚，一般认为其发生和生长与雌激素长期刺激有关。雌激素能使子宫肌细胞增生肥大，肌层变厚，子宫增大。雌激素还通过子宫肌组织内的雌激素受体起作用。近年来发现，孕激素也可以刺激子宫肌瘤细胞核分裂，促进肌瘤生长。此外，由于卵巢功能、激素代谢均受高级神经中枢的调节控制，故有学者认为神经中枢活动对肌瘤的发病也可能起作用。

（二）分类

子宫肌瘤是女性生殖器中最常见的良性肿瘤，多见于育龄妇女。按肌瘤生长部位可分为子宫体部肌瘤和子宫颈部肌瘤。前者尤为常见，占 95%~98%。根据肌瘤与子宫肌层关系不同，可分为以下 3 类 (图 3-16-1)。

（1）肌壁间肌瘤：肌瘤位于子宫肌层内，周围均为肌层包绕，为最常见的类型，占总数的 60%~70%。

（2）浆膜下肌瘤：肌瘤突出于子宫表面，由浆膜层覆盖，约占总数的 20%。浆膜下肌瘤继续向腹腔内生长，基底部形成细蒂，与子宫相连时为带蒂的浆膜下肌瘤；若向阔韧带两叶腹膜间伸展，则形成阔韧带内肌瘤。

（3）黏膜下肌瘤：肌瘤向宫腔方向突出，表面由子宫黏膜层覆盖，称为黏膜下肌瘤，占总数10%~15%。

子宫肌瘤常为多发性，有时几种类型的肌瘤可以同时发生。当肌瘤生长迅速或有蒂形成后，由于血运供给不足，可发生多种变性。

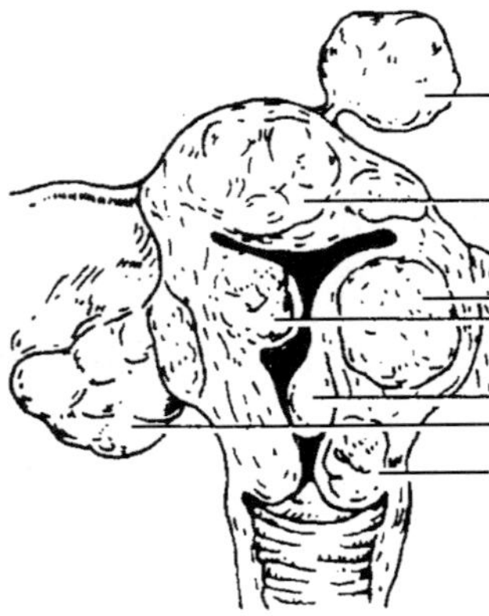

图3-16-1 各型子宫肌瘤示意图

（三）病理

肌瘤为实质性球形结节，表面光滑，单个或多个，大小不一，但常为散在性多个分布。肌瘤周围有被压缩的肌纤维束和结缔组织构成的假包膜覆盖。一般肌瘤呈白色，质硬，切面呈漩涡状结构。肌瘤的颜色与硬度则因含纤维组织的多少而变化。

肌瘤的血运来自肿瘤的假包膜，当肿瘤生长快时血运不足，发生中心性缺血，造成一系列变性。肿瘤生长越快、越大，缺血越严重，可引起急性或慢性退行性变，常见的变性有玻璃样变、囊性变、红色变、肉瘤变及钙化。

（四）临床表现

1. 症状

（1）月经改变：月经改变为最常见的症状。浆膜下肌瘤、肌壁间小肌瘤常无明显月经改变；大的肌壁间肌瘤可致宫腔及内膜面积增大，子宫收缩不良或子宫内膜增生过长等，致使月经周期缩短，经期延长，经量增多，不规则阴道流血等。黏膜下肌瘤常表现为月经量过多，随肌瘤逐渐增大，经期延长。肌瘤一旦发生坏死、溃疡、感染时，则有持续性或不规则阴道流血或脓血性排液等。

（2）腹部肿块：随着肌瘤长大，患者于下腹正中可扪及块物，尤其是凌晨膀胱充盈时，将子宫推向上方时更容易扪及。

（3）白带增多：肌壁间肌瘤使宫腔内膜面积增大，内膜腺体分泌增加，并伴盆腔充血致白带增多；脱出于阴道内的黏膜下肌瘤表面极易感染、坏死，产生大量脓血性排液，或有腐肉样组织排出，伴有臭味。

（4）腹痛、腰酸、下腹坠胀：患者通常无腹痛，当肌瘤压迫盆腔器官、神经、血管时，可使盆腔瘀血，出现腰酸、下腹坠胀，月经期加重。当浆膜下肌瘤发生蒂扭转时，可引起急性腹痛；肌瘤红色变时腹痛剧烈，并伴发热、恶心。

（5）压迫症状：肿瘤增大时可压迫邻近器官，出现相应器官受压的各种症状。

（6）不孕或流产：子宫肌瘤可压迫输卵管使之扭曲或致宫腔变形，影响精子运行、妨碍受精卵着床，造成不孕或流产。

（7）贫血：长期月经量过多可引起不同程度的贫血。

2. 体征

子宫肌瘤患者的体征与肌瘤大小、数目、位置以及有无变性有关。较大的浆膜下肌瘤可于腹部扪及，盆腔检查发现子宫为不规则或均匀增大，表面呈结节状，质硬，无压痛。黏膜下肌瘤凸出于宫颈口或阴道内，呈红色，表面光滑；伴有感染时表面则有渗出液覆盖，或形成溃疡。

（五）辅助检查

（1）妇科检查：通过双合诊或三合诊发现，不同类型子宫肌瘤有相应的局部体征。

（2）B 超检查：子宫肌瘤体积较小、症状不明显，或诊断有困难者，可借助探针探测宫腔深度及方向、子宫输卵管造影、B 超显像及内镜等检查，协助明确诊断。

（六）治疗原则

（1）年轻又希望生育的患者，术前排除子宫及宫颈的癌前病变后可考虑经腹或经腹腔镜切除肌瘤，保留子宫。突出于子宫颈口或阴道内的黏膜下肌瘤可经阴道或宫腔镜肌瘤切除术切除。手术后阴道内留有止血钳，应在手术后 24h 取出，并观察阴道出血情况。浆膜下肌瘤可行子宫肌瘤剔除术。手术后为防止出血可持续静脉输注子宫收缩素，防止创面出血。

（2）子宫大于 8 周妊娠子宫，或临床症状明显者，或经保守治疗效果不明显、又无需保留生育功能的患者可行子宫切除术。手术后要注意有无阴道出血量。出血量及性质，保持外阴清洁，防止逆行感染。

【护理措施】

（一）基础护理

（1）心理支持：详细评估患者所具备的子宫肌瘤相关知识概念，通过护理活动与患者建立良好的护患关系，讲解有关疾病知识，使患者了解绝大部分子宫肌瘤属于良性肿瘤，消除其不必要的顾虑，增强康复信心。

（2）鼓励参与决策过程：根据患者实际情况提供疾病的治疗信息，与护理对象讨论可利用的资源和支持系统。允许患者参与决定自己的护理和治疗方案，并帮助其接受目前的健康状况；充分利用既往解决困难的有效方法，由患者本人评价自己的行为，认识自己的能力。

（3）观察病情：出血多者，应严密观察并记录其生命体征变化情况。评估出血量遵医嘱给予止血药；必要时予以输血、补液、抗感染或准备刮宫术止血；维持正常血压并纠正贫血状态。及时完成血常规及凝血功能检查，巨大肌瘤患者出现局部压迫致排尿、排便不畅时，应予导尿，或用缓泻剂软化粪便，或番泻叶 2~4g 冲饮，以缓解尿潴留、便秘症状。

（二）专科护理

（1）术前指导：术前营养状况直接影响术后康复过程，护士要注意指导患者摄入高蛋白、高热量、高维生素及低脂肪全营养饮食；保证患者在术前得到充分休息，减轻患者的焦虑程度，调整患者的身心状况；认真做好术前贫血、营养不良等内科合并症的治疗及处理；为预防术后并发症发生，指导患者学习包括床上使用便器，术后需做深呼吸、咳嗽、翻身、收缩和放松四肢肌肉的运动等。

（2）术前准备：皮肤准备、消化道准备、阴道准备及外科手术前常规准备。

（3）术后的护理：病情观察，监测患者血压、脉搏、呼吸；检查腹部伤口、阴道流血情况及尿量观察；麻醉后注意观察患者意识 及肢体感觉的恢复情况及体位护理。缓解患者术后疼痛。

（三）健康指导

（1）针对子宫肌瘤小，症状不明显，或已近绝经期的妇女，可每 3~6 个月定期随访复查，必要时再考虑进一步治疗措施。子宫 <2 个月妊娠大小，症状不明显或较轻者，尤其近绝经期或全身情况不能手术者，在排除子宫内膜癌的情况下，常用雄激素对抗雌激素，促使子宫内膜萎缩；直接作用于平滑肌，使其收缩而减少出血，对症治疗。

（2）对应用药物的患者，因详细讲解药物的名称，服药剂量和服用的方法，服药中可能出现副作用等注意事项。

（3）接受保守治疗者明确随访的时间、目的及联系方式，按时接受随访指导，以便根据病情需要修正治疗方案。

（4）告知患者术后 1 个月复查的内容、具体时间、地点及联系人等。给予术后患者性生活、日常活动恢复健康指导。

（杨　捷）

第三节　子宫内膜癌患者的护理

【概述】

（一）病因

子宫内膜癌发生于子宫体的内膜层，以腺癌为主，又称子宫体癌。是女性生殖器三大恶性肿瘤之一，约占女性癌症总数 7%，占女性生殖道恶性肿瘤的 20%~30%。多见于老年妇女。腺癌是一种生长缓慢，发生转移也较晚的恶性肿瘤。但是，一旦蔓延至子宫颈，侵犯子宫肌层或子宫外，其预后极差。近年我国该病的发病率有上升趋势。

子宫内膜癌的确切病因仍不清楚。长期以来已公认可能与子宫内膜增生过多有关，在缺乏孕激素对抗而长期接受雌激素刺激的情况下，可发生子宫内膜增生症，可能导致子宫内膜癌的发生。其中雌激素依赖性分化较好，预后比较好，多见于年轻女性；非雌激素依赖性预后较差，癌周围内膜多萎缩，常见于老年、体弱的妇女。未婚、少育、未育或家族中有癌症史的妇女，肥胖、高血压、绝经延迟、糖尿病及其他心血管疾病患者发生子宫内膜癌的机会增多。

（二）病理

1. 巨检

病变多发生在子宫底部的内膜，以双侧子宫角附近为多见，其次为子宫后壁。就病变的形态和范围而言有以下两种：

（1）弥漫型：子宫内膜大部或全部为癌组织侵犯，病灶呈不规则菜花样物突出于宫腔。癌组织呈灰白色或淡黄色，表面有出血、坏死，有时形成溃疡。病变虽广泛累及内膜，但较少浸润肌层。晚期可侵犯肌壁全层并扩展至宫颈管，一旦癌灶阻塞宫颈管导致宫腔积脓。

（2）局限型：癌灶局限于宫腔的某部分，多见于子宫底或宫角部，呈息肉或小菜花状。极早期病变很小，诊断性刮宫可能将癌灶刮净。局限型癌灶易侵犯肌层，晚期可扩散于整个宫腔。

2. 显微镜检

镜下可见四种类型：内膜样腺癌、腺癌伴鳞状上皮分化、透明细胞癌、浆液性腺癌。

（三）转移途径

（1）直接蔓延：病灶沿子宫内膜生长扩散并向肌层浸润，经子宫浆肌层蔓延至输卵管、卵巢，并可广泛累及盆腔腹膜、直肠子宫陷凹及大网膜。也可直接向下侵犯子宫颈及阴道。

（2）淋巴转移：淋巴转移是子宫内膜癌的主要转移途径。当癌肿侵犯至深肌层或扩散到宫颈管，或癌组织分化不良时，易发生淋巴转移。

（3）血行转移：偶有经血行转移到肺、肝、骨等处。

（四）临床分期

目前，对非手术及术前化疗患者，临床仍采用国际妇产科协会（FIGO，1982）修订的分期法（表3–6）。

表3–6 子宫内膜癌的临床分期(FIGO，1982)

分期	癌瘤范围
0期	腺癌样增生或原位癌
Ⅰ期	癌局限于子宫体
ⅠA期	宫腔长度≤8cm
ⅠB期	宫腔长度＞8cm
Ⅱ期	癌已侵犯宫颈
Ⅲ期	癌扩散至子宫以外，但未超出真骨盆
Ⅳ期	癌超出真骨盆或侵犯膀胱或直肠
ⅣA期	癌侵犯附近器官，如直肠、膀胱
IVB期	癌有远处转移

（五）临床表现

（1）阴道流血：不规则阴道流血为最常见的症状，量一般不多。绝经后患者表现为持续性或间歇性流血；尚未绝经者主诉经量增多，经期延长，或经间期出血。

（2）阴道排液：少数患者主诉阴道排液增多，早期多为浆液性或浆液血性排液，晚期合并感染则有脓性或脓血性排液，有恶臭。

（3）疼痛：晚期癌瘤浸润周围组织，或压迫神经时可引起下腹及腰骶部疼痛，并向下肢及足部放射。当癌灶侵犯宫颈，堵塞宫颈管致宫腔积脓时，可出现下腹胀痛及痉挛性疼痛。

早期患者无明显异常，随病情发展，妇科检查发现子宫增大，质稍软；晚期偶见癌组织自宫颈口脱出，质脆，触之易出血。合并宫腔积脓者，子宫明显增大，极软。癌灶向周围浸润，子宫固定，在宫旁或盆腔内可扪及不规则结节样物。

（六）辅助检查

（1）妇科检查：早期患者妇科检查时无明显异常。随病程进展，盆腔检查发现子宫大于其相应年龄应有大小，质稍软。晚期病例则出现与病程相对应的体征。

（2）分段诊断性刮宫：此项检查是目前早期诊断子宫内膜癌最常用的刮取子宫内膜组织的方法。通常要求先环刮宫颈管，后探宫腔，再行宫腔搔刮内膜，标本分瓶做好标记，送病理检查。病理检查结果是确诊子宫内膜癌的依据。

（3）细胞学检查：从阴道后穹隆或宫颈管吸取分泌物做涂片找癌细胞，阳性率不高。采用特制的宫腔吸管或宫腔刷放入宫腔，吸取分泌物做涂片，阳性率可达 90%。但此方法仅供筛查，最后确诊仍需依靠病理检查结果。

（4）宫腔镜检查：可直接观察子宫内膜病灶的生长情况，并在直视下取可疑病灶活组织送病理检查。

（5）B 超检查：典型的内膜癌声像图表现为子宫增大或大于绝经年龄，宫腔内见实质不均的回声区，形态不规则，宫腔线消失。有时见肌层内不规则回声紊乱区，边界不清，可提示肌层浸润的程度。

（6）其他检查：癌血清标记物检查，CT、MRI 检查，淋巴造影检查等。

（七）治疗原则

1. 药物治疗

（1）孕激素：适用于晚期或癌症复发者，不能手术切除或年轻、早期、要求保留生育功能者。应用大剂量孕激素，也可获得一定效果。孕激素治疗的作用机制可能是直接作用于癌细胞，延缓 DNA 复制和 RNA 转录过程，从而抑制癌细胞的生长。常用各种人工合成的孕激素制剂，如醋酸甲羟孕酮、乙酸黄体酮等。通常用药剂量大，至少 8~12 周才能评价疗效，患者需要具备配合治疗的耐心。用药的副作用为水钠潴留、药物性肝炎等，但停药后即好转。

（2）抗雌激素制剂：他莫西芬（tamoxifen，TMX）是一类非甾体类抗雌激素药物，适应证与孕激素治疗相同，可与孕激素配合使用，或同时使用可望增加疗效。他莫西芬用药后的副反应有潮热、急躁等类似围绝经期综合征的表现，轻度的白细胞、血小板计数下降等骨髓抑制表现，还可有头晕、恶心、呕吐、不规则少量阴道流血、闭经等。

（3）化学药物：适用晚期不能手术或治疗后复发者，可单独使用，也可几种药物联合应用，还可与孕激素合并应用。化疗途径有静脉给药、腹腔给药和动脉介入化疗。

2. 放射治疗

子宫内膜癌已被认为是放射敏感性肿瘤，目前子宫内膜癌单纯放疗总的 5 年生存率已达 50%~70%。

尤其对于老年或有严重合并症不能耐受手术或晚期不宜手术的病例，均应考虑放射治疗。

3. 手术加放射治疗

适用于已有转移或可疑淋巴结转移者，可于术前或术后加用放射治疗，提高疗效。术前放射的目的在于给肿瘤细胞以致死量，减少肿瘤组织范围或体积，使手术顺利进行。针对腹水癌细胞阳性、细胞分化差者进行放射治疗可以提高治疗效果。

【护理措施】

（一）基础护理

（1）提供疾病知识，缓解焦虑：评估患者对疾病及有关诊治过程的认知程度，鼓励患者及其家属讨论有关疾病及治疗的疑虑，耐心解答。针对个案需求及学习能力，采用有效形式向护理对象介绍住院环境、诊断检查、治疗过程、可能出现的不适以求得主动配合。为患者提供安静、舒适的睡眠环境，减少夜间不必要的治疗程序；教会患者应用放松等技巧促进睡眠，必要时遵医嘱使用镇静剂，保证患者夜间连续睡眠 7~8h。努力使患者确信子宫内膜癌的病程发展缓慢，是女性生殖器官恶性肿瘤中预后较好的一种恶性肿瘤，缓解其焦虑程度，增强治病信心。

（2）术前、术后护理同妇科手术的一般护理。

（二）专科护理

（1）协助患者配合治疗：需要手术治疗者，严格执行腹部及阴道手术患者的护理措施；术后 6~7 天阴道残端缝合线吸收或感染可致残端出血，需严密观察并记录出血情况，此期间患者应减少活动。

（2）放疗护理：接受盆腔内放疗者，事先灌肠并留置导尿管，以保持直肠、膀胱空虚状态，避免放射性损伤。腔内置入放射源期间，保证患者绝对卧床，但应学会床上肢体运动方法，以免出现长期卧床的并发症。取出放射源后，鼓励患者渐进性下床活动及生活自理项目。

（三）健康指导

（1）普及防癌知识：大力宣传定期进行防癌检查的重要性，中年妇女每年接受 1 次妇科检查，尤其关注子宫内膜癌的高危因素和人群。高危因素，如老年、肥胖、绝经期推迟、少育、不育以及停经后接受雌激素补充治疗等病史。严格掌握雌激素的用药指征，加强用药期间的监护、随访措施。督促围绝经期、月经紊乱及绝经后出现不规则阴道流血者，进行必要检查以排除子宫内膜癌的可能，并接受正规治疗。

（2）定期随访：手术后应及时发现异常情况，确定处理方案；同时确定恢复性生活的时间及体力活动的程度。随访时间：术后 2 年内，每 3~6 个月 1 次；术后 3~5 年，每 6~12 个月 1 次。随访中注意有无复发病灶，并根据患者康复情况调整随访间期。

（3）性生活指导：子宫根治术后、服药或放射治疗后，患者可能出现阴道分泌物减少、性交痛等症状，可使用局部水溶性润滑剂以增进性生活舒适度。

（杨　捷）

第十七章

卵巢肿瘤患者的护理

【概述】

（一）病因

卵巢是肿瘤的好发部位，除原发性肿瘤外，也可由其他器官转移而来。卵巢肿瘤是妇科常见的肿瘤，可发生于任何年龄。卵巢肿瘤可以有各种不同的性质和形态：单一型或混合型、一侧或双侧性、囊性或实质性、良性或恶性。

卵巢肿瘤发病的高危因素可能与高胆固醇饮食、内分泌因素有关。20%~25% 的卵巢恶性肿瘤患者有家族史。卵巢恶性肿瘤近 40 年来发病率增加了 2~3 倍，并有逐渐上升的趋势，是女性生殖器三大恶性肿瘤之一。当发现恶性肿瘤时，往往已属晚期病变。晚期病变疗效不佳，故死亡率高居妇科恶性肿瘤之首。卵巢癌已成为当今妇科肿瘤中威胁最大的疾病。

（二）组织学分类

卵巢体积最小，卵巢肿瘤组织形态的复杂性居全身各器官之首。分类方法很多，目前普遍采用世界卫生组织 (WHO，1995) 修订后的卵巢肿瘤组织学分类法（表 3–7）。

表3–7 卵巢肿瘤组织学分类（WHO，1995）

卵巢肿瘤组织学分类
一、卵巢上皮肿瘤
(一)浆液性肿瘤
(二)黏液性肿瘤
(三)子宫内膜样肿瘤 良性、交界性、恶性
(四)透明细胞瘤(中肾样瘤)
(五)勃勒纳瘤
(六)混合性上皮肿瘤
(七)未分化癌
二、性索间质肿瘤
(一)颗粒细胞–间质细胞肿瘤
1.颗粒细胞瘤
2.卵泡膜细胞瘤一纤维瘤

续表

卵巢肿瘤组织学分类
(1)卵泡膜细胞瘤
(2)纤维瘤
(二)支持细胞-间质细胞肿瘤(睾丸母细胞瘤)
(三)两性母细胞瘤
三、脂质(类脂质)细胞瘤
四、生殖细胞肿瘤
(一)无性细胞瘤
(二)内胚窦瘤
(三)胚胎癌
(四)多胚瘤
(五)绒毛膜癌
(六)畸胎瘤
1.未成熟型
2.成熟型
(1)实性
(2)囊性 ①皮样囊肿(成熟囊性畸胎瘤);②皮样囊肿恶变
3.单胚性和高度特异性型
(1)卵巢甲状腺肿
(2)类癌
(七)混合型
五、性腺母细胞瘤
六、非卵巢特异性软组织肿瘤(肉瘤、纤维肉瘤、淋巴肉瘤)
七、未分类肿瘤
八、转移性肿瘤
九、瘤样病变
包括妊娠黄体瘤、间质增生、重度水肿、单发性滤泡囊肿和黄体囊肿、多发性滤泡囊肿(多囊卵巢)、妊娠黄体化滤泡囊肿、子宫内膜异位、异位妊娠及炎性病变等

(三)常见卵巢肿瘤及病理特点

(1)卵巢上皮性肿瘤:卵巢上皮性肿瘤是卵巢肿瘤中最常见的一种,约占所有原发性卵巢肿瘤的2/3,有良性、恶性和交界性之分。交界性肿瘤的上皮细胞增生活跃,并有核异型,表现为上皮细胞层次增加,但无间质浸润,是一种低度潜在恶性肿瘤,生长慢,转移率低,复发迟。①浆液性囊腺瘤:较为常见,约占卵巢良性肿瘤的25%,常见于30~40岁妇女。多为单侧,也可为双侧,圆球形,大小不等,表面光滑,囊内充满淡黄清澈液体。分为单纯性及乳头状两型,前者囊壁光滑,多为单房;后者有乳头状物向囊内突起,常为多房性,偶尔向囊壁外生长。镜下见囊壁为纤维结缔组织,内衬单层立方形或柱状上皮,间质见砂粒体。②浆液性囊腺癌:浆液性囊腺癌是最常见的卵巢恶性肿瘤,占卵巢恶性肿瘤40%~60%。多为双侧,体积较大,半实质性,囊壁有乳头生长,囊液混浊,有时呈血性。镜下见囊壁上皮明显增生,复层排列。癌细胞为立方形或柱状,细胞明显异型,并向间质浸润。肿瘤生长速度快,预后差,5年存活率仅为20%~30%。③黏液性囊腺瘤:黏液性囊腺瘤约占卵巢良性肿瘤的20%，是人体中生长最大的一种肿瘤，多发生于生育年龄，少数儿童也可以发生。多为单侧多房性，肿瘤表面光滑，灰白色，囊液呈胶冻样。癌壁破裂，黏液性上皮种植在腹膜上继续生长，并分泌黏液，形成腹膜黏液瘤。镜下见囊壁为纤维结缔组织，内衬单层高柱状上皮，产生黏液。④黏液性囊腺癌：黏液性囊腺癌占卵巢恶性肿瘤的10%~20%，多为单侧。瘤体较大，囊壁可见乳头或实质区，囊液混浊或为血性。镜下见腺体密集，间质较少，腺上皮超过3层，细胞明显异型，并有间质浸润。5年存活率为40%~50%。

（2）卵巢生殖细胞肿瘤：好发于青少年及儿童，占60%~90%。生殖细胞肿瘤中仅成熟畸胎瘤为良性，其他类型均属恶性。①畸胎瘤：畸胎瘤由多胚层组织构成，偶见含一个胚层成分。肿瘤组织多数成熟，少数不成熟。无论肿瘤质地呈囊性或实质性，其恶性程度均取决于组织分化程度。成熟畸胎瘤是最常见的卵巢良性肿瘤，占所有卵巢肿瘤的10%~30%，占生殖细胞肿瘤的85%~97%。多为单侧、单房，中等大小，表面光滑，壁厚，囊内充满油脂和毛发，有时可见牙齿或骨质。任何一种组织成分均可恶变、形成各种恶性肿瘤。恶变率为2%~4%，多发生于绝经后妇女。未成熟畸胎瘤属于恶性肿瘤。常为单侧实性瘤，多发生于青少年，体积较大，其转移及复发率均高。5年存活率约20%。②无性细胞瘤：无性细胞瘤属中等恶性的实性肿瘤，主要发生于青春期及生育期妇女。多为单侧，右侧多于左侧，中等大小，包膜光滑。镜下见圆形或多角形大细胞，核大，胞浆丰富，瘤细胞呈片状或条索状排列，间质中常有淋巴细胞浸润。对放疗特别敏感，5年存活率可达90%。③内胚窦癌：内胚窦癌属高度恶性肿瘤，多见于儿童及青少年。多数为单侧、体积较大，易发生破裂。镜下见疏松网状和内胚窦样结构。瘤细胞呈扁平、立方、柱状或多角形，并产生甲胎蛋白(AFP)，故测定患者血清中甲胎蛋白浓度可作为诊断和治疗监护时的重要指标。内胚窦瘤生长迅速，易早期转移。既往平均生存时间仅12~18个月，现经手术及联合化疗后，预后有所改善。

（3）卵巢性索间质肿瘤：①颗粒细胞瘤：颗粒细胞瘤是最常见的功能性肿瘤，45~55岁为发病高峰，属于低度恶性肿瘤。肿瘤能分泌雌激素，故有女性化作用，青春期前可出现假性性早熟。在生育年龄引起月经紊乱，绝经后妇女则有子宫内膜增生过度，甚至引起腺癌。肿瘤表面光滑，呈圆形或卵圆形，多为单侧性，大小不一。镜下见瘤细胞呈小多边形，偶呈圆形或圆柱形，胞浆嗜淡酸或中性，细胞膜界限不清，核圆，核膜清楚。一般预后良好，5年存活率80%左右。②卵泡膜细胞瘤：卵泡膜细胞瘤属良性肿瘤，多为单侧，大小不一，质硬，面光滑。由于可分泌雌激素，故有女性化作用，常与颗粒细胞瘤合并存在。镜下见瘤细胞呈短梭形，胞浆富含脂质，细胞交错排列呈漩涡状。恶性卵泡膜细胞瘤较少见，可见瘤细胞直接浸润邻近组织，并发生远处转移，但预后较一般卵巢癌为佳。③纤维瘤：纤维瘤为较常见的卵巢良性肿瘤，多见于中老年妇女。肿瘤多为单侧性，中等大小，表面光滑或结节状，切面灰白色；实性，坚硬，中等大小时易发生蒂扭转。镜下见由胶原纤维的梭形瘤细胞组成，排列呈编织状。1%~5%的纤维瘤患者可伴有腹水或胸水及腹水，称Meigs综合征，手术切除肿瘤后，胸腹水自行消失。因为其他卵巢良性肿瘤也可以合并胸腹水，例如黏液性囊腺瘤等，所以Meigs综合征是指所有卵巢良性肿瘤合并胸腹水者。④支持细胞一间质细胞瘤：支持细胞－间质细胞瘤也称作睾丸母细胞瘤，罕见，多发生于40岁以下妇女。多为良性、单侧、较小、实性，表面光滑。镜下见由不同分化程度的支持细胞及间质细胞组成。肿瘤具有男性化作用；少数无内分泌功能或呈现女性化，雌激素由瘤细胞直接分泌或由雄激素转化而来。有10%~30%呈恶性行为，5年存活率为70%~90%。⑤卵巢转移性肿瘤：体内任何部位的原发性癌均可能转移到卵巢。常见的库肯勃瘤是种特殊的转移性腺癌，其原发部位是胃肠道，肿瘤为双侧性，中等大小，多保持卵巢原状或呈肾形。镜下见典型的印戒细胞，能产生黏液，周围是结缔组织或黏液瘤性间质。恶性程度高，预后极差。

（4）卵巢瘤样病变：卵巢瘤样病变属卵巢非赘生性肿瘤，是卵巢增大的常见原因。有时表现为下腹压迫感，盆腔一侧胀痛，月经不规则等。如果症状不严重，一般追踪观察1~2个月，无需特殊治疗，囊肿会自行消失。常见有以下几种。①卵泡囊肿：在卵泡发育过程中，因停滞以致不成熟或成熟但不排卵，卵泡液潴留而形成。囊壁薄，卵泡液清。囊肿直径常 < 5cm。②黄体囊肿：因黄体持续存在所致，一般少见。直径5cm左右，可使月经后延。③黄素囊肿：在滋养细胞疾病患者中出现。由于滋养细胞显著增生，产生大量人绒毛膜促性腺激素，刺激卵巢颗粒细胞及卵泡膜细胞，使之过度黄素化所致，直径10cm左右。可为双侧性，表面光滑，黄色。黄素囊肿本身无手术指征。④多囊卵巢：多囊卵巢与患者的内分泌功能紊乱、丘脑下部－垂体平衡失调有关。双侧卵巢均匀增大，为正常卵巢的2~3倍，表面光滑，呈白色，包膜厚，切面有多个囊性卵泡。患者常有闭经、多毛、不孕等多囊卵巢综合征。⑤卵巢子宫内膜异位囊肿：卵巢子宫内膜异位囊肿又称作卵巢巧克力囊肿。卵巢组织内因异位的子宫内膜存在，致反复出血形成单个或多个囊肿，直径5~6cm以下，囊内液为暗褐色糊状陈旧性血液。

（四）转移途径

卵巢肿瘤主要通过直接蔓延及腹腔种植方式转移。癌细胞可直接侵犯包膜，累及邻近器官，并广泛累及腹膜及大网膜表面。由于卵巢有丰富的淋巴引流，瘤栓脱落后可随其邻近淋巴管扩散到髂区及腹主动脉旁淋巴结。因此淋巴道也是重要的转移途径，横膈为转移的好发部位，血行转移者少见，终末期时可转移到肝及肺。

（五）临床分期

多采用国际妇产科联盟（FIGO）制订的统一标准，2000年修订的临床分期（表3-8）

表3-8 原发性卵巢恶性肿瘤的分期（FIGO，2000）

肿瘤分期	肿瘤范围
Ⅰ期	肿瘤限于卵巢
ⅠA	肿瘤限于一侧卵巢，表面无肿瘤，包膜完整，腹水或腹腔冲洗液中不含恶性细胞
ⅠB	肿瘤限于两侧卵巢，表面无肿瘤，包膜完整，腹水或腹腔冲洗液中不含恶性细胞
ⅠC	ⅠA或ⅠB肿瘤伴以下任何一种情况：包膜破裂，卵巢表面有肿瘤，腹水或腹腔冲洗液中含恶性细胞
Ⅱ期	一侧或双侧卵巢肿瘤，伴盆腔内扩散
ⅡA	蔓延和(或)转移到子宫和(或)输卵管
ⅡB	蔓延到其他盆腔组织
ⅡB	ⅡA或ⅡB肿瘤，腹水或腹腔冲洗液中含有恶性细胞
Ⅲ期	一侧或双侧卵巢肿瘤，伴显微镜下证实的盆腔外的腹腔转移和(或)区域淋巴结转移。肝表面转移为Ⅲ期
IIIA	显微镜下证实的盆腔外的腹腔转移
IIIB	腹腔转移灶直径≤2cm
IIIC	腹腔转移灶直径 > 2cm和(或)区域淋巴结转移
Ⅳ期	远处转移，除外腹腔转移(胸水有癌细胞，肝实质转移)

（六）临床表现

（1）症状：卵巢良性肿瘤发展缓慢。初期肿瘤较小，患者常无症状，腹部无法扪及，较少影响月经。当肿瘤增长至中等大小时，患者常感腹胀，或在腹部扪及肿块。较大的肿瘤可以占满盆腔并出现压迫症状，如尿频、便秘、气急、心悸等。

卵巢恶性肿瘤患者早期多无自觉症状，出现症状时往往病情已属晚期。由于肿瘤生长迅速，短期内可有腹胀，腹部出现肿块及腹水。症状轻重取决于肿瘤大小、位置、侵犯邻近器官程度、有无并发症及组织学类型。若肿瘤向周围组织浸润或压迫神经则可引起腹痛、腰痛或下腹疼痛；压迫盆腔静脉，可出现水肿。晚期患者呈明显消瘦、贫血等恶病质症状。

（2）体征：早期肿瘤小，不易被发现。当肿瘤长到中等大小时或出现明显症状时，盆腔检查发现子宫旁一侧或双侧囊性或实性包块，表面光滑或高低不平，活动或固定不动。

（七）常见并发症

（1）蒂扭转：蒂扭转为妇科常见的急腹症（图 3-17-1）。蒂扭转好发于瘤蒂长、活动度大、中等大小、重心偏于一侧的肿瘤。患者突然改变体位或向同一方向连续转动、妊娠期或产褥期由于子宫位置的改变均易促发蒂扭转。急性蒂扭转的典型症状为突然发生一侧下腹剧痛，常伴有恶心、呕吐甚至休克。盆腔检查可触及张力较大的肿块，压痛以瘤蒂处最剧，并有肌紧张。有时扭转可自然复位，腹痛也随之缓解。

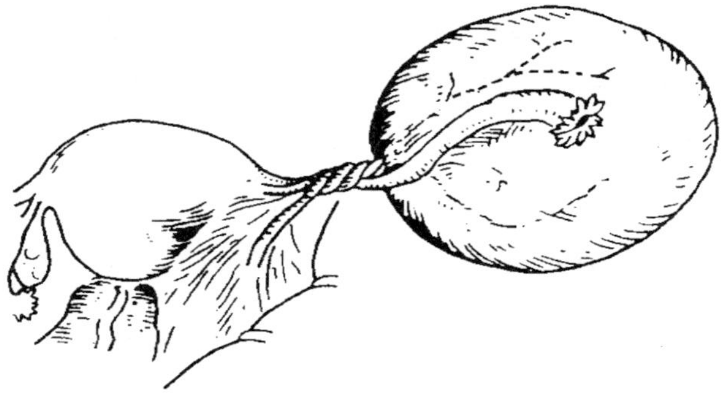

图3-17-1　卵巢肿瘤蒂扭转

（2）破裂：卵巢肿瘤破裂有外伤性和自发性两种。外伤性破裂可由于挤压、性交、穿刺、盆腔检查等所致；自发性破裂则因肿瘤过速生长所致，多数为恶性肿瘤浸润性生长穿破囊壁引起。症状轻重取决于囊肿的性质及流入腹腔的囊液量。轻者仅感轻度腹痛，重者剧烈腹痛、恶心、呕吐以致腹膜炎及休克。

（3）感染：较少见。多因肿瘤扭转或破裂后与肠管粘连引起，也可来源于邻近器官感染，如阑尾脓肿扩散。临床表现为高热、腹痛、肿块、腹部压痛、肌紧张及白细胞计数升高等腹膜炎征象。

（八）辅助检查

（1）妇科检查：随着卵巢肿瘤增大，通过妇科双合诊或三合诊检查通常发现阴道穹隆部饱满，可触及瘤体下极，子宫体位于肿瘤的侧方或前后方。同时评估卵巢肿块的质地、大小、单侧或双侧、活动度，肿瘤与子宫及周围组织的关系，初步判断是否为恶性。

（2）B 超检查：能检测肿瘤的部位、大小、形态及性质，同时对肿块来源作出定位；并能鉴别卵巢肿瘤、腹水或结核性包裹性积液。临床诊断符合率 >90%，但直径 <1~2cm 的实性肿瘤不易测出。

（3）腹腔镜检查：可直视肿物的大体情况，必要时在可疑部位进行多点活检。巨大肿块或有粘连者禁用腹腔镜检查。

（4）细胞学检查：通过腹水或腹腔冲洗液找癌细胞，有助于进一步确定工期患者的临床分期及选择治疗方案，并可用以随访观察疗效。

（5）放射学诊断：CT 检查能通过更多的切面清晰显示病变范围及与周围组织的关系。卵巢畸胎瘤行腹部平片检查，可显示牙齿及骨质等。淋巴造影可判断有无淋巴道转移。

（6）通过免疫学、生物化学等方法测定患者血清中的肿瘤标志物（如 AFP、CA125 等）。

（九）治疗原则

卵巢肿瘤一经确诊，首选手术治疗。术中须区别卵巢肿瘤的良恶性，必要时做冰冻切片组织学检查，以确定手术范围。恶性肿瘤患者还需辅以化疗、放疗的综合治疗方案。手术范围取决于肿瘤性质、病变累及范围和患者年龄、一般情况以及对手术的耐受力等。卵巢肿瘤并发症属急腹症，一旦确诊应立即手术。怀疑卵巢瘤样病变者，囊肿直径 <5cm，可进行随访观察

【护理措施】

（一）基础护理

建立良好的护患关系提供支持，协助患者应对压力。由于早期病变无特殊症状，患者通常于妇科普查时发现盆腔肿块而就医。患者易出现焦虑、烦躁、恐惧的心理情绪。护士应主动接近患者，做到细心、耐心、有爱心，正确解答患者提出的问题。为患者提供表达情感的机会和环境，从而挖掘自身潜力，消除患者的恐惧感，以抵御疾病。帮助患者树立战胜疾病的信心。

向患者介绍有关卵巢肿瘤的医学常识；介绍各种诊治过程、可能出现的不适及有效的应对措施。协助患者接受各种诊治方案，评估患者目前的身心状况及接受诊治方案的反应，用通俗易懂的语言给予安慰和指导。

术前、术后护理同妇科手术的一般护理。

（二）专科护理

1. 协助医生完成各种诊断性检查

如需放腹水者，备好腹腔穿刺用物，协助医生完成操作过程。在放腹水过程中，严密观察、记录患者的生命体征变化、腹水性质及出现的不良反应；一次放腹水 3 000ml 左右，不宜过多，以免腹压骤降，发生虚脱，放腹水速度宜缓慢，后用腹带包扎腹部。发现不良反应及时报告医生。使患者理解手术是卵巢肿瘤最主要的治疗方法，消除患者对手术的种种顾虑。

2. 卵巢癌化疗药物反应及护理

化疗药物剂量必须按体重计算药量，给药不宜过快，否则易引起严重胃肠道反应。所给药物剂量必须全部输入，滴完药后常规再注入生理盐水 10ml，以保证药量进入。护士必须熟练地掌握静脉穿刺技术，保护患者的血管。有计划地使用血管，应先从肢体远端，后从肢体近端使用血管，提高静脉穿刺的一次成功率，不轻易使用大血管，以免发生血栓后远端血管不能使用。天冷血管暴露困

难时可热敷后穿刺。并可减少化疗药物对局部血管的刺激。避免化疗药物渗漏，如药物渗漏时，患者有局部疼痛或瘀斑，可用 0.5% 普鲁卡因 10 ml 局部封闭，或用 50% 硫酸镁湿敷。

化疗药物缺乏选择性，在杀灭或抑制肿瘤细胞生长的同时，对正常的组织细胞也有不同程度的损害及毒性作用，化疗前应做好患者的思想工作，说明化疗中可能发生的反应及其注意事项，以取得患者合作。如护理不细致，处理不善，一些不良反应可以发展为严重并发症，甚至危及患者生命。因此，减少不良反应，减轻患者痛苦，预防并发症的发生是非常重要的。

（1）胃肠反应的护理：表现为食欲缺乏、恶心、呕吐、口腔溃疡、腹痛、腹泻等，此时对症治疗，防止电解质紊乱，保持口腔清洁，经常漱口。①恶心、呕吐患者的护理：多发生在用药后 2~3 天，且逐渐减轻至消失，呕吐严重时可吐出胆汁，甚至带血并吐出大量胃液，造成代谢性酸中毒、低钠、低钾、低钙。鼓励患者树立信心，适当改善饮食方式，及时科学地给患者提供饮食指导，注意少量多餐，忌油炸、辛辣刺激性食物。②腹泻、腹痛的护理：如发现患者腹泻次数增多，应观察患者大便形态，并行实验室检查。

（2）口腔溃疡的护理：注意口腔内溃疡的部位以及有无出血、感染等。溃疡自用药 5~6 天开始出现，一般停药后 10 天左右自然愈合。发生口腔溃疡易导致细菌在口腔中生长繁殖，给予多贝液漱口，用生理盐水冲洗口腔后可用 1.5% 双氧水棉球轻压溃疡面，然后再用生理盐水冲洗净，即可使脓液和坏死组织脱落。

（3）肝功能损害的护理：若患者出现药物性肝炎的表现，应给予积极的保肝治疗，注意营养，选择营养丰富、含有多种维生素、易消化的食物，以增强机体抵抗力。

（4）造血功能障碍时的护理：造血功能障碍是最常见的副作用，主要表现为骨髓抑制、白细胞和血小板减少，预防交叉感染、防止败血症的发生是护理工作的重要环节。血小板过低时应注意出血，必要时可用广谱抗生素或输少量新鲜血。为了防止败血症的发生，应保持病房内清洁，注意空气流通、新鲜，室内空气定期消毒，限制家属探访或陪护，注意患者体温变化，高热患者应给予物理降温，慎用退热药，避免发生大汗淋漓、虚脱等，血小板下降引起出血时要注意阴道出血，注意脉搏、血压及面色的变化。

（5）脱发及皮肤反应的护理：常用的化疗药物中放线菌素 D 造成的脱发最为严重，一般停药后均可生长，应多做患者的思想工作，解除顾虑，配合治疗。

（三）健康指导

（1）做好随访工作：卵巢非赘生性肿瘤直径 ＜5cm 者，应定期（3~6 个月）接受复查，并详细记录。手术后患者根据病理报告结果，良性者术后 1 个月常规复查；恶性肿瘤常辅以化疗。卵巢癌易于复发，需长期进行随访和监测。随访时间：术后 1 年内，每月 1 次；术后第 2 年，每 3 个月 1 次；术后第 3 年，每 6 个月 1 次；3 年以上者，每年 1 次。

（2）加强预防保健意识：大力宣传卵巢癌的高危因素，予以高蛋白、富含维生素 A 的饮食，避免高胆固醇饮食，高危妇女宜预防性口服避孕药。30 岁以上妇女，每 1~2 年进行 1 次妇科检查，高危人群不论年龄大小最好每半年接受 1 次检查，以排除卵巢肿瘤，如能配合辅助检查方法，可提高阳性检出率。卵巢实性肿瘤或肿瘤直径 ＞5cm 者，应及时手术切除。盆腔肿块诊断不清或治疗无效者，宜及早行腹腔镜检或剖腹探查。凡乳腺癌、子宫内膜癌、胃肠癌等患者，术后随访中应定期接受妇科检查。

（杨　捷）

第十八章

输卵管肿瘤患者的护理

【概述】

输卵管肿瘤较少见，特别是良性输卵管肿瘤更为罕见。输卵管和子宫都是由胚胎期苗勒管发育而成，凡子宫体或子宫颈发生的肿瘤，输卵管都有可能发生。因此，输卵管肿瘤种类繁多，输卵管恶性肿瘤分原发和继发两种。

原发性输卵管癌是少见的妇科恶性肿瘤，约占女性生殖道恶性肿瘤的0.5%。发病高峰年龄是52~57岁。多发生于绝经后。

（一）病因与发病机制

输卵管肿瘤病因尚不明。慢性炎症、不孕与生育少可能是其主要的发病因素。输卵管癌患者中有不孕史者占30%~60%，慢性输卵管炎患者占70%。

（二）临床表现

输卵管癌早期无症状，体征常不典型，随病变发展，临床上表现为阴道排液、腹痛和盆腔肿块，称为输卵管癌“三联征”。

（1）阴道排液：阴道排液是最常见的临床症状，多为浆液性黄色液体，量或多或少，一般无异味，当病灶坏死或浸润血管时，会有阴道流血。

（2）腹痛：患者下腹部不适或隐痛，若有输卵管扭转或外溢性输卵管积水则发生间歇性钝痛或绞痛，阴道排液后腹痛减轻。

（3）盆腔包块：部分患者可扪及下腹部包块，大小不一，表面光滑，活动受限或固定。

（4）腹水：较少见，呈淡黄色或血性。

（5）其他：增大的肿块压迫或累及周围器官可致腹胀、尿频、尿急等，晚期出现恶病质表现。

（三）辅助检查

（1）细胞学检查：阴道脱落细胞检查找到不典型腺上皮纤毛细胞，提示输卵管癌的可能。阳性者应排除子宫内膜癌和宫颈癌。若细胞学检查阳性而诊断性刮宫阴性则可能为输卵管癌。当肿瘤穿破浆膜层或有盆腹腔扩散时，则可在腹水或腹腔冲洗液中找到瘤细胞。

（2）子宫内膜检查：子宫内膜癌、子宫黏膜下肌瘤患者常有阴道流液，为排除以上疾病需行分段诊刮，输卵管癌患者诊断性刮宫常为阴性，伴有宫内转移者除外。

（3）影像学检查：B 超、CT、MRI 等检查有助于术前诊断和分期，可确定肿块部位、大小、性质及有无腹水等。

（4）血清 CA125 检查：可作为输卵管癌诊断及判断预后的重要参考指标，但无特异性。

（5）腹腔镜检查：腹腔镜可直接观察输卵管及卵巢，有助于输卵管癌的诊断，同时可吸取腹腔液进行细胞学检查。

【护理措施】

（一）基础护理

为患者提供支持，协助患者应对压力。患者常思想负担重，情绪低落，要亲切、细致地向患者介绍病室环境、各种规章制度、主管医生和护士，增加患者的安全感和信任感，使其积极配合治疗。为患者提供表达情感的机会和环境。责任护士要了解患者的疑虑和需求，评估患者焦虑的程度，耐心向患者讲解病情，解答疑问。在探视时间鼓励家属与患者的交流，增强家庭成员间的支持作用。

（二）专科护理

协助患者接受各种检查和治疗，向患者介绍将经历的手术过程、可能实施的各种检查，取得患者的主动配合。协助医生完成各种诊断性检查。使患者理解手术是输卵管癌最主要的治疗方法，解除患者对手术的顾虑。按腹部手术护理内容认真做好术前准备和术后护理。需化疗、放疗者，为其提供相应的护理。

（三）健康指导

告知患者遵医嘱随诊，以及进行放疗、化疗。

（薄海欣）

第十九章

妊娠滋养细胞疾病患者的护理

第一节 葡萄胎患者的护理

【概述】

葡萄胎是一种良性滋养细胞肿瘤，在欧美国家较少见，而在亚洲，尤其是东南亚各国则较多见。葡萄胎均发生于生育年龄妇女，且 40 岁以上的高龄孕妇中的葡萄胎发病率明显升高。

（一）病因与发病机制

葡萄胎的发病原因迄今为止不完全清楚，存在着很多的假说，但是没有一种假说能够完整地解释本病的发生。根据葡萄胎的大体所见可将其分为完全性和不完全性两种，前者宫腔全部为大小不等的水泡所填充，水泡间有细蒂相连成串，形状类似未成熟的葡萄，故称葡萄胎；后者除有不等量的水泡外，还有正常的绒毛，此外，还可见到胚胎组织。

（二）临床表现

（1）停经后阴道流血：阴道流血为最常见的症状，常在停经 8~12 周后有不规则阴道流血，量多少不定，时出时停，反复发生，逐渐增多。若葡萄胎组织从蜕膜剥离，母体大血管破裂，可造成大出血，导致休克，甚至死亡。葡萄胎组织有时可自行排出，但排除前和排出时常伴有大量流血。葡萄胎反复出血如不及时治疗，可导致贫血和继发感染。

（2）子宫异常增大、变软：约半数以上的子宫体积大于停经月份，质地变软，伴血清人绒毛膜促性腺激素水平异常升高，为葡萄胎迅速增长及宫腔内积血所致。

（3）腹痛：因葡萄胎增长迅速和子宫过度快速扩张所致，表现为阵发性下腹痛，一般不剧烈，能忍受，常发生于阴道流血之前。若发生卵巢黄素化囊肿扭转或破裂，可出现急性腹痛。

（4）妊娠呕吐：多发生于子宫异常增大和人绒毛膜促性腺激素水平异常升高者，出现时间一般较正常妊娠早，症状严重且持续时间长。发生严重呕吐且未及时纠正时，可导致水电解质紊乱。

（5）妊娠期高血压征象：多发生于子宫异常增大者，出现时间较正常妊娠早，可在妊娠 20 周前出现高血压、蛋白尿和水肿，而且症状严重，容易发展为子痫前期，但子痫罕见。

（6）卵巢黄素化囊肿：由于大量人绒毛膜促性腺激素刺激卵巢卵泡内膜细胞发生黄素化而形成囊肿，

称卵巢黄素化囊肿。常为双侧性，也可单侧，大小不等，最小仅在光镜下可见，最大直径达20cm以上。囊肿表面光滑，活动度好，切面为多房，囊肿壁薄，囊液清亮或琥珀色，光镜下见囊壁为内衬2~3层黄素化卵泡膜细胞。黄素化囊肿一般无症状。由于子宫异常增大，一般在葡萄胎排空前较难通过妇科检查发现，多由B超检查作出诊断。黄素化囊肿常在水泡状胎块清除后2~4个月自行消退。

（7）甲状腺功能亢进征象：约7%的患者出现轻度甲状腺功能亢进表现，如心动过速、皮肤潮湿和震颤，但突眼少见。这类患者人绒毛膜促性腺激素水平异常增高，T3、T4水平升高。

（三）辅助检查

（1）肿瘤标记物的检测：由于葡萄胎可以产生大量的人绒毛膜促性腺激素，故人绒毛膜促性腺激素的测定对于葡萄胎的诊断十分重要。葡萄胎患者血清人绒毛膜促性腺激素测定远高于正常妊娠，且持续不降，近年来应用与LH无交叉的β－人绒毛膜促性腺激素亚单位作为标记，更为敏感与专一。

（2）B超检查：B超检查不能发现完整的胚胎及胎儿，不能发现胎心搏动，同时还表现为“暴风雪”样的改变，这是超声下较特异的征象。近年来阴道B超的应用，可使葡萄胎的诊断提早到妊娠8周左右。

【护理措施】

（一）基础护理

（1）入院护理：葡萄胎患者均为孕龄期女性，有生育的渴望。由于对葡萄胎缺乏足够的认识，患者常出现异常紧张、害怕等情绪，接下来的治疗又要承受很大的经济压力。患者入院后，护士应主动热情接待，与患者建立良好的护患关系，向患者及家属介绍有关知识及治疗方法和疗效，告知患者治愈2年后可正常生育，消除患者紧张 焦虑心理，使其能主动配和治疗。

（2）生活护理：患者卧床期间，护士应经常巡视，做好生活护理，满足患者的基本生活需要。

（二）专科护理

（1）阴道出血的护理：严密观察和评估腹痛及阴道流血情况，阴道出血的患者要绝对卧床休息，保留会阴垫，随时观察出血量及性质，发现水泡状组织要送病理检查，异常情况时及时通知医生。流血过多时要注意监测血压、脉搏、呼吸。

（2）预防感染：患者阴道出血期间，保持局部的清洁干燥，每天冲洗会阴1次。监测体温及血常规变化，及时发现感染征兆。

（3）清宫术的护理：葡萄胎一经诊断应立即行清宫术，为防止术中大出血的发生，术前建立有效的静脉通路，备血，做好抢救准备。术前协助患者排空膀胱，术中严密观察患者一般情况，注意有无面色苍白、出冷汗、口唇发绀的表现，及时测量血压，脉搏，防止出血性休克发生。术后注意观察阴道出血及腹痛情况。

（4）化疗的护理：部分患者需要进行预防性化疗，应严格遵医嘱用药，注意观察化疗药的副反应并做好相应护理。

（三）健康指导

（1）心理社会支持：入院后加强与患者及家属的沟通，讲解葡萄胎清宫术的注意事项，讲解化疗的相关知识，告诉患者只要积极配合治疗，加强随诊，还有再次妊娠的机会，特别是家属的支持尤为重要，要和患者一起勇敢面对疾病，战胜疾病。

（2）出院宣教：避孕尤为重要，应坚持1~2年。宜选用阴茎套及阴道隔膜。葡萄胎患者有10%~20%恶变可能，因此患者要定期随访。尤其是随访血β－人绒毛膜促性腺激素的变化，可早期发现恶变倾向，对疾病预后尤为重要。葡萄胎清宫术后必需每周查β－人绒毛膜促性腺激素1次，直到3~4次β－人绒毛膜促性腺激素检查正常，以后每月1次，半年以后每3个月1次，至少随访2年。随访期间坚持避孕，并注意观察自身症状，如出现不规则阴道出血、咯血时，嘱患者及时就诊。

（薄海欣）

第二节　侵蚀性葡萄胎和绒毛膜癌患者的护理

【概述】

恶性滋养细胞肿瘤包括侵蚀性葡萄胎和绒毛膜癌。侵蚀性葡萄胎与良性葡萄胎不同之处：良性葡萄胎的病变局限于子宫腔，而侵蚀性葡萄胎的病变则已侵入肌层或转移至近处或远处器官，肌层的葡萄胎组织继续发展可以穿破子宫壁，引起腹腔内大出血，也可侵入阔韧带内形成宫旁肿物，转移至阴道或肺以及其他器官，造成严重破坏，甚者死亡。侵蚀性葡萄胎具有较大的破坏性，故又称“恶性葡萄胎”。

绒毛膜癌简称绒癌，是一种高度恶性的滋养细胞肿瘤。由于绝大多数的绒癌继发于正常妊娠和不正常妊娠，故也称为“继发性绒癌”或“妊娠性绒癌”。

（一）病因

侵蚀性葡萄胎的病因尚不清楚，但相关因素包括：患者年龄较大，子宫增长速度快，血β－人绒毛膜促性腺激素滴度高，小水泡，滋养细胞增生程度高。多因妊娠时滋养细胞发生恶性变化所致。

侵蚀性葡萄胎及绒毛膜癌的最主要的转移途径是血行转移，即滋养细胞通过血运到达全身各个部位。恶性滋养细胞肿瘤的临床分期见图3-19-1。

（二）临床表现

多数侵蚀性葡萄胎发生在葡萄胎排空后6个月内，而绒癌发病距上次妊娠时间长短不一，继发于葡萄胎的绒癌绝大多数在1年内发病，而继发于流产和足月产的绒癌约50%在1年内发病。侵蚀性葡萄胎与绒癌临床表现基本相同。

1. 无转移性滋养细胞肿瘤

（1）阴道流血：在葡萄胎排空、流产或足月产后，有持续的不规则阴道流血，量多少不定，也可表现为一段正常的月经后再停经，然后又阴道流血，长期出血者可继发贫血。

（2）子宫复旧不全或不均匀性增大：常在葡萄胎排空后4~6周子宫未恢复到正常大小，质地偏软。也可因肌层内病灶部位和大小影响，表现为子宫不均匀性增大。

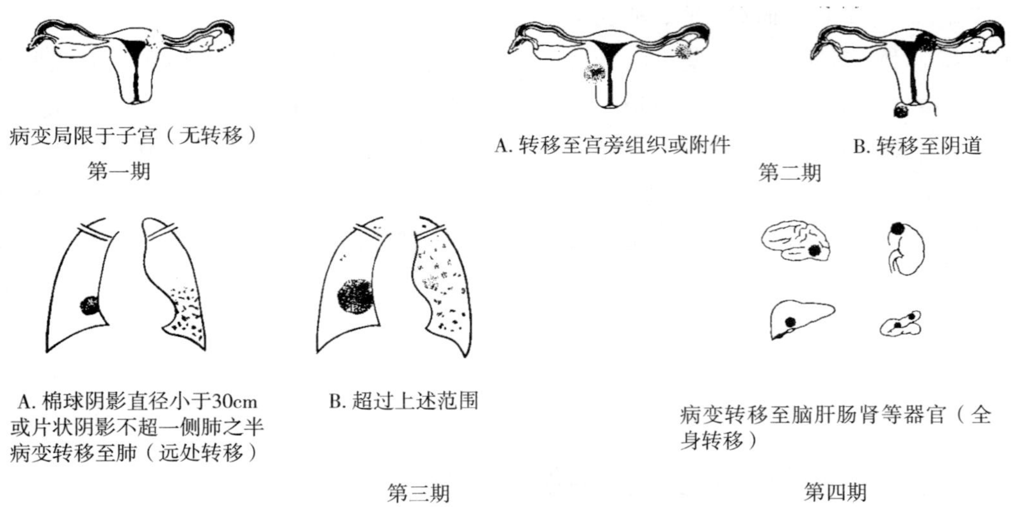

图3-19-1 滋养细胞肿瘤临床分期示意图

（3）卵巢黄素化囊肿：由于人绒毛膜促性腺激素的持续作用，在葡萄胎排空、流产或足月产后，两侧或一侧卵巢黄素化囊肿可持续存在。

（4）腹痛：一般无腹痛，但子宫病灶穿破浆膜层时可引起急性腹痛及其他腹腔内出血症状。若子宫病灶坏死继发感染也可引起腹痛或脓性白带。黄素化囊肿发生扭转或破裂时也可引起急性腹痛。

（5）假孕表现：由于肿瘤分泌的人绒毛膜促性腺激素及雌激素、孕激素的作用，常有乳房增大，乳头及乳晕着色，甚至有初乳样分泌，外阴、阴道、宫颈着色，生殖道质地变软。

2. 转移性滋养细胞肿瘤

（1）肺转移：表现为胸痛、咳嗽、咯血和呼吸困难。这些症状常呈急性发作，也可呈慢性持续性达数月之久。当病灶较小时可无症状。

（2）阴道转移：转移灶常位于阴道前壁，呈蓝紫色结节，破溃时引起阴道流血。

（3）肝转移：预后不良，表现为上腹部或肝区疼痛，若病灶穿破肝包膜可出现腹腔内出血。

（4）脑转移：预后凶险，为主要的死亡原因，据病情的进展分为三期。瘤栓期：表现为一过性脑缺血症状，如暂时性失语、失明、突然跌倒等。脑瘤期：表现为头痛、喷射性呕吐、偏瘫、抽搐甚至昏迷。脑疝期：表现为颅内压升高，脑疝形成，压迫生命中枢而死亡。

（5）其他转移：包括脾、肾、膀胱、消化道、骨等，其症状视转移部位而异。

（三）辅助检查

血 β-人绒毛膜促性腺激素测定值明显上升。影像学的检查包括 B 超、X 线、CT、MRI 检查及子宫动脉造影术。出现肺转移时，胸部 X 线摄片可见肺内有小圆形转移阴影；子宫动脉造影时可见葡萄胎组织侵入子宫肌层，破坏血管，在肌层形成动静脉瘘。

【护理措施】

（一）基础护理

（1）病室环境：脑转移患者应置于单人病室并有专人护理，病室内保持空气新鲜，暗化光线，防止强光引起患者烦躁、紧张、头疼而加重病情。抽搐的患者应安置床挡，防止发生意外。

（2）生活护理：对于需绝对卧床休息的患者，应做好患者生活护理，满足其基本生活需要。阴道填塞后阴道内张力增加压迫直肠，患者常有便意，要向患者解释清楚，避免患者反复坐起排便，使填塞纱条脱出。

（3）皮肤护理：保持皮肤的清洁干燥，偏瘫的患者要定时翻身，防止褥疮的发生。

（4）阴道护理：阴道填塞后患者要少渣饮食，保持大便通畅，必要时给予缓泻剂或用1%肥皂水低压灌肠。

（二）专科护理

1. 恶性滋养细胞肿瘤肺转移

在恶性滋养细胞肿瘤各转移中，肺转移最为常见。主要表现为咳血、胸闷、胸痛和憋气等。护士应密切观察患者有无咯血、胸闷、胸痛等不适，遵医嘱给予镇静药物以减轻症状。呼吸困难者可以取半坐卧位，有利于呼吸及痰的排出，并给予间断吸氧。患者出现血胸时需保持安静，避免剧烈活动，出血多、症状严重可做胸腔穿刺，穿刺时应严格执行无菌操作，防止胸腔感染。同时注意观察体温、脉搏、呼吸的变化，及早发现肺部感染征兆。

2. 恶性滋养细胞肿瘤脑转移

恶性滋养细胞肿瘤中，脑转移患者病情最重，来势凶猛，护理尤为重要。

（1）病情观察：绒癌脑转移提示病情已进入晚期，患者可出现因瘤栓引起的一过性症状，如猝然摔倒、一过性肢体失灵、失语、失明等，数分钟或数小时可恢复。亦可因瘤体压迫致颅压增高，或瘤体破裂引起颅内出血，出现剧烈头痛、喷射性呕吐、偏瘫、抽搐、昏迷等，以上症状往往来势凶猛，护士应随时观察患者病情变化，认真倾听患者的主诉，以便及时进行抢救。

（2）脑转移抽搐的护理：脑瘤期的患者，由于肿瘤压迫，可造成患者突然抽搐，当抽搐发生时应立即用开口器撑开口腔，以防舌咬伤，同时通知医生进行抢救。保持呼吸道通畅，定时吸痰，有义齿的患者取下义齿防止吞服。抽搐后，患者常有恶心、呕吐，此时为防止患者吸入呕吐物，应使其去枕平卧，头偏向一侧。大小便失禁者给予保留尿管，定时翻身扣背，做好口腔及皮肤护理，防止肺部并发症及褥疮的发生。

（3）腰穿的护理：绒毛膜癌脑转移患者进行腰穿目的是：①测定颅内压及脑积液生化及人绒毛膜促性腺激素的变化。②注入化疗药物达到治疗目的。因此，腰穿是诊断和治疗绒毛膜癌的重要手段之一，做好腰穿患者的护理工作是非常重要的。

腰穿前护士应协助患者摆好体位，将患者去枕侧卧，背齐床边，低头手抱双漆，腰部尽量后凸，使腰椎间隙增宽，便于操作。腰穿一般选择第3腰椎或第4腰椎间隙（图3-19-2）。在治疗过程中，要严格无菌操作，防止感染。护士要观察患者的呼吸，脉搏，瞳孔及意识的变化。如有异常发现应停止操作，进行抢救。操作时应注意放脑脊液的速度不可过快，防止形成脑疝。留取脑脊液标本时，一次不可超过6ml。腰穿后患者宜保持头低脚高位6h，平卧24h，以便达到较好的治疗目的，亦可防止低颅压性头疼。腰穿前疑有颅内压升高或体温升高的患者不行腰穿，控制体温及降低颅压后再进行。

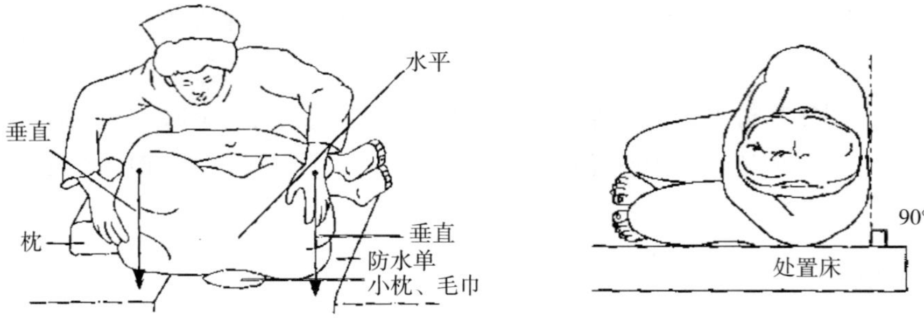

图3-19-2 腰穿体位

3. 恶性滋养细胞肿瘤阴道转移

滋养细胞肿瘤阴道转移瘤的破溃出血往往是大量的、活跃的，很快发生出血性休克，危及患者的生命。

（1）预防出血：①阴道转移患者应尽早开始应用化疗，以便结节尽快消失。②阴道转移结节未破溃的患者应以卧床休息为主，活动时勿用力过猛过重，以免因摩擦引起结节破溃出血。③减少一切增加腹压的因素，如患者出现恶心、呕吐、咳嗽时应及时给予有效的处理，同时保持大便通畅，必要时给予缓泻剂。④注意饮食，保证热量及蛋白质的需要，同时要粗细搭配及维生素的供给。⑤做好大出血抢救的各种准备，备好无菌填塞包（内有弯盘1个，能拆开的阴道窥具1个，阴道拉钩1个，长3cm、宽5cm的纱条2条，阴道钳1个，方纱2块及棉球若干），云南白药或其他止血药装入喷雾器内备用。⑥避免不必要的阴道检查及盆腔检查。如必须检查要先做指检，动作要轻柔，防止碰破结节引起出血。阴道转移的患者严禁行阴道冲洗。⑦加强巡视，严密观察病情变化。

（2）大出血的抢救：①护士必需具备大出血抢救的基本知识，操作熟练，头脑冷静。②当发现患者阴道大出血时，立即将其移至治疗室并用双拳压迫腹主动脉，以达到紧急止血的目的。同时通知医生，建立有效的静脉通路，配血，备好阴道填塞物品及抢救药品，配合医生进行阴道填塞。当患者病情危急时，抢救可在床边进行。③阴道填塞时，护士要严密观察患者血压、脉搏、呼吸及面色的变化，防止出血性休克发生。

（3）阴道填塞后护理：①心理护理：患者发生阴道出血后多表现为紧张、焦虑并担心再次出血。此时要多与患者交谈，了解患者的需要，及时解除悲痛的心理负担，使其能积极配合治疗。②加强巡视，严密观察填塞纱条有无渗血，保留会阴垫，以估计出血量。③做好留置尿管的护理。阴道填塞期间为防止纱条脱落和小便污染要置保留尿管，操作时注意防止感染，每天更换尿袋。④保持外阴清洁。每天用消毒剂或无菌生理盐水擦洗外阴，大便后亦应擦洗，切忌冲洗外阴。⑤观察体温的变化，每天测3~4次体温，发现异常及时通知医生。必要时遵医嘱使用抗生素。⑥阴道填塞纱条应24h更换1次，第一次填塞纱条保留不应超过36h，以免时间过长发生感染。更换纱条应在抢救措施准备好的情况下进行。

4. 子宫动脉栓塞术

子宫动脉栓塞术是放射介入技术在妇科治疗中的具体应用，特别是在滋养细胞肿瘤的诊断、治疗中起着重要作用。子宫动脉造影术获得的图像十分清晰、细致，可以鉴别良、恶性肿瘤，进行肿瘤病灶定位，发现出血病灶，并可经导管药物进行介入性治疗如注入栓塞剂控制出血，亦可通过将导管保留于病灶营养血管内，局部灌注化疗药。

（1）插管前护理：①化疗前对患者全身情况进行全面测定，监测生命体征，血尿常规及电解质。②术前1天按手术常规准备会阴部皮肤，做碘过敏试验，以防对造影剂过敏。③术日晨患者禁食水，肌内注射甲氧氯普胺10mg，安定10mg，并口服苯海拉明50mg，起到镇静止吐抗过敏作用。④遵医嘱留置尿管。

（2）插管后护理：①物品准备：应准备好床单位、电源、动脉输液泵及液体，注意安装正确，以便患者返回后及时接上动脉液体，防止等待时间过长，导管阻塞。②询问插管后病情：患者由导管室返回后，护士应主动向医生询问动脉造影及插管过程中有无特殊情况，是否行动脉栓塞或保留导管，护理上有无特别观察注意的问题。③穿刺部位及皮肤的监测：患者返回病房后立即接好输液管，测量血压，同时观察穿刺点有无渗血，皮下瘀血，足背动脉搏动情况及双下肢体的温度颜色是否正常，并作记录。遵医嘱双腿制动或一条腿制动。④遵医嘱拔除尿管。⑤翻身：教会患者轴向翻身的方法及床上解小便的方法，防止导管移位，影响化疗效果。⑥观察局部皮肤变化：化疗过程中要严格按医嘱给药，加强巡视，注意观察臀部皮肤情况，若有臀红及时报告医生。⑦发现血栓及导管阻塞情况：每天交接班时观察足背动脉搏动情况及双下肢的温度颜色，若有血栓及导管阻塞，则双侧足背动脉搏动有差异，有血栓侧下肢皮温低，颜色异常，此时应立即报告医生，停止化疗。⑧换药：穿刺部位隔天换药1次，换药时严格无菌操作，动作轻柔，以免带出导管，同时观察患者穿刺局部有无感染迹象。⑨生命体征的监测：每天测体温3次，测血压1次。如有异常及时报告医生。

（3）拔管后护理：穿刺部位加压包扎24h，继续卧床24h，并继续观察双下肢皮肤的温度，颜色及足背动脉搏动情况，及时发现血栓情况。

（三）健康指导

随着现代医学科学的进步，恶性滋养细胞肿瘤的诊治有了很大突破，临床上已能提供有效的治疗方法，挽救了大量患者的生命，给年轻患者带来了生存的希望。因此护士要帮助患者克服恐惧心理，鼓励其树立战胜疾病的信心，忍受化疗和手术带来的暂时的痛苦，坚持治疗。同时调动患者家属参与治疗和护理，指导其在化疗期间加强营养，并注意适当活动。严格随诊：第一次随诊在出院后3个月，然后每6个月随诊，持续3年，此后每年1次随诊，持续5年，以后每2年1次。随诊内容同葡萄胎。随诊期间应严格避孕，一般在化疗停止≥12个月或之后才可妊娠。

（薄海欣）

第三节　胎盘部位滋养细胞肿瘤患者的护理

【概述】

胎盘部位滋养细胞肿瘤是指起源于胎盘种植部位的一种特殊类型的滋养细胞肿瘤。临床罕见，一般不发生转移，预后良好。

（一）病因

本病可发生在葡萄胎、足月妊娠、流产或异位妊娠以后，分别与绒毛前和绒毛外滋养细胞有关。

（二）临床表现

本病发生于生育年龄，可继发于足月产、流产和葡萄胎，但后者相对少见，偶尔合并活胎妊娠。症状多表现为停经后不规则阴道流血或月经过多，体征为子宫均匀性或不规则增大。仅少数发生子宫外转移，受累部位包括肺、阴道、脑、肝、肾及盆腔和腹主动脉淋巴结。一旦发生转移，预后不良。

（三）辅助检查

（1）人血绒毛膜促性腺激素测定：多数阴性或轻度升高。

（2）人胎盘生乳素测定：一般为轻度升高或阴性。

（3）B 超检查：B 超表现为类似于子宫肌瘤或其他滋养细胞肿瘤的声像图，彩色多普勒超声检查显示子宫和病灶血流丰富，舒张期成分占优势的低阻抗血流。

（4）组织学诊断：确诊靠组织学检查。通过刮宫标本可对部分肿瘤突向宫腔者作出组织学诊断，但在多数情况下需靠手术切除的子宫标本作出准确的组织学诊断。

（四）治疗原则

手术是首选治疗方案，原则是切除一切病灶，手术范围是全子宫切除及双附件切除。年轻妇女若病灶局限于子宫、卵巢外观正常应保留卵巢。

【护理措施】

（一）基础护理

（1）心理护理：多数患者对疾病缺乏足够的认识，常表现出恐惧和焦虑，接下来的治疗又要承受很大的经济压力。患者入院后，护士应主动热情接待，与患者建立良好的护患关系，向患者及家属介绍有关知识及治疗方法和疗效，消除患者紧张、焦虑心理，使其能主动配和治疗。

（2）生活护理：患者卧床期间，护士应经常巡视，做好生活护理，满足患者的基本生活需要。

（3）术前、术后护理同妇科手术一般护理。

（二）专科护理

（1）阴道出血的护理：严密观察和评估腹痛及阴道流血情况，阴道出血的患者要绝对卧床休息，保留会阴垫，随时观察出血量及性质，发现水泡状组织要送病理检查，发现异常情况时及时通知医生。流血过多时要注意监测血压、脉搏、呼吸。

（2）预防感染：患者阴道出血期间，保持局部的清洁干燥，每天冲洗会阴 1 次。监测体温及血象变化，及时发现感染征兆。

（3）清宫术的护理：胎盘部位滋养细胞肿瘤一经诊断应立即行清宫术，为防止术中大出血，术前应建立有效的静脉通路，备血，做好抢救准备。术前协助患者排空膀胱，术中严密观察患者一般情况，注意有无面色苍白、出冷汗、口唇发绀的表现，及时测量血压、脉搏，防止出血性休克发生。术后注意观察阴道出血及腹痛情况。

（4）化疗的护理：严格遵医嘱用药，注意观察化疗药的副反应并做好相应护理。

（三）健康指导

鼓励患者坚持治疗的全过程，严格随诊。随诊第 1 次在出院后 3 个月，然后每 6 个月 1 次随诊，持续 3 年，此后每年 1 次随诊，持续 5 年，以后每 2 年 1 次。随访内容同滋养细胞肿瘤。由于通常缺乏肿瘤标记物，所以临床表现和影像学检查在随访中的意义更重要。随访期间应严格避孕，一般在化疗停止 12 个月或之后才可妊娠。

（薄海欣）

第二十章

生殖内分泌疾病患者的护理

第一节　功能失调性子宫出血患者的护理

【概述】

功能失调性子宫出血（Dysfunctional Uterine Bleeding，DUB），简称功血，是由于下丘脑－垂体－卵巢轴的功能失调，并非器质性病变而引起的异常子宫出血。按发病机制可以分为无排卵性和排卵性功血两大类，前者占70%~80%，多见于青春期少女及绝经过渡期妇女。后者占20%~30%，多见于育龄妇女。

（一）病因

（1）无排卵型功血的病因：正常月经的发生是下丘脑－垂体－卵巢轴生理调节控制下的周期性的子宫内膜剥脱性的出血。正常月经的周期、持续时间、月经量呈明显的规律性和自限性。当机体受到内部和外部各种因素，如精神过度紧张、情绪变化、环境气候改变、营养不良贫血、代谢紊乱、甲状腺功能异常、肾上腺功能异常等疾病影响时，均可通过中枢神经系统引起下丘脑－垂体－卵巢轴功能调节异常，从而导致月经失调。

（2）有排卵型功血的病因：黄体功能不足，由于下丘脑－垂体－卵巢轴调节功能紊乱或溶黄体机制异常引起黄体萎缩不全，内膜持续受孕激素影响，以致不能如期完全脱落。

（二）临床表现

（1）无排卵性功血表现为月经周期和经量的不正常，月经周期或经期长短不一，出血量时多时少，多为停经数周或数月后大量出血，可持续2~3周，甚至更长。亦有表现为长时间少量点滴出血、淋漓不尽，出血多者可致贫血或休克，出血期间一般无腹痛或其他不适。一般有数月无月经的病史。

（2）有排卵性功血表现为月经周期缩短，因此月经频发。有时月经周期虽在正常范围内，但卵泡期延长、黄体期缩短（<11天）。育龄妇女常可表现为不易受孕或在孕早期流产。

（三）辅助检查

（1）诊断性刮宫：简称诊刮。其目的包括止血和明确子宫内膜病理诊断。在经前期或月经来潮后6h内刮宫，不规则流血或大量出血者可随时刮宫。

（2）超声检查：了解子宫大小、形状，子宫内膜厚度以及宫腔内有无赘生物。

（3）基础体温测定（BBT）：基础体温呈单相型，提示无排卵。

（4）宫腔镜检查：直视下选择病变区进行活检，诊断价值高。尤其可排除早期宫腔病变，如子宫内膜息肉、子宫黏膜下肌瘤、子宫内膜癌等。

（5）激素测定：酌情检查 FSH、LH、E_2 及 P。确定有无排卵，可测定血清孕酮和尿孕二醇。疑高催乳激素血症检查催乳激素。

（6）妊娠试验：排除妊娠及妊娠相关疾病。

（7）宫颈细胞学检查：排除宫颈癌及癌前病变。

（8）宫颈黏液结晶检查：月经前检出现羊齿状结晶，提示无排卵。

（9）阴道脱落细胞涂片检查：雌激素水平呈轻度至中度影响。

（10）血红细胞计数和血细胞比容：了解患者贫血情况。

（11）血凝功能测试：血小板计数、出凝血时间、凝血酶原时间、活化部分凝血酶原时间等。

【护理措施】

（一）基础护理

（1）评估患者年龄、受教育程度、体型、体温、脉搏、呼吸、血压、面色、自理能力。

（2）评估患者异常子宫出血的表现，如出血量、性状，发病时间，发病前有无停经史。

（3）每天保留会阴垫，观察出血及治疗情况。保持床单位清洁，每天用流动水冲洗外阴，防止逆行感染。

（4）注意病室通风，保持空气新鲜，创造良好的修养环境，制订合理的作息时间。

（5）给予高蛋白、高维生素 C、高铁剂类饮食。

（6）加强护患沟通，了解患者顾虑，适时进行有关功血知识的宣教。向青春期功血患者及家属强调尽早治疗有利于月经恢复正常周期。育龄期功血患者中未育者用促排卵药后妊娠生育可能性很大，已育者要定期到医院随诊。绝经过渡期的功血患者在除外恶变后可定期随诊观察。向入院患者介绍病室环境、主管医生和护士，消除陌生感。

（7）协助生活护理，使患者感到温暖和关怀。

（8）创造交流的空间，每天定时开放探视，使患者心情愉快。

（二）专科护理

1. 用药护理

使用性激素类药物治疗时注意时间、剂量准确，严格执行性激素给药的护理措施。重点床旁交班，了解患者一般状况。按时按量准确给药，不随意停药或漏药，稳定血药浓度，可避免造成意外的阴道出血。必须按规定在止血后开始减量，逐渐递减。告知患者及家属，治疗期间若有不规则阴道出血，及时就诊，汇报值班护士或医生。记录出血量，嘱患者保留卫生巾、尿垫及内裤等便于准确估计失血量，为及时补充液体和血液提供依据。注意出血量，随时观察出血情况，如有异常及时报告医生；对于严重失血的患者要密切观察血压、脉搏、呼吸、尿量，并嘱其卧床休息、不单独起床，以防晕倒受伤。停药 3~7 天会发生撤药性出血，量多时给一般止血剂，必要时输血。做好配血、输血的准备，如发生失血性休克时，积极配合医生抗休克治疗。注意患者用药前后及过程中有无过敏反应，及时通知医生采取措施，并做好护理记录。监测生命体征，予以血常规、凝血功能的检查。

2. 术前护理

（1）协助完善术前相关化验及各项检查，了解患者既往史、现病史、目前状况、过敏史、月经史、婚孕史。

（2）评估患者有无禁忌证，监测生命体征。

（3）诊刮术前护理：①有阴道出血者，单纯清洗外阴。术前4h禁食水。②备齐手术用物，负压吸引装置及氧气全套，清洁负压吸引器瓶。③关闭门窗、调节室温及手术床。④核对患者信息，嘱其排空膀胱进手术室。注意给予患者保暖措施，协助患者采取正确体位。

（4）子宫内膜切除及全子宫切除术前：①外阴准备：有阴道出血者，不行阴道冲洗。术前1天用1∶40的络合碘溶液单纯清洗外阴，避免逆行感染。②皮肤准备：子宫内膜切除术前，单纯备阴毛；全子宫切除术前，除备阴毛外，体毛重、粗者需备体毛。同时清洁脐窝。③肠道准备：术前1天口服50%硫酸镁40ml或甘油灌肠剂110ml置肛门。术前1天晚餐禁产气饮食，如甜类、奶类、豆类，以防术中肠胀气影响手术野。术前1天晚上8：00后禁食，晚上10：00后禁水。④配血：术中备用。⑤保证良好睡眠：术前1天晚睡前口服安定5mg。⑥术前摘除活动义齿、饰品、卡子等所有身外之物，贵重物品交家属保管，排空大小便后上手术车。

3. 术中配合

在诊刮术中，有阴道出血者，用1 ∶ 40的络合碘溶液单纯清洗外阴。建立静脉通路，遵医嘱常规给予盐酸哌替啶50mg、盐酸异丙嗪25mg静脉慢推。严格执执行无菌技术操作，配合医生手术，遵医嘱准确给药。术中指导患者配合手术，减轻痛苦，避免出现意外。随时安慰患者，密切观察术中患者的反应，倾听主诉，监测生命体征。如出现面色苍白、出冷汗，立即报告医生，暂停操作，并给予吸氧，待异常情况排除后方可继续。

4. 术后护理

（1）诊刮术后护理：①术后清理用物，协助医生留取标本。②将患者安全送回病房。卧床休息并观察4h，暂不进食水。③加强巡视、监测生命体征，密切观察患者面色、腹痛、子宫收缩情况，阴道有无出血及其性状，注意倾听患者主诉。必要时及时通知医生。④严格执行无菌操作，遵医嘱给予预防性抗生素感染。⑤保持外阴清洁。用1 ∶ 40的络合碘溶液每天冲洗外阴并更换内裤、卫生巾或卫生垫。及时更换被污染的被服。⑥鼓励受术者尽早半卧位或下地活动，排除宫腔内积血。

（2）子宫内膜切除及全子宫切除术后护理：子宫内膜切除一般采用宫腔镜手术，全子宫切除一般采用腹腔镜手术。患者返回病室后，详细了解术中情况，为术后观察重点提供信息。密切监测生命体征变化，注意阴道出血的量及性状。鼓励患者尽早活动，防止粘连。用1 ∶ 40的络合碘溶液每天冲洗外阴，保持清洁，防止逆行感染。进食粗纤维、高蛋白、高维生素、高铁剂的食物，纠正贫血。遵医嘱给予预防性抗生素。①宫腔镜术后护理：防止水中毒，密切观察患者的呼吸，及时遵医嘱纠正水电解质的平衡。术后4h进普食。术后4h可下地活动。②腹腔镜术后护理：患者返回病室遵医嘱给予吸氧3~4h。观察伤口渗血、渗液的情况，及时通知医生，必要时更换伤口敷料。术日返室后在床上自主翻身活动。术后第一天即可下地活动，活动量依个人具体情况而定。教会患者侧卧位上下床，以减轻疼痛。术后第一天晨拔除尿管，嘱患者多饮水，尽早排尿。术后第一天进半流食，术后第二天进普食。未排气及排气不畅时禁食产气食物，如甜类、奶类、豆类，防止加重腹胀。气腹引起的腹胀可采取吸氧、膝胸卧位，以利于症状缓解。

（三）健康指导

（1）遵医嘱按时按量准确服药，不随意停药或漏服药，稳定的血药浓度，避免造成意外的阴道出血。

（2）不宜频繁使用大剂量雌激素止血，对存在血液高凝状态或有血栓性疾病的患者应禁用。

（3）出血量多时，应卧床休息，避免过度劳累、剧烈运动、保存体力，防止摔伤。重度贫血者需输血。

（4）若血红蛋白极度低下，注意有无凝血因子、血小板的过度稀释，必要时补充新鲜冻干血浆或血小板。

（5）出血期可遵医嘱使用促进凝血、抗纤溶药物，促进止血。

（6）加强营养，增加蛋白质、维生素 C、铁剂的摄入。如青春期患者可多食猪肝、禽类，更年期患者可多食鱼虾、新鲜水果和蔬菜等低胆固醇高铁剂的食品，尽可能地在短期内纠正贫血。

（7）保持外阴清洁，每天用流动水进行冲洗。勤换内裤、卫生巾或卫生垫，以防逆行感染。

（8）腹腔镜术后患者应注意监测体温的变化，注意伤口有无红肿、硬结或是渗液，若出现异常应及时就诊。

（9）手术治疗的患者术后禁盆浴、性交 1 个月。

（10）嘱患者按时随诊。

（薄海欣）

第二节　闭经患者的护理

【概述】

闭经是妇科临床的一种常见症状，而不是疾病的诊断。通常将闭经分为原发性闭经和继发性闭经两类，前者较后者更为严重。诊断标准：女性年满 18 岁或第二性征出现 2 年以上，从未有月经来潮者称原发性闭经，约占 5%。月经来潮后再出现停经 3~6 个月以上者称继发性闭经，约占 95%。也有学者认为停经小于 6 个月者为稀发月经，大于 6 个月者才定为闭经。

（一）病因

原发性闭经较少见，多由遗传学因素，或先天性疾病和生殖道畸形，或功能失调及继发疾病所引起，发生于青春期前。继发性闭经发病率明显高于原发性闭经，病因复杂，经常由继发的器官功能障碍或肿瘤引起。

（二）临床表现

（1）下生殖道性闭经：处女膜闭锁、阴道横隔，常伴有肾脏与骨盆畸形。

（2）子宫性闭经：先天性无阴道与无子宫、宫颈闭锁、子宫内膜结核、多次人工流产后、恶性肿瘤行化疗或放疗后。

（3）继发性卵巢性闭经：40 岁前卵巢功能衰竭绝经、绝经综合征症状、生殖道萎缩。

（4）垂体性闭经：①促性腺激素分泌不足：闭经、乳房与生殖器萎缩、无性欲、记忆力减退等。②促肾上腺皮质激素分泌不足：虚弱无力、抵抗力低、易感染、食欲差、血压低、面色苍白、水肿、消瘦、毛发脱毛、无性欲等。③促甲状腺激素分泌不足：畏寒、面色苍白、毛发脱落、表情淡漠迟钝、心率慢等。

（5）下丘脑性闭经：无第二性征发育、原发闭经、嗅觉丧失或低下、促性腺激素释放激素缺乏。

（6）神经性厌食：个性跋扈极不合作、孤僻、闭经消瘦、黄体生成素（LH）、卵泡雌激素（FSH）、雌二醇（E2）、睾酮（T）低，往往伴随抑郁症。

（7）多囊卵巢综合征（PCOS）：多毛（脐下、乳晕）、痤疮、肥胖、不育、闭经。

（三）辅助检查

1. 妇科检查

（1）外阴：大、小阴唇发育情况，阴蒂直径、长度，腹股沟有无肿块，前庭尿道与阴道开口位置，处女膜是否完整。

（2）阴道：已婚者可用窥具检查，观察阴道黏膜皱褶、弹性，分泌物量及形状，有无畸形、瘢痕感。未婚者可用细棉签探查了解深度。

（3）宫颈：宫颈大小、有无炎症，宫颈口黏液量、性状。

（4）宫体及附件：宫体的大小、位置、坚度、活动度、宫壁有无凹凸不平。附件有无增厚，有无肿块及其性状、活动度与子宫的关系。

2. 功能试验

（1）孕激素试验：提示生殖道发育是否异常，子宫内膜是否异常，雌激素水平。

（2）雌激素试验：提示是否为子宫性闭经。

3. 激素测定

（1）催乳激素（PRL）的测定：结合 CT 检查或 MRI 检查确定是否为催乳激素瘤。

（2）促性腺激素测定：①孕激素试验阴性：FSH < 5IU/L 为低促性腺激素性腺功能低落，提示病变在下丘脑或垂体。FSH > 30IU/L 为高促性腺激素性腺功能低落，提示病变在卵巢，继续性染色体检查。②孕激素试验阳性：LH > FSH 且 LH/FSH 的比例 > 2~3，提示多囊卵巢综合征。LH、FSH 在正常范围提示下丘脑功能失调性闭经。

（3）出现高雄激素体征时，测定胰岛素，雄激素（血睾酮、硫酸脱氧表雄酮、尿 17- 酮类固醇等）和 17- 羟孕酮，确定是否存在胰岛素拮抗、高雄激素血症或先天性 21- 羟化酶缺乏所致青春期延迟或闭经。

（4）子宫性闭经：黄体酮撤退试验和人工周期（给予足量的雌激素和孕激素）均无反应。

4. 其他检查

（1）基础体温测定：了解卵巢排卵功能。

（2）子宫内膜活检：了解子宫内膜有无增生性病变。

（3）子宫输卵管造影：了解有无子宫腔病变和粘连。

（4）宫腔镜检查：诊断宫腔粘连较子宫造影精确，且能发现轻度宫腔粘连。

（5）腹腔镜检查：可直视下观察卵巢、子宫、输卵管、盆腔腹膜病变，有助于明确病因。

（6）盆腔超声检查：可观察盆腹腔情况，对诊断多囊卵巢综合征及卵巢肿瘤有价值。

（7）CT 或 MRI 检查：有助于分析盆腔肿块的性质，诊断空泡蝶鞍、垂体微小腺瘤等。

（8）染色体检查：对鉴别先天性卵巢发育不全、性畸形病因及临床处理有重要意义。

【护理措施】

（一）基础护理

（1）环境和休息：注意病室通风，保持空气新鲜；创造良好的修养环境，制订合理的作息时间。

（2）饮食：合理膳食，荤素搭配，给予高蛋白、高维生素饮食。加强营养，以期恢复标准体重。

（3）体育锻炼：持之以恒的适当体育锻炼，有助于身体的健康。运动性闭经者，应适当减少运动量及训练强度。必须维持运动强度者，需供给足够的营养及纠正激素失衡。

（4）心理护理：建立良好的护患关系，取得患者的信赖，通过交流鼓励患者克服自卑感，战胜自我，重塑自我。对于青少年患者，介绍有关月经的生理知识，与患者加强沟通，帮助其树立正确的人生观，建立信心，正确对待来自各方面的应激刺激。患者积极配合治疗，有助于月经尽早恢复。对于不孕的妇女，向患者及家属讲解有关科学知识，解除外源性的不良刺激，争取患者配合治疗。对于产后及流产后的患者给予同情、鼓励，让患者能坚强地面对现实。做好家属工作，获得家庭的支持。对于性发育异常者，注意保护隐私，加强交流，使他们得到关爱，没有被歧视、抛弃、不被尊重的感觉。

（二）专科护理

1. 用药护理

在医生指导下按时按量准确用药，不可随意停药或漏药，稳定血药浓度。用药期间定期监测，避免不良反应发生。促性腺激素释放激素静脉给药必须住院观察，皮下给药可带泵回家，定期随诊。注意观察有无皮肤反应或感染发生。

激素治疗剂量需个体化，避免治疗过度。减量时需逐渐递减。告知患者及家属，治疗期间若出现异常、不适，需及时就诊或汇报值班护士或医生。注意患者用药前后及过程中有无过敏反应，及时通知医生采取措施，并做好护理记录。

2. 手术护理

（1）术前护理：完善术前相关化验及各项检查，评估有无禁忌证。患有肾上腺皮质疾病的患者术前需补充肾上腺皮质激素，常用氢化可的松。皮肤、肠道、外阴、阴道清洁。准备好阴道成形术前被覆膜。贵重物品交予家属保管。

（2）术后护理：患者返回病室后，详细了解术中情况，为术后观察重点提供信息。密切监测生命体征变化，注意阴道出血的量及性状。对外生殖器的畸形矫正、性腺切除的患者，注意保护隐私。观察伤口渗血、渗液的情况，及时通知医生，必要时更换伤口敷料。鼓励患者尽早活动，防止粘连。术日返室后在床上自主翻身活动。术后第一天即可下地活动，活动量依个人具体情况而定。保持外阴清洁、干燥。外阴手术后患者给予支架，保持手术区域的通风。患者下地活动时，穿裙子，不穿裤子，避免对手术区域的摩擦及影响通风。每天用 1 ∶ 40 的络合碘溶液冲洗外阴 2 次，并观察有无瘀血、红肿。发现异常及时通知医生采取措施。大便后随时使用 1 ∶ 40 的络合碘溶液冲洗，保持手术区域清洁。常规术后第一天早晨拔除尿管，嘱患者多饮水，尽早排尿。常规术后第一天进半流食，术后第二天进普食。未排气及排气不畅时禁食产气食物，如甜类、奶类、豆类，防止加重腹胀。进食粗纤维、高蛋白、高维生素的饮食。遵医嘱给予预防性抗生素。肾上腺皮质疾病术后使用的肾上腺皮质激素（常用氢化可的松）逐渐减量至维持量，之后需遵医嘱停药。阴道成型术后 7~10 天拆除软模具，遵医嘱配带硬模具。特殊情况遵医嘱。按时随诊。

（三）健康指导

（1）在医生指导下按时按量准确用药，不随意停药或漏药。

（2）溴隐亭副反应主要发生在用药的初期，如恶心、呕吐、头痛、眩晕、乏力、便秘、体位性低血压等。可在餐中、餐后服药或加服牛奶，以减轻反应。

（3）卡麦角林片可于晚餐中服或睡前与一些食物同服。该药副反应轻，大剂量时可出现头痛、头晕、恶心、呕吐等。

（4）原发性肾上腺皮质功能低下患者，常有低血压、失盐的表现，除使用盐皮质激素替代治疗外，每天需保证足量食盐摄入。

（5）遵医嘱服药，稳定的血药浓度，可避免造成意外的阴道出血。

（6）对于神经性厌食的患者除需做大量的思想工作外，还给予抗抑郁、激素替代治疗。增加维生素与微量元素的摄入，严重缺乏营养者需肠外补充营养。

（7）小阴唇粘连行分离术后短期用雌激素软膏涂擦，并保持阴部清洁，防止再粘连。

（8）阴道宫颈闭锁、阴道横膈、纵隔、阴道成型术后需放置阴道模具，防止粘连。教会患者模具护理的方法。

（薄海欣）

第三节 多囊卵巢综合征患者的护理

【概述】

多囊卵巢综合征是以持续性无排卵、高雄激素或胰岛素抵抗为特征的内分泌紊乱的症候群。育龄妇女中患病率为 5%~10%，是生育期妇女月经紊乱最常见的原因。

（一）病因

发病原因迄今不明，可能与以下因素有关：

（1）肾上腺功能初现时功能过盛：月经初潮之前 2 年，肾上腺开始分泌雄激素，此时肾上腺功能旺盛，分泌较多的雄激素，如分泌功能持续到成年不变或进一步加强即形成多囊卵巢综合征。

（2）胰岛素抵抗和高胰岛素血症：胰岛素促进器官、组织和细胞吸收、利用葡萄糖的效能下降时称胰岛素抵抗。为维持正常的血糖水平，机体代偿性分泌更多的胰岛素，形成高胰岛素血症。高水平的胰岛素鱼卵巢内的胰岛素样生长因子系统协同作用，使卵泡膜细胞产生雄激素增多，导致高雄激素血症。

（3）遗传因素：部分患者存在明显的家族聚集性，主要以常染色体显性遗传。

（二）临床表现

本病主要由于各种内分泌、代谢障碍所致，并表现出高度的异质性，临床上以卵巢功能障碍为显著标志。常始于青春期。生育期以无排卵、不育和肥胖、多毛等典型临床表现为主，到中老年则出现因长期的代谢障碍导致的糖尿病、心血管疾病等。因此，若本病未得到恰当处理可影响妇女的一生。

（1）月经失调：患者的初潮年龄多为正常，但常在初潮后即出现月经失调，主要表现为月经稀发，经量少或闭经，临床上可见从月经稀发(周期逐渐延长)至闭经的发展过程。少数患者表现为月经过多或不规则出血。

（2）不孕多囊卵巢综合征患者由于持续的无排卵状态，导致不孕。异常的激素环境可影响卵子的质量、子宫内膜的容受性，甚至胚胎的早期发育，即使妊娠后也易发生流产。

（3）多毛、痤疮：在高雄激素的影响下，多囊卵巢综合征女性呈现不同程度的多毛，发生率为17%~18%。多毛以性毛(阴毛和腋毛)浓密为主，尤其是阴毛，分布呈男性型，甚至下延及脐周，上及腹股沟或腹中线。毛发也可分布于面部口周、乳周、下颌、大腿根部等处。多毛的程度与血中雄激素升高并不平行，白种人患者更为常见。极少数病例有男性化征象如声音低沉、喉结突出。过多的雄激素转化为活性更强的双氢睾嗣后，刺激皮脂腺分泌过盛，可出现痤疮。

（4）肥胖：多囊卵巢综合征患者中，40%~60%的患者体重增加可能是由于雄激素过多或长期的雄激素刺激，或其他内分泌、代谢紊乱和遗传特征所引起脂肪的堆积，腹壁、腹腔内脏器官之间也出现脂肪堆积，后者的危害更大，更易导致代谢异常、心血管疾病等远期合并症。肥胖的发生与多囊卵巢综合征的发生发展存在相互促进的作用，肥胖患者的胰岛素抵抗及高胰岛素血症促进多囊卵巢综合征的发展。

（5）黑棘皮症：多囊卵巢综合征患者可出现局部皮肤或大或小的天鹅绒样、片状、角化过度、呈灰棕色的病变，常分布在颈后、腋下、外阴、腹股沟等皮肤皱褶处，称黑棘皮症，与高雄激素和胰岛素抵抗及高胰岛素血症有关。

（6）远期合并症：①肿瘤：持续的、无周期性的、相对偏高的雌激素水平和升高的E1与E1/E2比值对子宫内膜的刺激，又无孕激素抵抗，使子宫内膜癌和乳腺癌发病率增加。②心血管疾病：血脂代谢紊乱，易引起动脉粥样硬化，导致冠心病、高血压等。③糖尿病：胰岛素抵抗状态和高胰岛素血症、肥胖，易发展为隐性糖尿病或糖尿病。

（三）辅助检查

1. 内分泌检查

（1）血清睾酮、双氢睾酮、雄烯二酮水平升高，性激素结合蛋白（SHBG）水平下降，部分患者表现为血清总雄激素水平不高，但血清游离睾酮升高。由肾上腺产生的脱氢表雄酮或硫酸脱氢表雄酮正常或轻度升高。

（2）FSH、LH 测定：血清 LH 水平升高，无周期性排卵前峰值出现。FSH 正常或偏低，约 60% 的患者 LH 升高，LH/FSH ≥ 2，如 LH/FSH ≥ 3 以上，更有助于诊断。约 95% 的患者 LH/FSH 升高，在非肥胖的患者中更明显。以 GnRH 刺激后 LH 反应亢进， FSH 反应偏低。

（3）尿 17– 酮皮质类固醇正常或轻度升高，升高时提示肾上腺功能亢进。

（4）雌二醇正常或稍升高，无周期性改变，无排卵前后升高现象，E1/E2 比值 >1。

（5）高胰岛素血症：胰岛素水平升高，特别是肥胖患者，行葡萄糖耐量试验时，血胰岛素应高亢。

（6）10%~30% 的患者催乳激素轻度升高。

2. B 超检查

超声显像可见双卵巢增大，包膜回声增强，间质丰富。卵巢皮质内有各级未成熟卵泡形成的小的无回声区，多位于边缘，使卵巢声像呈“轮辐状”，小卵泡多者也可散在分布于卵巢内。无成熟卵泡可见，连续监测也未见主导卵泡发育及排卵迹象。由于缺乏周期性的雄激素的刺激，声像图显示子宫可略小于正常，子宫内膜增厚或回声异常。彩色超声多普勒可见多囊卵巢综合征患者卵巢基质血流明显增加。

3. 孕激素试验

因多囊卵巢综合征月经稀发或闭经的患者有一定的雌激素水平，孕激素试验为阳性。

4. 基础体温测定

表现为持续的单相型基础体温。基础体温测定也有助于对无排卵治疗效果的观察。

5. 诊断性刮宫

于月经前数天或月经来潮 6h 内刮出的子宫内膜呈增生或增殖改变，无分泌期变化。大于 35 岁的患者应常规诊刮，可及早发现子宫内膜增殖症、不典型增生甚至子宫内膜癌。

6. 腹腔镜检查

镜下见卵巢呈灰白色，单侧或双侧卵巢增大， 28%~40% 的卵巢呈正常大小， 卵巢包膜增厚，表面光滑，有新生血管。包膜下显露多个卵泡，但无排卵缩痕，元成熟卵泡、血体或黄体。取卵巢组织送病理检查有助于诊断。

7. 代谢的变化

糖耐量试验异常、高密度脂蛋白水平降低，低密度脂蛋白水平升高。

（四）治疗原则

（1）药物治疗：螺内酯是醛固酮竞争性抑制剂，给予 40~200mg/d。 有生育要求者，在用 GnRH-α 或避孕药降低血 LH 或睾酮后，使用氯米芬 50~150mg/d，连用 5~7 天，依据基础体温及超声监测排卵，适时给予人绒毛膜促性腺激素 (HCG) 10 000 ID 肌内注射促排卵。若使用氯米芬无效时，可采用促性腺激素类药促卵泡成熟激素促排卵，低剂量递增。生育期不要求生育的妇女，应在调整内分泌紊乱、降 LH 和雄激素水平后行常规促排卵治疗，如氯米芬，保证有周期性月经来潮。若促排卵无效时，可考虑单纯黄体酮撤退性出血治疗，以预防子宫内膜癌的发生。有各种代谢紊乱的患者要注意进行相应处理，并预防和监测远期并发症的发生。

（2）手术治疗：在诱发排卵的药物出现前，卵巢楔形切除术一度曾是多囊卵巢综合征的唯一治疗方法。目前此手术逐渐被各种腹腔镜下的电灼术、多点穿刺术或激光打孔术所取代。

【护理措施】

（一）基础护理

（1）降低体重，加强体育锻炼，控制饮食，必要时服用降低代谢的减肥药物。

（2）手术患者术后要加强巡视，提供必要的生活护理。

（二）专科护理

（1）用药护理：向患者说明服药的目的、剂量及用法，用药过程中需要监测的化验指标，按时抽血化验及随诊。

（2）手术护理：手术创伤较小，在护理上主要是做好术后生命体征监测、生活照顾、协助尽早下床活动以缓解术后腹胀的发生，如发生疼痛时可遵医嘱给予止痛药。

（三）健康指导

鼓励患者积极配合治疗，特别是不孕的患者应告知患者及家属治疗的复杂性，以减轻其焦虑的情绪，对于治疗效果应及时与患者沟通，以便更好地接受下步治疗。

（薄海欣）

第四节　痛经患者的护理

【概述】

痛经(dysmenorrhea)为伴随月经的疼痛，可在月经前后或行经期出现腹痛、腰酸、下腹坠痛或其他不适。痛经分为原发性与继发性两种：原发性痛经是元盆腔器质性病变的痛经，多发生于初潮后的几年内；继发性痛经通常是器质性盆腔疾病的伴随症状。本节仅介绍原发性痛经。

（一）病因

原发性痛经的病因和病理生理并未完全明了，目前有以下几种解释。

（1）前列腺素合成与释放异常：目前已知前列腺素（PG）可影响子宫收缩：$PGF_2-\alpha$ 可刺激子宫平滑肌收缩，增强节律性，升高张力；PGE能抑制子宫收缩，使宫颈松弛。排卵后孕酮能促进子宫内膜合成前列腺素，分泌期子宫内膜 PGF_2 的量高于 PGE_2，故引起子宫平滑肌过强收缩，甚至痉挛而出现痛经。因此，原发性痛经仅发生在有排卵的月经周期。$PGF_2-\alpha$ 进入血循环可引起胃肠道、泌尿道和血管等处的平滑肌收缩，从而引发相应的全身症状。

（2）子宫收缩异常：子宫平滑肌不协调收缩，子宫张力变化、供血不足，导致厌氧代谢物积蓄，刺激C类疼痛神经元也可引起疼痛。

（3）其他：白细胞介素一直被认为会增加子宫纤维对疼痛的敏感性。在原发性痛经对前列腺素抑制剂治疗无效的妇女，其内膜中有大量的白细胞介素存在。垂体后叶加压素也可能导致子宫肌层的高敏感性，减少子宫血流，引起原发性痛经。还有研究表明原发性痛经的发生还受精神、神经因素的影响，另外与个体痛阈及遗传因素也有关。

（二）临床表现

于月经来潮前数小时即感疼痛，经期疼痛逐步或迅速加剧，历时数小时至2~3天。疼痛常呈痉挛性，通常位于下腹部，放射至腰部或大腿内侧。50%的患者有下腹痛、恶心呕吐、腹泻、头痛及乏力，严重病例可发生晕厥而急诊就医。

（三）辅助检查

（1）一般妇科检查：无异常发现。

（2）基础体温测定：痛经发生在排卵周期。

（3）排除盆腔病变：可做超声检查、子宫输卵管碘油造影、腹腔镜及宫腔镜。

【护理措施】

（一）基础护理

经期可用腹部局部热敷和进食热的饮料，如热汤热茶等，以缓解症状。

（二）专科护理

指导患者遵医嘱使用药物以有效地治疗痛经，如口服避孕药和前列腺素合成酶抑制剂。避孕药适用于要求避孕的痛经妇女，可抑制子宫内膜生长，使月经量减少，前列腺素合成酶抑制剂可抑制环氧合酶系统而减少前列腺素的产生，以缓解痛经。未婚少女可行雌激素、孕激素疗法减轻症状。对经期习惯服用止痛剂的患者，应防止成瘾。必要时，还可配合中药治疗。

（三）健康指导

进行月经期保健的教育工作，包括注意经期清洁卫生，经期禁止性生活，加强经期保护，预防感冒，注意合理休息和充足睡眠，加强营养。

（薄海欣）

第五节　经前期综合征患者的护理

【概述】

经前期综合征（premenstrual syndrome，PMS）是指在月经前周期性发生的影响妇女日常生活和工作、涉及躯体精神及行为的症候群。月经来潮后可自然消失。伴有严重情绪不稳定的经前期综合征称为经前焦虑性障碍（premenstrual dysphoric disorder，PMDD）。

（一）病因

经前期综合征的病因尚无定论，目前有以下几种学说。

（1）脑神经递质学说：研究发现一些与应激反应及控制情感有关的神经递质如阿片肽、单胺类等，在月经周期中对性激素的变化敏感。雌、孕激素通过对神经递质的影响在易感人群中引起经前期综合征。研究表明正常非经前期综合征患者在黄体中期5–羟色胺水平升高，经前期综合征患者黄体期全血5–羟色胺下降，经前一周神经元5–羟色胺再摄入下降，与非经前期综合征正常妇女有明显差别。有研究发现黄体中期内源性阿片肽升高可引起抑郁、疲劳等症状，围排卵期或黄体晚期阿片肽暂时性下降可引起攻击行为。

（2）卵巢激素学说：经前期综合征症状与月经周期黄体期孕酮的撤退变化相平行，因而认为中、晚黄体期孕酮水平的下降或雌激素、孕激素比值的改变可能诱发经前期综合征。但近年的研究并未发现经前期综合征患者卵巢激素的产生与代谢存在异常。

（3）精神社会因素：临床上经前期综合征患者对安慰剂的治愈反应高达30%~50%，精神心理治疗也有较好疗效，表明患者精神心理因素与经前期综合征的发生有关。经前期综合征患者的一生中有一半时间曾有焦虑与情感障碍，她们出现精神压抑的症状也较正常妇女要多。另外，个性及社会环境因素对经前期综合征症状的发生也极为重要。经前期综合征患者病史中常有较明显的精神刺激，可能也是产生经前情绪变化的重要因素。

（4）前列腺素作用：可影响钠潴留、精神行为、体温调节及许多经前期综合征的有关症状，前列腺素合成抑制剂能改善经前期综合征躯体症状，但对精神症状的影响尚不肯定。

（5）维生素B_6缺陷：维生素B_6是合成多巴胺和5–羟色胺的辅酶，对减轻抑郁症状有效，因此认为经前期综合征患者可能存在维生素B_6缺陷。

（二）临床表现

本病多见于25~45岁妇女，主要表现为周期性出现的易怒、抑郁和疲劳，伴有腹部胀满、四肢水肿、乳房触痛。主要症状归纳为三方面：①躯体症状：表现为头痛、乳房胀痛、腹部胀满、肢体水肿、体重增加、运动协调功能减退。②精神症状：易怒、焦虑、抑郁、情绪不稳定、疲乏以及饮食、睡眠、性欲改变。③行为改变：思想不集中、工作效率低、意外事故倾向、易有犯罪行为和自杀行为。

典型经前期综合征症状出现于经前1~2周，逐渐加重，至月经前最后2~3天最为严重，月经来潮后迅速减轻直至消失。有些患者症状消退时间较长，逐渐消退，直至月经开始后3~4天才完全消失。

【护理措施】

（一）基础护理

（1）饮食指导：饮食均衡，有水肿者限制盐、糖、咖啡因、酒精摄入，多摄取富含维生素B_6的食物，如猪肉、牛奶、蛋黄和豆类食物。

（2）加强锻炼：鼓励患者进行有氧运动，如舞蹈、慢跑、游泳、瑜伽等，对于肌肉张力具有镇定的作用。

（3）应对压力的技巧：如腹式呼吸、生物反馈训练、渐进性肌肉松弛。

（二）专科护理

遵医嘱指导患者正确使用药物：

（1）抗抑郁药：氟西汀可选择性地抑制中枢神经系统5–羟色胺的再摄取。于黄体期口服，不超过3个周期，可明显缓解精神症状及行为改变，但对躯体症状疗效不佳。

（2）利尿剂：适用于月经前体重增加明显（>15kg）者。可解除水钠潴留，口服螺内酯有利尿作用，对血管紧张素有直接抑制作用，对精神症状也有效。

（3）激素：可使用孕激素作替代治疗。

（4）溴隐亭：可解除乳房胀痛伴高催乳激素血症者的症状。少数人用药后可有恶心、头痛、呕吐、疲乏、头晕和阵发性心动过速等不良反应，可在餐中服药以减轻症状。

（5）维生素 B_6：通过补充维生素 B_6 调节植物神经系统与下丘脑－垂体－卵巢轴的关系，还可抑制催乳激素的合成而减轻抑郁症状。

（三）健康指导

向患者和家属讲解可能造成经前期综合征的原因、诱发因素和目前症状的处理措施，指导患者记录月经周期，帮助患者获得家人的支持，增加女性自我控制的能力。

（薄海欣）

第六节　围绝经期综合征患者的护理

【概述】

围绝经期是妇女自生殖年龄过渡到无生殖能力年龄的生命阶段。围绝经期综合征（MPS）是指妇女绝经前后出现性激素波动或减少所致的一系列躯体及心理症状。绝经可分为自然绝经和人工绝经。停经 12 个月方可判定绝经。

（一）病因

（1）内分泌因素：卵巢功能减退，血中雌孕激素水平降低，使正常的下丘脑－垂体－卵巢轴之间平衡失调，影响了植物神经中枢及其支配下的各脏器功能，从而出现一系列植物神经功能失调的症状。在卵巢切除或放疗后，雌激素急剧下降，症状更为明显，而补充雌激素后可迅速得到改善。

（2）神经递质因素：血 β－内啡肽及其自身抗体含量明显降低，引起神经内分泌调节功能紊乱。神经递质 5－羟色胺（5-HT）水平异常，与情绪变化密切相关。

（3）综合因素：种族、遗传因素个体人格特征、神经类型以及职业、文化水平均与绝经期综合征的发病及症状严重程度可能有关。围绝经期综合征患者大多神经类型不稳定，且有精神压抑或精神上受过较强烈刺激的病史。另外，经常从事体力劳动的人发生围绝经期综合征的较少，即使发生症状也较轻，消退较快。

（二）临床表现

（1）月经分三种类型改变：①月经周期延长，经量减少，最后绝经。②月经周期不规则，经期延长，经量增多，甚至大出血或出血淋漓不断，然后逐渐减少而停止。③月经突然停止，较少见。

（2）血管舒缩症状：主要表现为潮热、出汗，是绝经期综合征最突出的特征性症状。此种血管功能不稳定，可持续 1 年，甚至 5 年或更长。

（3）精神神经症状：包括情绪、记忆及认知功能症状。患者往往出现激动易怒、焦虑、多疑、情绪低落、自信心降低、不能自我控制、记忆力减退、注意力不集中。

（4）泌尿生殖道症状：主要表现为泌尿生殖道萎缩症状，如外阴瘙痒、阴道干燥疼痛、性交困难，子宫脱垂、膀胱直肠膨出，排尿困难、尿急、压力性尿失禁，反复发作的尿路感染。

（5）心血管疾病：血压升高或血压波动，心悸时心率不快，心律不齐，常为期前收缩。

（6）骨质疏松：出现在绝经后9~13年，患者常主诉腰背、四肢疼痛，出现驼背，严重可致骨折。桡骨远端、股骨颈易发生骨折。

（7）新陈代谢改变：肥胖、体重增加，也可出现水肿、高脂血症、血糖升高等。

（8）免疫功能降低：易并发全身感染和肿瘤。

（三）辅助检查

（1）心电图：房性期前收缩，或伴随轻度供血不足。

（2）激素测定：黄体生成素（LH）、卵泡雌激素（FSH）、雌二醇（E2）。

（3）绝经过渡期：FSH > 10U/L，提示卵巢储备功能下降。FSH > 40U/L，提示卵巢功能衰竭。

（4）B超检查：排除子宫、卵巢肿瘤，了解子宫内膜厚度。

（5）分段诊刮及子宫内膜病理检查：除外子宫内膜肿瘤。

（6）影像学检查：测定骨密度，确诊有无骨质疏松。

（7）妇科检查：早期阴道壁为充血性改变，发红；晚期时，血管减少，黏膜变薄，皱襞减少，弹性差，阴道、宫颈分泌物减少，易发生老年性阴道炎或尿路感染。子宫和卵巢均可萎缩。

【护理措施】

（一）基础护理

（1）一般护理：鼓励患者参加社区活动，锻炼身体，学会应对方式和自我调节。注意通风，保持空气新鲜。创造良好的环境，制订合理的作息时间。

（2）饮食护理：合理膳食，荤素搭配，给予高蛋白、高维生素、富含纤维素、低脂、低盐饮食。

（3）心理护理：通过多种形式的宣教与患者进行交流，使患者能正确认识围绝经期的变化，了解围绝经期综合征的性质、特征和原因。鼓励患者平日多与家人和同事沟通，取得他们的理解，同时注意自我调节和控制；多与人交往，多参加一些社会活动，以缓解不良情绪的影响。应建立广泛的兴趣爱好，保持心情舒畅精神乐观，建立良好的人际关系和社会支持。同时可辅助使用神经功能调节药物，如谷维素。对于睡眠障碍，影响生活质量者，晚睡前服用艾司唑仑。预防骨质疏松，应坚持体育锻炼，增加日晒时间，摄入足量的蛋白质和含钙食物。

（二）专科护理

围绝经期综合征患者常规用药护理：

（1）评估激素替代疗法适应证、禁忌证，以及是否存在慎用情况。

（2）评估应用激素替代疗法的必要性，年龄、卵巢功能衰退情况（绝经过渡期、绝经早期、绝经晚期）。

（3）根据年龄、子宫、卵巢功能衰退情况（绝经过渡期、绝经早期、绝经晚期）、风险因素等制订个体化用药方案。

（4）用药过程中随时判断个体风险/受益比是否发生改变，是否继续应用，遵医嘱调整方案。

（5）为预防血栓的形成，因疾病或手术需长期卧床者酌情停用。

（6）用药途径有经肠道和非肠道两种，各有利弊，依病情及患者意愿选用。①口服给药：为首选途径，用法简便、价格相对便宜。血脂明显改善，利于保护心血管。大剂量用药增加肝脏负担，影响凝血系统。②阴道给药：可减轻肝脏负担，用药剂量小，阴道黏膜易吸收。是治疗老年性阴道炎、尿道炎的首选。③皮肤给药：避免肝脏首过效应，减轻肝脏负担，用药剂量小。但个体差异大，不易精确控制每天释放量。④皮下埋植：有效期长，但不易精确控制每天释放量。

（7）注意事项：①子宫出血：用药期间的异常出血，多为突破性出血。要注意准确用药，必要时行诊断性刮宫排除子宫内膜病变。②雌激素的副作用：剂量过大时可引起乳房胀痛、白带增多、头痛、水肿、色素沉着，酌情减量可减少副作用。③孕激素的副作用：抑郁、易怒、乳房痛、水肿，少数妇女因水钠潴留造成短期内体重增加，极少数甚至不耐受孕激素。需遵医嘱改变孕激素的种类。④长期单独使用雌激素可使子宫内膜癌、子宫内膜增生的危险性增加 6~12 倍。因此，必须加用孕激素，降低危险性。同时，孕激素还可延缓骨质丢失。⑤雌孕激素联合治疗，浸润性乳癌的相对风险增加。因此，必须指导患者根据医嘱用药，定期随诊。

（8）双磷酸盐类必须空腹用白开水送服，服药后至少 30min 再进食。

（三）健康指导

（1）采用多种形式的健康教育方法，使患者正确认识围绝经的变化，能够正确对待，解除不必要的猜疑和烦恼。

（2）加强沟通，尤其是家人间的沟通，取得理解。多与人交往，多参加一些社会活动，以缓解不良情绪的影响；建立广泛的兴趣爱好，保持心情舒畅精神乐观，建立良好的人际关系和社会支持。同时注意自我调节和控制，保证充足的休息和睡眠。

（3）避免过于激动而引发潮热，注意饮食调节，少食调味重、辛辣食品，保证营养的补充。多做户外活动，增强体质，做到劳逸结合。

（4）指导正确用药，讲解补充性激素的目的、用药效果及可能出现的问题。副反应多数情况下可自行消失。一旦未好转应到医院就诊，排除其他原因后，调整剂量。对于长期服药的患者，应制订随访计划。

（5）预防骨质疏松，增加户外活动、日照机会，加强体育锻炼。饮食中注意钙的补充，避免过多食用影响骨质形成的食品，严禁酗酒、嗜烟和过度饮用咖啡或浓茶等。绝经后的妇女每天应补充钙 1 500mg，食物中如豆制品、虾皮、芝麻等含钙丰富又易吸收。补充钙剂应在睡前服用，有利于吸收。

（6）预防各种慢性疾病的发生，围绝经期内分泌机能的失调和植物神经紊乱，易发生各种慢性疾病，这些疾病会加重围绝经期综合征的症状，因此必须及早预防。至少每年进行一次健康查体，尤其是妇科和乳腺检查。

（薄海欣）

第二十一章

子宫内膜异位症及子宫腺肌病患者的护理

第一节 子宫内膜异位症患者的护理

【概述】

当具有生长能力及功能的子宫内膜组织出现在子宫腔以外部位时，称为子宫内膜异位症（endometriosis）。子宫内膜异位症为良性病变，具有远处转移和种植能力。异位子宫内膜可出现在身体不同部位，其中以卵巢最为常见，其他部位如子宫直肠窝、阴道直肠隔、腹壁、外阴等均可受累。该病多发生于生育年龄妇女，发病率约 10%，但近年来明显增高。

（一）病因

子宫内膜异位症可能与免疫、炎症、遗传等因素有关，对于其发病机制，目前有多种学说。

子宫内膜种植学说：经血中所含的子宫内膜在经期可随经血逆流，经输卵管进入盆腔，种植于卵巢及邻近的盆腔腹膜。

体腔上皮化生学说：卵巢表面上皮、盆腔腹膜受到经血、慢性炎症和卵巢激素的反复刺激，衍化为子宫内膜样组织，形成子宫内膜异位症。

淋巴及静脉播散学：子宫内膜可以通过淋巴和静脉播散。

（二）临床表现

（1）继发性与渐进性痛经：疼痛多位于下腹部及腰骶部，可放散至阴道、会阴、肛门或大腿部。常于经前 1~2 天开始，经期第一天疼痛最剧烈，持续至经后逐渐消退，但随月经周期而呈进行性加重，且疼痛程度与病灶大小不成正比。

（2）月经改变：以经量增多或经期延长为主，可能与内膜增生或卵巢功能失调有关。

（3）孕产史：约 74% 以上的患有不孕史，多数内膜异位患者输卵管并无阻塞，可因输卵管与其周围组织粘连，而致蠕动受限；少数患者输卵管壁呈结节状增厚，管腔可能被阻塞；子宫位置后倾固定、卵巢功能失调等原因。

（4）其他特殊症状：肠道子宫内膜异位症患者可出现腹痛、腹泻和便秘，甚至有周期性少量便血。

（三）辅助检查

（1）B 超检查：确定卵巢子宫内膜异位囊肿的位置、形状及其大小，显示囊肿壁较厚且粗糙不平，与周围脏器粘连较紧。囊内容物可分为囊型、混合型和实质型三种，其中以囊型为多见。

（2）CA125 值测定：CA125 值可升高，它的变化还可以监测该病的疗效。

（3）腹腔镜检查：是该病诊断的金标准，可以直接看见病灶部分、病变范围、严重程度，是目前诊断子宫内膜异位症最可靠的方法。

（4）妇科检查：子宫多后倾固定、子宫一侧或双侧附件处扪及与子宫相连的不活动囊块，有压痛，子宫骶骨韧带、子宫后壁或陷凹处有米粒至蚕豆大小不规则的结节，触痛明显，如阴道直肠隔受累，可于阴道后穹窿部触及甚至看到突出紫蓝色结节。

【护理措施】

（一）基础护理

（1）缓解疼痛：主要的通过药物和手术治疗使疼痛症状得以缓解或消失，但在治疗前可口服止痛药，注意不要形成对止痛药物的依赖。

（2）心理护理：减轻患者及家属的焦虑，由于该病患者多数身心痛苦，影响生活和工作，因此渴望药物治疗和手术的成功。因此，护士要做好心理护理，并要做好疾病的宣教工作，让患者了解相关的疾病及手术相关的知识，药物治疗和手术治疗的适应证和最佳时期，讲解手术方法和术后注意事项，鼓励患者树立治疗信心，与医护共同寻求最佳治疗方案。

（二）专科护理

1. 药物治疗的护理

无论是假孕疗法还是假绝经疗法，都需要长期用药。在用药早期，会出现一些副反应，有些副反应 2~3 个月后减轻，有的在治疗停止后恢复正常，护士应向患者详细说明，并嘱患者遵医嘱坚持用药，不要随便停药或减药量，药物治疗虽不能根治疾病，但可缓解症状、局限病灶，增大手术切净的机会。

2. 手术的护理

根据患者的年龄、症状、部位及浸润深度以及生育状况和要求采取不同的术式，根据手术范围的不同，可分为保留生育功能、保留卵巢功能和根治性手术三类，可行腹腔镜手术或开腹手术。围手术期护理同妇科腹腔镜及开腹手术护理，其中需注意以下几点：

（1）术前准备：①腹壁及外阴子宫内膜异位症在皮肤准备时，应注意动作轻柔，刀片勿将病灶包块划破，以免引起皮肤感染。②深部子宫内膜异位症的患者（术前怀疑累及直肠），肠道准备应充分，有时需清洁洗肠。

（2）术后护理：①腹壁子宫内膜异位症的患者为减轻伤口张力体位应保持屈膝位。伤口较大者应绝对卧床 3~4 天。②会阴部子宫内膜异位症的患者，应注意饮食管理及排便管理，防止大便干燥。同时为预防伤口感染，术后应保持伤口处皮肤干燥，并且便后给予会阴冲洗。

（三）健康指导

指导患者经期避免进行过度或过强体力活动，防止剧烈的体位和腹压变化引起经血倒流。避免月经期进行宫腔内的操作，月经期及月经刚净时避免性交，防止脱落的子宫内膜经输卵管进入盆腔，减少发病因素。对实施保留生育功能手术的患者，应指导其术后半年至一年内受孕。对实施切除子宫保留卵巢的患者，应指导其术后服用3~6个月的孕激素，以防复发。

（薄海欣）

第二节　子宫腺肌病患者的护理

【概述】

子宫腺肌病是指子宫内膜腺体和间质存在于子宫肌层中，伴随周围肌层细胞的代偿性肥大和增生。

本病病因至今仍不清楚。研究发现，人体所有空腔器官均有黏膜下层，而只有子宫例外。黏膜下层的主要作用就是阻止腺体向肌层内生长，而保持向空腔方向生长。因此，目前多数研究者认为子宫腺肌病是基底层内膜细胞增生，侵入到肌层间质的结果。而关于引起内膜基底层和间质增生的因素现有遗传、损伤（如刮宫和剖宫产）、高雌激素血症、病毒感染四种理论。其中，尤以高雄激素血症与子宫腺肌病的关系引人注目。已有实验和研究表明：雌激素和（或）孕激素加泌乳素或许是子宫腺肌病发生所必需的，溴隐亭可能阻断子宫腺肌病的发生。近期的研究提示患子宫腺肌病妇女的在位内膜和异位内膜均合成雌激素，这些雌激素可能影响子宫腺肌病的生长。

护理措施基本同子宫内膜移位症。

（薄海欣）

第二十二章

生殖器官发育异常患者的护理

第一节 女性生殖器官发育异常患者的护理

【概述】

女性生殖器官在形成、分化的过程中，由于某些内源性因素(生殖细胞染色体不分离，嵌合体，核型异常等)或外源性因素(使用性激素药物)的影响，使原始性腺的分化、发育、内生殖器始基的融合、管道腔化和发育，以及外生殖器的衍变均可发生改变，导致各种发育异常。

(一)病因

先天性阴道闭锁是由于在胚胎发育过程中，双侧副中肾管融合后，未能再向尾端伸展形成阴道所致。有些患者的外阴前庭，在相当于阴道口处，可见一浅凹或很短的管腔，此为泌尿生殖窦演变所致。目前本病病因尚不清，先天性阴道闭锁既非单基因异常的结果，也非致癌物质所致。

(二)临床表现

原发性闭经及性生活困难。极少数子宫发育正常的患者因经血倒流，可由周期性腹痛。检查可见患者体格、第二性征以及外阴发育正常，但无阴道口，或仅在前庭后部见一浅凹。偶见短浅阴道盲端，常伴子宫发育不良(无子宫或始基子宫)。45%~50% 的患者伴有泌尿道异常，10% 的患者伴有脊椎异常。

(三)辅助检查

B 超检查可发现宫腔积血或无子宫及痕迹子宫。

【护理措施】

(一)基础护理

1. 心理护理

尊重患者，保护隐私。先天性阴道闭锁的患者对于病情往往羞于启齿，不愿谈论疾病，更不愿让同室病友知道，甚至有的患者不愿在诊断书上如实填写。前来就医的患者多有自我认识中的形象改变，认为自己不是一个完整的女人，不能履行女人的义务，感到自卑，甚至有人因欺瞒男友而内疚。针对上述情况，在与患者的接触中，尽量选择在一个独立的、不被他人干扰的环境下，努力营造轻松的氛围。先从聊家常开始，待取得患者亲近、信任感后再与其讨论疾病相关的话题。护士应耐心倾听患者的心声，有针对性地给予指导。告诉患者手术后可解决性交问题，不能生育可去领养，使患者能面对现实，努力配合治疗，以期达到最佳疗效。

2. 术前宣教

对将来夫妻性生活的影响，是本病患者关注的重点。在与患者充分交流时，应向患者讲解有关手术的方法、术后注意事项、模具置放的重要性、需要自己准备的物品，如卫生带、阴道冲洗桶。使患者清楚地明白，要保证手术的成功，除医生高超的技术外，术后模具的正确置放是关系到手术成功的关键，也是患者必须掌握的操作技术。这样，使患者能正确评估手术的治疗效果，积极参与、配合，改善患者对手术的顺应性。

3. 局部护理

阴道成形术易造成会阴静脉丛、淋巴管的破坏，造成会阴部静脉、淋巴回流受阻，导致外阴水肿，患者出现肿胀、疼痛感。因此，在行会阴冲洗时要注意观察患者有无会阴部的水肿，如出现水肿可遵医嘱使用 50% 硫酸镁湿热敷，每天 2 次，每次 20~30min，以促使水肿的消退。

（二）专科护理

1. 人工阴道成形术护理

方法较多，其中采用羊膜法的成形术，需护士于术前 2 天与产科联系，并将已消毒的羊膜罐 2 个、庆大霉素 8 万 U × 4 支、2 瓶 500ml 的林格氏液送至产科，以备留取羊膜 2 份。留取对象为产妇、胎儿均正常，无合并症的新鲜羊膜，且羊膜要剥得完整，无撕裂，并平铺在林格氏液浸湿的纱布上，折叠后浸泡在盛有林格氏液 500ml、庆大霉素 16 万 U 的羊膜罐中。之后，在羊膜罐上标明留取的日期、时间。手术时，先用后留取的新鲜羊膜，一旦出现问题，再使用先留取的。羊膜留取时间最好在术前 24h 内，并防止污染。

阴道成形术是在阴道前庭，相当于处女膜环部位切开黏膜并向上游离，钝性分离尿道膀胱与直肠间隙，最后以干纱（软模具）填充在宽 4~5cm，长 10cm 的人工腔道。而且，为防止软模具脱出人工穴道外，还需缝合小阴唇 2~3 针。鉴于手术及此处临近尿道、直肠，创面又有异物填塞和渗出，极易导致感染的发生，因此需加强局部护理。在术后 1 天起，至更换硬模具期间的 7~10 天，每天为患者行会阴冲洗 2 次；大便后，除指导患者由前向后擦拭外，还需随时为患者行会阴冲洗；更换软模具后改会阴冲洗为每天 1 次的阴道冲洗，同时更换消毒模具。在留置尿管期间做好尿管的护理，注意有无血尿，及时观察膀胱受损的可能，防止管道脱出，每天清洁尿管。监测患者生命体征、血白细胞、阴道渗出物；严格执行无菌操作；保持床单位的清洁，嘱患者勤换内裤；遵医嘱给予抗生素；开窗通风、限制探视陪伴等均可避免感染的发生。

患者行阴道成形术后，由于在人工腔道内填有软模具，可主诉有大便感，甚至伤口胀痛难忍，需及时通知医生并遵医嘱给予药物止痛。少部分患者在服用止痛药后仍无缓解，为防止软模具对人工腔道过紧的压迫，造成局部组织的缺血坏死，医生会酌情考虑提前拆线，并将软模具更换成由玻璃或硅胶制成的硬模具。正常情况下手术后 7~10 天拆线更换硬模具，由于伤口较新鲜，置放模具时，患者会出现疼痛，难以配合，可遵医嘱于放置模具前给予止痛药物，放置时嘱患者深吸气，以减轻症状。同时，告诉患者无论如何要将模具缓缓地全部置入阴道内，不可在阴道外留有一部分。否则，阴道顶端可因模具未充满而形成肉芽、瘢痕收缩等，使阴道变浅、变窄，影响手术的效果。模具的置放与护理是关乎手术成败的关键，由于操作过程有一定的痛苦，必须向患者反复强调其重要性，并保证使其掌握要领，方能取得良好效果。

2. 相关知识的指导

不同的手术方式，术后护理不同。羊膜法阴道成形术为纯阴式手术；腹膜法阴道成形术为腹－阴联合术式，需结合两者的术后护理常规；结肠代法阴道成形术，由于需做肠吻合，术后需置胃管、禁食、肠外高营养等。前两者模具置放时间需较长，置放不当，还易形成肉芽、瘢痕收缩等，使阴道变浅、变窄；后者模具置放时间相对短，有肠液分泌，可起润滑作用，但有异味。相对不同的手术方式，模具的置放与护理对手术的成败均起着关键的作用。而且一定要教会患者自我护理。

（1）物品准备：阴道成形术后 7~10 天，伤口拆线，需将软模具更换成硬模具。在此之前，需备齐以下必要物品：①硬模具（玻璃或硅胶模具）：患者术后 5~7 天，护士遵医嘱准备出 4 个经高压灭菌的阴道模具（玻璃）待用，其规格一般为 3cm × 9cm 或 3cm × 8cm。硅胶模具首次为已消毒制品，以后采用浸泡消毒。②卫生带：更换硬模具后，为防止因重力作用，使模具脱出阴道口，造成穴道顶端的肉芽形成、瘢痕粘连，穴道缩窄变短，患者需使用卫生带紧紧地将模具兜住。因此，要购买或制作 2 个卫生带，注意采用锁扣眼式的，避免因松紧带的弹性或超过弹性限度而使模具脱出阴道口，增加手术失败几率。③阴道冲洗桶：更换硬模具后，会阴冲洗由 2 次 /d 改为 1 次 /d，同时，每天更换 1 次阴道模具。在住院期间要指导患者，确保其掌握此项操作技术。因此，需请家属到药店购买阴道冲洗桶，以备回家后使用。未成年的患者在学习阴道冲洗及置放模具时请母亲在旁观看，以便回家提供帮助，同时，也能减轻患者的恐惧心理。

（2）模具置放：指导患者在放置阴道模具前，先清洗双手，再用 1 ∶ 40 的络合碘溶液进行阴道冲洗，并教会患者正确的消毒液配制及冲洗方法。放模具时，模具的盲端向内，凹槽向上（避免压迫尿道），手拿模具的外侧边缘。嘱患者深吸气，必要时先服止痛药，之后缓慢地将模具全部放入人工阴道内。向患者讲明此操作的重要性，以取得合作与理解并尽快掌握。

（3）模具护理：每天行阴道冲洗 1 次，并同时更换无菌阴道模具。若在安放期间不慎使模具脱落，一定要在 15~20min 内重新放入 1 个无菌阴道模具，切不可间隔时间过长，以防粘连及肉芽组织、瘢痕的形成。使用后的模具，浸泡在含氯的消毒液中，30min 后取出并清洗，擦干后再经高压灭菌或煮沸消毒，硅胶模具采用浸泡法消毒。

（三）健康指导

（1）向患者讲解正确的术后护理是手术成功与否的关键。①模具更换：患者出院后，每天需更换 1 次模具。更换模具前，一定要先清洗双手，再用 1 ∶ 40 的络合碘溶液冲洗阴道，并将无菌模具全部放入阴道内，之后，使用卫生带兜紧。一旦不慎使模具脱落，必须要在 15~20min 内重新放入 1 个无菌阴道模具。在家时，模具清洗及用含氯消毒液浸泡后，可采用煮沸或络合碘浸泡消毒法进行消毒。②术后由于患者伤口疼痛和活动不便，加之饮食不当容易出现便秘。便秘时，腹压增加，极易使模具脱出。因此，患者除进食高蛋白、高维生素、易消化的食品外，更需富含粗纤维的饮食及增加饮水量，同时适当活动，保证大便的通畅。

（2）患者出院后仍需要不间断地置放模具 3~6 个月，以后定期随诊，根据具体情况，遵医嘱可酌情减少带模具的时间。

（薄海欣）

第二节　两性畸形患者的护理

【概述】

男女性别可根据性染色质和性染色体、生殖腺结构、外生殖器形态以及第二性征加以区别分。但有些患者生殖器官同时具有某些男女两性特征，称为两性畸形。两性畸形为先天性生殖器发育畸形的一种特殊类型，可能对患儿的抚育、心理、学习、生活、工作和婚姻等带来诸多困扰，必须及早诊断和处理。

（一）病因

外生殖器出现两性畸形，均是由于胚胎或胎儿在宫腔内接受了过高或不足量的雄激素刺激所致。根据其发病原因不同，可将两性畸形分为三类：女性假两性畸形、男性假两性畸形和生殖腺发育异常。生殖腺发育异常又包括真两性畸形、混合型生殖腺发育不全和单纯型生殖腺发育不全三种类型。

1. 女性假两性畸形

患者染色体核型为 46，XX，生殖腺为卵巢，内生殖器包括子宫、宫颈和阴道均存在，但外生殖器出现部分男性化，男性化的程度取决于胚胎暴露于高雄激素的时期早晚和雄激素量，可有阴蒂中度粗大直至阴唇后部融合和出现阴茎。雄激素过高的原因可能是先天性肾上腺皮质增生所致，也可能是非肾上腺来源。

（1）先天性肾上腺皮质增生：先天性肾上腺皮质增生为常染色体隐性遗传性疾病，是导致女性假两性畸形的最常见类型。其基本病变为胎儿肾上腺合成皮质醇的一些酶缺乏，其中最常见的为 21－羟化酶缺乏，因而不能将 17α－羟孕酮转化为皮质醇，当皮质醇合成量减少时，对下丘脑和腺垂体的负反馈作用消失，导致腺垂体促肾上腺皮质激素 (ACTH) 分泌量增加，刺激肾上腺增生，促使其分泌的皮质醇量趋于正常，但同时也刺激肾上腺网状带产生异常大量雄激素，致使女性胎儿外生殖器有部分男性化，通常患者出生时即有阴蒂肥大，阴唇融合遮盖阴道口和尿道口，仅在阴蒂下方见一小孔，尿液由此排出。严重者两侧大阴唇肥厚，形成皱褶，并有程度不等的融合，状似阴囊，但其中无睾丸；子宫、输卵管、阴道均存在，但阴道下段狭窄，难以发现阴道口。随着婴儿长大，男性化日益明显，几岁时即有阴毛和腋毛出现，至青春期乳房不发育，内生殖器发育受抑制，无月经来潮。虽幼女期身高增长快，但因骨骺愈合早，至成年时反较正常妇女矮小。

（2）孕妇于妊娠早期服用具有雄激素作用的药物：人工合成孕激素、达那唑或甲睾酮等都有不同程度的雄激素作用，若用于妊娠早期保胎或服药过程中同时受孕，均可导致女胎外生殖器男性化，类似先天性肾上腺皮质增生所致畸形，但程度轻，且在出生后男性化不再加剧，至青春期月经来潮，还可有正常生育。血雄激素和尿 17－酮类固醇值均在正常范围内。

2. 男性假两性畸形

患者染色体核型为46，XY。生殖腺为睾丸，无子宫，但因阴茎极小以及生精功能异常，一般无生育能力。此畸形是男性胚胎或胎儿在母体内接触的雄激素过少所致。发病机制有：①促进生物合成睾酮的酶缺失或异常。②外周组织5α－还原酶缺乏。③外周组织和靶器官缺少雄激素受体或受体功能异常。由于男性假两性畸形多为外周组织雄激素受体缺乏所致，故临床上一般将此病称为雄激素不敏感综合征。此病系X连锁隐性遗传，常在同一家族中发生。根据外阴组织对雄激素不敏感程度的不同，又可分为完全型和不完全型两种。

完全型雄激素不敏感综合征患者出生时外生殖器完全为女性，故以往曾将此病称为睾丸女性化综合征。患者体内睾酮能通过芳香化酶转化为雌激素，至青春期乳房发育丰满，但乳头小，乳晕较苍白，阴毛、腋毛多缺如，阴道为盲端，较短浅，无子宫。两侧睾丸大小正常，位于腹腔内、腹股沟或偶在大阴唇内。血睾酮、FSH、尿17－酮类固醇均为正常男性值，血LH较正常男性增高，雌激素略高于正常男性。

不完全型雄激素不敏感综合征患者较完全型少见，外阴多有两性畸形，表现为阴蒂肥大或阴茎短小，阴唇部分融合，阴道极短或仅有浅凹陷。至青春期可出现阴毛、腋毛增多和阴蒂继续增大等男性改变。

3. 生殖腺发育异常

（1）真两性畸形：患者体内有睾丸和卵巢两种生殖腺同时存在称为真两性畸形，是两性畸形中最罕见的一种。患者可能一侧生殖腺为卵巢，另一侧为睾丸；或每侧生殖腺内同时含卵巢及睾丸两种组织，称为卵睾；也可能是一侧为卵睾，另一侧为卵巢或睾丸。染色体核型多数为46，XX，其次为46，XX/46，XY嵌合型，46，XY较少见。临床表现与其他两性畸形相同，外生殖器多为混合型，或以男性为主或以女性为主，但往往具有能勃起的阴茎，而乳房几乎均为女性型。体内同时有雌激素和雄激素。核型为46，XX者，其体内雌激素水平可达正常男性的两倍。多数患婴出生时阴茎较大，往往按男婴抚育。但若能及早确诊，绝大多数患者仍以按女婴抚育为宜。个别有子宫的患者在切除睾丸组织后，不但有月经来潮，还具有正常生育能力。

（2）混合型生殖腺发育不全：染色体为含有45，X与另一含有至少一个Y的嵌合型，以45，X/46，XY多见。其他如45，X/ 47，XYY；45，X/ 46，XY /47，XXY亦有报道。混合型系指一侧为异常睾丸，另一侧为未分化生殖腺、生殖腺呈索状痕迹或生殖腺缺。患者外阴部分男性化，表现为阴蒂增大，外阴不同程度融合、尿道下裂。睾丸侧有输精管，未分化生殖腺侧有输卵管、发育不良的子宫和阴道，不少患者有Turner综合征的躯体特征。出生时多以女婴抚养，但至青春期往往出现男性化，女性化者极少。若出现女性化时，应考虑为生殖腺肿瘤分泌雌激素所致。

（3）单纯型生殖腺发育不全：染色体核型为46，XY，但生殖腺未能分化为睾丸而呈索状，故无男性激素分泌，腹中肾管亦不退化，患者表型为女性，但身体较高大，有发育不良的子宫、输卵管，青春期乳房及毛发发育差，无月经来潮。

（三）辅助检查

（1）体检：注意阴茎大小、尿道口的位置，是否有阴道和子宫，直肠－腹部诊可扪及子宫说明多系女性假两性畸形，但应除外真两性畸形的可能。若在腹股沟部、大阴唇或阴囊内扪及生殖腺则为睾丸组织，但仍不能排除真两性畸形。

（2）实验室检查：染色体核型为46，XX，血雌激素呈低值，血雄激素呈高值，尿17－酮类固醇及17α－羟孕酮均呈高值者，为先天性肾上腺皮质增生。染色体核型为46，XY，血FSH值正常，LH值升高，血睾酮在正常男性值范围，雌激素高于正常男性但低于正常女性值者，为雄激素不敏感综合征。

（3）生殖腺活检：对真两性畸形往往需通过腹腔镜检或剖腹探查取生殖腺活检，方能最后确诊。

【护理措施】

（一）基础护理

两性畸形患者多为青春期患者，对生殖系统的发育异常对以后生活的影响不是很了解，因此会产生紧张焦虑的情绪。因此护士要做好疾病相关知识的宣教工作，让患者了解手术治疗最佳时期，讲解手术方法和术后注意事项，鼓励患者了解自己疾病，必要时取得家长的配合，一同参与，对于患者的真实性别，家长应与孩子多沟通，了解孩子的心理变化。

（二）专科护理

1. 用药护理

先天性肾上腺皮质增生确诊后应即开始并终身给予可的松类药物，以抑制垂体肾上腺皮质激素的过量分泌和防止外阴进一步男性化及骨骺提前闭合，还可促进女性生殖器官发育和月经来潮，甚至有受孕和分娩的可能。因此要向患者说明用药的目的、方法、剂量及副作用等。

2. 手术护理

对各类矫形及治疗手术护理主要有：

（1）术前护理：完善各项术前检查及化验，备皮及配血等。

（2）术后护理：①预防感染：遵医嘱使用抗生素，每天给予会阴冲洗2次，床单要清洁。②疼痛护理：由于会阴部神经较多，因此对疼痛较为敏感，当患者出现疼痛时，可遵医嘱给予止痛剂。另外做会阴部操作时要注意动作轻柔。

（三）健康指导

诊断明确后医生会根据患者原社会性别、本人愿望及畸形程度予以矫治。原则上无论何种两性畸形，除阴茎发育良好者外，均以按女性抚养为宜。因此对治疗后，患者的心理变化应引起家庭和社会的重视，必要时可请心理医生给予辅导。

（薄海欣）

第二十三章

女性盆底功能障碍性疾病患者的护理

第一节 子宫脱垂患者的护理

【概述】

子宫从正常位置沿阴道下降，宫颈外口达坐骨棘水平以下，甚至子宫全部脱出于阴道口以外，称为子宫脱垂（uterine prolapse）。

（一）病因

（1）分娩损伤：分娩损伤是发病的主要原因，分娩过程中软产道及其周围的盆底组织极度扩张，肌纤维拉长或撕裂，特别是第二产程延长和助产手术分娩所导致的损伤。

（2）产褥期早期体力劳动：分娩后支持子宫的筋膜和韧带一般需6周才能恢复，如产后产妇过早参加体力劳动，尤其是重体力劳动，可致使腹压增加，从而影响盆底组织张力的恢复，导致未复旧的子宫有不同程度的下移。

（3）长时间腹压增加：如慢性咳嗽、便秘、经常重体力劳动等可加重或加快发生子宫脱垂。

（4）盆地组织发育不良或退行性变：盆底组织先天发育不良和绝经后雌激素减低、盆底组织退行性变均可引起子宫支持组织疏松薄弱。

（二）临床表现

（1）有疼痛及异物脱出感：病情稍严重者可有下坠感及腰骶部疼痛，长期站立和行走后加重；严重者站立时外阴有子宫组织脱出，多数平卧可还纳，脱出物摩擦较严重会出现溃疡，有痛感。

（2）尿溢：有些患者伴有小便困难或腹压增加时有尿溢出，排解大便困难，常需指压阴道后帮助排泄。

（三）辅助检查

（1）指压试验：判断是否合并张力性尿失禁，嘱患者不解小便，取膀胱截石位，观察患者咳嗽时有无尿液溢出，若见尿液不自主溢出时，检查者用食、中指分别轻压尿道两侧，再嘱患者咳嗽，若尿液不再溢出，提示患者有压力性尿失禁。

（2）尿动力学测定：明确膀胱功能情况。

（3）妇科检查：根据子宫下降的程度，将子宫脱垂分为三度：

Ⅰ度：轻型为宫颈外口距处女膜缘少于 4cm，但未达处女膜缘；重型为宫颈已达处女膜缘，但未超出该缘。

Ⅱ度：轻型为宫颈已脱出于阴道口，但宫体尚在阴道内；重型为宫颈及部分宫体已经脱出于阴道口外。

Ⅲ度：子宫颈与子宫体全部脱出于阴道口外。

【护理措施】

（一）基础护理

（1）一般护理：引起溃疡的患者应予外用药物治疗，并多卧床休息，待溃疡面愈合后方可手术治疗。加强营养，嘱患者卧床休息，教会患者做缩肛运动，以增强盆底肌肉、肛门括约肌的张力，每天 3 次，每次 5~10min。

（2）心理护理：子宫脱垂患者多为年老女性，其往往不重视自身疾病的发展，担心医疗费用及治疗效果，待病情非常严重后方来就医。因此，护士要做好疾病相关知识的宣教工作，让患者及家属了解手术治疗的必要性，向其讲解手术方法和术后注意事项，消除患者的紧张情绪，使其树立治疗信心，积极配合治疗。

（二）专科护理

1. 放置子宫托

（1）教习放置方法：①放托：患者将手洗净，蹲下，两腿分开，一手握托柄，使托盘呈倾斜为进入阴道口内，然后将托柄变向内推边向前旋转，直至托盘达宫颈。②取托：以手指捏住托柄，上下左右轻轻摇动，待负压消除后，向后外方向牵拉，即可自阴道内滑出。

（2）选择合适的型号：以放置后不脱出又无不适感为宜。

（3）保持子宫托和阴道的清洁：月经期和妊娠期停止使用子宫托，应在每晨起床后放入，每晚睡前取出，并洗净放置于清洁杯内备用，避免放置过久压迫生殖道而致糜烂、溃疡，甚至坏死造成生殖道瘘。

（4）放置前阴道应有一定水平的雌激素作用：绝经后妇女可选用雌激素霜剂，一般在应用子宫托前 4~6 周开始使用，并在放托的过程中长期使用。

（5）复查：放置子宫托后分别于第 1、3、6 个月时到医院检查 1 次，以后每 3~6 个月复查 1 次。

2. 手术护理

（1）术前准备：术前 3 天开始进行阴道准备，有阴道溃疡者，行阴道冲洗后局部涂抹 40% 紫草油或含抗生素的软膏，并勤换内裤。因子宫颈无感觉神经，易导致患者局部烫伤，所以应特别注意冲洗液的温度，一般在 41~43℃为宜，冲洗后戴上无菌手套将脱垂的子宫还纳于阴道内，让患者平卧于床上 30min，用清洁的卫生带或丁字带支托下移的子宫，避免子宫与内裤摩擦，减少异常分泌物；积极治疗局部炎症，遵医嘱使用抗生素及局部涂抹含雌激素的软膏。

（2）术后护理：术后应注意卧床休息，避免增加腹压的动作，如蹲、咳嗽等；术后用缓泻剂预防便秘；每天行外阴冲洗，并注意观察阴道分泌物的特点；应用抗生素预防感染。其他护理同于一般外阴、阴道手术的患者。

（三）健康指导

（1）出院指导：患者术后一般休息 3 个月，半年内避免重体力劳动，禁止盆浴及性生活。术后 2 个月到医院复查伤口愈合情况；3 个月后再到门诊复查，医生确认完全恢复以后方可有性生活。

（2）患者应加强营养，适当安排休息和工作，避免重体力劳动及提重物，保持大便通畅，积极治疗慢性咳嗽。

（薄海欣）

第二节 压力性尿失禁患者的护理

【概述】

压力性尿失禁（urinary stress incontinence），是指当腹压突然增加时（如咳嗽、喷嚏、大笑、提取重物或体位改变时），排尿失去控制，尿液不自主地溢出。国内统计有 10%~40% 的妇女有不同程度的尿失禁现象，并随年龄的增长发病率不断升高，近年来发病年龄有年轻化趋势。造成压力性尿失禁的主要原因为盆底解剖结构及位置的改变，即内括约肌功能缺陷和尿道高度移动性。

（一）病因

压力性尿失禁病因不明确，与妊娠、阴道分娩及分娩损伤、年龄、运动、盆腔内肿物、妇科手术史等因素有关。此外，增加尿失禁的危险因素还有体重指数过高、家族史、慢性便秘、吸烟等。

（二）临床表现

腹压增加时尿液不自主流出是典型症状，常伴有尿频、尿急。根据患者的症状，压力性尿失禁可分为轻、中、重度：轻度为仅发生在咳嗽和打喷嚏时，中度为发生在日常活动时，重度为站立时即发生尿失禁。

（三）辅助检查

（1）诱发试验呈阳性。

（2）B 超检查可诊断有无尿潴留、输尿管肾盂积水、膀胱容量异常、膀胱结石膀胱肿瘤等。

（3）棉棍倾斜试验呈阳性。

（4）X 线透视下排尿期膀胱尿道造影，根据造影可将压力性尿失禁分为三型：

Ⅰ型：尿道后角消失，尿道倾斜角正常。

Ⅱ型：尿道后角消失，尿道倾斜角增大。

Ⅲ型：腹压增加时膀胱颈部及后尿道开放，并下降。

（5）尿动力学检查：尿动力学检查包括尿流率测定，膀胱测压（膀胱内压、尿道内压、逼尿肌压），尿道关闭测压；同时可嘱患者在咳嗽、改变体位、终止排尿等不同情况下进行各种参数测定及图形描述。根据尿动力学检查，多采用漏尿点腹压（LPPa）来分型，Ⅰ型 LPPa $>$ 120cmH$_2$O，Ⅱ型 LPPa90~120 cmH$_2$O，Ⅲ型 PPa $<$ 60 cmH$_2$O，Ⅱ / Ⅲ型 LPPa 60~90cmH$_2$O。

（6）妇科检查：多数患者阴道及肛门括约肌较松，可合并膀胱膨出、子宫脱垂及直肠脱垂等。

【护理措施】

（一）基础护理

由于疾病长期以来对患者生活质量的影响，患者渴望手术的成功，但又非常担心手术效果不满意。护理人员在主动接近患者的同时，也应对患者给予理解，获得患者的信任。让患者充分述说自己的担忧、感知、心情。为患者进行行为、心理的健康指导，安抚患者的情绪，缓解患者的压力。指导患者有病及早就医，轻、中度压力性尿失禁时可行非手术治疗，改善症状，提高生活质量。

（二）专科护理

1. 加强盆底锻炼

做肛门及会阴收缩后放松的动作，加强盆底肌肉及尿道肌肉的张力，使尿道伸长，尿道阻力增加，膀胱颈部上升，增加控制尿液的能力。盆底锻炼的目的在于加强盆底肌肉及尿道周围肌肉的张力，改善近端尿道及膀胱颈周围的支撑，适用于轻、中度患者。目前治疗方法包括：盆底肌肉锻炼、生物反馈、电刺激治疗、磁场刺激、药物治疗等。

（1）盆底肌肉锻炼：让患者有意识地对盆底肌肉进行重复、选择性地自主收缩和放松，以恢复衰弱的盆底肌，加强控尿能力。每次进行 3s 后放松，连续 15min，4~6 周一个疗程。

（2）生物反馈：生物反馈是一种行为训练技术，通过不易被觉察的肌肉生理给视觉或听觉信号，并反馈给患者，使患者确实感觉到肌肉运动，并学会如何改变和控制生理过程。治疗中应对被监测的生理参数（如压力、流速、肌电图）、测量方法及信号显示方式（如光、声、电刺激）加以说明。对患者体位、每次训练的时间、间隔、每疗程的训练次数及疗程的长度等加以说明。

（3）电刺激治疗：通过放置在肛门或阴道内的探头传递不同的电流，刺激盆底肌肉和神经，增加盆底肌强度及力量，加强对尿道和膀胱颈的支撑，增加尿道关闭压，改善症状。每天 2 次，共 12 周。方法简便，有一定疗效。

（4）磁场刺激治疗：通过磁脉冲刺激会阴周围组织，引起盆底肌肉收缩，达到治疗目的。

（5）雌激素：雌激素可增加尿道平滑肌对 α－肾上腺素能刺激的敏感性，提高尿道括约肌的作用，增强尿道黏膜与黏膜下血管的密闭作用。适用于绝经后出现症状者，以阴道用药为主。

2. 围手术期护理（同妇科常规手术护理）

（1）术前与医生配合完善术前相关检查及化验，尿失禁的种类很多，因此术前确诊对手术适应证及治疗效果很重要，要向患者及家属交代检查的项目及相关注意事项。

（2）术后应严密监测生命体，做好内科合并症的护理。

（3）术后第二天晨拔除尿管，行阴道前壁修补术者需保留尿管 48~72h。

（4）拔除尿管后，嘱患者适量饮水，尽早排小便。4h 后仍未排便者需评估原因并通知医生，遵医嘱插尿管。排出小便者，于当天下午在 B 超监测下测残余尿，＜200ml 为合格。不合格者需重置尿管。排尿不畅者可口服尿感宁颗粒，或加以针灸治疗。

（5）预防感染，遵医嘱使用抗生素，每天冲洗会阴 2 次。

（6）使用生物合成吊带的患者注意排异反应。

（三）健康指导

压力性尿失禁患者术后应随诊 3 个月至 1 年，以患者主观感觉为评判标准，治愈的评判标准是腹压增加下无不自主溢尿，改善的评判标准是腹压下不自主漏尿减少 50% 以上，无效的评判标准是症状同于以往。无论何种手术方式均存在不同的治愈率、改善率，且随时间的推移而降低。因此，术后仍要注意预防，避免复发。

（薄海欣）

第三节　生殖道瘘患者的护理

生殖道瘘指由于各种原因导致生殖器官与其毗邻器官之间形成的异常通道。临床上以尿瘘最常见，其次为粪瘘。

一、尿瘘患者的护理

【概述】

尿瘘是指生殖道与泌尿道之间有异常通道，尿液自阴道排出，不能控制，尿瘘可以发生在生殖道与泌尿道之间的任何部位，最常见的为膀胱阴道瘘、尿道阴道瘘、膀胱尿道阴道瘘、膀胱宫颈瘘、膀胱宫颈阴道瘘及输尿管阴道瘘。

（一）病因

导致泌尿生殖道瘘的原因很多，多为损伤所致。常见病因为产伤和盆腔手术损伤。

（1）产伤类型：①坏死型尿瘘：由于骨盆狭窄、胎儿过大或胎位异常所致头盆不称，产程延长，特别是第二产程延长者，阴道前壁、膀胱、尿道被挤压在胎头和耻骨联合之间，导致局部组织缺血坏死形成尿瘘。②损伤型尿瘘：产科助产手术直接损伤，应用缩宫素不当致宫缩过强，胎头明显受阻，发生子宫破裂并损伤膀胱等。

（2）妇科手术：经腹手术和经阴道手术损伤均有可能导致尿瘘。通常是由于分离组织粘连时伤及输尿管或尿管末端游离过度导致的输尿管阴道瘘。也可见于术中误伤膀胱，造成膀胱阴道瘘。

（3）其他病因：外伤、放射治疗、膀胱结核、晚期生殖泌尿道肿瘤、子宫托安放不当、局部药物注射治疗等均能导致尿瘘。

（二）临床表现

（1）漏尿：漏尿是主要症状，尿液不能控制地自阴道流出。根据瘘孔的位置，患者可表现为持续性漏尿、体位性漏尿、压力性尿失禁或膀胱充盈性漏尿等，如较高位的膀胱瘘孔患者在站立时无漏尿，而平卧时则漏尿不止。瘘孔极小者在膀胱充盈时方漏尿。一侧输尿管阴道瘘由于健侧输尿管的尿液进入膀胱，因此，在漏尿同时仍有自主排尿。漏尿发生的时间也因病因不同而有区别，坏死型尿瘘多在产后及手术后 3~7 天开始漏尿。手术直接损伤者术后即开始漏尿。放射损伤所致漏尿发生时间晚且常合并粪瘘。

（2）外阴瘙痒：局部刺激、组织炎症增生及感染和尿液刺激和浸渍，可引起外阴部痒和烧灼痛。外阴呈湿疹、丘疹样皮炎改变，继发感染后疼痛明显，影响日常生活。如为一侧输尿管下段断裂而致阴道漏尿，由于尿液刺激阴道一侧顶端，周围组织引起增生，盆腔检查可触及局部增厚。

（3）尿路感染：合并尿路感染者有尿频、尿急、尿痛及下腹部不适等症状。

（4）闭经：约 15% 的尿瘘患者闭经或月经失调，可能与精神创伤有关。

（5）腰痛、肾区不适：复杂巨大的膀胱尿道阴道瘘患者，特别是有性生活者，膀胱被用作性交器官，会导致膀胱慢性炎症，炎症向上蔓延至输尿管或肾脏，可有腰痛、肾区叩痛。

（三）辅助检查

（1）亚甲蓝试验：可明确漏孔位置和辨认较小的瘘孔。将 100~200ml 亚甲蓝稀释液注入膀胱，若蓝色液体经阴道壁小孔流出为膀胱阴道瘘，自宫颈口流出为膀胱宫颈瘘，阴道内为清亮尿液则为输尿管阴道瘘。

（2）靛胭脂试验：静脉推注靛胭脂 5ml，5~10min 见蓝色液体自阴道顶端流出者为输尿管阴道瘘。

（3）膀胱镜、输尿管镜检查：了解膀胱容积，黏膜情况，有无炎症、结石、憩室，明确瘘孔的位置、大小、数目及瘘孔和膀胱三角的关系等。由膀胱向输尿管插入输尿管导管或行输尿管镜检查，可以明确输尿管受阻的位置。

（4）静脉肾盂造影：静脉注入 76% 泛影葡胺 20ml，分别于注射后 15min、30min、45min 摄片，根据肾盂、输尿管显影的情况，了解肾脏功能、输尿管通畅情况，用于输尿管瘘、结核性尿瘘及先天性输尿管异常的诊断。

（5）肾图检查：可以了解肾功能和输尿管功能情况。

【护理措施】

（一）基础护理

（1）心理护理：护士应常与患者接触，了解患者的心理感受，不能因异常的气味而疏远患者；用亲切的言语使患者体会到关爱，避免使用批评和责备的口吻；耐心解释和安慰患者，告诉患者和家属通过手术能使该病痊愈，让患者和家属对治疗充满信心，配合手术；指导家属如何关心、理解患者的感受，让患者感觉到她正与家属、医护人员一起战胜疾病。

（2）适当体位：对因妇科手术后所致小漏孔而造成尿瘘的患者应留置尿管，并保持正确的体位，使小瘘孔自行愈合。一般采取使瘘孔高于尿液面的卧位。

（3）鼓励患者饮水：由于漏尿，患者往往自己限制饮水量，甚至不饮水，造成酸性尿液对皮肤的刺激更大。应向患者解释限制饮水的危害，并指出多饮水可以达到稀释尿液，自身冲洗膀胱的目的，从而减少酸性尿液对皮肤的刺激，缓解和预防外阴皮炎。一般每天饮水不少于 3 000ml，必要时遵医嘱静脉输液，以保证液体入量。

（二）专科护理

（1）术前准备：除按一般外阴阴道手术患者的准备以外，应积极控制外阴炎症，为手术创造条件。术前 3~5 天每天用 1 ∶ 5 000 的高锰酸钾或 0.2% 的碘伏液等坐浴，外阴部有湿疹者，可在坐浴后行红外线照射，然后涂氧化锌软膏，使局部干燥，待痊愈后再行手术；对老年妇女或闭经者遵医嘱术前半个月给含雌激素的药物，如结合雌激素片或阴道局部使用含雌激素的软膏等，促进阴道上皮增生，有利于术后伤口的愈合；有尿路感染患者应先控制感染后再手术，必要时给予地塞米松促使瘢痕软化；遵医嘱使用抗生素抗感染治疗；创伤型尿瘘手术应在发现瘘后及时修补或术后3~6个月进行；结核或肿瘤放疗所致的尿瘘应在病情稳定1年后择期手术。

（2）术后护理：术后护理是尿瘘修补手术成功的关键。术后必须留置导尿管或耻骨上膀胱造瘘10~14天，并注意避免尿管脱落，保持尿管通畅，放置输尿管导管者，术后留置导尿管至少1个月。发现阻塞及时处理，以免膀胱过度充盈影响伤口的愈合。拔管前注意训练膀胱肌的张力，拔管后协助患者每1~2h排尿1次，然后逐步延长排尿时间。应根据患者瘘孔的位置决定体位，膀胱阴道瘘的瘘孔在膀胱后底部者，应取俯卧位；瘘孔在侧面者应健侧卧位，使瘘孔居于高位，减少尿液对修补伤口处的浸泡。术后患者每天补液不少于3 000ml，目的是增加尿量，达到膀胱冲洗的目的，防止发生尿路感染。每天行会阴冲洗1次。由于腹压增加可导致导尿管脱落，影响伤口的愈合，故应妥善固定导尿管，积极预防咳嗽、便秘，并尽量避免下蹲等增加腹压的动作。术前1天应用抗生素预防感染。术后留置导尿管10~14天，保持导尿管引流通畅。绝经患者术后继续服用雌激素1个月。术后3个月禁止性生活和再次妊娠。

（三）健康指导

出院后嘱患者遵医嘱继续服用抗生素或雌激素药物，3个月内禁止性生活及重体力劳动，尿瘘修补手术成功者妊娠后应加强孕期保健，原则上行剖宫产结束分娩。如手术失败者，应教会患者保持外阴清洁的方法，尽量避免外阴皮肤的刺激。同时，告之下次手术的时间，让患者有信心再次手术。

二、粪瘘患者的护理

【概述】

粪瘘是指肠道与生殖道之间的异常通道，致使粪便由阴道排出。最常见的粪瘘是直肠阴道瘘。

（一）病因

（1）产伤：与尿瘘相同，可因胎头在阴道内滞留过久，直肠受压坏死而形成粪瘘。难产手术操作，手术损伤导致Ⅲ度会阴撕裂，修补后直肠未愈合及会阴撕裂后缝线穿直肠黏膜未发现也可导致直肠阴道瘘。

（2）先天性发育畸形：发育畸形出现先天直肠阴道瘘，常合并肛门闭锁。

（3）盆腔手术损伤：行根治性子宫切除或左半结肠和直肠手术时，因直接损伤或使用吻合器不当等原因均可导致直肠阴道瘘，此种瘘孔位置一般在阴道穹隆处。

（4）其他：长期安放子宫托不取出、生殖器恶性肿瘤晚期浸润或放疗，均可导致粪瘘。

（二）临床表现

粪瘘以阴道内排出粪便为主要症状。瘘孔大者，成形粪便可经阴道排出，稀便时呈持续外流。瘘孔小者，阴道内可无粪便污染，但肠内气体可自瘘孔经阴道排出，稀便时则从阴道流出。

（三）辅助检查

（1）妇科检查：阴道检查时大的粪瘘显而易见，瘘孔小者在阴道后壁可见颜色鲜红的小肉芽组织。

（2）直肠指诊：用示指行直肠指诊可以触及瘘孔，如果瘘孔极小，用一探针从阴道肉芽样处向直肠方向探查，直肠内手指可以触及探针。

（3）灌肠检查：阴道穹隆处小的瘘孔、小肠和结肠阴道瘘需行钡剂灌肠检查方能确诊。

【护理措施】

（一）基础护理

护士应常与患者接触，了解患者的心理感受，不能因异常的气味而疏远患者；用亲切的言语使患者体会到关爱，避免使用批评和责备的口吻；耐心解释和安慰患者，告诉患者和家属通过手术能使该病痊愈，让患者和家属对治疗充满信心，配合手术；指导家属如何关心、理解患者的感受，让患者感觉到家属、医护人员正与其一起战胜疾病。

（二）专科护理

（1）术前护理：术前3天严格执行肠道准备，术前3天进半流食，术前2天进流食，术前1天禁食，从流食起每天给予补液2 000ml，术前1天给予清洁灌肠。

（2）术后护理：术后5天内控制饮食及不排便，禁食1~2天后改少渣饮食，禁食期间注意营养摄入，以加强伤口愈合。同时口服肠蠕动抑制药物，保持会阴清洁。第五天起，口服药物软化大便，逐渐使患者恢复正常排便。

（三）健康指导

出院后嘱患者遵医嘱继续服用抗生素或雌激素药物；3个月内禁止性生活及重体力劳动；尿瘘修补手术成功者妊娠后应加强孕期保健，原则上行剖宫产分娩；如手术失败者，应教会患者保持外阴清洁的方法，尽量避免外阴皮肤的刺激。同时，告之下次手术的时间，让患者有信心再次手术。

（薄海欣）

第二十四章

不孕症及实施辅助生殖技术患者的护理

第一节　不孕症患者的护理

【概述】

凡婚后、同居、有正常性生活、未采取任何避孕措施1年，未受孕者称为不孕症。如果在此以前从未妊娠，称为原发性不孕。此前有过妊娠，即使未曾分娩，也可称为继发性不孕。

（一）病因

在各种不孕的原因中，女方因素占40%~55%，男方因素占25%~40%，夫妇双方因素占20%，免疫和不明原因约10%。

1. 女方不孕因素

女方引起不孕的原因中，以排卵障碍和输卵管因素最为常见。

（1）卵巢功能障碍：①排卵障碍：常见排卵障碍见于中枢神经系统性无排卵、下丘脑性无排卵、垂体性无排卵、卵巢性无排卵、多囊卵巢综合征、卵泡黄素化不破裂综合征。其他原因见于性腺轴以外的其他内分泌系统，如甲状腺、肾上腺皮质功能失调和一些全身性疾病，如重度营养不良可影响卵巢功能的调节而导致排卵障碍。②黄体功能不全：黄体功能低下，子宫内膜发育迟缓，胚胎发育不良，也不利于胚胎的植入而导致不孕。

（2）输卵管因素：输卵管具有拾卵、运送精子和早期胚胎的功能，又是正常受精的场所。输卵管的异常或非特异性炎症、子宫内膜异位症、各种输卵管手术、甚至输卵管的周围病变如附近器官手术后的粘连和肿瘤的压迫、输卵管发育不良等均可因影响输卵管的功能而导致不孕。

（3）子宫因素：子宫发育不良、各种子宫畸形可导致不孕。子宫内膜结核、子宫内膜的炎症、子宫内膜的破坏、疤痕形成、宫腔内粘连、宫腔狭窄，导致受精卵植入或胚胎继续发育的障碍，引起不孕。此外，子宫各种肿瘤如子宫肌瘤、子宫内膜癌等也可致不孕。

（4）宫颈因素：子宫颈的炎症、子宫颈的发育异常如先天性宫颈狭窄或闭锁，宫颈的肿物（如宫颈息肉、宫颈肌瘤、宫颈癌等）或影响了宫颈黏液的性状、或改变了子宫颈管的结构（如导致宫颈狭窄），从而影响了精子的活动、上游与储存，导致不孕。

（5）外阴、阴道因素：处女膜发育异常、阴道部分或完全闭锁、阴道创伤后形成的瘢痕狭窄可影响性生活或阻碍精子进入宫颈口而致不孕。严重的阴道炎可明显改变阴道的酸碱度，阴道内有大量微生物和白细胞，阴道的异常环境降低了精子活力，缩短其生存时间，甚至吞噬精子，影响受孕。

（6）子宫内膜异位症：子宫内膜异位症患者的不孕率远高于正常妇女，可达40%。病灶可造成生殖器官的破坏，或造成子宫、输卵管、卵巢的粘连，影响卵子的排出、捡拾以及精子和受精卵的运行而导致不孕。此外，还可能与子宫内膜异位症患者的黄体功能不足、卵泡黄素化不破裂综合征以及患者的细胞或体液免疫功能异常有关。

2. 男方不育因素

男性正常生育功能的实现，主要取决于能否产生具有正常获能和受精能力的成熟精子以及贮存和运送精子到体外的能力。因此，男方的不育原因主要是精子发生障碍与精子运送障碍。

（1）精子发生功能障碍：睾丸发育不良、隐睾可见生精细胞减少或生精细胞缺失，精索静脉曲张、睾丸炎也是常见的引起精子发生功能损害的原因。严重的生殖道感染也可影响精子发生功能。此外，下丘脑－垂体－睾丸轴的功能紊乱以及其他内分泌系统的疾病，如肾上腺、甲状腺的异常、糖尿病等也可影响精子发生功能而导致不育。理化因素也可影响睾丸的精子发生功能，如致癌、致突变物质可引起睾丸的不可逆损害。放疗、化疗、慢性酒精中毒也可造成精子减少，甚至无精子。

（2）精子运送障碍：精子输送通道的病变，如先天性双侧输精管缺失、双侧精囊缺失、生殖道的创伤（包括外伤和手术损伤后未能修复）以及生殖管道的感染可导致精子运送通道梗阻。各种器质性因素如外生殖器畸形和神经血管以及精神心理等因素造成的阳痿、不射精、逆行射精等性功能异常可导致排精障碍，也是男方不育的原因。

（3）精子异常：有些患者精子顶体的蛋白酶缺乏，不能穿透放射冠或透明带。这类精子不能使卵子受精而导致不孕。

3. 免疫因素

（1）精子免疫：精子中含有大量特异性表达的精子抗原，可以引起男性的自身免疫反应，也可以引起女性的同种免疫反应。①自身免疫：由于睾丸局部血睾屏障的存在，睾丸是人体的免疫豁免器官之一。因此，任何原因的血生精小管屏障的破坏如输精管损伤、睾丸附睾炎症等都将导致精子的特异性抗原接触免疫系统产生抗精子抗体，结合于精子膜表面的抗精子抗体可引起精子的凝集现象，并影响精子的运动和受精功能。②同种免疫：当女性生殖道和膜炎症破损或精浆中的免疫抑制物受到破坏时，精子和精浆中的抗原物质会引起女方的同种免疫反应，宫颈上皮细胞产生致敏的分泌型IgA、IgG与精子结合后被覆在精子表面，使精子制动，难以进入宫腔；而IgG可起补体固定作用，发挥直接细胞毒作用，使精子发生凝集。

（2）女方体液免疫异常：女性体内可产生抗透明带抗体，改变透明带的性状或阻止受精乃至植入过程，从而导致不孕。抗心磷脂抗体可引起种植部位小血管内血栓形成，导致胚胎种植失败。

（3）子宫内膜局部细胞免疫异常：子宫内膜局部存在大量的免疫细胞，它们在胚胎种植中发挥着帮助绒毛实现免疫逃逸和绒毛周围组织的溶细胞作用，有利于胚胎种植。因此，子宫内膜局部 的免疫细胞，如K细胞、T细胞和B细胞的功能异常都可能导致种植失败和不孕。

4. 男女双方因素

夫妇双方性知识缺乏，甚至对男、女生殖器官解剖不了解，可造成性生活障碍，也会导致不孕。

对妊娠的强烈渴望以至精神高度紧张，也可导致不孕。

5. 原因不明的不孕症

经过不孕症的详细检查，无法发现不孕原因的不孕症，占不孕症的少数。有学者认为，至少10% 的原因不明的不孕症患者是由于免疫因素引起的。

（二）辅助检查

（1）精液检查：精液检查是常规检查项目之一。

（2）体格检查：身高与体重、生长发育、各种畸形特征、乳房有无溢乳、男性化多毛。

（3）结核菌素试验：结核菌素试验可排除结核性疾病，甲状腺功能检查排除甲状腺病变，垂体核磁共振检查排除垂体病变，测定尿 17– 酮皮质类固醇、17– 羟、血皮质醇排除肾上腺皮质病变。

（4）卵巢功能检查：基础体温测定、子宫颈黏液评分、血清内分泌激素的检测、超声监测卵泡发育和排卵的情况。必要时测定甲状腺、肾上腺皮质功能及其他内分泌功能以排除全身性内分泌异常导致的卵巢功能异常。

（5）输卵管通畅试验：子宫输卵管通液术、子宫输卵管造影术。

（6）超声、影像学检查：可发现子宫、卵巢、输卵管的器质性病变，可监测卵泡发育、排卵、黄体形成等征象，可显示卵巢内卵泡数目。

（7）腹腔镜检查术：直视下可较全面地观察盆腔。同时，可行手术治疗。

（8）宫腔镜检查术：直视下观察子宫内的情况，并可行手术治疗。

（9）输卵管镜：输卵管镜能直接进入输卵管内，了解阻塞的部位、程度及输卵管蠕动情况，还可发现器质性病变。

（10）子宫内膜组织学检查：子宫内膜组织学检查能反应卵巢功能、子宫内膜对卵巢激素的反应，并能发现子宫内膜病变。

（11）血液染色体核型检查：生殖器官发育异常、原发闭经可通过血液染色体核型检查。

（12）女方抗精子抗体及抗心磷脂抗体等免疫学检查：针对原因不明的不孕症患者。

【护理措施】

（一）基础护理

做好不孕症患者的心理护理。不孕患者盼子心切，她们认为没有孩子的家庭是不完善的，从而导致心理压抑，甚至影响夫妻关系，造成离婚。加上社会舆论、家庭成员的责怪，使患者在伤心、痛苦、绝望和耻辱的压力下产生自杀的想法。护士在与患者的接触中应给予充分的理解，寄予同情，更多地从伦理学、社会学角度出发了解患者的经济情况、家庭及社会地位，了解她们的顾虑，减轻思想压力。做好患者家属的思想工作，讲明他们的支持与理解对患者具有极其重要的影响。同时不孕是由多种因素引起的，长期处于过度的紧张、压抑之中，也可以造成不孕。另外，在女性接受不孕诊疗过程中，男性同样也要接受诊疗，因为不孕症涉及男女双方的问题，需共同寻找原因。

帮助妇女认识到在生活中有许多创造性的活动。妇女不只是一个生育工具，不孕也不只是妇女单方面的问题，鼓励患者走出家门，接触社会，放下包袱。保持愉快、自信的心情配合治疗。

（二）专科护理

1. 药物护理

（1）枸橼酸克罗米酚：卵巢囊肿、肝病疾患忌用，妊娠时也忌用，有造成婴儿出生缺陷的危险。有 2% 的患者出现视力障碍，如视力模糊等，需及时就诊。

（2）人类绝经期促性腺激素：肌内注射有时引起局部刺激现象，需经常变更注射部位。

（3）促性腺激素释放激素：使用水泵式自动注射器注射，长期携带造成不方便，易发生感染。定期随诊。注意观察有无皮肤反应或感染发生。

（4）溴隐亭：于餐中间吞服，可出现恶心、呕吐、头痛、眩晕等副作用。

（5）输卵管内注药：在月经干净 3 天开始，必须在排卵前 2~3 天完成，连用 2~3 个周期。

（6）用药期间定期监测，避免不良反应发生。告知患者及家属，治疗期间若出现异常、不适，需及时就诊。

（7）激素治疗剂量需个体化，避免治疗过度。减量时需逐渐递减。

（8）注意患者用药前后及过程中有无过敏反应，及时通知医生采取措施，并做好护理记录。

2. 手术护理

手术选择在月经后 3~7 天，无内外生殖器急性炎症或盆腔慢性炎症的急性发作，无严重心、肺、肾等器官疾患。

（1）术前护理：①协助医生完善术前相关化验及各项检查，评估有无禁忌证。②监测体温，阴道有无异常分泌物，是否月经干净后 3~7 天。③皮肤、肠道、外阴、阴道准备。④阴道成形术前被覆膜的准备。⑤贵重物品交予家属保管，摘除身外之物。

（2）术后护理：①护士需详细了解术中情况，患者返回病室后为术后重点病情观察提供信息。密切监测生命体征变化。注意患者阴道出血的量及性状。宫腔镜手术后注意监测患者血电解质的平衡。②观察伤口渗血、渗液的情况，及时通知医生，必要时更换伤口敷料。③鼓励患者尽早活动，防止粘连。术日返室后在床上自主翻身活动。术后第一天即可下地活动，活动量依个人具体情况而定。④保持外阴清洁、干燥，每天用 1 ∶ 40 的络合碘溶液冲洗外阴 2 次，并观察有无瘀血、红肿。发现异常及时通知医生采取措施。⑤常规术后第一天晨拔除尿管，嘱患者多饮水，尽早排尿。⑥常规术后第一天进半流食，术后第二天进普食。未排气及排气不畅时禁食产气食物，如甜类、奶类、豆类，防止加重腹胀。⑦进食粗纤维、高蛋白、高维生素的饮食。⑧指导患者遵医嘱给予预防性抗生素。⑨患者宫腔镜手术后 4h 可以下地活动，并进普食。⑩特殊情况遵医嘱护理。嘱患者按时就诊。

（三）健康指导

（1）加强体育锻炼，增强体质，增进健康。肥胖者需增强运动，注意减肥，因为肥胖会引起内分泌的失调，造成不孕。

（2）养成良好的生活习惯，戒烟、不嗜酒、避免吸毒、规律作息。

（3）除器质性病变外，环境、职业污染亦可引起不孕。因此要远离噪声、高热、缺氧的环境，避免接触射线和有毒物质。这些因素可直接或间接地影响卵子和精子的发育及质量而造成不孕。

（4）纠正饮食习惯，注意营养搭配，防止出现营养不良或营养过剩。保证微量元素、维生素的摄入量。

（5）缓解紧张的精神，保持稳定的情绪，和谐的夫妻关系是保证性功能正常及受孕的基础。

（6）性知识的宣传和指导：使已婚夫妇双方达到性生活的和谐，有正常的规律性。掌握最易受孕的日期，选择最佳的受孕时机。

（薄海欣）

第二节 实施辅助生殖技术患者的护理

【概述】

1978年，爱德华（Edward）和斯特普托（Steptoe）采用体外受精与胚胎移植技术诞生世界第一例婴儿（俗称“试管婴儿”），这是人类生殖医学技术的重大突破。辅助生殖技术（ART），广义上包括各种帮助不孕患者妊娠的技术，狭义上只包括对卵细胞有操作的技术。

（一）辅助检查

（1）体格检查，明确有无全身性疾患或传染病。

（2）妇科检查，明确有无生殖器官发育不全或畸形，有无严重子宫颈糜烂。

（3）子宫输卵管造影或腹腔镜检查，明确输卵管是否通畅。

（4）基础体温测定，明确有无排卵。

（5）全面的有关不孕症的检查。

（6）男方行精液检查。

（二）治疗原则

（1）因输卵管因素导致不孕症的患者可选用宫腔内配子移植技术。为避免异位妊娠的发生，在移植前于腹腔镜下行双侧输卵管切除术。

（2）患有宫腔息肉、黏膜下子宫肌瘤、子宫纵隔等的患者，先于宫腔镜下手术，以避免影响胚胎着床。

（3）女方无排卵者先用药物促进排卵。

（4）对供精或供卵者需全面检查，排除遗传病、传染病，精液冷冻储存后需隔离6个月以观察有无艾滋病病毒感染。另外，还要对供者的年龄、种族、肤色、外貌、智力、血型等情况有明确记录。

（5）可行宫腔内人工授精，胚胎移植。

【护理措施】

（一）基础护理

（1）大多数不孕夫妇，多年不孕形成焦躁情绪，护士应予充分理解，避免刺激性语言，帮助他们树立起治疗信心。

（2）针对人们对辅助生殖技术治疗方法还比较陌生的现象，护士应该耐心讲解，让患者充分了解治疗过程，以及个体在治疗过程中可能遇到的问题，同时要对成功率建立合理的预期。做好患者的心理护理。

（二）专科护理

1. 宫腔内人工授精

（1）术前护理：①确定女方年龄 <40 岁，有排卵，且黄体期≥ 12 天，选择的精子密度、活动度可达到要求。②患者需做全面的不孕检查，并确定输卵管通畅。③禁欲 3 天后以手淫方法取精液。④洗涤精液时严格执行无菌操作，精液洗涤后去除精浆的异性蛋白及前列腺素，避免注入后产生过敏或子宫痉挛性收缩、恶心、低血压等情况。

（2）术中配合：①协助患者取膀胱截石位。②消毒外阴、阴道，用无菌生理盐水擦宫颈，干棉球吸净阴道内多余液体。③精液注入要慢，3min 内注入 0.3~1ml，停 1min，慢慢取出导管。

（3）术后护理：①女方抬高臀部，卧床休息 30min。②遵医嘱给予人绒毛膜促性腺激素（HCG）或黄体酮支持黄体疗法。③ 14~16 天后予以人血绒毛膜促性腺激素妊娠试验。

2. 采卵术

（1）术前护理：①术前 2 天用 1 ∶ 40 的络合碘溶液消毒外阴、阴道，每天 2 次。同时给予抗生素口服。②术前 1 天晚给予甘油灌肠剂 110ml 置肛门，行肠道准备。③术前 6h 禁饮水，术前 1h 肌内注射安定 10mg 及盐酸哌替啶 50mg。④术前排空膀胱，进手术室。

（2）术中配合：①协助患者取膀胱截石位。②遵医嘱给予盐酸哌替啶 50mg 静脉注射。③外阴阴道用络合碘冲洗后，再用无菌生理盐水冲净、擦干。④穿刺针、试管及任何接触卵泡液的器械均用培养液冲洗，之后弃去冲洗液。⑤吸出的卵泡液需立即保温。在室温下，6min 可造成卵细胞纺锤体的永久损害。⑥若患者出现晕厥、出汗、面色苍白、脉搏减弱、血压下降，可给予阿托品 0.3mg 肌内注射，患者取平卧，必要时静脉输液。

（3）术后护理：①阴道内置消毒纱布 2 块，以起到压迫阴道穿刺部位出血的目的，于术后第二天清晨取出。②取卵后 2~6h，按 50 000~100 000 个精子或卵子的密度进行体外受精。

3. 胚胎移植

（1）术前护理：①术前 1 天晚给予甘油灌肠剂 110ml 置肛门，行肠道准备。②术前 30min 肌内注射安定 10mg 及阿托品 0.5mg。吲哚美辛栓置肛门。③术前排空膀胱，再进入手术室。

（2）术中配合：①协助患者取膀胱截石位。②外阴阴道先用络合碘冲洗，用无菌生理盐水冲净、擦干。之后，再用培养液擦子宫颈、穹隆，尽量去除宫颈管内的黏液。③宜使用 Tom Cat 导管，调整其弯度以适应子宫颈和子宫体间的角度，进入宫腔后，距宫底 0.5cm 处注入胚胎，等待 1min 后，再将导管缓慢退出。④导管取出后在显微镜下检查胚胎有无带出，特别注意导管边上的黏液部分。

（3）术后护理：①患者仰卧、臀部抬高，子宫前屈者可采取俯卧位。以使注入的胚胎停留在子宫腔的上方。②静卧 3~6h 可如厕，避免尿潴留。③移植当天注射人绒毛膜促性腺激素 5 000IU 及黄体酮 30mg，以后常规每天注射，直到 B 超可见胎囊再逐步减量。④ 14 天后予以人血绒毛膜促性腺激素妊娠试验，如人血绒毛膜促性腺激素妊娠试验阴性，停止注射黄体酮。

4. 合并症及护理

常见合并症有流产、异位妊娠、宫内孕合并异位妊娠、多胎妊娠、卵巢过度刺激综合征（OHSS）。卵巢过度刺激综合征是一种自限性疾病，重点在预防，尽可能对症保守治疗。卵巢过度刺激综合征护理：

（1）每天记录 24h 出入量，测腹围、称体重。

（2）监测血常规，尤其是白细胞计数、红细胞压积。监测电解质、凝血功能、肝肾功能的变化，测 β－人绒毛膜促性腺激素值了解胚胎情况。

（3）遵医嘱每天补液 2 000~3 000ml，除生理盐水、葡萄糖溶液外，给予卡汶、白蛋白。因林格液中含钾故不予使用。

（4）观察尿量，少尿者遵医嘱给予呋塞米，同时给予白蛋白，并监测血钠、血钾和肌酐。

（5）对于大量胸、腹水患者，需配合医生给予抽吸，可缓解对下腔静脉及肝脏的压力，改善肾功能。严格执行无菌操作。

（6）严密观察患者如出现呼吸困难等症状，必须查血气，了解血氧饱和度。

（7）防止静脉血栓的形成，可使用高筒弹力袜，卧床患者注意双腿不要被压迫。

（8）严重者卧床休息。协助患者生活护理，做好晨间、夜晚护理，注意皮肤护理。每日早晨使用 1 ：40 的洛合碘溶液冲洗外阴。

（9）剧烈恶心、呕吐难以进食水者，遵医嘱给予肠外营养。

（10）加强巡视及观察，监测生命体征变化。疑有感染时，进行抗感染治疗。出现囊肿扭转时，需手术治疗。

（三）健康指导

（1）由于促排卵药的使用，使多胎发生率增加。若双胎、三胎可继续妊娠，孕妇需注意休息，加强营养，预防贫血、妊娠期高血压疾病。四胎以上应考虑选择性地减胎。

（2）在接受辅助生殖技术前，先完成有关的法律规定。受者及供者夫妇双方均要对一些相关内容明确并签字。

（3）向患者宣教治疗的程序、可能出现的问题及危险性，使患者做好充分的心理准备，并在知情的情况下接受治疗。

（4）若有子宫肌瘤、宫腔息肉、宫腔粘连、子宫纵隔、阴道横膈及斜隔、卵巢囊肿等需现行手术治疗。

（5）为保证治疗的成功率，患者必须在医生的指导下用药，遵医嘱决定治疗时间。人工授精后女方需抬高臀部卧床休息 2~3h，使精液不致排出。宫腔内人工授精后女方需抬高臀部卧床休息 30min。胚胎移植术后需依情况取仰卧抬高臀部或俯卧位 3~6h。

（6）加强营养、增加膳食量。注意荤素搭配，摄取高纤维素的饮食，防止便秘。摄入高维生素、高蛋白、高铁剂的饮食，防止贫血。

（7）适当活动，按时随诊，监测血 β－人绒毛膜促性腺激素值了解胚胎情况。

（8）保持心情舒畅，保持室内空气新鲜，每天开窗通风。

（薄海欣）

第二十五章

计划生育

第一节 工具避孕

【概述】

工具避孕是指采用器具或利用生殖生理的自然规律达到避孕的目的。其方法包括：宫内节育器（IUD）、外用避孕具等。

不同种类宫内节育器异位妊娠发生率有所不同。但总体来说，释放低剂量孕激素的宫内节育器的异位妊娠发生率最高，这可能与孕激素影响输卵管蠕动有关。Tcu380A、MLCu375 含铜宫内节育器的异位妊娠发生率最低，这说明宫腔内、输卵管内铜离子浓度的增高不仅有效阻止了宫内妊娠，对异位妊娠也起了预防作用。值得注意的是在带器妊娠中，有 3%~9% 是异位妊娠。因此，对带器妊娠者应警惕异位妊娠的发生。

常用的辅助检查：

（1）盆腔检查：排除生殖器肿瘤、炎症、畸形等。

（2）内科系统检查：排除心功能异常、高血压、糖尿病、甲状腺功能亢进、血液病或血栓性疾病。

（3）外科系统检查：排除乳腺、肝胆系统疾患。

（4）性病检测。

【护理措施】

（一）基础护理

（1）评估受术者体温、脉搏、呼吸、血压，必要时监测血糖的变化。

（2）评估受术者有无绝对或相对禁忌证。

（3）置放宫内节育器前调节室温，关闭门窗，避免受术者着凉。

（4）置放宫内节育器时，随时观察受术者反应，及时通知医生。

（5）日常饮食多以高蛋白、高维生素、粗纤维饮食为主。

（二）专科护理

放置宫内节育器时应严格执行术前核对准备，完善相应检查、化验。备齐无菌手术器械、宫内节育器、敷料，消毒手术区域。评估受术者是否是哺乳期、子宫过度倾屈、子宫畸形、多次或近期有人流史者，是否有子宫手术史、长期口服避孕药等高危因素。术中正确配合，协助受术者摆好体位，严密观察，注意倾听主诉，遵医嘱及时采取措施。术后安置好受术者，收拾用物正确分类。评估受术者感受，观察有无异常，做好宣教工作。预约第一次随诊日期。嘱受术者禁性交和盆浴1个月。对于出血者，首先遵医嘱给予止血药及缩宫素。出血多者要补充血容量。疑有损伤时，行腹腔镜检查，必要时行剖腹探查。损伤严重者需行修补或全子宫切除。放置宫内节育器数天后出血，首先遵医嘱给予止血、抗感染治疗，无效者及时取出宫内节育器。严格执行无菌操作，仔细核对，正确给药，监测生命体征及血象的变化。

（三）健康指导

（1）以月经净后7天内放置宫内节育器为宜。产后满3个月或来月经后子宫恢复正常者，自然流产、中期妊娠引产来月经后子宫恢复正常者，人工流产吸宫术时（子宫收缩不良、出血过多或有感染可能者暂不放置），月经延期或哺乳期闭经者需先排除妊娠，剖宫产术后半年酌情放置。

（2）术后定期随诊至宫内节育器停止使用，常规随诊时间为放置后第3、6、12个月以及以后每年1次。特殊情况（如出血多、腹痛或伴发热）嘱患者随诊。术后1周内避免重体力劳动，2周内避免性交和盆浴。保持外阴清洁。一旦有感染，遵医嘱选用抗生素进行治疗，感染控制后取出宫内节育器。若发生盆腔脓肿，药物治疗无效需切开引流。

（3）当受术者出现腰骶部酸痛、下腹坠胀不适或有不规则阴道流血需到院就诊。通过妇科检查、超声及放射线检查，一旦确诊异位，均应及早取出。

（4）放置宫内节育器是一种宫腔操作，告诉受术者手术可能会引起感染。感染一般发生在放置后的20天内。

（薄海欣）

第二节　药物避孕

【概述】

药物避孕是指采用药物或利用生殖生理的自然规律达到避孕的目的。其方法包括：甾体激素避孕药、外用避孕药等。

长期服用口服避孕药，并不增加生殖器官恶性肿瘤的发病率，可以预防子宫内膜癌、卵巢上皮癌；减少盆腔炎、预防异位妊娠；防止缺铁性贫血，治疗功能性子宫出血和控制周期；改善经前综合征、痛经；治疗子宫内膜异位症；不影响日后生育；对人体三大代谢某些暂时性的改变，停药后可恢复正常；为确保服药者的健康，需定期进行检查；长期服药者，可停用一段时间后根据身体情况，酌情使用。

（1）对代谢的影响：对糖代谢有一定影响，主要与配方中雌激素成分、孕激素种类与剂量有关。尤其是有糖尿病家族史与有糖尿病倾向的妇女要慎用。

（2）对心血管系统的影响：对有静脉血栓栓塞家族史、吸烟、高血压等高危因素受术者要慎用。

（3）对子代的影响：短效口服避孕药不会损伤人体染色体，对子代没有影响，停药后即能妊娠。长效口服避孕药需停药后半年妊娠比较安全，否则，有可能出现小儿智力低下、兔唇、腭裂。

（4）紧急避孕：紧急避孕是指在无保护性生活后一定时间内采用服药以防止非意外妊娠的补救措施。有 95% 的未婚妇女和 71% 的已婚妇女需要紧急避孕。各地应设置相应的服务机构，提供咨询、信息及随访。青少年服务中心必须配有专业人员提供相应的服务。

常用的辅助检查：

（1）盆腔检查：排除生殖器肿瘤、炎症、畸形等。

（2）内科系统检查：排除心功能异常、高血压、糖尿病、甲状腺功能亢进、血液病或血栓性疾病。

（3）外科系统检查：排除乳腺、肝胆系统疾患。

（4）性病检测。

【护理措施】

（一）基础护理

（1）评估受术者有无绝对或相对禁忌证，包括排除急慢性肝炎或肾炎；严重脑血管心血管疾病；高血压，血压 >160/100mmHg(21.3/13.3kPa)；血液病或血栓性疾病；糖尿病伴肾或视网膜病变、需用胰岛素控制；甲状腺功能亢进；吸烟每天≥ 20 支，特别是年龄≥ 35 岁的妇女；不明原因的阴道异常出血；妊娠；产后 6 周内母乳喂养。

（2）类早孕反应：口服避孕药后受术者可出现恶心、头晕、乏力、困倦、食欲缺乏等类似早孕的反应。轻者坚持服药数天后，可自行减轻或消失。在此期间做到开窗通风每天至少 2 次，保持室内空气新鲜；少食多餐，予以清淡、禁油腻饮食；适当活动促进食欲；缩短白天睡眠时间，提高夜间睡眠质量。重者可考虑更换药物。

（二）专科护理

口服避孕药用法：

（1）短效口服避孕药：从月经第五天起每天 1 片，连服 21~22 天后停药 7 天，从第八天起重新服下一个周期药物。一般停药后 12 天有撤退性出血，再从第五天起重新服用。

（2）长效口服避孕药：一般有两种服法。①首次服药在月经周期第五天服 1 片，第二次在第二十五天服 1 片，以后每 30 天 1 片，亦即按第二次服药日期每月 1 片。②首次服药在月经周期第五天服 1 片，隔 5 天再加服 1 片，以后每月按第一次服药日期服 1 片。

（三）健康指导

（1）服药后定期随诊：测量血压，检查乳房，予以妇科检查及巴氏涂片。及早发现异常，及时采取措施。

（2）吸烟妇女最好禁烟，因吸烟可使严重心血管病的危险增加。

（3）有报道复方口服避孕药与脑血管意外、心肌梗死、高血压、血栓栓塞有关，故若出现服药期间的下肢肿胀疼痛、头痛应引起警惕。手术前至少停药 4 周。

（4）出现视力障碍、复视、视盘水肿、视网膜血管病变等，应立即停药，除外视网膜栓塞。

（5）据报道肝腺瘤、肝细胞癌与复方口服避孕药明确有关，服药期间若出现右上腹疼痛，则应立即停药。

（6）心理抑郁的妇女应严密随访，若症状加重需停药观察。

（7）服药期间发生妊娠，需终止妊娠。

（8）口服避孕药可引起液体潴留，使抽搐、偏头痛、哮喘、心肾功能不全加剧。

（9）口服避孕药可干扰正常色氨酸代谢，而造成相对维生素 B_6 缺乏，应适当予以补充。

（10）有妊娠期黄疸史的妇女，若服药期间黄疸复发，立即停药。停药后短期妊娠的妇女，注意补充叶酸，因口服避孕药对血清叶酸水平有抑制作用。

（11）注意阴道有无出血，出血由于漏服、迟服（不定时）、服药方法错误、药片质量受损所致。出血量少者，每晚加服雌激素，与避孕药同服到第 22 天停药。出血量如同月经量时，或出血时间已接近月经期，停止服药。在出血的第五天再开始重新服药。注意保持外阴清洁，采用流动水进行清洗，避免感染。

（薄海欣）

第三节　输卵管绝育术患者的护理

【概述】

绝育包括女性绝育与男性绝育，本节主要介绍女性绝育。经腹或经阴道施行手术将输卵管切断、结扎、环套、钳夹、电凝、切除，或采用腐蚀药物、高分子聚合物堵塞输卵管管腔，达到阻断精子与卵子相遇的各种方法，统称为女性绝育术。其手术分为：小切口腹式输卵管绝育术、经阴道穹隆切开输卵管绝育术、腹腔镜绝育术、经宫颈堵塞输卵管绝育术（非外科手术女性绝育术）。手术方法是可逆的，如绝育后的妇女需要再次妊娠，可行输卵管吻合术，成功率达 80% 以上。目前输卵管结扎术是我国目前应用最广泛的一种女性绝育手术。

常用的辅助检查：

（1）妇科检查：盆腔检查排除子宫肌瘤、卵巢肿瘤、阴道瘢痕狭窄、盆腔子宫内膜异位症，同时行阴道清洁度、滴虫、和真菌检查，并作宫颈细菌培养。

（2）体格检查：生命体征、身高、体重、精神症状等全身检查排除器质性病变。

（3）实验室检查：血型、肝肾功能、凝血功能、血常规、乙肝 5 项、艾滋病病毒、梅毒、丙肝以及胸片、心电图、B 超等检查。

【护理措施】

（一）基础护理

（1）评估受术者体温、脉搏、呼吸、血压、身高、体重。

（2）评估受术者有无绝对或相对禁忌证。

（3）注意病室通风，保持空气新鲜。创造良好的修养环境，制订合理的作息时间。

（4）饮食以高蛋白、高维生素、粗纤维饮食为主。

（5）加强护患沟通，了解受术者顾虑，适时进行有关绝育知识的宣教。介绍病室环境、主管医生和护士，消除陌生感。术后协助受术者生活护理，使受术者感到温暖和关怀。创造交流的空间，每日定时开放探视，使受术者心情愉快。

（二）专科护理

1. 术前护理

（1）评估受术者的健康史，了解有无禁忌证，是否自愿接受绝育手术。

（2）协助完善体格检查、盆腔检查、实验室检查。

（3）遵医嘱完善受术者术前准备 配血、皮肤准备、阴道准备、肠道准备。

（4）术前 1 天晚上 8：00 时后禁食，10：00 点后禁水。

（5）清洁沐浴、修剪指甲。

（6）贵重物品交予家属妥善保管。

2. 术中配合

（1）进手术室前，嘱受术者排空膀胱。调节室温，注意给受术者保暖。协助采取正确体位。

（2）用 1 ： 40 的络合碘溶液为受术者冲洗外阴及阴道。

（3）严格执行无菌技术操作。

（4）密切观察术中受术者的反应，监测生命体征。

3. 术后护理

（1）加强巡视、监测生命体征，密切观察伤口有无渗血、阴道有无出血及其性状，注意倾听受术者主诉。必要时及时通知医生。

（2）注意观察受术者小便、大便的量及形状，排除膀胱、肠道的损伤。

（3）严格执行无菌操作，保持外阴清洁。采用流动的水每天冲洗外阴。

（4）遵医嘱给予抗生素预防感染。

（5）鼓励受术者尽早活动，促进肠蠕动，早排气，减轻腹胀，防止粘连。

（6）术日禁食，术后第一天半流食，术后第二天普食。未排气前禁甜食类、蛋白类食物。排气正常无腹胀后，进食高蛋白饮食促进伤口愈合，粗纤维饮食保持大便通畅，以及高维生素饮食。

（三）健康指导

（1）手术时机的选择多在月经干净 3~7 天，取环后、早孕人工流产后。

（2）口服抗生素因对胃有刺激，宜饭后服。嘱患者遵医嘱定期随诊。

（3）禁性交和盆浴 1 个月。

（4）保持外阴清洁，每天用流动的水冲洗外阴。勤换内裤、卫生垫或卫生巾。

（5）术后若出现伤口红、肿、热、痛，体温 ＞37.5℃，阴道异常流血，需及时来院就诊。

（6）输卵管绝育术后有可能出现绝育失败，如宫内孕或异位妊娠。发现异常及时就诊。

（7）少数妇女有经期延长，经量多、经量减少以及痛经。一般于术后 1 年逐渐趋于稳定。

（8）术后腹痛属于远期并发症，是由慢性盆腔炎或盆腔粘连所引起。也曾有盆腔静脉瘀血症而造成的慢性腹痛。

（薄海欣）

第四节 人工终止妊娠妇女的护理

【概述】

人工终止妊娠是没有避孕或避孕失败的补救措施，也可用于母亲患严重疾病不宜继续妊娠，或检查发现胚胎异常需终止妊娠。其方法有人工流、药物流产、中期引产。

常用的辅助检查：

（1）妇科检查：了解子宫的位置、大小（是否与停经天数相符）以及双附件情况。注意子宫、生殖道有无畸形。

（2）尿妊娠试验：必要时行B超检查或血特异性人绒毛膜促性腺激素（β-HCG）试验，以明确诊断，排除异位妊娠。

（3）阴道分泌物：检测清洁度，排除滴虫、念珠菌感染以及性病。

（4）血常规、尿常规、心肝肾功能检查。生命体征监测。

【护理措施】

（一）基础护理

（1）评估受术者体温、脉搏、呼吸、血压、停经史。

（2）评估受术者有无绝对或相对禁忌证。

（3）注意病室通风，保持空气新鲜，温湿度适宜。创造良好的修养环境，制订合理的作息时间。

（4）心理护理：计划生育受术者多为健康人，当他们准备接受手术时，本人及家属会有各种心理反应。加强护患沟通，了解受术者顾虑，心理状态，适时进行有关终止妊娠知识的宣教。减轻其紧张焦虑不安的情绪，减轻对疼痛的敏感程度并能够主动配合手术。

（二）专科护理

1. 术前护理

（1）评估受术者的健康史，了解有无禁忌证，是否确定不再继续妊娠。

（2）协助完善体格检查、盆腔检查、实验室检查。

（3）如4h内体温超过37.5℃，暂缓手术。

（4）嘱受术者术前洗净外阴部并避免性生活。

（5）测量生命体征，术前4h禁食水。

（6）备齐负压吸引装置及氧气全套，负压吸引器瓶清洁。

（7）药物流产者用药时间为停经56天。

（8）妊娠在10~14周采用钳刮术。术前需扩张宫颈。方法分别有：①术前30min宫术安栓1枚。

②术前 3h 阴道内置卡孕栓 1 枚，或口服或阴道放置米索前列醇 200μg。③术前 16~18h 放置型号适宜的宫颈扩张棒。④术前 4~16h 宫腔放置无无菌导尿管。⑤或宫颈管内放置注入生理盐水 100~200ml 的小水囊。

2. 术中配合

（1）进手术室前，嘱受术者排空膀胱。调节室温，注意给受术者保暖。协助采取正确体位。

（2）遵医嘱给予哌替啶 50mg、异丙嗪 25mg 静脉慢推。

（3）用 1 ： 40 的络合碘溶液为受术者冲洗外阴及阴道。

（4）术中护士随时安慰受术者，密切观察术中受术者的反应，监测生命体征。如出现面色苍白，出冷汗，立即报告医生，暂停操作。并给予吸氧、测量血压，异常情况排除后方可继续手术。

（5）护士准确找出绒毛或胎儿组织并请医生确认完整后，医生才可下手术台。

（4）严格执行无菌操作，防止感染。

（6）术后护士护送受术者返回病床。

3. 术后护理

（1）术后受术者应卧床休息并观察 4h，暂不进食水。

（2）加强巡视、监测生命体征，密切观察受术者腹痛、子宫收缩情况，阴道有无出血及其性状，注意倾听受术者主诉。必要时及时通知医生。

（3）严格执行无菌操作，保持外阴清洁。用流动的水每天冲洗外阴并更换内裤。

（4）遵医嘱给予抗生素预防感染。

（5）鼓励受术者尽早半卧位或下地活动，排除宫腔内积血。

（三）健康指导

（1）手术时机的选择：药物流产，妊娠 8 周以内。手术流产，妊娠 10 周以内采用负压吸宫术。妊娠 12~14 周采用钳刮术（国外有扩大到 16 周左右）。妊娠 13~24 周采用中期妊娠引产。

（2）必要时遵医嘱用缩宫素帮助子宫收缩。

（3）遵医嘱定期随诊。口服抗生素因对胃有刺激，宜饭后服。

（4）禁性交和盆浴 1 个月。阴道异常流血，需及时到院就诊。

（5）保持外阴清洁，每天用流动的水冲洗外阴。勤换内裤、卫生垫或卫生巾。

（6）全休 14 天。指导注意事项、避孕方法。

（薄海欣）

第二卷第3篇《妇科临床护理》

参考文献

[1] 马谢民．国际医疗质量指标体系及其特点.中国医院管理，2007，27（11）：22~24.

[2] 巩志业，王枢群.美国医院感染控制的管理现状．中国感染控制杂志，2003，2(3)：228~230.

[3] 丁艳，张皖瑜，尹湘毅，等．中、美、德三国国家医院感染监测体系的比较分析．医学与哲学，2007，28(4)：50~51.

[4] 刘胜文，张臣，刘宝姝，等．医院感染控制效果及有效措施．中华医院管理杂志，1994，10(1)：29~30.

[5] 中华预防医学会医院感染控制分会．访问美国CDC,SHEA及APIC简报．中国感染控制杂志，2004，3（2）：191~192.

[6] 杜斌．医院获得性感染的预防及细菌耐药的控制．中华医学杂志，2001， 81(22)：1399~1400.

[7] 吴安华，任献，文细毛，等．全国医院感染监控网1998~1999年监测资料分析．中华医院感染学杂志，2000，10(6)：401~402.

[8] 黄先勇，沈洪，张志强．危重病患者急诊抢救中医院感染的临床分析．中华医院感染学杂志，1999，9(1)：24~25.

[9] 章瑞云，钱小毛．铜绿假单胞菌在重症监护病房流行及控制措施．中华医院感染学杂志，2007，17(3)：269~271.

[10] 张彦华，韦惠玲，郭长英，等．耐甲氧西林金黄色葡萄球菌感染死亡病例调查及耐药分析．中华医院感染学杂志，2009，19(12)：1584~1585.

[11] 徐丽英，朱美珍，刘彩霞，等．多重耐药鲍曼不动杆菌医院感染的暴发和控制．浙江中西医结合杂志，2007，17(5)：325~326.

[12] 李静．抗菌药物的发展及其细菌耐药性．实用药物与临床，2005，8(5)：35~36

[13] 倪语星，洪秀华，姜昌斌．现代病原学检验与临床实践．上海：上海科学技术文献出版社，1999.

[14] 张秀珍．当代细菌检验与临床．北京：人民卫生出版社，1999.

[15] 陈代杰．抗菌药物与细菌耐药性．上海：华东理工大学出版社，2001.

[16] 钟秀玲，郭燕红．医院供应室的管理与技术．第2版．北京：中国协和医科大学出版社，2006.

[17] 钟秀玲，程棣妍．现代医院感染护理学．北京：人民军医出版社，1995.

[18] 李英．医院感染的动态分析及预测．中华医院感染学杂志，2000，10(3)：196~197.

[19] 孙玉霞，郭凯，聂柔佳．护理管理与控制医院感染．中华医院感染学杂志，2003，13（8）：769.

[20] 朱士俊，郭燕红，韩黎，等．对我国医院感染管理现状及发展趋势分析．中华医院管理杂志，2005，21（12）：819~822.

[21] 吴安华，任南，文细毛，等．2003年医院感染现患率调查结果分析．医院感染监控信息，2004，18（1）：33~44.

[22] 刘宝环，崔文露，王秀兰．住院病人医院感染现状分析与对策．护理管理杂志，2005，5（2）：8.

[23] 周成业，郑尧定，邹长林，等．急性脑卒中患者医院感染病原体分析．中华医院感染学杂志，2003，13（6）：593.

[24] 杨琍琦，童立慈，何源沁，等．安徽省医院感染监控网医院感染病原菌分布及耐药性分析．中华医院感染学杂志，2004，14（2）：538.

[25] 杨芸．39所不同等级医院的医院感染管理现状调查及分析．山西医科大学，2005.

[26] 刘宏丽．当前医院感染管理中存在的问题及对策．中国自然医学杂志，2007，9（4）：352~354.

[27] 董洁．医院感染管理的现状和对策．中国城乡企业卫生，2008，（3）：6~7.

[28] 雷俊香．基层医院感染管理现状调查．实用护理杂志，2003，19（20）：66.

[29] 刘一新．基层医院感染管理现状调查和分析．中国感染控制杂志，2005，4（1）：81.

[30] 刘振声，金大鹏，陈增辉．医院感染管理学．北京：军事医学科学出版社，2000.

[31] 王羽．医院感染管理办法释义及适用指南．北

京：中国法制出版社，2006.
[32] 钱培芬，倪语星．医院感染监控与管理．北京：军事医学科学出版社，2008.
[33] 李六亿，刘玉村．医院感染管理学．北京：北京大学医学出版社，2010.
[34] 许钟麟．洁净手术部建筑实施指南．北京：科技出版社，2004.
[35] 世界卫生组织．医院感染控制指南．2005.
[36] 建设部，国家质量监督检验检疫总局．综合医院建筑设计规范．2003.
[37] 黄勋．医务人员医院感染的预防与控制．长沙：湖南科学技术出版社，2003.
[38] 贾淑梅．临床医院感染管理与控制．西安：第四军医大学出版社，2002.
[39] 中华人民共和国卫生行业标准．手术部(室）医院感染控制规范．2011
[40] 中华人民共和国卫生部．医院消毒供应中心"第1部分"管理规范．北京：中华人民共和国卫生部，2009.
[41] 中华人民共和国卫生部．医院消毒供应中心"第3部分"清洗消毒及灭菌效果监测标准．北京：中华人民共和国卫生部，2009.
42] 中华人民共和国卫生部.消毒技术规范（2002）．北京：中华人民共和国卫生部，2002.
[43] 黄浩，成翼娟，何小燕，等．消毒供应中心护理手册．北京：科学出版社，2011.
[44] 石海鸥，王力红，张京利，等．口罩的合理选择与应用．中华医院感染学杂志，2004，（3）：358~360.
[45] 刘文涛．医务人员医院感染预防与控制指导手册．北京：中国中医药出版社，2006.
[46] 徐秀华．临床医院感染学．第2版．长沙：湖南科学技术出版社，2005.
[47] 胡必杰，郭燕红，高光明等，医院感染预防与控制标准操作规程．上海科学技术出版社，2010.
[48] 中华人民共和国卫生部．医院隔离技术规范．2009.
[49] 中华人民共和国卫生部．医务人员手卫生规范．2009.
[50] 中华人民共和国卫生部．医院感染管理办法．2006.
[51] 中华人民共和国卫生部．医务人员艾滋病病毒职业暴露防护工作指导原则．2004.
[52] WHO．实验室生物安全手册．第3版．2004.
[53] 中华人民共和国卫生部．血源性病原体职业接触防护原导则．2009.
[54] 孔云，赵秀梅．护理人员医疗锐器伤原因分析及防护．护理管理杂志，2009，9（7）：31.
[55] 韦志福，覃金爱，黄春芳，等．手术相关人员锐器伤的调查．中国消毒学杂志，2009，26（5）：527~528.
[56] 于新秋，张静．手术人员血源性传染性疾病职业暴露预防与控制．中国护理管理，2009，9（6）：57~58.
[57] 孙月梅，索士敏．医院工作人员针刺伤调查及发生原因分析．中国消毒学杂志，2008，25（1）：78.
[58] 肖平．医院职业暴露与防护．北京：人民卫生出版社，2004.
[59] 中国疾病预防控制中心．全国艾滋病检测技术规范（2004版）．2004.
[60] 胡必杰，郭燕红，高光明，等．中国医院感染规范化管理：SIFIC常见问题释疑．上海：上海科学技术出版社，2009.
[61] 李映兰，郑悦平，周阳．医护人员安全注射研究进展．中华医院感染学杂志，2009，19（22）：3148~3150.
[62] 郭招治．安全注射有效预防血源性疾病传播．中华医院感染学杂志，2010，20（24）：3979.
[63] 姜晨．破解医疗废物"二次污染"之忧．环境保护，2011，（19）：25~27.
[64] 李翠萍，李丽.医院医疗废物处理的改进．中华医院感染学杂志，2010，20（17）：2593.
[65] 秦泽英．医院内医疗废物的处理流程．中华医院感染学杂志，2008，18（6）：842.
[66] 谭笑芳，王苏莉．医疗垃圾的危害及处理措施．现代预防医学，2004，31（5）：759~761.
[67] 倪晓平，蔡一华，俞中，等．医疗固体废物处置方法探讨与研究．中华医院感染学杂志，2004，14（8）：909~911.
[68] 刘戎，周学君，杨俊，等．医疗废物的分类及处理．人民军医，2009，52（5）：332~333.
[69] 李梅，刘冬兰．医疗废弃物及其处理．天津护理，2009，17(5)：308~310.
[70] 陈晓华，王立，陈群，等．可回收非医疗废物处理的探讨．中国护理管理， 2010，10（1）：66~67.
[71] 李永红．检验科医疗废物处理探讨．检验医学与临床，2010，7（2）：131~133.
[72] 余波，张斌，黄正文．几种医疗垃圾处理技术综述．广州环境科学，2009，24（2）：1~5.
[73] 李康敏，张作宝．国内外医疗废物处理技术发展概况．中国环保产业，2004，（A02）：

100~105.

[74] 黄正文，张斌，艾南山，等．八种医疗废物处理方法比较分析．中国消毒学杂志，2008，25（3）：313~315.

[75] 国务院.医疗废物管理条例．2003.

[76] 中华人民共和国卫生部．医疗机构废物管理办法．2003.

[77] 中华人民共和国卫生部，国家环保总局．医疗废物分类目录．2003.

[78] 国家环保总局．医疗废物专用包装物、容器标准和警示标识规定．2003.

[79] 国家环保总局．医疗废物集中处置技术规范．2003.

[80] 申正义，田德英．医院感染病学．北京：中国医药科技出版社，2007.

[81] 王爱霞．抗菌药物临床合理应用．北京：人民卫生出版社，2008.

[82] 居丽雯，胡必杰．医院感染学．上海：复旦大学出版社，2006.

[83] Mikulicz J. Das Operiren in sterilisirten Zwirnhandschuhen undermit Mundbinde. Centrallbl Chir, 1997, （24）：713~717.

[84] Flugge C. Ueber Luftinfektion. Z Hyg Infectionskr, 1897, （25）：179~224.

[85] F.D. Daschner, R.Cauda, H.Grundmann, et al. Hospital infection control in Europe: evaluation of present practice and future goals. Clinical Microbiology and Infection, 2004, 10（3）：263~266.

[86] Beaujean JMA, Weersink AJI, Troelstra A, et al. A pilot study on infection control in 10 randomly selected European hospitals：results of a questionnaire survey. Infect Control Hosp Epidemiol, 2000, 21（8）：531~533.

[87] Hurr H, Hawley HB, Czachor JS, et al. APACHE Ⅱ and ISS scores as predictors of nosocomial infections in trauma patients. Am J Infect Control, 1999, 27（2）：79~83.

[88] Leclercq RE, Derlot JS, Duval J, et al. Plasmid-mediated Resistance to vancomycin and teicoplanin in enterococcus faecium. N Engl J Med, 1988, 319（3）：157~161.

[89] Hirakata Y, Yamaguchi J, Izumikawa K, et al. In vitro susceptibility studies and detection of vancomycin resistance genes in clinical isolates enterococci in Nagasaki Japan. Epidemiol Infect, 1997,119（2）：175~181.

[90] Edmond MB, Ober JF, Dawson JD, et al. Vancomycin-resistant enterococcal bacteremia: natural history and attributable mortality. Clin Infect Dis, 1996, 23（6）：1234~1239.

[91] Kumarasamy KK, Toleman MA, Walsh TR, et al. Emergence of a new antibiotic resistance mechanism in India,Pakistan,and the UK: a molecular, biological, and epidemiological study. Lancet Infect Dis, 2010, 10（9）：597~602.

[92] Fauci AS. Infectious diseases: considerations for the 21st century. Clin Infect Dis, 2001, 32（5）：675~685.

[93] Gardner A, Stamp M, Bowgen J, et al. The infection control sister. The Lancet, 1962, （2）：710~711.

[94] Streeter S, Dunn H, Lepper M. Hospital infection - a necessary risk. Am J Nurs, 1967, 67（3）：526~533.

[95] Wenzel K. The role of the infection control nurse. Nurs Clin North Am, 1970, （5）：89~98.

[96] Haley RW, Culver DH, White JW, et al. The efficacy of infection surveillance and control programs in preventing Nosocomial infections in US hospital. Am J Epidemiol, 1985, 121（2）：182~205.

[97] Emori TG, Haley RW, Stanley RC. The infection control nurse in US hospitals, 1976-1977.Characteristics of the position and its occupant. Am J Epidemiol, 1980, 111(5）：592~607.

[98] Scheckler WE, Brimhall D, Buck AS, et al. Requirements for infrastructure and essential activities of infection control and epidemiology in hospitals: a consensus panel report. Society for Healthcare Epidemiology of America. Infect Control Hosp Epidemiol, 1998, 19(2）：114~124.

[99] Occupational Safety and Health Administration(OSHA). Occupational exposure to bloodborne pathogens: final rule. Federal Register. Washington, DC：U.S Department of Labor, 1991.

[100] Trim JC, Elliott TS. A review of sharp injuries and preventative strategies. J Hosp Infect, 2003, 53 (4) :237~242.

[101] WenzelRP. Prevention and Controlof Nosocomial Infections, 4th. Baltimore: Williams & Wilkins Inc, 2003.

[102] Dempartment of Health and Human Services. Updated U.S. Public Health Service Guidelines for the Management of Occupational Exposures to HIV and Recommendations for Postexposure Prophylaxis. MMWR, 2005, 54(RR-9) : 1~17.

[103] Alicia I. Hidron, Jonathan R. Edwards, Jean Patel. Antimicrobial-Resistant Pathogens Associated With Healthcare-Associated Infections: Annual Summary of Data Reported to the National Healthcare Safety Network at the Centers for Disease Control and Prevention, 2006 - 2007. Infection control and hospital epidemiology, 2008, 29 : 996~1011.

中华当代护理大全

第二卷

（上）

第4篇

儿科临床护理

ERKE LINCHUANG HULI

第 4 篇

第一章

儿科护理学概述

第一节　儿科特点及儿科护理的一般原则

一、儿科特点

（一）小儿解剖生理特点

1. 解剖特点

（1）身体各部分逐渐长大，比例发生改变：新生儿和婴儿的头部占身体比例大，随年龄的增长，其比例逐渐减小。

（2）内脏器官的位置随年龄增大而不同：如新生儿胃为水平位，喂奶后易发生溢乳；心、肝、肾的位置也随年龄的增大而变化。

（3）关节周围韧带较松弛易发生脱臼：应避免过度牵拉。

2. 生理特点

（1）年龄越小，生长发育越快，对营养物质和液体量的需求越高。

（2）各器官系统功能逐渐发育成熟，生理、生化正常值各年龄不同，如心率、呼吸、血压、血清和其他体液的生化检验值。

（3）各系统功能不完善，婴幼儿易发生消化不良，腹泻，水、电解质和酸碱平衡紊乱。

（4）2~3 个月的婴儿可出现生理性贫血。

3. 免疫特点

低龄儿童皮肤、黏膜娇嫩，屏障功能差；体液免疫和细胞免疫功能不健全，抗感染能力低。

（1）婴儿因可从母体获得特异性抗体 IgG，出生后 6 个月内，很少感染麻疹等传染病；IgM 不能通过胎盘，故婴幼儿易患革兰阴性菌感染。

（2）婴幼儿时期分泌型 IgA 和 IgG 水平较低，易患呼吸道和消化道感染。

（二）儿童心理社会特点

儿童身心发育不成熟，依赖性和可塑性强，易受家庭、学校和社会环境的影响，而发生心理行为问题。应以儿童及其家庭中心，各部门共同参与，促进儿童身心健康发展。

（三）儿科临床特点

1. 疾病特点

心血管系统疾病在儿童中以先天性心脏病多见，成人则以冠心病多见；白血病中儿童以急性淋巴细胞性白血病多见，而成人以粒细胞性白血病多见。婴幼儿则易患感染性疾病。

2. 病理特点

如支气管肺炎以婴儿多见，而大叶性肺炎多见于青少年和成人。

3. 临床表现

维生素 D 缺乏时婴幼儿患佝偻病，而成人患骨软化症。年幼体弱者患感染性疾病时临床表现常不典型，易发展为败血症。

4. 治疗与预后

儿童疾病起病急、变化快。但是，若诊治及时、有效，护理得当，往往迅速好转、恢复；儿童的修复和再生能力强，后遗症率较成人低。反之，病情危重，进展迅速，甚至发生猝死。

5. 预防特点

应注意消毒、隔离，积极开展预防接种，加强传染病管理。进行先天性、遗传代谢性疾病的筛查，早期诊断、干预和矫治，减少或防止伤残。

二、儿科护理一般原则

1. 以儿童及家庭为中心的护理

儿科医护人员应支持、鼓励、尊重并提高家庭的功能，关注儿童家庭成员的心理感受及对服务的需求，为儿童家长创造机会和途径，并为儿童及其家庭提供预防保健、健康指导、疾病护理、康复指导和家庭护理支持等服务，共同促进儿童的健康和疾病恢复。

2. 实施整体护理

护理工作不但要关注儿童各器官、系统功能的协调平衡，而且应关注儿童的心理状态，重视环境对儿童的影响，使儿童的生理、心理状态与社会环境相适应，尽可能达到协调、完美的状态。

3. 减少创伤和疼痛

儿科医护人员应充分认识到疾病及其治疗、护理对儿童及其家庭的影响，安全、规范执行各项护理技术操作，防止和减少对儿童的创伤与疼痛，保证儿童的安全。

4. 遵守法律和伦理道德规范

儿科医护人员应自觉遵守法律和伦理道德规范，尊重儿童人格，维护儿童权利，促进儿童身心健康发展。

（赵秀芳）

第二节 儿童年龄分期及各期特点

根据儿童生长发育不同阶段的特点，将儿童年龄划分为 7 个时期。

1. 胎儿期

胎儿期是指从受精卵形成到胎儿出生为止，约 40 周。胎儿的生长发育完全依赖母体生存。母亲在妊娠期间受不利因素，包括感染、创伤、药物滥用、毒品、接触放射性物质，营养不良、严重疾病和心理创伤等，都可能影响胎儿发育而致流产、畸形、早产或宫内发育不良等。因此，应注意孕期保健，以保障胎儿健康。

2. 新生儿期

新生儿期是指自胎儿娩出脐带结扎到满 28 天为止。此期发病率和死亡率都较高，应注意新生儿的保暖、喂养、清洁卫生和防止意外等。

3. 婴儿期

婴儿期是指从婴儿出生到满 1 周岁之前。此期是人体生长发育最迅速的时期，对能量及营养素的需求相对较高，但是，消化系统的功能发育尚不成熟，易导致营养不良和消化功能紊乱；免疫功能尚不健全，也易发生各种感染和传染性疾病。

4. 幼儿期

幼儿期是指 1 周岁至满 3 周岁前。此期生长发育速度减慢，但智能发育迅速，活动范围渐广，接触外界事物多，语言、思维和交往能力日渐增强，独立性和自主性不断发展，但是对危险的识别能力和自我保护能力有限，易受不良因素影响而生病和发生心理行为偏离，意外事件发生率增加。

5. 学龄前期

学龄前期是指 3 周岁至 6~7 岁入学前。体格发育较前减慢，但动作、语言、思维和智能发育更加迅速，与同龄儿和社会的接触增多，自我概念开始形成，好奇多问，模仿力强，但可塑性大，易发生各种意外。

6. 学龄期

学龄期是指进入小学（6~7 岁）至青春期前。体格发育相对缓慢，除生殖系统外，儿童各器官系统外形已基本接近成人；智能发育更加成熟，具有一定的分析、理解能力，认知和心理社会发展非常迅速，是接受系统科学文化教育的重要时期，也是心理发展的重大转折时期，受同伴和环境影响较大。

7. 青春期

青春期一般是指 11~20 岁，女孩的青春期开始和结束年龄都比男孩早 2 年左右，女孩从 11~12 岁到 17~18 岁，男孩从 13~14 岁到 18~20 岁。青春期是生长发育的又一高峰期，同时生殖系统发育渐趋成熟。期间认知能力成熟，自我认同感建立，但常受外界影响而导致心理、行为和精神不稳定。

（赵秀芳）

第二章

生长发育

第一节 生长发育的规律及影响因素

生长是指儿童身体各器官、系统的长大，可用相应的测量值来显示其量的变化；发育是细胞、组织、器官的分化完善和功能成熟，是质变。生长发育密切相连，不能截然分开。

一、生长发育的规律

儿童的生长发育遵循共同的规律，但每个人具有其独特性。

1. 生长发育的连续性和阶段性

生长发育是一个连续的过程，每个儿童都要经历每一个阶段，每一个阶段都直接影响下一阶段的发育。婴儿期和青春期是儿童发育的两个高峰期。

2. 各系统器官发育的不平衡性

神经系统发育最早；生殖系统发育较晚，在青春期发育速度最快；淋巴系统在儿童时期迅速生长，于青春期前达高峰，后逐渐下降；其他系统的增长与体格生长基本平行。

3. 生长发育的顺序性

生长发育的顺序性，遵循由上到下、由近到远、由粗到细、由低级到高级、由简单到复杂的顺序。

4. 个体差异性

每个儿童都有其独特的生长发育方式，在一定范围内受遗传、营养、环境、教养等因素影响，因而存在较大个体差异。

二、生长发育的影响因素

1. 内在因素

（1）遗传：儿童生长发育的特征、潜力、趋向和限度等都受到父母双方遗传因素的影响。

（2）性别：女孩青春期开始较男孩约早 2 年，骨化中心出现较早，骨骼较轻，骨盆较宽，肩距较窄，皮下脂肪较丰满。性别差异也影响儿童的行为。

2. 外在因素

（1）孕期情况：胎儿在宫内发育受孕妇生活环境、营养、情绪、健康等各种因素的影响。如妊娠早期感染风疹病毒可致胎儿畸形；孕妇接受药物、放射线、辐射等可致胎儿发育受阻；孕妇患严重营养不良、高血压可致流产、早产和胎儿生长发育迟缓；宫内发育迟缓可影响孩子出生后的生长发育。

（2）营养：合理均衡的营养是儿童生长发育的物质基础。营养不良和热量摄入过多均会对生长发育造成严重影响，年龄越小，影响越大。

（3）环境因素：良好的居住环境和卫生条件能促进儿童的生长发育，反之则带来不良影响。健康的生活环境、科学的护理、正确的教养、适当锻炼和完善的医疗保健都是儿童体格、神经心理正常发育的重要因素。

（4）疾病和药物：一些遗传性疾病、先天性疾病会影响儿童生长发育；急性感染常使体重减轻，长期慢性疾病则同时影响体重和身高的增长。一些药物也可影响儿童的生长发育，如氨基糖甙类药物可能导致听力减退，甚至耳聋。

（5）人际交往：儿童和对其有重要意义的他人之间的关系对儿童的发育，特别是情感、个性、智力的发育起着至关重要的作用。如果儿童出现情感缺失、焦虑、无安全感或持续害怕时，会影响其正常发育。

（赵秀芳）

第二节　儿童体格生长发育及评价

一、体格生长常用指标及生长规律

1. 体重

体重反映全身各器官、组织及体液的总重量，是各年龄段生长发育和营养状况最有具代表性、最敏感的指标之一，也是儿科临床计算给药和输液量的重要依据。

儿童年龄越小，体重增长越快。新生儿出生体重平均约3kg，3~4个月时的体重约为出生时的2倍，1岁时约为出生体重的3倍，2岁时达到出生体重的4倍。

当无条件测量体重时，为便于计算儿童药量和液体量，可用公式估计儿童体重。有条件测量体重时，仍用实际体重计算。

1~6个月婴儿体重（kg）= 出生体重（kg）+ 月龄 ×0.7（kg）

7~12个月婴儿体重（kg）=6（kg）+ 月龄 ×0.25（kg）

2~12岁儿童体重（kg）= 年龄 ×2+8（kg）

2. 身高（身长）

身高指从头顶到足底的全身长度。3岁以下幼儿立位测量不易准确，应仰卧位测量，称为身长。

新生儿出生时平均身长是50cm，前半年平均每月增长2.5cm，后半年平均每月增长1.25cm，1周岁时约为 75cm，2 周岁时约为 85cm。2 岁以后身高稳步增长，平均每年增加 5~7cm，直到青春期出现第二个体格增长高峰期，女孩在 17~19 岁时身高增长逐渐停止，而男孩可持续到 20 岁。

2~12 岁身高计算公式：身高（cm）= 年龄 ×7+70（cm）

3. 坐高

由头顶至坐骨结节的长度，代表头颅与脊柱的发育。3 岁以下儿童取仰卧位测量，称为顶臀长。坐高占身高的百分数随年龄增加而下降，由出生时的 67% 降至 6 岁时的 55%。此百分数显示了身体上、下部比例的改变，反映了身材的匀称性，比坐高绝对值更有意义。

4. 头围

头围是指经眉弓上方、枕后结节绕头一周的长度，与脑和颅骨的发育密切相关。新生儿出生时头围平均为 34cm，6 个月时 42~44cm，1 岁时约 46cm，2 岁时约 48cm，2~15 岁增长 6~7cm。头围测量在 2 岁前最有价值。

5. 胸围

胸围是沿乳头下缘水平绕胸一周的长度，与肺、胸廓骨骼、胸部肌肉、皮下脂肪密切相关。出生时胸围平均 32cm，1 岁时与头围相等，以后超过头围。1 岁至青春前期，胸围超过头围的厘米数约等于儿童岁数减 1。

6. 上臂围

上臂围是指沿肩峰与尺骨鹰嘴连线中点的水平绕上臂一周的长度，代表上臂骨骼、肌肉、皮下脂肪和皮肤的发育水平。1 岁内上臂围增长迅速，1~5 岁增长缓慢。在测量体重、身高不方便的地区，可用上臂围筛查 5 岁以下小儿营养状况。评估标准为：>13.5cm 为营养良好；12.5~13.5cm 为营养中等；<12.5cm 为营养不良。

二、体格生长发育评价

1. 体格生长发育评价内容

（1）发育水平：将儿童某一年龄时的某一项体格生长指标测量值（横断面测量）如体重、身高（长）、头围、胸围、上臂围等与参考人群同类进行比较（横向比较），即得到该小儿该项体格生长指标在此年龄的生长水平，通常以等级表示，但不能预示其生长趋势。

（2）生长速度：定期连续测量儿童某项体格生长指标（纵向观察），即得到儿童该项指标的生长速度。这种动态纵向观察，可发现儿童自己的“生长轨迹”，预示其生长趋势，与参照人群的相应值比较，可及时发现生长偏离，结果以正常、不增、下降、增长不足表示。较发育水平更能真实反映儿童生长情况。

（3）匀称程度：评估儿童体格发育各项指标间的关系，能了解体型和身材是否匀称。

2. 体格生长发育的评价方法

（1）均值离差法：适应于正态分布状况，以均值（$\overline{X}$）为基准值，标准差（SD）为离散值，通常以 $\overline{X}\pm2SD$ 作为正常范围。可按年龄画成曲线进行评估。

（2）中位数、百分位数法：适应于正态和非正态分布状况。以第 50 百分位（P_{50}）为中位数，常用第 3、10、25、50、75、90、97 百分位数。一般以 P3 ~P97（包含总体的 94%）为正常范围。

（3）标准差的离差法或 Z 积分：用偏离该年龄组标准差的程度来反映生长情况，可用于不同体质人群间的比较。

$$Z=\frac{X-\overline{X}}{SD}$$

其中 X 为实际测量值，$\overline{X}$ 为均值，SD 为标准差。Z 值在 ±2.0 以内属于正常，Z=0 表示实际测量值与该年龄组均值相等。

（4）指数法：用两项指标间的相互关系作比较，如 Kaup 指数，即体重（kg）/[（身高 m× 身高 m）]，其含义为单位面积的体重值（亦即体质指数,BMI），主要反映体格发育水平及营养状况。15~18 为正常，< 15 或 >18 分别表示有消瘦或肥胖倾向。

（5）生长曲线评价法：将同性别、各年龄组的某项体格生长指标（如身高、体重等）按百分位数法或离差法绘制成生长发育曲线图，可了解该儿童目前的发育水平，还可了解其发育趋势和生长速度。

3. 体格生长发育评价的注意事项

（1）用规范的测量工具、正确的测量方法，获取准确数据进行统计分析。

（2）不同的对象选取合适的标准参照值进行比较，定期连续纵向观察，了解儿童的生长趋势。

（3）对早产儿进行发育水平评价时，应矫正胎龄至 40 周（足月）后再评价。一般身长至 40 月龄、头围至 18 月龄、体重至 24 月龄后不再矫正。

（4）评价结果应与体检、实验室检查、健康史等结合，得出正确结论。

三、与体格生长发育有关的其他系统的发育

（一）骨骼发育

1. 头颅骨的发育

（1）颅骨：可根据头围大小、骨缝及前后囟闭合迟早来评价颅骨的发育。颅骨缝于出生后 3~4 个月闭合。前囟在前半年随颅骨发育而增大，6 个月后逐渐变小，1~1.5 岁时闭合。前囟早闭或过小见于小头畸形，迟闭、过大见于佝偻病、先天性甲状腺功能减低症等；前囟饱满见于脑积水、脑炎、脑膜炎、脑肿瘤等颅内高压者；凹陷见于极度消瘦或脱水者。

（2）面骨、鼻骨、下颌骨：发育稍晚。1~2 岁时，随牙齿的萌出和咀嚼动作，鼻骨、面骨变长，下颌骨向前凸出，整个头颅的垂直直径增加。

2. 脊柱的发育

脊柱的发育反映脊椎骨的发育。生后第 1 年脊柱增长快于四肢，以后落后于四肢。3 个月左右随抬头动作的发育出现颈椎前凸（第 1 个弯曲），6 个月后会坐时出现胸椎后凸（第 2 个弯曲），1 岁左右开始行走时出现腰椎前凸（第 3 个弯曲）。至儿童 6~7 岁时，这 3 个脊柱自然弯曲为韧带所固定。生理弯曲的形成与直立姿势有关，具有加强脊柱弹性的作用，有利于身体平衡。

3. 长骨的发育

长骨的生长主要依靠其干骺端软骨骨化和骨膜下成骨作用而增长、增粗。干骺端骨骼融合标志长骨生长结束。

（1）骨龄：通过 X 线检查不同年龄儿童长骨骨骺端骨化中心的出现时间、数目、形态变化，并将

其标准化，即为骨龄。骨龄测定有助于诊断某些疾病。

（2）腕部骨化中心：1~9 岁腕部骨化中心的数目约为其岁数加 1。腕骨化中心出现次序为：头状骨、钩骨（约 3 个月）； 下桡骨骺（约 1 岁）；三角骨（2~2.5 岁）；月骨（约 3 岁）；大、小多角骨（3.5~5 岁）；舟骨（5~6 岁）；下尺骨骺（6~7 岁）；豆状骨（9~10 岁）。10 岁出全，共 10 个。

（二）牙齿的发育

人一生有两副牙齿，即乳牙（共 20 个）和恒牙（共 32 个）。

1. 乳牙

出生后 4~10 个月乳牙开始萌出，2.5 岁出齐。萌出顺序一般为下颌先于上颌，自前向后，12 个月尚未出牙为乳牙萌出延迟。2 岁以内乳牙的数目为月龄减 4~6 所得数。

2. 恒牙

6 岁左右出第 1 颗恒牙，7~8 岁开始，恒牙按萌出先后代之以乳牙，12 岁左右出第 2 磨牙，18 岁以后出第 3 磨牙（智齿），也有人终身不出智齿。

（三）脂肪组织的发育

主要是脂肪细胞数目增加和体积增大。自胎儿中期细胞数目开始增加到出生后 1 岁末达高峰，以后逐渐减速；细胞体积增大也以胎儿后期为快，到出生时已增加 1 倍，以后逐渐减慢，到青春期时又一次扩大。

脂肪组织占体重的百分比出生时为 16%，第 1 年增至 22%，以后逐渐下降，5 岁时仅占 12%~15%，青春期迅速增加，女孩可达 24.6%，2 倍于男孩。皮下脂肪占全身脂肪的 50% 以上，其厚度可反映全身脂肪量的多少、肥胖和营养不良的程度。

（四）肌肉组织的发育

出生后随躯体和四肢活动增加，儿童肌肉组织逐渐发育，肌纤维增粗，肌肉活动能力和耐力增强。肌肉的发育与营养、运动等密切相关。

（五）生殖系统的发育

生殖系统到青春期前才开始发育，可持续 6~7 年。

1. 女性生殖系统的发育

出生时卵巢发育已较完善，但卵泡处于原始状态。青春前期后在促性腺激素作用下，卵巢内滤泡发育，乳房出现硬结，雌激素水平升高，性器官发育，第二性征出现。女孩通常 9~10 岁时骨盆开始加宽，乳头发育，子宫逐渐增大；10~11 岁乳房发育，出现阴毛；13 岁左右，乳房进一步增大，较多阴毛、腋毛，出现初潮。

2. 男性生殖系统的发育

出生时睾丸大多已降至阴囊，1 岁内正常儿童睾丸均应降至阴囊，未降者即为隐睾；青春前期后，睾丸进一步发育，分泌雄激素，促进第二性征的出现。10~11 岁时睾丸、阴茎开始增大；12~13 岁时出现阴毛；14~15 岁时出现腋毛、声音变粗；16 岁后开始出现胡须、痤疮、喉结，肌肉进一步发育。

（赵秀芳）

第三节 儿童神经心理发育及评价

一、神经系统的发育

胎儿时期神经系统发育最早，尤其是脑的发育最迅速。出生后神经系统的发育为婴幼儿期较快，学龄前和青春期则稳定发展。

（1）脑：儿童脑发育的 50% 在出生后第 1 年完成，出生后 3 年完成 75%，6 岁时完成约 90%。出生时大脑外观与成人相似，有主要的沟回，但较浅，皮质层较薄。神经细胞数目出生时即与成人相同，出生后主要是细胞体积增大、树突增多、神经髓鞘的形成和发育；3 岁左右神经细胞分化完成；4 岁左右神经髓鞘分化完成。

（2）脊髓：脊髓下端在胎儿时位于第 2 腰椎下缘，4 岁时上移到第 1 腰椎下缘，腰穿时应注意。

（3）神经反射：出生即具有觅食、吞咽、吸吮、拥抱、握持等先天性反射，及对强光、寒冷和疼痛的反应。非条件反射随年龄的增长而消失。新生儿和婴儿肌腱反射不如成人灵敏，腹壁反射和提睾反射不易引出；2 岁以前巴氏征、克氏征阳性可为生理现象。

二、运动的发育

新生儿运动多为无意识和不协调的，1 岁后，伴随大脑的迅速发育，儿童运动功能日臻完善。运动发育的规律为自上而下、由近到远、不协调到协调、先正面后反向动作。

运动发育可分大运动（包括平衡）和精细运动。

1. 平衡和大运动

（1）抬头：3 个月抬头较稳，4 个月能自由转头。

（2）翻身：5 个月能从俯卧位翻至仰卧位，6 个月能从仰卧位翻至俯卧位。

（3）坐：5 个月靠坐，6 个月双手向前撑独坐，8 个月能坐稳并左右转身。

（4）爬：7~8 个月能撑起身体，有时可原地转动，8~9 个月可用上肢向前爬，12 个月手膝并用爬行。

（5）站、走、跳：8 个月可扶站片刻，10 个月左右能扶走，11 个月能独站片刻，15 个月可独立走稳，18 个月能跑及倒走，2 岁并足跳，2.5 岁可单足跳，3 岁可走楼梯，5 岁能跳绳。

2. 精细运动

精细运动包括手和手指的运动。新生儿两手紧握；2 个月握拳姿势逐渐松开；3~4 个月握持反射消失，开始有意识抓物；6~7 个月可摆弄小物体，出现换手；9~10 个月可用拇食指取物；12~15 个月学用匙。翻书、乱涂画；18 个月可叠 2~3 块积木；2 岁能叠 6~7 块积木，握杯喝水；4 岁能自己穿、脱衣服；5 岁能学习写字。

三、感知的发育

感知是通过各种感觉器官从环境中获取信息的能力，其发育对儿童的运动、语言、社会适应能力的发育起着重要促进作用。

1. 视感知

新生儿能注视 20~25cm 范围内移动的物体，头、眼不协调；2 个月时可协调地注视物体，目光可水平移动 90° ；3~4 个月时头、眼协调好，头可随物体水平转 180° ；5~7 个月时目光可垂直移动，开始认识母亲和常见物品如奶瓶等，喜欢鲜艳亮丽的色彩；8~9 个月时出现视深度，能注视小物体；18 个月时可区别形状，喜看图画；2 岁时两眼协调好；5 岁时能区别颜色；6 岁时视深度充分发育。

2. 听感知

1 个月时能分辨“吧”和“啪”；3 个月时头可转向声源；6 个月时能区别父母声音，唤其名有应答反应；7 个月时能确定声源，区别语意；1 岁时能听懂自己的名字，知道单词的意思；2 岁时能听懂简单吩咐；4 岁时发育完善。

3. 味、嗅觉

新生儿对不同味道可有不同反应；3~4 个月时能区别难闻、好闻气味；4~5 个月时能区别食物微小改变，故应添加辅食。

4. 皮肤感觉

皮肤感觉包括触觉、痛觉、温度觉和深感觉。新生儿的触觉、温度觉已很灵敏，2~3 岁时能区分软、硬、冷、热，5 岁时能区别不同体积和重量。新生儿已有痛觉，但较迟钝。

5. 知觉

5~6 个月时已有手眼协调，1 岁末开始有空间、时间觉的萌芽，3 岁时能辨上下，4 岁时辨前后，5 岁时辨以自身为中心的左右。

四、语言的发育

语言为人类特有的高级神经活动。语言的发育必须以听觉、发音器官和大脑功能正常为基础，并须经过发音、理解和表达三个阶段。

（1）发音阶段：新生儿已经会哭，1~2 个月时发喉音，2 个月时会发元音，6 个月时发辅音，7~8 个月时发“爸爸”、“妈妈”音，8~9 个月时能模仿成人的口唇动作练习发音。

（2）理解语言阶段：9 个月左右的婴儿能听懂简单的词意，10 个月左右时婴儿能有意识地叫“爸爸”、“妈妈”。

（3）表达语言阶段：一般 1 岁开始说单词，后可组成句子；2 岁开始用多词句，喜欢说话、讲故事、唱童谣等，并能记住内容。

五、心理活动的发展

人出生时不具有心理现象，条件反射的形成标志心理活动发育的开始，随年龄增长，心理活动不断发展，具体表现为以下几个方面：

（1）注意：注意是一切认知的开始，分无意注意和有意注意。婴儿时期以无意注意为主，3 个月开始能短暂集中注意。随年龄增长、活动范围扩大、生活内容的丰富和动作语言的发育，逐渐出现有意注意，5~6 岁的儿童才能较好地控制自己的注意力。

（2）记忆：记忆包括识记、保持和回忆，回忆又可分为再认和重现。5~6 个月的婴儿能再认母亲，1 岁后才有记忆。

（3）思维：思维是心理活动的高级形式，1 岁以后开始产生思维。婴幼儿为直觉活动思维，学龄前儿童为具体形象思维。随年龄增长才有抽象思维，进一步发展为独立思考能力。

（4）想象：新生儿没有想象力，1~2 岁时仅有想象萌芽，3 岁后想象内容稍多，学龄前儿童想象力发展，但主题易变，学龄儿童有意想象和创造性想象迅速发展。

（5）情绪：情绪受外界环境影响较大，6 个月后婴儿产生对母亲的依恋和分离性焦虑，9~12 个月达高峰，以后逐渐产生复杂的情绪或不良情绪。

（6）意志：新生儿无意志，婴幼儿开始有意志的萌芽，随年龄增长意志初步形成和发展。积极的意志有自觉、坚持、果断、自制等，而消极的意志则表现为依赖、顽固和易冲动等。

（7）性格：环境和父母教育对性格的发展十分重要，不溺爱孩子，也不过于严厉，才能帮助孩子养成良好而健康的性格。

六、社会行为的发展

儿童的社会行为是各年龄阶段心理行为发展的综合表现，其发展受外界环境的影响，也与家庭、学校、社会对儿童的教育密切相关，并受儿童自身神经系统发育程度的制约（表 4–1）。

表4–1 儿童神经、精神发育进展

年龄	粗细动作	语言	适应周围人和动物的能力——行为
新生儿	无规律，不协调动作，紧握掌	能哭叫	铃声使全身活动减少；或哭渐止，有握持反射
2个月	直立和俯卧时可抬头	发出和谐喉音	能微笑，有面部表情，眼随物动
3个月	仰卧变侧卧位，用手摸东西	咿呀发音	可随声音、物体转动180°，注意自己的手
4个月	两手支撑抬起胸部，扶髋能坐，能握持玩具	笑出声	抓面前物体，自己玩手，见食物表示喜悦，较有意识地哭笑
5个月	扶腋下可站直，双手各握一玩具	喃喃发音	伸手取物，能辨别人声，望镜中人笑
6个月	独坐一会，手摇玩具		能认识熟人、陌生人，玩脚
7个月	会翻身，玩具交换手	发爸、妈音	听懂自己名字
8个月	会爬，扶栏杆站起，拍手	重复简单音	认识、观察物体，注意观察大人的行动
9个月	试独站	懂几个较复杂词句	见熟人伸手要抱
10~11个月	扶物能走，拇、食指对指拿东西	开始用单词表示很多意义	能模仿成人动作，如再见等
12个月	独走，弯腰拾物	叫出物品名字	有喜憎之分，穿衣合作，用杯喝水
15个月	能蹲着玩	说出自己名字	表示同意、不同意
18个月	能爬台阶	能指出身体各部位，说出几个词	会表示大、小便，懂命令，可自己进食
2岁	能双足跳，动作更准确，用勺吃饭	会说2、3个字构成的句子	能完成简单动作，会表达情绪
3岁	能跑，脱、穿衣服	唱歌谣，数数	能识物，认识男女，能自称“我”
4岁	会爬楼梯、穿鞋	唱歌，讲简单故事	能画人像，初步思考，好发问
5岁	单腿跳，系鞋带	识字	分辨颜色，数10个数等
6~7岁	参加简单劳动	讲故事，写字	简单加减，形成性格

七、神经心理行为发育评价

1. 筛查性测验

（1）丹佛发育筛查实验（DDST）：最常用，适用 6 岁以下发育筛查。

（2）图片词汇实验（PPVT）：适用于 4~9 岁，尤其适用于语言或运动障碍者。

（3）绘人实验：适用于 5~9.5 岁。方法简便，不需要语言交流，可用于不同语言地区。

2. 诊断性测验

（1）Bayley 婴儿发育量表：适用 2~30 个月婴幼儿。

（2）Gesell 发育量表：适用于 4 周到 3 岁婴幼儿。

（3）Standford-Binet 智能量表：适用于 2.5~18 岁儿童及青少年。

（4）Wechsler 学前及初小儿童智能量表（WPPSI）：适用于 4~6.5 岁儿童，客观反映学前儿童的智力水平。

（5）Wechsler 儿童智能量表修订版（WISC-R）：适用于 6~16 岁儿童。

（赵秀芳）

第四节　儿童发展理论

一、弗洛伊德的性心理发展理论

弗洛伊德的理论注重儿童性心理的发展、对自己身体的欣赏及与他人关系的建立。他认为性本能是个性发展过程中具有重要意义的因素。他将性心理发展分为 5 阶段：

1. 口腔期（出生至 1 岁）

婴儿所有的愉悦来自于与口有关的活动，如吸吮、咬、咀嚼、吞咽等。满足口的欲望，有利于婴儿情绪及人格的正常发展。反之，则可能造成自恋、悲观、退缩、嫉妒、猜忌等人格特征。

2. 肛门期（1~3 岁）

幼儿愉悦的中心转移至肛门，排便环境和氛围对幼儿的个性有着深远的影响。大小便训练恰当，孩子与父母产生和谐的关系，并形成日后人际关系的基础。不愉快的排便经历或排便训练出现问题，则会缺乏自我意识或自以为是、冷酷无情、顽固、暴躁等。

3. 性器期（3~6 岁）

此期儿童对性器官开始产生兴趣，并觉察性别差异。女孩会产生恋父情结，男孩会产生恋母情结。健康的发展应与双亲中同性别者建立起性别认同感，发展不顺会产生性别认同困难以致产生其他道德问题。

4. 潜伏期（6~12 岁）

儿童早期的性冲动被压抑到潜意识，把精力都放在知识的获取和身体活动中，愉快感来自于对外界环境的体验，喜欢与同性别的伙伴游戏。发展良好则可获得许多人际交往经验，促进自我发展。否则，可形成强迫人格。

5. 生殖期（12 岁以上）

随着青春期的来临，生殖系统开始成熟，性激素开始分泌，对异性产生兴趣，有与性别有关的职业计划、婚姻理想；发展不顺利，则易导致严重的功能不全或病态人格。

二、艾瑞克森的心理社会发展理论

艾瑞克森的理论强调文化和社会环境对人发展的影响，认为生命的历程就是不断达到心理社会平衡的过程，该理论将人的一生分为 8 个阶段，前 5 个阶段与儿童的心理社会发展有关，每一个阶段都有一个特定的发展问题，成功解决每一个阶段的发展问题，就可以健康地步入下一个阶段。

1. 信任 – 不信任（出生至 1 岁）

健康人格首要的特征是建立一种基础的信任感。良好的照料是婴儿发展信任感的基本条件，婴儿的各种需要得到满足，其感受是愉悦的、良好的，信任感便得以建立；反之，则产生不信任感，甚至会把对外界的恐惧、怀疑情绪带入下一个发展阶段。

2. 自主 – 羞怯或怀疑（1~3 岁）

随着幼儿对自己的身体、行为和环境的控制力加强，其自主感逐渐建立。幼儿在许多领域开始独立探索，并模仿他人的动作和行为进行学习。当幼儿被强迫依赖或被嘲笑、羞辱、斥责或否定，将会产生羞愧或怀疑。应支持和鼓励孩子合理的自主行为，同时应以温和、适当的方式约束孩子，使其按社会规范所接受的方式行事。

3. 主动 – 罪恶感（3~6 岁）

此期儿童有较强的想象力，好奇多问，开始主动探索周围世界，敢于影响和改变环境，乐于自己创造游戏活动，不再只听从他人的指示，同时又可能因其行为或离奇想象被指责而产生罪恶感。积极发展的结果是建立方向感和目标感。

4. 勤奋 – 自卑（6~12 岁）

此期主要学习文化知识和各种技能，学会与他人竞争、合作，学会遵守规则，在完成任务中获得乐趣，从实践中获得自我价值感。如果对孩子的期望过高，使其遭受挫折或指责，就会产生自卑感。

5. 自我认同 – 角色混淆（12~18 岁）

开始关注自我，探究自我，关注别人对自己的看法，努力扮演好自己的角色，并希望被同伴认可。因追求个人价值观与社会观念的统一而困惑和奋斗，开始做职业规划。随着自我认同的建立，孩子真正开始独立。核心冲突解决不当，则导致角色混淆，缺乏自控力，没有安全感。

三、皮亚杰的认知发展理论

儿童的智力起源于其的动作或行为，智力的发展就是儿童与经常变化着的、要求其不断做出新反应的外部环境相互作用的结果。皮亚杰将认知发展过程分为 4 个阶段：

1. 感觉运动期（出生至 2 岁）

通过感觉运动性接触来认识世界，形成自主协调运动，能区分自我与周围环境，构成了自我观念的雏形。能将事物具体化，对空间有一定的概念，开始能做简单的思考，意识到物体是永远存在而不会神秘消失的。

2. 前运思期（2~7 岁）

以自我为中心，不能理解他人的观点，只注意事物的一个方面，不能理解事物的转化或逆向运动，不能进行逻辑推理。

3. 具体运思期（7~11 岁）

思维逐步变得具有逻辑性，前后有联系。不再以自我为中心，学会从别人的观点看问题，能理解事物的转化，能同时处理事物不同侧面的问题，但还不能进行抽象思维。

4. 形式运思期（11~15 岁）

不仅思考具体的事物，也能思考抽象的情景，具有综合思维能力、逻辑推理能力和决策力。

四、库尔伯格的道德发展理论

道德的发展是指个体在社会化过程中，随着年龄的增长而逐渐学到的是非判断标准，以及按该标准表现的道德行为。

1. 前习俗期（1~6 岁）

此期道德是外来的概念，儿童固守家长或其他权威人士的教导。对好与坏、对与错的判断依据外界的限制。其可分两个阶段：

（1）惩罚－顺从导向阶段：依据行为的结果来判断好坏。回避惩罚，无条件遵从规则，服从家长、老师或其他权威人士，没有语言和行为一致的观念。

（2）相对功利导向阶段：是非观念建立在满足自身需求的基础上，以自我为中心。尽管其也有公平、回报、共享等观念，但这些概念是实际的、具体的，没有忠诚、感激和公正的含义。

2. 习俗期（6~12 岁）

一般以社会习俗或规范为准则，开始有了忠诚和服从的概念。其可分两个阶段：

（1）好孩子导向阶段：一切行为均为得到他人的认可，认为只有做得好才能赢得赞扬。

（2）法律规则导向阶段：思维和行为遵守社会习俗和法规，尊重权威，维护社会规则，有责任心、义务感，有一定的法制观念。

3. 后习俗期（12 岁以上）

道德规范内化，形成个人的道德理想和良心，能全面自我约束。凭自己的良心和个人价值观进行是非、善恶判断，而不受传统习俗和社会规范的限制，在符合大众利益的基础上，寻求更适合的社会规范。其可分两个阶段：

（1）社会契约导向阶段：尊重法规，对社会负责。

（2）普遍道德原则导向阶段：将普遍的道德内化，凭良心进行判断，追求平等、博爱的原则。

（赵秀芳）

第五节　儿童生长发育中的特殊问题及干预

一、体格生长偏离

1. 体重生长偏离

（1）低体重：低于同年龄、同性别正常儿童体重均值减 2 个标准差或第 3 百分位以下。常见于喂养不当、挑食偏食、神经心理压抑等导致的能量和蛋白质摄入不足；急慢性疾病所致消化吸收障碍或消耗增加。应针对病因治疗，补足营养。

（2）体重过重：体重超出同年龄、同性别正常儿童体重均值加 2 个标准差或第 97 百分位以上。多见于摄入多、活动少的儿童，应减少能量摄入，加强锻炼。

2. 身高（长）生长偏离

（1）矮身材：身高（长）低于同龄正常儿童身高（长）均值减 2 个标准差，或第 3 百分位以下。发生原因较复杂，可受父母影响，或是长期喂养不当、慢性疾病、遗传内分泌疾病及严重畸形所致的重症营养不良等。应定期随访，尽早发现，早期干预。

（2）高身材：儿童小儿身高（长）高于同龄儿童身高（长）均值加 2 个标准差，或第 97 百分位以上。见于正常的家族性高身材、真性性早熟、某些内分泌疾病（如垂体性肢端肥大症、Marfan 综合征）等。

二、心理行为异常

1. 儿童行为问题

儿童行为问题一般可包括：生物功能性问题：遗尿、夜惊、睡眠不安、食欲不佳、过分挑剔饮食等；运动行为问题：吮手指、咬指甲、挖鼻孔、儿童擦腿综合征、活动过多等；社会行为问题：攻击、破坏、说谎等；性格行为问题：忧郁、社交退缩、违拗、发脾气、胆怯、过分依赖、嫉妒等；语言问题：口吃等。

（1）屏气发作：由于情绪急剧变化导致呼吸运动暂停的异常行为，多见 6~18 个月的婴幼儿。应加强家庭教养，避免粗暴打骂，尽量避免孩子哭闹、发脾气。

（2）吮指癖、咬指甲：儿童吮手指尤其是拇指，常在安静、寂寞、饥饿、疲乏时或睡前出现，随年龄增长而消失；若吮指、咬指甲自娱，则渐成习惯，直至年长不能戒除的行为。应多关心、爱护这类孩子，消除其紧张、抑郁和孤独的心理；随时提醒，鼓励戒除不良习惯。

（3）儿童擦腿综合征：儿童擦腿综合征是儿童通过摩擦引起兴奋的一种行为障碍。大多因外阴部受到刺激引起摩擦，逐渐成为一种行为习惯。应注意患儿会阴部清洁，早穿封裆裤，衣裤不可太厚、太紧，发作时应以其感兴趣的食物或玩具分散注意力。

（4）遗尿症：5 岁后仍发生的不随意排尿。原发性遗尿多无器质性疾病，多半有阳性家族史；继发性遗尿多由于全身性疾病或泌尿系疾病所致。应治疗原发疾病，帮助儿童建立自信心，坚持排尿训练。

（5）违抗、发脾气：通常是躺在地板上、踢腿、并大声喊叫，有时会摇头，父母如以惩罚的方式对待则会加重其对立情绪。应理解儿童的情绪失控是对挫折合理反应，应给其恢复情绪的时间和空间，事后通过语言规劝。家长应成为控制情绪的榜样。

（6）攻击破坏行为：儿童在游戏时表现的攻击性、破坏性行为。常为自身因素并受环境的影响所致，应仔细分析原因，给予正确引导、疏导情绪，避免简单斥责和体罚。

2. 学习障碍

学习障碍属于特殊发育障碍，是指在获得和运用听、说、读、写、计算、推理等特殊技能上有明显困难，并表现出相应的多种障碍综合征。临床常把由于各种原因引起的学业失败统称为学习困难，但学习障碍的儿童不一定智力低下。应仔细了解情况，分析原因，采取针对性的矫治，加强训练和教育，争取家长的理解并密切配合。

（赵秀芳）

第三章

儿童保健

第一节　各年龄期儿童的保健重点

一、胎儿期的保健重点

（1）产前保健：进行遗传咨询，预防孕期感染，防止接触有毒、有害物质，定期产前检查，预防先天畸形、流产、早产等。妊娠末期了解孕妇的心理准备和物品准备，进行有关新生儿喂养、保暖和预防疾病的健康指导。

（2）产时保健：重点预防产伤及产时感染。

（3）产后保健：预防并及时处理新生儿窒息、低体温、低血糖、低血钙、颅内出血等。

二、新生儿期的保健重点

1. 家庭访视

家庭访视的目的是早期发现问题，及时指导处理，降低新生儿发病率或减轻发病的程度。

（1）访视的次数：一般应访视 3~4 次，高危儿应适当增加访视次数，包括出院 2~3 天内的初访、周访、半月访和满月访。

（2）访视的内容：①了解新生儿的出生情况、预防接种情况。②观察新生儿的精神、反应、面色、哭声及皮肤有无黄染等。③测量体温、身长、体重。④检查皮肤、黏膜，尤其是脐部、臀部和皱褶处，有无先天畸形。⑤了解喂养情况、大小便。

2. 日常护理咨询与指导

（1）保暖：保证房间阳光充足、通风良好。室温以 22~24℃，湿度以 55%~65% 为宜。随气温变化调节环境温度，增减衣被和包裹，寒冷季节注意保暖，但要防止烫伤。夏季要防止体温升高。

（2）喂养：宣传、支持母乳喂养。指导母乳喂养的方法和技巧，观察奶量是否充足，防止呛奶、溢奶而致窒息。因各种原因而需人工喂养者指导喂养方法。

（3）预防疾病与意外：按期预防接种。预防窒息、烫伤等意外；食具用后应消毒，保持衣服、被褥和尿布的清洁、干燥；减少亲友探视和亲吻新生儿，家人感冒或其他感染性疾病时不能接触新生儿。

（4）皮肤护理：每天洗澡，水温略高于体温，用中性的婴儿沐浴露。正确护理新生儿的眼睛、口腔黏膜、鼻腔、脐部和臀部，婴儿脐带未脱落前应保持干燥。

3. 早期教育

早期教育包括感知觉刺激，建立和培养亲子情感连接，多对新生儿说话和唱歌，促进智力发育。

三、婴儿期的保健重点

1. 合理喂养

提倡母乳喂养，指导正确的喂养方法，及时添加辅食。

2. 日常护理

（1）清洁卫生：每天沐浴，勤换衣裤，保护会阴部清洁，注意保持皮肤皱褶处干燥，哺乳或进食后喂少量温开水清洁口腔。

（2）衣着：简单、宽松、少接缝，按季节增减衣服和被褥，防止过热或受凉。

（3）睡眠：保证充足睡眠。保证婴儿睡眠时房间光线略暗，较安静，培养良好的睡眠习惯。

（4）牙齿：乳牙开始萌出后，应每天用湿润的软布或纱布清洁婴儿牙齿和牙龈，较大的婴儿可给予一些磨牙饼干或馒头片。

（5）户外活动：坚持户外活动，进行空气浴、日光浴和被动体操，促进婴儿体格的生长。

3. 早期教育

（1）视听能力的训练：经常面对孩子说话、唱歌；选用颜色鲜艳、能转动和发声的玩具逗引孩子的注意，吸引婴儿看、听和摸。

（2）大小便训练：3 个月后可以把尿，会坐后练习坐盆，每次 3~5min，坐盆时不要分散其注意力，逐渐训练其养成定时大小便的习惯。

（3）动作发育和语言培养：根据婴儿发育规律，促进动作和语言的发育。

4. 防止意外

注意预防常见意外，如窒息、异物吸入、跌伤、烫伤、溺水等。

5. 疾病预防

按国家计划免疫程序完成预防接种的基础免疫。定期进行儿童保健、体格发育测量和健康检查，一般每个月或 2 个月 1 次。积极预防佝偻病、营养不良和营养性缺铁性贫血。婴儿期常见的健康问题有腹泻、营养物（牛奶）过敏、湿疹、尿布疹、脂溢性皮炎等，应根据具体情况予以指导。

四、幼儿期的保健重点

（1）合理安排饮食：注意热量和各种营养的补充，注意食物平衡。食品应细、软，注意多样化和食物的色、香、味。鼓励幼儿自己进食，按时就餐，不挑食和偏食，培养良好的就餐礼仪。

（2）监测生长发育：2~3 个月测量 1 次发育情况。

（3）良好习惯的培养：良好习惯的培养包括饮食、睡眠、个人卫生、排便和劳动等。

（4）预防接种：按国家计划免疫程序进行。

（5）疾病和意外预防：预防儿童常见病和多发病，如肺炎、腹泻、佝偻病、营养性贫血等。此期儿童好动，但又缺乏危险识别能力，是意外的高发年龄，应注意预防。

（6）早期教育：早期教育可以促进动作发育。鼓励儿童多说话，讲故事，认识图片、实物、玩具等，促进其语言能力、认知力和记忆力的发展，培养良好的道德品质。

五、学龄前期的保健重点

（1）合理营养：学龄前儿童的饮食已接近成人，食物多样化，粗、细、荤、素搭配要合理。

（2）生长发育监测：每年进行1~2次健康检查和体格监测。

（3）传染病的防治和意外预防：加强预防接种，宣传安全知识，防止意外。

（4）早期教育：早期教育包括自理能力和良好习惯、道德品质的培养，加强体格锻炼，进行智力游戏以促进智力发展。

六、学龄期的保健重点

（1）合理营养：营养要充分而均衡，重视早餐和课间加餐，保证早餐的质量。

（2）体格锻炼：每天进行户外活动和体格锻炼，参加力所能及的劳动，进行系统的体育锻炼，增强体质，促进生长发育。

（3）预防疾病：养成良好的卫生习惯、睡眠习惯和学习习惯，注意预防龋齿、近视，培养正确的坐、立、行姿势。

（4）防止意外：学习交通知识和意外事故防范知识，减少车祸、溺水、挫伤、割伤、摔伤或骨折等伤残的发生。

（5）教养：培养良好的心理素质，团结、友爱、合作和遵纪守法，培养多方面的兴趣，陶冶情操。

七、青春期的保健重点

（1）保证营养：应避免偏食、挑食和过分追求身材而导致营养不良。

（2）养成良好的生活习惯：培养良好的卫生习惯，保证充足的睡眠，养成健康的生活方式，不抽烟、喝酒，坚持锻炼。

（3）树立正确的人生观：接受系统的法制教育，培养助人为乐、勇于上进的道德心，自觉抵制腐朽堕落思想的影响。

（4）性教育：重视青春期卫生和心理卫生的正面教育，科学、直接地解答青少年提出的问题，避免避而不答。

（5）预防疾病和意外：注意防治结核病、风湿病、屈光不正、龋齿、肥胖、神经性厌食等疾病；内分泌不稳定还可出现痤疮、贫血等，女孩月经不规则或痛经；注意防止运动创伤、车祸、溺水等意外。

（赵秀芳）

第二节 儿童保健的具体措施

一、一般护理

1. 环境

居室应保证阳光充足，通气良好，温湿度适宜。哺乳期婴儿最好与母亲同室，便于母亲哺乳和护理婴儿。减少或避免患病者与婴儿，尤其是新生儿、早产儿的接触，提供安全的家庭和周围环境。

2. 衣着（尿布）

新生儿应选择浅色、质地柔软的纯棉织物，衣着应宽松且少接缝，不要穿松紧腰裤；衣柜内不宜放樟脑丸，以免发生新生儿溶血症；及时更换湿衣裤和尿布（裤）。

二、营养

提倡母乳喂养，进行母乳喂养指导，协助解决母乳喂养中遇到的问题。及时指导家长和照顾者给婴幼儿添加辅食，培养婴幼儿良好的进食行为和习惯，指导膳食安排等。

三、定期健康检查

定期的体格检查可系统地观察儿童的生长发育、营养状况，及早发现异常，采取相应的干预措施。

根据各年龄期的保健需要，定期到固定的儿童保健科进行健康检查，通过连续的纵向观察可获得个体儿童的体格生长和社会心理发育趋势，早期发现问题并给予正确的健康指导。健康检查的频次见表4–2。

表4–2 各年龄儿童的健康检查频次

年龄	频次
新生儿	访视3~4次
≤6个月	每月1次
7~12个月	2~3个月1次
1~3岁	每3~6个月1次
＞3岁	每年1次

检查内容：①体格测量与评价，3岁后每年测视力、血压1次。②各系统的体格检查。③常见病的实验室检查。

四、儿童心理卫生

1. 习惯培养

（1）进食习惯：按时添加辅食，不要强行喂食，不偏食和挑食，少吃零食，安静进食，进餐定时、定位，避免边吃边玩，培养用餐礼仪。

（2）睡眠习惯：居室安静，光线柔和。睡前避免过度兴奋，养成相对固定、规律的作息习惯。养成独自睡觉的习惯，不拍、不摇、不哄、不抱，不可用喂哺催眠，保证充足的睡眠。

（3）排便习惯：根据年龄特点训练大小便，使孩子体验排泄带来的快感和对排泄的控制，养成规律的排便习惯。

（4）卫生习惯：饭前便后洗手，不喝生水，不吃不洁的食物和瓜果，不乱扔垃圾，不随地吐痰和大小便，不吸烟、饮酒。

2. 能力培养

（1）独立能力：在日常生活中培养儿童的独立生活能力，年长儿还应培养其独立分析和解决问题的能力。

（2）意志：有意识地培养儿童克服困难、坚韧、果敢、自觉和自制的能力，成人应对儿童的需要和行为按社会标准予以满足、约束，预见性地处理，减少儿童产生消极行为和情绪的机会。

（3）社交能力：多与婴儿说话、唱歌，微笑面对婴儿，常抚摸、爱抚和抱孩子，常与幼儿做游戏、讲故事；培养儿童互助友爱、团结协作、相互谦让、共同分享的精神，学习遵守游戏规则和与人相处。

（4）创新能力：启发式提问，引导儿童进行思索和想象，培养儿童发现问题、探索问题和解决问题的能力。

3. 注重父母和家庭对儿童心理的影响

父母的教养方式、态度以及与孩子的亲密程度和家庭关系、氛围都与儿童的个性形成和社会适应能力发展密切相关。应营造家庭和睦，父母恩爱的氛围；尊重儿童，但不过分溺爱；家长以身作则，言传身教。

五、体格锻炼

体格锻炼可促进儿童的生长发育，增进健康，增强体质。

1. 户外活动

一年四季均可，冬季注意防感冒。时间从每天1~2次，每次10~15min，逐渐延长。除恶劣天气外，鼓励儿童多做户外活动。

2. 皮肤锻炼

（1）婴儿抚触：以少量润肤油润滑，在婴儿面部、胸部、腹部、背部及四肢进行规律的轻揉，每天早晚进行，每次15min左右。

（2）水浴：利用水的机械作用和温度刺激机体，促进血液循环、新陈代谢，并调节体温，增进机体对温度变化的适应能力。根据不同年龄和体质可选用温水浴、擦浴和淋浴，并可从小训练孩子游泳。

（3）空气浴：一般先在室内进行，逐渐减少衣服至只穿短裤，习惯后移至户外。宜从夏季开始，一般在饭后 1~1.5h 进行，每天 1~2 次，每次 2~3min，逐渐延长至夏季 2~3h，冬季以 20~25min 为宜。若儿童有寒冷表现应立即穿衣。

（4）日光浴：适宜于 1 岁以上儿童，宜在气温 22℃以上且无大风时进行。避免日光直接照射头部，注意保护眼睛，每次时间不超过 20~30min，注意观察儿童的反应，出现异常应立即停止。

3. 体育运动

可做婴儿被动操、主动操，幼儿体操、儿童体操，年长儿可进行各种田径、球类、舞蹈和跳绳等运动。

六、意外事故的预防

意外事故是 5 岁以下幼儿死亡的重要原因，故预防意外是儿童保健工作中一项非常重要的内容。

1. 窒息和异物吸入

3 个月以内婴儿应防止因被褥、大毛巾、母亲的身体盖住口鼻，或溢奶反流或进食呛奶等所致的窒息。年长儿应防止小物件，如豆类、花生、瓜子、果冻以及小玩具、硬币、纽扣等异物塞入呼吸道、消化道或外耳道内。

2. 中毒

毒物肿瘤较多，包括食物、药物、化学品、有毒动植物和气体等，可通过食入、吸入、皮肤接触等途径中毒。保证食物的新鲜、清洁、无毒；勿随便采食野果和野生植物；家里的食品、药品、毒品、日用品应分类、妥善放置，使儿童不能触及。

3. 外伤

防止儿童从床上、阳台、窗户、楼梯等高处跌伤，防止家具等的边角碰伤小儿；避免热源烫伤或烧伤；妥善管理和使用锐器，减少割伤的发生；管理好电源和电器，远离高压线、变电器等，防止电击伤。

4. 溺水与交通事故

不要单独将婴儿留在澡盆中，附近的水池、水缸、粪坑应加盖，不要独自或结伴去无保护设施的池塘、江河玩耍、游泳。教育儿童遵守交通规则、识别交通信号。

七、计划免疫

计划免疫是根据儿童免疫特点和传染病发生情况而制定的免疫程序，是有目的、有计划地将生物制品接种到儿童体内，提高免疫力，达到预防和控制传染病的目的。我国卫生部规定，1 岁以内婴儿必须完成卡介苗、脊髓灰质炎疫苗、百白破混合制剂、麻疹疫苗和乙肝疫苗的接种。根据地区和季节，家长可自愿选择的疫苗有流感疫苗、风疹疫苗、腮腺炎疫苗、流行性脑脊髓膜炎疫苗、甲肝疫苗、肺炎疫苗等（表 4–3）。

表4-3 我国儿童计划免疫程序

年龄	接种疫苗		
出生	卡介苗	乙肝疫苗	
1个月		乙肝疫苗	
2个月	脊髓灰质炎疫苗		
3个月	脊髓灰质炎疫苗		百白破混合制剂
4个月	脊髓灰质炎疫苗		百白破混合制剂
5个月			百白破混合制剂
6个月		乙肝疫苗	
8个月	麻疹疫苗		
1.5~2岁			百白破混合制剂
4岁	脊髓灰质炎疫苗复种		
6岁	麻疹疫苗复种		百白破混合制剂复种

（赵秀芳）

第四章

住院儿童的护理

第一节　住院儿童的心理反应及护理

一、儿童对疾病的认识

由于认知能力的局限，儿童对疾病的认识因年龄不同而有所差异。

1. 幼儿与学龄前期儿童

只注重疾病的现象，认为疾病是外在的事物，仅仅是身体感到不舒适，不能从疾病现象中找到原因，常将疼痛等感觉与惩罚相联系，对疾病的发展与预后缺乏认识。

2. 学龄儿童

具有一定的抽象思维能力，对疾病病因有一定的认识，能注意疾病的程度，开始恐惧身体的伤残和死亡。

3. 青少年

抽象思维进一步发展，能够初步认识疾病的病因，明确疾病与器官功能不良有关，对疾病的发生和治疗有一定理解，能用语言表达身体的不适，有一定的自我控制能力。但往往因焦虑、恐惧而夸大疾病程度，产生对死亡的恐惧。

二、各年龄儿童的住院反应及其护理

1. 婴儿的住院反应及其护理

（1）住院反应：2 个月的婴儿开始注视母亲的脸并微笑，母婴感情不断加深。住院可能使母子互动减少，外界刺激减少。6 个月后开始认生，住院反应是分离性焦虑，表现为哭闹不止、寻找父母、拒绝陌生人，甚至抑郁、退缩等。

（2）护理要点：尽量减少患儿与父母的分离，多与患儿接触，满足患儿的生理需要。多给予抚摸、拥抱和微笑，提供感知觉刺激，促进其正常发育。

2. 幼儿的住院反应及其护理

（1）住院反应：幼儿认为住院是惩罚，对陌生的环境、生活习惯的改变感到害怕，缺乏安全感，

分离性焦虑明显。由于语言表达能力和理解能力有限，易被误解和忽视。因住院受到的约束而产生孤独感和反抗情绪，拒绝接触医护人员，甚至出现退化行为。

（2）护理要点：鼓励父母陪伴和照顾患儿，尽量固定照顾患儿的护士，用患儿能理解的语言与其沟通，了解患儿的需求，引导患儿表达自己的情绪，接受患儿的退化行为，提供与其发育相应的玩具和活动机会。

3. 学龄前儿童的住院反应及其护理

（1）住院反应：学龄前儿童住院时也可出现分离性焦虑，但表现较温和；不习惯陌生的环境，不理解住院，因害怕疾病和治疗对身体的破坏而产生恐惧感。

（2）护理要点：鼓励家长参与治疗和护理计划，关心、爱护和尊重患儿，帮助患儿减轻陌生感。根据患儿的病情提供适当的活动，以患儿能理解的语言讲解其所患疾病、治疗的必要性，减轻其恐惧。鼓励患儿参与自我照顾，促进其自主性和自信心的建立。

4. 学龄儿童的住院反应及其护理

（1）对住院的反应：因住院与学校和同学的分离会使学龄儿童感到孤独，担心学业落后。害怕疾病致残或死亡，害羞不愿暴露自己的身体。担心住院给家庭造成经济负担。因自尊心较强、独立性增加，故表现较隐匿。

（2）护理要点：以患儿能理解的语言讲解有关疾病和住院知识，消除疑虑。病情允许，尽快恢复学习，保持与学校和同学的联系。鼓励患儿及家长共同参与治疗、护理。

5. 青春期少年的住院反应及其护理

（1）住院反应：情绪易受波动，不愿受过多的干扰。

（2）护理要点：加强与患儿的沟通，允许表达其情绪，与患儿及其家长共同讨论、制订治疗护理和活动计划，强化患儿的自我管理能力。

（赵秀芳）

第二节　儿童健康评估与沟通技巧

一、健康史的采集

叙述者可以是患儿本人、家长、其他照顾者及相关医护人员。采集内容除与成年患者相同的部分外，还应注意：

（1）一般资料中，患儿的年龄要记录准确，新生儿的记录准确到天数，婴儿的记录准确到月数，1岁以上儿童的记录准确到几岁几个月，必要时记录出生年月日。

（2）患儿既往史中还应包括出生史、喂养史、生长发育史、预防接种史和日常活动等，并根据不同年龄和不同健康和问题而各有侧重。

（3）心理社会状况。了解患儿的性格、对住院的反应及是否配合治疗；还应了解学龄儿童的学习情况、与同伴的关系；还应了解患儿父母的年龄、职业、文化程度、健康状况、育儿观念、家庭经济状况、居住环境等。

二、体格检查

（一）儿童体格检查的原则

（1）环境舒适：检查室光线充足，温度适宜，安静；检查用品齐全，可提供玩具、书籍；体位不强求一律，尽量让孩子与其亲人在一起。

（2）态度和蔼：检查前先与儿童交谈或引导片刻，同时观察儿童的一般情况。检查中予以鼓励和表扬，年长儿童要说明目的，取得患儿的配合。

（3）顺序灵活：根据儿童即时情况灵活掌握顺序，就诊时先检查患儿的生命体征和与疾病损害有关的部位。

（4）技术熟练：技术娴熟，动作轻柔，检查应仔细并注意给患儿保暖。

（5）保护和尊重患儿：保护儿童，防止交叉感染。注意保护儿童的隐私。

（二）体格检查的内容和方法

1. 一般状况

观察儿童时应不打扰其活动，观察内容包括：发育与营养状况、精神状态、面部表情、反应、哭声、语言应答、活动能力、体位、行走姿势等。

2. 生命体征

（1）体温测量：方法根据患儿年龄及病情而定。婴儿测腋温，36~37℃为正常；能配合的年长儿童可测口温，37℃为正常；肛温最准确，36.5~37.5℃为正常，但对患儿的刺激较大。

（2）脉搏、呼吸测量：应在患儿安静时测。各年龄儿童脉搏、呼吸正常值见表 4–4。

表4–4 小儿脉搏、呼吸正常值范围（次/min）

年龄	呼吸	脉搏	呼吸：脉搏
新生儿	40~45	120~140	1:3
1岁以下	30~40	110~130	1:3~1:4
2~3岁	25~30	100~120	1:3~1:4
4~7岁	20~25	80~100	1:4
8~14岁	18~20	70~90	1:4

（3）血压：根据儿童年龄选择宽度合适的袖带，一般应为儿童上臂长度的 2/3。新生儿和婴儿可用心电监护仪检测。

3. 体格生长测量

（1）体重：晨起空腹排尿后或进餐 2h 后测，检测时应脱去衣裤、鞋袜，不能脱衣者应减去衣物重量。婴儿取卧位，用盘式杠杆秤测量，读数精确至 10g；幼儿以坐式杠杆秤测量，读数精确至 50g；3 岁以后的儿童以站式杠杆秤测量，读数精确至 100g。

（2）身高：3 岁以下儿童的量板、卧位测量身长；患儿应脱去帽、鞋、袜及外衣，仰卧于量板中线上，头接触头板，一手按住患儿的膝部，使其双下肢伸直紧贴底板，一手移动足板紧贴患儿的足底，读数记录至小数点后一位。3 岁以上的患儿用身高计或将皮尺固定于墙上立位测量；患儿应脱鞋、帽，身体直立，脚跟靠拢，足尖分开约呈 60°，两眼平视前方，足跟、臀部、两肩同时接触测量杆或墙壁，然后移动身高计从上往下放至于患儿头顶平齐，读数记录至小数点后一位。

坐高：3 岁以下患儿卧于量板上测量顶臀长，测量者一手握住患儿小腿使其膝关节屈曲，骶骨紧贴底板，大腿与底板垂直，另一手移动足板至臀部，读数至小数点后一位；3 岁以上患儿以坐高计测量，患儿坐于坐高计凳上，骶部紧靠量板，挺身坐直，大腿靠拢紧贴凳面与躯干呈直角，膝关节屈曲成直角，双脚平放于地面，移下头板与头顶接触，读数记录至小数点后一位。

（3）头围：患儿取坐或立位，测量者用左手拇指固定软尺“0”点于一侧眉弓上缘处，紧贴皮肤，头发较长的患儿在软尺经过处将其头发上下分开，经枕骨粗隆最高处绕头一周至“0”点，精确读数至 0.1cm。

（4）胸围：婴儿取卧位，3 岁以上的儿童取立位。测量者左手拇指固定软尺“0”点于被测者右乳头下缘，右手绕过被测者身后拉软尺经两肩胛骨下缘（软尺紧贴皮肤但不可过紧）经左侧回到“0”点。取平静呼、吸气时的平均值，读数记录至 0.1cm。

4. 皮肤和皮下组织

在明亮的自然光线下观察患儿皮肤颜色，触摸手查患儿皮肤的温度、弹性、皮下组织和脂肪厚度，注意其有无脱水和水肿。观察毛发的颜色、分布和弹性，触摸手查其质感。

5. 淋巴结

检查枕后、耳后、颈部、腋窝、腹股沟淋巴结的大小、数目、质地、活动度及有无压痛。

6. 头部

（1）头颅：头颅的大小、形状及对称性。检查前囟的大小，有无凹陷或隆起；婴儿有无颅骨软化、枕秃，新生儿有无血肿、产瘤等。

（2）面部：观察面色、面部对称性，有无特殊面容。

（3）眼、耳、鼻、口：检查患儿有无眼睑红肿、下垂、闭合不全，结膜有无充血、苍白、分泌物，角膜有无混浊、溃疡，巩膜有无黄染，瞳孔大小、对光反应等，检查视力、视觉和视野；检查患儿两耳外形，外耳道有无分泌物，提耳有无疼痛，并检查听力；观察患儿鼻形，有无鼻翼扇动、鼻塞等；观察患儿口唇的颜色，有无干燥、口角糜烂、张口呼吸，观察牙龈、颊黏膜有无充血、溃疡和分泌物等，检查牙齿的数目、排列及有无龋齿，扁桃体情况，咽部有无充血等。

7. 颈部

观察患儿颈部外形、对称性和活动情况；检查患儿甲状腺有无肿大，气管位置，颈静脉充盈及搏动等。

8. 胸部

（1）胸廓：观察患儿外形、大小、对称性和呼吸运动情况。

（2）肺部：观察患儿呼吸频率、节律，有无呼吸困难、三凹征，触诊语颤有无改变，叩诊有无异常浊音、鼓音、实音，听诊检查患儿呼吸音是否正常，有无异常呼吸音。

（3）心脏：观察患儿心尖搏动位置、范围，有无心前区隆起，有无震颤，心界大小；听诊检查心率、心律、心音，有无杂音。

9. 腹部

观察患儿腹部外形及大小，有无静脉曲张、脐疝、肠型或蠕动波，新生儿脐部有无渗血、分泌物或炎症；触诊检查腹壁紧张度、有无压痛及肿块；肝、脾的大小、质地、边缘情况、有无压痛等；检查有无移动性浊音，肠鸣音是否正常。

10. 脊柱和四肢

检查患儿脊柱有无畸形、压痛、活动障碍，四肢外形、关节运动、肌肉张力等，观察有无杵状指、多指畸形。

11. 会阴和肛门

检查患儿外生殖器有无畸形、女孩阴道有无异常分泌物，男孩有无隐睾、包茎；检查患儿有无疝气，肛门有无畸形、肛裂。

12. 神经系统

神经系统包括检查患儿神志、反应、动作、语言及有无异常行为；检测神经反射及脑膜刺激征。

三、家庭评估

1. 家庭结构评估

家庭结构评估包括患儿的家庭组成、家庭与社区环境、家庭成员的职业及教育状况、有关家庭的文化传统及宗教特色等。

2. 家庭功能评估

评估患儿家庭成员间的关系及其角色，家庭中的权威和决策方式，家庭沟通方式，情感的表达及个性表现形式，家庭成员的卫生保健认识和常识，家庭成员的健康状况等。

四、与患儿的沟通技巧

与儿童的沟通受其发育水平、个人经历和个性特征的影响，应运用各种技巧促进与儿童的沟通。

（一）语言沟通

1. 主动介绍

初次接触患儿时应主动自我介绍，亲切询问患儿的乳名和患儿熟悉的生活与事情，鼓励患儿做自我介绍并提出自己关心的问题。

2. 适当的方式

运用患儿能理解的语言和方式，避免模棱两可的语言；正视患儿，但避免凝视；不要突然或迅速移动位置，以免患儿害怕。

3. 耐心倾听

不随意打断患儿的话或过早做出判断，注意患儿说话的语气、音调、音量、语速、面部表情、语言的流畅度和身体姿势等，并关注患儿的反应，必要时可用重复、意译、澄清等方式来核实患儿的想法。

4. 适时运用幽默

缓解患儿的紧张情绪，使患儿能更开放、真诚地交流。

5. 真诚理解

态度诚恳，不敷衍了事，更不能讥讽、嘲笑患儿，不可答应不能兑现的承诺。

另外，保护尊重、爱护患儿，保护其隐私。注意保持与患儿家长的交流。

（二）非语言沟通

1. 亲切和蔼

护士应保持良好的情绪，面对面交流，拥抱、抚摸有利于与患儿的情感交流。

2. 平等尊重的体态动作

身体与儿童保持同一水平，保持目光接触，适当运用面部表情和身体姿势。

3. 其他辅助表达方式

绘画、文字、游戏等可帮助儿童表达自己的情感，反映其复杂的心理状态，是与患儿沟通交流的辅助形式。

（赵秀芳）

第三节　儿童用药特点及护理

一、儿童用药特点

（1）年龄不同，对药物的反应不同，药物在组织内的分布不同，毒副作用有所差别。

（2）儿童的肝功能不成熟，肝酶系统发育不完善，对药物的代谢作用低，半衰期延长，毒性作用增加。

（3）儿童的肾脏排泄功能不足，药物及其代谢产物在患儿体内滞留时间延长而产生毒性作用。

（4）血脑屏障功能不完善，药物易透过血脑屏障而引起中枢神经系统相应症状。

（5）胎儿和乳儿可受母亲用药的影响，故孕妇和哺乳期妇女应慎重用药。

（6）儿童体液占体重的比例相对较大，对水和电解质的调节功能差，对影响水盐代谢和酸碱平衡的药物敏感，易代谢中毒。

二、儿童用药选择及护理

1. 抗生素类

滥用易致人体正常菌群失调，继发真菌感染。慎用氨基糖甙类药物，新生儿、早产儿应用氯霉素可导致“灰婴综合征”，四环素可引起牙釉质发育不良，喹诺酮类药物可能影响幼儿的软骨发育。应严格掌握抗生素对儿童身体的适应证，有针对性地使用。

2. 镇咳、化痰、平喘药物

儿童呼吸道感染时一般不用镇咳剂，应用祛痰剂或雾化稀释痰液，以利排出。应用平喘药时应注意患儿有无兴奋、惊厥。

3. 泻药和止泻药

婴儿腹泻一般不宜用止泻剂，以免增加毒素的吸收而导致全身中毒反应。儿童便秘时多采用饮食调整、多饮水和通便疗法，很少用泻药。

4. 镇静药

常用苯巴比妥、地西泮、水合氯醛等，应用时注意观察患儿有无呼吸抑制。

5. 降温药

通常使用对乙酰氨基酚退热，但剂量不能过大，用药时间不能过长，用药后应观察患儿体温变化及出汗情况，防止患儿虚脱。

6. 激素类药

长期使用可影响糖、脂肪和蛋白质代谢，影响儿童骨骼生长，降低免疫力。应严格掌握适应证，避免滥用。水痘患儿禁用激素类药物。

三、儿童药物剂量计算

儿童用药剂量较成人准确，可按下列方法计算：

（1）按体重计算是最常用、最基本的方法。体重应以实际测量值为准，若计算出剂量超出成人剂量则以成人剂量为限。

（2）按体表面积计算是最准确的方法。体表面积计算公式：

$$\text{体重}<30\text{kg 的儿童体表面积}(m^2)=\text{体重}(kg)\times 0.035+0.1$$

$$\text{体重}>30\text{kg 的儿童体表面积}(m^2)=[\text{体重}(kg)-30]\times 0.02+1.05$$

也可根据身高、体重查“小儿体表面积图”求得。

（3）按年龄计算简单易行，剂量幅度大、不需十分精确的药物可按此法。

（4）按成人剂量折算，仅用于未提供儿童剂量的药物，计算方式：

儿童剂量 = 成人剂量 × 小儿体重（kg）/50。所得剂量一般偏小。

四、儿童给药方法

应根据儿童的年龄、疾病、病情来确定用药剂型和给药方法，以保证用药效果，减少患儿的痛苦。

1. 口服法

儿童给药首选口服法。婴幼儿常选水剂、糖浆或冲剂，片剂可在碾碎后加少量水喂服；年长儿童可用片剂或丸剂；昏迷者可鼻饲法给药。不能强行灌药，防止呛咳窒息；注意药物的服用时间，任何药都不能混入牛奶中喂服。

2. 注射法

肌内注射较少采用，一般选择臀大肌。静脉推注多在抢救时应用；静脉滴注时，注意按病情需要控制滴注速度。

3. 外用法

常用软膏，也可用于水剂、混悬剂、粉剂等。注意防止患儿抓、摸而误入口、眼而发生意外。

其他方法，如泵吸法、舌下含化法、灌肠法等。

（赵秀芳）

第四节 儿童液体平衡特点和液体疗法

一、儿童体液平衡的特点

（一）体液总量及其分布

儿童年龄越小，体液总量相对越多，其中间质液量所占比例越高（表4–5）。

表4–5 不同年龄的体液分布（占体重的%）

年龄	体液总量	细胞内液	细胞外液	
			间质液	血浆
足月新生儿	78	35	37	6
1岁	70	40	25	5
2~14岁	65	40	20	5
成人	55~60	40~45	10~15	5

（二）体液电解质组成

儿童体液电解质组成与成人相似。但出生后数日内，新生儿血钾、氯、磷和乳酸偏高，血钙、钠和碳酸氢盐偏低。细胞外液中以 Na^+、Cl^-、HCO_3^- 等离子为主，其中 Na^+ 占该区阳离子总量的90%以上；细胞外液中以 K^+、Mg^{2+}、HPO_4^{2-} 等离子和蛋白质为主，K^+ 大部分处于离解状态，维持细胞内液渗透压。

（三）水代谢特点

1. 需要量相对较大

儿童由于新陈代谢旺盛，年龄越小，对水的需要量相对越高。

2. 交换率高

婴儿每天水的交换量为细胞外液的1/2，交换率为成人的4~5倍。

3. 对水的耐受力差

儿童新陈代谢快，水的排泄速度快；体表面积相对较大，呼吸频率快，不显性失水相对越多；儿童肾功能不成熟，年龄越小，肾脏对体液平衡的调节作用越差。因此，儿童易发生水、电解质和酸碱平衡紊乱。

二、儿童常见的水、电解质和酸碱平衡紊乱

（一）脱水

由于体液丢失过多，水分摄入不足使体液总量，尤其是细胞外液量的减少。除水分丢失外，常

伴有钠、钾和其他电解质的丢失。

1. 脱水的程度

脱水的程度，即累积的体液丢失量。临床常根据精神状态、前囟、皮肤弹性、尿量、循环情况等进行分度。不同性质的脱水临床表现不尽相同，以等渗性脱水为例，脱水的分度见表 4–6。

表4–6　等渗性脱水的临床表现及分度

	轻度	中度	重度
失水占体重的比例	<5%	5%~10%	>10%
精神状态	无明显改变	烦躁或萎靡	昏睡或昏迷
皮肤弹性	稍差	差	极差
黏膜	略干	干燥	极干燥
眼窝及前囟凹陷	稍凹陷	凹陷	明显凹陷
眼泪	略减少	减少	极少或无
尿量	略减少	减少	极少或无
周围循环衰竭	无	不明显	血压下降，脉细

2. 脱水的性质

脱水的性质是指现存体液渗透压的改变。不同病因所致的脱水，其水和电解质丢失的比例不同，导致体液渗透压的不同改变。钠是细胞外液渗透压的主要成分，所以常根据血清钠的水平将脱水分为等渗性脱水、低渗性脱水和高渗性脱水三种。

（1）等渗性脱水：水和电解质成比例丢失，血清钠 130~150mmol/L，血浆渗透压正常，主要丢失的为细胞外液。多见于急性腹泻、呕吐、胃肠引流、肠瘘及短期饥饿所致的脱水（见表 4–6）。

（2）低渗性脱水：电解质丢失多于水，血清钠 <130mmol/L，导致细胞外液量减少而细胞内水肿，循环血量减少。多见于营养不良伴慢性腹泻，补非电解质液过多，长期低盐饮食，反复使用利尿剂等。临床表现：脱水症状重，较早发生休克；严重者可因神经细胞水肿而出现头痛、烦躁、惊厥或嗜睡、昏迷等。

（3）高渗性脱水：水的丢失多于电解质，血清钠 >150mmol/L，血液呈高渗状态，细胞内水向细胞外转移致细胞内脱水。多见于腹泻伴高热，不显性失水增多而给水不足，补充含钠过高的液体。临床表现：明显口渴，高热、烦躁、皮肤黏膜干燥，惊厥、昏迷等，循环障碍不明显。

（二）酸碱平衡紊乱

正常 pH 维持在 7.35~7.45。当 pH< 7.30 为酸中毒，pH> 7.45 为碱中毒。酸碱平衡紊乱时机体可通过体内缓冲系统以及肺、肾的调节，使血液 pH 保持在正常范围时称为代偿性酸中毒或碱中毒。

1. 代谢性酸中毒

代谢性酸中毒最常见。其机理主要是 H^+ 增加或 HCO_3^- 降低。

（1）病因：碱性物质从消化道或肾脏丢失，如腹泻、肾小管酸中毒等；酸性物质摄入过多，如氯化钙、氯化镁等；静脉输入过多不含 HCO_3^- 的含钠液；进食不足、组织缺氧、休克等使酸性代谢产物堆积。

（2）临床表现：根据血液 HCO_3^- 测得结果分为轻（18~13mmol/L）、中（13~9mmol/L）、重（<9mmol/L）度。轻度症状不明显，仅表现为呼吸稍快，主要据患儿病史及血气分析结果判断。典型酸中毒表现：精神萎靡或烦躁不安、呼吸深快、口唇樱桃红、恶心、呕吐、腹痛、嗜睡、昏迷。新生儿和婴儿由于呼吸代偿功能较差，酸中毒时呼吸改变常不典型，一般仅有精神萎靡、拒食、面色苍白等表现。

（3）治疗要点：①积极治疗原发病：轻度酸中毒经原发病治疗后，通过机体的代偿可自行恢复。②碱剂治疗：pH<7.3 时，首选碳酸氢钠。碱剂应稀释成等张液后输入；有通气功能障碍时不宜用碳酸氢钠，防止因 CO_2 潴留加重酸中毒；新生儿、休克、缺氧和肝功能不全者不宜使用乳酸钠；纠酸过程中应注意补钾和钙。

2. 代谢性碱中毒

其发生机理主要是 H^+ 丢失或 HCO_3^- 蓄积。

（1）病因：严重呕吐、严重低血钾、大剂量皮质激素应用、碱剂应用过多、Bartter 综合征等。

（2）临床表现：呼吸慢而浅、头痛、烦躁、手足麻木、低钾血症以及由于血中游离钙降低而引起的手足搐搦。

（3）治疗要点：去除病因，停止碱性药物，纠正水、电解质紊乱。轻症可给予氯化钠溶液；严重者给予氯化铵溶液，但肝、肾功能不全和合并呼吸性酸中毒时禁用。

3. 呼吸性酸中毒

其发生机理是通气障碍致 CO_2 潴留和 H_2CO_3 增高。

（1）病因：各种原因导致呼吸道阻塞，肺和胸腔疾病，呼吸中枢受抑制，呼吸肌麻痹和呼吸机使用不当。

（2）临床表现：除原发病表现外，主要为低氧血症表现和呼吸困难。

（3）治疗要点：治疗原发病，解除呼吸道阻塞，改善通气和换气功能。重症可行气管插管或气管切开、人工辅助呼吸、低流量氧气吸入。镇静剂可抑制呼吸，一般禁用。

4. 呼吸性碱中毒

其发生机理是过度通气使 CO_2 过度减少和血浆 H_2CO_3 降低。

（1）病因：神经系统疾病、低氧、过度通气、早期水杨酸中毒、CO 中毒。

（2）临床表现：呼吸深快，其他同代谢性碱中毒相似。

（3）治疗要点：针对病因进行治疗，呼吸改善后碱中毒可逐渐恢复。手足搐搦者给予钙剂。

5. 混合型酸碱平衡紊乱

以呼吸性酸中毒合并代谢性酸中毒为常见。通气功能障碍时，CO_2 潴留，同时伴有缺氧、进食不足、休克、脱水等情况发生。积极治疗原发病，处理代谢性酸中毒时保证患儿呼吸道通畅。

（三）低钾血症

血清钾低于 3.5mmol/L 为低钾血症。

1. 病因

（1）钾摄入不足：长期不能进食，液体疗法时补钾不足。

（2）钾丢失过多：由于呕吐、腹泻、应用排钾利尿剂、远端肾小管酸中毒等引起。

（3）钾分布异常：由于酸中毒、低钾性周期性麻痹、碱中毒、胰岛素治疗引起。

2. 临床表现

（1）心血管：心音低钝、心动过速、心衰甚至猝死。心电图示：T 波低平、S–T 段下降、Q–T 间期延长、出现 U 波；室上性或室性心动过速、室颤、也可发生心动过缓、房室传导阻滞、阿 – 斯综合征。

（2）神经肌肉：肌无力、腱反射消失、肠麻痹等。

（3）泌尿系统：多饮、多尿、夜尿，低钾、低氯性碱中毒时伴反常性酸性尿。

3. 治疗

治疗原发病，尽快恢复饮食，补钾。

补钾注意事项：一般采用口服，口服困难或严重低钾时静脉补充。补钾的总量应均匀分配在全天的液量中，浓度不超过 0.3%。输注速度应缓慢，密切观察患儿的病情变化，随时调整含钾液的浓度和输注速度（见尿补钾）。

三、液体疗法

（一）常用溶液

1. 非电解质溶液

常用 5% 和 10% 葡萄糖溶液，前者为等渗液，后者为高渗液。主要用以补充水分和部分热量，不能起到维持血浆渗透压的作用。

2. 电解质溶液

主要用以补充体液容量、电解质，纠正体液的渗透压和酸碱平衡失调。

（1）生理盐水（0.9% 氯化钠溶液）和复方氯化钠溶液（任 – 洛溶液）：其均为等张液。

（2）碱性溶液：主要用于纠正酸中毒。①碳酸氢钠溶液：1.4% 碳酸氢钠溶液为等渗溶液，5% 碳酸氢钠溶液经稀释 3.5 倍即为等渗液。②乳酸钠溶液：1.87% 乳酸钠为等渗液，11.2% 乳酸钠溶液稀释 6 倍即为等渗液。在肝功能不全、缺氧、休克、新生儿期以及乳酸潴留性酸中毒时，不宜使用。

（3）氯化钾溶液：制剂为 10% 溶液，应稀释成 0.2%~0.3% 浓度。不可直接静脉推注，以免发生心肌抑制而死亡。

3. 混合溶液

为适合于不同情况液体疗法的需要，把各种不同渗透压的溶液按不同比例配成的混合溶液。几种常用混合溶液的简便配制方法见表 4–7。

4. 口服补液盐

世界卫生组织推荐用口服补液盐溶液（ORS 溶液）治疗急性腹泻合并脱水，临床应用已取得良好疗效。其配方为：氯化钠 3.5g，碳酸氢钠 2.5g，氯化钾 1.5g，葡萄糖 20g。临用前以温开水 1 000ml 溶解，其电解质渗透压为 220mmol/L，相当于 2/3 张。

表4-7 几种常用混合溶液的简便配制

混合溶液	张力	加入溶液（ml）		
		5%或10%葡萄糖	10%氯化钠	5%碳酸氢钠（11.2%乳酸钠）
2：1含钠液	1	加至500	30	47（30）
1：1含钠液	1/2	加至500	20	—
1：2含钠液	1/3	加至500	15	—
1：4含钠液	1/5	加至500	10	—
2：3：1含钠液	1/2	加至500	15	24(15)
4：3：2含钠液	2/3	加至500	20	33（20）

（二）液体疗法的实施

实施时应全面了解患儿疾病情况，进行综合分析，判断水和电解质紊乱的程度和性质，以确定补液总量、组成、步骤和速度。第一天补液总量应包括累积损失量、继续损失量、生理需要量三部分。

1. 累积损失量

累积损失量，即发病后水和电解质丢失的总量。补液量根据脱水的程度而定，轻度脱水30~50ml/kg，中度脱水50~100ml/kg，重度脱水100~150ml/kg。液体种类根据脱水的性质决定，低渗性脱水补给2/3张含钠液；等渗性脱水补给1/2张含钠液；高渗性脱水补给1/3~1/5张含钠液。脱水性质不明确时，可先按等渗性脱水处理。原则上应先快后慢，对伴有明显周围循环障碍的患儿，开始应快速输入等渗含钠液(2：1液)，按20ml/kg(总量不超过300m1)于30min至1h内静脉输入。其余累积损失量常在8~12h内完成，每小时8~10ml/kg。在循环改善，出现排尿后应及时补钾。

2. 继续损失量

在治疗过程中，腹泻、呕吐、胃肠引流等继续丢失的体液，按实际损失量及性质予以补充，在完成累积损失量后的12~16h均匀滴入。

3. 生理需要量

按能量消耗计算，一般每代谢100kcal（418kJ）能量需水120~150ml，年龄越小，需水量相对越多。婴幼儿每天需能量50~60kcal/kg（230.12~251.04kJ/kg），则每天需水量为60~80ml/kg。用1/4~1/5张含钠液，注意钾的补充。再根据治疗反应，随时进行适当调整。

实际补液中，应对上述三种情况进行综合分析，混合使用。腹泻引起脱水第一天的补液总量，一般轻度脱水为90~120ml/kg，中度脱水为120~150ml/kg，重度脱水为150~180ml/kg。

第二天及以后的补液需根据病情轻重决定，一般只需补充继续损失量和生理需要量，继续补钾，供给热量。于12~24h内均匀输入补液，能口服者应尽量口服。

（三）护理要点

1. 补液前准备阶段

（1）了解患儿病情：补液开始前应全面了解患儿的病史、病情、补液目的及其临床意义，应以高度的责任心，迅速认真地做好补液的各种准备工作。

（2）熟悉常用溶液的种类、成分及配制方法，根据患儿的脱水状况准备各种溶液、所需仪器和用物。

（3）解释治疗目的：向家长及患儿解释做好解释工作，消除其恐惧心理，使其配合并参与治疗护理过程。

2. 补液阶段

（1）掌握体液疗法的原则：严格掌握输液的量和速度，明确每小时输入量，计算出每分钟输液滴数。条件允许时最好使用输液泵，更准确地控制输液速度。

（2）密切观察病情变化：①观察患儿的生命体征，并监测其体重变化。患儿的生命体征突然变化应及时记录并报告，以调整治疗方案。②观察患儿的脱水情况：比较治疗前后的变化，判断脱水减轻或加重。③观察患儿的酸中毒表现：最重要的表现是呼吸改变，其次为口唇樱红和神经精神系统征象，如乏力、精神不振、呕吐、嗜睡等。④观察低血钾表现：见低血钾。⑤观察低血钙表现：惊厥者补钙。个别抽搐患儿钙剂补充无效，应考虑低镁血症的可能。补碱性溶液及钙剂时勿漏出血管外，以免引起局部组织坏死。

（3）准确记录患儿的液体出入量。

（赵秀芳）

第五章

儿童营养

第一节 儿童能量与营养的需要

一、儿童能量的需要

正常儿童的能量需要包括五项：

1. 基础代谢

婴幼儿基础代谢的能量需要占总能量的50%~60%，以后随年龄的增长逐渐减少，婴儿期平均每天需55kcal/kg（230kJ/kg），7岁时平均每天需44kcal/kg（184kJ/kg），12岁时接近成人，平均每天约需30kcal/kg（126kJ/kg）。

2. 食物的特殊动力作用（TEF）

食物的特殊动力作用是指人体摄取食物而引起机体能量消耗的额外增多。食物的特殊动力作用与食物成分有关：蛋白质的食物的特殊动力作用最大，可使代谢增加30%；脂肪和碳水化合物代谢分别为4%和6%。婴儿期食物的特殊动力作用占总能量的7%~8%，混合食物的年长儿童的则占5%。

3. 活动

能量需要与活动量的大小及持续时间有关，相差极大。婴儿一般需15~20kcal/kg（63~84kJ/kg），12~13岁时约需30kcal/kg（126kJ/kg）。

4. 生长

生长是儿童时期所特需的，需要量与儿童生长速度成正比。婴儿此项需要占总能量的25%~30%，1岁以后占总能量的15%~16%，青春期再次增高。

5. 排泄

排泄不超过总能量的10%。

以上五项的总和即能量需要总量。能量需要存在个体差异。一般情况下，出生后1周新生儿每天约需60kcal/kg（250kJ/kg），第2~3周约需100kcal/kg（418kJ/kg），1岁以内婴儿每天约需110kcal/kg（460kJ/kg），以后每增长3岁减去10kcal/kg（41kJ/kg）。

二、营养素的需要

（一）产能营养素

1. 蛋白质

蛋白质是构成人体细胞和组织结构的基本成分，也是调节人体生理活动的物质基础。儿童对蛋白质的需要量相对较高，蛋白质提供的能量占总能量的10%~15%。母乳喂养的婴儿每天需蛋白质2g/kg，牛乳喂养者每天需3.5g/kg。1岁以后渐减少，每天约1.1g/kg。

各类食物应混合食用，发挥蛋白质的互补作用，并满足儿童对蛋白质和氨基酸（必需氨基酸）的需要。

2. 脂类

脂类是脂肪和类脂的总称，是机体能量的重要来源和储存形式。婴儿期脂肪提供的能量占总能量的35%~45%，随着年龄的增长逐渐减少，年长儿童为25%~30%。必需脂肪酸提供的能量不能低于总能量的1%，最适百分率为4%~5%。

3. 碳水化合物

碳水化合物是供给人体能量的主要物质，所供能量应占总能量的55%~65%。

（二）非产能营养素

1. 维生素

维生素是维持机体正常代谢和生理功能必需的一大类有机化合物的总称。大部分体内不能合成或合成不足，必须由食物供给。维生素种类繁多，分脂溶性（维生素A、维生素D、维生素E、维生素K）和水溶性（维生素B族和维生素C）两大类。

2. 矿物质

人体内含有多种矿物质，这些矿物质在体内不能合成，必须从外界获取。宏量元素，如钙、磷、镁、钠、钾、氯、硫等，钙、磷、镁是骨骼和牙齿的重要组成成分，钠、钾、氯、钙维持体液渗透压和酸碱平衡等；微量元素，如铜、铁、锌、碘、锰、钴、铬、钼、硅、锡、氟、硒等，均是人体必需的。

（三）其他营养素

1. 水

水是机体的重要成分，参与机体一切代谢和生理功能，维持人体内环境的稳定。每天水的需要量与年龄、能量摄入、食物成分等相关，婴儿一般每天需水量为150ml/kg，后每增长3岁减去25ml/kg，至成人时每天需40~45ml/kg。

2. 膳食纤维

具有生理功能的膳食纤维，包括纤维素、半纤维素、木质素、果胶及树胶等。儿童适宜的摄入量为每天20~35g。

（赵秀芳）

第二节　婴儿喂养与膳食安排

一、婴儿喂养

（一）母乳喂养

母乳是婴儿最理想的天然食品和饮料，应大力提倡、鼓励母乳喂养。

1. 母乳的成分

母乳的成分超过 200 种，有个体差异，且产后不同时期的差异较大，同一次哺乳的最初和最末时母乳的成分也不同。

（1）蛋白质：以乳清蛋白为主，酪蛋白较少，适合婴儿消化吸收。母乳中含 18 种游离氨基酸，其中牛磺酸和谷氨酰胺 / 谷氨酸含量最高，牛磺酸含量是牛乳的 10~30 倍，可促进神经系统和视网膜的发育。

（2）脂肪：脂肪含量与牛乳相似，但是脂肪颗粒小，含脂肪酶，有利于婴儿消化吸收。母乳脂肪以长链脂肪酸为主，含较多不饱和脂肪酸（丰富的亚油酸和亚麻酸及微量的花生四烯酸和 DHA）。还有少量的磷脂和胆固醇，有利于婴儿神经系统的发育。

（3）碳水化合物：碳水化合物主要是乙型乳糖（占 90%），不仅有利于婴儿脑的发育，还可促进双歧杆菌、乳酸杆菌的生长，抵御病原微生物的入侵。

（4）矿物质：含量低，但吸收率高。

（5）免疫因子：含有较多的免疫因子。母乳尤其初乳中的 SIgA（分泌型 IgA）可保护婴儿呼吸道和消化道，有抗感染和抗过敏作用。乳铁蛋白、溶菌酶、双歧因子、大量免疫活性细胞及少量的 IgG、IgM 抗体均可增强婴儿的免疫力。

（6）维生素：除维生素 D 和维生素 K 外，营养良好的乳母可提供 1 岁以内婴儿所需的各种维生素。

2. 母乳喂养的优点

（1）满足婴儿的营养需求：母乳含有适合婴儿消化吸收的各种营养物质。

（2）增强婴儿免疫力：母乳较多的免疫因子可增强婴儿的抗感染能力，减少婴儿疾病的发生。

（3）增进母子感情：增加婴儿与母亲接触的机会，建立情感联系，有利于婴儿的心理、社会发育。

（4）利于母亲产后恢复：促进子宫复原和身体康复，还可降低患乳腺癌和卵巢肿瘤的可能性。

（5）喂哺方便：温度适宜、不易感染，省时、方便、经济。

3. 母乳喂养护理与指导

（1）尽早开奶：只要母亲情况允许，应尽早开始哺乳。正常分娩、母亲健康状况良好的，产后 1h 即可哺乳。

（2）指导喂养方法：母婴同室，按需哺喂。喂奶前，以温水毛巾清洁乳头、乳晕，并可湿热敷乳头及乳腺 3~5min，同时轻轻按摩乳房以刺激泌乳反射。哺喂时，采取舒适的姿势，全身肌肉放松；

母亲一手怀抱婴儿，婴儿头、肩枕于母亲喂奶侧肘弯部，另一手托起乳房，拇指和其余四指分开分别放于乳房的上下方，将整个乳头和大部分乳晕送入婴儿口中。尽量使一侧乳房吸空后再吸另一侧，两侧先后交替哺喂。每次哺喂时间为15~20min。哺乳结束，食指轻按婴儿下颌退出乳头，不要让婴儿含着乳头睡觉；哺乳后竖抱婴儿，轻拍背部，排出吞入的空气，防止婴儿吐奶。

（3）不宜母乳喂养者：产妇感染HBV、HIV，患活动性肺结核、严重肝肾疾病或心脏病、严重精神病等情况，以及需长时间用某些药物的母亲；新生儿患半乳糖血症时禁喂母乳。

（4）乳母保证足够的休息和营养，保持心情愉快。

（5）断奶：一般主张8~12个月完全断奶，一般不超过1岁半。

（二）部分母乳喂养

母乳不足或其他原因需要加用牛奶或其他代乳品喂养婴儿的方法。

1. 补授法

母乳不足，以代乳品补足婴儿需要的方法。母乳喂养次数不变，每次先喂乳，吸空两侧乳房后，再根据婴儿需要补充代乳品。

2. 代授法

用代乳品代替1次至数次母乳喂养的方法。母乳足够，但因特殊原因不能哺乳时选用，但每天母乳喂养不得少于3次。

（三）人工喂养

以牛乳、羊乳或其他代乳品喂养婴儿的方法。

1. 乳品

（1）牛乳：蛋白质含量高，但以酪蛋白为主（80%），在胃中形成较大凝块，不易消化吸收；不饱和脂肪酸含量低，仅2%，人乳为8%；乳糖含量少，且以甲型乳糖为主，易致大肠杆菌生长；矿物质含量较高，但不利于婴儿吸收，且加重肾脏负担；缺乏各种免疫因子，易致婴儿过敏、腹泻等。

鲜牛奶需稀释、加糖和煮沸。步骤如下：①稀释：需加水稀释，降低牛乳中的酪蛋白和矿物质浓度，减轻婴儿消化道和肾脏的负担。出生后2周内者在2份牛奶中加1份水（奶：冰=2：1），以后逐渐过渡到3：1、4：1，直至满月时便可用全奶。②加糖：每100ml加蔗糖5~8g。③煮沸：既可灭菌，又可使奶中蛋白质变性易于消化。煮沸时间不宜过长，不超过5min为宜。

奶量的计算：每100ml牛乳所含能量为66kcal（277kJ），加5g糖后的能量为$66+4\times5=86$kcal，按婴儿每天需能量110kcal/kg计算，每天需喂5%糖的牛奶$(110\div86)\times100\approx130$ml/kg；每天需水量为150ml/kg，减去每天需奶量就是每天应另外补充的水分。所有喂哺总量应分次哺喂。

（2）配方奶粉：参照母乳成分对牛奶进行调整和改进，使奶粉接近母乳，以满足婴儿生长发育的需要。在不能进行母乳喂养的情况下，配方奶粉应作为优先选择的乳品。

（3）全脂奶粉：鲜牛奶经加工制成的干粉。使用时应按重量1：8（1份奶粉加8份水）或按容积1：4（1份奶粉加4份水）配成全奶。

（4）羊乳：乳清蛋白含量较牛乳中高，脂肪与人乳相似，更易消化吸收。但羊奶中维生素B_{12}和叶酸含量低，应注意补充。

（5）豆奶：可用于对牛奶蛋白过敏或乳糖不耐受的婴儿。

2. 人工喂养注意事项

（1）选择合适的奶嘴：软硬、大小适宜，孔的大小应合适。

（2）加强食具卫生：奶瓶、奶嘴应清洗干净，消毒干燥备用。

（3）配制奶液：奶液要新鲜配制，防止污染或变质。

（4）喂前检查奶液的温度：将奶汁滴在大人腕部内侧测试，勿因过热烫伤婴儿。

（5）避免吸入空气：注意奶瓶吸吮时位置，喂后竖抱婴儿拍背排气。

（6）及时调整奶量：根据婴儿食欲、体重及大便情况，及时调整奶量。

（四）辅食添加

随着年龄的增长，婴儿的饮食应逐渐向以谷类为主的固体食物过渡。

添加的原则应根据小儿的需要和消化能力，循序渐进进行。先加一种，适应后再加一种，从少到多、由稀到稠、由细到粗、由一种到多种；天气炎热或患病期间应减少添加量或暂停添加新品种；添加的食品应单独制作，不能以成人食物代替。儿童添加过渡食品的顺序见表 4-8。

表4-8 过渡食品添加顺序

月龄	食物形状	添加的食物
1~3个月	液体	果汁、蔬菜汁、鱼肝油
4~6个月	泥状食物	米汤、米糊、稀粥；蛋黄、动物血、豆腐、鱼泥；菜泥、水果泥等
7~9个月	末状食物	粥、烂面、饼干、烤馒头片；鱼、蛋、肝泥、肉末
10~12个月	碎食物	稠粥、软饭、面条、馒头、面包；碎肉、豆制品、带馅食品；碎菜，油

二、幼儿的膳食安排

1. 幼儿的膳食安排

饮食应以肉类、乳类、蔬菜水果、谷类、豆类及其制品为主。食物应细、软、碎，易于咀嚼；经常变换食物品种和制作方式，创造良好的进食环境，培养良好的进食习惯和独立进食能力，不要强迫进食；每天 3 餐，另加 2~3 次点心或乳品。

2. 学龄前幼儿膳食安排

饮食接近成人，3 餐外下午可加 1 次点心，早餐要吃饱；食物均衡，粗细交替，荤素搭配；避免坚硬、油腻、辛辣食物；防止偏食、挑食和多吃零食。

3. 学龄儿童和青春期少年膳食安排

学龄儿童食物种类同成人，保证儿童蛋白质摄入足够。早餐营养要丰富，课间可加餐。青春期少年生长发育快，各种营养素需要量明显增加，应保证供给；青少年有不同于其他年龄段儿童的饮食特点，如挑食、节食、喜小吃和快餐等。青少年在意自己的形体变化、寻求自身特性等。应对青少年提供合理的饮食建议，注意补充钙、铁、锌。

（赵秀芳）

第三节　儿童营养状况评估

一、健康史评估

询问儿童的进食情况，如每天进餐次数、食物种类和量，食品的烹调方法；母乳喂养儿喂养后的情况，人工喂养者了解喂养乳品的种类、冲调方法、喂养次数和量；过渡食品添加情况等。

二、营养调查

1. 膳食调查

通过对儿童群体或个体每天摄入食物的种类和数量的调查，计算每人每天摄入的各种营养素的量及各营养素间的比例关系，与我国推荐的营养素供给量进行比较，分析膳食的平衡状况。

（1）调查方法：①询问法：简单易行，但不够准确，常用于散居儿童。通常调查近 3 天的情况。②记账法：根据每天各种食物的消耗及用餐人数，计算每人每天各种营养素的量。适用于集体机构的膳食调查，简单易行，但准确性较差。③称重法：称量调查对象一天每餐所摄取的各类食物的生重、熟重及未吃完的剩余食物量，根据食物的生、熟比例，计算出实际摄入量，再用我国疾病预防控制中心制定的《食物成分表》计算每人 1 天的实际摄入量。准确但复杂，多用于科研。

（2）结果评价：①总能量：每天摄入总能量达到推荐量的 90% 以上为正常，低于 80% 为不足，低于 60% 为缺乏。②各营养素量：达到 80% 以上为正常，低于 70% 为不足。③产能营养素的比例：比例适当，蛋白质、脂肪、碳水化合物分别占 10%~15%、20%~25%、50%~60%。④ 3 餐能量分配：3 餐分配合适，早、中、晚餐分别占 25%~30%、35%~45%、25%~30%，加餐占 10%。

2. 体格检查和生长发育评价同前。

3. 实验室检查

测量儿童体液或排泄物中各种营养素及其代谢产物，协助营养评价。所有检查结果应结合膳食调查、体格检查等进行综合分析，及时发现异常情况，并予以干预。

（赵秀芳）

第六章

新生儿及新生儿疾病的护理

第一节　新生儿的护理

【概述】

新生儿是指从脐带结扎到出生后28天内（＜28天）的婴儿。出生后7天内的新生儿又称作早期新生儿。新生儿是胎儿的延续，是人类发育的基础阶段。

（一）新生儿的分类

1. 根据胎龄分类

（1）足月儿：足月儿是指胎龄满37周至未满42周的新生儿。

（2）早产儿：早产儿是指胎龄满28周至未满37周的新生儿。其中胎龄＜32足周的早产儿称作早早产儿，第37周的早产儿因成熟度已接近足月儿，又称作过渡足月儿。

（3）过期产儿：过期产儿是指胎龄满42周以上的新生儿。

2. 根据出生体重分类

（1）正常出生体重：正常出生体重是指出生体重2 500~4 000g之间的新生儿。

（2）低出生体重儿：出生体重不足2 500g的新生儿称作低出生体重儿。其中出生体重不足1 500g者称作极低出生体重儿，出生体重不足1 000g者称作超低出生体重儿。

（3）巨大儿：巨大儿是指出生体重超过4 000g的新生儿。

3. 根据出生体重和胎龄关系分类

（1）适于胎龄儿：出生体重在同胎龄儿平均体重第10~90百分位者。

（2）小于胎龄儿：出生体重在同胎龄儿平均体重第10百分位以下者。

（3）大于胎龄儿：出生体重在同胎龄儿平均体重第90百分位以上者。

4. 高危儿

高危儿是指已发生或可能发生危重疾病而需要监护的新生儿，包括异常妊娠史的新生儿，异常分娩史的新生儿，出生时异常新生儿，兄姐中在新生儿期有因疾病死亡者，正常新生儿以外有疾病的新生儿。

（二）足月新生儿的特点

正常足月新生儿是指胎龄满37~42周出生，体重2 500g以上，身长47cm以上，无任何畸形和疾病的活产婴儿。

1. 外观特点

正常足月新生儿哭声响亮，肌肉有一定张力，四肢屈曲，皮肤红润，皮下脂肪丰满，胎毛少，头发分条清楚；耳郭软骨发育好、轮廓清楚；乳晕明显，乳房可摸到结节；指、趾甲达到或超过指、趾端；足底有较深的足廓；男婴睾丸已降入阴囊，女婴大阴唇覆盖小阴唇。

2. 生理特点

（1）体温调节：正常足月新生儿体温中枢发育不完善，调节能力差。皮下脂肪较薄，体表面积相对较大，容易散热，产热主要靠棕色脂肪的代谢，体温易随外界温度变化而变化。

（2）呼吸系统：胎儿肺内充满液体，足月儿为30~35ml/kg，出生时经产道挤压，1/3液体由口鼻排出，其余由肺间质毛细血管和淋巴管吸收，如吸收延迟，则出现湿肺。正常足月新生儿呼吸浅快，胸腔较小，肋间肌较弱，以腹式呼吸为主。

（3）循环系统：出生后的正常足月新生儿血液循环发生变化，脐带结扎，肺血管阻力降低，卵圆孔和动脉导管出现功能性关闭，心率波动较大，100~150次/min，平均120~140次/min，血压平均9.3 kPa /6.7kPa（70 mmHg /50mmHg）。

（4）消化系统：正常足月新生儿消化道面积相对较大，有利于吸收。其胃呈水平位，贲门括约肌发育较差，幽门括约肌发育较好，易发生溢乳和呕吐；肠壁较薄，通透性高，有利于吸收母乳中的免疫球蛋白，也易使肠腔内毒素及消化不全产物通过肠壁而进入血循环，引起中毒症状；出生后12h开始排出黑绿色胎粪，3~4天排完，粪便转为黄绿色，如24h未排胎粪的新生儿应检查是否有消化道畸形。

（5）血液系统：新生儿出生时血液中红细胞数和血红蛋白量较高，以后逐渐下降，血红蛋白中胎儿血红蛋白约占70%，由于胎儿血红蛋白对氧有较强亲和力，所以新生儿缺氧时一般发绀不明显。白细胞总数较高，出生后第三天开始下降。

（6）泌尿系统：足月儿24h排尿，48h未排尿者需检查原因。出生后前几天内尿色深、稍混，放置后有红褐色沉淀，此为尿酸盐结晶，无须处理。新生儿肾小球滤过率低，肾小管浓缩功能差，不能迅速有效地处理过多的水和溶质，易发生水肿或脱水症状。新生儿需水量比成人多2~3倍。

（7）神经系统：新生儿脑相对较大，重为300~400g，占体重10%~20%。新生儿出生后具有觅食反射、吸吮反射、握持反射、拥抱反射、交叉伸腿反射等。正常情况下，生后数月这些反射可自然消失。若新生儿上述反射消失，或数月后这些反射 仍存在均说明神经系统病变。

（8）免疫系统：新生儿的特异性和非特异性免疫功能均不成熟。皮肤黏膜薄嫩，易被擦伤；新生儿的脐部为开放性伤口，细菌易繁殖并进入血液；血液中补体含量低，缺乏趋化因子，白细胞吞噬能力差。新生儿于胎儿期通过胎盘从母体中获得免疫球蛋白IgG依然存在，不易感染一些传染性疾病，而免疫球蛋白IgA和IgM不能通过胎盘，出生后易患呼吸道和消化道疾病。

（9）能量需要：新生儿所需热量取决于其维持基础代谢和生长能量的消耗，在环境适中时，基础热量的消耗为209kJ/kg (50kcal/kg)，加上活动、食物特殊动力作用、大便丢失和生长需要等，每天共需热卡量为418~502 kJ/kg（100~120 kcal/kg）。

（三）新生儿的特殊生理状态

1. 生理性体重下降

新生儿在生后数日内，因进食少、水分丢失、胎粪排出，出现体重下降的情况，第 5~6 天降至最低点，一般不超过 10%，出生后 10 天左右恢复到出生时体重。

2. 生理性黄疸

黄疸一般在生后 2~3 天出现，4~5 天最明显，10~14 天消退，早产儿可延迟至 3~4 周。患儿一般情况良好，食欲正常，无其他临床症状。

3. 生理性乳腺肿大

由于来自母体的雌激素中断，男、女新生儿出生后 3~5 天，其乳腺可触到蚕豆或核桃大小的肿块，多于 2~3 周消退，切忌挤压，以免感染。

4. 假月经

部分女婴在出生后 5~7 天可见阴道流出少许血性分泌物，持续 2~3 天后停止。这是因为母体雌激素在孕期进入胎儿体内，新生儿出生后雌激素影响突然中断而引起，一般不必处理。

5. 口腔内改变

新生儿上颚中线和齿龈切缘上常有黄白色小斑点，是上皮细胞堆积或黏液腺分泌物积留所致，分别俗称为“上皮珠”和“板牙”，于出生后数周至数月自行消失，无须处理。新生儿面颊部的脂肪垫俗称“螳螂嘴”，对吸乳有利，不应挑、割，以免发生感染。

【护理措施】

（一）基础护理

1. 维持正常体温

（1）新生儿房间条件：阳光充足、空气流通、温湿度适宜，室温维持在 22~24℃，相对湿度 55%~65%。每张床位最好有 $2.5m^2$ 的空间，床间距为 60cm 以上。

（2）保持正常体温：新生儿出生后立即擦干身体，用温暖的毛毯包裹，将新生儿置于“适中温度”的环境中，护理时不应过分暴露，定时监测其体温变化。

2. 合理喂养

新生儿出生后半小时即可吸吮，提倡母乳喂养，按需哺乳。不能母乳喂养者先试喂 5%~10% 葡萄糖水；吸吮及吞咽功能良好者，可给予配方奶；人工喂养者，奶具需专用并消毒。乳量根据婴儿的耐受和所需热量计算，遵循从少量渐增的原则。按时、准确测量体重，为了解新生儿的营养状况提供依据。

（二）专科护理

1. 保持呼吸道通畅

（1）新生儿出生后，应迅速清除口、鼻分泌物，防止吸入性肺炎或窒息。

（2）检查和清理鼻腔分泌物，避免物品放在新生儿口、鼻腔处或压迫其胸部，保持新生儿呼吸道通畅。

（3）保持新生儿合适的体位，仰卧位时避免颈部前屈或过度后仰；俯卧时头侧向一侧，双上肢自然屈曲在头两侧（切不可将上肢固定在包被中）。专人看护，防止新生儿窒息。

2. 预防感染

（1）建立消毒隔离制度，完善清洗设施。医护人员入室时应更换衣、鞋，接触新生儿前后均应洗手。室内采用湿式清洁，定时通风或空气予以净化，每月对空气、物品、及医护人员的手等进行监测，每季度对医护人员做 1 次咽拭子培养，患病或带菌者暂时调离新生儿室。

（2）新生儿出生后，可用消毒的植物油拭去皮肤皱折处的胎质，体温稳定后，可沐浴每天 1 次或每周 2~3 次。每次大便后用温水清洗会阴及臀部，以防发生臀红。

（3）保持脐部的清洁、干燥，注意观察脐部有无渗血、分泌物。每天用碘伏消毒，防止脐部感染。

3. 预防接种

出生 1 天接种乙肝疫苗，出生 3 天接种卡介苗。

（三）健康指导

（1）促进母亲情感的建立：提倡母婴同室和母乳喂养，鼓励新生儿早吸吮，母婴早接触，以促进情感交流，使新生儿得到良好的身心照顾。

（2）宣传育儿保健相关知识，向新生儿家长介绍喂养、保暖、皮肤护理、预防接种等知识。

（3）介绍新生儿进行筛查的意义及项目，建议疑似患病新生儿进行筛查，如先天性甲状腺功能减低症、苯丙酮尿症和半乳糖症等。

（马秀芝）

第二节　早产儿的护理

【概述】

早产儿又称作未成熟儿，指胎龄满 28 周至未满 37 周，器官功能未成熟的活产婴儿，由于提前娩出，早产儿的各器官功能均不成熟，生活能力及抵抗力均低，对外界适应能力差，故发病率及死亡率高。有调查数据显示，我国早产儿的发生率为 5%~10%，其死亡率为 12.7%~20.8%，且胎龄愈小，体重愈轻，死亡率愈高。

（一）早产儿的特点

1. 外观特点

体重在 2 500g 以下，身长不到 47cm，哭声低弱，颈肌软弱，四肢肌张力低下呈伸直状，皮肤红嫩，皮下脂肪少，胎毛多，耳郭软、耳舟不清楚，指、趾甲未达指、趾端，乳晕不清、无结节或结节 <4mm，足底纹少，足跟光滑，男婴睾丸未降或未全降，女婴大阴唇不能盖住小阴唇。

2. 生理特点

（1）呼吸系统：早产儿呼吸中枢发育未成熟，呼吸不规则，可发生呼吸暂停。早产儿肺泡表面活性物质少，易发生肺透明膜病。胎儿期有窘迫史的早产儿更易发生吸入性肺炎。

（2）循环系统：早产儿安静时，心率较足月儿快，平均 120~140 次 /min，血压也较足月儿低。因毛细血管脆弱，缺氧时易致出血。

（3）消化系统：早产儿吸吮能力弱，食物耐受力差，出生1周内热量供给低于足月儿；消化酶不足，胆酸分泌量少，对脂肪的消化吸收差；胎粪排出延迟，生理性黄疸重；肝糖原储存少，且肝合成蛋白质的功能差，易发生低血糖、低蛋白血症。

（4）血液系统：由于早产儿红细胞生成素水平低下，先天储铁不足，血容量迅速增加，“生理性贫血”出现早，胎龄越小，贫血持续时间越长，程度越重。血小板数量较足月儿略低，维生素K储存不足导致凝血因子缺乏，而易出血。

（5）泌尿系统：早产儿的肾小管对醛固酮反应低下，肾脏排钠增多，易发生低钠血症；其血液碳酸氢盐浓度极低，阴离子间隙较高，肾小管排酸能力受到一定限制，蛋白质入量增多时，易发生代谢性酸中毒；由于肾脏对糖的回吸收能力较低，当葡萄糖输入过多时，常有尿糖出现。

（6）神经系统：神经系统的功能和胎龄有密切关系，胎龄越小，各种反射越差，易发生缺氧，而导致缺氧缺血性脑病发生。早产儿脑室管膜下存在发达的胚胎生发层组织，因而易导致颅内出血。

（7）免疫系统：早产儿体内的特异性和非特异性免疫发育不够完善，免疫球蛋白含量较低，IgG和补体缺乏，易患感染性疾病。

（8）体温调节：体温中枢调节功能差，体表面积相对较大，皮下脂肪薄，容易散热，加之棕色脂肪少，无寒战反应，产热不足，保暖性能差，汗腺发育不全，体温易随环境温度变化而改变。

【护理措施】

（一）基础护理

（1）发育支持性护理：减少噪音的刺激，营造安静的环境。减少光线的刺激，营造一个类似子宫内部幽暗的环境，以保证早产儿的睡眠。采取保护性措施，减轻伤害，提高舒适度。可用软布卷围成“鸟巢”环绕早产儿，使其获得安全、舒适感。

（2）建立24h照顾：根据极低出生体重儿的活动规律和睡眠周期，进行有规律、有计划的护理照顾。

（3）鼓励父母参与护理：提供与患儿皮肤接触的机会，指导进行婴儿抚摸及袋鼠式的护理，增加亲子间的皮肤接触，利于早产儿身心的发育和疾病的恢复。

（二）专科护理

（1）维持体温正常：室温一般在24~26℃，相对湿度55%~65%。体重低于2 000g者应置暖箱内，根据出生体重和日龄调节箱温；体重超2 000g者于箱外保暖，可采取母亲怀抱、热水袋等维持体温恒定。早产儿应置于中性温度中，体重越轻者，周围环境应越接近早产儿体温（表4–9）。

表4–9 早产儿暖箱适中温度参考数值

出生体重(g)	中性温度			
	35℃	34℃	33℃	32℃
1 000	初生10天内	10天后	3周后	5周后
1 500	–	初生10天内	10天后	4周后
2 000	–	初生2天内	2天后	3周后
＞2 500	–	–	初生2天内	2天后

（2）合理喂养：尽早母乳喂养，以防低血糖，不能母乳喂养者，以早产儿配方乳为宜。根据吸吮、吞咽、消化、吸收功能，选择直接哺乳或滴管、胃管、乳瓶、静脉等不同的方式补充营养（表4-10）。

表4-10 早产儿奶量与间隔时间

出生体重(g)	<1 000	1 000~1 499	1 500~1 999	2 000~2 499
开始量(ml)	1~2	3 ~4	5 ~10	10 ~15
每天隔次增加量(ml)	1	2	5 ~10	10 ~15
哺乳间隔时间(h)	1	2	2 ~3	3

（3）维持有效呼吸：有缺氧症状者给予氧气吸入，一般采取间断低流量给氧，吸氧的浓度及时间根据缺氧程度及用氧的方法而定，一旦缺氧症状改善立即停用，避免引发视网膜病变。呼吸暂停时，帮助恢复自主呼吸，可拍打足底、托背、吸氧处理，也可放置水囊床垫，仰卧时在肩下置小软枕。必要时按医嘱给予氨茶碱或机械正压通气。

（4）预防感染：因早产儿免疫功能差，对感染的抵抗力低，需严格控制各种可能发生的感染。最好净化室内空气，强化接触人员的洗手意识，加强早产儿皮肤及脐部护理，防止交叉感染。

（5）密切观察病情：除监测早产儿生命体征外，还应密切观察其进食情况、精神反应、反射、大小便、面色等情况，定时巡回，并做好记录；如有异常及时报告医生，做好抢救准备。

（三）健康指导

帮助早产儿父母克服自责和沮丧的心理。在提供消毒隔离的措施下，鼓励早产儿父母探视和参与照顾早产儿，如拥抱、喂奶与早产儿语言交流等。示范并教会早产儿父母保暖、喂养、怀抱、穿衣、沐浴等日常护理方法。住院期间给予吸氧的早产儿，应分别于3、6、12个月进行眼睛检查，以防发生视网膜疾病。按期给早产儿预防接种，并定期进行生长发育监测。

（马秀芝）

第三节　新生儿窒息的护理

【概述】

新生儿窒息（asphyxia of newborn）是指胎儿因缺氧发生宫内窘迫，或娩出过程中引起的呼吸、循环障碍。发生率可高达10%以上，一般为5%左右，死亡率2.3%~12.7%不等。

（一）病因

（1）孕妇因素：母亲全身疾病如糖尿病、心脏病、严重贫血及肺部疾患等；孕妇妊娠期有妊高征、胎盘异常及多胎妊娠等；孕妇吸毒、吸烟等；孕妇年龄≥35岁或<16岁等。

（2）分娩因素：脐带受压、打结、绕颈；手术产，如高位产钳等；产程中药物（如麻醉、镇痛剂、催产药）使用不当等。

（3）胎儿因素：早产儿、小于胎龄儿、巨大儿等；畸形，如呼吸道畸形、先天性心脏病等；羊水或胎粪吸入气道；宫内感染所致神经系统受损等。

窒息缺氧致新生儿脑细胞氧化代谢受抑制，导致呼吸改变，继而引起循环系统、中枢神经系统、消化系统和代谢方面改变。

（二）临床表现

（1）胎儿缺氧早期为胎动增加，胎心率加快≥ 160 次 /min，晚期为胎动减少或消失，胎心减慢或停搏。

（2）羊水被胎粪污染呈黄绿或墨绿色。

（3）临床根据生后 1min 的 Apgar 评分，将窒息分为轻度和重度，Apgar 评分 8~10 分为正常，4~7 分为轻度（青紫）窒息，0~3 分为重度（苍白）窒息。如评分低于 6 分者，神经系统受损较大。

（4）大多数窒息患儿经及时抢救能够恢复，少数继续发展并累及重要脏器而进入危重状态，进而引起中枢神经、循环、呼吸、泌尿、消化系统和机体代谢等方面异常改变。

（三）治疗原则

（1）预防及治疗孕母疾病。

（2）早期预测：估计胎儿娩出后有窒息危险时，做好抢救准备工作，包括医护人员、技术、物品和仪器。

（3）及时复苏：采用国际公认的 ABCDE 复苏方案。

（4）复苏后处理：评估和检测患儿的呼吸、心率、血压、尿量、肤色、氧饱和度及神经系统症状。

【护理措施】

（一）基础护理

（1）保暖：贯穿于整个治疗护理过程中，可将患儿置于远红外保暖床，待其病情稳定后置暖箱中或热水袋保暖，维持患儿肛温 36.5~37℃。

（2）保证营养：依据患儿的病情采用合理的喂养方法，重度窒息者可适当延迟开奶时间，必要时可采取胃管喂养或静脉营养，以保证营养供给。

（二）专科护理

1. 维持自主呼吸

复苏：积极配合医生按 A、B、C、D、E 程序进行复苏。

（1）“A” 保持呼吸道通畅：患儿仰卧，肩部以布卷垫高 2~3cm，使颈部稍向后伸仰，使气道通畅，迅速清除口、鼻、咽及气道分泌物。

（2）“B” 建立呼吸：采用拍打、弹足底或摩擦患儿背部等触觉刺激，促使呼吸出现。如患儿无自主呼吸、心率＜ 100 次 /min，应立即用复苏器加压给氧，面罩应密闭口、鼻；通气频率为 30~40 次 /min；压力大小应根据患儿体重而定，通气有效可见胸廓起伏。

（3）“C” 恢复循环，胸外按压心脏：一般采用双拇指（环抱法）或中食指法按压，操作者双拇指并排或重叠于患儿胸骨体下 1/3 处，其他手指围绕胸廓托在后背同时按压；或仅用中、食两手指并拢按压胸骨体下 1/3 处，按压频率为 120 次 /min，按压幅度为 1/3 胸部前后径。按压与通气比例维持 3 ： 1。按压有效则可摸到颈动脉和股动脉搏动。

（4）“D”药物治疗：建立有效的静脉通路。保证药物及时进入体内；胸外按压心脏患儿不能恢复正常循环时，可给予静脉、气管内注入肾上腺素；根据病情遵医嘱扩容、纠正酸中毒、低血糖、低血压。

（5）“E”评价：复苏过程中及时评价患儿的情况并准确记录。

2. 加强监护

患儿取侧卧位，床旁备吸引器等物品，监护的主要内容为患儿的神志、肌张力、体温、呼吸、心率、血氧饱和度、血压、尿量和窒息所致各系统症状，合理给氧，观察患儿的用药反应，认真填写护理记录。

（三）健康指导

耐心细致地向患儿家长解答患儿的病情，介绍有关的该疾病基础医疗、护理知识。减轻患儿家长的恐惧心理，取得患儿家长的理解，以得到家长的最佳配合。

（马秀芝）

第四节 新生儿缺氧缺血性脑病的护理

【概述】

新生儿缺氧缺血性脑病 (hypoxic-ischemic encephalopathy, HIE) 是由各种因素引起的缺氧和脑血流减少或暂停而导致的胎儿和新生儿的脑损伤，是新生儿窒息后的严重并发症之一，也是新生儿死亡和婴幼儿神经系统功能障碍的主要原因。

（一）病因

（1）缺氧：缺氧由新生儿围产期窒息、反复呼吸暂停、严重的呼吸系统疾病、右向左分流型先天性心脏病等引起。

（2）缺血：缺血由新生儿心跳停止或严重的心动过缓、重度心力衰竭或周围循环衰竭等引起。

缺氧缺血引起脑损伤的部位与胎龄有关。足月儿主要累及脑皮质、矢状窦旁区，早产儿则易发生脑室周围白质软化。

（二）临床表现

主要表现为意识及肌张力变化，严重者可伴有脑干功能障碍。根据病情程度分为轻度、中度、重度。

（1）轻度：轻度患儿表现为兴奋、激惹。患儿肢体及下颏可出现颤动，拥抱反射活跃，肌张力正常或增强，呼吸平稳，一般不出现惊厥。临床症状一般于出生 24h 内明显，于 3~5 天后逐渐减轻至消失，预后良好，很少留有神经系统后遗症。脑电图正常，影像诊断阴性或阳性。

（2）中度：中度患儿表现为嗜睡、反应迟钝；肌张力减低，肢体自发动作减少，可出现惊厥；前囟张力正常或稍高，拥抱、吸吮反射减弱，瞳孔缩小，对光反应迟钝；足月儿上肢肌张力减退比下肢严重，早产儿则表现为下肢肌张力减退比上肢严重；脑电图检查可见癫痫样波或电压改变，影像诊断常可发现异常。

（3）重度：重度患儿表现为意识不清，昏迷；肌张力消失，肢体自发动作消失，惊厥频繁，反复呼吸暂停，前囟张力高，拥抱、吸吮反射消失，瞳孔不等大或放大，对光反应差，心率减慢；脑电图及影像诊断明显异常，脑干诱发电位也异常。此型患儿死亡率高，存活者多数留有后遗症。

（三）辅助检查

（1）血清肌酸激酶（creatine kinase，CK）：血清肌酸激酶有 3 种同工酶，即 CK-BB，CK-MB 和 CK-MM，脑组织受损时 CK-BB 值升高，正常值 <10U/L。

（2）神经元特异性烯醇化酶 (NSE)：神经元受损时此酶活性升高，正常值 <6μg/L。

（3）脑电图：患儿脑电图根据脑损害程度显示不同程度的改变，表现为节律紊乱、低波幅背景波上的棘慢波爆发或持续弥漫性慢活动，对预后有指导意义。

（4）脑干诱发电位：脑干诱发电位可显示异常波，在新生儿缺氧缺血性脑病时表现为出波延迟、潜伏期延长、波幅变平及波脱失。

（5）B 超检查：B 超动态观察，显示病变主要为缺血性脑水肿所引起的改变。

（6）头颅 CT 检查：头颅 CT 检查可见脑室变窄，双侧大脑半球呈局灶性或弥漫性低密度影，双侧基底核和丘脑呈对称性密度增高等影像变化，对临床治疗有指导意义。

（7）MRI 检查：MRI 检查对新生儿缺氧缺血性脑病病变性质与程度评价方面优于 CT 检查。

（四）治疗原则

增加脑血流，控制和消除脑水肿，对抗缺氧缺血性瀑布，恢复缺血缺氧区内尚存活但无功能的神经元功能。

1. 新生儿缺氧缺血性脑病治疗现状

（1）支持疗法：给氧、改善通气，纠正酸中毒；维持组织最佳的氧合、通气和灌流，尽量避免血压的剧烈波动；维持适当的血糖水平。

（2）控制惊厥：控制惊厥药物首选苯巴比妥，20mg/kg，于 15~30min 静脉滴入，若不能控制，1h 后可加用 10mg/kg，12~24h 后给维持量 3~5mg/(kg・d)。肝功能不全者改用苯妥英钠，顽固性抽搐者加用安定或水合氯醛。

（3）治疗患儿的脑水肿：控制入量，可用呋塞米静脉推注，严重者可用 20% 甘露醇。一般不主张使用糖皮质激素。

2. 新生儿缺氧缺血性脑病治疗

寻找阻断缺氧缺血性瀑布的神经保护药物，如黄嘌呤氧化酶抑制剂、抗氧化剂等。

（1）亚低温疗法：降低脑温或体温 2~4℃。

（2）神经营养因子：神经生长因子，如碱性成纤维细胞生长因子、胰岛素样生长因子。

（3）脑功能恢复锻炼：早期康复干预，早期感知刺激和动作训练可促进患儿脑功能恢复。

【护理措施】

（一）基础护理

新生儿缺氧缺血性脑病的基础护理同新生儿护理。

（二）专科护理

1. 加强监护，控制惊厥

（1）选择给氧方式，合理给氧，维持 PaO_2 >（6.65~9.31）kPa（50~70mmHg），$PaCO_2$ < 5.32 kPa（40mmHg）；患儿取侧卧位，保持呼吸道通畅，维持呼吸功能，床旁备吸引器等物品。

（2）严密监护患儿的呼吸、心率、血氧饱和度、血压等，注意观察神志、肌张力、囟门张力、体温、尿量、抽搐和窒息所致各系统症状。

（3）遵医嘱给予患儿镇静剂、脱水剂，避免药液外渗，观察用药反应，详细记录。

2. 早期康复干预

对疑似功能障碍的患儿，将其肢体固定于功能位。早期给予患儿动作训练和感知刺激，以促进其脑功能恢复。

（三）健康指导

安慰家长，耐心细致的解答病情，介绍有关的医学基础知识，取得患儿家长的理解，减轻患儿家长的恐惧心理，得到患儿家长最佳配合。恢复期指导患儿家长掌握康复训练的技能，坚持给患儿进行感知刺激与动作训练，定期随访。

（马秀芝）

第五节　新生儿颅内出血的护理

【概述】

新生儿颅内出血 (intracranial hemorrhage of the newborn) 是新生儿期常见的因缺氧或产伤引起的脑损伤，早产儿发病率较高，预后较差。

（一）病因

（1）缺氧缺血：产前、产时、产后凡能引起缺氧、缺血的因素均可导致新生儿颅内出血的发生，以早产儿多见。

（2）产伤：以足月儿多见，因胎头过大、头盆不称、急产、使用高位产钳和吸引器助产等因素，使胎儿头部挤压变形而导致大脑镰、小脑天幕撕裂，从而引起硬脑膜下出血，大脑表面静脉撕裂常伴有蛛网膜下腔出血。

快速输入高渗液体、机械通气不当，血压波动过大，护理时对头部按压过重也可引起颅内出血。少数颅内出血患儿，是由原发性出血性疾病或脑血管畸形引起。

（二）临床表现

颅内出血的症状体征与出血部位及出血量有关，一般出生后 1~2 天内患儿出现症状，少数出现症状时间较晚。

1. 常见症状

（1）意识改变：如易激惹、过度兴奋或表情淡漠、嗜睡、昏迷等。

（2）眼部症状：双目凝视、斜视、眼球上转困难、眼震颤等。

（3）颅内压增高：脑性尖叫、呕吐、前囟隆起、惊厥等。

（4）呼吸改变：呼吸增快或减慢，呼吸不规则或暂停等。

（5）肌张力改变：早期增高，以后减低。

（6）瞳孔改变：不等大，对光反应差。

（7）其他症状：如出现黄疸和贫血表现。

2. 常见几种类型颅内出血的特点

（1）脑室管膜下及脑室内出血：脑室管膜下及脑室内出血多见于早产儿，常于 24h 内出现症状，也有生后 2~3 天出现症状的患儿。大量出血时，神经系统由兴奋转向抑制，病情迅速恶化，脑脊液呈血性。

（2）蛛网膜下腔出血：蛛网膜下腔出血与出血量的多少有关，少量出血者很少有症状或仅有激惹、肌张力低下等，出血量多时出现抽搐，早产儿可同时发生呼吸暂停；病情发展迅速，常于短期内死亡。

（3）硬脑膜下出血：硬脑膜下出血多因机械损伤大血管引起。轻微出血者症状不明显，明显出血患儿出生后即可出现不安、尖叫、双眼凝视、斜视、惊厥伴对侧偏瘫等体征。大量出血时颅内压可突然升高压迫脑干，患儿短时间内呼吸暂停而死亡。

（三）辅助检查

（1）脑脊液检查：脑脊液压力升高，呈浅黄色，镜下可见皱缩红细胞，出血后数天内持续出现低糖脑脊液症，最长可达 1 个月，淋巴细胞数可轻度增高。

（2）其他检查：头颅 B 超、CT 或 MRI 等影像学检查，可了解出血部位、程度和范围。

（四）治疗原则

（1）支持疗法：给患儿保暖，保持患儿安静，维持其血压，保证热量供给，注意液体平衡，及时纠正酸中毒。

（2）止血：止血选择维生素 K_1、酚磺乙胺（止血敏）、卡巴克络（安洛血）等药物止血，也可选择新鲜冰冻血浆。

（3）对症治疗：有惊厥时，首选苯巴比妥，也可选用安定、水合氯醛等抗惊厥。患儿贫血、休克时可输洗涤红细胞和新鲜血浆。

（4）降低颅内压：可用呋塞米静脉推注，中枢性呼吸衰竭者可用小剂量 20% 甘露醇。

（5）脑积水治疗：乙酰唑胺可减少脑脊液的产生，必要时腰椎穿刺放脑脊液或侧脑室引流。

（6）应用脑代谢激活剂：出血停止后，可给胞磷胆碱，也可选用脑活素，恢复期可给吡拉西坦。

【护理措施】

（一）基础护理

（1）绝对保持安静：减少噪音，抬高患儿头部，尽量减少移动和刺激，将护理和治疗集中进行，动作做到轻、稳、准，静脉穿刺选用留置针，减少反复穿刺，防止加重颅内出血。

（2）合理喂养：不能进食的患儿，给予鼻饲，保证患儿热量及营养的供给。准确记录24h出入量。

（二）专科护理

（1）保持体温稳定：保持患儿体温稳定，体温高时应予物理降温，体温过低时用远红外床、暖箱或热水袋保暖，定时监测体温并记录。

（2）保持呼吸通畅，维持正常呼吸形态：①改善呼吸功能：备好吸痰用物，及时清除患儿呼吸道分泌物。②合理用氧，根据缺氧的程度给氧，注意用氧的方式和浓度，以维持 PaO_2 在 7.9~10.6kPa（60~80mmHg），呼吸暂停时应刺激患儿皮肤并采取人工辅助呼吸，病情好转及时停止用氧。

（3）密切观察病情变化：观察生命体征变化，观察患儿的神志、瞳孔、呼吸、肌张力及囟门张力等的改变，定时测量头围，发现异常及时报告医生并做好抢救准备，准确记录阳性体征。遵医嘱给予镇静、脱水药，并注意观察用药疗效及患儿的不良反应。

（三）健康指导

向患儿家长解答病情，讲解患儿颅内出血的严重性，可能会出现的后遗症。给予患儿家长支持和安慰，减轻患儿家长的紧张和恐惧心理。有后遗症时，鼓励、指导患儿的家长，尽早为患儿进行功能训练和智力开发，减轻脑损伤影响。鼓励患儿的家长坚持对患儿的治疗和康复训练，定期到医院随诊。

（马秀芝）

第六节　新生儿肺透明膜病的护理

【概述】

新生儿肺透明膜病 (hyaline membrane disease, HMD)，又称作新生儿呼吸窘迫综合征（neonatal respiratory distress syndrome, NRDS），为肺表面活性物质缺乏所致，表现为出生后不久即出现进行性加重的呼吸窘迫和呼吸衰竭。常见于早产儿，胎龄越小，发病率越高。

（一）病因

本病主要是由于缺乏肺泡表面活性物质（pulmonary surfactant，PS）所引起。肺泡表面活性物质由肺泡Ⅱ型上皮细胞产生，主要成分为磷脂，具有降低肺泡表面张力，避免肺泡萎陷的作用。肺泡表面活性物质在胎龄 20~24 周出现，35 周后迅速增加。肺泡表面活性物质缺乏时，肺泡壁表面张力增高，肺泡逐渐萎陷，导致通气不良，出现缺氧、发绀。缺氧、酸中毒又引起肺血管痉挛，阻力增加，右心压力增高，导致动脉导管及卵圆孔发生右向左分流，加重缺氧。并使毛细血管通透性增高，血浆外漏，肺间质水肿和纤维蛋白沉着附在肺泡表面形成嗜伊红透明膜，严重妨碍气体交换，使缺氧及酸中毒更加严重，形成恶性循环。

（二）临床表现

新生儿肺透明膜病症状多于新生儿出生后 4~6h 内出现，表现为患儿呼吸困难，呈进行性加重，出现青紫，伴呼气时呻吟，吸气时胸廓凹陷，鼻翼扇动，肌张力低下，呼吸暂停甚至出现呼吸衰竭。呼吸窘迫呈进行性加重为本病的特点。听诊两肺呼吸音减低，早期无啰音，以后可听到细小水泡音；心音减弱、胸骨左缘可闻及收缩期杂音。重症患儿 3 天内死亡率较高。

（三）辅助检查

（1）血气分析：PaO_2 下降，$PaCO_2$ 升高，pH 降低。

（2）羊水检测：分娩前抽取羊水测磷脂和鞘磷脂的比值，如低于 2 ∶ 1，提示胎儿肺发育不成熟。

（3）X 线检查：早期两肺透明度减低，可见均匀网状颗粒阴影和支气管充气征；严重者整个肺野不充气呈“白肺”。

（4）胃液振荡试验：胃液 1ml 加 95% 酒精 1ml，震荡 15s 后静止 15min，无泡沫为阴性，表示肺泡表面活性物质缺乏，如沿管壁有一圈泡沫为阳性，阳性者可排除本病。

（四）治疗原则

（1）纠正缺氧：根据患儿情况给予头罩吸氧、鼻塞持续气道正压呼吸（CPAP）、气管插管机械通气。

（2）应用肺表面活性物质：目前用于临床的肺泡表面活性物质有天然型（从牛或猪肺提取）和合成型，天然型肺泡表面活性物质疗效明显优于合成型肺泡表面活性物质。早期给药是治疗成败的关键，一旦出现呼吸困难、呻吟，立即给药。

（3）对症处理：纠正酸中毒和电解质紊乱，纠正循环功能失衡，体液量不宜过多，以免造成肺水肿。

（4）支持治疗：供给所需营养和水分，保持气道通畅。

（5）防治肺部感染：应用抗生素预防和治疗肺部感染。

【护理措施】

（一）基础护理

（1）维持适中环境温度：室内相对湿度保持在 55%~65%，保证患儿的皮肤温度维持在 36~37℃，以降低机体耗氧，减少体内水分丢失。

（2）保证营养及水分的供给：根据患儿的每日所需热卡计算奶量，不能吸乳吞咽者，可用鼻饲法或静脉补充。准确记录患儿 24h 出入量。

（3）做好消毒隔离：保持室内空气清新，严格执行无菌操作，预防感染。

（二）专科护理

1. 维持有效呼吸，保持呼吸道通畅

及时清除口、鼻、咽部分泌物，必要时雾化吸入后吸痰。

（1）根据病情及血气分析采用不同供氧方法和调节氧流量，使 PaO_2 维持在 6.7~9.3kPa

（50~70mmHg），SaO_2 维持在 87%~95%，注意避免氧中毒。

（2）持续气道正压呼吸，能使肺泡在呼气末保持正压，防止肺泡萎陷，并有助于萎陷肺泡重新张开，改善缺氧。

（3）当气道正压呼吸无效，PaO_2 < 6.7 kPa（50mmHg），$PaCO_2$ > 7.9 kPa（60mmHg），或呼吸暂停频发时，可行气管插管并采用间歇正压通气（IPPV）加呼气末正压通气（PEEP）。

2. 遵医嘱气管内滴入表面活性物质

滴药前彻底吸净气道分泌物，药液于患儿吸气时滴入并转动患儿体位，从仰卧位转至右侧位再至左侧位，使药液较均匀进入各肺叶，也可用复苏器加压给氧，以助药液扩散。用药后 4~6h 内禁止气道内吸引。

3. 严密观察患儿病情

用监护仪监测体温、呼吸、心率及心律，监测氧分压等，并随时进行病情评估，分析各种化验检查结果，注意用药后的反应，认真记录病情变化。

（三）健康指导

耐心向患儿家长解答患儿病情，让患儿家长了解该病的危险性、预后、治疗过程，取得其最佳配合。宣传科学育儿知识。

（马秀芝）

第七节　新生儿肺炎的护理

【概述】

新生儿肺炎（neonatal pneumonia）是新生儿时期的常见疾病，分为吸入性肺炎和感染性肺炎两大类，死亡率较高。

一、吸入性肺炎

（一）病因

胎儿在宫内或娩出时吸入羊水致肺部发生炎症，称羊水吸入性肺炎；吸入被胎粪污染的羊水，称胎粪吸入性肺炎；出生后因喂养不当、吞咽功能不全、吮乳后呕吐、食道闭锁和唇裂、腭裂等引起乳汁吸入而致肺炎，称乳汁吸入性肺炎。其中以胎粪吸入性肺炎病死率最高。由于胎儿缺氧，出生后除肺炎外，常伴缺氧缺血性脑病、颅内出血等多系统损伤，故胎粪吸入性肺炎又称作胎粪吸入综合征（meconium aspiration syndrome，MAS），足月儿和过期产儿多见。

当胎儿在宫内或分娩过程中胎头或脐带受压时，可刺激肠道副交感神经引起胎儿排便，尤其缺氧时，其肛门括约肌松弛使胎粪排出，低氧血症又刺激胎儿呼吸中枢诱发胎儿喘息样呼吸，将胎粪吸入鼻咽及气管内，而胎儿娩出后的有效呼吸使呼吸道内的胎粪吸入肺内。气道内的黏稠胎粪造成机械性梗阻，引起肺气肿和肺不张，特别在形成活瓣样栓塞时，气体只能进入，使肺泡内压力逐渐增高，造成气胸和间质性肺气肿，加重通气障碍，产生急性呼吸衰竭。胎粪中的胆汁刺激肺组织可引起化学性炎症反应，产生低氧血症和酸中毒，因此胎粪吸入性肺炎最严重。

（二）临床表现

羊水、胎粪吸入者多有宫内窘迫和/或出生时的窒息史，在复苏或出生后出现呼吸急促（呼吸 > 60 次/min）、呼吸困难、青紫、鼻翼扇动、三凹征、口吐泡沫或从口腔内流出液体，大量羊水吸入性肺炎两肺可闻及干湿性啰音。缺氧严重者可出现神经系统症状，双目凝视、尖叫、惊厥。若并发气胸和纵隔气胸时，出现呼吸衰竭，病情迅速恶化甚至死亡。乳汁吸入性肺炎患儿喂奶时有呛咳，乳汁从口、鼻流出，面色青紫，吸入量过多可窒息。

（三）辅助检查

（1）血气分析：PaO_2 下降，$PaCO_2$ 升高，pH 降低。

（2）胸部 X 线检查：两侧肺纹理增粗伴肺气肿。

（四）治疗原则

尽快清除吸入物，保持患儿呼吸道通畅；给氧，保暖，纠正酸中毒，对症处理；合理使用抗生素。

二、感染性肺炎

（一）病因

细菌、病毒、衣原体等都可引起新生儿感染性肺炎。病原体的侵入可发生在宫内、出生时及出生后。

（1）宫内感染：胎儿在宫内吸入污染的羊水而致病，或胎膜早破时孕母阴道细菌上行导致感染，或母孕期受病毒、细菌等感染，病原体通过胎盘达胎儿血循环至肺部引起感染。

（2）出生时感染：因分娩过程中吸入已污染的产道分泌物或断脐不洁发生血行感染。

（3）出生后感染：由上呼吸道下行感染肺部，或病原体通过血循环直接引起肺感染。

（二）临床表现

宫内感染的患儿出生时常有窒息史，症状出现较早，多于 12~24h 之内发生；产时感染性肺炎会经过一段潜伏期，如细菌感染多在生后 3~5 天发病，Ⅱ型疱疹病毒感染则在新生儿出生后 5~10 天出现症状；产后感染性肺炎则多在新生儿出生后 5~7 天发病。患儿一般症状不典型，主要表现反应差、哭声弱、拒奶、吐奶、口吐白沫、呼吸浅促、发绀、呼吸不规则、体温不稳定，病情严重者出现点头呼吸或呼吸暂停；肺部体征不明显，有的仅表现双肺呼吸音粗。金黄色葡萄球菌肺炎易并发气胸、脓胸、脓气胸等，病情较严重。

（三）辅助检查

（1）血液检查：白细胞总数可正常或减少（病毒感染），也可增高（细菌感染）。

（2）X 线检查：胸片可见肺纹理增粗或出现点状、片状阴影，可融合成片。有肺不张、肺气肿。

（3）病原学检查：取血液、脓液、气管分泌物做细菌培养、病毒分离；免疫学方法监测细菌抗原、血清检测病毒抗体及衣原体特异性 IgM 等有助于诊断。

（四）治疗原则

（1）控制感染，针对病原菌选择合适的抗生素，如肺炎双球菌、B 族 β 溶血性链球菌肺炎选用青霉素；金黄色葡萄球菌肺炎可选用头孢菌素；大肠杆菌肺炎可选用氨苄西林；呼吸道合胞病毒性肺炎可选用利巴韦林（病毒唑）；衣原体肺炎可选用红霉素。

（2）保持呼吸道通畅，注意保暖，合理喂养和氧疗。

【护理措施】

（一）基础护理

（1）环境要求：保持患儿室内空气新鲜，温湿度适宜。

（2）患儿身体护理：维持患儿的体温正常，体温过高时可采取物理或药物降温，体温过低时给予保暖；经常帮助患儿翻身，减少肺部瘀血。

（3）供给足够的能量及水分：少量多次喂奶，细心喂养，喂哺时防止呛咳窒息；重者予以鼻饲或由静脉补充营养物质与液体。

（二）专科护理

1. 保持呼吸道通畅

（1）胎头娩出后及时有效地清除呼吸道分泌物及吸入物。如有分泌物堵塞气道或无呼吸者，立即用喉镜进行气管插管，并通过气道内导管将黏液吸出，再给患儿吸氧或做人工呼吸。

（2）分泌物黏稠者可行超声雾化吸入，稀释痰液，每次不超过 20min，吸入后协助排痰或吸痰。

（3）经常更换体位，拍背、吸痰，吸痰时勿损伤黏膜及引起患儿疲劳。

2. 合理用氧，改善呼吸功能

（1）有低氧血症者，根据病情和血氧监测情况采用鼻导管、面罩、头罩等方法给氧，使其 PaO_2 维持在 7.9~10.6kPa（60~80mmHg），重症并发呼吸衰竭者，给予正压通气。注意用氧的浓度、时间，避免引起氧中毒。

（2）胸部理疗，以促使肺部炎症的吸收。

3. 密切观察患儿病情

观察全身反应、体温、进奶量等情况；观察呼吸困难、缺氧是否改善；观察有无并发症，有无心力衰竭和气胸、纵隔气肿的表现，做好配合抢救的准备。

4. 遵医嘱用药

应用抗生素、抗病毒药物，并密切观察药物的副作用。

（三）健康指导

耐心向家长介绍患儿的病情，让家长了解该病的治疗和护理要点，取得家长的最佳配合。向家长讲解解科学育儿知识。

（马秀芝）

第八节 新生儿黄疸的护理

【概述】

新生儿黄疸（neonatal jaundice）是由于新生儿时期体内胆红素（大多为未结合胆红素）的累积而引起皮肤、巩膜等黄染的现象。可分为生理性黄疸和病理性黄疸。引起黄疸的病因复杂，病情轻重不一，重者可导致胆红素脑病，而引起死亡或严重后遗症。本节主要介绍病理性黄疸。

（一）病因

（1）感染性：①新生儿肝炎：大多由巨细胞病毒、乙型肝炎病毒通过胎盘传给胎儿或胎儿通过产道被感染。②新生儿败血症及其他感染：由于细菌的毒素作用于红细胞，加速红细胞破坏及损伤肝脏细胞所致。

（2）非感染性：新生儿溶血病，因母、子血型不合引起的免疫性溶血；先天性胆道阻塞；母乳性黄疸；遗传性疾病，如红细胞 6- 磷酸葡萄糖脱氢酶缺陷等；药物性黄疸，如维生素 K_3、磺胺等；其他，如缺氧、低血糖、酸中毒等可导致病理性黄疸。

（3）新生儿胆红素代谢特点：①胆红素生成较多：出生后使过多的红细胞破坏；新生儿红细胞寿命比成人短 20~40 天，形成胆红素的周期缩短；旁路胆红素来源多和血红素加氧酶在生后 7 天内含量高，产生胆红素的潜力大。②肝功能不成熟：新生儿肝细胞内 Y、Z 蛋白含量低，对胆红素摄取能力差；肝细胞内尿苷二磷酸葡萄糖醛酸基转移酶含量和活力不足，形成结合胆红素的功能差，以致未结合胆红素潴留在血液中。③肠 – 肝循环增加：刚出生的新生儿肠道内正常菌群尚未建立，不能将进入肠道的胆红素转化为尿胆原、粪胆原，且新生儿肠道内 β – 葡萄糖醛酸苷酶活性较高，能很快将进入肠道内的结合胆红素水解成未结合胆红素和葡萄醛酸，未结合胆红素又被肠壁重吸收经门静脉进入血循环达肝脏。

由于上述原因以及新生儿胆红素代谢特点，新生儿在摄取、结合及排泄胆红素的能力降低，极易出现黄疸，特别是在缺氧、便秘、脱水、酸中毒等情况下黄疸更易加重。

（二）临床表现

（1）黄疸表现特点：黄疸出现早，一般在出生后 24h 内出现；黄疸程度重，血清胆红素超过 205.2~256.5 μ mol/L（12~15mg/dl）；黄疸进展快，血清胆红素每天上升超过 85 μ mol/L（5mg/dl）；黄疸持续不退或退而复现，足月儿 > 2 周，早产儿 > 4 周并进行性加重；血清结合胆红素 > 26 μ mol/L（1.5mg/dl）。

（2）严重表现：当患儿血清胆红素 > 342 μ mol/L（20mg/dl）时，游离的间接胆红素可透过血脑屏障，造成基底核等处的神经细胞损害，出现中枢神经系统症状，发生胆红素脑病。多于胎儿出生后 4~7 天出现症状，临床分四期。①警告期：嗜睡、反应低下、吸吮无力、肌张力减低，偶有尖叫和呕吐，持续 12~24h。②痉挛期：出现双眼凝视、抽搐、角弓反张、呼吸节律不整，此期持续 12~48h。

③恢复期：吃奶及反应好转，抽搐次数减少，角弓反张逐渐消失，肌张力逐渐恢复，此期约持续2周。④后遗症期：出现胆红素脑病四联症，即手足徐动，眼球运动障碍和听觉障碍及牙釉质发育不良。此外，新生儿重症黄疸还可留有脑瘫、智力落后、抽搐、抬头无力和流涎等后遗症。

3. 新生儿病理性黄疸常见疾病的临床特点

（1）新生儿溶血病：新生儿溶血病是指母、婴血型不合，母血中血型抗体通过胎盘进入胎儿血循环，发生同种免疫反应致使胎儿、新生儿红细胞破坏而引起的溶血。ABO系统和Rh系统血型不合引起者最多见。主要表现有：①黄疸：出生后24h内出现黄疸，并进行性加重，血清胆红素浓度迅速增加。②贫血：ABO溶血病贫血较轻，Rh溶血病贫血出现早且重，重度贫血常伴有水肿、皮肤苍白，易发生贫血性心脏病致心力衰竭。③肝、脾大：由于髓外造血引起肝脾代偿性肿大，多见Rh溶血病患儿；④胆红素脑病：见本节临床表现。

（2）母乳性黄疸：由于母乳中β－葡萄糖醛酸苷酶的活性较牛奶明显增高，使肠道中未结合胆红素的产生及吸收增加所致。一般于母乳喂养后4~5天出现黄疸，持续升高，2~3周达高峰，4~12周后降至正常。患儿一般状态良好，停喂母乳1~3天黄疸即下降。

（3）先天性胆道闭锁：胎儿出生后2周出现黄疸并逐渐加重，皮肤呈黄绿色，肝脏进行性增大，质硬、光滑，粪便呈灰白色（陶土色）。以结合性胆红素增加为主，新生儿肝功能异常，多在3~4个月发展为胆汁性肝硬化。

（4）新生儿肝炎：大多因病毒通过胎盘使胎儿感染，或通过产道时被感染。以巨细胞病毒、乙型肝炎病毒最常见。一般于生后2~3周出现黄疸，并逐渐加重，伴厌食、体重不增、大便色浅，尿色深黄，肝脏肿大。以结合胆红素增高为主，伴有肝功能异常。

（5）新生儿败血症及其他感染：由于细菌毒素作用，加快红细胞破坏、损坏肝细胞所致。黄疸于出生后1周内出现，或黄疸退而复现并进行性加重，并伴全身中毒症状，有感染病灶，以脐炎、皮肤脓疱疮引起最多见。早期以未结合胆红素增高为主，或两者均高；晚期则以结合胆红素增高为主。

（三）辅助检查

（1）血常规：红细胞计数、血红蛋白降低，网织红细胞显著增加。

（2）胆红素测定：血清胆红素升高，以未结合胆红素升高为主。

（3）血型测定：母子血型不合。

（4）抗体检查：患儿红细胞直接抗人球蛋白试验阳性；红细胞抗体稀释试验阳性；血清游离抗体（抗A或抗B IgG）阳性。

（四）治疗原则

（1）病因治疗：积极治疗原发疾病。

（2）降低血清胆红素：尽早喂养，诱导建立肠道正常菌群，减少肠肝循环，保持大便通畅，减少肠壁对胆红素的吸收。必要时采用蓝光疗法。

（3）保护肝脏：预防和控制病毒、细菌感染，避免使用对肝细胞有损害作用的药物。

（4）降低游离胆红素：根据病情，适当输入人体血浆和白蛋白，可降低游离胆红素。

（5）纠正缺氧、酸中毒、电解质紊乱，维持酸碱平衡。

【护理措施】

（一）基础护理

保持室内安静，减少不必要刺激，护理操作集中进行。

（1）保暖：置患儿于温度适中的环境中，维持体温稳定，因低体温影响胆红素与白蛋白的结合，可使血清间接胆红素水平升高。

（2）尽早喂养：耐心喂养患儿，可刺激其肠道蠕动，促使胎便排出，有利于肠道建立正常菌群，减少肠肝循环。

（4）皮肤护理：观察皮肤有无破损及感染灶，脐部如有脓性分泌物，可用3%双氧水清洗局部后，涂以2%碘酊，保持患儿脐部清洁、干燥。

（二）专科护理

（1）密切观察患儿病情，预防胆红素脑病：观察患儿皮肤、巩膜的色泽变化和神经系统的表现，根据患儿皮肤黄染的部位和范围，估计血清胆红素增高的程度，判断进展情况。观察患儿体温、脉搏、呼吸及有无出血倾向，患儿哭声、吸吮力、肌张力变化、精神反应等，有无抽搐，判断有无胆红素脑病。观察患儿大小便次数、量及性质，如有胎粪延迟排出，应给予灌肠处理。观察患儿贫血进展情况，严密监测溶血性贫血患儿的实验室检查结果。观察患儿呼吸、心率、尿量的变化及水肿、肝脾大等情况，判断有无心力衰竭。

（2）光照疗法和换血疗法：光照疗法及换血疗法护理。

（3）给予白蛋白和肝酶诱导剂治疗，纠正酸中毒，以利于胆红素与白蛋白结合。有心衰时给予利尿剂和洋地黄类药物，注意用药后反应。切忌快速输入高渗性药物，以免胆红素通过血脑屏障进入脑组织。

（三）健康指导

讲解新生儿黄疸病因及临床表现，使家长了解疾病的转归，取得家长的配合。

既往有新生儿溶血症、流产或死胎的孕妇，应向其宣传产前检查和胎儿宫内治疗的重要性，防止新生儿出生时溶血症的发生。对可能留有后遗症的患儿，指导家长帮助患儿早期进行功能锻炼，做康复治疗。母乳性黄疸的患儿，母乳喂养可暂停1~4天或改为隔次母乳喂养，黄疸消退后再恢复母乳喂养。

（马秀芝）

第九节　新生儿败血症的护理

【概述】

新生儿败血症（neonatal septicemia）是指新生儿期病原体侵入血循环并在血液中生长繁殖、产生毒素而造成的全身感染。其发病率及病死率较高，早产儿多见。

（一）病因

新生儿免疫系统功能不完善，皮肤黏膜屏障功能差，血液中补体少，白细胞在应激状态下杀菌力下降，T 细胞对特异性抗原反应差，细菌侵入易导致全身感染。病原菌以金黄色葡萄球菌、大肠杆菌为主。近年来，因各种导管、气管插管技术的广泛应用，及极低体重儿的存活率提高，表皮葡萄球菌、肺炎克雷白杆菌、铜绿假单胞菌等条件致病菌败血症有增多趋势。新生儿败血症感染的途径可发生于产前、产时或产后。产前孕妇有明显感染史，尤其是羊膜腔感染更易引起发病；产时感染与胎儿通过产道时被细菌感染有关，如产程延长、胎膜早破及助产过程消毒不严格等；产后感染往往与细菌经脐部、皮肤黏膜损伤处及呼吸道、消化道等部位的侵入有关。此外，近年来医源性感染有增多趋势。

（二）临床表现

产前、产时感染一般在新生儿出生后 3 天内出现症状，产后感染一般在出生 3 天后出现症状。临床表现无特异性，早期表现为患儿精神不振、哭声弱、体温异常等，后发展为精神萎靡、嗜睡、拒乳、不哭、不动，未成熟儿则表现为体温不升，黄疸常迅速加重、持续不退或退而复现，严重者有胆红素脑病的表现。少数严重者很快发展为循环衰竭、呼吸衰竭、弥散性血管内凝血、中毒性肠麻痹、酸碱平衡紊乱等。

（三）辅助检查

（1）血常规：白细胞总数升高，有中毒颗粒和核左移，中性粒细胞增高。

（2）病原学检查：血培养应在抗生素使用前进行，抽血时严格消毒，阳性有诊断意义；可酌情进行胃液、脐部、咽部、外耳道分泌物等涂片和培养，对本病诊断有参考意义。

（四）治疗原则

（1）合理使用抗生素：早期、联合、足量、静脉应用抗生素，血培养阳性者疗程至少 10~14 天，有并发症者应治疗 3 周以上，选用药物敏感的抗生素。

（2）支持、对症治疗：注意患儿的保暖，保证患儿的能量和液体供给；清除感染灶；缺氧时用氧；纠正酸中毒及电解质紊乱；必要时可静脉输注新鲜血浆或全血、粒细胞、血小板及免疫球蛋白。

【护理措施】

（一）基础护理

（1）保护性隔离，避免交叉感染。

（2）保证营养供给，鼓励母乳喂养，喂养时要细心，少量、多次给予哺乳，保证患儿机体的需要。吸吮及吞咽能力差者，可予鼻饲喂养；病情危重者按医嘱静脉补充能量和水；每天测体重 1 次，以评估疗效和判断营养状况。

（二）专科护理

（1）维持患儿体温稳定，当体温过高时，可采取物理方法降低体温，多喂水，新生儿不宜用药物、酒精擦浴、冷盐水灌肠等刺激性强的降温方法，否则易出现体温不升。降温后，30min 复测体温并记录。体温不升时，及时给予保暖。

（2）遵医嘱给予抗生素，注意药物稀释浓度及药物的毒副作用。

（3）清除局部感染灶，如脐炎、鹅口疮、脓疱疮、皮肤破损等，防止感染继续蔓延扩散。

（4）严密观察患儿病情变化，定时监测体温、脉搏、呼吸、血压的变化，如出现面色发灰、哭声低弱、尖叫、呕吐频繁等症状时，提示有脑膜炎的可能，及时与医生取得联系，并做好抢救准备。

（三）健康指导

做好家长的心理护理，减轻家长的恐惧及焦虑，树立对患儿康复的信心。

讲解与败血症发生有关的护理知识及抗生素治疗过程较长的原因，取得家长合作。向家长介绍预防新生儿感染的方法及科学育儿知识，指导家长正确喂养和护理。当患儿发生局部感染时，应及时彻底治疗，以防感染扩散引起败血症。

（马秀芝）

第十节　新生儿破伤风的护理

【概述】

新生儿破伤风（neonatal tetanus）是指破伤风杆菌侵入新生儿脐部引起的急性感染性疾病，常于生后 7 天左右起病，临床症状以全身骨骼肌强直性痉挛和牙关紧闭为特征，俗称“脐风”、“七日风”、“锁口风”。由于无菌接生技术的推广和医护质量提高，其发病率和死亡率明显下降。

（一）病因

破伤风芽孢梭状杆菌为革兰阳性厌氧菌，广泛存在于自然界中，其芽孢抵抗力极强，能耐煮沸 1h，干热 150℃ 1h。在接生时，用未消毒的剪刀、敷料等，使破伤风梭状杆菌侵入新生儿脐部，缺氧环境有利于该菌繁殖，并产生破伤风痉挛毒素，导致新生儿全身肌肉痉挛。由于破伤风梭杆菌最先侵犯三叉神经，早期表现为牙关紧闭、苦笑面容。此毒素也可兴奋交感神经，导致新生儿心动过速、高血压、多汗等。

（二）临床表现

潜伏期 3~14 天，多为 4~8 天，发病越早，发作期越短，预后越差。起病初期，患儿哭闹不安，咀嚼肌受累，张口及吸吮困难，随后牙关紧闭，面肌痉挛，出现苦笑面容。继而双拳紧握、上肢过度屈曲、下肢伸直，呈角弓反张。强直性痉挛阵阵发作，间歇期虽痉挛停止，但肌强直继续存在，轻微刺激均可引起痉挛发作。咽肌痉挛使唾液充满口腔，呼吸肌、喉肌痉挛引起呼吸困难、青紫、窒息。膀胱和直肠括约肌痉挛，导致尿潴留和便秘。患儿早期一般不发热，以后可因肌肉痉挛或肺部继发感染导致发热。

（三）辅助检查

早期无明显抽搐时，用压舌板轻压舌根立即引起牙关紧闭，有助诊断。本病症状典型，一般无须做细菌学诊断。

（四）治疗原则

（1）中和毒素：肌内注射或静脉滴注破伤风抗毒素（TAT）和肌内注射破伤风免疫球蛋白（TIG），可中和游离的破伤风毒素。

（2）控制痉挛：首选地西泮（安定），也可用苯巴比妥钠、10% 水合氯醛等，可采用交替、联合用药。

（3）控制感染：选用能杀灭破伤风杆菌有效药物，如青霉素、头孢菌素，甲硝唑等。

（4）保证营养：根据病情选择适宜的营养供给方式，如鼻饲，静脉给予。

（5）对症治疗：处理患儿脐部、给氧等。

【护理措施】

（一）基础护理

（1）置于单间病房：专人看护，要求房间避光、隔音，保持室内绝对安静、空气新鲜、温湿度适宜、光线稍暗，避免任何声、光等不良刺激。各种治疗及护理应在镇静剂发挥最大作用时集中治疗，操作时动作要轻、快，静脉输液时应用留置针，减少刺激。

（2）保证营养：患儿早期吞咽功能障碍，牙关紧闭、喂养困难，应予静脉营养以保证热能供给。痉挛减轻后可用鼻饲，喂后侧卧位，病情好转后可经口喂养。训练患儿吸吮及吞咽功能，根据患儿胃的耐受情况，逐渐增加喂养量。

（3）口腔护理：患儿禁食或鼻饲管喂养期间，口唇常干裂易破，可涂无菌液状石蜡等保持湿润，做好口腔清洁。

（4）皮肤护理：由于患儿处于骨骼肌痉挛状态，易发热、出汗，适当打开包被降温，及时擦干汗渍，保持患儿皮肤清洁干燥。定期给患儿翻身，预防褥疮及坠积性肺炎。

（5）预防受伤：剪短患儿指甲，戴并指手套，在手掌中可放一只软布卷保护其手掌心不被损伤，床栏周围放置软垫，患儿抽搐发作期间切勿用力按压。

（二）专科护理

密切观察患儿病情，加强监测，详细记录病情变化，尤其注意患儿抽搐的发生时间、强度、持续时间和间隔时间，患儿抽搐发生时的面色、心率、呼吸及血氧饱和度改变。发现异常，应立即通知医生并做好抢救准备工作。

1. 缓解痉挛，预防窒息

（1）遵医嘱用药：注射破伤风抗毒素，用前作皮肤试验。静脉给予地西泮、苯巴比妥等药物，严禁药液外渗，以免造成局部组织坏死。联合或交替使用止痉药物，需密切观察毒副作用，如蓄积过量可引起呼吸停止。

（2）保持呼吸道通畅：发作频繁，有缺氧、发绀表现时，应选用头罩间歇给氧，避免鼻导管给氧，以减少刺激。当病情好转，缺氧缓解应及时停止用氧，以防引起氧中毒。备好急救药品和器械，做好气管插管或切开气管的准备。

2. 脐部护理

处理脐部，用消毒剪刀剪去残留脐带的远端并重新结扎，近端用 3% 双氧水清洗局部后，涂以

2% 碘酊。保持脐部清洁、干燥。脐部严重感染或脐周脓肿应清创引流。接触伤口的敷料应做焚烧处理。

（三）健康指导

向家长解说患儿的病情，介绍该病的发生原因、治疗及预后，消除恐惧心理。指导家长做好脐部护理，讲授有关育儿知识，按时进行预防接种。积极推广无菌接生法。

（马秀芝）

第十一节　新生儿寒冷损伤综合征的护理

【概述】

新生儿寒冷损伤综合征（neonatal cold injure syndrome）简称“新生儿冷伤”，主要是新生儿在受寒的情况下引起的低体温和多器官功能的损伤，严重者可引起皮肤和皮下脂肪变硬与水肿，因此亦称新生儿硬肿症。

（一）病因

寒冷、早产、感染以及窒息是新生儿寒冷损伤综合征主要发病因素。

新生儿由于体温调节中枢不成熟，体表面积相对较大，血管丰富，皮下脂肪层薄，易散热；早产儿脂肪储存不足，缺氧、酸中毒及感染时产热不足，寒冷时缺乏寒战反应，容易出现低体温；皮下脂肪组织中饱和脂肪酸含量大，熔点高，体温降低时易凝固。低体温和皮肤硬肿，可使局部血液循环瘀滞，引起组织缺氧、代谢性酸中毒，导致皮肤毛细血管壁通透性增加，出现水肿。严重者可引起弥散性血管内凝血和多器官功能损伤。

（二）临床表现

（1）一般表现：新生儿反应低下、吮乳差或拒乳、哭声低弱或不哭，也可出现呼吸暂停等。

（2）低体温：新生儿体温常低于 35℃，重症者体温 < 30℃，可出现四肢或全身冰冷。低体温时常伴有心率减慢。

（3）皮肤硬肿：患儿皮肤紧贴皮下组织，不能移动，按之有橡皮样触感，呈暗红色或青紫色。伴水肿者有指压凹陷。硬肿常呈对称性，发生顺序为：小腿→大腿外侧→下肢→臀部→面颊→上肢→全身。硬肿面积的计算方法：头颈部 20%，双上肢 18%，前胸及腹部 14%，背及腰骶部 14%，臀部 8%，双下肢 26%。

（4）多器官功能损害：重症患儿可出现休克、弥散性血管内凝血、急性肾衰竭和肺出血等多脏器衰竭。

临床依据体温及皮肤硬肿范围分为：①轻度：体温≥ 35℃，皮肤硬肿范围＜ 20%。②中度：体温 < 35℃，皮肤硬肿范围 20%~50%。③重度：体温 <30℃，皮肤硬肿范围超过 50%，常伴有器官功能障碍。

（三）辅助检查

（1）血常规检查：白细胞总数一般无明显变化，合并感染者白细胞总数及中性粒细胞升高。

（2）其他检查：依据病情选择动脉血气分析，查血电解质、血尿素氮、血糖、肌酐等。

（3）凝血性质检测：血小板计数、凝血时间及纤维蛋白原测定，确定有无弥散性血管内凝血。

（4）心电图检查：显示心肌损害、心动过缓、低电压、心律不齐等。

（5）X 胸片检查：了解肺部炎症、水肿或出血改变。

（四）治疗原则

（1）复温：根据患儿体温下降程度，制定不同的复温方法，复温的原则是逐步复温，循序渐进。

（2）支持疗法：补充足够热量，依据病情选择经口或静脉给予营养物质，必要时可间歇性输血或血浆。

（3）纠正器官功能紊乱：及时处理肺出血、微循环障碍、肾衰竭及弥散性血管内凝血。

（4）合理用药：有感染者根据血培养和药敏结果选用抗生素及对症处理。

【护理措施】

（一）基础护理

（1）喂养及输液：合理喂养，根据患儿的吸吮、吞咽、消化能力，选择适宜的营养供给方式，保证能量和水分的供给。有明显心、肾功能损害的患儿，应严格控制输液量及输液速度，供给的能量和液体需加温至 35℃左右。

（2）预防感染：实行保护性隔离；做好病室、暖箱内的清洁消毒；加强皮肤护理，经常更换体位，尽量避免肌内注射；严格遵守无菌操作，避免医源性感染。

（二）专科护理

1. 复温

（1）轻度患儿护理：对于肛温 >30℃，腋温 – 肛温差 (TA–R) 为正值的轻、中度硬肿的患儿，可通过减少散热复温，将患儿置于适中温度的暖箱中；早产儿可放入 30℃暖箱中，根据体温恢复的情况逐渐调整到 30~34℃的范围内，每小时监测肛温 1 次，使患儿 6~12h 恢复正常体温。无条件者用温暖的襁褓包裹，置于 25~26℃室温环境中，并用热水袋保暖，也可用母亲怀抱、电热毯等保暖复温，防止烫伤。

（2）重度患儿护理：如患儿体温 <30℃，腋温 – 肛温差为负值的重度患儿，先将患儿置于比体温高 1~2℃的暖箱中，并逐步提高暖箱的温度，每小时升高 0.5~ 1 ℃，最高不超过 34℃，同时监测肛温、腋温，使患儿体温 12~24h 恢复正常。患儿体温恢复正常后，将患儿放置于预热到适中温度的暖箱中。

2. 观察患儿病情

（1）监测体温：复温过程用低温计测肛温，同时测腋温，计算腋温 – 肛温差值，便于估计病情进展和程度，作为调节暖箱温度的依据。

（2）身体状况观察：观察患儿的心率和呼吸，注意患儿的一般状态、反应、哭声、吸吮力、尿量等，详细记录病情变化。

（3）环境监测：观察暖箱及室内温度、湿度的变化并及时调整。如发现病情突变及时与医生取得联系。

3. 预防多器官功能损害

遵医嘱正确用药，并观察疗效与毒副作用。注意观察患儿有无出血倾向及肺出血表现，详细记录，并备好抢救药品和设备。

（三）健康指导

耐心向家长解答患儿病情，介绍有关寒冷损伤综合征的病因、治疗和护理知识；指导母乳喂养，避免因患儿住院而造成断奶；介绍相关保暖、喂养、预防感染、加强护理、预防接种等育儿知识。

（马秀芝）

第十二节 新生儿糖代谢紊乱的护理

一、新生儿低血糖症的护理

【概述】

新生儿低血糖症（neonatal hypoglycemia）是指足月儿出生3天内全血血糖 <1.67mmol/L（30mg/dl），3天后 <2.2mmol/L（40mm/dl）；低体重儿出生3天内 <1.1mmol/L（20mg/dl），1周后 <2.2mmol/L（40mg/dl）为低血糖；全血血糖2.2mmol/L（40mg/dl）可诊断为新生儿低血糖症。

（一）病因

（1）葡萄糖产生过少和需要量增加：多见于早产儿、小于胎龄儿，主要与肝糖原、脂肪、蛋白贮存不足和糖原异生功能低下有关。败血症、寒冷损伤、先天性心脏病患儿，由于热能摄入不足，代谢率高，而糖的需要量大，糖原异生作用低下所致。先天性内分泌和代谢缺陷病常出现持续而顽固的低血糖。

（2）葡萄糖消耗增加：多见于糖尿病母亲的婴儿、Beckwith 综合征、婴儿胰岛细胞增生症、Rh 溶血病及窒息缺氧等，均由高胰岛素血症所致。

（二）临床表现

无特异性症状，表现为反应差、嗜睡、喂养困难、哭声异常、肌张力低、易激惹、惊厥、呼吸暂停等。经补充葡萄糖后症状消失、血糖恢复正常。低血糖多暂时性，如反复发作需考虑先天性内分泌疾病和代谢缺陷。

（三）辅助检查

（1）血糖测定：常用微量纸片法测定血糖，异常者采用静脉血测定血糖以明确诊断。

（2）血糖监测：有可能发生或已发生低血糖的新生儿，应定时进行血糖监测。

（3）其他检查：持续顽固性低血糖者，应进一步作胰岛素、胰高糖素、T_4、TSH、生长激素及皮质醇等检查，以明确是否患有先天性内分泌疾病或代谢缺陷病。

（四）治疗原则

（1）葡萄糖摄入：无症状低血糖可给予进食葡萄糖，若无效，可静脉输注葡萄糖；有症状的患儿应静脉输注葡萄糖。

（2）辅助药物治疗：持续或反复低血糖者除静脉输注葡萄糖外，结合病情可加用氢化可的松静脉点滴、胰高血糖素肌内注射或泼尼松口服，积极治疗原发病。

【护理措施】

（一）基础护理

新生儿糖代谢紊乱的基础护理同新生儿护理。

（二）专科护理

（1）保证能量供给：出生后能吸吮的患儿提倡尽早喂养，根据病情给予10%葡萄糖或母乳喂养；早产儿或窒息儿可建立静脉通路，保证葡萄糖输入；定期监测血糖，及时调整输入量及速度，防止治疗过程中发生医源性高血糖症。

（2）密切观察患儿病情：观察患儿生命体征；观察患儿反应、肌张力等；观察有无震颤、多汗、呼吸暂停等，并与静脉滴注葡萄糖后的状况作比较。对呼吸暂停者，给予托背、弹足底等处理，有缺氧时，及时、合理给氧。

（三）健康指导

向家长解答病情，介绍该病的相关知识。介绍新生儿护理、喂养、预防接种等科学育儿知识。

二、新生儿高血糖症的护理

【概述】

新生儿高血糖症（neonatal hyperglycemia）是指新生儿全血血糖＞7.0mmol/L (125mg/dl)。

（一）病因

（1）医源性高血糖：早产儿和极低体重儿中的发生率高，由输注葡萄糖浓度过高、速率过快或机体不能耐受所致。

（2）抑制糖原合成：呼吸暂停使用氨茶碱治疗时，能激活肝糖原分解，抑制糖原合成所致。

（3）疾病影响：窒息、感染、寒冷等应急状态下，可能与肾上腺能受体兴奋，儿茶酚胺和胰高糖素释放增加或胰岛反应差有关。

（4）真性糖尿病：新生儿期少见。

（二）临床表现

轻者可无症状，血糖显著增高的患儿表现为口渴、烦躁、多汗、体重下降、惊厥等症状。

（三）辅助检查

血糖测定：全血血糖＞7.0mmol/L（125mg/dl）。

（四）治疗原则

（1）葡萄糖应用：减少葡萄糖用量和减慢葡萄糖溶液的输注速度。

（2）辅助治疗：治疗原发病，纠正脱水及电解质紊乱。血糖不能控制者可考虑在血糖监测下输注胰岛素。

【护理措施】

（一）基础护理

新生儿糖代谢紊乱的基础护理同新生儿护理，还应注意患儿的臀部护理，勤换尿布，保持其会阴部清洁干燥。

（二）专科护理

（1）葡萄糖供给：严格控制输注葡萄糖的量及速度，监测血糖变化。

（2）观察病情：观察生命体征、体重和尿量变化，注意患儿有无口渴表现。

（3）补充电解质：正确执行医嘱，及时补充电解质溶液，纠正电解质紊乱。

（三）健康指导

新生儿糖代谢紊乱的健康指导同新生儿低血糖症。

（马秀芝）

第十三节　新生儿低钙血症的护理

【概述】

新生儿正常情况下，血液中总钙为2.5mmol/L（10mg/dl），游离钙为1.5 mmol/L（6mg/dl）。当血液中总钙低于1.75mmol/L（7.0mg/dl）或游离钙低于0.9 mmol/L（3.5mg/dl）时称低钙血症（hypocalcemia）。

（一）病因

（1）早期低血钙：早期低血钙发生于新生儿出生后48h内，多见于早产儿、各种难产儿及颅内出血、败血症、窒息、低血糖等新生儿，或母亲有糖尿病、妊娠高血压综合征及甲状旁腺机能亢进等情况的新生儿。由于胎儿钙贮备不足，或甲状旁腺功能受抑制，或降钙素增多引起。

（2）晚期低血钙：晚期低血钙发生在出生48h后，多为足月、人工喂养小儿，选用牛奶、代乳品及谷类食物哺喂者，因含磷高，不利于钙的吸收。

（3）其他低血钙：新生儿低钙血症还有其他类型，多见于维生素D缺乏或先天性甲状旁腺功能低下的婴儿。

（二）临床表现

新生儿低钙血症的症状轻重不一，与血钙浓度不一定相一致。其主要症状为患儿的神经、肌肉兴奋性增高，表现为惊跳，手足搐搦，局部、半身或全身惊厥。抽搐发作时可有不同程度的呼吸改变、屏气、发绀、心率加快、呕吐、便血等胃肠道症状，少数症状严重的患儿可出现呼吸暂停、喉痉挛窒息。惊厥发作间歇患儿神志清醒，一般情况良好。

（三）辅助检查

（1）常规检查血钙、血磷：血钙低；血磷早期可正常或增高，晚期血磷增高。

（2）其他检查：尿钙、脑电图、心电图检查有助于诊断。

（四）治疗原则

（1）葡萄糖酸钙：静脉补充10%葡萄糖酸钙，必要时6~8h后再静脉推注或静脉滴注1次，症状控制后改为口服葡萄糖酸钙。

（2）高血磷治疗：对血磷持续较高者可口服10%氢氧化铝3~6ml/次，并同服钙剂，以阻断肠道吸收磷，提高血钙水平。

甲状旁腺功能不全者除补充钙剂外，同时补充维生素D，并根据血钙、尿钙水平调整剂量。

【护理措施】

（一）基础护理

新生儿低钙血症的基础护理同新生儿护理常规。鼓励母乳喂养，不能母乳喂养者应选择配方奶喂养。

（二）专科护理

（1）正确用药：10%葡萄糖酸钙静脉推注或静脉滴注时均要用5%~10%葡萄糖稀释至少1倍，稀释后药液推注速度≤1ml/min，并有专人监护心率，以免注入过快引起循环衰竭或呕吐等反应，当患儿心率低于80次/min时，立即停用。

（2）给药注意：静脉给药时注意防止药液外渗，以免引起局部组织坏死。一旦发现药液外渗，应立即停止注射，局部用25%~50%硫酸镁局部湿敷。口服葡萄糖酸钙时，应在两次喂奶间给药，禁忌与牛奶搅拌同服，以免影响钙的吸收。

加强巡视，备好吸引器、氧气、气管插管、气管切开等急救用物，一旦发生喉痉挛等紧急情况，即刻进行抢救处理。

（三）健康指导

向家长解释患儿病情，介绍该病的相关知识。向家长介绍科学育儿知识，提倡母乳喂养，不能母乳喂养者，可选择配方乳。正确指导服用钙剂和维生素D的方法。

（马秀芝）

第七章

营养障碍疾病患儿的护理

第一节　蛋白质-热能营养障碍患儿的护理

【概述】

蛋白质－热能营养障碍是指缺乏能量和（或）蛋白质引起的一种营养缺乏症，多见3岁的婴幼儿，常伴有各个器官不同程度的功能紊乱。临床常见三种类型：以能量供应不足为主的消瘦型，以蛋白质供应不足为主的水肿型，和介于两者之间的消瘦型－水肿型。

（一）病因

（1）长期摄入不足：喂养不当是导致婴儿营养不良的主要原因，如母乳不足，长期以米粥、米粉、奶糕等淀粉类食品喂养或不良饮食习惯等，使患儿体内蛋白质代谢处于负平衡，易发生低蛋白水肿。

（2）消化吸收障碍：消化系统结构或功能的异常，如唇裂、腭裂、幽门梗阻、迁延性腹泻、过敏性肠炎、吸收不良综合征等，使体内糖原储存不足出现血糖偏低。

（3）需要量增多：急性、慢性传染病，如患麻疹、伤寒，肝炎及结核后的恢复期，双胞胎早产，生长发育快速期等，因营养需要量增多而造成相对不足。

（4）消耗量过大：糖尿病、大量蛋白尿、发热性疾病、甲状腺功能亢进、恶性肿瘤等，均可使蛋白质消耗或丢失增多。

（二）临床表现

（1）早期：体重不增是最早出现的症状，随即体重下降，久病患儿身高亦低于正常儿童。患儿皮下脂肪逐渐减少以至消失，首先累及腹部，其次胸部、臀部、四肢、面颊。

（2）进展期：随疾病的进展，患儿皮下脂肪变薄，逐渐干燥。进而患儿体重进一步下降，皮下脂肪进一步变薄，皮肤干燥、无弹性，肌肉松弛，身高停止增长。

（3）晚期：病情继续恶化时，患儿同时出现精神反应差，体重偏低，脉细无力，智力、体力落后，消化及吸收功能差，出现消化道症状，腹泻与便秘交替；部分患儿出现水肿，甚至引起胸腔和腹腔积液；头发干枯，指甲变薄；血液循环不良，血压低，心率慢，心电图呈低电压。

（三）辅助检查

（1）血浆蛋白检查：血浆蛋白质具有早期诊断价值。血浆蛋白包括黄醇结合蛋白、前白蛋白、甲状腺结合前白蛋白和转铁蛋白。

（2）胰岛素生长因子检查：胰岛素生长因子Ⅰ是诊断蛋白质营养不良的较好指标。

（3）酶检查：血清淀粉酶、脂肪酶、胆碱酯酶、转氨酶、碱性磷酸酶、胰酶等获利均下降。血浆胆固醇、各种电解质及微量元素浓度有下降趋势。

（四）治疗原则

（1）祛除病因：治疗原发病，纠正消化畸形，控制感染性疾病，根治消化性疾病等。

（2）调整饮食：蛋白质－热能营养障碍的患儿消化道已适应低营养的摄入，一旦摄入过多会出现消化不良、腹泻。根据患儿实际消化能力和病情逐渐增加，并按体重计算热量，可给予豆浆、豆类、肝泥、肉末、鱼粉等高蛋白食物，也可给氨基酸混合液或要素饮食，从少量开始，逐步增加供给量。

（3）促进消化：①药物：补充B族维生素和胃蛋白酶、胰酶等以助消化；肌内注射苯丙酸诺龙，促进蛋白质合成，增进食欲；皮下注射胰岛素可降低血糖，增加饥饿感，但要在注射前口服葡萄糖以防发生低血糖；服锌剂可提高味觉敏感度和增加食欲。②中医治疗：参苓白术散能调整脾胃功能。

（4）并发症治疗：患儿会产生尿路感染、中耳炎、肺炎等并发症，应给予足量、足疗程杀菌型抗生素治疗。

病情严重伴明显低蛋白血症或严重贫血的患儿，可输血浆或全血，也可静脉滴注高能量脂肪乳、多种氨基酸、葡萄糖等。

【护理措施】

（一）基础护理

（1）室内环境：空气新鲜，温、湿度适度。

（2）实施保护性隔离：与感染性疾病分开居住，避免交叉感染。

（3）皮肤护理：根据患儿的病情与自理程度，帮助与指导家长给患儿实施全身清洁护理。

（4）口腔护理：定时用生理盐水漱口或擦拭，必要时局部涂抹药物。

（二）专科护理

（1）评估：患儿的健康史及现病史；既往营养史及现饮食营养结构；全身发育情况，特别注意体重、皮下脂肪和皮肤黏膜的评估；有无消化道、循环系统等症状；患儿父母亲的文化程度及认知能力等。

（2）遵医嘱完成治疗，制订护理计划：让家长参与患儿的治疗计划与过程，如饮食的调整，观察调整效果，每周测体重、量身高、测量皮下脂肪的厚度等。

（3）协助患儿肢体锻炼：做好恢复期患儿的四肢保健操，逐渐增加活动量。

（4）并发症护理：①维生素A缺乏引起的眼干燥症：局部可用生理盐水湿润角膜及涂抗生素眼膏。②防止低血糖：夜间及清晨易发生自发性低血糖，密切观察低血糖的症状，一旦出现其症状，立即与医生共同进行抢救。③出现尿路感染、中耳炎、肺炎等并发症：定时测量患儿生命体征及观察病情，按时准确实施治疗和对症护理。

（三）健康指导

根据患儿家长的文化程度及理解能力，选择适当的方法讲解营养不良的原因，相关喂养知识，合理调整饮食与制作方法，以保证患儿摄入足够的营养素。

合理安排患儿的生活，坚持户外活动，纠正不良饮食习惯。指导患儿家长监测患儿病情，告知家长定期测量患儿体重和如何监测患儿的生长发育情况。指导患儿家长加强患儿的体格锻炼，增强其体质，预防各种感染疾病。

（陈燕芬）

第二节　维生素营养障碍患儿的护理

一、维生素 D 缺乏病患儿的护理

【概述】

维生素 D 缺乏病是婴幼儿期较常见的全身性疾病、慢性、营养性疾病，以钙、磷代谢障碍和骨样组织钙化障碍为特征，严重者产生骨骼畸形，而且还可引起机体免疫功能下降，导致反复呼吸道感染和腹泻。本病主要见于 3 岁以下的婴幼儿。

（一）病因

1. 病因

（1）日光照射不足：户外活动少，皮肤接受紫外线照射不足，内源性维生素 D 由皮肤产生不足。

（2）维生素摄入量不足：天然食物中维生素 D 含量很少，不能满足婴幼儿维生素的生理需要，应及时添加鱼肝油、蛋黄、肝泥等。

（3）食物中钙、磷比例不当：人乳中钙磷比例（2∶1）适宜婴幼儿的生理需求，且钙的吸收率比较高；牛奶中钙磷比例（1.2 ∶ 1）不适合婴幼儿的生理需求，且钙吸收率低。故牛奶喂养比人乳喂养婴儿易患维生素 D 缺乏病。

（4）生长发育速度快：婴儿生长速度快，尤其是双胎、早产儿生长速度更快，极易发生维生素 D 缺乏病。

（5）药物和疾病的影响：胃肠道或肝胆疾病影响维生素 D 和钙磷吸收；长期使用惊厥药物可干扰维生素 D 的代谢；肝、肾疾病可影响维生素 D 的羟化作用；服用糖皮质激素可拮抗维生素 D 对钙的转运调节。

2. 发病机制

维生素 D 缺乏时，肠道吸收钙、磷减少，血钙降低刺激甲状腺激素增加，使旧骨脱钙增加，促进骨质吸收和骨盐溶解。其结果使血钙正常或偏低，血磷降低，钙磷乘积下降，骨样组织钙化受阻，产生一系列临床骨骼症状和血生化改变。

（二）临床表现

（1）初期：出生后3个月起病，主要表现为非特异性神经精神症状，如婴幼儿多汗、夜惊、易激惹、烦躁不安，可见枕秃。

（2）进展期：进展期以骨骼改变和运动发育迟缓为主。①骨骼改变：头部骨骼可出现颅骨软化、方颅骨甚至鞍状或十字状颅形；出牙延迟，牙釉质缺乏并易患龋齿；前囟闭合晚；胸部骨骼出现肋骨串珠、肋膈沟、鸡胸或漏斗胸；四肢骨骼表现手足镯下肢形成“0”或“X”形腿；此外可见脊柱后突或侧弯畸形。②运动功能发育迟缓：患儿全身肌肉松弛，肌张力低下，韧带松弛，表现为头颈软弱无力，坐、立、行均迟于正常婴儿，腹部膨隆，如蛙形腹。③恢复期：经治疗后，血钙、磷恢复最快。临床症状减轻或消失，肌张力恢复。④后遗症期：多见于3岁以上幼儿，临床症状消失，只留下不同程度的骨骼畸形。

（三）辅助检查

辅助检查主要为血液和X线检查为主。

（1）初期辅助检查：①X线检查：无明显骨骼改变，X线检查可正常或钙化带少、模糊。②血液化验：血清25-（OH）D_3下降，PTH升高，血钙下降，血磷降低，碱性磷酸酶正常或增高。

（2）进展期检查：①X线检查：X线检查长骨钙化带消失，干骺端呈毛刷样、杯口样改变，骨骺软骨带增宽（> 2mm），骨密度减低，可有骨干弯曲畸形或青枝骨折。②血液化验：血清钙稍低，血磷明显降低，碱性磷酸酶增高。

（3）恢复期检查：①X线检查：治疗2~3周后骨骺X线改变有所改善，出现不规则的钙化线，骨骺软骨带<2mm，逐渐恢复正常。②血液化验：血清钙、磷逐步恢复正常，碱性磷酸酶开始下降，1~2个月降至正常。

（4）后遗症期检查：X线检查骨骼干骺端病变消失，血生化正常。

（四）治疗原则

治疗目的在于控制病情活动，防止骨骼畸形。故应早期发现，早期治疗。

进展期口服维生素D制剂。恢复期在夏季时应多晒太阳，冬季可给予维生素D预防量口服，以防复发。骨骼畸形者可采用主动或被动运动矫正，严重骨骼畸形者需手术治疗。

【护理措施】

（一）基础护理

（1）室内环境：冷暖适宜，室内温度保持在24~26℃，阳光充足。

（2）皮肤护理：保持患儿皮肤清洁，夏季气温太高，避免太阳直晒皮肤，尽量在阴凉处多暴露皮肤。

（3）安全护理：由于此病引起骨骼及神经发育迟缓，患儿需专人看护，避免摔伤或坠床。

（4）饮食护理：指导家长给予患儿含维生素D及矿物质食物，如母乳、肝、蛋、蘑菇等，同时注意合理搭配食物中钙、磷比例。

（二）专科护理

（1）调查内容：评估患儿既往食谱，目前饮食状况，全身营养状况，生长发育状况；了解患儿的血化验及骨骼X线检查等情况，并了解家长文化及认知程度。

（2）增加维生素D的摄入：①户外运动：多接受阳光日照射。②饮食护理与指导：提倡母乳喂养，按时添加辅食，增加富含维生素D及矿物质的食物。

（3）维生素D服用情况：遵医嘱供给患儿维生素D，同时应严密观察患儿病情，如有维生素D中毒者立即停服。

（4）预防骨骼畸形和骨折：避免过早站、久站和早行走，以防下肢弯曲形成“O”型或“X”型腿。严重佝偻病患儿肋骨、长骨易发生骨折，护理时应避免重压和强力牵拉。

（5）体格锻炼：对已有骨骼畸形的患儿可采取主动或被动运动的方法矫正。如遗留胸廓畸形，可作俯卧位抬头展胸运动；下肢畸形可施行肌肉按摩，“O”型腿按摩外侧肌，“X”型腿按摩内侧肌，以增加肌张力，矫正畸形；对于行外科手术矫治者，指导患儿家长正确使用矫形器具。

（6）患儿成长监测：定期监测身长、智力发育，以评估生长发育情况。

（三）健康教育

向家长介绍此病的病因、预防要点及护理知识。介绍此病的预防方法：如孕妇及哺乳母亲应接受日光照射，食用含有丰富的维生素D、钙等营养食物；提倡母乳喂养，新生儿从生后2周开始，坚持服用维生素D；婴幼儿应及时添加辅食，选择富含维生素D钙、磷和蛋白质的食物。指导家长给患儿做日光浴、户外活动及示范按摩肌肉的方法。

二、维生素D缺乏性手足搐搦症患儿的护理

【概述】

维生素D缺乏性手足搐搦症，又称作维生素D缺乏性低钙惊厥，多见于6个月以内的婴儿。维生素D缺乏性手足搐搦症是因为缺乏维生素D致使血中钙减低，神经肌肉兴奋性增高而出现惊厥、手足肌肉抽搐或喉痉挛等。

（一）病因

血清离子钙降低是引起惊厥、喉痉挛、手足抽搐的直接原因。维生素D缺乏时，机体出现甲状旁腺功能低下的原因尚不清楚。春夏季节接触日光增多或在维生素D治疗初期，使血液中维生素D的水平急速上升，骨脱钙减少，大量钙沉积于骨上，使血钙暂时降低，促发本病。人工喂养食用含磷过高的奶制品，导致高血磷、低血钙症状。合并发热、感染、饥饿、腹泻等，造成细胞组织分解释放磷，血磷升高，血钙下降。

（二）临床表现

（1）惊厥：惊厥发作多见于婴儿。表现为患儿突然发生四肢抽动，两眼上翻，面肌抽动，神志不清。发作时间持续数秒至数分钟，发作停止后意识恢复，精神萎靡而入睡，醒后活泼如常。一般不发热，发作轻时仅有短暂的眼球上窜和面肌抽动，神志清楚。

（2）手足搐搦：多见于较大的婴幼儿。表现为患儿突然发生手足肌肉痉挛呈弓状，手腕屈曲，手指僵直，拇指内收贴紧掌心，踝关节僵直，足趾弯曲向下。发作停止后患儿活动恢复自如。

（3）喉痉挛：见于2岁以下的幼儿。表现为幼儿喉部肌肉、声门突发痉挛，出现呼吸困难，吸气

时发生喉鸣。有时可突然发生窒息而猝死。

以上三种症状中以无热惊厥为常见。

（三）辅助检查

血液化验：血清总钙＜ 1.75mmol/L 或血清游离钙＜ 1.0mmol/L。

（四）治疗原则

（1）急救处理：迅速控制惊厥，可采用苯巴比妥肌内注射或 10% 水合氯醛灌肠，或应用地西泮每次肌内注射或静脉推注。

（2）钙剂治疗：常用 10% 葡萄糖酸钙加 10%~25% 葡萄糖缓慢静脉推注（10min 以上）；轻者可口服钙剂。

（3）维生素 D 治疗：用钙剂后可同时口服维生素 D。

【护理措施】

（一）基础护理

（1）室内环境：保持室内安静，避免不必要的刺激。

（2）皮肤护理：保持皮肤清洁。

（3）安全护理：病床两侧加床栏，并用棉质护围保护，专人守护，防止患儿惊厥或喉痉挛发作时造成损伤。喉痉挛的患儿发作时立即将其舌头拉出口外，对已出牙的患儿，在其上下中切牙间放置牙垫。

（4）心理护理：评估患儿及家长的焦虑程度，给予其心理安慰。

（二）专科护理

评估患儿既往的营养史、现饮食营养结构、成长发育状况及其居住地及环境，患儿神经肌肉兴奋性有无增高，手足肌肉抽搐或喉痉挛状况等；了解实验室检查血钙化验值。做好患儿及家长各种治疗及护理措施的宣传和解释工作。

（1）用药：遵医嘱使用镇静剂、钙剂，并严密观察患儿用药后反应。

（2）病情监察：密切观察患儿惊厥症状，喉痉挛的发作情况，做好气管插管或气管切开的术前准备。

（3）就地急救：患儿惊厥发作时，就地抢救，松解患儿衣服，将其头偏向一侧，清除呼吸道的分泌物和呕吐物，以免其误吸。

（三）健康指导

教会患儿家长惊厥喉痉挛发作时的处理方法，如就地平卧、松开衣领、颈部伸直、头向后仰、保持呼吸道通畅，同时呼叫医护人员。向患儿家长宣传坚持患儿的户外活动，指导家长合理喂养和安排日常生活，遵医嘱补充维生素 D 和钙剂。

三、维生素 A 缺乏症患儿的护理

【概述】

维生素 A 缺乏症是由于缺乏维生素 A 引起的全身性疾病，主要临床表现为早期结合膜与角膜干燥，暗适应力差，故又称作干眼症或夜盲症；晚期出现角膜软化，甚至角膜穿孔，称作角膜软化症（keratomala-cia）。3~12 岁儿童维生素 A 缺乏率为 9.3%，其中城市为 3%，农村为 11.2%。

（一）病因

（1）维生素 A 摄入不足：长期食米糕、面糊、炼乳等谷类及糖类食物，而未添加富含维生素 A 类的蔬菜等。

（2）需要量和消耗量增加：早产儿维生素 A 储备不足，且生长发育快，而其脂肪的消化吸收功能差，易发生维生素 A 缺乏症。肺炎、麻疹、结核病、长期发热、恶性肿瘤等疾病时因消耗增加，也可并发维生素 A 缺乏。

（3）吸收利用障碍：慢性腹泻、肠结核等消化系统疾病，及饮食中长期缺乏脂肪等影响维生素 A 的吸收；慢性肝病、先天性胆道闭锁可影响维生素 A 在肠内的吸收和在肝内的代谢；蛋白质缺乏、锌缺乏可影响维生素 A 的代谢和利用；甲状腺功能衰退、糖尿病可影响维生素 A 的转运和利用。

（二）临床表现

本症多见于婴幼儿，常与营养不良及其他维生素缺乏同时发生。

（1）眼部表现：最早为暗适应力减低，年长儿童可诉在暗光下视物不清，婴幼儿易发展为夜盲症；经几周或数月后，结膜与角膜渐失光泽，泪液分泌减少，患儿出现眼干不适、畏光、常眨眼等症状；结膜弹性减弱，随眼球活动可起皱褶，在近角膜旁有角化上皮堆积形成的泡沫状小白斑，不易擦去，称作结膜干燥斑或毕脱斑；继而角膜干燥、混浊，甚至软化、坏死，形成角膜溃疡；溃疡愈合后常遗留白翳，致视觉障碍；严重者发生角膜穿孔，虹膜脱出导致失明。

（2）皮肤表现：皮肤干燥、脱屑、毛囊角化，抚摸如粗砂样感觉，以四肢伸面、肩部为多。患儿毛发枯黄、易脱落，指（趾）甲光泽、多纹、易折断，称之为皮肤毛囊角化症。

（3）其他表现：黏膜病变波及呼吸道、泌尿道易发生反复感染。婴幼儿可见体格发育落后。

（三）辅助检查

（1）血浆维生素 A 浓度测定：若 $< 0.68\mu mol/L$ 可助诊断。

（2）相对量反应试验（RDR）：≥ 20%，测定方法：先测空腹维生素浓度为 A0；随早餐服维生素 A450μg，5h 后于午饭前复查血浆维生素 A 浓度。

（四）治疗原则

（1）给予患儿维生素 A 治疗：早期轻症给予维生素 A 制剂口服；重症消化吸收障碍者给予维生素 AD 制剂深部肌内注射，症状好转改口服，并逐渐减量；眼部症状消失后改为预防剂量。

（2）眼部的护理：可应用消毒的鱼肝油滴患儿双眼，并用 25% 氯霉素眼药水或 0.5% 红霉素或金霉素眼药膏防止继发感染；有角膜溃疡者可加滴 1% 阿托品扩瞳以防止患儿虹膜脱出及粘连。

（3）辅助治疗：调整患儿的饮食，祛除病因，治疗并存的营养缺乏症。

【护理措施】

（一）基础护理

（1）眼部护理：给予并指导家长给患儿眼部用药。

（2）皮肤护理：对出现皮肤毛囊角化症的患儿，保证皮肤清洁，衣服、被褥干燥清洁。嘱患儿切勿抓挠皮肤，避免造成感染。

（3）帮助住院患儿完成晨晚间护理。

（4）做好各种治疗和护理的解释及心理护理。

（二）专科护理

（1）评估：住院患儿的健康史、现病史情况；既往营养史及饮食结构；全身发育情况，患儿眼睛结膜、角膜和皮肤黏膜的评估；有无呼吸道和泌尿道感染症状；父母的文化程度及认知能力等。

（2）调整饮食：指导家长供给患儿含维生素 A 丰富的饮食。鼓励母乳喂养，及时添加含维生素 A 丰富的食品，如蛋、肝及水果或水果汁等，保证机体需要。

（3）补充维生素 A：遵医嘱给予维生素 A 口服或肌内注射，注意观察治疗效果，防止维生素 A 中毒。

（4）保护眼睛，防止视觉障碍：按时给患儿进行正确眼部用药。做眼部护理时动作应轻柔，且勿压迫眼球，以免角膜穿孔。

（5）预防感染：注意保护性隔离，预防患儿呼吸道感染及其他感染的发生。

（6）出现体格和智能发育轻度滞后的患儿护理：此类患儿常常伴有呼吸道、消化道和泌尿系感染，应做好对症治疗和护理。

（三）健康指导

指导患儿家长合理喂养患儿，注意给患儿多食用含维生素 A 和胡萝卜素的食物。及时治疗患儿的感染、腹泻及其他消耗性疾病。预防的同时要防止长期、大量补充维生素 A 导致维生素 A 过量而中毒。

四、维生素 B_1 缺乏症患儿的护理

【概述】

维生素 B_1 缺乏症，又称作脚气病，是由于体内缺乏维生素 B_1 所致。临床以消化系统、神经系统及心血管系统的症状为主，常发生于以精白米为主食的地区。

（一）病因

（1）摄入不足：乳母缺乏维生素可致乳汁中维生素 B_1 含量少，若单纯哺以母乳未加辅食可致婴儿发病。米谷类加工过精或烹调不当，使维生素 B_1 大量损失，以及长期偏食可导致缺乏。

（2）需要量和消耗量增加：发热 、消耗性疾病、生长速度快的婴幼儿以及孕母维生素 B_1 需要量增多，若补充不足易致缺乏。

（3）吸收利用障碍：慢性消化功能紊乱，长期腹泻，影响维生素 B_1 的吸收利用可致缺乏。

维生素 B_1 以辅酶的形式在体内参与多种酶反应，尤其在碳水化合物产能过程中起作用。缺乏时主要引起糖代谢障碍，导致血中丙酮酸和乳酸堆积，造成主要由葡萄糖供能的神经组织及骨骼肌和

心肌受损，从而引起相应的临床症状。

（二）临床表现

婴儿常突发本病，以神经系统为主要表现者称脑型；以心力衰竭为主要表现者称心型。年长患儿症状近似成人，以水肿和周围神经炎为主。

（1）消化系统症状：常有乏力、倦食、食欲缺乏、呕吐、腹泻或便秘，伴腹痛、腹胀、体重减轻等。

（2）神经系统症状：患儿常表现烦躁不安、夜啼，继而神志淡漠、反应迟钝，患儿颈背四肢肌张力低下，软弱无力，腱反射减低。婴儿常累及喉返神经，出现哭声嘶哑，以至失音，严重时出现颅内压增高，昏迷惊厥，甚至死亡。年长患儿多发性周围神经病变较突出，常由下肢开始，呈上升型性、对称性发展。患儿有蚂蚁爬走样感觉，范围呈袜套形，肌无力，行动困难，蹲下后不易起立。

（3）心血管系统症状：常突发心力衰竭，婴儿烦躁不安、哭吵、呛咳、气促、唇与指（趾）青紫；心率加速，出现奔马律，心音弱，心脏扩大；两肺满布湿啰音；肝脾进行性肿大；可有全身皮肤发绀、水肿，重症者迅速死亡。

（4）先天性脚气病：孕母缺乏维生素 B_1，新生儿可患先天性脚气病，表现为哭声无力、精神萎靡、吸吮力弱、频吐、水肿，重症者迅速死亡。

（三）辅助检查

（1）血液维生素 B_1 水平测定：全血维生素 B_1 水平 $< 40\mu g/L$ 提示 B_1 缺乏症。

（2）尿中肌酐硫胺素排出量测定：全天尿中维生素 B_1 排出量是评价和诊断维生素 B_1 缺乏的较好指标。但收集 24h 尿液实际操作困难，采用尿肌酐硫胺素排出量测定，只要测定 1 次空腹尿中维生素 B 和肌酐量的相对关系即可评价体内维生素 B 的营养状态。

（3）红细胞转酮酶活性（E-TKA）测定：E-TKA 是评价体内维生素 B_1 营养状态的有效指标，可于维生素 B_1 缺乏的临床症状出现前做出诊断。维生素 B_1 缺乏会导致红细胞内转酮酶活力下降，E-TKA 是通过加入外源性硫胺素焦磷酸盐（TPP）来测定转酮酶的活性，以硫胺素焦磷酸盐效应百分率作为指标判定。

（四）治疗原则

婴儿每天口服维生素 B_1；重症患儿及消化吸收障碍者可肌内注射维生素 B_1；因常合并其他 B 族维生素缺乏，故应同时口服复合维生素 B。

【护理措施】

（一）基础护理

（1）室内环境：室内温、湿度适宜。

（2）生活护理：根据患儿的病情及自理程度，帮助、指导家长做好患儿的全身清洁。

（3）卧床护理：患儿采取卧位，定期翻身。

（4）排泄护理：根据患儿的病情及自理程度，提供或帮助排泄护理。

（5）饮食护理：根据医生的饮食治疗处方，指导患儿家长合理喂养患儿。

（6）安全护理：应专人守护，病床加床栏，并用棉质护围保护，防止患儿出现神经系统症状，如烦躁不安、惊厥发作时造成身体伤害。

（7）心理护理：根据患儿及家长的焦虑程度做好适当精神支持与心理护理。

（二）专科护理

（1）评估：评估患儿的健康史及现病史情况，既往喂养史及现饮食营养结构，患儿成长发育状况等；询问母亲在妊娠期有无维生素 B_1 缺乏的情况，患儿有无消化道疾病等；评估患儿精神、意识有无改变；检查患儿的消化道和神经系统和心血管系统症状等；评估患儿及家长的心理焦虑、父母的文化程度父母及认知能力。

（2）改善营养：供给富含维生素 B_1 的食品。婴儿及时添加辅食，养成儿童不挑食的习惯，不忌口；乳母补充维生素 B_1。

（3）补充维生素 B_1：给予维生素 B_1 制剂，剂量要准确，避免发生药物中毒。

（4）观察病情：密切观察重症患儿的呼吸、脉搏、心率、心律及神志等变化，发生病情变化时及时报告医生，并参与抢救。

做各种治疗和护理操作时，要告知患儿家长。

（三）健康指导

指导孕母、乳母加强营养。合理喂养，合理安排患儿膳食，按时添加辅食，多食用粗杂粮。改进烹调方法，培养儿童良好的进食习惯。

（陈燕芬）

第三节　微量元素障碍患儿的护理

一、锌缺乏患儿的护理

【概述】

锌为人体必需微量元素之一。缺锌后患儿主要表现为食欲减退，生长迟缓，重者免疫功能低下。青春期少年缺锌可致性成熟障碍。近年来，在北京地区学龄前儿童调查中，发现锌缺乏比较普遍，在 67.5% 正常值以下者占发生率相当高。

（一）病因

（1）锌摄入不足：锌摄入不足是缺锌的主要原因。母乳及牛乳的含锌量均不能满足婴儿的需要，谷物中锌的生物利用率低，故长期单纯乳类或谷类食物喂养的婴儿易发生锌缺乏。年长患儿多因偏食、挑食而形成锌摄入不足。

（2）需要量增加：生长发育迅速阶段的婴儿及营养不良恢复期对锌需要量增多。

（3）吸收障碍：脂肪泻、肠道吸收不良综合征锌吸收障碍，可导致锌缺乏。

（4）丢失增多：烧伤、组织损伤、慢性失血、多汗、糖尿病、肾病及长期服用青霉胺等可使锌过多丢失，可致患儿锌缺乏。

（二）临床表现

（1）锌缺乏可致机体多种生理功能紊乱：患儿常有食欲减退、味觉异常、异食癖、毛发易脱落、怠倦、精神抑郁，暗适应力减低等症状。

（2）锌缺乏对患儿发育的印象：锌缺乏可影响核酸及蛋白质的合成，可引起患儿发育停滞、骨骼发育障碍、第二性征发育不全，致使患儿身材矮小。

（3）锌缺乏对患儿健康的影响：胸腺、脾脏萎缩，免疫功能减低，易发生各种感染，尤其是呼吸道感染；患儿常出现口腔溃疡。

（4）锌缺乏对儿童生活的影响：异食癖在缺锌的儿童中，常发现有食土、纸张、墙皮及其他嗜异物的现象，补锌后症状好转。

（5）并发症：①身材矮小，甚至成为侏儒。②感染锌缺乏者导致免疫功能受损，易发生感染性疾病。③眼疾夜盲症，视神经萎缩。④其他性腺发育不良、糖尿病等。

（三）辅助检查

1. 血液化验

（1）血清锌：空腹血清锌 < 11.47 μmol/L(75 μg/dl) 者锌缺乏。

（2）餐后血清锌浓度反应试验（PICR）：> 15% 时指示缺锌。

2. 发锌测定

头发易受污染，其长短、发色、取样部位等都会很大程度地影响测定结果，只能作为群体锌营养和环境污染检测的指标，不能作为判定儿童个体锌营养的可靠依据。

（四）治疗原则

治疗原则：治疗患儿的原发病；给予患儿含锌量较多的食物；患儿口服锌制剂，常用葡萄糖酸锌；轻度缺锌的患儿，饮食治疗可好转。

【护理措施】

（一）基础护理

（1）室内环境：室内温、湿度适宜。

（2）生活护理：根据患儿的病情及自理程度，帮助、指导家长做好患儿的全身清洁。

（3）饮食护理：根据医生的饮食治疗处方，指导患儿家长合理喂养患儿。指导家长给患儿做一些含锌量较多的食物，如牡蛎、鱿鱼、红色肉类、动物肝脏等，并教会家长一些烹调方法。尽量让新生儿哺到初乳，合理添加辅食。教会家长培养儿童不偏食，不挑食的饮食习惯的方法。

（4）安全护理：对年幼的患儿应安排专人守护；无陪护的年长患儿，也应告知其易出现意外伤害的各种危险因素，晚间拉上床栏。

（5）心理护理：根据患儿及家长的焦虑程度，做好适当患儿及家长的心理护理。

（二）专科护理

（1）评估：评估患儿的既往喂养史及现饮食营养结构，患儿的成长发育状况，患儿的健康史及现病史，如患儿有无引起锌缺乏的消化道疾病、外伤史、糖尿病和肾病等相关因素；评估实验室血清锌化验值；评估患儿精神及消化道有无异常症状等；评估患儿及家长的焦虑程度、父母的文化程度及认知能力。

（2）观察病情：观察患儿有无精神、消化道、呼吸系症状及并发症的发生；观察患儿的毛发脱落情况。患儿发生病情变化时及时报告医生，并做好对症治疗和护理。

做各种治疗和护理操作时，要告知患儿家长。

（三）健康指导

向家长讲解营养知识及喂养知识等；保持室内空气清新，注意口腔卫生，防止交叉感染；按医嘱要求指导家长正确给患儿服药；教会家长观察患儿的生长与发育情况，告知其定期到医院给患儿检测相关指标。

二、碘缺乏患儿的护理

【概述】

碘缺乏是一种分布极为广泛的地方病，除了挪威、冰岛等少数国家，世界各国都不同程度地受到缺碘的威胁。

（一）病因

碘缺乏的原因主要是食物和饮水中缺碘，即外环境中碘缺乏。碘缺乏使甲状腺合成障碍而影响儿童机体的生长发育。

（二）临床表现

临床表现取决于碘缺乏程度、持续时间和碘缺乏时机体所处的发育阶段，及机体对缺碘的反应性或对缺碘的代偿适应能力。

（1）胎儿期：一般胎儿期缺碘可引起早产、死产及先天畸形。

（2）新生儿期：新生儿缺碘可引起甲状腺功能低下。

（3）儿童和青春期：儿童和青春期缺碘则可引起地方性甲状腺肿、地方性克汀病，还可引起单纯聋哑。若缺碘程度轻者可出现亚临床克汀病，表现为轻度智力低下，婴幼儿坐、站、走、语言等发育迟缓，运动协调性、准确性、灵敏性差，体格发育稍差，轻度听力和前庭功能障碍。

（三）辅助检查

（1）血微量元素：必须做微量元素检测。

（2）血液检查：血 T_3、T_4、TSH 值。

（3）尿液化验：碘的化验值。

（四）治疗原则

（1）食物治疗：给予患儿含碘较丰富的食物。

（2）药物治疗：给予患儿碘剂、甲状腺素制剂。

【护理措施】

（一）基础护理

（1）生活护理：根据患儿的病情及自理程度，帮助及指导家长对患儿进行生活护理。

（2）安全护理：对轻度有智力低下及坐、站、走、语言等发育迟缓的，轻度听力和前庭功能障碍的婴幼儿，应安排专人看护，对住院患儿拉好床栏。

（3）饮食指导：指导患儿家长安排患儿的饮食，食用海带、紫菜等海产品以补充碘。在缺碘地区可采用碘化食盐、碘化水等方法补充碘。

（二）专科护理

（1）评估：评估患儿的民族、籍贯、出生地；健康史及现病史情况；既往营养史；饮食营养结构；生长发育状况，如患儿有无引起碘缺乏等相关因素疾病；实验室检查血及尿的化验值；患儿语言、运动发育及智力等全身发育情况；评估患儿有无甲状腺肿等；评估患儿及家长心理焦虑程度、父母文化程度及认知能力。

（2）补充碘剂、甲状腺素制剂：指导家长遵医嘱给予患儿复方碘溶液和碘化钾（钠）及甲状腺素制剂。保证患儿在治疗期间补充碘剂量的准确性。

（三）健康指导

指导家长了解导致患儿缺碘的原因；向家长讲解营养知识、喂养方法、预防和护理要点；正确选择含碘丰富的食物及其烹调方法；指导患儿正确用药，注意患儿的药物不良反应；告知患儿及家长在用药期间会出现一些异常症状，出现异常反应应及时就医。

（陈燕芬）

第八章

消化系统疾病患儿的护理

第一节　小儿消化系统的特点

一、解剖特点

1. 口腔

（1）足月新生儿出生时已具有较好的吸吮吞咽功能，两颊脂肪发育良好，有助于吸吮活动。

（2）早产儿吸吮和吞咽功能较差。

（3）新生儿及婴幼儿口腔黏膜薄而嫩，血管丰富，唾液腺不够发达，口腔黏膜干燥，易受损伤和发生局部感染。

（4）4 个月以下婴儿唾液中淀粉酶含量低，不宜喂淀粉类食物，5~6 个月时唾液分泌明显增多。

2. 食管、胃

（1）婴儿的食管：新生儿和婴儿的食管成漏斗状，黏膜纤弱、腺体缺乏、弹力组织及肌肉尚不发达，其下端贲门括约肌发育不成熟，控制能力差，常发生胃食管反流，绝大多数婴儿 8~10 个月时症状消失。

（2）婴儿的胃：婴儿胃呈水平线，幽门括约肌发育良好而贲门括约肌发育不成熟，吸奶时长易吸入过多空气，易发生溢奶和吐奶。

（3）消化功能差：虽胃黏膜有丰富的血管，但婴儿腺体和杯状细胞较少，盐酸和各种酶的分泌均比成人少，且酶的活力低。

（4）胃容量：新生儿胃容量 30~50ml；1~3 个月 90~150ml；1 岁时 250~300ml；5 岁时为 700~850ml；而成人为 2 000ml 。因婴儿喂奶不久幽门开放，胃内容物逐渐流入十二指肠，故实际喂奶量常超过上述胃容量。胃排空时间因食物种类不同而异：含乳凝块的乳汁排空慢；水的排空时间为 1.5h；母乳排空 2~3h；早产儿胃排空更慢，易发生胃潴留。

3. 肠

小儿肠管相对比成人长，一般为身长的 5~7 倍，黏膜血管丰富，有利于消化吸收；肠系膜相对较长而且柔软，黏膜下组织松弛，升结肠与后壁固定差，肠活动度大，易发生肠套叠和肠扭转；早产儿肠蠕动协调能力差，易发生粪便滞留，易发生功能性肠梗阻；婴幼儿尤其是未成熟儿的肠壁薄、通透性高、肠黏膜屏障作用差，肠内毒素、过敏原及消化不全产物可经肠黏膜吸收进入身体，引起全身性感染和变态反应性疾病。

4. 肝

婴儿年龄小，肝相对较大；肝血管丰富，肝细胞再生能力强，不易发生肝硬化，但肝细胞发育不完善，肝功能也不成熟，易受各种不利因素的影响，在感染、缺氧和中毒等情况下肝细胞易发生肿胀、脂肪浸润、变性坏死、纤维增生而肿大，影响其生理功能；婴儿期胆汁分泌较少，对脂肪的消化、吸收功能较差。

5. 胰腺

（1）胰腺的作用：胰腺分泌胰岛素和胰液；胰液内含有各种消化酶，与胆汁及小肠的分泌物相互作用，共同参与对蛋白质、脂肪和碳水化合物的消化。

（2）胰腺的分泌：婴儿出生时胰液分泌较少，3~4 个月时增多；婴幼儿期胰液及其内含消化酶的分泌易受天气和疾病的影响而受抑制，导致消化不良。

（3）消化酶的分泌：6 个月以内婴儿的胰淀粉酶活性较低，1 岁后接近成人。新生儿及婴幼儿胰脂肪酶和胰蛋白酶的活性均较低，对脂肪和蛋白的消化和吸收功能较差。

二、生理特点

1. 肠道细菌

胎儿消化道内无细菌，出生后数小时细菌侵入至肠道，主要分布于结肠和直肠。

（1）肠道细菌种类：单纯母乳喂养儿以双歧杆菌占绝对优势；人工喂养儿和混合喂养儿肠内的大肠杆菌、嗜酸杆菌、双歧杆菌及肠球菌所占比例几乎相等。正常肠道菌群对侵入肠道的致病菌有一定的拮抗作用。当消化道功能紊乱时，肠道细菌大量繁殖可进入患儿小肠甚至胃内而致病。

（2）婴幼儿肠道菌群特点：婴幼儿肠道正常菌群脆弱，易受许多内外界因素影响而致菌群失调，引起消化功能紊乱。

2. 粪便

婴幼儿大脑皮层功能发育不完善，进食时常引起胃 - 结肠反射，产生便意，排便次数多于成人，每天 1~7 次。大便的颜色和密度亦存在个体差异。

（1）人乳喂养儿粪便：呈黄色或金黄色，多为均匀糊状，偶有细小乳凝块，或呈绿色，较稀薄，不臭，有酸味（pH4.7~5.1），每天排便 2~4 次，一般在添加辅食后次数减少，1 周岁后减至 1~2 次 /d。

（2）人工喂养儿粪便：呈淡黄色或灰黄色，较干稠，含白色酪蛋白乳凝块较多、较大，呈碱性或中性反应（pH6~8），量多，较臭，每天 1~2 次，易发生便秘。

（3）混合喂养儿粪便：人乳加牛乳喂养儿的粪便与单纯牛乳喂养儿相似，但较软、黄；添加谷类、蛋、肉、蔬菜、水果等辅食后，粪便性状逐渐接近成人。

（陈燕芬）

第二节 口炎患儿的护理

【概述】

口炎是指口腔黏膜的炎症，当病变局限在舌、齿龈、口角时，分别称为舌炎、齿龈炎和口角炎。可单独发生或继发于全身性疾病。本病为儿童时期常见病，婴幼儿发病率高。

(一)病因

婴幼儿免疫力低下、皮肤黏膜的屏障功能也差，常受感染、外伤或其他因素的影响，大多数由病毒、细菌、真菌或螺旋体引起；表现为口腔黏膜糜烂、损伤。儿童口腔炎子婴幼儿中较多见，可单纯发病也可继发于腹泻、营养不良、急性感染、久病体弱等全身性疾病。主要有以下三种：

(1)鹅口疮：鹅口疮是白色念珠菌感染，又称作雪口病，是由白色念珠菌感染引起的真菌性口炎。多见于新生儿、佝偻病、营养不良或身体衰弱患儿，以及长期使用广谱抗生素的婴幼儿。此病与新生儿出生时产道感染或乳具感染有关。此外，菌群失调也是一个重要的原因，如长期滥用抗生素的儿童。

(2)疱疹性口炎：本病是疱疹病毒Ⅰ型引起的急性口腔黏膜感染。1~6岁儿童多见，传染性强，容易复发。

(3)急性球菌性口炎：主要致病菌为球菌，如链球菌、金黄色葡萄球菌、肺炎双球菌等。多见于儿童，急性感染、全身抵抗力低时发病。

(二)临床表现

(1)鹅口疮：唇、颊、舌、腭黏膜上，有时咽部黏膜上出现乳白色、微隆起斑膜，周围无炎症反应，似奶块，不易擦去，用力擦去白色膜状物后露出潮红粗糙的黏膜面。患处无痛、无流涎，无全身症状。

(2)疱疹性口炎：6个月到2岁的婴幼儿最多。急性起病，体温在38~40℃。1~2天后口腔黏膜上出现直径2~3cm的圆形疱疹，好发于唇红部及邻近口周皮肤和口腔黏膜，散在或成丛的小水疱，周围有红晕，有痛感，水疱很快溃疡，可伴颌下淋巴结肿大，病程7~10天，小水疱破溃后形成很浅的溃疡，患儿常有局部疼痛伴流涎，烦躁哭闹、拒食吐奶等表现。冬春季为流行高峰，具传染性，可在托幼机构群体发病。

(3)急性球菌性口炎：剧痛、流涎，口腔黏膜尤其是唇内、颊黏膜、舌等部位有大小不等的糜烂或溃疡，散在或融合成片。常伴发热、局部淋巴结肿大等症状。

(三)辅助检查

口腔检查，血常规化验。

(四)治疗原则

控制感染，注意口腔卫生。局部用药，根据三种不同口腔炎对症处理。

（1）鹅口疮：患儿用2%碳酸氢钠溶液清洁口腔，局部涂制霉菌素鱼肝油混合液。

（2）疱疹性口炎：患儿局部可涂碘苷，可喷西瓜霜、锡类散等中药。若不经治疗经过1~2周会自愈，但容易复发，应补充微量元素锌。

（3）急性球菌性口炎：如感染严重、症状明显、口炎范围大时，应尽早就医给予抗生素静脉滴注或肌内注射；局部可涂金霉素甘油、中药养阴生肌散以及2%利多卡因止痛。

【护理措施】

（一）基础护理

（1）室内环境：开窗通风，调节室内温湿度。

（2）卫生预防：注意餐具卫生，每天煮沸消毒。

（3）口腔护理：患儿定时口腔清洁，勤喂水。

（4）饮食指导：加强患儿的营养补给，多饮水、进流食、避免酸性饮料；重者补充多种维生素，保证热量和液量。

（5）心理护理：根据患儿及家长的焦虑程度做好心理护理。

（二）专科护理

（1）评估：评估患儿口腔黏膜情况及患儿疼痛程度。

（2）监测体温变化：发热者遵医嘱给予物理或行药物退热降温处理。

（3）正确用药：给予患儿用药的同时，指导家长给患儿正确涂药的方法。根据医嘱正确使用抗生素及口腔外涂药物；患儿口腔有疼痛时，遵医嘱给2%利多卡因药物止痛。

（三）健康指导

向家长讲解患儿口腔炎发生的原因、影响因素及护理要点。指导家长食具专用，做好清洁消毒工作。教会家长给患儿涂抹口腔药物的方法。纠正儿童吮指、不刷牙等不良习惯，培养进食后漱口的卫生习惯。宣传均衡营养对提高机体抵抗力的重要性，避免儿童偏食、挑食，培养儿童良好饮食习惯。

（陈燕芬）

第三节　胃食管反流患儿的护理

【概述】

胃食管反流是指胃内容物反流入食管（包括从十二指肠流入胃的胆盐和胰酶反流入食管）。由于婴儿食管下端括约肌（lower esophageal, LES）发育不成熟，或神经肌肉协调功能差而出现的反流称为生理性反流，往往出现于日间餐时或餐后，又称作“溢乳”；而由于下端括约肌的功能障碍和（或）与其功能有关的组织结构异常，以致下端括约肌压力低下而出现的反流称为病理性反流，常常发生于睡眠、仰卧位及空腹时，引起一系列临床症状和并发症，即胃食管反流病（gastroesophageal reflux disease，GERD）。随着幼儿直立体位时间和固体饮食的增多，60%患儿到2岁时症状可自行缓解，部分患儿症状可持续到4岁以后。脑瘫、21-三体综合征以及其他原因所致的发育迟缓患儿，有较高的胃食管反流发生率。

（一）病因

（1）食管下端括约肌压力降低：因某种因素使下端括约肌正常功能发生紊乱，下端括约肌短暂性松弛导致胃内容物反流入食管，是引起胃食管反流病的主要原因。

（2）食管下端括约肌周围组织作用减弱：如缺少腹腔段食管，致腹压升高时不能将其传导至下端括约肌使之收缩，达到抗反流作用；婴儿食管角较大（由食管和胃贲门形成的夹角，即His角，正常为30°~50°），膈肌食管裂孔钳夹作用减弱；膈食管韧带和食管下端黏膜瓣解剖结构存在器质性或功能性病变；胃内压、腹内压增高等，均可破坏正常的抗反流功能。

（2）食管廓清除反流物的能力下降，延长了有害的反流物质在食管内停留时间，增加了对黏膜的损伤。

（3）食管黏膜的屏障功能破坏反流物中的某些物质，如胃酸、胃蛋白酶以及十二指肠反流入胃的胆盐和胰酶使食管黏膜的屏障功能受损，引起食管黏膜炎症。

（4）胃、十二指肠功能失常，胃排空能力低下，使胃内容物及其压力增加，导致胃扩张，致使贲门食管段缩短，使其抗反流屏障功能降低。十二指肠病变时，幽门括约肌关闭不全则导致十二指肠胃反流。

（二）临床表现

食管上皮细胞暴露于反流的胃内容物是产生症状和体征的主要原因。

（1）反复呕吐：呕吐是新生儿和婴幼儿最常见的症状。85%于生后第1周即出现呕吐，有10%的患儿于生后6周内出现。呕吐发生在进食后，有时在夜间或空腹时，可表现为溢乳，严重者呈喷射状呕吐。呕吐物为胃内容物，有时含少量胆汁。年长患儿以反胃、反酸、嗳气等症状多见。

（2）反流性食管炎常见症状：①胃灼热：见于有表达能力的年长儿，位于胸骨下端，饮用酸性饮料可加重。②咽下疼痛：婴幼儿表现为喂奶困难、烦躁、拒食，年长患儿主诉咽下疼痛，如并发食管狭窄则出现严重呕吐和持续性咽下困难。③呕血和便血：食管炎严重者可发生糜烂或溃疡，出现呕血或黑便症状，严重的反流性食管炎可发生缺铁性贫血。

（3）Barrette食管：由于慢性胃食管反流，食管下端的鳞状上皮被增生的柱状上皮所替代，抗酸能力增强，但更易发生食管溃疡、狭窄和腺癌。溃疡较深者可发生食管气管瘘。

（4）其他临床表现：如声音嘶哑、中耳炎、鼻窦炎、反复口腔溃疡、龋齿等。部分患儿可出现精神、神经症状，包括：① Sandifer综合征：患儿呈现类似斜颈样的一种特殊“公鸡头样”的姿势，以期保持气道通畅或减轻胃酸反流所致的疼痛，同时伴有杵状指、蛋白丢失性肠病及贫血。②婴儿哭闹综合征：表现为易激惹、夜惊、进食时哭闹等。

（5）其他全身症状：①呼吸系统表现：反流物可直间接引发反复呼吸道感染、吸入性肺炎，难治性哮喘，早产儿窒息或呼吸暂停及婴儿猝死综合征等。②营养不良：主要表现为体重不增和生长发育迟缓，贫血。

（三）辅助检查

（1）食管钡餐造影：可判断食管的形态、运动状况、钡剂的反流、食管与胃连接部的组织结构、食管裂孔疝等先天性疾患以及严重病例的食管黏膜炎症改变。

（2）食管 pH 动态监测：将微电极放置在食管括约肌的上方，24h 连续监测食管下端 pH 并通过计算机软件分析，可反映胃食管反流的发生频率、时间、反流物在食管内停留的状况，以及反流与起居活动、临床症状之间的关系。根据评分标准，区分生理性和病理性反流，是目前最可靠的诊断方法，特别用于诊断症状不典型的患儿以及区分碱性胃食管反流和十二指肠胃食管反流。

（3）可做食管动力功能检查、食管内镜检查及黏膜活检、胃食管同位素闪烁扫描以及超声学检查。

（四）治疗原则

体位治疗、饮食治疗、药物治疗和手术治疗。

1. 药物治疗

（1）促胃肠动力药：多巴胺受体拮抗剂，如多潘立酮（吗叮啉）；通过乙酰胆碱起作用的药物，如西沙必利（普瑞博思），口服。

（2）抗酸和抑酸药：抑酸药有 H2 受体拮抗剂，如西咪替丁和质子泵抑制剂奥美拉唑（洛赛克）；中和胃酸药有氢氧化铝凝胶，多用于年长患儿。

（3）黏膜保护剂：硫醣铝、硅酸铝盐、磷酸铝等。

2. 手术治疗

（1）手术指征：内科治疗 6~8 周无效，有严重并发症（消化道出血、营养不良、生长发育迟缓）；严重食管炎伴溃疡、狭窄或发现有食管裂孔疝者；有严重的呼吸道并发症，如呼吸道梗阻、反复发作吸入性肺炎或窒息、伴支气管肺发育不良；合并严重神经系统疾病。

（2）手术方法：常用手术为 Nissens 胃底折叠术，可选择开腹手术或经腹腔镜手术；近几年来，也有采用内镜抗反流技术，包括内镜下缝合术、射频治疗技术和内镜下植入治疗等。

【护理措施】

（一）基础护理

（1）室内环境：温湿度适宜，定时通风。

（2）生活护理：根据患儿的病情及自理程度，提供、帮助并指导患儿家长参与生活护理。

（3）体位：防止窒息，新生儿和婴儿的体位以前倾俯卧位为最佳，上身抬高 30°；年长患儿在清醒状态下最佳体位为直立位和坐位，睡眠时保持右侧卧位，将床头抬高 20~30cm，以促进胃排空，减少反流频率及反流物误吸。

（4）饮食护理：提供患儿治疗饮食。检查家长所带的食品，禁止食用如酸性饮料、高脂饮食、巧克力和辛辣食品。

（5）安全护理：需专人陪护，拉床栏防患儿坠床。

（6）饮食指导：合理喂养，少量多餐。婴儿增加喂奶次数，人工喂养儿可于牛奶中加入糕干粉、米粉或进食谷类食；严重反流以及生长发育迟缓的患儿可管饲喂养，并做好管饲护理及口腔护理；年长患儿以高蛋白低脂肪饮食为主，睡前 2h 不予进食，保持胃处于非充盈状态。

（7）心理护理：根据患儿及家长焦虑程度给予适当的精神支持及心理护理。

（二）专科护理

（1）评估：患儿健康史及现病史情况；出生后既往喂养史；现饮食营养结构及成长发育营养状况；实验室的检验值；评估身体及患儿消化道症状等；评估患儿及家长的焦虑程度、父母的文化程度及认知能力。

（2）密切观察病情：观察患儿生命体征变化及并发症。发现病情变化及时报告医生并参与抢救，同时做好记录。

（3）用药护理：遵医嘱给予促胃肠动力药、抗酸和抑酸药、黏膜保护剂等药物治疗。观察药物疗效和副作用，注意各种药物用法用量。用药之前做好患儿及家长的告知。

（4）对症护理：患儿出现各种症状时，遵医嘱给予对症护理措施；患儿有疼痛时实施疼痛护理。

（5）准确记录出入量，观察呕吐物的性质，需要时及时送检。

（6）给患儿及家长讲解疾病体位治疗、饮食疗法和药物治疗的有关知识；做好胃食管患儿术前各项检查、支持疗法及术后护理；做好胃肠减压的引流管护理，注意观察有否腹部切口裂开、穿孔、大出血等并发症。

（三）健康指导

向家长讲解体位治疗及饮食治疗的方法、重要性和长期性；指导家长辨别患儿有无发绀，评定患儿反应状况和喂养是否耐受；新生儿每天监测体重；带药出院时，向家长详细说明用药方法，包括剂量和观察用药反应等。

（陈燕芬）

第四节　胃炎与消化道溃疡患儿的护理

一、胃炎患儿的护理

【概述】

胃炎是指物理性、化学性或生物性有害因子作用于胃黏膜，引起炎症性改变的一种疾病。根据病程、组织学、内镜结果，可分为急性、慢性、特殊型；根据病因可分为原发和继发性两大类。

（一）病因

（1）急性胃炎：为继发性，由于严重感染、休克、颅内损伤、严重烧伤、手术后、呼吸衰竭及其他危重疾病所致的应激反应；误服腐蚀剂或毒素物质；摄入由细菌及其毒素污染的食物；服用过量的皮质类固醇等；食物过敏；摄入酒精或刺激性食物；情绪影响和各种因素所致的变态反应等均能引起胃黏膜急性炎症。

（2）慢性胃炎：有害因子长期或反复作用于胃黏膜，引起损伤的结果。结合临床、内镜、病理组织学结果可分为浅表性胃炎、萎缩性胃炎及特殊性胃炎。儿童浅表性胃炎最常见，占90%~95%，甚至超过。①感染：慢性胃炎可能与感染（幽门螺旋杆菌）有相关性；在儿童慢性浅表性胃炎中幽门螺旋杆菌检出率达 44%~58.8%。②胆汁反流：胆盐刺激减低了胃黏膜对离子通透的屏障功能，胃液中氢离子得以反弥散进入胃黏膜引起炎症。③长期服用刺激性食物和药物：粗糙、过冷过硬的食物，暴饮暴食，饮咖啡及浓茶等，食用皮质类固醇药物等。④全身性多系统损害性疾病：慢性肾炎、尿毒症、重症糖尿病、肝胆胰疾病、类风湿性关节炎、系统性红斑狼疮、甲状腺炎等。⑤其他因素：食物过敏；精神神经因素，压力过大等；X 线照射、遗传、免疫、营养、环境与发病有关。

（二）临床表现

（1）急性胃炎：急性起病。上腹部不适、疼痛、食欲减退、恶心、呕吐等。食物污染引起的急性胃炎，严重者可表现出发热、失水、酸中毒、休克等中毒症状，可致呕血、便血且常以呕血、黑便为主要表现，电解质及酸碱平衡紊乱。

（2）慢性胃炎：常见症状反复发作、无规律性腹痛，疼痛常出现于进食中或餐后，多数位于上腹部、脐部。轻者隐痛；重者剧烈绞痛，常伴有消化道症状，影响营养状况和生长发育；胃黏膜糜烂出血者伴呕血及便血。

（三）辅助检查

（1）纤维胃镜和电子胃镜：最有价值，安全可靠的诊断手段。可见胃黏膜病变程度，有出血、水肿、糜烂等，同时取病变部位组织进行病理学检查。

（2）钡餐检查：气、钡餐双重造影能辨别黏膜的细微结构。

（3）胃液分析功能：其酸度一般正常，少数呈高酸或降低。

（4）幽门螺旋杆菌（H.pylori）检测法：儿科常用核素标记尿素呼吸实验，口服同位素 ^{13}C，通过测定呼出气体中 ^{13}C 含量可判断胃内 H.pylori 感染程度。

（四）治疗原则

（1）急性胃炎：治疗原发病，避免服用一切刺激食物、药物；有消化道出血者应卧床休息，监测生命体征；静脉点滴 H_2RA 药物；输血、血浆；细菌感染时使用抗生素。

（2）慢性胃炎：去除病因，积极治疗原发病。①饮食治疗：饮食定时定量，养成饮食良好习惯，避免食用刺激性食物。②药物治疗：黏膜保护剂、H_2RA、胃肠动力药、抗酸药、中药，有幽门螺旋杆菌感染者进行规范抗幽门螺旋杆菌治疗，抗酸药治疗。

二、消化性溃疡患儿的护理

【概述】

消化性溃疡病好发于胃和十二指肠，大多为慢性溃疡。但也可发生于食管、小肠，极少数发生于异位的胃黏膜。新生儿以应激性溃疡为主，婴幼儿以胃溃疡多见，学龄儿童以十二指肠溃疡为多见，男多于女。

（一）病因

消化道溃疡病的病因与诸多因素有关。通常认为，溃疡的形成是对胃和十二指肠黏膜有损害作用的侵袭因子与黏膜自身的防御因子之间失去平衡的结果。

1. 侵袭因子

（1）胃酸和胃蛋白酶：胃液是对胃和十二指肠有侵袭作用的主要因子。十二指肠溃疡患儿基础胃酸、壁细胞数量及壁细胞对刺激物的敏感性均高于正常人，故胃酸增高是形成溃疡的重要因素。胃酸分泌随年龄而增加，因此年长患儿消化道溃疡发病率较婴幼儿为高。

（2）幽门螺旋杆菌感染：十二指肠溃疡患儿中，幽门螺旋杆菌检出率为 52.6%~76.6%。

（3）胃泌素：由 G 细胞分泌，有刺激胃酸和胃蛋白酶分泌的作用。

（4）遗传因素：儿童发病率为 20%~60%，有家族史。

（5）长期使用刺激性食物及药物：粗糙、过冷或过热等食品，经常暴饮、暴食，饮浓茶、咖啡及非甾体抗炎药、皮质类固醇等药物。

其他原因，如精神因素可影响胃分泌和运动功能，从而对胃黏膜造成损害；膳食纤维水平偏低、食物中必需氨基酸缺乏可能在消化道溃疡中有一定作用。

2. 防御因子

正常情况下胃和十二指肠黏膜有其上皮细胞分泌的黏液覆盖而形成的一层黏液 – 黏膜屏障。在各种攻击因子的作用下，其防御功能受损，使黏膜缺血、坏死，形成溃疡。

（二）临床表现

（1）新生儿期：主要为急性起病，以继发溃疡为多。患儿表现为以呕血、便血、腹胀及腹膜炎等并发症为首发，易穿孔。

（2）婴幼儿期：起病可急可缓。急性起病常出现类似新生儿期的表现；慢性起病者可有模糊的腹部疼痛与不适；个别以贫血为主要表现，但并无黑便。

（3）学龄前期：常以腹痛和消化道出血为主。表现为腹部不适，脐周或上腹部不规则发作。腹痛与饮食关系不明显，有时伴有恶心、呕吐、食欲缺乏及上消化道出血。

（4）学龄期：反复发作性上腹痛或脐周痛，时有夜间痛、部分有规律性。与饮食有关，但不如成人明显。

（三）辅助检查

（1）胃镜：胃镜是诊断消化性溃疡准确率最高的方法，能估计溃疡大小及明确出血部位。也是治疗溃疡出血的手段。

（2）钡餐检查：直接征象婴幼儿期较少见；间接征象于十二指肠溃疡时可发现幽门痉挛和梗阻等。因儿童溃疡浅表，钡餐通过快，检出率较成人低。

（3）胃液分析：用五肽胃泌素法观察基础酸排量和酸的最大分泌量，十二指肠溃疡患儿明显增高。

（4）幽门螺旋杆菌检测：检测方法同胃炎。

（四）治疗原则

（1）一般治疗：培养良好生活和饮食习惯，避免食用有刺激性的食物及药物。

（2）药物治疗：抑制胃酸分泌和中和胃酸，强化黏膜防御力；抗幽门螺旋杆菌治疗。①抑制胃酸分泌和抗酸药。②质子泵抑制剂：作用于胃黏膜壁细胞，阻抑 H^+ 从细胞质内转移到胃腔而抑制胃酸分泌。常用药物奥美拉唑。③中和胃酸和抗酸剂：可直接抑制组胺、阻滞乙酰胆碱和胃泌素分泌，常用药物西咪替丁、雷尼替丁、法莫替丁等。

【护理措施】

（一）基础护理

（1）室内环境：室内温湿度适宜，定时通风。

（2）生活护理：根据患儿的病情及自理程度，帮助并指导患儿家长参与患儿的生活护理。病重患儿需卧床休息，定时翻身，避免压疮。提供并帮助患儿排泄护理。

（3）饮食护理：向家长讲解疾病相关知识，指导家长正确安排患儿的生活起居规律，培养良好的饮食习惯，不食用刺激性大的食物。

（4）安全护理：应专人陪护，拉床栏防患儿坠床。

（5）心理护理：根据患儿及家长焦虑程度给予适当的精神支持及心理护理。

（二）专科护理

（1）评估：患儿的健康史及现病史情况；出生后既往喂养史及现饮食营养结构；患儿出生及成长发育状况；各项实验室的检验值；患儿消化道症状等；评估患儿及家长的焦虑程度、父母的文化程度及认知能力。

（2）密切观察病情：观察患儿生命体征变化及并发症。发现病情变化及时报告医生参与抢救，并做好记录。

（3）对症护理：出现各种症状时，遵医嘱给予对症护理措施。

准确记录出入量，观察大便颜色，及时送检；按时完成治疗方案，并向家长讲解各种治疗和护理计划。

（三）健康指导

嘱患儿养成良好的生活习惯、卫生习惯、饮食习惯；向患儿家长讲解此病有关的疾病知识和用药知识；指导患儿药物正确服用方法，如有疼痛、反酸、呕吐、便血等溃疡病复发症状时，应及时就医。

（陈燕芬）

第五节　小儿腹泻的护理

【概述】

小儿腹泻是一组多病原、多因素引起的综合征，是婴幼儿期的常见病。一般可分为感染性和非感染性两类：感染性即致病微生物在肠道内引起肠细胞破坏导致腹泻的一组疾病。可根据致病菌分为病毒性、细菌性、蠕虫性、真菌性，及其他条件致病引起的腹泻等；非感染性分为食饵性腹泻、症状性腹泻、过敏性腹泻、其他腹泻。

（一）病因

常见发病因素有易感因素、感染因素、非感染因素。导致腹泻发生的机制包括：肠腔内存在大量不能吸收的具有渗透活性的物质、肠腔内电解质分泌过多、炎症所致的液体大量渗出以及肠道运动功能异常，据此可将腹泻分为渗透性、分泌性、渗出性和肠道功能异常等四种类型。临床不少腹泻是多种机制共同作用的结果。

（1）易感因素：婴幼儿易患腹泻与下列因素有关。①消化系统特点：婴幼儿消化系统发育未够成熟，胃酸和消化酶分泌不足，消化酶活性低，对食物质和量的较大变化耐受力差。由于婴幼儿生长发育快，对营养物质的需求相对较多，消化道负担较重。因此，在受到不良因素影响时，易引起消化道功能紊乱。②机体防御能力较差：婴儿血清免疫球蛋白、胃肠道 SIgA 水平及胃内酸度均较低，新生儿出生后尚未建立正常肠道菌群，或因使用抗生素等引起肠道菌群失调，使正常肠道菌群对入侵致病微生物的拮抗作用丧失，均易患肠道感染。③人工喂养由于不能从母乳中得到 IgA 和乳铁蛋白等体液因子、巨噬细胞和粒细胞等有很强抗肠道感染作用的成分，加上食物、食具易被污染等因素，人工喂养儿肠道感染发生率明显高于母乳喂养儿。

（2）感染因素：有肠道内、肠道外感染因素。肠道内感染可由病毒、细菌、真菌、寄生虫引起。感染性腹泻大多数病原微生物通过污染的水、食物进入消化道，或通过污染的日用品、手、玩具，或由带菌者传播。①病毒感染：寒冷季节的婴幼儿腹泻 80% 由病毒感染引起。病毒性肠炎主要病原为轮状病毒，其次为星状和杯状病毒、肠道病毒（包括柯萨奇病毒、埃可病毒、肠道腺病毒）、诺沃克病毒、冠状病毒等。病毒侵入肠道后，在小肠绒毛顶端的柱状上皮细胞上复制，使小肠绒毛细胞受损，受累的肠黏膜上皮细胞脱落而遗留不规则的裸露病变，导致小肠黏膜回收水、电解质能力下降，肠液在肠腔内大量积聚而引起腹泻。同时，发生病变的肠黏膜细胞分泌双糖酶不足，活性降低，使肠腔内的糖类消化不完全而积滞在肠腔内，并被肠道内细菌分解，使肠液的渗透压增高。而双糖的分解不完全亦造成微绒毛上皮细胞钠转运的功能障碍，进一步造成水和电解质的丧失，加重腹泻。②细菌感染（不包括法定传染病）：以致泻大肠杆菌为主要病原，根据其不同致病性和发病机制，可分为五组菌株，分别为致病性大肠杆菌、产毒性大肠杆菌、侵袭性大肠杆菌、出血性大肠杆菌和黏附集聚性大肠杆菌。各种产生肠毒素的细菌可引起分泌性腹泻，所分泌肠毒素，包括不耐热肠毒素和耐热肠毒素，两者最终通过抑制小肠绒毛上皮细胞吸收 Na^+、Cl^- 和水，促进肠腺分泌 Cl^-，使小肠液量增多，超过结肠吸收限度而发生腹泻。侵袭性肠炎是侵袭性细菌直接侵入小肠或结肠肠壁，引起肠黏膜充血、水肿、炎症细胞浸润、溃疡和渗出等病变，排出含有大量白细胞和红细胞的菌痢样粪便。结肠由于炎症病变而不能充分吸收来自小肠的液体，且某些致病菌还会产生肠毒素，亦可发生水泻。③真菌感染：亦可引起急慢性肠炎，小儿以白色念珠菌多见。长期应用广谱抗生素引起肠道菌群失调或长期应用肾上腺皮质激素使机体免疫功能低下，亦易发生白色念珠菌或其他条件致病菌肠炎而引起腹泻。④寄生虫感染：常见为蓝氏贾第鞭毛虫、阿米巴原虫和隐孢子虫等。

（3）非感染因素：饮食因素、气候因素。①饮食因素：食饵性腹泻常因喂养时间不定、饮食量不当、食物种类改变太快以及食物成分不适宜，过早给予淀粉或脂肪类食品引起；当摄入食物的量和质突然改变，超过消化道的承受能力时，消化过程发生障碍，食物不能被充分消化吸收而积滞于小肠上部，使肠腔内局部酸度减低，使食物发酵和腐败而造成内源性感染。分解产生的短链有机酸使肠腔内渗透压增高，并协同腐败性毒性产物刺激肠壁而使肠蠕动增加，引起腹泻，进而发生脱水和电解质紊乱；过敏性腹泻因个别婴儿对牛奶、豆浆或某些食物成分过敏，或不耐受而引起腹泻；其他因素：原发性或继发性双糖酶缺乏，乳糖酶的活力降低，肠道对糖的消化吸收不良而引起腹泻。②气候因素：天气突然变冷，腹部受凉导致肠蠕动增加；天气过热，消化液分泌减少。

（二）临床表现

（1）大便性状有改变：呈稀便、水样便、黏液便或脓血便。

（2）大便次数及性质：次数增多；急性水样便，尤以2岁以下婴儿发生；在秋冬季节，轮状病毒性肠炎可能性大；夏季以产肠毒素性大肠杆菌性肠炎可能性大；粪便为黏脓或脓血便，考虑为细菌性痢疾，如血多、脓少、呈果酱样，多为阿米巴痢疾；此外，应考虑侵袭性细菌感染，如侵袭性大肠杆菌性肠炎或沙门氏菌肠炎等。

（3）病程：急性腹泻病病程在2周以内；迁延性腹泻病病程在2周至2个月；慢性腹泻病病程在2个月以上。

（4）分型：临床症状按轻重不同分轻型、中型、重型。①轻型：无脱水、无中毒症状，患儿一般情况良好，眼窝正常，有眼泪，口舌湿润，无口渴，皮肤弹性好，诊断无脱水征。②中型：轻或中度脱水、或有轻度的中毒症。轻、中度脱水和轻度中毒症状，表现为烦躁、易激怒，眼窝下凹，眼泪少或无，口舌干燥，口渴喜饮，皮肤捏起后回缩慢（<2s），丢失水分占体重的5%~10%。③重型：重度脱水、或有明量的中毒症状（患儿烦躁、精神萎靡、嗜睡、面色苍白、高热或体温不升、外周血白细胞计数明显增高），患儿有明显的脱水症状，表现为嗜睡或昏迷，软弱无力，眼窝明显下凹，无眼泪，口舌非常干燥，只能饮少量水或不能饮水，皮肤捏起后回缩很慢（ > 2s），丢失水分占体重的10%~15%。

（三）辅助检查

（1）血常规：白细胞总数及中性粒细胞增多，提示细菌感染、寄生虫感染或过敏性病变者嗜酸性粒细胞增多。

（2）大便检查：大便常规无或偶见白细胞者，多为侵袭性细菌以外的因素引起，大便内有较多的白细胞，常由于各种侵袭性细菌感染引起。大便培养可检出致病菌；大便涂片发现念珠菌孢子及假菌丝有助于真菌性肠炎诊断；疑为病毒感染者应做病毒学检查。

（3）血液生化检查：血钠测定提示脱水性质，血钾浓度反映体内缺钾的程度，血气分析体内酸碱平衡程度和性质，重症患儿应同时测尿素氮。

（四）治疗原则

（1）调整饮食：继续保持患儿的进食，根据疾病的特殊病理生理状况、个体消化吸收功能和平时的饮食习惯进行合理调整，以满足其生理需要，补充疾病消耗。

（2）纠正水、电解质紊乱和酸碱失衡：口服补液盐（ORS）可用于预防脱水及纠正轻、中度脱水；中、重度脱水伴周围循环衰竭者于静脉补液；重度酸中毒或经补液后仍有酸中毒症状者，补充碱性溶液碳酸氢钠或乳酸钠，纠正低钾、低钙和低镁血症。

（3）控制感染：约70%的患儿表现为病毒及非侵袭性细菌所致的水样便腹泻，一般不用抗生素，应合理使用液体疗法，选用微生态制剂和黏膜保护剂；另外约30%的患儿为侵袭性细菌感染所致的黏液、脓血便患儿，应根据临床特点，结合大便细菌培养和药敏试验结果，选用针对病原菌的抗生素，并随时进行调整。

（4）预防并发症：迁延性、慢性腹泻常伴有营养不良和其他并发症，需采取综合治疗措施，应注意肠道菌群失调问题及饮食疗法。

【护理措施】

（一）基础护理

（1）室内环境：定期通风，温湿度适宜。

（2）生活护理：根据患儿的自理能力及病情程度，护士提供、协助患儿的生活护理。保持床单位的清洁。

（3）患儿使用的餐具应煮沸消毒，医护人员触摸患儿后注意清洁手。

（4）维持皮肤的完整性：患儿大便次数多，提供并教会家长给患儿做便后臀部及会阴部的皮肤护理，嘱家长给患儿使用透气强、柔软的尿裤；患儿便后用清水清洗，涂抹护理油；避免患儿发生皮肤损伤；如患儿已有轻度臀红现象，给予烤灯理疗。

（5）安全护理：拉好床栏，防坠床。

（二）专科护理

（1）评估：患儿健康史及现病史情况；既往喂养史；现饮食营养结构及有无不洁饮食史、食物过敏史；实验室的检验值；患儿消化道症状等；评估患儿及家长的焦虑程度、父母的文化程度及认知能力。

（2）严密病情观察：观察患儿并准确记录大便的次数、颜色、形状，及时送验；是否有脱水症状等；准确记录 24h 出入量。

（3）发热护理：观察患儿的体温变化及退热后的效果，给予退热后的护理。

（4）控制感染：严格消毒隔离。

（5）病情控制：控制患儿的腹泻次数、预防持续失水。鼓励家长参与制订饮食管理计划，调整患儿的饮食、继续进食是必要的治疗与护理措施，根据病情适当调整患儿饮食。

按时给患儿完成治疗，并在各种治疗前做好患儿家长的告知。

（三）健康指导

宣传母乳喂养的优点，指导患儿母亲合理喂养，避免夏季断奶；给家长讲解婴幼儿腹泻的病因及预防方法；给家长示范清洁口腔、更换尿布、保护臀部皮肤的方法；指导家长配制和使用口服补液盐溶液；指导家长注意患儿的饮食卫生；嘱家长给患儿做适当户外运动，增强体质，防止过凉或过热。

（陈燕芬）

第九章

呼吸系统疾病患儿的护理

第一节　小儿呼吸系统的特点

呼吸系统疾病是儿童常见病，以急性上呼吸道感染、支气管炎、支气管肺炎为多见。呼吸系统疾病不仅发生率高，而且危害也极其严重，这与小儿呼吸系统解剖、生理特点密切相关。

一、解剖特点

1. 上呼吸道

（1）鼻：鼻腔相对短小，无鼻毛，后鼻道狭窄，黏膜柔嫩，血管丰富，易感染。炎症时易充血肿胀，出现鼻塞，导致呼吸困难、张口呼吸，影响吮乳。

（2）鼻窦：鼻腔黏膜与鼻窦黏膜相连接，且鼻窦口相对较大，故急性鼻炎时易导致鼻窦炎，以上颌窦及筛窦最易感染。

（3）鼻泪管：较短，开口瓣膜发育不全，上呼吸道感染时易引起结膜炎。

（4）咽鼓管：较宽、短、直，呈水平位，故鼻咽炎易致中耳炎。

（5）咽部：咽部狭窄且垂直。腭扁桃体在1岁末逐渐增大，至4~10岁时达高峰，14~15岁时逐渐退化。故扁桃体炎多见于年长儿童，1岁以内少见。

（6）喉部：喉部呈漏斗形，相对较窄，软骨柔软、黏膜柔嫩，富有血管及淋巴组织，发生炎症时易引起局部水肿，导致呼吸困难和声音嘶哑。

2. 下呼吸道

（1）气管及支气管：相对狭窄，黏膜血管丰富，软骨柔软，缺乏弹力组织，黏液腺分泌不足，气道较干燥，纤毛运动差，清除能力弱，易发生感染，并导致呼吸道阻塞。右侧支气管粗短，为气管直接延伸，异物易进入右侧支气管。

（2）肺：小儿肺的弹力纤维发育差，血管丰富，间质发育旺盛，肺泡小而数量少，使肺的含血量相对多而含气量少，易感染，并易引起间质性肺炎、肺不张及肺气肿等。

3. 胸廓

婴幼儿胸廓较短、呈桶状，肋骨呈水平位，膈肌位置较高，使心脏呈横位。胸腔较小而肺相对较大。呼吸肌发育差，呼吸时胸廓运动不充分，肺的扩张受到限制，不能充分通气和换气。小儿纵隔相对较大，纵隔周围组织松软、富有弹性，胸腔积液或积气时易致纵隔移位。

二、生理特点

1. 呼吸频率和节律

年龄越小，呼吸频率越快，各年龄呼吸频率不同。由于呼吸系统发育不完善，易出现呼吸节律不齐，尤以早产儿、新生儿更明显。

2. 呼吸形态

呼吸肌发育差，呼吸时胸廓的活动范围小而横隔活动明显，呈腹膈式呼吸；随着年龄的增长，呼吸肌逐渐发育，膈肌下降，肋骨由水平位逐渐倾斜，胸廓前后径和横径增大，出现胸腹式呼吸。

3. 呼吸功能

小儿肺活量、潮气量、气体弥散量均较成人小，而气道阻力较成人大，各项呼吸功能的储备能力较低，当患呼吸道疾病时，易发生呼吸衰竭。

4. 血气分析

婴幼儿的肺活量不易检查，可通过血气分析了解氧饱和度水平及血液酸碱平衡状态。小儿动脉血气分析正常值见表 4–11。

表4–11　小儿动脉血气分析正常值

项目	新生儿	2岁以内	2岁以后
H+（mmol/L）	35～50	35～50	35～50
PaO_2(mmHg)	60～90	80～100	80～100
$PaCO_2$（mmHg）	30～35	30～35	35～45
HCO_3^-(mmol/L)	20～22	20～22	22～24
BE(mmol/L)	−6～+2	−6～+2	−4～+2
SaO_2	0.90～0.965	0.95～0.97	0.955～0.977

三、免疫特点

儿童呼吸道的非特异性及特异性免疫功能均较差；纤毛运动差，咳嗽反射和气道平滑肌收缩功能亦差，难以有效清除吸入的尘埃及异物颗粒；儿童体内免疫球蛋白含量低，尤以分泌型 IgA（SIgA）为低，且肺泡巨噬细胞功能不足，乳铁蛋白、溶菌酶、干扰素、补体等数量和活性不足，故易患呼吸道感染。

（马秀芝）

第二节　急性上呼吸道感染患儿的护理

【概述】

急性上呼吸道感染（acute upper respiratory infection，AURI）简称“上感”，是儿童最常见的疾病，主要指鼻、鼻咽和咽部的急性感染。亦常用“急性鼻咽炎”“急性咽炎”“急性扁桃体炎”等名词诊断。该病全年均可发生，以冬春季为多见。

（一）病因

90% 以上由病毒引起，病毒感染后可继发细菌感染。由于上呼吸道的解剖、生理和免疫特点，婴幼儿易患呼吸道感染。若有维生素 D 缺乏性佝偻病、营养不良、贫血等，则易发生反复上呼吸道感染，使病程迁延。气候改变、空气污浊、护理不当等容易诱发本病。

（二）临床表现

不同类型的上呼吸道感染症状轻重不一，与年龄、病原体和机体抵抗力有关。

1. 一般类型上呼吸道感染

（1）症状：婴幼儿局部症状不明显而全身症状重；年长患儿全身症状轻，以局部症状为主。①局部症状：流涕、鼻塞、喷嚏、咳嗽、咽部不适和咽痛等。②全身症状：发热、畏寒、头痛、拒奶、乏力等，可伴有呕吐、腹泻、腹痛，烦躁，甚至高热惊厥。部分患儿发病早期可有脐周围阵发性腹痛，无压痛，与发热所致肠痉挛或肠系膜淋巴结炎有关。

（2）体征：可见咽部充血，水肿及咽部滤泡，扁桃体充血，颌下淋巴结肿大、触痛。肠道病毒感染者可出现不同形态皮疹。肺部听诊一般正常。

2. 两种特殊类型上呼吸道感染

（1）疱疹性咽峡炎：病原体为柯萨奇 A 组病毒，好发于夏秋季。患儿主要表现为急起高热、咽痛、流涎、拒食、呕吐等。体检可见咽充血，咽腭弓、悬雍垂、软腭等处黏膜上有 2~4mm 灰白色的疱疹，周围有红晕，疱疹破溃后形成小溃疡。病程 1 周左右。

（2）咽 - 结合膜热：病原体为腺病毒（3、7 型），好发于春夏季，可在儿童集中的机构中流行。临床以发热、咽炎、结合膜炎为特征，主要表现为高热、咽痛、眼部刺痛、畏光、流泪等。体检可见患儿咽充血，一侧或双侧滤泡性眼结合膜炎，结膜充血明显，颈部及耳后淋巴结肿大。病程 1~2 周。

（3）并发症：婴幼儿可并发中耳炎、鼻窦炎、咽后壁脓肿、扁桃体周围脓肿、颈淋巴结炎、喉炎、支气管炎及肺炎等；年长患儿可因链球菌感染而并发急性肾炎及风湿热，病毒引起的上感还可引起心肌炎、脑炎等。

（三）辅助检查

血常规检查：病毒感染者白细胞计数正常或偏低；细菌感染者白细胞计数增高，中性粒细胞增高。

（四）治疗原则

（1）以支持疗法及对症治疗为主，防治并发症。强调患儿多休息，保持良好的环境，多饮水，补充维生素 C。

（2）抗病毒药物常用利巴韦林，配合中药治疗。有继发细菌感染或发生并发症者可选用抗生素，如确为链球菌感染者应用青霉素，疗程 10~14 天。

【护理措施】

（一）基础护理

（1）注意环境温度，保持室内温度 18~22℃，湿度 50%~60%，保持室内空气清新，每天通风 2 次以上。患儿衣被厚薄适度，利于散热，患儿出汗后应及时更换衣服，避免因受凉而使症状加重或反复。

（2）保证患儿营养和水分的摄入，鼓励患儿多饮水，给予患儿易消化和富含维生素的清淡饮食。

（3）加强患儿口腔护理，保证口腔清洁。咽部不适或咽痛时可用温盐水或复方硼酸液漱口、含服润喉片或应用咽喉喷雾剂等。

（二）专科护理

1. 维持体温正常

（1）密切观察体温变化，当体温超过 38.5℃时给予物理降温，遵医嘱给予退热剂，嘱多饮水。定时监测体温并记录。

（2）预防热性惊厥，既往有热性惊厥史的患儿，要注意及时降温，必要时可遵医嘱用镇静剂。当出现惊厥先兆时，立即报告医生，就地抢救，保持安静，按小儿惊厥处理。

2. 保证呼吸道通畅

及时清除鼻腔及咽喉部分泌物。患儿鼻塞严重时应先清除鼻腔分泌物，后用 0.5% 麻黄碱液滴鼻，每天 2~3 次 ，每次 1~2 滴。对因鼻塞而妨碍吮奶的婴儿，宜在哺乳前 15min 滴鼻，使鼻腔通畅，保证吸吮。

3. 病情观察

密切观察患儿体温变化，警惕高热惊厥的发生；经常观察口腔黏膜及皮肤有无皮疹，注意咳嗽的性质及神经系统症状等，以便能早期发现麻疹、猩红热及流行性脑脊髓膜炎等急性传染病；如患儿有咽后壁脓肿时，应及时报告医生，同时要注意防止脓肿破溃后脓液流入气道引起窒息；遵医嘱用药，并注意患儿的药物反应。

（三）健康指导

指导家长掌握上呼吸道感染的预防知识和护理要点，熟悉相应的应对技巧，如居室要经常通风，保持室内空气清新；增强患儿机体的抵抗力，鼓励患儿多进行户外活动；气候变化时及时给患儿添加衣服，避免过热或过冷；呼吸道疾病流行期间，尽量避免患儿去人多的公共场所。合理安排患儿的饮食起居，保证充足的营养和睡眠，鼓励母乳喂养，及时添加辅食。积极防治各种慢性病，如佝偻病、营养不良及贫血等，按时给患儿预防接种。在儿童集中机构中，如有上感流行，应早期隔离患儿，必要时进行空气消毒。

（马秀芝）

第三节　急性感染性喉炎患儿的护理

【概述】

急性感染性喉炎（acute infectious laryngitis）为喉部黏膜急性弥漫性炎症，以犬吠样咳嗽、声音嘶哑、喉鸣、吸气性呼吸困难为特征，多发生在冬春季节，婴幼儿多见。

（一）病因

病毒或细菌感染引起，常为上呼吸道感染的一部分，有时可在麻疹或其他急性传染病的病程中并发。常见的病毒为副流感病毒、流感病毒、腺病毒、呼吸道合胞病毒，常见的细菌为金黄色葡萄球菌、链球菌和肺炎链球菌。

由于小儿喉腔狭小，软骨柔软、黏膜血管丰富，因此炎症时易充血、水肿而出现不同程度的喉梗阻。

（二）临床表现

儿童急性感染性喉炎起病急、症状重，患儿可有不同程度的发热、声音嘶哑、犬吠样咳嗽、吸气性喉鸣和三凹征。一般白天症状轻，夜间入睡后喉部肌肉松弛，分泌物阻塞导致症状加重；严重者迅速出现烦躁不安、吸气性呼吸困难、发绀、心率加快等缺氧症状。体检可见咽部充血，间接喉镜检查可见喉部及声带充血、水肿。

按吸气性呼吸困难的轻重，将喉梗阻分为4度：

Ⅰ度：安静时无症状，活动后出现吸气性喉鸣和呼吸困难，肺部听诊呼吸音清晰，心率无改变。

Ⅱ度：安静时有喉鸣和吸气性呼吸困难，肺部听诊可闻及喉传导音或管状呼吸音，心率增快（120~140次/min）。

Ⅲ度：除上述喉梗阻症状外，患儿因缺氧而出现烦躁不安，口唇及指（趾）发绀，双眼圆睁，面容惊恐，出汗，肺部听诊呼吸音明显减弱，心音低钝，心率快（140~160次/min）。

Ⅳ度：患儿呈衰竭状态，昏迷或昏睡、抽搐，面色苍白，由于无力呼吸，三凹征可不明显，肺部呼吸音几乎消失，仅有气管传导音，心音低钝，心律不齐。

（三）治疗原则

（1）保持呼吸道通畅：吸氧、雾化吸入，消除黏膜水肿。

（2）控制感染：常用青霉素类、氨基糖甙类或头孢菌素类等药物，患儿有气急、呼吸困难时，及时静脉输入足量广谱抗生素。

（3）应用肾上腺糖皮质激素：应用抗生素同时给予肾上腺糖皮质激素，以减轻喉头水肿，缓解症状。常用泼尼松，1~2mg/（kg·d），分次口服；或用地塞米松静脉推注，每次2~5mg。继之1mg/（kg·d）静脉滴注，用2~3天，至症状缓解。

（4）对症治疗：烦躁不安者给予镇静剂异丙嗪。

（5）气管切开：有严重缺氧征象或有Ⅲ度喉梗阻者及时行气管切开。

【护理措施】

（一）基础护理

（1）保持患儿室内空气清新，温、湿度适宜，减少对喉部的刺激，减轻呼吸困难。

（2）尽可能维持患儿的舒适，置患儿于舒适体位，保持患儿安静，尽可能将所需要的检查及治疗集中进行，以保证患儿的休息。

（3）给患儿补充足量的水分和营养，喂饭、喝水时避免患儿发生呛咳。

（二）专科护理

（1）改善呼吸功能，保持呼吸道通畅：①依据缺氧程度及时吸氧，用1%~3%的麻黄碱和肾上腺糖皮质激素，经空气压缩泵雾化吸入，可消除患儿喉头水肿，恢复气道通畅。②遵医嘱给予抗生素、激素治疗，以控制感染，减轻喉头水肿，缓解症状。

（2）维持患儿正常体温，观察体温变化，体温超过38.5℃时给予物理降温。

（3）慎用镇静剂，若患儿过于烦躁不安，遵医嘱给予异丙嗪，以达到镇静和减轻喉头水肿的作用。避免使用氯丙嗪，以免使患儿喉头肌松弛，加重呼吸困难。

（4）密切观察病情变化，根据患儿三凹征、喉鸣、青紫及烦躁等表现，正确判断缺氧的程度。发生窒息后及时抢救，随时做好气管切开的准备，以免因吸气性呼吸困难而窒息。

（三）健康指导

向家长解答患儿病情，讲解该病一般医学知识，减轻其紧张和恐惧心理。指导家长正确护理患儿，如加强体格锻炼，适当进行户外活动。指导患儿及其家长积极预防上呼吸道感染和各种传染病，定期预防接种。

（马秀芝）

第四节　急性支气管炎患儿的护理

【概述】

急性支气管炎（acute bronchitis）是指由于各种致病原引起的支气管黏膜的急性炎症，气管常同时受累，故又称作急性气管支气管炎，多见于婴幼儿。常继发于上呼吸道感染，或为一些急性呼吸道传染病（麻疹、百日咳等）的一种临床表现。

（一）病因

凡能引起上呼吸道感染的病毒或细菌均可引起支气管炎，常为混合感染。免疫功能低下、特异性体质、营养不良、佝偻病和支气管局部结构异常等均为本病的危险因素。气候变化、空气污染、化学因素的刺激为本病的诱发因素。

支气管炎是指气管、支气管黏膜及其周围组织的非特异性炎症。黏膜充血是早期的改变，接着出现脱屑、水肿、黏膜下层白细胞浸润、黏液脓性分泌物产生、支气管纤毛、巨噬细胞和淋巴管的防御功能障碍，细菌得以侵犯支气管，继而细胞碎片以及黏液脓性分泌物积聚。咳嗽对于排除支气管分泌物是必需的。支气管壁水肿、分泌物潴留以及某些患儿的支气管平滑肌痉挛，可致气道阻塞。

（二）临床表现

患儿先有上呼吸道感染症状，以咳嗽为主，初为刺激性干咳，后有痰且有时带血。婴幼儿全身症状较明显，常有发热、食欲缺乏、乏力、呕吐、腹胀、腹泻等症状，一般无气促和发绀。体检时双肺呼吸音粗，或有不固定的散在干、湿啰音。

婴幼儿可发生一种特殊类型的支气管炎，称为哮喘性支气管炎，又称作喘息性支气管炎，指婴幼儿时期以喘息为突出表现的急性支气管炎。患儿除有上述临床表现外，主要表现有：①多见于 3 岁以下，有湿疹或其他过敏史的患儿。②咳嗽频繁，并有呼气性呼吸困难伴喘息，夜间或清晨较重，或在哭闹、活动后加重，肺部叩诊呈鼓音，听诊两肺布满哮鸣音及少量粗湿啰音。③有反复发作倾向，大多患儿随年龄增长而发作减少，至 4~5 岁停止发作，但少数患儿可发展为支气管哮喘。

（三）辅助检查

（1）血常规检查：病毒感染者白细胞正常或偏低，细菌感染者白细胞增高。

（2）胸部 X 线检查：多无异常改变，或有肺纹理增粗、肺门阴影加深。

（四）治疗原则

（1）控制感染：患儿发热、痰多而黄，考虑细菌感染，可使用抗生素。

（2）对症治疗：止咳、化痰、平喘等。对于刺激性咳嗽常用复方甘草合剂、急支糖浆等；喘息者可用氨茶碱，也可通过空气压缩泵雾化吸入。一般不用镇咳剂或镇静剂，以免抑制咳嗽反射，影响痰液咳出。

【护理措施】

（一）基础护理

（1）保持患儿室内空气清新，避免对流风，温、湿度适宜，减少对支气管黏膜的刺激，以利于排痰。

（2）保证患儿充足的水分及营养供给，注意休息，减少活动。

（3）保持患儿口腔清洁。婴幼儿可于进食后喂适量温开水，以清洁口腔；年长患儿应在晨起、餐后、睡前漱洗口腔。

（二）专科护理

1. 保持患儿呼吸道通畅

（1）卧位时可抬高头胸部，并经常变换患儿体位，叩击背部，促进排痰。指导并鼓励患儿有效咳嗽，采用空气压缩泵雾化吸入或蒸汽吸入的方式，以湿化呼吸道，必要时用吸引器清除痰液，保持呼吸道通畅。

（2）遵医嘱使用抗生素、止咳祛痰及平喘剂，并注意观察药物疗效及副作用。

（3）哮喘性支气管炎患儿，注意观察其有无缺氧症状，必要时给予吸氧。

2. 维持患儿的体温正常

密切观察患儿的体温变化，体温超过 38.5℃时采取物理降温或遵医嘱给予药物降温，以防患儿发生惊厥。

（三）健康指导

急性支气管炎患儿的健康指导同急性上呼吸道感染。

（马秀芝）

第五节 肺炎患儿的护理

【概述】

肺炎（pneumonia）是指不同病原体或其他因素所致的肺部炎症，以发热、咳嗽、气促、呼吸困难和肺部固定湿啰音为共同的临床表现，是婴幼儿时期的常见病。肺炎占全球 5 岁以下婴幼儿死亡总数的 1/3~1/4，为我国住院婴幼儿死亡的第一病因。肺炎一年四季均可发病，以冬春季节为多见。

（一）常用的分类方法

（1）按病理分类：可分为大叶性肺炎、支气管肺炎、间质性肺炎等。

（2）按病因分类：①感染性肺炎：如病毒性肺炎、细菌性肺炎、真菌性肺炎、支原体肺炎、衣原体肺炎、原虫性肺炎。②非感染性肺炎：如吸入性肺炎、过敏性肺炎等。

（3）按病程分类：①急性肺炎：病程 < 1 个月。②迁延性肺炎：病程 1~3 个月。③慢性肺炎：病程 > 3 个月。

（4）按病情分类：①轻症肺炎：主要为呼吸系统受累。②重症肺炎：除呼吸系统受累外，其他系统也受累，且全身中毒症状明显。

（5）按临床表现典型与否分类：①典型性肺炎。②非典型肺炎。

（二）病因

引起肺炎的病原体有病毒、细菌，也可有病毒细菌混合感染。病毒中最常见的为呼吸道合胞病毒，其次为腺病毒、流感病毒、副流感病毒等；细菌以肺炎链球菌多见，其次金黄色葡萄球菌、革兰阴性杆菌等。近年来肺炎支原体、衣原体和流感嗜血杆菌所导致的肺炎有增加趋势。

低出生体重、营养不良、维生素 D 缺乏、先天性心脏病等幼儿易患本病，且病情严重，易迁延不愈。

肺炎病原体多由呼吸道入侵，也可经血行入肺，引起支气管、肺泡、肺间质炎症。患儿支气管因黏膜水肿而管腔变窄。肺泡壁因充血水肿而增厚，肺泡腔内充满炎性渗出物，从而造成通气和换气功能障碍，导致低氧血症与高碳酸血症。由于缺氧，患儿呼吸与心率加快，出现鼻翼扇动和三凹征。由于病原体毒素的作用，重症患儿常伴有毒血症，引起不同程度的感染中毒症状。缺氧、二氧化碳潴留及毒血症可导致循环系统、消化系统、神经系统的一系列症状，以及水、电解质与酸碱平衡紊乱，严重时可发生呼吸衰竭。

（三）临床表现

1. 轻症肺炎

轻症肺炎，仅表现为呼吸系统症状和相应的肺部体征。

（1）症状：大多起病急，主要表现为发热、咳嗽、气促和全身症状。①发热：热型不定，多为不规则热，新生儿和重度营养不良儿可无发热，甚至体温不升。②咳嗽：较频，初为刺激性干咳，以后有痰，新生儿则表现为口吐白沫。③气促：多发生在发热、咳嗽之后。④全身症状：精神不振、食欲减退、烦躁不安、轻度腹泻或呕吐。

（2）体征：呼吸加快，40~80 次 /min，可有鼻翼扇动、点头呼吸、三凹征、唇周发绀。肺部可听到较固定的中、细湿啰音，病灶较大者可出现肺实变体征。

2. 重症肺炎

重症肺炎的患儿除表现呼吸系统症状和全身中毒症状外，还常有循环、神经和消化系统受累的表现。

（1）循环系统：常见心肌炎、心力衰竭。心肌炎表现为面色苍白、心动过速 、心音低钝、心律不齐、心电图显示 ST 段下移、T 波低平或倒置。心力衰竭表现为呼吸突然加快（ > 60 次 /min），极度烦躁不安，明显发绀、面色发灰，心率增快（ > 180 次 /min），心音低钝、有奔马律，颈静脉怒张，患儿肝脏迅速增大，尿少或无尿，颜面或下肢水肿等。

（2）神经系统：患儿表现为烦躁或嗜睡，脑水肿时出现意识障碍、反复惊厥、前囟隆起、脑膜刺激征等。

（3）消化系统：患儿常有食欲缺乏、腹胀、呕吐、腹泻等；重症患儿可引起中毒性肠麻痹和消化道出血，表现为严重腹胀、肠鸣音消失、便血等。

3. 几种不同病原体所致肺炎的特点

（1）呼吸道合胞病毒性肺炎：由呼吸道合胞病毒感染所致，多见于 2 岁以内的婴幼儿，尤以 2~6 个月婴儿为多。喘憋为肺炎患儿的突出表现，2~3 天后病情加重，出现呼吸困难和缺氧症。肺部听诊可闻及哮鸣音、呼气性喘鸣，肺基底部可听到细、湿啰音。临床表现两种类型：①毛细支气管炎：有上述临床表现，但中毒症状不严重，肺部 X 线常显示肺气肿和支气管周围炎，有时可见小点片状阴影或肺不张。②间质性肺炎：全身中毒症状较重，呼吸困难明显，肺部体征出现较早，胸部 X 线呈线条状或单条状阴影增深，或互相交叉成网状阴影，多伴有小点状致密阴影。

（2）腺病毒肺炎：以腺病毒 3、7 两型为主要病原体。①本病多见于 6 个月 ~2 岁婴幼儿。②起病急骤，患儿全身中毒症状明显，呈稽留热，咳嗽较剧，可出现喘憋、呼吸困难 、发绀等。③肺部体征出现较晚，常在发热 4~5 天后肺部开始出现湿啰音，后因病变融合而呈现肺实变体征。④ 胸部 X 线改变出现较肺部体征早，可见大小不等的片状阴影或融合成大病灶，肺气肿多见，病灶吸收需数周至数月。

（3）葡萄球菌肺炎：包括金黄色葡萄球菌及白色葡萄球菌所致的肺炎，多见于新生儿及婴幼儿。临床起病急、病情重、发展快。多呈弛张热，婴幼患儿可呈稽留热。中毒症状明显，面色苍白、咳嗽、呻吟、呼吸困难。患儿肺部体征出现早，双肺可闻及中、细湿啰音，易并发脓胸、脓气胸。常合并循环、神经及消化系统功能障碍。

（4）肺炎支原体肺炎：由肺炎支原体引起，多见于年长患儿，婴幼儿发病率也较高。以刺激性咳嗽为突出表现，部分酷似百日咳样咳嗽，咳黏痰，甚至带血丝，常有发热，热程 1~3 周。而患儿肺部体征常不明显，仅有呼吸音粗糙，少数闻及干、湿啰音。婴幼儿起病急，呼吸困难、喘憋和双肺哮鸣音较突出。部分患儿出现全身多系统的临床表现，如心肌炎、心包炎、溶血性贫血、脑膜炎等。肺部 X 线分为四种改变：①肺门阴影增粗。②支气管肺炎改变。③间质性肺炎改变。④均一的实变影。

（5）流感嗜血杆菌肺炎：由流感嗜血杆菌引起。近年来，该病呈上升趋势。多见于低于 4 岁的婴幼儿，常并发于流感病毒或葡萄球菌感染者。流感嗜血杆菌肺炎起病较缓，病情较重，全身中毒症状明显，有发热、痉挛性咳嗽、呼吸困难、鼻翼扇动、三凹征、发绀等，体检肺有湿啰音或肺实变体征。患儿易并发脓胸、脑膜炎、败血症、心包炎、中耳炎等。胸部 X 线表现多种多样。

（6）衣原体肺炎：①沙眼衣原体肺炎多见于 6 个月以下的婴儿，可于产时或产后感染，起病缓，先有鼻塞、流涕，后出现气促、频繁咳嗽，有的酷似百日咳样阵咳，但无回声，偶有呼吸暂停或呼气喘鸣，一般不发热。胸部 X 线呈弥漫性间质性改变和过度充气。②肺炎衣原体肺炎多见于 5 岁以上儿童，发病隐匿，体温不高，咳嗽逐渐加重，两肺可闻及干湿啰音。X 线显示单侧肺下叶浸润，少数呈广泛单侧或双侧浸润。

（四）辅助检查

（1）外周血检查：①血细胞检查：病毒性肺炎白细胞总数大多正常或降低，细菌性肺炎白细胞总数及中性粒细胞增高并有核左移。②四唑氮蓝试验（NBT）：细菌感染时 NBT 阳性细胞增多，正常为 10% 以下，若超过 10% 即提示细菌感染，病毒感染时则不增加。③ C– 反应蛋白（CPR）：细菌感染时，血清 CPR 浓度增高，而非细菌感染时则升高不明显。

（2）病原学检查：可做病毒分离或细菌培养，以明确病原体。血清冷凝集试验在 50%~70% 的支原体肺炎患儿中可呈阳性。

（3）胸部 X 线检查：支气管肺炎早期肺纹理增粗，后出现大小不等的斑片阴影，可融合成片，可伴有肺不张或肺气肿。

（五）治疗原则

治疗原则主要为控制感染，改善通气功能，对症治疗，防治并发症。

（1）控制感染：根据不同病原体选用敏感抗生素控制感染。使用原则为早期、联合、足量、足疗程，重症患儿宜静脉给药。用药时间应持续至体温正常后 5~7 天，临床症状消失后 3 天。抗病毒可选用利巴韦林等。

（2）对症治疗：止咳、平喘、保持患儿呼吸道通畅。纠正患儿水、电解质与酸碱平衡紊乱，改善低氧血症。

（3）肾上腺糖皮质激素的应用：患儿中毒症状明显或严重喘憋、脑水肿、感染性休克、呼吸衰竭等，可应用肾上腺糖皮质激素，常用地塞米松，疗程 3~5 天。

（4）防治并发症：患儿发生感染性休克、心力衰竭、中毒性肠麻痹、脑水肿等，应及时处理。脓胸和脓气胸者应及时进行穿刺引流。

【护理措施】

（一）基础护理

（1）保持患儿病房环境舒适，空气流通，温湿度适宜，定时开窗通风，避免直吹或对流风。尽量保持患儿安静，避免哭闹，以减少氧消耗。不同病原体肺炎患儿应分室居住，以防交叉感染。

（2）饮食宜给予患儿易消化、营养丰富的流质、半流质饮食，多喂水；少量多餐，避免过饱影响呼吸；喂哺时应耐心，哺母乳者应抱起喂，防止呛咳；重症不能进食时，给予患儿静脉营养；保证患儿液体的摄入量，以湿润呼吸道黏膜，防止分泌物干结，利于痰液排出；同时防止患儿发热导致的脱水。

（3）置患儿于有利于肺扩张的体位并经常更换，或抱起患儿，以减少肺部瘀血和防止肺不张。正确留取患儿检测所需的标本，以指导临床用药。

（二）专科护理

1. 保持患儿的呼吸道通畅

（1）及时清除患儿的口鼻分泌物，分泌物黏稠者应用空气压缩泵雾化吸入或蒸气吸入；分泌物过多影响患儿呼吸时，应用吸引器吸痰。

（2）帮助患儿转换体位，翻身拍背。其方法是五指并拢，稍向内合掌，由下向上、由外向内的轻拍背部，以帮助患儿痰液排出，防止坠积性肺炎。根据患儿病情或病变部位进行体位引流。

（3）遵医嘱给予患儿祛痰剂，指导和鼓励患儿进行有效地咳嗽。

2. 改善呼吸功能

（1）凡有缺氧症状时应立即给氧，一般采用鼻导管给氧。氧流量为0.5~1L/min，氧浓度不超过40%，氧气应湿化，以免损伤呼吸道黏膜。缺氧明显者可用面罩给氧，氧流量2~4L/min，氧浓度50%~60%。若患儿出现呼吸衰竭，则使用机械通气正压给氧。

（2）遵医嘱使用抗生素治疗患儿肺部炎症，改善通气，并注意观察药物的疗效及副作用。

3. 维持体温正常

应注意发热患儿体温的监测，警惕患儿高热惊厥的发生，并采取相应的降温措施。

4. 密切观察病情

（1）若患儿出现烦躁不安、面色苍白、呼吸加快（＞60/min）、心律增快（＞160~180/min）、心音低钝或奔马律、肝脏短期内迅速增大等心力衰竭的表现，应及时报告医生，立即给予吸氧、减慢输液速度；若患儿突然口吐粉红色泡沫痰，应考虑肺水肿，可给患儿吸入经20%~30%酒精湿化的氧气，每次吸入时间不宜超过20min。

（2）密切观察患儿意识、瞳孔等变化，若患儿出现烦躁、嗜睡、惊厥、昏迷、呼吸不规则等情况时，提示患儿颅内压增高，有脑水肿、中毒性脑病的可能，应立即报告医生并配合抢救。

（3）若患儿病情突然加重，烦躁不安，体温持续不降或退而复升，咳嗽和呼吸困难加重，面色青紫，患侧呼吸运动受限等，提示患儿并发了脓胸或脓气胸，及时报告并配合医生进行胸穿或胸腔闭式引流。

（4）密切观察患儿有无腹胀、肠鸣音减弱或消失、呕吐、有无便血等。若腹胀明显伴低钾血症者，按医嘱补钾；有中毒性肠麻痹时，给予腹部热敷、肛管排气、禁食、胃肠减压等，以促进肠蠕动，消除腹胀，缓解患儿呼吸困难。

（三）健康指导

向家长介绍患儿的病情，讲解疾病的有关知识和护理要点。宣传肺炎预防的相关知识，如不随地吐痰、咳嗽时用手帕或纸巾捂嘴等良好个人卫生习惯，防止疾病传播。冬春季节注意室内通风，尽量避免带小儿到公共场所。指导家长给予小儿合理营养，提倡母乳喂养；加强体质锻炼，多进行户外活动；注意气候变化，及时增减衣服，避免患儿着凉；按时预防接种和健康检查，积极防治原发病。

（马秀芝）

第六节　支气管哮喘患儿的护理

【概述】

支气管哮喘（bronchial asthma）简称“哮喘”，是由嗜酸性粒细胞、肥大细胞和T淋巴细胞等多种炎性细胞参与的气道慢性炎症性疾患。这种气道炎症使易感者对各种激发因子具有气道高反应性，并可引起气道缩窄。表现为反复发作的喘息、呼吸困难、胸闷或咳嗽等症状，常于夜间和（或）清晨发作、加剧，可自行缓解或治疗后缓解。其发病率近年呈上升趋势，全球有3亿哮喘患儿，2000年我国儿科哮喘协作组对43个城市0~14岁儿童进行哮喘患病情况调查，患病率为0.5%~3.3%，以1~6岁患病较多，大多于3岁内起病。

（一）病因

病因较复杂，与遗传和环境因素有关。哮喘是一种多基因遗传病，患儿多具有过敏体质（特异性反应性体质），多数患儿既往有婴儿湿疹、变应性鼻炎、药物或食物过敏史，很多患儿有家族史。常见诱发因素：

（1）外在过敏原：如接触或吸入螨、花粉、真菌、动物毛屑等。

（2）感染：上呼吸道细菌或病毒感染，哮喘儿童体内可存有细菌、病毒等特异性IgE，如吸入相应的抗原则可引起哮喘。

（3）空气中的刺激物：如烟、汽油、味道强烈的化学制剂、油漆等。

（4）气候变化：如寒冷刺激、空气干燥、大风等。

（5）药物：如阿司匹林、β受体阻滞剂等。

（6）食物：如牛奶、鸡蛋、鱼虾、食品添加剂等。

（7）其他：如过度兴奋、大哭大笑、剧烈运动等。

（二）临床表现

（1）婴幼儿发病前往往有1~2天的上呼吸道感染，起病较缓；年长患儿儿大多在接触过敏原后发作，起病较急。患儿哮喘发作前常有刺激性干咳、连打喷嚏、流泪等先兆，接着咯大量白黏痰，伴以呼气性呼吸困难和哮吼声，患儿被迫采取端坐位。

体检可见胸廓饱满，呈吸气状，叩诊鼓音，听诊双肺布满哮鸣音。重症患儿呼吸困难加剧时，呼吸音明显减弱，哮鸣音随之消失。发作间歇期可无任何症状和体征。

哮喘发作以夜间更为严重，一般可自行或应用平喘药后缓解。若哮喘急剧严重发作，经合理应用拟交感神经药物，仍不能在 24h 内缓解，称为哮喘持续状态。

（1）婴幼儿哮喘：婴幼儿哮喘是指年龄 < 3 岁者。特点：①喘息发作 ≥ 3 次。②肺部闻及呼气相哮鸣音。③具有特异性体质，如过敏性湿疹、过敏性鼻炎等。④父母有哮喘病史。⑤除此外其他引起喘息的疾病。凡具有①、②和⑤者为婴幼儿哮喘；如喘息发作只 2 次，并具有②和⑤者为可疑哮喘或哮喘性支气管炎。

（2）儿童哮喘：儿童哮喘是指年龄 > 3 岁者。特点：①喘息反复发作。②发作时双肺闻及哮鸣音。③支气管扩张剂有明显疗效。④除此外其他引起喘息、胸闷和咳嗽的疾病。

（3）咳嗽变异性哮喘： 咳嗽变异性哮喘又称作过敏性咳嗽或隐性哮喘。特点：①咳嗽持续或反复发作 > 1 个月，常于夜间或清晨发生，痰少，运动后加重。②临床无感染征象，或长期抗生素治疗无效。③平喘药（支气管扩张剂）可缓解咳嗽发作。④有过敏史或过敏家族史，或气道呈高反应性而支气管激发试验阳性，或过敏原皮试阳性。⑤除此外其他引起慢性咳嗽的疾病。

（三）辅助检查

（1）外周血检查：嗜酸性粒细胞增高（ $> 300 \times 10^6/L$ ）。

（2）X 线检查：肺透亮度增加，呈过度充气状，肺纹理增多，并可见肺气肿或肺不张。

（3）肺功能检查：显示换气流率和潮气量降低，残气容量增加。

（4）血气分析：PaO_2 降低，病初 $PaCO_2$ 可降低，病情严重时 $PaCO_2$ 增高，pH 下降。

（5）过敏原检测：皮肤点刺试验、特异性 IgE 测定等，有助于明确过敏原。

（四）治疗原则

（1）祛除病因：避免接触过敏原，去除各种诱发因素。

（2）控制发作：解痉和抗感染治疗，用药物缓解支气管痉挛，减轻气道黏膜

水肿和炎症，减轻黏痰分泌。常用药物：①支气管扩张剂（β－肾上腺能受体兴奋剂、茶碱类药物、抗胆碱类药物）。②肾上腺糖皮质激素。③抗生素。吸入治疗是首选的药物治疗方法。

（3）处理哮喘持续状态：①吸氧、补液、纠正酸中毒。②静脉滴注糖皮质激素。③应用支气管扩张剂。④静脉滴注异丙肾上腺素。⑤给予镇静剂。⑥必要时采用机械呼吸。

（4）预防复发：①免疫治疗，如脱敏疗法。②应用色甘酸钠、酮替酚等药物，降低气道高反应性。③吸入维持量糖皮质激素，控制气道反应性炎症。④加强体格锻炼，增强患儿体质。

【护理措施】

（一）基础护理

（1）保持患儿室内空气清新，温湿度适宜。

（2）活动与休息：提供给患儿安静、舒适的环境，以利于患儿休息。协助患儿日常生活，指导合理活动，依病情逐渐增加活动量，尽量避免患儿情绪激动及紧张的活动。患儿活动前后，监测其呼吸和心率情况，活动时如有气促、心率加快可休息，必要时给予吸氧。

（3）心理护理：哮喘发作时守护并安抚患儿，缓解其恐惧心理，满足其合理要求，促使患儿放松。指导家长以正确的态度对待患儿，充分发挥患儿的主观能动性，使其学会自我护理、预防复发，鼓励其树立战胜疾病的信心。

（二）专科护理

1. 缓解患儿的呼吸困难

（1）取舒适坐位或半坐位，以利于患儿呼吸，采用体位引流以协助患儿排痰。

（2）给予患儿氧气吸入，浓度以40%为宜，根据情况给予鼻导管或面罩吸氧。定时进行血气分析，及时调整氧流量，使 PaO_2 保持在9.3~12.0kPa（70~90mmHg）。

（3）指导和鼓励患儿做深而慢的呼吸运动。

（4）监测患儿生命体征，注意患儿有无呼吸困难及呼吸衰竭的表现，必要时立即给予机械呼吸，以及做好气管插管的准备。

（5）遵医嘱给予支气管扩张剂和肾上腺糖皮质激素，并注意观察疗效和副作用。

2. 维持气道通畅

（1）给予空气压缩泵雾化吸入或蒸气吸入，叩击患儿胸部，以促进分泌物的排出，病情许可采取体位引流；对痰多无力咳出者，及时采用外部手段协助患儿吸出患儿的痰液。

（2）保证患儿摄入足够的水分，以降低分泌物的黏稠度。

（3）若患儿有感染，遵医嘱给予抗生素。

3. 密切观察病情

（1）当患儿出现烦躁不安、发绀、大汗淋漓、气喘加剧、心率加快、血压下降、呼吸音减弱、肝脏在短时间内急剧增大等情况，立即报告医生并积极配合抢救。

（2）警惕患儿发生持续哮喘，若发生持续哮喘，应立即给患儿吸氧并给予半坐卧位，协助医生共同处理。

4. 用药护理

（1）使用吸入治疗时应嘱患儿在按压喷药于咽部的同时深吸气，然后闭口屏气10s，可获较好的效果。患儿吸药后清水漱口可减轻局部不良反应。

（2）氨茶碱的有效浓度与中毒浓度很接近，长期用药的患儿需做药物浓度监测，其有效浓度以10~20μg/ml为宜。注意观察患儿有无胃部不适、恶心、呕吐、头晕、头痛、心悸及心律不齐等氨茶碱的副作用。

（3）拟肾上腺素类药物的副作用主要是心动过速、血压升高、虚弱、恶心、变态反应等，应注意观察患儿。

（4）肾上腺素糖皮质激素是目前治疗哮喘最有效的药物，长期使用可产生二重感染、肥胖等副作用，当患儿出现身体形象改变时要做好其心理护理。

（三）健康指导

1. 指导患儿呼吸运动

呼吸运动可以强化横膈呼吸肌，在执行呼吸运动前，应先清除患儿呼吸道的分泌物。呼吸运动包括腹部呼吸运动、向前弯曲运动、胸部扩张运动。

2. 介绍有关防护知识

增强患儿体质，预防呼吸道感染；向患儿或家长讲述哮喘的诱因，治疗过程及预后，协助患儿及家长确认哮喘发作的原因，避免患儿接触过敏原，去除各种诱发因素；指导患儿及家长能辨认哮喘发作的早期征象、症状及适当的处理方法，提供出院后患儿使用药物资料（如药名、剂量、用法、疗效及副作用等）；指导患儿和家长选用长期预防及快速缓解的药物，并做到正确安全用药；哮喘发作及时就医，以预防患儿哮喘严重发作。

（马秀芝）

第十章

循环系统疾病患儿的护理

第一节 小儿循环系统的特点

一、解剖特点

1. 心脏的胚胎发育

原始心脏于胚胎第 2 周开始形成，4 周起循环作用，8 周房室中隔形成，成为具有 4 腔的心脏。所以，胚胎发育 2~8 周为心脏形成的关键期。

2. 心脏重量

在整个儿童期，心脏的重量的增长速度并非均等，出生后 6 周内心脏增长很少。此后，心脏重量增长的速度，呈持续和跳跃性增长。新生儿心脏的重量 20~25g；1 岁时心脏的重量为出生时 2 倍；5 岁时为出生时的 4 倍；9 岁时为出生时的 6 倍，青春期后心脏重量的增长为出生时 12~14 倍，可达成人水平。

3. 心脏容积

出生时，新生儿 4 个心腔的容积 20~22ml，1 岁时达 2 倍，2 岁半时 3 倍，近 7 岁时 5 倍为 100~120ml；其后增长缓慢，青春期始其容积约为 140ml；以后增长又渐迅速，18~20 岁时，心脏容积已达 240~250ml 为出生时的 12 倍。

4. 心脏位置

小儿心脏的位置随年龄而变化，新生儿和 ＜2 岁的幼儿心脏多呈横位，以后逐渐转成斜位。

5. 血管特点

小儿的动脉相对比成人的粗。动、静脉内径比在新生儿为 1 ∶ 1，成人为 1 ∶ 2。

二、生理特点

1. 心率

儿童心率相对较快，随年龄的增长而逐渐减慢，脉搏易受进食、活动、哭闹、发热影响，测量脉搏时，应排除影响因素。

2. 血压

婴儿期血压较低，随年龄增长而逐渐增高。1 岁以内的婴儿收缩压 70~80mmHg，1 岁以后的儿童收缩压按年龄计算公式（年龄 ×2+80mmHg）计算，儿童的舒张压 = 收缩压 ×2/3。收缩压高于标准 20mmHg 时为高血压，低于标准 20mmHg 时为低血压。正常情况下，儿童下肢血压比上肢血压高 20mmHg。

（陈建军）

第二节　先天性心脏病患儿的护理

【概述】

先天性心脏病是胎儿时期心脏血管发育异常而导致的畸形，是儿童最常见的心脏病。发病率为活产婴儿的 7‰ ~8‰，年龄越小，发病数越高。心脏在胚胎发育阶段，受到某些因素影响，导致心脏某个部位的发育停顿或异常，均可造成先天性心脏血管畸形。其致病因素可分为遗传因素和环境因素。遗传因素，特别是染色体畸变，房、室间隔缺损和动脉干畸形等与第 21 号染色体长臂末区带的过度复制或缺损有关。此外，第 7、12、15 和 22 号染色体上也有影响心血管发育的基因。环境因素因素中重要的原因有宫内感染（风疹、流行性感冒、流行性腮腺炎和柯萨奇病毒感染等）、孕母缺乏叶酸、与大剂量放射线接触、药物影响（抗癌药、甲苯磺丁脲等）、患有代谢性疾病（糖尿病、高钙血症）或能造成胎儿宫内缺氧的慢性疾病。所以，先天性心脏病是胎儿周围的环境和遗传因素相互作用的结果。根据左右心腔或大血管间有无分流和临床有无青紫，分为三类。

1. 左向右分流型

在左、右心之间或与肺动脉之间具有异常通路。正常情况下，体循环的压力高于肺循环的压力，左心压力高于右心压力，血液从左向右侧分流，故平时患儿不出现青紫。当患儿剧烈哭闹或任何原因使肺动脉或右心室压力增高并超过左心室时，血液自右向左分流，可出现暂时性青紫。常见房、室间隔缺损或动脉导管未闭。

2. 右向左分流型

为先天性心脏病最严重的一组，因心脏结构的异常，静脉血流入右心后不能全部流入肺循环，达到氧合作用，有一部分或大部分自右心或肺动脉流入左心或主动脉，直接进入体循环，可出现持续性青紫。根据肺血流量的多少，将右向左分流分为肺缺血性（法洛四联症、三尖瓣闭锁）和肺充血性（完全性大动脉转位、总动脉干等）。

3. 分流型

心脏左、右两侧或动、静脉之间无异常通路或分流。通常无青紫，只有在心力衰竭时才发生。梗阻型常见疾病如肺动脉口狭窄和主动脉缩窄等，反流型二尖瓣关闭不全、肺动脉瓣关闭不全等，其他类型的心脏病少见，如主动脉弓畸形、右位心等。

◎ 常见左向右分流型先天性心脏病

（一）动脉导管未闭

【概述】

动脉导管未闭是指新生儿出生后动脉导管持续开放，血流从主动脉经导管分流至肺动脉，进入左心，并产生病理生理改变。动脉导管未闭占先天性心脏病发病总数的15%~20%，女婴中较多见。

1. 临床表现

临床症状的轻重，取决于患儿导管管径粗细和分流量的大小。动脉导管较细，症状较轻或无症状；导管粗大者，分流量大，表现为气急、咳嗽、乏力、多汗、生长发育落后等。偶见扩大的肺动脉压迫喉返神经而引起声音嘶哑；严重肺动脉高压时，产生差异性发绀，下肢青紫明显，杵状趾。查体可见，胸骨左缘第1~2肋间有响亮的连续性机器样杂音，占据整个收缩期和舒张期，伴有震颤，传导广泛。分流量大时心尖部可闻高流量舒张期杂音，P2增强或亢进。周围血管征阳性：血压脉压增大；可见甲床毛细血管搏动； 触到水冲脉；可闻及股动脉枪击音等。常见并发症为充血性心力衰竭，感染性心内膜炎，严重肺动脉高压晚期艾森曼格综合征。

2. 辅助检查

（1）X线检查：分流量小者可正常；分流量大时左房、左室增大；肺动脉高压时，右心室也明显增大。

（2）心电图检查：导管细者，心电图无改变，分流量大左房、左室大；双室增大；肺动脉高压者，以右室肥厚为主。

（3）超声心动图检查：对诊断极有帮助，二维超声心动图可以直接探查到未闭合的动脉导管脉，常选用胸骨旁肺动脉常轴观或胸骨上主动脉常轴观；脉冲多普勒在动脉导管开口处可探测到典型的收缩期与舒张期连续性湍流普；彩色多普勒血流显像可直接见到分流的方向和大小。

3. 治疗原则

早产儿动脉导管未闭，可试用吲哚美辛（消炎痛），促使动脉导管关闭。

（1）导管介入堵闭术：①适应证：不合并必须外科手术的其他心脏畸形。患儿年龄通常≥6个月、体重≥4Kg、动脉导管最窄直径≥2.5mm，可根据大小及形状选用不同的封堵器。②禁忌证：依赖PDA生存的心脏畸形，严重肺动脉高压导致右向左分流，重症感染性疾病等。

（2）科手术结扎：手术适宜年龄为1~6岁，＜1岁的婴儿反复发生心衰，合并其他心脏畸形者应手术治疗。

（3）预后：动脉导管的介入治疗或手术治疗效果良好，手术死亡率<1%。

（二）房间隔缺损

【概述】

房间隔缺损，占儿童先心病10%左右。按缺损部位可分为原发孔（I孔型），占所有房间隔缺损15%，缺损位于心内膜垫与房间隔交接处；常累及房室瓣等结构，引起二尖瓣前瓣裂、三尖瓣隔瓣裂，也称部分型心内膜垫缺损；静脉窦型房间隔缺损，占所有房间隔缺损4%，分为上腔型和下腔型。

上腔型房间隔缺损，缺损位于上腔静脉入口处，右上肺静脉常经此处异位引流右心房；下腔型房间隔缺损，缺损位于下腔静脉开口处，常伴有肺静脉畸形引流入右心房。冠状静脉窦型房间隔缺损，占所有房间隔缺损的2%，缺损位于冠状静脉窦上端与左心房间，造成左心房血流经冠状静脉窦缺口分流右心房。

1. 临床表现

临床表现随缺损的大小而不同。缺损小者，仅在体检时发现患儿胸骨左缘第2~3肋间有收缩期杂音，婴儿和儿童期多无症状。缺损大者，由于体循环血量减少，表现为气促、乏力和影响生长发育，当患儿哭闹、患肺炎或心力衰竭时，右心房压力可超过左心房，出现暂时性青紫。查体可见患儿生长发育落后、消瘦，心前区较饱满，心尖搏动弥散，心浊音界扩大，胸骨左缘2~3肋间可闻见Ⅱ～Ⅲ级收缩期喷射性杂音，肺动脉瓣区第二音增强或亢进，并呈固定分裂。

2. 辅助检查

（1）X线检查：心脏外形呈现轻－中度扩大，以右心房、右心室增大为主，肺动脉段突出，肺门血管影增粗，可见肺部“舞蹈征”，肺野充血，主动脉搏影缩小。

（2）心电图检查：电轴右偏+90~+180。不完全性右束支传导阻滞，部分患儿尚有右心房和右心室肥大。

（3）超声心动图检查：M型超声心电图可显示患儿右心房和右心室内径增大和室间隔矛盾运动。二维超声心动图可见房间隔回声中断，并可显示缺损的位置和大小。多普勒彩色血流显像可观察到分流的位置、方向，且能估测分流的大小。

3. 治疗原则

（1）内科治疗：充分休息，保证营养，防止心力衰竭发生。发生心力衰竭时，按心力衰竭的原则处理。

（2）导管介入堵闭术：①适应证：年龄≥3岁，直径≥4mm，不合并必须外科手术的其他心脏畸形。②禁忌证：静脉窦型房间隔缺损，活动性感染性心内膜炎；出血性疾病；重度肺动脉高压导致右向左分流，左房发育差等。

（3）外科治疗：原发孔型及静脉窦型房间隔缺损，一般可外科手术治疗。

（4）预后：小型房间隔缺损（直径<3mm），1岁前有可能自然关闭。儿童时期大多数可保持正常生活，常因杂音不典型，而延误诊断。缺损较大时，分流量较大，分流量占体循环血量的30%以上，不经治疗，活至成年时，可能出现肺动脉高压，一旦出现艾森曼格综合征即为手术和介入治疗禁忌证。

（三）室间隔缺损

【概述】

室间隔缺损是最常见的先天性心脏病，约占先天性心脏病的50%，单独存在约占25%，也可与其他心脏畸形同时存在。按缺损的部位、缺损边缘组织性质，最多见为膜周部缺损，占60%~70%，位于主动脉下，由膜部与之接触的三个区域（流入道、流出道或小梁肌部）延伸而成。肌部缺损，占20%~30%，又分为窦部肌肉缺损（肌部流入道）、漏斗膈肌内缺损（嵴上型或干下型）及肌部小梁部缺损。其临床表现与缺损的大小有关。

1. 临床表现

室间隔缺损临床表现见表 4–12。

表4–12 室间隔缺损

缺损程度	缺损直径	临床表现	杂音程度
小型缺损	≤0.5cm	生长发育基本正常	胸骨左缘第3~4肋间响亮粗糙的全收缩期杂音，肺动脉第二音稍增强
中型缺损	0.5~1.0 cm	生长发育缓慢，可见乏力、气短、多汗	左缘第3~4肋间可闻3~4级粗糙的全收缩期杂音，肺动脉第二音增强
大型缺损	＞1.0cm	生长发育迟缓，喂养困难，可见呼吸急促，常出现心力衰竭	左缘第4肋间可闻3~5/6级全收缩期反流性杂音，伴有收缩期震颤肺动脉高压者肺动脉第二音亢进

2. 辅助检查

（1）X 线检查：小 – 中型缺损者心影大致正常或轻度左房、左室增大。大型缺损者，肺纹理明显增粗增多，左心室、右心室均增大。重度肺动脉高压时，右心室大为主，肺动脉段明显凸出，肺门血管呈“残根状”。

（2）心电图检查：小型室缺心电图正常。分流量大者左房大、左室肥厚或双室肥厚，重度肺动脉高压时以右室肥厚为主。流入部隔瓣下缺损者心电图改变常有类似心内膜垫缺损，电轴左偏，aVF 导主波向下及 I 度房室传导阻滞。

（3）超声心动图检查：二维超声心动图及彩色多普勒血流显像显示：室间隔连续性中断可判定室间隔缺损的部位和缺损的直径大小；心室水平由左向右分流束（晚期肺动脉高压可出现右向左分流）；可探测跨隔压差，并计算出分流量和肺动脉压力。

3. 治疗原则

（1）内科治疗：强心、利尿、抗感染、扩张血管及对症治疗。用抗生素控制感染，强心苷、利尿剂改善心脏功能。对合并肺动脉高压者，应用血管扩张剂，合理应用抗生素，控制肺部感染，争取手术时机。

（2）导管介入性堵闭术：①适应证：膜部缺损，年龄≥ 3 岁，室缺距主动脉瓣≥ 3mm；肌部室缺≥ 5mm 或术后残余分流。②禁忌证：活动性感染性心内膜炎，心内有赘生物、血栓，重度肺动脉高压伴双向分流者。

（3）外科治疗：小行室间隔缺损不需手术治疗，一般不影响寿命。中 – 大型可手术治疗。

（4）预后：30%~60% 的膜部室缺和肌部室缺可自行关闭，多见于患儿 5 岁之前，小型缺损关闭率高。中、重型缺损者，婴儿期可反复出现呼吸道感染，形成重度肺动脉高压，逆向分流形成艾森曼格综合征而危及生命。

◎ 右向左分流型心脏病

（一）法洛四联症

【概述】

法洛四联症是一种常见的青紫型先天性心脏病，占先心病 10%~14%。本病四种病理改变为肺动脉狭窄；室间隔缺损；主动脉骑跨和右心室肥厚。其中以肺动脉狭窄为主要畸形。

1. 临床表现

主要临床表现为青紫，其程度和出现早晚与肺动脉狭窄程度有关。多于生后3~6个月逐渐出现青紫，见于毛细血管丰富的部位，如唇、指（趾）、甲床、球结膜等处。患儿长期处于缺氧状态中，可使指、趾端毛细血管扩张增生，局部软组织和骨组织也增生性肥大，出现杵状指。因患儿血液中血氧含量降低，活动耐力差，稍一活动，即可出现气急、青紫加重。

（1）蹲踞症状："蹲踞"是法洛四联症活动后常见的症状。患儿活动后，常主动蹲踞片刻，蹲踞时下肢屈曲，体循环阻力增大，右向左分流减少。蹲踞时，下腔静脉回心血量减少，体循环血氧饱和度增加，使缺氧症状暂时得到缓解。

（2）缺氧发作：婴儿期常有缺氧发作史，其机制可能为机动刺激右室流出道的心肌使之发生痉挛和收缩，右心室流出道阻塞。临床可见患儿呼吸急促、烦躁不安、发绀加重，重者发生晕厥、抽搐、意识丧失，甚至死亡。发作可持续数分钟或数小时。患儿哭闹、排便、感染、贫血或睡眠苏醒后均可诱发。

查体可见患儿发育落后，口唇、面部、外耳郭亦有青紫，舌色发暗，杵状指（趾）。心前区略隆起，胸骨左缘2~4肋间有2~3级收缩期喷射性杂音，杂音响度与狭窄程度成反比；肺动脉第2音减弱。

常见并发症有脑血管意外（栓塞、出血）、脑脓肿、感染性心内膜炎、红细胞增多症或相对性贫血。

2. 辅助检查

（1）外周血象：血红蛋白、红细胞计数、血细胞比容均升高。

（2）动脉血氧分压降低，动脉血氧饱和度低于正常。

（3）X线检查：心影呈"靴形心"，肺血减少，25%的病例合并右位主动脉弓，约5%的病例合并永存左上腔静脉畸形。

（4）心电图检查：典型法洛四联症电轴右偏，右心室肥厚，右心房肥大。

（5）超声心动图检查：二维超声心动图左心室长轴切面可见主动脉内径增宽，骑跨在室间隔上，室间隔中断，可判断主动脉骑跨程度；大动脉短轴切面可见右心室流出道及肺动脉狭窄。右心室、右心房、内径增大，左心室内径缩小。彩色多普勒显示收缩期以蓝色为主的血流束从右心室通过室间隔部位进入左室及主动脉内。

3. 治疗原则

（1）缺氧发作：①立即予以膝胸体位。②吸氧、镇静。③吗啡0.1~0.2mg/kg，皮下或肌内注射。④β－受体阻滞剂普萘洛尔每次0.05~0.1mg/kg加入10%葡萄糖稀释后缓慢静脉推注，必要时15min后再重复1次。⑤纠正代谢性酸中毒，给予碳酸氢钠($NaHCO_3$)1mmol/kg，缓慢静脉注入，10~15min可重复应用。⑥患儿严重丧失意识，血压不稳定，尽早行气管插管，人工呼吸。

（2）严重发绀：血细胞比容达到75%时，应考虑放血。青紫伴低色素小细胞性贫血应补充铁剂，减少缺氧发作。

（3）外科治疗：决定手术姑息术和根治术方法，主要取决于左右肺动脉、左心室发育程度和冠状动脉状态。

（4）每天摄入足够水分：腹泻、发热，及时补液。对缺氧发作频繁者，应长期口服普萘洛尔预防发作，剂量为 2~6mg/（kg·d），分 3~4 次口服。

（5）预后：本病未经治疗者，平均存活年龄 15 岁。施行根治术治疗预后较好，术后长期随访，远期生存率 80%左右。患儿心功能达 I~II 级，能从事正常活动。

【护理措施】

（一）基础护理

1. 休息

休息是恢复心脏动能的重要条件。因休息可减少组织对氧的需要，减少心脏负担，可使症状缓解。所以患儿应建立合理的生活作息时间，保证睡眠，根据病情安排适当活动量，减少心脏负担。

（1）学龄前儿童：学龄前儿童患心脏病时，易烦躁，哭闹，可加重病情，此时须遵医嘱给患儿镇静剂，减轻其心脏负荷，以降低心肌耗氧量。

（2）学龄较小儿童：学龄较小儿童的自我控制能力差，活动量大，护理人员须对病儿进行健康教育，取得患儿的配合。

（3）学龄较大儿童：年龄较大的儿童，对疾病有一定认识，思想负担较重，护理人员须耐心、细致地做好思想工作，使患儿树立战胜疾病的信心，同时，应注意给患儿采取保护性医疗措施，避免对患儿的不良刺激。

（4）心功能不全患儿：心功能不全的患儿，如发现呼吸困难、心率加快、烦躁不安、肝大、水肿等情况时须立即报告医生，遵医嘱给镇静剂，须绝对卧床休息，密切观察尿量，严格记录出入量。

2. 病室环境设置及要求

（1）环境要求：室内温度适宜，20~22℃，湿度 55%~60%，空气新鲜，环境安静。

（2）设备配置：室内备有抢救设备，如急救车、吸痰器、吸氧设备、心电监护仪等。

（3）病室分配：轻、重患儿分别放置，轻症患儿放置大房间，重症患儿放置抢救室。

（4）病服等要求：患儿衣服要合身，暖和、轻柔，床垫上放海绵垫，被褥应轻而暖，床单平整，床头可抬高。

3. 饮食护理

心功能不全的患儿需准确记录出入量，饮食应是清淡易消化的食物，以少量多餐为宜。注意患儿控制水及钠盐摄入，入量学龄儿按 60~70ml/（kg·d），婴幼儿按 70~80ml/（kg·d），盐量 0.5~1g/d。每天保证入量，供给充足营养，给予患儿高蛋白质、维生素、易消化的饮食，对喂养困难的儿童要耐心喂养，可少量多餐，避免呛咳和呼吸困难。

4. 陪住制度管理

严格执行陪住制度，探视时对家长进行健康教育，以取得其最佳配合给予患儿治疗。

（二）专科护理

1. 注意观察病情，防止并发症发生

观察患儿情绪、精神、面色、呼吸、脉率、脉律、血压等。患儿突然烦躁，哭闹，呼吸加快，拒奶，听诊或数脉发现心律不齐，期前收缩，心率加快，立即报告医师，遵医嘱对症处理，详细记录病情变化。

2. 预防并发症

（1）缺氧护理：注意观察，防止法洛四联症患儿因活动、哭闹、便秘引起缺氧发作。一旦发生缺氧，应将患儿置于膝胸卧位，给予吸氧，并与医生配合给予吗啡及普萘洛尔抢救治疗。

（2）液体补充：法洛四联征患儿血液黏稠度高，发热、出汗、吐泻时，体液量减少，加重血液浓缩易形成血栓，因此要注意供给充足液体，必要时可静脉输液。

（3）心力衰竭：观察患儿有无心率增快、呼吸困难、端坐呼吸、吐白沫样痰、水肿、肝大等心力衰竭表现，如出现上述表现，立即置患儿于半卧位，给予吸氧，及时与医生取得联系并按心衰护理。

3. 对症护理

（1）呼吸困难：呼吸频率增快，青紫明显或出现三凹症时，让患儿卧床休息，抬高床头，呈半坐位或坐位，低流量氧气吸入，烦躁者遵医嘱给予镇静剂。

（2）水肿：给予无盐或少盐易消化饮食。尿少者，遵医嘱给利尿剂；每周测量体重 2 次，严重水肿，每天测体重 1 次。皮肤护理：定时翻身，预防压疮的发生，如皮肤有破损应及时处理。

（3）咳嗽：抬高床头，备好吸痰器、痰瓶、必要时协助患儿排痰；详细记录痰量、性质，应送痰培养检查，咳嗽剧烈的，应遵医嘱给止咳药物；严重肺水肿，痰稠不易咳出，超声雾化稀释痰液，协助痰液排出，保持呼吸道通畅；患儿病情发生变化，立即报告医生并配合医生抢救。

（4）注意大便通畅：防止患儿便秘，多食含纤维素丰富的食物。患儿 > 2 天无大便应立即报告医生处理，遵医嘱给缓泻剂，禁止患儿下地独自排便，防止患儿发生意外。

4. 药物治疗护理

患儿服用洋地黄药物后，应观察药物的作用，如：呼吸平稳、心音有力、脉搏搏动增强等；观察洋地黄毒性反应，如：胃肠道、神经、心血管反应等；服用利尿剂，注意观察患儿尿量的变化。

5. 服用洋地黄药物的护理要点

（1）服用洋地黄药物前数脉搏 1min，儿童 < 60 次 /min 或 > 100 次 /min，婴儿 < 80 次 /min 或 > 160 次 /min 应停药，并报告医生。

（2）口服洋地黄药物时，剂量一定要准确，服用地高辛水剂药物，可用 1ml 针管抽取后，直接口服。应避免与其他药物同时服用，如服用维生素 C 药物时，应间隔 30min 以上，以免影响洋地黄药物的疗效。

（3）应用利尿药物时，应熟悉利尿药物的药理作用，注意水、电解质的平衡，防止低钾引起药物的毒性作用。

（4）患儿用药后，应观察药物的作用，如：心音有力、脉搏减慢、脉搏搏动增强、呼吸平稳，口唇、指甲青紫好转等。

（5）观察中毒反应：①胃肠道反应：食欲缺乏、恶心、呕吐、腹泻。②神经反应：头晕、嗜睡、黄视、复视。③心血管反应：房室传导阻止、房性及室性早搏、室速、室颤等心律失常。

（三）健康指导

指导家长掌握先天性心脏病患儿的日常护理，建立合理的生活习惯，合理用药，注意天气变化，按气温改变及时加减衣服，避免受凉引起呼吸系统感染。注意保护性隔离患儿，以免交叉感染。

（陈建军）

第三节　心内膜弹力纤维增生症患儿的护理

【概述】

心内膜弹力纤维增生症是儿童较为常见的一种心肌病，近年来，发病率呈下降趋势，病理改变以心内膜弥散性增厚为主要特征。流行病调查显示，病毒尤其是柯萨奇B病毒与心内膜弹力纤维增生症发病率有一定的相关性，还有9%的病例呈家族性发病，可能为常染色体遗传或X染色体性连锁遗传。

（一）病因

其病因尚未清楚，可能与胚胎期宫内病毒感染、宫内缺氧致心内膜发育障碍、遗传因素等有关，部分病例可能由病毒性心肌炎发展而来。病理可见，心脏扩大，心内膜增厚，心内膜弹力纤维及胶原纤维增生，心肌细胞增大，有时可见间质有单核细胞浸润及局灶性纤维化。

（二）临床表现

多数患儿1岁内起病。临床可见喂养困难、呼吸急促、多汗、易激惹面色苍白和生长发育落后等，多因感染诱发心力衰竭。查体可见：呼吸急促，心尖搏动减弱，心脏扩大，第一心音低钝，心动过速，可闻及奔马律，肝脏明显增大。

（三）辅助检查

（1）X线检查：心脏呈球形增大，肺血管纹理正常或增多。

（2）心电图检查：左心室肥厚为主要图像，偶可见心肌梗死图像，各种心律失常和不同程度的方式传导阻滞。

（3）超声心动图检查：左心室腔明显增大，心内膜回声增强，心肌收缩力减弱，射血分数降低。

（四）治疗原则

强心、利尿、抗感染、血管扩张剂：洋地黄类药物，急性期可静脉给药，尽早控制病情；恢复期，需要长期服用地高辛维持量；2~3年后，至患儿心脏大小和心电图恢复正常，不可过早停药，防止病情反复。可应用抗生素控制感染，利尿剂改善心脏功能，血管扩张剂，减轻前后心脏负荷，控制心力衰竭的发生。

（五）预后

心内膜弹力纤维增多症患儿，1/3可完全恢复，1/3能够存活但心力衰竭持续存在，1/3病情恶化死于顽固性充血性心力衰竭。但有家族史和病情反复者预后差。

【护理措施】

（一）基础护理

（1）帮助患儿建立合理的生活作息时间，保证睡眠，根据病情安排适当活动量，减少心脏负担。

（2）指导患儿按时服用洋地黄药物，服用洋地黄药物时，不要与其他药物混合服用，防止药效减低。

（3）指导患儿遵医嘱定期检查洋地黄血药浓度，防止药物浓度不足或过量。

（二）专科护理

心内膜弹力纤维增生症患儿的专科护理参考先天性心脏病护理。

（三）健康指导

指导家长掌握心内膜弹力纤维增生症患儿的日常护理，帮助患儿建立合理的生活习惯，合理用药，注意天气变化，按气温改变及时给患儿加减衣服，避免受凉引起呼吸系统感染。注意保护性隔离患儿，以免交叉感染。

（陈建军）

第四节 病毒性心肌炎患儿的护理

【概述】

心肌炎是指因感染或其他原因引起的局灶性或弥漫性的心肌间质炎性渗出的心肌纤维的变性或坏死，导致不同程度的心功能障碍和周身症状性的疾病，是儿童时期较常见的心脏病之一。能引起心肌炎的病原有很多种，主要是病原病毒，现已知可引起心肌炎的病毒有20余种，常见的有柯萨奇病毒、脊髓灰质炎病毒、流感病毒、EB病毒、腺病毒、传染性单核细胞增多症病毒等。

（一）病因

本病的发病机制尚不完全清楚。随着分子病毒学、分子免疫学的发展，揭示病毒性心肌炎的发病机制涉及病毒对感染的心肌细胞直接损害，和病毒与人体自身的免疫反应引起的心肌损害。病毒性心肌炎急性期，柯萨奇病毒和腺病毒通过心肌细胞相关受体，侵入心肌细胞，在细胞内复制，直接损害心肌细胞，导致心肌细胞水肿、溶解、直至完全坏死和溶解。

（二）临床表现

患儿出现心脏症状前2~3周内有上呼吸道感染或其他病毒疾患史。临床分四期。

（1）急性期：病程6个月以内，病毒性心肌炎分型见表4-13。

表4-13 病毒性心肌炎急性期分型

	临床表现	体格检查	心电图	实验室检查
轻型	多汗、面色苍白、心悸、气短、胸闷、头晕、乏力	听诊第一心音低钝	ST-T改变	心肌肌钙蛋白升高
中型	除上述症状外，乏力为主要表现	心脏略大，心音钝，肝脏增大	心率过速或过缓心律不齐	心肌肌钙蛋白升高，乳酸脱氢酶同工酶增高
重型	呈暴发型，起病急骤，病情发展迅速，烦躁、呕吐、心前区疼	心音低钝、心脏扩大、肝脏增大、尿量减少、水肿	各种室上性、室性心期前缩、房室传导阻滞等	心肌肌钙蛋白升高，乳酸脱氢酶同工酶增高

（2）恢复期：急性期经积极治疗及足够的休息，临床表现和实验室检查有逐渐好转，趋势而进入临床恢复期，但此时尚未痊愈，病程多在半年以上。

（3）迁延期：急性期过后，临床症状反复出现，心电图和X线改变迁延不愈，病程多在1年以上。

（4）慢性期：进行性心脏增大，病程长达1年以上。患儿机体抵抗力降低，易患呼吸道感染而致心肌炎复发，甚至心力衰竭，部分还可逐渐演变成心肌病。

（三）治疗原则

（1）休息：一般应休息至症状消除后3~4周，心脏扩大者，休息应不少于6个月。在恢复期应限制活动至少3个月。

（2）保护心肌药物：①大量维生素C治疗：维生素C是一种较强的抗氧化剂，有清除自由基的作用，从而保护心肌， 改善心肌功能。开始治疗时需大剂量维生素C，加入葡萄糖液静脉点滴，每天1次，疗程为3~4周。② 1,6– 二磷酸果糖（FDP）：可改善心肌细胞代谢，增加心肌能量，并可抑制中性粒细胞自由基生成，疗程1~3周。③能气朗：又名辅酶Q10，对受病毒感染的心肌有保护作用，持续应用2~3个月。④芪冬颐心口服液：主要成分有黄芪、麦冬、金银花、龟板等，对柯萨奇病毒有明显的抑制作用，能增强心肌收缩力和改善心肌供血。

【护理措施】

（一）基础护理

（1）卧床休息至热退后3~4周，病情基本稳定后，逐渐增加活动量，但休息不得少于6个月。有心脏扩大的患儿，卧床休息6个月至1年以上。

（2）给患儿以高热量、高蛋白、高维生素、清淡易消化营养丰富的饮食，少量多餐，多食用新鲜蔬菜及水果（含维生素C），但不能暴饮暴食，以免胃肠道负担过重，机体抵抗力下降，而易外感风寒，引发疾病。

（二）专科护理

（1）遵医嘱给以营养心肌药物，向患儿及家长讲解药物治疗的重要性，嘱患儿按时服药，坚持服药，不能因自觉症状好转，认为疾病痊愈，而放松治疗，使疾病复发。

（2）保持患儿大小便通畅，防止患儿便秘发生。

（三）健康指导

嘱患儿保持情绪稳定，避免情绪紧张及激动，调动机体的免疫系统，发挥自身的抗病能力，使健康得以恢复。保护性隔离患儿，应积极预防各种感染，避免去人多的公共场所，防止各种感染的发生。出院后，1个月、3个月、6个月、1年回医院检查。

（陈建军）

第五节 血管迷走性晕厥患儿的护理

【概述】

（一）病因

血管迷走性晕厥在儿童晕厥中最常见，约占所有晕厥患儿的80%，主要是指患儿在站立时，由于过多的血液瘀积在下肢和腹腔中，导致回心血量的减少而激发了Bezold–Jarish反射，导致心脏抑制、血压下降、脑血流减少而发生晕厥。

（二）临床表现

年长儿童常见，平均年龄为12岁。女孩多于男孩，比例为（2~3）:1，病程长短不一，从1天或持续到数年，晕厥发生次数，1次到数十次不等，晕厥持续时间一般较短，5min左右，其诱发因素常见于持久的站立、闷热环境及情绪紧张等，而且大部分患儿在晕厥前有晕厥先兆，主要包括头晕、面色苍白、视物模糊或眼前发黑、恶心、多汗，少见包括胸闷、心悸、头痛、呕吐、耳鸣、腹痛等。

（三）辅助检查

倾斜实验：停用血管活性药物至少5个半衰期以上，患儿要求至少禁食3h。让患儿倾斜站立45min，倾斜角度为60°~ 80°。其结果阳性标准见表4–14。

表4–14 倾斜试验阳性标准

血压	心率	心电图
收缩压≤10.17kPa (80mmHg) 舒张压≤6.167kPa (50mmHg) 平均压下降≥25%	4~6岁 < 75次/min 6~8岁 < 65次/min 8岁以上 < 60次/min	窦性停搏代之交界性逸搏心率；一过性二度或二度以上房室，传导阻滞及长达3s的心脏停搏

根据阳性结果将血管迷走性晕厥分为三型（表4–15）。

表4–15 血管迷走性晕厥分型

分型	心率	血压	
心脏抑制型	心动过缓	收缩压下降	可见
血管抑制型	心率增快或轻度减慢	血压下降明显	最常见
混合型	心率明显下降	血压明显下降	多见

（三）药物治疗

（1）β_2–受体阻滞剂：能减少对心脏压力感受器刺激，阻止循环中高水平的儿茶酚胺。常用药物如美托洛尔（倍他洛克）。

（2）氟氢可的松：盐皮质激素，能促进肾脏对钠的重吸收而增加血容量，影响压力感受器敏感性，增加血管对缩血管物质的反应，减轻迷走神经活性，发挥对VVS治疗作用。

（3）α_2- 受体激动剂：通过增加外周血管阻力与减少静脉血容量发挥作用。米多君是该类的代表药物。

（4）5- 羟色胺再摄取抑制剂：5- 羟色胺能导致迷走神经介导的心动过缓和血压下降，如帕罗西汀和舍曲林。

一般不主张使用起搏器治疗 VVS，除非反复发作心脏停搏，停搏时间渐延长患儿。起搏器主要适用于心脏抑制性占主导地位的晕厥患儿。

【护理措施】

（一）基础护理

饮食护理给予足够的盐水和液体可以增加机体血容量，尤其晨起饮用 250ml 盐水，在晕厥先兆发生时，发挥“抵抗重力”的作用，能够有效预防晕厥的进一步发生。患儿在饮食上要比普通儿童多摄入含钠食物，如多食用馒头、面条等，菜中多放盐，可防止晕厥发生。

（二）专科护理

（1）晕厥发生时，立即让患儿取平卧位，头偏向一侧，给予盐水或糖水口服至症状缓解。

（2）日常训练：脚离墙壁 15cm，将头靠在墙壁上站立，每天 2 次，每天进行 40min 以上的训练，让患儿或家长每天用干毛巾搓患儿的上肢和下肢的内侧，每天至少 1 次，每次至少 15min，目的是为了刺激神经，促进神经调节功能的恢复。患儿下部身体的锻炼，尤其是等容收缩训练，可增加肌肉泵的作用及提高下肢静脉的张力，双腿交叉使大腿和腹部肌肉紧张也可有效预防晕厥发作。

（三）健康指导

教育患儿及家长认识血管迷走性晕厥是一种自限性的良性病症，通过训练和药物治疗，可以达到痊愈。

患儿应避免长时间的站立，减少在湿度、温度较高的房间中长久逗留，患儿洗澡时，保持室内空气流通，水的温度不宜过高等。如有晕厥先兆出现时，应迅速采取平卧位，也可取坐位或蹲位，以减少血液在肢体远端和腹部聚集，增加回心血量和外周血管阻力，增加心排出量，提升血压，增加脑灌注。

（陈建军）

第十一章 泌尿系统疾病患儿的护理

第一节 小儿泌尿系统的特点

一、解剖特点

1. 肾脏

位于腹膜后脊柱两侧，儿童年龄越小，肾相对越大。足月新生儿肾长约6cm，重24g；婴儿期肾位置较低，2岁后达髂嵴以上。故2岁以下健康儿童腹部触诊可扪及肾脏。新生儿肾表面呈分叶状，至2~4岁时消失，若此后继续存在，应视为分叶畸形。

2. 输尿管

婴幼儿输尿管长而弯曲，管壁肌肉及弹力纤维发育不全，故易扩张受压及扭曲而导致梗阻，易造成尿潴留而诱发泌尿道感染。

3. 膀胱

婴儿膀胱位置较高，尿液充盈后其顶部可在耻骨联合以上，腹部触诊易扪及膀胱；随儿童年龄的增长，逐渐下降至骨盆内。

4. 尿道

新生女婴尿道仅1cm，外口暴露，接近肛门，易受粪便污染而造成上行感染；男婴尿道长，但有包茎，尿垢积聚时也会造成上行性细菌污染。

二、生理特点

胎儿9~12周开始形成尿液，成为羊水的来源之一。新生儿出生时肾小球滤过率较低，早产儿更低。新生儿及幼婴肾小管的功能不够成熟，机体对水、钠调节较差，在应激状态下，往往不能做出相应的反应，易发生钠潴留和水肿。

（陈燕芬）

第二节　急性肾小球肾炎患儿的护理

【概述】

急性肾小球肾炎简称“急性肾炎”，是由一组不同病因所致的感染后免疫反应引起的急性弥漫性肾小球炎性病变。其主要临床表现为急性起病，多有前驱感染，以血尿为主，伴有不同程度蛋白尿，可有水肿、高血压，或肾功能不全等特点的肾小球疾患。急性肾小球肾炎可分为急性链球菌感染后肾炎和急性非链球菌感染后肾炎，绝大多数患儿为急性链球菌感染后肾炎。

（一）病因

本病是由 A 族 β 溶血性链球菌引起的免疫复合物性肾炎，继发于呼吸道和皮肤感染。

抗原抗体免疫复合物引起肾小球毛细血管炎性病变，包括循环免疫复合物和原位免疫复合物形成学说。某些链球菌株通过神经氨酸苷酶的作用或其产物与机体的免疫球蛋白结合，改变其免疫原性，使少数病例呈现抗肾抗体型肾炎。

（二）临床表现

（1）患儿发病前多有呼吸道或皮肤链球菌前驱感染史。

（2）以水肿、少尿、血尿、高血压为主要症状。

（3）急性期严重并发症有严重循环充血、高血压脑病和急性肾衰竭。

（4）非典型的表现：无症状性急性肾炎、肾外症状急性肾炎、以肾病综合征表现的急性肾炎。

（三）辅助检查

（1）尿蛋白：尿蛋白（＋～＋＋＋），镜下可见大量红细胞和管型。

（2）轻度贫血；血沉增快，血清抗链球菌抗体升高，90%的患儿血清补体 C_3 下降，少尿时尿素氮和肌酐升高。

（四）治疗原则

本病是一种自限性疾病，主要治疗方式是对症处理，清除感染灶，加强护理，防治并发症，保护患儿的肾功能。

（1）休息：起病两周内卧床至水肿消退、血压正常，逐渐轻微活动，避免患儿做剧烈活动。

（2）饮食：尿少、水肿期限制摄入钠盐；根据患儿肾功的情况，尽早恢复蛋白供应，以保证儿童生长发育。

（3）抗生素：可根据医嘱适当应用抗生素。

（4）利尿：利尿是治疗本病的关键。明显水肿、少尿、循环充血及高血压时给利尿剂。轻者给口服氢氯噻嗪；重者给予肌内注射速尿剂。

（5）降压：一般不需降压，只需控制水钠入量和卧床休息；血压明显高者，给予降压药。

（6）重症病例的治疗：①高血压脑病的治疗：首选硝普钠溶于葡萄糖液中静脉输液，以后随血压调整静脉速度。②严重循环充血治疗：采取迅速降压、快速利尿，促进液体排出；限制水盐入量，必要时辅以西地兰，剂量宜小，一旦症状缓解即可停药，此处理仍无法控制病情，应采取透析治疗。③急性肾功能不全的处理：按患儿的公斤体重计算，从小剂量给予强效利尿剂静脉推注；如无效，则按急性肾衰处理及早透析疗法。

【护理措施】

（一）基础护理

（1）室内环境：室内温湿度适宜，定时通风，保证患儿有充足的睡眠和休息。

（2）生活护理：根据患儿的病情及自理程度，帮助并指导患儿家长参与生活护理；在给患儿做皮肤护理时，注意其水肿部位，保持衣服、被褥干燥平整。

（3）病重需卧床休息：2周内患儿要卧床休息，待病情好转后可进行轻微活动；1~2个月内限制患儿活动，3个月内避免剧烈活动；定时给患儿翻身，避免产生褥疮；帮助患儿排泄护理。

（4）饮食护理：根据患儿的水肿、血压等情况，遵医嘱限其水盐饮食，给患儿及家长讲解疾病相关知识，让家长理解根据病情控制与调整低盐饮食对疾病治疗的重要性；提供患儿治疗饮食；检查家长所带有无不合理的食品。

（5）安全护理：应安排专人陪护，拉床栏防患儿坠床。

（6）心理护理：根据患儿及家长焦虑程度，给予其适当的精神支持及心理护理。

（二）专科护理

（1）评估：患儿现病史；患儿现饮食营养结构；患儿发育状况；实验室的检验值；患儿身体评估等；评估患儿及家长的焦虑程度、父母的文化程度及认知能力。

（2）密切观察病情：观察患儿的生命体征变化及并发症（循环充血、高血压脑病和急性肾衰竭），发现有循环充血、高血压脑病和急性肾衰竭的症状出现时，及时报告医生并参与抢救，同时做好记录。

（3）药物观察：利尿剂用药后观察患儿的尿量，水肿是否消退；硝普钠现用现配，避光使用，遵医嘱控制速度，监测患儿的血压，防止药液外渗。

（4）对症护理：出现各种症状时，遵医嘱给予对症护理措施。

（5）记录24h出入量：观察尿量及尿色并记录24h尿量，需要时及时送检；注意体重变化，监测尿常规。

遵医嘱按时完成治疗，并告知家长各种治疗和护理计划，以取得其合作。

（三）健康指导

给患儿家长讲解本病的护理知识及注意事项。强调限制患儿活动及休息对本病缓解和治疗的重要性，使家长能完全配合疾病的治疗。避免或减少患儿呼吸道感染是本病预防的关键。积极防止上呼吸道感染和皮肤感染，以免复发。教会患儿家长给患儿正确服药、测量血压；观察水肿及尿量、尿色等，出现血尿应及时到医院就诊。教会家长控制与调整患儿的低盐饮食、低蛋白饮食。告知患儿家长应做定期复诊。

（陈燕芬）

第三节　肾病综合征患儿的护理

【概述】

肾病综合征是一组由多种原因所致的肾小球基膜通透性增高，导致大量血浆蛋白由尿丢失而引起的一组临床症候群。肾病综合征按病因可分为先天性、原发性、继发性三种类型。先天性肾病在我国较少见，多见于新生儿或生后 6 个月的婴幼儿。

（一）病因

目前本病病因尚不明确，肾病综合征的发病具有遗传基础。按病因分为原发性、继发性和先天性三种类型，根据其临床表现又分为单纯性肾病和肾炎性肾病。

原发性肾病综合征约占儿童期肾病综合征总数的 90%，原发性肾病综合征的病因及发病机制目前尚不明。

原发性肾病损伤使肾小球通透性增加导致蛋白尿，而低蛋白血症、水肿和高胆固醇血症是继发的病理生理改变。

原发性肾病综合征的病因及发病机制目前尚不清楚，近年研究已证实下列事实：

（1）肾小球毛细血管壁结构或电荷变化可导致蛋白尿。

（2）非微小病变型常见免疫球蛋白和（或）补体成分肾内沉淀，局部免疫病理过程可损伤过滤膜正常屏蔽作用而发生蛋白尿。

（3）微小病变型肾小球未见以上沉积，其滤过膜静电屏蔽损伤原因可能与细胞免疫失调有关。

（4）T 淋巴细胞异常参与本病的发病。

（二）病理

（1）大量蛋白尿：是最根本的病理改变，由于肾小球率过膜通透性增高所致。

（2）低蛋白血症：大量血中蛋白自尿中丢失是造成低蛋白血症的主要原因，其次是蛋白质分解增加。

（3）高胆固醇血症：低蛋白血症促使肝脏合成蛋白增加。

（4）水肿：低蛋白血症造成血浆胶体渗透压降低，水、电解质外渗到组织间隙；肾素 – 血管紧张素 – 醛固酮系统激活，造成患儿机体内水、钠潴留。

（三）临床表现

（1）单纯性肾病的临床表现：单纯性肾病好发于 2~7 岁儿童，男性多于女性，水肿多见，男性阴囊水肿明显，重者有腹水、胸腔积液、凹陷性水肿。一般无血尿、高血压。

（2）肾炎性肾病的临床表现：肾炎性肾病多于学龄前期发病，一般水肿不严重。除肾病四大特征外，可有血尿、高血压、血清补体下降和不同程度氮质血症。

（四）并发症

（1）感染：感染是本病最常见的合并症。由于肾病患儿免疫功能低下，蛋白质营养不良及患儿多用皮质激素或免疫抑制剂治疗等，常合并各种感染，常见的有呼吸道感染、皮肤感染、泌尿道感染和原发性腹膜炎等，而感染又是病情反复和加重的诱因，可影响激素的疗效。

（2）电解质紊乱：由于长期禁盐，过多利用利尿剂及感染、腹泻、呕吐等，引起电解质紊乱，常见有低钠、低钾；由于钙在血液中与白蛋白结合，白蛋白可随尿丢失，维生素D结合蛋白随尿丢失，肠钙吸收不良及服用激素的影响，导致低钙血症。

（3）急性肾衰竭：多数为起病或复发时低血容量所致的肾前性肾衰竭。

（4）生长迟缓：主要见于频繁复发和长期接受大剂量皮质激素治疗的患儿。

（5）血液的高凝状态和血栓形成：由于肝脏合成凝血因子增加，呈高纤维蛋白原血症；尿中丢失抗凝血酶Ⅲ，血浆抗凝血物质减少：高脂血症时血液黏稠度增高，血小板凝聚增加等原因，低蛋白血症患儿的血液常处于高凝状态，易发生血栓。栓塞多数无临床症状，仅在大血管栓塞时才出现症状。

（6）复发或反复：尿蛋白转阴，停用激素4周以上，尿蛋白≥++为复发；使用激素期间出现上述变化为反复。

（7）频频复发或反复指半年内复发或反复≥2次，1年内≥3次。

（五）辅助检查

（1）尿液检查：蛋白定性为（+++~++++），24h尿蛋白定量＞0.05~0.1g/kg，可见透明管型和颗粒管型，肾炎性肾病患儿尿内红细胞可增多。

（2）血液检查：血浆总蛋白及白蛋白明显减少，白、球比例（A/G）倒置，胆固醇明显增多；血沉明显增快，肾炎性肾病可有血清补体（CH_50、C_3）降低，又表现为不同程度的氮质血症。

（六）治疗原则

（1）一般治疗：①严重水肿、高血压、低血容量休克的患儿需卧床。②饮食：水肿时限制盐的摄入（＜2g/d）；严重水肿、高血压时无盐饮食，适量高蛋白2g/(kg·d)。③防治感染：患儿应避免到公共场所；发生感染应及时治疗；预防接种应在病情完全缓解且停用糖皮质激素3个月后才能进行。④营养补充：适当补充维生素及矿物质。

（2）利尿：激素敏感者一般用药7~10天可利尿，一般情况不需利尿剂；水肿较重可适当使用利尿剂。①口服利尿药物：氢氯噻嗪或螺内酯。②口服或肌内注射利尿剂：呋塞米。③补液：对明显水肿者且血容量相对不足者给低分子右旋糖酐10ml/kg，快速滴入1h后，再静脉推注呋塞米（1mg/kg）。

（3）激素治疗：激素治疗是此病较有效的首选药物。中长程疗法药物，如泼尼松治疗6个月为中程疗法，9个月为长程疗法。

（4）免疫抑制药：采用免疫抑制剂治疗。

（5）其他治疗：如抗凝和纤溶药物疗法。

【护理措施】

（一）基础护理

（1）室内环境：防交叉感染，与呼吸道疾病患儿分开居住，定时通风和消毒。注意给患儿保暖，避免着凉。

（2）生活护理：根据患儿的病情及自理程度，提供、协助并指导患儿家长参与生活护理；在给患儿的皮肤护理时，注意其水肿部位，衣服应柔软，被褥干燥平整。

（3）病重患儿需卧床休息：高水肿、高血压需卧床，定时给患儿翻身。待患儿病情好转后可进行轻微活动。

（4）饮食护理：遵医嘱监督患儿水盐及蛋白饮食的摄入；提供患儿治疗饮食；检查家长所带的食品。给患儿及家长讲解疾病相关知识，让家长理解根据病情控制与调整低盐蛋白饮食对疾病治疗及规律用药的重要性，防止疾病复发。①大量蛋白尿期间给予优质蛋白饮食。②蛋白尿消失后长期激素治疗期间给高蛋白饮食。③严重水肿、高血压时给低盐饮食。④氮质血症期间给低蛋白饮食。

（5）安全护理：患儿服用激素后易情绪激动，应安排专人陪护，拉床栏防患儿坠床。

（6）心理护理：根据患儿及家长焦虑程度给予适当的精神支持及心理护理。

（二）专科护理

（1）评估：患儿现病史情况；现饮食营养结构；实验室的检验值；身体评估等；评估患儿及家长的焦虑程度、父母的文化程度及认知能力。

（2）密切观察病情：观察患儿生命体征变化及并发症（呼吸道感染、电解质紊乱、血栓），如出现异常体征及并发症症状时，及时报告医生并参与抢救，同时做好记录。

（3）遵医嘱按时完成治疗，告知并指导家长共同参与各种治疗和护理计划，以取得其家庭合作。

（4）药物观察：利尿剂及激素用药后观察尿量及水肿情况、患儿服激素后的情绪状况等。

（5）对症护理：患儿出现各种症状时，遵医嘱给予对症护理措施。

（6）记录 24h 出入量：观察尿量及尿色，记录 24h 尿量，需要时及时送检；每周测量体重；监测尿常规。

（三） 健康指导

给患儿家长讲解本病的护理知识及注意事项。强调限制患儿活动及休息对本病缓解和治疗的重要性，服用激素的治疗意义、副作用及减量方法；教会家长控制与调整患儿的低盐饮食、蛋白饮食；指导家长积极防止患儿上呼吸道感染和皮肤感染，彻底治疗，避免复发；教会患儿家长帮助患儿正确服药、观察水肿及尿量、尿色等情况，出现异常现象及时到医院就诊；定期复诊。

（陈燕芬）

第四节　泌尿道感染患儿的护理

【概述】

泌尿道感染是儿童泌尿系统常见病之一，是指病原体直接侵入尿路而引起的炎症。感染科累及尿道、膀胱、肾盂和肾实质，临床以脓尿和或菌尿为特征。儿童发病率：女孩 3%~5%，男孩 1%；国外资料显示：新生儿的发病率为 1.0%~1.4%，男女比例为（2.8~5.4）:1；学龄前后女孩明显高于男孩；男孩泌尿道感染的发生主要在生后第 1 年，是因为其未做包皮环切术；而随着年龄的增长以女孩发病为主。

（一）病因

（1）小儿的解剖生理致其易患泌尿系统的感染：①与解剖生理特点有关： 小儿输尿管长而弯曲，管壁弹力纤维发育不全，易被压扁、扭曲，发生尿潴留而感染；女孩尿道短且接近肛门，易被粪便污染；男孩的包皮包茎易造成上行感染。②小儿泌尿系统的畸形：儿童泌尿系统的畸形引起的感染，如后尿道瓣膜、肾盂－输尿管连接部的狭窄，各种原因所致的肾盂积水、肾囊肿等造成的尿潴留，此环境利于细菌生长。③其他原因：膀胱输尿管的反流和各种类型的排尿功能障碍。④外部因素：泌尿道器械检查、留置导尿、护理不当、营养不良、抵抗力低下等均易造成儿童泌尿道感染。

（2）多种细菌可引起泌尿道的感染：以革兰阴性杆菌为主，最常见的是大肠埃希杆菌。

（3）上行感染：上行感染是儿童泌尿道感染的主要途径。

（二）临床表现

（1）各年龄阶段的患儿急性尿路感染的症状：①新生儿：新生儿泌尿道感染多为血行感染，局部症状不明显，全身症状为主。②婴幼儿：婴幼儿泌尿道感染以全身症状为主，无局部症状或症状轻微。③年长患儿：年长患儿泌尿道感染表现与成人相似。下尿路感染表现为膀胱刺激症状，上尿路感染表现为发热、寒战、腰痛、肾区叩击痛，有时伴尿路刺激征。

（2）慢性尿路感染：病程多在 6 个月以上。轻者无明显症状；重者可造成肾实质的损害。

（三）辅助检查

（1）尿液检查：尿常规是留清洁中段尿沉渣镜检白细胞≥ 5 个 /Hp，可考虑本病；做清洁中段尿培养阳性时，菌落计数≥ 10 万 /ml，提示为真菌感染；男性患儿的中段尿细菌培养菌落数 1万~10 万 / ml 有诊断意义；膀胱穿刺尿阳性为真性菌尿。

（2）影像学检查：X 线检查 3 岁以下的男童应做静脉肾盂造影；B 超检查泌尿道有无结石及异常。

（3）血培养：新生儿和婴儿应做血培养。

（四）治疗原则

泌尿道感染的治疗原则是积极控制感染、杀灭致病菌、防止复发、保护肾功能。

（1）一般治疗：多饮水，清洁外阴，药物治疗。

（2）药物抗炎：各种类型尿路感染的药物治疗。根据药物敏感试验结果选择药物，若治疗 2~3 天后症状无改善，及时调整用药，必要时可联合用药；急性上尿路感染选择一种静脉用药或同时加用口服，疗程为 10~14 天。

【护理措施】

（一）基础护理

（1）室内环境：定时通风。

（2）生活护理：根据患儿的病情及自理程度，提供、帮助并指导患儿家长参与患儿的生活护理；做会阴护理时，应注意保暖。给患儿选择穿宽松内裤，勤换洗。

（3）饮水：鼓励患儿大量饮水，增加尿量起到冲洗尿道的作用，减少细菌在尿道的停留时间。

（4）安全护理：婴儿应安排专人陪护，拉床栏防坠床。

（5）心理护理：根据患儿及家长焦虑程度给予适当的精神支持及心理护理。

（二）专科护理

（1）评估：患儿现病史；尿的化验值及身体评估等；评估患儿及家长的焦虑程度、父母的文化程度及认知能力。

（2）密切观察病情：观察患儿的生命体征变化。

（3）药物观察：观察患儿用药后的效果。

（4）对症护理：患儿出现发热时遵医嘱给予降温处理，并观察患儿退热情况并予以护理。

（5）记录患儿 24h 出入量：观察患儿尿量及尿色，记录 24h 尿量，需要时及时送检；监测尿常规。

告知家长遵医嘱按时完成治疗，告知家长各种治疗和护理计划，以取得患儿家庭的合作。

（三）健康指导

向患儿家长解释本病的护理要点及预防知识。教会家长给婴儿清洗会阴、换尿裤、训练排便等；指导年长患儿做好个人卫生；选择穿宽松内裤，勤换洗等，纠正患儿习惯性便秘；指导患儿按时吃药，定期做检查；疗程结束后患儿应每月随访 1 次，除尿常规外，需做中段尿培养，连续 3 个月，如无复发可以为治愈，反复发作者 3~6 个月复查 1 次，需 2 年或更长时间。

（陈燕芬）

第五节　肾小管酸中毒患儿的护理

【概述】

肾小管酸中毒（renal tubular acidosis，RTA）是指因近端小管重吸收 HCO_3^- 及 / 或远端小管排 H^+ 功能障碍引发的一组临床综合征。肾小管酸中毒可单独存在，或合并其他肾小管功能异常；依有无全身性代谢性酸中毒分为：远端肾小管酸中毒（Ⅰ型）、近端肾小管酸中毒（Ⅱ型）、混合型肾小管酸中毒（Ⅲ型）和高钾型肾小管酸中毒（Ⅳ型）。

（一）病因

（1）近端肾小管酸中毒（proximal renal tubular acidosis, PRTA），又称作Ⅱ型肾小管酸中毒：主要是由于近端小管碳酸氢盐阈值降低而导致其对 HCO_3^- 重吸收不足所致。本病分为原发性和继发性两大类。近端肾小管酸中毒时 HCO_3^- 重吸收障碍，导致 Cl^- 重吸收增加，呈现高血氯性代谢性酸中毒；同时 Na^+–H^+ 交换减少，Na^+–K^+ 交换增加，大量 Na^+、K^+ 随尿丢失，导致临床低钠、低钾血症或脱水。由于患儿机体排 H^+ 功能正常，体内无 H^+ 蓄积，近端肾小管酸中毒较少出现肾钙化肾结石及肾性骨病。

（2）远端肾小管酸中毒（distal renal tubular acidosis, DRTA）：分为原发性和继发性。原发性属常染色体显性或隐性遗传，病因不明；继发性则病因繁多，可见于原发性甲状旁腺功能亢进、特发性高钙尿症、肾髓质囊性病、尿路梗阻、移植肾排异反应、高丙种球蛋白血症、维生素 D 及两性霉素 B

中毒等。

目前有三种学说：分泌缺陷学说：近端小管上皮细胞膜上H^+泵数量减少或功能障碍致泌H^+减少；交换缺陷学说：远端小管Na^+转运障碍，不能产生维持管腔内的负电压；梯度缺陷学说：远端小管上皮细胞膜对H^+的通透性增加，使已排入管腔的H^+扩散回细胞内。远端肾小管酸中毒时由于泌H^+障碍，体内H^+蓄积引发代谢性酸中毒，同时刺激骨缓冲系统释放钙、磷，造成患儿骨质疏松、佝偻病。在酸中毒和缺钾的作用下，尿枸橼酸重吸收增加，出现低枸橼酸尿，加之尿液碱性和尿钙增多，使磷酸钙易于沉积造成肾钙化和肾结石。

（二）临床表现

（1）近端肾小管酸中毒：①男孩原发性多见，继发性无性别差异。②原发性于婴幼儿期起病，主要表现为酸中毒症状（食欲缺乏、呕吐、疲劳气急等）和低钠、低钾、症状（肌无力、多尿、脱水、便秘等）；长期酸中毒可致患儿生长发育迟缓。③肾小管酸中毒尿钙不高，临床无明显骨骼改变及肾钙化、肾结石；部分可随患儿年龄增长可自愈。

（2）远端肾小管酸中毒：①原发性虽有婴儿期发病，但以2岁后为多，以女性稍多；部分呈常染色体显性遗传。②症状开始常表现为厌食、呕吐、烦渴、多饮多尿等，易脱水，患儿骨龄落后，生长发育迟缓有时是唯一的症状。③晚些表现出顽固性佝偻病，呈现鸭步态，可有骨痛，甚至病理性骨折。④常见低钾血症状表现，如全身无力、周期性瘫痪，严重时可有心律失常、呼吸困难、昏迷，可危及生命。⑤本病肾钙化者常见，尤在治疗延误患儿中，有时出生后1个月X线即可发现；以髓质钙化为多，易引起继发性肾盂肾炎，长期肾钙化可导致患儿肾功能异常。儿童肾结石少于成年人，可致肾绞痛、血尿。⑥临床少数患儿有全身酸中毒表现，常因肾钙化、肾结石、泌尿系统感染等被发现尿酸化功能障碍。

（三）辅助检查

1. 近端肾小管酸中毒

（1）血生化：提示高血氯性代谢性酸中毒、阴离子间隙正常，且血$HCO_3^- < 16mmol/L$时尿pH < 5.5时则支持近端肾小管酸中毒诊断。进一步测定HCO_3^-滤过分数，必要时做氯化铵负荷试验与远端肾小管酸中毒相鉴别。

（2）HCO_3^-肾阈值测定：口服$NaHCO_3$渐增量，同时测定尿pH。当尿pH > 6.1时，血中HCO_3^-水平即为肾阈值。正常成人为25~26mmol/L，儿童为23~24mmol/L，婴儿约22mmol/L，近端肾小管酸中毒时肾阈值< 18~20mmol/L。

（3）HCO_3^-滤过分数（FE HCO_3）：指尿排出的HCO_3^-占其总滤过量的百分比。

（4）氯化铵负荷试验：口服氯化铵0.1g/kg，其后3~8h的尿液，每小时收集1次，测定尿pH。若尿pH < 5.5为阴性，支持近端肾小管酸中毒；反之为阳性，提示尿酸化功能障碍。

（5）影像学检查：肾B超检查，X线摄片。

2. 远端肾小管酸中毒

（1）血气分析和血生化：提示高血氯性代谢性酸中毒，阴离子间隙正常。

（2）尿液检查：严重酸中毒时，尿pH > 5.5。

（3）氯化铵负荷试验：尿pH始终 >5.5，可考虑轻度酸中毒或怀疑不完全性无端肾小管酸中毒。

（4）24h 尿枸橼酸测定：提示定量减少。

（5）FE：HCO_3^- < 5%，则可确诊远端肾小管酸中毒。

（6）影像学检查：肾 B 超检查，X 线摄片。

（四）治疗原则

（1）近端肾小管酸中毒：目的是纠正酸中毒及电解质紊乱，稳定内环境。①纠正酸中毒：应用碱性药物补充尿中丢失的 HCO_3^- 及对抗内源性酸。碱性药物剂量应大，一般初始量为 5~10mmol/(kg·d)，根据血气分析监测调整。临床通常用：Na HCO_3 ：5% $NaHCO_3$l.0mmol/kg 可提高 HCO^-_3l.0mmol/L；枸橼酸缓冲液：配方为枸橼酸、枸橼酸钠；或用枸橼酸钠钾合剂用于纠酸补钾。②利尿剂：噻嗪类利尿双氢克尿噻通过减少细胞外液容量和尿钙排出，可提高 HCO_3^- 肾阈值、减少碱性药物用量，常与碱性药物合用治疗重症近端肾小管酸中毒。③纠正电解质紊乱：仅有低钾血症时，可选用 Albright 液（配方：枸橼酸 140g，枸橼酸钾 90g 加水至 1 000ml）；同时有低钠、低钾血症时，可选用枸橼酸钠钾合剂。

（2）远端肾小管酸中毒治疗：目的是纠酸、补钾、稳定内环境，治疗骨病，促进患儿生长发育。①纠正体液酸度：远端肾小管酸中毒纠正酸中毒所需碱性药物的剂量较远端肾小管酸中毒为小。②补充钾盐：不论血钾水平如何均应补充钾盐，尤其在严重低钾血症时，应在纠正酸中毒前补钾，以防诱发低钾危象。10% 枸橼酸钠钾合剂最为常用，一般不用氯化钾，以免加重高氯性酸中毒。③维生素 D 和利尿剂的应用：有骨病的患儿可服用维生素 D，服用碱性药而尿钙仍高的患儿，可用双氢克噻纠正高钙尿症。维生素 D 和利尿剂的剂量要注意个体化，监测血钙正常且不超过 2.5mmol/L、24h 尿钙 < 2mg/kg 为宜，谨防因过量出现维生素 D 中毒。

【护理措施】

（一）基础护理

（1）室内环境：温湿度适宜，定时通风。

（2）基础护理：根据患儿的病情及自理程度提供、协助其完成生活护理。

（3）休息与活动：嘱急性发作期的患儿应卧床休息，减轻能量消耗，避免发生致心律失常及心脏骤停的危险；低钾纠正后可参加日常活动，避免过度疲劳和剧烈运动。

（4）饮食护理：患儿恶心、呕吐时应给予少渣、少油腻易消化的流质、半流质饮食；患儿酸中毒、电解质紊乱纠正后，给患儿补充适量营养，宜给予富含钙、磷和钾的食物，如青菜、香蕉、橘子等食物；根据患儿营养不良的程度、消化能力和对食物的耐受情况逐渐调整饮食；鼓励母乳喂养。

（5）安全护理：应安排专人陪护，嘱家长随时拉好床栏，避免碰撞患儿及防患儿跌伤、骨折。

（6）心理护理：根据患儿及家长的焦虑程度做好心理护理。

（二）专科护理

（1）评估：身体评估及临床检查值；评估患儿及家长的心理焦虑程度与对疾病认知程度等。

（2）严密观察病情及生命体征：观察患儿有无精神萎靡、呼吸困难、心率加快症状、肌无力、低钾麻痹及低钙手足抽搐的表现；血电解质、动脉血气变化，定期观察心电图 T 波，Q–T 间期及 U 波的变化。若发现患儿四肢无力加重，伴呼吸费力，脉搏过缓 <60 次 /min，及时报告医生并参与抢救，

同时做好记录。

（3）药物观察护理：患儿长期处于低钾状态，宜渐进补钾，防止一过性高钾血症，出现各种高钾血症状，避免过量补钾导致的心脏改变，严重的高钾血症可发生心搏骤停的危险。

（4）静脉输液穿刺部位的护理：输注高浓度碱性药物应选择较大的血管，观察注射部位，血管走向如有条索状及局部外渗情况时，应更换注射部位。

（5）准确记录 24 h 尿量：补钾时须注意患儿尿量。遵医嘱调整补液量，以免患儿脱水。补钾过程中如尿量 <30ml/h 应减慢补钾速度。

（6）实验室检查的护理：测尿 pH 是评估远端肾小管尿酸化功能的首要步骤。新鲜晨尿送检，尿液用矿物油覆盖，以防二氧化碳的丢失；体位和尿流速影响尿 pH，应立位排尿，及时送检。同步监测动脉血气分析、血电解质变化，为诊断提供依据。

遵医嘱执行治疗，制订并让家长参与护理计划，使家长配合治疗。

（三）健康指导

向家长讲解此病的相关知识，提高认知水平。远端肾小管酸中毒易反复发作，告知家长须坚持长期治疗数年甚至终身补给碱剂；指导家长坚持给患儿服药 . 不得随意减药或停药。

合理安排患儿的饮食，多进食含钾高的食品，如橘子、香蕉、葡萄、绿叶蔬菜、海带等。合理安排患儿的作息时间，避免患儿劳累，预防感染；指导患儿坚持晒太阳，加强体格锻炼。

教会家长如何观察患儿的病情及给患儿提供全面照顾和支持。教会家长观察药物的疗效及识别复发的征象；告知患儿及其家长终身禁用磺胺药、呋喃妥因、乙酰唑胺等药物，因这些药物可加剧酸中毒，磺胺药及乙酰唑胺还可增加尿钙的排泄及对碳酸酐酶有抑制作用。

门诊随访及定期复查血气分析、血电解质、尿常规，以调整药量。告知家长只要严格调整碱剂剂量，坚持定期给患儿检查及长期治疗，就能取得满意治疗效果，保持患儿的正常生长发育。

（陈燕芬）

第六节　急性肾衰竭患儿的护理

【概述】

急性肾衰竭（acute renal failure，ARF）简称“急性肾衰”，是指由于肾本身或肾外因素引起肾功能急性进行性减退，出现氮质血症等改变的一组临床综合征。儿童发病较少，但病死率高。

（一）病因

（1）肾前性因素：各种原因引起的心排血量减少和血容量不足都可引起肾灌注量减少和肾小球滤过率下降，形成肾前性氮质血症，如严重脱水、失血、烧伤、急性溶血及感染性休克等。

（2）肾性因素：一些急性肾实质性疾病（如肾小球肾炎、溶血尿毒综合征、紫癜性肾炎等），肾出血及肾毒性物质（如汞、砷、磺胺药、氨基糖苷类药等）作用均可引起急性肾小管坏死，形成肾性急性肾衰。

（3）肾后性因素：多种原因所致的尿路梗阻致肾盂积水、肾实质损伤。

（二）临床表现

临床表现依病因及肾损害程度分三期，部分患儿可无明显的分期界限。

（1）少尿期：大多以少尿起病，尿量急剧减少，甚至无尿。少尿期一般持续 7~14 天。患儿精神萎靡、乏力、不同程度的水肿、恶心、呕吐、厌食；重症患儿可出现昏迷、惊厥、出血、贫血等。其中高血钾是造成死亡的主要原因，其他还可因体液负荷过大而引起循环充血、感染、消化道出血等。

（2）多尿期：一般持续 5~7 天，也可长达 2 个多月。主要表现为尿量增多，若补液不及时可引起脱水和电解质紊乱。

（3）恢复期病：后 1 个月左右进入恢复期，尿量恢复正常，临床症状逐渐消失。肾功能完全恢复需较长时间，少数患儿肾功能迟迟不能恢复，逐渐发展为慢性肾衰竭。

（三）辅助检查

（1）尿液常规：尿量少而相对密度低，尿常规因病因而异。

（2）血化验：血生化检查示血钾、镁、磷增高而钠、钙、氯降低（“三高三低”）。二氧化碳结合力降低，尿素氮、肌酐随病程进展逐日增高。

（四）治疗原则

除积极治疗原发病外，主要的治疗是使患儿能度过少尿期（肾衰期），使少尿引起的内环境紊乱减至最低程度，争取肾病变的恢复。具体的措施有：

（1）恢复血容量，纠正肾灌注不足，维持水、电解质平衡，注意因利尿引起的低钠、低钾等电解质变化，严格限制摄入液量。

（2）纠正高血钾、低血钙、低血钠及代谢性酸中毒。

（3）控制高血压、氮质血症。

（4）预防消化道出血等。上述方法不能奏效时，应尽早开始透析治疗。

【护理措施】

（一）基础护理

（1）室内环境：患儿房间定时通风，温、湿度适宜。

（2）生活护理：根据患儿的病情及自理程度，提供帮助并指导患儿家长参与患儿的生活护理。

（3）休息时期视病情而定。一般少尿期、多尿期患儿均应卧床休息；恢复期患儿逐渐增加适当活动。

（4）饮食护理：给患儿提供营养均衡、足够热量的饮食；少尿期监督并嘱家长限制患儿水、盐、钾、磷和蛋白质的摄入量。

（5）预防感染：每天给患儿做皮肤护理及口腔护理，保持患儿的皮肤清洁、干燥；定时给患儿翻身、拍背，保持呼吸道通畅；做好患儿病室的清洁和空气净化。

（6）安全护理：婴儿应安排专人陪护，拉床栏防患儿坠床。

（7）心理护理：根据患儿及家长的焦虑程度给予适当的精神支持及心理护理。

（二）专科护理

（1）评估：患儿既往有无肾脏病病史及现病史；现饮食结构；各种辅助检查值等；评估患儿及家长的焦虑程度、父母对本病的了解程度等。

（2）密切观察病情：观察患儿的生命体征变化，如出现异常体征，及时报告医生并参与抢救，同时做好记录。①观察患儿的精神状态及有无水、电解质和酸碱平衡失调现象；有无恶心、呕吐、厌食等；有无水肿；分析辅助检查结果，注意尿液各项化验值。②控制液体的摄入量，准确记录24h出入量。每天定时测体重以检查有无水肿加重。

（3）药物观察：观察患儿用药后的效果；静脉点滴治疗时，观察静脉留置针局部皮肤，防止药液外渗。

按时完成治疗，告知并让家长参与各种治疗和护理计划，以取得患儿家庭的合作。

（三）健康指导

（1）向患儿家长讲解本病的相关知识：教育家长在急性肾衰恢复期应继续治疗原发病，增加抵抗力。

（2）预防感染：出院后不让患儿到人群较多的场所，指导年长患儿做好生活及饮食卫生，提高其自理能力；指导家长及年长患儿如何观察有无出血及脱水症状，出现异常症状及时就诊，按时吃药。

（3）饮食指导：根据患儿的尿量及水肿等症状变化给予营养均衡、足够的热量饮食及指导家长合适的烹调方法。

预约家长定期带患儿门诊复查，做监测肾功能及尿量等项目。

（陈燕芬）

第十二章

造血系统疾病患儿的护理

第一节 小儿造血和血液的特点

一、造血特点

儿童造血以新生儿出生的时间为标志分为胚胎期造血及出生后造血。

1. 胚胎期造血

胚胎期造血首先在卵巢囊出现，然后在肝（脾），最后在骨髓。故胚胎期造血又分为三个阶段。

（1）中胚叶造血期：胚胎第 10~14 天于卵黄囊壁上的中胚层间质细胞开始分化聚集成细胞团，称之为血岛。血岛外周的细胞分化为血管内皮细胞，中间的细胞则分化为初级原始红细胞。自胚胎第 8 周后，血岛开始退化，初级原始红细胞逐渐减少，至 12~15 周时消失。

（2）肝、脾造血期：自胚胎第 6~8 周开始，肝脏出现活动的造血组织，并逐渐成为胎儿中期的主要造血部位，4~5 个月时达高峰，6 个月后逐渐减退，约于出生时停止。肝造血主要是产生有核红细胞。此外，肝脏还产生少量粒细胞和巨核细胞。胎儿的脾脏约于胚胎第 8 周开始造血，以生成红细胞为主，稍后粒系造血也相当活跃。12 周时还可出现淋巴细胞和单核细胞。胎儿 5 个月之后，脾脏造红细胞和粒细胞功能减退至消失，而造淋巴细胞功能可持续终生。

（3）骨髓造血期：胚胎第 6 周开始出现骨髓，但至胎儿 4 个月时才开始造血活动，并迅速成为主要的造血器官，直至出生 2~5 周后成为人体唯一的造血场所。

2. 出生后造血

出生后造血是胚胎造血的延续。

（1）骨髓造血：出生后主要是骨髓造血。婴幼儿所有骨髓均为红髓，全部参与造血，以满足生长发育的需求，5~7 岁时红髓逐渐被脂肪组织（黄髓）所代替。

（2）髓外造血：正常情况下，骨髓外造血极少。当严重感染或溶血性贫血等需要增加造血时，易出现髓外造血。一般表现为肝、脾、淋巴结肿大，外周血中可见幼红细胞或（和）幼稚粒细胞。

二、血液特点

儿童不同年龄期的血象均有其特点。

1. 红细胞数与血红蛋白量

出生时新生儿红细胞数为（5.0~7.0）$\times 10^{12}$/L，血红蛋白量为150~220g/L；至2~3个月时，红细胞数降至3.0×10^{12}/L，血红蛋白量降至110g/L左右，婴儿出现轻度贫血，称为“生理性贫血”。此种贫血在早产儿发生更早，程度更严重。“生理性贫血”呈自限性经过，3个月后，红细胞生成素的生成增加，红细胞数和血红蛋白量又缓慢增加。

2. 白细胞数与分类

初生时白细胞总数为（10~30）$\times 10^{9}$/L，生后10天左右降至12×10^{9}/L；7岁后白细胞分类与成人相似。出生时中性粒细胞约占65%，淋巴细胞占30%，生后4~6天时两者比例约相等，以后淋巴细胞约占60%，中性粒细胞占35%，至4~6岁时两者又相等，7岁以后与成人相似。

3. 血小板

儿童血小板数与成人相似，为（150~250）$\times 10^{9}$/L。

4. 血容量

新生儿血容量约占体重10%，约300ml；儿童占体重8%~10%；成人占体重6%~8%。

5. 血红蛋白的种类

婴儿出生时，血红蛋白以胎儿血红蛋白为主，约占70%。1岁时胎儿血红蛋白<5%，2岁后达成人水平，血红蛋白<2%。

（张琳琪）

第二节　小儿贫血的护理

【概述】

贫血是指单位体积的外周血中红细胞、血红蛋白和红细胞压积低于正常或其中一项明显低于正常。贫血本身不是一种疾病而是多种疾病的伴随症状。儿童时期最常见的贫血是营养性缺铁性贫血，多发于早产儿、6个月至2岁足月儿和青春期女孩，是我国重点防治的儿童疾病之一。

（一）病因

缺铁性贫血最常见的病因是先天性储铁不足、铁摄入不足、生长发育快、丢失过多或吸收减少。

缺铁时血红素形成不足，血红蛋白合成减少，新生儿的红细胞内血红蛋白含量不足，细胞浆较少；而缺铁对细胞的分裂、增殖影响小，故红细胞数量减少的程度不如血红蛋白减少明显，从而形成小细胞低色素性贫血。

（二）临床表现

临床上多根据红细胞和血红蛋白的数量分为轻度、中度、重度、极重度贫血（见表4-16）。

表4–16　贫血程度分级

	轻　度	中　度	重　度	极重度
Hb（g/L）	120~90	90~60	60~30	<30
RBC（$\times 10^{12}$/L）	4~3	3~2	2~1	<1

任何年龄均可发病，以 6 个月至 2 岁的婴幼儿最多。起病缓慢，皮肤、黏膜苍白。患儿易疲乏，活动后气短；可出现食欲缺乏、恶心、腹泻、口腔炎、舌乳头萎缩等，少数患儿有异嗜癖；神经系统方面，患儿可出现萎靡不振或易激惹、注意力不易集中、记忆力减退、学习成绩下降等；循环系统方面，患儿可出现心率增快，重者出现心脏扩大及心前区收缩期杂音，甚至发生心力衰竭；患儿还会出现其他如细胞免疫功能降低等症状；因上皮组织异常而出现指甲扁平、反甲等，由于髓外造血反应，肝、脾轻度肿大，患儿年龄越小，贫血越重，肝、脾大越明显。

（三）辅助检查

（1）血常规检查：呈现典型的小细胞低色素性贫血 MCV<80fl，MCH<27pg，MCHC<30%。

（2）骨髓常规检查：骨髓增生活跃，幼红细胞明显增生。

（3）铁代谢检查：血清铁降低、总铁结合力升高、转铁蛋白饱和度降低。

（4）其他检查：尿便常规检查、肝肾功能检查、消化道 X 线检查、内镜检查等。

（四）治疗原则

治疗的关键是祛除病因，服用铁剂，尽快纠正贫血症状。

1. 一般治疗

注意休息，保证患儿充足睡眠；避免感染，如伴有感染者积极控制感染；重度贫血者注意保护心脏功能；根据患儿消化能力，适当增加含铁质丰富的食物。

2. 去除病因

喂养不当者合理安排饮食，纠正不良饮食习惯，增加含铁丰富及富含维生素 C 的食物，积极治疗原发病如驱除钩虫、手术治疗消化道畸形、控制慢性失血等。

3. 铁剂治疗

多采用口服，剂量以元素铁计算。疗程至血红蛋白恢复正常后 2~3 个月左右停药。常用口服制剂有硫酸亚铁、富马酸亚铁、葡萄糖酸亚铁等。口服铁剂不能耐受或因长期腹泻、呕吐、胃肠道手术等导致吸收不良可采用注射铁剂，如右旋糖酐铁。

4. 输血治疗

一般不需要输血。严重贫血者可少量多次输注浓缩红细胞或压积红细胞，以尽快改善贫血症状。

【护理措施】

（一）基础护理

1. 合理安排患儿的休息和活动

轻度、中度贫血患儿，安排其规律生活，保证患儿进行适合自身状态、力所能及的活动，限制危险性、活动量大的活动，防止出现意外；严重贫血的患儿应卧床休息以减少耗氧，减轻心脏负担，定时测量心率，观察有无心悸、呼吸困难等，必要时吸氧。

2. 合理安排患儿饮食

改变不良喂养方式，提倡合理母乳喂养，及时添加含铁丰富的辅食；培养患儿良好的饮食习惯，纠正患儿偏食，采取措施为患儿提供色香味形俱全的膳食，增加患儿食欲。

3. 预防感染

居室应阳光充足、空气新鲜，温、湿度要适宜，根据气温变化及时增减患儿衣服，尽量不带患儿到人群集中的公共场所；鼓励患儿多饮水，保持口腔清洁，必要时每天进行口腔护理 2 次，预防舌炎、口腔炎。注意保持皮肤的清洁，勤换内衣裤。观察患儿皮肤、黏膜、呼吸系统等有无感染迹象，及时给予治疗护理。

（二）专科护理

1. 口服铁剂

口服铁剂会刺激胃肠道，引起恶心等胃部不适，应从小剂量开始，逐渐增加至全量，在两餐之间服用，避免空腹服用，以减少对胃的刺激；忌与影响铁吸收的食品，如茶、咖啡、牛乳、谷类、钙片、植酸盐等同时服用，也应避免同时服用抗酸药物及 H_2 受体拮抗剂。与稀盐酸和（或）维生素 C、果糖等同服，可促进铁吸收；为避免牙齿及舌质被染黑，服用铁剂时可用吸管将药液吸至舌根部咽下，服药后漱口。

2. 注射铁剂

如果需要肌内注射铁剂，应深部肌内注射，抽药和给药必须使用不同的针头，以防铁剂渗入皮下组织，造成注射部位的疼痛及皮肤着色或局部炎症。首次注射右旋糖酐铁后应观察 1h，警惕发生过敏现象。

3. 应用铁剂的疗效判断

用药 3~4 天后，网织红细胞开始上升，7~10 天达高峰，1~2 周后血红蛋白逐渐上升，常于治疗 3~4 周达到正常。此时不能停药，应在血红蛋白恢复正常后再继续用药 6~8 周以增加铁储存。

4. 并发症的护理

心力衰竭是重度贫血的常见并发症，应密切观察病情，注意心率、呼吸、面色、尿量等变化，若出现心悸、气促、肝脏增大等心力衰竭的症状和体征，应及时报告医生，并按心力衰竭患儿进行护理，如卧床休息、取半卧位、酌情吸氧等。重症贫血患儿输血、输液时要根据病情严格控制输液速度，以防心衰。

（三）健康指导

强调孕妇及哺乳期妇女预防；婴儿应提倡母乳喂养，并及时添加辅食，早产儿从 2 个月开始补充铁剂，足月儿从 4 个月开始补充；宣教科学喂养的方法，改善饮食习惯；注意饮食的搭配，选用富含铁的动物性饮食与富含维生素 C 的蔬菜搭配以利铁的吸收，黄绿色蔬菜、蛋黄、肉类、动物内脏及紫菜中都含有大量的铁，可以根据患儿的消化能力及饮食习惯进行烹饪；详细指导家长掌握给患儿口服铁剂的方法及注意事项；解除患儿的思想压力，要多给予患儿关怀、疏导、理解和鼓励；及时治疗患儿各种慢性失血性疾病，患儿避免服用可诱发疾病的各种食品和药品。

（张琳琪）

第三节 急性白血病患儿的护理

【概述】

急性白血病（leukemia）是造血系统的恶性疾病，主要是造血器官内白血病细胞恶性增生和非造血器官内的白血病细胞浸润。根据细胞的来源分成淋巴细胞白血病（约占 75%）和非淋巴细胞白血病（约占 25%）。

（一）病因

病因尚未明确，目前认为与以下因素有关：

（1）化学因素：亚硝胺类、多环芳香、芳香胺类。

（2）环境因素：染发剂、吸烟、非离子辐射等也可增加白血病的易感性。

（3）化 / 放疗因素：抗肿瘤药物、电离辐射等可诱发白血病。

（4）遗传因素：有染色体畸变的人群白血病的发病率高于正常人。

（二）临床表现

急性白血病的主要临床表现为发热、贫血、出血和白血病细胞浸润所致的肝、脾、淋巴结肿大和骨关节疼痛。

（1）起病：起病大多较急，早期症状有精神不振、乏力、食欲低下、面色苍白、鼻出血和 / 或牙龈出血等；少数以发热和类似风湿热的骨关节疼痛为首发症状。

（2）发热：发热的热型不定，一般不伴寒战，抗生素治疗无效；合并感染时，常伴持续高热。

（3）贫血：贫血出现较早，并随病情的发展而加重，表现为苍白、虚弱无力、活动后气促等。贫血主要是由于骨髓造血干细胞受抑制所致。

（4）出血：以皮肤、黏膜出血为多见，表现为紫癜、瘀斑、鼻出血、齿龈出血，消化道出血和血尿，偶见颅内出血，是引起死亡的重要原因之一。

（5）白血病细胞浸润引起的症状和体征：肝、脾、淋巴结肿大；骨关节疼痛；中枢神经系统浸润，出现头痛、呕吐、嗜睡等；睾丸浸润，表现为睾丸无痛性肿大，多为单侧。

（三）辅助检查

（1）血常规：红细胞和血小板减少，白细胞可以增高，也可以减低，有时外周血可以见到幼稚血细胞。

（2）骨髓穿刺或活检：骨髓涂片显示相应类型的幼稚细胞明显增生，但有少数患儿骨髓增生低下。骨髓穿刺液进一步行免疫学、细胞遗传学和分子学检查。

（3）细胞化学染色：通过组织化学染色检测细胞内糖原、过氧化酶、酯酶等协助区分不同类型的白血病。

（四）治疗原则

采用以化疗为主的综合治疗措施。其原则是早诊断、早治疗、严格分型、按型选方案、争取尽快完全缓解；化疗药的应用要采用联合、足量、间歇、交替及长期的治疗方针；同时要早期预防中枢神经系统白血病和睾丸白血病；重视支持疗法；造血干细胞移植等。

化疗药物通常按次序、分阶段进行：诱导缓解；巩固、强化治疗；预防髓外白血病；维持及加强治疗。

【护理措施】

（一）基础护理

1. 休息

患儿患病早期有乏力、贫血、血小板低时需卧床休息，病情好转后可逐渐增加活动量。对长期卧床者，应注意加强其皮肤护理，定期更换体位，预防压疮发生。

2. 保护性隔离

应与其他病种患儿分室居住，避免交叉感染。病室环境保持清洁、空气流通，每天应进行紫外光照射。限制探视者的人数及次数，探视者进入病室戴口罩。粒细胞及免疫功能明显低下者，应置单人病室，条件许可时置于超净单人病室、空气层流室。

3. 及时发现感染的早期表现

密切监测体温、血象变化。检查口腔及咽喉部，有无牙龈肿胀，咽红、吞咽疼痛感。评估患儿皮肤有无破损、红肿，外阴、肛周有无异常改变等，发现异常时，报告医生及时处理。患儿体温超过 38.5℃时，遵医嘱抽取血培养。

4. 严格执行无菌技术操作

医护人员接触患儿之前要认真清洗双手，进行有创操作必须严格消毒。各种管道或伤口敷料应定时更换，以免造成医源性感染。

5. 口腔护理

保持患儿口腔清洁卫生，晨起、睡前用软毛刷刷牙或用棉球轻轻擦洗口腔，避免出血及损伤。嘱患儿进食后用生理盐水漱口。发生口腔黏膜炎时，遵医嘱给予口腔护理 2~3 次 /d，护士应密切观察患儿口腔情况，注意有无口腔黏膜颜色改变、充血、破溃等情况，详细记录口腔黏膜破损程度、范围及治疗护理后的反应。

6. 外阴、肛周护理

注意患儿个人卫生，勤换内衣裤，每天清洁皮肤，有利于汗液排泄，减少发生毛囊炎和皮肤疖肿。女性患儿要注意经期卫生。排便后用清水清洁肛周皮肤，以免损伤皮肤，指导患儿饭前便后洗手。每天评估患儿肛周皮肤的颜色及状况。在应用引起黏膜损伤的化疗药期间，给患儿硼酸粉坐浴，预防感染。如肛周皮肤发生破溃，给予肛周护理，清洁肛周皮肤后，给予特定电磁波治疗器照射 20min 后以制霉菌素鱼肝油、金霉素鱼肝油等涂肛周皮肤，也可选用雷夫诺尔湿敷。如肛周脓肿，行切开引流，术后要注意观察创口情况。

7. 饮食护理

（1）提倡合理平衡的膳食：膳食结构的合理搭配，给予患儿高蛋白、高维生素、多纤维素适合儿童口味的饮食。患儿忌食刺激性食物，注意饮食卫生，食具应消毒。患儿避免食用坚硬、油炸食品，以防硬物刺伤口腔黏膜，导致口腔溃疡造成继发感染。

（2）化疗期间的饮食：在化疗过程中，可采取少食多餐的进食方法，给予清淡易消化、低脂、高蛋白饮食。患儿服用低脂饮食期间会感到饥饿，要防止暴饮暴食。鼓励患儿多饮水，保证有足够的入量，促进尿酸排出，预防因大量白细胞破坏引起的高尿酸血症，有利于药物毒素的排泄，也有软化大便的作用，以防便秘诱发肛裂，增加局部感染的机会。消化道出血的患儿应禁食，出血停止后，可给予温凉的流食或半流食，避免食用刺激性、有渣食物。

8. 心理护理

帮助白血病患儿及其家长适应医院的环境，热情帮助、关心患儿，尽快降低其陌生感。在病房开展各种活动丰富患儿的生活，转移其对疼痛、不适的注意力。

介绍有关白血病的知识，促进患儿认识生命的意义，建立起战胜疾病的信心。让家长之间交流配合护理、治疗的经验。

（二）专科护理

1. 出血的预防与护理

出血是白血病患儿常见的症状，是引起死亡的主要原因之一。

（1）预防出血：嘱患儿避免剧烈运动，减少磕碰，避免外伤；经常修剪指甲，不要挖耳、鼻，禁剔牙；每天用液状石蜡棉签湿润鼻腔两次，防止鼻腔黏膜干燥出血；避免应用阿司匹林或含阿司匹林的药品及其他非类固醇类抗炎药物、抗凝药；血小板低于 20×10^9 /L 时，尽量避免肌内注射，不可避免时应在注射后用无菌棉球压迫针眼 3~5min；静脉穿刺后、骨穿后压迫注射部位 10~15min。

（2）观察出血情况：注意观察有无新鲜出血点、鼻腔、牙龈出血等，应注意女性患儿有无月经过多和非月经性阴道出血。观察患儿尿、便、呕吐物的颜色有无异常，注意有无突然剧烈头痛、呕吐伴视物模糊等颅内压升高的表现。如发现异常应详细记录。

（3）出血的处理：鼻腔少量出血时可用头部冷敷、肾上腺素棉球填塞压迫止血，出血较多时可用凡士林纱条填塞，填塞物留置时间不应超过 72h，填塞后应注意观察止血效果。患儿牙龈出血可用冷盐水含漱，或用无菌纱布、明胶海绵压迫止血；消化道出血，应密切监测血压、心率、呼吸，迅速建立双静脉通路，保证液体输入的液量及速度；颅内出血患儿要注意观察神志、瞳孔的变化。患儿应保持安静、绝对卧床、避免搬动。准备好各种抢救物品、药品，积极配合医生进行抢救。

2. 用药期间的护理

熟悉化疗药物的毒副作用及注意事项，密切观察药物的毒性反应。掌握化疗方案、给药途径，给药时间，准确计算液量，控制液速，合理安排输液顺序，做好交接班。

（1）注意药物反应：为防止胃肠道反应，可在化疗前 30min 使用止吐药，在化疗过程中密切观察患儿胃肠道反应的情况。患儿不能进食或存在电解质紊乱时，给予其静脉高营养并纠正电解质紊乱。

（2）静脉的护理：化疗药物可刺激和破坏小静脉，合理选择静脉。输注化疗药物过程中勤巡视患儿，一旦发现其注射部位肿胀、疼痛等外渗情况时，应立即停止输液，拔除针头。静脉炎的发生率与药物浓度成正比，应尽可能稀释药物的浓度。一旦发生化疗药物外渗，立即报告医生及护士长，遵医嘱进行相应处理。如经外周静脉留置针给予化疗药后，留置针不宜留置。

（三）健康指导

化疗期间保持居室内空气新鲜，避免在居室内饲养宠物，减少家庭聚会。患儿血白细胞计数低于正常时，避免到人多的室内公共场合，外出时须戴口罩；注意保暖，以免感冒或感染其他疾病；经常进行口腔、皮肤黏膜的检查，预防各种意外伤害。注意均衡饮食，可摄入高蛋白、高维生素易消化的食物。调整患儿的心态，保持轻松、愉快的心情；保证充足的睡眠；适当进行身体锻炼，循序渐进地增加活动量，以恢复体力，增强抵抗力，尽早回归学校。指导患儿及家长根据医嘱按时服药，说明坚持服药的意义。遵医嘱定期到医院复查血常规、生化及骨髓常规检查。如果有不适应及时到医院就诊。

（张琳琪）

第四节 出血性疾病患儿的护理

一、原发性血小板减少性紫癜患儿的护理

【概述】

原发性血小板减少性紫癜是一种免疫性疾病，又称作自身免疫性血小板减少性紫癜，是儿童最常见的出血性疾病。

（一）病因

患儿因自身免疫过程缺陷或外来抗原（如病毒感染和其他因素）的作用，机体产生血小板抗体。这种血小板相关抗体主要为 PAIgG，少数为 PAIgA 和 PAIgM，导致单核－巨噬细胞系统对血小板的吞噬、破坏增加，血小板寿命缩短，从而引起血小板减少。血小板数量减少是导致患儿出血的主要原因；感染可加重血小板减少或使疾病复发。

（二）临床表现

出血性疾病可分为急性、慢性两型。

（1）急性型：儿童以急性型多见，占 70%~90%，好发于 2~8 岁。发病前 1~3 周常有急性病毒感染史，主要为上呼吸道感染，其次是麻疹、风疹、流行性腮腺炎、水痘、传染性单核细胞增多症等。起病急，以自发性皮肤、黏膜出血为突出表现，多为针尖大小出血点，或瘀斑、紫癜，遍布全身，以四肢较多；常有鼻出血、齿龈出血；偶见便血、呕血、血尿和颅内出血；肝脾偶见轻度肿大。急性型呈自限性经过，85%~90% 患儿在 1~6 个月内痊愈。10%~20% 患儿会转为慢性型。

（2）慢性型：病程超过 6 个月，多见于学龄儿童，男女发病数约 1∶3，起病缓慢，出血症状相对较轻，主要为皮肤、黏膜出血，可持续性或反复发作出血，出血持续期和间歇期长短不一。

（三）辅助检查

（1）血常规：血小板数常 $<50\times10^9/L$，甚至 $<20\times10^9/L$；出血较多时可贫血；白细胞数正常；出血

时间延长，血块收缩不良；血清凝血酶原消耗不良；凝血时间正常。

（2）骨髓象：骨髓巨细胞数正常或增多，胞体大小不一，以小型巨核细胞为主；幼稚巨核细胞增多，核分叶减少，常有空泡形成、颗粒减少或胞浆少等现象。

（3）PAIgG 测定：PAIgG 含量明显增高。

（四）治疗原则

（1）预防创伤出血：急性期出血明显者卧床休息，忌用抑制血小板功能的药物如阿司匹林等。

（2）肾上腺皮质激素治疗：肾上腺皮质激素治疗常用泼尼松。严重出血者可用冲击疗法：地塞米松或甲泼尼龙静脉滴注，连用 3 天，症状缓解后改泼尼松口服。

（3）大剂量丙种球蛋白：静脉滴注丙种球蛋白，连用 5 天。

（4）血液治疗药物：止血药及辅助生血小板药。

（5）输注血小板和红细胞：贫血者可输浓缩红细胞。

（6）脾切除：危及生命的大出血、颅内出血，内科治疗无效，可考虑脾切除。

（7）中药治疗：可给予中成药，如升血小板胶囊；中草药，如茅根、丹皮、生地、茜草炭、侧柏炭等，以促进血小板的生成。

【护理措施】

（一）基础护理

1. 避免损伤

（1）提供一个安全的环境，床头、床栏及家具的尖角以软垫包扎，忌玩锐利玩具，限制患儿做剧烈运动，如篮球、足球、爬树等，以免碰伤、刺伤或摔伤出血。

（2）急性期患儿应减少活动，避免创伤，尤其是头部外伤，明显出血时应卧床休息。

（3）尽量减少肌内注射或深静脉穿刺抽血，必要时应延长压迫时间，以免形成深部血肿。

（4）禁食坚硬、多刺的食物，防止损伤口腔黏膜及牙龈而引起出血。

（5）保持大便通畅，防止用力大便时腹压增高而诱发颅内出血。

2. 密切观察患儿病情，及时发现出血的危急情况

观察患儿皮肤瘀点（斑）变化，监测血小板数量变化。当外周血小板 $< 20\times10^9/L$ 时，常有自发性出血。监测患儿生命体征，观察患儿神志、面色。

3. 预防感染

应与感染患儿分室居住，保持出血部位清洁，注意患儿个人卫生。

4. 消除患儿恐惧心理

出血及止血技术操作均可使患儿产生恐惧心理，表现为不合作、烦躁、哭闹等，而使出血加重，故应关心、安慰患儿，向其讲明道理，以取得合作。

（二）专科护理

1. 止血

口、鼻黏膜出血可用棉球、纱条或明胶海绵局部压迫止血。无效者可请耳鼻喉医生会诊，以油纱条填塞，2~3 天后更换。严重出血者遵医嘱给止血药、输同型血小板。

2. 用药护理

（1）停药时间：肾上腺皮质激素治疗的患儿，应在用药 2~3 周后逐渐减量至停药，一般不超过 4 周，停药后如复发，可再用肾上腺皮质激素治疗。

（2）预防感染：服药期间不与感染患儿接触，去公共场所时应戴口罩，衣着适度，尽量避免感冒，以防病情加重。

（3）禁用的药物：禁用阿司匹林等影响血小板功能的药物。

若患儿出现面色苍白加重、呼吸脉搏增快、出汗、血压下降等，提示出血性休克；若患儿有烦躁不安、嗜睡、头痛、呕吐，甚至惊厥、颈抵抗等，提示其有颅内出血，应尽快报告医生，采取抢救措施。

（三）健康指导

服用糖皮质激素的患儿，须按医嘱按时、按计量、按疗程用药，坚持服药，不可自行停药或减量。避免使用阿司匹林等影响血小板功能的药物。避免外伤，注意适当运动，防止出血。预防感染，保持室内空气清洁，注意开窗通风少去人多的地方，避免呼吸道交叉感染。定期复查血象，当血小板明显减少时，不得做剧烈的运动，避免外伤，嘱患儿尽量卧床，出血严重时及时到医院就诊。

二、血友病患儿的护理

【概述】

血友病（hemophilia）是一种 X 染色体连锁的遗传性出血性疾病。其遗传基因定位于 X 染色体上，由女性传递，男性发病。根据患儿所缺乏凝血因子的种类，区分为血友病 A（也称作血友病甲，Ⅷ因子缺乏）、血友病 B（也称作血友病乙，Ⅸ因子缺乏）。其中血友病 A 最多见，占 80%~85%，血友病 B 为 15%~20%。

（一）病因

血友病的病理机制为凝血因子基因缺陷导致其水平和功能减低而使血液不能正常凝固，导致出血倾向。

（二）临床表现

血友病的主要表现为自发性关节和组织出血，以及出血所致的畸形。关节出血以膝、踝关节最常受累，且在同一部位反复发生。

（三）辅助检查

（1）活化部分凝血活酶时间（APTT）：活化部分凝血活酶时间是内源性凝血系统较为敏感的筛选试验，活化部分凝血活酶时间延长。

（2）硅化凝血时间（SCT）和活化凝血时间（ACT）：硅化凝血时间和活化凝血时间是内源性凝血系统敏感的筛选试验，两者均延长。

（四）治疗原则

尽快输注凝血因子，应用止血药物，局部止血，基因治疗，预防出血。

【护理措施】

（一）基础护理

（1）环境：给患儿提供一个安全的住院或家庭环境，床头、床栏及家具的尖角以软垫包扎。

（2）消除诱发因素：大多数患儿在出血发生之前都可能存在一些诱发因素，如跌、摔、挫、扭伤等外力均可引起出血。加强患儿的看护，避免意外伤害，教育孩子了解和认识这些危险因素，在日常生活中注意排除，指导患儿选择适宜活动，避免参加各种剧烈运动，可减少和避免出血的发生。嘱患儿尽量避免有创性操作，注意避免深部肌内注射，

（3）饮食指导：血友病患儿饮食应以清淡易消化为主，少进或忌食辛辣刺激性食品，多饮水，多食用富含维生素 C 的蔬菜和水果，保持大便通畅。注意患儿饮食的营养搭配，尽量避免过热食物，以免损伤牙龈或烫伤黏膜；避免食用坚硬、油炸食品，如麻花、锅巴等；儿童食用的肉、鱼、虾制品应尽量去骨、刺、皮，以防硬物刺伤口腔黏膜，导致其口腔出血。

（二）专科护理

1. 急性出血的观察与处理

（1）关节、肌肉出血：RICE 法："R"——休息，即关节、肌肉出血时，根据出血的程度，患肢应休息 12~24h 或更长，可用夹板制动，或使用辅助器械，如拐杖、轮椅等帮助肢体休息（夹板可以用石膏或热塑料来制作）。"I"——冰敷，对活动性出血的关节或肌肉采用冰敷以帮助控制肿胀、减轻疼痛、减少炎症的发生；冰敷时间一般 10~15h 内，每 2h 冷敷 1 次。"RICE"中的"I"也代表固定。用石膏托或夹板来固定关节以保持其静止，固定的时间不能过长，一般为 2~3 天；固定关节不可过紧，固定后注意观察患儿远端肢体血运情况，是否出现肿胀、发暗和变冷。"C"——加压，施压于出血部位可以帮助收缩血管和减缓出血，可以用弹性绷带对出血的关节进行压迫。在受伤部位用十字形（或"8"字形）包扎，包扎后注意观察远端手指、脚趾有无发冷、发麻或肤色改变。如果有上述症状发生，应松开绷带，重新包扎。"E"——抬高，将受伤的肢体放在高于心脏的位置有助于降低血管内压力、减缓出血，可以用枕头垫高患儿出血的手臂或小腿。

（2）鼻出血：首先安置患儿，应采取坐位或半卧位，以降低鼻部的血压。前额部或鼻部冷敷，冷的刺激可使鼻内小血管收缩而有利于止血。指导患儿对流到咽部的血尽量不要吞咽，以免刺激胃部引起恶心呕吐。常用止血方法：①指压法：用拇指、食指捏紧两侧鼻翼 5~10min，压迫鼻中隔前下方达到止血目的。②冷敷法：用冷水袋或湿毛巾在额部、颈部或后颈部冷敷，收缩血管，减少出血。③收敛法：用 1 %麻黄碱或肾上腺素棉片塞入前鼻腔，收缩血管而止血。④填塞法：上述方法无效或出血量较大时，可请专科医生做后鼻孔填塞。

（3）口腔出血：①口腔软组织损伤，配合医生采用细针线严密分层缝合，局部加压包扎，严禁创口放置引流。②腭部黏膜损伤，可采用黏膜创口缝合，创缘周围碘酚棉球止血，然后在整个腭部覆盖碘仿纱条，牙间结扎丝固定。③自发性牙龈出血，先对出血处牙齿进行牙周清洁，冲洗牙周后，用注射器将六氨基己酸液、凝血酶、肾上腺素的混合液注入牙周袋或牙龈沟内，再压迫牙龈止血，止血后用塞治剂外敷压迫保护创面。

2. 输注凝血因子的护理

（1）配置药液：①将稀释液和浓缩剂置于室温下，如急需可用温水浸泡，但不能高于 37℃。②取

下稀释液和浓缩剂瓶子的塑胶帽，消毒。③取下双头针一端的针帽，将该末端插入稀释液瓶的瓶塞中心，再取下双头针另一端的针帽，插入因子浓缩剂瓶的瓶塞中心，为了减少泡沫的产生插入时应将稀释液瓶倒置过来，注意要让稀释液瓶子在浓缩剂瓶子的上方，针头插入的角度要能使稀释液顺着浓缩剂瓶的瓶壁流下，可调整稀释液瓶塞上的针头以保证所有的稀释液都能进入装有因子冻干粉的瓶子内。④拔出双针头。⑤不要剧烈摇晃瓶体，可轻轻地旋转瓶体使得所有干粉都溶解。⑥浓缩剂应现用现配，如遇特殊情况不能使用时，配好的药液需冷藏，时间不要超过 2h。

（2）推注药液：①取出带滤过器的专用针头，去除保护帽，缓慢抽吸配置好的药液，排尽针管的空气。②另外取 10ml 注射器 1 只，抽吸生理盐水，排空空气连接静脉穿刺针（头皮针），静脉穿刺。③推注少量生理盐水，确保静脉穿刺成功后，更换已抽吸好药液的注射器，缓慢给药，推注药物完毕后，再推少量的生理盐水，将头皮针内的药液推入，避免浪费。④拔出针头，避免血管和组织不必要的损伤，压迫静脉穿刺点 2~5min。

（3）观察药物的不良反应：输注因子浓缩剂可能会产生过敏反应，如麻疹、皮肤瘙痒、鼻塞、胸痛、头昏、气短、发热、头痛、心悸、轻度寒战、恶心和输液部位的疼痛。对于有过敏反应病史患儿，可预防性地给予抗组胺药物。

3. 血友病患儿预防注射的方法

从出生开始按时进行预防接种以抵抗传染性疾病。注射时应选用小号注射器针头，在患儿三角肌进行皮下注射。预防注射一般不会引起进行性出血，如发现注射处有肿、痛及发热感，可先用局部冰敷以减轻肿痛。按压穿刺部位 5~10min，或弹力绷带包扎 24h，以减少出血。如注射部位发生血肿，应立即与专业医生联系。

（三）健康指导

主动向年长患儿及患儿家长传授血友病相关知识，教会家长如何判断出血的程度、范围，基本的止血方法，讲解预防及恢复期的注意事项；指导患儿家长保持环境的舒适、安全；加强看护患儿，避免外伤发生，教育孩子不玩利器；告诉家长给孩子洗澡是检查其出血的最好时机，培养患儿养成良好生活习惯，预防出血；指导家长给患儿安排合理饮食，加强营养，避免进食过热、过硬或带刺食物；嘱患儿及其家长注意患儿终身禁用抗凝药物及抑制血小板功能的药物，如阿司匹林、吲哚美辛、保泰松、双嘧达莫等；告知患儿家长可联系的血友病医生电话以便沟通；患儿出血超过 10~30min 或反复出血，应立即注射因子，并应请求专业医生或护理人员帮助。

（张琳琪）

第五节　朗格汉斯细胞组织细胞增生症患儿的护理

【概述】

朗格汉斯细胞组织细胞增生症（langehans cell Histiocytosis, LCH）是一组原因未明的朗格汉斯细胞病理性增殖性疾病。多见于儿童，成年人较为罕见。男性多于女性，为（1.5~2）:1。

（一）病因

确切病因尚不明确，目前主要有两种观点：免疫学说与肿瘤学说。

1. 免疫学说

研究表明，朗格汉斯细胞组织细胞增生症损伤局部有大量炎性因子的表达，并通过实验认为T细胞在朗格汉斯细胞组织细胞增生症发生中起着重要作用，T细胞与朗格汉斯细胞组织细胞增生症细胞相互作用引起细胞因子的级联反应，继而引起朗格汉斯细胞组织细胞增生症细胞的重新补充、成熟和增殖，最终导致朗格汉斯细胞组织细胞增生症的发生。

2. 肿瘤学说

X染色体失活技术证实病变部位CDla^{+}的树状突细胞（未成熟的树状突细胞）呈克隆性增生；患儿存在有P53、Fas、Bcl-2等蛋白的异常表达，提示细胞增殖与凋亡调节异常。

（二）临床表现

朗格汉斯细胞组织细胞增生症临床表现多样，可仅表现为单一器官病变，也可出现骨骼、皮肤、耳、淋巴结、口腔、肺、肝、脾、骨髓、中枢神经系统等多脏器受累。而肝、脾、肺、骨髓被称为危险器官，这四种脏器功能损伤直接影响疾病的预后。脏器浸润（肺、肝、脾等）合并有功能衰竭的约占20%。

（三）辅助检查

1. X线检查

（1）骨骼：长骨和扁平骨均可受累，以溶骨性骨破坏为特征，扁平骨病灶呈虫蚀样至巨大缺损；椎体呈压缩性骨破坏，但椎间隙不变窄；长骨多为囊状缺损，无死骨形成。

（2）肺：胸部X光片典型表现为弥漫性网点影，可有局限或颗粒状阴影，严重者可有肺、纵隔、皮下气肿，蜂窝状肺囊肿及气胸。

（3）中枢神经系统：头部MRI检查可在中枢神经系统症状出现前显示出病变，对中枢受累具有早期诊断的意义。

2. 实验室检查

（1）骨髓：部分患儿可出现增生活跃、减低甚至造血功能障碍，可有网状细胞增多，少数患儿还可出现吞噬红细胞现象。

（2）血常规：可有一系以上血细胞减少，少数患儿可有网织红细胞增多或减少。

（3）肝肾功能：可有不同程度异常改变。

（4）肺功能：主要表现为肺顺应性减低，小气道通气功能障碍，严重者合并肺泡病变时也可出现弥散功能异常。

（5）脑干测听：颞骨及耳部病变可引起听力障碍，多数情况下为可逆性传音性耳聋，极少数由于累及神经纤维可出现感音性耳聋，且为不可逆性。

（6）可溶性白介素2受体检测：患儿可溶性白介素2受体可不同程度升高。

（7）免疫组织化学染色：CD1a（+）、S100蛋白（+），此外α-D-甘露糖酶、ATP酶和花生凝集素也可呈阳性反应。

（8）病理检查：病理切片发现朗格汉斯细胞为本病确诊依据。

（四）治疗原则

朗格汉斯细胞组织细胞增生症的治疗除单部位骨破坏患儿采用外科刮除外，其他均需接受化疗，目前采用国际组织细胞协会朗格汉斯细胞组织细胞增生症Ⅲ方案，主要药物有长春新碱、MTX、Pred、6-MP、CSA 等。

【护理措施】

（一）基础护理

1. 预防感染

患儿应与其他病种患儿分室居住，避免交叉感染；保持病室环境清洁、空气流通，每天应进行紫外光照射；限制探视者的人数及次数，探视者进入病室戴口罩。

2. 休息

骨骼含有丰富的组织细胞，是最常见的受累器官，以扁平骨受累最为多见，异常组织增殖形成肿块，造成溶骨性破坏。应注意让患儿卧床休息，生活护理由护理人员完成，或协助患儿完成；避免患儿打闹磕碰，防止外伤。

3. 口腔护理

朗格汉斯细胞组织细胞增生症可引起下颌骨破坏，牙齿松动、脱落，齿槽脓肿等口腔疾患，而在治疗期间由于应用 MTX、6-MP 等化疗药物，也会发生口腔黏膜炎。因此做好口腔护理极为关键，应密切观察患儿口腔情况，注意有无口腔黏膜颜色改变、充血、破溃等情况，详细记录口腔黏膜破损程度、范围及治疗护理后的反应。口腔疾患应及时处理，牙齿松动明显时应及时拔除，防止安全意外。

（二）专科护理

1. 皮疹

皮肤病变常为朗格汉斯细胞组织细胞增生症首要症状。护士应密切观察皮疹的颜色、范围、性质、数量等变化，发现异常变化及时通知医生。有皮疹的患儿要加强皮肤的护理，保持皮肤清洁，给患儿穿柔软、干燥的纯棉内衣，并每天更换。对于严重的出血性皮疹或感染破溃者的内衣、被服应进行高压蒸汽消毒。勤为患儿修剪指甲，加强对年长患儿的宣教，避免其用手抓挠皮肤，防止感染。

2. 发热

发热也是朗格汉斯细胞组织细胞增生症的常见症状，有疾病本身的因素，也有感染的因素。注意患儿的体温变化，常用的物理降温方法为温水擦浴、冰敷，禁酒精擦浴。物理降温效果不良时采用药物降温，但应尽可能避免使用水杨酸类药物，采取降温措施后应注意观察降温效果。

3. 外耳道溢脓

朗格汉斯细胞组织细胞增生症侵犯中耳、乳突，形成乳突炎，可出现外耳道溢脓。外耳道溢脓一般为乳白色黏稠状，合并感染多为稀、黄色液体，有异味，应加强局部的清洁护理，及时用无菌棉签、纱布擦拭外耳道，去除溢液。根据医嘱按时用 3% 双氧水溶液清洗患儿耳道，擦拭干燥后耳部滴药。应注意观察外耳道溢脓的性质及量并记录，以观察其变化。

向患儿及家长进行朗格汉斯细胞组织细胞增生症治疗相关知识宣教，嘱患儿不用手指掏抓耳朵，避免将棉球、纸团等塞入外耳道而堵塞脓液的流出。让患儿采取患侧卧位，防止脓液逆流。

4. 骨破坏

骨组织是常见的侵犯部位，以肿块形成、溶骨性破坏和多灶性为主要表现。四肢长骨及椎骨受损较常见，严重时可致病理性骨折。护理工作者在操作中动作应轻柔，加强安全意识，防止患儿发生外伤。注意观察患儿肢体活动情况，当患儿出现局部肿块，活动障碍或主诉骨痛以夜间为重时，应立即报告医生。已经出现锥体侵犯的患儿应采用颈托等托架固定。

5. 尿崩症

朗格汉斯细胞组织细胞增生症累及中枢神经系统，尿崩症是最常见的临床表现。患儿可出现多饮、多尿、烦渴、消瘦，甚至生长发育迟缓。严格记录患儿24h出入量，根据医嘱的入量，合理安排患儿的饮水量，并注意观察患儿有无脱水表现；限水试验期间，及时准确留取血液标本、尿标本。由于患儿排尿次数多，应加强会阴部的护理，防止其泌尿系感染。

6. 应用化疗药物的注意事项

（1）长春新碱可引起周围神经炎，药物渗漏可引起局部疼痛、红肿及组织坏死。应用时应注意观察患儿有无四肢感觉障碍、手足麻木感。静脉推注时要边推药边抽回血，确保针头在血管内，防止药物外渗。对当天进行长春碱类药品推注治疗的患儿，晚交接班前应再次观察注射部位有无外渗后反应，以便及时发现问题并解决。

（2）甲氨蝶呤静脉滴注时需注意避光，使用避光输液器，以免药物分解。甲氨蝶呤可引起口腔、肛周黏膜溃疡，应加强口腔、肛周皮肤的护理。根据医嘱水化碱化，液量24h均匀泵入，按时按量给予四氢叶酸钙解救，并准时检测甲氨蝶呤血浓度，以减轻药物的毒性反应。

（3）应用VP-16期间，除要观察有无液体渗漏外，还要注意预防体位性低血压，液体速度不宜过快，有条件者可使用输液泵，患儿变换体位时动作宜慢。为防止消化道反应，可在化疗前使用止吐药。

（4）糖皮质激素多为口服给药，长期服用可出现血压升高、骨质疏松、库欣综合征、消化性溃疡及精神症状等，应注意观察药物的不良反应。

（5）如经外周静脉留置针给予化疗药后，留置针不宜留置。

（三）健康指导

郎格罕细胞组织细胞增生症正规治疗时间大约为1年，其中休疗、维持阶段均回家由家长完成护理工作，因此一定要让家长及患儿了解遵医嘱服药，不得擅自停药的重要性，让家长掌握相应的知识及技能，如激素类药物正确的减、停方法，药物不良反应的观察，口腔、肛周护理方法及家庭饮食护理等。明确告知患儿返院加强、门诊随诊、定期复查的时间，取得家长配合。

（张琳琪）

第十三章

神经系统疾病患儿的护理

第一节 小儿神经系统的特点

中枢神经系统是人体各种活动的最高调节部位，借兴奋和抑制两种活动过程来实现机体内部各器官和组织之间生理功能的相互协调和统一，保证人体生理功能的正常进行。

一、解剖与生理特点

1. 大脑

婴儿出生时大脑的重量约370g，占其体重的1/9~1/8。婴儿的脑耗氧量，在基础代谢状态下占总耗氧的50%，而成人则为20%，缺氧的耐受性较成人差。长期营养不良可导致脑发育落后。

2. 脊髓、脑脊液

婴儿的脊髓在其出生时发育已较为成熟，重为2~6g，是成人脊髓的1/4~1/5。脊髓的发育与运动发展的功能相平行，随着年龄的增长，脊髓加长增重。胎儿时期，脊髓的末端在第2腰椎下缘，新生儿时达第3腰椎水平，随着年龄增长，4岁时达第1腰椎上缘。所以婴儿行腰椎穿刺的位置，应以第3、4肋间隙为宜。小儿脑脊液的特点见表4-17。

表4-17 小儿脑脊液的特点

	婴儿（新生儿）	儿童
总量	5ml（新生儿）	100~150ml
压力（mmH_2O）	30~80（新生儿）	70~200
细胞数	（0~20）$\times 10^6$/L	（0~10）$\times 10^6$/L
蛋白总量g/L	0.2~1.2（新生儿）	0.2~0.4
糖(mmol/L)	3.9~5.0	2.8~4.5
氯化物(mmol/L)	110~122	117~127

二、神经系统特征与检查

根据婴儿对外界的声、光、疼痛、语言等刺激的反应判断其意识状态。当婴儿产生意识障碍时，对外界刺激的反应减低或消失，根据轻重程度可分为嗜睡、意识模糊、半昏迷、昏迷等。要注意有意识障碍的婴儿生命体征的改变。

1. 皮肤

有些先天性神经系统疾患常合并皮肤异常，尤其是神经皮肤综合征类的疾病。皮肤色素脱失斑常为结节性硬化症的早期表现，皮肤咖啡牛奶斑常见于神经纤维瘤病，出现面部血管瘤时提示脑面部血管瘤病，面部血管纤维瘤常见于结节性硬化症，皮肤和毛发颜色浅淡可见于苯酮尿症，皮肤和黏膜广泛性色素增多可提示肾上腺脑白质营养不良。

注意背部正中线有无色素沉着、小凹陷、成簇毛发，有则说明该处可能有隐性脊柱裂，或皮样窦道或皮样囊肿。

2. 头颅和脊柱

头颅检查是婴儿神经系统检查的重要项目。①望诊：注意头颅形状、大小和对称性，有无外伤、肿物或瘢痕，有无头皮静脉怒张。②触诊：注意检查囟门及颅骨缝，要注意囟门大小、紧张度、是否膨隆。③叩诊：用食指轻叩颅骨，在颅内压增高和骨缝分离时，由于震动增强而产生“破壶音”（此声音亦可出现于颅骨缝未闭合的正常婴儿）。④听诊：约半数正常婴幼儿于眼窝部可听到轻柔的收缩期血管杂音。

注意检查儿童的脊柱有无畸形、强直、异常弯曲，有无叩击痛，有无脊柱裂、脊膜膨出等。

3. 颅神经

（1）嗅神经：婴幼儿检查困难，可观察其对香精、薄荷等气味的反应。

（2）视神经：主要检查视力、视野、眼底。

（3）动眼神经、滑车神经、展神经：此三对颅神经共同支配眼球的全部运动以及瞳孔反射，检查瞳孔时，注意其大小、形状、对称性。

（4）三叉神经：运动纤维支配咀嚼肌。

（5）面神经：支配除了提上睑肌以外的所有面部肌肉。

（6）听神经：听力检查可观察对声音、语言和耳语的反应，年长儿童可用音叉测验。

（7）舌咽神经及迷走神经：检查咽部及软腭的运动。

（8）副神经：支配胸锁乳突肌和斜方肌。

（9）舌下神经：本神经核病变可引起舌肌麻痹、萎缩和肌纤维震颤。

4. 运动系统

（1）姿势与步态：注意婴儿姿势及肢体活动范围，尤其是注意左右是否对称，还要观察年长儿童的步态，有无共济失调、痉挛性步态、剪刀式步态、“鸭步”等。

（2）肌容积：检查有无肌萎缩或肌容积增加。

（3）肌张力：用手触摸肌肉以判断在静止状态时肌肉的紧张度，检查下肢肌张力可测腘窝角、内收肌角、足背屈角及足跟碰耳试验。

（4）肌力：注意肌力、运动幅度，各肌群肌力评级可分为0~5级：0级表示无运动，1级只有消除重力后才有运动，2级可抗重力并且运动范围完全，3级可抵抗轻度外加阻力而运动，4级可抵抗中度阻力而运动，5级为正常肌力。

（5）共济运动：年长儿可检查指鼻试验。

5. 神经反射

婴儿神经系统发育不成熟，神经反射具有相应的特点。出生时，即存在而以后逐渐消失的反射，如觅食反射、握持反射、拥抱反射，出生后 3~4 个月消失，颈肢反射生后 5~6 个月消失，而吸吮反射在 1 岁左右完全消失；也存在以后永不消失的反射，如角膜反射、瞳孔对光反射、咽反射、吞咽反射等。如果这些反射减弱或消失，表示神经系统出现异常。随着婴儿的成长发育，出现出生时并不存在，后渐渐出现且永不消失的反射，如腹壁反射、提睾反射（4~6 个月后明显）、四肢肌腱反射等。

6. 反射检查

（1）深反射：弘肱二头肌腱反射、肱三头肌腱反射、膝腱反射、跟腱反射等。

（2）浅反射：如角膜反射、咽反射、腹壁反射、提睾反射等；病理反射，如巴宾斯基征 (Babinski 征，2 岁以下婴儿巴宾斯基征阳性可考虑为生理现象）、戈登征、霍夫曼征、查多克征等。

（3）脑膜刺激征：颈强直、凯尔尼格征（ Kerning 征）、布鲁辛斯基征（brudzinski 征）等。

（陈建军）

第二节 化脓性脑膜炎患儿的护理

【概述】

化脓性脑膜炎是由各种化脓性的细菌感染引起的脑膜炎症，是婴儿常见的感染性疾病之一。其临床表现以发热、呕吐、头痛、烦躁、嗜睡、惊厥、脑膜刺激征及脑脊液改变为主要特征。

（一）病因

化脓性脑膜炎常见的致病菌有脑膜炎双球菌、流感嗜血杆菌、大肠杆菌、肺炎双球菌、葡萄球菌等，其中脑膜炎双球菌、流感嗜血杆菌最多。新生儿及出生不足 2 个月的患儿则以革兰阴性菌为主，如大肠杆菌、副大肠杆菌等，阳性球菌可见金黄色葡萄球菌感染。出生满 2 个月至儿童期，以流感嗜血杆菌、脑膜炎双球菌和肺炎双球菌为主，而 12 岁以上的患儿常见脑膜炎双球菌和肺炎双球菌的感染。

任何年龄的儿童均可发病。90%以上的病例可于出生后 1 个月至 5 岁期间发生。其主要是通过呼吸道分泌物或飞沫进行传播。冬春季节感染脑膜炎的患儿，其病原菌常见的有脑膜炎双球菌、肺炎双球菌、B 型流感嗜血杆菌。有本病密切接触史、非母乳喂养的婴幼儿、营养不良、原发性免疫功能缺陷、长期应用皮质激素或免疫功能抑制剂者，易患本病。其常见入侵途径有上呼吸道感染、胃肠道感染、皮肤、黏膜、新生儿脐部感染及邻近组织感染蔓延到脑膜（如中耳炎、鼻窦炎）等。

（二）临床表现

化脓性脑膜炎起病可分为两型：

1. 爆发型

患儿起病急，发热、头痛、呕吐、烦躁、抽搐等，皮肤可迅速出现出血点或瘀斑，意识障碍、血压下降和弥漫性内出血等进行性休克的症状，脑膜刺激征呈阳性。若治疗不及时，24h 内则会出现死亡。病原菌常为脑膜炎双球菌。

2. 亚急型

发病前数天可有上呼吸道或胃肠道感染的症状，年长儿可主诉头痛、肌肉酸痛，婴幼儿则表现发热、呕吐、烦躁、易激惹、精神萎靡、目光凝视、惊厥、昏迷。病原菌常见于流感嗜血杆菌或肺炎双球菌。查体可见脑膜刺激征（颈抵抗、布施征及克氏征阳性）和颅内压增高（婴幼儿可有前囟饱满、颅缝增宽、双侧瞳孔反射不对称）。

（三）辅助检查

1. 脑脊液

（1）压力升高，外观混浊或呈脓性，白细胞数明显增多达 $1\ 000\times10^6/L$ 以上，以中性粒细胞为主；蛋白浓度升高，糖和氯化物浓度下降。

（2）涂片革兰染色找菌（阳性率 70%～90%）。

2. 血象

（1）白细胞总数明显增高，可高达 $(20\sim40\times10^9)/L$。

（2）分类以中性粒细胞增加为主，占 80%以上。

3. 并发症

（1）硬脑膜下积液：1 岁以下幼儿多见。多发生在病程初始第一周，临床可见体温降而复升，惊厥、前囟膨隆等。

（2）脑积水：颅压升高、脑室扩大，临床可见反应迟钝、惊厥、瞳孔改变、心率减慢等。

（3）脑室管膜炎：多见治疗延迟的婴儿及革兰染色阴性杆菌者。患儿病情多危重，频繁惊厥，呼吸衰竭等。

（四）治疗原则

（1）早期用药、联合用药、坚持用药、对症处理。

（2）疗程：不少于 2～3 周。临床无症状时，复查脑脊液，如正常则可按规定停止。

【护理措施】

（一）基础护理

（1）协助患儿洗漱、进食、大小便及个人卫生等生活护理。保持患儿的皮肤（尤其注意臀部）清洁、干燥，大小便不能控制者应及时更换床单并冲洗肛周，及时更换污染的衣服，保持臀部皮肤清洁、干净，防止皮肤溃烂。每 1～2h 翻身 1 次，并用 30%酒精按摩骨隆突处，翻身时避免拖、拉、抻等动作，防止擦伤。

（2）绝对卧床休息，治疗及护理工作应相对集中，减少不必要的干扰。

（3）保持患儿肢体在功能位，防止足下垂等并发症的发生。

（二）专科护理

1. 高热的护理

保持病室的温度在 18～22℃，湿度 50%～60%。鼓励患儿多饮水，体温高于 37.5 ℃时，应在

30min 内使体温降至正常水平。可用物理降温（头枕冰袋、酒精擦浴、温水浴），药物降温（阿苯、百服宁、泰诺、阿司匹林等），每 4h 测体温 1 次，并记录。降温后 30min 测体温 1 次，并用降温曲线标明。

2. 饮食护理

保证足够的热量摄入，根据患儿的热量需要制订饮食计划，给予高蛋白、高热量、高维生素饮食，少量多餐，每天 4~6 次。以减轻胃的饱胀，防止胃反流。每次进餐前后，做好口腔护理。观察患儿进食和呕吐情况，必要时给予静脉输液补充热量。

3. 观察病情对症处理

每 15~30min 巡视病房 1 次，每 4h 测量体温、脉搏、呼吸、血压，并记录。嘱患儿侧卧位或头偏向一侧，防止患儿窒息。密切观察患儿生命体征、神智、瞳孔的变化，如有异常（脉搏减慢，呼吸节律不规则，瞳孔不等大等圆、对光反射减弱或消失），立即报告医生并做好抢救准备。遵医嘱给予抗生素、镇静剂、脱水药。观察患儿皮肤弹性、黏膜湿润的程度，准确记录 24h 出入量，防止患儿体液不足。备好抢救药品及急救设备（氧气、吸痰器、人工呼吸机等）。

4. 药物治疗的护理

了解各种药物的作用及副作用，了解各种药物配伍禁忌及使用要求，保证药物发挥最大的治疗效果。如脱水药，应在 30min 进入体内，有利于迅速提高血浆渗透压，降低颅内压力，防止发生脑疝；抗生素应按药物血浓度的周期给药，保持血浆中药物的浓度，减少细菌产生耐药性。

（三）健康指导

鼓励患儿帮助家长树立战胜疾病的信心，根据患儿及家长的情况，介绍病情、治疗和护理的目的，取得患儿及其家长的配合及信任。

预防化脓性脑膜炎，应积极锻炼身体，预防上呼吸道感染，接种各种疫苗，进行被动免疫。对恢复期的患儿，应积极进行各种功能训练，减少或减轻后遗症。

（陈建军）

第三节　病毒性脑炎患儿的护理

【概述】

病毒性脑炎于儿科临床比较常见，是由各种病毒感染引起的中枢神经系统感染性疾病。病情轻重不等，轻者可自行缓解，危重者可呈急进性过程，导致感染者留下后遗症，甚至死亡。80%以上的病毒性脑炎是由肠道病毒（如柯萨奇病毒、埃可病毒）引起的，其次为虫媒体病毒（如乙型脑炎病毒）、腮腺炎病毒和疱疹病毒。

（一）病因

不同的病毒导致的脑炎有不同的发病季节、地点、接触动物史等特点。病毒自呼吸道、胃肠道或经昆虫叮咬进入人体，在淋巴系统繁殖后，通过血液循环感染到达各种脏器，在入侵神经系统之前，机体可有发热等全身症状；病毒可迅速繁殖，直接破坏神经系统。神经组织对病毒抗原的剧烈反应导致脱髓鞘病变，血管和血管周围损伤导致供血不足。

（二）临床表现

病前 1~3 周多有上呼吸道及胃肠道感染史、接触动物或昆虫叮咬史。患儿呈急性或亚急性起病，主要症状为发热、恶心、呕吐，表情淡漠、嗜睡、意识障碍，重症者神志不清、谵妄、昏迷。神经系统的体征，可根据受累部位的不同出现不同的症状，如单瘫、双瘫、偏瘫、截瘫、共济失调、不自主动作等。

（三）辅助检查

早期患儿脑脊液压力增高，以中性粒细胞为主，后期以淋巴细胞为主，蛋白质浓度轻度增高，糖和氯化物浓度一般正常。

（四）治疗原则

对症治疗（降温、止惊、降低颅内压），改善脑循环、抢救呼吸和循环衰竭。

【护理措施】

（一）基础护理

（1）保持患儿病房的清洁、整齐、干净、舒适，床单位干净、整齐、无渣屑。患儿卧床期间，护士协助其完成洗漱、进食、大小便及个人卫生等。

（2）定时翻身，每 2~4h 翻身 1 次，预防患儿产生压疮。

（3）做各种护理操作时，动作应轻柔，尽量集中操作，减少不必要的刺激。

（4）鼻饲患儿，每天口腔护理 2~3 次；保持口腔清洁，防止感染。

（5）给予高热量、高蛋白、高维生素并易消化的饮食，保证患儿的能量需求。昏迷或吞咽困难者，应给予鼻饲。

（二）专科护理

（1）体温过高的护理：监测体温，观察体温热型及伴随的症状。每 2~4h 测体温 1 次，体温 38℃时，给予物理或药物降温。降温 30~60min 时，再测体温，并记录。

（2）昏迷的护理：患儿上身可抬高 20°~ 30°，头偏向一侧，以利于静脉回流，降低脑静脉窦压力，减轻颅内压。每 2~4h 观察患儿的面色、神智、瞳孔的变化，测体温、脉搏、呼吸、血压 1 次，并记录。保持呼吸道通畅，痰液黏稠不易咳出时，遵医嘱给予翻身、拍背、雾化吸入、吸痰，防止坠入性肺炎的发生。烦躁者，遵医嘱给予镇静剂，防止加重脑缺氧。

（三）健康指导

由脑部功能受损导致出现不同程度的肢体受累的表现，护理工作中，注意保持瘫痪肢体的功能位；病情稳定后，进行肢体的主动和被动锻炼，促进患儿早日康复。

（陈建军）

第四节 癫痫患儿的护理

【概述】

癫痫是中枢神经系统常见的疾病之一。其患病率为0.5%左右。此病尤以儿童、青少年多见，男多于女，约为2∶1，儿童发病是成人的10倍。癫痫是大脑神经元阵发性异常放电所导致的疾病，类似于电器中的线路短路。癫痫发作时，可出现抽搐、神志不清、痉挛、感觉异常、记忆丧失或一些精神症状。

（一）病因

引起癫痫的病因很多，可分为原发性、症状性、隐源性三种：①原发性癫痫：原因不明，可能与遗传或某种代谢障碍有关。②继发性癫痫：又称作症状性癫痫，常见原因有脑部病变，如脑外伤、脑膜炎、脑炎、脑发育不全、脑血管病、脑肿瘤、肺性脑病、中毒性脑病等，一些代谢性疾病，如先天性脂类、糖、氨基酸等代谢异常等，或中毒，如药物、重金属等。③隐源性：现代科学手段尚未找到病因。一般情况下，癫痫在发作间期同正常人没有什么区别，50% ~60%的患儿通过个体合理治疗可完全控制发作，健康地生活和学习，甚至有少数人还可不治而愈。

（二）临床表现

（1）大发作：发作前可有先兆，发作时神志丧失、呼吸暂停、青紫、四肢强直等，历时1~5min，发作后可入睡。

（2）小发作：突发而短暂性的意识障碍、两眼凝视或上翻等，发作后意识很快恢复，对发作过程不能回忆。过度换气或耀眼强光可诱发。

（3）运动性发作：多有脑器质性病变，表现为肢体某一部分的抽搐或感觉异常，最常见的部位是一侧口角、一侧上肢或半侧肢体。

（4）感觉性发作：表现为发作性躯体感觉异常及特殊感觉异常，如针刺感、麻木感、幻视、幻嗅、发作时味觉异常等。

（5）植物神经症状性发作：植物神经症状，如心悸、腹部不适、呕吐、面色苍白或潮红、大汗、竖毛、瞳孔散大或两便失禁等。

（6）精神症状发作：高级脑功能障碍发作，表现为记忆障碍，如对熟悉的环境感到陌生；语言障碍，能发音但构不成词句；言语中断，认知障碍；情感发作，感到恐惧、暴怒等。

（7）复杂性发作：简单性发作基础上伴随意识障碍。

（8）部分性发作演变为复杂性发作：表现全身强直— 阵挛性发作、强直性发作或阵挛性发作。

（三）辅助检查

脑电图异常，对癫痫的诊断有价值，可以帮助确定诊断和分型，判断预后和分析疗效，影像学检查也可发现异常。

（四）治疗原则

（1）早期治疗，祛除诱发因素，坚持药物治疗的综合治疗。

（2）常用药物根据发作类型选择药物：①强直－阵挛性发作：丙戊酸钠、托吡酯、拉莫三嗪。②肌阵挛、失张力、强制性或不典型失神性发作：丙戊酸钠、氯硝基安定、托吡酯、拉莫三嗪。治疗时可单药亦可联合用药，用药通常个体化，一般应长期规律服药，可保持药物浓度稳定性，还应做定期复查。

【护理措施】

（一）基础护理

（1）培养良好的生活习惯，保证充足的睡眠和休息，保持精神愉快，避免危险的活动，如登高、游泳等，同时避免过度兴奋和疲劳。

（2）合理安排饮食，给以高营养、高热量、高维生素饮食，多食用新鲜蔬菜或水果，不暴饮暴食，不饮含兴奋剂饮料。

（3）坚持让患儿保持正常学习，合理安排作息时间，向学校和患儿宣传癫痫的相关知识，使患儿和其环境正确认识癫痫，以利于患儿的正常生长和学习。

（4）防止各种诱发因素，保持大便通畅，情绪稳定，预防呼吸道感染等。

（二）专科护理

（1）嘱患儿坚持服药，按时服药；定期检查血象、肝肾功能、药物血浓度等，防止出现药物的副作用。

（2）癫痫发作时护理：①立即松开患儿衣领，去枕平卧，头偏向一侧，清除口腔分泌物，保持呼吸道通畅，防止误吸或窒息。②牙关紧闭时不要强行撬开，以免损失牙齿。③观察患儿的神志、呼吸、脉搏及面色变化，条件许可时立即送医院抢救。④药物治疗的护理。药物治疗是控制癫痫发作的主要的治疗方法，其目的是完全控制癫痫发作，避免药物的不良反应。癫痫一经确诊，应尽早接受治疗，严格遵守医嘱服用药物，不得擅自换药、更改、剂量等，服药疗程要长，在癫痫症状控制后，仍须用药 2~4 年，然后逐渐减药，不可擅自停药，防止疾病复发；应用抗癫痫药物期间应定期复查血象、肝肾功能、药物血浓度等；观察药物副作用。

（三）健康指导

帮助患儿及其家属正确认识癫痫，树立战胜疾病的信心，消除患儿及家属的焦虑情绪。向患儿及家属讲解有关癫痫的知识，避免诱因，防止癫痫发作，长期而有规律的服药仍是治疗癫痫的主要手段；在癫痫的治疗过程中，嘱患儿坚持服药，按时服药，是癫痫病治愈或好转的主要因素之一；告知患儿的家长，如果急于求成、自行加大药物剂量、没有耐心，反复更换药物或更换治疗方案，将会耽误病情，失去治愈的机会，影响愈后。

（陈建军）

第五节 脑性瘫痪患儿的护理

【概述】

脑性瘫痪是一组在儿童早期就发病的非进行性症候群，表现为非阵发性的中枢性随意肌受累，并可伴有癫痫、智力低下、语言和视觉功能障碍。

（一）病因

脑性瘫痪的病因常与早产、产伤、先天性脑发育异常、围产期窒息及胆红素脑病、先天性感染等有关。近年研究表明，胚胎早期发育中的异常，很可能导致婴儿早产、低出生体重和易有围生期缺氧缺血等重要原因。胚胎早期的这种发育异常主要来自受孕前后孕妇体内外环境影响、遗传因素以及孕期疾病引起妊娠早期胎盘羊膜炎症等。

脑性瘫痪患儿，常有不同程度大脑皮质的萎缩及脑室扩大，可有神经细胞减少及胶质细胞增生，脑室周围白质软化变性，有多个坏死区、变性区及囊腔的形成。

（二）临床表现

婴幼儿时期即出现症状。主要表现为中枢性运动障碍，如运动发育落后，患儿抬头、翻身、坐、和四肢运动落后或脱漏；自主运动困难，运动僵硬，不协调，不对称；有肌张力和姿态异常，肌张力增高、低下或高低变化不定，肌张力增高，行走时足尖着地，抱起时两腿交叉成剪刀样；膝腱反射亢进，巴彬基征阳性；异常姿态，表现为头和四肢不能在中线上，呈弓状反张或四肢痉挛；可伴有癫痫发作、语言障碍、视觉和听觉障碍等。

根据临床特点可分为：痉挛型（约占75%，是最常见的脑瘫类型），手足徐动型，肌张力低下型，强直型，共济失调型和混合型。

（三）辅助检查

脑干听觉诱发实验的阳性率约1/3。CT检查可见脑萎缩、脑室扩大、脑室密度降低、脑积水、钙化灶及畸形等表现。

（四）治疗原则

促进各系统功能的恢复和正常发育，纠正异常姿势，减轻伤残程度。针灸及按摩疗法、体育锻炼和理疗、矫形手术等。

【护理措施】

（一）基础护理

防止外伤与意外：床上需加床栏保护，防止坠床。勿强行按压患侧肢体，以免引起骨折。锻炼活动时，注意周围环境，移开阻挡物体，并加以保护。

（二）专科护理

（1）根据患儿的需要制订饮食计划，给予高蛋白、高热量、高维生素饮食，少量多餐，每天4~6次，提供愉快的进餐环境，鼓励患儿自己进食，给予容易下咽的食品。

（2）进餐时，患儿注意力应集中，如患儿有疲劳感时，可适当休息，待疲劳缓解后，继续用餐。

（3）协助进餐时，态度应和蔼，进食不可过快，保证患儿有充分的咀嚼时间；进食中，嘱患儿不要说话，以免发生误吸；每次进餐前后，做好口腔护理。吞咽有困难者可遵医嘱给予鼻饲。

（三）健康指导

加强健康教育指导，向患儿及家长说明康复训练的重要性。鼓励患儿进行自理生活能力训练。对痉挛型患儿，除按摩、推拿治疗外，应鼓励患儿多做某些动作及语言训练，锻炼肌肉的力量和耐力，协助肢体恢复。

（陈建军）

第六节　注意力缺陷多动障碍患儿的护理

【概述】

注意力缺陷多动障碍（ADHD）是以多动、注意力缺陷、多动、冲动、参与事件能力差，但智力基本正常为其特点的一组症候群。男孩比女孩发病率高，为（4~9）:1。

（一）病因

本病的病因和发病机制不清，目前认为是多种因素相互作用所致。

1. 遗传

家系研究、双生子和寄养子的研究支持遗传因素是注意力缺陷多动障碍的重要发病因素，平均遗传度约为76%。

2. 神经递质

神经生化和精神药理学研究发现，大脑内神经化学递质失衡，如患者血和尿中多巴胺和去甲肾上腺素功能低下，5-羟色胺（5-HT）功能下降。有学者提出了注意力缺陷多动障碍的多巴胺、去甲肾上腺素及5-羟色胺假说，但尚没有哪一种假说能完全解释注意力缺陷多动障碍病因和发生机制。

3. 神经解剖和神经生理

结构磁共振成像（MRI）检查发现患者额叶发育异常和双侧尾状核头端不对称。MRI检查还发现注意力缺陷多动障碍患者存在脑功能的缺陷，如额叶功能低下，在额叶特别是前额叶、基底节区、前扣带回皮质、小脑等部位功能异常激活。

4. 环境因素

包括产前、围生期和出生后因素。其中与妊娠和分娩相关的危险因素，包括注意力缺陷多动障碍患者母亲吸烟和饮酒、患儿早产、产后出现缺血缺氧性脑病以及甲状腺功能障碍。与注意力缺陷多动障碍发生有关的儿童期疾病，包括病毒感染、脑膜炎、脑炎、头部损伤、癫痫、毒素和药物。更多存有争议的因素包括营养不良、与饮食相关的致敏反应、过多服用含食物添加剂的饮料或食物、儿童缺铁、血铅水平升高、血锌水平降低与注意力缺陷多动障碍发生有关，但目前证据尚不充分。

5. 家庭和心理社会因素

父母关系不和，家庭破裂，教养方式不当，父母性格不良，家庭经济困难，童年与父母分离、受虐待，学校的教育方法不当等不良因素均可能作为发病诱因或症状持续存在的原因。

（二）临床表现

注意缺陷、多动、冲动，伴随多种障碍、多种心理行为异常为临床常见症状。多数患儿自婴幼儿时期即出现兴奋、易哭闹、睡眠差、喂食困难、不易养成定时排大小便的习惯等表现，随着年龄的增长，除活动较一般同龄人增多外，还有动作不协调，精细动作困难，注意力不集中或集中时间很短，行为无目的性，情绪易冲动，不能控制自己等；学龄儿童则表现为不能遵守上课纪律，小动作较多，易激动，听觉辨别能力和语言表达能力差，学习能力低，部分儿童在家长面前，表现倔强、不听话、无礼貌等，但智力正常。

（三）辅助检查

尚无明确的病理改变作为诊断依据，目前仍根据患儿的家长、老师提供的病史、临床表现特征、体格检查（神经系统检查）、精神检查为主要诊断依据。

（四）治疗原则

药物治疗与行为治疗相结合。

（1）认知行为治疗：如特殊教育治疗、社会化技能、躯体训练项目、父母管理版。

（2）药物治疗：如哌甲酯（兴奋性药物）、三环类抗抑郁药物、托莫西汀等药物。

【护理措施】

（一）基础护理

（1）在患儿的认知范围内，参与治疗。训练患儿讲话时要慢，吐字清晰，音调柔和，简明扼要。提供适宜的环境，减少感知刺激。针对患儿的行为特点，制定行为疗法，给予治疗。指导患儿不做危险动作，防止受伤等。

（2）理解关心患儿，避免打骂、呵斥等不良刺激，要善于发现患儿的优点，给予表扬，以提高患儿的自信心。引导患儿开展正常的文体活动，克服冲动破坏的暴怒情绪。培养良好的生活习惯，引导患儿遵守公共秩序和道德准则，循序渐进地培养注意力，提高做事效率。对于其攻击行为，应制止。家长应与学校取得联系，不歧视患儿，共同教育，共同管理，使患儿的行为得到控制。

（二）专科护理

根据患儿的临床表现，寻找病因，驱除致病因素。除心理护理和教育外，应用精神兴奋剂有一定的疗效，如哌甲酯、苯丙胺、匹莫林等，用药从小剂量开始，定期用量表监测患儿症状及药物的副作用。

（三）健康指导

制定一份清晰的作息表，规定好患儿起床、就餐、玩耍、看电视和就寝的时间。要遵守时间安排，但当患儿出现不遵守时间的现象时，也要灵活处理。告知家长要坚持执行始终如一的规章和纪律，保持自己的声音平静缓慢。患儿做了错事，应控制情绪；对患儿任何积极的行为给予承认，作出反应。同患儿的老师交流对患儿有益的教育方式。

（陈建军）

第七节　瑞氏综合征患儿的护理

【概述】

瑞氏综合征（Reye's syndrome）是一种继续脑病合并脂肪变性为特征的综合征，患儿先有上呼吸道感染的症状，继而出现嗜睡、行为改变、反应迟钝、神经系统受累，症状呈进行加重。

（一）病因

本病病因不明，多数专家认为，本病与病毒感染有关，是因病毒感染后，肝、脑等多器官的线粒体受损伤导致的全身性疾病。病理可见，肝组织活检病理呈浅黄至白色，显示甘油三酯含量增高。光镜下可见肝细胞胞质脂肪沉淀泡沫样改变，电镜下有线粒体肿胀、多形性，可有脂质空泡及糖原消耗，过氧化氢体增殖、肿胀。同时，出现脑肿胀及水肿。

（二）临床表现

前驱有上呼吸道感染病史，可见轻度发热、咳嗽、流涕、疲倦等症状。4~7 天后可突然发生反复呕吐，继而出现嗜睡、行为改变、反应迟钝、神经系统受累等症状，呈进行性恶化，出现惊厥、昏迷、颅压增高，同时伴有肝脏轻度肿大、肝功能异常。

病程进展可分 5 期：0 期呕吐而无脑功能受损；Ⅰ期有呕吐、意识混乱、嗜睡；Ⅱ期有烦躁不安、谵妄、去皮层状态及过度换气等；Ⅲ期出现有惊厥、昏迷、去大脑强直等；Ⅳ期有全身肌松弛、呼吸暂停、瞳孔固定且散大等。

病情进展至Ⅲ、Ⅳ期时各年龄小儿的死亡率均高，婴儿预后较差，甚至 24h 后即出现死亡，存活者常留有后遗症。

（三）辅助检查

（1）血液生化检查：门冬亮氨酸转氨酶升高，开始血氨升高，呕吐 2~3 天后下降，血糖减低，凝血酶原时间延长，淀粉酶有时升高。

（2）脑脊液检查：脑脊液压力升高，余大都正常。

（四）治疗原则

早期诊断及时治疗，促进正常运动发育，采取综合治疗手段，医生与家庭训练相结合。

（1）功能训练：体能训练、技能训练、语言训练。

（2）矫形器应用。

（3）手术治疗。

（4）其他治疗：如高压氧舱、水疗、电疗等。

【护理措施】

（一）基础护理

（1）保持室内干净、整齐、空气新鲜、温湿适宜。

（2）发热时，鼓励多饮水，体温达38.5℃左右，可给予物理降温（冰袋、温水浴、酒精擦浴），38.5℃以上者，遵医嘱给予药物降温(水杨酸钠、泰诺、百服宁等)，降温30min后，复测体温，并记录。

（3）给予高蛋白、高热量、高维生素、易消化、含纤维素的饮食，保持机体需要量，防止便秘发生。

（二）专科护理

应用呼吸机者参照呼吸机应用护理。

（三）健康指导

恢复期给予康复训练，防止或减少残疾的发生。

（陈建军）

第八节　急性感染性多发性神经根神经炎患儿的护理

【概述】

急性感染性多发性神经根炎又称作格林巴利综合征，是由病毒感染而引起的免疫功能紊乱诱发的脱髓鞘病变。临床表现为急性、对称性、弛缓性肢体瘫痪，伴有周围性感觉障碍病情严重者可引起呼吸肌麻痹而危及生命。本病以夏秋季为高发季节，农村多于城市，其好发年龄常见于10岁以下的儿童。

（一）病因

急性感染性多发性神经根神经炎，病因及发病机制并不明确，其发病机制仍在研究中。可能与病毒感染等前驱症状所诱发的脱髓鞘病变有关，并涉及细胞和体液免疫功能紊乱。65%以上的患儿患病前曾有病毒感染史，我国资料还证实患本病的患儿的空肠弯曲菌感染率显著高于对照组人群。此外，受凉、疲劳也是本病的诱发因素。其病变主要发生在脊神经根，近、远端神经等，尤其近端神经根及神经受累较重，颅神经也可受累。病理改变为后根神经节和周围神经的正常髓鞘结构消失，轴索肿胀扭曲，神经内膜淋巴细胞浸润，阶段性髓鞘脱失。外周神经髓鞘的补体结合抗体在发病时达到高峰。

（二）临床表现

前驱感染多发生在儿童，以 3~6 岁多见 。一年四季均可发病，7~9 月为高峰。多发生在发病前 1~6 周，为非特异性病毒感染，有数天的上呼吸道感染症候或轻度的肠道感染病史，部分患儿有受凉或劳累史。起病初期，先有肌肉不适或疼痛，常出现下肢肢体无力、麻木、疼痛，尤其大腿前后侧，疼痛感觉尤为明显，可伴有发热，两周内达到高峰。

（1）运动障碍：自肢体远端开始，首先表现为行走无力，易摔到，肌肉无力呈对称性，2~3 天内，发展到上肢、腰背、躯干，患儿不能坐起和翻身，手足下垂，肢体瘫痪等，随着病情的发展，近端肢体也呈弛缓性瘫痪。

（2）脑神经障碍：表现为不能抬头，吞咽困难、进食时有呛咳，患侧眼裂增大，鼻唇沟变浅或消失，口角向健侧歪斜。

（3）呼吸障碍：呼吸肌麻痹后，可使呼吸浅表、咳嗽无力、声音微弱、呼吸困难。单纯的肋间肌麻痹，吸气时胸廓下陷，上腹隆起；单纯的膈肌麻痹，吸气时上腹部下陷呈矛盾样呼吸。

（4）植物神经障碍：植物神经受累时，其表现为可有视物不清、多汗、面色潮红、腹痛、体位性低血压、心律不齐，甚至发生心脏骤停。

（5）感觉障碍：年长患儿可诉手足麻木、疼痛，早期可出现手套或袜套状感觉减退。病情进展迅速者，24h 内即可出现包括肢体、呼吸肌及部分颅神经的完全瘫痪，少数病例可先有颅神经受累，从上往下进展。神经受累的程度和恢复的时间个体有显著差异，病情多在起病数天至 1~2 周发展最快，并维持数周至数月 40% 以上的患儿在发病 18 个月内可完全恢复，有 1/4 的患儿恢复不完全。病死率约占 5%，致残率为 5% ~10%。

（三）辅助检查

（1）血液：中性粒细胞增高；血清免疫球蛋白 IgM 、IgA 、IgG 均有增高，IgM 增高最显著；肌酸激酶可略升高。

（2）脑脊液检查：发病时，蛋白含量逐渐增高，2~3 周可达正常时的 2 倍，4 周后，逐渐下降。细胞数正常，蛋白细胞分离现象为本病的特征，糖含量正常，细菌培养呈阴性。

（3）电生理检查：运动及感觉神经传导速度显著减慢，10 岁以上的患儿神经速度更慢，神经传导速度的减慢往往与其外周神经髓鞘抗体升高一致。肌电图显示有急性肌肉失神表现，混合肌肉动作电位幅度减低有纤颤电位。

（四）治疗原则

生命支持，呼吸机麻痹是本病导致死亡的主要原因。出现呼吸衰竭或咳嗽无力，后组神经颅神经麻痹引起的咽喉分泌物积聚的患儿，应及时做气管插管或切开，必要时使用呼吸机，保证气体的有效地通畅和换气。

药物治疗，使用大剂量免疫球蛋白，对症处理。

【护理措施】

（一）基础护理

（1）保持室内干净、整齐、空气新鲜、温湿适宜。

（2）发热时，可给予物理降温（冰袋、温水浴、酒精擦浴），38.5℃以上者，遵医嘱给予药物降温（水杨酸钠、泰诺、百服宁等），降温30min后，复测体温，并记录。

（3）给予高蛋白、高热量、高维生素、易消化、含纤维素的饮食；不能进食者，给予鼻饲，保证足够热量摄入。

（二）专科护理

（1）密切观察病情的变化，观察患儿瞳孔、神智、呼吸、血压的变化，并记录；每15~30min巡视病房1次，每4h测体温、脉搏、呼吸、血压，并记录。

（2）遵医嘱给予氧气吸入，根据患儿的呼吸情况，准备吸痰器、呼吸机等辅助仪器，防止发生呼吸衰竭。

（3）准确记录24h的出入量。

（4）遵医嘱给予静脉输液治疗，给予抗生素、丙种球蛋等药物治疗。

（5）保证患儿手、足功能位，防止手、足下垂的发生。

（三）健康指导

鼓励患儿及家长帮助他们树立战胜疾病的信心，根据患儿及家长的情况，介绍病情、治疗和护理的目的，取得患儿及家长的配合及信任；恢复期给予积极的康复训练，可减少致残率。

（陈建军）

第十四章

内分泌系统疾病患儿的护理

第一节　生长激素缺乏症患儿的护理

【概述】

儿童生长激素缺乏症（growth hormone deficiency，GHD），又称为垂体性侏儒症，指患儿因生长激素(growth hormone，GH)缺乏所导致的矮小。患儿身高处于同种族、同年龄、同性别正常健康儿童生长曲线第三百分位数以下，或低于两个标准差者，称为矮小身材。

（一）病因

当下丘脑－垂体功能障碍或靶细胞对生长激素无反应时均可造成生长落后。导致生长激素缺乏的原因如下：

（1）器质性：任何累及下丘脑或垂体前叶的病变都可引起生长激素合成和分泌障碍。①肿瘤：常见的有下丘脑肿瘤、垂体腺瘤和神经胶质瘤等。②放射损伤：发生在对颅内肿瘤或急性白血病脑部放疗以后。③头部创伤：常见于产伤，手术损伤或颅底骨折等情况，其中产伤是我国生长激素缺乏症患儿的主要病因。④颅内感染：如脑炎、脑膜炎等。⑤发育异常：垂体不发育、发育不良或空蝶鞍等。

（2）特发性：占绝大多数。约5%生长激素缺乏症的患儿由遗传因素引起；特发性下丘脑、垂体功能障碍是生长激素缺乏的主要原因，这类患儿的下丘脑、垂体无明显病灶，但生长激素分泌不足；另有部分患儿是由垂体发育异常所致。

（3）暂时性：因家庭环境不良刺激使儿童遭受精神创伤，或因体质性青春期生长延迟、原发性甲状腺功能减退等，均可造成暂时性生长激素分泌功能低下，这种功能障碍在外界不良因素消除后即可恢复。

（二）临床表现

（1）特发性生长激素缺乏症：多见于男孩，发病率约比女孩多3倍。单一生长激素缺乏的患儿出生时的身高和体重都正常，多数在1岁以后才表现生长缓慢，随着年龄增长，其外观明显小于实际年龄。由于患儿身高增长速率仅为每年3cm左右，故其身高往往低于正常同龄儿童；骨骼发育缓慢，骨龄常落后于年龄2岁以上，但身体各部比例仍与其实际年龄相符，智能发育亦正常；患儿面容幼稚，头发纤细柔软，皮下脂肪较多；牙齿萌出迟缓，由于下颌骨发育欠佳，恒齿排列不整；手足较小；男孩阴茎较小，多数青春发育期延迟。

（2）器质性生长激素缺乏症：可发生在任何年龄。由于围生期异常情况导致的患儿，幼年即生长迟缓，且常伴有尿崩症；颅内肿瘤则多有头痛、呕吐、视野缺损等颅内压增高和视神经受压迫的症状和体征。

（三）辅助检查

（1）血清 IGF-I、IGFBP-3 测定：目前一般作为 5 岁到青春发育期前儿童的生长激素缺乏症筛查检测。

（2）生长激素刺激试验：正常儿童休息时血清生长激素值较低，因此单次测定血清生长激素无助于生长激素缺乏症的诊断。临床上都采用刺激试验来判断垂体分泌生长激素的功能是否正常。生理试验系筛查实验，药物试验为确诊试验。药物刺激实验包括胰岛素、精氨酸、可乐定、左旋多巴实验，必须有两种以上药物刺激实验结果不正常，方可确诊为儿童生长激素缺乏症。各种药物刺激实验均需在用药前采血测定 GH 基础值。一般认为在实验过程中，GH 峰值 < 10μg/L 即为内分泌功能不正常。GH 分泌功能试验见表 4-18。

表4-18　生长激素分泌功能试验

试　验	方　法	采血时间
生理性		
运动	禁食4~8h后，剧烈活动15~20min	开始运动后20 min、40min
睡眠	晚间入睡后用脑电图监护	III–IV期睡眠时
药物刺激		
胰岛素	0.075U/kg静脉滴注	0min、15min、30min、60min、90 min、120min测定血糖、皮质醇、GH
精氨酸	0.5g/kg用注射用水配制成5%~10%溶液，30min滴完	0min、30min、60min、90min、120min测定GH
可乐定	0.004mg/kg，1次口服	同上
左旋多巴	10mg/kg，1次口服	同上

（3）其他检查：根据临床表现可选择测定 TSH、T_4 或 TRH 刺激试验和 LHRH 刺激试验以判断有无甲状腺、性腺激素缺乏；如确诊为 GHD，可行头颅侧位 X 线、CT、MRI 等检查，有助于明确病因。

（四）治疗原则

主要采用生长激素替代治疗。

（1）GH 替代疗法：我国国产基因重组人生长激素（rhGH）已被广泛用于生长激素缺乏症的治疗，目前大都采用 0.1U/kg，每日临睡前皮下注射 1 次，每周 6~7 次的方案。

（2）合成代谢激素：因各种原因不能应用基因重组人生长激素时，可选用促合成代谢药，有氧甲氢龙 0.1~0.25mg/(kg·d)、氟羟甲睾酮 2.5mg/(kg·d)、司坦唑醇 0.05mg/(kg·d) 和苯丙酸诺龙等，苯丙酸诺龙目前已经很少用。

（3）性激素：同时伴有性腺轴功能障碍的生长激素缺乏症患儿，在骨龄达12岁时即可开始用性激素治疗。男性患儿可注射长效庚酸睾酮25mg，每月肌内注射1次，每3个月增加25mg，直至每月100mg；女性患儿可用炔雌醇1~2μg/d，或妊马雌酮每天0.3mg起，酌情增加，同时需监测骨龄。

【护理措施】

（一）基础护理

指导合理用药，促进生长发育：监测生长发育指标，定期测身高、体重，观察骨骼系统发育情况并做好记录。

（二）专科护理

（1）合理用药：生长激素替代疗法在骨骺愈合之前均有效，应掌握药物的用量。若使用促合成代谢激素，应注意其毒副作用，此类药物有一定的肝毒性和雄激素作用，有促使骨骺提前愈合即使身高过矮的可能。因此需要定期复查肝脏功能，严密监测骨龄发育，在骨骺愈合以前坚持用药。

（2）密切观察病情：当患儿出现甲状腺功能减低、低血糖或颅内压增高症状，应及时报告医生，并给予相应处理。鼓励患儿表达自己的情感和想法，鼓励其与他人及社会进行交往，以帮助其正确对待自己形象的改变，树立正向的自我概念。

（三）健康指导

向患儿家长讲解疾病的相关知识和护理方法。教会患儿家长掌握药物的剂量、使用方法，并学会观察药物的副作用。在治疗过程中，测量身高、体重每3个月1次，并记录生长发育曲线，以观察疗效。应向家长强调替代疗法一旦中止，生长发育会再次减缓。

（张玉侠）

第二节　尿崩症患儿的护理

【概述】

尿崩症（Diabetes Insipidus，DI)是由于血管加压素（又称作抗利尿激素）缺乏，或肾小管对血管加压素失去反应时，产生大量的稀释性尿引起。前者系由下丘脑－神经垂体部位的病变所致。根据不同病因可将尿崩症分为三种类型：①中枢性尿崩症。②肾性尿崩症。③精神性烦渴症，其中以中枢性尿崩症较多见。中枢性尿崩症是由于垂体抗利尿激素分泌不足或缺如引起，患儿主要临床特征为口渴、多饮、多尿及排出低比重尿。

（一）病因

（1）中枢性尿崩症中的1/3是由于原发性或转移性肿瘤破坏下丘脑所致。原发性肿瘤包括颅咽管瘤、垂体大腺瘤、脑膜瘤、神经胶质瘤等。单纯垂体后叶病变一般不会引起尿崩症，但当肿瘤扩散及鞍上，手术或放射治疗均有可能导致中枢性尿崩症。

（2）另有些患儿病因不明，称为“特发性尿崩症”，可能是家族性遗传，呈显性或隐性遗传。病毒感染或“退行性变”也可引起本病，但也可由于自身免疫系统紊乱破坏了合成与分泌血管加压素的下丘脑细胞所导致。

（3）肾性尿崩症可见于肾小管遗传性缺陷，对血管加压素不能反应，导致多尿。本病为伴性隐性遗传（女性遗传，男性发病）。其发作机理可能是由于肾脏的腺苷酸环化酶系统不能被正常分泌的血管加压素所兴奋。

（二）临床表现

中枢性尿崩症可见于任何年龄，男女发病比例约为 2∶1。起病可急可缓，多在数天或数周内逐渐明显，非器质性疾病的患儿，起病往往较急。

多尿和烦渴是尿崩症的主要症状，若限制饮水，则患儿口渴难忍并导致脱水。排尿量一般每天约 5L，偶达 20L，此与病变的部位与损害程度相关。患儿常因夜尿增多或遗尿而引起家长注意。尿比重常为 1.001~1.005，如限制饮水，尿比重可超过 1.010，尿渗透压可超过 300mmol/L，称为部分性尿崩症。

非肿瘤的中枢性尿崩症若能及时补充水分，患儿一般健康状况可保持良好。继发性尿崩症除上述表现外，尚有原发病的症状与体征。

先天性肾性尿崩症，可于患儿出生后 1~2 月发病。患儿常啼哭，烦躁不安，口舌干燥，喂水后可转安静；若不能及时诊断，或喂水不足，可出现高渗性脱水，病死率为 5%~10%。

（三）辅助检查

（1）尿常规与肾功能：了解尿蛋白、管型、脓细胞等情况，并做细菌培养，测定血尿素氮、肌酐、电解质，以确定肾脏情况。

（2）尿比重，尿渗透压：慢性肾病，尿的渗透压常固定于 285mmol/L 左右，而大多数尿崩症患儿的尿渗透压低于 200mmol/L。

（3）血钾、血钙：可检出由于低钾血症和高钙血症引起的多尿。

（4）血浆渗透压：正常人血浆渗透 ≥ 290mmol/L 就会感到口渴，但原发性烦渴或精神性多饮者，其阈值明显 < 275mmol/L。

（5）禁水试验：患儿在试验前 24h 应停用抗利尿药物，3 天前停用氯磺丙脲。试验日夜间可照常饮水，可进早餐，但禁茶、咖啡。禁水 8h，一般从上午 8：00 开始，可进少量干食。每小时收集尿液 1 次，记录尿量，测定渗透压。每小时测体重 1 次，若体重下降 > 5%，或下降 >3%，但血浆渗透压 > 300mmol/L 则应中止试验。若患儿禁水后尿量减少，尿比重与渗透压均增加，可以除外尿崩，否则继续第二阶段试验。①血管加压素试验：禁水试验结束后，皮下注射垂体叶素 5U（精氨酸加压素 0.1U/kg）。患儿可允许进食、进饮，但饮水量不得超过禁水时尿量。继续记录尿量，测定比重与渗透压。本试验对重症尿崩症可导致严重脱水，有一定的危险，因此本试验必须在密切观察下且只能在白天进行。如能同时测定血浆渗透压，则有良好的参考价值（见表 4-19）。②血浆精氨酸血管加压素（AVP）测定：可以较好地诊断尿崩症。正常人血浆 AVP 基础值为 1~5pg/ml，禁水后可高达 15pg/ml 以上。肾性尿崩症血浆 AVP 显著升高；而中枢性尿崩症却显著下降，禁水后亦不能上升。③ 1- 脱

氨 –8– 右旋 – 精氨酸血管加压素（DDAVP）治疗试验：DDAVP 5~10μg，每天 1 次鼻腔吸入，持续 2 周。中枢性尿崩症，其口渴、多饮均可好转；肾性尿崩却不能改善；精神性多饮可出现进行性的稀释性低钠血症，同时伴有体重增加与尿渗透压增加，本试验应在医生密切观察下进行。

表4–19 禁水试验的解释

尿渗透压（mmol/L）		诊 断
禁水后	注射血管加压素后	
>750	>750	正常，原发性多饮
<300	>750	中枢性尿崩症
<300	<300	肾性尿崩症
300~750	<750	部分性尿崩症或原发性多饮

（四）治疗原则

轻型患儿，每天尿量少于 4L 者可以不必治疗，只需饮足需要的水量即可。轻重的患儿必须给予必要的药物治疗。

1. 激素替代疗法

（1）精氨酸加压素（1– 脱氨 –8– 右旋 – 精氨酸血管加压素）：抗利尿作用比天然血管加压素约强 3 倍，升血压作用极弱，抗利尿作用可持续 12h。本药经鼻饲给药，婴儿患儿每次 0.5~1.0μg，儿童患儿每次 2.5μg，剂量因个体而异，可逐渐增加直至出现疗效，可增至 5~10μg，每天 1~2 次，疗效可维持 8~12h，睡前应用 1 次，可减少夜间排尿。

（2）垂体后叶素粉剂（尿崩停）：可涂于鼻黏膜，由鼻腔吸入。剂量为 15~20mg/ 次，有效时间持续 3~8h，每天 2 次，此药较适用于年长儿轻型患儿，但长期应用可刺激鼻黏膜收缩，引起慢性鼻炎。

（3）鞣酸加压素（长效尿崩停）：肌内注射，每 0.1~0.3ml（1~2U），可维持药效 3~7 天。初次剂量从 0.1ml 开始，逐渐增加至有效量。本药有升血压作用，3 岁以下患儿慎用。

2. 口服非激素类药物

上述血管加压素类制剂多用于重症患儿，对于部分性尿崩症患儿则多用口服药。主要有：

（1）氯磺丙脲：磺脲类制剂，为糖尿病降糖药，但该药对较轻的中枢性尿崩症也有效。它可使肾小管对血管加压素的敏感性升高，但重症可能无效。剂量是每天 1 次，每次 100~250mg。本药服用后常呈延迟显效，需 3 天后才能表现出症状改善。使用本药必须注意血糖的监测，以防发生低血糖。

（2）卡马西平：为抗惊厥药，但对部分性尿崩症也有效。剂量为每天 400~600mg，对某些患儿可增加血管加压素的分泌。

（3）定妥明：药理作用不明，剂量 0.2~0.4g，每天 3 次。

应尽量查明不同患儿的尿崩症病因，并针对病因采取必要的对症治疗措施。

【护理措施】

（一）基础护理

因多饮多尿影响患儿睡眠和食欲，应注意保证患儿休息，给予营养丰富的低盐饮食。饭前少饮水，代以有营养的汤或饮料。备好夜用便器，夜间每 2~3h 唤醒患儿排尿 1 次。注意安全，患儿常因多尿而软弱无力，须防止跌伤。患儿夜间多尿，白天容易疲倦，要注意保持安静舒适的环境，有利于患儿休息。在患儿身边常备足温开水。

（二）专科护理

1. 密切观察病情

防止高渗脱水，准确记录出入水量；监测口渴有无加重；神志是否清醒；每天测体重，借以发现有无体液丢失过多的情况；监测尿相对密度变化，血清钠、血清钾水平。如患儿出现意识障碍等高渗脱水表现时，遵医嘱给予胃肠外补液或抗利尿激素；如发现患儿出现颅内高压症状，应及时报告医生，并予以相应护理。

2. 治疗用药的护理

尿崩症常用药物有鞣酸加压素注射剂，注射前将药物稍加温并摇匀（其有效成分在棕色沉淀物中），用 1ml 注射器抽取药物，剂量要准确，注射部位宜深并每次更换注射部位，使其易被吸收，防止局部硬结形成。用药期间应注意观察患儿有无面色苍白、恶心、呕吐、腹痛等，此为药物的加压作用引起，应尽量减少剂量，避免发生。

（三）健康指导

向患儿及家长解释尿崩症及其治疗方案，说明本病需长期终身用垂体抗利尿激素替代治疗。使患儿掌握所用药物的名称、剂量、用法、副作用、药物过量或不足的症状。定期复查，在医生指导下用药；指导患儿随身携带疾病诊断卡和现用治疗药物。

（张玉侠）

第三节　性早熟患儿的护理

【概述】

儿童性早熟（precocious puberty）是指女孩在 8 岁、男孩在 9 岁前出现性发育的现象，目前其发病率较 10 年前有所增加。

（一）病因

人体生殖系统的发育和功能的维持受下丘脑－垂体－性腺轴的控制，下丘脑分泌促性腺激素释放激素（gonadotrop inreleasing hormone，GnRH），其刺激垂体前叶分泌促性腺激素（Gn），即促黄体激素（luteeinzing hormone，LH）和促滤泡生成激素（follicle-stimulating hormone，FSH），促使卵巢和睾丸分泌雌激素和睾丸酮。青春期前，儿童下丘脑分泌的促性腺释放激素量很少，垂体－性腺轴的功能处于低水平，10 岁左右时，下丘脑分泌的促性腺释放激素分泌逐渐增多，而垂体分泌的促性腺激素量随之也加大，致使性腺逐步发育，性激素水平也逐渐增多，而促使性器官发育，并出现第二性征。

下丘脑－垂体－性腺轴功能发动的迟早与种族、营养代谢、心理状态等有关，当性激素分泌过早、过多即可引起性早熟。按照下丘脑－垂体－性腺轴功能是否提前发动分为中枢性性早熟（真性）和外周性性早熟（假性）两类。

1. 中枢性性早熟

（1）反馈性性早熟：即体质性，女孩多见，下丘脑－垂体－性腺轴不明原因而致的提前发动，致使性激素增多，性器官提前发育，称为特发性或体质性真性性早熟，较多见。

（2）下丘脑－垂体病变：可致各种性激素分泌过多，如错构瘤、神经母细胞瘤、松果体病变、中枢神经系统感染或损伤。

（3）脑先天畸形：如脑积水、脑穿通伤。

2. 外周性性早熟

外周性性早熟是由于脑中枢外的原因引起性激素分泌过多。

（1）肾上腺病变：如肾上腺皮质增生、肾上腺肿瘤等。

（2）性腺肿瘤：如卵巢肿瘤、畸胎瘤、睾丸瘤等。

（3）外源性：含激素的药物、食物、化妆品使用过多等，如花粉、蜂王浆、人参、牛初乳和含激素的保健药等。

（二）临床表现

正常的性发育有一定规律：女孩的卵巢在增强的 LH 和 FSH 的刺激下，卵巢内出现多个小滤泡，随后乳房开始发育，标志着青春期的开始，然后出现阴毛和外生殖器发育，最后初潮和腋毛出现，整个发育过程需 1.5~6 年，平均 4 年。男性则首先睾丸容积增大，超过 3ml（或直径 ＞2.5cm），标志着青春期的开始，随后阴囊皮肤变红、薄，继而阴茎增长、增粗，然后出现阴毛、腋毛、声音低沉和胡须，整个过程需 5 年或更久，当睾丸容积达到 6ml 以上时即可有遗精现象。

儿童性早熟由于致病原因不同，表现各异，症状发展也快慢不一，有些患儿可在性发育达一定程度后停滞一段时期后再进一步发育。

（1）原发性真性性早熟：多见于女孩，最小年龄可小到 1~2 岁。不论男女均有体格和骨骼的过早发育，性腺早熟以及第二性征的表现。患儿性特征出现的顺序正常，身高和体重增长加速，骨骺成熟过快，牙齿和智力发育正常，尿 17 酮类固醇及雌激素排出量增多。

（2）骨骼和皮肤症状的真性性早熟：骨骼和皮肤症状的真性性早熟，又称作 Mccune-Albright 综合征，除性早熟外可见长骨纤维性变，皮肤色斑、尿 17- 酮类固醇及雌激素排出量增加，主要见于女孩，需治疗，患儿至成年期病情即可稳定。

（3）颅内病变的真性性早熟：各种颅内肿瘤、脑水肿、脑炎后遗疤痕、结核性脑膜炎和脑积水等可引起性早熟，后有相应的病变症状出现。

（4）不完全性早熟：患儿仅有部分性早熟症状，以乳房增大或阴毛早现为两大特征。

（三）辅助检查

（1）骨龄测定：可依据手和腕部 X 线正位判断骨龄发育是否超前。

（2）B 超检查：判断女孩卵巢及子宫发育情况，男孩检查睾丸和肾上腺皮质等部位。

（3）CT 或 MRI 检查：若疑有脑肿瘤或肾上腺皮质瘤病变的患儿，可做脑部及肾上腺部扫描。

（4）血清、尿液激素的测定：睾酮和雌二醇浓度增高可见于性腺肿瘤，先天性肾上腺皮质增生的患儿，血清 17- 羟孕酮含量和尿液 17- 酮固醇排出量增高。T_3、T_4、TSH 测定有助于判断有无原发性甲状腺功能低下。

（5）促性腺释放激素刺激试验：对诊断体内原发性性早熟诊断有帮助。

（四）治疗原则

治疗应依病因而定，特发性真性性早熟除最终身高不如正常人外，对患儿不会造成其他损伤，但必须加强教育和保护。下列药物可消除症状和延迟其性发育过程。

（1）促性腺激素释放激素类似物（GnRHa）：为了改善成人期的最终身高可选用，通过下降调节，减少垂体促性腺激素的分泌。

（2）甲羟孕酮：为孕酮衍生物，可用于治疗女孩性早熟。每天口服用量为10~30mg，疗效显示后减量维持。

【护理措施】

（一）基础护理

保持会阴部局部清洁，指导家长为患儿勤洗外阴，勤换内裤，叮嘱患儿便前便后清洁双手，防止局部感染；若外阴有炎症表现，可配制1 ∶ 5 000的高锰酸钾溶液坐浴及抗感染治疗。

（二）专科护理

（1）指导患儿家长密切观察第二性征的变化：如女性患儿乳房有无硬结、增大、乳晕着色和触痛，阴道分泌物的性状，有无阴道流血，有无大阴唇开始增厚、小阴唇着色情况；男性患儿乳晕着色程度和乳房的增大情况，阴茎和睾丸的大小、着色，有无遗精现象等。

（2）指导患儿及其家长积极配合检查：向家长说明相关检查的目的和必要性，指导家长正确地配合检查，做好各项检查前准备。如女性患儿子宫B超检查前需大量饮水使膀胱充盈，以便于检查，X线骨龄检查时要充分暴露手腕关节。

（3）心理护理：性早熟患儿其身体和心理尚处于儿童期，但在性心理方面却进入青春期，过早的发育给患儿带来了巨大的心理压力，部分患儿恐惧、害羞，甚至倾注全力去探索和猎奇，影响其正常的学习和生活，同时也给其父母带来诸多烦恼。耐心对患儿进行必要的性教育，使患儿了解自己疾病的真实情况，正确对待，积极治疗；同时安抚家长，消除其顾虑，指导家长正确引导和教育患儿，使其健康成长。

（三）健康指导

指导父母对儿童的膳食安排，尽量要做到合理搭配，避免食用导致儿童“性早熟”的食品，尽量少食油炸类食品及鸡类食品，避免其所含的激素对孩子的身体发育造成不良影响，避免盲目进补。鼓励儿童进行适当运动锻炼，防止体重超标；保证充足的睡眠，以利身高发育。开展早期性教育，使患儿掌握正常的性知识，避免网络不良信息、不健康书籍、不良音像制品的影响。指导父母关心患儿的心理变化，正确引导患儿建立健康而正常的生活习惯，帮助患儿适应身体的新变化。

（张玉侠）

第四节　先天性甲状腺功能减低症患儿的护理

【概述】

先天性甲状腺功能减低症（congenital hypothyroidism）简称"甲低"，是由于各种不同的疾病累及下丘脑－垂体－甲状腺轴功能，导致甲状腺素缺乏；或由于甲状腺受体缺陷所造成的临床综合征；或由于患儿甲状腺先天性缺陷或因母孕期饮食缺碘所致，前者称散发性甲状腺功能减低症，后者称地方性甲状腺功能减低症。其主要临床表现为体格和智能发育障碍，是儿童常见的内分泌系统疾病。

（一）病因

（1）散发性先天性甲低：大多散发，少数有家族史，病因有甲状腺生成不良、甲状腺素合成障碍、下丘脑－垂体性甲状腺功能低下、暂时性甲状腺功能低下等。

（2）地方性先天性甲低：多见于甲状腺肿流行地区，主要由于其地区内水、土壤和食物中缺碘，致使胎儿在胚胎期因碘缺乏而导致甲低。近年来，由于我国广泛使用碘化食盐，已大大降低其发病率。

甲状腺的主要功能是合成甲状腺素（T_4）和三碘甲腺原氨酸（T_3）。甲状腺激素的主要原料为碘和酪氨酸，碘离子被摄入甲状腺上皮细胞后，经一系列酶的作用与酪氨酸结合。甲状腺素的合成与释放受下丘脑分泌的促甲状腺素释放激素（TRH）和垂体分泌促甲状腺激素（TSH）控制，而血清中的 T_4 可通过负反馈作用降低垂体对 TRH 的反应性，减少 TSH 的分泌。血清游离 T_4 最能体现甲状腺功能。

甲状腺素对儿童的生长发育影响重大，对神经系统、骨骼、肌肉发育尤其重要。当甲状腺功能不足时，可引起代谢障碍、生理功能低下、生长发育迟缓、智能障碍等。

（二）临床表现

1. 散发性甲状腺功能低下

因胎儿期受健康母亲甲状腺激素的影响，患儿出生时多无症状。症状出现的早晚与轻重同患儿甲状腺组织的多少及功能低下程度有关。无甲状腺组织的患儿，出生后 1~3 个月内出现症状，有少量腺体者多于 6 个月后出现，偶可至 4~5 岁时才逐渐显示症状。

（1）新生儿期症状：生理性黄疸时间延长多是新生儿的最早症状，同时伴有腹胀、便秘、脐征、反应迟钝、喂养困难、哭声低等症状。

（2）典型症状：①特殊面容和体态：表现为头大、颈短、皮肤粗糙、面色苍黄、头发稀少而干枯、眼睑浮肿、眼距宽、鼻梁宽平、舌大而宽厚且常伸出口外，患儿身材矮小，四肢短而躯干长，上部量：下部量 ＞1.5，腹部膨隆，常有脐疝。②生长发育落后：神经系统方面表现为动作发育迟缓、智能发育低下、表情呆板且淡漠，运动发育障碍，说话、坐、立和行走均延迟，部分患儿青春期生殖系统发育和第二性征出现延迟。③生理功能低下：表现为代谢率低，低体温而怕冷，食欲差，吸吮和吞咽缓慢，嗜睡、少哭、少动，脉搏与呼吸均缓慢，心音低钝，肌张力低，肠蠕动慢，腹胀或便秘。

2. 地方性甲状腺功能减低症

因胎儿期缺碘而不能合成足量的甲状腺激素，严重地影响到中枢神经系统的发育。临床表现有两种，一种以神经系统症状为主，表现为共济失调、痉挛性瘫痪、聋哑和智力低下，而甲状腺功能减低的其他表现不明显；另一种以黏液性水肿为主，有特殊的面容和体态，智力发育落后而神经系统检查正常。

（三）辅助检查

（1）新生儿筛查：目前多采用出生后2~3天的新生儿干血滴纸片检测TSH浓度作为初筛，结果＞20mU ／ L时，再检测血清T_4、TSH以确诊。

（2）血清T_4、T_3、TSH测定：任何新生儿筛查结果可疑或临床可疑的婴幼儿都应检测血清T_4、TSH浓度。如T_4降低、TSH明显升高即可确诊；血清T_3浓度可降低或正常。

（3）TRH刺激试验：若血清T_4、TSH均低，则疑TRH、TSH分泌不足，应进一步做TRH刺激试验：静脉推注TRH 7μg/kg，正常者在注射20~30min内出现TSH峰值，90min后回至基础值。若未出现高峰，应考虑垂体病变；若TSH峰值出现时间延长，则提示下丘脑病变。

（4）骨龄测定：左手和腕部X线摄片评定患儿的骨龄，常明显落后于实际年龄。

（四）治疗原则

由于先天性甲低发病率高，在生命早期对神经系统功能损害严重且其治疗容易、疗效佳，因此早期诊断、早期治疗至关重要。一旦诊断确立，应终身服用甲状腺制剂，不能中断，以维持甲状腺正常生理功能。治疗期间应根据患儿生长发育的情况以及血清T_4、TSH浓度，随时调整药物剂量。

目前常用的甲状腺制剂有两种，①L–甲状腺素钠（优甲乐）：100μg或50μg/片，为人工合成制剂，肠道吸收好，作用稳定。②甲状腺干粉片：40mg/片，从动物甲状腺中提制，所含活性激素量不恒定，临床效果常不稳定。

使用方法：从小剂量开始，L–甲状腺素钠开始剂量5~10μg/（kg·d），年龄越小剂量偏大。甲状腺干粉片初始剂量6个月内5~10mg/d；6个月至1岁患儿10~30mg/d；1~3岁30~40mg/d；3~7岁60mg/d；7~14岁80mg/d。开始剂量应从小至大，间隔1~2周加量1次，直至临床症状改善。治疗必须个体化，并根据临床症状、骨龄、血清T_4、TSH水平随时调整。

如果出生后3个月内开始治疗，绝大多数患儿智能可达到正常；如果未能及早诊断，而在6个月后才开始治疗，虽然给予甲状腺素可改善生长状况，但是智能仍会受到严重损害。

【护理措施】

（一）基础护理

（1）保暖、防止感染：患儿因基础代谢低下，活动量少致体温低而怕冷，应注意室内温度，适时增减衣服，避免受凉。因患儿机体抵抗力低，易患感染性疾病，勤洗澡，防止皮肤感染，避免与感染性或传染性疾病患儿接触。

（2）保证营养供应：向家长介绍病情，指导喂养方法。对吸吮困难、吞咽缓慢的患儿需耐心喂养，提供充足的进餐时间，必要时用滴管喂奶或鼻饲。经病因治疗后，患儿代谢增强，生长发育加速，应供给高蛋白、高维生素、富含钙及铁剂的易消化食物，保证幼儿生长发育的需要。

（3）保持大便通畅：向家长解释预防和处理便秘的方法，如为患儿提供充足液体入量；早餐前半小时喝1杯温开水，可刺激排便；多给予含粗纤维的食物；每天顺肠蠕动方向按摩腹部数次，促进肠蠕动；适当引导患儿增加活动量，促进肠蠕动；养成定时排便的习惯，必要时使用大便软化剂、缓泻剂或灌肠。

（二）专科护理

（1）加强训练，促进生长发育：患儿智力发育差，缺乏生活自理能力，应加强患儿日常生活护理，防止意外伤害发生。加强患儿体力训练，以促进生长发育，使其掌握基本生活技能。多鼓励患儿，不应歧视他们。

（2）用药护理：甲状腺素制剂作用较慢，用药1周左右方达最佳疗效，故服药后要密切观察患儿食欲、活动量及排便情况，定期测量体温、脉搏，监测患儿生长发育的情况。用药量可根据甲状腺功能及临床表现适当调整。剂量适当时，患儿每天1次正常大便，食欲好转，腹胀消失，心率维持在儿童110次/min、婴儿140次/min，智能进步；药物过量可出现烦躁、多汗、消瘦、腹痛、腹泻、发热等。因此，在治疗过程中应注意随访，治疗开始时，每2周随访1次；血清TSH和T_4正常后，每3个月1次；服药1~2年后，每6个月1次。在随访过程中应注意观察生长发育情况及血清T_4、TSH浓度，随时调整剂量。

（三）健康指导

（1）对家长和患儿进行指导，使其了解终身用药必要性，以坚持用药治疗。对治疗开始较晚者，虽不能改善智力，但可使患儿变得活泼，并能改善生理功能低下的症状。

（2）指导家长掌握监测患儿体温、脉搏、血压、体重的技能。指导家长观察药物反应。甲状腺制剂用量小疗效不佳，过大则导致甲亢，消耗多，造成负氮平衡，并促使骨骼成熟过快，导致生长障碍。药物发生副作用时，轻者发热、多汗、体重减轻、神经兴奋性增高；重者呕吐、腹泻、脱水、高热、脉速、甚至痉挛及心力衰竭，此时应立即到医院就诊，给予退热、镇静、供氧、保护心功能等急救护理。

（3）与家长共同制定患儿的合理饮食方案、行为及智力训练方案，增强其战胜疾病的信心，多鼓励患儿，帮助其建立正常的生活方式。

（4）重视新生儿筛查。本病在遗传、代谢性疾病中的发病率最高。一经早期确诊，出生后1~2月即开始治疗者，可避免遗留神经系统功能损害。

（张玉侠）

第五节　先天性肾上腺皮质增生症患儿的护理

【概述】

先天性肾上腺皮质增生症（congenital adrenal hyperplasia， CAH）是一组由于肾上腺皮质激素合成过程中酶缺陷引起的疾病，属常染色体隐性遗传病，其中男性化者又称作肾上腺性征异常综合征。典型的先天性肾上腺皮质增生症发病率约为10/10万，而非典型的发病率约为典型的10倍，并有种族特异性。本症以女孩多见，男女之比约为1 ： 2，本病的临床表现取决于酶缺陷的部位及缺陷的严重程度，多数病例肾上腺分泌糖激素、盐激素不足而雄性激素过多，故临床出现不同程度的肾上腺皮质功能减退，女孩伴有男性化，而男孩则表现性早熟，此外尚可伴有低血钠或高血压等多种症候群。

（一）病因

肾上腺皮质由球状带、束状带、网状代组成。球状带位于最外层，占皮质的5%~10%，是盐皮质激素－醛固酮的唯一来源；束状带位于中间层，是最大的皮质带，约占75%，是皮质醇和少量盐皮质激素（去氧皮质酮、脱氧皮质醇、皮质酮）的合成场所；网状带位于最内层，主要合成肾上腺雄激素和少量雌激素。肾上腺合成皮质醇是在垂体分泌的ACTH控制下进行的，发生先天性肾上腺皮质增生症时，由于激素合成过程中不同部位的酶缺陷致使糖皮质激素、盐皮质激素合成障碍，由于血皮质醇水平降低，负反馈作用消除，导致垂体前叶分泌ACTH增多，刺激肾上腺皮质增生，并使雄激素和一些中间代谢产物增多。由于醛固酮合成和分泌在先天性肾上腺皮质增生症中亦大多同时受到影响，故常引起血浆肾素活性增高。

先天性肾上腺皮质增生症主要包括21－羟化酶缺乏症、11β－羟化酶缺乏症、3β－羟类乙醇脱氢酶缺乏症、17－羟化酶缺乏症等。

（二）临床表现

1. 21－羟化酶缺乏症（21-OHD）

性肾上腺皮质增生症中最常见的一种，占典型病例的90%~95%，21－羟化酶基因定位于第6号染色体短臂（6p21.3），与HLA基因族紧密连锁，由A基因（CYP21A）和B基因（CYP21B）两个基因座构成：CYP21B又称作CYP2，是21－羟化酶的编码基因；CIP21A又称作CYP21p，是无功能的假基因。CYP2的基因突变包括点突变、缺点和基因转换等，致使21－羟化酶部分或完全缺乏，由于皮质醇合成分泌不足，雄激素合成过多，致使临床出现轻重不等的症状，可表现为单纯男性化典型、失盐型、非典型型三种类型。

（1）单纯男性化型（SV）：系21－羟化酶不完全缺乏所致，酶缺乏呈中等程度，11－脱氧皮质醇和皮质醇、11－去氧皮质酮等不能正常合成，其前体17－羟孕酮、孕酮、脱氢异雄酮增多，但仍可合成少量皮质醇和醛固酮，故临床无失盐症状，主要表现为雄激素增高的症状和体征。

女孩表现为假两性畸形，由于类固醇激素合成缺陷在胎儿期即存在，因此，女孩出生时即呈现程度不同的男性化体征，如阴蒂肥大、类似男性的尿道下裂，大阴唇似男孩的阴囊，但无睾丸，或有不同程度的阴唇融合，虽然外生殖器有两性畸形，但内生殖器仍为女性型，有卵巢、输卵管、子宫。患儿2~3岁后可出现阴毛、腋毛；于青春期女性性征缺乏，无乳房发育和月经来潮。

男孩表现为假性性早熟，出生时无症状，生后6个月以后出现性早熟征象，一般1~2岁后外生殖器明显增大，阴囊增大，但睾丸大小与年龄相称。可早期出现阴毛、腋毛、胡须、痤疮、喉结，声音低沉和肌肉发达。

男孩女孩均出现体格发育过快，骨龄超出年龄，因骨骺融合早，其最终身材矮小；由于ACTH增高，可有皮肤黏膜色素沉着。

（2）失盐型（SW）: 21- 羟化酶完全缺乏所致，皮质醇的前体物质，如孕酮、17- 羟孕酮等分泌增多，而醛固酮合成减少，导致远端肾小管排钠过多，排钾过少。患儿除具有上述男性化表现外，生后不久即可有拒食、呕吐、腹泻、体重不增加或者下降、脱水、低血钠、高血钾、代谢性酸中毒等表现。若治疗不及时，可因循环衰竭而死亡。女性患儿出生时已有两性畸形，易于甄别；男性患儿诊断较难，常误诊为幽门狭窄而手术，或误诊为婴儿腹泻而耽误治疗。

（3）非典型型（NC）: 非典型型亦称迟发型、隐匿型或轻型，由于 21- 羟化酶轻微缺乏所致。其临床表现各异，发病年龄不一，儿童期或青春期才出现男性化表现。男孩为阴毛、性早熟、生长加速、骨龄提前；女性患儿可出现初潮延迟、原发性闭经、多毛症及不育症等。

2. 11β - 羟化酶缺陷症（11β -OHD）

11β - 羟化酶缺陷症占本病的 5%~8%，此酶缺乏时，雄激素和 11- 去氧皮质酮均增多，临床表现与 21- 羟化酶缺乏相似的男性化症状，但程度较轻，可有高血压和钠潴留，多数患儿血压中等程度增高，其特点是给予糖皮质激素后血压可下降，而停药后血压回升。

（三）辅助检查

1. 生化检测

（1）尿液 17- 羟类固醇（17-OHCS）、17- 酮类固醇（17-KS）和孕三醇测定。其中 17-KS 是反映肾上腺皮质分泌雄激素的重要指标，对本病的诊断价值优于 17-OHCS。肾上腺皮质增生症患儿 17-KS 明显升高。

（2）血液 17- 羟孕酮（17-OHP）、肾素血管紧张素原（PRA）、醛固酮（Aldo）、脱氢异雄酮（DHEA）、去氧皮质酮（DOC）及睾酮（T）等的测定。17-OHP 基础值升高是 21- 羟化酶缺乏的特异性指标，还可用于检测药物剂量和疗效。

（3）血电解质测定，失盐型可有低钠、高钾血症。

2. 其他检查

（1）染色体检查: 外生殖器严重畸形时，可做染色体核型分析，以鉴别性别。

（2）X 线检查: 拍摄左手腕张支骨正位片，判断骨龄结果为患儿骨龄超过年龄。

（3）B 超或 CT 检查: 可发现双侧肾上腺增大。

（4）基因诊断: 采用直接聚合酶链反应，寡核苷酸杂交，限制性内酶片段长度多态性和基因序列分析，可发现相关基因突变或缺失。

（四）治疗原则

治疗本病的目的: 纠正肾上腺皮质激素缺乏，维持正常生理代谢；抑制男性化，促进正常生长发育。

1. 及时纠正水、电解质紊乱（针对失盐型患儿）

静脉补液可用生理盐水，有代谢性酸中毒则用 0.45% 氯化钠和碳酸氢钠溶液，忌用含钾溶液。重症失盐型需静脉滴注氢化可的松 25~100mg；若低钠和脱水不易纠正，则可肌内注射醋酸脱氧皮质酮（DOCA）1~3mg/d 或口服氟氢可的松 0.05~0.1mg/d；脱水纠正后，糖皮质激素改为口服，并长期维持，同时口服氯化钠 2~4g/d，其量可根据病情适当调整。

2. 长期治疗

（1）糖皮质激素治疗：一方面可补偿肾上腺分泌皮质醇的不足，另一方面可抑制过多的 ACTH 释放，从而减轻雄性激素的过度产生。故糖皮质激素治疗可改善男性化、性早熟等症状，保证患儿正常生长发育的过程。氢化可的松口服量一般为每天 10~20mg/m^2，2/3 量睡前服用，1/3 量早晨服用。

（2）盐皮质激素：盐皮质激素可协同糖皮质激素的作用，使 ACTH 的分泌进一步减少。可口服氟氢可的松 0.05~0.1mg/d，症状改善后，逐渐减量，直至停药。长期应用盐皮质激素可引起高血压。

（3）手术治疗：男性患儿无须手术治疗；女性两性畸形患儿宜 6 个月至 1 岁时阴蒂部分切除术或矫形术。

【护理措施】

（一）基础护理

注意观察患儿的肤色和外生殖器，有助于早期诊断。准确、及时采集各种血标本，及时送检。查阅每项检查结果，高血钾可引起心脏骤停，予心电监护仪。密切监测心率、呼吸变化。观察患儿皮肤弹性，尿量、前囟，以了解患儿的脱水情况，发现异常及时报告。准确记录 24h 出入量，每天测体重，为临床治疗提供参考依据。

（二）专科护理

（1）纠正水、电解质紊乱：应迅速建立静脉通道，保证输液通畅。应用激素过程中密切观察电解质情况，患儿经用糖皮质激素及盐皮质激素后，血生化逐渐接近正常，静脉补充逐渐过渡到口服。对呕吐严重、进食少导致严重低钾者，可短时间适当补钾，同时监测电解质。

（2）呕吐的护理：呕吐是先天性肾上腺皮质增生症的常见症状，要注意观察呕吐物的性质和量，并做好记录。呕吐的患儿宜右侧卧位，抬高头肩部，头偏向一侧，呕吐后及时清除呕吐物，保持呼吸道通畅，避免呕吐物误吸引起窒息。

（3）用药指导：指导患儿家长掌握准确、及时地给药方法，如果患儿出现呕吐，须根据呕吐量予适当补充。观察用药过程、用药后的反应及效果，防止出现不良反应。如出现感染等应激因素应及时就诊，防止肾上腺危象。

（4）预防感染：应用肾上腺皮质激素后，患儿机体免疫功能下降，易发生感染，所以应注意保持皮肤清洁，加强口腔护理。保持病房通风、控制陪护人数。严格无菌操作，避免交叉感染。必要时输血浆、丙种球蛋白等以增强患儿免疫力。

（三）健康指导

由于本病是先天性疾病，好转出院后仍需终身服用激素替代治疗。家长不仅会担心孩子病情危重，更担心孩子的将来，应该给予家长关心和安慰，详细讲解本病的相关知识，让家长正确面对问题，与医护人员互相配合，使患儿得到及时、有效的治疗。

患儿必须长期服用肾上腺皮质激素，指导家长在患儿出院后如何定时喂药，用生理盐水调配牛奶，并加强生活护理，避免到人多、空气污浊的公共场所。假两性畸形的女婴宜在 6~12 个月行阴蒂部分切除术或矫形术，坚持长期门诊随访。

（张玉侠）

第六节　糖尿病患儿的护理

【概述】

糖尿病（diabetes mellitus，DM）是由于胰岛素缺乏引起的糖、脂肪、蛋白质代谢紊乱的全身慢性代谢病。糖尿病新的分型：1 型糖尿病、2 型糖尿病、特殊型糖尿病和妊娠糖尿病。98% 的儿童糖尿病是 1 型糖尿病，常表现为多饮、多尿、多食和体重下降。其急性合并症糖尿病症酸中毒和慢性合并症血管病变导致的器官损害均可危及生命。

（一）病因

儿童糖尿病的病因尚未完全阐明。目前认为是在遗传易感性基因的基础上，在外界环境因素的作用下，引起自身免疫反应，导致胰岛 β 细胞的损伤和破坏，当胰岛素分泌减少至正常的 90% 以上时即出现临床症状。

（1）糖代谢紊乱：胰岛素分泌减少使葡萄糖的利用减少，糖原合成受到障碍，而反调节激素（在饥饿状态下促进能量释放的激素）作用增强，导致肝糖原分解和糖原异生增加，从而使血糖升高。当血糖浓度超过肾糖阈值 10mmol/L（180mg/dl）时出现糖尿，引起渗透性利尿，临床表现为多尿、脱水、电解质丢失、口渴、多饮，由于组织不能利用葡萄糖，使患儿能量不足而感到饥饿，引起多食。

（2）脂肪代谢紊乱：胰岛素严重不足，使脂肪合成减少而分解增加，患儿消瘦。当脂肪代谢障碍严重时，中间产物不能进入三羧酸循环而转化成酮体于血液中堆积，造成酮症酸中毒。

（3）蛋白质代谢紊乱：蛋白质合成减少，分解增加，出现负氮平衡。患儿消瘦、乏力、体重下降，生长发育延迟和抵抗力降低，易导致继发感染。

（4）水、电解质平衡紊乱：高血糖使血渗透压增高，引起细胞外液高渗，细胞内脱水。渗透性利尿排除大量的水和电解质，引起细胞外脱水。当呕吐、摄入减少、排除增加时，导致血钠、氯降低。血钾早期可不降低，随着胰岛素和输液治疗、酸中毒纠正后，若未及时补钾可发生严重低血钾。

（二）临床表现

各年龄均可发病，最小至出生后 3 个月，但以 5~7 岁和 10~13 岁两个年龄组多见，患病率无性别差异。儿童糖尿病起病多数较急骤，常见发病诱因为感染、饮食不当、情绪激动等。

（1）典型症状：多尿、多饮、多食及体重减轻的症状称“三多一少”。婴幼儿患病特点常以遗尿的症状出现，多饮多尿容易被忽视。消瘦和代谢紊乱的程度与尿糖的多少相一致。

（2）糖尿病酮症酸中毒：相当多的患儿（约 40%）以急性酮症酸中毒为首发表现，尤其多见于年幼者。表现为胃纳减退、恶心、呕吐、腹痛、关节肌肉疼痛、呼吸深快、呼气中带有酮味，口唇樱红、神志萎靡、嗜睡，严重者可昏迷。

（3）其他症状：起病缓慢、病程长或治疗不当者，生长发育受影响，并可伴有肝脏肿大。

（三）并发症

1. 急性并发症

（1）酮症酸中毒：患儿在发生感染、延误诊断、过食或中断胰岛素治疗时，均可发生酮症酸中毒，年龄越小发生率越高，酮症酸中毒的临床表现如前述。

（2）低血糖：患儿用胰岛素治疗后发生低血糖多由胰岛素超过需要量，或未能在注射胰岛素后按时进餐，或运动前未及时加餐均可发生低血糖，低血糖时出现心悸出汗、饥饿、颤抖、头晕或意识障碍，甚至完全昏迷，低血糖抢救不及时可以引起死亡，低血糖昏迷反复发作可引起脑功能损伤，引起癫痫发作和智力减低。

（3）感染：由于糖尿病患儿免疫力降低，常易患多种感染，如呼吸道、消化道、泌尿道感染，反复发生皮肤疖肿和甲沟炎等，严重感染时可发生中毒性休克。

2. 中期并发症

如注射部位的皮下脂肪萎缩或肥厚影响胰岛素的吸收，还可发生关节活动受限、骨质疏松、白内障，反复发生低血糖和酮症酸中毒等。

3. 慢性并发症

微血管并发症在 1 型糖尿病病后数年甚至数十年后的晚期较常见。视网膜病变严重时可以致盲，糖尿病肾病最终可致肾衰竭。如果加强糖尿病的控制，可以延缓或避免微血管并发症的发生和发展。

（三）辅助检查

（1）血糖测定：血糖测定以静脉血浆（或血清）葡萄糖为标准。2011 年美国糖尿病学会 (ADA) 定义儿童和青少年糖尿病的诊断标准与成人糖尿病一致：① A1C ≥ 6.5%，试验应该用美国糖化血红蛋白标准化计划组织（National Glycohemoglobin Standardization Program，NGSP）认证的方法进行，并与（Diabetes Control and Complications Trial，DCCT）的检测进行标化。②空腹血糖（FPG）≥ 7.0 mmol/L，空腹的定义是至少 8h 未摄入热量。③ OGTT 2h 血糖≥ 11.1 mmol/L, 试验应按照世界卫生组织（WHO）的标准进行，用 75g 无水葡萄糖溶于水作为糖负荷。④有高血糖的典型症状或高血糖危象，随机血糖 ≥ 11.1 mmol/L。⑤如无明确的高血糖症状，结果应重复检测确认。

（2）血浆 C 肽测定：C 肽测定可反映内源性胰岛 β 细胞分泌功能，不受外来胰岛素注射影响，有助于糖尿病的分型。儿童 1 型糖尿病时 C 肽值明显低下。

（3）胰岛细胞抗体 (ICA)、胰岛素自身抗体 (IAA)、谷氨酸脱羧酶 (GAD) 抗体测定：糖尿病发病早期，有 89.5% 的患儿 ICA，GAD 抗体阳性，晚期只有 54.3% 阳性，GAD 比 ICA 敏感。疾病初期上述抗体大多可呈阳性，随着病程进展，胰岛细胞破坏日益加重，滴度可逐渐下降，待 β 细胞全部破坏，抗体消失。

（4）尿糖及酮体测定：尿糖测定只能反映某一特定时间内尿糖排泄情况，且因与肾阈高低、尿糖试纸质量有关，故尿糖阳性仍应测定血糖。酮体包括乙酰乙酸、丙酮、β – 羟丁酸。

（四）治疗原则

儿童糖尿病治疗目的：消除糖尿病症状，避免或减少酮症酸中毒及低血糖产生，维持儿童正常生长和性发育，解除患儿心理障碍，防止中晚期并发症出现。

1. 胰岛素替代疗法

儿童1型糖尿病终身需用胰岛素治疗。

（1）胰岛素制剂：目前临床使用的胰岛素制剂有三种，即：胰岛素（RI）、中效胰岛素（珠蛋白胰岛素，NPH）和长效胰岛素（鱼精蛋白锌胰岛素，PZI）。胰岛素的种类和作用时间见表4–20。

表4–20　胰岛素种类及作用时间

胰岛素种类	开始作用时间（h）	作用最强时间（h）	作用最长时间（h）
短效RI	0.5	3~4	6~8
中效NPH	1.5~2	4~12	18~24
长效PZI	3~4	14~20	24~36

（2）胰岛素治疗方案：新诊断者可先给0.5U~1.0U/kg；如已用胰岛素治疗者，则每天给短效胰岛素0.7U/kg。青春期1.0~1.5U/(kg·d)，每天剂量分3次，分别于三餐前30min皮下注射，必要时睡前加用1次NPH(中效胰岛素)，数天后可改用短效与中效胰岛素混合应用，其比例为1∶2或1∶3，每天注射2~3次为宜。

2. 糖尿病酮症酸中毒的治疗

治疗除针对诱发病因治疗外，分两路方案同时进行，一路胰岛素小剂量静脉点滴以纠正糖代谢紊乱，另一路静脉补充液体和纠正电解质紊乱。

（1）纠正糖代谢紊乱：将胰岛素25U置于0.9%生理盐水250ml中，以每小时1ml/kg静脉滴注(即相当于每小时RI 0.1U/kg)。1~2h后复测血糖以调整输液量；当血糖下降至17mmol/L时，停止静滴胰岛素改为含0.2%氯化钠的5%葡萄糖液，停止静脉滴注前30min，皮下注射RI0.25~0.5U/kg，每4~6h皮下注射1次，直至患儿血糖稳定为止。以后按一般糖尿病常规治疗。

（2）纠正水电解质紊乱：①补液：当pH＜7.2，HCO_3^-<12mmol/L时为重症酸中毒，在第1h首先以0.9%生理盐水20ml/kg输入扩充血容量，第2~3h按10ml/kg静脉滴注0.45%氯化钠溶液补充累积损失量，当血糖＜17mmol/L后改用0.2%氯化钠的5%。②补钾：酮症酸中毒早期血钾一般不低。③纠正酸中毒：为避免发生高钠葡萄糖液静滴血症，对酮症酸中毒患儿不常规使用碳酸氢钠；当pH＜7.1，HCO_3^-<12mmol/l时补充碱剂，按2mmol/kg给予1.4% $NaHCO_3$静滴，先用1/2量，当pH≥7.2时即停药。

【护理措施】

（一）基础护理

（1）饮食护理：①能量供给：每天总热量=1 000kcal+(年龄–1)×70–100。②饮食成分组成：蛋白质提供热卡占总热卡15%~20%，以动物蛋白为主；脂肪占30%左右，以不饱和脂肪酸为主；余下全部热量由碳水化合物供给。多食用纤维素性食物，使糖的吸收缓慢而均匀，从而改善糖的代谢。饮食中限制含糖食物，碳水化合物最好以糙米和玉米为主，脂肪应以植物油为主。易饥饿者食物中应增加粗杂粮、豆类和新鲜蔬菜的比例。③三餐分配：全天的热量分配为早餐1/5、中餐2/5、晚餐2/5。一般以少量多餐适宜，餐间可加2次点心，避免低血糖发作。饮食需定时定量，勿吃额外食品。

（2）预防感染：教导儿童应当保持良好的卫生习惯，避免皮肤的破损；定期检查口腔、牙齿；对遗尿儿童夜间定时唤醒排尿，因尿糖刺激会阴部可引起瘙痒，及时清洗臀部，预防泌尿系统感染。

（3）心理治疗和教育：儿童糖尿病需终身用药以及严格的饮食管理，父母和患儿在心理上均会发生诸多不适，在生活中和心理上均会产生许多问题。应加强对患儿及其父母进行有关糖尿病知识的教育。从诊断糖尿病开始即应向患儿及其父母讲解糖尿病的具体治疗方法，并在以后治疗过程中不断进行强化教育。组织糖尿病儿童夏令营是对患儿进行强化教育和强化治疗很好的方法，医护人员在夏令营中和患儿日夜相处，使患儿增加对医护人员的信任和感情，更易接受医生的安排。患儿经过夏令营后，其糖尿病的控制都能好转，出营后多数仍能继续维持良好的控制。

（二）专科护理

1. 血糖监测

血糖是调节胰岛素用量的根据，每天测血糖应成为糖尿病儿童治疗的常规部分，患儿的自我血糖监测对达到良好的血糖控制至关重要，可使微血管并发症的发生明显减少。胰岛素强化治疗期、血糖不稳定期的 1 型糖尿病或改变治疗方案时，做到每天测 4 次血糖，对于血糖稳定期也应每天检测 1~2 次血糖。

2. 尿糖监测

每次餐前用试纸测定尿糖并根据结果调整胰岛素用量。

3. 糖化血红蛋白监测

应向患儿及其父母说明糖化血红蛋白（HbAlc）定期测定的重要性，以期达到良好的血糖控制。

4. 胰岛素治疗的护理

（1）胰岛素注射部位：可选择腹壁（脐周围 5cm 内不能注射）、双上臂外侧、臀部及大腿外侧等部位皮下注射胰岛素。人体对不同部位注射的胰岛素的吸收速度是不同的，腹壁吸收最快，双上臂外侧次之，臀部及大腿外侧吸收较慢。长期在同一部位注射胰岛素，会使局部皮肤出现皮下脂肪营养不良，影响胰岛素的吸收，影响血糖控制。因此应教会父母或患儿正确而有计划地选择注射点，每次注射点之间应间隔 1~2cm。

（2）注射器的选择：注射胰岛素用的注射器有两种，一种为 1ml 容量的普通注射器，标注的刻度标识为“ml”（毫升），指导父母或患儿根据所用的胰岛素注射液含量进行单位换算；另一种为胰岛素专用注射器，刻度按每毫升注射液含 40u 胰岛素制作，不需要再进行胰岛素单位换算。

（3）注射方法：①注射前半小时应将胰岛素从冰箱中取出，待药液温度接近室温时再注射。②注射前操作者洗手，并准备好胰岛素药液、注射器和酒精棉球等注射所需用品。③注射短效胰岛素时，用酒精棉球消毒胰岛素药液瓶盖后，用注射器吸取与所需胰岛素注射液等量的空气注入胰岛素瓶内，左手将胰岛素药瓶倒转，右手持注射器抽吸胰岛素；注射中效或长效胰岛素，应先将胰岛素药瓶平放在手心中，用双手夹住药瓶，来回滚动 10 次左右，使瓶内药液充分混匀，再按上述方法操作。④自行混合两种剂型胰岛素时，必须按上面的步骤先抽短效胰岛素，再抽中效或长效胰岛素。⑤确定注射部位后，用酒精棉球消毒皮肤，待酒精挥发后，一只手将注射部位的皮肤捏起约 1 寸，另一只手将针头的一半以 45° 刺入注射部位，推注药液，然后放松提起的皮肤。针头要在皮下停留 10s 左右拔出，不要按揉注射部位。

5. 糖尿病酮症酸中毒的护理

密切观察病情，监测血气、电解质及血和尿液中糖、酮体的变化。建立两条静脉通路：一路供纠正脱水、酸中毒快速输液用；另一路使用微量泵输注胰岛素降血糖。遵医嘱纠酸和补钾。

6. 低血糖的护理

胰岛素用量过大或在注射胰岛素后作用最强的时间内，没有按时和定量进餐，或增加活动量后可引起低血糖。其典型表现为突发饥饿感、心慌、手抖、软弱、脉速、多汗，严重者出现低血糖昏迷、休克，甚至死亡。一旦发生低血糖应立即平卧，进食糖水或糖块，必要时静脉推注或持续快速静脉滴注葡萄糖液。患儿清醒后再进食，防止再度昏迷。

7. 运动治疗及护理

运动是儿童正常生长和发育所必需的，运动对于糖尿病患儿更有重要的意义。运动使肌肉对胰岛素的敏感增加，可加速葡萄糖的利用，有利于血糖的控制。糖尿病患儿应在血糖控制良好后（血糖 <11.1mmol/L）才能开始运动，运动的种类和激烈的程度因年龄和能力及兴趣而不同，协助患儿制定合理的运动方案。运动前减少胰岛素的用量或加餐，并准备好食品以备出现低血糖时食用；运动前还可改变胰岛素注射的部位，运动时的肢体血流加速使胰岛素吸收增快，可将胰岛素注射部位改为腹部；患儿同时有视网膜病变时应避免头部的剧烈运动；腿部感觉功能减低时应注意防止碰伤，以徒步运动为好。

（三）健康指导

（1）日常生活管理：教育患儿生活要有规律，注意个人卫生，指导患儿每天做好口腔、皮肤、足部的护理，做到勤洗澡、勤换衣、勤剪指甲，避免皮肤破损，有皮肤感染时应及时治疗，以免诱发或加重病情。

（2）疾病知识传授：使用图文并茂、通俗易懂的宣传手册或视听教材，使患儿及其家庭了解糖尿病的相关知识；指导患儿学会自我血糖管理及胰岛素注射。为患儿制订随访计划，协助患儿制作随身小卡片，卡片上可写明患儿的姓名、住址、联系电话、胰岛素注射量、医院名称及负责医生等，以便任何时候发生并发症时可得到及时救治。

（3）心理健康指导：鼓励患儿积极参加社会活动，树立正确控制疾病的信心。由经过一定专门训练的医生和护士对患儿进行长期教育、关心和指导，使患儿在治疗过程中健康成长。

（张玉侠）

第十五章

免疫缺陷及结缔组织病患儿的护理

第一节　儿童免疫系统的特点

免疫系统的功能是识别体内的任何外来物质，简单地说就是识别敌我，并且尽可能有效地去除异己。任何时候，机体都是通过免疫反应来保护自己。通常情况下，免疫系统有多种方法来对付外来物质或抗原的入侵：系统产生抗体或蛋白质来对抗抗原；免疫系统也产生其他类型的细胞，例如T淋巴细胞和自然杀伤细胞。

免疫分为自然免疫和后天获得性免疫。自然免疫能力是与生俱来的，例如完整的皮肤，体液的酸碱度，来自于母亲的自然抗体及炎症因子和吞噬细胞等。获得性免疫包括体液免疫和细胞免疫，并且直到儿童6岁时才能发育完全。

一、非特异性免疫

1. 单核 - 吞噬细胞系统

血液中具有吞噬功能的细胞，主要为中性多核粒细胞和单核细胞，胎儿期开始发育，至出生后可达（8~13）$\times 10^9$ 个 /L，72h 后下降至 0.4×10^9/L（400 个 /mm^3），维持一定的低水平，2~3 周后再度上升直至正常。儿童时期血清中的促吞噬因子功能比成人低，使中性粒细胞的游走能力及吞噬功能差，但其直接杀菌功能与成人相似。

2. 屏障作用

儿童皮肤黏膜屏障功能差，尤其是新生儿期，易因皮肤黏膜感染而患败血症；血脑屏障发育不成熟，易患颅内感染；其他如胎盘屏障的发育也较差，尤其是前3个月，此时若孕妇患病毒感染，均可通过胎盘引起胎儿先天性病毒感染，常见者有风疹、疱疹、巨细胞病毒等。

3. 体液因素

正常体液中有多种非特异性抗微生物的物质，如补体、溶菌酶及干扰素等，均处于一种低水平，因此儿童的抗病能力较差。

二、特异性免疫

1. 细胞免疫

相比之下，细胞介导的免疫反应能较早达到功能的成熟。胸腺产生的T淋巴细胞能对抗大多数的病毒，真菌和缓慢发展的细菌感染，例如肺结核以及肿瘤。另外，它控制着迟发性超敏反应的反应时间，如PPD测试，还介导排斥异体移植物，如器官移植。

T淋巴细胞包括杀伤性T细胞、抑制性T细胞和辅助性T细胞。抑制性T细胞能抑制B淋巴细胞进入浆细胞。辅助T细胞能辅助此过程。T杀伤细胞分泌作用强大的细胞因子，以影响免疫反应包括B细胞的分化。自然杀伤细胞源于骨髓和胸腺，后移入血液和脾脏，在控制病毒感染、肿瘤和自体免疫疾病中扮演着重要角色。新生儿的NK细胞数量较大龄儿童及成人低，这使得他们对抗某些抗原的能力有所降低。

2. 体液免疫

体液免疫是主要针对细菌性抗原的免疫反应。B淋巴细胞产生于骨髓，发育成产生抗体的浆细胞。抗体是一种免疫球蛋白，存在于血清、体液和某些组织中。免疫球蛋白共有五种：IgM、IgG、IgA、IgD和IgE。婴幼儿和儿童的免疫球蛋白数量有所不同。当儿童第一次暴露于抗原时，B淋巴细胞系统开始产生针对特定抗原的抗体，称为初发免疫反应，约需3天，以后再次接触该抗原时，就会触发记忆细胞，并于24h内产生免疫反应。

IgM是人体抵抗微生物入侵首先合成的抗体，主要存在于血液中，是抗革兰阴性菌的主要抗体。婴幼儿出生时血液中的含量很低，出生后1周显著增加，1岁时即达成人水平。

IgG在IgM后出现，是血清中的主要抗体，存在于血液和组织中。IgG能包裹微生物使其更容易清除。IgG是唯一可以通过胎盘的抗体，因此新生儿的IgG水平与母体相似。来自母体的IgG在生后6~8个月消失，以后逐渐增加，7~8岁达成人水平。

IgA是由消化道或呼吸道分泌的抗体，分布在体液如眼泪、唾液和黏液中，针对入侵途径如口腔、鼻腔、肺部和肠道的细菌保护机体免受病原体的侵袭。IgA也在母体乳汁中分泌，是新生儿抵抗细菌的重要保护机制。

IgE在血清中的含量很低，在对抗寄生虫感染中起重要作用，也参与过敏反应。IgD的作用尚不完全清楚。IgA和IgE出生时血清中不存在，2周后开始产生，6~7岁时达到正常水平。

（张玉侠）

第二节　原发性免疫缺陷病患儿的护理

【概述】

原发性免疫缺陷（primary immunodeficieney diseases，PID），是一种免疫系统不同程度的低反应状态。罹患该病的患儿表现为先天性不能生成抗体（B细胞的紊乱），或者是细胞免疫的紊乱，或两种缺陷兼而有之。原发性免疫缺陷的突出表现为易发生感染，并可能产生其他方面的问题。

（一）病因

原发性免疫缺陷病通常与遗传有关，如其他遗传性疾病一样，原发性免疫缺陷也是由于基因突变或基因复制过程中出现异常而引起的。一些学者认为原发性免疫缺陷与宫内感染有关。原发性免疫缺陷的临床表现与免疫细胞缺陷的种类和类型有关，一些疾病表现严重，而其他则可能症状较轻。原发性免疫缺陷病的分类见表 4-21。

表 4-21 原发性免疫缺陷病的分类

（一）特异性免疫缺陷病
1.抗体缺陷病
X-连锁丙种球蛋白血症 常见变异性低丙种球蛋白血症 婴儿暂时性低丙种球蛋白血症 选择性IgM缺陷 选择性IgA缺陷 选择性IgG亚类缺陷
2.细胞免疫缺陷病 DiGeorger综合征 Nezolof 综合征
3.联合免疫缺陷病 严重联合免疫缺陷病 共济失调——毛细血管扩张症综合征 Wiskott-Aldrich综合征
（二）非特异性免疫缺陷病 吞噬细胞功能缺陷 补体系统缺陷

（二）临床表现

原发性免疫缺陷的共同特点是对感染的易感性明显增加，且感染较为严重，持续时间较长，难于治愈；或者同时有两至三种感染。由于反复感染，患儿的抵抗力减弱，可能会造成患儿的生长发育迟缓。患儿由于免疫系统的抵御力减弱，容易发生机会性感染，这种非同寻常的感染往往提示存在免疫缺陷。

（1）X- 连锁无丙种球蛋白血症（X-LA）：患儿由于缺乏成熟的 B 细胞或分泌抗体的浆细胞，血清中各种抗体缺如或低下。病变基因在 X 染色体上（该基因编码的酶对于 B 细胞的发育是必需的），所以仅为男孩发病，患儿出生后数月表现健康，可能与来自母体的 IgG 的保护和母乳喂养相关。患儿经常发生反复感染，如中耳炎、鼻窦炎、眼部感染、皮肤感染和肺炎，也可发展为脑炎、脑膜炎、败血症等。实验室检查提示患儿 B 细胞水平极其低下，尤其是分泌免疫球蛋白的浆细胞。血清中各种免疫球蛋白含量很低，缺乏对免疫接种后的抗体应答。B 细胞丰富的组织，如扁桃腺、淋巴结缩小或缺如。虽然连锁无丙种球蛋白血症不能治愈，但可以通过免疫球蛋白的治疗控制病情。坚持大剂量定期应用免疫球蛋白，能避免大多数感染，可以使患儿保持基本正常的生活。

（2）婴儿暂时性低丙种球蛋白血症：婴儿暂时性低丙种球蛋白血症是一种较为常见的原发性免疫缺陷，主要发生在婴幼儿中。正常情况下，婴儿出生后，来自母体的 IgG 不断代谢分解，婴儿自身逐渐合成自身的 IgG，3~6 个月达到生理需要水平。暂时性低丙种球蛋白血症的患儿，生后 1 年内，通常血清 IgG<2.5g/L，IgA、IgM 也低于正常水平。暂时性低丙种球蛋白血症患儿容易患上呼吸道感染，尤其是中耳炎、鼻窦炎，但很少有肺炎或致命的细菌感染发生，其 IgA、IgM 通常在 2~6 岁时恢复到

正常水平。

（3）常见变异型免疫缺陷病：以丙种球蛋白低水平和 IgA 抗体很低为特征的一类疾病。常见变异型免疫缺陷病的患儿可能有正常数量的 B 淋巴细胞，但 B 细胞不能发挥正常的功能；同时 T 细胞也表现出不同程度的缺陷。儿童可发病，但更多见于青少年。男女均可发病。如其他抗体缺乏性疾病，常见变异型免疫缺陷病可造成反复的细菌感染，通常包括中耳炎、鼻窦炎和呼吸道感染。很多患儿经历多次肺炎，部分患儿会产生关节炎、骨髓炎和皮肤感染等；约有 1/4 的患儿会发展为免疫系统性疾病，包括贫血和风湿性关节炎，同时患肿瘤的危险性增加；消化道症状较常见，除了由贾氏鞭毛虫所导致的腹泻外，常见变异型免疫缺陷病的患儿易患溃疡性肠炎甚至肠道肿瘤；很多患儿有脾脏和淋巴结的肿大，有的甚至发展为淋巴瘤，检查血清中 IgG、IgA 水平以及抗体应答有助于该病的诊断。虽然抗生素的应用有助于控制感染，但根本的治疗还是丙种球蛋白的使用，丙种球蛋白的应用可以提高患儿血清中的抗体水平，抵御感染，使大多数的 CVID 的患儿保持正常的生活。

（4）先天性胸腺发育不全：先天性胸腺发育不全又称为 DiGeorge 综合征，是由胚胎发育障碍导致头颈部发育的异常，影响面部、大脑、心脏乃至 T 细胞发育成熟的场所——胸腺。根据病变所累及的器官不同，DiGeorge 综合征的表现多种多样，症状轻重不一。DiGeorge 综合征的患儿有特征性的面容：下颌骨发育不全，眼睛下拉，耳廓畸形。部分患儿甲状旁腺发育不全。还有患儿表现为心血管系统的畸形，临床表现可以从心脏杂音到心力衰竭。由于胸腺很小或缺如，T 细胞就很少或不能发挥正常功能，以致依赖 T 细胞的 B 淋巴细胞的功能不能正常发挥，使患儿易感染。由于该病的特征性表现，患儿往往生后不久即可确诊。治疗方法主要是预防感染，可以静脉用 IVIG，心脏异常一般较严重，需要药物控制和手术治疗，其他治疗包括钙剂和甲状旁腺激素的补充。

（三）辅助检查

（1）血常规检查：红细胞、白细胞和血小板的计数，白细胞分类可反映淋巴细胞和中性粒细胞的比例。

（2）免疫球蛋白的测定：实验室检测不仅可以测定免疫球蛋白的总量，还可以测定不同免疫球蛋白的水平。

（3）抗体测定：正常儿童经预防注射后，血液中会存在特异的抗体，如破伤风、麻疹、百日咳、白喉等，可以通过注射特异的疫苗，观察患儿有无产生特异的抗体。

（4）皮肤实验：与 TB 实验相似，反映 T 细胞的功能正常与否。将标准的小剂量的抗原注射入患儿的皮肤，免疫系统正常的情况下，应在 24~48h 内出现局部红肿，免疫缺陷的患儿则无局部反应。

（四）治疗原则

原发性免疫缺陷的治疗不仅要治愈感染，而且还要纠正免疫缺陷的状态，应特别注意有无自身免疫性疾病和肿瘤的发生。

（1）清除感染：可以给予广谱抗生素，当标准的治疗方案效果不佳时，患儿应住院治疗，静脉用药。对于慢性感染，要做好对症处理，防止并发症，应用阿司匹林和布洛芬等药物以缓解发热和全身疼痛的症状。

（2）预防感染：当机体的免疫力减弱时，应尽量避免与病原体的接触。预防的措施包括养成良好的卫生习惯，提供丰富的营养，避免与感染者接触，尽量避免去人群拥挤的地方。另一方面，也不要过于谨慎，鼓励患儿上学，与健康儿童一起玩，参加体育运动。

（3）纠正免疫缺陷状态：目前，研究者们已创建了多种有可能重建免疫屏障的方法。一些威胁生命的几种免疫缺陷疾病，骨髓移植可以使患儿得到彻底治愈。自从1968年第一例骨髓移植开展以来，患有原发性免疫缺陷病的患儿，包括严重联合免疫缺陷病、Wiskott-Aldrich综合征、白细胞黏附障碍病及其他一些疾病，均获得了显著的疗效。他们不再反复感染，体重增加，基本上可获得正常的生活。对于许多抗体缺陷病的患儿来说，抗体替代治疗是挽救生命的措施定期输注大剂量的丙种球蛋白可以使血清免疫球蛋白接近正常水平而免受大部分感染；如果治疗足够早，可以防止肺炎造成的肺损伤。注射免疫细胞产生的细胞因子，是另一种治疗免疫缺陷病的新方法。

对于原发性免疫缺陷病的患儿，尤其是T细胞缺陷、X-连锁无丙种球蛋白血症、共济失调——毛细血管扩张症的患儿，不能接种活病毒疫苗，如脊髓灰质炎、麻疹、水痘疫苗，在没有确诊之前给予接种病毒活疫苗也不安全，可导致严重感染甚至死亡。输血时，不但要监测病毒，如肝炎病毒和巨细胞病毒，而且对于T细胞缺陷的患儿，所输血液要经过照射以破坏成熟的T细胞，以免造成对受血者组织的破坏和移植物抗宿主反应。

【护理措施】

免疫缺陷患儿的护理重点在于防止感染，但即使注意到周围环境的控制，包括让患儿生活在一个相对无菌的环境中，仍不可避免一些机会性感染。

（一）基础护理

（1）防止全身性感染：经常、彻底地洗手至关重要，根据不同的传播途径采取相应的防治感染的措施。当护理任何进入体内的导管时，应严格执行无菌操作；患儿的食物及其他用品要经过特殊的消毒处理；患儿应置于单间，以尽量减少与外界传染源的接触。

（2）保证皮肤的完整性：皮肤是免疫缺陷病患儿的唯一的完整屏障。给予良好的皮肤护理，密切观察皮肤受压处的任何变化，以及时发现感染或破损的迹象。

（二）专科护理

治疗免疫缺陷病的药物长期使用均会产生副作用。密切观察抗生素的副作用，如耐药菌的过度生长（口腔的鹅口疮、胃肠道梭状菌的顽固感染），输注静脉用丙球时注意安全。

（三）健康指导

（1）提供情感支持：原发性免疫缺陷病是危及生命的严重疾病，即使给予积极的治疗，其预后仍不容乐观。护士应评估家长对疾病的认知程度。因为本病的遗传性和难以治愈，父母往往十分内疚。认真倾听患儿父母的心声并鼓励他们诉说内心的恐惧和不安。如果需要可以帮助引荐合适的心理支持咨询。若父母计划再生育一个孩子，建议进行遗传方面的咨询。

（2）保证足够的营养：合适的营养是护理的重要方面。营养专家应积极参与整个治疗方案，为患儿提供必需的能量、蛋白质和其他营养。对于感染的患儿而言，可能特别缺乏维生素。抗氧化剂（如维生素A、维生素E、锌、硒）能促进非特异性免疫功能，应按照摄入标准给予。要进行定期的饮食评估和宣教，根据患儿情况有时可能需要肠道外营养。

（张玉侠）

第三节　结缔组织病患儿的护理

结缔组织病是一组以结缔组织炎症、水肿、增生和变性为主的病变，表现为关节、肌肉疼痛或僵直的疾病，又称为风湿性疾病。由于结缔组织广泛分布于人体，往往表现为多系统同时或相继受累。本节主要描述儿童时期常见的四种疾病：风湿热、儿童类风湿性病、过敏性紫癜和川崎病。

一、风湿热

【概述】

风湿热（rheumatic fever）是一种反复发作的结缔组织性疾病，其发病机理与A组乙型溶血性链球菌感染密切相关。临床表现包括发热，通常伴随关节炎、心肌炎，较少出现环形红斑和皮下结节。该病好发年龄为5~15岁，在冬春季节和寒冷、潮湿地域呈较高的发病率。部分治疗不当的患儿可发展为慢性风湿性心瓣膜病。

（一）病因

本病的病因尚不完全清楚，多认为与A组乙型溶血性链球菌感染后的两种免疫反应有关。

（1）变态反应：一些抗链球菌抗体与人体的某些组织，如心肌、丘脑等有交叉反应，形成II型变态反应导致组织损伤；另外，也有可能菌体和相应抗体形成免疫复合物沉积在关节、心肌和心瓣膜上，形成II型变态反应损伤。

（2）自身免疫反应：患儿可产生心肌抗体，导致心肌炎。最近研究表明，病毒也可能是致病原因，但这种假设还没有得到公认。

（二）临床表现

约有半数患儿在发病前2~3周有上呼吸道感染。关节炎通常为急性发病，而心肌炎和舞蹈病则为逐渐出现。临床表现轻重不一，取决于累及部位和严重程度。

1. 一般表现

不规则发热，苍白，食欲较差，多汗，疲劳和腹痛等症状。

2. 主要表现

（1）心脏炎：心脏炎是风湿热的最严重的表现，为40%~50%的患儿首发症状。年龄愈小，心脏累及的可能性就越大，以心肌炎及心内膜炎多见，有时也可发生全心炎。

（2）心肌炎：轻者可无症状。常表现为心率增快与体温升高不成比例；心尖区第一心音减弱，可出现早搏、心动过速等心律失常；由于二尖瓣关闭不全和狭窄，可在心尖部闻及2~3级收缩期杂音；心电图表现为T波改变和ST段下移。严重者可伴不同程度的心力衰竭。

（3）心内膜炎：主要侵犯二尖瓣，其次为主动脉瓣。可听到二尖瓣关闭不全或相对狭窄的杂音。约20%发生主动脉瓣关闭不全，在胸骨左缘第3肋间可闻及舒张期叹气样杂音。多次复发可造成心瓣膜永久性疤痕，导致风湿性心瓣膜病。

（4）心包炎：心包炎的患儿往往已有全心炎。表现为心前区的疼痛、心动过速、呼吸困难，可闻及心包摩擦音，心前区搏动消失，伴随颈静脉怒张和肝大。心电图表现为低电压，ST 段抬高和 T 波改变。

3. 关节炎

以游走性和多发性为特点，年长儿童多见。主要累及膝、踝、肩、肘和腕关节。表现为局部的红肿、疼痛和功能障碍。经治疗后关节功能可恢复正常，不残留强直和畸形。

4. 舞蹈病

多发生在女孩中。是一种累及椎体外系的风湿性神经系统疾病，表现为面部和四肢肌肉不经意的、不协调的、无目的的快速运动，做鬼脸和面部抽搐，在兴奋和注意力集中时症状加剧，入睡后消失。症状数周后缓解，重症患儿即使治疗也要持续 3~4 个月。舞蹈病可与其他症状同时存在，也可单独出现。约有 40% 的病例伴心肌损害，较少伴发关节炎。

5. 皮下结节

多见于复发病例，好发于肘、腕、膝和踝关节的伸侧，为粟米至豌豆样大小，活动无压痛，起病数周后出现，2~4 周后自然消失。

6. 环形红斑

一般后期出现，多发生于躯干和四肢的屈侧，呈圆形或半圆形，钱币样大小，色淡红或暗红。常于数小时或数天后消失，容易反复，但不留痕迹。

（三）辅助检查

（1）血液检查：可见轻度贫血，白细胞和中性粒细胞增多并伴核左移。

（2）血沉增快：C 反应蛋白和黏蛋白增高，此为风湿热活动期的重要指标。

（3）抗链球菌抗体测定：ASO 升高，提示近期有链球菌感染和风湿热的可能。

（四）治疗原则

（1）一般治疗：卧床休息，加强营养，补充维生素 A、维生素 C。

（2）抗链球菌感染：青霉素 60~80 万 U/d 肌内注射至少 2 周。青霉素过敏者可用红霉素，30~50mg/（kg · d），分 4 次口服。

（3）抗风湿治疗：主要是应用水杨酸盐或肾上腺皮质激素。有心脏炎时尽早使用激素治疗，重者应静脉滴注，症状改善后应逐渐减量，总治疗周期为 8~12 周，在停用激素之前要用阿司匹林以免反跳。无心肌炎患儿可用阿司匹林至体温正常，关节红肿消失，实验室指标正常，然后剂量减半，疗程 6~12 周。

【护理措施】

（一）基础护理

（1）密切观察病情：注意患儿的呼吸、心率、心律和心音的变化，有无心力衰竭的表现，如烦躁不安、苍白、多汗、气急等。

（2）应根据病情限制患儿活动量：急性期卧床休息 2 周，有心脏炎的患儿，轻者绝对卧床 4 周，重者 6~12 周，至急性症状消失和血沉接近正常时方可下床活动，伴有心力衰竭者须心功能恢复正常后再卧床 3~4 周。一般而言，无心脏受累者恢复正常活动量所需时间为 1 个月，轻度心脏受累者需

2~3 个月，严重心脏炎伴心力衰竭者需 6 个月。

（二）专科护理

（1）心理护理：关心爱护患儿，仔细而耐心地解释各项检查、治疗和护理措施的意义，以取得患儿的合作。及时缓解患儿的各种不适，如发热、出汗、疼痛等，增强其战胜疾病的信心。

（2）正确用药，观察药物副作用：服药期间应观察药物副作用，如阿司匹林可引起胃肠道反应、肝功能损害和出血，饭后服用可减少对胃肠道的刺激，加用维生素 K 可防止出血；泼尼松可引起消化道溃疡、肾上腺功能不全、精神症状、血压升高、电解质紊乱和免疫力下降等，需密切观察；伴有心肌炎的患儿对洋地黄敏感容易出现中毒，应密切观察药物的副作用，如恶心、呕吐、心律不齐、心动过缓，并应注意补钾。

（3）降低体温：密切观察体温变化，注意热型。高热时采用物理降温，并遵医嘱抗风湿治疗。

（三）健康指导

向患儿家长讲解疾病的有关知识和护理要点，使家长能了解病情的变化，学习预防感染和防止复发的各项措施。合理安排患儿的日常活动，防止受凉，改善居住环境，避免寒冷潮湿，避免去公共场所，不参加剧烈的活动以免过劳，定期门诊随访。

二、儿童类风湿病

【概述】

儿童类风湿病，又称作幼年型类风湿关节炎（juvenile rheumatoid disease, JRD），多见于 16 岁以下的儿童，是一种全身性结缔组织病。临床表现包括慢性不规则发热，关节肿痛，常伴有皮疹、肝脾肿大和淋巴结肿大，复发的病例可见关节畸形和功能障碍。年龄越小，全身症状越严重，对年长儿童而言，关节症状是主要的临床表现。儿童类风湿病是儿童结缔组织病中的第二位疾病，男女之比为 3∶1。

（一）病因

儿童类风湿病的病因尚不清楚，一般认为与感染、自身免疫、遗传、寒冷、潮湿、疲劳、营养不良、创伤和精神因素均有一定关系。发病机制中复杂的免疫过程参与导致了组织的损伤。

（二）病理

主要的病理改变在关节部位，全身的结缔组织均可累及。

（1）关节病变：滑膜关节炎是儿童类风湿病最重要的病理性改变，表现为慢性的非化脓性滑膜炎。首先表现为关节滑膜的充血水肿，伴有淋巴细胞的浸润，滑膜积液增加，滑膜增生。滑膜炎继续发展，软骨下的骨组织被侵蚀，关节面融合，关节腔被纤维组织所替代，导致关节强直、畸形。儿童类风湿病很少引起关节破坏。

（2）皮下结节：皮下结节是关节外重要的病变之一，典型的结节由三层组织组成，中心是纤维素样坏死组织和免疫复合物，中层是成纤维细胞，外层是淋巴细胞和浆细胞浸润的纤维肉芽组织，是儿童类风湿病的特征性病变。

（3）类风湿血管炎：有多种表现，如皮肤血管炎、小静脉炎等。表现为皮肤溃疡、指（趾）的动脉缺血或血栓病变或雷诺现象，甚至出现严重而广泛的坏死性动脉炎。类风湿性结节和类风湿血管炎是关节外的主要病理改变，可在全身多种组织器官中发生，产生复杂的临床表现，体现该病的严重程度。

（三）临床表现

根据关节症状和全身表现将儿童类风湿病分为3型。

（1）全身型：多见于2~4岁的患儿，除了关节红肿外，以发热和皮疹的全身性症状为特征性表现，还可能有心脏、肝脾和淋巴结的累及，有的医生称为STILL病。此类型疾病约占儿童类风湿病的20%，其中一小部分患儿发展为多关节受累，症状严重，并持续到成人阶段。

（2）多关节型：约占30%，多见于学龄期儿童。全身症状轻，起病缓慢，可仅有低热、食欲缺乏、疲倦和贫血。特征为进行性多发性关节炎，伴有关节破坏，关节炎由游走性变为对称性，发作时有红肿、疼痛和活动受限。晨起僵直是本型的特征。反复发作可导致关节的变形和僵直，并常固定于屈曲位置。可见肝、脾和淋巴结的轻度肿大。约有1/4的患儿RF阳性，最终一半以上的患儿发展为严重的关节炎。

（3）少关节型：累及4个以内的关节，是儿童类风湿病的主要类型，约有50%的患儿属于此类型。少关节型主要累及膝、踝等大关节，多无严重的关节活动障碍。8岁以下的女孩多可能发展为本型。20%~30%的患儿有眼部病变，必须对少关节型的患儿进行定期的眼部检查以免发展为严重的虹膜炎和葡萄膜炎。

（四）辅助检查

没有特征性的检查来诊断儿童类风湿病，应认真检查和评估患儿的病史，实验室检查结果和X表现来鉴别诊断。

（1）儿童类风湿病的一个重要的诊断要点是症状持续的时间，关节肿痛至少6周，可考虑儿童类风湿病的诊断。记录症状出现、好转和恶化的时间对诊断有帮助。

（2）在活动期可有轻度或中度的贫血，多数患儿白细胞升高，以中性粒细胞为主，血沉增快，C反应蛋白、黏蛋白大多增高。

（3）免疫检查IgG、IgM、IgA均增高，部分病例RF、ANA阳性。

（4）X线检查早期可见关节附近软组织肿胀；晚期可见骨质稀疏和破坏，关节腔变窄，关节面融合，骨膜反应和关节半脱位。

（五）治疗原则

治疗的重要目标是保持患儿较好的生理功能和社会功能，维持患儿高质量的生活。医护人员应采取各种措施以减轻患儿关节肿胀，维持关节的正常运动，减轻疼痛，及早发现、治疗和预防并发症。大多数儿童类风湿病患儿需要药物和物理治疗。

1.一般治疗

急性期应卧床休息，给予患儿合理饮食，病情好转后应进行适当的活动。运动是儿童类风湿病治疗计划中的重要部分，能帮助患儿维持肌肉的肌张力，恢复关节的活动度。物理治疗师或康复治疗师应为儿童类风湿病患儿设计合适的运动计划，可推荐用夹板或其他设备以帮助骨和关节的正常生长。当发生肌肉萎缩、活动受限关节变形时，可给予理疗、红外线照射、按摩、医疗体育和矫形手术等。

2. 抗炎药物

根据药物的作用时间，抗炎药物分为快作用类、慢作用类、类固醇激素和免疫抑制剂等。

（1）非甾体类抗炎药：非甾体类抗炎药是治疗早期儿童类风湿病、改善临床症状必需的药物。临床可分为布洛芬、吲哚美辛和双氯芬酸等。尽管这些药物能充分控制关节的症状，对关节外症状也有疗效，但不能阻碍关节破坏的进程，对关节畸形和强直也无疗效。对那些病情严重、进展较快的患儿应使用慢作用药物。

（2）病情缓解药物：如患儿用 NSAID 治疗 3~6 个月后无效，应加用甲氨蝶呤、青霉胺等慢反应药物，能减慢儿童类风湿病的进程，但由于这些药物需要数周至数月的时间才能发挥作用，常与 NSAID 联合使用。，

（3）激素治疗：当有内脏受累时，特别是有心肌和眼部病变者，应早期应用激素，常用泼尼松。

（4）以上治疗均对患儿无效时，或有严重反应时，或有严重并发症的病例中，硫唑嘌呤和环磷酰胺较常用，可单独使用也可与激素联合应用，应注意这些药物的副作用。

【护理措施】

（一）基础护理

降低体温，密切观察体温变化，注意热型。观察有无皮疹和眼部损伤的表现以及有无脱水症状。物理降温（有皮疹时禁用酒精擦浴），保持皮肤干爽，防止受凉。保证摄入充足的水分和热量，并给予高热量、高蛋白、高维生素、易消化的饮食。

（二）专科护理

（1）减轻关节疼痛，维持关节功能：急性期应卧床休息，注意观察关节炎的体征，有无晨僵、疼痛、肿胀、活动受限和关节畸形等表现。置患肢于舒适的位置以减轻关节疼痛。急性期过后应尽早开始康复治疗，指导家长帮助患儿做被动运动和按摩，经常更换体位，鼓励患儿尽量独立完成日常活动。设计许可的游戏，如游泳、骑车等以恢复关节功能，防止肢体畸形。关节畸形的患儿应防止外伤。

（2）合适的药物治疗：非甾体类常见的副作用有胃肠道反应和凝血功能异常，以及对肝、肾、神经系统的影响。故长期用药的患儿应 2~3 个月随访血象和肝肾功能，及时掌握治疗情况。

（三）健康指导

尽量把患儿当成正常孩子来对待。向患儿解释儿童类风湿病并非任何人的错，有的患儿认为儿童类风湿病是对他们的惩罚，应消除患儿的这些心理压力。关心患儿，多与患儿及其父母沟通，了解病情，并给予精神安慰，以增强他们战胜疾病的信心。建议患儿多给予患肢功能锻炼。与学校密切合作，为患儿指定合适的学习计划，长期休学的患儿需要老师将作业送至家中。鼓励父母不要过度保护患儿，多尝试新的活动，鼓励其独立性，以达到身心的健康发展。

三、过敏性紫癜

【概述】

过敏性紫癜（anaphylactoid purpura）又名舒－亨综合征（Henoch-Schonlein purpura, HSP）。1837 年，Johann Schonlein 描述了一种有紫癜表现同时伴随关节疼痛和尿中沉淀的综合征，后来他的学生又进

一步提出该综合征还伴有腹痛和肾脏累及。弗兰克（Frank）于1915年提出“过敏性紫癜”一词，以体现其发病机理是机体对某一刺激物的过敏反应。过敏性紫癜的临床表现主要包括紫癜、关节肿痛或关节炎、腹痛、消化道出血和肾炎。最严重的并发症是渐进性肾衰竭，发生率为1%~2%。大部分患儿年龄在2~14岁，男女发病比例为1.5~21,发病季节以春、秋和冬季多见。

（一）病因

病因尚不清楚，目前认为与某种过敏原引起的自身免疫反应有关。过敏原可以是病原体（细菌、病毒和寄生虫），药物（抗生素、磺胺药、水杨酸），食物（鱼、虾、蟹、鸡蛋和牛奶）及其他因素。机体对这些因素产生免疫反应，形成免疫复合物沉淀于小血管，导致皮肤、胃、肠、关节等部位产生广泛的毛细血管炎。

本病主要病理改变为无菌性血管炎，全身毛细血管、小动脉、小静脉均可累及。皮肤损伤主要发生在真皮血管，表现为急性的炎症反应，中性粒细胞和嗜酸性细胞的浸润。局部渗出增加，水肿，红细胞渗出和邻近血管的胶原纤维肿胀，血管壁有纤维样坏死及间质水肿。严重病例可见到坏死性动脉炎。肠道黏膜可见到同样的病变，重者可发生肠黏膜的溃疡。肾脏累及轻重不一，从微小病变至新月性肾炎。免疫荧光可见IgA、C3和一定量的IgM、IgG的沉积，部分病例还可见到心、肺、胸膜和颅脑血管的同样的病理改变。

（二）临床表现

多为急性起病，常在发病前1~3周有上呼吸道感染史。首发症状以皮肤紫癜为常见，半数患儿有关节肿痛和腹痛。主要累及部位为皮肤、关节、消化道和肾脏，并有相应的临床表现。

（1）皮肤紫癜：常为首发症状，大多数患儿表现为典型的皮肤紫癜，最多见于下肢和臀部，以下肢伸面为主，对称分布，严重者可波及上肢，但少累及面部。皮疹首先为紫红色的荨麻疹及各种红斑，高出皮面，有轻度的痒感，压不退色，可成批反复出现，新旧皮疹并存，少数患儿紫癜可大片融合成大疱伴出血坏死。

（2）消化道症状：约有2/3的患儿可出现消化道症状；多发生在皮疹出现1周以内，也可发生在皮疹出现之前。突发的腹痛可伴恶心、呕吐和血便，腹痛位于脐周和下腹部，由肠道病变引起肠蠕动增强的痉挛所致。偶见肠套叠、肠穿孔、出血性坏死性肠炎，临床称此型为“腹型”。

（3）关节肿痛：1/3的患儿有此症状，主要累及膝、踝、肘，可单发也可多发，为游走性，一般不伴红、热，不遗留关节畸形。临床称此型为“关节型”。

（4）肾脏症状：肾脏病变见于30%~60%的患儿。常在病程的1~8周出现，症状轻重不一。多数患儿出现血尿、蛋白尿和管型，可伴血压升高和水肿，称为紫癜性肾炎。少数患儿出现肾病综合征的表现。一般肾脏损害较轻，大多数患儿完全康复，极少数患儿发展为肾衰竭，死于尿毒症。临床称此型为“肾型”。

（5）其他：中枢神经系统病变是过敏性紫癜的潜在威胁之一。偶见颅内出血导致的失语、瘫痪、昏迷、抽搐，个别病例还可见鼻出血、牙龈出血和咯血等出血表现。

以上症状可单独出现也可并存，若几种表现同时存在则称为“混合型”。

（三）辅助检查

约半数患儿的毛细血管脆性试验阳性；外周血白细胞正常或轻度升高，血小板计数、出血和凝血时间、血块退缩试验和骨髓检查均正常；尿液检查与肾小球肾炎相似，大便隐血可呈阳性；血清 IgA 往往升高，IgG、IgM 可升高或正常。

（四）治疗原则

目前尚无特效治疗。急性期卧床休息，对症治疗，积极寻找和避免与过敏原的接触。

（1）肾上腺皮质激素和免疫抑制剂的应用：一些回顾性研究表明，在开始的 24~48h 使用激素可减轻腹痛和消化道出血，有的学者认为激素能降低肾脏损伤的严重程度。但激素并不能阻碍病变发生和缩短临床进程，也不能防止复发。一般仅在急性期症状明显时使用泼尼松，1~2mg/（kg·d），症状缓解后即停药；环磷酰胺可用于那些对激素治疗无反应的病例，以抑制严重的免疫损伤。

（2）对症治疗：卡巴克洛可增加毛细血管对损伤的抵抗力，大剂量的维生素 C（2~5g/d）、抗组胺药物和钙剂可减轻过敏反应的强度，恢复血管壁的完整性，缓解部分患儿的腹痛症状。阿司匹林可用于那些单纯皮肤和关节症状者，以减轻关节的肿痛，但要注意肠道出血。

【护理措施】

（一）基础护理

促进皮肤正常功能的恢复，保持皮肤的清洁；教育患儿不要摩擦和搔皮肤，如有破溃及时处理，防止出血和感染；衣服应宽松、柔软、清洁、干燥；尽量避免接触任何潜在的过敏原，遵医嘱使用止血药和脱敏药； 观察皮疹的形态、颜色、数量、分布和有无复发，每天详细记录皮疹的变化。

（二）专科护理

（1）减轻关节痛和腹痛：按医嘱应用药物，以减轻关节痛和痉挛性腹痛。密切观察关节肿痛的情况，保持关节的功能位置，协助患儿选取舒适体位，根据病情选择合适的理疗方法，做好日常生活护理，腹痛患儿应卧床休息，做好床旁监护。

（2）密切观察病情：观察患儿有无腹痛、血便，注意其腹部体征并及时报告处理。当有消化道出血时，应卧床休息，给予无渣流质，限制饮食，大量出血时应输血和静脉补充营养。观察尿液的颜色、尿量和比重，定期检查尿液，当出现血尿、蛋白尿时，提示有紫癜性肾炎，按肾炎护理常规进行。

（三）健康指导

因过敏性紫癜可反复发作，并有可能损伤肾脏，给患儿带来不安全感，应向家长做好解释工作，帮助他们建立信心，教会家长如何观察病情和调节患儿的饮食，定期去医院复诊，以便及早发现肾脏并发症。

四、皮肤黏膜淋巴结综合征

【概述】

皮肤淋巴结综合征（mucocutaneous lymphnode syndrome，MCLS）又称作川崎病（Kawasaki's disease），是日本医生川崎于 1976 年首次完整描述。病变累及黏膜、皮肤和淋巴结，血管炎为主要病理改变，可累及全身动脉尤其是冠状动脉，有的最终发展为动脉瘤，导致心搏骤停。川崎病最严重的并发症也是对心脏和冠状动脉的损害，约有 20% 的患儿会发生心脏方面的并发症。是儿童后天性心脏病之一，已超过了儿童风湿热对心脏的影响。男女发病比为 1.5 ： 1，多发生于婴幼儿，18 个月至 2 岁多见，80% 的患儿为 4 岁以下，8 岁以上的患儿少见。

（一）病因

川崎病的病因与发病机制尚未明确。目前有多种理论和学说，包括感染的原因，免疫异常，临床和流行病学的特征支持感染学说，但也有很多权威研究者认为自身免疫因素也发挥重要作用。

发病呈一定的流行性、地方性，临床表现有发热、皮疹、球结膜充血，颈淋巴结肿大等，推测与感染有关，但尚未证实。

本病急性期存在明显免疫调节异常，可能在发病机制中起重要作用。

（二）病理

早期的组织病理学改变为小血管和小血管周围的炎症，以后逐渐发展为较大血管。

1 期：1~9 天，主要是急性小血管炎（微动脉、毛细血管、微静脉）和血管周围炎症，和冠状动脉的周围炎症和动脉内膜炎，心包、心肌、房室传导系统以及心脏瓣膜均有炎症改变。

2 期：10~26 天，表现为冠状动脉的全层血管炎和管腔的动脉瘤形成和血栓，并可存在心肌炎，血栓坏死，传导系统的损伤，心包炎、心内膜炎和瓣膜炎。

3 期：27~60 天，小血管炎症消退，冠状动脉肉芽肿形成。

4 期：持续数月至数年，冠状动脉疤痕形成，导致管腔狭窄，心肌纤维增生，血栓坏死，传导系统受损，心内膜纤维弹性组织增生。

（三）临床表现

（1）发热：多为突然发生的高热，持续多在 1 周以上，抗生素治疗无效，同时可出现本病的其他典型症状。

（2）皮肤和黏膜改变：皮疹呈多形性，在发热的同时或发热后出现，大多遍及全身。肢端改变：如水肿、红肿和蜕皮，肢端改变往往会使患儿拒绝行走和活动，手指和脚趾的蜕皮常于发热 1~2 周后出现，多发生在指（趾）甲周围，并可能累及手心和脚心部位。嘴唇出现红肿、干裂或出血；舌头为特征性的杨梅舌，舌乳头突起；双侧结膜充血，但无脓性分泌物。

（3）淋巴结肿大：一般在发热后 3 天出现，常为单侧颈前淋巴结非化脓性肿大，质较柔软，触之有压痛，有时累及双侧。

（4）心血管症状和体征：心血管累及是川崎病最严重的并发症，可表现为急性期心肌炎、心包炎，伴有或不伴有心包积液，以及在以后的病程中形成冠状动脉瘤。2% 的患儿死于冠状动脉炎，约半数患儿的动脉瘤在 1 年内消散。

（5）其他临床症状：可出现关节炎、腹部疼痛、脓尿和胆囊肿胀。

（四）辅助检查

（1）血液检查：轻至中度的贫血，外周白细胞计数升高，并伴有核左移，炎症活动指标升高，包括红细胞沉降率增快、C– 反应蛋白增高、免疫球蛋白升高，血培养常为阴性。血小板第 2~3 周时显著升高，恢复期降至正常水平，血小板计数和其他实验室指标在 6~8 周后恢复正常。

（2）影像学检查：必须进行超声心动图检查，以明确有无冠状动脉瘤，急性期应做基线的超声心动图检查，在病程的第2周、第3周以及所有实验室检查指标正常1个月后，应重复检查超声心动图。若有任何肝胆功能异常，都应做超声检查。拍摄胸片以明确有无充血性心力衰竭的表现。心电图以查明有无心脏传导系统异常，有症状的患儿可能存在心肌梗死。

（五）治疗原则

（1）阿司匹林：抑制前列腺素的合成，阻碍血小板的凝集，阿司匹林必须与免疫球蛋白联合应用才能达到充分的抗炎效果。伴发冠状动脉瘤的患儿应延长阿司匹林的使用时间。30~50 mg/（kg·d）口服，每天分4次服用，连用2周后改为3~5 mg/（kg·d）口服，每天1次，至6~8周，直至血沉恢复正常和症状消失。

（2）静脉用免疫球蛋白：一般推荐为首选用药，但不可单独用药。400 mg/（kg·d） 连用4天或单剂量2 g/kg每次之间隔12h。

（3）积极的支持疗法和抗感染治疗：如CoA、ATP和抗生素。

【护理措施】

（一）基础护理

（1）卧床休息：由于川崎病急性期持续高热，发热时间长，因此需绝对卧床休息，保持安静，限制活动量，禁止剧烈运动。

（2）饮食护理：要特别注意患儿的饮食，应予以营养丰富、清淡易消化、含有丰富维生素的半流饮食，同时避免过热、过硬、辛辣等刺激性的食物，以减少对口腔黏膜的刺激及避免增加咀嚼难度导致面部皲裂处出血。

（二）专科护理

（1）皮肤黏膜的护理：患儿的衣服应柔软、干净，每天更换，以减少对皮肤的摩擦，保持患儿的床铺干净、平整，应做好口腔清洁，每天用1%~2%的碳酸氢钠或生理盐水清洗口腔，每天两次。鼓励患儿多饮白开水。口唇及黏膜干裂处涂上液状石蜡。川崎病患儿于发热3~4天会出现眼结膜充血，此时要注意做好眼部清洁，按医嘱滴眼药水，预防眼结膜感染。

（2）发热的观察与护理：病程的早晚体温高低亦不相同。病程初期发热较高、病程晚期发热较低，与年龄无明显关系。定时测温、密切观察十分重要。每4h测温1次；体温超过38.5℃进行物理降温，出汗较多者使用温水擦身、更换内衣裤，保持皮肤干燥，以免受凉；同时鼓励患儿多饮水，饮水量不足者，及时由静脉补充，保持水、电解质平衡。

（3）病情观察：在护理过程中，密切监测患儿的一般情况，如面色、精神状态、心率、呼吸、脉搏，注意患儿有无烦躁不安、恶心、呕吐、胸闷、腹痛等伴随症状，以及早发现并发症。

（三）健康指导

80%的患儿会完全康复，如果患儿产生了冠状动脉瘤，则须定期复查超声心动图，部分患儿须坚持随访数年。向患儿家长做好宣教工作，使家长消除焦虑情绪，让患儿卧床休息。出院后遵照医嘱坚持服药，并注意观察药物的副反应，特别强调按期去院复查的重要性。

（张玉侠）

第十六章

遗传性疾病患儿的护理

第一节 医学遗传基础

医学遗传学是专门研究人类疾病与遗传的关系，即研究遗传病的发病原因、遗传规律、诊断和防治方法的科学，以控制遗传病在一个家族的复发和在人群中的危害。随着人们生活水平的提高，NICU 的救助功能的不断完善，早产儿童存活率增高，患遗传性疾病患儿增多，新生儿出生缺陷占活产婴儿的 0.8%~2.1%，其中 70%~80% 为遗传因素所致。常见遗传疾病包括染色体病、单基因病和多基因病。遗传病、恶性肿瘤和先天畸形已成为儿童死亡或残疾的重要原因。近年来生物化学和分子遗传学的迅猛发展，许多不被认识的遗传病也得以诊断或治疗。

一、遗传性疾病的物质基础

遗传是生命物质运动过程的特点之一。每一种生物都具有一定数目和形态稳定的染色体。染色体主要结构是由 DNA（脱氧核糖核酸）与组蛋白构成。DNA 是一种双螺旋状的大分子，其基本结构为核苷酸，核苷酸水解后可产生磷酸、脱氧核糖和碱基。其中碱基有 4 种，腺嘌呤（A）、鸟嘌呤（G）、胞嘧啶（C）、胸腺嘧啶（T）。每个 DNA 是由两条方向相反的多核苷酸链连接而成，而在两条多核苷酸之间需进行碱基配对，A 与 T、C 与 G，通过氢键连接在一起，并形成扭曲的双螺旋结构。一个 DNA 分子中，可以携带大量的遗传信息，约 40 000 个碱基对，其中每一个碱基对的排列顺序，代表一种遗传信息，从而构成多种多样的遗传物质。组蛋白与 DNA 结合，可调节其活性。

在染色体上，组成基因的 DNA 片段可分为编码顺序和非编码顺序。其中，编码顺序为外显子，而非编码顺序为内含子或间隔序列。内含子的两端接头分别 GT（5’末端）与 AC（3’末端）的结构方式，转录时由 5’末端到 3’末端的顺序将内含子切掉，使构成基因的几个外显子连接起来，形成一个完整的基因，再进行转录、翻译和表达。

当某种原因引起 DNA 基因的突变，而体内又缺乏 DNA 修复损伤的核酸内切酶时，则造成染色体上的 DNA 发生改变，制造蛋白质的模板产生误差，不能合成具有正常功能酶和蛋白质，造成机体内的酶的缺陷和蛋白质的异常，产生遗传性疾病。迄今已知的遗传性疾病达 9 800 多种。

二、遗传性疾病的传递方式

遗传性疾病是指生殖细胞和受精卵的遗传物质（染色体或基因）发生变化引起的疾病，通常具有由上一代传给下一代的特性。常见的遗传性疾病的遗传方式有常染色体显性和隐性、性染色体的显性和隐性及多基因遗传。

1. 常染色体显性遗传

常染色体中，如果亲代带有显性病理基因，是指配偶中一方为正常（隐性纯合子）而另一方为杂合子或显性纯合子，或者双方均为杂合子或显性纯合子，或者一方为杂合子而另一方为显性 / 隐性纯合子，均可发病，如寻常型鱼鳞病、遗传性出血性毛细血管扩张症等。其特点为：①父母中有一人患常染色体显形遗传病时，子代中患病数为 1/2。②父母双方均患同种常染色体显性遗传，其子女患病数 3/4。③通常连续两代出现。④男女得病机会均等。

2. 常染色体隐性遗传

常染色体隐性基因只有成对存在时，疾病才能得到表现，也就是说，仅有一个病理隐性基因的个体，并不发病。只有父母双方均带有隐性病理基因时，才有出现纯合子的患儿后代的可能，临床才能见到病理表现，如胰腺囊性纤维化、白化病、肝豆状核变性等。其特点为：①父母均为该病的隐性基因携带者。②该病一般不连续两代患病。③男女发病机会均等。④父母双方携带基因均为杂合子时，子女中 1/4 为患者，1/4 为正常人，2/4 为基因携带者。

3. X 伴性显性遗传

病理基因位于 X 染色体时，男女均可患病。女性患者将疾病传给男孩和女孩，其子女患病率为 1/2；男性患者可将疾病遗传给女性，但不遗传给男孩。因此，当母亲正常而父亲携带 X 伴性显性遗传基因时，其子女中女孩患病，男孩正常。这类遗传性疾病比较少见，如抗维生素 D 佝偻病、遗传性肾炎等，目前仅发现 10 种左右。其特点为：①女性患者多于男性，前者患者病情常较后者轻。②患者双亲中必有一方或双方是患者。③男性患者的女儿均发病，而儿子均正常；而女性患者的子女中，有 1/2 患病。④可以连续传递。

4.X 伴性隐性遗传

病理基因一般在 X 染色体上，临床男性患者为多见。因为男性只有一条 X 染色体，而只要一条 X 染色体带有病理基因，即可表现出患病症状；而女性则有两条染色体，一条染色体带有病理基因，而另一条带有正常基因时，为该病携带者，临床表现为个体正常。除非女性两条染色体都带有病理基因，临床才会表现出现症状。其特点为：①男性患者多于女性。②双亲无病表现时，男孩可出现症状，母亲为致病基因的携带者。③在非突变的家系中，患者的兄弟、外甥、舅父姨表兄弟中可能有 1/2 的患病风险。

三、遗传性疾病的种类

（1）染色体畸变疾病：染色体畸变包括数目的增加或减少；形态结构的改变，排列顺序出现倒位、重复、缺失、易位等，使遗传物质失去正常状态，从而引起疾病。

（2）遗传代谢缺陷病：由于基因突变（基因的核苷酸顺序或数目发生改变及碱基变化等）所致，使遗传信息发生误差，引起体内的酶缺陷或蛋白质异常，导致异常代谢性缺陷性疾病。可分单基因遗传病和多基因遗传病。

（3）线粒体遗传病尿症（PKU）。

四、遗传基因的诊断

遗传病的诊断可分为产前诊断、症状前诊断和现症患儿诊断三种。其中产前诊断和症状前诊断最重要，因为这样可以在胚胎早期进行选择性流产，减少患儿并杜绝携带者的出生，早期发现早期治疗可以获得最佳治疗效果。

（陈建军）

第二节　唐氏综合征患儿的护理

【概述】

唐氏综合征（21- 三体综合征），又称作先天愚型，是儿童常见的染色体疾病。21 染色体 - 三体是生殖细胞在减数分裂过程中，由于受到某种因素的影响，染色体发生不分离所引起。本病常有心脏畸形和免疫功能低下，并易发生反复感染等，在婴幼儿期病死率较高。其发病率为 1/800~1/600。

21- 三体综合征根据核型分三型。绝大多数为单纯 21- 三体型，称作标准型（47+21），约占 92.5%，体细胞染色体为 47 条，核型为 47XY（或 XX）+21，有一条额外的 21 染色体。其发生机理是亲代（常见母系）的生殖细胞在减数分裂时，染色体不分离所致。另一种是易位型 (14/21、21/22、21/21)，约占 4.8%。染色体总数为 46 条，其中一条是易位染色体。近端着丝粒染色体的一种相互易位，也称丝粒融合，最常见的是 D/G 易位，即 G 组 21 染色体与 D 组的 14 染色体发生着丝粒融合；另一种为 G/G 易位，是由 G 组中两条 21 染色体发生着丝粒融合；还有一种很少，为嵌合型，约占 2.7%，是受精卵在早期分裂过程中，染色体不分离所导致，其临床表现按正常细胞所占百分比而定。

（一）病因

与多种因素有关。母体妊娠年龄、遗传因素、应用化学药物中止妊娠、放射线照射、自身免疫性疾病（慢性甲状腺炎）及病毒感染（传染性肝炎）等均可为诱发因素。其中母体的生育年龄与 21- 三体综合征的发病率密切相关，妊娠年龄越大，新生儿 21- 三体综合征的发病率越高。

（二）临床表现

主要临床表现为智能低下、愚笨面容及身体发育迟缓，可伴有先天性心脏病。具体表现为眼距宽，眼裂小，外眼角上斜，内眦赘皮，鼻根低平，腭弓高尖等。新生儿常有第三囟门，舌大外伸、流涎，称伸舌样痴呆，身材矮小，头围小于正常新生儿头围，骨龄落后于年龄，四肢短，肌张力降低，关节可过度屈伸，又称作软白痴。约 40% 的患儿伴有先天性心脏病（常见房、室间隔缺损），因免疫功能低下而易受各种感染。通贯手，atd 角增大（>63°，正常 <45°），胫侧弓形纹和第五指只有一指褶纹等。

（三）辅助检查

细胞遗传学检查：21染色体长臂二区二带呈三体性，其中典型的21-三体，即标准型。此型占全部患儿的95%；易位型，为D/G或G/G易位占本病的3%~4%；嵌合型是早期分裂过程中，21染色体不分核型，使患儿体内存在两种细胞，一种为正常细胞，而另一种为21-三体细胞，其临床表现与正常细胞和异常细胞的比例有关。此型患儿占1%左右。

（四）治疗原则

目前尚无有效的治疗方法，如伴有畸形，可行手术矫正。

【护理措施】

（一）基础护理

（1）建立有规律的生活，合理安排时间，保证充足的睡眠。避免引起患儿情绪激动和大哭大闹。严重的心脏病患儿应卧床休息，可减轻心脏负荷，创造良好的手术条件。

（2）保持空气新鲜、温湿适宜。每天给患儿测体温2次。如体温＞37.8℃时，每4h测体温1次。室内每天紫外线照射2次，每次30~60min。限制探视人数及探视的时间。严格执行无菌操作。

（3）给予患儿高蛋白、高热量、高维生素饮食，多食新鲜蔬菜及水果。每4h观察体温、脉搏、呼吸、血压的变化。遵医嘱给予抗生素治疗。每天做雾化吸入4次。翻身、拍背，协助排痰。

（二）专科护理

（1）病情较轻的患儿，医生帮助家长制订健康教育内容、训练方案，培养患儿自理生活的能力，如协助或训练患儿吃饭、穿衣、定时大小便等，使患儿通过训练能逐步自理生活，从事部分简单的劳动。

（2）指导患儿家长保持患儿口腔、鼻腔清洁，给患儿勤洗手，保持患儿下颌及颈部皮肤清洁干燥，以免皮肤溃烂。

（三）健康指导

避免近亲结婚，妇女应避免40岁以后生育，高龄初产高危人群受孕后，应做产前诊断，如绒毛取样、羊膜穿刺等。为避免胎儿畸形，双亲应做染色体检查。孕期应保持心情愉快，情绪稳定，不服用对蛋白质有影响的药物，避免接触过量的放射性物质，预防各种细菌感染和病毒感染性疾病。

（陈建军）

第三节　糖原累积病患儿的护理

【概述】

糖原累积病是糖原代谢性疾病，是酶类缺陷造成糖原代谢的紊乱。由于所缺酶的种类不同，其糖原累积病的种类也不同，目前分为12型，Ⅰ型较为常见，属于常染色体隐性遗传行疾病。

(一)病因

糖原累积病是由于肝、肾等组织细胞缺乏葡萄糖 -6- 磷酸酶，使糖原分解过程发生障碍，不能将葡萄糖 -6- 磷酸分解成为葡萄糖，由于葡萄糖 -6 磷酸浓度增加，继续合成糖原，而导致过多的糖原累积在肝脏，造成肝脏肿大。6- 磷酸葡萄糖不能分解为血糖，空腹时血葡萄糖降低，出现低血糖血症。由于能量来源不足，加速了蛋白质和脂肪的分解。其中，蛋白分解可使生长发育受累，患儿身材矮小。脂肪分解以及能量来源不足时，可造成糖酵解增多，使血中乳酸和酮体增多，出现乳酸性酸中毒，导致患儿骨质疏松等；肝糖原累积过多，血糖不能转化为糖原，进而转变为脂肪，造成患儿肥胖；体内乳酸及酮体需由肾小管排出，竞争性影响尿酸的排出，使血中尿酸浓度增强，引起痛风症。

肝糖原累积病患儿的肝脏显著增大，表面光滑，所含糖原为正常儿童的 3~5 倍。储存在肝细胞胞浆内，肾小管上皮细胞及肾小球内亦可见糖原累积。患儿青春期前后易发生痛风。

(二)临床表现

患儿新生儿时期即可出现肝脏肿大；婴儿期可出现低血糖、惊厥；1 岁后至儿童期，可出现体态肥胖，腹部隆起，患儿生长发育迟缓，高尿酸血症逐渐加重；青春期左右发生痛风等， 10%~20% 的患儿可发生黄瘤。X 线可见骨质疏松，骨骺延迟出现；患儿身体各部位比例及智力都正常；部分患儿可因血小板功能不良，出现出血倾向。

(三)辅助检查

(1)清晨空腹血糖测定：空腹时血糖低，为 2.2~3.4mmol/L。

(2)肾上腺素实验：肾上腺素有促进肝糖原分解的作用。正常人皮下注射肾上腺素 0.02mg/kg，1h 后，患儿血糖升高 < 30mg/dl。

(3)酶学检查：肝活检患儿肝细胞葡萄糖 -6- 磷酸酶的活性降低或消失。

(4)其他检查：血胆固醇、尿酸明显增高，骨骺出现延迟，超声检查可见肾脏肿大。患儿有出血倾向。

(四)治疗原则

本病的病理生理基础实空腹低血糖，综合治疗的方法主要采取各种措施使血糖维持或接近正常水平，尽可能抑制继发性代谢异常，减轻临床症状。

(1)婴儿可采用日间少量多次进食法和夜间鼻饲持续点滴高碳水化合物的方法，维持血糖 4~5mmol/L。

(2)服用生玉米淀粉混悬液：生玉米淀粉在肠道内缓慢释放葡萄糖并被吸收，可维持血糖在正常范围 6~8h。婴儿每次 1.6g/kg，每次间隔 4h。随着年龄的增长，渐增至每次 1.75~2.5g/kg，每次间隔 6h。

(3)检测餐前血糖及餐前血乳酸和夜间 12h 尿乳酸浓度，评价饮食疗法的效果。控制良好者餐前血糖≥ 3.9mm(70mg/dl)，餐前血乳糖降至 2.5~5mm(18~45mg/dl)，夜间尿乳酸≤ 0.6mm(5.4mg/dl)，治疗后，患儿生长速度明显加快，肝脏明显缩小，但血乳酸、尿乳酸和血脂通常不能达到正常水平。

(4)有感染的患儿应对症治疗，应注意及时应用碳酸氢钠纠正酸中毒。

（5）预后：两岁以内的患儿易引起感染，严重的酸中毒可致死。部分病例随着年龄增长，病情自然减轻。年长儿，有肝细胞瘤发生的危险，有痛风症者可因痛风性肾炎死亡。早期采用饮食治疗，部分患儿可获得正常发育，但仍须长期随访。

【护理措施】

（一）基础护理

指导患儿家长根据天气变化，随时增减患儿衣服，防止各种细菌和病毒感染患儿。不带患儿到人多的公共场所，防止交叉感染的发生。保持患儿病房清洁、整齐和空气新鲜。嘱患儿卧床休息。

（二）专科护理

（1）观察患儿的神志、面色、恶心、呕吐嗜睡及 P、R、BP 的变化，防止酮症的发生。每 2~4h 测血糖的浓度，保持在正常范围。

（2）给予高蛋白、高维生素易消化的饮食，少量多餐。指导家长正确调配饮食，以控制疾病的发展。

（3）患儿酸中毒时，应控制脂肪的摄入。不服用对肝肾有损害的药物。

（三）健康指导

教会家长观察低血糖发生的临床表现，如患儿有无面色苍白，软弱无力、头晕、出汗、脉搏加快等。鼓励患儿坚持饮食疗法，向患儿家长示范玉米淀粉的调制方法，并观察疗效。

（陈建军）

第四节　苯丙酮尿症患儿的护理

【概述】

苯丙酮尿症（PKU）是一种较常见的先天性氨基酸代谢障碍疾病，为常染色体隐性遗传性疾病。苯丙氨酸是体内合成蛋白质的所必需氨基酸。当患儿体内缺乏苯丙氨酸代谢通路中的所需要的酶时，导致血、脑脊液、尿液中产生大量的苯丙酮酸等代谢产物，导致患儿智力低下，尿中苯丙氨酸排出增多等。其发病率为 1/15 000 左右。父母均为隐性病理基因携带者时，胎儿发病率为 1/4。本病的发病率各国和地区均有不同，我国发病比例为 1 : 16 500。

（一）病因

本病分为典型和非典型两种。典型的苯丙酮尿症是因为患儿体内的肝细胞缺乏苯丙氨酸羟化酶，使苯丙氨酸的正常代谢途径受阻，不能将苯丙氨酸转化为酪氨酸，而只能转变为苯丙酮酸，从而导致苯丙氨酸在血、脑脊液各种组织中和尿液中的浓度增高，过量的苯丙氨酸及其代谢产物在体内堆积，引起一系列的临床症状。过量的苯丙氨酸存在于脑脊液中，使脑细胞受损及脑功能发育受累，导致患儿智力低下。同时，酪氨酸的来源减少，使甲状腺、肾上腺和黑色素等合成不足，患儿的皮肤、毛发色素减少，头发黄，皮肤白。当大量的苯丙酮酸等代谢产物从尿中排出时，尿液呈“鼠尿味”。非典型的苯丙酮尿症又称作四氢生物蝶呤缺乏性苯丙酮尿症，是由于尿苷三磷酸环化合成酶、6－丙酮酰四氢蝶呤合成酶或二氢生物蝶呤还原酶缺乏所致，苯丙氨酸不能氧化成酪氨酸，而造成多巴胺、5－羟色胺等重要神经递质缺乏，神经系统的损害加重。本病属常染色体隐性遗传病，男女发病率接近 1∶1，患儿双亲均为表型正常的杂合子。

（二）临床表现

典型的苯丙酮尿症患儿，智力低下是临床最主要的症状，患儿在新生儿时期发育基本正常，生后 1~3 个月可出现呕吐、喂养困难等症状。90% 的患儿的毛发逐渐变为棕色或黄色，皮肤变白、虹膜色泽变浅，皮肤产生湿疹。尿液和汗液有鼠尿味。出生后 3~6 个月时则出现表情呆滞、烦躁、智力发育明显落后于正常儿等表征，语言障碍最明显，还有行走困难、步态不稳等指征 80% 的患儿有脑电图异常，25%~35% 的患儿有癫痫发作，且不易控制。

非典型的苯丙酮尿症，临床表现与典型的苯丙氨酸病患儿的症状基本相似。但神经系统症状明显，患儿出生时，临床表现正常，但出生后 3 个月时，可出现吞咽困难、肌张力增强、惊厥等神经系统症状。随着年龄的增加，症状逐渐加重，饮食治疗效果不佳。

（三）辅助检查

（1）新生儿期的筛查 Guthrie 是国际采用的筛选方法。将干血滤纸片放入与苯丙氨酸结构相似的细菌抑制剂的培养板上，当血标本中的苯丙氨酸含量为 4mg/dl 时，能使受抑制的枯草杆菌生长，出现菌环。环的大小与苯丙氨酸的浓度成正比。Guthrie 测定应于给婴幼儿喂奶后 2~3 天，正常人血清苯丙氨酸的浓度为 1~3mg/dl，而苯丙酮尿症的患儿为正常浓度的 2 倍（6mg/dl），有时可超过 20mg/dl 以上。

（2）尿三氯化铁实验，取尿液 2~5ml，滴入 10% 三氯化铁数滴，如尿中有苯丙氨酸，便出现绿色。但特异性欠佳，有假阳性或假阴性的可能，一般作为年龄较大患儿筛查。

（3）尿蝶呤分析，应用高压液相层析（HPLC）测定尿液中新蝶呤和生物蝶呤的含量，可以鉴别三种非典型苯丙酮尿症。

（四）治疗原则

早期诊断、及时治疗，防止患儿智力低下的发生。

（1）限制饮食中苯丙氨酸的含量，给予低苯丙氨酸饮食。

（2）监测血浆苯丙氨酸的水平。

（3）治疗越早，对智力损害越小。

（4）低苯丙氨酸饮食至少需要持续到患儿青春期后。

【护理措施】

（一）基础护理

指导患儿饮食，保持正常生长发育，避免患儿智力低下。保持患儿皮肤清洁。剪短指甲或带防护手套，预防抓伤皮肤。每次便后用温水冲洗，局部给予鞣酸软膏涂抹。瘙痒处，可用炉甘石擦洗。及时更换衣服，保持衣服清洁、干燥，减少对皮肤的刺激。

（二）专科护理

（1）血浆中的苯丙氨酸 >20mg /dl 时，应限制苯丙氨酸 30~50mg/（Kg·d）的摄入，由于天然蛋白质中含有 4%~6% 苯丙氨酸，所以必须控制天然蛋白质的摄入。首先鼓励母乳喂养，母乳中的苯丙氨酸的含量为 2.4mmol/L，比牛奶含量低，也可以选择低或无苯丙氨酸的奶粉或氨基酸酚作为蛋白质的补充来源饮食。这样可减少苯丙氨酸的产生，避免脑受到损害。

（2）配以天然食品补充机体所需最小量的苯丙氨酸和其他营养成分，保证足够的热量。随着患儿年龄的增长，饮食可根据年龄、体重、蛋白质、热量、苯丙氨酸需要量和血苯丙氨酸浓度来选择，如大米、小米、白菜、土豆、菠菜等，可根据年龄、体重、所需营养成分、量，制定成食谱并交给患儿家长。这样既限制了苯丙氨酸的摄入，又能保证患儿的营养的需要，定期随访直到学龄期。

（3）患儿辅食的添加时间与方法同正常婴儿，如 4 个月以上时，适当添加辅食（如：水果泥、蔬菜泥等）；6 个月以后，添加蛋黄、淀粉糊及淀粉类低蛋白质食品。

（4）6~8 岁后的患儿可放松饮食的限制。出生后，凡能及早给予饮食限制的患儿智力发育可接近正常。

（5）初诊患儿按制订的食谱喂养后，要在第三天、第五天、第十天测定血苯丙氨酸浓度。根据血苯丙氨酸浓度随时调整食谱，将血苯丙氨酸浓度调整到正常范围。饮食治疗期间要定期监测血苯丙氨酸浓度，新制订和新调整的食谱，应在食用后第五天、第七天、第十天测定血苯丙氨酸浓度，以确定食谱是否合适。

（三）健康指导

（1）康复训练：脑损伤引起的智力落后是不可逆的，但如果经过智力康复，也会有不同程度的提高，部分可能有显著进步。应对患儿进行智力康复的训练，而智力严重落后的患儿，训练目的是培养生活的基本自理能力，而轻中度落后的患儿在培养其生活能力的基础上，还应进行相应生存技能的训练。

（2）预防：避免近亲结婚，对有阳性家族史或父母一方为杂合子者，母体在怀孕时应做产前检查，及早诊断。经早期治疗的患儿有可能完全达到正常人的智力水平。

（陈建军）

第十七章

传染性疾病患儿的护理

第一节　风疹患儿的护理

【概述】

风疹（rubella，german measles）是由风疹病毒引起的一种较轻的急性传染病。其临床特征为上呼吸道轻度炎症、低热、特殊的斑丘疹，和耳后、枕部及颈后淋巴结的肿大。多发生于冬春两季，多见于1~3岁幼儿，极易于托儿所、幼儿园流行。

（一）病因

风疹病毒为RNA病毒，该病毒不耐热，易被干燥或高热灭活，低温－60℃可以保存。可通过患病儿童的口鼻及眼分泌物直接传染给被接触者，大多数通过呼吸道飞沫散播传染。出疹后，血液内很快出现中和抗体，至30天至1个月达高峰。母亲妊娠中或生产时感染风疹可以发病或隐性感染，波及胎儿后，病原体可在新生儿咽部持续生存，由大小便排出，可长达6个月或更久。皮疹是真皮上层毛细血管充血和轻微炎性渗液的结果，退疹后有细小脱屑。

病毒首先侵入上呼吸道黏膜及颈部淋巴结，并在其内复制，从而导致上呼吸道炎症和病毒血症，临床表现为发热、皮疹及浅表淋巴结肿大。若在妊娠早期（3个月内）感染风疹病毒，其病毒可通过胎盘而传给胎儿，并在其体内不断复制，最终可导致胎儿畸形。

（二）临床表现

潜伏期10~21天，一般为16~18天。全身症状比较轻，发病初期可有感冒症状，常伴有低热。发热1~2天内即可出疹，一般由面部蔓延至躯干和四肢。往往第一天即布满全身，但手掌、足心大都无皮疹。皮疹为浅红色，稍隆起，大小为2mm左右，分布均匀，躯干部皮疹较稀疏，面部及四肢则往往融合，皮疹于第4~5天隐退。发热即出疹，热退疹也退是风疹的典型特点，常伴有耳后、枕部、颈部淋巴结肿大。

（三）并发症

偶见扁桃体炎、中耳炎和支气管炎。风疹后数周偶见出血性肾小球肾炎，与猩红热后肾炎相似。

（四）辅助检查

（1）白细胞总数降低，中性粒细胞降低，淋巴细胞增高。

（2）血清抗体测定，风疹病毒的特异性 IgM 抗体阳性。

（五）治疗原则

（1）给予清热解毒的中药治疗。

（2）对症处理：咳嗽用祛痰止咳剂，结膜炎用 0.25% 氯霉素眼药水，高热时可给予药物降温。

【护理措施】

（一）基础护理

（1）发热期间卧床休息。

（2）保持皮肤及口腔的清洁。

（二）专科护理

（1）高热的患儿应及时采取药物或物理降温，如温水浴、局部冷敷等，如有高热惊厥时遵医嘱给予镇静剂。

（2）鼓励高热的患儿多饮水，有利于退热和发疹。

（3）给予易消化及富有营养的流质或半流质饮食，以补充高热消耗的营养及水分，如牛奶、蛋羹、稀粥等。

（三）健康指导

（1）介绍该病发生原因，预防方法，风疹流行季节不带儿童到人群集中的地方。

（2）介绍保持室内空气新鲜、温湿度适宜非常重要。

（3）加强儿童体质锻炼，以提高儿童的自身免疫力。

（马秀芝）

第二节　急疹患儿的护理

【概述】

幼儿急疹（exanthem subitum, roseolainfantum）是一种病毒引起的发疹性轻型传染病，多见于 6~18 个月的婴儿，四季均可发生，以冬春季多见，感染后获得终身免疫。其特征为发热 3~4 天，热退后周身出现红疹，并很快消退。由于皮疹出现前高热持续不退，全身症状较轻，不易明确诊断，直到热退疹出后，才能确诊。

（一）病因

人类疱疹病毒 –6 型（human herpesvirus–6, HHV–6）是本病的病原病毒，一般为散发，偶有流行，无症状成人自唾液排出病毒可能为本病的传染来源。

HHV-6 原发感染后，其核酸主要潜伏在外周血单核细胞、唾液腺、肾及支气管的腺体内，在一定的条件下，HHV-6 可被激活，引起再感染。HHV-6 激活机制尚不清楚，研究显示体内存在 HIV、EB 病毒。当麻疹病毒、巨细胞病毒感染时，可激活 HHV-6。由于该病毒感染，而引起发热、皮疹等临床表现。

（二）临床表现

潜伏期 7~17 天，平均 10 天，起病急骤，无前驱症状，体温突然升高，多为 39~41℃，一般持续 3~5 天后自然骤降。大多数患儿情况一般良好，无典型症状与体征，可伴有恶心、呕吐、咽炎、鼻炎、结膜炎等症状，偶见高热惊厥。皮疹多出现于体温下降之后，直径为 2~3mm，周围有浅色红晕，压之褪色；皮疹多呈分散性，也可融合一处，开始出现于颈部和躯干，很快波及全身，腰部及臀部最多，面部及肘、膝以下极少，于 1~3 天内全部退尽，不留色斑，无脱屑。

（三）辅助检查

（1）白细胞总数降低，中性粒细胞降低，淋巴细胞增高。

（2）外周血病毒分离，可用间接免疫荧光法或中和试验监测血清特异抗体；用 PCR 技术检测外周血或组织中特异性病毒 DNA（用于诊断困难及出现重症并发症病例）。

（四）治疗原则

（1）给予抗病毒制剂。

（2）对症治疗：高热时给予物理及药物退热，惊厥时给予镇静剂。

【护理措施】

（一）基础护理

（1）注意休息至皮疹消退、体温恢复正常。

（2）保持室内空气新鲜，注意通风，保证温湿度适宜。

（3）保证营养供给，给予清淡、易消化、营养丰富的饮食，鼓励患儿多饮水。

（二）专科护理

（1）对高热的患儿及时采取药物或物理降温，如温水浴、局部冷敷等，如有高热惊厥时遵医嘱给予镇静剂。

（2）鼓励高热的患儿多饮水，有利于退热和发疹。

（3）给予易消化及富有营养的流质或半流质饮食，以补充高热消耗的营养及水分，如牛奶、蛋羹、稀粥等。

（三）健康指导

（1）用通俗的语言向患儿及家属介绍本病发生的原因和预防方法。

（2）告知患儿及家属保持室内空气新鲜、温湿度适宜重要性。

（3）加强儿童体质锻炼，以提高儿童自身免疫力。

（马秀芝）

第三节　结核病患儿的护理

一、儿童结核病概述

结核病分为原发性和继发性，是由结核杆菌引起的一种慢性感染性疾病，全身各脏器均可受累，以原发性肺结核最常见。严重病例可引起血行播散，发生粟粒性肺结核或结核性脑膜炎，后者是儿童结核病致死的主要原因。

（一）病因

病原体为结核分枝杆菌，革兰染色阳性，抗酸染色呈红色。分为四型：人型、牛型、鸟型、鼠型，对人类有致病性的主要是人型和牛型，我国儿童结核病大多由人型结核杆菌引起。结核菌对酸、碱、消毒剂有较强的抵抗力，但对湿热敏感，65℃ 30min 即可灭活，干热 100℃ 20min 灭活。痰液中的结核杆菌用 5% 苯酚（石碳酸）或 20% 漂白粉经 24 h 处理才能被杀灭。

机体初次感染结核杆菌 4~8 周，产生细胞免疫，同时出现组织超敏反应。再次接触结核杆菌或其代谢产物→致敏的淋巴细胞就释放一系列细胞因子→激活并汇集巨噬细胞于病灶处→产生足够的水解酶和杀菌素→吞噬和杀灭大部分结核杆菌。当细菌量大，组织敏感性高时，则组织坏死不完全而产生干酪样物质。机体感染结核菌后，在产生变态反应的同时获得一定的免疫力，结核免疫力和变态反应是同一细胞免疫过程的两种不同表现。

（二）流行病学特点

（1）传染源：开放性肺结核患者是主要传染源。

（2）传播途径：①呼吸道传播为主要传播途径，儿童吸入带结核菌的飞沫或尘埃即可引起感染。②如饮用未经消毒的牛奶，或污染了结核菌的其他食物可引起消化道传播，经皮肤或胎盘传染者极少。

（3）诱发因素：生活贫困、居住拥挤、营养不良等是人群结核病高发的因素。

（三）儿童结核病的特点

（1）多为原发感染，发病急，病情进展快，易发生合并症，未经合理治疗的患儿可于短期内恶化；如早期发现并及时治疗，多能痊愈。由于原发病灶局部病变的性质以渗出为主，较少出现坏死及空洞，故愈合方式以钙化为主。

（2）易侵犯淋巴系统，肺门淋巴结最易受累。

（3）原发性肺结核易发生血行播散，儿童粟粒性肺结核及结核性脑膜炎多见。

（4）对结核菌及其代谢产物的敏感性较高，多见于原发性肺结核的患儿。表现为疱疹性结膜炎、皮肤结节性红斑等，并先出现于肺内病变之前。

（四）辅助检查

1. 结核菌素试验

结核菌素试验（TB 实验）可测定受试者是否感染过结核杆菌，属于迟发型变态反应。

（1）试验方法：用皮内注射法。将 0.1ml 含 5 个结核菌素单位的纯蛋白衍化物（PPD）注入左前臂掌侧中下 1/3 交界处皮内，使之形成 6~10mm 的皮丘。

（2）结果判断：48~72h 后观察反应结果，测定局部硬结的直径，取纵、横两者的平均直径来判断其反应强度（见表 4-22）。

表4-22 结核菌素试验

局部反应	表示符号	判断结果
硬结直径＜5 mm	－	阴性
硬结直径≥5 mm	+	阳性
硬结直径10~19 mm	++	中度阳性
硬结直径≥20 mm	+++	强阳性
除硬结外，还有水	++++	极强阳性疱、破溃、淋巴管炎者

（3）临床意义：

· 阳性反应：①接种卡介苗后。②年长儿无明显临床症状仅呈一般阳性反应，表示曾感染过结核杆菌。③婴幼儿尤其是未接种卡介苗者，阳性反应多表示体内有新的结核病灶，年龄愈小，活动性结核可能性愈大。④强阳性反应者，表示体内有活动性结核病。⑤由阴性反应转为阳性反应，或反应强度由原来 ＜10mm 增至 ＞10mm，且增幅超过 6mm 时，表示新近有感染。

· 阴性反应：①未感染过结核。②结核迟发性变态反应前期（初次感染 4~8 周内）。③假阴性反应，由于机体免疫功能低下或受抑制所致。④技术误差或结核菌素失效。

（4）注意事项：①接种前保健人员应检查结核菌素是否新鲜，配制浓度是否准确，注射的剂量和部位是否正确。②指导家长注射完后不要立即用棉签挤压注射处，以免注入的结核菌素经针眼外流，影响试验结果。③在观察期间要告知患儿不要用手搔注射部位，以免引起感染、发红，影响观察。④告知家长患儿注射后 48~72h 带患儿到接种单位请医务人员看结果，超过时间看结果无参考价值。

2. 实验室检查

结核菌检查，从痰液、胃液、脑脊液、浆膜腔液中找到结核杆菌是重要的确诊手段；免疫学诊断及分子生物学诊断；血沉增快为结核病活动性指标之一，但无特异性。

3. 影像学检查

胸部 X 线检查，能确定病变部位、范围、性质及发展情况，定期复查有助于结核与非结核疾患的鉴别，亦可观察治疗效果；CT 检查，必要时可做高分辨率 CT 扫描。

4. 其他辅助检查

纤维支气管镜检查，有助于支气管内膜结核及支气管淋巴结结核的诊断；周围淋巴结穿刺液涂片检查，可发现特异性结核病变；肺穿刺活检或胸腔镜取肺活检，有助特殊疑难病例的确诊。

（四）治疗原则

治疗目的是杀灭病灶中的结核菌，防止血行播散。用药原则是早期治疗、适宜剂量、联合用药、规律用药、坚持全程、分段治疗。

1. 常用的抗结核药物

（1）杀菌药物：全杀菌药有异烟肼（INH）和利福平（RFP）；半杀菌药有链霉素（SM）和吡嗪酰

胺（PZA）。

（2）抑菌药物：常用药物有乙胺丁醇（EMB）和乙硫异烟胺（ETH）。

2. 化疗方案

（1）标准疗法：一般用于无明显自觉症状的原发性肺结核。每天服用异烟肼、利福平和（或）乙胺丁醇，疗程 9~12 个月。

（2）两阶段疗法：用于活动性原发性肺结核、急性粟粒性肺结核及结核性脑膜炎。①强化治疗阶段：联用 3~4 种杀菌药物。在长程疗法时，此阶段一般需 3~4 个月；短程疗法时一般为 2 个月。②巩固治疗阶段：联合应用 2 种抗结核药物，防止复发，在长程疗法时，此阶段可长达 12~18 个月；短程疗法时，一般 4 个月。

（3）短程疗法：短程疗法为结核病现代疗法的重大进展。可选用以下几种 6 个月短程化疗方案：① 2HRZ/4HR(数字为“月”)。② 2SHRZ/4HR。③ 2EHRZ/4HR；若无 PZA 则将疗程延长至 9 个月。(英文字母代表药物）H- 异烟肼、R- 利福平、S- 链霉素、Z- 吡嗪酰胺、E- 乙胺丁醇。

二、原发性肺结核患儿的护理

【概述】

原发性肺结核是原发性结核病中最常见的，为结核菌初次侵入肺部后发生的原发感染，是儿童肺结核的主要类型。

（一）病因

原发性肺结核病的发生和发展取决于多种因素。一方面取决于感染的结核菌的菌量及其毒力，另一方面取决于机体的免疫状态，后者在结核病的发病上起着特别重要的作用。

（1）结核杆菌吸入肺后，常在肺形成原发病灶。原发灶多见于胸膜下，在肺上叶底部和下叶上部，以右侧多见。其基本病变是渗出、增殖与坏死。原发复合征病变由三部分组成：肺部原发病灶、肿大的淋巴结和两者相连的发炎淋巴管。支气管淋巴结结核以胸腔内肿大的淋巴结为主。两者并为一型，即原发性肺结核。

（2）原发性肺结核的病理转归：①吸收好转：病灶完全吸收、钙化或硬结，出现钙化说明病变已有 6~12 个月。②进展：原发病灶扩大，形成空洞；支气管淋巴结周围炎，形成淋巴结支气管瘘，导致支气管内膜结核或干酪性肺炎；支气管淋巴结肿大压迫造成肺不张或阻塞性肺气肿；结合性胸膜炎。③恶化：发生血行播散，导致粟粒性肺结核或全身粟粒性结核病。

（二）临床表现

（1）轻症者可无症状，仅在体检做胸部 X 检查时可发现。

（2）年长儿一般起病缓慢，可有食欲缺乏、疲乏、盗汗等结核中毒症状。

（3）婴幼儿及症状较重者可急性起病，高热可达 39~40℃，持续 2~3 周后转为低热，并伴结核中毒症状。

（4）当胸内淋巴结高度肿大时可产生一系列压迫症状。压迫气管分叉处可出现类似百日咳样痉挛性咳嗽，压迫支气管使其部分阻塞时可引起喘鸣，压迫喉返神经可致声音嘶哑，压迫静脉可致胸部一侧或双侧静脉怒张。

（5）体征：周围淋巴结有不同程度肿大，肺部体征可不明显，与肺内病变不一致。部分患儿可有疱疹性结膜炎、皮肤结节性红斑、一过性多发性关节炎等结核变态反应的表现。

（三）辅助检查

（1）胸部X线检查：胸部X线摄片是诊断儿童肺结核的主要方法。原发复合征胸部X线摄片呈典型哑铃“双极影”；支气管淋巴结结核X线摄片表现为肺门淋巴结肿大，边缘模糊称为炎症型，边缘清晰称为结节型。

（2）结核菌素试验：呈强阳性，或阴性转为阳性。

（3）查找结核菌：痰液或胃液中可查到结核菌。

（四）治疗原则

（1）无明显症状的原发性肺结核，选用标准疗法。

（2）活动性原发性肺结核，宜采用直接督导下短程化疗。强化治疗阶段宜用3~4种杀菌药：INH、RFP、PZA或SM，2~3个月后以INH、RFP或EMB巩固维持治疗。常用方案为2HRZ/4HR。

【护理措施】

（一）基础护理

（1）建立合理生活制度，注意保持室内空气新鲜、阳光充足；保证足够的睡眠时间，减少体力消耗，促进体力恢复。除严重的结核病应绝对卧床休息外，一般不过分强调绝对卧床。适当的室内、外活动，呼吸新鲜空气，可增强抵抗力。

（2）积极防治各种急性传染病，避免受凉引起上呼吸道感染，防止病情恶化。

（3）因患儿出汗多，应注意及时给患儿更换衣服。

（二）专科护理

（1）保证营养供给：应给予高能量、高蛋白、高维生素的饮食，如牛奶、鸡蛋、瘦肉、鱼、豆腐、新鲜水果、蔬菜等，以增强抵抗力，增强机体修复能力，促进病灶愈合。

（2）合理用药：注意观察抗结核药物的副反应。注意观察有无胃肠道反应，有无肝肾功能的损害，听神经损害，发现异常及时与医生联系，以调整用药。

（3）预防感染的传播：对活动期患儿实行呼吸道隔离，对呼吸道分泌物、痰杯、餐具等进行消毒处理。避免继续与开放性结核病患者接触，以免重复感染。

（三）健康指导

（1）多与患儿及家长沟通，了解其心理状态，介绍病情及用药情况，使患儿及其家长消除顾虑，积极配合治疗，树立战胜疾病的信心。

（2）指导家长对患儿居室定期空气消毒，注意通风，每次20~30min；患儿玩具及用物进行消毒处理；患儿食具与家人分开，每次用完煮沸；痰液用5%苯酚或20%漂白粉消毒处理24h。

（3）向家长说明应用抗结核药物是治愈肺结核的关键，应坚持全程、正规服药，指导家长观察药物的副作用，如出现手脚麻木、肌肉震颤、恶心、呕吐、耳鸣、耳聋等表现应及时就诊。定期到医院复查X线胸摄片。

（4）向患儿家长介绍结核病的预防知识，如按计划接种卡介苗、饮用经过严格消毒的牛奶，避免与开放性结核病患者接触，预防各种传染性疾病、营养不良、佝偻病等。

三、急性粟粒性肺结核患儿的护理

【概述】

急性粟粒性肺结核又称作急性血行播散性肺结核，是结核杆菌经血行播散而引起的肺结核，常是原发复合征发展的后果，主要见于婴幼儿。

（一）病因

结核杆菌经血行播散而引起。婴幼儿因年龄小、免疫力低下，当细菌菌量过多、变态反应剧烈时可发病，尤易发生于麻疹、百日咳等急性传染病后和营养不良时。机体免疫力低下，特别是 HIV 感染易诱发本病。多在原发感染后 3~6 个月以内发生。

原发灶或胸腔内淋巴结干酪坏死病变破坏血管，致大量结核菌进入肺动脉引起粟粒性肺结核。如结核菌进入肺静脉经血行或经淋巴播散至全身引起急性全身性粟粒性结核病，可累及肺、脑、脑膜、肝、脾、腹膜、肠、肠系膜淋巴结、肾、肾上腺及心脏等。病理改变为直径 1~2mm 的灰黄色粟粒样结核结节，均匀布满两肺，肺上部较多，位于间质，很少分散于肺泡腔内。

（二）临床表现

（1）起病多急骤，婴幼儿多突然高热（39~40℃）。呈稽留热或弛张热，部分病例体温可不太高，呈规则或不规则发热，常持续数周或数月。

（2）多伴寒战、盗汗、食欲缺乏、面色苍白、咳嗽、气促和发绀等，肺部可闻细湿啰音，易被误诊为肺炎。

（3）部分患儿伴有肝脾、淋巴结肿大等，临床易与伤寒、败血症等混淆。

（4）少数婴幼儿表现为发热、食欲缺乏、消瘦、倦息等，易被误诊为营养不良。

（三）辅助检查

（1）X 线检查：多于发病 2~3 周后胸部 X 线摄片可发现大小一致、分布均匀的粟粒状阴影，密布于两侧肺野。透视一般不能发现。

（2）其他：①结核菌素试验可呈假阴性。②痰或胃液中可查到结核杆菌。

（四）治疗原则

（1）抗结核药：全疗程分强化治疗和巩固治疗两个阶段，常采用 INH 配以 RFP、SM 及 EBM，总疗程 1 年半以上。

（2）激素：中毒症状重者，在有效抗结核药物治疗的同时加用激素，常用泼尼松每天 1~2mg/kg，疗程 1~2 个月。

【护理措施】

（一）基础护理

（1）保持室内空气新鲜，注意通风，温度 18~22℃，湿度 50%~60%。

（2）尽量使患儿安静，以减少氧的消耗。

（3）保证摄入充足营养的食物和水分。

（二）专科护理

（1）改善呼吸功能，经常变换体位，拍击背部，及时清除呼吸道分泌物，保持气道通畅。凡有呼吸困难、喘憋、口唇发绀等情况应立即给氧。

（2）密切观察病情变化，监测体温，观察体温变化，体温过高时给予物理降温或药物降温。注意呼吸、脉搏及神志变化，如出现烦躁、嗜睡、头痛、呕吐、惊厥等脑膜炎症状，应及时报告医生。

（3）观察药物的副反应，发现异常及时处理。

（三）健康指导

坚持定期复查，全程、合理用药，指导家长观察病情和药物副作用。制订良好的生活制度，保证休息，病情允许适当进行户外活动，供给充足的营养。避免与开放型肺结核患者接触，以防重复感染，积极预防及治疗各种急性传染病。

四、结核性脑膜炎患儿的护理

【概述】

结核性脑膜炎简称“结脑”，是结核杆菌侵犯脑膜所引起的炎症，常为血行播散所致的全身性粟粒性结核病的一部分，为儿童结核病最严重的类型，是儿童结核病死亡的主要原因。

（一）病因

1. 病因

结脑的病原菌为人型或牛型结核杆菌。常于结核原发感染后 1 年以内发生，尤其在初染结核 3~6 个月最易发生结脑。由于儿童中枢神经系统发育不成熟、血脑屏障功能不完善、免疫功能低下，入侵的结核杆菌易血行播散而引起结核性脑膜炎；少数病例亦可由脑实质或脑膜的结核病灶破溃，结核菌进入蛛网膜下腔及脑脊液中所致；极少数是由脊椎、颅骨或中耳与乳突的结核病灶直接蔓延侵犯脑膜。

2. 发病机制

结核菌使软脑膜呈弥漫性特异性改变，在大脑、小脑、脑底部及沿血管形成多发结核结节；蛛网膜下腔大量炎性渗出物，尤以颅底部最明显，易引起颅神经损害和脑脊液循环受阻；脑血管亦呈炎性改变，严重者致脑组织缺血软化出现瘫痪。

（二）临床表现

典型的结核性脑膜炎起病较缓慢，临床大致分三期。

（1）早期（前驱期）：为 1~2 周，主要症状为性格的改变，如少言、懒动、易倦、烦躁、易怒等；可有低热、厌食、盗汗、消瘦、便秘及不明原因的呕吐，年长儿可诉头痛。

（2）中期（脑膜刺激期）：为 1~2 周，由于颅内压逐渐增高，患儿出现剧烈头痛、喷射性呕吐、感觉过敏，嗜睡或烦躁不安、惊厥等。体征：明显脑膜刺激征，颈项强直、凯尔尼格征、布鲁津斯基征阳性；婴幼儿则表现为前囟隆起、骨缝裂开；脑神经障碍，最常见者为面神经瘫痪，其次为动眼神经和展神经瘫痪，部分患儿出现脑炎体征。

（3）晚期（昏迷期）：为 1~3 周，上述症状逐渐加重，患儿由意识朦胧、半昏迷进入昏迷。阵挛性或强直性惊厥频繁发作。体征：患儿极度消瘦，呈舟状腹；常伴水、电解质代谢紊乱。患儿有明显颅内高压及脑积水时，呼吸节律不规则，头皮静脉怒张等。

（4）并发症与后遗症：最常见的并发症为脑积水、脑实质损害、脑出血及颅神经障碍。其中前 3 种是导致结脑死亡的常见原因。严重后遗症为脑积水、肢体瘫痪、智力低下、失明、失语、癫痫及尿崩症等。

（三）辅助检查

（1）脑脊液检查：脑脊液压力增高，外观透明或呈毛玻璃状；白细胞总数（50~500）$\times 10^6$/L，分类以淋巴细胞为主，糖和氯化物均降低是结脑的典型改变。脑脊液静置 12~24h 后，可有蜘蛛网状薄膜形成，取之表面薄膜涂片可查到抗酸杆菌。脑脊液培养阳性则可确诊。

（2）胸部 X 线检查：85% 的结脑患儿 X 线胸摄片有结核病变，其中 90% 为活动性肺结核。

（3）结核菌素试验：阳性对诊断有帮助，但晚期可呈假阴性。

（4）眼底检查：可见脉络膜上有粟粒状结节病变。

（四）治疗原则

（1）抗结核治疗分阶段治疗：①强化治疗阶段联合使用 INH、RFP、PZA 及 SM，疗程 3~4 个月。②巩固治疗阶段继续应用 INH，RFP 或 EMB。RFP 或 EMB 9~12 个月，抗结核总疗程不少于 12 个月，或待脑脊液恢复正常后继续治疗 6 个月。

（2）降低颅内压：常用脱水剂如 20% 甘露醇，利尿剂如乙酰唑胺，一般于停用甘露醇前 1~2 天使用。视病情可考虑做侧脑室穿刺引流、分流手术等。

（3）应用肾上腺糖皮质激素：早期使用可减轻炎症反应，降低颅内压，并可减少粘连，防止或减轻脑积水的发生，一般使用泼尼松，疗程 8~12 周。

【护理措施】

（一）基础护理

（1）患儿应绝对卧床休息：保持室内安静，护理操作尽量集中进行，减少对患儿的刺激。

（2）心理护理：关怀体贴患儿，了解其心理需求，及时提供全身心照顾。加强与患儿与患儿家长的沟通，给予耐心解释和心理上支持，使其克服焦虑心理，配合治疗和护理。

（3）改善营养状况：评估进食及营养状况，进食宜少量多餐，耐心喂养。对不能吞咽者，可用鼻饲和静脉补充营养，以保证营养和维持水、电解质平衡。鼻饲时速度不能过快，以免呕吐。病情好转至患儿能自行吞咽时，及时停止鼻饲。

（二）专科护理

（1）协助医生控制颅内压，密切观察病情变化，注意监测患儿体温、脉搏、呼吸、血压、神志、瞳孔大小，及早发现颅内高压或脑疝，以便及时采取措施。

（2）遵医嘱使用肾上腺皮质激素、脱水剂、利尿剂，必要时配合医师作好腰椎穿刺或侧脑室引流以减低颅内压。做好术后护理，腰椎穿刺后去枕平卧 4 ~6h，以免头痛。

（3）合理使用抗结核药物，有效控制颅内感染，并注意药物副作用。

（4）加强皮肤护理：①保持床铺清洁、平整。②每次呕吐后及时清除颈部、耳部的呕吐物，以防皮肤糜烂，大小便后应及时清洗。

（5）对昏迷及瘫痪患儿，每 2h 翻身、拍背 1 次，以防压疮和坠积性肺炎。

（6）眼睑不能闭合的患儿，可涂眼膏并用纱布覆盖，保护角膜。每天清洁口腔 2~3 次，以免因呕吐致口腔不洁诱发细菌繁殖或并发吸入性肺炎。

（7）预防患儿受伤，患儿惊厥发作时应置牙垫，防止舌咬伤。有呼吸功能障碍的患儿应保持呼吸道通畅，给予吸氧，必要时进行人工辅助呼吸。患儿应取侧卧位，以免仰卧舌根后坠堵塞喉头。放松患儿的衣领，及时清除口鼻咽喉分泌物及呕吐物，防误吸窒息或发生吸入性肺炎。

（三）健康指导

告知家长要有长期治疗的思想准备，坚持全程、合理用药；做好病情及药物毒副作用的观察，定期门诊复查防止复发；为患儿制定合理的生活制度，和可进行的户外活动；指导患儿家长注意患儿的饮食，供给足够的营养；避免继续与开放性结核患者接触，以防重复感染，积极预防和治疗各种传染性疾病；部分留有后遗症的患儿，对瘫痪肢体可进行理疗、被动活动等功能锻炼，帮助瘓肢恢复功能，防止肌挛缩；对失语和智力低下的患儿，应进行语言训练和智能训练。

（马秀芝）

第十八章

寄生虫病患儿的护理

第一节 蛔虫病患儿的护理

【概述】

蛔虫病是蛔虫寄生于人体所致的寄生虫病，儿童发生率高。轻者无明显症状，重者可引起多种并发症而危及生命。

（一）病因

传染源为蛔虫寄生者。经口腔吞入被虫卵污染的食品、蔬菜、瓜果，或因手接触了虫卵污染的物品而带入口中是主要传播途径。亦可随飞扬的尘土被吸入咽下。儿童由于卫生习惯不良，发病率明显高于成人，农村发病率高于城市。

蛔虫形似蚯蚓，生殖力强，雌虫平均日产卵20万个，随粪便排出。如条件适宜，经2~3周发育成感染期蚴虫，蚴虫能在湿土或水中存活数月。人误食被虫卵污染的食品后，胃酸杀灭大部分虫卵，但少数蚴虫进入小肠，蚴虫在小肠中可破壳逸出，移行入血至肺，再入肠，发育至成虫，过程需2~3个月，蛔虫在体内生存的时间一般为1年左右。

蛔虫的蚴虫及成虫寄生人体后致病。蚴虫在移行的过程中，损伤人的小肠、肝、肺，重度感染时，蚴虫还可侵入淋巴结、甲状腺、脾、脑、脊髓等处，引起异位病变。成虫寄生于小肠内，除引起炎症外，还可造成肠痉挛与局部出血，重度感染者还可引起肠梗阻、肠套叠，少数并发肠坏死。

当受到高热、驱虫不当等刺激时，蛔虫可在人体内乱窜引起胆道蛔虫病、胆结石、急性阑尾炎等，偶有钻入胰管引起出血性坏死性胰腺炎。严重者蛔虫甚至穿破肠壁，形成蛔虫性化脓性腹膜炎。

（二）临床表现

轻者无明显症状，多数患儿有并发症时才会就诊。

（1）蚴虫移行引起的症状：短期内大量吞食感染性蛔虫卵，移行至肺使细支气管上皮细胞脱落、肺部出血而造成肺蛔虫病。常引起蛔虫性哮喘，严重者可致肺炎。患儿发热、乏力、阵发性咳嗽，胸闷、痰少，偶有痰中带血丝。血液中嗜酸性细胞增多，胸片显示点状、片状或絮状阴影。严重感染时蚴虫还可侵入脑、肝、脾、肾、甲状腺和眼，引起相应的临床表现，如癫痫、肝大、腹痛等。

（2）成虫引起的症状：成虫可引起人体胃肠失调，食欲不佳、腹泻、便秘、腹痛等。腹痛多反复发作，喜按，痛的部位和时间均不定，但以脐周和稍上方为主。不伴肌紧张和压痛，痛后活动如常。患儿常伴有贫血、营养不良、生长发育落后等。虫体的代谢物质或毒素被吸收，可引起儿童不安、易惊、磨牙、异食癖等。血液中嗜酸性粒细胞显著增高。

（三）常见并发症

胆道蛔虫病、蛔虫性肠梗阻、阑尾炎、腹膜炎，其中以胆道蛔虫病最常见。患儿表现为急剧的腹部绞痛、曲体弯腰、恶心呕吐，腹部检查常无明显阳性体征，或仅有右上腹压痛；部分患儿可发生胆道感染，出现发热、黄疸、外周血白细胞数增高。蛔虫性肠梗阻也是常见的并发症，多为不完全性肠梗阻，表现为阵发性腹痛、呕吐，可吐出食物、胆汁，甚至蛔虫，肠鸣音亢进，腹部X线检查可见肠充气和气液面，严重病例甚至发生肠穿孔和腹膜炎。

（四）辅助检查

大便查蛔虫卵；根据虫体主要累及的部位不同而出现的症状不同，可选择性地检查血象、胸部或腹部X线平片等。

（五）治疗原则

（1）驱虫治疗：常用的驱虫药物有枸橼酸哌嗪（驱蛔灵）、甲苯达唑（安乐士）、左旋咪唑（阿苯达唑）、阿苯达唑（肠虫清）等。其中首选的药物为甲苯达唑，此药为广谱驱虫药，能杀灭蛔、蛲、钩虫等，既能杀灭幼虫，也能抑制虫卵发育。2岁以上儿童的驱蛔剂量为每次100mg，每天2次，连服3天。

（2）并发症治疗：胆道蛔虫病的治疗原则是解痉止痛、驱虫、控制感染及纠正水、电解质紊乱及酸中毒。内科治疗效果不佳者，必要时可进行手术治疗。

由蛔虫引起的不完全性肠梗阻应首先采用禁食、胃肠减压、解痉止痛等内科疗法，待腹痛缓解后再进行驱虫治疗；完全性肠梗阻、阑尾炎、肠穿孔、腹膜炎应及时外科手术。

【护理措施】

（一）基础护理

（1）加强患儿手卫生，做到饭前、便后洗手。

（2）注意个人卫生，经常洗澡、换衣服。

（3）加强营养，增进患儿食欲，给予富营养、易消化的食物。

（二）专科护理

（1）服药期间不忌饮食，服药后偶见胃肠不适、呕吐、腹泻、头痛、头晕、皮疹、发热等副作用。

（2）减轻疼痛，可采用腹部按揉或热敷，遵医嘱应用解痉镇痛药，如颠茄或阿托品。观察驱虫药疗效及药物副作用。

（3）密切观察病情变化，及时发现并发症的症状和体征，配合医生积极处理。

（三）健康教育

加强卫生宣传教育，指导家长和患儿掌握疾病防治知识，注意个人卫生，培养儿童养成良好的饮食习惯和餐前便后洗手的卫生习惯。每年秋、冬季对幼儿园、中小学生进行普查、普治。由于蛔虫病的感染率极高，应隔3~6个月再给药。改善环境卫生，主要是对人类粪便进行无害化处理后再做肥料使用和提供对污水处理的卫生设施，才是长期预防蛔虫病的最有效措施。

（马秀芝）

第二节　蛲虫病患儿的护理

【概述】

蛲虫病是儿童时期常见的寄生虫病，多见于2~9岁的儿童。以肛门和会阴部瘙痒、睡眠不安为特征。在集体儿童机构可引起流行。

（一）病因与发病机制

蛲虫病感染率很高，患者是唯一的传染源，多经口传染。肛门手口直接传播成为自身重复感染的主要途径，也可人群之间接触传播，偶尔在肛周孵育的幼虫再爬回直肠内发育成熟而发生逆行感染。

蛲虫呈乳白色细线状，约1cm长，寄生在人体小肠下段、回盲部、结肠和直肠。雌虫于夜间移行至肛门皮肤皱褶处附近产卵，虫卵在6h内发育为含幼虫的感染性虫卵，被小儿吞食后在肠内发育为成虫，此过程需2~4周。即形成自身感染，不需要中间宿主。成虫寿命较短，不超过2个月。

（二）临床表现

蛲虫感染可引起局部和全身症状，最常见的是肛门瘙痒和睡眠不安，因为雌虫移行至肛门产卵，引起肛门及会阴部皮肤强烈瘙痒，多在睡眠后发作而影响睡眠，局部皮肤可因抓破而继发感染。全身症状有儿童夜惊、哭闹、烦躁、食欲缺乏、恶心呕吐、腹泻、腹痛、消瘦等。蛲虫在肛门移行至女孩尿道或阴道时，可引起尿道和阴道感染，如钻入阑尾或腹膜，可致阑尾炎、腹膜炎。

（三）辅助检查

（1）找虫卵：夜间儿童入睡后1~3h，可见小线虫从肛门爬出，或用透明胶纸胶面抹拭肛周皮肤皱褶处黏取虫卵，将该透明胶纸置于滴有生理盐水玻片上寻找虫卵；也可用生理盐水浸润的棉签刮拭患儿肛门皮肤皱褶处获取虫卵。

（2）查血可见嗜酸细胞增多。

（四）治疗原则

（1）蛲虫的寿命一般为20~30天，如能避免重复感染，即使不进行治疗也能治愈；单纯药物治疗而不结合预防则疗效不佳并可重复感染。

（2）口服药常用噻嘧啶及甲苯达唑、驱蛲灵等。

（3）外用药可在睡前与大便后清洗会阴及肛周后，用2%氧化氨基汞软膏或10%氧化锌软膏涂擦，有杀虫止痒作用。

【护理措施】

（一）基础护理

（1）加强患儿手部卫生，做到饭前、便后洗手。

（2）注意个人卫生，经常洗澡、换衣服。

（3）加强营养，增进患儿食欲，给予富营养、易消化的食物。

（二）专科护理

（1）减轻或消除肛周及会阴部瘙痒。每晚睡前用温水洗净肛门及会阴部后涂抹药膏，有杀虫止痒的效果。

（2）遵医嘱给予驱虫药，观察驱虫效果，每天清晨用透明胶纸从肛门周围采取标本，检查虫卵，直至虫卵消失后再连查7天。

（三）健康教育

指导家长夜间检查成虫和收集虫卵的方法，并按医嘱定期驱虫治疗，注意药物的副作用。为防止自身感染，患儿睡觉时应穿睡裤、戴手套。患儿内衣裤、被褥等需煮沸，或用开水浸泡后在日光下曝晒，连续10天。集体、儿童机构中应定期进行普查、普治。宣传正确的个人卫生、饮食习惯，做好环境卫生，做到饭前便后洗手、勤剪指甲、不吮手指，婴幼儿尽早穿满裆裤。

（马秀芝）

第十九章

小儿外科疾病患儿的护理

第一节 新生儿坏死性小肠结肠炎患儿的护理

【概述】

新生儿坏死性小肠结肠炎（neonatal necrotizing enterocolitis，NEC）是新生儿一种特有的肠道炎症，为小肠、结肠广泛出血坏死。它是新生儿肠道穿孔常见的原因，以腹胀、呕吐及便血为主要临床表现。本病多发生于医院内新生儿病房，有时以群簇和流行性爆发。90% 发生于早产儿，病情严重，病死率高达 50%。病变范围由胃延伸至直肠远端、小肠及结肠。严重者肠黏膜甚至肠道全层缺血性坏死，甚至肠坏疽、穿孔。新生儿坏死性小肠结肠炎外科干预的绝对指征是肠穿孔，手术最佳时机是肠壁全层坏死尚未发生穿孔之前，但临床确认这种情况很困难。大范围肠切除患儿可发生短肠综合征。部分患儿恢复后可并发肠吸收障碍及肠狭窄。

（一）病因

许多因素与新生儿坏死性小肠结肠炎的发病有关，但尚无任何一种可认为是最主要的原因，目前认为肠道黏膜屏障破坏导致感染性病原体入侵是发病的始动因素。其高危因素包括：①早产，尤其是出生体重低于 1 500g。②宫内发育迟缓。③胃肠道缺氧缺血。产前如母亲患低血压、先兆子痫等疾病，产后如新生儿窒息、动脉导管未闭等。④肠道喂养高渗性奶或药物。⑤肠道的损伤和感染等。

新生儿坏死性小肠结肠炎是一种获得性疾病。由于多种原因引起的肠黏膜损害，使之缺血、缺氧的因素，导致小肠、结肠发生弥漫性或局部坏死。

（二）临床表现

新生儿坏死性小肠结肠炎可发生在生后 3 个月内，但典型病例一般在 2 周内出现，常于开始肠道喂养后 3~7 天。足月新生儿生后即开始哺乳，可在 3 天内发病；早产儿常于第 2 周末才发生；超低出生体重新生儿多延迟喂养，所以发病时间较迟。临床表现为腹胀、胃潴留、粪便有血（潜血、血丝、鲜血、果酱样便）、体温不稳定、精神萎靡、呼吸暂停、呼吸困难、皮肤苍白发花、代谢性酸中毒、休克、弥散性血管内凝血；部分患儿病情变化迅速，可以是暴发性的，初次出现症状后几小时内即可导致死亡。

（三）辅助检查

（1）实验室检查：血常规可见血小板减少，白细胞增多或减少；18%~60% 的病例血培养阳性，大多为大肠埃希菌感染引起；血小板减少亦是提示疾病严重程度的指标之一。

（2）腹部 X 线检查：对诊断很有价值。发生肠穿孔时可见腹腔游离气体。

（3）粪便潜血试验：大多数患儿在病变早期就出现粪便潜血试验阳性。

（4）腹部 B 超：可见肠壁增厚、肠壁积气、腹腔渗液等征象。

（四）治疗原则

保守治疗时要及早治疗，预防休克。对确有手术适应证的病例，应不失时机地采用手术治疗。

【护理措施】

（一）基础护理

1. 严密观察病情变化

新生儿坏死性小肠结肠炎患儿常并发多器官功能不全，需密切观察生命体征。疾病初期，患儿一般有发热，偶有体温不升或体温不稳定。面色苍白，烦躁、哭闹或嗜睡；随着病情加重，患儿会出现精神萎靡、软弱无力，甚至出现中毒性休克表现，表情淡漠，呼吸深快，血压下降，皮肤花纹，少尿或无尿。应准确观察记录患儿病情变化，及时告知主管医生，及时处置。

2. 循环支持

密切监测心血管功能，保证重要器官血液灌注。有低血压或低灌注时，可选用生理盐水或胶体液进行液体复苏。一旦发生休克应积极纠治，包括扩充血容量，纠正酸中毒及电解质紊乱。病情危重者，需遵医嘱少量多次输血或血浆，以提高机体抵抗力，控制感染，避免并发症的发生。禁用肾上腺皮质激素。由于抗生素用药时间较长，以及补液和静脉营养的需要，应注意保护患儿的静脉通道或使用深静脉留置针。

3. 加强臀部护理

由于儿童皮肤娇嫩，加之排便刺激，部分患儿会出现臀红。患儿每次便后应用温水清洁肛周及臀部，并涂鞣酸软膏，以预防臀红发生。患儿臀部糜烂、破溃时，禁用肥皂水，可在便后用手蘸水冲洗，避免用小毛巾直接涂擦。可通过局部烤灯来保持干燥，促进创面早日愈合。涂药膏时棉签应紧贴皮肤滚动，不可上下涂刷，以免局部疼痛，造成局部脱皮。

（二）专科护理

1. 腹部观察与护理

密切观察病情，尽早发现坏死性肠炎的早期征兆，如有无腹胀等。患儿年幼不能诉说，需要医务人员仔细观察患儿的精神、面色，分析其哭闹原因，伴随症状常常是判断的重要依据。儿童发生出血性坏死性小肠炎时，血便带有脱落的组织，每 6~8h 做腹部摄片以了解肠道病变的进展情况，如有气腹、进行性呼吸困难时应立即报告医生处理，不可滥用镇痛解痉剂，防止掩盖病情。

2. 禁食及胃肠减压

保证胃肠道充分休息非常重要，所有怀疑和确诊新生儿坏死性小肠结肠炎的患儿都应绝对禁食，同时留置胃肠减压。禁食时间依病情而定，可疑或轻症病例禁食 1 周，重症则可能需 2 周或更长。重新喂食的时间随病情差别很大，饮食恢复的原则是由少量逐渐增加。如临床情况良好，儿童食欲恢复、腹胀消失、大便隐血转阴后 3 天可试喂养。从水开始，量由少开始逐渐增加，再喂稀释奶，少量稀释的配方奶缓慢喂养。

3. 抗感染及支持治疗

抗感染治疗选用控制革兰阴性杆菌和厌氧菌抗生素。血培养阳性者，依据细菌培养及药敏试验结果选择敏感抗生素。若细菌不明时可用广谱青霉素或第三代头孢菌素，如为厌氧菌首选甲硝唑，疗程 7~10 天，重症 14 天或更长。

补充水、电解质，保持水、电解质平衡非常重要，禁食期间给予全静脉营养。应注意补充营养及能量需求，注意补充必需氨基酸、必需脂肪酸和维生素。如发生凝血机制障碍时可输新鲜冰冻血浆。已证实发生弥散性血管内凝血时，应给予肝素抗凝。

4. 肠切除护理

NEC 患儿早期采用非手术疗法进行治疗和观察，一旦内科治疗后病情恶化，发生肠穿孔则需外科手术治疗。大范围肠切除的患儿常需长期全胃肠外营养（total parenteral nutrition，TPN），应避免发生胃肠外营养相关并发症。当胃肠道病变修复，胃肠功能恢复后可谨慎由胃肠内喂养，应先予等渗葡萄糖，耐受良好时再给予稀释奶，逐渐过渡到全奶，且要缓慢增加喂养量。

（三）健康指导

指导母亲喂养患儿，耐心细致地为家长解答病情，强调患儿出院后继续照顾的重要性，给予家长喂食技术的指导和鼓励，母乳喂养、胃肠道内喂养量不宜增加过快。新生儿及婴幼儿对糖类和蛋白质的消化功能良好，但对脂肪的处理能力较差，故不宜给予过多的脂肪。

（周 红）

第二节 先天性肥厚性幽门狭窄患儿的护理

【概述】

先天性肥厚性幽门狭窄（congenital hypertrophic pyloric stenosis, CHPS）是新生儿期常见的消化道畸形，由于新生儿幽门环形肌肥厚、增生，使幽门管腔狭窄，出现幽门梗阻的症状。先天性肥厚性幽门狭窄的发病率因地区和人种而异。我国 1 000~3 000 新生儿中有 1 例，占消化道畸形的第三位。男性患儿居多，男女比例（4~5）:1，少数病例有家族史。自从 1907 年、1912 年相继创建幽门环肌切开术治疗后，该病获得良好疗效，成为治疗本病的最佳方法。此手术治疗法的建立，成为儿童外科发展史上的里程碑。随着内镜技术的发展，传统开腹手术已逐渐被腹腔镜术式取代。

（一）病因

新生儿出生后幽门肌层不明原因增厚，并压迫幽门管导致狭窄，引起上消化道不完全性梗阻。发病机制未明，近年来的研究注意到，幽门肌层一氧化氮合成酶缺乏和肽能神经发育异常与发病有关。

（二）临床表现

呕吐为该病早期的主要症状。典型病例症状表现为在出生后吃奶大小便正常，出生后 2~4 周出现呕吐症状。呕吐物为奶汁或奶凝块，不含胆汁。呕吐为典型有规律地进行性加重，即从开始溢奶到喷射性呕吐，呕吐物自口鼻喷出。但患儿食欲良好。

长期频繁呕吐，入量不足，引起慢性脱水。患儿体重不增、消瘦、眼眶凹陷、皮肤松弛、皮下脂肪少。患儿排尿量明显减少，粪便干燥呈弹丸状，称为饥饿性粪便。

（三）辅助检查

目前一般通过病史采集和 B 超检查可确诊。

（1）实验室检查：晚期病例表现为低氯性碱中毒和低钾、低钠、总蛋白下降。

（2）B 超检查：现已成为首选辅助诊断的方法，确诊率 81%~93%。诊断标准为幽门肌肥厚≥ 4mm，幽门管内径 < 3mm，幽门管长度 > 15mm。

（3）上消化道造影：常用稀钡或泛影葡胺，必要时进行。检查后应用胃管吸出钡剂，并用生理盐水洗胃，防止呕吐和误吸。

（四）治疗原则

确诊后应积极做好术前准备，尽早施行手术治疗。

【护理措施】

（一）基础护理

1. 生活护理

病室内温度保持在 22~24℃，湿度在 55%~65%。注意口腔、外耳道的清洁护理，减少呕吐物的残留。定时、定磅秤测量体重，确保测得体重的精确度，为了解患儿的营养状况提供可靠依据。

2. 加强喂养，避免呕吐

呕吐症状出现的早晚，与幽门肌肥厚增生的轻重、幽门管腔的狭窄程度有关。因而该病一开始为溢奶，偶有呕吐；几天后呕吐频繁，几乎每次喂奶后当即或数分钟后呕吐，呈喷射状，有时喂奶 1~2 次不吐，但以后呕吐时吐出量多，将前次食入的奶一并吐出；少数呕吐严重的病例，由于反流性食管炎或胃黏膜出血，呕吐物为咖啡色，随呕吐加剧。由于奶和水摄入不足，患儿初期体重不增，以后则迅速下降，如发病 2~3 周而未经治疗的患儿，其体重可较初生体重低 20% 左右。患儿明显消瘦，皮肤松弛有皱纹。在准备手术期间，患儿可继续喂奶，虽然大部分奶被吐出，但仍有一部分通过幽门进入肠道被吸收。喂奶完毕怀抱幼儿，轻拍背部使积存于胃内的气体排出，再放患儿于床上，取右侧卧位。记录喂奶量及进食情况。

3. 严密观察病情变化

发病初期呕吐丧失大量胃酸，可引起碱中毒，患儿呼吸变浅而慢，并可有喉痉挛及手足抽搐。每天了解患儿吃奶、大小便及睡眠情况，注意患儿的面容、面色和体温有无变化，肌张力是否增高或降低，如有异常及时报告医生处理。

4. 保持呼吸道通畅护理

喂奶后，竖抱患儿，轻拍其背部，使其嗳出咽下的空气，然后取右侧卧位，预防溢乳和呕吐。

加强巡视，多观察，如有呕吐，及时清理，避免呕吐物误吸引起窒息或吸入性肺炎。必要时床旁备好氧气、吸引器等，便于协助医生及时处理。

5. 饮食护理

新生儿及婴幼儿因胃排空时间较快，术前4h开始禁食，留置胃管，排空胃内容物。行腹腔镜幽门环肌切开术者，术后6h或次日晨开始喂少量葡萄糖水，逐渐加量，12h后进奶，2~3天时加至足量。每次喂奶后要拍背驱气。术中黏膜穿孔的病例，须禁食、补液，放置胃肠减压48h。术后呕吐，多为黏膜水肿所致，需控制饮食，采取少量多餐形式喂养，每次7~10ml，每次间隔2h，一般几天后即可停止呕吐。

（二）专科护理

1. 纠正水和电解质紊乱的护理

由于频繁呕吐，患儿入院时都有不同程度的脱水及营养不良。对明显脱水的患儿，必须补液，一般需24~48h。合并低渗性脱水者每天除补充生理需水量以外，再根据脱水的程度用等量10%葡萄糖液和生理盐水缓慢静脉滴注补充。合理安排输液的量和速度，切忌术前突击速补，否则易引发心力衰竭。有营养不良和贫血的患儿，术前应输血，或采用静脉营养治疗。

2. 体位护理

抬高床头，使患儿头肩部抬高15°~30°，取右侧卧位，有助于胃的排空，预防和减少呕吐的发生，各项护理操作应集中进行。喂奶后尽量减少搬动，减少刺激性动作，使患儿保持安静或入睡状态。患儿术后仍可有呕吐现象，故需预防呕吐引起的窒息。

（三）健康指导

1. 喂养指导

耐心细致地为家长解答病情，强调患儿出院后继续照顾的重要性，给予家长喂食技术的指导和鼓励。

2. 疾病知识指导

由于早期诊断、早期手术及术前准备和术后护理的改进，此类患儿术后恢复良好。向患儿家长讲解先天性幽门肥厚性狭窄的手术近远期效果良好，不会影响孩子的生长发育。

（周 红）

第三节 肠套叠患儿的护理

【概述】

肠套叠（intussusception）是指某段肠管及其相应的肠系膜套入邻近肠腔内的肠梗阻，是婴儿期最常见的急腹症之一。我国发病率较高，占婴儿肠梗阻疾病的首位，其中，男孩发病率较高。急性肠套叠是婴儿期的一种特有疾病，1岁以内多见，以4~10月龄婴幼儿最多见，2岁以后随年龄增长发病逐年减少，5岁以后发病极罕见。肠套叠一年四季均可发病，以春末夏初发病率最高，可能与上呼吸道感染及淋巴结病毒感染有关。根据病因的不同，分为原发性肠套叠与继发性肠套叠两种。根据年龄的不同，分为婴儿肠套叠与儿童肠套叠。

（一）病因

婴幼儿肠套叠的病因至今尚未完全明确，与多种因素相关。

（1）饮食改变：添加辅食或食物性质、环境、气温的改变，肠管本身疾病如肠炎等诱发肠蠕动紊乱而引起肠套叠。

（2）回盲部解剖因素：婴幼儿由于回盲部较游离，当回肠蠕动发生异常时，即可牵拉肠壁形成套叠。

（3）病毒感染或其他原因：可引起末端回肠集合淋巴结增生，局部肠壁增厚，甚至形成肿块，加之肠道受病毒感染，蠕动增强而导致发病。

（4）遗传因素：近年来有研究报道，肠套叠有家族发病史。

肠套叠可分原发性和继发性两种。原发性肠套叠发生于无病理变化的肠管，多发生于小儿。小儿肠蠕动活跃，在添加辅食的年龄，可因肠蠕动紊乱而发生肠套叠。小儿的上呼吸道或胃肠道感染，常合并肠系膜淋巴结的肿大，也可能影响肠管的正常蠕动而致肠套叠。少数小儿的肠套叠有明显的机械因素，如梅克尔憩室、息肉、肿瘤、肠壁血肿（如过敏性紫癜）等作为诱因而成为套叠起点。

胃肠道的任何部位均可发生肠套叠。根据套叠的部分可以分为空肠套空肠、空肠套回肠、回肠套回肠、回肠套盲肠、回肠套结肠、结肠套结肠（偶见乙状结肠套入直肠）等，其中以回肠套盲肠，即回盲型最为常见。被套入的肠段进入鞘部后，其顶点可继续沿肠管推进，肠系膜也被牵入，肠系膜血管受压迫，造成局部循环障碍，逐渐发生肠管水肿，肠腔阻塞，套入的肠段被绞窄而坏死，鞘部则扩张呈缺血性坏死，甚至穿孔而导致腹膜炎。

（二）临床表现

阵发性哭闹不安是肠套叠的典型症状。由于幼儿不会诉说，发病后通常表现为突然发作的阵发性哭闹、屈腿、面色苍白，同时拒食，每次发作 10~20min，过后患儿全身松弛安静或入睡，约数十分钟后再次发作，如此反复。个别较小的患儿早期除面色苍白、烦躁不安外，营养状况良好；晚期患儿出现精神萎靡、嗜睡、反应迟钝。发生肠坏死时，可出现中毒性休克、呕吐。呕吐物初为乳汁乳块或食物残渣，晚期则吐粪便样液体。发病开始时，可有 1~2 次正常大便，8~12h 后即出现暗红色血便，称为果酱样便。

（三）辅助检查

临床上有阵发性腹痛、血便及肿物三者存在即可确诊。

（1）腹部 X 线检查：腹立位片见小肠扩张，显示肠梗阻征象。

（2）钡或气灌肠检查：在 X 线透视下，可见钡柱或气体在结肠的套入部受阻，出现杯状影。

（3）B 超检查：肠套叠的横断面呈“同心圆”或“靶环”影像，纵断面呈“套筒”影。

（4）实验室检查：有助于了解患儿全身状态。

（四）治疗原则

（1）非手术疗法：病程不超过 48h，便血不超过 24h；患儿全身状况好，无明显脱水、酸中毒及休克表现；无完全性肠梗阻症状，可采取灌肠等非手术治疗。

（2）手术疗法：灌肠复位失败者，发病超过48h或全身情况不良者，多采用手法复位；若肠管发生坏死需行肠切除肠吻合术；患儿情况危重则可行肠外置或肠造瘘术，再行二期肠吻合术。

【护理措施】

（一）基础护理

1. 严密观察病情变化

观察生命体征、精神状态、面色、排便、腹部症状和体征的变化。本病表现为阵发性有规律性的哭闹，患儿一般安静5~10min或更长时间后又出现哭闹不安。由于患儿还不会表述，应定期巡视、观察，哭闹时伴有手足乱动、面色苍白等。每30~60min观察并记录患儿的病情变化，有异常情况及时报告主管医生。肠套叠灌肠复位后也应密切观察，注意有无症状再现，防止复发或迟发肠坏死。

2. 心理护理

由于患儿年龄小，突然出现的哭闹不止、便血等，让家长不知所措，甚至担心孩子的生命安全。父母对疾病所持的态度，会影响患儿的情绪表现。要协助初次入院的患儿家长了解患儿的病情，解答疾病的进展过程和治疗护理配合的要点，使其能配合医护人员并安心让患儿接受治疗。

（二）专科护理

1. 静脉补液的护理

急性肠套叠患儿多有不同程度的脱水及电解质平衡紊乱，应尽早做出正确评估，及时给予纠正。患儿入院后尽快开放静脉通路补液，根据医嘱给予抗生素。对有休克表现者，要积极采取有效的综合措施进行紧急抢救，争取于最短时间内使患儿病情好转能做急诊手术。

2. 饮食管理

询问家长患儿的最后一次进食时间。立即禁食、禁水，术前须禁食4~6h，确保手术按期进行。非手术治疗患儿应禁食，口服药用碳片2g，6~8h排出的粪便内含有炭剂，证实肠道通畅，再逐步恢复饮食。手术治疗患儿遵医嘱实施饮食管理。

3. 创口护理

注意保持创口敷料的清洁，避免被大小便污染。对于烦躁、哭闹不止的患儿，可遵医嘱给予镇静剂，因为长时间哭闹可造成腹胀。长时间腹胀，易导致创口裂开，因而要注意观察创口的敷料有无渗液渗血。对于肠切除肠吻合患儿，可适当使用腹带保护创口。使用腹带时，要注意松紧度，不宜包扎过紧，以免影响呼吸。随时巡视观察患儿的一般情况，并做好记录。

（三）健康指导

1. 疾病知识指导

向患儿家长说明饮食要求，出院后饮食要有规律，进食易消化的食物，少量多餐，忌暴饮暴食。婴幼儿可先暂缓添加辅食，以后可根据患儿的年龄及体重逐渐达到其饮食需求量。近期内尽量不要带患儿去公共场所，避免感冒、咳嗽、哭闹、便秘、腹泻等，否则易致腹内压增高，造成创口裂开。

2. 康复指导

鼓励父母参与患儿的照顾，告知家长，应了解肠套叠术后并发症的症状和体征，知晓预防的方法。如做肠切除的患儿，注意有无肠粘连、肠梗阻症状，如呕吐、腹痛等。出院后，适当限制患儿剧烈活动，观察有无呕吐、腹痛、便血等肠套叠再次发生的症状，出现不适症状应及时来院就诊。

（周　红）

第四节　先天性巨结肠患儿的护理

【概述】

先天性巨结肠（hirschsprung's disease，HD），又称为“无神经节细胞症”（aganglionosis），是一种先天性肠病，临床表现以便秘为主。此病发病率高，居先天性消化道畸形的第二位。男女比例为4∶1，有遗传倾向。小肠结肠炎是其严重并发症，死亡病例约占60%小肠结肠炎所引起的。其不但可发生在术前，也可发生在结肠造口术后，甚至于巨结肠根治术后。先天性巨结肠患儿若能得到早期诊断、早期手术治疗，术后近期远期效果均较好。部分患儿术后近期大便次数多或失禁，需较长时间进行排便训练。经腹腔镜无神经节细胞症根治术与经腹经典手术相比也有显著优势，近年来，根治术的年龄渐趋向新生儿期。

虽然国内教科书及文章中广泛应用先天性巨结肠的名称，但按国际惯用名称为Hirschsprung病或无神经节细胞症。

（一）病因

先天性巨结肠的病因，目前已进行了多方面研究，认为是一种多基因遗传和环境因素共同作用的结果。

（1）家族性遗传因素：本病为先天性多基因遗传病。据文献报道，其家族发病率为1.5%~7%。目前公认长段型患者有家族遗传倾向。

（2）环境因素：缺血、缺氧、毒素、炎症因素等，影响了胚胎期神经节细胞的发育，可引起无神经节细胞症或神经节细胞发育不良。

病变通常发生在结肠远端。由于肠壁神经节细胞缺乏，该段肠管收缩狭窄，呈持续痉挛状态，形成功能性肠梗阻。痉挛肠管的近端，因肠内容物堆积而扩张、肥大形成巨结肠。

（二）临床表现

胎便排出延迟，顽固性便秘腹胀是先天性巨结肠的典型症状，临床表现为90%的患儿有胎粪性便秘。患儿因病变肠管长度不同而有不同的临床表现，痉挛段越长，出现便秘症状越早越重；痉挛段不长者，经直肠指检或温盐水灌肠后可排出大量胎粪及气体而症状缓解；痉挛段太长者，梗阻症状多不易缓解，有时须急症手术治疗。巨结肠伴发小肠结肠炎是一种严重的并发症，尤其是新生儿时期，并发肠炎时，排便次数增多，每天4~5次或10次以上，为稀水样便，味腥而奇臭。长期便秘，可使患儿食欲下降，影响营养的吸收。

（三）辅助检查

（1）X线及钡剂灌肠检查：可见到典型的痉挛肠段和扩张肠段，为主要的诊断方法，也是判定病变范围和选择术式的重要依据。

（2）肛管直肠测压法：目前已公认这种方法安全而简便。肛门直肠测压法的诊断准确性在儿童组中高达 95% 以上。

（3）直肠黏膜乙酰胆碱酯酶组织化学法：有文献报道其准确率约 96%。

（4）直肠壁组织学检查：在无神经节细胞症病变的肠段神经节细胞缺损是病理组织学诊断的主要标准。

（四）治疗原则

尽可能切除病变肠管是最好的治疗方法。扩肛、洗肠等保守治疗可以维持一定的排便。但先天性巨结肠便秘症状顽固，难以用非手术方法解决，确诊后均应准备手术治疗。手术方法有肠造口术、经肛门内括约肌切除术、经肛门根治术、腹腔镜辅助下根治术和经腹根治术。

【护理措施】

（一）基础护理

1. 营养护理

由于长期腹胀、便秘使患儿食欲下降，影响机体营养供给与吸收，导致患儿营养不良、发育迟缓。入院后，患儿进食无渣、高热量、高蛋白饮食，可少量多餐。对合并小肠结肠炎或全身条件较差或全结肠型的患儿，应先做结肠造口术，待患儿营养状况、身体条件改善后再行二期根治术。

2. 严密观察病情变化

小肠结肠炎是先天性巨结肠的常见并发症，尤其是新生儿期，国外有报道表明，小肠结肠炎发病率可高达 30%~35%。应注意观察有无小肠结肠炎的征象，如高热、排便次数增多，为稀水样便，味腥而奇臭。一旦出现上述症状，应及时报告医生给予处理。

3. 心理护理

耐心解答家长提出的问题，并进行有效的沟通。主动介绍患儿的病情情况、手术前饮食要求和肠道准备过程，教会患儿家长必要的配合方法，以减轻或消除其的焦虑和不安。向父母了解患儿的心理状态、生活习惯，爱好等，帮助患儿尽快适应新环境。

（二）专科护理

1. 纠正水电解质紊乱的护理

如果新生儿无神经节细胞症合并小肠结肠炎，需要补充适当液体纠正脱水与电解质失衡。年龄越小，越容易因消化功能紊乱而造成水电解质的丢失。评估患儿的病情及精神营养状态，评估患儿的进食状况，并认真做好记录和交接班。

2. 肠道准备

先天性巨结肠患儿顽固性便秘和腹胀，导致病变以上肠管逐渐扩张、肥厚。儿童巨结肠清洁灌肠法（colostomy rectal washout）是缓解便秘的有效措施，通过结肠灌洗可以帮助患儿排便，解除梗阻，减轻腹胀，缓解肠管压力，改善血液循环，预防溃疡性结肠炎的发生；还使扩张的肠管得以恢复，为手术创造条件。操作方法：生理盐水灌肠 10~14 天，灌肠插管时一定要插过痉挛段，至可见“爆破样”排气排便即可，助手应按结肠解剖行径在腹部按揉帮助粪便排出。手术前需要洗至肠净为止。术前

2~3 天给予口服肠道抗生素，术前晚、术日晨再给予甲硝唑保留灌肠，以控制肠道内的细菌。灌肠过程中需注意保暖，观察患儿的面色、反应、哭闹等，出现腹胀加剧或出血等应停止灌肠，并立即报告医生，进一步观察、处理。由于每天结肠灌洗，需主动做好宣教和解释，取得患儿家长的理解和配合。

3. 排便护理

患儿术后排便次数增加，特别是能进食后，每天多次排便刺激肛门周围皮肤红肿、皮疹，甚至破溃。评估患儿肛门黏膜及周围皮肤的完整性，用生理盐水棉球随时清洁肛门，去除粪便及污渍，保持干燥及清洁。皮肤红，未破损，可外涂 5% 鞣酸软膏保护；用棉签蘸取药膏贴在皮肤上轻轻滚动，减少对患儿的刺激。先天性巨结肠术后通常要遵医嘱扩肛，并训练患儿建立良好的排便习惯。在患儿出院前，尽早让其父母有尝试并学会上述技术的机会。

（三）健康指导

1. 扩肛的指导及护理

扩肛是治疗和预防肛门狭窄的重要手段，先天性巨结肠术后通常要遵医嘱扩肛，以防止造成继发性巨结肠。术后 2 周开始扩肛，持续 3~6 个月，并注意保持肛门的清洁。做好患儿及其家长的思想工作，使之理解扩肛的重要意义，并教会其家庭扩肛的方法和操作要点。根据患儿的年龄和肛门狭窄的程度，选择不同型号的扩肛器。扩肛器直径由小到大，逐渐增加，直至达到所需尺寸，每次扩肛持续 30min 左右；扩肛前要了解直肠的生理弯曲，避免损伤肠管；扩肛期间，告知并指导家长，患儿术后必须加强排便自控能力的训练：首先养成良好的排便习惯，每天早上按时排空直肠粪便，从 1 天数次逐步过渡到 1 天 1~2 次。

扩肛方法的学习最好在住院期间渐次给予，而不是出院当天，否则父母因过度兴奋而无法学会。

2. 喂养指导

术后初期，患儿没有养成良好的排便习惯，饮食调节非常重要，此时应进食无渣或少渣饮食，以减少饮食对排便的影响。应密切观察饮食与排便次数的关系，尽量减少排便次数。

3. 并发症的观察及护理

术后出院如发现排便比出院时变细，或又出现便秘现象，应及时回医院复查，以免延误治疗，导致手术的失败。强调父母必须带患儿回医院随诊、复查，对待患儿应如同正常儿童一样，以预防患儿以后行为出现问题。

（周　红）

第五节　小儿急性阑尾炎的护理

【概述】

急性阑尾炎（acute appendicitis）是儿童最常见的急腹症。一般病势比成人严重，如治疗不及时可并发腹膜炎，甚至死亡。因此，儿童急性阑尾炎及时诊断和正确治疗很重要。儿童阑尾炎多见于

6~12 岁儿童，1 岁以下罕见，男性发病率略高于女性。年龄越小，症状越不典型，加之病情变化快，往往误诊率很高。到目前为止，国内外报道婴幼儿急性阑尾炎的误诊率为 35%~50%，新生儿误诊率达 90% 以上。儿童急性阑尾炎根据病理发展过程的不同，可分为卡他性（单纯性）阑尾炎、化脓性（蜂窝织炎性）阑尾炎、坏疽性阑尾炎。凡确诊为化脓性、坏疽性阑尾炎应早期手术治疗。常用手术方式仍为传统的剖腹阑尾切除术，对于肥胖儿、女孩、炎症局限者也可采用腹腔镜阑尾切除术。目前腹腔镜阑尾切除术已成为儿童外科领域开展最广泛、推广最迅速、技术成熟的术式。

（一）病因

小儿急性阑尾炎的发病原因较复杂，目前仍未清晰，阑尾腔梗阻是原因之一。最常见的梗阻原因是粪石、异物（果核、蛔虫）、阑尾扭曲等。部分患儿患咽峡炎、上感、扁桃体炎等细菌感染时，可诱发急性阑尾炎。此外，当胃肠功能紊乱时，常伴有阑尾肌肉和血管的反射痉挛，阑尾腔发生梗阻及血运障碍引起炎症。患儿年龄愈小，大网膜愈短，阑尾壁薄，易发生穿孔。

阑尾炎根据疾病发展的过程，可分为：

（1）化脓性（蜂窝织炎性）阑尾炎：浆肌层及黏膜均有病变，有脓性渗出物附着。早期即可发生腹膜感染及渗出，严重时可发生穿孔。

（2）卡他性（单纯性）阑尾炎：病变仅限于黏膜，主要病变为中性多形核白细胞浸润，黏膜充血水肿。

（3）坏疽性阑尾炎：感染后阑尾发生血管痉挛栓塞，血循环障碍，阑尾壁广泛坏死，呈暗紫色。渗出不多，但对周围组织浸润较快，易发生粘连。

（二）临床表现

腹痛为小儿急性阑尾炎最常见、最明显、最早出现的症状，开始时脐周和上腹部疼，数小时后转移至右下腹，疼痛为持续性。右下腹麦氏点固定性压痛是急性阑尾炎的典型体征。部分小儿盲肠的移动性较大，压痛点可在右中腹、脐部附近、下腹中部等，但位置相对固定。发生局限性腹膜炎时，右下腹有压痛、肌紧张和反跳痛。急性阑尾炎发病初期，患儿可有恶心、呕吐、食欲减退，体温略升，大多为先腹痛后发热；随病情发展可以很快上升到 38~39℃，甚至更高，年龄越小变化越快。

（三）辅助检查

（1）实验室检查：白细胞显著增高，中性多形核白细胞可高达 80%~90%。血清 C- 反应蛋白明显增高。

（2）超声检查：确诊率 81%~93% 。

（3）直肠指检：急性阑尾炎时，直肠前壁水肿、肥厚、右侧壁触痛。

（4）腹腔穿刺：阑尾炎时穿刺液为脓性液体。

（四）治疗原则

早期诊断，早期手术治疗。小儿阑尾炎不论何种类型，均应早期手术治疗，常用的术式为阑尾切除术。对于病程超过 3 天甚至更长、有阑尾脓肿形成的患儿，可以采取试行非手术治疗。

【护理措施】

（一）基础护理

1. 高热的处理

一般急性阑尾炎患儿早期体温略有上升，随着病情加重而逐渐升高至 38~39℃，年龄越小变化越快。由于儿童调节体温的能力较差，如进行急诊手术，可因麻醉时的兴奋、躁动或手术刺激，使体温继续上升，以致引起惊厥。定时测量体温，患儿体温在 38.5℃以上者，必须采取积极、有效的降温措施，并根据医嘱及时给予足量有效抗生素静脉滴注。肛温在 38.5℃以下方可手术。

脉搏加快与体温成正比，晚期出现中毒症状，脉搏快而微弱，严重者体温可不升。阑尾穿孔并发慢性腹膜炎时，可有精神不振、高热、脱水等表现。在非手术治疗的过程中，密切观察病情的发展，如体温持续升高，感染中毒症状日趋严重，腹膜炎体征明显时，须告知主管医生，根据情况应迅速手术治疗。

2. 术前饮食护理

儿童急性阑尾炎患儿术前应禁食禁水 6~8h，以免麻醉中发生呕吐和误吸。入院后须了解患儿发病过程及最后一次进食（包括进水）的时间，告知医生，并根据患儿病情，立即禁水、禁食。

3. 心理护理

做好心理护理，与患儿、家长进行有效的沟通。由于患儿突发急症，且急需手术治疗，多数患儿家长会有紧张、急躁的情绪。耐心解答家长提出的问题，主动介绍患儿病情进展情况、治疗用药情况，向患儿家长说明术后情况及注意事项；向患儿父母了解患儿的心理状态、生活习惯，帮助患儿尽快适应新环境；倾听患儿有关疼痛的描述，了解患儿的病情变化，教会患儿缓解腹痛的方法等。

（二）专科护理

1. 抗生素治疗的护理

患儿可有食欲缺乏；发病初期有恶心、呕吐；阑尾穿孔、全腹膜炎伴有较重的中毒症状者，遵医嘱开放静脉通道，给予抗感染治疗。目前已知阑尾炎 60% 以上为需氧菌与厌氧菌混合感染，首选药物为针对革兰阴性杆菌及阳性球菌的广谱抗生素加甲硝唑；重症或阑尾穿孔阑尾炎采用头孢三代及甲硝唑类抗生素联合应用；体温正常、白细胞下降时改为口服抗生素。询问患儿有无药物、食物过敏史，观察药物疗效和毒副作用，出现可疑情况及时报告医生。

2. 腹痛的观察与护理

儿童急性阑尾炎一般病势比成人严重。检查时应从腹部无痛部位开始，一般从左下腹到右腹，由浅到深，由轻到重，最后再到右下腹；评估患儿疼痛的部位、性质、程度、持续时间及间隔时间，并记录；鼓励患儿述说自己的感受，倾听其有关疼痛的描述，了解疾病的进展状况，教会患儿缓解疼痛的方法。诊断未明确前严禁使用止痛药。手术后，病情允许时，可以给予患儿平卧屈膝或半卧位，缓解腹部创口张力，减轻疼痛。

3. 术后饮食护理

单纯性阑尾炎于术后 6~12h 可以进水，第二天进半流食，并鼓励患儿尽早下地活动，促进肠功能的恢复。腹膜炎患儿术后继续胃肠减压，给予静脉输液及电解质及抗生素治疗。肠蠕动恢复后可进食流质饮食，2~3 天后进半流质饮食，逐步过渡到正常饮食。

4. 体位护理

一般阑尾炎术后无须限制体位，如患儿病情表现情况良好，鼓励其早期离床活动，促进胃肠功能的恢复。

5. 并发症的预防与护理

术后出血、切口感染是小儿急性阑尾炎术后的常见并发症。

（1）切口感染：儿童手术后切口感染率明显较成人高。如果切口局部红肿并有少量渗液，有压痛或波动，术后体温不退或又上升，应考虑切口感染的可能性，应及时报告医生处理。

（2）脓肿：腹腔内残余脓肿是阑尾穿孔及腹膜炎患儿的严重并发症，常发生在盆腔、膈下及肠间或肝下区，以盆腔、肠间隙、肝下脓肿较为多见。盆腔脓肿时，炎症刺激直肠引起大便次数增多，里急后重等。

（3）肠粘连肠梗阻：观察腹胀情况，记录患儿有无排气排便。鼓励患儿并协助改变姿势，深呼吸、咳嗽等。根据病情鼓励患儿早期下床活动，减轻腹胀，防止肠粘连。

（三）健康指导

向家长及患儿说明饮食要求，近期勿食生、冷、黏、硬的食物，饮食量由少到多，由半流到普食，逐渐增加，忌暴饮暴食。出院后避免剧烈活动，学龄儿童可免体育课 1 个月。

出院后遵医嘱继续口服抗生素 3~7 天；保持创口敷料的干燥、清洁，1 周内不要洗澡，以防沾湿敷料。出院 1 周后需回医院复诊。期间如有发热、腹痛、腹泻、呕吐等不适症状者，应立即回医院就诊。

（周　红）

第六节　先天性胆总管囊肿患儿的护理

【概述】

先天性胆总管囊肿（congenital choledochocyst）又称作胆总管扩张症，为先天性肝胆系统囊肿中最多的一种疾病。胆管扩张可发生在肝内和外胆管的任何部位，但以胆总管发生最多。出现症状的年龄不同，但以婴幼儿期就诊者最多。世界文献统计，西方患病率低，中国、日本发病率较高。儿童期即引起胆管炎、胰腺炎、胆道穿孔、腹膜炎及肝硬化等病变，常威胁患儿生命，因此一经确诊应及时手术治疗。目前常用的手术方法：囊肿切除，肝总管空肠 Roux-Y 型吻合并加防逆流瓣膜成形术；囊肿切除，空肠间置代胆道，加防逆流巨形瓣手术。

（一）病因

多数研究者认为，本病与先天性胆胰管合流异常、胆总管远端梗阻有关。如，先天性胰胆管交界部发育畸形，胆道发育不良等。最近研究表明，病毒感染等可引起胆管腔阻塞或管壁变薄弱，造成胆道的畸形。部分研究者认为，胆总管扩张的发生与胆总管远端神经丛及神经节细胞分布异常有关。

先天性胆总管囊肿，胆总管呈球形囊肿或梭形扩张，扩张程度不等，肿物大小不与患儿年龄成正比。囊壁结构多不能保持胆总管的黏膜及肌层组织，表现为黏膜脱落炎症浸润等变化，而肌层多为变性肥大肌纤维，交杂大量纤维结缔组织。囊内贮存深绿色浓稠胆汁，有时有泥沙样结石。由于长期慢性胆汁梗阻可引起不同程度肝硬化，肝呈棕绿色，较硬。如果不行手术治疗，反复感染可引起慢性肝内胆管炎，导致进行性胆汁性肝硬化门静脉压力增高，继发脾大，脾功能亢进，食管下段静脉曲张。曲张静脉破裂引起大量呕血便血。由于胆汁淤积细菌滋生而致胆源性感染及结石形成，并可造成肝外扩张胆管及囊肿破裂，胆汁外溢而产生胆汁性腹膜炎，长期反复感染胰液反流可引起胆管上皮恶变或急性、慢性胰腺炎。

（二）临床表现

本病约占 70% 于婴幼儿期发病，腹痛、肿物和黄疸为 3 个基本症状，但临床往往只出现 1 个或 2 个，3 个症状均具有的患儿只占 20%~30%。有腹痛者占 80%~90%，有时是绞痛、牵拉痛或轻微胀痛。继发感染时可伴有发烧，有时有恶心和呕吐。以右上腹肿物就诊者约占 70%。在感染、疼痛、黄疸发作时，肿物增大，好转后可缩小。约 50% 病例有黄疸，黄疸一般为再发性，黄疸时可出现白陶土样大便、尿色加深。个别患儿尤其婴幼儿发生囊肿穿孔时，即引起急性胆汁性腹膜炎症状，高热、腹胀甚至休克。

（三）辅助检查

（1）实验室检查可协助明确黄疸的类型，肝损害的程度等。

（2）超声检查可显示肝内、外胆道扩张的程度及类型。

（3）X 线检查，以腹部肿物为主诉者，可行上消化道钡餐进一步明确诊断。

（4）胆道造影，口服或静脉胆道造影，可显示扩张的胆道。

（5）CT 扫描可明确胆管扩张的部位、程度及形态，有助于术式的选择。

（6）磁共振胰胆管造影是目前最新的胆管造影法，且不需要造影剂。

（四）治疗原则

确定诊断后应及时手术。

（1）恢复胆汁向胆道内引流，以免发生上行性胆管炎。

（2）切除扩张的胆总管，以防日后癌变。

（3）要预防日后吻合口狭窄。

【护理措施】

（一）基础护理

1. 营养护理

维生素的缺乏常能降低患儿对手术的抵抗力，且可引起各种并发症。出现贫血或低蛋白血症患儿，应于术前予以纠正。有黄疸、肝功能和凝血功能受损者，给予维生素 K 及保肝治疗。应给予患儿低脂饮食，鼓励患儿家长按需要调整喂养方式，如少量多次、间歇喂养等，保证热量摄入，必要时给予静脉营养支持。

2. 监测体温变化

每天常规测量体温、脉搏、呼吸等，观察有无感染征象。向家长讲解感染后的危险及预防措施，如体温上升可能是感染的先兆。观察腹部体征，有无穿孔征象。腹痛多发生于上腹中部偏右，疼痛的性质和程度不一，有时可有恶心、呕吐。

3. 皮肤护理

观察患儿皮肤、巩膜有无黄染现象，或黄染的消长情况，检查皮肤黏膜有无出血点等出血倾向及皮肤的瘙痒情况。保持患儿皮肤的清洁，嘱咐患儿家长给患儿穿着柔软的棉布衣服，保持床单位及被服的干燥和平整，以减少对皮肤的刺激。如皮肤瘙痒，可适当涂抹润肤霜，或外涂炉甘石洗剂。剪短患儿的指甲，避免搔抓，以防止皮肤抓破。

4. 观察记录大、小便的颜色

观察患儿排便、排尿的颜色，做好病情记录。黄疸时患儿大便的颜色变淡，甚至灰白色，尿液颜色变深。

5. 心理护理

儿童对治疗多有恐慌，任何治疗均应让其家长或监护人了解其必要性。患儿家长因缺乏对疾病病因、并发症、预后和治疗的认识，常出现过度担忧和焦虑。耐心讲解本病的护理知识，解答患儿家长的提问，与其进行有效沟通。

（二）专科护理

1. 感染的控制及护理

术前应积极输液、输血浆，抗感染，纠正酸碱平衡失调，以保证患儿手术的安全。胆总管囊肿伴有轻度感染时，应用广谱抗生素输液控制 1~2 周。如患儿有高热时，需做好高热护理。腹痛严重时可按医嘱给予止痛或解痉药物。如患儿囊肿巨大，则必须制动，避免其剧烈运动和磕碰，以免引起囊肿破裂。术后继续应用广谱抗生素控制感染；有肝脏损害者，应保肝治疗，给予维生素 B、维生素 C、维生素 K 等。

2. 饮食护理

术后禁食、持续胃肠减压，待肠蠕动恢复后停止胃肠减压，术后 72h 给予流质饮食，4~5 天后可进半流质饮食，给予患儿低脂高蛋白、高维生素、易消化的饮食，忌油炸、油腻的食物。如患儿出现上腹痛、发热、黄疸等症状，多为食物反流及胆管上行感染所致，应禁食，联合应用广谱抗生素，辅以消炎利胆的中药制剂。

3. 引流管的护理

术后须留置腹腔引流管。每天观察腹腔引流液的性质、量。如无特殊，可在术后 3~5 天拔出引流管；如有少量胆汁漏出，应适当延长腹腔引流管的留置时间。为防止胆总管空肠吻合术后发生胆漏，部分患儿可在吻合口内置外引流管。术后 2 周，经引流管行胆道造影后方可拔除。

行胆总管囊肿造口的患儿，应确保造瘘管的固定牢固，引流通畅，同时给予患儿适当约束，防止引流管脱出。如有大量胆汁流失，导致电解质紊乱，可收集胆汁，经无菌处理后给患儿口服。待患儿全身及局部炎症消退后，可在 1~3 个月内行二期囊肿切除、胆道重建术。

4. 并发症的护理

胆汁性腹膜炎是胆总管囊肿术后常见并发症，护理时应注意观察创口敷料情况，如有无渗血、渗液等。如有胆汁从创口漏出，患儿体温上升，且出现腹肌紧张的情况，则应考虑胆汁性腹膜炎的可能性，应及时报告医生处理。

（三）健康指导

护士不仅要对不同年龄、不同理解能力的患儿进行出院指导，还应指导家长如何观察患儿的病情。如患儿有腹痛、发热、黄疸、呕吐等不适症状时，需及时回医院就诊。术后 1 个月时到门诊随诊，做 B 超、肝功能检查。

调整饮食、补充营养。告知家长培养患儿良好饮食习惯的重要性。要给予患儿低脂饮食，根据其实际消化能力和病情，逐步增加，逐步重新建立正常的饮食。

（周　红）

第七节　尿道下裂患儿的护理

【概述】

尿道下裂（hypospadias）是儿童泌尿生殖系最多见的畸形之一。每 125~250 名初生男婴中有 1 例，而轻症型更常见，约占尿道下裂的 87%。尿道下裂按尿道口部位不同分为四型：阴茎头型、阴茎型、阴茎阴囊型和会阴型。诊断多以望诊确定。有严重阴茎下弯、双侧隐睾患儿，应注意有无性别异常，须与肾上腺性征异常症及真两性畸形相鉴别。患儿因有阴茎下弯及尿道口异常，不能站立排尿，必须手术治疗。手术以 1 岁后进行为宜，至少应于进入幼儿园或入学前完成。早手术可减少对儿童心理的影响及家长的焦虑，成功的尿道下裂修复使术后阴茎外观接近正常，是消除患儿心理负担的最好方法。

尿道下裂的治疗是小儿泌尿外科的热门课题，已发表的手术方法多达 300 余种。其主要问题是尿道成形术后并发症多，尤其是尿瘘发生率高，因而做好术后护理和随访工作非常重要。

（一）病因

尿道下裂是因胚胎期外生殖器发育异常所致。胚胎期由于内分泌的异常或其他原因致尿道沟融合不全时，即可形成尿道下裂；尿道下裂发病有明显的家族倾向，表现为多种基因遗传，但具体因素尚未清楚；某些激素也会影响男性外生殖器的形成。

（二）临床表现

典型的尿道下裂为异位尿道口，阴茎下弯，包皮异常分布。异位的尿道口可从正常尿道口近端，至会阴部尿道的任何部位，部分尿道口有轻度狭窄。排尿时尿线一般向后，故患儿常须蹲位排尿。阴茎向腹侧弯曲，阴茎头腹侧包皮因未能在中线融合，故呈“V”形缺损，包皮系带缺如，包皮在阴茎头背侧呈帽状堆积。

（三）辅助检查

尿道下裂的诊断望诊即可确诊。当尿道下裂合并隐睾时，应注意鉴别有无性别畸形。

辅助检查包括：常染色体检查，尿 17 酮、17– 羟孕酮类类固醇排泄量测定等内分泌检查，腹腔镜性腺探查及活检。

（四）治疗原则

因阴茎下弯及尿道口异常，不能站立排尿，痛性勃起或成年后不能生育，必须手术治疗。手术要求充分矫正阴茎下弯，外观接近正常，形成正常位置的尿道口。手术应于学龄前完成，近年部分研究者主张 6 个月后即可手术，早手术可减少对儿童心理的影响及家长的焦虑。

【护理措施】

（一）基础护理

1. 排便训练

由于术后需要卧床制动，多数患儿不太适应。患儿入院后，护理人员要协助其养成在床上排尿、排便的习惯。适当改变饮食习惯，多食用水果和蔬菜，预防术后便秘。手术前 1 天用 2% 的肥皂水或开塞露灌肠通便 1 次；术后口服缓泻药，防止便秘引起创口渗血。

2. 心理护理

由于患儿阴茎发育畸形，不能站立排尿，家长异常焦虑，且非常担心预后，部分年长儿可有自卑感。让患儿及家长了解尿道下裂只是一种外生殖器的畸形，治愈后可以与正常的男孩一样，消除家长的过分担忧。要注重保护年长患儿的隐私和自尊。多与患儿交谈、沟通，了解患儿的需求，提供帮助减轻或消除其思想上的压力和对手术的恐惧。为保证治疗和手术的效果，术后一定要回医院复查，出现问题应及时来院再次治疗。

（二）专科护理

1. 会阴部皮肤准备

如有包皮与阴茎头粘连、包皮垢形成，应先分离包皮。术前用苯扎溴铵或硼酸水清洗阴茎 3~7 天，尤其要注意包皮内、冠状沟及阴囊皱襞处的污垢。术前应先用肥皂水擦洗，然后用清水擦干净，忌用力擦洗。

2. 体位护理

患儿术后需卧床，并取仰卧位，床上使用支被架，有时需适当给予患儿镇静剂或进行约束，减少对阴茎局部的摩擦刺激。儿童对治疗多有恐惧，不肯合作，应让患儿家长或监护人了解其必要性，对年长儿要进行解释和教育，并争取其家长的合作。

3. 创口护理

观察龟头血运情况，有无发紫、肿胀。术后 3~5 天如创口无出血倾向，可打开并拆除阴茎创口敷料，暴露切口，表面外涂金霉素眼膏保护创口。拆除阴茎包裹敷料后注意保持创口清洁、干燥，如有渗出液应及时擦除，以防形成干痂。由于术后患儿卧床时间较长，容易引起便秘。用力排便可导致阴茎创口出血，影响创口的愈合，因而术后通常给予口服缓泻剂。同时鼓励患儿多食用粗纤维的食物，多饮水。术后 7~10 天可以拔除尿管，观察排尿情况。

4. 留置导尿护理

尿道下裂术后常规留置导尿管，留置的导尿管作为引流尿液及支撑修复的尿道的作用。要保持引流管的通畅，防止脱落和扭曲受压。若引流管堵塞，引流不畅，会增加创口张力，导致创口裂开。因此，应要经常巡视患儿，观察和记录引流情况，包括尿液的量及其性质。术后7~10天拔除导尿管，观察排尿情况。嘱患儿多饮水，增加排尿量，起到自净作用。如患儿过度使用腹压排尿，易使尿液从引流管外溢出而影响创口愈合，增加并发症的发病率。

5. 疼痛护理

术后创口疼痛引起患儿哭闹也不利于切口的愈合，可遵医嘱口服解痉药（如颠茄）等，解除尿道刺激症状，减轻患儿的不适。颠茄片应按时服用，起到预防疼痛的作用，护理人员有责任做好宣教和告知，避免患儿疼痛后再服用药物。对于青春期患儿，为防止阴茎勃起引起的渗血和疼痛，可遵医嘱口服雌激素。

目前，尿道下裂采用的创口敷料为美皮贴透明硅胶创口护垫，自我黏缠外科绷带，避免纱布包扎易形成的脱套、分泌物粘连敷料造成的换药困难及疼痛等情况的发生，使术后敷料更换时所引起的创伤和疼痛降到最小。

6. 并发症的护理

一般在30%左右。其中尿道瘘发生率较高，其次是尿道狭窄及尿道憩室状扩张，尿道瘘和尿道憩室状扩张可于6个月后修复。

（三）健康指导

出院后，患儿要继续保持大便通畅，多饮水，多食富含纤维素的食物。教会家长如何观察患儿的排尿情况，出院后还要观察有无尿瘘、尿道狭窄、尿道憩室、阴茎下弯等。3个月内避免阴茎外伤，防止创口裂开。如有任何异常，都要及时回医院复诊、检查。

（周　红）

第八节　先天性肾盂输尿管连接部梗阻患儿的护理

【概述】

先天性肾盂输尿管连接部梗阻（congenital pelvic-ureteral junction obstruction，PUJO）是先天性肾积水最常见的原因。由于梗阻妨碍尿流从肾盂进入输尿管，首先肾盂肌层肥厚，继而导致肾盂扩张、肾实质的损害及肾功能障碍。本症可见于各年龄组，但婴幼儿及男性发病更多，双侧病变有报道达40%。巨大肾积水，经轻微外伤也可破裂，故以腹部肿物为主诉的肾积水以及有临床症状者均宜手术治疗。发达国家中因广泛做产前超声检查，故先天性肾盂输尿管连接部梗阻患儿中，有35%~50%由产前诊断。产前诊断肾积水的意义在于指导父母了解孩子是否需要做肾盂成形术，或者警惕泌尿系统感染以及肾功能损害。近年来，采用腹腔镜肾盂成形术，其损伤小，并取消外引流管，降低了感染发生率。

（一）病因

绝大部分病例是由肾盂输尿管连接部狭窄所致，少数患儿有多处输尿管狭窄，甚至全长输尿管狭窄。部分梗阻原因是肾盂输尿管连接部及输尿管上段缺乏蠕动，其次肾盂输尿管连接部瓣膜和息肉可造成梗阻，部分患儿是由输尿管外部的索带和粘连导致梗阻。

由于肾盂输尿管连接部的梗阻妨碍了肾盂内尿液顺利排入输尿管，使肾盂排空发生障碍而导致肾脏的集合系统扩张。起初，肾盂平滑肌逐渐增生，加强蠕动，试图通过远端的梗阻排出尿液；当不断增加的蠕动力量无法克服梗阻时，就会导致肾实质萎缩和肾功能受损。

（二）临床表现

肾盂输尿管连接部梗阻性肾积水，症状出现的早晚与梗阻程度成正比，梗阻越严重，症状出现越早。先天性肾积水早期多无特殊临床症状，梗阻严重者，可有腹部包块，新生儿及婴儿约半数以上以无症状腹部包块就诊。肿块光滑、无压痛，大量排尿后包块缩小是重要的诊断依据。绝大多数患儿能陈述上腹或脐周痛，大龄儿童可明确指出疼痛来自患侧腰部。如有结石或合并尿路感染，可出现血尿，发生尿频、尿急、排尿困难等，部分患儿会出现血压升高；如扩张的肾盂受到外力发生破裂，则表现为急腹症；双侧或孤立肾积水晚期可有肾功能不全表现，患儿生长缓慢、发育迟缓、喂养困难或厌食等。

（三）辅助检查

（1）超声检查：B超可清楚显示肾脏大小、肾实质厚度。

（2）静脉尿路造影：又称作排泄性尿路造影（IVP），可见肾盂肾盏扩张，造影剂突然终止于肾盂输尿管连接部，输尿管不显影。

（3）逆行肾盂造影。

（4）排尿性膀胱尿道造影（VCUG）：了解排尿时有无输尿管反流，鉴别输尿管囊肿、尿道瓣膜和尿道憩室。

（5）CT或MRU检查：遇诊断困难的病例，此项检查可清晰显示梗阻部位。

（四）治疗原则

轻度肾积水，无明显临床症状，可观察随诊。有明显先天性肾盂输尿管连接部梗阻证据或肾脏进行性损害者应手术治疗。需要进行手术者，不受年龄限制。胎儿期发现的肾积水，于出生后1~3周做超声复查及静脉尿路造影检查。轻度患儿，可通过超声观察，坚持随诊。

【护理措施】

（一）基础护理

1. 尿路感染的观察及护理

鼓励患儿多饮水促进排尿，通过增加尿量起到冲洗尿道的作用。注意每天排尿的次数、量、性状，并准确记录。婴幼儿发生尿路感染时临床症状常不典型，进行护理评估时应重点询问有无发热或体温不升，精神弱、食欲降低、呕吐、腹泻等情况；注意询问年长儿有无尿路刺激征，尿频、尿急等。一旦出现上述症状，需及时报告医生进行处理。

2. 安全护理

加强基础护理，尤其是加强对腹痛及腹部有包块患儿的安全护理。嘱患儿要尽量卧床休息，避免剧烈活动，避免肾区受碰撞导致肾损伤以致肾破裂。

（二）专科护理

1. 监测生命体征护理

肾盂输尿管连接部梗阻，无论儿童还是成人均可有高血压，但多数家长并不知晓。患儿入院后，每日监测其血压 1 次，并做好记录。高血压患儿应卧床休息，监测其血压变化。如有异常变化，及时告知医生处理。

2. 引流管的护理

引流管要妥善固定，注意留有足够的长度以让患儿可翻身活动。保持引流管的通畅，勿扭曲、折叠、堵塞。对于婴幼儿及不合作的患儿，一定要适当约束。随时观察并记录引流液的性质、颜色、量。引流袋的位置应始终低于引流部位，以免引流液倒流引起逆行感染。若肾造瘘管不通畅，可用注射器抽吸，严禁冲洗。因为冲洗压力过高，可增加吻合口张力，导致漏尿。术后 8~11 天向肾或肾盂造瘘管内注入亚甲蓝 2ml，夹管后观察排尿是否蓝染，并记录排出时间。如排尿呈深蓝色，则连续夹管 48~72h。若患儿无发热、腹痛现象，则肾或肾盂造瘘管可拔除，否则须保留造瘘管，待证实肾盂输尿管连接部吻合口是否通畅再决定。如吻合口不通，可带肾造瘘管出院，并定期来医院复查。

3. 感染的预防

留置引流管期间，监测患儿生命体征，及时发现并处理感染的征象。更换引流袋时，严格遵循无菌操作的原则。患儿卧床期间，指导其经常变换体位，以利于引流。嘱咐患儿多饮水以增加尿量，起到自净作用。应用支被架，减少被褥压迫引流管。

（三）健康指导

向患儿及家长介绍出院后随诊的时间和次数，回家后需继续观察的症状和体征。如腹部包块、血尿是否消失，腹痛是否缓解等。出现尿路感染或腹痛等不适症状及时就诊。术后 3~6 个月，做静脉尿路造影，复查肾功能恢复的情况。院外带尿管患儿需防止感染，必要时遵医嘱口服抗生素。

鼓励患儿多饮水，饮食宜清淡且不宜过咸。注意饮食卫生，忌暴饮暴食。术后避免剧烈活动，免体育课 1 个月。

（周　红）

第九节　发育性髋关节发育不良患儿的护理

【概述】

发育性髋关节发育不良（developmental dislocation of the hip, DDH），曾称之为先天性髋关节脱位（CDH），是一种先天性下肢畸形，包括髋关节可复位和不可复位的脱位、易脱位及半脱位，以及新生儿及婴儿的髋发育不良。本症女孩的发生率较男孩高4倍，右侧较左侧多10倍。家族中上代有髋脱位者，其下代的发生率高达36%。医学研究认为，这种髋关节发育不良除了先天因素之外，后天性因素也起着非常重要的作用，而某些方面是可以预防的。因此1992年正式更名为发育性髋关节发育不良。治疗的方法有保守治疗和手术治疗两种，采用方法因年龄而异。对本病而言，早期诊断事半功倍，贻误诊断事倍功半。8岁以上的患儿手术疗效不理想，易导致髋僵硬，日后不能耐受远程行走，并有腰、髋疼痛。

目前已知长期用特殊襁褓方法使婴儿髋关节位于伸直位，可诱发髋关节发育不良。

（一）病因

本症发生的原因尚未明确，但越来越多的研究结果倾向于先天因素为基础，发育异常是主要原因，先天因素如解剖缺陷。本病约20%有家族史，不同种族的发病率差异很大，可能与遗传和种族有关。流行病学研究结果显示，内分泌因素、分娩、生活习惯和环境等，对发育性髋关节发育不良的发生均有直接影响。其病理改变可随年龄的增长、是否负重以及脱位的程度而变异。常见的变异为：①髂腰肌紧张、挛缩，压迫髋臼的入口。②关节囊变形呈葫芦样。③股骨头颈变形，主要有股骨头呈椭圆形，股骨颈短，股骨颈前倾角增大。④髋臼变形，主要有髋臼窝浅小，呈三角形，髋臼指数增大，关节盂唇内卷。⑤股圆韧带增粗变长，关节软骨变性等。

（二）临床表现

由于患儿年龄、脱位程度，以及单侧或双侧病变的不同，临床表现可不同。步态跛行常为就诊的唯一主诉。单侧者身体向患侧晃动；双侧者有明显的“鸭步”左右摇摆，同时可见腰椎前突，臀部后突；单侧脱位者双下肢不等长，股纹、臀纹不对称；双侧者会阴部变宽。若每个新生儿出生后均做常规筛查，3~7天内即可明确诊断而进行治疗，其疗效最理想。因此，在新生儿或出生6个月内进行细致的临床检查特别重要。

（三）辅助检查

（1）X线检查：可证实有无脱位，单侧或双侧，半脱位或全脱位。

（2）B超检查：近年来报告采用无创性B超检查，使得发育性髋关节发育不良得以早期发现并做早期治疗。此项技术已成为诊断新生儿和婴儿发育性髋关节发育不良和评估疗效的首选方法。但超声普查的作用相当复杂而且有争议。

（3）CT检查：能够在三维空间，观察髋臼和股骨头在冠状面、矢状面和横断面的变化。作为术前评估和术后评价方法均优于其他检查方法，为制订适当的个性化的手术方案提供帮助。

（4）MRI检查：能够显示X线摄片和CT所不能显示的软骨形态，以及关节囊、韧带、周围肌肉等组成。

（四）治疗原则

尽早整复脱位；防止股骨头骨骺发生缺血性坏死；矫正残留的发育不良。从出生到6个月是理想的治疗时间。

发育性髋关节发育不良的治疗有保守治疗和手术治疗。治疗方法的选择与患儿的年龄、病变轻重、是否行走负重等多方面因素有关。非手术疗法包括Pavlik吊带、手法复位等。手术疗法：切开复位术、Salter 骨盆截骨术、Pemberton 髋臼成形术等，再髋人字石膏固定 6~12 周。手术治疗期间更换石膏 1~2 次，同时必须连续随诊，直到骨骼成熟方可。

【护理措施】

（一）基础护理

1. 心理护理

做好生活护理，消除患儿的恐惧心理，鼓励患儿及其家长说出自己的感受。由于患儿发育畸形，行走姿势异常，家长通常异常焦虑，且非常担心预后，部分年长儿可有自卑感。可通过让患儿及家长了解疾病诊治的大致过程，治疗配合的要点，来消除家长的过分担忧。更要与年长患儿多交谈、沟通，了解其需求，提供帮助减轻或消除其思想上的压力和对手术的恐惧。为保证治疗和手术的效果，术后一定要回医院复查，出现问题应及时回医院再次治疗。

2. 排便训练

由于术后需要卧床制动，多数患儿不太适应。患儿入院后，护理工作者要协助其养成在床上排尿、排便的习惯。指导患儿适当改变饮食习惯，多吃水果和蔬菜，预防术后便秘。手术前每天用 2% 肥皂水或开塞露灌肠通便 1 次。

（二）专科护理

非手术疗法适用于 18 个月以下的患儿，4~7 岁时就诊相对较晚，无论哪种手术其效果都难以尽善尽美。大于 8 岁的患儿，即使积极手术，也难于获得接近正常功能的髋关节。

1. 支具治疗

早期发现者，宜使用外展支具，最常用的是 Pavlik。通常认为 Pavlik 吊带是年龄不超过 6 个月的幼儿发育性髋关节发育不良安全有效的首选治疗方法。对于确诊的髋脱位，尽早使用 Pavlik 吊带可能是最实用且最佳的选择。使用要点：前面的背带使髋关节刚好屈曲超过 90° ，后面的背带限制内收不超过中立位，应使髋关节保持在复位后的位置，并减少再次脱位的可能性。过度屈曲髋关节也可能引起骨神经麻痹。如果使用得当治疗顺利，常需佩戴 6~12 周，期间每 2~4 周复查 B 超及 X 线，直到结果正常，需坚持随诊 2~3 年。

2. 术后护理

对于 6~18 个月年龄组的患儿采用麻醉下手法复位，然后以髋人字石膏固定。18 个月以上患儿可选用切开复位术、Salter 骨盆截骨术、Pemberton 髋臼成形术等，再用髋人字石膏固定 6~12 周。最稳固的位置是屈髋 90°，外展 60°~ 70°，自然外旋的人体位，避免过度外展髋关节以防止发生股骨头缺血性坏死。婴儿髋人字石膏可打到膝上，年龄大的患儿有时需包括下肢全长。手术后回病室时，取平卧位至麻醉完全清醒后再取俯卧位。观察石膏外有无渗血，并做好标记，若渗血范围增大应及时报告医生处理。

3. 石膏固定的护理

抬高患肢，保持石膏的干燥、清洁，避免大小便的污染。观察固定肢体趾端的颜色、温度。如发现肢体血运障碍应及时报告医生。石膏边缘应清洁、光滑，随时扫除床上的渣屑，避免割伤局部皮肤。若肢体肿胀严重，持续压榨痛应及时报告医生处理。做好患儿及家长的安全管理，如儿童说有东西掉进石膏里了，要给予足够的重视，因为硬币、笔套及其他玩具等都可能导致皮肤全层破溃。

（三）健康指导

1. 并发症的观察与预防

向患儿家长讲明保持石膏清洁的重要性，以重视防止大小便污染、浸湿。确保石膏固定的安全，避免与硬物碰撞，防止石膏变形、断裂。观察足趾端的皮肤颜色、温度及活动情况，若有异常及时复诊。

再脱位、股骨头缺血性坏死、骨折等是治疗后的并发症，应积极预防。大部分股骨头缺血性坏死是轻微的生长障碍，多无临床后果。平均发病年龄为 9 岁。告知家长患儿长期随诊的重要性，是否有跛行等。现已发现将婴儿双髋固定于伸直位包裹的习俗是导致发育性髋脱位高发的直接原因。建议应给婴儿常规穿戴外展裤和宽尿布。

2. 康复训练

辅助患儿做有规律的功能练习，逐渐增加活动量，根据病情和复诊结果逐渐下地活动，争取早日恢复功能。一旦患儿主诉石膏内足跟疼，应带患儿回医院就诊。长期潮湿的石膏可引起皮肤浸软、破溃甚至感染，必须及时更换。鼓励患儿及家长活动石膏固定范围外的关节，防止肌肉萎缩。

（周　红）

第十节　脊柱侧弯患儿的护理

【概述】

脊柱侧弯是脊柱最常见的畸形，系数个椎体偏离中线而向侧方弯曲和旋转的一种畸形。脊柱侧弯一词系一种体征而非诊断。经全面检查排除先天性畸形、麻痹性和肿瘤引起的侧弯后，则为原因不明的特发性脊柱侧弯（idiopathic scoliosis）。特发性脊柱侧弯依发病年龄可分为婴儿型（出生后至 3 岁出现）、少年型（4 岁至青春期）和青年型（青春期至骺板融合期显现）。多数发病早于 14 岁，后加重的以女孩为多。小儿脊柱畸形有可能致残，故需认真对待。个别患儿因体态异常而心理抑郁，久之可发生心肺功能受损乃至脊髓受压出现的截瘫。因此需及早和积极治疗。一般有非手术疗法和手术治疗两种治疗方法。10 年来，胸腔镜技术在欧美迅速普及，并可用于椎体切除及重建、内固定器械植入矫形。我国脊柱外科在该技术方面目前尚处于起步阶段，其发展趋势令人瞩目。

（一）病因

特发性脊柱侧弯约占本病的 70%，虽经多方面研究，特发性脊柱侧弯的病因尚未明确。肋椎关节和韧带发育不良，肌纤维和胶原纤维异常以及内耳前庭器功能障碍等，均是特发性脊柱侧弯病因学的线索。目前正在研究引发脊柱侧弯及加重的特殊基因，预测下一代的基因图，从而透视特发性脊柱侧弯的病因。

（二）临床表现

多数患儿因双肩不等高，胸廓畸形，骨盆倾斜，髋部向一侧突出或脊柱不正直而就诊。部分是胸部X线摄片或肾盂造影时偶然发现。少数患儿主诉背痛或容易疲劳。14岁以前起病者居多，日后加重的以女孩多见。前弯试验（Adam's test）检查脊柱旋转畸形的严重程度和旋转方向。胸廓因侧弯而变形，产生“剃刀背”畸形。

（三）辅助检查

（1）X线检查：摄站立的正侧位X线片，用以测量脊柱侧弯的弧度，以cobb角测量侧弯弧度。

（2）CT检查：可用来测定椎体旋转。

（3）MRI检查：MRI对脊柱侧弯的椎管内异常可提供清晰影像。

（4）实验室检查：有助于了解患儿全身状态。

（四）治疗原则

尽早积极治疗。控制侧弯的发展，使其不致继续恶化；矫正部分畸形，改善心肺功能。

（1）支具治疗：适用于幼儿和学龄前儿童的轻度侧弯。支具治疗的目的是控制弧度加重直到患儿骨龄成熟能接受矫形手术为止。

（2）手术治疗：脊柱侧弯弧度超过40°、体态畸形严重、保守治疗失败以及腰背部疼痛的病例通常采用。手术方法有脊柱植入器械和脊柱融合。

【护理措施】

（一）基础护理

1. 心理护理

与患儿家庭做有效交流和沟通是治好患儿疾病的重要前提。对初次入院的患儿，需主动热情地关心和接近，介绍责任医生和护士的姓名等，以获得其信任。对于年长患儿，尤其注意其心理保护，以倾听、陪伴的方法与患儿沟通、交流。鼓励患儿表达自己的感受，耐心解释治疗的重要性。手术前夜，应保证患儿能够得到充分休息。人际关系的处理在不同的文化背景下差异很大，医护人员应理解家长的痛苦，承担照顾家长和治疗孩子的双重责任。切忌以患儿的形象改变开玩笑，应消除心理负担。

2. 排便训练

由于术后须卧床制动，多数患儿不太适应。患儿入院后，护理人员要协助他们养成在床上排尿、排便的习惯。多食用水果和蔬菜，预防术后便秘。手术前1天用2%肥皂水或开塞露灌肠通便1次。

（二）专科护理

1. 呼吸功能训练的护理

据估计，脊柱侧弯每加重10°，肺活量减少4%。有研究者建议35%的肺活量是安全进行脊柱融合手术的最低要求。在训练之初要与患儿进行沟通，介绍不同的呼吸功能训练方法，如果儿童特别是青少年自己选择的治疗方法，更加配合的可能性也就越大。评估患儿的呼吸状态，指导患儿进行有效的呼吸功能训练。协助患儿半卧位或坐位，紧闭双唇用鼻子深吸气，屏住呼吸，2~3s后以撅嘴方式缓慢将气吐出，再做2次正常呼吸。根据患儿接受的程度重复数次。术后继续鼓励患儿咳嗽和深呼吸，防治呼吸道感染。

2. 脊髓监测护理

采用唤醒试验监测侧弯矫正后的脊髓功能。该方法应在术前预先训练，使患儿能熟悉口令的声音（麻醉师或患儿母亲的声音），并能配合活动足、踝和足趾，以了解患儿脊髓运动功能是否正常。曾用体感兴奋电位（somatosensory-evoked potentials，SSEPs）行脊髓监测作为脊柱外科手术中的标准方法。最近研究表明，踝震挛试验较唤醒试验和SSEP对预测神经是否部分受损更准确。一旦可疑或证实脊髓功能受损，须尽快松开矫正用的植入物或彻底去除植入物，同时给予甲泼尼松（methylprednisolone），多数病例中可恢复正常功能。

3. 术后疼痛护理

术后常规使用止痛泵。患儿可按预先程序化的剂量将镇痛药物注入静脉输液中。通常保留48~72h，停药后24h内仍应密切监测患儿的呼吸状况，并监测血氧浓度。护理人员要承担起协调疼痛的评估和管理工作，评估患儿疼痛的部位、性质、程度、持续时间及间隔时间；与患儿和家长建立相互信任的关系，动员患儿和家长也要参与到其中来，有助于减轻患儿的疼痛。不能缓解的疼痛，必须向相关医生报告。

4. 并发症的观察与护理

如果患儿发生并发症则后果严重，尤其以脊柱外科产生并发症对患儿及其家庭产生的影响最严重。

（1）脊髓功能失常：手术操作可损伤脊髓，矫正的力量作用于软组织同样可造成脊髓血运中断，导致截瘫。但某些神经损伤可逆而渐进，故及时发现、及时处理至关重要。因此术后应密切观察患儿下肢感觉及活动情况，是否有排便功能的改变。如发现下肢感觉迟钝、活动受限，大小便失禁等，应立即通知医生处理。

（2）肺炎、肺不张：严重脊柱侧弯患儿多合并有胸廓畸形，肺功能下降。术后给予吸氧，监测呼吸、血氧饱和度，定期轴线翻身、拍背。严重呼吸功能不全者，予以呼吸机辅助直至呼吸平稳。

（3）肠麻痹、肠系膜上动脉综合征：手术矫正脊柱侧弯后改变了肠系膜上动脉与主动脉之间的角度，出现高位肠梗阻症状。轻者出现恶心、呕吐、腹胀、不能进食等情况，一般禁食24~48h待肠蠕动恢复后即可消失；严重者可给予胃肠减压，补液治疗。

（4）压疮：患儿手术创伤大，卧床时间长，极易出现皮肤压疮。因此，患儿手术清醒、生命体征平稳后，即可开始轴线翻身，1~2h翻身1次。术前可在受压部位给予超薄敷料保护。

（三）健康指导

1. 疾病知识指导

出院时患儿要佩戴矫形支具背心，保护植入器械。支具背心佩戴时间一般为6~12个月。出院后继续卧床1个月，2~4h翻身1次，翻身时要保持躯干纵轴方向无扭动。治疗是否成功需获得家长的支持，还需要支具专家经常调整支具。出院后定期回医院随诊、复查。一旦病情加重，手术治疗不可避免。应嘱咐患儿及家长注意安全，下地活动后，应避免奔跑、儿童之间打闹，以防摔伤、支具断裂或脱钩。术后3个月、6个月、12个月应做X线复查，观察脊柱的情况。如突然背部疼痛及出现皮下露出物（脱钩、断杠），必须立即回医院就诊。

2. 康复训练

医院的治疗过程会让家长和患儿感到压力，出院后家长易放松对孩子疾患的管理。应告知家长：疾病不会随时间自愈，仍需康复护理。出院卧床期间，家长应鼓励患儿练习咳嗽、深呼吸，预防坠积性肺炎的发生。四肢及躯干可以做静态收缩运动，4~5 次 /d，每次 20~30s，防止肌肉萎缩。1 个月后，可以逐渐增加起坐及下床活动，但一定要确保患儿的安全。

为患儿进行矫形治疗时，不能忽视患儿还处于生长和成熟的过程中，对儿童受到的精神创伤和情绪因素也不能忽略；同时应全面注意其功能的恢复情况，以使其尽可能地参与正常的学校生活。

（周　红）

第十一节　漏斗胸患儿的护理

【概述】

漏斗胸（pectus excavatum）是最常见的先天性胸壁畸形。其发病率为 0.1%~0.3%，男性较女性多见。其主要体征为胸骨柄下缘至剑突上缘胸骨体向背侧倾斜凹陷，两侧下部肋骨也同时向背侧弯曲，使前胸下部呈漏斗状，凹陷的顶点通常在胸骨体下端和剑突交接处。国外报道其发病率为 1‰ ~2‰，亚洲高于欧美。年龄小的轻型患儿可以保守观察，有可能随生长发育而自行纠正。但严重的胸廓凹陷，可引起胸腔内脏功能受损，且易使人因体形异常而产生精神负担，性格内向，因此应采取早期手术治疗，手术是治疗漏斗胸唯一有效的方法，一般 2~3 岁即可耐受手术。为了减少胸骨畸形对患儿的心理影响，一般建议在 5 岁左右手术。

漏斗胸手术治疗有近一百年的历史，诸多研究者试图采用不同的方法取得良好的治疗效果，并减少漏斗胸手术的创伤和术后并发症的发生率。1998 年，努斯（Nuss）医生开始进行一种漏斗胸手术的研究，开创了微创手术的先河。目前电视胸腔镜辅助下的 Nuss 手术已成为矫正漏斗胸的标准术式。

（一）病因

漏斗胸的病因尚不清楚。多数研究者认为是先天性因素导致的有 20%~37%，认为其与佝偻病、胸骨下韧带挛缩、上呼吸道梗阻、膈肌发育不良或附着异常、肋软骨过长挤压胸骨向后等因素有关。近年来的研究表明，遗传因素是重要的病因之一。在患有先天性气管软化症、上呼吸道狭窄、哮喘病的儿童中均可发生肋软骨随呼吸下陷的漏斗胸体征。

（二）临床表现

漏斗胸患儿具有特殊的体型：头颈前伸，两肩前倾，前胸下陷，后背弓状，腹部膨隆。不少患儿体形瘦弱，喜静、不好动，运动耐受量减弱，肺活量较正常儿童低，易发生呼吸道感染。部分患儿有心跳过速或心律不齐症状，部分患儿进食量少，偶有吞咽困难。

（三）辅助检查

（1）胸部X线检查：显示胸骨下部和相邻肋软骨明显下陷。

（2）胸部CT扫描：可清楚显示胸廓前部凹陷的程度和范围，以及心脏和肺的受压情况。可复查术后改善的情况，也是判断手术效果的良好方法。

（3）心电图（ECG）检查：漏斗胸的心电图有一定的特征，可以表现为心脏受压转位，T波改变等。

（4）其他检查：如超声心动图检查、肺功能检查，可作为术前心肺功能的评估。

（四）治疗原则

一般认为手术矫正适宜的年龄是4~12岁。手术目的是矫正胸壁畸形，解除心肺受压，改善心肺功能；预防漏斗胸体征的继续发展；解除患儿的心理障碍。

【护理措施】

（一）基础护理

1. 预防呼吸道感染

轻度畸形可无临床症状，重度畸形可有运动耐力减弱。稍微活动后即有心悸、气急等症状，部分患儿易患呼吸道感染。必要时可遵医嘱进行雾化吸痰，或静脉给予抗生素及祛痰药物。

2. 心理护理

多数患儿对医院和手术充满了恐惧，年长儿常有自卑、害羞心理，交谈中应注意保护其隐私。护理中注意应以和蔼可亲的态度对待患儿，向其及其家长讲解手术前后的注意事项，术前准备和呼吸功能训练的必要性。可以向患儿介绍矫形术后效果较好的患儿，帮助其相互交流，缓解压力，增强治疗的信心。

（二）专科护理

1. 呼吸功能训练

漏斗胸变形严重者，肺活量减少，患儿生长发育较同龄正常儿童弱。术前预防呼吸道感染，进行深呼吸锻炼非常重要。评估患儿的呼吸状态，指导患儿进行有效的呼吸功能训练。协助患儿以半卧位或坐位，紧闭双唇通过鼻腔深吸气，屏住呼吸，2~3s后以撅嘴方式缓慢吐气；再做2次正常呼吸。根据患儿接受的程度重复数次。继续鼓励患儿术后咳嗽和深呼吸，防治呼吸道感染。必要时遵医嘱给予抗生素静脉治疗及祛痰药物。

2. 体位护理

患儿术后需保持安静。告知患儿及其家长，虽然手术方法不同，但术后都要去枕平卧3~7天，避免翻身侧卧，保持背部伸直，避免弯腰屈髋，以防支架钢针或钢板移位。术后24h可以坐起，护理工作者指导家长协助患儿坐起的正确方法，扶托患儿背部坐起或下地活动，避免双手抬举患儿腋下，以防钢板错位。1周内不能屈曲，不可转动胸腰，不滚翻，保持上身平直，起床、躺下时必须有人协助。

3. 胸腔闭式引流的护理

妥善固定胸腔闭式引流管，引流管不可过短，不要扭曲、折叠，注意保持引流管的通畅。注意保持引流管的连接紧密，不漏气。观察水柱是否随呼吸上下波动，确认胸腔引流瓶有无漏气。观察、记录引流液的性质及量。

4. 并发症的观察及护理

（1）气胸、肺炎肺不张、胸腔积液：气胸一般是缝合时膨肺不彻底，或因患儿胸壁薄，气体由创口进入造成。胸腔积液一般是肋间、胸骨后或粘连带渗出造成。肺炎、肺不张发生率较低，一般仅延长住院时间，并不影响预后。可于护理中随时观察，及时处理这些情况，一般不影响预后。

（2）支撑架移位：支撑架移位是导致再次手术的最常见原因，文献报道其发生率1.2%~29.9%。术后患儿应避免剧烈活动，可以有效地避免支撑架移位。

（3）获得性脊柱侧弯：一般是由于害怕疼痛而取保护性体位造成的。目前术后护理中比较重视疼痛的管理，早期应用静脉止痛泵，已有效防止了此类并发症的发生。

（三）健康指导

1. 疾病知识指导

手术矫正适宜年龄是4~12岁，此时患儿的胸廓柔韧性、弹性好，并具较好的依从性，利于术中操作和术后恢复及处理。行矫形术的患儿，钢板支架应在体内保留2年以上，取钢板前尽量不要进行对抗性的运动。如有外伤、呼吸困难，应立即复诊，拍胸部正、侧位X线片。2年以后根据复查的结果可以拔除内固定的钢板或钢针。

2. 术后康复训练

术后3个月内尽量不要进行剧烈活动，可以正常上学，但要避免与同学有直接身体的碰撞，以减少安全隐患。漏斗胸矫形术后，为保持矫形的效果，支架应在体内保留2年以上。在此期间，需要定期复诊、评估胸壁的矫形效果。日常学习、生活中，要继续保持挺胸直腰抬头姿势，避免手持重物或斜挎较重书包，避免做扩胸运动以免钢板移位。取出钢板支撑架后，当天即可下地活动，2~3天后即可恢复正常的活动。以后逐渐增加运动量，以获得正常儿童体态。

（周　红）

第二十章

急性中毒和常见急症患儿的护理

第一节　急性中毒患儿的护理

【概述】

急性中毒是指具有毒性作用的物质通过不同途径进入人体后，引起某些组织和器官功能性和器质性的损害，出现一系列中毒症状和体征，甚至危及生命。

（一）病因

（1）中毒常见原因：误食、母婴途径，疏忽和粗心、接触毒物。

（2）中毒途径：经胃肠吸收、经呼吸道吸收、经皮肤吸收、经注射中毒。

（3）大多数毒物进入体内经肝脏代谢转化后毒性减弱或消失，并由肾脏排泄，一些毒物亦可为原形经肾脏排泄。少数毒物可由皮肤汗腺、乳腺、泪液、呼吸道、胆道或肠道排泄。各毒物间的排泄速度差异很大，主要取决于毒物本身特性和患者肾脏功能，毒物排泄时间最长可达数周甚至数月。毒物代谢动力学中的毒药物体内分布特点对指导中毒治疗具有重要意义。

（二）临床表现

突然起病，不明原因的呕吐、惊厥、意识障碍和（或）多器官受累，且病情呈进行性加重。依中毒物质的不同而有如下临床特征：呼气、呕吐物有特殊气味，口干渴、皮肤干燥、潮红，流涎、大汗，口、唇、面颊樱桃红色，皮肤发绀、呼吸困难，幻视、幻听、乱语、躁狂，脱发、失明、色视，心动过速、心律失常、肺水肿、肌肉震颤抽动、肌肉麻痹等。

（三）辅助检查

实验室检查：保留患儿的血、尿、便、呕吐物或洗胃物等，送往毒物鉴定中心鉴定。

（四）治疗原则

急性中毒发病急骤，病情变化迅速、发展快，而及时、正确的诊断，恰当、有序的救治，是有效控制中毒症状，降低中毒死亡率和致残率的根本保证。

（1）尽快清除毒物：口服毒物的患儿，采用催吐、洗胃、洗肠和导泻等方法尽快清除消化道毒物；吸入中毒的患儿应立即撤离现场，吸入新鲜空气或吸入氧气，并保持气道通畅；皮肤接触中毒的患儿应立即脱去已污染的衣服，暴露的皮肤以大量清水冲洗。

（2）促进毒物排泄：利尿、透析疗法，稀释血液内毒物的浓度，增加尿量以促进毒物排泄。

（3）使用特效解毒剂：不同毒物引起的中毒可使用相应特效解毒剂，如有机磷中毒选用解磷定或氯解磷定治疗；亚硝酸盐中毒可用亚甲蓝治疗。

（4）对症治疗：控制惊厥，抢救呼吸衰竭，抗休克，纠正水、电解质，酸碱平衡紊乱及贫血，保护重要脏器功能，预防和治疗感染。

【护理措施】

（一）基础护理

病室安静，温度适宜，空气清新，注意患儿的保暖。

（1）密切观察病情：定时评估并详细记录体温、脉搏、呼吸、血压、瞳孔、皮肤、口腔流涎、神志等情况，并注意有无出血倾向，做好抢救准备。

（2）保持呼吸道通畅：松解患儿衣物，置患儿于平卧，头偏向于一侧，以利于口腔、气道分泌物及呕吐物的流出，并随时清除呼吸道分泌物以防止误吸。昏迷、惊厥患儿应使用牙垫，谨防舌后坠引起的通气障碍。

（3）防止受伤：意识不清，有惊厥的婴儿，必须专人看护，加床栏，防止受伤。尤其是中毒症状严重并伴有惊厥的患儿，应在控制惊厥后采取洗胃措施，洗胃时动作应轻柔，避免造成人为损伤。

（4）饮食护理：轻症患儿可遵医嘱给予流质或半流质饮食，以降低体内毒素的浓度，增加尿量，促进毒素的排泄；某些中毒患儿（如有机磷中毒）在洗胃后，应适时给予禁食，一般为1~2天，以减缓胃肠蠕动，减慢身体对少量残留毒素的吸收。营养支持首选肠内营养，不足或胃肠道功能丧失者，再由肠外营养提供营养供给。

（二）专科护理

1. 尽快清除毒物

（1）催吐：对于食入毒物4~6h，神志清楚、合作和年龄较大的儿童，用压舌板或手指刺激患儿的咽喉部和咽后壁，促其呕吐，操作时动作轻柔，避免损伤。但神志不清、躁动不合作、年龄小、腐蚀剂和油剂中毒者禁用此法。

（2）洗胃：适用于服入流质或水溶性毒物4~6h内的患儿。常用的洗胃溶液有温开水或生理盐水，也可根据毒物性质而采用有特殊作用的洗胃液。如氰化物中毒，可选用5%硫代硫酸钠或1∶5 000高锰酸钾溶液洗胃；强酸、强碱中毒切忌洗胃，以免引起胃黏膜损伤，甚至导致食管或胃穿孔。

（3）洗肠：适用于毒物已食入4h以上且仍存留于小肠和大肠者，尤以巴比妥类和重金属类中毒的患者洗肠为必要。常用的洗肠液有1%温盐水或1%肥皂水。

（4）导泻：中毒6h以上者，毒物大多已进入肠道，服用泻剂使毒物尽快排出。常选用25%硫酸镁溶液每次0.4~0.5ml／kg；一般不用油类泻药，以免增加脂溶性毒物如酚、碘等的吸收；强酸、强碱中毒及严重腹泻者忌用导泻。

2. 促进毒物排泄

（1）利尿排毒：毒物进入人体后多由肾脏排泄肝脏解毒，应给予口服大量水或静脉输注5%葡萄糖溶液，以稀释毒物在血液内的浓度，增加尿量以促进毒物排泄，并具有保护肝脏的作用，需要时可用利尿剂。利尿时注意维持水、电解质的平衡。

（2）透析疗法：适用于某些急性中毒伴肾功能不全者。根据患儿中毒性质的不同可分别采用腹膜透析和血液透析的方法。

3. 对症护理

对高热患儿应采取物理降温，如冰袋、酒精擦浴或温水擦浴，体温不升者应注意保暖；昏迷患儿，应 2h 变换 1 次体位，防止压疮；呼吸困难者应给予吸氧，必要时使用气管插管和人工呼吸器。

4. 一般护理

接受催吐、导泻治疗的患儿，应准确记录出入量，保护血管，保证输入，密切观察尿量、皮肤弹性、有无眼泪等。

5. 管道护理

在急性中毒的救治中各种管道的护理非常重要，主要有氧气管、胃管、静脉通道、导尿管，这些管道是抢救成功的保障。应确保管路通畅，勿打折、扭曲，并妥善固定。

6. 并发症的防治与护理

（1）低氧血症：由于中毒阻抑了血红蛋白的携氧能力而造成患儿低氧血症，应严密监测血氧饱和度，遵医嘱吸氧，并确保吸氧管通畅，经皮氧饱和度维持在 90% 以上。

（2）脱水：导泻、洗胃以及入量不足均可造成患儿脱水，应准确记录液体出入量，保证足够的液体和电解质摄入，并依照化验结果遵医嘱调整电解质入量。

（3）感染：洗胃、误吸及中毒引起的抵抗力降低均可造成感染，应取合适的体位，并随时清除呼吸道分泌物以防止误吸，遵医嘱给予抗感染药物，注意无菌操作。

（三）健康指导

教育家长加强对药物、农药、危险品的管理，合理放置，避免儿童接触；家长在接触农药后应认真洗手后再接触婴幼儿；教育儿童勿接触危险品，不乱服药物和不了解的食物等；恢复期患儿应注意观察有无定向力丧失、记忆障碍、幻觉、语无伦次；偏瘫、运动性失语、假性延髓性麻痹；四肢远端特别是下肢麻木、刺痛、腓肠肌疼痛，四肢肌无力；咳嗽、胸闷、进行性呼吸窘迫等症状，一旦发现应尽快就诊。

（张琳琪）

第二节　儿童常见急症的护理

一、儿童惊厥的护理

【概述】

惊厥是多种原因所致大脑神经元暂时性功能紊乱的一种表现，发作时全身或局部骨骼肌群突然阵挛或强直性收缩，常伴不同程度的意识障碍。惊厥是儿童最常见的神经系统急症，尤以婴幼儿多见，由儿童大脑皮质功能发育不完善所致。

（一）病因

小儿惊厥的原因可分为两类。根据感染的有无，分为感染性（热性惊厥）及非感染性（无热惊厥）两类；根据病变累及的部位分为颅内与颅外两类。

婴幼儿易发生惊厥是由于大脑发育尚未成熟，皮层神经细胞分化不全，因而皮层的分析鉴别及抑制功能较弱，其次神经元的树突发育不全，轴突髓鞘未完全形成，兴奋性冲动易泛化而产生惊厥，当各种刺激因素作用于神经系统时，神经细胞过度兴奋而发生过度的反复放电活动。这种电活动可为局限性或全身性，临床即表现为局限性或全身性抽搐。

（二）临床表现

典型表现为突然起病、意识丧失、头向后仰、眼球固定上翻或斜视、口吐白沫、牙关紧闭、面部或四肢肌肉呈阵挛或强直性抽搐，严重者可出现颈项强直、角弓反张，呼吸不整、青紫或大小便失禁。惊厥持续时间数秒至数分或更长，继而转入嗜睡或昏迷状态；惊厥持续 30min 以上，或两次发作间歇期意识不能完全恢复者为惊厥持续状态；惊厥时间过长可引起高热、缺氧性脑损害、脑水肿甚至脑疝。

（三）辅助检查

（1）实验室检查：血常规、C- 反应蛋白（CRP），血气分析、血生化、血糖，必要时查肝肾功能。

（2）X 线胸片。

（3）必要时查头颅 CT。

（4）必要时予以腰穿，检查脑脊液。

（四）治疗原则

控制惊厥、控制感染，病因治疗，惊厥持续状态的处理。

【护理措施】

（一）基础护理

1. 保持安静环境

惊厥发作时就地抢救，禁止一切不必要的刺激，不可将患儿抱起或高声呼叫。抽搐频繁者应给予特护，室内光照宜暗，保持安静。治疗护理操作集中进行，动作轻柔准确。

2. 保持呼吸道通畅

惊厥发作时应立即将患儿去枕平卧，解松领扣，头偏向一侧，并托起患儿下颌防止舌后坠而引起窒息。同时清除呼吸道分泌物，痰液黏稠不易咳出时，可采用超声雾化吸入以稀释痰液，以利于排出。若患儿出现窒息时，应立即吸出呼吸道分泌物，实施人工呼吸。

3. 吸氧

惊厥时氧的需要量增加，吸氧可减轻缺氧与脑损害。

4. 加强防护

惊厥发作时，一要注意防止碰伤，床边应设置防护栏并放置棉垫；二要防坠床，必要时约束肢体。上、下牙齿之间应放置牙垫，防止舌及口唇咬伤。患儿手中和腋下应放置纱布，防止受伤。

5. 保证营养供给

给予高蛋白、高维生素、高热量易消化的饮食。对于抽搐后意识障碍者可选用静脉或鼻饲补充营养，鼻饲前要抬高头部并检查胃管已达胃内方能鼻饲，鼻饲量及进入速度要适当，必要时先使用镇静剂后再鼻饲。同时应观察有无恶心、呕吐，痰多者鼻饲前吸痰，鼻饲后 30min 内不宜吸痰，以免诱发呕吐发生误吸。

6. 加强皮肤、口腔的护理

保持衣、被、床单清洁、平整、柔软干燥，翻身时避免拖、拉等动作，防止皮肤擦伤。昏迷、大小便失禁的年长儿必要时留置导尿管，便后用温水擦洗臀部皮肤，及时更换衣裤，防止发生皮肤感染及压疮。婴幼儿应选择质地柔软的尿布，大小便后及时清洗，更换尿布；为保持患儿口腔清洁，每次喂完奶或进食后可喂适量温水以冲洗口腔。

（二）专科护理

1. 高热护理

高热引起的惊厥，应立即使用退热剂。中枢性高热时给予物理降温。为预防脑水肿，以头部物理降温为主，可采用冰帽，降低脑组织的代谢，减少耗氧量，提高脑细胞对缺氧的耐受性，以利于脑细胞恢复。其次为枕下、腋下、腹股沟放置冰袋，忌用于胸前区及腹部，在冰袋外包裹薄毛巾，防止局部冻伤；亦可用 30%~50% 酒精或 35~40℃温水擦浴。

2. 病情观察

详细记录惊厥发作次数；惊厥持续的时间、间隔时间；发作部位及发作后的精神状态，有无嗜睡、昏睡或昏迷，注意有无发热、呕吐、腹泻、黄疸及皮疹等，并观察血压、前囟是否膨隆、呼吸、瞳孔的变化，以便及时发现脑水肿早期症状。

3. 应用脱水剂的护理

持续而频繁的惊厥，一般易并发脑水肿，应遵医嘱给予脱水剂，同时注意有无休克与呼吸衰竭，以便及时协助抢救。脱水剂应严格遵医嘱在指定时间内使用，如 20% 甘露醇（按 0.25~0.5ml / kg 使用），注意输液的速度；250ml 甘露醇一般应在 30min 内滴完。使用过程中应注意穿刺部位有无渗出，如有渗出应及时更换穿刺部位，即刻用 2% 普鲁卡因局部封闭，禁热敷。

4. 使用抗惊厥药的观察

静脉推注安定应缓慢，避免引起呼吸抑制，注射过程中应严密观察呼吸有无、频率、节律的改变。用 10% 水合氯醛灌肠时，应用灭菌注射用水稀释 1~2 倍，尽量保留 1h 以上，以便药物吸收。

（三）健康指导

向家长讲解惊厥的病因及诱因，指导家长掌握预防惊厥的措施和惊厥发生时的紧急处理方法。告诉家长及时控制体温是预防惊厥的关键，教会家长物理降温和药物降温的方法；演示惊厥发作时的急救方法，如按压人中、合谷穴，病情缓解后迅速将患儿送往医院。

癫痫患儿应按时服药，不能随意停药；与患儿家长强调定期门诊复查的重要性，根据病情由医生及时调整药物剂量。

对惊厥发作时间较长的患儿，指导家长观察患儿有无神经系统后遗症，以便及时给予治疗和康复锻炼。

二、急性颅内压增高患儿的护理

【概述】

急性颅内压增高是由多种原因引起的脑实质体积增大，或颅内液体量异常增加造成颅内压力增高的一种严重临床综合征，严重者可迅速发展成脑疝而危及生命。

（一）病因

急性颅内压增高最常见的病因是颅内、外感染；颅内占位性病变；各种原因引起的脑缺血、缺氧；脑脊液循环异常，以及高血压脑病、水电解质紊乱，药物或食物中毒。

正常情况下，密闭的颅腔内脑实质、脑脊液及脑血流量保持相对恒定，使颅内压维持在正常范围内。如脑组织、脑脊液或颅内血管床中任何一种内容物体积增大时，其余内容物的容积则相应地缩小或减少以缓冲颅内压的增高。当代偿功能超过其所能代偿的限度时即发生颅内压增高，严重时迫使部分脑组织嵌入孔隙，形成脑疝，导致中枢性呼吸衰竭，甚至呼吸骤停，危及生命。

（二）临床表现

（1）头痛：早起时较严重。当咳嗽、大便用力或改变头位时可使头痛加重。婴幼儿表现烦躁不安、尖叫或拍打头部，新生儿表现为睁眼不睡和尖叫。

（2）呕吐：多不伴有恶心，晨起明显，常为喷射性呕吐。

（3）意识障碍：表情淡漠，嗜睡或躁动，进一步发生惊厥和昏迷。

（4）头部体征：婴儿可见前囟紧张隆起，失去正常波动，前囟迟闭与头围增长过快并存，可有颅骨骨缝裂开。

（5）眼部特征：可复视、落日眼、视觉模糊、甚至失明等；眼底多有双侧视盘水肿，但婴儿前囟未闭者不一定发生。

（6）生命体征改变：收缩压最先升高继而脉率减少，呼吸节律慢而不规则。生命体征改变乃因脑干受压所致，若不能及时治疗，颅内压将继续上升而发生脑疝。

（7）脑疝：脑疝是颅内压增高引起死亡的直接原因，最常见的是小脑幕切迹疝及枕骨大孔疝，出现瞳孔大小不等，对光反射消失，昏迷加重，呼吸节律不整甚至骤停等情况。

（三）辅助检查

（1）脑脊液压力测定：婴幼儿 >0.098kPa（100mmH_2O）；3 岁以上儿童 >0.196kPa（200mmH_2O）。

（2）头颅 CT 或 MRI 检查：为非损伤性检查方法，可观察脑水肿部位、程度、脑室扩张及移位情况，并可协助判断颅压增高的原因。

（3）经颅多普勒超声（TCD）检查：可床边无创检测颅底 Willis 环大动脉的血流动力学参数，有助于判断颅压高度。

（4）其他检查：颅骨 X 线摄片、超声波、脑电图、MRI 等检查均有助于颅内占位性病变与脑水肿的诊断。

（四）治疗原则

早期消除病因，防止病变发展；积极降低颅内压，减轻脑水肿；对症治疗，防治并发症。

【护理措施】

（一）基础护理

（1）保持安静，避免一切刺激，防止颅内压增高。保持患儿绝对安静，避免躁动、剧烈咳嗽及痰液堵塞呼吸道；卧床时头肩抬高25°~30°，有利于颅内血液回流；有脑疝前驱症状时，以平卧为宜；检查或治疗时不可猛力转头、翻身、按压腹部及肝部。

（2）严密观察病情，加强监测血压、呼吸、脉搏、体温、瞳孔、肌张力及有无惊厥、意识状态改变等，做好抢救准备，准确记录出入量。

（3）保持呼吸道通畅。应将昏迷患儿的头偏向一侧，以便于口腔、气道分泌物及呕吐物的流出，并可防止舌后坠。及时吸出患儿口腔内分泌物及呕吐物，防止误吸及阻塞呼吸道。

（4）防止受伤：对于意识不清、惊厥、昏迷的患儿，必须专人看护，加床栏，防止受伤。

（二）专科护理

1. 控制体温

头部应用冰帽降温，全身降温可采用亚冬眠疗法，但大剂量氯丙嗪注射会促进气道分泌物增多，需注意吸痰，以防呼吸道阻塞。

2. 止惊厥

遵医嘱按时给予止惊药，同时注意观察有无呼吸抑制的发生，以便及时协助抢救。

3. 应用脱水剂的注意点

（1）20%甘露醇应在15~30min内静脉推注或快速滴注，才能达到高渗利尿的目的。注射过快可产生暂时性头痛加重、视力模糊、眩晕及注射部位疼痛，注射过慢将影响脱水效果。

（2）避免药物外漏，以防组织坏死，一旦发生药物漏出血管，需用25%~50%硫酸镁局部湿敷，同时抬高患肢。

4. 预防感染

防止暴露性角膜炎、中耳炎、口腔炎、吸入性肺炎及压疮等。

5. 并发症的防治与护理

（1）脑疝：颅压过高发生脑疝时，可引起患儿突然死亡。应密切观察病情，如突然出现患侧瞳孔先缩小后扩大，对光反射消失，眼球固定，肌张力降低，昏迷、呼吸节律不整等症状，及时做神经内科会诊，及早行脑室内或硬膜下穿刺减压。

（2）中枢性呼吸衰竭：急性颅压增高可引起呼吸节律不齐、呼吸暂停等中枢性呼吸衰竭症状，应及时报告医生，行气管插管或气管切开进行机械通气。

（三）健康指导

指导家长积极治疗引起急性颅压增高的各种疾病，如颅内、外感染，颅内占位性病变，高血压脑病等。指导家长如患儿出现不明原因的头痛并进行性加重，或伴有呕吐症状，应及时到医院就诊。有神经系统后遗症的患儿，应指导家长积极进行各种康复训练。根据患儿原发病的特点，做好相应的健康指导。

三、急性呼吸衰竭患儿的护理

【概述】

呼吸衰竭是由各种原因引起的肺通气和换气功能障碍，以致不能进行有效的气体交换，导致缺氧和二氧化碳潴留，从而引起一系列生理功能和代谢紊乱的临床综合征。临床根据血气分析结果将呼吸衰竭分为换气障碍型呼吸衰竭和通气障碍型呼吸衰竭两种类型，本症预后较差，死亡率高，目前，随着医疗水平的提高，呼吸机的使用，治愈率有所提高。

（一）病因

（1）中枢性：常见于颅内感染、出血、脑损伤、脑肿瘤、颅内压增高等，是由于呼吸中枢的病变，呼吸运动发生障碍，呼吸节律改变，通气功能障碍出现的呼吸衰竭。

（2）周围性：常见于喉头水肿、气管炎、肺炎、肺不张、肺水肿、肺气肿及支气管异物等，此外呼吸肌麻痹、胸廓病变、气胸及胸腔积液等也可致病。因呼吸器官的严重病变或呼吸肌麻痹，导致通气和换气功能均出现障碍。

这两种呼吸衰竭临床可以同时存在，最终均可导致机体缺氧、二氧化碳潴留及呼吸性酸中毒，进而引起脑水肿，使通气量减少，缺氧加重和呼吸性酸中毒；同时可导致心肌功能及肾功能受损，影响代谢产物的排出，加重酸中毒，构成恶性循环。

（二）临床表现

（1）呼吸困难：表现为频率、节律及呼吸深浅度的改变。

（2）发绀：发绀是缺氧的典型症状，表现青紫或苍白。

（3）精神神经症状：烦躁或昏睡、多汗，重者昏迷、抽搐。

（4）血液循环系统症状：胸闷、心悸及心律失常，肺水肿及右心衰。

（5）消化和泌尿系统症状：严重呼衰对肝、肾功能都有影响，如蛋白尿尿中出现红细胞和管型。常因胃肠道黏膜充血水肿、糜烂渗血或应激性溃疡引起上消化道出血。

（三）辅助检查

（1）血生化：血钾多偏高，但饥饿、使用脱水剂和利尿剂又可引起低血钾，同时二氧化碳潴留，碳酸氢根代偿性保留，而使血氯相应减少。

（2）血气分析：Ⅰ型呼吸衰竭（低氧血症型）$PaO_2 < 50mmHg$；Ⅱ型呼吸衰竭（低氧和高碳酸血症）$PaO_2 < 50mmHg$，$PaCO_2 > 50mmHg$。

（四）治疗原则

积极治疗原发病，迅速解除病因。保持呼吸道通畅；应用氧气疗法；应用支气管扩张药物、呼吸兴奋剂、强心药及血管活性药物、抗生素；维持水、电解质及酸碱平衡；机械通气和其他呼吸支持。

【护理措施】

（一）基础护理

保持安静，卧床休息，集中进行护理操作，减少刺激患儿，避免患儿哭闹，减少氧消耗。

（1）观察生命体征的变化：仔细观察患儿的精神反应、生命体征和生活习惯的改变等，对及时发现病情变化有重要的意义。在应用呼吸机辅助通气的过程中，应做好观察记录。观察体温、心率、呼吸、血压、血氧饱和度、血气等。

（2）观察呼吸困难的改变：呼吸困难是呼吸衰竭最早出现的症状，并随呼吸功能减退程度而加重。因此护理工作者应勤巡视，及时发现呼吸变化。

（3）密切观察意识变化：呼吸衰竭加重时，可突出表现为意识障碍。患儿初期表现为烦躁不安、答非所问、嗜睡，进而意识蒙胧、昏迷、大小便失禁等。意识障碍与 $PaCO_2$ 和 pH 有关，$PaCO_2$ 急速升高到 80mmHg 可引起昏迷。

（二）专科护理

1. 维持呼吸道通畅，改善呼吸功能

（1）翻身和拍背：呼吸衰竭患儿呼吸困难时经常保持强迫体位，患儿无力将痰液咳出，护士应经常给患儿翻身、拍背，帮助患儿随时清除呼吸道分泌物。通过拍背、改换体位和咳嗽等动作，气流震动使肺内或支气管内的痰液排出。因痰液黏稠，效果不好时需配合雾化吸入。

（2）湿化和雾化吸入：重症呼吸衰竭患儿应注意补充液体量，病房用加湿器湿化。使用呼吸机时，需注意湿化水温度，加热温度为 32~36℃。雾化吸入是为了达到稀释痰液和促进痰液排出的目的，在进行雾化吸入时应随时观察病情变化，如出现心悸、喘憋、心率增快，考虑可能与雾化吸入时氧的供应不足相关，应立即停止雾化吸入，给予氧气吸入。对于痰多、痰阻严重的患儿不能做雾化吸入的，对拍背、咳痰也不能彻底解除的痰阻，应立即吸痰，确保患儿呼吸道通畅。

（3）正确掌握吸痰技术：吸痰应严格执行无菌操作，动作要轻，气管内与口腔内的吸痰管应严格分开，气管内的吸痰用具应置于无菌治疗盘中，一根吸痰管限用 1 次，严格防止医源性感染，严格掌握吸痰时机及时间。使用有创呼吸机吸痰时应两人合作，在呼吸机回路连接处消毒后再脱开吸痰；应轻轻地插入吸痰管，然后边退管边吸痰，在拔出气管套管或气囊放气前要充分吸净口腔和咽喉部分泌物。

（4）减少口腔病菌感染：呼吸衰竭患儿大多不能经口腔进食，由于缺氧患儿一般张口呼吸，口腔干燥明显，加之大量抗生素的应用，易引起口腔感染。因而加强口腔护理，预防口腔病菌下延至气道十分重要。一般根据口腔 pH 选用口腔清洗液。注意观察口腔有无舌质红、黏膜充血、有无白色点状菌落样物等。

2. 氧疗的护理

缺氧与二氧化碳潴留是呼吸衰竭患儿的主要特征。患儿表现为发绀、烦躁、心率增快，表示患儿存在缺氧，可增加给氧量；如患儿面色潮红、出汗、嗜睡、血压升高，表示有二氧化碳潴留，可加强通气，促进二氧化碳排出。因此，合理给氧是治疗呼吸衰竭患儿非常重要的一个环节。

（1）氧疗前的准备：检查吸氧装置和根据患儿情况选择吸氧方式。

（2）氧疗过程中的护理：通过观察患儿的病情变化判断氧疗效果及可能出现的问题。通过血气和氧饱和度监测调节吸氧浓度和终止吸氧时机。在给氧过程中，要注意观察患儿的意识状态，发绀程度、尿量、呼吸和心率等方面的变化，如发绀好转、尿量增多、心率减慢、呼吸正常、皮肤变暖，提示氧疗有效。

（3）持续用氧者的护理：应经常检查鼻导管是否通畅，每天更换鼻导管，避免被分泌物堵塞导管造成假性吸氧。在患儿进食及饮水时，应临时取下鼻导管或鼻塞，防止因咽入气体过多而引起的腹胀。每天及时添加及更换湿化瓶内的蒸馏水，湿化瓶装置定期消毒，每天检查吸氧装置。随时检查患儿吸氧浓度有无改变，不可随意调节氧流量。

3. 机械通气患儿的护理

（1）有创机械通气的护理：保持呼吸道通畅，防止继发感染。

（2）经鼻持续气道正压供氧（NCPAP）：注意鼻塞通畅，及时清洁鼻腔，以免分泌物阻塞影响通气；防止空气进入胃部引起胃扩张，必要时间断胃肠减压或开放胃管；婴儿需胃管喂养，避免呛奶；注意鼻塞固定，必要时应用镇静剂；定时拍背吸痰，加强呼吸道分泌物引流；随时监测生命体征及血气，观察治疗效果，病情加重或呼吸中枢衰竭、自主呼吸力弱者应及时更换通气方式；保持各装置正常运行、管道密闭通畅，并定时更换消毒、防止污染。

（三）健康指导

指导家长通过合理膳食，增加营养、改善患儿体质，降低感染和防止呼吸衰竭的发生。指导家长避免各种引起患儿呼吸衰竭的诱因，如积极预防上呼吸道感染，消除对呼吸道的刺激因素；告诫家长季节交换和流感季节中患儿要减少外出，少去公共场所；鼓励患儿加强体格锻炼，增强机体免疫，提高机体抗病能力。指导家长在患儿出现病情变化时，如咳嗽加剧、气急加重或出现神志改变时，应及时就医。根据患儿原发病的特点，做好相应的健康指导。

四、感染性休克患儿的护理

【概述】

感染性休克是严重感染所引起的急性循环和微循环障碍，导致器官血流灌注不足，使组织细胞缺血缺氧、代谢紊乱，导致重要生命器官急性功能衰竭的临床综合征。常发生在中毒性菌痢、暴发性流脑、出血性坏死性肠炎、败血症、重症肺炎及胆道感染等急性感染性疾病的基础上，广泛涉及神经、体液、内分泌、免疫、凝血等多个系统，是儿科最常见的急危重病症，病死率达 40% 以上。

（一）病因

各种病原体均可引起感染性休克，以细菌最常见。革兰阴性细菌所致者近 60%，革兰阳性细菌感染近年呈上升趋势，约为 40%。致病细菌谱在年龄与地区间亦存在差异。

发病机制尚未完全阐明。细菌及其内毒素侵入人体后，影响全身的微循环，使之相继由痉挛、扩张发展至衰竭状态，导致毛细血管广泛渗出，血容量显著减少，组织细胞缺血缺氧，细胞膜受损，溶酶体酶释放，内源性炎症介质大量产生或激活，引起机体免疫、应激和炎症反应，最后导致多系统、多器官的功能衰竭。

（二）临床表现

患儿除有原发感染局部表现及感染中毒症状外，尚存在休克的特有征象。表现为微循环功能不全和组织缺血缺氧，重要器官的代谢和功能障碍。患儿临床可出现血压低、脉压小、四肢冷、脉微弱、面色苍白、呼吸急促、精神萎靡或烦躁、尿少等。

临床将休克分为轻、重两型（表 4–23）。

表4-23 感染性休克轻、重型临床表现

临床表现	轻 型	重 型
心率	心率快	心音低钝
脉搏	脉细速	脉微弱或摸不到
血压	正常或偏低	明显下降或测不出
脉压	4.0~2.66kPa（30~20mmHg）	<2.66kPa（20mmHg）
呼吸	增快	深长或浅慢，呼吸困难或节律不整
神志	尚清楚，但有烦躁或萎靡	模糊、昏迷或惊厥
面色、肢温	面色苍白，手足发凉	面色青紫，四肢湿冷，皮肤明显花纹少尿或无尿
尿量	稍减少	小动脉痉挛，小静脉瘀张
眼底检查	小动脉痉挛	

（三）辅助检查

（1）血常规：白细胞增高或降低，CRP 增高，提示机体感染。

（2）分泌物直接涂片染色镜检、菌体抗原检查：有利于病原学诊断，有助于抗生素的正确选择。

（3）血、脑脊液、分泌物培养：有利于病原学诊断。

（4）尿、便常规及培养：有利于病原学诊断。

（5）脑脊液常规、生化及培养检查。

（6）鲎试验：协助诊断有无真菌和革兰阴性杆菌感染。

（7）心肌酶、肝功能、肾功能、电解质检查：有助于了解各重要脏器功能状态。

（8）凝血功能。

（9）血气分析：多有不同程度代谢性酸中毒，提示组织缺氧。

（四）治疗原则

休克的治疗原则是早期、积极、持续。治疗过程中应去除病原菌；补充血容量；纠正酸中毒；脏器支持；调节对机体有害的炎症反应。

【护理措施】

（一）基础护理

1. 体位

平卧位或头部抬高 10°~ 20°，下肢抬高 20°~ 30°，尽量保持患儿安静，通常不用镇静剂。避免不必要的搬动和翻身，以免加重病情，甚至造成死亡。

2. 保温

适当加盖棉被、毛毯，但不加温，以免皮肤血管扩张而影响器官的血流量和增加氧的消耗。但对持续高热患儿可采用降温措施，降低机体对氧的消耗，以采取物理降温为好，因药物降温易引起出汗过多而加重休克。

3. 保持安静，防止意外损伤

休克早期患儿常处于兴奋烦躁状态，不配合治疗，应将输液肢体妥善固定，加设床栏，防止患儿坠落。给予烦躁和惊厥患儿约束，可遵医嘱用安定等镇静药物。

4. 心理护理

患儿受到创伤、疼痛、失血、失液或感染等侵袭，监护室众多的仪器和陌生的医护人员，以及父母不在其身边，往往表现出烦躁不安，不与医护人员合作。给予神志清楚的患儿安慰，可以将其家人的照片放置床旁，经常看看；还可放些妈妈说话的录音，尽量使患儿情绪稳定，保证治疗的顺利进行。

另外，需注意口腔、会阴和皮肤的护理，防止继发感染和皮肤压伤。

（二）专科护理

1. 控制感染

根据病因及致病菌种类选择抗生素。原则是用药早、用量足、有针对性地联合用药。护士必须具有娴熟的静脉穿刺技术，迅速建立1~2个静脉通道，以保证给药顺利。根据医嘱调节给药速度，为保持一定的血药浓度，给药速度不宜太慢，一次量可15~6min内完成静脉滴注。

2. 扩充有效血容量，纠正代谢紊乱

（1）扩充循环血量：①快速输液扩容阶段：多选2∶1等张含钠液，补液量按10~20ml/kg，总量不超过每次300ml。这一阶段输液速度一般为在30~60min内静脉推注或快速静脉滴注。②继续输液阶段：继用1/2~2/3张含钠液静脉滴注，补液量按30~50ml/kg计算，分批于前8h内输入，直至休克基本纠正。注意观察患儿尿量，有尿后宜补钾。③维持输液量阶段：继用1/5张含钾维持液，休克纠正后的最初24h内，按每天50~80ml/kg计算，注意观察患儿的面色、肢体温度、尿量、脉搏、心音和血压等。

（2）纠正代谢性酸中毒：常用2∶1等张含钠液或1.4%碳酸氢钠液扩容纠酸。注意监测血气结果，注意有无补钠过多，引起体内高钠高渗情况。

（3）调整血管舒缩功能：①血管扩张药。一种是抗胆碱，包括山莨菪碱(654–2)、东莨菪碱及阿托品。本类药物能解除休克时的微血管痉挛，改善微循环。使用上述药物时，注意观察患儿面色是否转红、四肢是否转温和血压是否回升等情况。另一种是α–受体阻断药，主要有酚妥拉明和酚苄明，能阻断小动脉对肾上腺素和去甲肾上腺素等兴奋α–受体的作用，使周围小动脉明显扩张，改善微循环，对感染性休克有效。②扩血管兼强心药。一种是多巴胺，能增加心、脑的灌注，改善心肌收缩力，扩张肾、肠系膜血管，持续静脉滴注。使用多巴胺时注意观察心率和心律。另一种是异丙肾上腺素，具有增加心肌收缩力，增加心率，提高收缩压的作用，也能舒张小动脉，改善微循环。在使用过程中，每15~30 min测量1次血压，药物剂量根据血压情况进行调整，患儿有心律失常或心率 > 120 /min，不宜应用异丙肾上腺素。③血管收缩药，如去甲肾上腺素和间羟胺等，适用于血压过低或补充血容量后血压上升不满意者，应用时密切观察血压的变化。

（4）维护重要脏器功能：应积极建立有效循环，纠正缺氧缺血，维持酸碱平衡。①心脏，休克时心脏受损，易发生心功能不全。早期应用强心药物，如多巴胺、多巴酚丁胺等，增加心肌收缩力，增加冠脉血流是维护心脏功能的有效措施，护士应注意按医嘱要求控制输液速度，准确记录出入量。②肺脏，供给患儿充足的氧气，以改善细胞功能和机体代谢。保持呼吸道通畅，及时吸出口鼻及咽腔分泌物，以利于通气和换气。提高 PaO_2 防止 CO_2 蓄积。③肝脏、肾脏，注意保护肝、肾功能，避免使用损坏肝、肾功能的药物。注意监测肝、肾功能情况，如血清乳酸含量、乳酸脱氢酶、转氨酶、尿素氮和肌酐等。④脑，头置冰袋，积极降温。降低头部耗氧量，减少脑损害，预防脑水肿。

3. 监测要点

（1）加强病情观察：休克是一个严重变化的动态过程，要取得最佳治疗效果，必须加强临床护理中的动态观察。严密监测患儿血压、心率、心律及呼吸等生命体征的动态变化。此外还需监测患儿尿量、尿比重、酸碱度和血气等变化，以了解各脏器功能状态和体内代谢变化情况，以利于早发现、早处理、早纠正。应详细记录液体出入量，作为医生下一步诊治的参考。

（2）监测神志状态、面色、心音强弱、呼吸节律、发绀、四肢温度和毛细血管再充盈时间等，应每小时做观察记录。

（3）中心静脉压（CVP）监测：扩容后休克仍未纠正，或者原已存在心功能不全难以掌握扩容液量时，应进行 CVP 监测。CVP 正常值为 5~12cmH_2O，如动脉压和 CVP 低，提示循环血量不足；如血压低，而 CVP 高于正常，提示右心功能不全或输液过量。因此强调动态观察 CVP 更有指导意义。

（三）健康指导

指导患儿家长积极治疗引起感染性休克的原发病，如中毒性痢疾、暴发性流脑、出血性坏死性肠炎、败血症、重症肺炎及胆道感染等急性感染性疾病。根据患儿原发病的特点，做好相应的健康指导。

五、小儿心跳呼吸骤停的护理

【概述】

小儿心跳呼吸骤停是严重和危重的临床表现，表现为呼吸、心跳停止，意识丧失或惊厥，脉搏消失，血压测不出。心电图示心动极缓－停搏型或心室纤颤。以人工按压心脏，或药物维持最低有效循环；以人工或机械方法供给氧气，建立有效通气，排出二氧化碳，乃至自主呼吸称为心肺复苏（CPR）。

（一）病因

小儿心跳呼吸骤停的原因具有年龄特点。1 岁以内婴儿常见于呼吸系统疾病、败血症、神经系统疾病、婴儿猝死综合征和气道阻塞，包括气道异物。1 岁以后多为意外事故和创伤，呼吸衰竭、中枢神经系统疾病、休克、中毒、心脏疾患、代谢性疾病等均可引起本病。

心跳呼吸骤停首先导致机体缺氧和二氧化碳潴留。心肌对缺氧十分敏感，缺氧可导致心肌劳损、心肌收缩力减弱，严重缺氧时心率减慢，心排血量减少，血压下降，心律失常和代谢性酸中毒，从而抑制心肌收缩力，可使心脏出现心室纤颤而致心脏停搏。因脑耗氧量占全身耗氧量的 20%~50%，严重缺氧使脑组织受损害，一旦呼吸心跳停止，脑血循环停止，迅速出现昏迷，心跳呼吸停止 4~6min 即可导致脑细胞死亡。

（二）临床表现

（1）突然昏迷：可在心搏停跳 8~12s 后出现，可有一过性抽搐。

（2）大动脉搏动消失：颈动脉、股动脉、肱动脉搏动消失，血压测不出。年幼儿可直接触摸心尖部确定有无心跳。

（3）心音消失或心跳过缓：心音消失或年长儿心率 <30 次 /min，新生儿心率 <60 次 /min，均需施行心脏按压。

（4）瞳孔扩大：心脏停搏 30~40s 瞳孔开始扩大，对光反射消失，瞳孔大小可反映脑细胞功能受损程度。

（5）呼吸停止或严重呼吸困难：面色灰暗或发绀，应注意呼吸过于浅弱、缓慢或呈倒吸气样时，不能进行有效气体交换，所造成的病理生理改变与呼吸停止相同。

（6）眼底变化：眼底血管血流缓慢或停滞，血细胞聚集呈点彩样改变。提示血流已中断，脑细胞即将死亡。

（7）呼吸心搏骤停的判断：意识丧失（强调对声音的反应）；呼吸停止（一听、二看、三感觉，不能超过 10s）；大动脉（劲、股动脉）搏动消失；面色灰白；大脑反射消失；瞳孔散大，肌力为零；强刺激无反应等。

（三）辅助检查

（1）心电监测、心电图示等电位线、心室停搏、心室颤动。

（2）胸片可提示心脏和肺部疾病。

（3）血生化、血气和血糖、血常规检查，提示酸中毒、电解质紊乱、贫血、感染等情况。

（四）治疗原则

复苏越早，可逆越快。①基本生命支持：开放气道、人工呼吸、胸外心脏按压。②加强生命支持：在有效的呼吸和循环支持的基础上，首先争取心脏复跳，使自主呼吸随之恢复，稳定循环和呼吸功能，为脑复苏提供良好的前提和基础。③长程生命支持：脑复苏、重症监护。④药物的应用：提前准备药物，给药时不影响急救。

心肺复苏的基本程序：

1. 基本生命支持（包括 C：胸外心脏按压；A：开放气道；B：人工呼吸）

（1）胸外心脏按压（C，circulation）；10s 内未触摸到脉搏或不确定已触摸到脉搏时，开始胸外按压。儿童按压部位应在两乳头连线中点处，新生儿则在两乳头连线下一横指处。每次按压结束时胸骨应回到原来的位置，同时保证下压和放松时间相等。婴儿采用双手环抱按压法或双指按压法；1~8 岁的儿童，采用单掌按压法；＞8 岁的儿童，多用与成人相同的双掌按压法。心脏按压频率至少为 100 次 /min，按压与人工通气之比为 30∶2（一人操作）；15∶2（二人操作）新生儿为 3∶1。

（2）开放气道（A，airway）：清除气道及口内异物、呕吐物。患儿仰卧保持头轻度后仰使气道平直。常采用仰面举颏法，即：头后仰、托下颌、张口（徒手三步手法）。

（3）人工呼吸（B，breathing）：使用复苏器，必要时气管插管正压通气，缺乏器械时可采用口对口人工呼吸，1 岁以下的婴儿可用口对口鼻人工呼吸法。人工呼吸的频率为 8~10 次 /min。

（注意：新生儿发生窒息性骤停时执行 A–B–C 复苏程序。）

2. 加强生命支持

在有效的呼吸和循环支持的基础上，首先争取心脏复跳，使自主呼吸随之恢复，稳定循环和呼吸功能，为脑复苏提供良好的前提和基础。

3. 长程生命支持

长程生命支持，重点是脑复苏、重症监护。复苏是一个连贯的、系统的急救技术，各个时期应紧密结合，不间断进行。

4. 药物的应用（提前准备药物，给药时不影响急救）。

（1）途径：经血管通路（静脉 / 髓内）给药优于经气管内给药。给药时不应中断心肺复苏。

（2）应用的药物：血管收缩药在施行电击 1~2 次之后应用；肾上腺素每 3~5min 注射 1 次。

5. 心肺复苏的有效指标

（1）触摸到颈动脉、肱动脉、股动脉搏动。

（2）瞳孔由大变小，眼球活动，出现睫毛反射，光反射恢复。

（3）唇、甲床、面色由发绀转为红润。

（4）肌张力恢复或有不自主运动。

（5）自主心跳恢复，可听到心音。

（6）出现自主呼吸。

6. 急救之后的处理

急救之后的处理，应注意支持血压、保持低温、控制血糖。

【护理措施】

（一）基础护理

（1）保持室内空气新鲜，注意清洁卫生。

（2）注意口腔及五官护理，每天口腔护理 2 次，防止继发感染。

（3）定时翻身，每次间隔 2h，病情允许时，勤拍背，预防肺部感染。

（4）保持皮肤清洁，床单平整、干燥，防止压疮发生。

（5）气管切开吸痰及更换内套管时，注意无菌操作。吸引气道分泌物时，负压不可过大，防止鼻黏膜破损。

（二）专科护理

1. 加强有效循环监护

复苏初期循环系统不稳定，应加强心电监护，严密观察心率、心律及血压的变化，并做好记录。常规动态监测中心静脉压，维持有效的血容量，保证畅通的静脉通道。

2. 加强呼吸道管理

（1）呼吸机管理：选择适当的呼吸机，同时对吸入气体进行湿化和温化处理，呼吸机报警时，立即对患儿气道、呼吸机管道等部位进行检查，是否存在管道连接脱落、漏气、气道被痰液阻塞等情况，及时采取管道连接处拧紧、吸出痰液等措施，保持气道通畅，以维持正常或相对正常的呼吸系统功能。

（2）血气监护：监测动脉血气变化，根据血气分析结果，调整有效通气指标及氧浓度。注意观察患儿的意识状态、瞳孔变化及缺氧改善情况。

（3）保持气道通畅，预防肺部感染：注意患儿呼吸时气管内的异常响声，常提示气管内有分泌物，需及时吸痰。气管内吸痰时应准确、快速、无菌、避免黏膜受损，同时要注意定时为患儿翻身拍背，有效促进痰液等分泌物排出。观察患儿有无自主呼吸，是否与呼吸机同步。

3. 监测电解质的变化

定时抽血，动态监测血液离子变化情况，k^+、Na^+、Ca^{2+} 是影响心脏电生理最重要的电解质，血钾过低，导致快速心律失常，以致心脏停搏。监测尿量，记录 24h 出入量，了解输入液体量及肾功能变化的情况。

4. 心肺复苏过程中常备监测

（1）心电图监测：可了解心脏停搏的类型，确定心律失常性质，为临床治疗提供极其重要的依据。

（2）呼吸监测：后期复苏期间，呼吸或机械通气时，$Pa0_2$ 应维持在 8kPa（60mmHg）以上；$PaCO_2$ 应维持在 4.8~5.3kPa（30~40mmHg）。

（3）血压监测：在后期复苏期间，应维持血压稳定。如果有条件可监测直接动脉压，也便于采集动脉血样进行血气测定。

（4）中心静脉压监测：可指导输液，了解心功能。

（5）尿量、尿比重测定：有助于判断肾的灌注和肾功能改变，为输液提供参考。

（三）健康指导

根据患儿原发病的特点，做好相应的健康指导。有神经系统后遗症的患儿，应指导其家长积极促使患儿进行各种康复训练。

（张琳琪）

第二卷第4篇《儿科临床护理》

参考文献

[1] 曹新妹．实用精神科护理．上海：上海科学技术出版社，2007.

[2] 郭国际，王高华，王铭，等．实用心理卫生与精神医学．北京：中国医药科技出版社，2007.

[3] 赵秋利．社区护理学．第2版．北京：人民卫生出版社，2007.

[4] 陈百合，谢巾英，廖秀宜．最新儿科护理学．第7版．北京：人民军医出版社，2007.

[5] 杨绍基，任红．传染病学．第7版.北京：人民卫生出版社，2008.

[6] 沈晓明，王卫平．儿科学．第7版．北京：人民卫生出版社，2008.

[7] 陈艳成．传染病学．北京：人民卫生出版社，2010.

[8] 吕姿之．健康教育与健康促进．第2版．北京：北京医科大学出版社，2002.

[9] 黄惟清，李剑媛．社区健康教育．北京：科技文献出版社，2002.

[10] 林菊英．社区护理．第2版修订版．北京：科学出版社，2003.

[11] 李志新，蔺惠芳．社区护理实习手册．北京：中国医药科技出版社，2009.

[12] 吴浩，蔺惠芳．痴呆老人的社区防治与护理.北京：人民军医出版社，2011.

[13] 潘天鹏，石津生，高和，等．中华老年医学．北京：华夏出版社，2010.

[14] 乔之龙．老年疾病．北京：科学出版社，2011.

[15] 顾湲．全科医学概论．北京：人民卫生出版社，2001.

[16] 蔺惠芳．糖尿病社区护理与自我管理．北京：中国协和医科大学出版社，2003.

[17] 梁万年．慢性病家庭防治指南．北京：中国科学技术出版社，2007.

[18] 乐杰．妇产科学．第6版．北京：人民卫生出版社，2005.

[19] Karen Saucier Lundy, Sharyn Janes. Community Health Nursing: Caring for the Public’s Health. Sudbury. Massachusetts: Jones and Bartlett Publishers, 2001.